SUMÁRIO REDUZIDO

1 O Estudo da Função Corporal 2

2 Composição Química do Corpo 22

3 Estrutura Celular e Controle Genético 48

4 Enzimas e Energia 82

5 Respiração e Metabolismo Celular 100

6 Interações Entre as Células e o Ambiente Extracelular 124

7 O Sistema Nervoso
Neurônios e Sinapses 148

8 O Sistema Nervoso Central 186

9 O Sistema Nervoso Autônomo 216

10 Fisiologia dos Órgãos dos Sentidos 238

11 Glândulas Endócrinas
Secreção e Ação dos Hormônios 284

12 Músculo
Mecanismos da Contração e Controle Neural 324

13 Coração e Circulação 364

14 Débito Cardíaco, Fluxo Sanguíneo e Pressão Arterial 408

15 O Sistema Imunológico 446

16 Fisiologia Respiratória 480

17 Fisiologia Renal 524

18 Sistema Digestório 560

19 Regulação do Metabolismo 600

20 Reprodução 634

Apêndice A
Soluções das Investigações Clínicas 687

Apêndice B
Respostas das Questões Objetivas 690

Glossário 691

Créditos 708

Índice 709

Fisiologia Humana

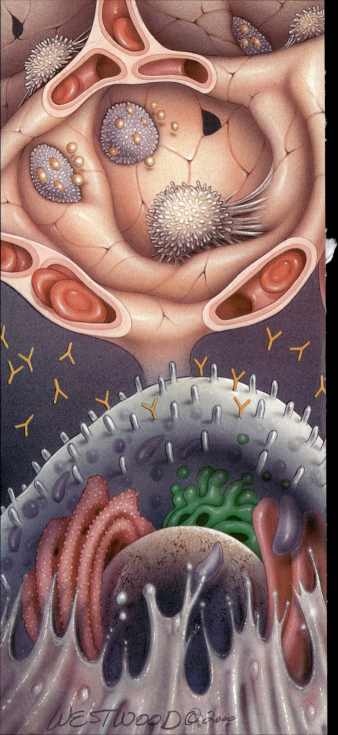

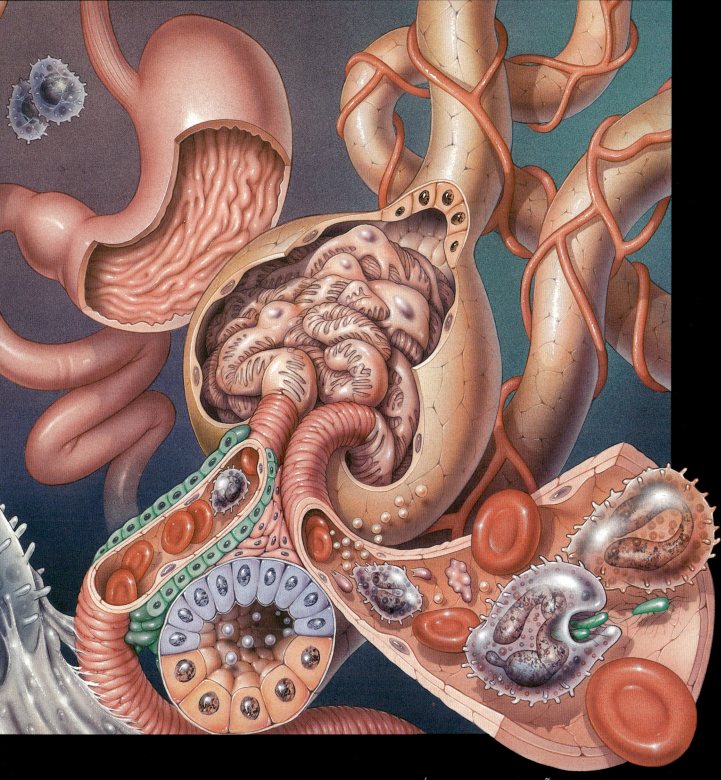

SÉTIMA EDIÇÃO
Fisiologia Humana
STUART IRA FOX

Título do original em inglês: *Human Physiology, Seventh edition*

Copyright © 2002, 1999, 1996, by The McGraw-Hill Companies, Inc. Todos os direitos reservados.

Tradução: Marcos Ikeda

Revisão científica: Nader Wafae
    Doutor e Livre-Docente de Anatomia pela Universidade Federal de São Paulo - Escola Paulista de Medicina
    Professor Titular (aposentado) de Anatomia do Departamento de Morfologia da Universidade Federal de São Paulo - Escola Paulista de Medicina
    Professor Titular II do Centro Universitário São Camilo
    Professor Titular de Anatomia da Faculdade de Medicina da Uniplac-DF
    Professor Titular de Anatomia da Faculdade de Medicina da Unoeste

Editoração eletrônica: JLG Editoração Gráfica S/C Ltda

Capa: Departamento de arte da Editora Manole

Dados Internacionais de Catalogação na Publicação (CIP)
(Câmara Brasileira do Livro, SP, Brasil)

Fox, Stuart Ira
  Fisiologia humana / Stuart Ira Fox ; [tradução de Marcos Ikeda]. -- 7. ed. -- Barueri, SP : Manole, 2007.

  Título original: Human physiology
  ISBN 978-85-204-1473-6

  1. Fisiologia humana - Livros-texto I. Título.

07-4609   CDD-612

Índices para catálogo sistemático:
1. Fisiologia humana : Ciências médicas: 612

Todos os direitos reservados.
Nenhuma parte deste livro poderá ser reproduzida, por qualquer processo, sem a permissão expressa dos editores.
É proibida a reprodução por xerox.

Edição brasileira – 2007

Direitos em língua portuguesa adquiridos pela:
Editora Manole Ltda.
Avenida Ceci, 672 – Tamboré
06460-120 – Barueri-SP – Brasil
Fone: (11) 4196-6000 – Fax: (11) 4196-6021
www.manole.com.br
info@manole.com.br

Impresso no Brasil
Printed in Brazil

À minha esposa Ellen, que me concede apoio incondicional.
E aos meus alunos, que me proporcionam inspiração
e esperança.

Sumário

Prefácio xvi

1 O Estudo da Função Corporal 2

Objetivos 2
Sumário do Capítulo 3

Introdução à Fisiologia 4
Metodologia Científica 4

Homeostasia e Controle por Retroalimentação 5
Alças de Retroalimentação Negativa 6
Retroalimentação Positiva 8
Regulação Neural e Endócrina 8
Controle da Secreção Hormonal por Retroalimentação 9

Os Tecidos Básicos 9
Tecido Muscular 9
Tecido Nervoso 11
Tecido Epitelial 11
Tecido Conjuntivo 15

Órgãos e Sistemas 17
Um Exemplo de Órgão: A Pele 17
Sistemas 18
Compartimentos Líquidos do Organismo 18
Resumo 19
Atividades de Revisão 20
Sites Relacionados 21

2 Composição Química do Corpo 22

Objetivos 22
Sumário do Capítulo 23

Átomos, Íons e Ligações Químicas 24
Átomos 24
Ligações Químicas, Moléculas e Compostos Iônicos 25
Ácidos, Bases e a Escala de pH 28
Moléculas Orgânicas 29

Carboidratos e Lipídios 32
Carboidratos 32
Lipídios 34

Proteínas 38
Estrutura das Proteínas 39
Funções das Proteínas 42

Ácidos Nucléicos 42
Ácido Desoxirribonucléico 43
Ácido Ribonucléico 44
Resumo 45
Atividades de Revisão 46
Sites Relacionados 47

3 Estrutura Celular e Controle Genético 48

Objetivos 48
Sumário do Capítulo 49

Membrana Plasmática e Estruturas Associadas 50
Estrutura da Membrana Plasmática 51
Fagocitose 53
Endocitose 53
Exocitose 54
Cílios e Flagelos 54
Microvilosidades 55

Citoplasma e suas Organelas 56
Citoplasma e Citoesqueleto 56
Lisossomos 57
Peroxissomos 58
Mitocôndrias 58
Ribossomos 59
Retículo Endoplasmático 59
Complexo de Golgi 60

Núcleo Celular e Expressão Genética 60
Cromatina 62
Síntese do RNA 63

Síntese e Secreção de Proteína 65
RNA Transportador 65
Formação de um Polipeptídio 65
Funções do Retículo Endoplasmático e do Complexo de Golgi 67

Síntese do DNA e Divisão Celular 69
Replicação do DNA 69
O Ciclo Celular 70
Mitose 72
Meiose 75

Interações 78
Resumo 79
Atividades de Revisão 80
Sites Relacionados 81

4 Enzimas e Energia 82

Objetivos 82
Sumário do Capítulo 83

Enzimas Como Catalisadores 84
Mecanismo da Ação Enzimática 84
Terminologia das Enzimas 86

Controle da Atividade Enzimática 87
Efeitos da Temperatura e do pH 87
Co-fatores e Coenzimas 88
Ativação Enzimática 88
Concentração do Substrato e Reações Reversíveis 88
Vias Metabólicas 89

Bioenergética 91
Reações Endergônicas e Exergônicas 92
Reações Acopladas: ATP 93
Reações Acopladas: Oxirredução 93
Resumo 96
Atividades de Revisão 97
Sites Relacionados 99

Sumário

5 Respiração e Metabolismo Celular 100

Objetivos 100
Sumário do Capítulo 101

Glicólise e a Via do Ácido Lático 102
Glicólise 102
Via do Ácido Lático 103
Glicogênese e Glicogenólise 105
Ciclo de Cori 106

Respiração Aeróbia 107
Ciclo de Krebs 107
Transporte de Elétrons e Fosforilação Oxidativa 108
Acoplamento do Transporte de Elétrons à Produção de ATP 110
Balanço de ATP 112

Metabolismo dos Lipídios e das Proteínas 113
Metabolismo dos Lipídios 113
Metabolismo dos Aminoácidos 116
Utilizações de Diferentes Fontes de Energia 119

Interações 120
Resumo 121
Atividades de Revisão 122
Sites Relacionados 123

6 Interações Entre as Células e o Ambiente Extracelular 124

Objetivos 124
Sumário do Capítulo 125

Ambiente Extracelular 126
Líquidos Orgânicos 126
Matriz Extracelular 127
Categorias de Transporte Através da Membrana Plasmática 127

Difusão e Osmose 128
Difusão Através da Membrana Plasmática 128
Velocidade de Difusão 129
Osmose 130
Regulação da Osmolalidade Sanguínea 134

Transporte Mediado por Carreadores (Transportadores) 134
Difusão Facilitada 135
Transporte Ativo 136
Transporte de Massa 139

O Potencial de Membrana 139
Potenciais de Equilíbrio 140
Potencial de Repouso da Membrana 141

Sinalização Celular 142

Interações 144
Resumo 145
Atividades de Revisão 146
Sites Relacionados 147

7 O Sistema Nervoso
Neurônios e Sinapses 148

Objetivos 148
Sumário do Capítulo 149

Neurônios e Células de Sustentação 150
Neurônios 150
Classificação dos Neurônios e Nervos 152
Células de Sustentação 153
Bainha de Schwann e Bainha de Mielina 153
Funções dos Astrócitos 157

Atividade Elétrica dos Axônios 158
Controle de Íons nos Axônios 159
Potenciais de Ação 160
Condução de Impulsos Nervosos 163

A Sinapse 164
Sinapses Elétricas: Junções Comunicantes 166
Sinapses Químicas 166

Acetilcolina Como Neurotransmissor 169
Canais Regulados Quimicamente 169
Acetilcolinesterase (AChE) 172
Acetilcolina no SNP 172
Acetilcolina no SNC 173

Monoaminas Como Neurotransmissores 174
Serotonina Como Neurotransmissor 175
Dopamina Como Neurotransmissor 175
Noradrenalina Como Neurotransmissor 177

Outros Neurotransmissores 177
Aminoácidos Como Neurotransmissores 177
Polipeptídios Como Neurotransmissores 178
Óxido Nítrico Como Neurotransmissor 179

Integração Sináptica 180
Potenciação Prolongada 180
Inibição Sináptica 181
Resumo 183
Atividades de Revisão 184
Sites Relacionados 185

8 O Sistema Nervoso Central 186

Objetivos 186
Sumário do Capítulo 187

Estrutura Organizacional do Encéfalo 188

Cérebro 190
Córtex Cerebral 191
Núcleos da Base 195
Lateralização Cerebral 195
Linguagem 197
Emoção e Motivação 198
Memória 200

Diencéfalo 201
Tálamo e Epitálamo 202
Hipotálamo e Hipófise 203

Mesencéfalo e Rombencéfalo 204
Mesencéfalo 204
Rombencéfalo 204

Tratos da Medula Espinal 206
Tratos Ascendentes 207
Tratos Descendentes 207

Nervos Cranianos e Espinais 209
Nervos Cranianos 210
Nervos Espinais 211
Resumo 213
Atividades de Revisão 214
Sites Relacionados 215

9 O Sistema Nervoso Autônomo 216

Objetivos 216
Sumário do Capítulo 217

Controle Neural dos Efetores Involuntários 218
  Neurônios Autônomos 218
  Órgãos Efetores Viscerais 219

Divisões do Sistema Nervoso Autônomo 220
  Divisão Simpática (Toracolombar) 220
  Divisão Parassimpática (Craniossacral) 221

Funções do Sistema Nervoso Autônomo 226
  Transmissão Sináptica Adrenérgica e Colinérgica 226
  Respostas à Estimulação Adrenérgica 227
  Respostas à Estimulação Colinérgica 230
  Outros Neurotransmissores Autônomos 230
  Órgãos com Dupla Inervação 231
  Órgãos sem Dupla Inervação 232
  Controle do Sistema Nervoso Autônomo pelos Centros Encefálicos Superiores 232

Interações 234
  Resumo 235
  Atividades de Revisão 236
  Sites Relacionados 237

10 Fisiologia dos Órgãos dos Sentidos 238

Objetivos 238
Sumário do Capítulo 239

Características dos Receptores Sensitivos 240
  Categorias de Receptores Sensitivos 240
  Lei das Energias Nervosas Específicas 240
  Potencial Gerador (Receptor) 241

Sensações Cutâneas 242
  Vias Neurais das Sensações Somatestésicas 244
  Campos Receptivos e Acuidade Sensitiva 244
  Inibição Lateral 245

Gosto e Olfato 246
  Gosto 246
  Olfato 247

O Aparelho Vestibular e o Equilíbrio 249
  Células Ciliares Sensitivas do Aparelho Vestibular 249
  Utrículo e Sáculo 249
  Canais Semicirculares 251

As Orelhas e a Audição 253
  Orelha Externa 254
  Orelha Média 254
  Cóclea 255
  Órgão Espiral (Órgão de Corti) 256

Os Olhos e a Visão 260
  Refração 263
  Acomodação 263
  Acuidade Visual 266

Retina 268
  Efeito da Luz Sobre os Bastonetes 268
  Atividade Elétrica das Células Retinianas 270
  Cones e Visão Colorida 271
  Acuidade e Sensibilidade Visual 271
  Vias Neurais da Retina 272

Processamento Neural da Informação Visual 274
  Campos Receptivos da Célula Ganglionar 275
  Núcleos Geniculados Laterais 276
  Córtex Cerebral 276

Interações 278
  Resumo 279
  Atividades de Revisão 282
  Sites Relacionados 283

11 Glândulas Endócrinas
Secreção e Ação dos Hormônios 284

Objetivos 284
Sumário do Capítulo 285

Glândulas Endócrinas e Hormônios 286
  Classificação Química dos Hormônios 287
  Pró-Hormônios e Pré-Hormônios 289
  Aspectos Comuns da Regulação Neural e Endócrina 289
  Interações Hormonais 290
  Efeitos das Concentrações Hormonais Sobre a Resposta Tecidual 290

Mecanismos de Ação Hormonal 292
  Hormônios que se Ligam a Proteínas Receptoras Nucleares 292
  Hormônios que Utilizam Segundos Mensageiros 294

Hipófise 299
  Hormônios Hipofisários 300
  Controle Hipotalâmico da Hipófise Posterior 301
  Controle Hipotalâmico da Hipófise Anterior 301
  Controle por Retroalimentação da Hipófise Anterior 303
  Função Encefálica Superior e Secreção Hipofisária 305

Supra-Renais 305
  Funções do Córtex Supra-Renal 305
  Funções da Medula Supra-Renal 307
  Estresse e as Supra-Renais 308

Tireóide e Paratireóides 308
  Produção e Ação dos Hormônios Tireoideanos 308
  Paratireóides 312

Pâncreas e Outras Glândulas Endócrinas 313
  Ilhotas Pancreáticas (Ilhotas de Langerhans) 313
  Glândula Pineal 314
  Timo 315
  Trato Gastrintestinal 316
  Gônadas e Placenta 316

Regulação Autócrina e Parácrina 317
  Exemplos de Regulação Autócrina 317
  Prostaglandinas 318

Interações 320
  Resumo 321
  Atividades de Revisão 322
  Sites Relacionados 323

12 Músculo
Mecanismos da Contração e Controle Neural 324

Objetivos 324

Sumário do Capítulo 325
Músculos Esqueléticos 326
  Estrutura dos Músculos Esqueléticos 326
  Unidades Motoras 327
Mecanismos de Contração 331
  Teoria dos Filamentos Deslizantes da Contração 332
  Regulação da Contração 336
Contrações dos Músculos Esqueléticos 339
  Contração, Somação e Tétano 340
  Contração Isotônica e Contração Isométrica 340
  Componente Elástico 341
  Relação Comprimento-Tensão 341
Demandas Energéticas dos Músculos Esqueléticos 342
  Metabolismo dos Músculos Esqueléticos 342
  Fibras de Contração Lenta e de Contração Rápida 344
  Fadiga Muscular 346
  Adaptações dos Músculos ao Treinamento Físico 346
Controle Neural dos Músculos Esqueléticos 347
  Fuso Muscular 348
  Motoneurônios Alfa e Gama 348
  Coativação dos Motoneurônios Alfa e Gama 349
  Reflexos do Músculo Esquelético 350
  Controle Neural Motor Superior dos Músculos Esqueléticos 352
Músculo Cardíaco e Músculos Lisos 354
  Músculo Cardíaco 354
  Músculo Liso 354
Interações 359
  Resumo 360
  Atividades de Revisão 362
  Sites Relacionados 363

13 Coração e Circulação 364

Objetivos 364
Sumário do Capítulo 365
Funções e Componentes do Sistema Circulatório 366
  Funções do Sistema Circulatório 366
  Principais Componentes do Sistema Circulatório 366
Composição do Sangue 367
  Plasma 367
  Elementos Figurados do Sangue 368
  Hematopoiese 371
  Antígenos Eritrocitários e Tipagem Sanguínea 372
  Coagulação Sanguínea 374
  Dissolução de Coágulos 376
Equilíbrio Ácido-Básico do Sangue 377
Estrutura do Coração 378
  Circulações Pulmonar e Sistêmica 379
  Valvas Atrioventriculares e Semilunares 379
Ciclo Cardíaco e Bulhas Cardíacas 380
  Alterações da Pressão Durante o Ciclo Cardíaco 381
  Bulhas Cardíacas 382
Atividade Elétrica do Coração e o Eletrocardiograma 385
  Atividade Elétrica do Coração 385
  Eletrocardiograma 387
Vasos Sanguíneos 391
  Artérias 391
  Capilares 393
  Veias 395
Aterosclerose e Arritmias Cardíacas 396
  Aterosclerose 396
  Arritmias Detectadas pelo Eletrocardiógrafo 399
Sistema Linfático 401
  Resumo 404
  Atividades de Revisão 406
  Sites Relacionados 407

14 Débito Cardíaco, Fluxo Sanguíneo e Pressão Arterial 408

Objetivos 408
Sumário do Capítulo 409
Débito Cardíaco 410
  Regulação da Freqüência Cardíaca 410
  Regulação do Volume Sistólico 411
  Retorno Venoso 413
Volume Sanguíneo 414
  Troca de Líquido Entre os Capilares e os Tecidos 414
  Regulação do Volume Sanguíneo pelos Rins 417
Resistência Vascular ao Fluxo Sanguíneo 420
  Leis Físicas que Descrevem o Fluxo Sanguíneo 420
  Regulação Extrínseca do Fluxo Sanguíneo 422
  Regulação Parácrina do Fluxo Sanguíneo 423
  Regulação Intrínseca do Fluxo Sanguíneo 424
Fluxo Sanguíneo ao Coração e aos Músculos Esqueléticos 424
  Demandas Aeróbias do Coração 425
  Regulação do Fluxo Sanguíneo Coronariano 425
  Regulação do Fluxo Sanguíneo Através dos Músculos Esqueléticos 426
  Alterações Circulatórias Durante o Exercício 426
Fluxo Sanguíneo ao Encéfalo e à Pele 429
  Circulação Cerebral 429
  Fluxo Sanguíneo Cutâneo 429
Pressão Arterial 431
  Reflexo Barorreceptor 432
  Reflexos de Estiramento Atriais 434
  Medida da Pressão Arterial 434
  Pressão de Pulso e Pressão Arterial Média 435
Hipertensão Arterial, Choque e Insuficiência Cardíaca Congestiva 438
  Hipertensão Arterial 438
  Choque Circulatório 439
  Insuficiência Cardíaca Congestiva 441
Interações 442
  Resumo 443
  Atividades de Revisão 444
  Sites Relacionados 445

15 O Sistema Imunológico 446

Objetivos 446
Sumário do Capítulo 447
Mecanismos de Defesa 448

Imunidade Inata (Inespecífica) 448
Imunidade Adaptativa (Específica) 451
Linfócitos e Órgãos Linfáticos 452
Inflamação Local 453

Funções dos Linfócitos B 455
Anticorpos 455
O Sistema do Complemento 458

Funções dos Linfócitos T 459
Linfócitos T Assassinos, Auxiliares e Supressores 459
Interações Entre as Células Apresentadoras de Antígenos e os Linfócitos T 461

Imunidade Ativa e Passiva 465
Imunidade Ativa e Teoria da Seleção Clonal 466
Tolerância Imunológica 467
Imunidade Passiva 468
Anticorpos Monoclonais 468

Imunologia Tumoral 469
Células Assassinas Naturais 470
Imunoterapia do Câncer 471
Efeitos do Envelhecimento e do Estresse 471

Doenças Causadas pelo Sistema Imunológico 471
Auto-imunidade 472
Doenças de Complexos Imunológicos 473
Alergia 473

Interações 476
Resumo 477
Atividades de Revisão 478
Sites Relacionados 479

16 Fisiologia Respiratória 480
Objetivos 480
Sumário do Capítulo 481

Sistema Respiratório 482
Estrutura do Sistema Respiratório 482
Cavidade Torácica 485

Aspectos Físicos da Ventilação 487
Pressões Intrapulmonar e Intrapleural 487
Propriedades Físicas dos Pulmões 487
Surfactante e Síndrome da Angústia Respiratória 489

Mecânica da Respiração 490
Inspiração e Expiração 491

Provas da Função Pulmonar 491
Distúrbios Pulmonares 494

Troca Gasosa nos Pulmões 496
Cálculo da P_{O_2} 497
Pressões Parciais de Gases no Sangue 498
Importância das Medidas da P_{O_2} e da P_{CO_2} Sanguíneas 499
Circulação Pulmonar e Relação Ventilação/Perfusão 500
Distúrbios Causados por Pressões Parciais de Gases Elevadas 501

Regulação da Respiração 502
Centros Respiratórios do Tronco Encefálico 502
Efeitos da P_{CO_2} e do pH Sanguíneos Sobre a Ventilação 504
Efeitos da P_{O_2} Sanguínea Sobre a Ventilação 505
Efeitos dos Receptores Pulmonares Sobre a Ventilação 506

Hemoglobina e Transporte de Oxigênio 507
Hemoglobina 507
A Curva de Dissociação de Oxiemoglobina 508
Efeito do pH e da Temperatura Sobre o Transporte de Oxigênio 510
Efeito do 2,3-DPG Sobre o Transporte de Oxigênio 511
Defeitos Herdados da Estrutura e da Função da Hemoglobina 511
Mioglobina 512

Transporte de Dióxido de Carbono e Equilíbrio Ácido-Básico 513
Desvio de Cloreto 513
Ventilação e Equilíbrio Ácido-Básico 515

Efeito do Exercício e da Altitude Elevada Sobre a Função Respiratória 516
Ventilação Durante o Exercício 516
Aclimatação à Altitude Elevada 517

Interações 519
Resumo 520
Atividades de Revisão 522
Sites Relacionados 523

17 Fisiologia Renal 524
Objetivos 524
Sumário do Capítulo 525

Estrutura e Função dos Rins 526

Estrutura Macroscópica do Sistema Urinário 526
Estrutura Microscópica do Rim 528

Filtração Glomerular 531
Ultrafiltrado Glomerular 532
Regulação da Taxa de Filtração Glomerular 532

Reabsorção de Sal e Água 534
Reabsorção no Túbulo Contornado Proximal 535
Sistema Multiplicador de Contracorrente 536
Túbulo Coletor: Efeito do Hormônio Antidiurético (ADH) 539

Clearance Plasmático Renal 541
Clearance Renal da Inulina: Medição da TFG 542
Clearance do Ácido Para-Amino-Hipúrico (PAH): Medição do Fluxo Sanguíneo Renal 545
Reabsorção da Glicose 546

Controle Renal do Equilíbrio Eletrolítico e Ácido-Básico 546
Função da Aldosterona no Equilíbrio Na^+/K^+ 546
Controle da Secreção de Aldosterona 547
Relação Entre Na^+, K^+ e H^+ 549
Regulação Ácido-Básica Renal 550

Aplicações Clínicas 552
Uso de Diuréticos 552
Provas da Função Renal e Doenças Renais 554

Interações 555
Resumo 556
Atividades de Revisão 557
Sites Relacionados 559

18 Sistema Digestório 560
Objetivos 560
Sumário do Capítulo 561

Introdução ao Sistema Digestório 562
Camadas do Trato Gastrintestinal 564
Regulação do Trato Gastrintestinal 565

Esôfago e Estômago 565
Esôfago 566
Estômago 566

Secreção de Pepsina e de Ácido Clorídrico 569
Intestino Delgado 571
Vilosidades e Microvilosidades 571
Enzimas Intestinais 573
Motilidade e Contrações Intestinais 574
Intestino Grosso 575
Absorção de Líquido e Eletrólitos no Intestino 577
Defecação 577
Fígado, Vesícula Biliar e Pâncreas 578
Estrutura do Fígado 578
Funções do Fígado 580
Vesícula Biliar 583
Pâncreas 585
Regulação Neural e Endócrina do Sistema Digestório 586
Regulação da Função Gástrica 587
Regulação da Função Intestinal 589
Regulação da Secreção de Suco Pancreático e de Bile 591
Efeitos Tróficos dos Hormônios Gastrintestinais 591
Digestão e Absorção de Carboidratos, Lipídios e Proteínas 591
Digestão e Absorção de Carboidratos 592
Digestão e Absorção de Proteínas 592
Digestão e Absorção de Lipídios 593
Interações 596
Resumo 597
Atividades de Revisão 598
Sites Relacionados 599

19 Regulação do Metabolismo 600
Objetivos 600
Sumário do Capítulo 601
Demandas Nutricionais 602
Taxa Metabólica e Demandas Calóricas 602
Demandas Anabólicas 603
Vitaminas e Minerais 605
Radicais Livres e Antioxidantes 607
Regulação do Metabolismo Energético 608
Alimentação 609
Funções Reguladoras do Tecido Adiposo 609

Regulação Hormonal do Metabolismo 611
Regulação Energética pelas Ilhotas Pancreáticas (de Langerhans) 613
Regulação da Secreção de Insulina e de Glucagon 613
Insulina e Glucagon: Estado Absortivo 615
Insulina e Glucagon: Estado Pós-Absortivo 615
Diabetes Melito e Hipoglicemia 617
Diabetes Melito Insulino-Dependente 618
Diabetes Melito Não Insulino-Dependente 619
Hipoglicemia 620
Regulação Metabólica pelos Hormônios Supra-Renais, pela Tiroxina e pelo Hormônio do Crescimento 620
Hormônios Supra-renais 621
Tiroxina 622
Hormônio do Crescimento 623
Regulação do Equilíbrio de Cálcio e de Fosfato 625
Paratormônio e Calcitonina 626
1,25-Diidroxivitamina D_3 627
Controle por Retroalimentação Negativa do Equilíbrio do Cálcio e do Fosfato 629
Resumo 630
Atividades de Revisão 631
Sites Relacionados 633

20 Reprodução 634
Objetivos 634
Sumário do Capítulo 635
Reprodução Sexual 636
Determinação do Sexo 636
Desenvolvimento dos Órgãos Sexuais Acessórios e da Genitália Externa 639
Distúrbios do Desenvolvimento Sexual Embrionário 641
Regulação Endócrina da Reprodução 642
Interações Entre o Hipotálamo, a Hipófise e as Gônadas 642
Início da Puberdade 644
Glândula Pineal 645

Resposta Sexual Humana 645
Sistema Genital Masculino 646
Controle da Secreção de Gonadotropinas 646
Funções Endócrinas dos Testículos 647
Espermatogênese 649
Órgãos Sexuais Acessórios Masculinos 653
Ereção, Emissão e Ejaculação 654
Fertilidade Masculina 655
Sistema Genital Feminino 657
Ciclo Ovariano 659
Ovulação 660
Eixo Hipofisário-Ovariano 661
Ciclo Menstrual 661
Fases do Ciclo Menstrual: Alterações Cíclicas dos Ovários 662
Alterações Cíclicas do Endométrio 665
Métodos Contraceptivos 666
Menopausa 667
Fertilização, Gravidez e Parturição 667
Fertilização 668
Clivagem e Formação do Blastocisto 670
Implantação do Blastocisto e Formação da Placenta 672
Troca de Moléculas Através da Placenta 675
Funções Endócrinas da Placenta 675
Trabalho de Parto e Parturição 677
Lactação 679
Observações Conclusivas 681
Interações 682
Resumo 683
Atividades de Revisão 684
Sites Relacionados 686

Apêndice A
Soluções das Investigações Clínicas 687

Apêndice B
Respostas das Questões Objetivas 690

Glossário 691
Créditos 708
Índice 709

Um Guia Visual da
Fisiologia Humana

Os **Objetivos** do capítulo ajudam você a centrar a atenção sobre os pontos fundamentais do capítulo e dão uma boa noção do que será estudado.

O **Sumário do Capítulo** consiste em um breve resumo do capítulo com as páginas de referência, a fim de que seja possível localizar rapidamente os tópicos fundamentais para estudo e revisão posteriores.

Refresque Sua Memória leva em conta as inter-relações dos conceitos fisiológicos e lembra quais são os conceitos dos capítulos anteriores que são necessários para a compreensão do assunto que será abordado.

---

5 Respiração e Metabolismo Celular

Objetivos
Após estudar este capítulo, você deverá ser capaz de...

1. Descrever as etapas da glicólise e analisar a importância dessa via metabólica.
2. Descrever como o ácido lático se forma e explicar a importância fisiológica dessa via.
3. Definir o termo *gliconeogênese* e descrever o ciclo de Cori.
4. Descrever a via da respiração aeróbia da glicose por meio das etapas do ciclo de Krebs.
5. Explicar a importância funcional do ciclo de Krebs em relação ao sistema de transporte de elétrons.
6. Descrever o sistema de transporte de elétrons e a fosforilação oxidativa.
7. Descrever o papel do oxigênio na respiração aeróbia.
8. Comparar a via do ácido lático e a respiração aeróbia em termos de substratos iniciais, produtos finais, localizações celulares e o número total de moléculas de ATP produzidas por glicose consumida.
9. Explicar como ocorre a interconversão entre glicose e glicogênio e como o fígado pode secretar glicose livre derivada de seu glicogênio armazenado.
10. Definir os termos *lipólise* e *β-oxidação* e explicar como esses processos atuam na produção de energia celular.
11. Explicar como os corpos cetônicos são formados.
12. Descrever os processos de transaminação e desaminação oxidativa de aminoácidos e explicar como esses processos podem contribuir para a produção de energia.
13. Explicar como os carboidratos ou as proteínas podem ser convertidos em gordura em termos das vias metabólicas envolvidas.
14. Citar as fontes preferidas de energia dos diferentes órgãos.

Refresque Sua Memória
Antes de começar este capítulo, revise os seguintes conceitos dos capítulos anteriores:
- Carboidratos e Lipídios 32
- Proteínas 38
- Vias Metabólicas 89
- Bioenergética 91

Sumário do Capítulo

Glicólise e a Via do Ácido Lático 102
- Glicólise 102
- Via do Ácido Lático 103
- Glicogênese e Glicogenólise 105
- Ciclo de Cori 106

Respiração Aeróbia 107
- Ciclo de Krebs 107
- Transporte de Elétrons e Fosforilação Oxidativa 108
- Acoplamento do Transporte de Elétrons à Produção de ATP 110
- Função do Oxigênio 110
- Balanço de ATP 112
- Visão Geral 112
- Descrição Detalhada 112

Metabolismo dos Lipídios e das Proteínas 113
- Metabolismo dos Lipídios 113
  - Decomposição da Gordura (Lipólise) 114
  - Função da Gordura Marrom 115
  - Corpos Cetônicos 115
- Metabolismo dos Aminoácidos 116
  - Transaminação 116
  - Desaminação Oxidativa 117
- Utilizações de Diferentes Fontes de Energia 119
- Interações 120

Resumo 121

Atividades de Revisão 122

Sites Relacionados 123

Em cada capítulo, estão incluídos quadros de **Investigação Clínica** que apresentam interessantes mistérios clínicos. Você pode solucioná-los aplicando o conhecimento obtido no capítulo.

Investigação Clínica

Brenda é uma estudante universitária do segundo ano que vem treinando para integrar a equipe de natação. Nos estágios iniciais do treinamento, ela apresentava grande fadiga após uma sessão de treino e ficava mais ofegante que seus colegas. O seu técnico a aconselhou a ingerir menos proteínas e mais carboidratos que o habitual e a treinar mais gradualmente. Além disso, ela se queixava de dor nos membros superiores e ombros que tinha início com o treinamento. Após uma sessão de treino particularmente intensa, ela sentiu dor forte na região peitoral e buscou auxílio médico.

Qual pode ser a causa dos sintomas de Brenda?

Indícios Para a Investigação Clínica

Lembre-se de que Brenda apresentava dor e fadiga muscular durante o treinamento e que passou por um episódio em que sentiu dor forte na região peitoral esquerda após uma sessão intensa de treino.

- *O que produziu dor e fadiga muscular?*
- *O que pode ter causado dor forte na sua região peitoral esquerda?*
- *Quais desses efeitos são normais?*

Indícios Para a Investigação Clínica estão dispersos ao longo do capítulo sempre que uma informação relevante é apresentada. Isso permite que você associe a informação clínica ao texto. Caso haja algum problema para responder as questões, esta é a oportunidade para a releitura da seção. As respostas são fornecidas no Apêndice A.

Teste Seu Conhecimento Antes de Prosseguir testa a sua compreensão dos conceitos fundamentais, proporcionando questões de estudo no final de cada seção principal do capítulo.

Teste Seu Conhecimento Antes de Prosseguir

1. Defina o termo *glicólise* em relação a seus substratos iniciais e produtos. Explique por que existe um ganho líquido de duas moléculas de ATP nesse processo.
2. Analise os dois significados da expressão *respiração anaeróbia*. Do modo apresentado neste texto, quais são seus substratos iniciais e seus produtos finais?
3. Descreva as funções fisiológicas da respiração anaeróbia. Em qual(is) tecido(s) a respiração anaeróbia é normal? E em qual tecido é anormal?
4. Descreva as vias em que a glicose e o glicogênio podem ser interconvertidos. Explique por que somente o fígado consegue secretar glicose derivada de seu glicogênio armazenado.
5. Defina o termo *gliconeogênese* e explique como esse processo repõe os estoques de glicogênio dos músculos esqueléticos após o exercício.

Os quadros de **Clínica e Boa Forma** contêm importantes conceitos fisiológicos relacionados à medicina e ao exercício de uma forma interessante e compreensível.

Radicais livres são moléculas com elétrons não-pareados, em contraste com as moléculas que não são radicais livres e possuem dois elétrons por orbital. Um *radical superóxido* é uma molécula de oxigênio com um elétron extra não pareado. Estes podem ser gerados nas mitocôn... sistema de transp... possuem algumas f... eles são produzido... ção de destruir ba... vres e de outras n...

A ingestão excessiva de calorias sob a forma de carboidratos aumenta a produção de gordura. O aumento da glicose no sangue, que ocorre após refeições ricas em carboidratos, estimula a secreção de insulina e este hormônio, por sua vez, promove a entrada da glicose sanguínea nas células adiposas. A maior disponibilidade de glicose nas células adiposas, sob níveis altos de secreção de insulina, promove a conversão da glicose em gordura (ver Figuras 5.11 e 5.12); e o inverso, a redução da secreção de insulina, promove a decomposição da gordura. Esse processo é explorado em dietas pobres em carboidratos para a redução do peso.

O **Resumo** do capítulo apresenta uma breve recapitulação sobre o assunto do capítulo para ajudar você em sua revisão ou na preparação para exames.

Respiração e Metabolismo Celular

Resumo

Glicólise e a Via do Ácido Lático 102

I. A glicólise refere-se à conversão da glicose em duas moléculas de ácido pirúvico.
   A. No processo, duas moléculas de ATP são consumidas e quatro moléculas de ATP são formadas. Portanto, há um ganho de duas ATP.
   B. Nas etapas da glicólise, dois pares de hidrogênio são liberados. Os elétrons desses hidrogênios reduzem duas moléculas de NAD.

II. Na respiração anaeróbia, a NAD reduzida é oxidada pelo ácido pirúvico, que aceita dois átomos de hidrogênio e, por conseguinte, reduz-se a ácido lático.

II. A NAD e a FAD reduzidas doam seus elétrons a uma cadeia de transporte de elétrons de moléculas localizada nas cristas.
   A. Os elétrons da NAD e da FAD transferem-se de um citocromo da cadeia de transporte de elétrons ao seguinte numa série de reações acopladas de oxirredução.
   B. Quando cada íon citocromo ganha um elétron, torna-se reduzido. Quando ele transfere o elétron para o citocromo seguinte, torna-se oxidado.
   C. O último citocromo torna-se oxidado com a doação de seu elétron ao oxigênio, que funciona como receptor final de elétrons.

As **Tabelas** oferecem uma recapitulação concisa dos pontos fundamentais para aumentar a compreensão de conceitos e processos importantes.

Tabela 12.3 — Resumo dos Eventos do Acoplamento Excitação-contração

1. Os potenciais de ação de um neurônio motor somático provocam a liberação do neurotransmissor acetilcolina na junção mioneural (uma junção mioneural por miofibra)
2. A acetilcolina, por meio de sua interação com receptores da membrana da célula muscular (sarcolema), produz potenciais de ação que são regenerados através do sarcolema
3. As membranas dos túbulos transversos (túbulos T) formam uma continuidade com o sarcolema e conduzem potenciais de ação profundos na fibra muscular
4. Os potenciais de ação dos túbulos T, atuando por mecanismo não totalmente conhecido, estimulam a liberação de Ca^{2+} das cisternas terminais do retículo sarcoplasmático
5. O Ca^{2+} liberado no sarcoplasma liga-se à troponina, provocando uma alteração em sua estrutura
6. A alteração de forma da troponina faz com que a tropomiosina conectada mude de posição no filamento de actina e, conseqüentemente, exponha os locais de ligação para as pontes cruzadas da miosina
7. As pontes cruzadas da miosina, previamente ativadas pela hidrólise da ATP, ligam-se à actina.
8. Após ligarem-se à actina, as pontes cruzadas da miosina previamente ativadas sofrem uma estimulação muscular e puxam os filamentos finos sobre os filamentos grossos
9. A ligação de um novo ATP permite que as pontes cruzadas se desliguem da actina e repitam o ciclo de contração enquanto o Ca^{2+} permanecer ligado à troponina
10. Quando os potenciais de ação deixam de ser produzidos, o retículo sarcoplasmático acumula ativamente o Ca^{2+} e a tropomiosina retorna à sua posição inibitória

As **Atividades de Revisão** permitem a auto-avaliação em três níveis:

1. Teste seu Conhecimento de Termos e Fatos. Questões de múltipla escolha que ajudarão você a memorizar termos e fatos fundamentais.

2. Teste seu Conhecimento dos Conceitos e Princípios. As questões promovem uma compreensão mais profunda dos conceitos fundamentais em vez de se basear na memorização.

3. Teste sua Capacidade de Análise e Aplique seu Conhecimento
Questões que exigem raciocínio crítico e capacidade de utilizar seu conhecimento e a compreensão da fisiologia recém-adquiridos. Essas questões práticas ajudarão você a antecipar os tipos de questões que podem ser formuladas num exame real. Elas também lhe darão uma noção sobre o quanto você conhece e o quanto aprendeu sobre o assunto.

Atividades de Revisão
Teste seu Conhecimento de Termos e Fatos

1. Uma contração graduada de um músculo inteiro é produzida *in vivo* sobretudo por variações
   a. da força da contração das fibras.
   b. do número de fibras que se contraem.
   c. Ambas as alternativas são corretas.
   d. Nenhuma das alternativas é correta.
2. O componente elástico da contração muscular é responsável
   a. pelo maior encurtamento muscular nas contrações sucessivas.
   b. por um retardo de tempo entre a contração e o encurtamento.
   c. pelo alongamento do músculo após o término da contração.
   d. Todas as alternativas anteriores são corretas.
4. A estimulação de motoneurônios gama produz
   a. contração isotônica das fibras intrafusais.
   b. contração isométrica das fibras intrafusais.
   c. tanto a contração isotônica como a contração isométrica das fibras intrafusais.
   d. contração das fibras extrafusais.
5. Num arco reflexo simples envolvido no reflexo patelar, quantas sinapses são ativadas na medula espinal?
   a. Milhares.
   b. Centenas.
   c. Dezenas.
   d. Duas.
   e. Uma.

A paralisia espástica pode ocorrer quando existe lesão
   a. dos neurônios motores inferiores.
   b. dos neurônios motores superiores.
   c. tanto dos neurônios motores superiores como dos inferiores.

7. Quando um músculo encurta durante a afirmativas a seg
   a. As bandas A
   b. As bandas H
   c. As bandas I e
   d. Os sarcômero
8. A excitação elétri musculara produz
   a. o movimento
   b. a ligação das actina.
   c. a liberação d sarcoplasmát
   d. a cisão da AT
9. A energia para a obtida *mais direta*
   a. da fosfocreat
   b. da ATP.
   c. da respiração
   d. da respiração

INTERAÇÕES
Ligações entre o Sistema Muscular e os

Sistema Tegumentar
- A pele ajuda a proteger todos os órgãos do corpo contra a invasão de patógenos ....**(p. 448)**
- Os músculos lisos dos vasos sanguíneos cutâneos são necessários para a regulação do fluxo sanguíneo cutâneo ....**(p. 429)**
- Os músculos eretores dos pêlos da pele produzem a piloereção ("pele de galinha") ....**(p. 358)**

Sistema Esquelético
- Os ossos armazenam cálcio, necessário para o controle da contração muscular .**(p. 625)**
- O esqueleto provê locais de fixação para os músculos ....**(p. 326)**
- As articulações do esqueleto provêem alavancas para o movimento ......**(p. 326)**
- As contrações musculares mantêm a saúde e a força dos ossos ....**(p. 625)**

- O paratormônio e outros hormô regulam as concentrações séricas e fosfato ....
- A adrenalina e a noradrenalina i as concentrações do músculo ca dos músculos lisos ....
- A insulina promove a entrada da músculos esqueléticos ....
- O tecido adiposo secreta hormô regulam a sensibilidade dos músc insulina ....

Sistema Circulatório
- O sangue transporta O_2 e nutrie para os músculos e remove CO_2 e ácido lático ....
- As contrações dos músculos esq servem como uma bomba para a o movimento do sangue no inter das veias ....
- O músculo cardíaco permite que

As páginas de **Interações** são como páginas da Internet. Essas seções fornecem ligações cruzadas com referências de páginas que contêm informações em outros capítulos do livro.

Prefácio

Em determinados momentos, nós todos temos curiosidade sobre o funcionamento do organismo. Esse é o foco da fisiologia humana. A função corpórea não é apenas um tópico de interesse geral, ela também representa um estudo obrigatório em muitos cursos superiores. A fisiologia humana provê a base científica do campo da medicina e de todas as outras profissões relacionadas à saúde e ao desempenho físico. Por essa razão, a abrangência dos tópicos incluídos no curso de fisiologia humana é ampla, mas cada tópico deve ser coberto com detalhes suficientes para prover uma base firme para a futura expansão e aplicação. Contudo, o rigor do curso não deve reduzir a curiosidade natural do aluno sobre o funcionamento do corpo. Pelo contrário, uma compreensão básica dos mecanismos fisiológicos pode proporcionar uma apreciação mais profunda da complexidade e da beleza do corpo humano, além de motivar o aluno a estudar ainda mais.

Esta obra visa suprir as necessidades de alunos do curso de fisiologia básica. Os capítulos iniciais introduzem conceitos químicos e biológicos básicos para possibilitar que esses alunos – muitos dos quais ainda não possuem uma formação científica extensa – adquiram a base necessária para a compreensão dos princípios fisiológicos. Nos capítulos seguintes, o material é apresentado de forma a promover a compreensão conceitual e não a memorização de fatos. Foram feitos todos os esforços para ajudar os estudantes a integrarem conceitos relacionados e a compreenderem as relações entre estruturas anatômicas e suas funções.

Abundantes fluxogramas e tabelas de resumo auxiliam na revisão. As ilustrações magnificamente elaboradas, com um uso funcional das cores, têm como objetivo facilitar o aprendizado. Aplicações à saúde são incluídas ao longo do texto para aumentar o interesse, para a compreensão mais profunda dos conceitos fisiológicos e para ajudar os estudantes a relacionarem o assunto aprendido com seus objetivos profissionais individuais. Além disso, vários outros dispositivos pedagógicos são utilizados, mas não de modo intrusivo, a fim de aumentar o valor do texto, como uma ferramenta de aprendizado abrangente. Esses dispositivos são discutidos detalhadamente no Guia Visual apresentado nas páginas xii-xv.

Composição da Sétima Edição

Antes de eu começar a redigir esta nova edição, os editores da McGraw-Hill repetiram uma técnica bem-sucedida no último ciclo de revisão: eles solicitaram aos usuários da edição anterior que enviassem sugestões e comentários sobre diferentes capítulos. Como eu esperava, por parte de meus colaboradores, foram enviadas respostas entusiásticas e plenas de observações. Portanto, cada capítulo da edição anterior foi revisado várias vezes por pessoas que utilizaram o livro em suas aulas. A sétima edição beneficiou-se enormemente com essas informações providas por outros revisores com formações variadas, que examinaram totalmente vários estágios do original.

Para as pessoas que não estão familiarizadas com essa área, o fato de a nova edição incorporar novos conceitos fisiológicos pode ser uma surpresa. De fato, eu sou algumas vezes questionado se há muitas modificações de uma edição a outra. Elas certamente mudam – e essa é uma das razões pelas quais o estudo da fisiologia é tão instigante. Tentei manifestar uma sensação de excitação indicando, de uma maneira adequada para este nível de texto, onde o conhecimento é novo e onde persistem lacunas em nosso conhecimento a serem preenchidas. A seguir, apresento uma listagem *parcial* das implementações, atualizações e novas áreas que compõem a sétima edição.

Novas Informações Sobre...

- células-tronco
- ativação enzimática
- radicais livres e antioxidantes
- matriz extracelular
- metaloproteinases da matriz
- células-tronco neurais
- canabinóides
- processamento olfatório
- receptores órfãos
- mecanismos de liberação de Ca^{2+} nos músculos
- contração do músculo liso
- mastócitos
- citocinas
- asma
- receptores pulmonares
- células marca-passo do intestino
- ação do Viagra

Informações Revisadas ou Atualizadas sobre...

- estrutura das proteínas
- história da fisiologia
- terapia genética
- sinalização celular
- canais iônicos
- inibidores específicos da recaptação da serotonina
- potenciação prolongada
- doença de Alzheimer
- memória
- receptores adrenérgicos

Prefácio   xvii

- receptores colinérgicos
- prostaglandinas
- acoplamento contração-excitação
- óxido nítrico
- medida da pressão arterial
- imunidade inata
- fixação do complemento
- células apresentadoras de antígenos
- controle da respiração pelo tronco encefálico
- fisiologia do tecido adiposo
- regulação da parturição

Cobertura Expandida sobre ...

- regulação genética
- aquaporinas
- potencial de membrana
- funções dos astrócitos
- proteínas G
- receptores cutâneos
- receptores gustatórios
- visão colorida
- ação da insulina
- características das contrações musculares
- ação da célula T assassina
- secreção renal
- sistema nervoso entérico
- secreção de ácido gástrico
- obesidade
- regulação do equilíbrio do Ca^{2+}
- fertilização

Novas Características e Organização

A sétima edição apresenta técnicas pedagógicas inovadoras e alterações organizacionais que ajudam a tornar esta obra ainda mais instigante, acessível e útil para os estudantes. Muitos capítulos foram amplamente reorganizados para melhorar o fluxo de informações, sobretudo os capítulos sobre músculos (Capítulo 12) e sobre sistema imunológico (Capítulo 15).

Cada capítulo apresenta o novo programa de aprendizado a seguir:

- Os quadros de **Investigação Clínica** eram exibidos no final dos capítulos da edição anterior. Na sétima edição, eles foram revisados e movidos para o começo dos capítulos, a fim de apresentar um quebra-cabeças fascinante. Agora, os *Indícios para a Investigação Clínica* são exibidos ao longo do texto, sempre que for apresentada uma informação importante. As soluções continuam a ser fornecidas no Apêndice A.

- Os quadros de **Clínica** e de **Boa Forma** foram amplamente revisados e atualizados. Os estudantes podem aprender como informações fisiológicas básicas são aplicadas na medicina e no exercício.

- As questões da seção **Teste Seu Conhecimento Antes de Prosseguir** foram colocadas no final de cada seção importante para que os estudantes possam avaliar rapidamente se estão prontos para avançarem à próxima seção.

- As questões da seção **Atividades de Revisão** foram organizadas em três níveis de aprendizado: *Teste Seu Conhecimento de Termos e Fatos, Teste seu Conhecimento dos Conceitos e Princípios* e *Teste Sua Capacidade de Análise e Aplique Seu Conhecimento*. Essa abordagem graduada visa ajudar os estudantes à medida que eles progridem da memorização a níveis mais elevados de compreensão.

- Os quadros **Refresque Sua Memória** localizados no início dos capítulos alertam os estudantes sobre os assuntos anteriores que podem ter que ser revistos antes de se iniciar a leitura de um novo capítulo.

- Os **Sites Relacionados** recomendam *links* a *websites* informativos sobre os tópicos discutidos em cada capítulo. Cada um desses *links* pode ser acessado a partir do *website*.

Agradecimentos

Como foi mencionado anteriormente, muitos usuários da sexta edição contribuíram para revisões de capítulos individuais. Sou extremamente grato a todos e, sempre que possível, esforcei-me para incorporar suas sugestões. Além desses revisores, vários colaboradores revisaram todo o original da sétima edição. Sou grato a eles por assumirem essa árdua tarefa e asseguro-lhes que seus esforços resultaram num projeto final muito melhor. Gostaria também de agradecer a H. A. Pershadsingh, Ph.D., M.D., (Kern Medical Center e University of California, Irvine) por ter empregado nesta obra sua experiência em medicina clínica e em biomedicina, e aos meus colegas da Pierce College, Laurence G. Thouin, Jr., Ph.D., James Rikel, Ph. D., e Karen Gebhardt, por suas orientações e seu apoio.

Revisores

Robert Ballantyne
　California State University, Chico
Michael J. Buono
　San Diego State University
Thomas A. Burns
　Northwestern State University
John R. Capeheart
　University of Houston–Downtown
Pamela J. Carlton
　The College of Staten Island
Judith T. Carson
　Bossier Parish Community College
Paul V. Cupp, Jr.
　Eastern Kentucky University
Nick Despo
　Thiel College
Michael J. Dewey
　University of South Carolina
Dorothy Feir
　Professor Emeritus, St. Louis University
David Ferris
　University of South Carolina Spartanburg
Daniel S. Fertig
　East Los Angeles College
Michael S. Finkler
　Indiana University Kokomo
Rev. Joseph C. Gregorek
　Gannon University/The Pennsylvania State University College of Medicine
John P. Harley
　Eastern Kentucky University
John F. Hertner
　University of Nebraska–Kearney
Patrick Hidy
　Central Texas College
Mark W. Huntington
　Manchester College
R. David Jones
　Adelphi University
David T. Kurjiaka
　Ohio University
Christiaan Leeuwenburgh
　University of Florida
Bryan D. Lewis
　University of Wisconsin–Parkside
Qian Moss
　Des Moines Area Community College
Maha Nagarajan
　Wilberforce University
William F. Nicholson
　University of Arkansas–Monticello
William Niemi
　Russell Sage College
Colleen J. Nolan
　St. Mary's University
Christopher J. Perumalla
　University of Toronto
Larry A. Reichard
　Maple Woods Community College
Tricia A. Reichert
　Colby Community College
Andrew M. Roberts
　University of Louisville School of Medicine
Russell Rulon
　Luther College
David J. Saxon
　Morehead State University
Charles L. Sinclair
　University of Indianapolis
Curt Walker
　Dixie State College
John R. Welborn
　Mississippi State University
Robert J. Winn
　Northern Michigan University
Joe Wolf
　Peace College
Mark D. Womble
　Youngstown State University
Henry H. Ziller
　Southeastern Louisiana University

Supervisores

Thomas Adams
　Michigan State University
Gordon Atkins
　Andrews University
Robert Azen
　Cypress College
Michael Buratovich
　Spring Arbor College
Sai Chidambaram
　Canisius College
Mohammed Farooqui
　University of Texas Pan American
Michael T. Griffin
　Angelo State University
Mark Harrison
　University of Indianapolis
Linda L. Hyde
　Gordon College
Lori Kelman
　Iona College
David S. Mallory
　Marshall University
Charles Mays
　DePauw University
Travis T. McBride
　University of Wisconsin–La Crosse
Chris McNair
　Hardin-Simmons University
John W. Mills
　Clarkson University
Donald J. Mulcare
　University of Massachusetts Dartmouth
Marie Natividad
　Compton Community College
Nancy J. Pelaez
　California State University, Fullerton
Tricia A. Reichert
　Colby Community College
Stephen Scott
　Lenoir–Rhyne College
Charles L. Sinclair
　University of Indianapolis
Tracy L. Soltesz
　University of Kentucky Center for Rural Health
Kristin J. Stuempfle
　Gettysburg College
Curt Walker
　Dixie State College
Scott Wells
　Missouri Southern State College
Mary Leslie Wilson
　Gordon College
Michael L. Youther
　Southern Illinois University

Fisiologia Humana

O Estudo da Função Corporal

Objetivos

Após estudar este capítulo, você deverá ser capaz de...

1. Descrever, de modo geral, os tópicos estudados na fisiologia e explicar a sua importância na medicina moderna.
2. Descrever as características da metodologia científica.
3. Definir *homeostasia* e explicar como esse conceito é utilizado na fisiologia e na medicina.
4. Descrever a natureza das alças de retroalimentação negativa e explicar como esses mecanismos atuam na manutenção da homeostasia.
5. Explicar como os efetores antagonistas ajudam na manutenção da homeostasia.
6. Descrever a natureza das alças de retroalimentação positiva e explicar como esses mecanismos atuam no organismo.
7. Distinguir entre regulação intrínseca e extrínseca e descrever, de modo geral, os papéis dos sistemas nervoso e endócrino na regulação do corpo.
8. Explicar como a inibição por retroalimentação negativa ajuda na regulação da secreção hormonal, tomando como exemplo a insulina.
9. Citar os quatro tipos de tecidos básicos e seus subtipos e descrever as características de cada um.
10. Relacionar a estrutura de cada tecido básico às suas funções.
11. Descrever como os tecidos básicos são agrupados e formam órgãos, tomando a pele como exemplo.
12. Descrever a natureza dos compartimentos extra e intracelular do organismo e explicar a importância dessa compartimentalização.

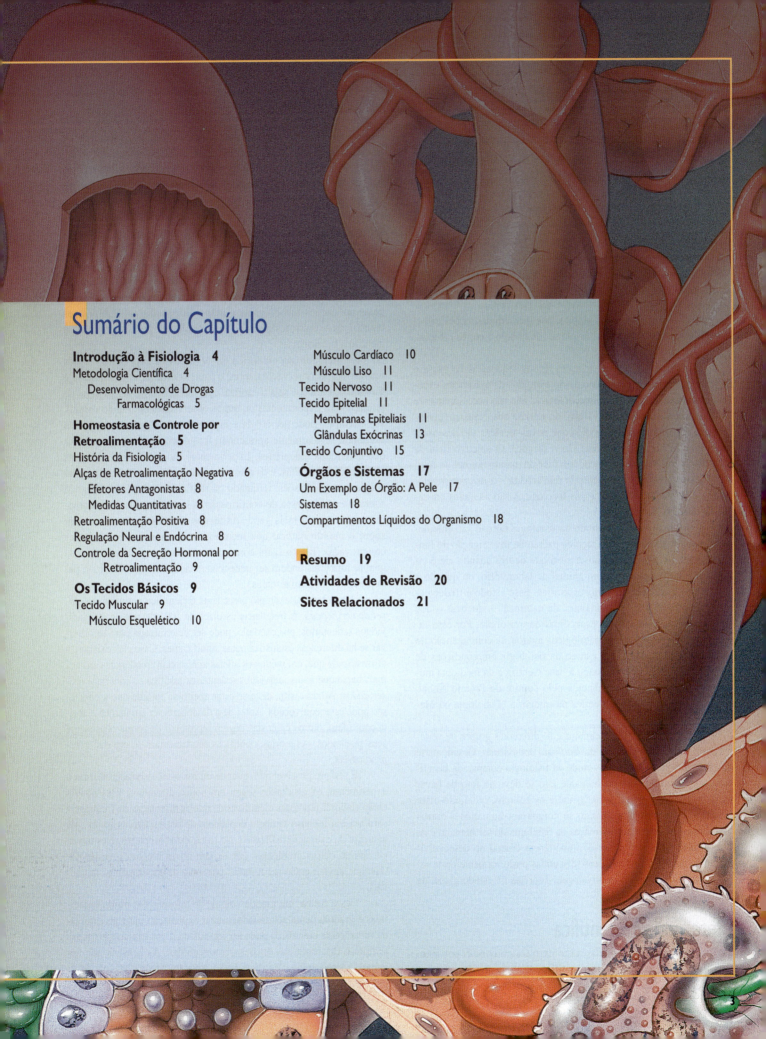

Sumário do Capítulo

Introdução à Fisiologia 4
Metodologia Científica 4
   Desenvolvimento de Drogas
      Farmacológicas 5

Homeostasia e Controle por Retroalimentação 5
História da Fisiologia 5
Alças de Retroalimentação Negativa 6
   Efetores Antagonistas 8
   Medidas Quantitativas 8
Retroalimentação Positiva 8
Regulação Neural e Endócrina 8
Controle da Secreção Hormonal por
   Retroalimentação 9

Os Tecidos Básicos 9
Tecido Muscular 9
   Músculo Esquelético 10
   Músculo Cardíaco 10
   Músculo Liso 11
Tecido Nervoso 11
Tecido Epitelial 11
   Membranas Epiteliais 11
   Glândulas Exócrinas 13
Tecido Conjuntivo 15

Órgãos e Sistemas 17
Um Exemplo de Órgão: A Pele 17
Sistemas 18
Compartimentos Líquidos do Organismo 18

Resumo 19
Atividades de Revisão 20
Sites Relacionados 21

Introdução à Fisiologia

A fisiologia humana é o estudo de como o corpo humano funciona, com ênfase nos mecanismos específicos de causa e efeito. O conhecimento desses mecanismos foi obtido experimentalmente por meio de aplicações da metodologia científica.

A **fisiologia** é o estudo da função biológica: como o corpo funciona, da célula ao tecido, do tecido ao órgão, do órgão ao sistema e de que maneira o organismo como um todo realiza tarefas particulares essenciais à vida. No estudo da fisiologia, são enfatizados os *mecanismos* – ou seja, as questões da fisiologia giram em torno do *modo* de funcionamento do organismo, e as respostas envolvem seqüências de causa e efeito. Essas seqüências podem ser entrelaçadas em relatos cada vez mais amplos, que incluem descrições de estruturas envolvidas (anatomia) e que se sobrepõem a outras ciências, como a química e a física.

Os fatos isolados e as relações dessas seqüências de causa e efeito têm origem empírica, isto é, são extraídos de evidências experimentais. Explicações que parecem lógicas não são necessariamente verdadeiras; elas apenas são válidas em relação aos dados em que se baseiam e podem mudar à medida que novas técnicas são desenvolvidas e experimentos adicionais são realizados. O objetivo final da pesquisa fisiológica é compreender o funcionamento normal de células, órgãos e sistemas. Uma ciência relacionada – a *fisiopatologia* – estuda a forma como os processos fisiológicos são alterados em razão de doenças ou lesões.

A fisiopatologia e o estudo da fisiologia normal são complementares. Por exemplo, uma técnica padrão de investigação do funcionamento de um órgão é observar o que ocorre quando ele é cirurgicamente removido de um animal de laboratório, ou quando a sua função é alterada de forma específica. Esse estudo é freqüentemente auxiliado por "experimentos da natureza" – doenças – que envolvem lesões funcionais específicas de um órgão. Por essa razão, o estudo de processos patológicos ajudou na compreensão do funcionamento normal, e o estudo da fisiologia em condições de normalidade muito proporcionou à base científica da medicina moderna. Essa relação é reconhecida pelo comitê do Prêmio Nobel, cujos membros conferem prêmios na categoria "Fisiologia ou Medicina".

A fisiologia dos invertebrados e de diferentes grupos de vertebrados é estudada na ciência da *fisiologia comparada*. Grande parte do conhecimento obtido em virtude da fisiologia comparada beneficiou o estudo da fisiologia humana. Isto se deve ao fato de haver mais semelhanças que diferenças entre os animais, incluindo o ser humano, especialmente quando se comparam humanos a outros mamíferos. As pequenas diferenças da fisiologia do ser humano e de outros mamíferos podem ser de importância crucial no desenvolvimento de drogas farmacológicas (discutidas posteriormente nesta seção), mas são diferenças relativamente discretas no estudo global da fisiologia.

Metodologia Científica

Todas as informações contidas neste livro foram obtidas por meio da aplicação da **metodologia científica**. Embora muitas técnicas diferentes estejam envolvidas na metodologia científica, todas apresentam três atributos: (1) crença de que o mundo natural, incluindo o ser humano, é, em última instância, explicável em termos compreensíveis à razão humana; (2) descrições e explicações do mundo natural que sejam honestamente fundamentadas em observações e que possam ser modificadas ou refutadas por outras observações; e (3) humildade, ou disposição, quanto a aceitar o fato de que podemos estar errados. Quando estudos adicionais chegam a conclusões que refutam total ou parcialmente uma idéia, esta deve ser modificada de acordo com as novas conclusões. Em resumo, a metodologia científica está baseada na confiança em nossa capacidade racional, honestidade e humildade. Os cientistas praticantes nem sempre apresentam tais atributos, mas a validade da grande quantidade de conhecimento científico acumulado – demonstrada pelas aplicações tecnológicas e pelo valor preditivo de hipóteses científicas – é um testemunho importante de que a metodologia científica funciona.

A metodologia científica envolve passos específicos. Após realizar certas observações sobre o mundo natural, uma **hipótese** é formulada. Para que seja científica, essa hipótese deve ser passível de refutação por experimentos ou outras observações do mundo natural. Por exemplo, pode ser criada a hipótese de que indivíduos que se exercitam regularmente apresentam freqüência cardíaca mais baixa que indivíduos sedentários. Experimentos são realizados, ou outras observações são feitas, e os resultados são analisados. A seguir, estabelecem-se conclusões, refutando ou ratificando a hipótese. Quando sobrevive ao processo de confirmação, a hipótese pode ser incorporada numa **teoria** mais geral. As teorias científicas são afirmações sobre o mundo natural que incorporam um número de hipóteses comprovadas. Elas servem como uma estrutura lógica por meio da qual as hipóteses podem ser inter-relacionadas e fornecem a base para previsões a serem testadas.

A hipótese do exemplo precedente é científica porque é *suscetível de verificação*. A freqüência cardíaca de 100 atletas e de 100 indivíduos sedentários, por exemplo, pode ser determinada para se observar se há diferenças estatisticamente significantes. Caso elas existam, a afirmação de que, em média, os atletas apresentam freqüência cardíaca mais baixa que a dos indivíduos sedentários justifica-se *com base nesses dados*. Ainda assim, deve-se estar aberto ao fato de que a conclusão pode estar equivocada. Antes de a descoberta ser amplamente aceita como fato, outros cientistas devem reproduzir de forma consistente seus resultados. As teorias científicas fundamentam-se em dados *reprodutíveis*.

É sempre possível que, quando outros estudiosos reproduzam o experimento, os resultados sejam um pouco diferentes. Eles podem então elaborar hipóteses científicas de que as diferenças da freqüência cardíaca em repouso também dependem de outros fatores (p. ex., da natureza do exercício realizado). Ao testar essas hipóteses, eles talvez encontrem outros problemas, que exijam novas hipóteses explanatórias, que devem então ser testadas por meio de experimentos adicionais.

Dessa forma, um grande volume de informações muito específicas é gradualmente acumulado, e uma explanação mais generalizada (uma teoria científica) pode ser formulada. Essa explanação quase sempre é diferente das noções preconcebidas. As pessoas que seguem a metodologia científica, então, ajustam adequadamente esses conceitos, conscientes de que suas novas idéias provavelmente sofrerão novas alterações no futuro, à medida que experimentos adicionais forem realizados.

Desenvolvimento de Drogas Farmacológicas

O desenvolvimento de novas drogas farmacológicas pode exemplificar como a metodologia científica é implantada na fisiologia e nas suas aplicações relacionadas com a saúde. O processo em geral começa com a pesquisa fisiológica básica, freqüentemente nos âmbitos celular e molecular. Uma nova família de drogas pode ser desenvolvida por meio do estudo de células em culturas de tecido (*in vitro*, ou fora do corpo). Por exemplo, ao estudar o transporte de membrana, fisiologistas celulares descobrem que determinada família de compostos bloqueia os canais da membrana para os íons cálcio (Ca^{2+}). Por seus conhecimentos de fisiologia, outros cientistas prevêem que uma droga dessa natureza será útil no tratamento da hipertensão (pressão arterial elevada). Essa droga, então, será testada em experimentos com animais.

Quando uma droga se mostra eficaz numa concentração extremamente baixa *in vitro*, há a probabilidade de ela também atuar *in vivo* (no corpo) em concentrações suficientemente baixas, sem produzir efeitos tóxicos (venenosos). Essa possibilidade deve ser minuciosamente testada em animais de laboratório, sobretudo ratos e camundongos. Mais de 90% das drogas testadas em animais de laboratório são muito tóxicas para ser desenvolvidas. Somente naqueles casos raros em que a toxicidade é suficientemente baixa, o desenvolvimento pode progredir para os ensaios humanos/clínicos.

Na **fase I do ensaio clínico**, a droga é testada em seres humanos sadios, para teste de sua toxicidade no organismo humano e estudo de seu processamento pelo organismo: como ela é metabolizada, quão rapidamente é removida do sangue pelo fígado e pelos rins, qual o modo de administração mais eficaz, etc. Se não são observados efeitos tóxicos, a droga pode progredir para o próximo estágio. Na **fase II do ensaio clínico**, a droga é testada numa população humana alvo (p. ex., indivíduos hipertensos). Somente naqueles casos excepcionais nos quais a droga parece ser eficaz com uma toxicidade mínima é que o ensaio progride para o estágio seguinte. A **fase III do ensaio clínico** é realizada em muitos centros de pesquisa, para maximizar o número de participantes do teste. Nesse ponto, a população de teste deve incluir um número suficiente de indivíduos de ambos os sexos, assim como de diferentes etnias. Além disso, são testados indivíduos que apresentam outros problemas além daquele para o qual a droga é supostamente benéfica. Por exemplo, devem fazer parte da população de teste nessa fase indivíduos que, além da hipertensão, também tenham diabetes. Quando a droga passa pela fase III do ensaio clínico, ela é enviada à *Food and Drug Administration* (FDA) para aprovação. A **fase IV do ensaio clínico** testa outros usos possíveis da droga.

A porcentagem de drogas que passam por todas as fases até a aprovação e comercialização é muito baixa. Deve-se observar o papel fundamental da pesquisa básica, utilizando animais de laboratório, nesse processo. Praticamente toda droga que exige prescrição médica presente no mercado deve a sua existência a essa pesquisa.

> **Teste Seu Conhecimento Antes de Prosseguir**
>
> 1. Como o estudo da fisiologia auxiliou e foi auxiliado pelo estudo das doenças?
> 2. Descreva os passos envolvidos na metodologia científica. O que qualificaria uma afirmação como não-científica?
> 3. Descreva os diferentes tipos de ensaios a que uma droga nova deve ser submetida antes de estar "pronta para o mercado".

Homeostasia e Controle por Retroalimentação

Os mecanismos reguladores do organismo podem ser compreendidos em termos de uma única função compartilhada: a manutenção da constância do ambiente interno. Um estado de constância relativa do ambiente interno é conhecido como homeostasia, e ele é mantido por efetores que são regulados por informações sensitivas do ambiente interno.

História da Fisiologia

O filósofo grego Aristóteles (384-322 a.C.) especulou sobre a função do corpo humano, mas um outro grego, Erasístrato (304-250? a.C.), é considerado o pai da fisiologia porque procurou aplicar leis físicas ao estudo da função humana. Galeno (130-201 d.C.) escreveu amplamente sobre o assunto e foi considerado a autoridade máxima até o advento da Renascença. A fisiologia passou a ser considerada uma ciência com o trabalho revolucionário do médico inglês William Harvey (1578-1657), que demonstrou que o coração bombeia o sangue por meio de um sistema fechado de vasos.

Contudo, o pai da fisiologia moderna é o fisiologista francês Claude Bernard (1813-1878), que observou que o *milieu interieur* ("ambiente interno") permanece notavelmente constante apesar das alterações das condições do ambiente externo. Num livro intitulado *The Wisdom of the Body*, publicado em 1932, o fisiologista americano Walter Cannon (1871-1945) cunhou o termo **homeostasia** para descrever essa constância interna. Além disso, Cannon sugeriu que muitos mecanismos da regulação fisiológica tinham um único objetivo – a manutenção da constância interna.

A maior parte do nosso conhecimento sobre a fisiologia humana foi obtida no século XX. Novos conhecimentos vêm sendo adicionados num ritmo cada vez maior nas últimas décadas graças ao crescimento revolucionário da genética molecular e de sua biotecnologia associada e à disponibilidade de computadores cada vez mais potentes. Uma história muito breve da fisiologia do século XX, limitada pelo espaço a apenas duas citações por década, é apresentada na Tabela 1.1.

Tabela 1.1 História da Fisiologia do Século XX (limitada a duas citações por década)

1900	Karl Landsteiner descobre os grupos sanguíneos A, B e O.
1904	Ivan Pavlov recebe o Prêmio Nobel por seu trabalho sobre a fisiologia da digestão.
1910	Sir Henry Dale descreve as propriedades da histamina.
1918	Earnest Starling descreve como a força da contração cardíaca está relacionada com a quantidade de sangue contida no interior do coração.
1921	John Langley descreve as funções do sistema nervoso autônomo.
1923	Sir Frederick Banting, Charles Best e John Macleod recebem o Prêmio Nobel pela descoberta da insulina.
1932	Sir Charles Sherrington e Lord Edgar Adrian recebem o Prêmio Nobel por descobertas relacionadas às funções dos neurônios.
1936	Sir Henry Dale e Otto Loewi recebem o Prêmio Nobel pela descoberta da acetilcolina na transmissão sináptica.
1939–47	Albert von Szent-Georgi explica o papel da ATP e contribui para a compreensão do papel da actina e da miosina na contração muscular.
1949	Hans Selye descobre as respostas fisiológicas comuns ao estresse.
1953	Sir Hans Krebs recebe o Prêmio Nobel pela descoberta do ciclo do ácido cítrico.
1954	Hugh Huxley, Jean Hanson, R. Niedergerde e Andrew Huxley propõem a teoria do filamento deslizante na contração muscular.
1962	Francis Crick, James Watson e Maurice Wilkins recebem o Prêmio Nobel por determinar a estrutura do DNA.
1963	Sir John Eccles, Sir Alan Hodgkin e Sir Andrew Huxley recebem o Prêmio Nobel pelas descobertas relacionadas ao impulso nervoso.
1971	Earl Sutherland recebe o Prêmio Nobel pela descoberta do mecanismo da ação hormonal.
1977	Roger Guillemin e Andrew Schally recebem o Prêmio Nobel por descobertas relacionadas à produção de hormônios peptídicos pelo encéfalo.
1981	Roger Sperry recebe o Prêmio Nobel por descobertas relacionadas às especializações dos hemisférios cerebrais direito e esquerdo.
1986	Stanley Cohen e Rita Levi-Montalcini recebem o Prêmio Nobel por suas descobertas sobre os fatores de crescimento que regulam o sistema nervoso.
1994	Alfred Gilman e Martin Rodbell recebem o Prêmio Nobel pela descoberta das funções das proteínas G na transdução de sinais nas células.
1998	Robert Furchgott, Louis Ignarro e Ferid Murad recebem o Prêmio Nobel pela descoberta do papel do óxido nítrico como uma molécula de sinalização do sistema cardiovascular.

Tabela 1.2 Faixas Normais Aproximadas de Medidas de Alguns Valores Sanguíneos em Jejum

Medida	Faixa Normal
pH arterial	7,35–7,45
Bicarbonato	24–28 mEq/L
Sódio	135–145 mEq/L
Cálcio	4,5–5,5 mEq/L
Conteúdo de oxigênio	17,2–22,0 mL/100 mL
Uréia	12–35 mg/100 mL
Aminoácidos	3,3–5,1 mg/100 mL
Proteínas	6,5–8,0 g/100 mL
Lipídios totais	400–800 mg/100 mL
Glicose	75–110 mg/100 mL

Alças de Retroalimentação Negativa

O conceito de homeostasia tem um valor imenso no estudo da fisiologia porque permite a compreensão do porquê e de como vários mecanismos reguladores atuam. O conceito de homeostasia também representa uma base importante para os procedimentos de diagnóstico médico. Quando uma determinada medida do ambiente interno (por exemplo, valores sangüíneos [Tabela 1.2]) se desvia significativamente da faixa normal de valores, pode-se concluir que a homeostasia não está sendo mantida e que o indivíduo está doente. Algumas dessas medidas, combinadas com observações clínicas, podem permitir a identificação do mecanismo defeituoso.

Para que a constância interna seja mantida, o organismo deve possuir sensores capazes de detectar desvios de um **ponto de ajuste**. O ponto de ajuste é análogo à temperatura estabelecida num termostato doméstico. De modo semelhante, existe um ponto de ajuste para a temperatura corporal, para a concentração de glicose no sangue, para a tensão sobre um tendão, etc. Quando um sensor detecta um desvio de um ponto de ajuste particular, ele deve transmitir essa informação a um **centro de integração**, que geralmente recebe informações de muitos sensores diferentes. O centro de integração freqüentemente é uma região particular do encéfalo ou da medula espinal, mas, em alguns casos, ele também pode ser um grupo de células numa glândula endócrina. As forças relativas de diferentes impulsos sensitivos são avaliadas no centro de integração, que responde aumentando ou diminuindo a atividade de **efetores** particulares – geralmente, músculos ou glândulas.

O termostato de uma casa é um exemplo simples. Suponha que você ajuste o termostato para o valor de 21°C. Quando a temperatura da casa aumenta o suficiente acima do ponto de ajuste, um sensor no interior do termostato detectará o desvio. Assim, ele atuará, da mesma maneira que o centro de integração no corpo humano, para ativar o efetor. Nesse caso, o efetor pode ser um condicionador de ar, que atua para reverter o desvio do ponto de ajuste.

Quando a temperatura corporal ultrapassa o ponto de ajuste de 37°C, sensores localizados numa parte do encéfalo detectam esse desvio e, por intermédio de um centro de integração (também localizado no encéfalo), estimulam as atividades dos efetores (incluindo as glândulas sudoríferas) que reduzem a temperatura. Num outro exemplo, quando a glicemia (concentração de glicose no sangue) cai abaixo do normal, os efetores atuam para aumentá-la. Alguns podem considerar os efetores como "defensores" do ponto de ajuste contra desvios. Como a atividade dos mesmos é influenciada pelos efeitos que eles produzem, e como a relação ocorre numa direção negativa (reversa), esse tipo de sistema de controle é conhecido como **alça de retroalimentação negativa** (Figura 1.1). (Ob-

O Estudo da Função Corporal

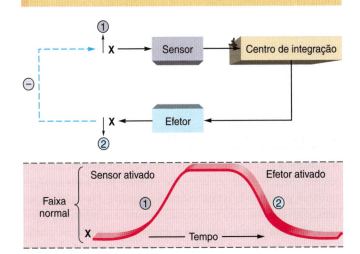

Figura 1.1 Um aumento de algum fator do ambiente interno (⇑X) é detectado por um sensor. Essa informação é transmitida a um centro de integração, o que faz com que um efetor produza uma alteração na direção oposta (⇓X). Conseqüentemente, o desvio inicial é revertido, completando uma alça de retroalimentação negativa (indicada pela seta pontilhada e pelo sinal negativo). Os números indicam a seqüência das alterações.

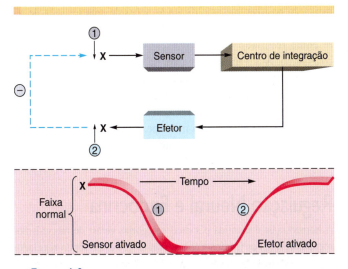

Figura 1.2 Uma queda em algum fator do ambiente interno (⇓X) é detectada por um sensor. (Compare essa alça de retroalimentação negativa com a mostrada na Figura 1.1.)

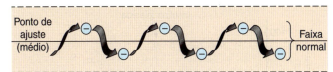

Figura 1.3 Alças de retroalimentação negativa mantêm um estado de constância dinâmica no interior do ambiente interno. O término da alça de retroalimentação negativa é indicado por sinais negativos.

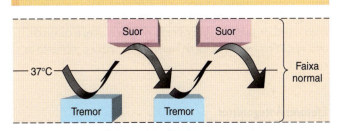

Figura 1.4 Como a temperatura corporal se mantém dentro da faixa normal. A temperatura corporal normalmente possui um ponto de ajuste de 37°C. Ela é mantida, em parte, por dois mecanismos antagônicos – tremores e sudorese. Os tremores são induzidos quando a temperatura corporal cai muito, e desaparecem gradualmente à medida que a temperatura aumenta. A sudorese ocorre quando a temperatura corporal é muito elevada e diminui quando ela cai. A maior parte dos aspectos do ambiente interno é regulada por ações antagônicas de diferentes mecanismos efetores.

serve que na Figura 1.1 e em todas as figuras subseqüentes, a retroalimentação negativa é indicada por uma linha pontilhada e um sinal negativo.)

A natureza da alça de retroalimentação negativa pode ser compreendida considerando-se a analogia do termostato e do condicionador de ar. Após o condicionador de ar funcionar durante um certo tempo, a temperatura ambiente pode cair significativamente abaixo do ponto de ajuste do termostato. Quando isso ocorre, o condicionador de ar pára de funcionar. O efetor (condicionador de ar) é ativado por uma temperatura elevada e, quando ativado, produz uma alteração negativa (redução da temperatura) que, em última instância, faz com que ele seja desligado. Dessa maneira, a constância é mantida.

É importante perceber que essas alças de retroalimentação negativa são processos contínuos. Por essa razão, uma determinada fibra nervosa que faz parte de um mecanismo efetor pode sempre apresentar alguma atividade, e um determinado hormônio, parte integrante de um outro mecanismo efetor, pode sempre estar presente no sangue. A atividade nervosa e a concentração hormonal podem diminuir em resposta a desvios do ambiente interno numa direção (Figura 1.1), ou podem aumentar em resposta a desvios na direção oposta (Figura 1.2). Portanto, alterações da faixa normal em ambas as direções são compensadas por alterações reversas da atividade do efetor.

Já que as alças de retroalimentação negativa, que respondem aos desvios a partir do ponto de ajuste, possuem sensores estimulados, o ambiente interno nunca é absolutamente constante. O melhor é conceber a homeostasia como um estado de **constância dinâmica**, em que as condições são estabilizadas acima e abaixo do ponto de ajuste. Essas condições podem ser medidas quantitativamente (p. ex., em graus Celsius para a temperatura corporal, ou em miligramas por decilitro [um décimo de um litro] para a glicemia). O ponto de ajuste pode ser considerado o valor médio dentro da faixa normal de medidas (Figura 1.3).

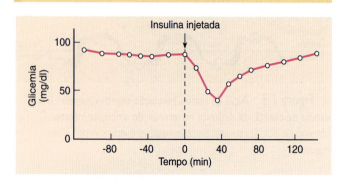

Figura 1.5 **Homeostasia da glicemia.** As glicemias médias de cinco indivíduos saudáveis são mostradas no gráfico antes e depois de uma injeção intravenosa rápida de insulina. O "0" indica o momento da injeção.

Efetores Antagonistas

A maioria dos fatores do ambiente interno é controlada por vários efetores, que freqüentemente possuem ações antagônicas. O controle por efetores antagonistas é algumas vezes descrito como "empurrar-puxar", em que o aumento da atividade de um efetor é acompanhado pela diminuição da atividade de um efetor antagonista. Isso permite um grau mais refinado de controle do que aquele que poderia ser obtido por meio do funcionamento ou da interrupção da ação de um efetor.

Por exemplo, simplesmente ligar ou desligar um condicionador de ar ou aquecedor pode manter a temperatura ambiente. Contudo, obtém-se uma temperatura muito mais estável caso o condicionador de ar ou o aquecedor seja controlado por um termostato. O aquecedor é então ligado quando o condicionador de ar é desligado e vice-versa. Os efeitos antagônicos da sudorese, dos tremores e de outros mecanismos mantêm a temperatura corporal normal num ponto de ajuste de aproximadamente 37°C (Figura 1.4).

As concentrações séricas de glicose, cálcio e outras substâncias são reguladas por alças de retroalimentação negativa, envolvendo hormônios que produzem efeitos opostos. Por exemplo, enquanto a insulina reduz a glicemia, outros hormônios aumentam a concentração sérica da glicose. Do mesmo modo, a freqüência cardíaca é controlada por fibras nervosas que produzem efeitos opostos: a estimulação de um grupo de fibras nervosas produz aumento da freqüência cardíaca, enquanto que a estimulação de um outro grupo produz a sua diminuição.

Medidas Quantitativas

Para o estudo dos mecanismos fisiológicos, as faixas normais e os desvios do ponto de ajuste devem ser conhecidos quantitativamente. Por essas e outras razões, as medidas quantitativas são pontos de partida para a ciência da fisiologia. Um exemplo disto e das ações dos mecanismos antagônicos na manutenção da homeostasia é mostrado na Figura 1.5. A glicemia foi medida em cinco indivíduos saudáveis antes e depois da injeção de insulina, um hormônio que reduz a glicemia. Um gráfico dos dados revela que a glicemia diminuiu rapidamente, mas voltou à concentração normal dentro dos 80 minutos que sucederam a injeção. Isso demonstra que mecanismos de retroalimentação negativa atuaram para restaurar a homeostasia nesse experimento. Esses mecanismos envolvem a ação de hormônios cujos efeitos são antagônicos aos da insulina, isto é, eles promovem a secreção de glicose pelo fígado (ver o Capítulo 19).

Retroalimentação Positiva

A constância do ambiente interno é mantida por efetores que compensam alterações que servem como estímulo para a sua ativação; em suma, por alças de retroalimentação negativa. Por exemplo, um termostato mantém uma temperatura constante aumentando a produção de calor quando está frio e diminuindo a produção quando está quente. O oposto ocorre durante a **retroalimentação positiva**; nesse caso, a ação dos efetores *amplifica* as alterações que estimularam os efetores. Por exemplo, um termostato que trabalha por retroalimentação positiva aumenta a produção de calor em resposta a um aumento de temperatura.

Está claro que a homeostasia deve, em última instância, ser mantida por mecanismos de retroalimentação negativa e não de retroalimentação positiva. Entretanto, a eficácia de algumas alças de retroalimentação negativa é aumentada por mecanismos de retroalimentação positiva que amplificam as ações de uma resposta de retroalimentação negativa. Por exemplo, a coagulação sanguínea ocorre como resultado de uma ativação seqüencial dos fatores da coagulação. A ativação de um fator da coagulação acarreta a ativação de muitos outros fatores, numa cascata de retroalimentação positiva. Dessa maneira, uma única alteração é amplificada para produzir um coágulo sanguíneo. Contudo, a formação do coágulo sanguíneo pode prevenir uma maior perda de sangue e, conseqüentemente, representa o término de uma alça de retroalimentação negativa que restaura a homeostasia.

Regulação Neural e Endócrina

A homeostasia é mantida por duas categorias gerais de mecanismos reguladores: (1) os **intrínsecos** aos órgãos que estão sendo regulados e (2) os **extrínsecos**, como na regulação de um órgão pelos sistemas nervoso e endócrino. O sistema endócrino atua em conjunto com o sistema nervoso na regulação e integração de processos orgânicos e na manutenção da homeostasia. O sistema nervoso controla a secreção de muitas glândulas endócrinas e, por sua vez, alguns hormônios afetam a função do sistema nervoso. Juntos, os sistemas nervoso e endócrino regulam as atividades da maioria dos outros sistemas do organismo.

A secreção de reguladores químicos denominados **hormônios** na corrente sanguínea regula o sistema endócrino. Como os hormônios são liberados na corrente sanguínea, eles são transportados para todos os órgãos do corpo. No entanto, somente órgãos específicos podem responder a um determinado hormônio. Eles são conhecidos como **órgãos-alvo** do hormônio em questão.

O Estudo da Função Corporal

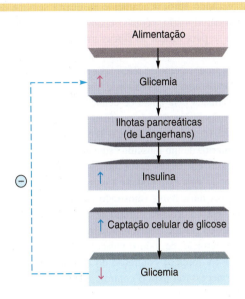

Figura 1.6 Controle por retroalimentação negativa da secreção de insulina e da glicemia (concentração de glicose no sangue). Mecanismos como estes mantêm a homeostasia.

Teste Seu Conhecimento Antes de Prosseguir

1. Defina *homeostasia* e descreva como esse conceito pode ser utilizado para explicar mecanismos de controle fisiológico.
2. Defina o termo *retroalimentação negativa* e explique como ele contribui para a homeostasia. Ilustre esse conceito desenhando um circuito de retroalimentação negativa.
3. Descreva a *retroalimentação positiva* e explique como esse processo atua no organismo.
4. Explique como a secreção de um hormônio é controlada pela inibição por retroalimentação negativa. Utilize o controle da secreção da insulina como exemplo.

Os Tecidos Básicos

Os órgãos do corpo são compostos por quatro tecidos básicos diferentes, cada qual possuindo estrutura e função próprias características. As atividades e interações desses tecidos determinam a fisiologia dos órgãos.

Diz-se que as fibras nervosas *inervam* os órgãos que elas regulam. Quando estimuladas, essas fibras produzem impulsos nervosos eletroquímicos que são conduzidos da origem da fibra à sua extremidade distal, no órgão-alvo por ela inervado. Esses órgãos-alvo, músculos ou glândulas, podem atuar como efetores na manutenção da homeostasia.

Controle da Secreção Hormonal por Retroalimentação

A natureza das glândulas endócrinas, a interação dos sistemas nervoso e endócrino e as ações dos hormônios serão discutidas detalhadamente em capítulos posteriores. No momento, é suficiente descrever de modo geral a regulação da secreção hormonal, uma vez que isto ilustra notavelmente os princípios da homeostasia e da regulação por retroalimentação negativa.

Os hormônios são secretados em resposta a estímulos químicos específicos. Por exemplo, um aumento da concentração plasmática de glicose estimula a secreção de insulina pelas estruturas pancreáticas conhecidas como ilhotas pancreáticas ou de Langerhans. Os hormônios também são secretados em resposta à estimulação nervosa e à estimulação de outros hormônios.

A secreção de um hormônio pode ser inibida por seus próprios efeitos, sendo uma maneira de retroalimentação negativa. A insulina, como foi descrito anteriormente, produz uma redução da glicemia. Como um aumento da glicemia estimula a secreção de insulina, a redução da mesma causada pela ação da insulina inibe uma maior secreção desta. Esse sistema de controle de alça fechada denomina-se **inibição por retroalimentação negativa** (Figura 1.6).

Embora a fisiologia seja o estudo da função, é difícil compreender a função corporal sem algum conhecimento de sua anatomia, particularmente no plano microscópico. A anatomia microscópica constitui um campo de estudo conhecido como *histologia*. A anatomia e a histologia de órgãos específicos serão discutidas junto com suas funções em capítulos posteriores. Nesta seção, é descrita a "fábrica" comum de todos os órgãos.

As *células* são as unidades básicas da estrutura e função do corpo. As células que possuem funções semelhantes são agrupadas em categorias denominadas *tecidos*. Todo o corpo é composto por apenas quatro tipos de tecidos principais. Esses **tecidos básicos** incluem (1) o tecido muscular, (2) o tecido nervoso, (3) o tecido epitelial e (4) o tecido conjuntivo. Os agrupamentos desses quatro tecidos básicos em unidades anatômicas e funcionais são denominados **órgãos**. Por sua vez, os órgãos podem ser agrupados pelas funções comuns em **sistemas**. Os sistemas do corpo atuam de um modo coordenado para manter todo o organismo.

Tecido Muscular

O **tecido muscular** é especializado para a contração. Existem três tipos de tecido muscular: **esquelético**, **cardíaco** e **liso**. O músculo esquelético é freqüentemente denominado *músculo voluntário* porque sua contração é controlada conscientemente. Tanto o músculo esquelético como o cardíaco são **estriados**; eles possuem estrias, ou faixas, que se estendem transversalmente ao longo das células musculares (Figuras 1.7 e 1.8). Essas estrias são produzidas por um arranjo característico de proteínas contráteis e, por essa razão, o músculo esquelético e o cardíaco possuem mecanismos de contração similares. O músculo liso (Figura 1.9) não apresenta estrias e possui um mecanismo de contração diferente.

Músculo Esquelético

Os músculos esqueléticos geralmente se fixam aos ossos em ambas as extremidades por meio de tendões. Conseqüentemente, a contração produz movimentos do esqueleto. Contudo, existem exceções a esse padrão. A língua, a porção superior do esôfago, o esfíncter anal e o diafragma também são constituídos por músculos esqueléticos, mas eles não produzem movimentos do esqueleto.

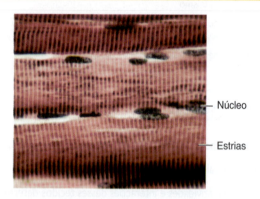

Figura 1.7 Três fibras musculares esqueléticas mostrando as estrias transversais características. Por causa dessa característica, o músculo esquelético também é denominado músculo estriado.

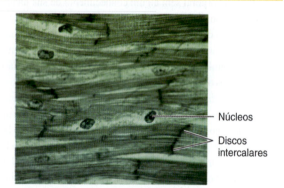

Figura 1.8 Músculo cardíaco humano. Observe o aspecto estriado e os discos intercalares com coloração escura.

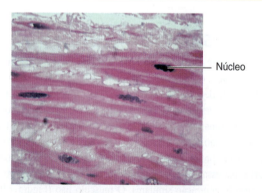

Figura 1.9 Fotomicrografia de células musculares lisas. Observe que essas células contêm núcleos únicos, localizados centralmente, e não possuem estrias.

Começando aproximadamente na quarta semana do desenvolvimento embrionário, células separadas denominadas *mioblastos* fundem-se para formar as **fibras musculares esqueléticas** ou **miofibras** (do grego *myos*, que significa músculo). Embora as miofibras sejam freqüentemente referidas como células musculares esqueléticas, cada uma é, na realidade, um *sincício*, ou massa multinucleada, formada pela união de células separadas. Apesar de sua estrutura e origem única, cada miofibra contém mitocôndrias e outras organelas (descritas no Capítulo 3) comuns a todas as células.

No interior de um músculo esquelético, as fibras musculares estão dispostas em feixes e, no interior destes, elas estendem-se em paralelo, de uma extremidade à outra do feixe. O arranjo paralelo das fibras musculares (mostrado na Figura 1.7) permite que cada fibra seja controlada individualmente: um indivíduo pode contrair mais ou menos fibras musculares e, dessa maneira, variar a força de contração de todo o músculo. A capacidade de variar, ou "graduar", a força da contração do músculo esquelético é evidentemente necessária para o controle adequado dos movimentos do esqueleto.

Músculo Cardíaco

Embora o músculo cardíaco seja estriado, em aparência ele difere acentuadamente do músculo esquelético. O músculo cardíaco encontra-se apenas no coração, onde as **células miocárdicas** são pequenas, ramificadas e intimamente interconectadas, formando um tecido contínuo. Áreas especiais de contato entre células adjacentes aparecem como áreas mais escuras, formando *discos intercalares* (Figura 1.8), que são característicos do músculo cardíaco.

Os discos intercalares unem as células miocárdicas mecânica e eletricamente. Por essa razão, ao contrário dos músculos esqueléticos, o coração não pode produzir uma contração graduada por meio da variação do número de células que são estimuladas a contrair. Devido à maneira com que ela é realizada, a estimulação de uma célula miocárdica acarreta a estimulação de todas as outras células da massa e uma contração de "todo o coração".

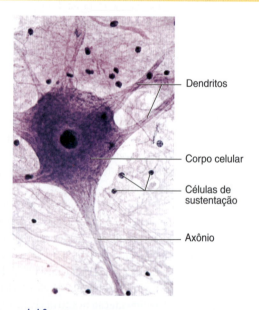

Figura 1.10 Fotomicrografia do tecido nervoso. Pode ser observado um único neurônio e numerosas células de sustentação.

Músculo Liso

O nome indica sua característica; portanto, as células musculares lisas (Figura 1.9) não possuem as estrias características dos músculos esqueléticos e do cardíaco. O músculo liso é encontrado no sistema digestório, nos vasos sanguíneos, nos bronquíolos (pequenas passagens aéreas dos pulmões) e nos ductos dos sistemas urinário e genital. Arranjos circulares de músculo liso nesses órgãos produzem a constrição do *lúmen* (cavidade) quando as células musculares se contraem. O sistema digestório também contém camadas de músculo liso dispostas longitudinalmente. A série de contrações ondulares das camadas circulares e longitudinais de músculo, conhecida como *peristaltismo*, empurra o alimento de uma extremidade do sistema digestório à outra.

Os três tipos de tecido muscular são analisados com mais detalhes no Capítulo 12.

Tecido Nervoso

O **tecido nervoso** é constituído por células nervosas, ou **neurônios**, que são especializadas na geração e na condução de eventos elétricos, e por **células de sustentação**, que fornecem o suporte anatômico e funcional aos neurônios.

Cada neurônio é composto de três partes: (1) um *corpo celular*, (2) *dendritos* e (3) um *axônio* (Figura 1.10). O corpo celular contém o núcleo e serve como o centro metabólico da célula. Os dendritos (literalmente, "ramos") são projeções citoplasmáticas altamente ramificadas do corpo celular que recebem estímulos de outros neurônios ou de células receptoras. O axônio é uma extensão citoplasmática do corpo celular que pode ser bem longa (chegando a medir até algumas dezenas de centímetros de comprimento). Ele é especializado em conduzir impulsos nervosos do corpo celular a outro neurônio ou a uma célula efetora (muscular ou glandular).

As células de sustentação não conduzem impulsos, mas, por outro lado, servem para unir os neurônios, modificar o ambiente extracelular do sistema nervoso e influenciar a nutrição e a atividade elétrica dos neurônios. No sistema nervoso, as células de sustentação são aproximadamente cinco vezes mais abundantes que os neurônios e, diferentemente destes, elas mantêm uma capacidade de divisão por mitose limitada durante a vida.

Os neurônios e as células de sustentação são analisados em detalhes no Capítulo 7.

Tecido Epitelial

O **tecido epitelial** é formado por células que formam **membranas**, as quais cobrem e revestem as superfícies orgânicas, e por **glândulas**, originárias dessas membranas. Existem duas categorias de glândulas. As *glândulas exócrinas* (*exo* = exterior) secretam substâncias químicas através de um ducto que se dirige para o exterior de uma membrana e, conseqüentemente, para o exterior de uma superfície corporal. As *glândulas endócrinas* (do grego *endon* = interno) secretam substâncias químicas denominadas *hormônios* na corrente sanguínea. As glândulas endócrinas são analisadas no Capítulo 11.

Membranas Epiteliais

As membranas epiteliais são classificadas de acordo com o número de camadas e com a forma das células da camada superior (Tabela 1.3). As células epiteliais de forma achatada são **pavimentosas**; aquelas que possuem uma altura maior que a largura são **colunares** (ou cilíndricas); e aquelas que possuem uma altura igual à largura são **cúbicas** (Figura 1.11*a-c*). As membranas epiteliais que possuem apenas uma camada de células são conhecidas como **membranas**

Tabela 1.3 Resumo das Membranas Epiteliais

Tipo	Estrutura e Função	Localização
Epitélios Simples	Camada única de células; a função varia de acordo com o tipo	Recobre vísceras; reveste cavidades, tubos e ductos do corpo
Epitélio simples pavimentoso	Camada única de células achatadas e fortemente unidas; difusão e filtração	Paredes capilares; alvéolos pulmonares; recobre vísceras; reveste cavidades do corpo
Epitélio simples cúbico	Camada única de células cúbicas; excreção, secreção ou absorção	Superfície dos ovários; reveste túbulos renais, ductos salivares e ductos pancreáticos
Epitélio simples colunar	Camada única de células colunares, altas e não ciliadas; proteção, secreção e absorção	Reveste a maior parte do trato digestório
Epitélio simples colunar ciliado	Camada única de células colunares ciliadas; transporte por meio do movimento ciliar	Reveste as tubas uterinas
Epitélio pseudo-estratificado colunar ciliado	Camada única de células ciliadas de forma irregular; muitas células caliciformes; proteção, secreção e movimento ciliar	Reveste as vias aéreas respiratórias
Epitélios Estratificados	Duas ou mais camadas de células; a função varia de acordo com o tipo	Camada epidérmica da pele; reveste os orifícios e ductos do corpo e a bexiga urinária
Epitélio estratificado pavimentoso (queratinizado)	Numerosas camadas contendo queratina, com as camadas mais externas achatadas e mortas; proteção	Epiderme
Epitélio estratificado pavimentoso (não queratinizado)	Numerosas camadas sem queratina, com as camadas mais externas úmidas e vivas; proteção e maleabilidade	Reveste as cavidades oral e nasais, a vagina e o canal anal
Epitélio estratificado cúbico	Usualmente, duas camadas de células cúbicas; fortalecimento das paredes luminares	Grandes ductos de glândulas sudoríferas, de glândulas salivares e do pâncreas
Epitélio transicional	Numerosas camadas de células arredondadas não queratinizadas; distensão	Paredes dos ureteres, parte da uretra e a bexiga urinária

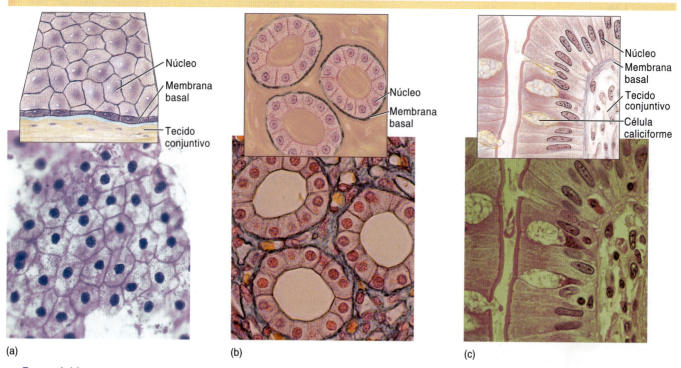

■ **Figura 1.11** **Diferentes tipos de membranas epiteliais simples.** (a) Membrana epitelial simples pavimentosa, (b) simples cubóide e (c) simples colunar. O tecido localizado abaixo de cada membrana é conjuntivo.

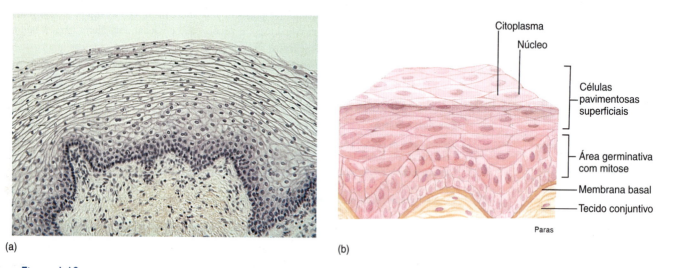

■ **Figura 1.12** Membrana epitelial estratificada pavimentosa não queratinizada. Fotomicrografia (a) e ilustração (b) do revestimento epitelial da vagina.

simples, e as compostas por várias camadas são denominadas **membranas estratificadas**.

Uma membrana simples pavimentosa é adaptada para a difusão e a filtração. Esse tipo de membrana reveste todos os vasos sanguíneos, nos quais é conhecida como *endotélio*. Um epitélio simples cúbico reveste os ductos de glândulas exócrinas e parte dos túbulos renais. Um epitélio simples colunar reveste o lúmen do estômago e do intestino. Dispersas entre as células epiteliais colunares encontram-se glândulas unicelulares especializadas que secretam muco, as denominadas *células caliciformes*. As células epiteliais colunares das tubas uterinas (de Falópio) e das vias respiratórias contêm numerosos *cílios* (estruturas piliformes, descritas no Capítulo 3) que podem se mover de modo coordenado e auxiliar as funções desses órgãos.

O revestimento epitelial do esôfago e da vagina, que protege esses órgãos, é um epitélio estratificado pavimentoso (Figura 1.12). Trata-se de uma membrana *não-queratinizada*, e todas as camadas são constituídas por células vivas. A *epiderme* da pele, por outro lado, é *queratinizada* ou *cornificada* (Figura 1.13). Como a epiderme é seca e se expõe a efeitos potencialmente ressecantes do ar, a superfí-

O Estudo da Função Corporal

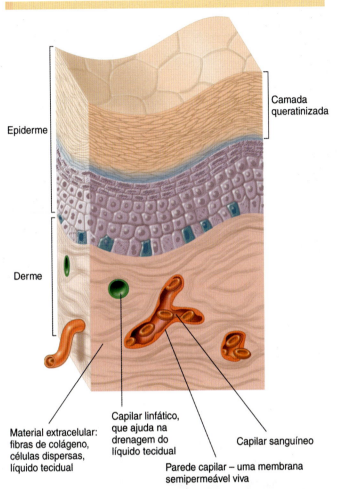

Figura 1.13 A epiderme é um epitélio estratificado pavimentoso queratinizado. Observe o tecido conjuntivo frouxo sob a epiderme queratinizada. O tecido conjuntivo frouxo contém fibras de colágeno dispersas numa matriz líquida rica em proteínas. Os espaços intercelulares também contêm células e vasos sanguíneos.

cie é coberta por células mortas cheias de uma proteína resistente à água denominada *queratina*. Essa camada protetora se solta-se freqüentemente da superfície cutânea e, por essa razão, deve ser constantemente substituída por meio da divisão das células das camadas mais profundas da epiderme.

A perda e a renovação constante de células são características das membranas epiteliais. Toda a epiderme é completamente renovada a cada 2 semanas. O revestimento gástrico é renovado a cada 2-3 dias. O exame das células eliminadas, ou "esfoliadas", da camada externa do revestimento epitelial do sistema genital feminino é um procedimento comum em ginecologia (como no exame de Papanicolaou).

Para formar uma membrana forte e eficaz, que seja uma barreira nas superfícies corporais, as células epiteliais estão colocadas muito próximas e são unidas por estruturas coletivamente denominadas **junções intercelulares**. Não existe espaço para vasos sanguíneos entre células epiteliais adjacentes. Por essa razão, o epitélio deve receber a sua nutrição do tecido subjacente, que possui grandes espaços intercelulares para poder acomodar vasos sanguíneos e nervos. Esse tecido subjacente é denominado *tecido conjuntivo*. As membranas epiteliais são ligadas ao tecido conjuntivo subjacente por uma camada de proteínas e polissacarídeos conhecida como **membrana basal**. Essa camada somente pode ser observada com microscópio, utilizando técnicas especiais de coloração.

Glândulas Exócrinas

As **glândulas exócrinas** são originárias de células de membranas epiteliais. As secreções dessas células são excretadas para o exterior das membranas epiteliais (e, conseqüentemente, para a superfície do corpo) através de *ductos*. Isso contrasta com as *glândulas endócrinas*, que não possuem ductos e, por essa razão, secretam hormônios para o interior dos capilares do corpo (Figura 1.14). A estrutura das glândulas endócrinas será descrita no Capítulo 11.

As unidades secretoras das glândulas exócrinas podem ser tubos simples, ou podem ser modificadas, formando aglomerados em torno de ductos ramificados (Figura 1.15). Esses aglomerados, ou **ácinos**, freqüentemente são circundados por extensões tentaculares de *células mioepiteliais* que contraem e comprimem as secreções através dos ductos. A produção de secreção e a ação das células mioepiteliais estão sujeitas à regulação neural e endócrina.

Exemplos de glândulas exócrinas da pele incluem as glândulas lacrimais, as glândulas sebáceas (que secretam o sebo oleoso nos folículos pilosos) e as glândulas sudoríferas. Existem dois tipos de glândulas sudoríferas. As mais numerosas, as *glândulas sudoríferas écrinas* (ou *merócrinas*), secretam uma solução salina diluída que atua na termorregulação (a evaporação resfria a pele). As *glândulas sudoríferas apócrinas*, localizadas nas axilas e na região púbica, secretam um líquido rico em proteínas que fornece nutrição para as bactérias que produzem o odor característico desse tipo de solução.

Todas as glândulas que secretam para o interior do sistema digestório também são exócrinas. Isso porque o lúmen do sistema digestório faz parte do ambiente externo, e as secreções dessas glândulas vão para o exterior da membrana que reveste esse sistema. As glândulas mucosas estão localizadas ao longo de todo o sistema digestório. Outras glândulas relativamente simples desse sistema incluem as glândulas salivares, as glândulas gástricas e as glândulas tubulares simples do intestino.

O *fígado* e o *pâncreas* são glândulas tanto exócrinas como endócrinas, cuja origem embriológica é no sistema digestório. A secreção exócrina do pâncreas – suco pancreático – contém enzimas digestivas e bicarbonato e é secretada para o interior do intestino delgado através do ducto pancreático. O fígado produz e secreta a bile (um emulsificante de gorduras) para o interior do intestino delgado através da vesícula biliar e do ducto biliar.

As glândulas exócrinas também são proeminentes no sistema genital. O sistema genital feminino contém numerosas glândulas exócrinas secretoras de muco. Os órgãos genitais acessórios masculinos – a *próstata* e as *glândulas seminais* – são glândulas exócrinas que contribuem na formação do sêmen. Os testículos e os ovários (as gônadas) são glândulas tanto endócrinas como exócrinas. São glândulas endócrinas porque secretam hormônios sexuais esteróides para o interior do sangue, e são glândulas exócrinas porque liberam gametas (óvulos e espermatozóides) para o interior do sistema genital.

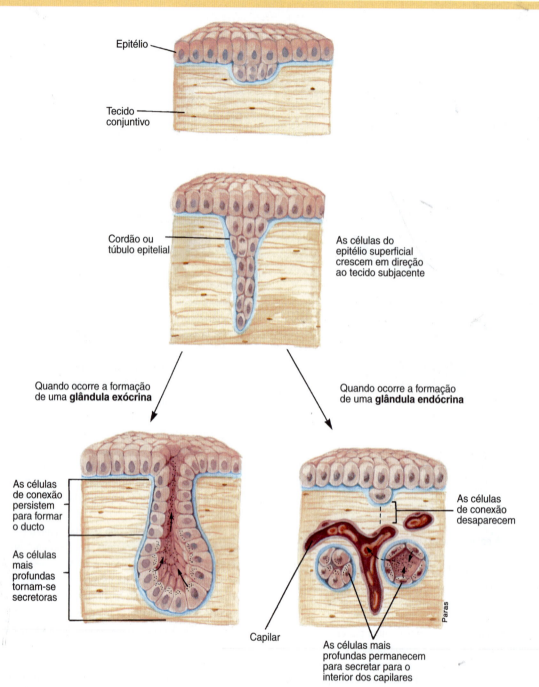

■ **Figura 1.14** A formação de glândulas exócrinas e endócrinas a partir de membranas epiteliais. Observe que as glândulas exócrinas retêm um ducto que pode transportar sua secreção para a superfície da membrana epitelial, enquanto que as glândulas endócrinas não possuem ducto.

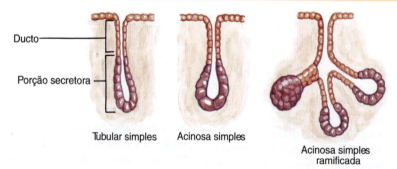

■ **Figura 1.15** Estrutura das glândulas exócrinas. As glândulas exócrinas podem ser simples invaginações de membranas epiteliais, ou podem ser estruturas mais complexas.

O Estudo da Função Corporal

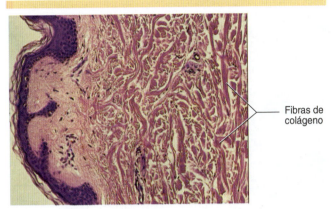

■ **Figura 1.16** Fotomicrografia do tecido conjuntivo denso não modelado (irregular). Observe as fibras de colágeno dispostas irregularmente e bem aglomeradas.

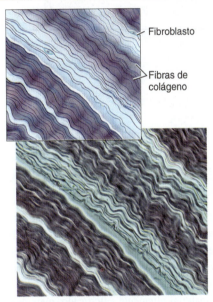

■ **Figura 1.17** Diagrama com legendas e fotomicrografia de um tendão. Observe o arranjo denso modelado (regular) das fibras de colágeno.

Tecido Conjuntivo

O **tecido conjuntivo** caracteriza-se por grandes quantidades de material extracelular nos espaços localizados entre as suas células. Esse material extracelular pode ser de vários tipos e arranjos e, em função disso, são reconhecidos vários tipos de tecido conjuntivo: (1) tecido conjuntivo propriamente dito, (2) cartilagem, (3) osso e (4) sangue. O **sangue** é geralmente classificado como tecido conjuntivo porque metade de seu volume se compõe de um líquido extracelular denominado *plasma*.

O **tecido conjuntivo propriamente dito** inclui vários subtipos. Um exemplo de *tecido conjuntivo frouxo* (ou *tecido areolar*) é a derme da pele (ver a Figura 1.13). Esse tecido conjuntivo é constituído por proteínas fibrosas esparsas, denominadas *colágeno*, e por líquido tecidual, que provê espaço abundante para a entrada de vasos sanguíneos e linfáticos e de fibras nervosas. Um outro tipo de tecido conjuntivo propriamente dito, o *tecido conjuntivo fibroso denso*, con-

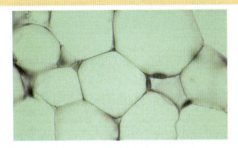

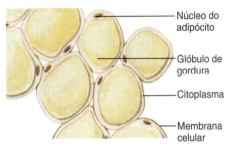

■ **Figura 1.18** Tecido adiposo. Cada adipócito contém um grande glóbulo de gordura central circundado por citoplasma.

tém fibras de colágeno densamente aglomeradas que podem ser dispostas de modo não modelado (irregular) ou modelado (regular). O tecido conjuntivo denso não modelado (Figura 1.16) contém uma malha de fibras de colágeno orientadas de modo aleatório que resistem às forças aplicadas a partir de muitas direções. O tecido forma as cápsulas e as bainhas resistentes que circundam os órgãos. Os tendões, que conectam o músculo ao osso, e os ligamentos, que conectam os ossos no âmbito das articulações, são exemplos de tecido conjuntivo denso modelado. As fibras de colágeno desse tecido estão orientadas na mesma direção (Figura 1.17).

O **tecido adiposo** é um tipo especializado de tecido conjuntivo frouxo. Cada célula adiposa, ou *adipócito*, possui o citoplasma distribuído em torno de um glóbulo central de gordura (Figura 1.18). A síntese e a degradação da gordura são realizadas por enzimas presentes no citoplasma dos adipócitos.

A **cartilagem** é constituída por células denominadas *condrócitos* circundadas por uma substância fundamental semi-sólida que confere as propriedades elásticas ao tecido. A cartilagem é um tipo de tecido de sustentação e de proteção. Ela forma o precursor de muitos ossos que se desenvolvem no feto e, nos adultos, persiste nas superfícies articulares de todas as articulações móveis.

O **osso** é produzido por camadas concêntricas, ou *lamelas*, de material calcificado depositado em torno de vasos sanguíneos. As células formadoras de ossos, ou *osteoblastos*, circundadas por seus produtos calcificados, tornam-se encarceradas no interior de cavidades denominadas *lacunas*. As células encarceradas, denominadas então *osteócitos*, permanecem vivas porque são nutridas por "linhas de suprimento" de citoplasma que se estendem das células até os vasos sanguíneos em *canalículos* (pequenos canais). Os vasos sanguíneos estão localizados no interior dos canais centrais, circundados por anéis concêntricos de lamelas ósseas com seus osteócitos encarcerados. Essas unidades da estrutura óssea são denominadas *sistemas de Havers* (Figura 1.19).

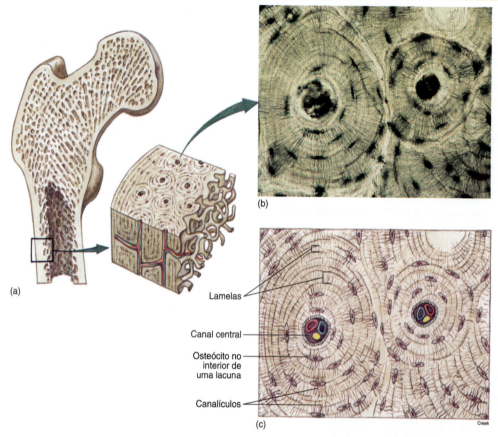

Figura 1.19 Estrutura do osso. (a) Diagrama de um osso longo, (b) fotomicrografia mostrando sistemas de Havers, e (c) diagrama de sistemas de Havers. No interior de cada canal central estão presentes uma artéria (vermelho), uma veia (azul) e um nervo (amarelo).

A *dentina* de um dente (Figura 1.20) possui uma composição semelhante à do osso, mas as células que formam esse tecido calcificado estão localizadas na polpa (composta por tecido conjuntivo frouxo). Essas células enviam projeções citoplasmáticas, denominadas *túbulos dentinários*, para o interior da dentina. Como o osso, a dentina é um tecido vivo que pode ser remodelado em resposta às tensões. Em contraste, as células que formam o *esmalte* externo de um dente são perdidas quando o dente eclode. O esmalte é um material altamente calcificado, mais duro que o osso ou a dentina, que não pode ser regenerado. Por essa razão, são necessários "enchimentos" artificiais para preencher cavidades no esmalte.

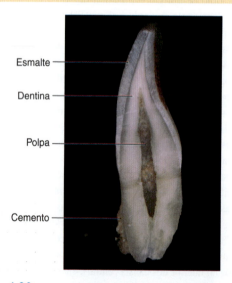

Figura 1.20 Corte longitudinal de um dente mostrando a polpa, a dentina e o esmalte. A raiz de um dente é recoberta por cemento, um tecido conjuntivo calcificado que ajuda a fixar o dente ao seu encaixe ósseo.

Teste Seu Conhecimento Antes de Prosseguir

1. Cite os quatro tecidos básicos e descreva as características que distinguem cada tipo.
2. Compare e diferencie os três tipos de tecido muscular.
3. Descreva os diferentes tipos de membranas epiteliais e cite suas localizações no corpo.
4. Explique a razão pela qual as glândulas exócrinas e endócrinas são consideradas tecidos epiteliais e diferencie esses dois tipos de glândulas.
5. Descreva os diferentes tipos de tecido conjuntivo e explique como eles se diferenciam em relação ao seu conteúdo de material extracelular.

Órgãos e Sistemas

Os órgãos são compostos de dois ou mais tecidos básicos que servem às suas diferentes funções. A pele é um órgão que possui numerosas funções exercidas por seus tecidos constituintes.

Um **órgão** é uma estrutura composta por pelo menos dois, e geralmente pelos quatro, tecidos básicos. Em termos de área superficial, a pele é o maior órgão do corpo (Figura 1.21). Nesta seção, as numerosas funções da pele servem para ilustrar como os tecidos básicos cooperam a serviço da fisiologia orgânica.

Um Exemplo de Órgão: A Pele

A *epiderme* cornificada protege a pele contra a perda hídrica e a invasão de microrganismos causadores de doenças. Invaginações do epitélio na *derme* (tecido conjuntivo subjacente) criam as glândulas exócrinas da pele. Elas incluem os folículos pilosos (que produzem o pêlo), as glândulas sudoríferas e as glândulas sebáceas. A secreção das glândulas sudoríferas resfria o corpo por meio da evaporação e produz odores que, pelo menos nos animais inferiores, servem como atrativos sexuais. As glândulas sebáceas secretam o sebo oleoso para o interior dos folículos pilosos, e estes o transportam até a superfície cutânea. O sebo lubrifica a superfície cornificada da pele, ajudando a impedir o ressecamento e rachaduras.

A pele é nutrida por vasos sanguíneos da derme. Além dos vasos sanguíneos, a derme contém leucócitos móveis e outros tipos de células que protegem contra microrganismos invasores causadores de doenças. Ela também contém fibras nervosas e células adiposas. Contudo, a maioria das células adiposas se encontra agrupada, formando a *hipoderme* (uma camada localizada abaixo da derme). Embora as células adiposas sejam um tipo de tecido conjuntivo, massas de depósitos gordurosos localizadas em todo o corpo – assim como a tela subcutânea – são denominadas *tecido adiposo*.

As terminações nervosas sensitivas localizadas na derme medeiam as sensações cutâneas do tato, da pressão, do calor, do frio e da dor. Alguns desses estímulos sensitivos afetam diretamente as terminações nervosas sensitivas. Outros atuam por meio de estruturas sensitivas originárias de tecidos básicos não-neurais. Por exemplo, os corpúsculos de Pacini (lamelados) da derme (Figura 1.22) controlam as sensações de pressão. Fibras nervosas motoras da pele estimulam órgãos efetores e acarretam, por exemplo, as secreções de glândulas exócrinas e contrações dos músculos eretores dos pêlos, que se ligam aos folículos pilosos e ao tecido conjuntivo circunvizinho (produzindo a "pele arrepiada ou de galinha"). O grau de constrição ou de dilatação dos vasos sanguíneos cutâneos e, conseqüentemente, a velocidade do fluxo sanguíneo, também são regulados por fibras nervosas motoras.

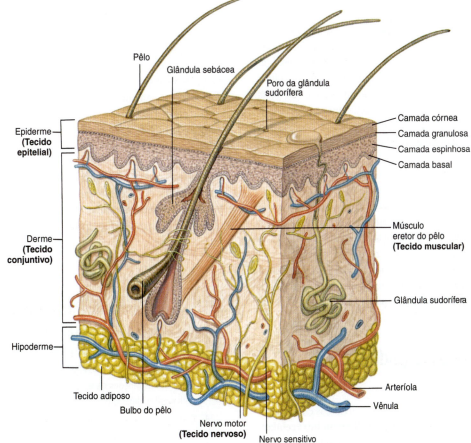

Figura 1.21 **Diagrama da pele.** A pele é um órgão que contém os quatro tipos de tecidos básicos.

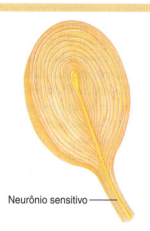

Figura 1.22 Diagrama de um corpúsculo de Pacini. Este receptor da pressão profunda constitui-se de células epiteliais e proteínas do tecido conjuntivo que formam camadas concêntricas em torno da extremidade de um neurônio sensitivo.

A epiderme em si é uma estrutura dinâmica que pode responder a estímulos ambientais. A freqüência de sua divisão celular e, conseqüentemente, a espessura da camada cornificada, aumentam sob o estímulo da abrasão constante. Isso produz os calos. A pele também se protege contra os perigos da luz ultravioleta, aumentando a produção do pigmento *melanina*, que absorve a luz ultravioleta e produz o bronzeamento. Além disso, a pele é uma glândula endócrina; ela sintetiza e secreta a vitamina D (derivada do colesterol, sob a influência da luz ultravioleta), que atua como um hormônio.

A arquitetura da maioria dos órgãos é semelhante à da pele. A maioria é revestida por um epitélio localizado imediatamente acima da camada de tecido conjuntivo. O tecido conjuntivo possui vasos sanguíneos, terminações nervosas, células esparsas que combatem a infecção e, possivelmente, tecido glandular. Quando um órgão é oco (p. ex., sistema digestório ou vasos sanguíneos), o seu lúmen também se reveste com um epitélio que recobre a camada de tecido conjuntivo. A presença, o tipo e a distribuição do tecido muscular e do tecido nervoso variam em diferentes órgãos.

Sistemas

Os órgãos localizados em regiões diferentes do corpo e que desempenham funções relacionadas são agrupados em **sistemas**. Eles incluem os sistemas tegumentar, nervoso, endócrino, esquelético, muscular, circulatório, imunológico, respiratório, urinário, digestório e genital (Tabela 1.4). Por meio de numerosos mecanismos reguladores, esses sistemas atuam em conjunto para manter a vida e a saúde de todo o organismo.

Compartimentos Líquidos do Organismo

Os tecidos, os órgãos e os sistemas podem ser divididos em duas partes ou compartimentos principais. O **compartimento intracelular** é a parte localizada no interior das células, e o **compartimento extracelular** é a parte localizada fora das células. Como ambos são constituídos basicamente por água, diz-se que são *aquosos*. Os dois compartimentos são separados pela membrana celular que envolve cada célula (ver Capítulo 3).

O compartimento extracelular subdivide-se em duas partes: o *plasma sanguíneo*, a porção líquida do sangue, e o líquido que banha as células dos órgãos do corpo, denominado *líquido tecidual*, ou *líquido intersticial*. Na maioria das partes do corpo, o plasma sanguíneo e o líquido intersticial comunicam-se livremente através dos capilares sanguíneos. Os rins regulam o volume e a composição do plasma sanguíneo e, conseqüentemente, de forma indireta, o volume do líquido e a composição de todo o compartimento extracelular.

Também existe uma comunicação seletiva entre os compartimentos intra e extracelular por intermédio do movimento de moléculas e íons através da membrana celular, conforme descrito no Capítulo 6. Dessa forma, as células obtêm as moléculas necessárias para a vida e eliminam os resíduos metabólicos.

Tabela 1.4 Sistemas Orgânicos do Corpo

Sistema	Principais Órgãos	Principais Funções
Tegumentar	Pele, pêlos, unhas	Proteção, termorregulação
Nervoso	Encéfalo, medula espinal, nervos	Regulação de outros sistemas orgânicos
Endócrino	Glândulas secretoras de hormônios (p. ex., hipófise, tireóide e supra-renais)	Secreção de moléculas reguladoras denominadas hormônios
Esquelético	Ossos, cartilagens	Movimento e sustentação
Muscular	Músculos esqueléticos	Movimentos do esqueleto
Circulatório	Coração, vasos sanguíneos, vasos linfáticos	Movimento do sangue e da linfa
Imunológico	Medula óssea, órgãos linfáticos	Defesa do corpo contra patógenos invasores
Respiratório	Pulmões, vias aéreas	Troca gasosa
Urinário	Rins, ureteres, uretra	Regulação do volume e da composição do sangue
Digestório	Boca, estômago, intestinos, fígado, vesícula biliar, pâncreas	Degradação do alimento em moléculas que entram no corpo
Genital	Gônadas, genitália externa, glândulas e ductos associados	Preservação da espécie humana

Teste Seu Conhecimento Antes de Prosseguir

1. Cite a localização na pele de cada tipo de tecido básico.
2. Descreva as funções que desempenham os tecidos nervoso, muscular e conjuntivo na pele.
3. Descreva as funções da epiderme e explique por que esse tecido é chamado "dinâmico".
4. Diferencie os compartimentos intra e extracelular e explique a sua importância.

Resumo

Introdução à Fisiologia 4

I. A fisiologia é o estudo de como as células, os tecidos e os órgãos funcionam.
   A. No estudo da fisiologia são enfatizadas as seqüências de causa e efeito.
   B. O conhecimento dos mecanismos fisiológicos é deduzido a partir de dados obtidos experimentalmente.

II. A ciência da fisiologia sobrepõe-se à química e à física e compartilha conhecimentos com ciências a ela relacionadas, como a fisiopatologia e a fisiologia comparada.
   A. A fisiopatologia ocupa-se das funções dos sistemas orgânicos doentes ou lesados e tem como base o conhecimento de como os sistemas normais funcionam, o que é o foco da fisiologia.
   B. A fisiologia comparada ocupa-se da fisiologia dos animais (com exceção do ser humano) e compartilha muitas informações com a fisiologia humana.

III. Todas as informações deste livro foram obtidas por meio de aplicações da metodologia científica. Essa metodologia possui três características essenciais.
   A. Ela supõe que o tema em estudo pode, em última instância, ser explicado em termos compreensíveis.
   B. As descrições e explicações são fielmente baseadas em observações do mundo natural e podem ser alteradas quando justificadas por novas observações.
   C. A humildade é uma característica importante da metodologia científica. O cientista deve estar disposto a mudar as suas teorias quando isso for justificado pelo peso das evidências.

Homeostasia e Controle por Retroalimentação 5

I. A homeostasia refere-se à constância dinâmica do ambiente interno.
   A. A homeostasia é mantida por mecanismos que atuam por meio de alças de retroalimentação negativa.
      1. Uma alça de retroalimentação negativa exige (1) um sensor que consiga detectar uma alteração do ambiente interno e (2) um efetor que possa ser ativado pelo sensor.
      2. Numa alça de retroalimentação negativa, o efetor atua para provocar alterações no ambiente interno que compensem os desvios iniciais detectados pelo sensor.
   B. As alças de retroalimentação positiva servem para amplificar alterações e podem ser parte da ação de um mecanismo de retroalimentação negativa global.
   C. Os sistemas nervoso e endócrino fornecem a regulação extrínseca de outros sistemas corporais e atuam para manter a homeostasia.
   D. A secreção de hormônios é estimulada por substâncias químicas específicas e inibida por mecanismos de retroalimentação negativa.

II. Os efetores atuam de forma antagônica para defender o ponto de ajuste contra desvios em qualquer direção.

Os Tecidos Básicos 9

I. O corpo é composto por quatro tecidos básicos: muscular, nervoso, epitelial e conjuntivo.
   A. Há três tipos de tecido muscular: esquelético, cardíaco e liso.
      1. Os músculos esqueléticos e o cardíaco são estriados.
      2. O músculo liso encontra-se nas paredes dos órgãos internos.
   B. O tecido nervoso é composto por neurônios e células de sustentação.
      1. Os neurônios são especializados para a geração e a condução de impulsos nervosos.
      2. As células de sustentação fornecem o suporte anatômico e funcional aos neurônios.
   C. O tecido epitelial inclui membranas e glândulas.
      1. As membranas epiteliais recobrem e revestem as superfícies do corpo, e as suas células estão intimamente ligadas por junções intercalares.
      2. As membranas epiteliais podem ser simples ou estratificadas, e suas células podem ser pavimentosas, cubóides ou colunares.
      3. As glândulas exócrinas, que secretam para o interior de ductos, e as glândulas endócrinas, que não possuem ductos e secretam hormônios para a corrente sanguínea, são originárias de membranas epiteliais.
   D. O tecido conjuntivo caracteriza-se por grandes espaços intercelulares que contêm material extracelular.
      1. O tecido conjuntivo propriamente dito é categorizado em subtipos que incluem o tecido conjuntivo frouxo, o tecido conjuntivo fibroso denso, o tecido adiposo e outros.
      2. A cartilagem, o osso e o sangue são classificados como tecidos conjuntivos porque suas células se encontram amplamente distribuídas no abundante material extracelular entre eles.

Órgãos e Sistemas 17

I. Os órgãos são unidades de estrutura e função compostos por pelo menos dois (normalmente, pelos quatro) tecidos básicos.
   A. A pele é um bom exemplo de órgão.
      1. A epiderme é um epitélio pavimentoso estratificado queratinizado que protege as estruturas subjacentes e produz vitamina D.
      2. A derme é um exemplo de tecido conjuntivo frouxo.
      3. Os folículos pilosos e as glândulas sudoríferas e sebáceas são glândulas exócrinas localizadas na derme.
      4. Fibras nervosas sensitivas e motoras entram nos espaços da derme para inervar órgãos sensitivos e músculos lisos.
      5. Os músculos eretores dos pêlos que se ligam aos folículos pilosos são compostos de músculo liso.
   B. Os órgãos localizados em diferentes regiões do corpo e que

desempenham funções relacionadas são agrupados em sistemas. Estes incluem, entre outros, os sistemas circulatório, digestório e endócrino.

II. Os líquidos do corpo dividem-se em dois compartimentos principais.
   A. O compartimento intracelular refere-se ao líquido contido no interior das células.
   B. O compartimento extracelular refere-se ao líquido exterior das células. O líquido extracelular é subdividido em plasma (a porção líquida do sangue) e líquido tecidual (intersticial).

Atividades de Revisão

Teste Seu Conhecimento de Termos e Fatos

Relacione o seguinte (1-4):
1. As glândulas são originárias do
2. As células são intimamente agrupadas no
3. As células são separadas por grandes espaços extracelulares no
4. Os vasos sanguíneos e nervos estão normalmente localizados no

a. tecido nervoso.
b. tecido conjuntivo.
c. tecido muscular.
d. tecido epitelial.

5. A maioria dos órgãos é composta por
   a. tecido epitelial.
   b. tecido muscular.
   c. tecido conjuntivo.
   d. todas as alternativas anteriores.
6. O suor é secretado por glândulas exócrinas. Isso significa que
   a. ele é produzido por células epiteliais.
   b. ele é um hormônio.
   c. ele é secretado para o interior de um ducto.
   d. ele é produzido fora do corpo.

7. Qual das afirmativas a seguir sobre a homeostasia é *verdadeira*?
   a. O ambiente interno é mantido absolutamente constante.
   b. Mecanismos de retroalimentação negativa atuam para corrigir desvios da faixa normal do ambiente interno.
   c. A homeostasia é mantida pela alternância entre a ativação e a desativação das ações dos efetores.
   d. Todas as alternativas anteriores são verdadeiras.
8. Numa alça de retroalimentação negativa, o órgão efetor produz alterações que
   a. são da mesma direção que a alteração produzida pelo estímulo inicial.
   b. são de direção oposta à alteração produzida pelo estímulo inicial.
   c. não têm relação com o estímulo inicial.
9. Um hormônio denominado paratormônio atua ajudando a elevar a concentração sérica de cálcio. De acordo com os princípios da retroalimentação negativa, um estímulo efetivo para a secreção do mesmo deve ser
   a. uma queda do cálcio sérico.
   b. um aumento do cálcio sérico.
10. Qual das estruturas a seguir é constituída por arranjos paralelos densos de fibras de colágeno?
    a. tecido muscular esquelético.
    b. tecido nervoso.
    c. tendão.
    d. derme.
11. O ato de respirar eleva a concentração de oxigênio no sangue, reduz a de dióxido de carbono e eleva o pH sanguíneo. De acordo com os princípios da retroalimentação negativa, os sensores que regulam a respiração devem responder a
    a. um aumento do oxigênio sanguíneo.
    b. um aumento do pH sanguíneo.
    c. um aumento da concentração de dióxido de carbono no sangue.
    d. todas as alternativas anteriores são corretas.

Teste Seu Conhecimento dos Conceitos e Princípios

1. Descreva a estrutura de várias membranas epiteliais e explique como suas estruturas estão relacionadas às suas funções.
2. Compare o osso, o sangue e a derme quanto às suas semelhanças. Quais são as principais diferenças estruturais entre esses tecidos?
3. Descreva o papel dos processos antagônicos de retroalimentação negativa na manutenção da homeostasia.
4. Utilizando a insulina como exemplo, explique como a secreção de um hormônio é controlada pelos efeitos das ações do mesmo.
5. Descreva os passos no desenvolvimento de drogas farmacológicas e avalie o papel da pesquisa com a utilização de animais nesse processo.
6. Por que Claude Bernard é considerado o pai da fisiologia moderna? Por que o conceito que ele introduziu é tão importante na fisiologia e na medicina?

Teste Sua Capacidade de Análise e Aplique Seu Conhecimento

1. O que você acha que ocorreria se a maior parte de seus mecanismos fisiológicos reguladores operassem por retroalimentação positiva e não por retroalimentação negativa? A sua vida ainda seria possível?
2. Examine a Figura 1.5 e determine quando as respostas fisiológicas compensatórias começam a agir e quantos minutos são necessários para restaurar o ponto de ajuste inicial da glicemia (concentração de glicose no sangue). Comente a importância das medidas quantitativas na fisiologia.
3. Por que as interações entre os compartimentos líquidos do corpo são essenciais para a manutenção da vida?

Sites Relacionados

Visite o site www.mhhe.com/fox (em inglês) para obter *links* de fontes relacionadas ao Estudo da Função Corporal. Esses *links* são monitorados para garantir que os URLs (URL, *Uniform Resource Locator*) sejam atualizados de acordo com a necessidade. Os exemplos de sites que você encontrará incluem:

American Physiological Society
Human Anatomy and Physiology Society
The Visible Human Project

2. Composição Química do Corpo

Objetivos

Após estudar este capítulo, você deverá ser capaz de . . .

1. Descrever a estrutura de um átomo e definir os termos *massa atômica* e *número atômico*.

2. Explicar como as ligações covalentes são formadas e diferenciar as ligações covalentes polares das não-polares.

3. Descrever a estrutura de um íon e explicar como as ligações iônicas são formadas.

4. Descrever a natureza das pontes de hidrogênio e explicar sua importância.

5. Descrever a estrutura de uma molécula de água e explicar por que alguns compostos são hidrofílicos e outros são hidrofóbicos.

6. Definir os termos *ácido* e *base* e explicar o que eles significam, utilizando a escala de pH.

7. Explicar como o pH sanguíneo é estabilizado pelo tampão bicarbonato e definir os termos *acidose* e *alcalose*.

8. Descrever os vários tipos de carboidratos e fornecer exemplos de cada um deles.

9. Descrever os mecanismos da síntese por desidratação e das reações de hidrólise, explicando a importância desta.

10. Citar as características comuns dos lipídios e descrever suas diferentes categorias.

11. Descrever como as ligações peptídicas são formadas e analisar as diferentes ordens de estrutura das proteínas.

12. Citar algumas das funções das proteínas e explicar por que elas possuem a especificidade necessária para realizar essas funções.

13. Descrever a estrutura do DNA e do RNA e explicar a lei do pareamento de base complementar.

Sumário do Capítulo

Átomos, Íons e Ligações Químicas 24
Átomos 24
 Isótopos 24
Ligações Químicas, Moléculas e Compostos Iônicos 25
 Ligações Covalentes 25
 Ligações Iônicas 25
 Pontes de Hidrogênio 27
Ácidos, Bases e a Escala de pH 28
 pH 28
 Tampões 28
 pH Sanguíneo 29
Moléculas Orgânicas 29
 Estereoisômeros 30

Carboidratos e Lipídios 32
Carboidratos 32
 Monossacarídeos, Dissacarídeos e Polissacarídeos 32
 Síntese por Desidratação e Hidrólise 34

Lipídios 34
 Triglicerídeo (Triacilglicerol) 35
 Corpos Cetônicos 36
 Fosfolipídios 36
 Esteróides 37
 Prostaglandinas 37

Proteínas 38
Estrutura das Proteínas 39
Funções das Proteínas 42

Ácidos Nucléicos 42
Ácido Desoxirribonucléico 43
Ácido Ribonucléico 44

Resumo 45

Atividades de Revisão 46

Sites Relacionados 47

Investigação Clínica

George decide que é imoral comer plantas ou animais e, por essa razão, resolve comer apenas alimentos artificiais. Após invadir o estoque do laboratório de química, ele começa uma dieta que consiste apenas em aminoácidos D e açúcares L que ele conseguiu durante a invasão. Ele se sente muito fraco após vários dias e procura auxílio médico.

A análise laboratorial de sua urina revela concentrações muito elevadas de corpos cetônicos (uma condição denominada *cetonúria*). Qual poderia ser a causa de sua fraqueza e da cetonúria?

Átomos, Íons e Ligações Químicas

O estudo da fisiologia exige certa familiaridade com a terminologia e conceitos básicos da química. O conhecimento da estrutura atômica e molecular, da natureza das ligações químicas e do pH e de conceitos associados provê uma base importante para o estudo da fisiologia humana.

As estruturas e os processos fisiológicos do corpo baseiam-se, em grande parte, nas propriedades e interações dos átomos, íons e moléculas. A água é o principal constituinte do corpo e representa cerca de 65% a 75% do peso total de um adulto médio. Dessa quantidade, dois terços se encontram contidos no interior dos corpos celulares (*compartimento intracelular*) e o restante no *compartimento extracelular*, um termo que se refere ao sangue e ao líquido intersticial (tecidual). Encontram-se dissolvidas na água muitas moléculas orgânicas (moléculas que contêm carbono como os carboidratos, os lipídios, as proteínas e os ácidos nucléicos) e também moléculas inorgânicas e íons (átomos com uma carga elétrica). Antes de descrever a estrutura e a função de moléculas orgânicas no corpo, é útil levarmos em consideração alguns conceitos, terminologias e símbolos químicos básicos.

Átomos

Os **átomos** são as menores unidades de matéria que podem sofrer alteração química. Por serem muito pequenos, torna-se difícil observá-los individualmente com o auxílio do microscópio eletrônico mais potente. No entanto, em virtude do esforço de gerações de cientistas, atualmente a estrutura atômica é bem conhecida. No centro do átomo, encontra-se o **núcleo**. O núcleo contém dois tipos de partículas – **prótons**, que possuem uma carga positiva, e **nêutrons**, que não possuem carga (por isso, são neutros). A massa de um próton é igual à massa de um nêutron, e a soma de prótons e nêutrons é igual à **massa atômica** do átomo. Por exemplo, um átomo de carbono, que contém seis prótons e seis nêutrons, possui uma massa atômica de 12 (Tabela 2.1). Observe que a massa dos elétrons não é considerada no cálculo da massa atômica por ser insignificantemente pequena em comparação à massa de prótons e nêutrons.

O número de prótons num átomo indica o seu **número atômico**. Assim, como o carbono possui seis prótons, o seu número atômico é 6. Externamente ao núcleo com carga positiva, existem partículas carregadas negativamente denominadas **elétrons**. Como o número de elétrons num átomo é igual ao número de prótons, os átomos possuem carga zero.

Embora com freqüência se conceba que os elétrons orbitam em torno do núcleo, como os planetas em torno do sol, esse modelo simplificado de estrutura atômica não é mais aceito. Um determinado elétron pode ocupar qualquer posição no volume de espaço denominado *orbital* do elétron. Os orbitais formam uma "camada", ou nível de energia, que o elétron normalmente não ultrapassa.

Existem, em potencial, várias dessas camadas em torno de um núcleo, cada uma delas em sucessão se localizando mais distante do núcleo. A primeira camada, a mais próxima do núcleo, pode conter apenas dois elétrons. Quando um átomo possui mais de dois elétrons (todos os átomos com exceção do hidrogênio e do hélio), os elétrons adicionais devem ocupar camadas que estejam mais distantes do núcleo. A segunda camada pode conter no máximo oito elétrons e as mais distantes podem conter um número maior, e quanto mais distante estiverem do núcleo, mais energia possuirão os elétrons. Contudo, a maioria dos elementos de importância biológica (com exceção do hidrogênio) exige oito elétrons para completar a camada mais externa. As camadas são preenchidas do interior para o exterior. O carbono possui seis elétrons; dois ficam na primeira camada e quatro na segunda (Figura 2.1).

Quando a camada mais externa está incompleta, são sempre seus elétrons que participam de reações químicas e formam ligações químicas. Esses elétrons mais externos denominam-se **elétrons de valência** do átomo.

Isótopos

Um átomo com um determinado número de prótons no seu núcleo pode existir sob várias formas que diferem entre si em razão do nú-

Tabela 2.1 Átomos Comumente Presentes em Moléculas Orgânicas

Átomo	Símbolo	Número Atômico	Massa Atômica	Camada 1	Camada 2	Camada 3	Número de Ligações Químicas
Hidrogênio	H	1	1	1	0	0	1
Carbono	C	6	12	2	4	0	4
Nitrogênio	N	7	14	2	5	0	3
Oxigênio	O	8	16	2	6	0	2
Enxofre	S	16	32	2	8	6	2

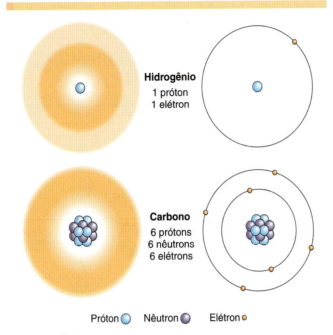

Figura 2.1 Diagramas dos átomos de hidrogênio e carbono. As camadas de elétrons à esquerda estão representadas por esferas sombreadas que indicam as posições prováveis dos elétrons. As camadas à direita estão representadas por círculos concêntricos.

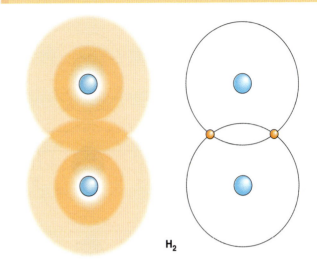

Figura 2.2 Molécula de hidrogênio mostrando as ligações covalentes entre átomos de hidrogênio. Estas ligações são formadas pelo compartilhamento igual de elétrons.

mero de nêutrons. Essas formas, denominadas **isótopos,** conseqüentemente têm o mesmo número atômico, mas sua massa atômica é diferente. Todas as formas isotópicas de um determinado átomo são incluídas no termo **elemento químico**. O elemento hidrogênio, por exemplo, possui três isótopos. O mais comum deles tem o núcleo constituído por apenas um próton. Um outro isótopo do hidrogênio (denominado *deutério*) possui um próton e um nêutron no seu núcleo, enquanto um terceiro isótopo (*trício*) tem um próton e dois nêutrons. O trício é um isótopo radioativo comumente utilizado na pesquisa fisiológica e em muitos procedimentos de análise clínica.

Ligações Químicas, Moléculas e Compostos Iônicos

As moléculas são formadas por meio da interação de elétrons de valência entre dois ou mais átomos. Essas interações, como o compartilhamento de elétrons, produzem **ligações químicas** (Figura 2.2). O número de ligações que cada átomo pode possuir é determinado pelo número de elétrons necessários para completar o orbital mais externo. Por exemplo, o hidrogênio deve obter apenas um elétron a mais – ou seja, pode formar apenas uma ligação química – para completar a primeira camada de dois elétrons. Em contrapartida, o carbono deve obter quatro elétrons a mais – portanto, pode formar quatro ligações químicas – para completar a segunda camada de oito elétrons (Figura 2.3, *à esquerda*).

Ligações Covalentes

As **ligações covalentes** ocorrem quando átomos compartilham seus elétrons de valência. Essas ligações formadas entre átomos idênticos, como no gás oxigênio (O_2) e no gás hidrogênio (H_2), são as mais fortes porque seus elétrons se compartilham igualmente. Como os elétrons são distribuídos de maneira uniforme entre os dois átomos, essas moléculas são consideradas **não-polares** e suas ligações denominam-se covalentes não-polares. Essas ligações também são importantes para os sistemas vivos. A natureza única dos átomos de carbono e das moléculas orgânicas formadas por meio de ligações covalentes entre átomos de carbono prevê a base química da vida.

Quando ligações covalentes são formadas entre dois átomos diferentes, os elétrons podem ser mais atraídos em direção a um dos átomos. A extremidade da molécula em direção à qual os elétrons são puxados é eletricamente negativa em comparação com a outra extremidade. Esse tipo de molécula é denominado **polar** (possui um "pólo" positivo e um "pólo" negativo). Os átomos de oxigênio, nitrogênio e fósforo possuem uma forte tendência a atrair os elétrons em sua direção quando eles se ligam a outros átomos; eles tendem, portanto, a formar moléculas polares.

A água, a molécula mais abundante no organismo humano, serve de solvente para os líquidos corporais. Ela é um bom solvente por ser polar. O átomo de oxigênio atrai elétrons dos dois hidrogênios para o seu lado da molécula de água e, conseqüentemente, o lado do oxigênio tem mais carga negativa que o lado do hidrogênio da molécula (Figura 2.4). A importância da natureza polar da água em sua função como solvente é analisada na próxima seção.

Ligações Iônicas

As **ligações iônicas** ocorrem quando um ou mais elétrons de valência de um átomo são totalmente transferidos a um outro átomo. Em razão disso, os elétrons não são compartilhados. O primeiro átomo perde elétrons, de modo que o seu número de elétrons torna-se menor que o seu número de prótons e ele fica com carga positiva. Átomos ou moléculas que possuem cargas positivas ou negativas são denominados **íons**. Os íons com carga positiva são denominados *cátions* porque eles se movem em direção ao pólo negativo (ou cátodo) num

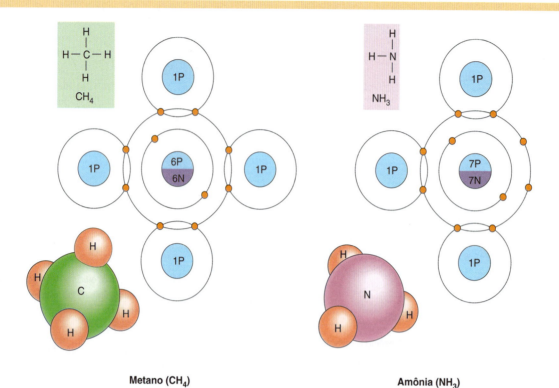

Metano (CH₄) **Amônia (NH₃)**

■ **Figura 2.3** Moléculas de metano e amônia representadas de três modos diferentes. Observe que uma ligação entre dois átomos se constitui de um par de elétrons compartilhados (os elétrons da camada externa de cada átomo).

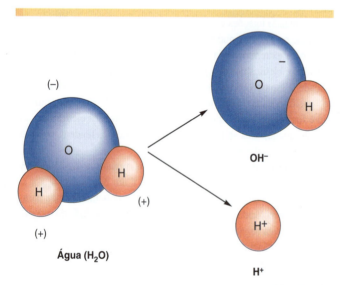

■ **Figura 2.4** Modelo de uma molécula de água mostrando sua natureza polar. Observe que o lado do oxigênio da molécula é negativo, enquanto o lado do hidrogênio é positivo. As ligações covalentes polares são mais fracas que as não-polares. Em razão disso, algumas moléculas de água ionizam para formar um íon hidroxila (OH⁻) e um íon hidrogênio (H⁺). O H⁺ combina-se com moléculas de água para formar íons hidrônio (H_3O^+) (não mostrados).

campo elétrico. O segundo átomo possui mais elétrons que prótons, tornando-se um íon com carga negativa, ou *ânion* – porque ele se move em direção ao pólo positivo (ou ânodo) num campo elétrico. Dessa maneira, o cátion e o ânion atraem-se para formar um **composto iônico**.

O sal de cozinha comum, o cloreto de sódio (NaCl), é um exemplo de composto iônico. O sódio, com um total de onze elétrons, possui dois no seu primeiro orbital, oito no segundo e somente um no terceiro. O cloro, ao contrário, possui um elétron a menos para completar seu orbital externo de oito elétrons. O elétron solitário do orbital externo do sódio é atraído pelo orbital externo do cloro. Isso cria um íon cloreto (representado como Cl⁻) e um íon sódio (Na⁺). Embora o sal de cozinha seja representado como NaCl, ele na realidade se compõe de Na⁺Cl⁻ (Figura 2.5).

As ligações iônicas são mais fracas que as ligações covalentes polares e, por essa razão, os compostos iônicos são facilmente dissociados (separados) quando dissolvidos em água. Por exemplo, a dissociação do NaCl produz Na⁺ e Cl⁻. Cada um desses íons atrai moléculas polares de água. As extremidades negativas das moléculas de água são atraídas para o Na⁺, e as extremidades positivas são atraídas para o Cl⁻ (Figura 2.6). Por sua vez, as moléculas de água que circundam esses íons atraem outras moléculas de água para formar *esferas de hidratação* em torno de cada íon.

A formação de esferas de hidratação torna um íon ou uma molécula solúvel em água. A glicose, os aminoácidos e muitas outras

Composição Química do Corpo

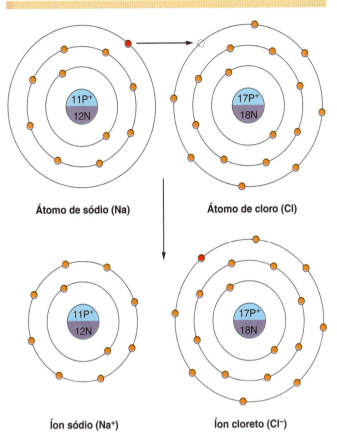

Figura 2.5 Reação do sódio com o cloro para produzir íons sódio e cloreto. Os íons sódio (positivos) e os íons cloreto (negativos) atraem-se, produzindo o composto iônico cloreto de sódio (NaCl).

moléculas orgânicas são hidrossolúveis porque podem ser formadas esferas de hidratação em torno dos átomos de oxigênio, nitrogênio e fósforo, os quais são unidos por ligações covalentes polares a outros átomos da molécula. Diz-se que tais moléculas são **hidrofílicas**. Por outro lado, as moléculas compostas principalmente por ligações covalentes não-polares (p. ex., cadeias de hidrocarboneto das moléculas de gordura) possuem poucas cargas e, por essa razão, não conseguem formar esferas de hidratação. Elas são insolúveis em água e, de fato, são repelidas pelas moléculas de água. Por isso, diz-se que as moléculas não-polares são **hidrofóbicas**.

Pontes de Hidrogênio

Quando um átomo de hidrogênio forma uma ligação covalente polar com um átomo de oxigênio ou de nitrogênio, o hidrogênio ganha uma carga fracamente positiva quando o elétron é atraído em direção a outro átomo. Por causa disso, esse outro átomo denomina-se *eletronegativo*. Como o hidrogênio possui uma carga fracamente positiva, ele terá uma fraca atração por um segundo átomo eletronegativo (oxigênio ou nitrogênio), que pode estar localizado próximo a ele. Essa atração chama-se **ponte de hidrogênio**. Geralmente, as pontes de hidrogênio são demonstradas por linhas interrompidas ou pontilhadas (Figura 2.7) para distingui-las das ligações covalentes fortes, que são apresentadas por linhas contínuas.

Embora cada ponte de hidrogênio seja relativamente fraca, a soma de suas forças de atração é, em grande parte, responsável por dobrar e encurvar moléculas orgânicas longas (como proteínas) e por manter unidos os dois filamentos de uma molécula de DNA (ver Capítulo 3). As pontes de hidrogênio também podem ser formadas entre moléculas adjacentes de água (Figura 2.7). As pontes de hidrogênio entre as moléculas de água são responsáveis por muitas das propriedades biologicamente importantes da água, incluindo a *tensão super-*

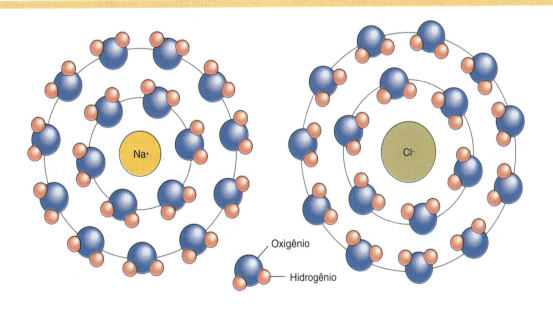

Figura 2.6 Como o NaCl se dissolve na água. As extremidades das moléculas de água com carga negativa e que contêm o oxigênio são atraídas ao Na⁺ com carga positiva, enquanto as extremidades com carga positiva, e que contêm o hidrogênio, são atraídas pelo Cl⁻ com carga negativa. Outras moléculas de água são atraídas a esta primeira camada concêntrica de água, formando esferas de hidratação em torno dos íons sódio e cloreto.

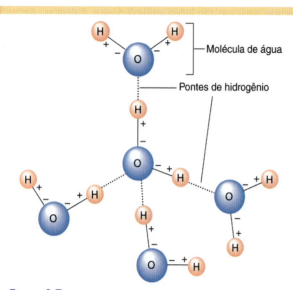

Figura 2.7 Pontes de hidrogênio entre moléculas de água. Os átomos de oxigênio das moléculas de água são fracamente unidos pela atração do oxigênio eletronegativo ao hidrogênio com carga positiva. Estas ligações fracas são denominadas pontes de hidrogênio.

ficial (ver Capítulo 16), e pela sua capacidade de ser puxada como uma coluna através de canais estreitos num processo denominado *ação capilar*.

Ácidos, Bases e a Escala de pH

As ligações das moléculas de água unindo átomos de hidrogênio e oxigênio são, como foi previamente discutido, ligações covalentes polares. Embora essas ligações sejam fortes, uma pequena proporção rompe-se quando o elétron do átomo de hidrogênio é totalmente transferido para o oxigênio. Quando isso ocorre, a molécula de água ioniza para formar um *íon hidroxila* (OH^-) e um íon hidrogênio (H^+), isto é, simplesmente um próton livre (ver Figura 2.4). Contudo, um próton liberado dessa maneira não permanece livre por muito tempo, pois ele é atraído por elétrons dos átomos de oxigênio das moléculas de água. Isso acarreta a formação do *íon hidrônio*, indicado pela fórmula H_3O^+. Entretanto, por questão de clareza na discussão a seguir, será utilizado H^+ para representar o íon resultante da ionização da água.

A ionização de moléculas de água produz quantidades iguais de OH^- e H^+. Como apenas uma pequena proporção de moléculas de água ioniza, as concentrações de OH^- e H^+ são iguais a apenas 10^{-7} molar (o termo *molar* é uma unidade de concentração, descrita no Capítulo 6; para o hidrogênio, 1 molar é igual a um grama por litro). Uma solução com 10^{-7} molar de íon de hidrogênio, produzida pela ionização de moléculas de água em que as concentrações de H^+ e OH^- são iguais, é considerada **neutra**.

Uma solução que possui uma concentração de H^+ maior que a da água é denominada *ácida* e quando a concentração é menor, denomina-se solução *básica* ou *alcalina*. Um **ácido** é definido como uma molécula que pode liberar prótons (H^+) numa solução; dessa maneira, é um "doador de prótons". Uma **base** é um íon com carga negativa (ânion) ou uma molécula que ioniza para produzir o ânion, que pode combinar-se com o H^+ e, conseqüentemente, remover o H^+ da solução; portanto, é uma "receptora de prótons". A maioria das bases fortes libera OH^- na solução. O OH^- combina-se com o H^+ para formar água e, por conseguinte, reduz a concentração de H^+. A Tabela 2.2 apresenta exemplos de ácidos e bases comuns.

Tabela 2.2 Ácidos e Bases Comuns

Ácido	Símbolo	Base	Símbolo
Ácido clorídrico	HCl	Hidróxido de sódio	NaOH
Ácido fosfórico	H_3PO_4	Hidróxido de potássio	KOH
Ácido nítrico	HNO_3	Hidróxido de cálcio	$Ca(OH)_2$
Ácido sulfúrico	H_2SO_4	Hidróxido de amônio	NH_4OH
Ácido carbônico	H_2CO_3		

pH

A concentração de H^+ de uma solução é normalmente indicada em unidades de pH numa escala de pH que vai de 0 a 14. O valor do pH é igual ao logaritmo de 1 sobre a concentração de H^+:

$$pH = \log \frac{1}{[H^+]}$$

onde $[H^+]$ = concentração molar de H^+. Ele também pode ser expresso como $pH = -\log [H^+]$.

A água pura possui uma concentração de H^+ de 10^{-7} molar a 25°C e, por essa razão, possui um pH 7 (neutro). Devido à relação logarítmica, uma solução com 10 vezes a concentração de íon hidrogênio (10^{-6} M) possui um pH 6, enquanto que uma solução com um décimo da concentração de H^+ (10^{-8} M) possui um pH 8. O valor do pH escreve-se mais fácil que a concentração molar de H^+, mas ele certamente provoca confusão por estar *inversamente relacionado* à concentração de H^+, isto é, uma solução com uma concentração maior de H^+ possui um valor de pH mais baixo e uma solução com uma concentração menor de H^+ possui um valor de pH mais alto. Um ácido forte com uma concentração alta de H^+ de 10^{-2} molar, por exemplo, possui pH 2, enquanto uma solução com uma concentração de apenas 10^{-10} molar possui pH 10. Portanto, as **soluções ácidas** possuem um pH inferior a 7 (o da água pura), enquanto as **soluções básicas (alcalinas)** possuem um pH entre 7 e 14 (Tabela 2.3).

Tampões

Um **tampão** é um sistema de moléculas e íons que atuam para impedir alterações da concentração de H^+ e, por isso, serve para estabilizar o pH de uma solução. No plasma sanguíneo, por exemplo, o pH é estabilizado pela seguinte reação reversível que envolve o íon bicarbonato (HCO_3^-) e o ácido carbônico (H_2CO_3):

$$HCO_3^- + H^+ \rightleftarrows H_2CO_3$$

A seta dupla indica que a reação pode ocorrer em ambas as direções. A direção depende da concentração de moléculas e íons

Tabela 2.3 A Escala de pH

	Concentração de H⁺ (Molar)*	pH	Concentração de OH⁻ (Molar)*
Ácidos	1,0	0	10^{-14}
	0,1	1	10^{-13}
	0,01	2	10^{-12}
	0,001	3	10^{-11}
	0,0001	4	10^{-10}
	10^{-5}	5	10^{-9}
	10^{-6}	6	10^{-8}
Neutro	10^{-7}	7	10^{-7}
Bases	10^{-8}	8	10^{-6}
	10^{-9}	9	10^{-5}
	10^{-10}	10	0,0001
	10^{-11}	11	0,001
	10^{-12}	12	0,01
	10^{-13}	13	0,1
	10^{-14}	14	1,0

*A concentração molar é o número de moles de um soluto dissolvido em um litro. Um mol é o peso atômico ou molecular do soluto em gramas. Como o hidrogênio possui um peso atômico de um, um hidrogênio molar é um grama de hidrogênio por litro de solução.

em cada lado. Quando um ácido (como o ácido lático) deve liberar H⁺ na solução, por exemplo, a concentração aumentada de H⁺ deve dirigir o equilíbrio para a direita e ocorrerá a seguinte reação:

$$HCO_3^- + H^+ \rightarrow H_2CO_3$$

pH Sanguíneo

O ácido lático e outros ácidos orgânicos são produzidos pelas células do organismo e secretados na corrente sanguínea. Apesar de esses ácidos liberarem H⁺, o pH do sangue arterial normalmente não diminui, permanecendo notavelmente constante em um valor de 7,40 ± 0,05. Essa constância é conseguida, em parte, pela ação de tampão do bicarbonato mostrada na equação anterior. O bicarbonato atua como um tampão importante do sangue.

Determinadas condições podem acarretar uma alteração oposta no pH. Por exemplo, o vômito excessivo acarreta perda de ácido gástrico e pode causar uma queda na concentração de H⁺ no sangue e um aumento do pH sanguíneo. Nesse caso, a reação previamente descrita pode ser revertida:

$$H_2CO_3 \rightarrow H^+ + HCO_3^-$$

A dissociação do ácido carbônico produz H⁺ livre que ajuda a impedir um aumento do pH. Portanto, os íons bicarbonato e o ácido carbônico atuam como um *par tampão* para impedir reduções ou aumentos do pH, respectivamente. A ação de tamponamento normalmente mantém o pH sanguíneo dentro da faixa estreita de 7,35 a 7,45.

Quando o pH do sangue arterial cai abaixo de 7,35, a condição é denominada *acidose*. Um pH sanguíneo de 7,20, por exemplo, representa uma acidose significativa. Observe que o sangue acidótico não necessita ser ácido. Por outro lado, um aumento do pH sanguíneo acima de 7,45 é conhecido como *alcalose*. A acidose e a alcalose normalmente são prevenidas por meio da ação do par tampão bicarbonato/ácido carbônico e pelas funções dos pulmões e dos rins. A regulação do pH sanguíneo é analisada com mais detalhes nos Capítulos 13, 16 e 17.

Moléculas Orgânicas

Moléculas orgânicas são aquelas que contêm átomos de carbono e hidrogênio. Como o átomo de carbono possui quatro elétrons na camada externa, ele deve compartilhar quatro elétrons adicionais através de ligações covalentes com outros átomos para preencher a sua camada externa com oito elétrons. As características únicas da ligação do carbono permitem que ele se una a outros átomos de carbono para formar cadeias e anéis e, ao mesmo tempo, permitem que os átomos de carbono sejam ligados ao hidrogênio e a outros átomos.

A maioria das moléculas orgânicas do organismo contém cadeias e anéis de hidrocarboneto, assim como outros átomos ligados ao carbono. Dois átomos de carbono adjacentes numa cadeia ou anel podem compartilhar um ou dois pares de elétrons. Quando dois átomos de carbono compartilham um par de elétrons, diz-se que eles realizam uma *ligação covalente simples*; Isso deixa cada átomo de carbono livre para ligar-se com até três outros átomos. Quando dois átomos de carbono compartilham dois pares de elétrons, eles apresentam uma *ligação covalente dupla* e cada átomo de carbono pode ligar-se no máximo a dois átomos adicionais (Figura 2.8).

As extremidades de alguns hidrocarbonetos são unidas para formar anéis. Em fórmulas estruturais abreviadas dessas moléculas, os átomos de carbono não são mostrados, mas compreende-se que eles estão localizados nos cantos do anel. Algumas dessas moléculas cíclicas apresentam uma ligação dupla entre dois átomos de carbono adjacentes. O benzeno e moléculas relacionadas são mostrados como um anel de seis lados com ligações duplas alternadas. Esses compostos são denominados **aromáticos**. Como todos os átomos de carbono de um anel aromático são equivalentes, as ligações duplas podem ser mostradas entre quaisquer dois carbonos adjacentes do anel (Figura 2.9) ou até mesmo igual a um círculo no interior de uma estrutura hexagonal de carbonos.

A cadeia ou anel de hidrocarboneto de muitas moléculas orgânicas provê um "suporte" molecular relativamente inativo ao qual grupos de átomos mais reativos são fixados. Conhecidos como *grupos funcionais* da molécula, esses grupos reativos geralmente contêm átomos de oxigênio, nitrogênio, fósforo ou enxofre. Eles são em grande parte responsáveis pelas propriedades químicas individuais da molécula (Figura 2.10).

As classes das moléculas orgânicas podem ser nomeadas de acordo com seus grupos funcionais. Por exemplo, as **cetonas** possuem um *grupo carbonila* no interior da cadeia de carbono. Uma molécula orgânica é um **álcool** quando ela possui um *grupo hidroxila* ligado a uma cadeia de hidrocarboneto. Todos os **ácidos orgânicos** (ácido acético, ácidos cítricos, ácido lático e outros) possuem um *grupo carboxila* (Figura 2.11).

Um grupo carboxila pode ser abreviado como COOH. Esse grupo é um ácido porque ele pode doar seu próton (H⁺) à solução. A ioni-

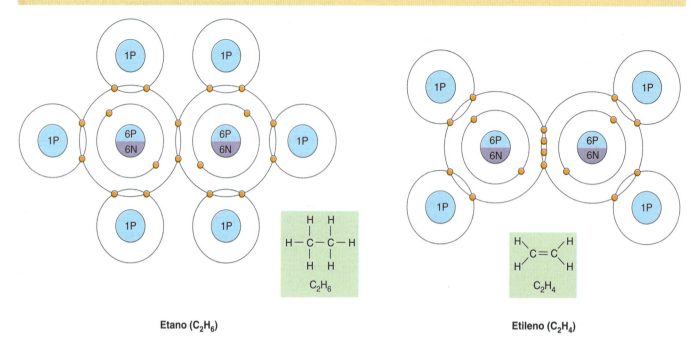

Figura 2.8 **Ligações covalentes simples e dupla.** Dois átomos de carbono podem ser unidos por uma ligação covalente simples (*à esquerda*), ou por uma ligação covalente dupla (*à direita*). Em ambos os casos, cada átomo de carbono compartilha quatro pares de elétrons (possui quatro ligações) para completar os oito elétrons necessários ao preenchimento de sua camada externa.

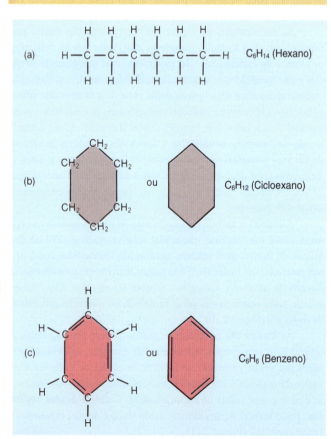

Figura 2.9 Diferentes formas de moléculas de hidrocarboneto. As moléculas de hidrocarboneto podem ser (*a*) lineares, (*b*) cíclicas ou (*c*) podem possuir anéis aromáticos.

Quando mulheres grávidas utilizaram o sedativo **talidomida** no início da década de 1960 para aliviar o mal-estar matinal, foi freqüente a ocorrência de defeitos congênitos graves. A droga disponível naquela época continha uma mistura de formas direitas (D) e esquerdas (L). Essa trágica circunstância enfatiza a importância clínica dos estereoisômeros. A seguir, descobriu-se que o estereoisômero L é um tranqüilizante potente, mas o estereoisômero D altera o desenvolvimento fetal e acarreta defeitos congênitos. Curiosamente, a talidomida atualmente vem sendo utilizada no tratamento de indivíduos com AIDS, hanseníase (lepra) e *caquexia* (doença prolongada e desnutrição).

---

zação da parte OH do COOH forma COO⁻ e H⁺ (Figura 2.12). O ácido orgânico ionizado é designado pelo sufixo –*ato*. Por exemplo, quando o grupo carboxila do ácido lático ioniza, a molécula é denominada *lactato*. Já que tanto a forma ionizada como a não-ionizada da molécula existem concomitantemente numa solução (a proporção de cada uma depende do pH da solução), a molécula pode ser designada como ácido lático ou lactato.

Estereoisômeros

Duas moléculas podem possuir os mesmos átomos dispostos exatamente na mesma seqüência, mas diferindo no que diz respeito à orientação espacial de um grupo funcional fundamental. Essas moléculas são denominadas **estereoisômeros**. Dependendo da direção em que o grupo funcional fundamental é orientado em relação às moléculas, os estereoisômeros são denominados *D-isômeros* (de *dextro* ou direito) ou *L-isômeros* (de *levo* ou esquerdo). A sua relação é si-

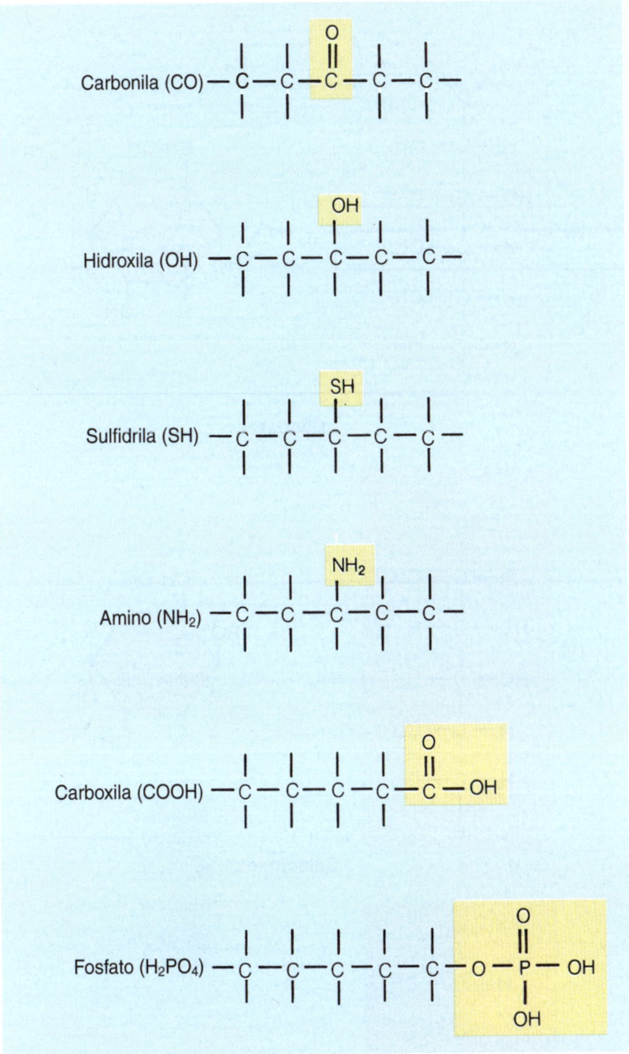

Composição Química do Corpo

Figura 2.10 Vários grupos funcionais de moléculas orgânicas. O símbolo geral de um grupo funcional é "R".

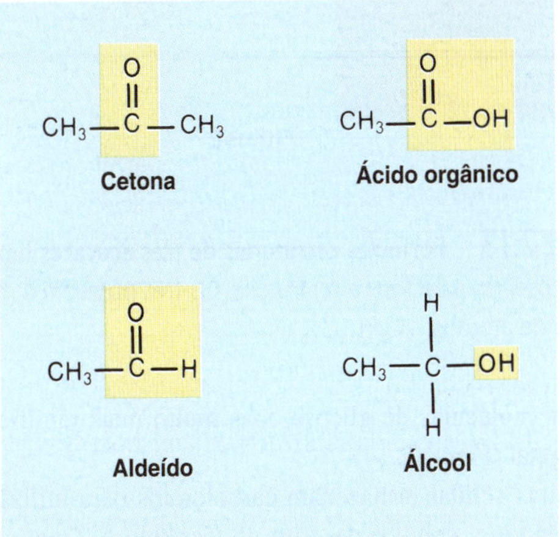

Figura 2.11 Categorias de moléculas orgânicas baseadas nos grupos funcionais. Ácidos, álcoois e outros tipos de moléculas orgânicas são caracterizados por grupos funcionais específicos.

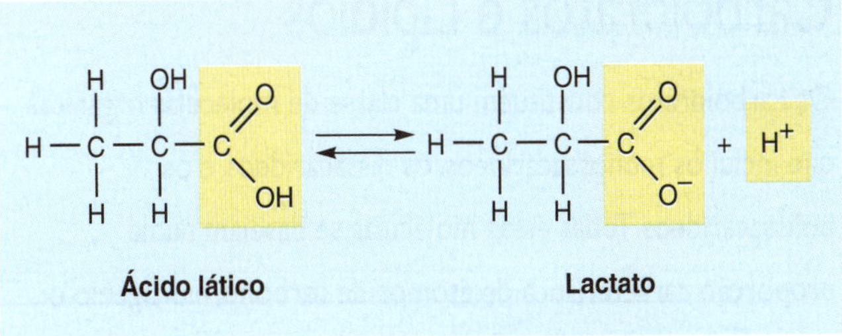

Figura 2.12 Grupo carboxila de um ácido orgânico. Este grupo pode ionizar para produzir um próton livre, nesse caso, um íon hidrogênio (H^+). Este é o processo para o ácido lático, com as setas em ambas as direções indicando que a reação é reversível.

milar à de uma luva direita e de uma luva esquerda: quando ambas as palmas estão voltadas para a mesma direção, as duas não podem ser superpostas.

Essas diferenças sutis de estrutura são extremamente importantes do ponto de vista biológico. Elas garantem que enzimas – as quais interagem com essas moléculas de uma maneira estéreo-específica em reações químicas – não consigam combinar-se com o estereoisômero "errado". Por exemplo, as enzimas de todas as células (humanas e outras) podem combinar-se apenas com aminoácidos L ou açúcares D. Os estereoisômeros opostos (aminoácidos D e açúcares L) não podem ser utilizados por qualquer enzima no metabolismo.

Indícios Para a Investigação Clínica

Lembre-se que George consome apenas aminoácidos D e açúcares L que ele retirou do estoque do laboratório de química.
O seu organismo poderia absorver e utilizar essas moléculas?
Qual deveria ser o seu estado nutricional em conseqüência dessa dieta?

Teste Seu Conhecimento Antes de Prosseguir

1. Cite os componentes de um átomo e explique como eles são organizados. Explique por que diferentes átomos são capazes de formar números característicos de ligações químicas.
2. Descreva a natureza das ligações covalentes não-polares e polares, das ligações iônicas e das pontes de hidrogênio. Por que os íons e as moléculas polares são solúveis em água?
3. Defina os termos *acídico*, *básico*, *ácido* e *base*. Além disso, defina *pH* e descreva a relação entre o pH e a concentração de H^+ em uma solução.
4. Explique como os átomos de carbono podem fazer ligações entre si e com átomos de hidrogênio, oxigênio e nitrogênio.

Carboidratos e Lipídios

Os carboidratos constituem uma classe de moléculas orgânicas que inclui os monossacarídeos, os dissacarídeos e os polissacarídeos. Todas essas moléculas se baseiam numa proporção característica de átomos de carbono, hidrogênio e oxigênio. Os lipídios representam uma categoria de moléculas orgânicas diferentes que compartilham a propriedade física de ser não-polar e, portanto, insolúvel em água.

Os carboidratos e os lipídios são semelhantes em muitas características. Ambos os grupos de moléculas são constituídos principalmente por átomos de carbono, hidrogênio e oxigênio e servem como fontes importantes de energia no organismo, sendo responsáveis pela maior parte das calorias do alimento consumido. Contudo, os carboidratos e os lipídios diferem em alguns aspectos importantes de suas estruturas químicas e propriedades físicas. Essas diferenças afetam de modo significativo as funções dessas moléculas no organismo.

Carboidratos

Os **carboidratos** são moléculas orgânicas que contêm carbono, hidrogênio e oxigênio na proporção descrita por seu nome – *carbo* (carbono) e *hidrato* (água, H_2O). Por isso, a fórmula geral de uma molécula de carboidrato é $C_nH_{2n}O_n$; a molécula contém duas vezes mais átomos de hidrogênio que átomos de carbono ou de oxigênio (o número de cada um é indicado pelo *n* subscrito).

Monossacarídeos, Dissacarídeos e Polissacarídeos

Os carboidratos incluem açúcares simples (ou **monossacarídeos**) e moléculas mais longas que contêm um número de monossacarídeos unidos. O sufixo *-ose* indica uma molécula de açúcar. Por exemplo, o termo *hexose* refere-se a um monossacarídeo com seis carbonos, com a fórmula $C_6H_{12}O_6$. Essa fórmula é adequada para alguns propósitos, mas ela não diferencia açúcares hexose relacionados, que são *isômeros estruturais*. Os isômeros estruturais glicose, frutose e galactose, por exemplo, são monossacarídeos que possuem a mesma proporção de átomos dispostos de modo ligeiramente diferente (Figura 2.13).

Dois monossacarídeos podem ser unidos por ligações covalentes formando um **dissacarídeo**, ou açúcar duplo. Dissacarídeos comuns incluem o açúcar "de mesa", ou *sacarose* (composto de glicose e frutose); o açúcar do leite, ou *lactose* (composto de glicose e galactose), e o açúcar do malte, ou *maltose* (composto de duas moléculas de glicose). Quando numerosos monossacarídeos são unidos, a molécula resultante denomina-se **polissacarídeo**. Por exemplo, o *amido*, um polissacarídeo encontrado em muitas plantas, é formado pela ligação de milhares de subunidades de glicose. O **glicogênio** (amido animal), encontrado no fígado e nos músculos, também é constituído por numerosas moléculas de glicose, mas muito mais ramificado que o amido vegetal (Figura 2.14).

Muitas células armazenam carboidratos para utilizá-los como fonte de energia, como é descrito no Capítulo 5. Contudo, quando uma célula deve armazenar milhares de moléculas de monossacarídeos separadas, a sua alta concentração irá drenar uma quantidade excessiva de água para o interior da célula, lesando-a ou mesmo ma-

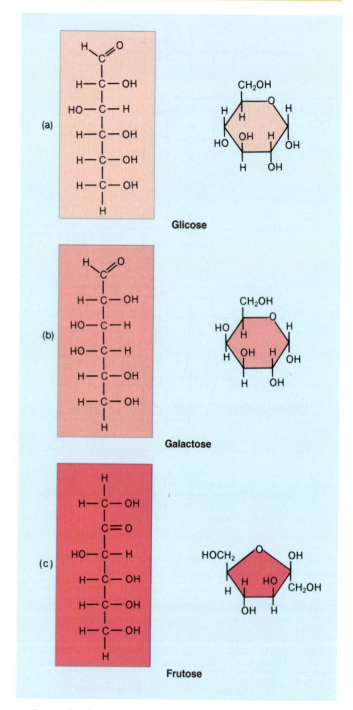

Figura 2.13 Fórmulas estruturais de três açúcares hexose. Eles são (*a*) glicose, (*b*) galactose e (*c*) frutose. Os três possuem a mesma proporção de átomos – $C_6H_{12}O_6$.

Composição Química do Corpo

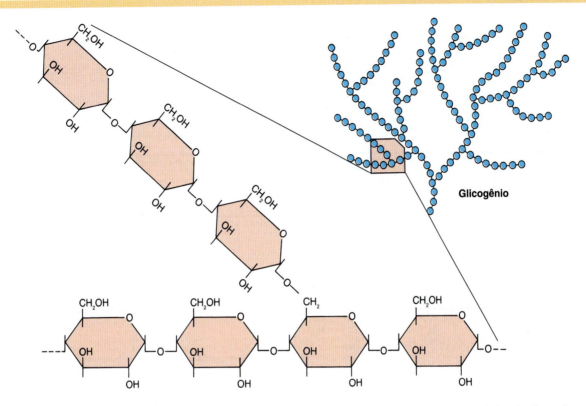

Figura 2.14 Estrutura do glicogênio. O glicogênio é um polissacarídeo composto pela união de subunidades de glicose formando uma molécula grande e altamente ramificada.

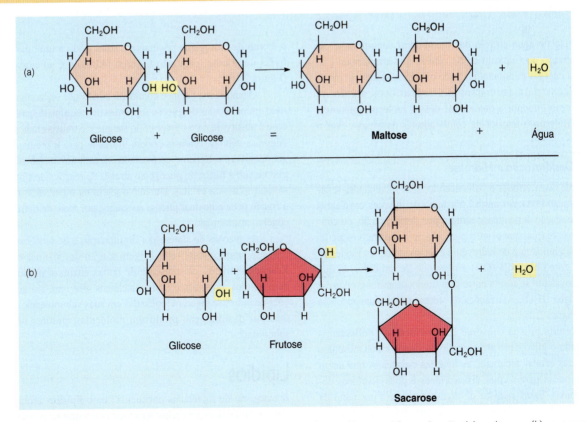

Figura 2.15 Síntese por desidratação de dissacarídeos. Os dois dissacarídeos aqui formados são (a) maltose e (b) sacarose (açúcar comum). Observe que uma molécula de água é produzida quando os dissacarídeos são formados.

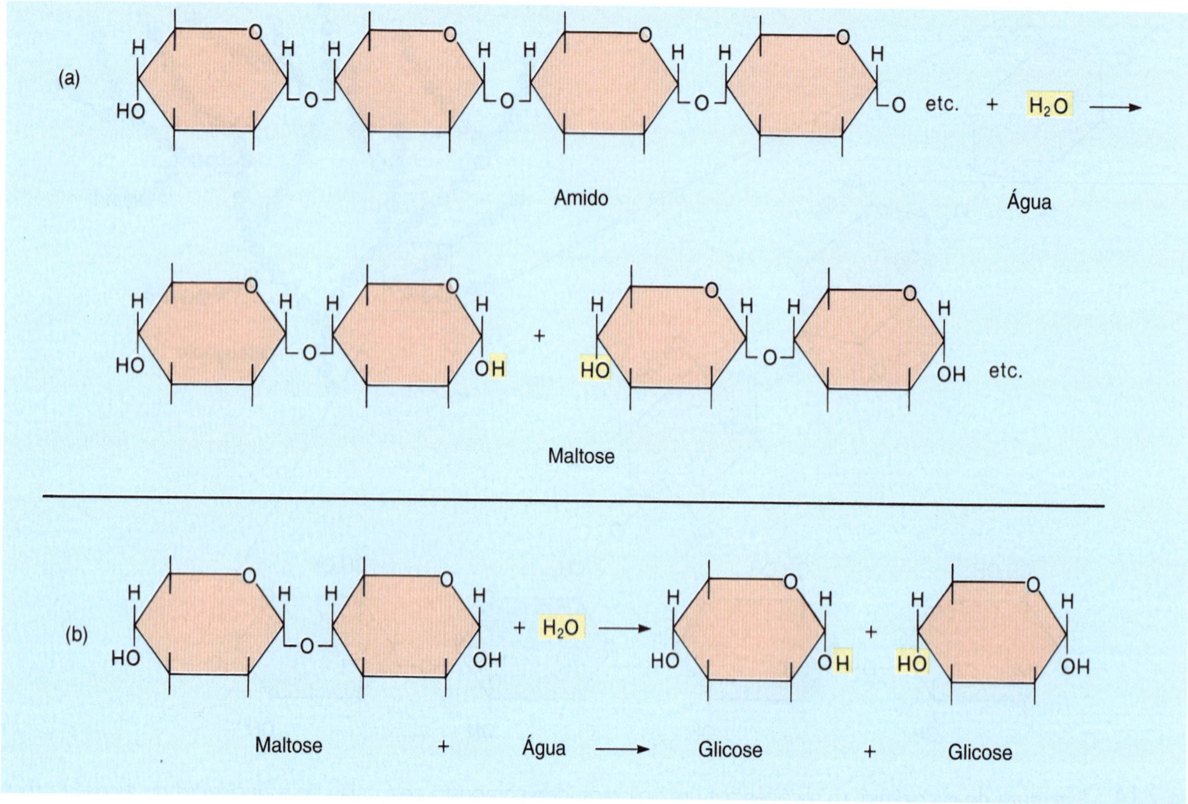

Figura 2.16 Hidrólise do amido. O polissacarídeo é primeiramente hidrolisado em (a) dissacarídeos (maltose) e, a seguir, em (b) monossacarídeos (glicose). Observe que, quando a ligação covalente entre as subunidades se rompe, uma molécula de água é cindida. Dessa forma, o átomo de hidrogênio e o grupo hidroxila da água são adicionados às extremidades das subunidades liberadas.

tando-a. O fluxo de água através das membranas denomina-se osmose e é analisado no Capítulo 6. As células que armazenam carboidratos para energia minimizam a lesão osmótica unindo as moléculas de glicose para formar os polissacarídeos amido ou glicogênio. Como é menor a quantidade dessas moléculas maiores, menos água flui para o interior da célula através da osmose (ver o Capítulo 6).

Síntese por Desidratação e Hidrólise

Na formação de dissacarídeos e polissacarídeos, as subunidades separadas (monossacarídeos) são unidas por meio de ligações covalentes por um tipo de reação denominado **síntese por desidratação**, ou **condensação**. Nessa reação, que exige a participação de enzimas específicas (Capítulo 4), um átomo de hidrogênio é removido de um monossacarídeo e um grupo hidroxila (OH) é removido de um outro. Já que uma ligação covalente se forma entre dois monossacarídeos, ocorre a produção de água (H_2O). As reações da síntese por desidratação são ilustradas na Figura 2.15.

Quando uma pessoa consome dissacarídeos ou polissacarídeos, ou quando o glicogênio armazenado no fígado e nos músculos é utilizado pelas células teciduais, as ligações covalentes que unem os monossacarídeos para formar dissacarídeos e polissacarídeos devem ser rompidas. Essas *reações de digestão* ocorrem por meio da **hidrólise**. A hidrólise (do grego *hydro* = água e *lysis* = ruptura) é o reverso da síntese por desidratação. Uma molécula de água é cindida, o átomo de hidrogênio resultante é adicionado a uma das moléculas livres de glicose, enquanto o grupo hidroxila é adicionado à outra (Figura 2.16).

Quando uma batata é comida, o amido que ela contém é hidrolisado em moléculas de glicose separadas no intestino delgado. Essa glicose é absorvida para o interior do sangue e é transportada aos tecidos. Algumas células teciduais podem utilizá-la para a produção de energia. Contudo, o fígado e os músculos podem armazenar o excesso de glicose sob a forma de glicogênio através de reações de síntese por desidratação nessas células. Durante o jejum ou o exercício prolongado, o fígado pode adicionar glicose ao sangue por meio da hidrólise do glicogênio armazenado.

As reações de síntese por desidratação e de hidrólise não ocorrem espontaneamente; elas exigem a ação de enzimas específicas. Reações similares, em presença de outras enzimas, produzem e cindem lipídios, proteínas e ácidos nucléicos. Por isso, em geral, as reações de hidrólise digerem moléculas em suas subunidades, e as de síntese por desidratação produzem moléculas maiores unindo suas subunidades.

Lipídios

A categoria de moléculas conhecida como **lipídios** inclui vários tipos de moléculas que apresentam estruturas químicas muito diferentes. Essas diversas moléculas são classificadas como lipídios em vir-

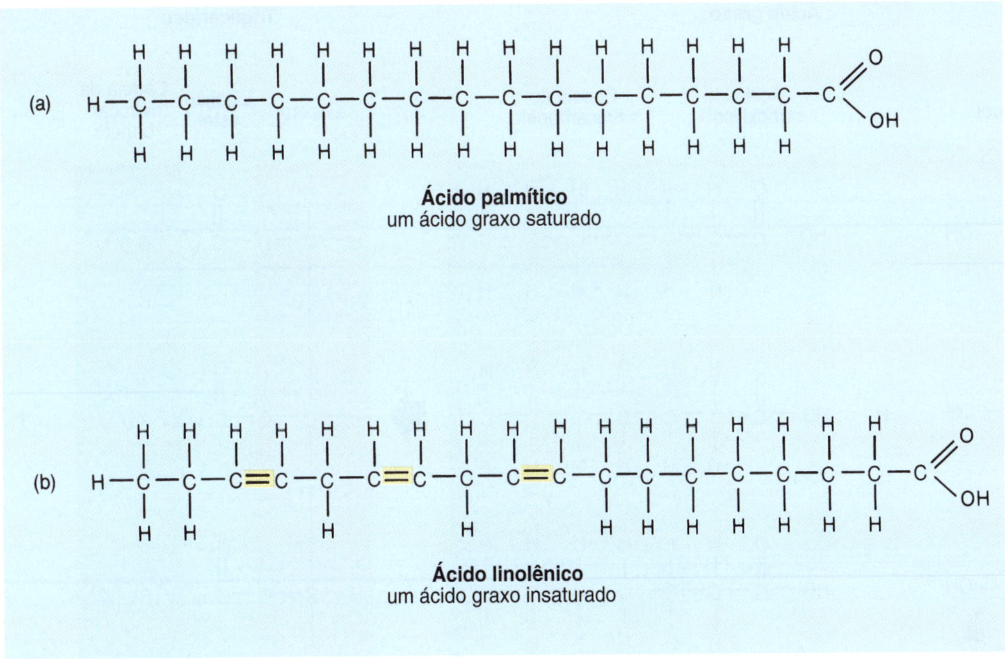

Composição Química do Corpo

Figura 2.17 Fórmulas estruturais de ácidos graxos. (*a*) Fórmula dos ácidos graxos saturados e (*b*) fórmula dos ácidos graxos insaturados. As ligações duplas, que são pontos de insaturação, são destacadas em amarelo.

A seguir, apresentamos o conteúdo de gordura saturada (expresso como uma porcentagem da gordura total) de alguns itens alimentares: óleo de canola (6%), azeite de oliva (14%), margarina (17%), gordura de galinha (31%), óleo de palma (51%), gordura bovina (52%), gordura da manteiga (66%) e óleo de coco (77%). As autoridades da saúde recomendam que a ingestão total de gorduras de um indivíduo não exceda 30% da ingestão energética total diária e que as gorduras saturadas contribuam com menos de 10%. Isso se deve ao fato de que as gorduras saturadas da dieta podem contribuir para a alta concentração de colesterol no sangue, a qual é um fator de risco importante de doenças cardíacas e de acidente vascular encefálico (ver Capítulo 13). As gorduras animais, que são sólidas na temperatura ambiente, geralmente são mais saturadas que os óleos vegetais porque a solidez do triglicerídeo é determinada parcialmente pelo grau de saturação. No entanto, os óleos de palma e de coco são exceções notáveis. Embora sejam muito saturados, eles permanecem líquidos em temperatura ambiente em razão de possuírem ácidos graxos de cadeia curta.

tude de uma propriedade física comum – todas são *insolúveis em solventes polares* como a água. Isso se deve ao fato de os lipídios serem constituídos principalmente por cadeias e anéis de hidrocarboneto, os quais são não-polares e, conseqüentemente, hidrofóbicos. Embora os lipídios sejam insolúveis em água, eles podem ser dissolvidos em solventes não-polares como o éter, o benzeno e compostos relacionados.

Triglicerídeo (Triacilglicerol)

O **triglicerídeo** é uma subcategoria de lipídios que inclui gordura e óleo. Essas moléculas são formadas pela condensação de uma molécula de *glicerol* (um álcool com três carbonos) com três moléculas de *ácidos graxos*. Devido a essa estrutura, os químicos atualmente preferem o termo **triacilglicerol**, embora o termo triglicerídeo ainda seja amplamente utilizado.

Cada molécula de ácido graxo é constituída por uma cadeia de hidrocarboneto não-polar com um grupo ácido carboxílico (abreviado como COOH) numa extremidade. Quando os átomos de carbono da cadeia de hidrocarboneto são unidos por ligações covalentes simples, de modo que cada átomo de carbono também seja ligado a dois átomos de hidrogênio, diz-se que o ácido graxo é *saturado*. Quando existe um número de ligações covalentes duplas na cadeia de hidrocarboneto, de modo que cada átomo de carbono pode ligar-se a apenas um átomo de hidrogênio, diz-se que o ácido graxo é *insaturado*. Os triglicerídeos que contêm ácidos graxos saturados são denominados **gorduras saturadas**, e aqueles que contêm ácidos insaturados são denominados **gorduras insaturadas** (Figura 2.17).

Nas células adiposas do corpo, os triglicerídeos são formados quando os terminais ácido carboxílico das moléculas de ácidos graxos condensam com os grupos hidroxila de uma molécula de glicerol (Figura 2.18). Como os átomos de hidrogênio dos terminais carboxila dos ácidos graxos formam moléculas de água durante a síntese por desidratação, os ácidos graxos que se combinam com o glicerol não conseguem mais liberar H$^+$ e funcionam como ácidos. Por essa razão, os triglicerídeos são descritos como *gorduras neutras*.

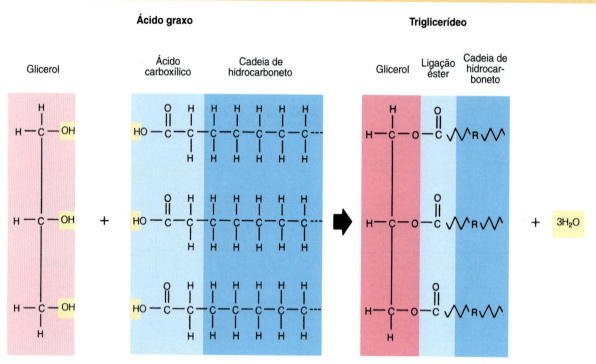

Figura 2.18 Formação de uma molécula de triglicerídeo (triacilglicerol) a partir do glicerol e de três ácidos graxos por reações de síntese por desidratação. Uma molécula de água é produzida quando se forma uma ligação éster entre cada ácido graxo e o glicerol. As linhas serrilhadas representam cadeias de hidrocarboneto, as quais são simbolizadas por um R.

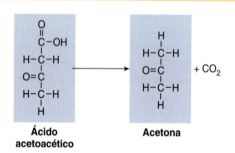

Figura 2.19 Corpos cetônicos. O ácido acetoacético, um corpo cetônico acídico, pode descarboxilar (perder dióxido de carbono) espontaneamente para formar acetona. A acetona é um corpo cetônico volátil que é eliminado na expiração e, conseqüentemente, produz um hálito com "odor de fruta" nos indivíduos com cetose (aumento da concentração de corpos cetônicos no sangue).

Corpos Cetônicos

A hidrólise de triglicerídeos no tecido adiposo libera *ácidos graxos livres* para o interior do sangue. Os ácidos graxos livres podem ser utilizados como uma fonte imediata de energia por muitos órgãos; além disso, podem ser convertidos pelo fígado em derivados denominados **corpos cetônicos** (Figura 2.19). Eles incluem moléculas acídicas com quatro carbonos (ácido acetoacético e ácido β-hidroxibutírico) e acetona (o solvente dos removedores de esmalte de unha). Uma rápida degradação da gordura, como a que ocorre durante uma dieta e no diabetes melito não-controlado, acarreta a elevação da concentração de corpos cetônicos no sangue. Essa condição é denominada **cetose**. Quando existem quantidades suficientes de corpos cetônicos no sangue para reduzir o pH sanguíneo, a condição é denominada **cetoacidose**. A cetoacidose grave, que pode ocorrer no diabetes melito, pode levar ao coma e à morte.

Indícios Para a Investigação Clínica

Lembre-se que George apresenta corpos cetônicos na urina (cetonúria).
- *Por que George apresentava cetonúria?*
- *Qual benefício ele poderia obter com a elevação da concentração de corpos cetônicos no sangue?*

Fosfolipídios

O grupo de lipídios conhecidos como **fosfolipídios** inclui um número de diferentes categorias de lipídios, todos eles possuindo um grupo fosfato. O tipo mais comum de molécula de fosfolipídio é aquele no qual uma molécula de glicerol (álcool com três carbonos) se encontra ligada a duas moléculas de ácido graxo. O terceiro átomo de carbono da molécula de glicerol está ligado a um grupo fosfato e este, por sua vez, está ligado a outras moléculas. Quando o grupo fosfato se encontra ligado a uma molécula de colina que contém nitrogênio, a molécula de fosfolipídio formada é denominada **lecitina** (ou *fosfatidilcolina*). A Figura 2.20 mostra um modo simples de se ilustrar a estrutura de um fosfolipídio: as partes das moléculas capazes de ionizar (e, conseqüentemente, de

Composição Química do Corpo

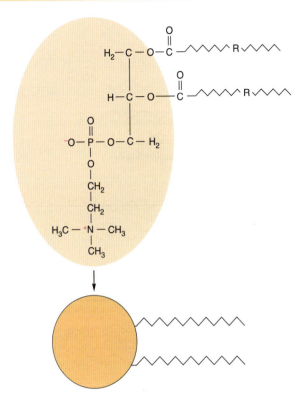

■ **Figura 2.20** **Estrutura da lecitina.** A lecitina também é chamada fosfatidilcolina, em que a colina é a porção da molécula que contém nitrogênio (curiosamente, a colina também é parte de um neurotransmissor importante conhecido como acetilcolina, discutido no Capítulo 7). A estrutura detalhada do fosfolipídio (*topo*) é usualmente representada de forma simplificada (*abaixo*), onde o círculo representa a porção polar e as linhas serrilhadas representam a porção não-polar da molécula.

tornarem-se carregadas) são representadas por um círculo, enquanto as partes não-polares da molécula são representadas por linhas serrilhadas.

Como as extremidades não-polares dos fosfolipídios são hidrofóbicas, elas tendem a unir-se quando misturadas em água. Isso permite que as partes hidrofílicas (polares) fiquem em frente às moléculas de água circundantes (Figura 2.21). Esses agregados de moléculas são denominados **micelas**. A natureza dual das moléculas de fosfolipídios (parte polar e parte não-polar) permite que elas alterem as interações das moléculas de água e, conseqüentemente, reduzam a tensão superficial da água. Esta função dos fosfolipídios torna-os **surfactantes** (agentes que atuam sobre a superfície). O efeito surfactante dos fosfolipídios impede o colapso do pulmão devido às forças de tensão superficial (ver Capítulo 15). Como será descrito no Capítulo 3, os fosfolipídios também são um componente importante das membranas celulares.

Esteróides

Em termos de estrutura, os **esteróides** diferem consideravelmente dos triglicerídeos ou fosfolipídios, mas eles também estão incluídos na categoria dos lipídios porque são não-polares e insolúveis em água. Todas as moléculas esteróides possuem a mesma estrutura básica: três

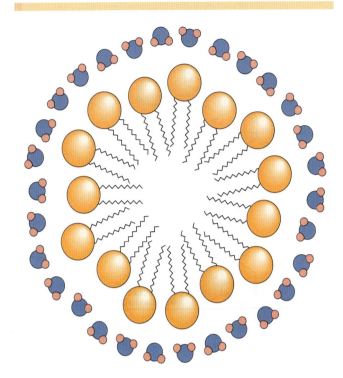

■ **Figura 2.21** **Formação de uma micela por fosfolipídios como a lecitina.** A camada externa hidrofílica da micela faz face ao ambiente aquoso.

anéis de seis carbonos unidos a um anel de cinco carbonos (Figura 2.22). Contudo, diferentes tipos de esteróides possuem diferentes grupos funcionais ligados à sua estrutura básica, e eles variam em relação ao número e à posição das ligações covalentes duplas entre os átomos de carbono dos anéis.

O *colesterol* é uma molécula importante do corpo porque serve como precursor (molécula-mãe) dos hormônios esteróides produzidos pelas gônadas e pelo córtex supra-renal. Os testículos e os ovários (coletivamente denominados *gônadas*) secretam **esteróides sexuais**, os quais incluem o estradiol e a progesterona (ovários) e testosterona (testículos). O córtex supra-renal secreta os **corticosteróides**, incluindo a hidrocortisona e a aldosterona, assim como androgênios fracos. O colesterol também é um componente importante das membranas celulares e serve como molécula precursora dos sais biliares e da vitamina D_3.

Prostaglandinas

As **prostaglandinas** são um tipo de ácido graxo com um grupo hidrocarboneto cíclico. Embora o seu nome se deva ao fato de terem sido observadas originalmente no sêmen como uma secreção da próstata, foi demonstrado que elas são produzidas por, e são ativas em quase todos os órgãos do corpo, onde servem a uma variedade de funções reguladoras. As prostaglandinas estão implicadas na regulação do diâmetro dos vasos sanguíneos, da ovulação, da contração uterina durante o trabalho de parto, das reações inflamatórias, da coagulação sanguínea e de muitas outras funções. A Figura 2.23 apresenta fórmulas estruturais de diferentes tipos de prostaglandinas.

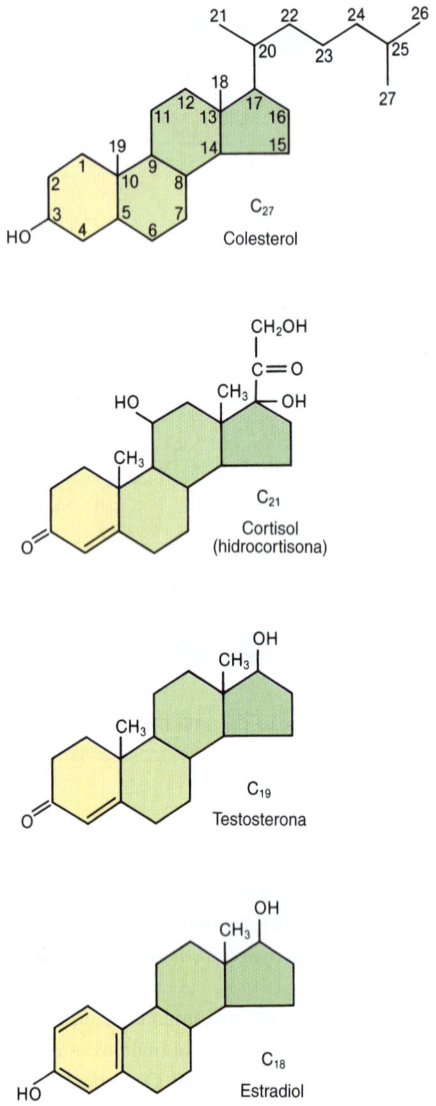

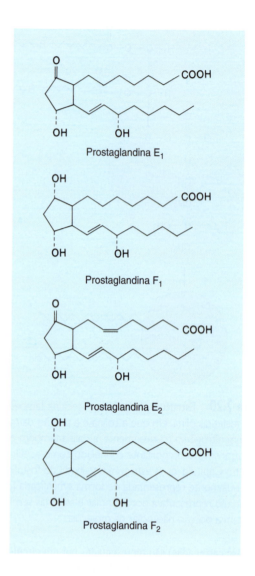

Figura 2.22 O colesterol e alguns dos hormônios esteróides derivados do colesterol. Os hormônios esteróides são secretados pelas gônadas e pelo córtex supra-renal.

Figura 2.23 Fórmulas estruturais de várias prostaglandinas. As prostaglandinas são uma família de compostos reguladores derivados de um lipídio de membrana conhecido como ácido araquidônico.

Teste Seu Conhecimento Antes de Prosseguir

1. Descreva a estrutura característica de todos os carboidratos e diferencie os monossacarídeos, os dissacarídeos e os polissacarídeos.
2. Utilizando as reações de síntese por desidratação e de hidrólise, explique como os dissacarídeos e os monossacarídeos podem ser interconvertidos e como os triglicerídeos podem ser formados e cindidos.
3. Descreva as características de um lipídio e analise as suas diferentes subcategorias.
4. Relacione as funções dos fosfolipídios com a sua estrutura e explique a importância das prostaglandinas.

Proteínas

As proteínas são moléculas grandes compostas por subunidades de aminoácidos. Como existem vinte tipos diferentes de aminoácidos que podem ser utilizados na produção de uma determinada proteína, a variedade de estruturas de proteínas é imensa. Esta variedade permite que cada tipo de proteína desempenhe funções muito específicas.

Composição Química do Corpo

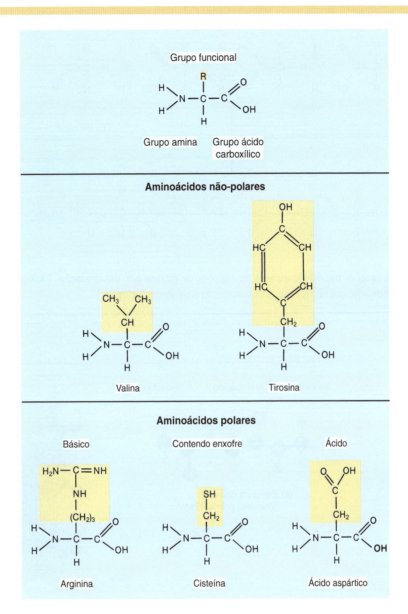

Figura 2.24 **Aminoácidos representativos.** A ilustração mostra diferentes tipos de grupos funcionais (R). Cada aminoácido difere dos outros aminoácidos em número e disposição de seus grupos funcionais.

A enorme diversidade da estrutura da proteína é decorrente do fato de existirem vinte tipos diferentes de "blocos de construção" – os *aminoácidos* – que podem ser utilizados na formação de uma proteína. Esses aminoácidos, como será descrito na seção a seguir, são unidos para formar uma cadeia. em razão das interações químicas entre os aminoácidos, a cadeia pode torcer e dobrar de uma maneira específica. A seqüência de aminoácidos numa proteína e, conseqüentemente, a sua estrutura específica são determinadas por informações genéticas. Essas informações genéticas para a síntese de proteínas estão contidas numa outra categoria de moléculas orgânicas, os *ácidos nucléicos*, os quais incluem as macromoléculas DNA e RNA. A estrutura dos ácidos nucléicos será descrita na seção seguinte, e os mecanismos pelos quais a informação genética por eles codificada dirige a síntese de proteínas são descritos no Capítulo 3.

Estrutura das Proteínas

As **proteínas** são constituídas por cadeias longas de subunidades denominadas **aminoácidos**. Como o nome indica, cada aminoácido contém um *grupo amina* (NH_2) numa extremidade da molécula e um *grupo ácido carboxílico* (COOH) na outra. Existem aproximadamente vinte aminoácidos diferentes que são utilizados na produção de proteínas, cada qual com estrutura e propriedades químicas diferentes. As diferenças entre os aminoácidos são devidas às diferenças em seus *grupos funcionais*. O *grupo funcional* é abreviado como "R" na fórmula geral de um aminoácido (Figura 2.24). Na realidade, o símbolo R significa a palavra *resíduo*, mas presume-se que ele indique o "*resto* da molécula".

Quando aminoácidos são unidos por meio da síntese por desidratação, o hidrogênio do terminal amina de um aminoácido combi-

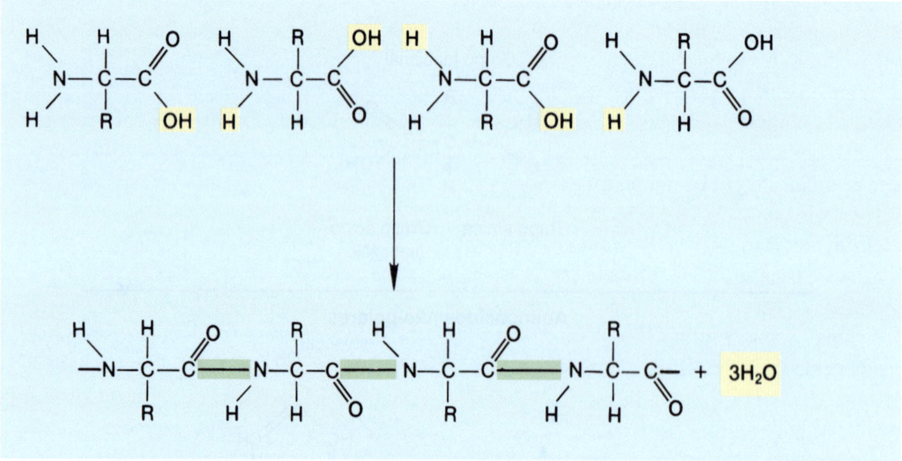

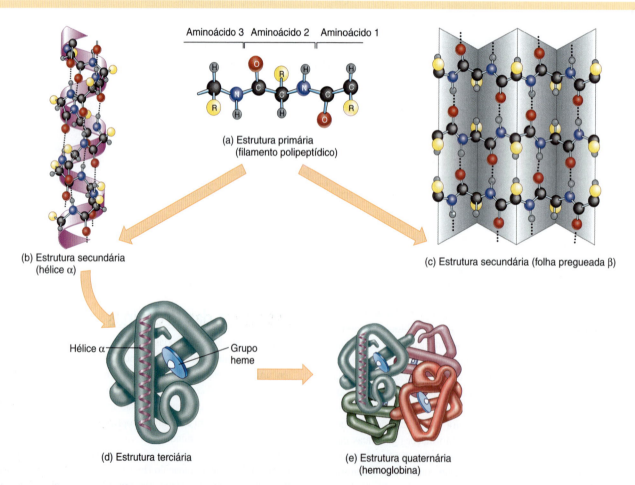

Figura 2.25 **Formação de ligações peptídicas através de reações de síntese por desidratação.** Moléculas de água são formadas quando as ligações peptídicas (indicadas em verde) são produzidas entre os aminoácidos.

Figura 2.26 **Estrutura das proteínas.** (a) A estrutura primária refere-se à seqüência de aminoácidos da cadeia polipeptídica. A estrutura secundária refere-se à conformação da cadeia criada pela ponte de hidrogênio entre os aminoácidos, podendo tanto ser uma hélice alfa (b) ou uma folha preguada beta (c). A estrutura terciária (d) é a estrutura tridimensional da proteína. A formação de uma proteína por meio da ligação de duas ou mais cadeias polipeptídicas é a estrutura quaternária (e) da proteína.

na-se com o grupo hidroxila do terminal ácido carboxílico de um outro aminoácido. Quando uma ligação covalente é formada entre os dois aminoácidos, ocorre a produção de água (Figura 2.25). A ligação entre aminoácidos adjacentes é denominada **ligação peptídica**, e o composto formado é chamado *peptídio*. Dois aminoácidos unidos constituem um *dipeptídio*, e três aminoácidos unidos constituem um *tripeptídio*. Quando numerosos aminoácidos são unidos dessa maneira, é produzida uma cadeia de aminoácidos, ou um **polipeptídio**.

O comprimento das cadeias polipeptídicas varia de maneira considerável. Um hormônio denominado *hormônio liberador da tireotropina*, por exemplo, possui apenas três aminoácidos, enquanto a miosina, uma proteína muscular, contém cerca de 4.500 aminoácidos. Quando o comprimento de uma cadeia polipeptídica se torna muito longo (contendo aproximadamente mais de 100 aminoácidos), a molécula constitui uma **proteína**.

A estrutura de uma proteína pode ser descrita em quatro níveis diferentes. No primeiro nível, é descrita a seqüência de aminoácidos da proteína; ela é denominada a **estrutura primária** da proteína. Cada tipo de proteína possui uma estrutura primária diferente. No entanto, todos os bilhões de *cópias* de um determinado tipo de proteína num indivíduo possuem a mesma estrutura, porque a estrutura de uma determinada proteína é codificada pelos seus genes. A estrutura primária de uma proteína é ilustrada na Figura 2.26a.

Pode ocorrer a formação de pontes de hidrogênio fracas entre o átomo de hidrogênio de um grupo amina e um átomo de oxigênio de um aminoácido diferente vizinho. Essas ligações fracas fazem com que a cadeia polipeptídica assuma uma forma particular, conhecida como **estrutura secundária** da proteína (Figuras 2.26b e c). Ela pode ter a forma de uma *hélice alfa* (α) ou, alternativamente, a forma de uma *folha pregueada beta* (β).

A maioria das cadeias polipeptídicas se curva e se dobra sobre si mesma para produzir formas tridimensionais complexas que recebem o nome de **estrutura terciária** da proteína (Figura 2.26d). Cada tipo de proteína possui sua própria estrutura terciária característica. Isso se deve ao encurvamento e ao dobramento da cadeia polipeptídica produzidos pelas interações químicas entre aminoácidos particulares localizados em diferentes regiões da cadeia.

A maioria das estruturas terciárias de proteínas é formada e estabilizada por meio de ligações químicas fracas (como as pontes de hidrogênio) entre os grupos funcionais de aminoácidos amplamente espaçados. Como a maioria das estruturas terciárias é estabilizada por ligações fracas, elas podem ser facilmente rompidas pela alta temperatura ou por alterações no ph. Alterações irreversíveis nessa estrutura de proteínas que ocorrem dessa forma constituem o processo chamado *desnaturação* de proteínas. Contudo, a estrutura terciária de determinadas proteínas é constituída de forma mais estável por meio de ligações covalentes fortes entre átomos de enxofre (chamadas ligações dissulfeto e abreviadas S–S) no grupo funcional de um aminoácido conhecido como cisteína (Figura 2.27).

As proteínas desnaturadas mantêm sua estrutura primária (as ligações peptídicas não são rompidas), mas apresentam propriedades químicas alteradas. O cozimento de um pedaço de carne, por exemplo, altera a textura da proteína da carne – mas não resulta em caldo de aminoácidos. A desnaturação é demonstrada de modo mais dramático através da fritura de um ovo. A albumina (proteína do ovo) é solúvel em seu estado original, formando o líquido viscoso e transparente do ovo cru. Quando desnaturadas pelo cozimento, essas proteínas têm a aparência alterada, em razão de ligações cruzadas entre as moléculas e, como conseqüência, forma-se um precipitado branco – a clara do ovo.

A hemoglobina e a insulina são compostas por um número de cadeias polipeptídicas unidas por ligações covalentes. Essa é a **estrutura quaternária** dessas moléculas. A insulina, por exemplo, é composta por duas cadeias polipeptídicas – uma com vinte e um aminoácidos e a outra com trinta. A hemoglobina (a proteína presente nos eritrócitos e que transporta o oxigênio) é composta por

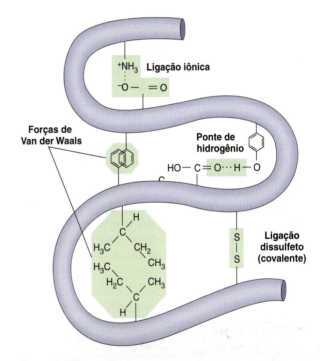

■ **Figura 2.27** Ligações responsáveis pela estrutura terciária de uma proteína. A estrutura terciária de uma proteína é mantida por uma variedade de ligações. Elas incluem ligações relativamente fracas (p. ex., pontes de hidrogênio, ligações iônicas e forças de Van der Waals [hidrofóbicas]), assim como a forte ligação dissulfeto (covalente).

Tabela 2.4 Composição de Proteínas Selecionadas Encontradas no Organismo

Proteína	Número de Cadeias Polipeptídicas	Componente Não-Protéico	Função
Hemoglobina	4	Pigmento heme	Transporte de oxigênio no sangue
Mioglobina	1	Pigmento heme	Armazenamento de oxigênio no músculo
Insulina	2	Nenhum	Regulação hormonal do metabolismo
Proteínas dos grupos sanguíneos	1	Carboidratos	Produção dos tipos sanguíneos
Lipoproteínas	1	Lipídios	Transporte de lipídios no sangue

quatro cadeias polipeptídicas separadas (ver Figura 2.26e). A composição de várias proteínas do organismo é mostrada na Tabela 2.4.

Muitas proteínas do organismo são normalmente encontradas combinadas, ou *conjugadas*, com outros tipos de moléculas. As **glicoproteínas** são proteínas conjugadas com carboidratos. Exemplos desse tipo de molécula incluem certos hormônios e proteínas encontrados na membrana celular. As **lipoproteínas** são proteínas conjugadas com lipídios. Elas são encontradas nas membranas celulares e no plasma (a porção líquida do sangue). As proteínas também podem ser conjugadas com moléculas de pigmentos. Incluem a hemoglobina (a qual transporta o oxigênio nos eritrócitos) e os citocromos (necessários para a utilização do oxigênio e a produção de energia no interior das células).

Funções das Proteínas

Por causa de sua enorme diversidade estrutural, as proteínas podem servir a uma variedade de funções muito mais ampla que qualquer outro tipo de molécula do organismo. Por exemplo, muitas proteínas contribuem significativamente com a estrutura de diferentes tecidos e, dessa maneira, têm um papel passivo nas funções desses tecidos. Exemplos de *proteínas estruturais* incluem o colágeno (Figura 2.28) e a queratina. O colágeno é uma proteína fibrosa que provê a força de tensão dos tecidos conjuntivos (p. ex., tendões e ligamentos). A queratina é encontrada na camada externa de células mortas da epiderme, onde impede a perda hídrica através da pele.

Muitas proteínas têm um papel mais ativo no organismo, onde a especificidade da estrutura e da função é requerida. Por exemplo, as *enzimas* e os *anticorpos* são proteínas – nenhum outro tipo de molécula poderia prover a ampla gama de diferentes estruturas necessárias para suas funções enormemente variadas. Um outro exemplo: as proteínas das membranas celulares podem servir como *receptores* de moléculas reguladoras específicas (p. ex., hormônios) e como *transportadores* de moléculas específicas através da membrana. As proteínas possuem a diversidade de forma e de propriedades químicas necessárias para essas funções.

Teste Seu Conhecimento Antes de Prosseguir

1. Escreva a fórmula geral de um aminoácido e descreva como eles diferem entre si.
2. Cite e descreva os diferentes níveis da estrutura das proteínas.
3. Descreva as diferentes categorias de função das proteínas no organismo e explique a razão pela qual as proteínas podem servir a funções tão diversas.

Ácidos Nucléicos

Os ácidos nucléicos incluem as macromoléculas DNA e RNA, as quais possuem uma importância fundamental na regulação genética, e as subunidades a partir das quais essas moléculas são formadas. Essas subunidades são denominadas nucleotídeos.

Os **nucleotídeos** são subunidades dos ácidos nucléicos, ligadas através de reações de síntese por desidratação e formando longas cadeias de polinucleotídeos. Contudo, cada nucleotídeo é composto por três subunidades menores: um açúcar com cinco carbonos (*pentose*), um grupo fosfato ligado a uma extremidade do açúcar e uma *base nitrogenada* ligada à outra extremidade do açúcar (Figura 2.29). Bases nitrogenadas são dois tipos de moléculas que contêm

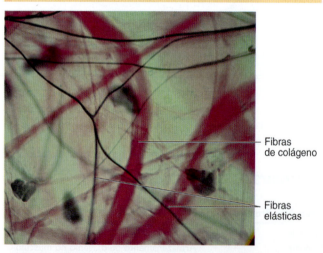

■ **Figura 2.28** Fotomicrografia de fibras de colágeno no tecido conjuntivo. As proteínas do colágeno fortalecem os tecidos conjuntivos.

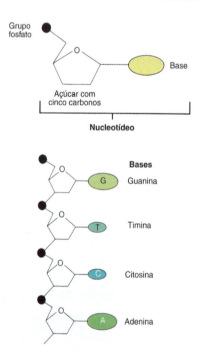

■ **Figura 2.29** Estrutura geral de um nucleotídeo. Um polímero de nucleotídeos (ou polinucleotídeo) é mostrado nesta ilustração. Ele é formado por ligações açúcar-fosfato entre os nucleotídeos.

nitrogênio: pirimidinas e purinas. As *pirimidinas* contêm um anel simples de carbono e nitrogênio, enquanto as *purinas* possuem dois desses anéis.

Ácido Desoxirribonucléico

A estrutura do **DNA** (**ácido desoxirribonucléico**) serve como base para o código genético. Por essa razão, pode parecer lógico que o DNA possua uma estrutura extremamente complexa. De fato, o DNA é maior que qualquer outra molécula da célula, mas, na realidade, a sua estrutura é mais simples que a da maioria das proteínas. Essa simplicidade de estrutura levou alguns dos primeiros investigadores a acreditar que o conteúdo de proteínas dos cromossomos, e não o seu conteúdo de DNA, era que fornecia a base para o código genético.

As moléculas de açúcar dos nucleotídeos do DNA são um tipo de pentose (açúcar contendo cinco carbonos) denominado **desoxirribose**. Cada desoxirribose pode formar ligações covalentes com uma das quatro bases possíveis. Essas bases incluem duas purinas (**guanina** e **adenina**) e duas pirimidinas (**citosina** e **timina**) (Figura 2.30). Portanto, existem quatro tipos diferentes de nucleotídeos que podem ser utilizados para produzir cadeias longas de DNA. Ao recordar que existem vinte aminoácidos diferentes utilizados na produção de proteínas, você pode, então, compreender por que muitos cientistas foram levados a pensar que os genes eram compostos por proteínas e não por ácidos nucléicos.

Quando nucleotídeos combinados formam uma cadeia, o grupo fosfato de um deles condensa-se com o açúcar desoxirribose de um outro nucleotídeo. Isso acarreta a formação de uma cadeia açúcar-fosfato quando a água é removida por meio da síntese por desidratação. Como as bases nitrogenadas estão ligadas a moléculas de açúcar, a cadeia açúcar-fosfato parece uma "coluna" a partir da qual as bases se projetam. Cada uma dessas bases pode formar pontes de hidrogênio com outras bases, as quais, por sua vez, unem-se a uma cadeia diferente de nucleotídeos. Como conseqüência, essas pontes de hidrogênio entre as bases produzem uma molécula de DNA de *filamento duplo*. Os dois filamentos são como uma escada, com bases pareadas como degraus (Figura 2.30).

Na realidade, as duas cadeias de DNA giram uma sobre a outra e formam uma **dupla hélice**, de modo que a molécula parece uma escada em espiral (Figura 2.31). Foi demonstrado que o número de bases purina no DNA é igual ao número de bases pirimidina. A razão disto é explicada pela **lei do pareamento de bases complementares**: *a adenina somente consegue formar par com a timina* (através de duas pontes de hidrogênio), enquanto *a guanina somente consegue formar par com a citosina* (através de três pontes de hidrogênio). Com o conhecimento desta regra, podemos prever a seqüência de bases de um filamento do DNA quando conhecemos a seqüência de bases do filamento complementar.

Embora possamos estar certos de qual base é oposta a uma determinada base do DNA, não podemos prever quais bases estarão acima ou abaixo deste par numa cadeia simples de polinucleotídeos. Embora existam somente quatro bases, o número de possíveis seqüências de bases ao longo de uma extensão de vários milhares de nucleotídeos (o comprimento da maioria dos genes) é quase infi-

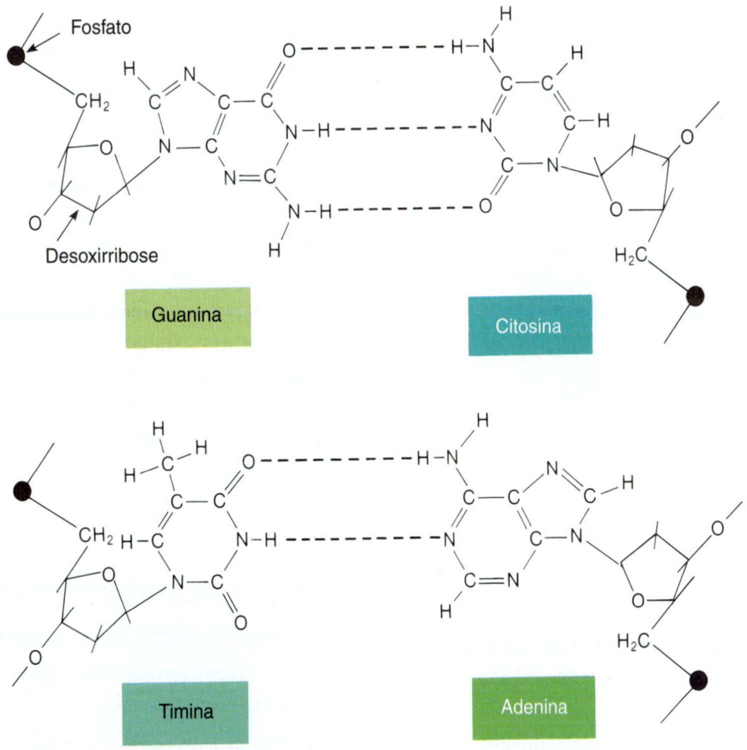

Figura 2.30 As quatro bases nitrogenadas do ácido desoxirribonucléico (DNA). Observe que as pontes de hidrogênio podem se formar entre a guanina e a citosina e entre a timina e a adenina.

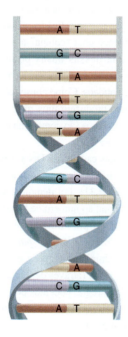

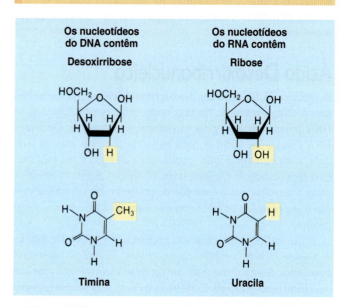

Figura 2.32 Diferenças entre os nucleotídeos e açúcares no DNA e RNA. O DNA possui desoxirribose e timina e o RNA possui ribose e uracila. As outras três bases são as mesmas no DNA e no RNA.

pelos quais cópias idênticas de DNA são produzidas e distribuídas às células-filhas quando uma célula se divide serão descritos no Capítulo 3.

Ácido Ribonucléico

O DNA consegue dirigir as atividades da célula apenas por meio de um outro ácido nucléico – o **RNA** (**ácido ribonucléico**). Como o DNA, o RNA é constituído por cadeias longas de nucleotídeos unidas por ligações açúcar-fosfato. Entretanto, os nucleotídeos do RNA diferem dos nucleotídeos do DNA (Figura 2.32) de três maneiras: (1) um **ribonucleotídeo** contém o açúcar **ribose** (em vez da desoxirribose), (2) a base **uracila** encontra-se no lugar da timina e (3) o RNA é composto por um filamento único de polinucleotídeos (não possui um filamento duplo como o DNA).

Existem três tipos de moléculas de RNA que funcionam no citoplasma das células: o *RNA mensageiro* (*RNAm*), o *RNA transportador* (*RNAt*) e o *RNA ribossômico* (*RNAr*). Todos os três tipos são produzidos no interior do núcleo celular utilizando informações contidas no DNA como guia. As funções do RNA são descritas no Capítulo 3.

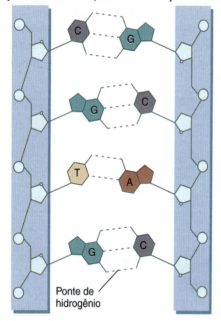

Figura 2.31 Estrutura de dupla hélice do DNA. Os dois filamentos são mantidos unidos por meio de pontes de hidrogênio entre bases complementares de cada filamento.

nito. Para se ter uma melhor idéia, é útil lembrar que o **genoma** (todos os genes de uma célula) humano total é constituído por 3,3 bilhões de pares de bases que atingiriam um comprimento superior a um metro se as moléculas de DNA fossem desemaranhadas e esticadas.

Contudo, mesmo com essa variedade surpreendente de possíveis seqüências de base, quase todos os bilhões de cópias de um determinado gene num indivíduo são idênticos. Os mecanismos

Teste Seu Conhecimento Antes de Prosseguir

1. O que são nucleotídeos e qual é a sua composição?
2. Descreva a estrutura do DNA e explique a lei do pareamento de bases complementares.
3. Cite os tipos de RNA e explique como a estrutura do RNA difere da estrutura do DNA.

Resumo

Átomos, Íons e Ligações Químicas 24

I. As ligações covalentes são formadas por átomos que compartilham elétrons. Elas são o tipo mais forte de ligação química.
   A. Os elétrons são compartilhados igualmente em ligações covalentes não-polares e compartilhados desigualmente nas ligações covalentes polares.
   B. Os átomos de oxigênio, nitrogênio e fósforo atraem fortemente os elétrons e tornam-se eletricamente negativos em comparação com outros átomos que compartilham elétrons com eles.

II. As ligações iônicas são formadas por átomos que transferem elétrons. Essas ligações fracas unem átomos num composto iônico.
   A. Quando um átomo nesse composto obtém um elétron de um outro átomo, ele ganha uma carga negativa e o outro átomo se torna carregado positivamente.
   B. As ligações iônicas são rompidas facilmente quando o composto iônico é dissolvido em água. A dissociação dos compostos iônicos produz átomos carregados denominados íons.

III. Quando o hidrogênio se liga a um átomo eletronegativo, ele ganha uma carga levemente positiva e é fracamente atraído por um outro átomo eletronegativo. Essa atração fraca é uma ponte de hidrogênio.

IV. Os ácidos doam íons hidrogênio à solução, enquanto as bases reduzem a concentração de íon hidrogênio de uma solução.
   A. A escala de pH é uma função negativa do logaritmo da concentração do íon hidrogênio.
   B. Numa solução neutra, a concentração de H^+ é igual à de OH^- e o pH é 7.
   C. Ácidos elevam a concentração de H^+ e, conseqüentemente, reduzem o pH abaixo de 7. Bases reduzem a concentração de H^+ e, conseqüentemente, elevam o pH acima de 7.

V. As moléculas orgânicas contêm átomos de carbono e hidrogênio unidos por ligações covalentes. Átomos de nitrogênio, oxigênio, fósforo ou enxofre podem estar presentes como grupos funcionais específicos na molécula orgânica.

Carboidratos e lipídios 32

I. Os carboidratos contêm carbono, hidrogênio e oxigênio, geralmente na proporção 1:2:1.
   A. Os carboidratos consistem em açúcares simples (monossacarídeos), dissacarídeos e polissacarídeos (p.ex., glicogênio).
   B. As ligações covalentes entre os monossacarídeos são formadas através da síntese por desidratação ou da condensação. As ligações são rompidas por reações de hidrólise.

II. Os lipídios são moléculas orgânicas insolúveis em solventes polares como a água.
   A. Os triglicerídeos (gordura e óleo) são constituídos por três moléculas de ácido graxo unidas por uma molécula de glicerol.
   B. Os corpos cetônicos são derivados menores dos ácidos graxos.
   C. Os fosfolipídios como a lecitina são lipídios que contêm fosfato e possuem um grupo polar hidrofílico. O resto da molécula é hidrofóbico.
   D. Os esteróides (incluindo os hormônios do córtex supra-renal e das gônadas) são lipídios com uma estrutura característica composta por quatro anéis.
   E. As prostaglandinas são uma família de ácidos graxos cíclicos que servem a uma variedade de funções reguladoras.

Proteínas 38

I. As proteínas são compostas por cadeias longas de aminoácidos unidas por ligações peptídicas covalentes.
   A. Cada aminoácido contém um grupo amina, um grupo carboxila e um grupo funcional. As diferenças dos grupos funcionais conferem a identidade exclusiva de cada um dos mais de vinte diferentes aminoácidos.
   B. A cadeia polipeptídica pode ser torcida em forma de hélice (estrutura secundária) e curvada e dobrada para formar a estrutura terciária da proteína.
   C. Diz-se que as proteínas que são compostas por duas ou mais cadeias polipeptídicas possuem uma estrutura quaternária.
   D. As proteínas podem ser combinadas com carboidratos, lipídios ou outras moléculas.
   E. Por causa de suas diversidades estruturais, as proteínas servem a uma variedade de funções específicas mais ampla que qualquer outro tipo de molécula.

Ácidos Nucléicos 42

I. O DNA é composto por quatro nucleotídeos, todos contendo o açúcar desoxirribose.
   A. Duas das bases contêm as purinas adenina e guanina, e duas contêm as pirimidinas citosina e timina.
   B. O DNA consiste em duas cadeias polipeptídicas unidas por pontes de hidrogênio entre as suas bases.
   C. pontes de hidrogênio apenas podem ser formadas entre as bases adenina e timina, e entre as bases guanina e citosina.
   D. Esse pareamento de bases complementares é crítico para a síntese do DNA e para a expressão genética.

II. O RNA é composto por quatro nucleotídeos, todos contendo o açúcar ribose.
   A. As bases do nucleotídeo são a adenosina, a guanina, a citosina e a uracila (no lugar da base timina do DNA).
   B. O RNA consiste em apenas uma única cadeia de polinucleotídeos.
   C. Existem diferentes tipos de RNA, os quais possuem funções diferentes na expressão genética.

Atividades de Revisão

Teste Seu Conhecimento de Termos e Fatos

1. Qual das afirmativas a seguir sobre os átomos é *verdadeira*?
   a. Eles possuem mais prótons que elétrons.
   b. Eles possuem mais elétrons que prótons.
   c. Eles são eletricamente neutros.
   d. Eles possuem a mesma quantidade de nêutrons e de elétrons.

2. A ligação entre o oxigênio e o hidrogênio numa molécula de água é
   a. uma ponte de hidrogênio.
   b. uma ligação covalente polar.
   c. uma ligação covalente não-polar.
   d. uma ligação iônica.

3. Qual das ligações a seguir é uma ligação covalente não-polar?
   a. Ligação entre dois carbonos.
   b. Ligação entre o sódio e o cloreto.
   c. Ligação entre duas moléculas de água.
   d. Ligação entre o nitrogênio e o hidrogênio.

4. A solução A possui um pH de 2 e a solução B possui um pH de 10. Qual das afirmativas a seguir sobre essas soluções é *verdadeira*?
   a. A solução A possui uma maior concentração de H^+ que a solução B.
   b. A solução B é básica.
   c. A solução A é acídica.
   d. Todas as afirmativas acima são verdadeiras.

5. A glicose é
   a. um dissacarídeo.
   b. um polissacarídeo.
   c. um monossacarídeo.
   d. um fosfolipídio.

6. As reações da digestão ocorrem através da
   a. síntese por desidratação.
   b. hidrólise.

7. Os carboidratos são armazenados no fígado e nos músculos sob a forma de
   a. glicose.
   b. triglicerídeos.
   c. glicogênio.
   d. colesterol.

8. A lecitina é
   a. um carboidrato.
   b. uma proteína.
   c. um esteróide.
   d. um fosfolipídio.

9. Qual dos fosfolipídios a seguir possui papéis reguladores no organismo?
   a. Esteróides.
   b. Prostaglandinas.
   c. Triglicerídeos.
   d. Tanto *a* como *b*.
   e. Tanto *b* como *c*.

10. A estrutura terciária de uma proteína é *diretamente* determinada
    a. pelos genes.
    b. pela estrutura primária da proteína.
    c. por enzimas que "moldam" a forma da proteína.
    d. pela posição das ligações peptídicas.

11. O tipo de ligação formada entre duas moléculas de água é
    a. uma ligação hidrolítica.
    b. uma ligação covalente polar.
    c. uma ligação covalente não-polar.
    d. uma ponte de hidrogênio.

12. A ligação carbono-nitrogênio que une os aminoácidos é denominada
    a. uma ligação glicosídica.
    b. uma ligação peptídica.
    c. uma ponte de hidrogênio.
    d. uma ligação dupla.

13. A base do nucleotídeo do RNA que faz par com a adenina do DNA é
    a. a timina.
    b. a uracila.
    c. a guanina.
    d. a citosina.

14. Se quatro bases de um filamento do DNA forem A (adenina), G (guanina), C (citosina) e T (timina), as bases complementares do filamento do DNA dessa região são
    a. T,C,G,A.
    b. C,G,A,U.
    c. A,G,C,U.
    d. U,C,G,A.

Teste Seu Conhecimento dos Conceitos e Princípios

1. Compare e diferencie as ligações covalentes polares, as ligações covalentes não-polares e as ligações iônicas.[1]

2. Defina *ácido* e *base* e explique como os ácidos e as bases influenciam o pH de uma solução.

3. Utilizando as reações de síntese por desidratação e de hidrólise, explique as relações entre o amido de uma batata consumida, o glicogênio hepático e a glicemia.

4. "Todas as gorduras são lipídios, mas nem todos os lipídios são gorduras." Explique por que esta é uma afirmação correta.

5. Quais são as semelhanças e as diferenças entre uma gordura e um óleo? Comente a importância fisiológica e clínica do grau de saturação das cadeias dos ácidos graxos.

6. Explique como uma molécula de DNA serve como exemplo para a formação de uma outra molécula de DNA e por que a síntese do DNA é considerada semiconservadora.

Teste Sua Capacidade de Análise e Aplique o Seu Conhecimento

1. Explique a relação entre a estrutura primária de uma proteína e as suas estruturas secundária e terciária. O que você acredita que ocorreria à estrutura terciária se alguns aminoácidos fossem substituídos por outros na estrutura primária? Qual importância fisiológica isto poderia ter?
2. Suponha que você esteja tentando descobrir um hormônio através da homogeneização de um órgão num líquido, filtrando o líquido para eliminar o material sólido e, a seguir, injetando o extrato num animal para observar o efeito. Quando um extrato aquoso não funciona, mas um utilizando o benzeno como solvente produz um efeito, o que você poderia concluir sobre a natureza química do hormônio? Explique.
3. Pelos ingredientes listados na embalagem de um determinado alimento, parece que ele contém grandes quantidades de gordura. No entanto, na frente do pacote está escrito em letras grandes "Sem Colesterol!". Em que sentido esta afirmação está quimicamente correta? Em que sentido ela é enganadora?

Sites Relacionados

Visite o site www.mhhe.com/fox para obter *links* de fontes relacionadas à Composição Química do Corpo. Esses *links* são monitorados para garantir que os URLs (URL, *Uniform Resource Locator*) sejam atualizados de acordo com a necessidade.
Os exemplos de sites que você encontrará incluem:

Chemicool Periodic Table
Organic Chemistry

3 Estrutura Celular e Controle Genético

Objetivos
Após estudar este capítulo, você deverá ser capaz de . . .

1. Descrever a estrutura da membrana plasmática e explicar sua importância funcional.

2. Citar quais são as células do corpo que realizam o próprio transporte através de movimentos amebóides e explicar como elas realizam esses movimentos.

3. Descrever a estrutura dos cílios e flagelos e citar algumas de suas funções.

4. Descrever os processos de fagocitose, pinocitose, endocitose mediada por receptor e exocitose.

5. Citar as funções do citoesqueleto, dos lisossomos, das mitocôndrias e do retículo endoplasmático.

6. Descrever a estrutura do núcleo celular e explicar sua importância.

7. Explicar como o RNA é produzido de acordo com as informações genéticas do DNA e distinguir os diferentes tipos de RNA.

8. Descrever como as proteínas são produzidas a partir das informações contidas no RNA mensageiro.

9. Descrever a estrutura do retículo endoplasmático rugoso e do complexo de Golgi e explicar como eles atuam na secreção de proteínas.

10. Explicar o que significa o mecanismo semiconservador da replicação do DNA.

11. Descrever os diferentes estágios do ciclo celular e citar os eventos que ocorrem nas diferentes fases da mitose.

12. Definir os termos *hipertrofia* e *hiperplasia* e explicar sua importância fisiológica.

13. Descrever os eventos que ocorrem na meiose, compará-los com os que ocorrem na mitose e analisar a importância da divisão celular meiótica na fisiologia humana.

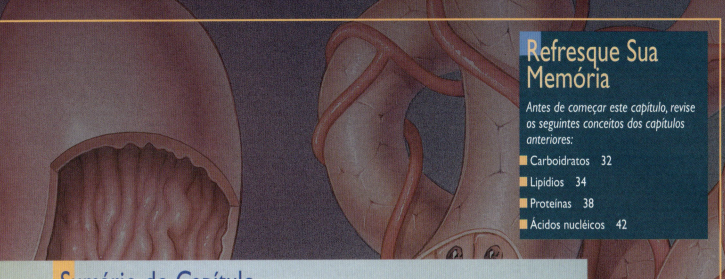

Refresque Sua Memória

Antes de começar este *capítulo*, revise os seguintes conceitos dos capítulos anteriores:

- Carboidratos 32
- Lipídios 34
- Proteínas 38
- Ácidos nucléicos 42

Sumário do Capítulo

Membrana Plasmática e Estruturas Associadas 50
Estrutura da Membrana Plasmática 51
Fagocitose 53
Endocitose 53
Exocitose 54
Cílios e Flagelos 54
Microvilosidades 55

Citoplasma e suas Organelas 56
Citoplasma e Citoesqueleto 56
Lisossomos 57
Peroxissomos 58
Mitocôndrias 58
Ribossomos 59
Retículo Endoplasmático 59
Complexo de Golgi 60

Núcleo Celular e Expressão Genética 60
Cromatina 62
Síntese do RNA 63
    Tipos de RNA 64

Síntese e Secreção de Proteína 65
RNA Transportador 65
Formação de um Polipeptídio 65
Funções do Retículo Endoplasmático e do Complexo de Golgi 67

Síntese do DNA e Divisão Celular 69
Replicação do DNA 69
O Ciclo Celular 70
    Ciclinas e p53 71
    Morte Celular 72
Mitose 72
    Papel do Centrossomo 72
    Telômeros e Divisão Celular 74
    Hipertrofia e Hiperplasia 74
Meiose 75

Interações 78

Resumo 79

Atividades de Revisão 80

Sites Relacionados 81

Investigação Clínica

Timothy possui apenas dezoito anos de idade, mas aparenta ter uma doença hepática. Então, é realizada uma biópsia do fígado, e técnicas microscópicas diferentes são utilizadas para a visualização de amostras. A biópsia revela um retículo endoplasmático liso de extensão incomum. Além disso, é encontrado um número excessivo de grânulos de glicogênio intactos, e muitos destes são observados no interior de lisossomos secundários.

Ao ser questionado, Timothy confirma uma história de abuso de droga, mas diz estar em recuperação. As análises clínicas revelam que ele possui uma quantidade muito baixa da enzima que hidrolisa o glicogênio. Qual a relação entre essas observações?

Membrana Plasmática e Estruturas Associadas

A célula é a unidade básica da estrutura e função do organismo. Muitas das funções celulares são desempenhadas por estruturas subcelulares específicas denominadas organelas. A membrana plasmática (celular) permite a comunicação seletiva entre os compartimentos intra e extracelular e auxilia no movimento celular.

Visualizadas através de um microscópio comum, as células parecem tão pequenas e simples que fica difícil imaginar cada uma delas como uma entidade viva em si. Igualmente surpreendente é o fato de a fisiologia de nossos órgãos e sistemas derivar de funções complexas das células que os compõem. A complexidade da função exige uma estrutura complexa, mesmo no nível subcelular.

Por ser a unidade funcional básica, cada célula é uma fábrica molecular muito bem organizada. As células apresentam variedade ampla de formas e tamanhos. Essa grande diversidade, também aparente nas estruturas subcelulares de diferentes células, reflete a diversidade de função das diferentes células do corpo. No entanto, todas as células compartilham determinadas características. Por exemplo, todas são circundadas por uma membrana plasmática e a maioria delas possui as estruturas citadas na Tabela 3.1. Portanto, embora nenhuma célula possa ser considerada "típica", a estrutura geral das células pode ser indicada por uma ilustração simples (Figura 3.1).

Para fins de descrição, uma célula pode ser dividida em três partes principais:

1. **Membrana plasmática (celular).** A membrana plasmática com permeabilidade seletiva circunda a célula, confere-lhe forma e separa as estruturas internas da célula do ambiente extracelular. Além disso, ela participa da comunicação intercelular.

Tabela 3.1 Componentes Celulares: Estrutura e Função

Componente	Estrutura	Função
Membrana plasmática (celular)	Membrana composta por uma camada dupla de fosfolipídios na qual as proteínas estão fixadas	Confere forma à célula e controla a passagem de materiais para o interior e o exterior da célula
Citoplasma	Substância líquida gelatinosa entre a membrana celular e o núcleo na qual as organelas estão suspensas	Serve como substância matriz em que ocorrem reações químicas
Retículo endoplasmático	Sistema de canais e túbulos interconectados formado por membranas	O retículo endoplasmático liso metaboliza compostos não-polares e armazena Ca^{2+} nas células musculares estriadas. O retículo endoplasmático rugoso auxilia na síntese protéica
Ribossomos	Partículas granulares compostas de proteína e RNA	Sintetizam proteínas
Complexo de Golgi	Aglomerados de sacos membranosos achatados	Sintetiza carboidratos e embala moléculas para a secreção, secreta lipídios e glicoproteínas
Mitocôndrias	Sacos membranosos com partes internas pregueadas	Liberam energia das moléculas dos alimentos e a transformam em ATP utilizável
Lisossomos	Sacos membranosos	Digerem moléculas estranhas e organelas danificadas e desgastadas
Peroxissomos	Vesículas membranosas esféricas	Contêm enzimas que detoxificam moléculas deletérias e quebram o peróxido de hidrogênio
Centrossomo	Massa não-membranosa de dois centríolos em forma de bastão	Ajuda a organizar as fibras fusiformes e distribui os cromossomos durante a mitose
Vacúolos	Sacos membranosos	Armazenam e liberam várias substâncias no interior do citoplasma
Microfilamentos e microtúbulos	Tubos ocos finos	Sustentam o citoplasma e transportam materiais para o interior do citoplasma
Cílios e flagelos	Projeções citoplasmáticas minúsculas que se estendem da superfície celular	Movem partículas ao longo da superfície celular ou movem células
Membrana nuclear	Membrana composta por uma camada dupla que circunda o núcleo, composta por moléculas de proteínas e lipídios	Sustenta o núcleo e controla a passagem de materiais entre o núcleo e o citoplasma
Nucléolos	Massa não-membranosa densa composta por moléculas de proteínas e de RNA	Produz o RNA ribossômico para os ribossomos
Cromatina	Filamentos fibrosos compostos por proteínas e DNA	Contém o código genético que determina quais proteínas (incluindo enzimas) serão produzidas pela célula

Estrutura Celular e Controle Genético

2. **Citoplasma e organelas.** O citoplasma é o conteúdo aquoso de uma célula envolto pela membrana celular, mas exterior ao núcleo. As organelas (com exceção do núcleo) são estruturas subcelulares do citoplasma que desempenham funções específicas. O termo **citosol** é freqüentemente usado para descrever a porção solúvel do citoplasma, que é a parte que não pode ser removida por centrifugação.

3. **Núcleo.** O núcleo é um corpo grande, geralmente esferóide, localizado no interior da célula. É a maior organela, contém o DNA (material genético) da célula e, por isso, dirige as atividades celulares. Ele também contém um ou mais *nucléolos*. Os nucléolos são centros de produção de ribossomos, os quais são locais de síntese de proteínas.

Estrutura da Membrana Plasmática

Já que tanto o compartimento (ambiente) intracelular como o extracelular são aquosos, deve haver uma barreira para impedir a perda de enzimas, nucleotídeos e outras moléculas celulares hidrossolúveis. Como essa barreira que circunda a célula não pode ser composta por moléculas hidrossolúveis, ela é composta por lipídios.

A **membrana plasmática** (também denominada **membrana celular**) e todas as membranas que circundam as organelas no interior da célula são compostas sobretudo por fosfolipídios e proteínas. Os fosfolipídios, descritos no Capítulo 2, são polares na região que contém o grupo fosfato e não-polares (e hidrofóbicos) no restante da molécula. Como o ambiente em cada lado da membrana é aquoso, as partes hidrofóbicas das moléculas "aglomeram-se" no centro da membrana, deixando as partes polares expostas à água sobre ambas as superfícies. Isso acarreta a formação de uma camada dupla de fosfolipídios na membrana celular.

O meio hidrofóbico da membrana restringe a passagem de água, de moléculas hidrossolúveis e de íons. Contudo, alguns componentes polares passam através da membrana. Acredita-se que as funções especializadas e as propriedades do transporte seletivo da membrana sejam decorrentes de seu conteúdo de proteínas. As proteínas da membrana são periféricas ou integrais. As *proteínas periféricas* ligam-se apenas parcialmente sobre uma face da membrana, enquanto as *proteínas integrais* se estendem de um lado a outro da membrana. Como a membrana não é sólida – os fosfolipídios e as proteínas estão livres para se mover lateralmente – as proteínas no interior do "mar" de fosfolipídios não estão distribuídas de maneira uniforme. Ao contrário, elas apresentam um padrão em mosaico que se modifica constantemente, um arranjo co-

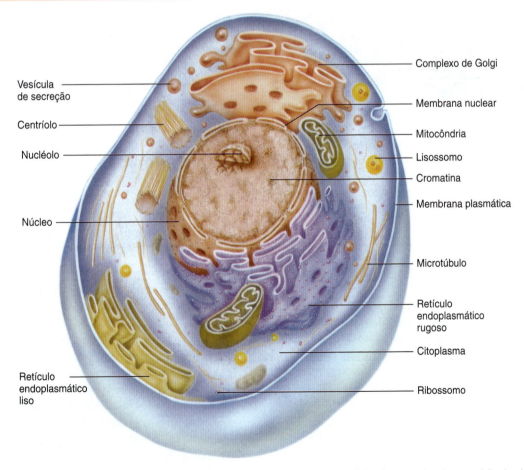

Figura 3.1 **Uma célula humana genérica com as principais organelas.** Como a maioria das células do corpo é muito especializada, elas possuem estruturas que diferem das aqui mostradas.

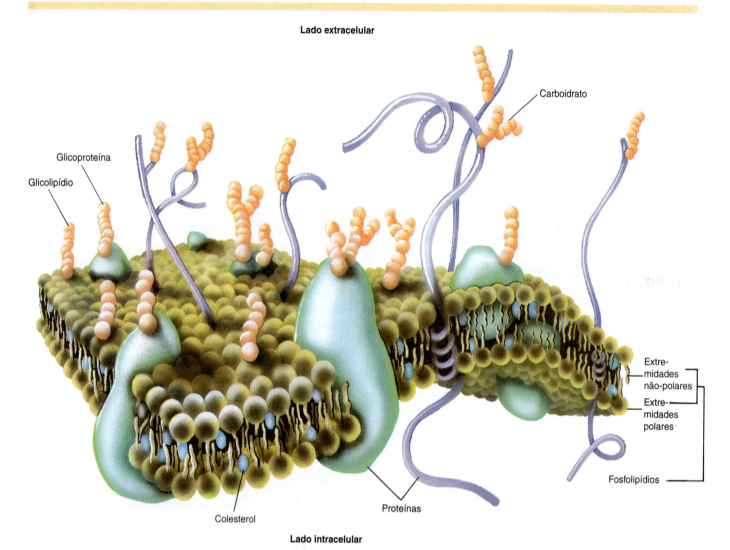

Figura 3.2 **Modelo mosaico fluido da membrana plasmática.** A membrana consiste em uma camada dupla de fosfolipídios com regiões polares (indicadas por esferas) orientadas para fora e hidrocarbonetos não-polares (linhas onduladas) orientados em direção ao centro. As proteínas podem estender-se pela membrana de forma parcial ou total. Os carboidratos fixam-se à superfície externa.

nhecido como **modelo mosaico fluido** da estrutura da membrana (Figura 3.2).

As proteínas encontradas na membrana celular servem para várias funções, incluindo suporte estrutural, transporte de moléculas através da membrana e controle enzimático de reações químicas na superfície celular. Algumas proteínas atuam como receptoras de hormônios e de outras moléculas reguladoras que chegam à superfície externa da membrana. As proteínas receptoras geralmente são específicas para determinado mensageiro, de modo muito semelhante a uma enzima que é específica para um único substrato. Outras proteínas celulares servem como "marcadores" (antígenos) que identificam o tipo sanguíneo e de tecido de um indivíduo.

As membranas celulares de todos os organismos superiores contêm colesterol. As células do corpo com o maior conteúdo de colesterol são as células de Schwann, que formam camadas isolantes em torno de determinadas fibras nervosas (ver Capítulo 7). Acredita-se que o seu alto conteúdo de colesterol seja importante nessa função de isolamento. A relação entre o colesterol e os fosfolipídios também ajuda a determinar a flexibilidade de uma membrana celular. Quando existe um defeito congênito nessa relação, a flexibilidade da célula pode ser reduzida. Isso poderia, por exemplo, incapacitar os eritrócitos de se dobrarem ao meio durante a passagem por vasos sanguíneos estreitos, causando, desse modo, a oclusão desses vasos.

Estrutura Celular e Controle Genético

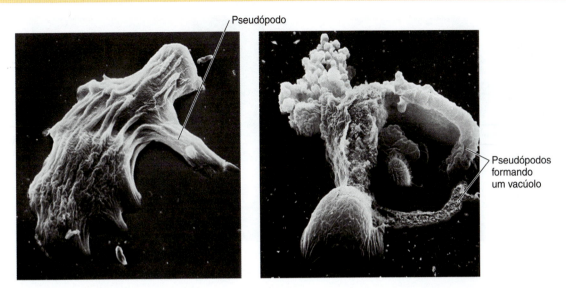

Figura 3.3 Fotomicrografia eletrônica de varredura da fagocitose. Observe a formação de pseudópodos e o aprisionamento da presa no interior de um vacúolo alimentar.

Além de lipídios e proteínas, a membrana celular também possui carboidratos, que se encontram fixados sobretudo à superfície externa da membrana como glicoproteínas e glicolipídios. Esses carboidratos da superfície possuem numerosas cargas negativas e, como conseqüência, afetam a interação de moléculas reguladoras com a membrana. As cargas negativas na superfície também afetam interações entre as células (p. ex., elas ajudam a manter os eritrócitos separados). A retirada dos carboidratos da superfície externa do eritrócito ocasiona a destruição mais rápida deste pelo fígado, baço e medula óssea.

Fagocitose

A maioria dos movimentos de moléculas e íons entre os compartimentos intra e extracelular envolve a passagem através da membrana celular (ver Capítulo 6). Entretanto, a membrana celular também participa do **transporte de grande volume** de porções maiores do ambiente extracelular. O transporte de grande volume inclui os processos da *fagocitose* e da *endocitose*.

Alguns corpos celulares – incluindo determinados leucócitos e macrófagos em tecidos conjuntivos – são capazes de mover-se de maneira semelhante a uma ameba (organismo unicelular). Eles realizam esse **movimento amebóide** projetando partes do seu citoplasma e formando *pseudópodos*, os quais se fixam a um substrato e levam junto a célula. Esse processo depende da ligação de proteínas fixadas na membrana denominadas *integrinas* com proteínas localizadas no exterior da membrana, na *matriz extracelular* (geralmente, um gel extracelular de proteínas e carboidratos).

As células que apresentam movimento amebóide – como determinadas células hepáticas que não são móveis – utilizam pseudópodos para envolver e englobar partículas de matéria orgânica (p. ex., bactérias). Esse processo é um tipo de "alimentação" celular denominado **fagocitose**. Ele serve para proteger o corpo contra microrganismos invasores e para remover resíduos extracelulares.

As células fagocitárias circundam a vítima com pseudópodos que se unem e se fundem (Figura 3.3). Após a membrana interna dos pseudópodos se tornar uma membrana contínua envolvendo a partícula ingerida, ela desprende-se da membrana celular. A partícula ingerida fica então contida numa organela denominada *vacúolo alimentar* no interior da célula. A seguir, o vacúolo alimentar funde-se com uma organela denominada lisossomo (descrito posteriormente), e a partícula será digerida por enzimas lisossômicas.

Endocitose

A **endocitose** é um processo em que a membrana celular invagina-se em vez de projetar-se com pseudópodos. Uma forma de endocitose, a **pinocitose**, é um processo inespecífico realizado por muitas células. A membrana celular invagina-se para produzir um sulco profundo e estreito. A membrana próxima à superfície desse sulco funde-se, e uma pequena vesícula contendo líquido extracelular desprende-se e entra na célula. A pinocitose permite que uma célula englobe moléculas grandes (p. ex., proteínas), assim como qualquer outra molécula que possa estar presente no líquido extracelular.

Um outro tipo de endocitose envolve uma área menor da membrana celular e ocorre apenas em resposta a moléculas específicas do ambiente extracelular. Como as moléculas extracelulares devem ligar-se a *proteínas receptoras* muito específicas na membrana celular, esse processo é denominado **endocitose mediada por receptores**.

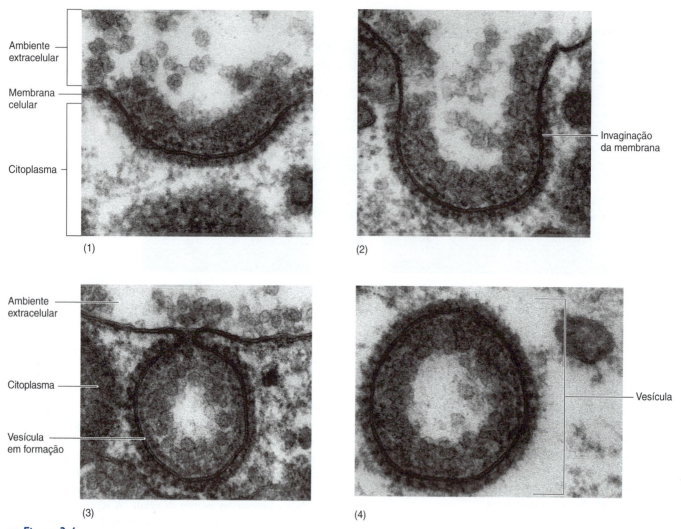

Figura 3.4 **Endocitose mediada por receptor.** Do estágio 1 ao estágio 4, ligações específicas de partículas extracelulares com proteínas receptoras da membrana acarretam a formação de vesículas endocíticas.

Na endocitose mediada por receptores, a interação de moléculas específicas do líquido extracelular com proteínas receptoras específicas da membrana causa invaginação, fusão e separação da membrana para formar uma vesícula (Figura 3.4). As vesículas formadas dessa maneira contêm líquido extracelular e moléculas que de outra forma não penetrariam no interior da célula. O colesterol ligado a proteínas específicas, por exemplo, entra nas células arteriais através da endocitose mediada por receptores. Como é descrito no Capítulo 13, esse fato é em parte responsável pela aterosclerose. Os vírus da hepatite, da poliomielite e da AIDS também exploram o processo da endocitose mediada por receptores para invadir células.

Exocitose

A **exocitose** é um processo pelo qual os produtos celulares são secretados para o ambiente extracelular. Proteínas e outras moléculas – destinadas à exportação (secreção) – produzidas no interior da célula são acondicionadas no interior de vesículas por uma organela denominada complexo de Golgi. No processo da exocitose, essas vesículas secretoras fundem-se com a membrana celular e liberam seu conteúdo no ambiente extracelular (ver Figura 3.13). As terminações nervosas liberam seus neurotransmissores químicos dessa maneira (ver Capítulo 7).

Quando a vesícula com os produtos secretados pela célula se funde com a membrana celular durante a exocitose, a área total da superfície da membrana celular é aumentada. Esse processo repõe o material perdido pela membrana celular durante a endocitose.

Cílios e Flagelos

Os **cílios** são estruturas piliformes que se projetam da superfície de uma célula e, como a ação coordenada de remadores num barco, mo-

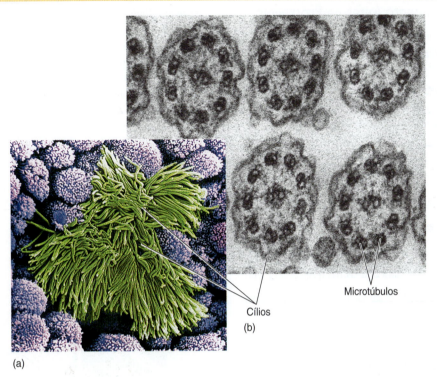

Figura 3.5 Fotomicrografias eletrônicas de cílios. Os cílios podem ser vistos (a) numa fotomicrografia eletrônica de varredura e (b) em cortes transversais de uma fotomicrografia eletrônica de transmissão. Observe o arranjo característico "9+2" dos microtúbulos no corte transversal.

vem-se em uníssono. No corpo humano, os cílios são encontrados na superfície apical (a face voltada para o lúmen ou cavidade) de células epiteliais fixas nos sistemas respiratório e genital feminino. No sistema respiratório, os cílios transportam filamentos de muco até a faringe (garganta), onde o muco pode ser deglutido ou expectorado. No sistema genital feminino, os movimentos ciliares do revestimento epitelial da tuba uterina conduzem o óvulo, movendo-o em direção ao útero.

Os espermatozóides são as únicas células do corpo humano que possuem **flagelos**. O flagelo é uma estrutura semelhante a um chicote que propulsiona o espermatozóide através do seu ambiente. Tanto os cílios como os flagelos são compostos por *microtúbulos* (finos cilindros compostos por proteínas) organizados de maneira característica. Um par de microtúbulos no centro de um cílio ou flagelo é circundado por outros nove pares de microtúbulos, produzindo o que é com freqüência denominado arranjo "9 + 2" (Figura 3.5).

Microvilosidades

Nas áreas do corpo especializadas na difusão rápida, a área superficial das membranas celulares pode ser aumentada por numerosas pregas denominadas **microvilosidades**. A passagem rápida dos produtos da digestão através das membranas epiteliais do intestino, por exemplo, é auxiliada por essas adaptações estruturais. A área superficial das membranas apicais (voltadas para o lúmen) do intestino é aumentada pelas numerosas projeções digitiformes pe-

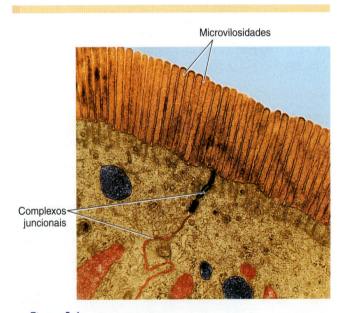

Figura 3.6 Microvilosidades do intestino delgado. Microvilosidades são observadas nesta fotomicrografia eletrônica colorida, que mostra duas células adjacentes unidas por junções intercelulares.

quenas (Figura 3.6). Microvilosidades semelhantes são encontradas no epitélio tubular renal, que reabsorve várias moléculas filtradas do sangue.

> **Teste Seu Conhecimento Antes de Prosseguir**
> 1. Descreva a estrutura da membrana plasmática.
> 2. Descreva as diferentes maneiras de as células englobarem materiais do líquido extracelular.
> 3. Explique o processo da exocitose.
> 4. Descreva a estrutura e a função de cílios, flagelos e microvilosidades.

Citoplasma e Suas Organelas

Muitas das funções de uma célula realizadas no compartimento citoplasmático são decorrentes da atividade de estruturas específicas denominadas organelas. Dentre elas, encontram-se os lisossomos, que contêm enzimas digestivas, e as mitocôndrias, nas quais ocorre a produção da maior parte da energia celular. Outras organelas participam da síntese e da secreção de produtos celulares.

Citoplasma e Citoesqueleto

A matriz gelatinosa contida no interior de uma célula (com exceção da localizada no interior do núcleo) é conhecida como **citoplasma**. O citoplasma inclui estruturas visíveis ao microscópio denominadas **organelas** e o **citosol** (semelhante a um líquido) que as circunda. Quando observado ao microscópio, sem técnicas especiais, o citoplasma parece uniforme e desestruturado. No entanto, de acordo com as evidências mais recentes, o citosol não é uma solução homogênea. Ao contrário, trata-se de uma estrutura muito bem organizada na qual fibras de proteínas – sob a forma de *microtúbulos* e *microfilamentos* – estão dispostas num emaranhado complexo circundando as organelas que se ligam à membrana. Por meio da microscopia fluorescente, essas estruturas podem ser visualizadas com o auxílio de anticorpos contra seus componentes de proteínas (Figura 3.7). Acredita-se que os microfilamentos e os microtúbulos interconectados forneçam a organização estrutural das enzimas citoplasmáticas e suporte para várias organelas.

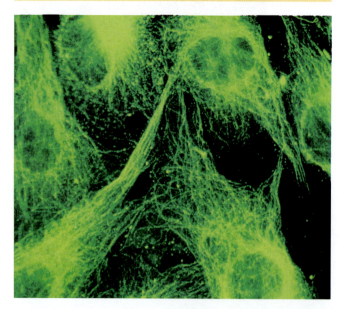

■ **Figura 3.7** Fotografia imunofluorescente de microtúbulos. Os microtúbulos são visualizados com o auxílio de anticorpos fluorescentes contra a tubulina, um componente protéico importante dos microtúbulos.

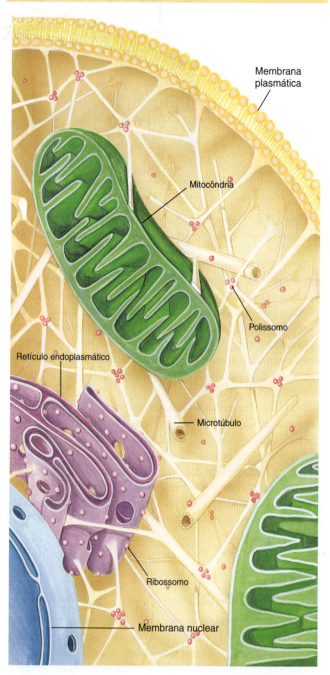

■ **Figura 3.8** Formação do citoesqueleto pelos microtúbulos. Os microtúbulos também são importantes na motilidade (movimento) da célula e no movimento dos materiais em seu interior.

Diz-se que o emaranhado de microfilamentos e microtúbulos funciona como um **citoesqueleto** (Figura 3.8). A estrutura desse "esqueleto" não é rígida. Ela é capaz de movimentos bem rápidos e de reorganização. Proteínas contráteis – incluindo a actina e a miosina, que são responsáveis pela contração muscular – são microfilamentos encontrados na maioria das células. Por exemplo, esses microfilamentos ajudam no movimento amebóide, de modo que o citoesqueleto também é a "musculatura" da célula. Outro exemplo são os microtúbulos formadores do *aparelho do fuso* que afasta os cromossomos entre si na divisão celular. Os microtúbulos também formam a parte central de cílios e flagelos e contribuem para a estrutura e os movimentos dessas projeções celulares.

O citoplasma de algumas células contém substâncias químicas armazenadas em agregados denominados **inclusões**. Os exemplos incluem *grânulos de glicogênio* no fígado, nos músculos estriados e em alguns outros tecidos; *grânulos de melanina* nos melanócitos da pele; e *triglicerídeos* no interior das células adiposas.

Lisossomos

Após uma célula fagocitária englobar as proteínas, os polissacarídeos e os lipídios presentes numa partícula de "alimento" (p. ex., uma bactéria), essas moléculas ainda são mantidas isoladas do citoplasma por membranas que envolvem o vacúolo alimentar. As grandes moléculas de proteínas, polissacarídeos e lipídios devem ser primeiramente degradadas em subunidades menores (incluindo aminoácidos, monossacarídeos e ácidos graxos) para atravessar a membrana do vacúolo e entrar no citoplasma.

As enzimas digestivas de uma célula estão isoladas do citoplasma e concentradas nas organelas ligadas à membrana denominadas **lisossomos** (Figura 3.9). Um *lisossomo primário* contém somente enzimas digestivas (aproximadamente quarenta tipos diferentes) num ambiente considerado mais ácido do que o citoplasma circundante. Um lisossomo primário pode fundir-se com um vacúolo alimentar (ou com outra organela celular) para formar um *lisossomo secundário*, no qual organelas não são mais utilizáveis e os produtos da fagocitose podem ser digeridos. Por essa razão, um lisossomo secundário contém remanescentes parcialmente digeridos de outras organelas e material orgânico ingerido. Um lisossomo que contém produtos metabólicos não digeridos denomina-se *corpo residual*. Os corpos residuais podem eliminar os produtos metabólicos pela exocitose, ou estes produtos podem acumular-se na célula à medida que ela envelhece.

Membranas parcialmente digeridas de várias organelas e outros resíduos celulares são com freqüência observados nos lisossomos secundários. Este é o resultado da **autofagia**, um processo que destrói organelas inutilizáveis, de modo que possam ser sempre substituídas. Portanto, os lisossomos são adequadamente caracterizados como o "sistema digestório" da célula.

Os lisossomos também são denominados "sacos de suicídio" porque a ruptura de suas membranas libera enzimas digestivas, o que, por conseguinte, ocasiona a destruição celular. Isso ocorre normalmente na *morte celular programada* (ou *apoptose*), descrita mais adiante na discussão sobre o ciclo celular. A destruição de tecidos, que ocorre durante os processos de remodelação do desenvolvimento embrionário, é um exemplo desse processo.

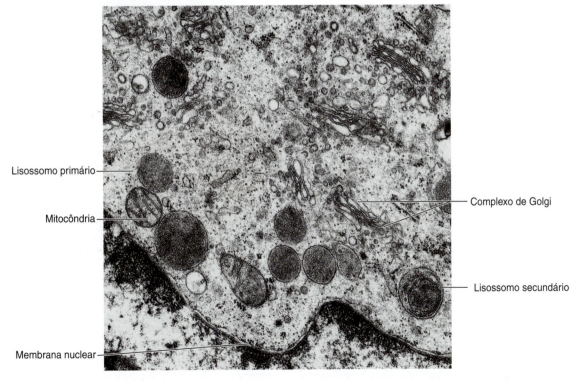

Figura 3.9 **Fotomicrografia de lisossomos.** Observe os lisossomos primários e secundários, mitocôndrias e o complexo de Golgi.

A maioria das moléculas da célula, senão todas, possui um período de vida limitado. Elas precisam ser substituídas com a mesma velocidade com que são destruídas. O glicogênio e alguns lipídios complexos do encéfalo, por exemplo, são normalmente digeridos em determinado tempo pelos lisossomos. Quando um indivíduo, por causa de algum defeito genético, não possui uma quantidade adequada dessas enzimas lisossômicas, o acúmulo anormal de glicogênio e lipídios resultante pode destruir os tecidos. Exemplos desses defeitos incluem a **doença de Tay-Sachs** e a **doença de Gaucher**.

Indícios Para a Investigação Clínica

Lembre-se de que Timothy apresenta grandes quantidades de grânulos de glicogênio, com muitos grânulos intactos observados no interior de seus lisossomos secundários.

Essa aparente doença hepática poderia ser causada por um outro distúrbio?

Qual condição Timothy pode apresentar que explique a presença de grânulos intactos de glicogênio em seus lisossomos?

Peroxissomos

Os **peroxissomos** são organelas envolvidas por uma membrana e contêm várias enzimas específicas que promovem reações de oxidação. Embora os peroxissomos estejam presentes na maioria das células, eles são particularmente grandes e ativos no fígado.

Todos os peroxissomos contêm uma ou mais enzimas que promovem reações em que o hidrogênio é removido de determinadas moléculas orgânicas e transferido ao oxigênio molecular (O_2), oxidando dessa forma a molécula e formando peróxido de hidrogênio (H_2O_2) durante o processo. Essa oxidação de moléculas tóxicas pelos peroxissomos é uma função importante das células hepáticas e renais. Por exemplo, grande parte do álcool ingerido de bebidas alcoólicas é oxidado em acetaldeído pelos peroxissomos hepáticos.

A enzima *catalase* presente nos peroxissomos impede o acúmulo excessivo de peróxido de hidrogênio catalisando a reação $2H_2O_2 \rightarrow 2H_2O + O_2$. A catalase é uma das enzimas conhecidas que atuam mais rapidamente (ver Capítulo 4), e é essa reação que produz o chiado de efervescência característico do contato do peróxido de hidrogênio com uma ferida.

Mitocôndrias

Todas as células do corpo, com exceção dos eritrócitos maduros, possuem de centenas a alguns milhares de organelas denominadas **mitocôndrias**. As mitocôndrias servem como locais de produção da maior parte da energia celular (ver Capítulo 5).

As mitocôndrias variam de tamanho e forma, mas todas possuem a mesma estrutura básica (Figura 3.10). Cada mitocôndria é circundada por uma membrana interna e por uma membrana externa, separadas por um espaço intermembranoso estreito. A membrana mitocondrial externa é lisa, mas a interna é caracterizada por muitas pregas, denominadas *cristas*, que se projetam como prateleiras em direção à área central (ou *matriz*) da mitocôndria. As cristas e a matriz dividem o espaço no interior da mitocôndria e possuem diferentes papéis na geração da energia celular. A estrutura e as funções das mitocôndrias serão descritas em mais detalhes no contexto do metabolismo celular no Capítulo 5.

As mitocôndrias podem migrar através do citoplasma de uma célula e são capazes de reproduzir-se sozinhas. De fato, as mitocôndrias possuem DNA próprio. Trata-se de uma forma de DNA mais primitiva (consistindo numa molécula de filamento duplo, circular e relativamente pequena) que a encontrada no interior do núcleo celular. Por esta e outras razões, muitos cientistas crêem que as mitocôndrias evoluíram de microrganismos separados, relacionados a bactérias, que invadiram os ancestrais das células animais e permaneceram num estado de simbiose.

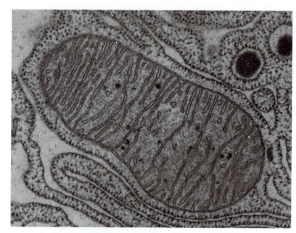
(a)

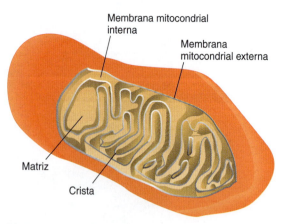
(b)

Figura 3.10 Estrutura de uma mitocôndria. (*a*) Fotomicrografia eletrônica de uma mitocôndria. A membrana mitocondrial externa e as pregas invaginadas da membrana interna – as cristas – são nitidamente observadas. O líquido no centro é a matriz. (*b*) Diagrama da estrutura de uma mitocôndria.

Estrutura Celular e Controle Genético

> Um óvulo contém numerosas mitocôndrias e, na fertilização, ganha poucas (quando isso ocorre) mitocôndrias do espermatozóide. O DNA mitocondrial replica-se por si só e, posteriormente, as mitocôndrias dividem-se por desunião, de modo que podem entrar nas células em proliferação do embrião e do feto. Por essa razão, todas (ou quase todas) as mitocôndrias de um indivíduo são, em última instância, herdadas da mãe. Isso provê uma forma única de herança que é passada somente da mãe à criança. Uma causa rara de cegueira, conhecida como **neuropatia óptica hereditária de Leber**, assim como vários outros distúrbios, são herdados somente ao longo da linhagem materna e sabe-se que são causados pelo DNA mitocondrial defeituoso.

Ribossomos

Os ribossomos são com freqüência denominados "fábricas de proteínas" da célula, porque é neles que as proteínas são produzidas de acordo com as informações genéticas contidas no RNA mensageiro (analisado em seção posterior). Os ribossomos são muito pequenos (tamanho aproximado de 25 nanômetros) e podem ser encontrados livres no citoplasma e localizados na superfície de uma organela denominada retículo endoplasmático (analisado na próxima seção).

Cada ribossomo é constituído por duas subunidades (Figura 3.11) que são designadas como 30S e 50S, segundo sua velocidade de sedimentação numa centrífuga (o "S" deriva da medida utilizada, ou seja, unidades Svedberg). Cada subunidade é composta por RNA ribossômico e proteínas. Contrariando as expectativas iniciais da maioria dos cientistas, atualmente parece que as moléculas de RNA ribossômico servem como enzimas (denominadas *ribozimas*) para muitas das reações dos ribossomos necessárias à síntese de proteínas. Posteriormente, neste capítulo, será abordada a síntese de proteínas, e no Capítulo 4 serão discutidas as enzimas e a catálise.

Retículo Endoplasmático

A maioria das células contém um sistema de membranas denominado **retículo endoplasmático** (**RE**). O RE pode ser de dois tipos: (1) **retículo endoplasmático rugoso** (ou **granuloso**) e (2) **retículo endoplasmático liso** (ou **não-granuloso**) (Figura 3.12). O retículo endoplasmático rugoso possui ribossomos em sua superfície, enquanto

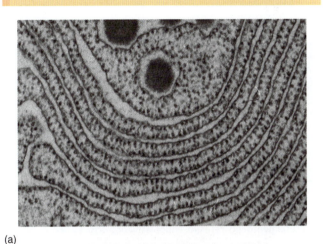

(a)

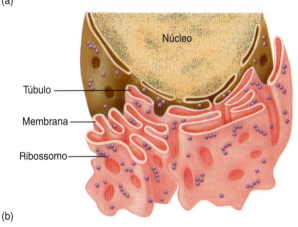

(b)

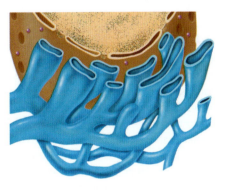

(c)

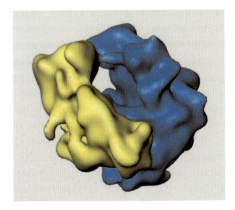

■ **Figura 3.11** Um ribossomo é composto por duas subunidades. Este é um modelo da estrutura de um ribossomo, com a subunidade menor (amarelo) e a subunidade maior (azul). O espaço entre as duas subunidades acomoda uma molécula de RNA transportador, necessária para trazer aminoácidos para a cadeia polipeptídica em crescimento.

■ **Figura 3.12** O retículo endoplasmático. (*a*) Fotomicrografia eletrônica de um retículo endoplasmático rugoso (granuloso) (aproximadamente 100.000 x). O retículo endoplasmático rugoso (*b*) possui ribossomos fixados à sua superfície, enquanto o retículo endoplasmático liso (*c*) não possui ribossomos.

o retículo endoplasmático liso não os possui. O retículo endoplasmático liso serve a uma variedade de funções em diferentes células. Por exemplo, ele serve como local para reações enzimáticas na produção e inativação de hormônios esteróides e para armazenamento de Ca^{2+} nas células musculares estriadas. O retículo endoplasmático rugoso é abundante em células que são ativas na síntese e na secreção de proteínas (p. ex., como naquelas de muitas glândulas endócrinas e exócrinas).

Nas células hepáticas, o retículo endoplasmático liso contém enzimas utilizadas para inativar hormônios esteróides e muitas drogas. Esse processo geralmente é realizado por reações que convertem os compostos em formas hidrossolúveis menos ativas, que podem ser excretadas pelos rins com mais facilidade. Quando as pessoas tomam certas drogas (p. ex., álcool e fenobarbital) durante um longo período, são necessárias doses cada vez maiores para se obter o efeito produzido inicialmente. Esse fenômeno, denominado **tolerância**, é acompanhado pelo crescimento do retículo endoplasmático liso e, por conseguinte, pelo aumento da quantidade de enzimas encarregadas de inativar essas drogas.

Indícios Para a Investigação Clínica

Lembre-se de que as células hepáticas de Timothy apresentam um retículo endoplasmático liso raramente extenso.
Por que o retículo endoplasmático de Timothy é tão bem desenvolvido, e qual função benéfica ele pode cumprir?
O que ele poderia fazer para determinar se essa é a causa de seus problemas hepáticos?

Complexo de Golgi

O **complexo de Golgi**, também denominado **aparelho de Golgi**, consiste num conjunto de vários sacos achatados (Figura 3.13). Ele se assemelha a uma pilha de panquecas, mas as "panquecas" do complexo de Golgi são ocas, com cavidades denominadas *cisternas* no interior de cada saco. Um lado da pilha encontra-se na frente do retículo endoplasmático e serve a este como local de entrada de vesículas que contêm produtos celulares. Esses produtos são passados de um saco para outro, provavelmente através de vesículas produzidas num saco e que se fundem com o próximo, embora outros mecanismos também possam estar envolvidos.

O lado oposto da pilha de sacos do complexo de Golgi fica em frente à membrana plasmática. À medida que o produto celular passa em direção a esse lado, ele é quimicamente modificado e, a seguir, liberado no interior das vesículas que foram formadas fora do saco. Dependendo da natureza do produto específico, as vesículas que deixam o complexo de Golgi podem se tornar lisossomos, ou grânulos de armazenamento de produtos de secreção, ou anexos à membrana plasmática.

Teste Seu Conhecimento Antes de Prosseguir

1. Explique por que é possível considerar os microfilamentos e os microtúbulos como o esqueleto e a musculatura de uma célula.
2. Descreva as funções dos lisossomos e dos peroxissomos.
3. Descreva a estrutura e as funções das mitocôndrias.
4. Explique como as mitocôndrias podem prover uma herança genética oriunda apenas da mãe.
5. Descreva a estrutura e a função dos ribossomos.
6. Diferencie o retículo endoplasmático rugoso do liso em termos estruturais e funcionais.

Núcleo Celular e Expressão Genética

O núcleo é a organela que contém o DNA de uma célula. Um gene é uma extensão do DNA que codifica a produção de uma cadeia polipeptídica específica. Para que os genes se expressem, eles devem primeiramente dirigir a produção de moléculas de RNA complementares. Esse processo denomina-se transcrição genética.

A maioria das células do corpo possui um único **núcleo**. As exceções incluem as células musculares esqueléticas, que possuem dois ou mais núcleos, e os eritrócitos maduros, que não o possuem. O núcleo é envolvido por duas membranas – uma interna e uma externa – que em conjunto são denominadas **membrana nuclear** (ou **envelope nuclear**) (Figura 3.14). A membrana externa é uma extensão do retículo endoplasmático do citoplasma. Em vários pontos, as membranas interna e externa fundem-se através de estruturas denominadas *complexos de poros nucleares*. Estes atuam como rebites, mantendo as duas membranas unidas. Cada complexo de poros nucleares possui uma abertura central, o *poro nuclear* (Figura 3.15), circundada por colunas e anéis de proteínas interconectados. Pequenas moléculas podem passar através dos complexos por difusão, mas o movimento das proteínas e do RNA através dos poros nucleares é um processo seletivo que consome energia.

O transporte de proteínas específicas do citoplasma para o interior do núcleo, através dos poros nucleares, pode servir a muitas funções, incluindo a regulação da expressão genética pelos hormônios (ver Capítulo 11). O transporte do RNA para fora do núcleo em que foi formado é exigido para a expressão genética. Como foi descrito nesta seção, os *genes* são regiões do DNA no interior do núcleo. Cada gene contém o código para a produção de um tipo particular de RNA denominado RNA mensageiro (RNAm). Quando uma molécula de RNAm é transportada através

Estrutura Celular e Controle Genético

do poro nuclear, ela se associa a ribossomos que se encontram livres no citoplasma ou associados ao retículo endoplasmático rugoso. O RNAm fornece, então, o código para a produção de um tipo específico de proteína.

A estrutura primária da proteína (sua seqüência de aminoácidos) é determinada pela seqüência de bases do RNAm. Esta foi previamente determinada pela seqüência de bases na região do

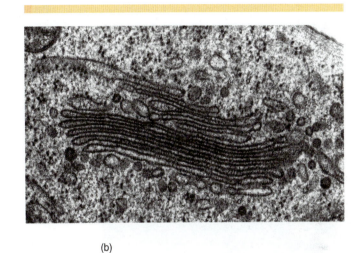

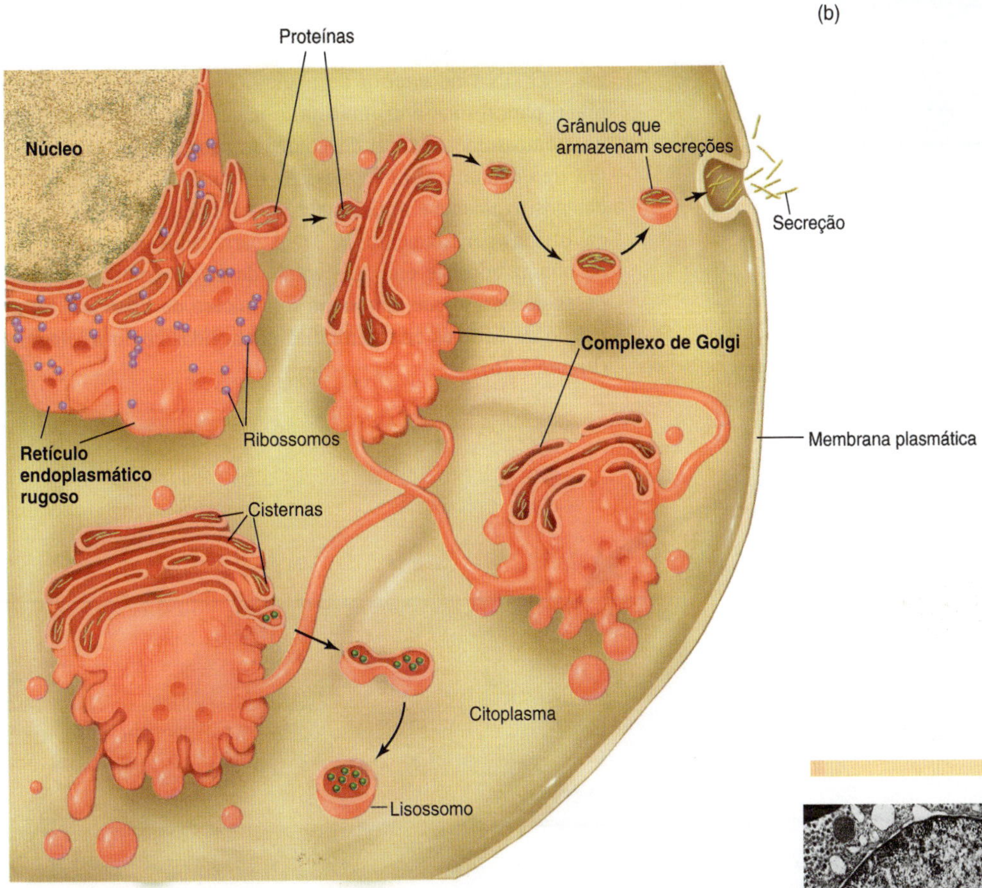

Figura 3.13 **O complexo de Golgi.** (a) Fotomicrografia eletrônica de um complexo de Golgi. Observe a formação de vesículas nas extremidades de alguns dos sacos achatados. (b) Ilustração do processamento de proteínas pelo retículo endoplasmático rugoso e pelo complexo de Golgi.

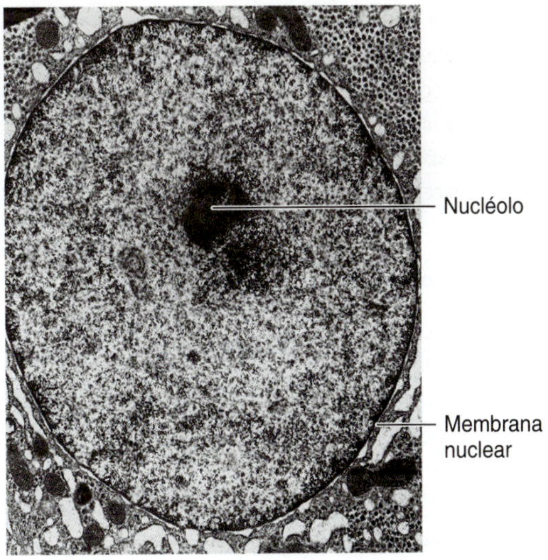

Figura 3.14 **Estrutura de um núcleo.** Fotomicrografia eletrônica de um núcleo de uma célula hepática com a sua membrana nuclear e seu nucléolo.

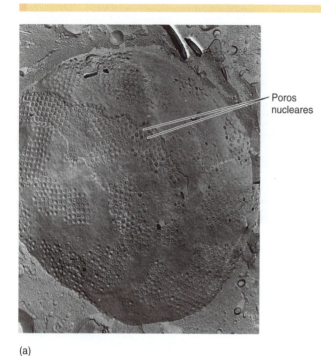

DNA (o gene) que codifica o RNAm. Portanto, a **expressão genética** ocorre em dois estágios: primeiro, a **transcrição genética** (síntese de RNA) e, logo em seguida, a **tradução genética** (síntese de proteína).

Cada núcleo contém uma ou mais áreas escuras (ver Figura 3.14). Essas regiões, que não são circundadas por membranas, denominam-se **nucléolos**. O DNA no interior dos nucléolos contém os genes que codificam a produção do RNA ribossômico (RNAr).

Cromatina

O DNA é composto por quatro subunidades diferentes de nucleotídeos que contêm as bases nitrogenadas adenina, guanina, citosina e timina. Esses nucleotídeos formam duas cadeias polipeptídicas, unidas pelo pareamento de bases complementares e torcidas para formar uma hélice dupla. Essa estrutura é analisada no Capítulo 2 e ilustrada nas Figuras 2.30 e 2.31.

O DNA no interior do núcleo celular combina-se com proteínas para formar a **cromatina**, o material filiforme que constitui os cromossomos. Muito do conteúdo protéico da cromatina é de um tipo denominado *histonas*. As histonas são proteínas carregadas positivamente e organizadas para formar bobinas, as quais são envolvidas por filamentos de DNA carregados negativamente. Cada bobina consiste em duas voltas de DNA, compreendendo 146 pares de bases, que envolvem um núcleo de histonas. Esse formação de bobinas cria partículas conhecidas como **nucleossomos** (Figura 3.16).

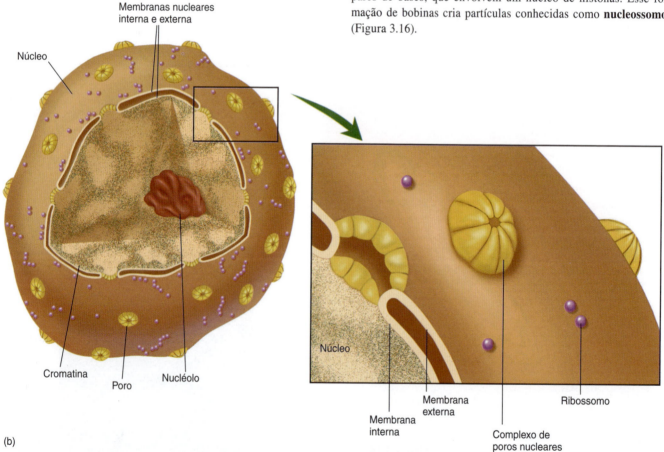

■ **Figura 3.15** **Poros nucleares.** (*a*) Microfotografia eletrônica de uma membrana nuclear rompida por congelamento mostrando os poros nucleares. (*b*) Diagrama mostrando os complexos de poros nucleares.

Estrutura Celular e Controle Genético

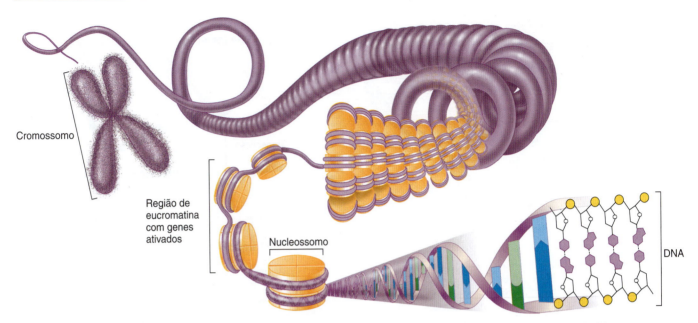

Figura 3.16 **Estrutura da cromatina.** Parte do DNA enrola-se em torno de complexos de histonas, formando partículas conhecidas como nucleossomos.

A cromatina que é ativa na transcrição genética (síntese de RNA) encontra-se numa forma relativamente difusa denominada **eucromatina**. Por outro lado, as regiões da cromatina denominadas **heterocromatina** são bem condensadas e formam áreas como manchas no núcleo. A heterocromatina condensada contém genes ditos "silenciados", isto é, que estão inativos de forma permanente.

Na eucromatina, os genes podem ser ativados ou bloqueados em diferentes momentos. Acredita-se que isso ocorra através de alterações químicas das histonas. Essas alterações incluem a acetilação (adição de dois grupos químicos com dois carbonos), que ativa a transcrição genética, e a desacetilação (remoção desses grupos químicos), que interrompe a transcrição genética.

> **CLÍNICA**
> Estima-se que apenas trezentos genes de um total de 3 mil são ativos em qualquer célula. Isso se deve ao fato de cada célula se tornar especializada em determinadas funções, num processo denominado *diferenciação*. As células diferenciadas de um adulto derivam das células do embrião. As **células-tronco embrionárias** podem se tornar qualquer célula do corpo, sendo chamadas de *totipotentes*. No processo de desenvolvimento, a maioria dos genes é silenciada à medida que as células se tornam mais diferenciadas. No entanto, a medula óssea de um adulto possui células que não são totalmente especializadas. Estas incluem as **células-tronco hematopoiéticas**, que podem formar células sanguíneas, e as **células-tronco mesenquimais**, que podem diferenciar-se em osteócitos (células do osso), condrócitos (células da cartilagem), adipócitos (células da gordura) e outras células. Muitos cientistas esperam que o crescimento de células-tronco em cultura de tecido possa, algum dia, ser utilizado para a produção de órgãos e tecidos transplantáveis.

Síntese do RNA

Um gene codifica uma cadeia polipeptídica. Cada gene é uma extensão de DNA que possui um comprimento de vários milhares de pares de nucleotídeos. O DNA de uma célula humana contém mais de 3 bilhões de pares de bases, o suficiente para codificar pelo menos 3 milhões de proteínas. Como o número médio de proteínas da célula humana é inferior a essa quantidade (de 30 mil a 150 mil proteínas diferentes), apenas uma fração do DNA de cada célula é utilizada na codificação das proteínas. O restante do DNA pode ser inativo ou redundante. Além disso, alguns segmentos do DNA servem para regular as regiões que codificam as proteínas.

Para que o código genético seja traduzido em síntese de proteínas específicas, o código do DNA deve primeiramente ser copiado num filamento de RNA. Isso é conseguido pela síntese do RNA dirigida pelo DNA – o processo da **transcrição genética**.

Na síntese do RNA, a enzima **RNA polimerase** rompe pontes fracas de hidrogênio entre bases pareadas do DNA. Isso não ocorre em toda a extensão do DNA, mas somente nas regiões que devem ser transcritas. Há seqüências de bases que codificam as ações de "iniciar" e "parar", e existem regiões do DNA que funcionam como *promotoras*. Moléculas reguladoras específicas (p. ex., hormônios) atuam como **fatores de transcrição** ligando-se à região promotora de um gene particular e, conseqüentemente, ativando-o. O DNA de filamento duplo separa-se na região a ser transcrita, de modo que as bases liberadas possam formar par com bases complementares do RNA no nucleoplasma.

Esse pareamento de bases, assim como o que ocorre na replicação do DNA (descrita em seção posterior), segue a lei do pareamento de bases complementares: *a guanina liga-se à citosina* (e vice-versa) e *a adenina liga-se à uracila* (pois a uracila no RNA equivale à timina no DNA). No entanto, de maneira diferente da replicação do DNA, somente *um* dos dois filamentos liberados do

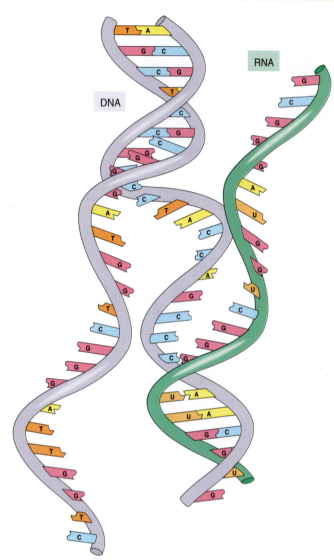

Figura 3.17 Síntese (transcrição) do RNA. Observe que apenas um dos dois filamentos do DNA é utilizado para formar a molécula monofilamentar do RNA.

DNA serve como guia para a síntese do RNA (Figura 3.17). Uma vez produzida a molécula de RNA, esta se solta do filamento de DNA sobre o qual foi formada. Esse processo pode continuar indefinidamente, produzindo muitos milhares de cópias de RNA a partir do filamento de DNA que está sendo transcrito. Quando o gene não for mais transcrito, os filamentos separados de DNA podem se unir novamente.

Tipos de RNA

Existem quatro tipos de RNA produzidos no núcleo por transcrição: (1) o **precursor do RNA mensageiro (pré-RNAm)**, alterado no núcleo para formar o RNAm; (2) o **RNA mensageiro (RNAm)**, que contém o código para a síntese de proteínas específicas; (3) o **RNA transportador (RNAt)**, contido no RNAm e necessário para a decodificação da mensagem genética; e (4) o **RNA ribossômico (RNAr)**, que integra a estrutura dos ribossomos. O DNA que codifica a síntese do RNAr está

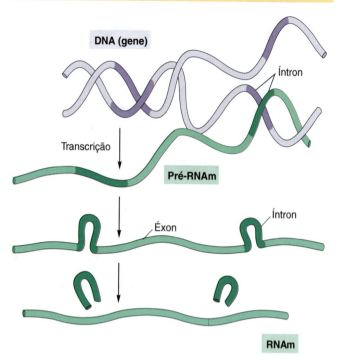

Figura 3.18 Processamento do pré-RNAm em RNAm. As regiões que não são codificadoras dos genes, denominadas *íntrons*, produzem excesso de bases no pré-RNAm. Esse excesso de bases é removido, e as regiões codificadoras do RNAm são unidas.

localizado na parte do núcleo denominada nucléolo. O DNA que codifica a síntese do pré-RNAm e do RNAt está localizado em outro local no núcleo.

Nas bactérias – que têm a biologia molecular do gene mais bem conhecida –, o gene que codifica um tipo de proteína produz uma molécula de RNAm que começa a dirigir a síntese de proteínas assim que ele é transcrito. Isso não ocorre em organismos superiores, incluindo os humanos. Nas células mais diferenciadas, produz-se um pré-RNAm que deve ser modificado no interior do núcleo antes de ele poder entrar no citoplasma como RNAm e dirigir a síntese de proteínas.

O precursor do RNAm é muito maior que o RNAm que ele forma. Surpreendentemente, esse tamanho maior do pré-RNAm não é devido ao excesso de bases nas extremidades das moléculas que devem ser cindidas; ao contrário, o excesso de bases está localizado no *interior* do pré-RNAm. Em outras palavras, o código genético de uma determinada proteína é separado por extensões de pares de bases que não contribuem para o código. Essas regiões não-codificadoras do DNA num gene são denominadas *íntrons*; e as codificadoras, *éxons*. Por isso, o pré-RNAm deve ser cortado e unido para formar o RNAm (Figura 3.18). A cisão e a união podem ser bem extensas – um único gene pode conter até cinqüenta íntrons, que devem ser removidos do pré-RNAm para que ele seja convertido em RNAm.

Os íntrons são removidos do pré-RNAm e as extremidades dos éxons são unidas por macromoléculas denominadas *snRNPs* (pronuncia-se "*snarps*"), produzindo o RNAm funcional que deixa o núcleo e entra no citoplasma. SnRNPs significa *pequenas ribonu-*

cleoproteínas nucleares (*small nuclear ribonucleoproteins*). Ou seja, pequenos agregados de RNA e proteínas semelhantes aos ribossomos formadores de um corpo denominado espliceossomo, que une os éxons.

> ### Teste Seu Conhecimento Antes de Prosseguir
> 1. Descreva a aparência e a composição da cromatina e a estrutura dos nucleossomos. Comente a importância das proteínas histonas.
> 2. Explique como o RNA é produzido no núcleo de acordo com as informações contidas no DNA.
> 3. Explique como o precursor do RNAm é modificado para produzir o RNAm.

Síntese e Secreção de Proteína

Para que um gene se expresse, ele deve ser utilizado primeiramente como um guia (ou amostra) na produção de um filamento complementar de RNA mensageiro. Esse RNAm é então utilizado como guia para produzir um tipo particular de proteína cuja seqüência de aminoácidos é determinada pela seqüência de trincas de bases (códons) do RNAm.

Quando o RNAm entra no citoplasma, ele se liga aos **ribossomos**, os quais aparecem no microscópio eletrônico como numerosas partículas pequenas. Um ribossomo é composto por quatro moléculas de RNA ribossômico e 82 proteínas, arranjadas para formar duas subunidades de tamanhos diferentes. O RNAm passa através de alguns ribossomos para formar uma estrutura em "colar de pérolas" denominada *polirribossomo* (ou, abreviadamente, *polissomo*), como mostrado na Figura 3.19. A associação do RNAm com ribossomos é necessária para o processo da **tradução genética** – a produção de proteínas específicas de acordo com o código contido na seqüência de bases do RNAm.

Cada molécula de RNAm contém várias centenas ou mais de nucleotídeos dispostos na seqüência determinada pelo pareamento de bases complementares com DNA durante a transcrição (síntese do RNA). Cada três bases, ou *trinca de bases*, é uma palavra código – denominada **códon** – de um aminoácido específico. A Tabela 3.2 e a Figura 3.20 apresentam e ilustram amostras de códons e de suas "traduções" de aminoácidos. Quando o RNAm se move através do ribossomo, a seqüência de códons é traduzida numa seqüência de aminoácidos específicos no interior de uma cadeia polipeptídica em crescimento.

RNA Transportador

A tradução dos códons se faz através do RNAt e de determinadas enzimas. Cada molécula de RNAt, como o RNAm e o RNAr, é um único filamento. Embora o RNAt seja monofilamentar, ele se curva sobre si mesmo e forma uma estrutura semelhante a um trevo (Figura

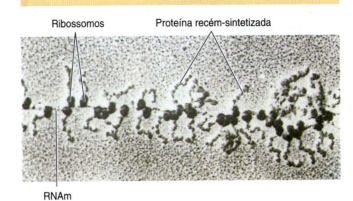

■ **Figura 3.19** Fotomicrografia eletrônica de polirribossomos. Um filamento de RNA une os ribossomos.

Tabela 3.2 Trincas de Bases do DNA e Códons do RNAm Selecionados

Trinca do DNA	Códon do RNA	Aminoácido
TAC	AUG	"Iniciar" (Metionina)
ATC	UAG	"Parar"
AAA	UUU	Fenilalanina
AGG	UCC	Serina
ACA	UGU	Cisteína
GGG	CCC	Prolina
GAA	CUU	Leucina
GCT	CGA	Arginina
TTT	AAA	Lisina
TGC	ACG	Treonina
CCG	GGC	Glicina
CTC	GAG	Ácido glutâmico

3.21*a*), a qual, acredita-se, seja torcida ainda mais, assumindo uma forma em "L" invertido (Figura 3.21*b*). Uma extremidade do "L" contém o **anticódon** – três nucleotídeos que são complementares a um códon específico do RNAm.

Enzimas presentes no citoplasma da célula denominadas *aminoacil-RNAt sintetase* unem aminoácidos específicos às extremidades do RNAt, de modo que o RNAt com um anticódon específico se liga a apenas um aminoácido específico. Existem vinte variedades de enzimas sintetases, uma para cada tipo de aminoácido. Cada sintetase deve reconhecer o seu aminoácido específico, como também ser capaz de fixar esse aminoácido ao RNAt particular que possui o anticódon correto para ele. Portanto, o citoplasma de uma célula contém moléculas de RNAt que se ligam a um aminoácido específico, e cada uma dessas moléculas de RNAt é capaz de ligar-se a um códon específico do RNAm através da sua trinca de bases do anticódon.

Formação de um Polipeptídio

Os anticódons do RNAt ligam-se aos códons do RNAm à medida que o RNAm se move através do ribossomo. Como cada molécula de RNAt leva um aminoácido específico, a união desses aminoácidos

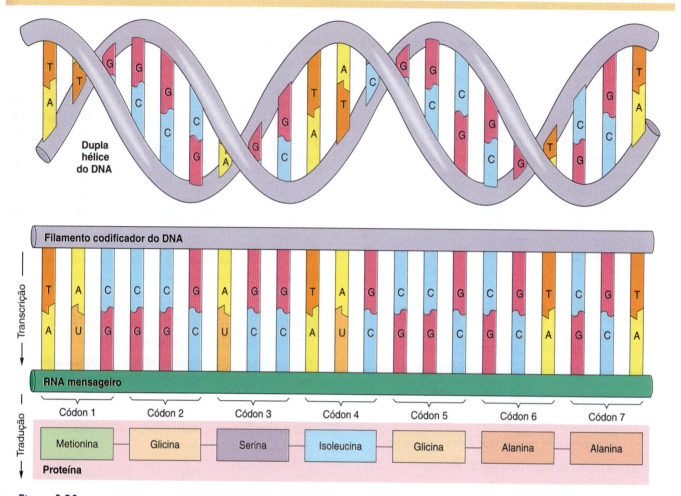

■ **Figura 3.20** Transcrição e tradução. O código genético é primeiramente transcrito em trincas de bases (códons) no RNAm e, a seguir, é traduzido numa seqüência específica de aminoácidos num polipeptídio.

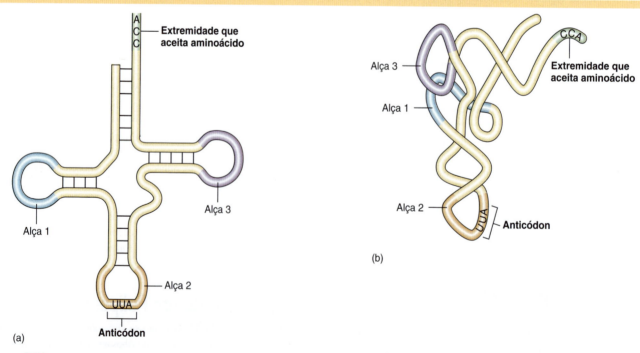

■ **Figura 3.21** Estrutura do RNA transportador (RNAt). (a) Representação simplificada em trevo e (b) a estrutura tridimensional do RNAt.

por meio de ligações peptídicas cria um polipeptídio cuja seqüência de aminoácidos foi determinada pela seqüência de códons do RNAm.

O primeiro e o segundo RNAt aproximam o primeiro e o segundo aminoácidos. O primeiro aminoácido então se desliga de seu RNAt e, pela ação de enzimas, transfere-se ao aminoácido do segundo RNAt, formando um dipeptídio. Quando o terceiro RNAt se liga ao terceiro códon, o aminoácido que ele carrega forma uma ligação peptídica com o segundo aminoácido (que se desliga de seu RNAt). Então, um tripeptídio é ligado pelo terceiro aminoácido ao terceiro RNAt. Dessa maneira, a cadeia polipeptídica cresce à medida que aminoácidos são adicionados à sua ponta em crescimento (Figura 3.22). A cadeia polipeptídica em crescimento sempre se liga ao filamento do RNAm por apenas um RNAt, e esse RNAt é sempre a molécula adicionada ao último aminoácido da cadeia polipeptídica em crescimento.

À medida que o comprimento da cadeia polipeptídica aumenta, interações entre aminoácidos fazem com que ela se torça em forma de hélice (estrutura secundária) e se dobre e se curve sobre si mesma (estrutura terciária). No final do processo, a nova proteína se desligará do RNAt quando o último aminoácido for adicionado. Muitas proteínas sofrem outras modificações após serem formadas. Essas modificações ocorrem no retículo endoplasmático rugoso e no complexo de Golgi.

Funções do Retículo Endoplasmático e do Complexo de Golgi

Proteínas que devem ser utilizadas no interior da célula podem ser produzidas pelos polirribossomos que flutuam livremente no citoplasma e não estão ligados a outras organelas. Entretanto, quando a proteína deve ser secretada pela célula, ela é produzida pelos complexos RNAm-ribossomos localizados no retículo endoplasmático rugoso. As membranas desse sistema envolvem espaços cheios de líquidos denominados *cisternas*, nos quais as proteínas recém-formadas podem entrar. Uma vez nas cisternas, as estruturas dessas proteínas modificam-se de modos específicos.

Quando são produzidas proteínas destinadas à secreção, aproximadamente os primeiros trinta aminoácidos são basicamente hidrofóbicos. Essa *seqüência líder* é atraída ao componente lipídico das membranas do retículo endoplasmático. À medida que a cadeia polipeptídica se alonga, ela é "injetada" no interior da cisterna do retículo endoplasmático. De certa forma, a seqüência líder é um "endereço" que dirige as proteínas secretadas para o interior do retículo endoplasmático. Quando as proteínas se encontram na cisterna, a seqüência líder é removida por enzimas, de modo que a proteína não pode voltar para o citoplasma (Figura 3.23).

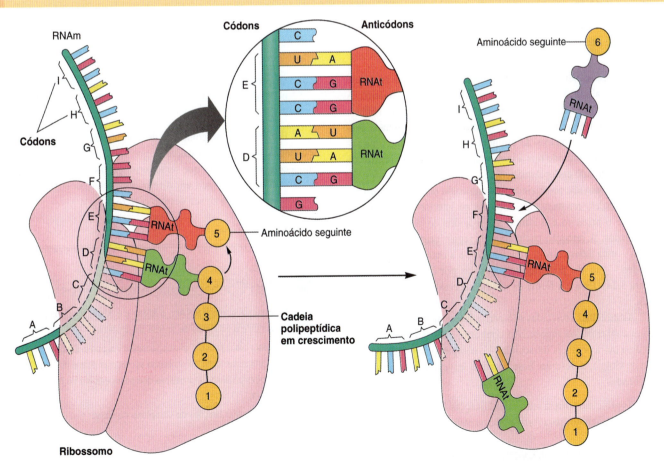

Figura 3.22 Tradução do RNA mensageiro (RNAm). Quando o anticódon de cada novo aminoacil-RNAt liga-se a um códon do RNAm, novos aminoácidos juntam-se à ponta da cadeia polipeptídica em crescimento.

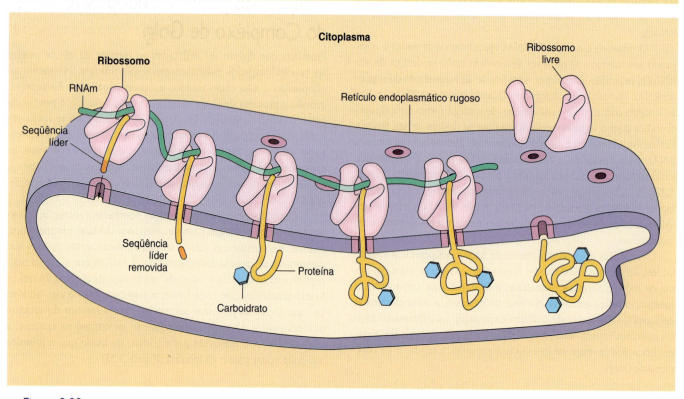

Figura 3.23 Como as proteínas secretadas entram no retículo endoplasmático. Uma proteína destinada à secreção começa com uma seqüência líder que permite sua inserção numa cisterna (cavidade) do retículo endoplasmático. Após a proteína ser inserida, remove-se a seqüência líder e um carboidrato é adicionado à proteína.

O processamento do hormônio insulina pode servir como um exemplo das alterações que ocorrem no retículo endoplasmático. A molécula original entra na cisterna como um polipeptídio simples composto por 109 aminoácidos. Essa molécula é denominada *pré-pró-insulina*. Os primeiros 23 aminoácidos servem como uma seqüência líder, permitindo que a molécula seja injetada no interior da cisterna do retículo endoplasmático. A seguir, a seqüência líder é rapidamente removida, produzindo uma molécula denominada *pró-insulina*. A cadeia remanescente dobra-se no interior da cisterna, de modo que o primeiro e o último aminoácidos do polipeptídio são aproximados. A remoção enzimática da região central produz duas cadeias – uma delas com 21 aminoácidos, e a outra com trinta aminoácidos – que são posteriormente unidas por ligações dissulfeto (Figura 3.24). Essa é a forma da insulina normalmente secretada da célula.

As proteínas secretadas não permanecem aprisionadas no retículo endoplasmático rugoso. Ao contrário, elas são transportadas para uma outra organela intracelular – o complexo de Golgi (ou aparelho de Golgi), já descrito. Essa organela serve a três funções inter-relacionadas:

1. As proteínas sofrem outras modificações (incluindo a adição de carboidratos para formar *glicoproteínas*) no complexo de Golgi.
2. No complexo de Golgi, diferentes tipos de proteínas são separados de acordo com a sua função e destino.
3. Os produtos finais são acondicionados em vesículas do complexo de Golgi e despachados a seus destinos (ver Figura 3.13).

Por exemplo, no complexo de Golgi, proteínas que devem ser secretadas são separadas daquelas que serão incorporadas à membrana celular e daquelas que serão introduzidas nos lisossomos. Cada uma é acondicionada em diferentes vesículas envolvidas por membrana e enviada ao seu destino correto.

Teste Seu Conhecimento Antes de Prosseguir

1. Explique como o RNAm, o RNAr e o RNAt funcionam durante o processo de síntese de proteínas.
2. Descreva o retículo endoplasmático rugoso e explique como o processamento de proteínas secretadas difere do processamento de proteínas que permanecem no interior da célula.
3. Descreva as funções do complexo de Golgi.

Estrutura Celular e Controle Genético

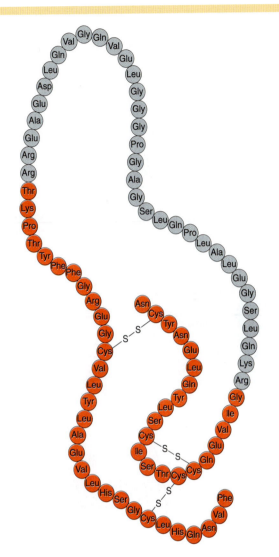

■ **Figura 3.24** Conversão da pró-insulina em insulina. A longa cadeia polipeptídica denominada pró-insulina é convertida no hormônio ativo insulina pela remoção enzimática de uma extensão de aminoácidos (mostrada em cinza). A molécula de insulina produzida dessa maneira é constituída por duas cadeias polipeptídicas (*círculos vermelhos*) unidas por ligações dissulfeto.

Síntese do DNA e Divisão Celular

Durante a divisão de uma célula, cada filamento do DNA do seu núcleo atua como um modelo para a formação de um novo filamento complementar. Os órgãos crescem e se regeneram pela divisão celular conhecida como mitose. As duas células-filhas produzidas pela mitose contêm a mesma informação genética da célula-mãe. Os gametas contêm apenas metade do número de cromossomos da célula-mãe e são formados por um tipo de divisão celular denominada meiose.

A informação genética é necessária para a vida da célula e para esta desempenhar suas funções no corpo. Cada célula obtém essa informação genética da sua célula-mãe pelo processo de replicação do DNA e da divisão celular. O DNA é o único tipo de molécula do corpo capaz de auto-replicação, e existem mecanismos na célula em divisão que garantem que as cópias duplicadas do DNA sejam adequadamente distribuídas às células-filhas.

Replicação do DNA

Na divisão de uma célula, cada molécula de DNA se replica e cada uma das cópias idênticas do DNA então produzidas é distribuída às duas células-filhas. A replicação do DNA exige a ação de um conjunto composto por muitas enzimas e proteínas. À medida que esse conjunto se move ao longo da molécula de DNA, determinadas enzimas (*DNA helicases*) rompem as pontes fracas de hidrogênio entre bases complementares para produzir dois filamentos livres numa bifurcação da molécula de filamento duplo. Como conseqüência, as bases de cada um dos dois filamentos livres do DNA podem ligar-se a novas bases complementares (partes de nucleotídeos) disponíveis no ambiente circundante.

De acordo com o pareamento de bases complementares, as bases de cada filamento original se ligarão a nucleotídeos livres adequados. A adenina forma par com nucleotídeos contendo timina; a guanina forma par com nucleotídeos contendo citosina, e assim por diante. Enzimas denominadas **DNA polimerases** unem os nucleotídeos para compor uma segunda cadeia de polinucleotídeos em cada DNA que é complementar aos primeiros filamentos do DNA. Dessa maneira, duas novas moléculas de DNA, cada qual contendo dois filamentos complementares, são formadas. Por conseguinte, formam-se duas novas moléculas de DNA de dupla hélice, as quais contêm a mesma seqüência de bases da molécula-mãe (Figura 3.25).

Quando ocorre a replicação do DNA, portanto, cada cópia é composta por um filamento novo e por um filamento da molécula de DNA original. Diz-se que a replicação é **semiconservadora** (pois metade do DNA original é "conservada" em cada nova molécula de DNA). Em virtude desse mecanismo, a seqüência de bases no DNA – a base do código genético – é preservada de uma geração de células à outra.

Avanços na identificação de genes humanos, métodos de clonagem (replicação) de genes isolados e outras tecnologias tornaram a terapia genética uma possibilidade real. A primeira **terapia genética** aprovada para uma doença começou a ser testada em 1990. Ela envolvia a tentativa de correção de um defeito genético de uma enzima denominada *adenosina deaminase* (ADA), que causa insuficiência do sistema imunológico. Desde essa época, a terapia também foi tentada – com sucesso apenas parcial – no tratamento da hipercolesterolemia (concentração elevada de colesterol no sangue herdada) e da fibrose cística. Curiosamente, os vírus são muitas vezes utilizados como *vetores* (agentes de liberação) para a introdução dos genes nas células do receptor.

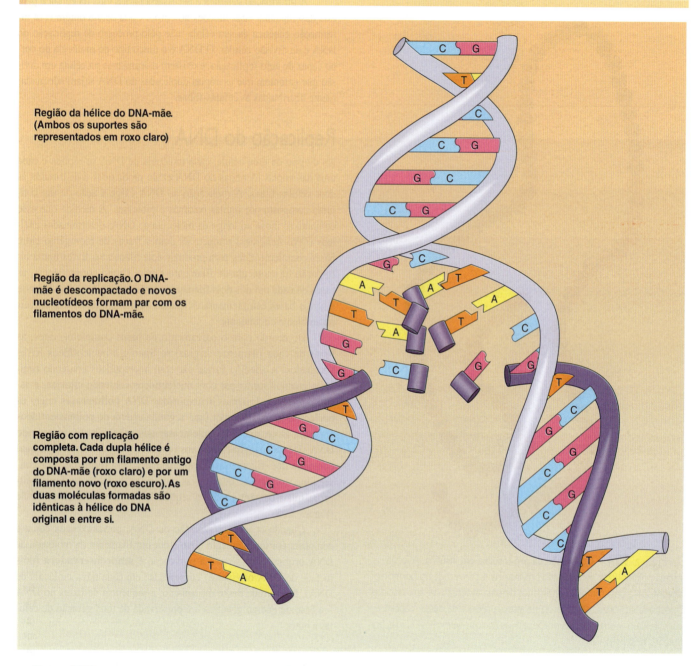

■ **Figura 3.25** **Replicação do DNA.** Cada nova dupla hélice é composta por um filamento antigo e por um novo. A seqüência de bases de cada uma das novas moléculas é idêntica à do DNA-mãe por causa do pareamento de bases complementares.

O Ciclo Celular

Ao contrário da vida de um organismo, que pode ser vista como uma progressão linear do nascimento à morte, a vida de uma célula segue um padrão cíclico. Cada célula é produzida a partir de sua célula "mãe". Quando uma célula-filha se divide, ela se transforma em duas novas células. Portanto, num certo sentido, cada célula é potencialmente imortal enquanto as suas células descendentes continuarem a se dividir. Algumas células do corpo se dividem com freqüência. A epiderme, por exemplo, é renovada aproximadamente a cada duas semanas, e o revestimento do estômago é renovado de dois a três dias. Outras células (p. ex., células musculares estriadas do adulto) não se dividem. É evidente que todas as células do corpo vivem enquanto a pessoa viver (algumas células vivem mais que outras, mas, por fim, todas elas morrem com a cessação das funções vitais).

A célula que não se divide encontra-se em um período do seu ciclo de vida denominado intérfase (Figura 3.26), período este que se subdivide nas fases G_1, S e G_2, descritas brevemente a seguir. Os cromossomos encontram-se em sua forma estendida, e

Estrutura Celular e Controle Genético

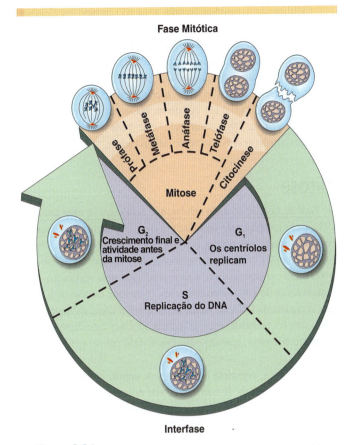

Figura 3.26 Ciclo de vida de uma célula. Os diferentes estágios da divisão mitótica são mostrados aqui. Contudo, deve-se observar que nem todas as células sofrem mitose.

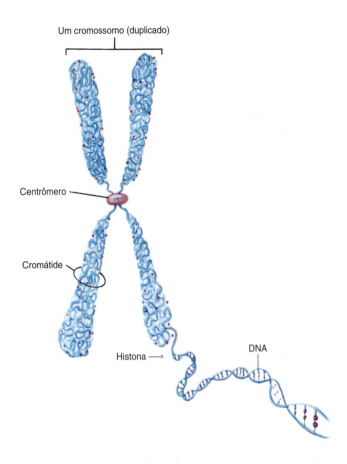

Figura 3.27 Estrutura de um cromossomo após a replicação do DNA. Neste estágio, um cromossomo consiste em dois filamentos idênticos, ou cromátides.

seus genes dirigem ativamente a síntese de RNA. Por meio de sua direção da síntese do RNA, os genes controlam o metabolismo celular. A célula pode estar crescendo durante esse período da intérfase que é conhecido como *fase G₁* (*G* significando *gap* [intervalo]). Embora algumas vezes descritas como "em repouso", as células na fase G₁ realizam as funções fisiológicas características do tecido em que elas são observadas. Portanto, o DNA das células em repouso na fase G₁ produz RNAm e proteínas, conforme previamente descrito.

Para dividir a si mesma, a célula replica o seu DNA em um estágio da intérfase conhecido como *fase S* (*S* significando *síntese*). Após a replicação do DNA na fase S, a cromatina se condensa na *fase G₂*, formando estruturas curtas e espessas no final dessa fase. Embora condensados, os cromossomos ainda não apresentam a sua forma familiar visível ao microscópio comum; eles apresentam essa aparência na prófase da mitose (Figura 3.27).

Ciclinas e p53

Um grupo de proteínas conhecidas como ciclinas promove as diferentes fases do ciclo celular. Durante a fase G₁ do ciclo, por exemplo, um aumento da concentração de proteínas *ciclina D* no interior da célula atua para mover a célula rapidamente por essa fase. As proteínas ciclinas D fazem isso ativando um grupo de enzimas que normalmente são inativas, conhecidas como *cinases dependentes da ciclina*. Por essa razão, pode-se prever que a hiperativi-

dade de um gene que codifica uma ciclina D cause uma divisão celular descontrolada, como ocorre no câncer. De fato, foi demonstrada a ocorrência de uma expressão excessiva do gene da ciclina D1 em alguns tipos de câncer, incluindo os de mama e de esôfago. Os genes que contribuem para o câncer são denominados **oncogenes**. Os oncogenes são formas mutantes de genes normais, denominados *proto-oncogenes*, que são funcionais em células saudáveis normais.

Enquanto os oncogenes promovem o câncer, outros genes – denominados **genes supressores de tumores** – inibem o seu desenvolvimento. Um gene supressor de tumores muito importante é o **p53**. O seu nome se refere à proteína codificada pelo gene, a qual possui um peso molecular de 53 mil. O gene normal se protege contra o câncer bloqueando indiretamente a capacidade das ciclinas de estimular a divisão celular. Em parte, o p53 realiza essa ação por meio da indução da expressão de um outro gene, o *p21*, que produz uma proteína que se liga às cinases dependentes da ciclina, inativando-as. Portanto, a proteína p21 inibe a divisão celular, assim como promove a diferenciação celular (especialização).

Por essas razões, é possível que o câncer se desenvolva quando o gene p53 sofre mutação e, conseqüentemente, torne-se ineficaz como gene supressor de tumores. De fato, genes p53 mutantes foram observados em mais de 50% de todos os tipos de câncer. Todos os camundongos cujos genes p53 foram desativados desenvolveram tumores. (**Camundongos** *knockout* são linhagens de camundongos em que um gene-alvo específico foi inativado por meio do desenvolvimento de embriões de camundongos injetados com células mutantes específicas.) Essas descobertas importantes são de grande valor no diagnóstico e no tratamento do câncer.

Morte Celular

A morte celular é tanto de ordem patológica quanto natural. Patologicamente, as células privadas de suprimento sanguíneo podem aumentar de volume, romper suas membranas e explodir. Essa morte celular, que leva à morte tecidual, é conhecida como **necrose**. Contudo, em determinados casos, observa-se um padrão diferente. Em vez de aumentar de volume, a célula encolhe. As membranas permanecem intactas, mas tornam-se bolhosas, e os núcleos se condensam. Esse padrão foi denominado **apoptose** (de um termo grego que descreve a queda de folhas de uma árvore).

O mecanismo da morte celular é colocado em ação por uma família de enzimas denominadas *caspases*, que se tornam ativas durante a apoptose. Essas enzimas foram também denominadas "executoras" da célula.

A apoptose ocorre normalmente como parte da morte celular programada – um processo descrito na seção sobre os lisossomos. A morte celular programada refere-se ao processo fisiológico responsável pela remodelação de tecidos durante o desenvolvimento embrionário e *turnover* tecidual no corpo do indivíduo adulto. Como foi mencionado anteriormente, as células epiteliais que revestem o sistema digestório são programadas para morrer dois a três dias após sua produção, e as células epidérmicas vivem cerca de duas semanas até morrerem e se tornarem totalmente cornificadas. A apoptose também é importante no funcionamento do sistema imunológico. Um neutrófilo (um tipo de leucócito), por exemplo, é programado para morrer por apoptose 24 horas após a sua criação na medula óssea. Um linfócito T citotóxico (um outro tipo de leucócito) destrói células-alvo desencadeando sua apoptose.

Há três formas de **câncer de pele** – o carcinoma de células pavimentosas, o carcinoma de células basais e o melanoma, dependendo do tipo de célula epidérmica envolvida –, todos decorrentes de efeitos deletérios da porção ultravioleta da luz solar. A luz ultravioleta promove um tipo característico de mutação do DNA em que uma das duas pirimidinas (citosina ou timina) é afetada. Nos carcinomas de células pavimentosas e de células basais (mas não no melanoma), acredita-se que o câncer envolva mutações que afetam o gene p53, entre outros. Enquanto as células com gene p53 normal podem morrer por apoptose quando o seu DNA é danificado e, por conseguinte, são impedidas de replicar e perpetuar o DNA danificado, as células lesadas com um gene p53 mutante sobrevivem e dividem-se produzindo o câncer.

Utilizando camundongos com gene p53 inibido, os cientistas constataram que o p53 é necessário para a apoptose que ocorre quando o DNA da célula é danificado. O DNA danificado, quando não reparado, ativa o p53, o qual, por sua vez, faz com que a célula seja destruída. Entretanto, quando o gene p53 sofre mutação e se transforma numa forma inativa, a célula não será destruída por apoptose como deveria; em vez disso, ela se dividirá para produzir células-filhas com DNA danificado. Este pode ser um mecanismo responsável pelo desenvolvimento de um câncer.

Mitose

No final da fase G_2 do ciclo celular, que geralmente é mais curta que a G_1, cada cromossomo consiste em dois filamentos denominados **cromátides** que são unidos por um *centrômero* (Figura 3.27). As duas cromátides de um cromossomo contêm seqüências de bases de DNA idênticas porque cada uma é produzida pela replicação semiconservadora do DNA. Portanto, cada cromátide contém uma molécula completa de DNA de hélice dupla que é a cópia da molécula de DNA simples existente antes da replicação. Cada cromátide se tornará um cromossomo separado quando a divisão celular mitótica terminar.

A fase G_2 completa a intérfase. A seguir, a célula prossegue por vários estágios da divisão celular (ou **mitose**). Esta é a *fase M* do ciclo celular. A mitose divide-se em quatro estágios: *prófase, metáfase, anáfase* e *telófase* (Figura 3.28). Na prófase, os cromossomos tornam-se estruturas distintas visíveis. Na metáfase, eles se alinham numa única linha ao longo do equador da célula. Acredita-se que esse alinhamento dos cromossomos no equador seja resultante da ação de **fibras do fuso**, as quais são fixadas a uma estrutura de proteínas denominada *cinetocoro* no centrômero de cada cromossomo (Figura 3.28).

A anáfase começa quando os centrômeros se separam e as fibras do fuso se encurtam, tracionando as duas cromátides de cada cromossomo em direção a pólos opostos. Em conseqüência, cada pólo fica com uma cópia de cada um dos 46 cromossomos. Durante o início da telófase, a divisão do citoplasma (*citocinese*) acarreta a produção de duas células-filhas que são geneticamente idênticas entre si e à célula-mãe original.

Papel do Centrossomo

Todas as células animais possuem um **centrossomo**, localizado próximo ao núcleo de uma célula que não se encontra em divisão. No centro do centrossomo existem dois **centríolos**, que estão posicionados em ângulos retos entre si. Cada centríolo é composto por nove feixes de microtúbulos espaçados de maneira uniforme, cada feixe com três microtúbulos (Figura 3.29). Em volta dos dois centríolos, existe uma massa amorfa de um material denominado *material pericentriolar*. Os microtúbulos emergem do material pericentriolar que, acredita-se, atua como centro de organização dos microtúbulos no citoesqueleto.

Por meio de um mecanismo ainda não totalmente conhecido, os centrossomos sofrem auto-replicação durante a intérfase quando uma célula está para se dividir. Em seguida, os dois centrossomos idênticos distanciam-se um do outro durante a prófase

(a) Interface
- Os cromossomos estão estendidos e são vistos como cromatina na microscopia eletrônica.
- O núcleo é visível.

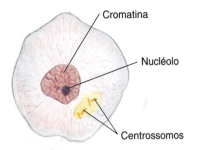
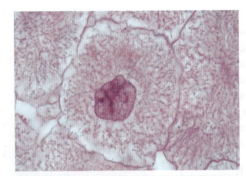

(b) Prófase
- Observa-se que os cromossomos consistem em duas cromátides unidas por um centrômero.
- Os centríolos afastam-se em direção a pólos opostos da célula.
- Fibras do fuso são produzidas e estendem-se a partir de cada centrossomo.
- A membrana nuclear começa a desaparecer.
- O nucléolo não é mais visível.

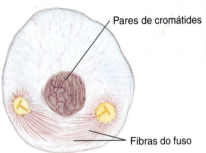
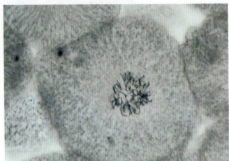

(c) Metáfase
- Os cromossomos estão alinhados no equador da célula.
- As fibras do fuso de cada centríolo estão fixadas aos centrômeros dos cromossomos.
- A membrana nuclear desapareceu.

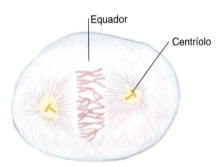
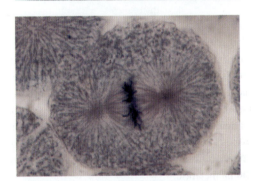

(d) Anáfase
- Os centrômeros dividem-se, e as cromátides filhas separam-se à medida que são tracionadas em direção a pólos opostos.

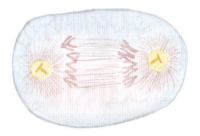
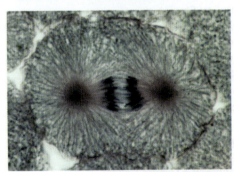

(e) Telófase
- Os cromossomos tornam-se mais longos, finos e menos distintos.
- Ocorre a formação de novas membranas nucleares.
- O nucléolo reaparece.
- A divisão celular está quase completa.

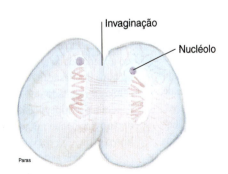
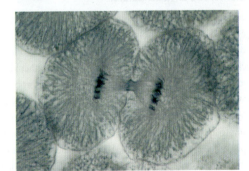

Figura 3.28 Fases da mitose. Os eventos que ocorrem em cada estágio são indicados na figura.

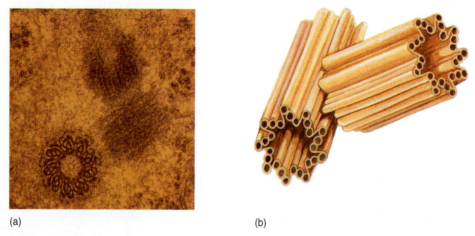

Figura 3.29 **Centríolos.** (a) Fotomicrografia dos dois centríolos num centrossomo. (b) Diagrama em que os centríolos estão posicionados em ângulos retos entre si.

e posicionam-se nos pólos opostos da célula na metáfase. Nesse momento, os centrossomos produzem novos microtúbulos. Esses novos microtúbulos são muito dinâmicos, crescendo e encolhendo rapidamente como se "procurassem descobrir" cromossomos de modo aleatório. Um microtúbulo se torna estabilizado quando finalmente se liga à região adequada de um cromossomo. Dessa maneira, os microtúbulos de ambos os centrossomos formam as fibras do fuso que se fixam a cada um dos cromossomos replicados na metáfase.

As fibras do fuso tracionam os cromossomos em direção a pólos opostos da célula durante a anáfase, de modo que, na telófase, quando a célula invagina, são produzidas duas células-filhas idênticas. Isso também requer os centrossomos, que, de alguma forma, organizam um anel de filamentos contráteis a meio caminho entre os dois pólos. Esses filamentos são fixados à membrana celular e, quando eles se contraem, a célula divide-se em duas. Os filamentos são constituídos pelas proteínas actina e miosina, as mesmas proteínas contráteis presentes no músculo.

Telômeros e Divisão Celular

Certos tipos de células podem ser removidos do corpo e podem crescer em soluções nutrientes (fora do corpo, ou *in vitro*). Sob essas condições artificiais, a longevidade potencial de diferentes linhagens celulares pode ser estudada. Por razões desconhecidas, as células do tecido conjuntivo normal (também chamadas fibroblastos) deixam de dividir-se *in vitro* após um certo número de duplicação populacional. Células de um neonato dividem-se de oitenta a noventa vezes, enquanto que as de um indivíduo com setenta anos de idade param após vinte a trinta divisões. A capacidade reduzida de divisão, portanto, é indicador da senescência (envelhecimento). Entretanto, em cultura, as células que se transformam em células cancerosas aparentemente não envelhecem e continuam a dividir-se por tempo indefinido.

Essa redução da capacidade de replicação celular devida à senescência pode estar relacionada com a perda de seqüências do DNA nas extremidades dos cromossomos, em regiões denominadas **telômeros** (do grego *telos* = extremidade). Descobriu-se que a DNA polimerase copia apenas parte da seqüência do DNA nas regiões terminais. Cada vez que um cromossomo replica, ele perde de cinqüenta a cem pares de bases de seus telômeros. Em última instância, a divisão celular pode cessar quando há perda muito grande de DNA nos telômeros, e a célula morre por causa do dano sofrido durante o envelhecimento.

As células germinativas que dão origem aos gametas (espermatozóides e óvulos) podem continuar a dividir-se indefinidamente, talvez porque produzam a enzima **telomerase**, que duplica o DNA do telômero. A telomerase também é encontrada nas células-tronco hematopoiéticas (aquelas que, encontradas na medula óssea, produzem as células sanguíneas) e em outras células-tronco que devem dividir-se continuamente. Do mesmo modo, a telomerase é produzida por células cancerosas, com evidências de que seja responsável pela capacidade que elas têm de se dividir por tempo indefinido.

Hipertrofia e Hiperplasia

O crescimento de um indivíduo a partir de um ovo (óvulo fertilizado) até a idade adulta envolve aumento tanto no número de células como no tamanho destas. O crescimento devido ao aumento do número de células é resultado do aumento da taxa de divisão celular mitótica e denomina-se **hiperplasia**. Por outro lado, o crescimento de tecido ou órgão relacionado ao aumento do tamanho da célula é denominado **hipertrofia**.

A maior parte do crescimento se deve à hiperplasia. Um calo na palma da mão, por exemplo, envolve o espessamento da pele por hiperplasia decorrente da abrasão freqüente, enquanto o aumento do tamanho do músculo esquelético em decorrência do exercício é produzido pela hipertrofia.

Estrutura Celular e Controle Genético

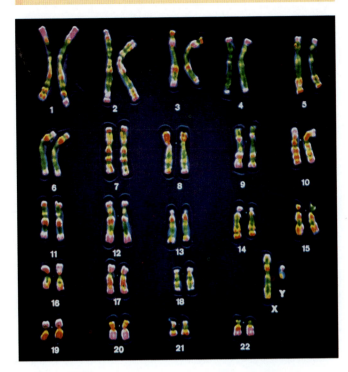

Figura 3.30 Um cariótipo no qual os cromossomos estão dispostos em pares homólogos. Uma fotomicrografia óptica em cores falsas de cromossomos de um homem dispostos em pares homólogos numerados.

Tabela 3.3 Estágios da Meiose

Estágio	Eventos
Primeira Divisão Meiótica	
Prófase I	Os cromossomos aparecem como filamentos duplos.
	Cada filamento, denominado cromátide, contém DNA duplicado unido por uma estrutura chamada centrômero.
	Os cromossomos homólogos são pareados lado a lado.
Metáfase I	Os pares de cromossomos homólogos alinham-se no equador.
	O aparelho do fuso está completo.
Anáfase I	Os cromossomos homólogos separam-se. Os dois membros de um par homólogo movem-se em direção a pólos opostos.
Telófase I	O citoplasma divide-se para produzir duas células haplóides.
Segunda Divisão Meiótica	
Prófase II	Aparecem os cromossomos, cada um contendo duas cromátides.
Metáfase II	Os cromossomos alinham-se numa fila única ao longo do equador à medida que a formação do fuso se completa.
Anáfase II	Os centrômeros dividem-se e as cromátides movem-se em direção a pólos opostos.
Telófase II	O citoplasma divide-se para produzir duas células haplóides a partir de cada célula haplóide formada na telófase I.

O músculo esquelético e o miocárdio (músculo cardíaco) podem crescer apenas por hipertrofia. Quando o crescimento de músculos esqueléticos ocorre em resposta a uma carga maior de trabalho (p. ex., durante um treinamento com pesos), ele é denominado **hipertrofia compensatória**. O miocárdio também pode apresentar hipertrofia compensatória quando a sua carga de trabalho aumenta por causa da hipertensão arterial (pressão arterial alta). O oposto da hipertrofia é a **atrofia**, o definhamento ou redução do tamanho de uma célula, de um tecido ou de um órgão. Ela pode ocorrer devido ao desuso dos músculos esqueléticos, como ocorre no repouso prolongado no leito, em várias doenças ou na idade avançada.

Meiose

Durante a divisão de uma célula, seja por mitose ou meiose, o DNA é replicado (formando cromátides) e os cromossomos tornam-se menores e mais espessos, como foi descrito anteriormente. Nesse ponto, a célula possui 46 cromossomos, cada qual constituído por duas cromátides duplicadas.

Os cromossomos curtos e espessos vistos no final da fase G_2 podem ser combinados como pares, e os membros de cada par parecem ter estruturas idênticas. Esses cromossomos pareados são denominados **cromossomos homólogos**. Um membro de cada par homólogo origina-se de um cromossomo herdado do pai, e o outro é cópia de um dos cromossomos herdados da mãe. Os cromossomos homólogos não possuem seqüências de bases do DNA idênticas. Um membro do par pode ter código para olhos azuis, por exemplo, e o outro para olhos castanhos. Há 22 pares homólogos de *cromossomos autossômicos* e um par de *cromossomos sexuais*, descritos como X e Y. As mulheres possuem dois cromossomos X, enquanto os homens possuem um cromossomo X e um Y (Figura 3.30).

A **meiose**, que apresenta duas seqüências de divisão, é um tipo especial de divisão celular que ocorre apenas nas gônadas (testículos e ovários), onde é utilizada apenas na produção de gametas – espermatozóides e óvulos (a produção de gametas é descrita em detalhes no Capítulo 20). Na primeira divisão da meiose, os cromossomos homólogos alinham-se lado a lado, não em fila única, ao longo do equador da célula. As fibras do fuso, então, tracionam um membro de um par homólogo em direção a um pólo da célula e o outro membro do par em direção ao outro pólo. Portanto, cada uma das duas células-filhas adquire apenas um cromossomo de cada um dos 23 pares homólogos contidos na célula-mãe. Em outras palavras, em vez de 46 cromossomos, as células-filhas contêm 23. Por essa razão, a meiose (do grego *meion* – menos) também denomina-se **divisão por redução**.

No final dessa divisão celular, cada célula-filha contém 23 cromossomos – mas *cada um é constituído por duas cromátides*. (Em razão de duas cromátides por cromossomo serem idênticas, elas não perfazem 46 cromossomos. Nesse momento, ainda há apenas 23 cromossomos *diferentes* por célula.) As cromátides são separadas por uma segunda divisão meiótica. Cada uma das células-fi-

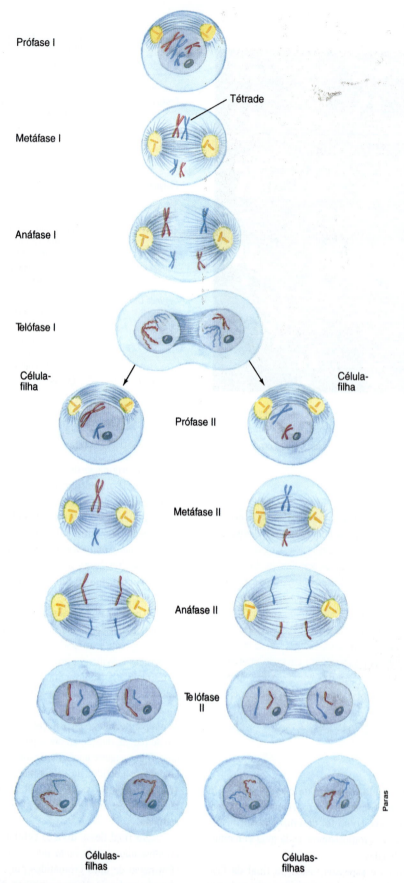

Figura 3.31 **Meiose ou divisão por redução.** Na primeira divisão meiótica, os cromossomos homólogos de uma célula-mãe diplóide são separados em duas células-filhas haplóides. Cada um desses cromossomos contém filamentos duplicados ou cromátides. Na segunda divisão meiótica, esses cromossomos são distribuídos para duas novas células-filhas haplóides.

Estrutura Celular e Controle Genético

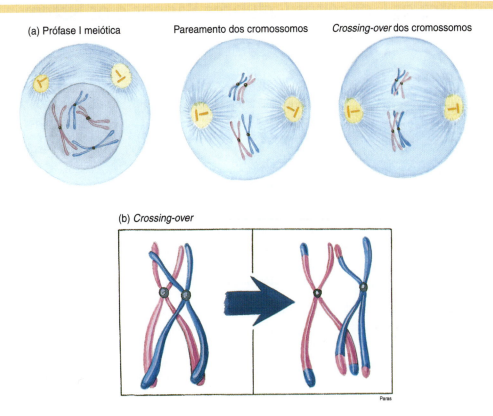

■ **Figura 3.32** *Crossing-over.* (a) Variação genética resultante do *crossing-over* de tétrades que ocorre durante a prófase I meiótica. (*b*) Diagrama da recombinação dos cromossomos que ocorre como conseqüência do *crossing-over*.

lhas da primeira divisão celular se divide, com as cromátides duplicadas indo para cada uma das duas células-filhas novas. Portanto, um total de quatro células-filhas pode ser produzido pela divisão celular meiótica de uma célula-mãe. Isso ocorre nos testículos, onde uma célula-mãe produz quatro espermatozóides. Nos ovários, uma célula-mãe também produz quatro células-filhas, mas três delas morrem e somente uma se torna um óvulo maduro (isso será descrito no Capítulo 20).

Os estágios da meiose são subdivididos de acordo a sua ocorrência na primeira ou na segunda divisão celular meiótica. Eles são designados como prófase I, metáfase I, anáfase I e telófase I; e como prófase II, metáfase II, anáfase II e telófase II (Tabela 3.3 e Figura 3.31).

A redução do número de cromossomos (de 46 para 23) obviamente é necessária para a reprodução sexual, em que as células sexuais se unem e adicionam o seu conteúdo de cromossomos para produzir um novo indivíduo. Entretanto, a importância da meiose vai além da redução do número de cromossomos. Na metáfase I, os pares de cromossomos homólogos podem alinhar-se com cada membro posicionando-se diante de um determinado pólo da célula. (Lembre-se de que cada membro de um par homólogo é oriundo de um progenitor diferente.) Membros maternos e paternos de pares homólogos são então transferidos aleatoriamente. Portanto, quando a primeira divisão meiótica ocorre, cada célula-filha obterá um complemento de 23 cromossomos que são derivados aleatoriamente da contribuição materna ou paterna aos pares homólogos de cromossomos da célula-mãe.

Além desse "embaralhamento" de cromossomos, podem ocorrer trocas de partes de cromossomos homólogos na prófase I. Isto é, peças de um cromossomo de um par homólogo podem ser trocadas com um outro cromossomo homólogo num processo denominado *crossing-over* (Figura 3.32). O conjunto desses eventos resulta na **recombinação genética** e assegura que os gametas produzidos pela meiose sejam geneticamente únicos. Isso provê uma diversidade genética adicional aos organismos que se reproduzem sexualmente, e a diversidade genética é necessária para permitir a sobrevida de espécies durante a sua evolução.

Teste Seu Conhecimento Antes de Prosseguir

1. Faça um diagrama simples da replicação semiconservadora do DNA utilizando símbolos e duas cores.
2. Descreva o ciclo celular utilizando símbolos adequados para indicar os seus diferentes estágios.
3. Cite as fases da mitose e descreva brevemente os eventos que ocorrem em cada uma.
4. Diferencie a mitose da meiose em termos de seus resultados finais e de sua importância funcional.
5. Resuma os eventos que ocorrem durante as duas divisões celulares meióticas e explique os mecanismos que proporcionam a recombinação durante a meiose.

INTERAÇÕES

Ligações Entre os Conceitos Celulares Básicos e os Sistemas Orgânicos

Sistema Nervoso
- A regeneração de neurônios é regulada por várias substâncias químicas diferentes. .... (p. 157)
- Diferentes formas (alelos) de um gene produzem diferentes formas de receptores para substâncias químicas neurotransmissoras específicas. .... (p. 177)
- A microglia, localizada no encéfalo e na medula espinal, são células que se movem por movimentos amebóides .... (p. 153)
- O material isolante em torno dos axônios, denominado bainha de mielina, é derivado da membrana celular de determinadas células do sistema nervoso .... (p. 154)
- Os processos do transporte citoplasmático são importantes para o movimento de neurotransmissores e de outras substâncias no interior do neurônio .... (p. 151)

Sistema Endócrino
- Muitos hormônios atuam sobre suas células-alvo por meio da regulação da expressão genética. .... (p. 292)
- Outros hormônios se ligam a proteínas receptoras localizadas sobre a superfície da membrana celular das células-alvo. .... (p. 294)
- O retículo endoplasmático de algumas células armazena Ca^{2+}, que é liberado em resposta à ação hormonal. .... (p. 296)
- Reguladores químicos denominados prostaglandinas originam-se de um tipo de lipídio associado à membrana celular. .... (p. 318)
- As células hepáticas e adiposas armazenam glicogênio e triglicerídeos, respectivamente, os quais podem ser mobilizados para as demandas energéticas pela ação de determinados hormônios. .... (p. 608)
- O sexo de um indivíduo é determinado pela presença de uma região particular do DNA no cromossomo Y .... (p. 637)

Sistema Muscular
- As células musculares possuem proteínas citoplasmáticas denominadas actina e miosina que são necessárias para a contração. .... (p. 331)
- O retículo endoplasmático das células musculares esqueléticas armazena Ca^{2+}, necessário para a contração muscular. .... (p. 337)

Sistema Circulatório
- As células sanguíneas são formadas na medula óssea .... (p. 371)
- Os eritrócitos maduros não possuem núcleos nem mitocôndrias. .... (p. 372)
- Os diferentes leucócitos são diferenciados pela forma de seus núcleos e pela presença de grânulos citoplasmáticos. .... (p. 369)

Sistema Imunológico
- Os carboidratos localizados no lado exterior da membrana celular de muitas bactérias permitem que elas sejam visadas para o ataque imunológico. .... (p. 448)
- Alguns leucócitos e macrófagos teciduais destroem bactérias através da fagocitose. .... (p. 449)
- Quando um linfócito B é estimulado por uma molécula estranha (antígeno), seu retículo endoplasmático torna-se mais desenvolvido e produz mais anticorpos (imunoglobulinas) .... (p. 455)
- A apoptose é responsável pela destruição de linfócitos T após uma infecção ser debelada. .... (p. 464)

Sistema Respiratório
- Os alvéolos (sacos aéreos) pulmonares são compostos por células muito finas, minimizando a separação entre o ar e o sangue. .... (p. 482)
- As células epiteliais que revestem as vias aéreas da zona condutora possuem cílios que mobilizam o muco .... (p. 485)

Sistema Urinário
- Partes dos túbulos renais possuem microvilosidades que aumentam a taxa de reabsorção .... (p. 528)
- Algumas regiões dos túbulos renais possuem canais de água. Eles são produzidos pelo complexo de Golgi e inseridos através de vesículas no interior da membrana celular .... (p. 540)

Sistema Digestório
- A mucosa do sistema digestório possui glândulas unicelulares denominadas células caliciformes que secretam muco ... (p. 568)
- As células do intestino delgado possuem microvilosidades que aumentam a taxa de absorção .... (p. 573)
- O fígado possui células fagocitárias. (p. 578)

Sistema Genital
- Os homens possuem um cromossomo X e um cromossomo Y, enquanto as mulheres possuem dois cromossomos X por célula diplóide. .... (p. 637)
- Os gametas são produzidos através da divisão celular meiótica. .... (p. 636)
- Os folículos degeneram (sofrem atresia) nos ovários através da apoptose .... (p. 659)
- Os espermatozóides movem-se pela ação de flagelos .... (p. 651)
- As tubas uterinas são revestidas por cílios que ajudam, durante a ovulação, a mover o óvulo em direção ao útero .... (p. 656)

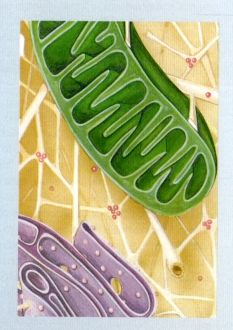

78

Resumo

Membrana Plasmática e Estruturas Associadas 50

I. A estrutura da membrana plasmática (celular) é descrita por um modelo mosaico fluido.
   A. A membrana é composta predominantemente por uma camada dupla de fosfolipídios.
   B. A membrana também contém proteínas, sendo que a maioria se estende por toda a sua largura.

II. Algumas células se movem projetando pseudópodos. Cílios e flagelos são protrusões da membrana plasmática de algumas células especializadas.

III. No processo da endocitose, invaginações da membrana plasmática permitem que as células captem moléculas do ambiente externo.
   A. Na fagocitose, a célula estende pseudópodos que finalmente se fundem e criam um vacúolo alimentar. A pinocitose envolve a formação de uma invaginação estreita na membrana, a qual eventualmente se funde.
   B. A endocitose mediada por receptor exige a interação de uma molécula específica do ambiente extracelular com uma proteína receptora específica da membrana celular.
   C. A exocitose, o inverso da endocitose, é um processo que permite à célula secretar seus produtos.

Citoplasma e Suas Organelas 56

I. Microfilamentos e microtúbulos produzem um citoesqueleto que auxilia nos movimentos das organelas no interior de uma célula.

II. Os lisossomos contêm enzimas digestivas e são responsáveis pela eliminação de estruturas e moléculas no interior das células e pela digestão do conteúdo dos vacúolos alimentares fagocíticos.

III. As mitocôndrias servem como locais importantes para a produção de energia no interior da célula. Elas possuem uma membrana externa com um contorno liso e uma membrana interna com invaginações denominadas cristas.

IV. Os ribossomos são pequenas fábricas de proteínas compostas pelo RNA ribossômico e proteínas dispostos em duas subunidades.

V. O retículo endoplasmático é um sistema de túbulos membranosos da célula.
   A. O retículo endoplasmático rugoso é recoberto por ribossomos e está envolvido na síntese de proteínas.
   B. O retículo endoplasmático liso provê um local para muitas reações enzimáticas e, nos músculos esqueléticos, serve para armazenar Ca^{2+}.

VI. O complexo de Golgi é composto por uma série de sacos membranosos que recebem produtos do retículo endoplasmático, modificam esses produtos e os liberam no interior de vesículas.

Núcleo Celular e Expressão Genética 60

I. O núcleo celular é envolvido por uma membrana nuclear composta por uma camada dupla. Em alguns pontos, as duas camadas são fundidas por complexos de poros nucleares que permitem a passagem de moléculas.

II. A expressão genética ocorre em dois estágios: transcrição (síntese do RNA) e tradução (síntese de proteínas).
   A. O DNA do núcleo é combinado com proteínas para formar o material filiforme conhecido como cromatina.
   B. Na cromatina, o DNA envolve proteínas reguladoras conhecidas como histonas para formar partículas denominadas nucleossomos.
   C. A cromatina ativa na síntese do RNA é a eucromatina. A cromatina inativa e muito condensada é a heterocromatina.

III. O RNA é monofilamentar. Quatro tipos são produzidos no núcleo: RNA ribossômico, RNA transportador, precursor do RNA mensageiro e RNA mensageiro.

IV. A eucromatina ativa dirige a síntese do RNA num processo denominado transcrição.
   A. A enzima RNA polimerase causa a separação dos dois filamentos do DNA ao longo da sua região que constitui um gene.
   B. Um dos dois filamentos separados do DNA serve como um modelo para a produção do RNA. Isso ocorre pelo pareamento de bases complementares entre as bases do DNA e as bases dos ribonucleotídeos.

Síntese e Secreção de Proteína 65

I. O RNA mensageiro deixa o núcleo e liga-se aos ribossomos.

II. Cada RNA transportador, com uma trinca de bases específicas em seu anticódon, liga-se a um aminoácido específico.
   A. À medida que o RNAm se move através dos ribossomos, ocorre o pareamento de bases complementares entre os anticódons do RNAt e os códons do RNAm.
   B. À medida que a molécula do RNAt se liga sucessivamente ao seu códon complementar, o aminoácido que ela transporta é adicionado à extremidade da cadeia polipeptídica em crescimento.

III. As proteínas destinadas à secreção são produzidas nos ribossomos localizados no retículo endoplasmático rugoso e entram nas cisternas dessas organelas.

IV. As proteínas secretadas movem-se do retículo endoplasmático rugoso para o complexo de Golgi.
   A. O complexo de Golgi modifica a proteína nele contida, separa proteínas diferentes e as acondiciona em vesículas.
   B. Vesículas secretoras do complexo de Golgi fundem-se com a membrana plasmática e liberam seus produtos por exocitose.

Síntese do DNA e Divisão Celular 69

I. A replicação do DNA é semiconservadora. Cada filamento do DNA serve como um modelo para a produção de um novo filamento.
   A. Os filamentos da molécula do DNA original separam-se gradualmente ao longo de toda a sua extensão e, por meio do pareamento de bases complementares, formam um novo filamento complementar.
   B. Dessa forma, cada molécula de DNA é constituída por um filamento antigo e um novo.

II. Durante a fase G_1 do ciclo celular, o DNA dirige a síntese do RNA e, conseqüentemente, a síntese de proteínas.

III. Durante a fase S do ciclo, o DNA dirige a síntese do DNA novo e a auto-replicação.

IV. Após um curto intervalo de tempo (G_2), a célula inicia a mitose (o estágio M do ciclo).

    A. A mitose consiste nas seguintes fases: interfase, prófase, metáfase, anáfase e telófase.

    B. Na mitose, os cromossomos homólogos alinham-se em fila única e são tracionados pelas fibras do fuso em direção a pólos opostos.

    C. Isso acarreta a produção de duas células-filhas, cada uma contendo 46 cromossomos como a célula-mãe.

V. A meiose é um tipo especial de divisão celular que resulta na produção de gametas nas gônadas.

    A. Os cromossomos homólogos alinham-se lado a lado, de modo que somente um de cada par é tracionado em direção a cada pólo.

    B. Isso acarreta a produção de duas células-filhas, cada uma contendo apenas 23 cromossomos, que são duplicados.

    C. As cromátides duplicadas separam-se em duas novas células-filhas durante a segunda divisão celular meiótica.

Atividades de Revisão

Teste Seu Conhecimento de Termos e Fatos

1. De acordo com o modelo mosaico fluido da membrana plasmática:
    a. proteínas e fosfolipídios formam uma estrutura regular e repetida.
    b. a membrana é uma estrutura rígida.
    c. os fosfolipídios formam uma camada dupla, com partes polares dispostas face a face.
    d. as proteínas estão livres para mover-se no interior da camada dupla de fosfolipídios.

2. Após a auto-replicação da molécula de DNA, os filamentos duplicados são denominados
    a. cromossomos homólogos.
    b. cromátides.
    c. centrômeros.
    d. fibras do fuso.

3. Os neurônios e as células musculares esqueléticas do adulto, que não se dividem, permanecem na
    a. fase G_1.
    b. fase S.
    c. fase G_2.
    d. fase M.

4. A fase da mitose na qual os cromossomos se alinham no equador da célula é denominada
    a. interfase.
    b. prófase.
    c. metáfase.
    d. anáfase.
    e. telófase.

5. A fase da mitose na qual as cromátides se separam é denominada
    a. interfase.
    b. prófase.
    c. metáfase.
    d. anáfase.
    e. telófase.

6. Acredita-se que as modificações químicas das proteínas histonas influenciam diretamente
    a. a transcrição genética.
    b. a tradução genética.
    c. tanto a transcrição como a tradução.
    d. as alterações pós-tradução das proteínas recém-sintetizadas.

7. Qual das afirmações a seguir sobre o RNA é *verdadeira*?
    a. Ele é produzido no núcleo.
    b. Ele possui filamento duplo.
    c. Ele contém o açúcar desoxirribose.
    d. Ele é uma cópia complementar da molécula de DNA inteira.

8. Qual das afirmações a seguir sobre o RNAm é *falsa*?
    a. Ele é produzido como um pré-RNAm maior.
    b. Ele forma associações com os ribossomos.
    c. As suas trincas de bases são denominadas anticódons.
    d. Ele codifica a síntese de proteínas específicas.

9. A organela que combina proteínas com carboidratos e os acondiciona em vesículas para a secreção é
    a. o complexo de Golgi.
    b. o retículo endoplasmático rugoso.
    c. o retículo endoplasmático liso.
    d. o ribossomo.

10. A organela que contém enzimas digestivas é
    a. a mitocôndria.
    b. o lisossomo.
    c. o retículo endoplasmático.
    d. o complexo de Golgi.

11. Qual das descrições a seguir do RNAr é *verdadeira*?
    a. Ele é monofilamentar.
    b. Ele catalisa etapas da síntese de proteínas.
    c. Ele faz parte da estrutura de ambas as subunidades de um ribossomo.
    d. Ele é produzido no nucléolo.
    e. Todas as anteriores estão corretas.

12. Qual das afirmativas a seguir sobre o RNAt é *verdadeira*?
    a. Ele é produzido no núcleo.
    b. Ele se curva sobre si mesmo.
    c. Ele contém o anticódon.
    d. Há mais de vinte tipos diferentes.
    e. Todas as anteriores estão corretas.

13. A fase da síntese de proteínas durante a qual RNAt, RNAr e RNAm estão ativos é conhecida como
    a. transcrição.
    b. tradução.
    c. replicação.
    d. polimerização do DNA.

14. Os anticódons estão localizados
    a. no RNAt.
    b. no RNAr.
    c. no RNAm.
    d. nos ribossomos.
    e. no retículo endoplasmático.

Teste Seu Conhecimento de Conceitos e Princípios

1. Forneça alguns exemplos específicos que ilustrem a natureza dinâmica da membrana plasmática.
2. Descreva a estrutura dos nucleossomos e explique o papel das proteínas histonas na estrutura e na função da cromatina.
3. O que é o código genético e como ele afeta a estrutura e a função do corpo?
4. Por que o RNAt pode ser considerado o "intérprete" do código genético?
5. Compare o processamento das proteínas celulares com o das proteínas secretadas por uma célula.
6. Explique a inter-relação entre o retículo endoplasmático e o complexo de Golgi. O que acontece com as vesículas liberadas pelo complexo de Golgi?
7. Explique as funções dos centríolos de células que não se dividem e de células que se dividem.
8. Descreva as fases do ciclo celular e explique como esse ciclo pode ser regulado.
9. Diferencie os oncogenes dos genes supressores de tumores e forneça exemplos de sua atuação.
10. Defina *apoptose* e explique a importância fisiológica desse processo.

Teste Sua Capacidade de Análise e Aplique Seu Conhecimento

1. Analise o papel das proteínas da cromatina na regulação da expressão genética. Como a estrutura tridimensional da cromatina afeta a regulação genética? Como os hormônios influenciam a regulação genética?
2. Explique o funcionamento do p53 como gene supressor de tumores. Como mutações do p53 podem levar ao câncer, e de que modo a terapia genética ou outras intervenções medicamentosas poderiam inibir o crescimento de um tumor?
3. A liberação de enzimas lisossômicas dos leucócitos durante um ataque imunológico local pode contribuir com os sintomas da inflamação. Suponha que, para aliviar a inflamação, você desenvolve uma droga que destrói todos os lisossomos. Essa droga produziria efeitos colaterais negativos? Explique.
4. Os antibióticos podem ter mecanismos de ação diferentes. Um antibiótico denominado puromicina bloqueia a tradução genética. Um outro denominado actinomicina D bloqueia a transcrição genética. Essas drogas podem ser utilizadas para determinar como moléculas reguladoras (como hormônios) atuam. Por exemplo, se os efeitos de um hormônio sobre um tecido foram bloqueados imediatamente pela puromicina, mas não pela actinomicina D, o que isso lhe revelaria sobre o mecanismo de ação do hormônio?

Sites Relacionados

Visite o site www.mhhe.com/fox para obter *links* de fontes relacionadas à Estrutura Celular e ao Controle Genético. Esses *links* são monitorados para garantir que os URLs (URL, *Uniform Resource Locator*) sejam atualizados de acordo com a necessidade. Os exemplos de sites que você encontrará incluem:

>Cells Alive!
>Eukaryotic Cell Cycle
>Genetics of Cancer

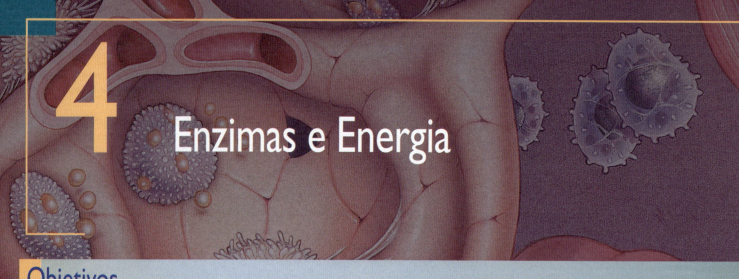

4 Enzimas e Energia

Objetivos
Após estudar este capítulo, você deverá ser capaz de . . .

1. Citar os princípios da catálise e explicar o funcionamento das enzimas como catalisadores.

2. Explicar como são criados os nomes das enzimas e comentar sobre a importância das isoenzimas.

3. Descrever os efeitos do pH e da temperatura sobre a velocidade das reações catalisadas por enzimas e explicar como esses efeitos são produzidos.

4. Descrever os papéis dos co-fatores e das coenzimas nas reações enzimáticas.

5. Explicar como a lei da ação das massas ajuda a justificar a direção das reações reversíveis.

6. Explicar a atuação conjunta das enzimas para produzir uma via metabólica e como essa via pode ser afetada pela inibição do produto final e por erros inatos do metabolismo.

7. Explicar como a primeira e a segunda leis da termodinâmica podem ser utilizadas para prever se as reações serão endergônicas ou exergônicas.

8. Descrever a produção de ATP e explicar a importância do ATP como transportador universal de energia.

9. Definir os termos *oxidação*, *redução*, *agente oxidante* e *agente redutor*.

10. Descrever o uso do NAD e do FAD nas reações de oxirredução e explicar a importância funcional dessas duas moléculas.

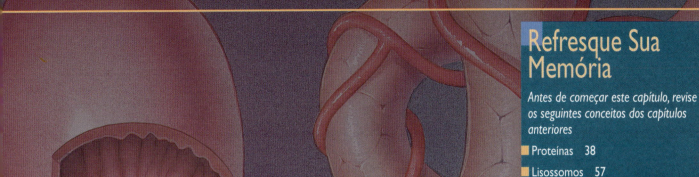

Refresque Sua Memória

Antes de começar este capítulo, revise os seguintes conceitos dos capítulos anteriores

- Proteínas 38
- Lisossomos 57
- Núcleo Celular e Expressão Genética 60

Sumário do Capítulo

Enzimas Como Catalisadores 84
Mecanismo da Ação Enzimática 84
Terminologia das Enzimas 86

Controle da Atividade Enzimática 87
Efeitos da Temperatura e do pH 87
Co-fatores e Coenzimas 88
Ativação Enzimática 88
Concentração do Substrato e Reações Reversíveis 88
Vias Metabólicas 89
 Inibição do Produto Final 89
 Erros Inatos do Metabolismo 89

Bioenergética 91
Reações Endergônicas e Exergônicas 92
Reações Acopladas: ATP 93
Reações Acopladas: Oxirredução 93

Resumo 96
Atividades de Revisão 97
Sites Relacionados 99

Investigação Clínica

Tom, um homem de 77 anos de idade, é levado ao hospital por causa de uma intensa dor torácica. Ele também se queixava de dificuldade de urinar e ter diarréia ao consumir sorvete.

Exames clínicos são realizados e revelam uma concentração anormalmente alta da isoforma MB da creatina cinase. Os exames também revelam uma concentração sérica elevada de fosfatase ácida. O que poderia gerar os sintomas de Tom?

Capítulo Quatro

Enzimas Como Catalisadores

As enzimas são catalisadores biológicos que aumentam a velocidade de reações químicas. A maioria das enzimas é composta de proteínas e sua ação catalítica resulta de sua estrutura complexa. A grande diversidade de estrutura de proteínas permite que enzimas diferentes tenham ações específicas.

A capacidade de células de levedura produzirem álcool a partir da glicose (um processo denominado *fermentação*) é conhecida desde a Antiguidade, mas até o final da metade do século XIX nenhum cientista havia sido capaz de reproduzir esse processo na ausência de levedura viva. Além disso, uma vasta gama de reações químicas ocorria na levedura e em outras células vivas na temperatura corporal, que não podia ser reproduzida no laboratório de química sem a adição de quantidades substanciais de energia térmica. Em meados do século XIX, essas observações levaram muitos cientistas a acreditar que as reações químicas das células vivas eram auxiliadas por uma "força vital" que operava além das leis do mundo físico. Esse *conceito vitalista* foi derrubado com o estudo das células de levedura, quando um bioquímico pioneiro, Eduard Buchner, demonstrou que o suco obtido da levedura poderia fermentar a glicose e transformá-la em álcool. O suco de levedura não era vivo e, evidentemente, algumas substâncias químicas presentes nas células eram responsáveis pela fermentação. Buchner não sabia quais eram essas substâncias químicas e, por essa razão, ele as denominou **enzimas** (termo grego que significa "na levedura").

Em termos químicos, as enzimas são uma subclasse de proteínas. As únicas exceções conhecidas são casos especiais nos quais o RNA demonstra atividade enzimática. Nesses casos, as enzimas denominam-se *ribozimas*. As ribozimas atuam como enzimas em reações que envolvem a remodelação das moléculas de RNA e na formação de um polipeptídio em crescimento nos ribossomos.

Quanto à função, as enzimas (e as ribozimas) são **catalisadores** biológicos. Catalisador é uma substância química que (1) aumenta a velocidade de uma reação, (2) não é modificada no final da reação e (3) não altera a natureza da reação ou seu resultado final. A mesma reação poderia ocorrer no mesmo grau sem a presença do catalisador, mas ela ocorreria numa velocidade muito menor.

Para que uma determinada reação ocorra, os reagentes devem possuir energia suficiente. A quantidade de energia necessária para que uma reação ocorra é denominada **energia de ativação**. Por analogia, um fósforo não queimará nem liberará energia térmica se ele não for primeiramente "ativado" pelo acendimento ou pela sua colocação sobre uma chama.

Numa grande população de moléculas, somente uma pequena fração possuirá energia suficiente para uma reação. A adição de calor aumentará o nível de energia de todas as moléculas reagentes e, por conseguinte, a porcentagem da população que possui a energia de ativação. O calor faz com que as reações ocorram mais rápido, mas ele também produz efeitos colaterais indesejáveis nas células. Os catalisadores fazem com que as reações ocorram mais rápido em temperaturas mais baixas, reduzindo a energia de ativação requerida e, em consequência, assegurando que uma maior porcentagem da população de moléculas reagentes possua energia suficiente para participar da reação (Figura 4.1).

Como uma pequena fração dos reagentes terá a energia de ativação necessária para uma reação mesmo na ausência de um catalisador, teoricamente, a reação poderia ocorrer de modo espontâneo numa velocidade menor. Contudo, essa velocidade seria muito lenta para as necessidades de uma célula. Por essa razão, do ponto de vista biológico, a presença ou a ausência de um catalisador enzimático específico atua como um interruptor – a reação ocorrerá se a enzima estiver presente e não ocorrerá na sua ausência.

Mecanismo da Ação Enzimática

A capacidade das enzimas de reduzir a energia de ativação de uma reação é uma consequência de sua estrutura. As enzimas são proteínas grandes com formas tridimensionais complexas e muito bem ordenadas, produzidas por interações físicas e químicas entre suas subunidades de aminoácidos. Cada tipo de enzima possui uma forma tridimensional, ou *característica*, com saliências, entalhes e bolsas revestidos por aminoácidos específicos. As bolsas particulares que são ativas na catalisação de uma reação são denominadas *sítios ativos* da enzima.

As moléculas reagentes, denominadas **substratos** enzimáticos, possuem formas específicas que lhes permitem se encaixar nos sítios ativos. Portanto, a enzima pode ser vista como uma fechadura na qual somente uma chave com uma forma específica – o substrato – consegue se encaixar. O **modelo de chave e fechadura** da atividade enzimática é ilustrado na Figura 4.2.

Em alguns casos, o encaixe entre uma enzima e seu substrato pode não ser perfeito no início. No entanto, um encaixe perfeito pode ser induzido à medida que o substrato desliza gradualmente no interior do sítio ativo. Esse encaixe induzido, juntamente com ligações temporárias que se formam entre o substrato e os aminoácidos que revestem os sítios ativos da enzima, enfraquece as ligações existentes nas moléculas do substrato e permite que elas sejam rompidas com maior facilidade. Também com maior facilidade se formam novas ligações quando os substratos são aproximados na orientação adequada. Esse modelo de atividade enzimática, em que a enzima sofre uma discreta alteração estrutural para encaixar melhor o substrato, é denominado **modelo de encaixe induzido**. A seguir, o *complexo enzima-substrato*, formado temporariamente no curso da reação, dissocia-se para produzir *produtos* e liberar a enzima inalterada.

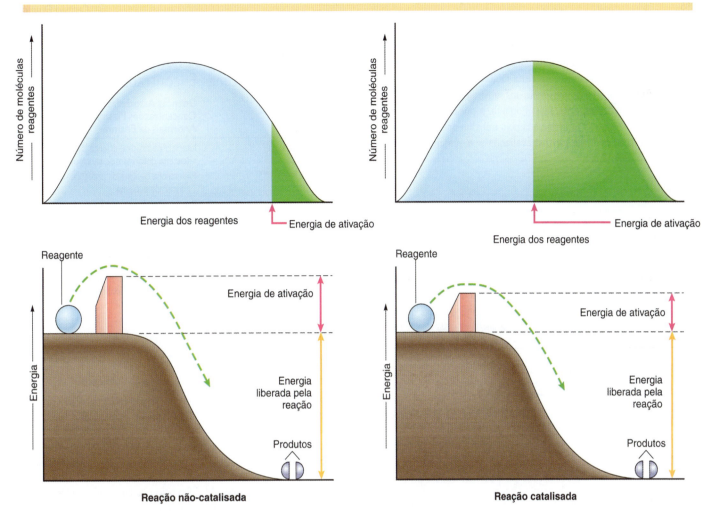

■ **Figura 4.1** Comparação entre reações não-catalisadas e reações catalisadas. Os gráficos superiores comparam a proporção de moléculas reagentes que possuem energia de ativação suficiente para participar da reação (azul = energia insuficiente; verde = energia suficiente). Essa proporção é aumentada na reação catalisada por enzimas porque estas reduzem a energia de ativação exigida pela reação (mostrada como uma barreira no topo de um "monte" de energia nos gráficos inferiores). Os reagentes que conseguem superar essa barreira são capazes de participar da reação, como mostrado pelas setas que apontam para a base da montanha de energia.

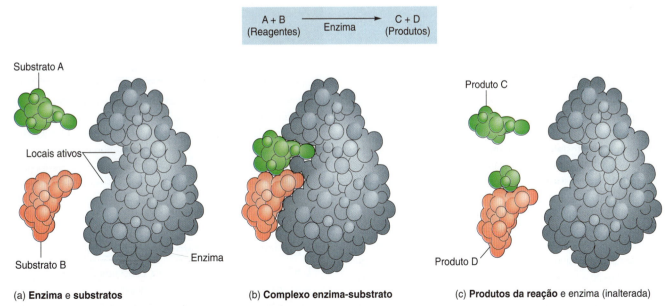

(a) **Enzima** e **substratos**   (b) **Complexo enzima-substrato**   (c) **Produtos da reação** e enzima (inalterada)

■ **Figura 4.2** Modelo de chave e fechadura da ação enzimática. (a) Os substratos A e B encaixam-se nos sítios ativos da enzima, formando um complexo enzima-substrato. (b) A seguir, esse complexo dissocia-se (c), liberando os produtos da reação e a enzima livre.

Como as enzimas são muito específicas para seus substratos e atividades, a concentração de uma enzima específica em uma amostra de líquido pode ser medida com certa facilidade. Geralmente, isso é feito medindo-se a taxa de conversão dos substratos da enzima em produtos sob condições especificadas. Portanto, a presença de uma enzima numa amostra pode ser detectada pelo trabalho que ela realiza, e a sua concentração pode ser medida avaliando-se a velocidade com que ela realiza o seu trabalho.

Quando tecidos sofrem lesão em conseqüência de doenças, algumas das células mortas se desintegram e liberam suas enzimas no sangue. A maioria dessas enzimas normalmente permanece inativa no sangue por falta de substratos específicos, mas a sua atividade enzimática pode ser medida num tubo de ensaio pela adição dos substratos específicos às amostras de plasma. Essas medidas são clinicamente úteis porque concentrações plasmáticas anormalmente elevadas de determinadas enzimas caracterizam certas doenças (Tabela 4.1).

Tabela 4.1 Exemplos do Valor Diagnóstico de Algumas Enzimas Encontradas no Plasma

Enzima	Doenças Associadas a Concentrações Plasmáticas Anormais da Enzima
Fosfatase alcalina	Icterícia obstrutiva, doença de Paget (osteíte deformante), carcinoma ósseo
Fosfatase ácida	Hipertrofia benigna da próstata, câncer de próstata
Amilase	Pancreatite, úlcera péptica perfurada
Aldolase	Distrofia muscular
Creatina cinase [CPK])	Distrofia muscular, infarto do miocárdio
Lactato desidrogenase (LDH)	Infarto do miocárdio, doenças hepáticas, doenças renais, anemia perniciosa
Transaminases (AST e ALT)	Infarto do miocárdio, hepatites, distrofia muscular

Tabela 4.2 Enzimas Selecionadas e as Reações Que Catalisam

Enzima	Reação Catalisada
Catalase	$2 H_2O_2 \rightarrow 2 H_2O + O_2$
Anidrase carbônica	$H_2CO_3 \rightarrow H_2O + CO_2$
Amilase	amido + H_2O → maltose
Lactato desidrogenase	ácido lático → ácido pirúvico + H_2
Ribonuclease	RNA + H_2O → ribonucleotídeos

Indícios Para a Investigação Clínica

Lembre-se de que Tom apresenta concentrações séricas elevadas de fosfatase ácida e de creatina cinase.
Como esses resultados clínicos poderiam ajudar a explicar a sua dificuldade de urinar?
Quais as duas diferentes condições que poderiam causar a elevação da creatina cinase?

Terminologia das Enzimas

No passado, as enzimas recebiam nomes arbitrários, porque não havia uma regra. O sistema atual de terminologia das enzimas, estabelecido por um comitê internacional, é mais ordenado e informativo. Com exceção de nomes mais antigos de algumas enzimas (como pepsina, tripsina e renina), todos os nomes de enzimas terminam com o sufixo –*ase* (Tabela 4.2), e as classes de enzimas são nomeadas de acordo com a sua atividade ou "categoria de trabalho". Por exemplo, as *hidrolases* promovem reações de hidrólise. Outras categorias de enzimas incluem as *fosfatases*, que catalisam a remoção de grupos fosfato; as *sintetases* e *sintases*, que catalisam reações de síntese por desidratação; as *desidrogenases*, que removem átomos de hidrogênio de seus substratos; e as *quinases* ou *cinases*, que adicionam um grupo fosfato (fosforilam) a determinadas moléculas. Enzimas denominadas *isomerases* rearranjam os átomos no interior de suas moléculas substrato para formar isômeros estruturais (p. ex., glicose e frutose).

Os nomes de muitas enzimas especificam tanto o substrato da enzima como a categoria de trabalho da enzima. A lactato desidrogenase, por exemplo, remove hidrogênio do ácido lático. Enzimas que fazem exatamente o mesmo trabalho (catalisam a mesma reação) em diferentes órgãos possuem o mesmo nome, uma vez que o nome descreve a sua atividade. Contudo, diferentes órgãos podem produzir "modelos" de enzimas ligeiramente diferentes, os quais diferem em um ou em alguns poucos aminoácidos. Esses modelos diferentes da mesma enzima denominam-se **isoenzimas**. As diferenças estruturais não afetam os sítios ativos (caso contrário, as enzimas não catalisariam a mesma reação), mas alteram a estrutura das enzimas em outros locais, de modo que formas isoenzimáticas diferentes podem ser separadas por meio de procedimentos bioquímicos-padrão. Essas técnicas são úteis no diagnóstico de doenças.

Quando doentes, os órgãos podem liberar formas isoenzimáticas diferentes de uma enzima que podem ser medidas num laboratório químico. Por exemplo, a enzima **creatina cinase**, abreviada como **CPK** ou **CK**, ocorre em três formas isoenzimáticas. Elas são identificadas por duas letras que indicam dois componentes da enzima. Uma primeira forma, identificada como MM, é liberada pelo músculo esquelético doente; a segunda, identificada como BB, é liberada pelo encéfalo doente; e a terceira, identificada como MB, é liberada pelo coração doente. Exames clínicos utilizando anticorpos que podem ligar-se aos componentes M e B estão disponíveis para medir especificamente a concentração da forma MB no sangue quando existe suspeita de uma doença cardíaca.

Indícios Para a Investigação Clínica

Lembre-se de que Tom apresenta concentrações séricas elevadas da isoforma MB da creatina cinase.
Qual condição poderia produzir esse estado e explicar a dor torácica de Tom?

Controle da Atividade Enzimática

A velocidade de uma reação catalisada por enzimas depende de muitos fatores, incluindo a concentração da enzima e do pH e a temperatura da solução. O controle genético da concentração enzimática, por exemplo, afeta a velocidade de progressão ao longo de determinadas vias metabólicas e, em conseqüência, regula o metabolismo celular.

A atividade de uma enzima, medida pela velocidade com que seus substratos são convertidos em produtos, é influenciada por fatores como (1) temperatura e pH da solução; (2) concentração de co-fatores e coenzimas, exigidos por muitas enzimas como "auxiliares" de sua atividade catalítica; (3) concentração da enzima e de moléculas de substrato na solução; e (4) efeitos estimuladores e inibidores de alguns produtos da ação enzimática sobre a atividade das enzimas que auxiliam a formação desses produtos.

Efeitos da Temperatura e do pH

Um aumento da temperatura aumentará a velocidade das reações não catalisadas por enzimas. Uma relação similar entre a temperatura e a velocidade da reação ocorre nas reações catalisadas por enzimas. Numa temperatura de 0°C, a velocidade da reação é incomensuravelmente lenta. À medida que a temperatura se eleva acima de 0°C, a velocidade da reação aumenta, mas até um determinado ponto. A alguns graus acima da temperatura corporal (37°C), o gráfico da velocidade da reação apresenta um platô. Na realidade, aumentos adicionais da temperatura *diminuem* a velocidade da reação (Figura 4.3). Essa diminuição deve-se ao fato de a estrutura terciária das enzimas ficar alterada em temperaturas mais altas.

Observa-se uma relação semelhante quando a velocidade da reação enzimática é medida em diferentes valores de pH. Cada enzima apresenta uma atividade máxima característica dentro de uma faixa estreita de pH, que determina o **pH ideal** da enzima. Quando o pH é alterado e deixa de estar dentro da faixa ideal da enzima, a velocidade da reação diminui (Figura 4.4). Essa redução da atividade enzimática deve-se a alterações na conformação da enzima e nas cargas dos grupos R dos aminoácidos que revestem os sítios ativos.

O pH ideal de uma enzima geralmente reflete o pH do líquido corporal no qual a enzima se encontra. O pH ácido ideal da enzima *pepsina*, que digere proteínas, por exemplo, permite que ela seja ativa no forte ácido clorídrico do suco gástrico. Do mesmo modo, o pH neutro ideal da *amilase salivar* e o pH alcalino ideal da *tripsina* no suco pancreático permitem que essas enzimas digiram amido e proteínas, respectivamente, em outras partes do sistema digestório.

> Embora o pH de outros líquidos corporais apresente menos variações que os líquidos do sistema digestório, o pH ideal de diferentes enzimas encontradas no organismo revela diferenças importantes (Tabela 4.3). Algumas dessas diferenças podem ser exploradas com objetivos diagnósticos. A doença da próstata, por exemplo, pode ser associada a concentrações séricas elevadas de uma fosfatase prostática com um pH ácido ideal (de modo descritivo, ela é denominada *fosfatase ácida*). Por outro lado, doenças ósseas podem ser associadas a concentrações séricas elevadas de *fosfatase alcalina*, a qual possui um pH ideal mais elevado que a enzima similar liberada pela próstata doente.

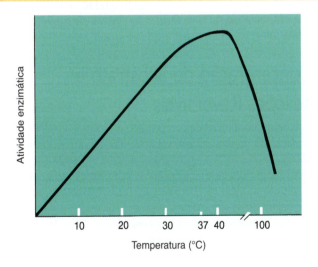

Figura 4.3 Efeito da temperatura sobre a atividade enzimática. Este efeito é mensurado pela velocidade da reação catalisada por enzimas sob condições padronizadas, apenas com a variação da temperatura da reação.

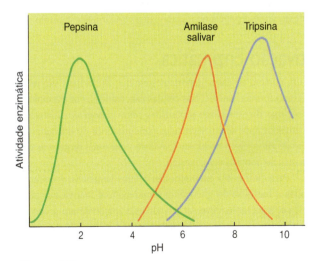

Figura 4.4 Efeito do pH sobre a atividade de três enzimas digestivas. A amilase salivar é encontrada na saliva, que possui um pH próximo do neutro; a pepsina é encontrada no suco gástrico ácido; e a tripsina é encontrada no suco pancreático alcalino.

Tabela 4.3	pH Ideal de Enzimas Selecionadas	
Enzima	Reação Catalisada	pH Ideal
Pepsina (estômago)	Digestão de proteínas	2,0
Fosfatase ácida (próstata)	Remoção do grupo fosfato	5,5
Amilase salivar (saliva)	Digestão do amido	6,8
Lipase (suco pancreático)	Digestão de gorduras	7,0
Fosfatase alcalina (osso)	Remoção do grupo fosfato	9,0
Tripsina (suco pancreático)	Digestão de proteínas	9,5
Monoamino oxidase (terminações nervosas)	Remoção do grupo amina da noradrenalina	9,8

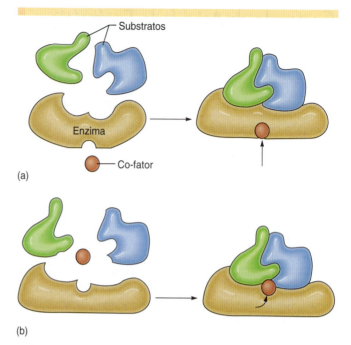

Figura 4.5 Papéis dos co-fatores na função enzimática. Em (a), o co-fator altera a conformação do sítio ativo, permitindo um melhor encaixe entre a enzima e seus substratos. Em (b), o co-fator participa na ligação temporária entre o sítio ativo e os substratos.

Co-fatores e Coenzimas

Muitas enzimas são inativas por completo quando isoladas num estado puro. É evidente que alguns dos íons e moléculas orgânicas menores, removidos durante o processo de purificação, têm um papel essencial na atividade enzimática. Esses íons e moléculas orgânicas menores necessários para a atividade de enzimas específicas denominam-se *co-fatores* e *coenzimas*.

Os **co-fatores** incluem íons metálicos como Ca^{2+}, Mg^{2+}, Mn^{2+}, Cu^{2+}, Zn^{2+} e selênio. Algumas enzimas com necessidade de co-fator não possuem um sítio ativo com forma adequada na ausência do co-fator. Nessas enzimas, a fixação de co-fatores produz uma alteração da conformação na proteína que permite a combinação com seu substrato. Os co-fatores de outras enzimas participam de ligações temporárias entre a enzima e seu substrato quando o complexo enzima-substrato é formado (Figura 4.5).

Outros co-fatores, denominados **coenzimas**, são moléculas orgânicas derivadas da niacina, da riboflavina e de outras vitaminas hidrossolúveis. As coenzimas participam de reações catalisadas por enzimas transportando átomos de hidrogênio e pequenas moléculas de uma enzima a outra. Exemplos das ações dos co-fatores e das coenzimas em reações específicas serão posteriormente apresentados no contexto de seus papéis no metabolismo celular neste capítulo.

Ativação Enzimática

Há um número de casos importantes em que as enzimas são produzidas como formas inativas. Nas células pancreáticas, por exemplo, muitas enzimas digestivas são produzidas como *zimogênios* inativos, que são ativados após serem secretados para o interior do intestino. A ativação de zimogênios no lúmen (cavidade) intestinal protege as células pancreáticas contra a autodigestão.

Para citar outro exemplo, nas células hepáticas, a enzima que catalisa a hidrólise do glicogênio armazenado é inativa quando produzida e, mais tarde, deve ser ativada pela adição de um grupo fosfato. Uma enzima diferente, chamada *proteína cinase*, catalisa a adição do grupo fosfato àquela enzima. Num momento posterior, a inativação da enzima é realizada por outra enzima que catalisa a remoção do grupo fosfato. Portanto, a ativação/inativação dessa enzima (e de muitas outras) é realizada por processos de *fosforilação/desfosforilação*.

Recordando, a proteína cinase em si pode ser produzida como uma enzima inativa. Nesse caso, a sua ativação exige que ela se associe a um *ligante* (molécula menor) particular. Esses ligantes servem como reguladores intracelulares denominados **segundos mensageiros**. Em muitos casos, esse ligante é uma molécula denominada *AMP cíclico (AMPc)*. O AMP cíclico ativa a proteína cinase promovendo a dissociação de uma subunidade inibidora da enzima ativa. Como a produção do AMP cíclico no interior das células é estimulada por moléculas reguladoras que incluem neurotransmissores (ver Capítulo 7, Figura 7.28) e hormônios (ver Capítulo 11, Figura 11.18), esse tópico será analisado em mais detalhes no contexto da regulação neural e endócrina.

Concentração do Substrato e Reações Reversíveis

Num determinado nível de concentração enzimática, a velocidade de formação do produto aumentará à medida que a concentração do substrato aumentar. No entanto, será atingido um ponto em que aumentos adicionais na concentração do substrato não acarretarão aumentos comparáveis na velocidade da reação. Quando a relação entre a concentração do substrato e a velocidade da reação atinge um platô de velocidade máxima, diz-se que a enzima está *saturada*. Se pensarmos nas enzimas como trabalhadores e nos substratos como empregos, 100% dos trabalhadores estarão empregados quando uma enzima estiver saturada. Uma disponibilidade maior de empregos (substrato) não conseguirá aumentar mais a taxa de trabalhadores empregados (conversão de substrato em produto). Esse conceito é ilustrado na Figura 4.6.

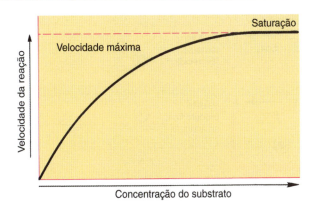

Figura 4.6 Efeito da concentração do substrato sobre a velocidade da reação catalisada por enzimas. Quando a velocidade da reação se encontra no máximo, diz-se que a enzima está saturada.

Algumas reações enzimáticas intracelulares são reversíveis, com as reações em ambas as direções sendo catalisadas pela mesma enzima. Por exemplo, a enzima *anidrase carbônica* é assim denominada porque pode catalisar a seguinte reação:

$$H_2CO_3 \rightarrow H_2O + CO_2$$

Contudo, a mesma enzima também pode catalisar a reação reversa:

$$H_2O + CO_2 \rightarrow H_2CO_3$$

As duas reações podem ser mais bem ilustradas por uma única equação:

$$H_2O + CO_2 \rightleftarrows H_2CO_3$$

A direção da reação reversível depende, em parte, das concentrações relativas das moléculas à esquerda e à direita das setas. Quando a concentração de CO_2 for muito alta (como acontece nos tecidos), a reação será direcionada para a direita. Se a concentração de CO_2 for baixa e a de H_2CO_3 for alta (como acontece nos pulmões), a reação será direcionada para a esquerda. O princípio de que as reações reversíveis se direcionam do lado da equação em que a concentração é maior para o lado em que é menor é conhecido como **lei da ação das massas**.

Embora algumas reações enzimáticas não sejam diretamente reversíveis, os efeitos finais das reações podem ser revertidos pela ação de diferentes enzimas. Algumas das enzimas que convertem a glicose em ácido pirúvico, por exemplo, são diferentes das que invertem o fluxo e produzem glicose a partir do ácido pirúvico. Do mesmo modo, a formação e a decomposição do glicogênio (um polímero da glicose) são catalisadas por enzimas diferentes.

Vias Metabólicas

Os muitos milhares de diferentes tipos de reações enzimáticas intracelulares não ocorrem de forma independente. Ao contrário, todas estão ligadas por uma rede intricada de inter-relações que constitui o metabolismo celular. Uma seqüência de reações enzimáticas que começa com um *substrato inicial*, progride através de um número de *intermediários* e termina com um *produto final* é conhecida como **via metabólica**.

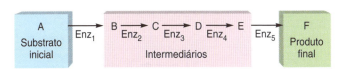

Figura 4.7 Padrão geral de uma via metabólica. Nas vias metabólicas, o produto de uma enzima torna-se o substrato da seguinte.

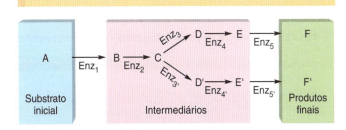

Figura 4.8 Uma via metabólica ramificada. Duas ou mais enzimas diferentes podem atuar sobre o mesmo substrato no ponto de ramificação da via, catalisando duas ou mais reações diferentes.

As enzimas de uma via metabólica cooperam de uma maneira análoga à de trabalhadores em uma linha de montagem, em que cada um contribui com uma pequena parte para o produto final. Nesse processo, o produto de uma enzima da linha torna-se o substrato da enzima seguinte, e assim por diante (Figura 4.7).

Poucas vias metabólicas são totalmente lineares. A maioria é ramificada, de modo que um intermediário no ponto de ramificação pode servir como substrato a duas enzimas diferentes. Como conseqüência, podem ser formados dois produtos diferentes que servem como intermediários de duas vias (Figura 4.8).

Inibição do Produto Final

As atividades das enzimas nos pontos de ramificação de vias metabólicas muitas vezes são reguladas por um processo denominado **inibição do produto final**, uma forma de inibição por retroalimentação negativa. Nesse processo, um dos produtos finais de uma via divergente inibe a atividade da enzima do ponto de ramificação em que começa a via em direção à produção desse inibidor. Essa inibição impede o acúmulo excessivo do produto final e acarreta o desvio em direção ao produto final da via alternativa (Figura 4.9).

O mecanismo pelo qual um produto final inibe uma etapa enzimática anterior em sua via é conhecido como **inibição alostérica**. O inibidor alostérico combina-se com uma parte da enzima numa outra localização, diferente daquela do sítio ativo. Isso faz com que o sítio ativo mude de forma, de modo que ele não consegue mais combinar-se adequadamente com seu substrato.

Erros Inatos do Metabolismo

Como cada polipeptídio diferente do corpo é codificado por um gene diferente (Capítulo 3), o mesmo ocorre com cada proteína

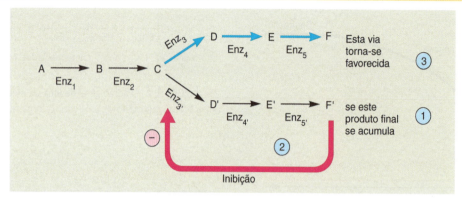

■ **Figura 4.9** Inibição do produto final numa via metabólica ramificada. A inibição é mostrada pela seta na etapa 2.

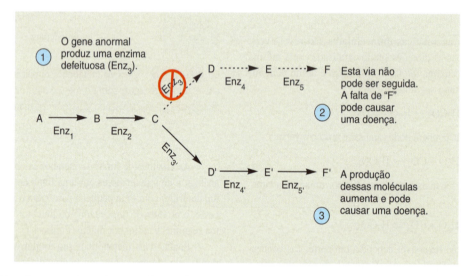

■ **Figura 4.10** Efeitos de um erro inato do metabolismo sobre uma via metabólica ramificada. O gene defeituoso produz uma enzima defeituosa, indicada aqui por uma linha cruzando o seu símbolo.

enzima que participa de uma via metabólica. Um defeito herdado por algum desses genes pode acarretar uma doença conhecida como **erro inato do metabolismo**. Nesse tipo de doença, a quantidade de intermediários formados *antes* da etapa enzimática defeituosa *aumenta*, e a quantidade de intermediários e produtos finais formados *após* a mesma *diminui*. Doenças podem resultar de deficiências do produto final normal ou do acúmulo excessivo de intermediários formados antes da etapa defeituosa. Quando uma enzima defeituosa for ativa numa fase posterior a um ponto de bifurcação da via, os intermediários e os produtos finais da via alternativa aumentarão (Figura 4.10). Um aumento anormal na produção desses produtos pode ser a causa de algumas doenças metabólicas.

Um dos produtos da conversão da fenilalanina é uma molécula denominada DOPA, acrônimo de diidroxifenilalanina. A DOPA é um precursor da molécula do pigmento *melanina*, que confere a cor normal da pele, dos olhos e do cabelo. O *albinismo* é conseqüência de um defeito herdado da enzima que catalisa a formação de melanina a partir da DOPA (Figura 4.11). Além da fenilcetonúria e do albinismo, há muitos outros erros inatos do metabolismo dos aminoácidos, assim como erros do metabolismo dos carboidratos e dos lipídios. Alguns deles são descritos na Tabela 4.4.

A via metabólica ramificada que começa com a fenilalanina como substrato inicial está sujeita a determinados erros inatos do metabolismo (Figura 4.11). Se a enzima que converte esse aminoácido no aminoácido tirosina é defeituosa, o produto final de uma via divergente acumula-se e pode ser detectado no sangue e na urina. Essa doença – a **fenilcetonúria (PKU)** – pode acarretar retardo mental grave e redução do período de vida. O número de ocorrências da fenilcetonúria é suficiente (apesar de não existir um erro inato do metabolismo que seja comum) para justificar a sua investigação em todos os neonatos. Quando a doença é detectada precocemente, a lesão encefálica pode ser prevenida, propondo-se numa dieta artificial com baixo teor do aminoácido fenilalanina à criança.

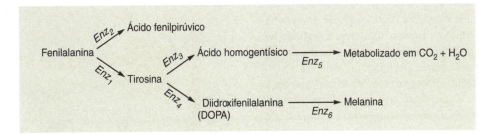

Figura 4.11 Vias metabólicas da degradação do aminoácido fenilalanina. A *enzima₁* defeituosa produz a fenilcetonúria (PKU), a *enzima₅* defeituosa produz a alcaptonúria (condição que não é significativa do ponto de vista clínico), e a *enzima₆* defeituosa produz o albinismo.

Tabela 4.4 Exemplos de Erros Inatos do Metabolismo dos Aminoácidos, Carboidratos e Lipídios

Defeito Metabólico	Doença	Anormalidade	Resultado Clínico
Metabolismo dos aminoácidos	Fenilcetonúria (PKU)	Aumento de ácido fenilpirúvico	Retardo mental, epilepsia
	Albinismo	Ausência de melanina	Susceptibilidade ao câncer de pele
	Doença do xarope de bordo	Aumento de leucina, isoleucina e valina	Degeneração do encéfalo, morte precoce
	Homocistinúria	Acúmulo de homocistina	Retardo mental, problemas oculares
Metabolismo dos carboidratos	Intolerância à lactose	Lactose não utilizada	Diarréia
	Deficiência de glicose 6-fosfatase (doença de Gierke)	Acúmulo de glicogênio no fígado	Aumento do fígado, hipoglicemia
	Deficiência de glicogênio fosforilase	Acúmulo de glicogênio no músculo	Fadiga e dor musculares
Metabolismo dos lipídios	Doença de Gaucher	Acúmulo de lipídios (glicocerebrosídeos)	Aumento do fígado e do baço, degeneração encefálica
	Doença de Tay-Sachs	Acúmulo de lipídios (gangliosídeo G_{M2})	Degeneração encefálica, morte em torno dos cinco anos de idade
	Hipercolesterolemia	Concentração sérica de colesterol elevada	Aterosclerose das grandes artérias e das coronárias

Teste Seu Conhecimento Antes de Prosseguir

1. Elabore gráficos demonstrando os efeitos das alterações de temperatura, pH e da concentração de enzimas e substratos sobre a velocidade das reações enzimáticas. Explique o mecanismo responsável pelos efeitos demonstrados nos gráficos.
2. Utilizando setas e letras do alfabeto, elabore um fluxograma de uma via metabólica com um ponto de ramificação.
3. Descreva uma reação reversível e explique como a lei da ação das massas a afeta.
4. Defina *inibição do produto final* e utilize o diagrama de uma via metabólica ramificada para explicar como esse processo afeta as concentrações de diferentes intermediários.
5. Suponha que a enzima catalisadora da terceira reação de sua via (questão nº 2) é defeituosa por causa de um erro inato do metabolismo. Descreva os efeitos que isso causaria sobre as concentrações dos intermediários dessa via.

Bioenergética

Os organismos vivos exigem o consumo constante de energia para manter suas estruturas e processos complexos. Processos fundamentais à vida são as reações químicas acopladas, de modo que a energia liberada por uma reação é incorporada nos produtos de outra reação. A transformação da energia em sistemas vivos baseia-se em grande parte em reações que produzem e destroem moléculas de ATP e em reações de oxirredução.

A **bioenergética** refere-se ao fluxo de energia dos sistemas vivos. Os organismos mantêm sua estrutura muito bem ordenada e as atividades de sustentação da vida por meio do consumo constante de energia, obtida em última instância do ambiente. O fluxo de energia dos sistemas vivos obedece à primeira e à segunda leis de um ramo da física denominado *termodinâmica*.

De acordo com a **primeira lei da termodinâmica**, a energia pode ser transformada (alterada de uma forma a outra), mas não pode ser criada nem destruída. Essa condição às vezes é chamada *lei da conservação de energia*. Conforme a **segunda lei da termodinâmica,** como conseqüência das transformações da energia, o universo e suas partes (incluindo os sistemas vivos) tornam-se progressivamente desorganizados. O termo *entropia* é utilizado para descrever o grau de desorganização de um sistema. Portanto, as transformações da energia aumentam a quantidade de entropia de um sistema. Somente a energia que se encontra num estado organizado – denominada *energia livre* – pode ser utilizada para realizar o trabalho. Como a entropia aumenta em todas as transformações de energia, a quantidade de energia livre disponível para a realização do trabalho diminui. Como conseqüência do aumento da entropia descrita pela segunda lei, os sistemas tendem a passar de estados de energia livre alta para estados de energia livre baixa.

A ligação química dos átomos nas moléculas obedece às leis da termodinâmica. Uma molécula orgânica complexa (p. ex., glicose) possui mais energia livre (menos entropia) que seis moléculas separadas de dióxido de carbono e de água. Por essa razão, para converter dióxido de carbono e água em glicose, energia deve ser adicionada. As plantas realizam essa façanha utilizando a energia do sol no processo denominado *fotossíntese* (Figura 4.12).

Reações Endergônicas e Exergônicas

Reações químicas que exigem entrada de energia são conhecidas como **reações endergônicas**. Como há adição de energia para que essas reações ocorram, os produtos das reações endergônicas devem conter mais energia que os reagentes. Em outras palavras,

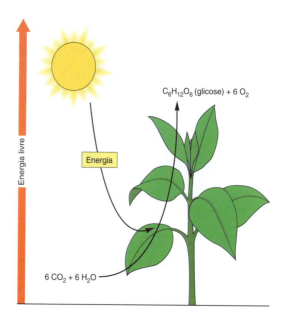

■ **Figura 4.12** **Diagrama simplificado da fotossíntese.** Parte da energia radiante do sol é capturada pelas plantas e utilizada na produção de glicose a partir do dióxido de carbono e da água. Como produto dessa reação endergônica, a glicose possui mais energia livre que os reagentes iniciais.

uma porção da energia adicionada é contida nas moléculas resultantes. Isso ocorre porque a energia não pode ser criada nem destruída (primeira lei da termodinâmica) e porque um estado mais

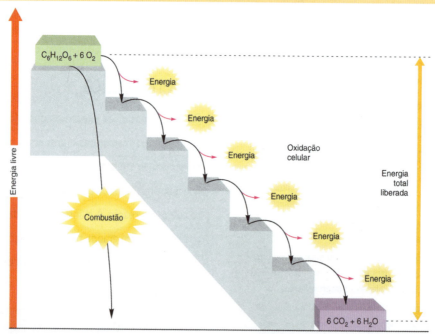

■ **Figura 4.13** **Comparação entre a combustão e a respiração celular.** Como a glicose contém mais energia que seis moléculas separadas de dióxido de carbono e de água, a combustão da glicose é uma reação exergônica. A mesma quantidade de energia é liberada quando a glicose se degrada progressivamente no interior da célula.

organizado da matéria contém mais energia livre, ou menos entropia, que um estado menos organizado (segunda lei da termodinâmica).

O fato de a glicose conter mais energia livre que o dióxido de carbono e a água pode ser facilmente provado pela combustão da glicose em CO_2 e H_2O. Essa reação libera energia sob a forma de calor. Reações que convertem moléculas com mais energia livre em moléculas com menos energia e, por conseguinte, que liberam energia à medida que elas ocorrem, são denominadas **reações exergônicas**.

Como ilustra a Figura 4.13, a quantidade de energia liberada por uma reação exergônica é a mesma, quer a energia seja liberada numa única reação de combustão ou dividida em muitas etapas pequenas, que ocorrem nas células controladas por enzimas. Portanto, a energia que o organismo obtém a partir de determinados alimentos consumidos pode ser medida como a quantidade de energia térmica liberada durante a combustão desses alimentos.

O calor é medido em unidades denominadas *calorias*. Uma caloria é definida como a quantidade de calor necessária para elevar em um grau da escala Celsius a temperatura de um centímetro cúbico de água. O valor calórico dos alimentos geralmente é indicado em *quilocalorias* (uma quilocaloria = mil calorias).

Reações Acopladas: ATP

Para permanecer viva, uma célula deve manter seu estado extremamente organizado e de baixa entropia à custa da energia livre de seu ambiente. Em razão disso, a célula contém muitas enzimas que catalisam reações exergônicas utilizando substratos que, em última instância, são oriundos do ambiente. A energia liberada por essas reações exergônicas é utilizada para impulsionar os processos que exigem energia (reações endergônicas) na célula. Como as células não podem utilizar a energia térmica para impulsionar os processos que exigem energia, a energia das ligações químicas liberada nas reações exergônicas deve ser transferida diretamente à energia das ligações químicas nos produtos de reações endergônicas. Portanto, as reações que liberam energia são *acopladas* às reações que exigem energia. Essa relação é semelhante àquela de duas engrenagens engatadas; o movimento de uma (engrenagem exergônica que libera energia) faz com que a outra também se movimente (engrenagem endergônica, que exige energia). Isso é ilustrado na Figura 4.14.

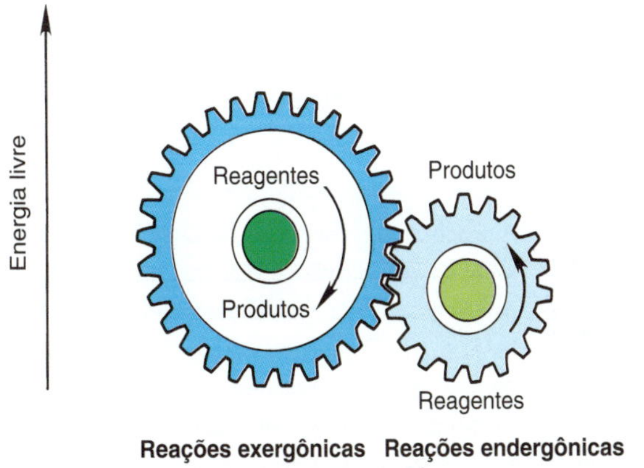

Na célula, a energia liberada pela maioria das reações exergônicas é utilizada, direta ou indiretamente, para impulsionar determinada reação endergônica (Figura 4.15): a formação de **adenosina trifosfato (ATP)** a partir da adenosina difosfato (ADP) e do fosfato inorgânico (abreviado como P_i).

A formação de ATP exige a entrada de quantidade razoavelmente grande de energia. Como essa energia deve ser conservada (primeira lei da termodinâmica), a ligação produzida pela união do P_i e da ADP deve conter parte dessa energia. Portanto, quando as enzimas invertem essa reação e convertem a ATP em ADP e P_i, grande quantidade de energia é liberada. A ruptura de ATP libera a energia utilizada para impulsionar os processos que exigem energia em todas as células. Como **transportador universal de energia**, a ATP serve para acoplar de modo mais eficaz a energia liberada pela degradação de moléculas de alimentos à energia necessária pelos diversos processos endergônicos da célula (Figura 4.16).

Reações Acopladas: Oxirredução

Quando um átomo (ou uma molécula) ganha elétrons, diz-se que foi **reduzido**; quando ele perde elétrons, diz-se que foi **oxidado**. A redução e a oxidação são sempre reações acopladas: um átomo

■ **Figura 4.14** Modelo do acoplamento entre reações exergônicas e endergônicas. Os reagentes da reação exergônica (representados pela engrenagem maior) possuem mais energia livre que os produtos da reação endergônica porque o acoplamento não é 100% eficaz — alguma energia é perdida sob a forma de calor.

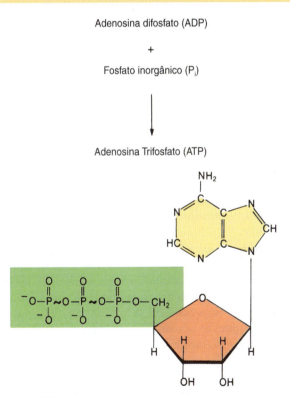

■ **Figura 4.15** Formação e estrutura da adenosina trifosfato (ATP). A ATP é o transportador universal de energia da célula.

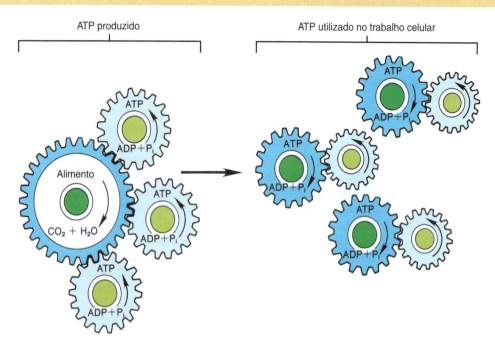

Figura 4.16 Modelo de ATP como transportador universal de energia da célula. As reações exergônicas são mostradas como engrenagens com setas apontando para baixo (essas reações produzem uma diminuição de energia livre), e as reações endergônicas são mostradas como engrenagens com setas apontando para cima (essas reações produzem um aumento de energia livre).

(ou uma molécula) não pode ser oxidado a não ser que doe elétrons a um outro, tornando-se, assim, reduzido. O átomo (ou molécula) que doa elétrons *a* outro é **agente redutor**; e o que aceita elétrons *de* outro, **agente oxidante**. É importante compreender que determinado átomo (ou molécula) pode ter ambos os papéis. Ele pode funcionar como agente oxidante numa reação e como agente redutor em outra. Quando átomos ou moléculas cumprem ambos os papéis, eles ganham elétrons numa reação e perdem em outra, produzindo uma série de reações acopladas de oxirredução – semelhante a uma brigada de incêndio conduzindo elétrons nos baldes.

Observe que o termo *oxidação* não implica na participação do oxigênio na reação. O termo deriva do fato de o oxigênio possuir uma grande tendência a aceitar elétrons, isto é, de atuar como forte agente oxidante. Essa propriedade do oxigênio é explorada pelas células. Ele atua como receptor final de elétrons numa cadeia de reações de oxirredução que fornece energia para a produção de ATP.

Reações de oxirredução nas células na maioria das vezes envolvem transferência de átomos de hidrogênio e não de elétrons livres. Como o átomo de hidrogênio contém um elétron (e um próton no núcleo), uma molécula que perde hidrogênio torna-se oxidada, e uma que ganha hidrogênio torna-se reduzida. Em muitas reações de oxirredução, pares de elétrons – elétrons livres ou um par de átomos de hidrogênio – são transferidos do agente redutor para o agente oxidante.

Duas moléculas que cumprem papéis importantes na transferência de hidrogênio são a **nicotinamida adenina dinucleotídeo** (**NAD**), que deriva da niacina (vitamina B_3), e a **flavina adenina dinucleotídeo** (**FAD**), que deriva da riboflavina (vitamina B_2). Essas moléculas (Figura 4.17) são coenzimas que atuam como *transportadores de hidrogênio*, porque aceitam hidrogênios (reduzidos) numa reação enzimática e doam hidrogênios (oxidados) numa reação enzimática diferente (Figura 4.18). As formas oxidadas dessas moléculas são representadas simplesmente como NAD (ou NAD^+) e FAD.

Cada FAD pode receber dois elétrons e ligar-se a dois prótons. Logo, a forma reduzida de FAD combina-se com o equivalente de dois átomos de hidrogênio e pode ser representada por $FADH_2$. Cada NAD também pode aceitar dois elétrons, mas liga-se apenas a um próton. Por essa razão, a forma reduzida de NAD é representada por NADH + H^+ (o H^+ representa um próton livre). Quando as formas reduzidas dessas duas coenzimas participam de uma reação de oxirredução, elas transferem dois átomos de hidrogênio para o agente oxidante (Figura 4.18).

A produção das coenzimas NAD e FAD é a principal razão da necessidade de vitaminas niacina e riboflavina em nossa dieta. Como descrito no Capítulo 5, a NAD e a FAD são necessárias para a transferência de átomos de hidrogênio em reações químicas que fornecem energia para o corpo. A niacina e a riboflavina, por si só, não fornecem energia, embora isso seja proclamado com freqüência em anúncios de alimentos saudáveis. Nem a ingestão de quantidades extras de niacina e de riboflavina provê energia adicional. Após as células obterem quantidades suficientes de NAD e de FAD, o excesso dessas vitaminas é simplesmente eliminado na urina.

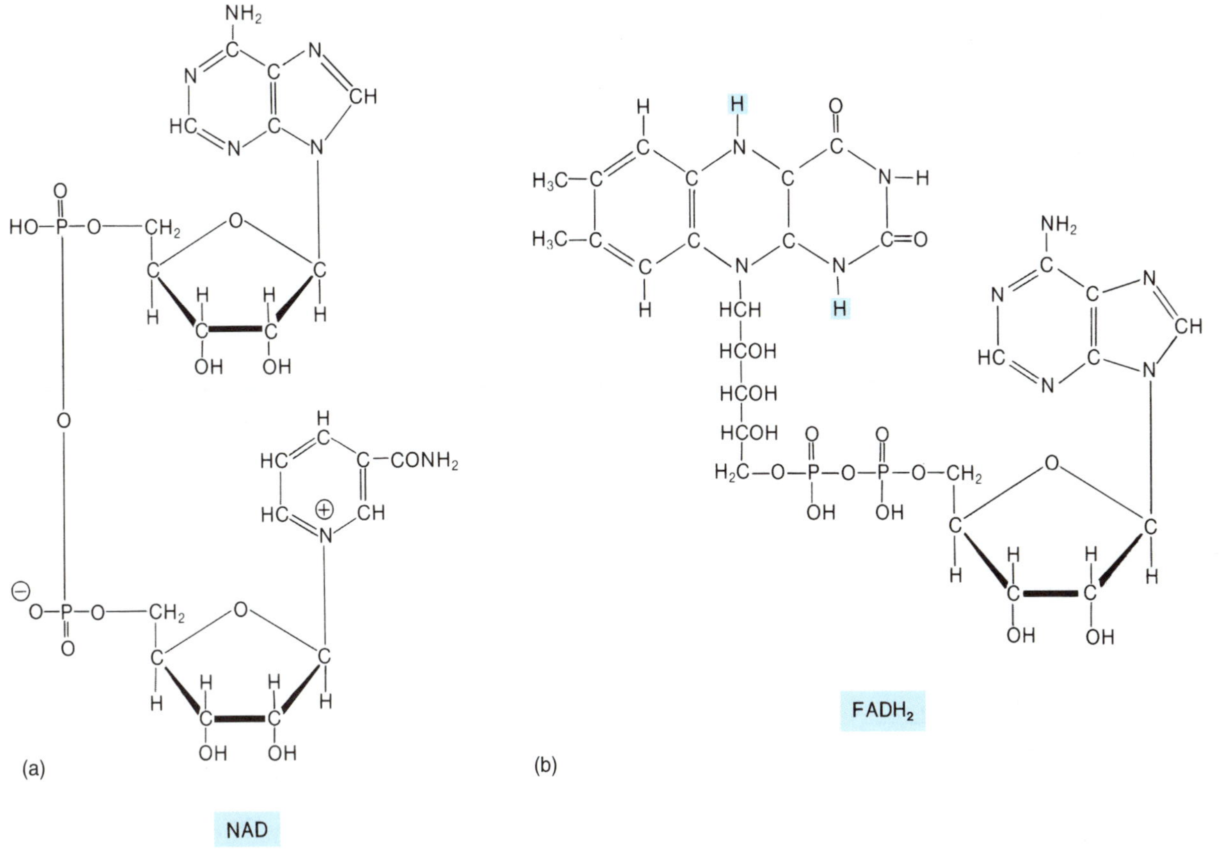

Enzimas e Energia

Figura 4.17 Fórmulas estruturais da NAD e da FADH₂. (*a*) Forma oxidada da NAD (nicotinamida adenina dinucleotídeo) e (*b*) forma reduzida da FAD (flavina adenina dinucleotídeo). Observe os dois átomos adicionais de hidrogênio (marcados em azul) que reduzem a FAD em FADH₂.

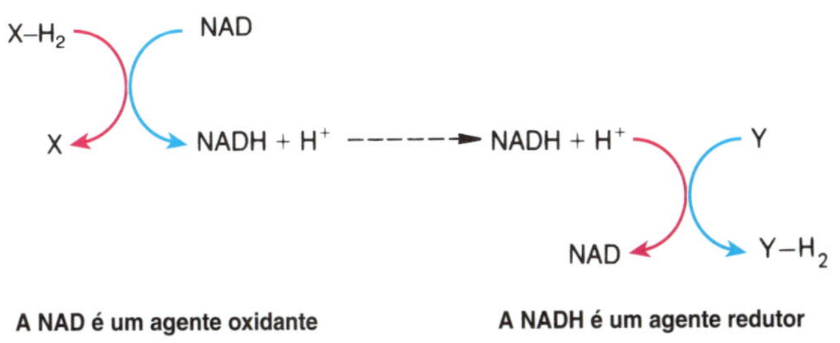

Figura 4.18 Ação da NAD. NAD é uma coenzima que transfere pares de átomos de hidrogênio de uma molécula a outra. Na primeira reação, a NAD é reduzida (atua como um agente oxidante). Na segunda reação, a NADH é oxidada (atua com um agente redutor). As reações de oxidação são indicadas por setas vermelhas; e as de redução, por setas azuis.

Teste Seu Conhecimento Antes de Prosseguir

1. Descreva a primeira e a segunda leis da termodinâmica. Utilize-as para explicar por que as ligações químicas da glicose representam uma fonte potencial de energia e descreva o processo pelo qual as células podem obter essa energia.
2. Defina os termos *reação exergônica* e *reação endergônica*. Utilize-os para descrever a função da ATP nas células.
3. Utilizando os símbolos $X\text{-}H_2$ e Y, esquematize uma reação de oxirredução. Indique a molécula reduzida e a oxidada e determine qual delas é o agente redutor e qual é o agente oxidante.
4. Descreva a função da NAD, da FAD e do oxigênio (em termos de reação de oxirredução) e explique o significado dos símbolos *NAD*, *NADH + H⁺*, *FAD* e *FADH₂*.

Resumo

Enzimas Como Catalisadores 84

I. As enzimas são catalisadores biológicos.
  A. Os catalisadores aumentam a velocidade das reações químicas.
    1. Um catalisador não se altera pela reação.
    2. Um catalisador não altera o resultado final de uma reação.
  B. Os catalisadores reduzem a energia de ativação das reações químicas.
    1. A energia de ativação é a quantidade de energia necessária pelas moléculas reagentes para participar de uma reação.
    2. Na ausência de um catalisador, somente uma pequena proporção dos reagentes possui a energia de ativação para participar.
    3. Ao reduzir a energia de ativação, as enzimas permitem que uma proporção maior dos reagentes participe da reação, aumentando assim a velocidade da reação.

II. A maioria das enzimas se compõe de proteínas.
  A. As proteínas enzimas possuem formas tridimensionais específicas, determinadas pela seqüência de aminoácidos e, em última instância, pelos genes.
  B. Os reagentes de uma reação catalisada por enzimas – denominados substratos da enzima – encaixam-se numa bolsa específica da enzima denominada sítio ativo.
  C. Formando um complexo enzima-substrato, as moléculas do substrato são arranjadas na orientação adequada e as ligações existentes são enfraquecidas. Isso permite que novas ligações sejam formadas com maior facilidade.

Controle da Atividade Enzimática 87

I. A atividade de uma enzima é afetada por vários fatores.
  A. A velocidade das reações catalisadas por enzimas aumenta com o aumento da temperatura, até um nível máximo.
    1. Isso ocorre porque o aumento da temperatura aumenta a energia da população total de moléculas reagentes e, por conseguinte, aumenta a proporção de reagentes que possuem energia de ativação.
    2. No entanto, a alguns poucos graus acima da temperatura corporal, a maioria das enzimas começa a desnaturar, o que diminui a velocidade das reações que elas catalisam.
  B. Cada enzima possui uma atividade ideal num determinado pH – denominado pH ideal para aquela enzima.
    1. Desvios do pH ideal reduzem a velocidade de reação porque o pH afeta a forma da enzima e as cargas no sítio ativo.
    2. O pH ideal de diferentes enzimas varia muito. Por exemplo, a pepsina possui um pH ideal de 2, enquanto a tripsina é mais ativa num pH de 9.
  C. Muitas enzimas exigem íons metálicos para tornarem-se ativas. Esses íons são por essa razão considerados co-fatores das enzimas.
  D. Muitas enzimas exigem moléculas orgânicas menores para se tornar ativas. Essas moléculas orgânicas menores denominam-se coenzimas.
    1. Muitas coenzimas são derivadas de vitaminas hidrossolúveis.
    2. As coenzimas transportam átomos de hidrogênio e pequenas moléculas de substrato de uma enzima a outra.
  E. Algumas enzimas, produzidas como formas inativas, são posteriormente ativadas no interior da célula.
    1. A ativação pode ser obtida por meio da fosforilação da enzima e, nesse caso, a enzima pode ser inativada mais tarde pela desfosforilação.
    2. A fosforilação de enzimas é catalisada por uma enzima denominada proteína cinase.
    3. A proteína cinase em si pode ser inativa e exige a ligação de um segundo mensageiro denominado AMP cíclico para se tornar ativa.
  F. A velocidade das reações enzimáticas aumenta quando a concentração do substrato ou da enzima aumenta.
    1. Quando a concentração da enzima permanece constante, a velocidade da reação aumenta se a concentração do substrato for aumentada, até uma velocidade máxima.
    2. Quando a velocidade da reação não aumenta com a adição de mais substrato, diz-se que a enzima está saturada.

II. As vias metabólicas envolvem algumas reações catalisadas por enzimas.
  A. Algumas enzimas geralmente cooperam para converter um substrato inicial num produto final por meio de vários intermediários.
  B. As vias metabólicas são produzidas por sistemas multi-enzimáticos nos quais o produto de uma enzima se torna o substrato da outra.
  C. Se uma enzima for defeituosa em decorrência de um gene anormal, os intermediários formados após a etapa catalisada pela enzima defeituosa diminuirão e os formados antes da etapa defeituosa serão acumulados.
    1. As doenças resultantes de enzimas defeituosas são denominadas erros inatos do metabolismo.
    2. O acúmulo de intermediários freqüentemente acarreta lesão do órgão em que a enzima defeituosa é encontrada.
  D. Muitas vias metabólicas são ramificadas, de modo que um intermediário pode servir como substrato de duas enzimas diferentes.

E. A atividade de uma determinada via pode ser regulada pela inibição do produto final.
  1. Na inibição do produto final, um dos produtos da via inibe a atividade de uma enzima fundamental.
  2. Este é um exemplo de inibição alostérica, na qual o produto se combina com o seu sítio específico na enzima, alterando a conformação do sítio ativo.

Bioenergética 91

I. O fluxo de energia da célula denomina-se bioenergética.
  A. De acordo com a primeira lei da termodinâmica, a energia não pode ser criada nem destruída, mas apenas transformada de uma forma em outra.
  B. De acordo com a segunda lei da termodinâmica, todas as reações de transformação de energia acarretam um aumento da entropia (desordem).
    1. Como conseqüência do aumento da entropia, ocorre diminuição da energia livre (utilizável).
    2. Portanto, os átomos organizados em grandes moléculas orgânicas podem conter mais energia livre que moléculas menores e mais desorganizadas.
  C. A produção de glicose a partir do dióxido de carbono e da água necessita de adição de energia.
    1. As plantas utilizam a energia do sol para essa conversão, num processo denominado fotossíntese.
    2. As reações que exigem a entrada de energia para produzir moléculas com mais energia livre que os reagentes são denominadas reações endergônicas.
  D. A combustão da glicose em dióxido de carbono e água libera energia sob a forma de calor.
    1. Uma reação que libera energia e, em razão disso, forma produtos que contêm menos energia livre que os reagentes, denomina-se reação exergônica.
    2. A mesma quantidade total de energia é liberada quando a glicose se converte em dióxido de carbono e água no interior das células, mesmo que esse processo esteja dividido em muitas etapas pequenas.
  E. As reações exergônicas que convertem moléculas de alimentos em dióxido de carbono e água nas células são acopladas a reações endergônicas que formam a adenosina trifosfato (ATP).
    1. Por essa razão, parte da energia das ligações químicas da glicose se transfere para ligações "muito energéticas" da ATP.
    2. A ruptura da ATP em adenosina difosfato (ADP) e fosfato inorgânico resulta na liberação de energia.
    3. A energia liberada pela ruptura da ATP é utilizada para impulsionar todos os processos celulares que necessitam de energia. A ATP, portanto, é o "transportador universal de energia" da célula.
II. As reações de oxirredução são acopladas e, geralmente, envolvem a transferência de átomos de hidrogênio.
  A. Diz-se que uma molécula é oxidada quando perde elétrons, e reduzida quando ganha elétrons.
  B. Um agente redutor, portanto, é doador de elétrons, e um agente oxidante é um receptor de elétrons.
  C. Embora o oxigênio seja o receptor final de elétrons da célula, outras moléculas podem atuar como agentes oxidantes.
  D. Uma única molécula pode ser receptora de elétrons em uma reação e doadora de elétrons em outra.
    1. A NAD e a FAD podem ser reduzidas ao receber elétrons de átomos de hidrogênio removidos de outras moléculas.
    2. Por sua vez, a NADH + H$^+$ e a FADH$_2$ doam elétrons para outras moléculas em outros locais no interior das células.
    3. O oxigênio é o receptor final de elétrons (agente oxidante) numa cadeia de reações de oxirredução que fornece energia para a produção da ATP.

Atividades de Revisão

Teste Seu Conhecimento de Termos e Fatos

1. Qual das afirmativas a seguir sobre as enzimas é *verdadeira*?
   a. A maioria das proteínas se compõe de enzimas.
   b. A maioria das enzimas se compõe de proteínas.
   c. As enzimas são alteradas pelas reações que catalisam.
   d. Os sítios ativos das enzimas possuem pouca especificidade em relação aos substratos.

2. Qual das afirmativas a seguir sobre as reações catalisadas por enzimas é *verdadeira*?
   a. A velocidade da reação não depende da temperatura.
   b. A velocidade de todas as reações catalisadas por enzimas diminui quando o pH é reduzido de 7 para 2.
   c. A velocidade da reação não depende da concentração do substrato.
   d. Sob determinadas condições de concentração do substrato, pH e temperatura, a velocidade de formação do produto varia diretamente em função da concentração da enzima até um máximo e, a partir desse ponto, a velocidade não pode mais ser aumentada.

3. Qual das afirmativas a seguir sobre a lactato desidrogenase é *verdadeira*?
   a. Ela é uma proteína.

    b. Ela oxida o ácido lático.
    c. Ela reduz uma outra molécula (ácido pirúvico).
    d. Todas as afirmativas anteriores são verdadeiras.
4. Numa via metabólica,
    a. o produto de uma enzima torna-se substrato da seguinte.
    b. o substrato de uma enzima torna-se o produto da seguinte.
5. Num erro inato do metabolismo,
    a. uma alteração genética acarreta a produção de uma enzima defeituosa.
    b. intermediários produzidos antes da etapa defeituosa acumulam-se.
    c. vias alternativas são utilizadas pelos intermediários em pontos de bifurcação que precedem a etapa defeituosa.
    d. Todas as afirmativas anteriores são verdadeiras.
6. Qual das reações a seguir representa uma reação endergônica?
    a. $ADP + P_i \rightarrow ATP$
    b. $ATP \rightarrow ADP + P_i$
    c. glicose + $O_2 \rightarrow CO_2 + H_2O$
    d. $CO_2 + H_2O \rightarrow$ glicose
    e. tanto *a* como *d*
    f. tanto *b* como *c*
7. Qual das afirmativas a seguir sobre a ATP é *verdadeira*?
    a. A ligação que une a ADP e o terceiro fosfato é muito energética.
    b. A formação da ATP é acoplada a reações que liberam energia.
    c. A conversão da ATP em ADP e P_i fornece energia à biossíntese, ao movimento celular e a outros processos celulares que requerem energia.
    d. A ATP é a "transportadora universal de energia" da célula.
    e. Todas as afirmativas anteriores são verdadeiras.
8. Quando o oxigênio se combina com dois hidrogênios para formar a água,
    a. o oxigênio é reduzido.
    b. a molécula que doou os hidrogênios torna-se oxidada.
    c. o oxigênio atua como um agente redutor.
    d. tanto *a* como *b*.
    e. tanto *a* como *c*.
9. As enzimas aumentam a velocidade das reações químicas
    a. aumentando a temperatura corporal.
    b. diminuindo o pH sanguíneo.
    c. aumentando a afinidade de moléculas reagentes entre si.
    d. diminuindo a energia de ativação dos reagentes.
10. Segundo a lei da ação das massas, quais das condições a seguir impulsionará a reação $A + B \rightleftarrows C$ para a direita?
    a. um aumento da concentração de A e B.
    b. uma diminuição da concentração de C.
    c. um aumento da concentração da enzima.
    d. tanto *a* como *b*.
    e. tanto *b* como *c*.

Teste Seu Conhecimento de Conceitos e Princípios

1. Explique a relação entre a estrutura química de uma enzima e sua função, e descreva por que tanto a estrutura quanto a função podem ser alteradas de várias maneiras.
2. Explique como a velocidade das reações enzimáticas pode ser regulada pelas concentrações relativas de substratos e produtos.
3. Explique por que a inibição do produto final representa uma forma de regulação por retroalimentação negativa.
4. Utilizando a primeira e a segunda leis da termodinâmica, explique como a ATP se forma e por que ela cumpre a função de transportadora universal de energia.
5. As coenzimas NAD e FAD podem "mover" átomos de hidrogênio de uma reação a outra. Como esse processo serve para acoplar reações de oxirredução?
6. Utilizando o albinismo e a fenilcetonúria como exemplos, explique o significado dos erros inatos do metabolismo.
7. Por que necessitamos ingerir alimentos contendo niacina e riboflavina? Qual a função dessas vitaminas no organismo?

Teste Sua Capacidade de Análise e Aplique Seu Conhecimento

1. As vias metabólicas podem ser comparadas com rodovias que se cruzam, com as enzimas atuando como desvios. Analise essa analogia.
2. Um estudante, aprendendo que alguém possui uma concentração sérica elevada de lactato desidrogenase (LDH), imagina como a enzima chegou ao sangue do indivíduo e questiona se digerirá o sangue. Que explicação você pode dar ao estudante para afastar sua preocupação?
3. Suponha ter encontrado comprimidos de enzimas no estabelecimento onde você compra alimentos saudáveis. O balconista diz que eles ajudam na digestão, mas você percebe que o produto deriva de uma planta. Que preocupações você pode ter em relação à eficácia desses comprimidos?

Sites Relacionados

Visite o site www.mhhe.com/fox para obter *links* de fontes relacionadas às enzimas e à energia. Esses *links* são monitorados para garantir que os URLs (URL, *Uniform Resource Locator*) sejam atualizados de acordo com a necessidade. Os exemplos de sites que você encontrará incluem:

    CHEMystery (Energy)
    Molecular Structure of Enzymes

5 Respiração e Metabolismo Celular

Objetivos

Após estudar este capítulo, você deverá ser capaz de . . .

1. Descrever as etapas da glicólise e analisar a importância dessa via metabólica.
2. Descrever como o ácido lático se forma e explicar a importância fisiológica dessa via.
3. Definir o termo *gliconeogênese* e descrever o ciclo de Cori.
4. Descrever a via da respiração aeróbia da glicose por meio das etapas do ciclo de Krebs.
5. Explicar a importância funcional do ciclo de Krebs em relação ao sistema de transporte de elétrons.
6. Descrever o sistema de transporte de elétrons e a fosforilação oxidativa.
7. Descrever o papel do oxigênio na respiração aeróbia.
8. Comparar a via do ácido lático e a respiração aeróbia em termos de substratos iniciais, produtos finais, localizações celulares e o número total de moléculas de ATP produzidas por glicose consumida.
9. Explicar como ocorre a interconversão entre glicose e glicogênio e como o fígado pode secretar glicose livre derivada de seu glicogênio armazenado.
10. Definir os termos *lipólise* e *β-oxidação* e explicar como esses processos atuam na produção de energia celular.
11. Explicar como os corpos cetônicos são formados.
12. Descrever os processos de transaminação e desaminação oxidativa de aminoácidos e explicar como esses processos podem contribuir para a produção de energia.
13. Explicar como os carboidratos ou as proteínas podem ser convertidos em gordura em termos das vias metabólicas envolvidas.
14. Citar as fontes preferidas de energia dos diferentes órgãos.

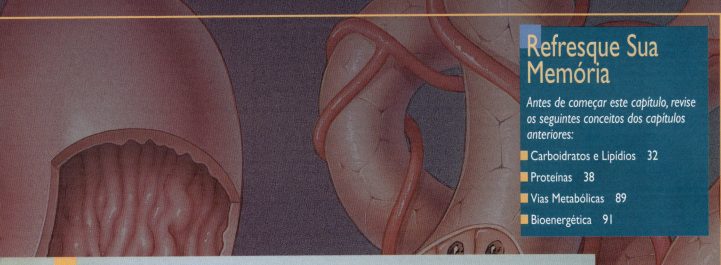

Refresque Sua Memória

Antes de começar este *capítulo*, revise os seguintes conceitos dos capítulos anteriores:

- Carboidratos e Lipídios 32
- Proteínas 38
- Vias Metabólicas 89
- Bioenergética 91

Sumário do Capítulo

Glicólise e a Via do Ácido Lático 102
Glicólise 102
Via do Ácido Lático 103
Glicogênese e Glicogenólise 105
Ciclo de Cori 106

Respiração Aeróbia 107
Ciclo de Krebs 107
Transporte de Elétrons e Fosforilação Oxidativa 108
Acoplamento do Transporte de Elétrons à Produção de ATP 110
Função do Oxigênio 110
Balanço de ATP 112
Visão Geral 112
Descrição Detalhada 112

Metabolismo dos Lipídios e das Proteínas 113
Metabolismo dos Lipídios 113
Decomposição da Gordura (Lipólise) 114
Função da Gordura Marrom 115
Corpos Cetônicos 115
Metabolismo dos Aminoácidos 116
Transaminação 116
Desaminação Oxidativa 117
Utilizações de Diferentes Fontes de Energia 119

Interações 120

Resumo 121

Atividades de Revisão 122

Sites Relacionados 123

Investigação Clínica

Brenda é uma estudante universitária do segundo ano que vem treinando para integrar a equipe de natação. Nos estágios iniciais do treinamento, ela apresentava grande fadiga após uma sessão de treino e ficava mais ofegante que seus colegas. O seu técnico a aconselhou a ingerir menos proteínas e mais carboidratos que o habitual e a treinar mais gradualmente. Além disso, ela se queixava de dor nos membros superiores e ombros que tinha início com o treinamento. Após uma sessão de treino particularmente intensa, ela sentiu dor forte na região peitoral e buscou auxílio médico.

Qual pode ser a causa dos sintomas de Brenda?

Glicólise e a Via do Ácido Lático

Na respiração celular, a energia é liberada pela decomposição progressiva da glicose e de outras moléculas, e parte dessa energia é utilizada na produção de ATP. A combustão completa da glicose exige a presença de oxigênio e produz trinta ATP para cada molécula de glicose. Contudo, alguma energia pode ser obtida na ausência do oxigênio pela via que leva à produção do ácido lático. Esse processo resulta num ganho líquido de duas ATP por glicose.

Todas as reações do organismo que envolvem a transformação da energia recebem o nome coletivo de **metabolismo**. Este pode ser dividido em duas categorias: *anabolismo* e *catabolismo*. As reações catabólicas liberam energia, geralmente pela decomposição de moléculas orgânicas maiores em moléculas menores. As reações anabólicas exigem a entrada de energia e incluem a síntese das moléculas grandes que armazenam energia, incluindo o glicogênio, as gorduras e as proteínas.

As reações catabólicas que decompõem a glicose, os ácidos graxos e os aminoácidos servem como fontes primárias de energia para a síntese de ATP. Por exemplo, isso significa que parte da energia das ligações químicas da glicose se transfere para a energia das ligações químicas da ATP. Como a transferência de energia nunca é 100% eficaz (de acordo com a segunda lei da termodinâmica), parte da energia das ligações químicas da glicose se perde sob a forma de calor.

Essa transferência de energia envolve reações de oxirredução. Como explicado no Capítulo 4, a oxidação de uma molécula ocorre quando ela perde elétrons. Ela deve ser acoplada à redução de outro átomo (ou outra molécula) que aceite os elétrons. Na decomposição da glicose e de outras moléculas para a produção de energia, alguns elétrons inicialmente presentes nessas moléculas são transferidos a transportadores intermediários e, depois, ao *receptor final de elétrons*. Quando uma molécula for totalmente decomposta em dióxido de carbono e água no interior de uma célula animal, o receptor final de elétrons sempre será um átomo de oxigênio. Por causa do envolvimento do oxigênio, a via metabólica que converte moléculas como glicose ou ácido graxo em dióxido de carbono e água (transferindo parte da energia para a ATP) denomina-se **respiração celular aeróbia**. O oxigênio para esse processo é obtido do sangue. Por sua vez, o sangue obtém o oxigênio do ar nos pulmões pelo processo da respiração (ou ventilação), descrito no Capítulo 16. A ventilação também serve para a importante função de eliminar o dióxido de carbono produzido pela respiração celular aeróbia.

Ao contrário do processo de combustão, que libera rapidamente o conteúdo energético das moléculas sob a forma de calor (e pode ser medido em quilocalorias – ver Capítulo 4), a conversão da glicose em dióxido de carbono e água no interior das células ocorre em etapas pequenas, catalisadas por enzimas. O oxigênio somente é utilizado na etapa final. Como uma pequena quantidade da energia das ligações químicas da glicose é liberada nas etapas iniciais da via metabólica, algumas células teciduais podem obter energia para a produção de ATP na ausência temporária de oxigênio. Esse processo é descrito nas duas próximas seções.

Glicólise

A decomposição da glicose para a produção de energia envolve uma via metabólica citoplasmática conhecida como **glicólise**. Esse termo deriva do grego *glykys* = doce e *lysis* = liberação, e refere-se à clivagem do açúcar. A glicólise é a via metabólica em que a glicose (uma hexose, isto é, um açúcar que contém seis carbonos) se converte em duas moléculas de ácido pirúvico, ou piruvato. (Consulte o Capítulo 2 sobre como esses dois termos são utilizados para descrever ácidos orgânicos). Apesar de cada molécula de ácido pirúvico ter aproximadamente metade do tamanho de uma molécula de glicose, a glicólise *não* é simplesmente a decomposição da glicose ao meio. Ela é uma via metabólica que envolve muitas etapas mediadas por enzimas.

Cada molécula de ácido pirúvico contém três átomos de carbonos, três átomos de oxigênios e quatro átomos hidrogênios. O número de átomos de carbono e de oxigênio numa molécula de glicose – $C_6H_{12}O_6$ – pode ser responsável pela produção das duas moléculas de ácido pirúvico. No entanto, como as duas moléculas de ácido pirúvico em conjunto possuem apenas oito átomos de hidrogênio, está claro que quatro átomos de hidrogênio são removidos dos intermediários na glicólise. Cada par desses átomos de hidrogênio é utilizado para reduzir uma molécula de NAD. Nesse processo, cada par de átomos de hidrogênio doa dois elétrons à NAD, reduzindo-a. A NAD reduzida liga-se a um próton dos átomos de hidrogênio, deixando um próton não ligado como H^+ (descrito no Capítulo 4). Começando a partir de uma molécula de glicose, portanto, a glicólise resulta na produção de duas moléculas de NADH e dois H^+. O H^+ acompanhará a NADH nas reações subseqüentes e, por questão de simplificação, podemos nos referir à NAD apenas como NADH.

A glicólise é exergônica, e uma porção da energia liberada é utilizada para impulsionar a reação endergônica ADP + P_i → ATP. No final da via glicolítica, há um ganho líquido de duas moléculas de ATP por molécula de glicose, como indicado na equação geral da glicólise:

$$\text{Glicose} + 2\,\text{NAD} + 2\,\text{ADP} + 2\,P_i \rightarrow$$
$$2\,\text{ácido pirúvico} + 2\,\text{NADH} + 2\,\text{ATP}$$

Respiração e Metabolismo Celular

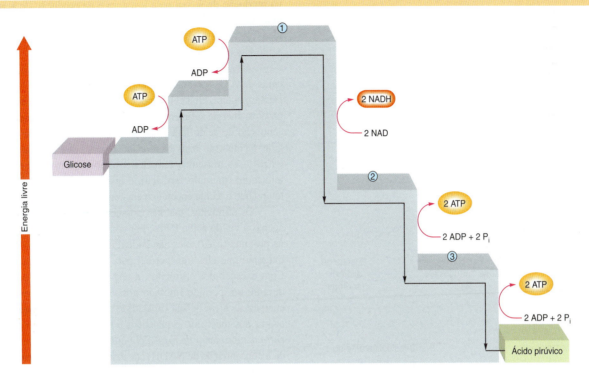

Figura 5.1 O consumo e o ganho de energia na glicólise. Observe que há um "lucro líquido" de duas ATP e duas NADH para cada molécula de glicose que entra na via glicolítica. As moléculas listadas por números são (1) a frutose 1,6-difosfato, (2) o ácido 1,3-difosfoglicérico e (3) o ácido 3-fosfoglicérico (ver a Figura 5.2).

Embora a equação geral da glicólise seja exergônica, a glicose deve ser "ativada" no início da via antes que a energia possa ser obtida. Essa ativação requer a adição de dois grupos fosfato derivados de duas moléculas de ATP. A energia da reação ATP → ADP + P_i, portanto, é consumida no início da glicólise. Isso é mostrado como uma "escada ascendente" na Figura 5.1. Observe que o P_i não aparece nessas reações na Figura 5.1, em razão do fosfato não ser liberado, mas sim adicionado às moléculas intermediárias da glicólise. A adição de um grupo fosfato denomina-se *fosforilação*. Além de ser essencial para a glicólise, a fosforilação da glicose (transformando-a em glicose 6-fosfato) produz um benefício indireto importante: aprisiona a glicose no interior da célula, porque as moléculas orgânicas fosforiladas não conseguem atravessar as membranas celulares.

Nas etapas finais da glicólise, quatro moléculas de ATP são produzidas (e duas moléculas de NAD são reduzidas) à medida que a energia é liberada (a "escada descendente" na Figura 5.1). Por essa razão, as duas moléculas de ATP utilizadas no início representam um investimento de energia. O ganho líquido de duas moléculas de ATP e duas de NADH no final da via representa o lucro energético. A equação geral da glicólise oculta o fato de que se trata de uma via metabólica constituída por nove etapas separadas. As etapas individuais dessa via podem ser vistas na Figura 5.2, e as enzimas que as catalisam são listadas na Tabela 5.1.

Via do Ácido Lático

Para que a glicólise continue, deve haver quantidades adequadas de NAD disponíveis para receber átomos de hidrogênio. Por conseguinte, a NADH produzida na glicólise deve ser oxidada por meio da doação de seus elétrons para uma outra molécula. (Na respiração aeróbia, a outra molécula está localizada nas mitocôndrias e, por fim, passa seus elétrons ao oxigênio.)

Quando não há quantidades suficientes de oxigênio disponível, a NADH (+ H⁺) produzida na glicólise oxida-se no citoplasma com a doação de seus elétrons ao ácido pirúvico. Isso resulta numa nova formação de NAD e na adição de dois átomos de hidrogênio ao ácido pirúvico, o qual, então, sofre redução. Essa adição de dois átomos de hidrogênio ao ácido pirúvico produz o ácido lático (Figura 5.3).

A via metabólica em que a glicose se converte em ácido lático é normalmente denominada pelos fisiologistas de **respiração anaeróbia**. O termo "anaeróbio(a)" refere-se ao fato de o oxigênio não ser utilizado no processo. Contudo, muitos biólogos preferem que o termo "respiração anaeróbia" seja reservado às vias de determinadas bactérias que utilizam o enxofre ou o ferro como receptor final de elétrons no lugar do oxigênio. Nesse sentido, o termo "respiração" refere-se ao uso de um átomo inorgânico como receptor final de elétrons. Quando a respiração anaeróbia é utilizada para descrever esse metabolismo bacteriano, um outro termo se faz necessário para a produção de ácido lático, ou seja, a **fermentação do ácido lático**, uma vez que a via metabólica é análoga à utilizada pelas células de levedura para produzir o álcool etílico. Em ambas,

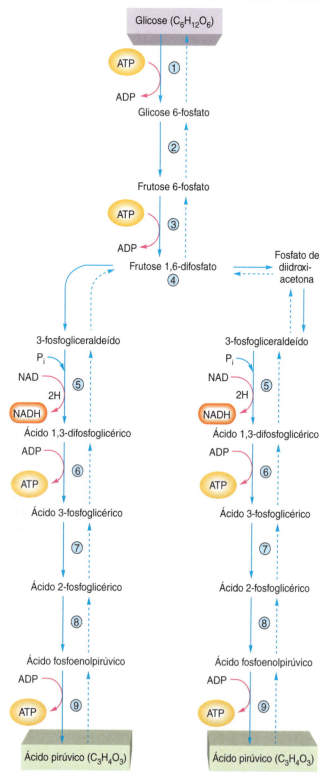

Figura 5.2 **Glicólise.** Na glicólise, uma molécula de glicose é convertida em duas moléculas de ácido pirúvico em nove etapas separadas. Além das duas moléculas de ácido pirúvico, os produtos da glicólise incluem duas NADH e quatro ATP. Entretanto, como duas ATP são utilizadas no início, o ganho é de duas ATP por molécula de glicose. As linhas tracejadas indicam reações reversas que podem ocorrer sob outras condições.

na produção de álcool pela levedura e na produção de ácido lático pelas células humanas, o receptor de elétrons é uma molécula orgânica. Neste texto, os termos respiração anaeróbia e fermentação do ácido lático são considerados sinônimos.

A via do ácido lático produz um ganho líquido de duas moléculas de ATP (produzidas pela glicólise) por molécula de glicose. Dessa maneira, uma célula pode sobreviver sem oxigênio desde que produza energia suficiente para suas necessidades e desde que a concentração de ácido lático não se torne excessivamente elevada. Alguns tecidos são mais bem adaptados às condições anaeróbias que outros – os músculos esqueléticos sobrevivem mais tempo que o miocárdio (músculo cardíaco), o qual, por sua vez, sobrevive mais tempo que o tecido encefálico em condições anaeróbias.

Os eritrócitos, que não possuem mitocôndrias, podem utilizar apenas a via do ácido lático. Por conseguinte (e por razões descritas na próxima seção), eles não podem utilizar o oxigênio. Isso poupa o oxigênio que eles transportam para a liberação em outras células. Com exceção dos eritrócitos, a respiração anaeróbia ocorre apenas durante um período limitado nos tecidos que possuem demandas energéticas além de sua capacidade aeróbia. A respiração anaeróbia ocorre nos músculos esqueléticos e no miocárdio quando a *relação entre o suprimento de oxigênio e a demanda de oxigênio* (relacionada à concentração de NADH) cai abaixo de um nível crítico. A respiração anaeróbia é, de certa maneira, um procedimento de emergência que provê alguma ATP até que a dificuldade (deficiência de oxigênio) seja ultrapassada.

Deve-se observar, contudo, que não há "emergência" real no caso dos músculos esqueléticos, nos quais a respiração anaeróbia é ocorrência diária normal que não prejudica o tecido muscular nem o indivíduo. Apesar disso, a produção excessiva de ácido lático pelos músculos está associada à dor e à fadiga muscular. (O metabolismo dos músculos esqueléticos é discutido no Capítulo 12.) Em contraste com os músculos esqueléticos, o coração normalmente respira apenas de modo aeróbio. Quando o coração passa por condições anaeróbias, provavelmente se encontra em uma situação de risco potencial.

A **isquemia** refere-se ao fluxo sanguíneo inadequado a um órgão, de modo que a velocidade de liberação de oxigênio é insuficiente para manter a respiração aeróbia. O fluxo sanguíneo inadequado para o coração, ou *isquemia miocárdica*, pode ocorrer quando o fluxo sanguíneo coronariano é obstruído pela aterosclerose, por um coágulo sanguíneo ou por um espasmo arterial. Os indivíduos com isquemia miocárdica apresentam com freqüência *angina pectoris* – dor intensa no tórax e no membro superior esquerdo (ou, algumas vezes, no membro superior direito). Essa dor está relacionada ao aumento da concentração sérica do ácido lático produzido pelo miocárdio isquêmico. Quando a isquemia é prolongada, as células podem morrer e produzir uma área denominada *infarto*. O grau de isquemia e de angina pode ser reduzido por drogas vasodilatadoras como a nitroglicerina, que aumenta o fluxo sanguíneo ao coração e também reduz o trabalho cardíaco dilatando os vasos sanguíneos periféricos.

Tabela 5.1 Enzimas, Co-fatores e Coenzimas Necessários Para a Glicólise

Etapa	Enzima	Coenzima ou Co-fator	Comentários
1	Hexocinase	Mg^{2+}	Catalisa a fosforilação da glicose, da frutose ou da manose.
2	Hexose fosfato isomerase	—	Realiza a interconversão da glicose e da frutose.
3	Fosfofrutocinase	Mg^{2+}, ATP	Enzima alostérica inibida pela alta concentração de ATP.
4	Aldolase	—	Quebra o açúcar hexose em dois compostos de três carbonos.
5	Fosfogliceraldeído desidrogenase	NAD	Adiciona fosfato inorgânico e oxida o aldeído em ácido quando a NAD é reduzida pela remoção de dois átomos de hidrogênio.
6	Fosfoglicerato cinase	Mg^{2+}	Duas moléculas de ATP são formadas nesta etapa.
7	Fosfogliceromutase	—	O grupo fosfato transfere-se a um carbono diferente.
8	Enolase	Mg^{2+}, Mn^{2+}	Catalisa o rearranjo molecular.
9	Piruvato cinase	Mg^{2+}, K^+	Duas moléculas de ATP são formadas nesta etapa.

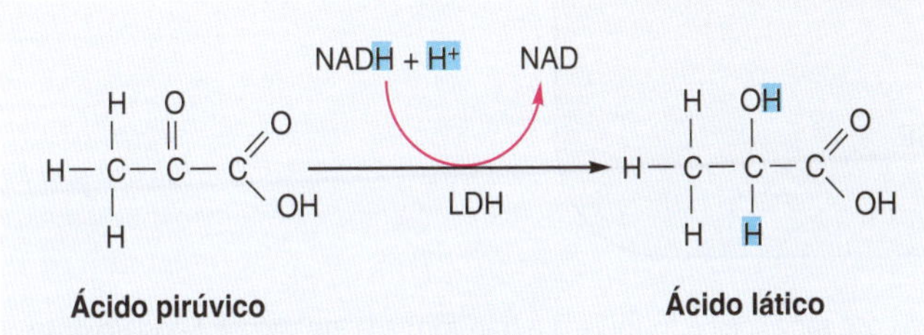

Figura 5.3 Formação do ácido lático. A adição de dois átomos de hidrogênio (coloridos em azul) da NAD reduzida ao ácido pirúvico produz o ácido lático e a NAD oxidada. Esta reação é catalisada pela lactato desidrogenase (LDH) e é reversível sob condições adequadas.

Indícios Para a Investigação Clínica

Lembre-se de que Brenda apresentava dor e fadiga muscular durante o treinamento e que passou por um episódio em que sentiu dor forte na região peitoral esquerda após uma sessão intensa de treino.
- O que produziu dor e fadiga muscular?
- O que pode ter causado dor forte na sua região peitoral esquerda?
- Quais desses efeitos são normais?

Glicogênese e Glicogenólise

As células não podem acumular muitas moléculas separadas de glicose, pois uma quantidade abundante exerceria pressão osmótica (ver Capítulo 6) que drenaria um volume de água perigoso para o interior das células. Em vez disso, muitos órgãos, sobretudo o fígado, os músculos esqueléticos e o coração, armazenam carboidratos sob a forma de glicogênio.

A formação do glicogênio a partir da glicose denomina-se **glicogênese**. Nesse processo, a glicose é convertida em glicose 6-fosfato com a utilização do grupo fosfato terminal da ATP. A seguir, a glicose 6-fosfato é convertida em seu isômero, a glicose 1-fosfato. Finalmente, a enzima *glicogênio sintase* remove esses grupos fosfato à medida que polimeriza a glicose para formar glicogênio.

As reações inversas são semelhantes. A enzima *glicogênio fosforilase* catalisa a decomposição do glicogênio em glicose 1-fosfato. (Os fosfatos são derivados do fosfato inorgânico e não da ATP e, por essa razão, a decomposição do glicogênio não requer energia metabólica.) Em seguida, a glicose 1-fosfato converte-se em glicose 6-fosfato. A conversão do glicogênio em glicose 6-fosfato denomina-se **glicogenólise**. Na maioria dos tecidos, a glicose 6-fosfato pode, então, ser consumida para a produção de energia (por meio da glicólise) ou utilizada na ressíntese do glicogênio. Somente no fígado, por razões que serão explicadas, a glicose 6-fosfato também pode ser utilizada para produzir glicose livre, que é secretada no sangue.

Como já foi mencionado, as moléculas orgânicas com grupos fosfato não conseguem atravessar as membranas celulares. Já que a glicose derivada do glicogênio se encontra sob a forma de glicose 1-fosfato e, depois, de glicose 6-fosfato, ela não consegue sair da célula. Do mesmo modo, a glicose do sangue que entra na célula é "aprisionada" em seu interior pela sua conversão em glicose 6-fosfato. Os músculos esqueléticos, que possuem grandes quantidades de glicogênio, podem gerar glicose 6-fosfato para suas próprias necessidades glicolíticas, mas eles não podem secretar glicose no sangue por não possuírem a capacidade de remover o grupo fosfato.

Ao contrário dos músculos esqueléticos, o fígado possui uma enzima – conhecida como *glicose 6-fosfatase* – que consegue remover os grupos fosfato e produzir glicose livre (Figura 5.4). Essa glicose livre pode, então, ser transportada através da membrana celular. Por essa razão, o fígado pode secretar glicose na corrente sanguínea, enquanto os músculos esqueléticos não podem fazê-lo. Portanto, o glicogênio hepático pode fornecer glicose ao sangue para ser utilizada por outros órgãos, incluindo os músculos esqueléticos em atividade que podem ter consumido durante o exercício grande parte do seu glicogênio armazenado.

Indícios Para a Investigação Clínica

Lembre-se de que o técnico de Brenda a aconselhou a consumir mais carboidratos durante o treinamento.
- O que ocorrerá aos carboidratos adicionais que ela consumir?
- Que benefícios essa "carga de carboidratos" pode proporcionar?

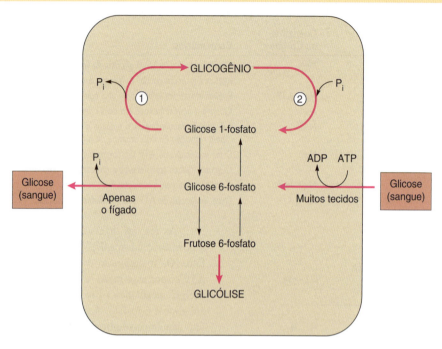

Figura 5.4 **Glicogênese e glicogenólise.** Ao entrar nas células teciduais, a glicose sanguínea é fosforilada e transformada em glicose 6-fosfato. Esse intermediário pode ser metabolizado para a produção de energia na glicólise, ou convertido em glicogênio (1) num processo denominado *glicogênese*. O glicogênio representa uma forma de armazenamento de carboidratos que pode ser utilizada como fonte de glicose 6-fosfato nova (2) num processo denominado *glicogenólise*. O fígado contém uma enzima que consegue remover o fosfato da glicose 6-fosfato. Por essa razão, o glicogênio hepático serve como fonte de glicose sanguínea nova.

Ciclo de Cori

Nos humanos e em outros mamíferos, grande parte do ácido lático produzido na respiração anaeróbia é eliminada posteriormente pela respiração aeróbia do ácido lático, que se decompõe em dióxido de carbono e água. Contudo, parte do ácido lático produzido pelos músculos esqueléticos em atividade é liberada no fígado por meio da corrente sanguínea. Sob essas condições, a enzima *lactato desidrogenase (LDH)* nas células hepáticas converte o ácido lático em ácido pirúvico. Trata-se do reverso da etapa da respiração anaeróbia mostrada na Figura 5.3 e, no processo, a NAD se reduz a NADH + H⁺. Ao contrário da maioria dos órgãos, o fígado possui as enzimas necessárias para captar moléculas de ácido pirúvico e convertê-las em glicose 6-fosfato, um processo basicamente igual ao reverso da glicólise.

Nas células hepáticas, a glicose 6-fosfato pode ser utilizada como intermediária da síntese de glicogênio, ou ser convertida em glicose livre, secretada na corrente sanguínea. A conversão de moléculas que não são carboidratos (não apenas o ácido lático, mas também aminoácidos e o glicerol), por meio do ácido pirúvico em glicose, é um processo extremamente importante denominado **gliconeogênese** (ou **neoglicogênese**). A importância desse processo em condições de jejum é discutida numa seção posterior sobre o metabolismo dos aminoácidos.

Durante o exercício, parte do ácido lático produzido pelos músculos esqueléticos pode ser transformada por meio da gliconeogênese hepática em glicose sanguínea. Essa glicose nova pode servir como fonte de energia durante o exercício e pode ser utilizada após o exercício para ajudar a repor o glicogênio muscular depletado. Essa via bidirecional entre os músculos esqueléticos e o fígado denomina-se **ciclo de Cori** (Figura 5.5). Por meio do ciclo de Cori, a gliconeogênese hepática permite a restauração do glicogênio da musculatura esquelética depletado em 48 horas.

> ### Teste Seu Conhecimento Antes de Prosseguir
>
> 1. Defina o termo *glicólise* em relação a seus substratos iniciais e produtos. Explique por que existe um ganho líquido de duas moléculas de ATP nesse processo.
> 2. Analise os dois significados da expressão *respiração anaeróbia*. Do modo apresentado neste texto, quais são seus substratos iniciais e seus produtos finais?
> 3. Descreva as funções fisiológicas da respiração anaeróbia. Em qual(is) tecido(s) a respiração anaeróbia é normal? E em qual tecido é anormal?
> 4. Descreva as vias em que a glicose e o glicogênio podem ser interconvertidos. Explique por que somente o fígado consegue secretar glicose derivada de seu glicogênio armazenado.
> 5. Defina o termo *gliconeogênese* e explique como esse processo repõe os estoques de glicogênio dos músculos esqueléticos após o exercício.

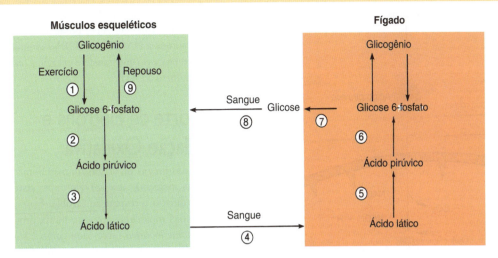

■ **Figura 5.5** O ciclo de Cori. A seqüência de etapas é indicada pelos números de 1 a 9.

Respiração Aeróbia

Na respiração aeróbia da glicose, o ácido pirúvico é formado pela glicólise e, em seguida, convertido em acetil coenzima A. Isso dá início à via metabólica cíclica denominada ciclo de Krebs. Como conseqüência dessas vias, grande quantidade de NAD e FAD reduzidas (NADH e FADH$_2$) é gerada. Essas coenzimas reduzidas fornecem elétrons para processos geradores de energia que impulsionam a formação de ATP.

A respiração aeróbia equivale à combustão em termos de seus produtos finais (CO$_2$ e H$_2$O) e em termos de quantidade total de energia liberada. Contudo, na respiração aeróbia, a energia é liberada em pequenas reações de oxidação controladas por enzimas, e uma porção (38% a 40%) da energia liberada é capturada pelas ligações extremamente energéticas de ATP.

A respiração aeróbia da glicose começa com a glicólise. A glicólise, tanto na respiração anaeróbia como na aeróbia, resulta na produção de duas moléculas de ácido pirúvico, duas de ATP e duas de NADH + H$^+$ por molécula de glicose. Na respiração aeróbia, contudo, os elétrons na NADH *não* são doados ao ácido pirúvico e não ocorre formação de ácido lático, como acontece na respiração anaeróbia. Em vez disso, as moléculas de ácido pirúvico movem-se para uma localização celular diferente e sofrem uma reação diferente. A NADH produzida pela glicólise acaba sendo oxidada, mas isso ocorre posteriormente.

Na respiração aeróbia, o ácido pirúvico deixa o citoplasma celular e entra na matriz mitocondrial. Uma vez que esse ácido se encontra no interior de uma mitocôndria, o dióxido de carbono é removido por enzimas da cadeia de três carbonos do ácido pirúvico para formar um ácido orgânico de dois carbonos, o ácido acético. A enzima que catalisa essa reação combina o ácido acético com uma coenzima (derivada da vitamina ácido pantotênico) denominada *coenzima A*. A combinação produzida denomina-se **acetil coenzima A**, sendo abreviada como **acetil CoA** (Figura 5.6).

A glicólise converte uma molécula de glicose em duas de ácido pirúvico. Como cada molécula de ácido pirúvico é convertida em uma de acetil CoA e uma de CO$_2$, cada molécula de glicose produz duas de acetil CoA e duas de CO$_2$. Na via aeróbia, essas moléculas de acetil CoA servem como substratos para as enzimas mitocondriais, enquanto o dióxido de carbono é um produto da decomposição metabólica, transportado pela corrente sanguínea até os pulmões para ser eliminado. É importante observar que o oxigênio do CO$_2$ se origina do ácido pirúvico e não do gás oxigênio.

Ciclo de Krebs

Após a acetil CoA ser formada, a subunidade ácido acético (com dois carbonos) combina-se com o ácido oxalacético (com quatro carbonos) para formar uma molécula de ácido cítrico (com seis carbonos). A coenzima A atua somente como transportadora do ácido acético de uma enzima a outra (de modo semelhante ao transporte do hidrogênio pela NAD). A formação do ácido cítrico inicia uma via metabólica cíclica conhecida como **ciclo do ácido cítrico** ou **ciclo TCA** (de ácido tricarboxílico; o ácido cítrico possui três grupos áci-

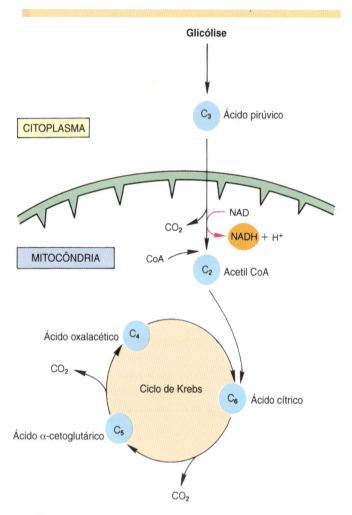

Figura 5.7 Diagrama simplificado do ciclo de Krebs. Este diagrama mostra como o ácido oxalacético (com quatro carbonos) original é regenerado no final da via cíclica. Somente os números de átomos de carbono dos intermediários do ciclo de Krebs são mostrados. Os números de átomos de hidrogênio e de oxigênio não são indicados neste esquema simplificado.

do carboxílico). No entanto, o mais comum é denominar essa via cíclica de **ciclo de Krebs**, em homenagem ao seu descobridor, Sir Hans Krebs. A Figura 5.7 apresenta uma ilustração simplificada dessa via.

Por meio de uma série de reações que envolvem a eliminação de dois carbonos e quatro oxigênios (como duas moléculas de CO_2) e a remoção de hidrogênios, o ácido cítrico é finalmente convertido em ácido oxalacético, o qual completa a via metabólica cíclica (Figura 5.8). Nesse processo, ocorrem os seguintes eventos:

1. É produzido um trifosfato de guanosina (GTP) (etapa 5 da Figura 5.8), que doa um grupo fosfato à ADP para produzir uma ATP.
2. Três moléculas de NAD são reduzidas a NADH (etapas 4, 5 e 8 da Figura 5.8).
3. Uma molécula de FAD é reduzida a $FADH_2$ (etapa 6).

A produção de NADH e $FADH_2$ por cada "turno" do ciclo de Krebs é muito mais importante em termos de produção de energia que o GTP (convertido em ATP) produzido diretamente pelo ciclo. Isso ocorre porque a NADH e a $FADH_2$, eventualmente, doam seus elétrons a um processo que transfere energia e resulta na formação de um grande número de ATP.

Transporte de Elétrons e Fosforilação Oxidativa

Produzidas nas pregas ou cristas da membrana mitocondrial interna, há várias moléculas que servem como **sistema de transporte de elétrons** durante a respiração aeróbia. Essa cadeia de transporte de elétrons das moléculas consiste numa proteína que contém a *flavina mononucleotídeo* (abreviada como *FMN* e derivada da vitamina riboflavina), a *coenzima Q* e um grupo de pigmentos que contêm ferro denominados *citocromos*. O último desses citocromos é o a_3, que doa elétrons ao oxigênio no final da reação de oxirredução (como será descrito brevemente). Essas moléculas do sistema de transporte de elétrons são posicionadas no interior da membrana mitocondrial interna, de tal modo que possam captar elétrons da NADH e da $FADH_2$ e transportá-los em uma seqüência e direção definidas.

Radicais livres são moléculas com elétrons não-pareados, em contraste com as moléculas que não são radicais livres e possuem dois elétrons por orbital. Um *radical superóxido* é uma molécula de oxigênio com um elétron extra não-pareado. Estes podem ser gerados nas mitocôndrias pelo escape acidental de elétrons do sistema de transporte de elétrons. Os radicais superóxidos possuem algumas funções fisiológicas conhecidas. Por exemplo, eles são produzidos nos leucócitos fagocitários onde têm a função de destruir bactérias. Contudo, a produção de radicais livres e de outras moléculas classificadas como *espécies reativas ao oxigênio* (incluindo superóxido, hidroxila, óxido nítrico e o peróxido de hidrogênio) foi associada a diversos processos patológicos, incluindo a aterosclerose (endurecimento das artérias – ver Capítulo 13). Por essa razão, as espécies reativas ao oxigênio foram descritas como geradoras de *estresse oxidativo* no organismo. **Antioxidantes** são moléculas que eliminam radicais livres e protegem o organismo contra espécies reativas ao oxigênio. Os antioxidantes produzidos nas células do organismo incluem a enzima superóxido dismutase, que converte radicais superóxidos em peróxido de hidrogênio, e um tripeptídio chamado glutation, que atua como importante varredor celular de radicais livres. Os antioxidantes ingeridos na dieta incluem o ácido ascórbico (vitamina C), o α-tocoferol (vitamina E) e muitas outras moléculas encontradas em diferentes frutos e vegetais.

Respiração e Metabolismo Celular

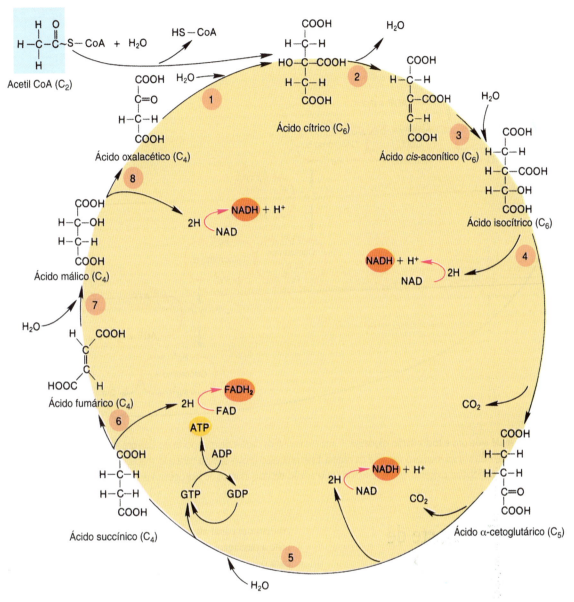

Figura 5.8 O ciclo de Krebs completo. Observe que, para cada "turno" do ciclo, são produzidas uma ATP, três NADH e uma FADH₂.

Na respiração aeróbia, a NADH e a FADH₂ são oxidadas pela transferência de seus pares de elétrons para o sistema de transporte de elétrons das cristas. Deve ser observado que os prótons (H⁺) não são transportados juntamente com os elétrons. O seu destino será descrito um pouco mais adiante. As formas oxidadas de NAD e de FAD, portanto, são regeneradas e podem continuar a "lançar" elétrons do ciclo de Krebs à cadeia de transporte de elétrons. Por sua vez, a primeira molécula dessa cadeia torna-se reduzida quando aceita o par de elétrons de NADH. Quando os citocromos recebem um par de elétrons, dois íons férricos (Fe^{3+}) são reduzidos a dois íons ferrosos (Fe^{2+}).

Dessa maneira, a cadeia de transporte de elétrons atua como agente oxidante para a NAD e a FAD. Contudo, cada elemento da cadeia também atua como agente redutor. Um citocromo reduzido transfere seu par de elétrons ao citocromo seguinte da cadeia (Figura 5.9). Assim, os íons ferro de cada citocromo tornam-se alternadamente reduzidos (de Fe^{3+} a Fe^{2+}) e oxidados (de Fe^{2+} a Fe^{3+}). Trata-se de um processo exergônico, e a energia produzida é utilizada para fosforilar a ADP, transformando-a em ATP. Esse modo de produção de ATP adequadamente se denomina **fosforilação oxidativa**.

O acoplamento entre a energia liberada pelo transporte de elétrons (a parte "oxidativa" da fosforilação oxidativa) e a energia incorporada nas ligações químicas da ATP (a parte "fosforilação" do termo) não é 100% eficaz. Essa diferença de energia escapa do organismo sob a forma de calor. A produção metabólica de calor é necessária para manter a nossa temperatura corporal interna.

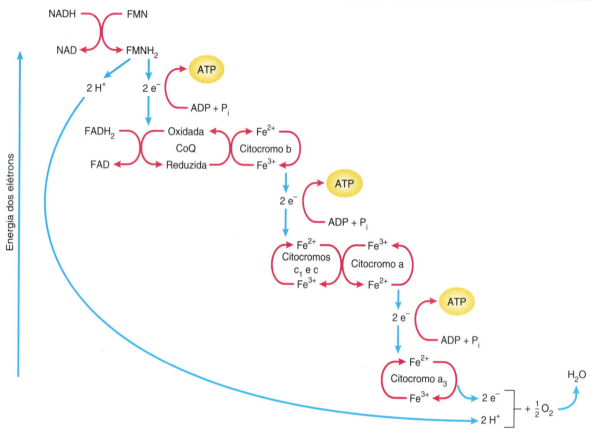

■ **Figura 5.9** **Transporte de elétrons e fosforilação oxidativa.** Cada elemento da cadeia de transporte de elétrons se alterna entre reduzido e oxidado durante o transporte de elétrons ao membro seguinte da cadeia. Esse processo provê energia para a formação de ATP. No final da cadeia de transporte de elétrons, estes são doados ao oxigênio, que é reduzido (pela adição de dois átomos de hidrogênio) a água.

Acoplamento do Transporte de Elétrons à Produção de ATP

De acordo com a **teoria quimiosmótica**, o sistema de transporte de elétrons, impulsionado pelo transporte de elétrons, bombeia prótons (H^+) da matriz mitocondrial para o espaço entre as membranas mitocondriais interna e externa. O sistema de transporte de elétrons agrupa-se em três complexos que servem como **bombas de prótons** (Figura 5.10). A primeira bomba (o complexo NADH-coenzima Q redutase) transporta quatro H^+ da matriz ao interior do espaço intermembranoso para cada par de elétrons movido ao longo do sistema de transporte de elétrons. A segunda bomba (o complexo citocromo C redutase) também transporta quatro prótons para o interior do espaço intermembranoso, e a terceira bomba (o complexo citocromo C oxidase) transporta dois prótons para o interior do espaço intermembranoso. Como conseqüência, há maior concentração de H^+ no espaço intermembranoso que na matriz, favorecendo a difusão de H^+ de volta à matriz. Contudo, a membrana mitocondrial interna não permite a difusão de H^+, exceto por estruturas denominadas *cadeias respiratórias*.

As cadeias respiratórias consistem num grupo de proteínas que formam um "pedúnculo" e uma subunidade globular. O pedúnculo contém um canal através da membrana mitocondrial interna que permite a passagem de prótons (H^+). A subunidade globular, que avança para o interior da matriz, contém uma enzima **ATP sintase** capaz de catalisar a reação $ADP + P_i \rightarrow ATP$ quando ativada pela difusão de prótons através das cadeias respiratórias e no interior da matriz (Figura 5.10). Dessa maneira, a fosforilação (adição de fosfato à ADP) é acoplada à oxidação (transporte de elétrons) na fosforilação oxidativa.

Função do Oxigênio

Quando o último citocromo permanece num estado reduzido, ele é incapaz de aceitar mais elétrons. O transporte de elétrons, então, progride apenas até o penúltimo citocromo. Esse processo continua até que todos os elementos da cadeia de transporte de elétrons permaneçam no estado reduzido. Nesse ponto, o sistema de transporte de elétrons pára de funcionar e nenhuma ATP pode ser produzida nas mitocôndrias. Com o sistema de transporte de elétrons incapacitado, a NADH e a FADH$_2$ não podem ser oxidadas pela doação de seus elétrons à cadeia e, por causa da inibição das enzimas do ciclo de Krebs, a NADH e a FADH$_2$ não podem mais ser produzidas nas mitocôndrias. O ciclo de Krebs é interrompido e a respiração torna-se anaeróbia.

Respiração e Metabolismo Celular

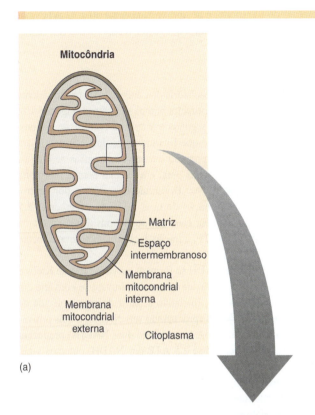

■ **Figura 5.10** Representação esquemática da teoria quimiosmótica. (*a*) Uma mitocôndria. (*b*) A matriz e o compartimento entre as membranas mitocondriais interna e externa mostrando o sistema de transporte de elétrons funcionando como bombas de H^+. Isso resulta num gradiente de H^+ elevado entre o espaço intermembrana e o citoplasma da célula. A difusão de H^+ por meio da ATP sintase acarreta a produção de ATP.

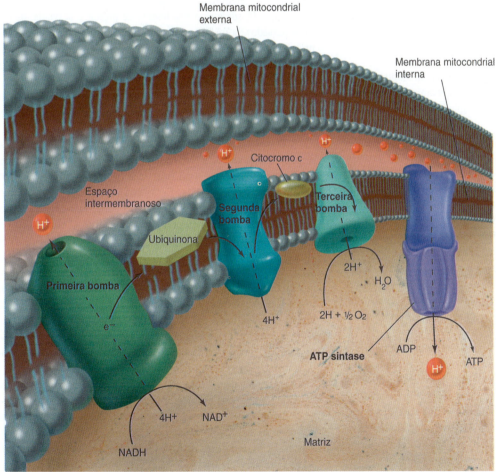

O ar que respiramos contém o oxigênio que permite a continuação do transporte de elétrons, atuando como **aceptor final de elétrons** da cadeia de transporte de elétrons. Isso oxida o citocromo a$_3$, permitindo a continuação do transporte de elétrons e da fosforilação oxidativa. Por essa razão, na última etapa da respiração aeróbia, o oxigênio é reduzido por dois elétrons de NADH e de FADH$_2$ que são anexados à cadeia. Esse oxigênio reduzido liga-se a dois prótons e uma molécula de água é formada. Como o átomo de oxigênio faz parte da molécula do gás oxigênio (O$_2$), essa última reação pode ser representada da seguinte maneira:

$$O_2 + 4\,e^- + 4\,H^+ \rightarrow 2\,H_2O$$

O **cianeto**, um veneno letal de ação rápida, produz sintomas como taquicardia, cansaço, convulsões e cefaléia. Quando não tratado rapidamente, o envenenamento por cianeto pode levar ao coma ou à morte. O cianeto é altamente mortal porque possui uma ação muito específica: bloqueia a transferência de elétrons do citocromo a$_3$ para o oxigênio. Portanto, os efeitos são os mesmos que ocorreriam se o oxigênio fosse totalmente removido – a respiração celular aeróbia e a produção de ATP por meio da fosforilação oxidativa seriam interrompidas.

Balanço de ATP

Visão Geral

Há dois métodos diferentes de formação de ATP na respiração celular. Um é a **fosforilação direta** (também denominada **fosforilação do nível substrato**), que ocorre na glicólise (produzindo um ganho líquido de duas ATPs) e no ciclo de Krebs (produzindo uma ATP por ciclo). Essas quantidades são certas e constantes. No segundo método de formação de ATP, a **fosforilação oxidativa**, as quantidades de moléculas de ATP produzidas variam sob diferentes condições e para diferentes tipos de células. Durante muitos anos, acreditou-se que uma NADH produzia três ATPs e que uma FADH$_2$ produzia duas ATPs por meio da fosforilação oxidativa. Isso dava um total geral de 36 a 38 moléculas de ATP por molécula de glicose por meio da respiração celular (ver nota na Tabela 5.2). Contudo, informações bioquímicas mais recentes sugerem que essas quantidades podem ser superestimadas, porque, das 36 a 38 ATPs produzidas pela molécula de glicose na mitocôndria, somente 30 a 32 ATPs realmente entram no citoplasma da célula.

Grosso modo, três prótons devem passar pelas cadeias respiratórias e ativar a ATP sintase para produzir uma ATP. No entanto, a ATP recém-formada encontra-se na matriz mitocondrial e deve ser movida para o citoplasma. Esse transporte também utiliza o gradiente de prótons e consome mais um próton. A ATP e o H$^+$ são transportados para o citoplasma em troca de ADP e P$_i$, que são transportados para a mitocôndria. Assim, quatro prótons são efetivamente retirados para produzir uma ATP que entra no citoplasma.

Em resumo: a **produção teórica de ATP** é de 36 a 38 ATPs por molécula de glicose. A **produção real de ATP**, considerando-se as despesas do transporte, é de aproximadamente 30 a 32 ATPs por molécula de glicose. Os detalhes que levam a esses dados são descritos na próxima seção.

Descrição Detalhada

Cada NADH formada na mitocôndria doa dois elétrons para o sistema de transporte de elétrons na primeira bomba de prótons (Figura 5.10). Os elétrons transferem-se à segunda e à terceira bombas de prótons, ativando cada uma delas até que finalmente os dois elétrons sejam transferidos ao oxigênio. A primeira e a segunda bombas de prótons transportam quatro prótons cada uma, e a terceira bomba transporta dois prótons, num total de dez. Dividindo dez prótons por quatro, conclui-se que para a formação de uma ATP são necessárias 2,5 ATPs, que são produzidos por cada par de elétrons doados por uma NADH. (Não existe meia ATP; a fração decimal indica simplesmente uma média.)

Três moléculas de NADH se formam em cada ciclo de Krebs e uma NADH também é produzida quando o piruvato se converte em acetil CoA (ver Figura 5.6). Iniciando a partir de uma molécula de glicose, dois ciclos de Krebs (produzindo seis NADH) e dois piruvatos convertidos em acetil CoA (produzindo duas NADHs) produzem oito NADHs. Multiplicando-se 2,5 ATP por NADH, obtemos vinte ATPs.

Os elétrons da FADH$_2$ são doados depois no sistema de transporte de elétrons que aqueles doados pela NADH. Como conseqüência, esses elétrons ativam apenas a segunda e a terceira bombas de prótons. Já que a primeira bomba de próton é desviada, os elétrons passados da FADH$_2$ acarretam o bombeamento de apenas seis prótons (quatro pela segunda bomba e dois pela terceira). Se para cada quatro prótons bombeados ocorre a produção de uma ATP, os elétrons derivados da FADH$_2$ acarretam a formação de 6 ÷ 4 = 1,5 ATP. Cada ciclo de Krebs produz uma FADH$_2$ e temos dois ciclos de Krebs por molécula de glicose. Portanto, há a formação de duas FADH$_2$, que produzem 2 × 1,5 ATP = 3 ATPs.

O subtotal de 23 ATPs da fosforilação oxidativa atingido nesse ponto inclui apenas a NADH e a FADH$_2$ produzidas na mitocôndria. Lembre-se de que a glicólise, que ocorre no citoplasma, também produz duas NADHs. Essas NADHs citoplasmáticas não conseguem entrar diretamente na mitocôndria, mas existe um processo para "lançar" seus elétrons em seu interior. O efeito mais comum desse lançamento é a transformação da molécula de NADH no citoplasma em uma molécula de FADH$_2$ na mitocôndria. Como conseqüência, as duas NADHs produzidas na glicólise geralmente se tornam duas FADH$_2$ e produzem 2 × 1,5 ATP = 3 ATP por meio da fosforilação oxidativa. (A via alternativa, em que a NADH citoplasmática se transforma em NADH mitocondrial e produz 2 × 2,5 ATPs = 5 ATPs, é menos comum. No entanto, é a via dominante do fígado e do coração, os quais são extremamente ativos do ponto de vista metabólico.)

Agora temos um total de 26 ATPs (ou, mais raro de ocorrer, 28 ATPs) produzidas pela fosforilação oxidativa da glicose. Pode-se adicionar duas ATPs produzidas pela fosforilação direta (fosforilação do nível substrato) na glicólise e as duas ATPs produzidas diretamente pelos dois ciclos de Krebs para obter um total geral de trinta ATPs (ou, mais raramente, de 32 ATPs) produzidas pela respiração aeróbia da glicose (Tabela 5.2).

Tabela 5.2 ATP Produzida por Molécula de Glicose na Respiração Aeróbia

Fases da Respiração	ATP Produzida Diretamente	Coenzimas Reduzidas	ATP Produzida por Fosforilação Oxidativa*
Glicose a piruvato (no citoplasma)	**2 ATP** (ganho líquido)	2 NADH, que normalmente vão para o interior das mitocôndrias como 2 FADH$_2$	1,5 ATP por FADH$_2$ × 2 = **3 ATP**
Piruvato a acetil CoA (× 2 porque uma molécula de glicose produz 2 piruvatos)	Nenhuma	1 NADH (× 2) = 2 NADH	2,5 ATP por NADH × 2 = **5 ATP**
Ciclo de Krebs (× 2 porque uma molécula de glicose produz 2 ciclos de Krebs)	1 ATP (× 2) = **2 ATP**	3 NADH (× 2) 1 FADH$_2$ (× 2)	2,5 ATP por NADH × 3 = 7,5 ATP × 2 = **15 ATP** 1,5 ATP por FADH$_2$ × 2 = **3 ATP**
Subtotais	4 ATP		26 ATP
Total Geral		**30 ATP**	

*As estimativas teóricas da produção de ATP por meio da fosforilação oxidativa são de duas ATP por FADH$_2$ e de três ATP por NADH. Quando esses números são utilizados, um total de 32 ATP será calculado como oriundo da fosforilação oxidativa. Esse total aumentará para 34 ATP se a NADH citoplasmática permanecer como NADH quando for lançada no interior da mitocôndria. Adicionando-se esses números à ATP produzida diretamente tem-se um total de 38 ATP produzidas a partir de uma molécula de glicose. As estimativas do número real de ATP obtidas pela célula são mais baixas por causa dos custos do transporte da ATP para o exterior das mitocôndrias.

Teste Seu Conhecimento Antes de Prosseguir

1. Compare o destino do ácido pirúvico na respiração aeróbia com o seu destino na respiração anaeróbia.
2. Esquematize um ciclo de Krebs simplificado utilizando C$_2$ para o ácido acético, C$_4$ para o ácido oxalacético, C$_5$ para o ácido alfa-cetoglutárico e C$_6$ para o ácido cítrico. Relacione os produtos extremamente energéticos produzidos em cada turno do ciclo de Krebs.
3. Utilizando um diagrama, mostre como os elétrons da NADH e da FADH$_2$ são transferidos pelos citocromos. Represente as formas oxidadas e reduzidas dos citocromos com Fe^{3+} e Fe^{2+}, respectivamente.
4. Explique como as moléculas de ATP são produzidas no processo de fosforilação oxidativa.
5. Explique por que uma célula ganha uma média de 2,5 ATPs da NADH na mitocôndria e 1,5 ATP da FADH$_2$.

Metabolismo dos Lipídios e das Proteínas

Os triglicerídeos podem ser hidrolisados em glicerol e ácidos graxos. Estes últimos são particularmente importantes porque podem ser convertidos em numerosas moléculas de acetil CoA que podem entrar nos ciclos de Krebs e gerar uma grande quantidade de ATP. Aminoácidos derivados das proteínas também podem ser utilizados na produção de energia. Isso envolve a desaminação (remoção do grupo amina) e a conversão da molécula remanescente em ácido pirúvico ou em uma das moléculas do ciclo de Krebs.

A energia pode ser originária da respiração celular de lipídios e proteínas utilizando a mesma via aeróbia já descrita do metabolismo do ácido pirúvico. De fato, alguns órgãos preferem utilizar moléculas que não sejam a glicose como fonte de energia. O ácido pirúvico e os ácidos do ciclo de Krebs também servem como intermediários comuns na interconversão da glicose, dos lipídios e dos aminoácidos.

Quando a energia dos alimentos entra no organismo mais rápido do que é consumida, a concentração de ATP no interior das células do organismo aumenta. No entanto, as células não armazenam energia extra na forma de ATP adicional. Quando a concentração de ATP celular aumenta porque existe mais energia (dos alimentos) disponível do que se pode utilizar imediatamente, a produção de ATP é inibida e a glicose convertida em glicogênio e gordura (Figura 5.11).

Metabolismo dos Lipídios

Quando a glicose está para ser convertida em gordura, a glicólise ocorre e o ácido pirúvico é convertido em acetil CoA. Mas, alguns dos intermediários glicolíticos – o fosfogliceraldeído e o fosfato de diidroxiacetona – não completam sua conversão em ácido pirúvico, e a acetil CoA não entra num ciclo de Krebs. Em vez disso, as subunidades do ácido acético dessas moléculas de acetil CoA podem ser utilizadas para produzir uma variedade de lipídios, incluindo o colesterol (utilizado na síntese dos sais biliares e dos hormônios esteróides), os corpos cetônicos e os ácidos graxos (Figura 5.12). Portanto, a acetil CoA pode ser considerada um ponto de ramificação a partir do qual possíveis vias metabólicas diferentes podem progredir.

Na formação de ácidos graxos, algumas subunidades do ácido acético (dois carbonos) se unem para formar a cadeia do ácido graxo. Por exemplo, seis moléculas de acetil CoA produzirão um ácido graxo com doze carbonos. Quando três desses ácidos graxos se condensam com um glicerol (derivado do fosfogliceraldeído), uma molécula de *triglicerídeo* (também denominado *triacilglicerol*) é produzida. A formação de gordura (ou **lipogênese**) ocorre sobretudo no tecido adi-

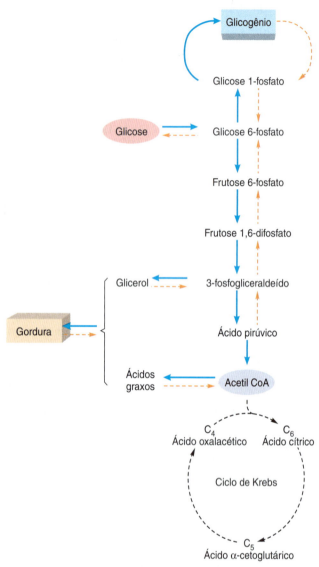

Figura 5.11 Conversão da glicose em glicogênio e gordura. Isso ocorre em conseqüência da inibição de enzimas respiratórias quando a célula possui quantidade adequada de ATP. As vias favorecidas são indicadas por setas azuis.

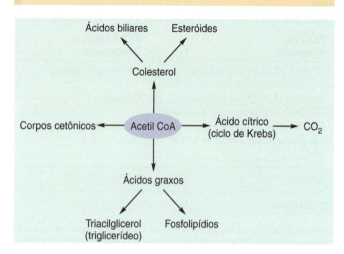

Figura 5.12 Vias metabólicas divergentes da acetil coenzima A. A acetil CoA é um substrato comum que pode ser utilizado para sintetizar vários produtos com inter-relação química.

15% a 20% das calorias armazenadas no organismo, mas são pouco utilizadas como fonte de energia porque isso envolve a perda de massa muscular.

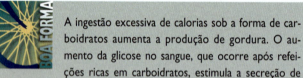

A ingestão excessiva de calorias sob a forma de carboidratos aumenta a produção de gordura. O aumento da glicose no sangue, que ocorre após refeições ricas em carboidratos, estimula a secreção de insulina e este hormônio, por sua vez, promove a entrada da glicose sanguínea nas células adiposas. A maior disponibilidade de glicose nas células adiposas, sob níveis altos de secreção de insulina, promove a conversão da glicose em gordura (ver Figuras 5.11 e 5.12); e o inverso, a redução da secreção de insulina, promove a decomposição da gordura. Esse processo é explorado em dietas pobres em carboidratos para a redução do peso.

poso e no fígado quando a concentração de glicose no sangue se encontra elevada após uma refeição.

A gordura representa uma forma importante do organismo armazenar energia. Um grama de gordura contém nove quilocalorias de energia, comparadas às quatro quilocalorias de um grama de carboidratos ou proteínas. Um homem que não é obeso e pesa 70 quilogramas tem armazenado 80% a 85% da energia do organismo na forma de gordura, a qual equivale a aproximadamente 140 mil quilocalorias. Por outro lado, o glicogênio armazenado representa menos de 2 mil quilocalorias, sendo que a maior parte (aproximadamente 350 g) é armazenada nos músculos esqueléticos e está disponível para a utilização apenas pelos músculos. O fígado contém entre 80 e 90 g de glicogênio, que podem ser convertidos em glicose e utilizados por outros órgãos. As proteínas são responsáveis por

Decomposição da Gordura (Lipólise)

Quando a gordura armazenada no tecido adiposo for utilizada como fonte de energia, enzimas *lipases* hidrolisarão os triglicerídeos em glicerol e ácidos graxos livres num processo denominado **lipólise**. Essas moléculas (principalmente os ácidos graxos livres) servem como *transportadores de energia hematogênicos* que podem ser utilizados pelo fígado, pelos músculos esqueléticos e por outros órgãos para a respiração aeróbia.

Poucos órgãos podem utilizar o glicerol como fonte de energia por causa de uma enzima que converte o glicerol em fosfogliceraldeído. No entanto, os ácidos graxos livres servem como fonte principal de energia derivada dos triglicerídeos. A maioria dos ácidos graxos consiste numa longa cadeia de hidrocarboneto com um grupo ácido carboxílico (COOH) numa extremidade. Num processo denominado **β-oxidação** (β é a letra grega *beta*), as enzimas removem

Respiração e Metabolismo Celular 115

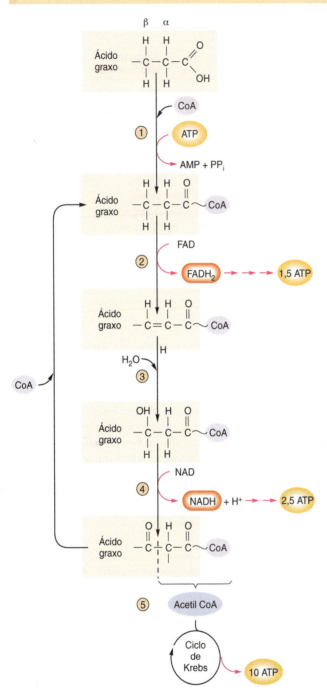

Figura 5.13 Beta-oxidação de um ácido graxo. Após a ligação da coenzima A ao grupo ácido carboxílico (*etapa 1*), um par de hidrogênios é removido do ácido graxo e utilizado para reduzir uma molécula de FAD (*etapa 2*). Quando esse par de elétrons é doado à cadeia de citocromos, ocorre a produção de 1,5 ATP. A adição de um grupo hidroxila da água (*etapa 3*), seguida pela oxidação do carbono β (*etapa 4*), resulta na produção de 2,5 ATP a partir do par de elétrons doado pela NADH. A ligação entre os carbonos α e β, no ácido graxo se rompe (*etapa 5*), liberando a acetil coenzima A e uma cadeia de ácido graxo que possui dois carbonos a menos que a original. Com a adição de uma nova coenzima A ao ácido graxo mais curto, o processo recomeça (*etapa 2*), enquanto a acetil CoA entra no ciclo de Krebs e gera dez ATP.

moléculas de ácido acético (dois carbonos) do terminal ácido de uma cadeia de ácido graxo. Isso resulta na formação da acetil CoA, quando o terceiro carbono da extremidade se oxida para produzir um novo grupo ácido carboxílico. Como conseqüência, a cadeia do ácido graxo diminui de comprimento (perde dois carbonos). O processo de oxidação continua até toda a molécula do ácido graxo ser convertida em acetil CoA (Figura 5.13).

Por exemplo, um ácido graxo com dezesseis carbonos produz oito moléculas de acetil CoA. Cada uma delas pode entrar num ciclo de Krebs e produzir dez ATPs por turno do ciclo, de modo que são produzidas 80 moléculas de ATP (oito multiplicado por dez). Além disso, cada vez que uma molécula de acetil CoA se forma e o carbono terminal da cadeia do ácido graxo se oxida, são produzidas uma NADH e uma FADH$_2$. A fosforilação oxidativa produz 2,5 ATPs por NADH e 1,5 ATP por FADH$_2$. Para um ácido graxo com dezesseis carbonos, essas quatro moléculas de ATP serão formadas sete vezes (produzindo 28 [quatro vezes sete] moléculas de ATP). Não contando a ATP utilizada para iniciar a β-oxidação (Figura 5.13), esse ácido graxo pode produzir um total geral de 28 + 80, ou seja, 108 moléculas de ATP.

Indícios Para a Investigação Clínica

Lembre-se de que o técnico de Brenda a aconselhou a exercitar-se de modo mais gradual. Sob tais condições, os músculos esqueléticos utilizam uma porcentagem maior de ácidos graxos para a produção de energia.

Se os músculos esqueléticos de Brenda utilizam mais ácidos graxos na produção de energia, como isso pode ajudá-la a aliviar a dor e a fadiga?

Função da Gordura Marrom

A quantidade de **gordura marrom** no organismo é maior por ocasião do nascimento. A gordura marrom é o principal local da termogênese (produção de calor) no neonato, sendo especialmente proeminente em torno dos rins e das glândulas supra-renais. Quantidades menores também são encontradas em torno dos vasos sanguíneos do tórax e do pescoço. Em resposta à regulação do hormônio tireoidiano (ver Capítulo 11) e da noradrenalina dos nervos simpáticos (ver Capítulo 9), a gordura marrom produz uma proteína não-acoplada única. Essa proteína permite o escape de H$^+$ da membrana mitocondrial interna, de modo que há menos H$^+$ disponível para passar pelas cadeias respiratórias e impulsionar a atividade da ATP sintase. Por essa razão, menos ATP é produzida pelo sistema de transporte de elétrons. Concentrações mais baixas de ATP fazem com que o sistema de transporte de elétrons seja mais ativo e gere mais calor a partir da respiração dos ácidos graxos. Esse calor adicional pode ser necessário para impedir a hipotermia (temperatura corporal baixa) nos neonatos.

Corpos Cetônicos

Mesmo quando um indivíduo não está perdendo peso, os triglicerídeos do tecido adiposo são continuamente decompostos e ressintetizados. Novos triglicerídeos são produzidos, enquanto outros são hidrolisados em glicerol e ácidos graxos. Esse *turnover* garante que o sangue sempre contenha uma concentração suficiente de ácidos graxos para a respiração aeróbia pelos músculos esqueléticos, pelo fígado e por outros órgãos. Quando a velocidade da lipólise excede a velocidade da utilização dos ácidos graxos – como pode ocorrer na inanição, nas dietas e no diabetes melito –, a concentração sérica de ácidos graxos aumenta.

Quando as células hepáticas contêm quantidades suficientes de ATP e não se faz necessária uma produção adicional de ATP, parte da acetil CoA derivada dos ácidos graxos é canalizada para uma via alternativa. Essa via envolve a conversão de duas moléculas de acetil CoA em derivados ácidos com quatro carbonos, o *ácido acetoacético* e o *ácido β-hidroxibutírico*. Juntamente com a *acetona*, um derivado do ácido acético com três carbonos, esses produtos são conhecidos como **corpos cetônicos** (ver Capítulo 2, Figura 2.19).

Tabela 5.3 Os Aminoácidos Essenciais e Não-Essenciais

Aminoácidos Essenciais	Aminoácidos Não-Essenciais
Lisina	Ácido aspártico
Triptofano	Ácido glutâmico
Fenilalanina	Prolina
Treonina	Glicina
Valina	Serina
Metionina	Alanina
Leucina	Cisteína
Isoleucina	Arginina
Histidina (nas crianças)	Asparagina
	Glutamina
	Tirosina

Em condições normais, os corpos cetônicos, que podem ser utilizados como fonte de energia por muitos órgãos, são encontrados no sangue. Em condições de jejum ou no diabetes melito, no entanto, a maior liberação de ácidos graxos livres a partir do tecido adiposo acarreta o aumento da produção de corpos cetônicos pelo fígado. A secreção de quantidades anormalmente elevadas de corpos cetônicos na corrente sanguínea produz a **cetose**, um dos sinais do jejum ou de diabetes não-controlado. Um indivíduo nessa condição pode ter um hálito adocicado devido à presença da acetona, que, por ser volátil, evapora do sangue e sai pelo ar exalado.

Metabolismo dos Aminoácidos

O nitrogênio ingerido, sobretudo sob a forma de proteínas, entra no organismo como aminoácidos e é excretado principalmente na urina sob a forma de uréia. Na infância, a quantidade de nitrogênio excretada pode ser inferior à quantidade ingerida porque, durante o crescimento, os aminoácidos são incorporados às proteínas. Por essa razão, diz-se que as crianças em crescimento se encontram num estado de *balanço nitrogenado positivo*. Por outro lado, as pessoas com inanição ou que sofrem de doenças consumptivas encontram-se num estado de *balanço nitrogenado negativo*; elas excretam mais nitrogênio do que ingerem porque estão decompondo suas proteínas teciduais.

Os adultos saudáveis mantêm um estado de balanço nitrogenado, no qual a quantidade de nitrogênio excretado é igual à quantidade de nitrogênio ingerido. Isso não significa que os aminoácidos ingeridos são desnecessários. Pelo contrário, eles são necessários para substituir as proteínas eliminadas no *turnover* diário. Quando é ingerida uma quantidade de aminoácidos além da necessária para substituir as proteínas, os aminoácidos excedentes não são armazenados como proteínas adicionais (não é possível aumentar a massa muscular simplesmente consumindo grandes quantidades de proteínas). Pelo contrário, os grupos amina podem ser removidos e os "esqueletos de carbono" dos ácidos orgânicos deixados podem ser utilizados na produção de energia ou convertidos em carboidratos e gorduras.

Transaminação

Uma quantidade adequada de todos os vinte aminoácidos é necessária para a produção de proteínas, para o crescimento e para a substituição das proteínas eliminadas no *turnover*. No entanto, somente oito deles (nove nas crianças) não podem ser produzidos pelo organismo e devem ser obtidos pela dieta. Eles são os **aminoácidos essenciais** (Tabela 5.3). Os aminoácidos restantes são "não-essenciais" somente no sentido de que o organismo consegue produzi-los quando lhe é fornecida uma quantidade suficiente de carboidratos e os aminoácidos essenciais.

O ácido pirúvico e os ácidos do ciclo de Krebs são coletivamente denominados *cetoácidos* porque possuem um grupo cetona. Eles não devem ser confundidos com os corpos cetônicos (derivados da acetil CoA) discutidos na seção anterior. Os cetoácidos podem ser convertidos em aminoácidos pela adição de um grupo amina (NH_2). Obtém-se esse grupo amina por meio da "canibalização" de outro aminoácido. Nesse processo, um novo aminoácido forma-se quando aquele canibalizado é convertido em um novo cetoácido. Esse tipo de reação, em que o grupo amina se transfere de um aminoácido para formar outro, denomina-se **transaminação** (Figura 5.14).

Cada reação de transaminação é catalisada por uma enzima específica (uma transaminase) que exige vitamina B_6 (piridoxina) como coenzima. Por exemplo, o grupo amina do ácido glutâmico pode ser transferido tanto para o ácido pirúvico como para o ácido oxalacético. A primeira reação é catalisada pela enzima alanina transaminase (ALT) e a segunda pela aspartato transaminase (AST). Esses nomes das enzimas refletem o fato de que a adição de um grupo amina ao ácido pirúvico produz o aminoácido alanina e de que a adição de um grupo amina ao ácido oxalacético produz o aminoácido conhecido como ácido aspártico (Figura 5.14).

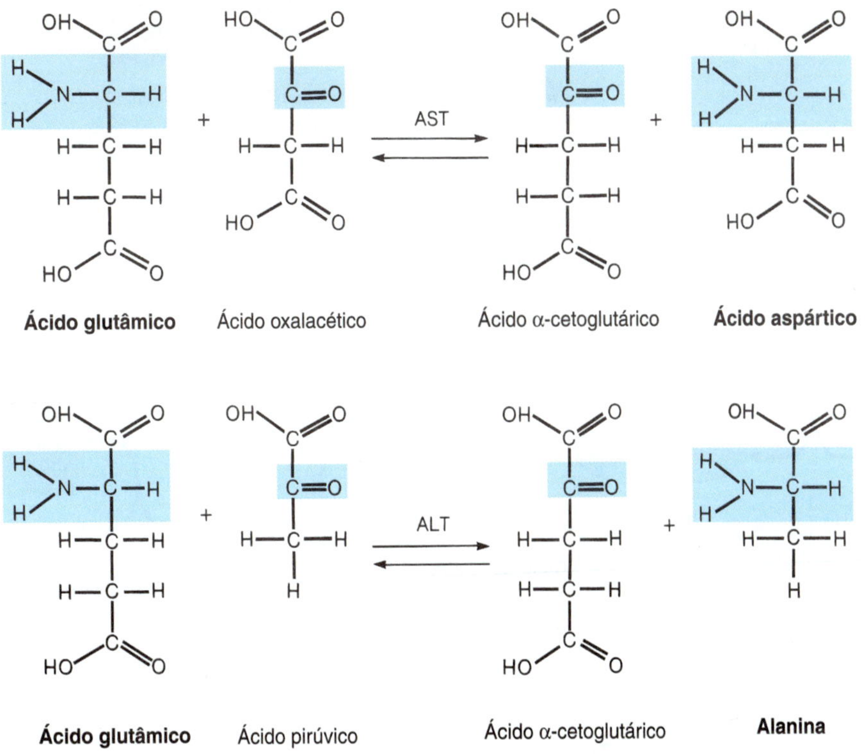

Respiração e Metabolismo Celular

Figura 5.14 Duas importantes reações de transaminação. As áreas sombreadas em azul indicam as partes das moléculas que são alteradas. (AST = aspartato transaminase; ALT = alanina transaminase. Os aminoácidos são indicados em negrito.)

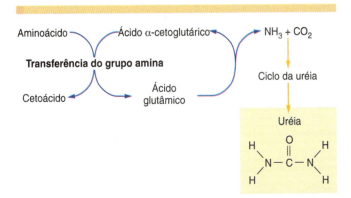

Figura 5.15 Desaminação oxidativa. O ácido glutâmico converte-se em ácido α-cetoglutárico quando doa seu grupo amina para a via metabólica, resultando na formação de uréia.

Desaminação Oxidativa

Como mostrado na Figura 5.15, o ácido glutâmico pode ser formado por meio da transaminação pela combinação de um grupo amina com o ácido α-cetoglutárico. O ácido glutâmico também é produzido no fígado a partir da amônia gerada por bactérias intestinais e transportada ao fígado pela veia porta. Como a amônia livre é muito tóxica, sua remoção do sangue e sua incorporação ao ácido glutâmico é função importante de um fígado saudável.

Se houver mais aminoácidos do que o necessário para a síntese de proteínas, o grupo amina do ácido glutâmico pode ser removido e excretado na urina sob a forma de *uréia* (Figura 5.15). A via metabólica que remove grupos amina dos aminoácidos – deixando um cetoácido e amônia (que é convertida em uréia) – denomina-se **desaminação oxidativa**.

Alguns aminoácidos podem ser convertidos em ácido glutâmico pela transaminação. Já que o ácido glutâmico pode doar grupos amina para a uréia (por meio da desaminação), ele serve como um canal em que outros aminoácidos podem ser utilizados para produzir cetoácidos (ácido pirúvico e ácidos do ciclo de Krebs). Esses cetoácidos podem, então, ser utilizados no ciclo de Krebs como fonte de energia (Figura 5.16).

Dependendo do aminoácido que sofre desaminação, o cetoácido resultante pode ser o ácido pirúvico ou um dos ácidos do ciclo de Krebs. Eles podem ser utilizados para a produção de energia e podem ser convertidos em gordura ou em glicose. Neste último caso, os aminoácidos finalmente se transformam em ácido pirúvico, que é utilizado para formar a glicose. Esse processo – a formação de glicose a partir de aminoácidos e de outras moléculas que não são carboidratos – denomina-se *gliconeogênese*, como já foi mencionado com relação ao ciclo de Cori.

Os principais substratos da gliconeogênese são moléculas que contêm três carbonos de alanina (um aminoácido), de ácido lá-

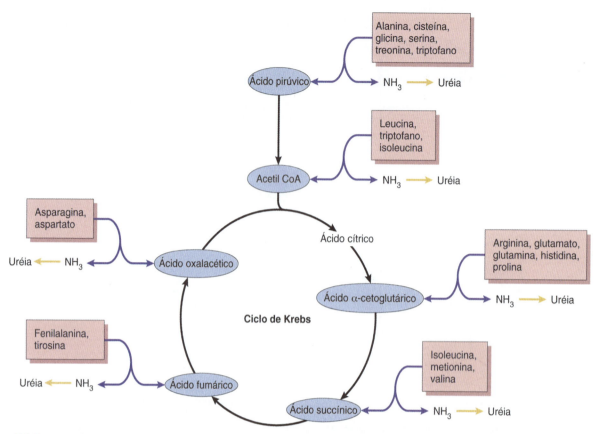

■ **Figura 5.16** **Vias em que os aminoácidos podem ser catabolizados para a produção de energia.** Essas vias são indiretas para alguns aminoácidos, os quais devem ser primeiramente transaminados em outros aminoácidos antes de ser convertidos em cetoácidos pela desaminação.

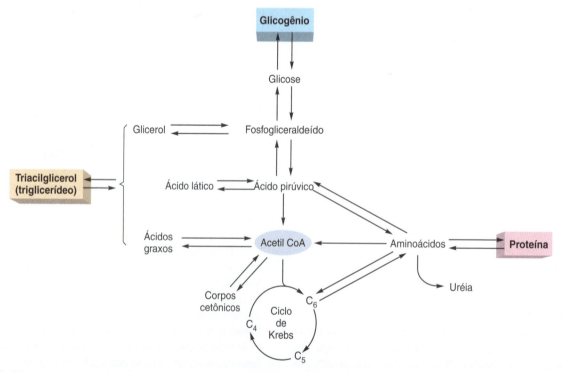

■ **Figura 5.17** **Interconversão de glicogênio, gordura e proteínas.** Essas vias metabólicas simplificadas mostram como o glicogênio, a gordura e as proteínas podem ser interconvertidos. Observe que a maioria das reações é reversível, enquanto a reação de conversão do ácido pirúvico em acetil CoA não é. Isso se deve ao fato do CO_2 ser removido no processo. (Somente as plantas, numa fase da fotossíntese denominada fase escura, conseguem utilizar o CO_2 para produzir glicose.)

Tabela 5.4 Importância Relativa de Diferentes Moléculas do Sangue em Relação às Demandas Energéticas de Diferentes Órgãos

Órgão	Glicose	Ácidos Graxos	Corpos Cetônicos	Ácido Lático
Encéfalo	+++	–	+	–
Músculos esqueléticos (em repouso)	+	+++	+	–
Fígado	+	+++	++	+
Coração	+	++	+	+

que muitos órgãos poupam a glicose, utilizando ácidos graxos, corpos cetônicos e ácido lático como fontes de energia (Tabela 5.4). Durante a inanição grave, o encéfalo também ganha certa capacidade para metabolizar corpos cetônicos para a produção de energia.

Como mencionado anteriormente, o ácido lático produzido de modo anaeróbio durante o exercício pode ser utilizado para a produção de energia após o término do exercício. Sob condições aeróbias, o ácido lático é reconvertido em ácido pirúvico, o qual, então, entra na via da respiração aeróbia. O oxigênio extra exigido para metabolizar o ácido lático contribui para o *débito de oxigênio* pós-exercício (ver Capítulo 12).

tico e de glicerol. Isso ilustra a inter-relação entre os aminoácidos, os carboidratos e a gordura, como mostrado na Figura 5.17. Experimentos recentes em seres humanos sugeriram que, mesmo nos estágios iniciais do jejum, a maior parte da glicose secretada pelo fígado deriva da gliconeogênese. Achados indicam que a hidrólise do glicogênio hepático (glicogenólise) contribui apenas com 36% da glicose secretada durante os estágios iniciais de jejum. Em 42 horas de jejum, toda a glicose secretada pelo fígado é produzida pela gliconeogênese.

Utilizações de Diferentes Fontes de Energia

O sangue serve como um reservatório comum que alimenta todas as células do corpo. Se todas as células utilizassem a mesma fonte de energia (como a glicose), essa fonte seria rapidamente depletada e ocorreria a inanição celular. No entanto, o sangue normalmente contém várias fontes de energia que podem ser utilizadas: a glicose e os corpos cetônicos originários do fígado, ácidos graxos do tecido adiposo e ácido lático e aminoácidos dos músculos. Alguns órgãos preferem utilizar uma fonte de energia mais do que outras, de modo que cada fonte de energia é "poupada" para órgãos com necessidades energéticas estritas.

O encéfalo utiliza a glicose sanguínea como sua principal fonte de energia. Em jejum, a glicose sanguínea é suprida principalmente pelo fígado por meio da glicogenólise e da gliconeogênese. Além disso, a concentração sérica de glicose mantém-se por-

Indícios Para a Investigação Clínica

Lembre-se de que Brenda percebeu que ficava mais ofegante do que suas colegas de equipe.
- *Qual é o termo para o oxigênio extra que ela necessita após o exercício?*
- *Qual a função desse oxigênio?*
- *O que poderia diminuir a necessidade de oxigênio e, conseqüentemente, deixar Brenda menos ofegante após o exercício?*

Teste Seu Conhecimento Antes de Prosseguir

1. Elabore um fluxograma para mostrar a via metabólica em que a glicose pode ser convertida em gordura. Indique apenas os principais intermediários envolvidos (não todas as etapas da glicólise).
2. Defina os termos *lipólise* e *β-oxidação* e explique, de maneira geral, como a gordura pode ser utilizada na produção de energia.
3. Descreva a transaminação e a desaminação e explique sua importância funcional.
4. Cite cinco transportadores hematogênicos e explique, em termos gerais, a sua utilização como fonte de energia.

INTERAÇÕES

Ligações Entre os Conceitos do Metabolismo e os Sistemas Orgânicos

Sistema Tegumentar
- A pele sintetiza a vitamina D a partir de um derivado do colesterol .....(p. 627)
- A taxa metabólica da pele varia acentuadamente, dependendo da temperatura ambiente ....(p. 430)

Sistema Nervoso
- Na respiração aeróbia, a glicose supre a maior parte da demanda energética do encéfalo ....(p. 119)
- Regiões do encéfalo com maior taxa metabólica, resultante de maior atividade encefálica, recebem maior suprimento sanguíneo do que as regiões com taxa metabólica menor ....(p. 429)

Sistema Endócrino
- Hormônios que se ligam a receptores da membrana plasmática de suas células-alvo ativam enzimas do citoplasma destas ....(p. 294)
- Hormônios que se ligam a receptores nucleares de suas células-alvo alteram o metabolismo destas regulando a expressão genética ....(p. 292)
- Secreções hormonais das células adiposas regulam a fome e o metabolismo ..(p. 609)
- O anabolismo e o catabolismo são regulados por vários hormônios ...(p. 611)
- A insulina estimula as sínteses de glicogênio e gordura ....(p. 613)
- Os hormônios supra-renais estimulam a decomposição de glicogênio, gordura e proteínas ....(p. 621)
- A tiroxina estimula a produção de uma proteína que desacopla a fosforilação oxidativa. Isso ajuda a aumentar a taxa metabólica do organismo ....(p. 622)
- O hormônio do crescimento estimula a síntese de proteínas ....(p. 623)

Sistema Muscular
- A intensidade do exercício que pode ser realizado de modo aeróbio depende da captação máxima de oxigênio e do limiar de lactato do indivíduo .....(p. 342)
- O organismo consome oxigênio extra durante um período posterior ao término do exercício. Esse oxigênio extra é utilizado para repor o débito de oxigênio durante o exercício ....(p. 343)

- A glicogenólise e a gliconeogênese hepáticas ajudam a suprir os músculos em atividade com glicose ....(p. 343)
- Atletas treinados obtêm maior proporção de energia da musculatura esquelética por meio da respiração aeróbia de ácidos graxos do que indivíduos sedentários ....(p. 346)
- A fadiga muscular está relacionada à respiração anaeróbia e à produção de ácido lático ....(p. 345)
- A proporção de energia derivada dos carboidratos ou lipídios por meio da atividade da musculatura esquelética depende da intensidade do exercício ....(p. 343)

Sistema Circulatório
- A acidose metabólica pode ser resultado da produção excessiva de corpos cetônicos ou de ácido lático ......(p. 378)
- A taxa metabólica dos músculos esqueléticos determina o grau de dilatação dos vasos sanguíneos e, por conseguinte, da velocidade do fluxo sanguíneo ao órgão ....(p. 426)
- A aterosclerose das artérias coronárias pode forçar uma região do coração a metabolizar de modo anaeróbio e produzir ácido lático. Isso está relacionado à *angina pectoris* ......(p. 398)

Sistema Respiratório
- A ventilação oxigena o sangue que se dirige às células para a respiração celular aeróbia e remove o dióxido de carbono produzido por elas ....(p. 482)
- A respiração é regulada principalmente pelos efeitos do dióxido de carbono produzido pela respiração celular aeróbia ....(p. 503)

Sistema Urinário
- Os rins eliminam a uréia e outros produtos da decomposição metabólica do plasma sanguíneo ....(p. 541)

Sistema Digestório
- O fígado contém enzimas necessárias a muitas reações metabólicas envolvidas na regulação da concentração sérica de glicose e lipídios ....(p. 582)

- O pâncreas produz muitas enzimas necessárias à digestão alimentar no intestino delgado ....(p. 585)
- A digestão e a absorção de carboidratos, lipídios e proteínas abastecem o organismo com os substratos utilizados no metabolismo celular ....(p. 591)
- As vitaminas A e D ajudam a regular o metabolismo por causa da ativação de receptores nucleares, que se ligam a regiões do DNA ....(p. 606)

Sistema Genital
- O espermatozóide não contribui com mitocôndrias para o óvulo fertilizado ....(p. 59)
- O endométrio contém glicogênio que nutre o embrião em desenvolvimento ....(p. 665)

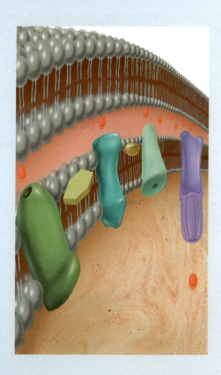

Resumo

Glicólise e a Via do Ácido Lático 102

I. A glicólise refere-se à conversão da glicose em duas moléculas de ácido pirúvico.

   A. No processo, duas moléculas de ATP são consumidas e quatro moléculas de ATP são formadas. Portanto, há um ganho de duas ATP.

   B. Nas etapas da glicólise, dois pares de hidrogênio são liberados. Os elétrons desses hidrogênios reduzem duas moléculas de NAD.

II. Na respiração anaeróbia, a NAD reduzida é oxidada pelo ácido pirúvico, que aceita dois átomos de hidrogênio e, por conseguinte, reduz-se a ácido lático.

   A. Os músculos esqueléticos utilizam a respiração anaeróbia e, por essa razão, produzem ácido lático durante o exercício. Sob condições de isquemia, o miocárdio (músculo cardíaco) respira de modo anaeróbio apenas durante um curto período.

   B. O ácido lático pode ser convertido em glicose no fígado por um processo denominado gliconeogênese.

Respiração Aeróbia 107

I. O ciclo de Krebs se inicia quando a coenzima A doa ácido acético a uma enzima que o adiciona ao ácido oxalacético para formar o ácido cítrico.

   A. Acetil CoA forma-se a partir do ácido pirúvico com a remoção do dióxido de carbono e de dois hidrogênios.

   B. A formação do ácido cítrico inicia uma via cíclica que, em última instância, forma uma nova molécula de ácido oxalacético.

   C. À medida que o ciclo de Krebs progride, uma molécula de ATP se forma e três moléculas de NAD e uma de FAD são reduzidas por hidrogênios do ciclo de Krebs.

II. A NAD e a FAD reduzidas doam seus elétrons a uma cadeia de transporte de elétrons de moléculas localizada nas cristas.

   A. Os elétrons da NAD e da FAD transferem-se de um citocromo da cadeia de transporte de elétrons ao seguinte numa série de reações acopladas de oxirredução.

   B. Quando cada íon citocromo ganha um elétron, torna-se reduzido. Quando ele transfere o elétron para o citocromo seguinte, torna-se oxidado.

   C. O último citocromo torna-se oxidado com a doação de seu elétron ao oxigênio, que funciona como receptor final de elétrons.

   D. Quando um átomo de oxigênio aceita dois elétrons e dois prótons, ele é reduzido para formar a água.

   E. A energia fornecida pelo transporte de elétrons é utilizada para formar a ATP a partir da ADP e do P_i, no processo conhecido como fosforilação oxidativa.

III. Trinta a 32 moléculas de ATP são produzidas pela respiração aeróbia de uma molécula de glicose. Destas, duas são produzidas no citoplasma por meio da glicólise e as restantes nas mitocôndrias.

IV. A formação de glicogênio a partir da glicose denomina-se glicogênese. A decomposição do glicogênio é denominada glicogenólise.

   A. A glicogenólise produz a glicose 6-fosfato, que pode entrar na via da glicólise.

   B. O fígado contém uma enzima (ausente no músculo esquelético) que pode produzir glicose livre a partir da glicose 6-fosfato. Portanto, o fígado pode secretar glicose derivada do glicogênio.

V. O metabolismo dos carboidratos é influenciado pela disponibilidade de oxigênio e por um efeito de retroalimentação negativa da ATP sobre a glicólise e o ciclo de Krebs.

Metabolismo dos Lipídios e das Proteínas 113

I. Na lipólise, os triglicerídeos produzem glicerol e ácidos graxos.

   A. O glicerol pode ser convertido em fosfogliceraldeído e utilizado na produção de energia.

   B. No processo de β-oxidação dos ácidos graxos, algumas moléculas de acetil CoA são produzidas.

   C. Processos que ocorrem na direção reversa podem converter a glicose em triglicerídeos.

II. Aminoácidos derivados da hidrólise de proteínas podem servir como fontes de energia.

   A. Por meio da transaminação, determinado aminoácido e cetoácido (ácido pirúvico ou um dos ácidos do ciclo de Krebs) podem servir como substratos para formar um novo aminoácido e um novo cetoácido.

   B. Na desaminação oxidativa, os aminoácidos convertem-se em cetoácidos quando seu grupo amina é incorporado à uréia.

III. Cada órgão utiliza determinados transportadores de energia hematogênicos como fonte de energia preferida.

   A. O encéfalo possui uma demanda quase absoluta por glicose sanguínea como sua fonte de energia.

   B. Durante o exercício, as demandas dos músculos esqueléticos por glicose sanguínea podem ser supridas pela glicogenólise e pela gliconeogênese hepática.

Atividades de Revisão

Teste Seu Conhecimento de Termos e Fatos

1. Na respiração anaeróbia (fermentação do ácido lático), o ganho de ATP por molécula de glicose é de _____; na respiração aeróbia, o ganho é geralmente de _____.
   a. 2;4
   b. 2;30
   c. 30;2
   d. 24;38

2. Na respiração anaeróbia dos seres humanos, o agente oxidante da NADH (i. e., a molécula que remove elétrons da NADH) é o
   a. ácido pirúvico.
   b. ácido lático.
   c. ácido cítrico.
   d. oxigênio.

3. Quando há insuficiência de oxigênio nos músculos esqueléticos, ocorre um aumento da concentração de
   a. ácido pirúvico
   b. glicose.
   c. ácido lático.
   d. ATP.

4. A conversão do ácido lático em ácido pirúvico ocorre
   a. na respiração anaeróbia.
   b. no coração, onde o ácido lático é respirado de modo aeróbio.
   c. no fígado, onde o ácido lático pode ser convertido em glicose.
   d. tanto em *a* como em *b*.
   e. tanto em *b* como em *c*.

5. Qual das afirmativas a seguir sobre o oxigênio do ar que respiramos é *verdadeira*?
   a. Ele funciona como o receptor final de elétrons da cadeia de transporte de elétrons.
   b. Ele se combina com o hidrogênio para formar água.
   c. Ele se combina com o carbono para formar CO_2.
   d. Tanto *a* como *b* são verdadeiras.
   e. Tanto *a* como *c* são verdadeiras.

6. Em termos do número de moléculas de ATP produzidas diretamente, o principal processo de produção de energia é
   a. a glicólise.
   b. o ciclo de Krebs.
   c. a fosforilação oxidativa.
   d. a gliconeogênese.

7. Corpos cetônicos são derivados
   a. dos ácidos graxos.
   b. do glicerol.
   c. da glicose.
   d. dos aminoácidos.

8. A conversão do glicogênio em glicose 6-fosfato ocorre
   a. no fígado.
   b. nos músculos esqueléticos.
   c. tanto em *a* como em *b*.

9. A conversão da glicose 6-fosfato em glicose livre, que pode ser secretada para o sangue, ocorre
   a. no fígado.
   b. nos músculos esqueléticos.
   c. tanto em *a* como em *b*.

10. A formação da glicose a partir do ácido pirúvico derivado do ácido lático, de aminoácidos ou do glicerol chama-se
    a. glicogênese.
    b. glicogenólise.
    c. glicólise.
    d. gliconeogênese.

11. Qual dos órgãos a seguir possui uma demanda quase absoluta de glicose sanguínea como fonte de energia?
    a. fígado.
    b. encéfalo.
    c. músculos esqueléticos.
    d. coração.

12. Quando os aminoácidos são utilizados como fonte de energia,
    a. ocorre a desaminação oxidativa.
    b. ocorre a formação do ácido pirúvico ou de um dos ácidos do ciclo de Krebs (cetoácidos).
    c. ocorre a produção de uréia.
    d. todas as alternativas anteriores são corretas.

13. Os intermediários formados durante o metabolismo dos ácidos graxos podem entrar no ciclo de Krebs como
    a. cetoácidos.
    b. acetil CoA.
    c. moléculas do ciclo de Krebs.
    d. ácido pirúvico.

Teste Seu Conhecimento de Conceitos e Princípios

1. Cite as vantagens e desvantagens da respiração anaeróbia.

2. A que objetivo atende a formação de ácido lático durante a respiração anaeróbia? Como isso é conseguido durante a respiração aeróbia?

3. Descreva o efeito do cianeto sobre a fosforilação oxidativa e sobre o ciclo de Krebs. Por que ele é letal?

4. Descreva a via metabólica em que a glicose pode ser convertida em gordura. Como a inibição do produto final pela ATP pode favorecer essa via?

5. Descreva a via metabólica em que a gordura pode ser utilizada como fonte de energia e explique por que o metabolismo dos ácidos graxos pode produzir mais ATP do que o metabolismo da glicose.

6. Explique como a energia é obtida a partir do metabolismo dos aminoácidos. Por que uma pessoa com inanição apresenta uma concentração sérica elevada de uréia?

7. Explique por que o fígado é o único órgão capaz de secretar glicose para o sangue. Quais são as possíveis fontes da glicose hepática?

8. Explique os dois significados possíveis do termo *respiração anaeróbia*. Por que a produção do ácido lático é algumas vezes denominada uma via de "fermentação"?

9. Explique a função da gordura marrom. Qual é a implicação do seu mecanismo em relação ao efeito da concentração de ATP sobre a velocidade da respiração celular?

10. Quais são as três moléculas que servem como substratos principais da gliconeogênese? Descreva as situações em que cada uma delas é envolvida nesse processo. Por que os ácidos graxos não podem ser utilizados como substrato da gliconeogênese? (*Dica*: Conte os carbonos da acetil CoA e do ácido pirúvico.)

Teste Sua Capacidade de Análise e Aplique Seu Conhecimento

1. Uma amiga que deseja perder peso elimina toda a gordura da dieta. Como isso pode ajudá-la a perder peso? Ela pode ganhar peso com essa dieta? Como? Analise as conseqüências desse tipo de dieta sobre a saúde.

2. Suponha que foi desenvolvida uma droga que promove a canalização de H$^+$ do espaço intermembranoso para a matriz das mitocôndrias das células adiposas. Como essa droga poderia afetar a produção de ATP e a temperatura e o peso corporais?

3. Durante muitos anos, considerou-se que o número total de moléculas de ATP produzidas por molécula de glicose na respiração aeróbia era de 38. Posteriormente, estimou-se que era próximo de 36 e, atualmente, acredita-se que ele seja próximo de 30. Que fatores devem ser levados em consideração na estimativa da produção de moléculas de ATP? Por que números recentes são considerados valores aproximados?

Sites Relacionados

Visite o site www.mhhe.com/fox para obter *links* de fontes relacionadas ao tema respiração e metabolismo celular. Esses *links* são monitorados para garantir que os URLs (URL, *Uniform Resource Locator*) sejam atualizados de acordo com a necessidade. Os exemplos de sites que você encontrará incluem:

American Liver Foundation
MSUD Family Support Group

6. Interações Entre as Células e o Ambiente Extracelular

Objetivos

Após estudar este capítulo, você deverá ser capaz de...

1. Descrever a composição do ambiente extracelular.

2. Descrever a difusão e explicar suas bases físicas.

3. Explicar como moléculas não-polares, íons inorgânicos e a água conseguem difundir-se através de uma membrana celular.

4. Citar os fatores que influenciam a velocidade de difusão através das membranas celulares.

5. Definir *osmose* e descrever as condições necessárias para que ela ocorra.

6. Definir os termos *osmolalidade* e *pressão osmótica* e explicar como esses fatores estão relacionados à osmose.

7. Definir o termo *tonicidade* e diferenciar as soluções isotônicas, hipertônicas e hipotônicas.

8. Descrever as características do transporte mediado por carreadores.

9. Descrever a difusão facilitada da glicose através das membranas celulares e fornecer exemplos de sua ocorrência no organismo.

10. Explicar o que significa transporte ativo e descrever o funcionamento da bomba de Na^+/K^+.

11. Explicar como um potencial de equilíbrio é produzido quando somente um íon é capaz de difundir-se através de uma membrana celular.

12. Explicar por que o potencial de repouso da membrana é levemente diferente do potencial de equilíbrio do potássio e descrever o efeito da concentração extracelular de potássio sobre o potencial de repouso da membrana.

13. Analisar a função da bomba de Na^+/K^+ na manutenção do potencial de repouso da membrana.

14. Diferenciar os diversos tipos de sinalização celular.

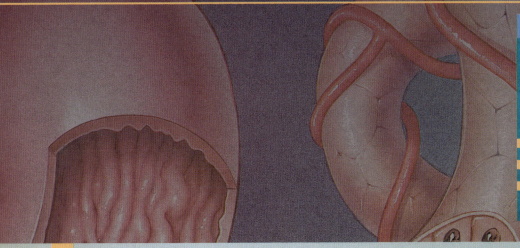

Refresque Sua Memória

Antes de começar este capítulo, revise os seguintes conceitos dos capítulos anteriores:

- Carboidratos e Lipídios 32
- Proteínas 38
- Membrana Plasmática e Estruturas Associadas 50

Sumário do Capítulo

Ambiente Extracelular 126
Líquidos Orgânicos 126
Matriz Extracelular 127
Categorias de Transporte Através da Membrana Plasmática 127

Difusão e Osmose 128
Difusão Através da Membrana Plasmática 128
Velocidade de Difusão 129
Osmose 130
    Pressão Osmótica 131
    Molaridade e Molalidade 131
    Osmolalidade 131
    Medida da Osmolalidade 133
    Tonicidade 133
Regulação da Osmolalidade Sanguínea 134

Transporte Mediado por Carreadores (Transportadores) 134
Difusão Facilitada 135
Transporte Ativo 136
    Transporte Ativo Primário 136
    A Bomba de Sódio-Potássio 137
    Transporte Ativo Secundário (Transporte Acoplado) 138
Transporte de Massa 139

O Potencial de Membrana 139
Potenciais de Equilíbrio 140
    Equação de Nernst 141
Potencial de Repouso da Membrana 141
    Função da Bomba de Na^+/K^+ 142

Sinalização Celular 142

Interações 144

Resumo 145

Atividades de Revisão 146

Sites Relacionados 147

Investigação Clínica

Jéssica, uma estudante de fisiologia, ingere água com freqüência, mas afirma que a sua sede é constante. Durante seu exercício de fisiologia no laboratório envolvendo a urinálise, ela descobre que há uma quantidade significativa de glicose em sua urina. Alarmada, porque a urina normalmente deve conter pouquíssima ou nenhuma glicose, ela busca auxílio médico. Os resultados do exame médico demonstram que ela apresenta hiperglicemia, hipercalemia e osmolalidade plasmática alta. Quando Jéssica mostra ao médico o traçado do eletrocardiograma realizado no laboratório de fisiologia, ele observa algumas anormalidades.

Como os sintomas de Jéssica e os achados médicos podem ser relacionados?

Líquidos Orgânicos

O conteúdo hídrico do organismo divide-se em dois compartimentos. Aproximadamente 67% do total da água corporal estão contidos nas células, no **compartimento intracelular**. Os 33% remanescentes do total da água corporal compreendem o **compartimento extracelular**. Cerca de 20% desse líquido extracelular está contido no interior dos vasos do sistema circulatório, que inclui a porção líquida do sangue, ou **plasma sanguíneo**.

O sangue transporta oxigênio dos pulmões para as células do corpo e o dióxido de carbono das células do corpo para os pulmões. Ele também transporta nutrientes derivados dos alimentos do intestino para as células do corpo; outros nutrientes entre órgãos (p. ex., glicose do fígado para o encéfalo, ou ácido lático dos músculos para o fígado); resíduos metabólicos das células do corpo para o fígado e os rins para serem eliminados na bile e na urina, respectivamente; e moléculas reguladoras (denominadas hormônios) das glândulas endócrinas para as células de seus órgãos-alvo.

Os 80% remanescentes do líquido extracelular estão localizados fora do sistema vascular e compreendem o **líquido tecidual**, também denominado **líquido intersticial**. Esse líquido está contido numa matriz extracelular gelatinosa, como será descrito na próxima seção. O líquido intersticial forma-se continuamente a partir do plasma sanguíneo e retorna continuamente a este por meio de mecanismos descritos no Capítulo 14 (ver Figura 14.8). O oxigênio, os nutrientes e as moléculas reguladoras transportados pelo sangue devem passar primeiro pelo líquido intersticial antes de atingir as células do organismo. Do mesmo modo, os produtos residuais e as secreções hormonais das células devem passar primeiro pelo líquido intersticial antes de atingir o plasma sanguíneo (Figura 6.1).

Ambiente Extracelular

O ambiente extracelular que circunda as células consiste num compartimento líquido, no qual as moléculas estão dissolvidas, e numa matriz de polissacarídeos e proteínas, que confere forma aos tecidos. Interações entre os ambientes intracelular e extracelular ocorrem através da membrana plasmática.

O ambiente extracelular inclui todos os componentes do organismo localizados fora das células. As células do nosso corpo necessitam receber nutrientes e desfazer-se de seus produtos residuais através do ambiente extracelular. Além disso, as células diferentes de um tecido, as células de tecidos diferentes de um mesmo órgão e as células de órgãos diferentes interagem através de reguladores químicos secretados no ambiente extracelular.

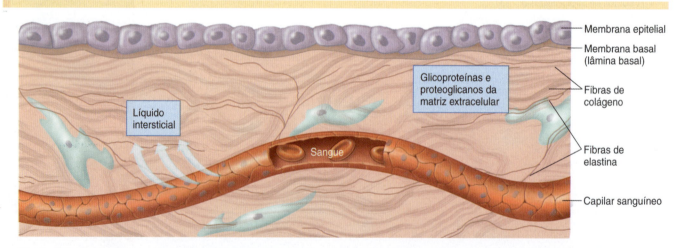

■ **Figura 6.1** **O ambiente extracelular.** O ambiente extracelular contém líquido (intersticial ou tecidual) no interior de uma matriz de glicoproteínas e proteoglicanos. O líquido, derivado do plasma sanguíneo, fornece nutrientes e moléculas reguladoras às células. O ambiente extracelular é sustentado por fibras de colágeno e de elastina, as quais também formam a membrana basal (ou lâmina basal) localizada abaixo das membranas epiteliais.

Interações Entre as Células e o Ambiente Extracelular

Matriz Extracelular

As células que compõem os órgãos do nosso corpo encontram-se localizadas no material extracelular de tecidos conjuntivos. Esse material, denominado **matriz extracelular**, é constituído por fibras de proteínas, de *colágeno* e *elastina* (ver Capítulo 2, Figura 2.28), assim como de uma *substância fundamental* gelatinosa. O líquido intersticial citado previamente existe, sobretudo, no gel hidratado da substância fundamental.

Embora a substância fundamental não tenha forma (é amorfa) quando observada ao microscópio, trata-se, na realidade, de uma organização complexa e extremamente funcional de moléculas unidas por ligações químicas às fibras de proteínas de colágeno e de elastina extracelulares, assim como aos carboidratos que recobrem a superfície externa da membrana plasmática da célula (ver Capítulo 3, Figura 3.2). O gel compõe-se de *glicoproteínas* (proteínas com numerosas cadeias laterais de açúcar) e moléculas denominadas *proteoglicanos*. Essas moléculas (antes chamadas mucopolissacarídeos) são compostas basicamente por polissacarídeos e possuem um grande conteúdo de moléculas de água ligadas.

As fibras de colágeno e de elastina são comparadas às vigas de aço no concreto – elas fornecem a força estrutural aos tecidos conjuntivos. Um tipo de colágeno (existem cerca de 15 tipos diferentes conhecidos) constitui a *membrana basal* (ou *lâmina basal*), localizada abaixo das membranas epiteliais (ver Capítulo 1, Figura 1.11). Por formar ligações químicas entre carboidratos da superfície externa da membrana plasmática das células epiteliais e glicoproteínas e proteoglicanos da matriz dos tecidos conjuntivos, a membrana basal ajuda a unir o epitélio aos tecidos conjuntivos subjacentes (Figura 6.1).

Há uma importante família de enzimas que podem decompor as proteínas da matriz extracelular. Essas enzimas denominam-se **metaloproteinases da matriz** por causa de sua necessidade de um co-fator, o íon zinco. As metaloproteinases da matriz são necessárias para a remodelagem tecidual (p. ex., durante o desenvolvimento embrionário e a cicatrização de feridas) e para a migração das células fagocitárias e outros leucócitos durante a luta contra infecções. Elas são secretadas como enzimas inativas e, a seguir, ativadas no ambiente extracelular. No entanto, quando são produzidas ou ativadas de modo inadequado, podem contribuir para processos patológicos. Por exemplo, células neoplásicas (cancerosas) que se tornam invasivas (produzem metástases ou disseminam-se a locais diferentes) produzem metaloproteinases da matriz ativas, as quais decompõem o colágeno da membrana basal e permitem que as células neoplásicas migrem. A destruição da proteína da cartilagem que ocorre na artrite também pode envolver a ação dessas enzimas. Por essa razão, os cientistas vêm tentando desenvolver drogas que bloqueiem de forma seletiva diferentes metaloproteinases da matriz e que, portanto, sejam capazes de tratar essas e outras doenças.

Categorias de Transporte Através da Membrana Plasmática

A membrana plasmática (celular) separa o ambiente intracelular do extracelular. Moléculas que se movem do sangue para o líquido intersticial, ou moléculas que se movem através do líquido intersticial entre células diferentes devem, em última instância, entrar em contato com a membrana plasmática que envolve as células. Algumas dessas moléculas possuem a capacidade de penetrar a membrana, enquanto outras não. Do mesmo modo, algumas moléculas intracelulares podem penetrar (ou "permear") a membrana plasmática, e outras não. Por essa razão, diz-se que a membrana plasmática é **seletivamente permeável**.

Em geral, a membrana plasmática não é permeável às proteínas, aos ácidos nucléicos e a outras moléculas necessárias à estrutura e à função da célula. Contudo, ela é permeável a muitas outras moléculas, permitindo o trânsito bidirecional de nutrientes e resíduos metabólicos necessários para a manutenção do metabolismo. A membrana plasmática também é seletivamente permeável a determinados íons. Isso permite que correntes eletroquímicas que cruzam a membrana sejam utilizadas para a produção de impulsos nas células nervosas e musculares.

Os mecanismos envolvidos no transporte de moléculas e íons através da membrana celular podem ser divididos em duas categorias: (1) o transporte que exige a ação de proteínas carreadoras específicas da membrana, denominado **transporte mediado por carreador**; e (2) o transporte através da membrana que não é mediado por carreador. O transporte mediado por carreador pode ser subdividido em *difusão facilitada* e *transporte ativo*. Ambos os processos são descritos mais adiante. O transporte de membrana que não utiliza proteínas carreadoras envolve a *difusão simples* de íons, moléculas lipossolúveis e água através da membrana. A *osmose* é a difusão de solvente (água) através de uma membrana.

Os processos de transporte da membrana também podem ser categorizados por suas demandas energéticas. O **transporte passivo** é o movimento de moléculas e íons através de uma membrana da área de maior concentração para a de menor concentração (direção descendente num gradiente de concentração). Ele não exige energia metabólica. O transporte passivo inclui a difusão simples, a osmose e a difusão facilitada. O **transporte ativo** é o movimento através de uma membrana que ocorre contra um gradiente de concentração (em direção à região de maior concentração). O transporte ativo exige o consumo de energia metabólica (ATP) e envolve proteínas carreadoras específicas.

Teste Seu Conhecimento Antes de Prosseguir

1. Descreva a distribuição do líquido no organismo.
2. Descreva a composição da matriz extracelular e explique a importância das metaloproteinases da matriz.
3. Cite as subcategorias do transporte passivo e diferencie o transporte passivo do transporte ativo.

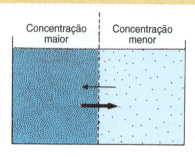

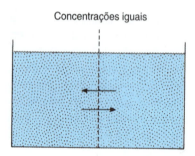

■ **Figura 6.2** Difusão de um soluto. (a) A difusão líquida ocorre quando há uma diferença de concentração (ou gradiente de concentração) entre duas regiões de uma solução, contanto que a membrana que separa essas regiões seja permeável à substância que está difundindo. (b) A difusão tende a igualar as concentrações dessas regiões e, por conseguinte, a eliminar as diferenças de concentração.

Difusão e Osmose

A difusão líquida de uma molécula ou de um íon através de uma membrana celular sempre ocorre na direção de sua menor concentração. Moléculas não-polares podem penetrar a barreira fosfolipídica e íons inorgânicos pequenos podem passar através de canais da membrana. A difusão líquida da água através de uma membrana denomina-se osmose.

Moléculas num gás e moléculas e íons dissolvidos numa solução encontram-se num estado constante de movimento randômico (aleatório) em virtude de sua energia térmica. Esse movimento randômico, denominado **difusão**, tende a dispersar as moléculas de modo homogêneo, ou difuso, dentro de um determinado volume. Como conseqüência, sempre que existe *diferença de concentração* (ou *gradiente de concentração*) entre duas regiões de uma solução, o movimento molecular randômico tende a eliminar o gradiente e distribuir as moléculas de modo uniforme (Figura 6.2). Levando em consideração a segunda lei da termodinâmica, a diferença de concentração representa um estado instável de alta organização (baixa entropia) que se altera para produzir uma solução distribuída em uniformidade com máxima desorganização (alta entropia).

Em conseqüência do movimento molecular randômico, moléculas na parte da solução com maior concentração passam para a área de menor concentração. As moléculas também se movem na direção oposta, mas não com tanta freqüência. Portanto, haverá um *movimento* da região de maior concentração para a de menor concentração até não existir mais diferença. Esse movimento, denominado **difusão líquida**, é um processo físico que ocorre através de uma membrana sempre que há uma diferença de concentração e a membrana é permeável à substância a ser difundida.

Nos rins, o sangue é filtrado por poros das paredes capilares, o que produz um filtrado que se tornará urina. Resíduos metabólicos e outras moléculas dissolvidas conseguem passar através dos poros, mas as células sangüíneas e as proteínas são retidas. Em seguida, as moléculas necessárias ao organismo são reabsorvidas do filtrado e voltam ao sangue por processos de transporte. Resíduos metabólicos normalmente permanecem no filtrado e, por conseguinte, são excretados na urina. Quando os rins falham na realização dessa função, os resíduos metabólicos precisam ser removidos artificialmente do sangue, por meio da **diálise**. Nesse processo, as moléculas residuais são removidas do sangue através da difusão de uma membrana porosa artificial. Elas passam para uma solução (denominada dialisado) que circunda a membrana de diálise. No entanto, as moléculas necessárias ao organismo são mantidas no sangue pela sua inclusão no dialisado. A ausência de seu gradiente de concentração impede que elas se difundam.

Difusão Através da Membrana Plasmática

Como a membrana plasmática (celular) é constituída basicamente por uma camada dupla de fosfolipídios, as moléculas não-polares, portanto lipossolúveis, conseguem passar com facilidade de um lado da membrana ao outro. Em outras palavras, a membrana plasmática não representa uma barreira à difusão de moléculas não-polares (como o oxigênio [O_2] ou hormônios esteróides). Moléculas pequenas que possuem ligações polares covalentes, mas que não são carregadas, como o CO_2 (também o etanol e a uréia), também são capazes de penetrar a camada dupla de fosfolipídios. Portanto, quando existe um gradiente de concentração, a difusão líquida dessas moléculas pode ocorrer com facilidade entre os compartimentos intracelular e extracelular.

A concentração de oxigênio, por exemplo, é relativamente alta no líquido extracelular porque o oxigênio é transportado dos pulmões para os tecidos corporais pelo sangue. Como o oxigênio se combina com o hidrogênio para formar a água na respiração celular aeróbia, a concentração de oxigênio no interior das células é inferior à do líquido extracelular. O gradiente de concentração do dióxido de carbono ocorre na direção oposta porque as células produzem CO_2. Por essa razão, a *troca gasosa* ocorre por difusão entre as células e seus ambientes extracelulares (Figura 6.3).

Embora a água não seja lipossolúvel, suas moléculas podem difundir-se através da membrana plasmática por causa de seu tamanho pequeno e de sua ausência de carga líquida. Contudo, em determinadas

Interações Entre as Células e o Ambiente Extracelular

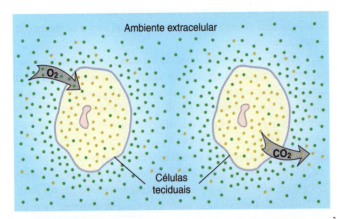

Figura 6.3 A troca gasosa ocorre por difusão. Os pontos coloridos, representando moléculas de oxigênio e de dióxido de carbono, indicam concentrações relativas no interior da célula e no ambiente extracelular. A troca gasosa entre os compartimentos intracelular e extracelular ocorre por difusão.

membranas, a passagem da água recebe a ajuda de canais específicos, inseridos nessas membranas em resposta à regulação fisiológica. A difusão líquida de moléculas de água (o solvente) através da membrana denomina-se *osmose*. Como a osmose é a simples difusão do solvente no lugar do soluto, utiliza-se uma terminologia única (discutida brevemente) para descrevê-la.

Moléculas polares grandes (como a glicose) não conseguem passar através da camada dupla de fosfolipídios e, por essa razão, exigem *proteínas carreadoras* na membrana para o transporte. A porção fosfolipídica da membrana é da mesma maneira impermeável aos íons inorgânicos carregados (p. ex., Na^+ e K^+). No entanto, minúsculos **canais iônicos** através da membrana, os quais são muito pequenos para ser observados mesmo ao microscópio eletrônico, permitem a passagem desses íons. Os canais iônicos são disponibilizados por proteínas que se estendem por toda a espessura da membrana (Figura 6.4).

A **fibrose cística** ocorre em aproximadamente um em cada 2.500 nascimentos entre a população caucasiana. Como conseqüência de um defeito genético, ocorre um movimento anormal do NaCl e da água através de membranas epiteliais úmidas. Onde essas membranas revestem os dúctulos pancreáticos e as pequenas vias respiratórias, elas produzem um muco denso e viscoso que não pode ser eliminado de maneira adequada, o que pode acarretar distúrbios pancreáticos e pulmonares. O defeito genético envolve uma glicoproteína específica que forma canais de cloreto (Cl^-) na membrana apical das células epiteliais. Essa proteína, conhecida como CFTR (de *cystic fibrosis transmembrane conductance regulator*), forma-se comumente no retículo endoplasmático. Ela não se move para ser processada pelo complexo de Golgi e, em razão disso, não é processada corretamente nem inserida em vesículas que a introduziriam na membrana celular (Capítulo 3). O gene da CFTR foi identificado e clonado. Contudo, são necessárias pesquisas mais completas para que a terapia genética direcionada à fibrose cística se torne uma terapia eficaz.

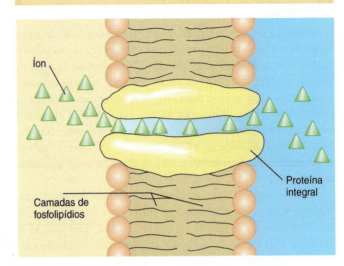

Figura 6.4 Poros iônicos da membrana celular. Íons inorgânicos (como Na^+ e K^+) são capazes de penetrar a membrana através de poros localizados no interior de proteínas integrais que se estendem por toda a espessura da camada dupla de fosfolipídios.

Velocidade de Difusão

A velocidade com que a difusão ocorre, medida pelo número de moléculas dispersas que passam através de uma membrana por unidade de tempo, depende (1) da magnitude da diferença de concentração de um lado a outro da membrana (a "inclinação" do gradiente de concentração), (2) da permeabilidade da membrana às substâncias dispersas, (3) da temperatura da solução e (4) da área superficial da membrana através da qual as substâncias se difundem.

A magnitude da diferença de concentração de um lado a outro da membrana serve como força de propulsão para a difusão. Independentemente dessa diferença de concentração, no entanto, a difusão de uma substância através de uma membrana não ocorrerá se esta não for permeável à substância. Com uma determinada diferença de concentração, a velocidade com que uma substância se difunde através de uma membrana depende de quão permeável é a membrana à substância. Por exemplo, num neurônio em repouso, a membrana plasmática (celular) é cerca de vinte vezes mais permeável ao potássio (K^+) que ao sódio (Na^+). Como conseqüência, o K^+ difunde-se muito mais rápido que o Na^+. Entretanto, alterações na estrutura de proteínas dos canais da membrana podem modificar a permeabilidade da membrana. Isso ocorre durante a produção de um impulso nervoso (ver Capítulo 7), quando uma estimulação específica abre temporariamente os canais de Na^+ e permite uma difusão mais rápida do Na^+ em relação à do K^+.

Nas áreas do corpo especializadas para a difusão rápida, a área superficial das membranas celulares pode ser aumentada por numerosas pregas. Por exemplo, as minúsculas projeções digitiformes denominadas *microvilosidades* (discutidas no Capítulo 3) auxiliam a passagem rápida dos produtos da digestão através das membranas epiteliais do intestino delgado. Microvilosidades semelhantes são encontradas no epitélio tubular renal, que deve reabsorver várias moléculas filtradas do sangue.

Osmose

A **osmose** é a difusão líquida da água (o solvente) através da membrana. Para que ela ocorra, a membrana deve ser *seletivamente permeável*, isto é, deve ser mais permeável às moléculas de água do que, no mínimo, a um tipo de soluto. Portanto, existem duas exigências para que a osmose ocorra: (1) deve haver uma diferença de concentração de um soluto entre os dois lados de uma membrana seletivamente permeável, e (2) a membrana deve possuir determinada impermeabilidade ao soluto. Diz-se que os solutos que não conseguem passar livremente através da membrana são **osmoticamente ativos**.

Do mesmo modo que a difusão de moléculas de soluto, a difusão da água ocorrerá quando esta estiver mais concentrada num lado da membrana do que no outro, isto é, quando uma solução se encontrar mais diluída do que a outra (Figura 6.5). A solução mais diluída possui uma concentração maior de moléculas de água e uma concentração menor de soluto. Embora a terminologia relacionada à osmose possa ser confusa (porque estamos descrevendo a água e não o soluto), os princípios da osmose são os mesmos que governam a difusão de moléculas de soluto através de uma membrana.

Lembre-se de que, durante a osmose, existe um movimento de moléculas de água do lado de maior concentração para o de menor concentração de água.

Imagine um cilindro dividido em dois compartimentos iguais por uma membrana artificial que pode se mover livremente. Um compartimento contém inicialmente 180 g/L (gramas por litro) de glicose e o outro contém 360 g/L de glicose. Quando a membrana for permeável à glicose, esta se difundirá do compartimento de 360 g/L para o de 180 g/L até que ambos os compartimentos contenham 270 g/L de glicose. Quando a membrana não for permeável à glicose, mas for permeável à água, o mesmo resultado (soluções contendo 270 g/L em ambos os lados da membrana) será obtido através da difusão da água. Como a água se difunde do compartimento com 180 g/L para aquele com 360 g/L (do compartimento com maior concentração ao de menor concentração), a primeira solução torna-se mais concentrada e a segunda se torna mais diluída. Esse evento é acompanhado por alterações de volume, como ilustra a Figura 6.6. A osmose cessa quando as concentrações se tornam iguais em ambos os lados da membrana.

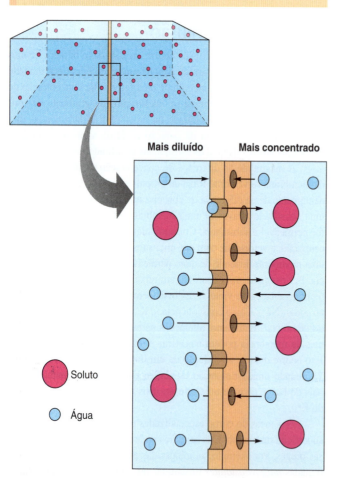

Figura 6.5 Um modelo de osmose. O diagrama ilustra o movimento da água da solução com menor concentração de soluto (maior concentração de água) para a solução com maior concentração de soluto (menor concentração de água).

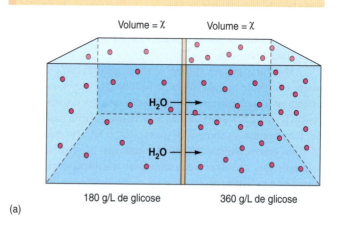

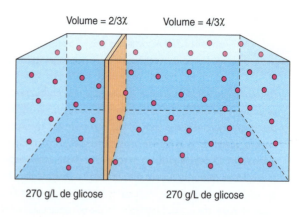

Figura 6.6 Os efeitos da osmose. (*a*) Uma membrana seletivamente permeável (permeável à água mas não à glicose) móvel separa duas soluções com concentrações diferentes de glicose. Como conseqüência, a água move-se por osmose para a solução mais concentrada até que (*b*) as alterações de volume igualem as concentrações em ambos os lados da membrana.

Interações Entre as Células e o Ambiente Extracelular

As membranas celulares comportam-se de modo similar porque a água é capaz de mover-se até um certo grau através do componente lipídico da maioria das membranas celulares. No entanto, membranas de algumas células possuem canais de água especiais que permitem um movimento mais rápido da água. Esses canais são denominados **aquaporinas**. A membrana plasmática de algumas células possui aquaporinas. Em outras, as aquaporinas são inseridas na membrana plasmática em resposta às moléculas reguladoras. Essa regulação tem especial importância no funcionamento dos rins, como será descrito no Capítulo 16.

Indícios Para a Investigação Clínica

Lembre-se de que a urina de Jéssica apresenta glicose, um soluto que, em condições normais, não aparece na urina.
- Como a presença desse soluto extra, a glicose, influencia a pressão osmótica da urina?
- Por que a presença de glicose na urina causa a micção freqüente de Jéssica?

Pressão Osmótica

A osmose e o movimento da membrana divisória podem ser impedidos por uma força de oposição. Quando um compartimento contém 180 g/L de glicose e o outro contém água pura, a osmose da água para a solução de glicose pode ser impedida pela pressão contra a membrana com uma certa força (neste caso, uma pressão igual a 22,4 atmosferas). Esse conceito é ilustrado na Figura 6.7.

A força que deveria ser exercida para impedir a osmose na situação descrita é a **pressão osmótica** da solução. Essa medida retrógrada indica a força com que a solução "drena" a água para o interior por meio da osmose. Quanto maior for a concentração de soluto de uma solução, maior a sua pressão osmótica. Portanto, a água pura possui uma pressão osmótica igual a zero, e uma solução com 360 g/L de glicose possui uma pressão osmótica duas vezes maior que uma solução com 180 g/L de glicose.

A água retorna do líquido tecidual para os capilares sanguíneos porque a concentração de proteínas do plasma sanguíneo é maior que a do líquido tecidual. Ao contrário de outros solutos plasmáticos, as proteínas plasmáticas não conseguem passar dos capilares para o líquido tecidual. Por essa razão, as proteínas plasmáticas são *osmoticamente ativas*. Quando uma pessoa possui uma concentração anormalmente baixa de proteínas plasmáticas, ocorre um acúmulo excessivo de líquido nos tecidos – condição denominada **edema**. Isso pode ocorrer, por exemplo, quando um fígado lesado (p. ex., cirrose hepática) é incapaz de produzir quantidades suficientes de albumina, uma importante proteína do plasma sanguíneo.

Molaridade e Molalidade

A glicose é um monossacarídeo com um peso molecular de 180 (a soma de seus pesos atômicos). A sacarose é um dissacarídeo composto pela glicose e pela frutose, as quais possuem pesos moleculares de 180. Quando a glicose e a frutose se unem por meio da síntese por desidratação para formar a sacarose, uma molécula de água (peso molecular = 18) é liberada. Desse modo, a sacarose obtém um peso molecular de 342 (180 + 180 – 18). Como os pesos moleculares da sacarose e da glicose estão numa proporção de 342/180, ocorre que 342 gramas de sacarose devem conter o mesmo número de moléculas que 180 gramas de glicose.

Observe que a quantidade de qualquer composto igual ao seu peso molecular em gramas deve conter o mesmo número de moléculas que uma quantidade de um outro composto com o mesmo peso molecular em gramas. Essa unidade de peso, *um mol*, sempre contém $6,02 \times 10^{23}$ moléculas (**número de Avogadro**). Um mol de soluto dissolvido em água para fazer um litro de solução é descrito como **solução um molar** (abreviada 1,0 *M*). Embora essa unidade de medida seja muito utilizada na química, ela não é totalmente utilizável em discussões sobre a osmose porque a proporção exata entre o soluto e a água não é especificada. Por exemplo, é necessária uma maior quantidade de água para fazer uma solução de 1,0 *M* de NaCl (onde um mol de NaCl pesa 58,5 gramas) do que para fazer uma solução de 1,0 *M* de glicose, uma vez que 180 gramas de glicose ocupam um volume maior que 58,5 gramas de sal.

Como a proporção entre as moléculas de soluto e as moléculas de água é de importância fundamental na osmose, uma medida mais adequada da concentração é a **molalidade**. Na solução um molal (abreviada 1,0 *m*), 1 mol de soluto (p. ex., 180 gramas de glicose) é dissolvido em 1 quilograma de água (igual a 1 litro em 4°C). Portanto, tanto uma solução de 1,0 *m* de NaCl como uma solução de 1,0 *m* de glicose contêm um mol de soluto dissolvido exatamente na mesma quantidade de água (Figura 6.8).

Osmolalidade

Se 180 gramas de glicose e 180 gramas de frutose forem dissolvidos no mesmo quilograma de água, a pressão osmótica da solução será a mesma que a de uma solução de 360 g/L de glicose. A pressão osmótica depende da proporção entre o soluto e o solvente, *não* da natureza química das moléculas do soluto. A molalidade total de uma solução é denominada **osmolalidade** (**Osm**). Portanto, a solu-

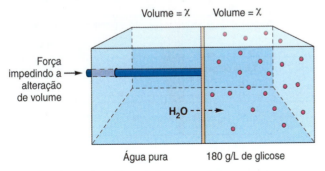

Figura 6.7 Modelo ilustrando a pressão osmótica. Quando uma membrana seletivamente permeável separa a água pura de uma solução contendo 180 g/L de glicose, a água tende a mover-se por osmose para a solução glicosada, criando assim a pressão hidrostática, que empurrará a membrana para a esquerda e expandirá o volume da solução glicosada. A quantidade de pressão que deve ser aplicada para contrabalançar essa alteração de volume é igual à pressão osmótica da solução glicosada.

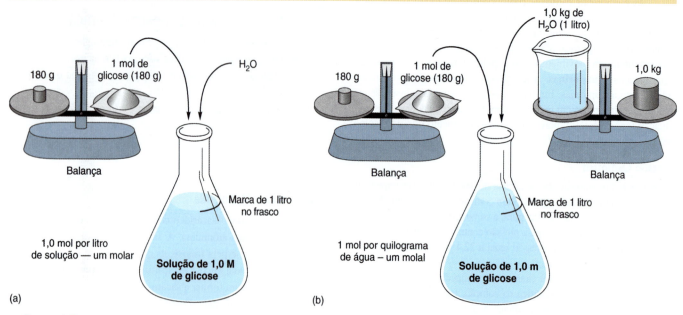

■ **Figura 6.8** **Soluções molar e molal.** Os diagramas ilustram a diferença entre (a) uma solução glicosada molar (1,0 M) e (b) uma solução glicosada molal (1,0 m).

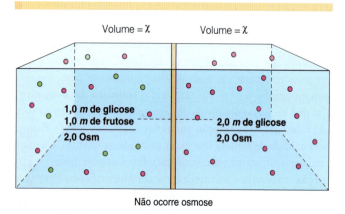

■ **Figura 6.9** **Osmolalidade de uma solução.** A osmolalidade (Osm) é igual à soma das molalidades de cada soluto na solução. Quando uma membrana seletivamente permeável separa duas soluções com osmolalidades iguais, a osmose não ocorre.

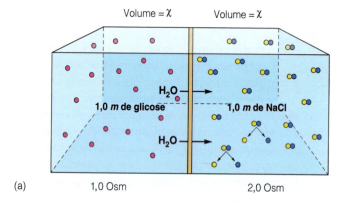

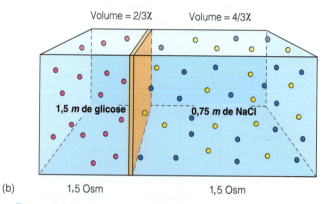

■ **Figura 6.10** **Efeito da ionização sobre a pressão osmótica.** (a) Quando uma membrana seletivamente permeável (permeável à água mas não à glicose, ao Na^+ ou ao Cl^-) separa uma solução de 1,0 m de glicose de uma solução de 1,0 m de NaCl, a água se moverá por osmose para a solução de NaCl. A osmose ocorre porque o NaCl pode ionizar para produzir um molal de Na^+ mais um molal de Cl^-. (b) Após a osmose, a concentração total (ou osmolalidade) das duas soluções é igual.

ção de 1,0 m de glicose mais a solução de 1,0 m de frutose possui uma molalidade total, ou *osmolalidade*, de 2,0 osmol/L (abreviada 2,0 Osm). Essa osmolalidade é a mesma que de uma solução contendo 360 g/L de glicose, a qual possui uma concentração de 2,0 m e 2,0 Osm (Figura. 6.9).

Ao contrário da glicose, da frutose e da sacarose, eletrólitos como o NaCl ionizam quando se dissolvem na água. Uma molécula de NaCl dissolvida em água produz dois íons (Na^+ e Cl^-). Um mol de NaCl ioniza para formar 1 mol de Na^+ e 1 mol de Cl^-. Portanto, uma solução de 1,0 m de NaCl possui uma concentração total de 2,0 Osm. O efeito dessa ionização sobre a osmose é ilustrado na Figura 6.10.

Interações Entre as Células e o Ambiente Extracelular

Medida da Osmolalidade

O plasma e outros líquidos biológicos contêm muitas moléculas orgânicas e eletrólitos. A osmolalidade dessas soluções complexas pode ser estimada apenas por cálculos. No entanto, existe um método relativamente simples para medir a osmolalidade. Esse método considera o fato de o ponto de congelamento de uma solução, assim como a sua pressão osmótica, serem afetados pela concentração total da solução e não pela natureza química do soluto.

Um mol de soluto por litro reduz o ponto de congelamento da água para –1,86°C. Conseqüentemente, uma solução de 1,0 m de glicose congela numa temperatura de –1,86°C, e uma solução de 1,0 m de NaCl congela numa temperatura de 2 × –1,86 = –3,72°C por causa da ionização. Portanto, a *depressão do ponto de congelamento* é uma medida da osmolalidade. Como o plasma congela em torno de –0,56°C, a sua osmolalidade é igual a 0,56 ÷ 1,86 = 0,3 Osm, mais comumente indicado como 300 miliosmols (ou 300 mOsm).

Indícios Para a Investigação Clínica

- Lembre-se de que o plasma de Jéssica possui uma osmolalidade acima da normal.
- Qual é a osmolalidade normal do plasma?
- Qual é a relação entre a glicose na urina de Jéssica, sua micção freqüente e a sua osmolalidade plasmática alta?

Tonicidade

Uma solução de glicose de 0,3 m, ou seja, 0,3 Osm, ou 300 miliosmols (300 mOsm) – possui a mesma osmolalidade e a mesma pressão osmótica que o plasma. O mesmo é verdadeiro para uma solução de NaCl de 0,15 m, que ioniza para produzir uma concentração total de 300 mOsm. Ambas as soluções são utilizadas na prática clínica como infusões intravenosas, rotuladas como *soro glicosado a 5%* (5 g de glicose por 100 ml, que é 0,3 m) e *soro fisiológico* (0,9 g de NaCl por 100 ml, que é 0,15 m). Como o soro glicosado a 5% e o soro fisiológico possuem a mesma osmolalidade que o plasma, diz-se que eles são **isosmóticos** em relação ao plasma.

Utiliza-se o termo **tonicidade** para descrever o efeito de uma solução sobre o movimento osmótico da água. Por exemplo, quando uma solução glicosada ou salina isosmótica é separada do plasma por uma membrana permeável à água, mas não à glicose ou ao NaCl, a osmose não ocorrerá. Nesse caso, diz-se que a solução é **isotônica** (do grego *isos* = igual; *tonos* = tensão) em relação ao plasma.

Os eritrócitos colocados numa solução isotônica não ganham nem perdem água. Deve ser observado que uma solução pode ser isosmótica, mas não isotônica; isso ocorre sempre que o soluto da solução isosmótica puder penetrar livremente a membrana. Uma solução de uréia de 0,3 m, por exemplo, é isosmótica mas não é isotônica, pois a membrana celular é permeável à uréia. Quando eritrócitos são colocados numa solução de uréia de 0,3 m, a uréia difunde-se para o interior das células até a sua concentração tornar-se igual em ambos os lados das membranas celulares. Entretanto, os solutos no interior das células não conseguem sair – por essa característica são osmoticamente ativos – e provocam a osmose da água para o interior das células. Os eritrócitos colocados numa solução de uréia de 0,3 m acabam rompendo-se.

As soluções que possuem uma concentração total de solutos mais baixa que a do plasma e, por conseguinte, possuem uma pressão osmótica menor, são **hiposmóticas** em relação ao plasma. Quando o soluto é osmoticamente ativo, essas soluções também são **hipotônicas** em relação ao plasma. Eritrócitos colocados em soluções hipotônicas ganham água e podem romper-se – um processo denominado *hemólise*. Quando os eritrócitos são colocados numa solução **hipertônica** (como a água do mar), que contém solutos osmoticamente ativos com uma osmolalidade e uma pressão osmótica maiores que as do plasma, eles diminuem de volume por causa da osmose da água para fora das células. Esse processo denomina-se *crenação* (*crena* = incisura) porque a superfície celular assume uma aparência de concha (Figura 6.11).

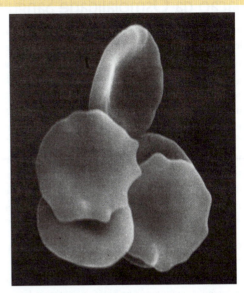

Figura 6.11 Fotomicrografia eletrônica de varredura de eritrócitos normais e crenados. Observe que a membrana celular das células crenadas é chanfrada, em conseqüência da redução do volume decorrente da perda de água por osmose.

Os **líquidos intravenosos** devem ser isotônicos ao sangue para que seja mantida a pressão osmótica adequada e para impedir que as células aumentem ou reduzam de volume devido ao ganho ou à perda de água. Líquidos muito utilizados para esse objetivo são o *soro fisiológico* e o *soro glicosado a 5%*, os quais, como já foi descrito, apresentam um valor de osmolalidade muito próximo do valor do plasma normal (aproximadamente 300 mOsm). Uma outra solução isotônica utilizada com freqüência nos hospitais é o *lactato de Ringer*. Essa solução contém glicose e ácido lático, além de uma variedade de outros sais.

Regulação da Osmolalidade Sanguínea

Normalmente, a osmolalidade do plasma sanguíneo mantém-se dentro de limites muito estreitos por meio de vários mecanismos reguladores. Quando uma pessoa apresenta desidratação, por exemplo, o seu sangue torna-se mais concentrado à medida que o volume sanguíneo total se reduz. A osmolalidade sanguínea e a pressão osmótica aumentadas estimulam *osmorreceptores*, ou seja, neurônios localizados numa parte do encéfalo denominada hipotálamo.

Como conseqüência da maior estimulação dos osmorreceptores, a pessoa sente sede e, quando existe água disponível, ela a ingere. Juntamente com a maior ingestão hídrica, uma pessoa desidratada excreta um menor volume de urina. Isso é uma decorrência dos seguintes eventos:

1. A osmolalidade plasmática aumentada estimula os osmorreceptores do hipotálamo no encéfalo.
2. A seguir, os osmorreceptores do hipotálamo estimulam um trato de axônios que termina na hipófise posterior. Isso faz com que a hipófise posterior libere o **hormônio antidiurético (ADH)** no sangue.
3. O ADH atua sobre os rins para promover a retenção hídrica, de modo que um volume menor de urina, mais concentrada, é excretado.

Indícios Para a Investigação Clínica

Lembre-se de que Jéssica sentia uma sede constante, apesar de ingerir grandes quantidades de água.
- O que está estimulando a sensação de sede em Jéssica?
- Como essa sensação está relacionada à presença de glicose na urina e à micção freqüente de Jéssica?

Essa é a razão de uma pessoa desidratada ingerir mais líquido e urinar menos. Isso representa uma alça de retroalimentação negativa (Figura 6.12), que atua para manter a homeostasia da concentração plasmática (osmolalidade) e, no processo, ajuda a manter um volume sanguíneo adequado.

Uma pessoa com um volume sanguíneo normal que consome alimentos salgados também sente sede, e mais ADH é liberado da hipófise posterior. Quando mais líquido é ingerido e menos água é excretada na urina, o sal do alimento é diluído para restaurar a concentração sanguínea normal, mas com um volume sanguíneo maior. O oposto ocorre na ausência de sal. Com uma osmolalidade plasmática menor, os osmorreceptores não são tão estimulados e a hipófise posterior libera menos ADH. Conseqüentemente, mais água é excretada na urina para restaurar novamente a faixa adequada de concentração plasmática, mas com um menor volume sanguíneo. Volume sanguíneo e pressão arterial baixos como conseqüências da privação de sal prolongada podem ser fatais (ver discussão sobre o volume sanguíneo e a pressão arterial no Capítulo 14).

Teste Seu Conhecimento Antes de Prosseguir

1. Explique o que significa difusão simples e cite os fatores que influenciam a velocidade de difusão.
2. Defina os termos *osmose*, *osmolalidade* e *pressão osmótica*, e cite as condições necessárias para que a osmose ocorra.
3. Defina os termos *isotônico*, *hipotônico* e *hipertônico*, e explique por que os hospitais usam soro glicosado a 5% e soro fisiológico como infusões intravenosas.
4. Explique como o corpo detecta alterações da osmolalidade plasmática e descreva os mecanismos reguladores que mantêm uma faixa adequada da osmolalidade plasmática.

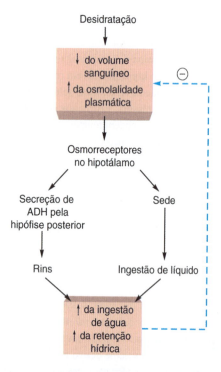

Figura 6.12 Homeostasia da concentração plasmática. Um aumento da osmolalidade plasmática (concentração e pressão osmótica aumentadas) devido à desidratação estimula a sede e aumenta a secreção do ADH. Esses efeitos fazem com que o indivíduo ingira mais líquido e urine menos. Como conseqüência, o volume sanguíneo aumenta, enquanto a osmolalidade plasmática diminui. Esses efeitos ajudam o volume sanguíneo a retornar à faixa normal e completam o circuito de retroalimentação negativa (indicado por um sinal negativo).

Transporte Mediado por Carreadores (Transportadores)

Moléculas como a glicose são transportadas através das membranas plasmáticas por proteínas carreadoras especiais. O transporte mediado por carreadores – em que o movimento líquido descende de um gradiente de concentração e, por isso, é passivo – denomina-se difusão facilitada. O transporte mediado por carreadores que ocorre contra um gradiente de concentração e que, em razão disso, exige energia metabólica, denomina-se transporte ativo.

Interações Entre as Células e o Ambiente Extracelular

Para manter o metabolismo, as células devem captar glicose, aminoácidos e outras moléculas orgânicas do ambiente extracelular. Contudo, moléculas como estas são polares e muito grandes para passar pela barreira lipídica da membrana plasmática por meio do processo da difusão simples. O transporte dessas moléculas é mediado por **proteínas carreadoras** localizadas na membrana. Embora esses carreadores não possam ser observados diretamente, a sua presença foi inferida pela observação de que esse transporte possui características em comum com a atividade enzimática. Essas características incluem (1) a *especificidade*, (2) a *competição* e (3) a *saturação*.

Do mesmo modo que as enzimas – que são proteínas também –, as proteínas carreadoras interagem apenas com moléculas específicas. Por exemplo, os carreadores da glicose somente conseguem interagir com a glicose e não com monossacarídeos intimamente relacionados. Como um outro exemplo de especificidade, carreadores específicos de aminoácidos transportam alguns tipos de aminoácidos, mas não outros. Dois aminoácidos que são transportados pelo mesmo carreador competem entre si, de modo que a velocidade de transporte de cada um é menor quando ambos estão presentes do que quando apenas um está presente (Figura 6.13).

Quando a concentração de uma molécula transportada aumenta, a sua velocidade de transporte também aumenta – mas somente até um valor máximo. Além dessa velocidade limite, denominada *transporte máximo* (T_m), aumentos adicionais da concentração não aumentam mais a velocidade de transporte. Isso indica que os carreadores se tornaram saturados (Figura 6.13).

Para visualizar um exemplo de saturação, imagine um ponto de ônibus onde, uma vez por hora, passa um ônibus que pode transportar no máximo quarenta pessoas (seu "transporte máximo"). Se houver dez pessoas esperando no ponto, dez pessoas serão transportadas a cada hora. Se houver vinte pessoas aguardando, vinte pessoas serão transportadas por hora. Essa relação linear é mantida até o máximo de quarenta pessoas. Se houver oitenta pessoas esperando no ponto de ônibus, a velocidade de transporte ainda será de quarenta pessoas por hora.

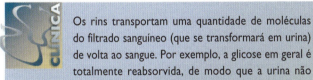

Os rins transportam uma quantidade de moléculas do filtrado sanguíneo (que se transformará em urina) de volta ao sangue. Por exemplo, a glicose em geral é totalmente reabsorvida, de modo que a urina não apresenta glicose. Contudo, quando a concentração de glicose do sangue e do filtrado é muito elevada (uma condição denominada **hiperglicemia**), o transporte máximo será excedido. Nesse caso, será detectada a presença de glicose na urina (condição denominada *glicosúria*). Isso pode ser resultado do consumo excessivo de açúcar ou da ação inadequada do hormônio insulina na doença denominada diabetes melito.

Difusão Facilitada

O transporte de glicose do sangue através da membrana plasmática ocorre por **difusão facilitada**. Como a difusão simples, a difusão facilitada é impulsionada pela energia térmica das moléculas dispersas e envolve o transporte do lado com maior concentração para o de

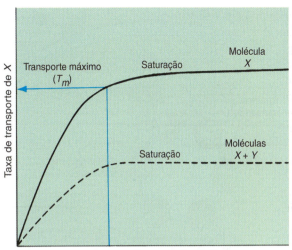

Figura 6.13 **Características do transporte mediado por carreadores.** O transporte mediado por carreadores apresenta características de saturação (ilustrada pelo transporte máximo) e de competição. Como as moléculas X e Y competem pelo mesmo carreador, a taxa de transporte de cada uma é menor quando ambas estão presentes do que quando apenas uma está presente.

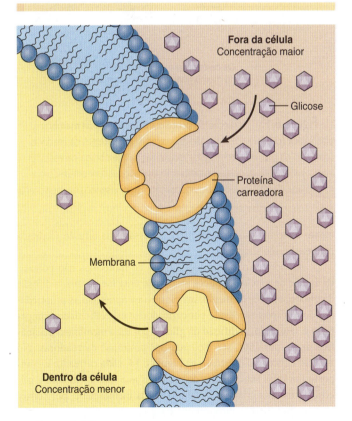

Figura 6.14 **Modelo da difusão facilitada da glicose.** Um carreador – que possui características de especificidade e saturação – é necessário para esse transporte, o qual ocorre do sangue para o interior das células (tais como as musculares, as hepáticas e as adiposas). Trata-se de um transporte passivo porque o movimento ocorre em direção à região de menor concentração, e não é necessária a participação da ATP.

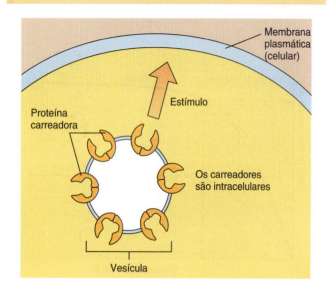

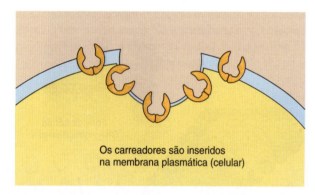

Figura 6.15 Inserção de proteínas carreadoras na membrana plasmática (celular). Quando não estimuladas, as proteínas carreadoras (como as da glicose) podem estar localizadas na membrana de vesículas intracelulares. Em resposta à estimulação, as vesículas fundem-se com a membrana plasmática e os carreadores são, assim, inseridos na membrana.

menor concentração. A ATP não é necessária na difusão facilitada nem na difusão simples.

Ao contrário da difusão simples de moléculas não-polares, da água e de íons inorgânicos através de uma membrana, a difusão da glicose através da membrana plasmática apresenta as propriedades do transporte mediado por carreadores: especificidade, competição e saturação. A difusão da glicose por uma membrana plasmática deve, portanto, ser mediada por proteínas carreadoras. No modelo conceitual mostrado na Figura 6.14, cada carreador é composto por duas subunidades de proteínas que interagem com a glicose de modo a criar um canal através da membrana e, por conseguinte, permitir o movimento da glicose para baixo em seu gradiente de concentração.

Do mesmo modo que as isoenzimas descritas no Capítulo 4, as proteínas carreadoras que realizam o mesmo trabalho podem existir em vários tecidos sob formas discretamente diferentes. Os carreadores da difusão facilitada da glicose são designados pelas letras

GLUT, seguidas por um número da isoforma. Por exemplo, o carreador da glicose nos músculos esqueléticos é designado como *GLUT4*.

Nos músculos não estimulados, as proteínas GLUT4 encontram-se nas membranas que envolvem vesículas citoplasmáticas. O exercício – e a estimulação pela insulina – provoca a fusão das vesículas com a membrana plasmática. Esse processo é semelhante à exocitose (Capítulo 3; ver também Figura 6.20), excetuando-se o fato de não haver secreção de produto celular. Em vez disso, os carreadores são inseridos na membrana plasmática (Figura 6.15). Por essa razão, durante o exercício e a estimulação pela insulina, maior quantidade de glicose do plasma sanguíneo é capaz de entrar nas células musculoesqueléticas.

A velocidade da difusão facilitada da glicose para as células teciduais depende diretamente da concentração plasmática da glicose. Quando a concentração plasmática da glicose se encontra anormalmente baixa (condição denominada **hipoglicemia**), a velocidade de transporte de glicose para as células do encéfalo pode ser muito lenta para suprir as demandas metabólicas deste. Portanto, a hipoglicemia grave, que pode ser produzida num indivíduo diabético por uma *overdose* de insulina, chega a provocar a perda de consciência ou mesmo a morte.

Transporte Ativo

Alguns aspectos do transporte celular não podem ser explicados pela difusão simples ou pela difusão facilitada. Por exemplo, os revestimentos epiteliais do intestino delgado e dos túbulos renais movem a glicose do lado de menor concentração para o de maior concentração – do espaço no interior do tubo (*lúmen*) para o sangue. De modo semelhante, todas as células expulsam o Ca^{2+} para o interior do ambiente extracelular e, por esse meio, mantêm uma concentração intracelular de Ca^{2+} que é cerca de mil a dez mil vezes menor que a sua concentração extracelular. Esse gradiente de concentração alto permite que o Ca^{2+} seja utilizado como um sinal regulador. A abertura dos canais de Ca^{2+} da membrana plasmática e a conseqüente difusão rápida do Ca^{2+} produzem sinal para liberação do neurotransmissor, contração muscular e muitas outras atividades celulares.

O **transporte ativo** é o movimento de moléculas e íons contra seus gradientes de concentração, da concentração menor para a maior. Esse transporte exige o consumo de energia celular obtida da ATP. Quando uma célula é envenenada com cianeto (que inibe a fosforilação oxidativa), o transporte ativo cessa. Por outro lado, o transporte passivo poderá continuar mesmo se venenos metabólicos matarem a célula ao impedir a formação de ATP.

Transporte Ativo Primário

O **transporte ativo primário** ocorre quando a hidrólise da ATP é exigida diretamente para a função dos carreadores. Esses carreadores são compostos por proteínas que se estendem por toda a espessura da membrana. Acredita-se que ocorra a seguinte seqüência de eventos:

Interações Entre as Células e o Ambiente Extracelular

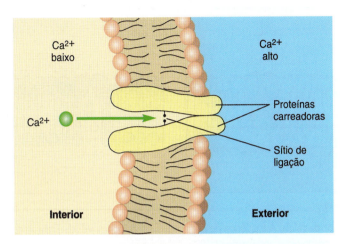

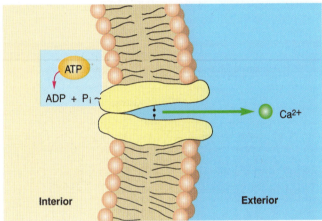

Figura 6.16 Um modelo do transporte ativo. Este modelo (uma criação mental, consistente com as evidências científicas) apresenta um movimento tipo dobradiça das subunidades da proteína integral.

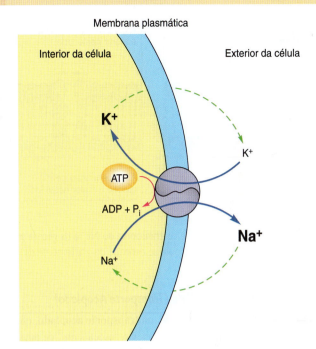

Figura 6.17 A troca de Na⁺ e K⁺ intracelulares pela bomba de Na⁺/K⁺. O carreador do transporte ativo é, em si, uma ATPase que degrada o ATP para a produção de energia. As setas interrompidas indicam a direção do transporte passivo (difusão), e as setas contínuas indicam a direção do transporte ativo.

(1) a molécula ou o íon a ser transportado liga-se a um "sítio de reconhecimento" específico num lado da proteína carreadora; (2) essa ligação estimula a decomposição da ATP, a qual, por sua vez, acarreta a fosforilação da proteína carreadora; (3) como resultado da fosforilação, a proteína carreadora sofre uma alteração de sua conformação (forma); e (4) um movimento do tipo dobradiça da proteína carreadora libera a molécula ou o íon transportado no lado oposto da membrana. Esse modelo de transporte ativo é ilustrado na Figura 6.16.

A Bomba de Sódio-Potássio

Os carreadores do transporte ativo primário são freqüentemente denominados *bombas*. Embora alguns desses carreadores transportem apenas uma molécula ou íon por vez, outros trocam uma molécula ou um íon por outro. O mais importante desse último tipo de carreador é a **bomba de Na⁺/K⁺**. Essa proteína carreadora, uma enzima ATPase que converte a ATP em ADP e P$_i$, expulsa ativamente três íons sódio (Na⁺) da célula enquanto transporta dois íons potássio (K⁺) para o seu interior. Esse transporte depende de energia porque o Na⁺ está mais concentrado no exterior da célula e o K⁺ está mais concentrado no seu interior. Em outras palavras, ambos os íons são movidos contra seus gradientes de concentração (Figura 6.17).

A maioria das células possui numerosas bombas de Na⁺/K⁺ que são constantemente ativas. Por exemplo, existem cerca de duzentas bombas de Na⁺/K⁺ em cada eritrócito, aproximadamente 35 mil em cada leucócito e vários milhões em cada célula de uma parte dos túbulos renais. Isso representa um enorme consumo energético, utilizado para manter um gradiente alto de Na⁺ e K⁺ através da membrana celular. Esse gradiente alto possui quatro funções:

1. O gradiente alto de Na⁺ é utilizado para fornecer energia para o "transporte acoplado" de outras moléculas.
2. A atividade das bombas de Na⁺/K⁺ pode ser ajustada (sobretudo pelos hormônios tireoidianos) para regular o consumo calórico de repouso e a taxa metabólica basal do organismo.
3. Os gradientes de concentração do Na⁺ e do K⁺ de um lado a outro das membranas plasmáticas dos neurônios e das células musculares são utilizados para produzir impulsos eletroquímicos necessários para as funções dos nervos e músculos, incluindo o miocárdio.
4. A expulsão ativa do Na⁺ é importante por razões osmóticas. Quando a bomba pára, a concentração aumentada de Na⁺ no interior das células promove o influxo osmótico de água, lesando as células.

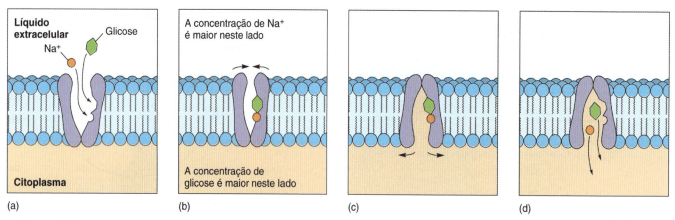

Figura 6.18 Modelo de co-transporte do Na+ e da glicose para o interior da célula. A seqüência de eventos é ilustrada de (a) até (d). Trata-se de um transporte ativo secundário porque depende do gradiente de difusão do Na+ criado pelas bombas de Na+/K+.

Transporte Ativo Secundário (Transporte Acoplado)

No **transporte ativo secundário**, ou **transporte acoplado**, obtém-se a energia necessária para o movimento "ascendente" de uma molécula ou íon a partir do transporte "descendente" do Na+ para o interior da célula. A hidrólise da ATP pela ação das bombas de Na+/K+ é indiretamente necessária para manter baixa a concentração intracelular de Na+. A difusão de Na+ para baixo de seu gradiente de concentração, para o interior da célula pode, então, impulsionar o movimento de um íon ou uma molécula diferente contra o seu gradiente de concentração. Quando a outra molécula ou outro íon se move na mesma direção do Na+ (i. e., para o interior da célula), o transporte acoplado denomina-se *co-transporte* ou *simporte*. Quando a outra molécula ou o outro íon é movido na direção oposta (para fora da célula), o processo denomina-se *contra-transporte* ou *antiporte*.

Por exemplo, as células epiteliais do intestino delgado e dos túbulos renais transportam a glicose contra o seu gradiente de concentração por meio de um carreador que exige a ligação simultânea de Na+ (Figura 6.18). A glicose e o Na+ são co-transportados para o interior da célula em conseqüência do gradiente de Na+ criado pelas bombas de Na+/K+. Por causa da distribuição das bombas de Na+/K+ e dos carreadores da glicose na membrana da célula epitelial, o Na+ e a glicose são movidos do lúmen intestinal e dos túbulos renais para o sangue (Figura 6.19).

Um exemplo de contra-transporte é a expulsão ascendente de Ca2+ de uma célula por um tipo de bomba acoplado à difusão passiva de Na+ para o interior da célula. Nesse caso, a energia celular, obtida da ATP, não é utilizada para mover o Ca2+ diretamente para fora da célula, mas a energia é a todo momento exigida para manter o gradiente alto de Na+. Um outro exemplo de contra-transporte é a troca de cloreto (Cl−) por bicarbonato (HCO3−) através da membrana do eritrócito. A difusão do bicarbonato para fora da célula impulsiona a entrada do cloreto (esse processo é discutido no Capítulo 16, que abrange a função do eritrócito).

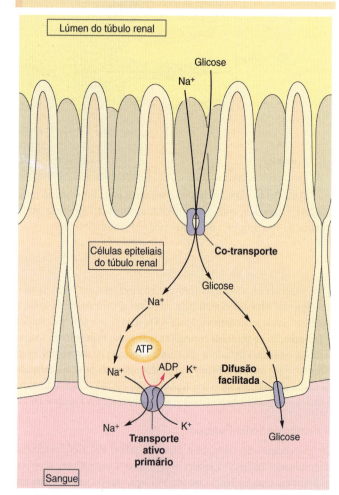

Figura 6.19 O transporte de membrana da glicose. Este diagrama ilustra o transporte da glicose do líquido dos túbulos renais para o sangue através das células epiteliais das paredes dos túbulos. Os três tipos de transportes mediados por carreadores são utilizados nesse processo. Um processo de transporte similar ocorre na absorção da glicose no intestino.

Interações Entre as Células e o Ambiente Extracelular

A diarréia intensa é responsável por cerca de 50% das mortes de crianças com menos de quatro anos de idade (representando cerca de 4 milhões de mortes por ano) em todo o mundo. Como a reidratação pela terapia intravenosa não é prática freqüente, a Organização Mundial da Saúde (OMS) desenvolveu um tratamento mais simples e mais econômico denominado **terapia de reidratação oral**. A terapia é eficaz porque (1) a absorção de água por osmose através do intestino é proporcional à absorção de Na^+ e (2) o epitélio intestinal co-transporta o Na^+ e a glicose. A OMS fornece a quem precisa uma mistura (que pode ser diluída em água corrente no domicílio) contendo glicose e Na^+, assim como outros íons. A glicose na mistura promove o co-transporte de Na^+, e o transporte de Na^+ promove o movimento osmótico da água do intestino para o sangue. Estima-se que a terapia de reidratação oral salve a vida de mais de um milhão de crianças por ano.

Transporte de Massa

Os polipeptídios e as proteínas, assim como muitas outras moléculas, são muito grandes para serem transportados através de uma membrana pelos carreadores descritos nas seções anteriores. No entanto, muitas células (como hormônios ou neurotransmissores) secretam essas moléculas por meio do processo de **exocitose**. Como foi descrito no Capítulo 3, ele envolve a fusão de uma vesícula ligada à membrana, contendo esses produtos celulares, com a membrana plasmática, de modo que as membranas tornam-se contínuas (Figura 6.20).

O processo de **endocitose** (ver Figura 3.4) assemelha-se ao reverso da exocitose. Na endocitose mediada por receptores, moléculas específicas (p. ex., o colesterol ligado à proteína) podem ser levadas para o interior da célula por causa da interação entre a proteína carreadora do colesterol e um receptor de proteínas na membrana plasmática. O colesterol é removido do sangue pelo fígado e pelas paredes dos vasos sanguíneos por meio desse mecanismo.

Em conjunto, a exocitose e a endocitose realizam o **transporte de massa** para o exterior e para o interior da célula, respectivamente. (O termo "de massa" é utilizado porque muitas moléculas são movidas ao mesmo tempo.) Deve ser observado que as moléculas levadas para o interior de uma célula por endocitose ainda permanecem separadas do citoplasma pela membrana da vesícula endocítica. Algumas dessas moléculas (como os receptores de membrana) serão movidas de volta à membrana plasmática, enquanto as restantes terminarão nos lisossomos.

Teste Seu Conhecimento Antes de Prosseguir

1. Cite as três características da difusão facilitada que a diferenciam da difusão simples.
2. Desenhe uma figura que ilustre duas das características do transporte mediado por carreadores e explique como esse tipo de movimento difere da difusão simples.
3. Descreva o transporte ativo, incluindo o transporte ativo primário e o transporte ativo secundário em sua descrição. Explique como o transporte ativo difere da difusão facilitada.
4. Analise a importância fisiológica das bombas de Na^+/K^+.

O Potencial de Membrana

Como conseqüência das propriedades de permeabilidade da membrana plasmática, da presença de moléculas carregadas negativamente e não-difusíveis no interior da célula, e da ação das bombas de Na^+/K^+, há uma distribuição desigual de cargas através da membrana. Por isso, o interior da célula é carregado negativamente em comparação com o exterior. Essa diferença de carga, ou diferença de potencial, denomina-se potencial de membrana.

Na seção anterior, a ação das bombas de Na^+/K^+ foi discutida junto com o tópico de transporte ativo, e observou-se que elas movem o Na^+ e o K^+ contra seus gradientes de concentração. Essa ação isolada cria e amplifica uma diferença de concentração desses íons através da membrana plasmática. Contudo, existe uma razão de a concentração de Na^+ e de K^+ ser desigual de um lado a outro da membrana.

Proteínas celulares e os grupos fosfato da ATP e outras moléculas orgânicas são carregados negativamente no pH do citoplasma celular. Esses íons negativos (ânions) são "fixos" no interior da célula porque eles não conseguem penetrar a membrana plasmática. Como resultado, esses ânions atraem íons inorgânicos carregados positivamente (cátions) do líquido extracelular, os quais são suficientemente pequenos para difundirem-se através dos poros da membrana. A distribuição de pequenos cátions inorgânicos (sobretudo o K^+, o Na^+ e o Ca^{2+}) entre os compartimentos intra e extracelular, portanto, é influenciada pelos íons fixos carregados negativamente no interior da célula.

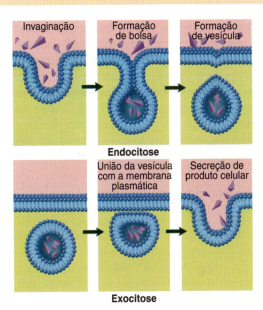

Figura 6.20 Endocitose e exocitose. A endocitose e a exocitose são responsáveis pelo transporte de massa de moléculas para o interior e para o exterior de uma célula.

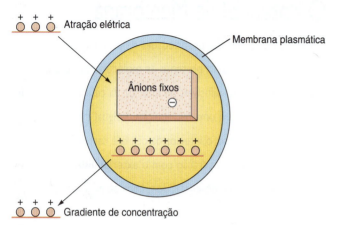

Figura 6.21 Efeito dos ânions fixos sobre a distribuição dos cátions. As proteínas, os fosfatos orgânicos e outros ânions orgânicos que não conseguem deixar a célula criam uma carga fixa negativa no interior da membrana. Essa carga negativa atrai íons inorgânicos carregados positivamente (cátions), os quais, em conseqüência, acumulam-se no interior da célula numa maior concentração do que a observada no líquido extracelular. A quantidade de cátions que se acumula no interior da célula é limitada em virtude da criação de um gradiente de concentração que favorece a difusão dos cátions para fora da célula.

Já que a membrana plasmática é mais permeável ao K+ que a qualquer outro cátion, ocorre um acúmulo de K+ maior que o de outros cátions no interior da célula em conseqüência de sua atração elétrica pelos ânions fixos (Figura 6.21). Portanto, em vez de ser distribuído de modo homogêneo entre os compartimentos intra e extracelular, o K+ torna-se muito mais concentrado no interior da célula. A concentração intracelular de K+ no corpo humano é de 150 mEq/L em comparação com uma concentração extracelular de 5 mEq/L (mEq = miliequivalente, a concentração milimolar multiplicada pela valência do íon – nesse caso, por um).

O resultado da distribuição desigual de cargas entre o interior e o exterior das células é que cada célula atua como uma minúscula bateria com o pólo positivo fora da membrana plasmática e o pólo negativo em seu interior. A magnitude dessa diferença de carga é medida em *voltagem*. Embora a voltagem dessa bateria seja muito pequena (menos de um décimo de um volt), ela é de importância fundamental em processos fisiológicos como a contração muscular, a regulação da freqüência cardíaca e a geração de impulsos nervosos. Portanto, para compreendermos esses processos, devemos examinar primeiro as propriedades elétricas das células.

Potenciais de Equilíbrio

Um potencial de equilíbrio é uma voltagem teórica que seria produzida de um lado a outro de uma membrana plasmática quando apenas um íon fosse capaz de difundir-se através dela. Como a membrana é mais permeável ao K+, pode-se criar uma aproximação teórica determinando o que ocorreria se o K+ fosse o *único* íon capaz de atravessá-la. Se esse fosse o caso, o K+ se difundiria até a sua concentração externa e interna de uma célula tornar-se estável, estabelecendo assim um *equilíbrio*. Nessa condição, se uma certa quan-

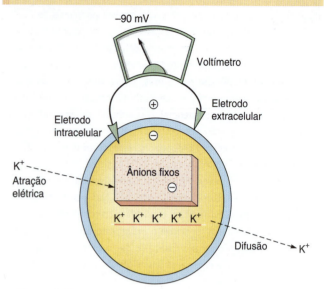

Figura 6.22 Potencial de equilíbrio do potássio. Se o K+ fosse o único íon capaz de difundir-se através da membrana plasmática, ele se distribuiria entre os compartimentos intra e extracelular até que fosse estabelecido um equilíbrio. No equilíbrio, a concentração de K+ no interior da célula seria mais alta do que a concentração no exterior por causa da atração do K+ por ânions fixos. Contudo, não ocorreria um acúmulo suficiente de K+ no interior da célula para neutralizar esses ânions, de modo que o interior da célula seria –90 milivolts em comparação com o exterior. Essa voltagem da membrana é o potencial de equilíbrio (E_K) do potássio.

tidade de K+ passasse para o interior da célula (por meio da atração elétrica dos ânions fixos), uma quantidade idêntica de K+ se difundiria para fora da célula (para baixo em seu gradiente de concentração). No equilíbrio, as forças de atração elétrica e do gradiente de difusão são iguais e opostas.

Nesse equilíbrio, a concentração de K+ seria maior no interior da célula que em seu exterior. Haveria uma diferença de concentração de um lado a outro da membrana plasmática que seria estabilizada pela atração do K+ aos ânions fixos. Nesse ponto, pode-se perguntar: "Os ânions fixos foram neutralizados e as cargas foram equilibradas?". A resposta depende de quanto K+ entra na célula, o que, por sua vez, depende da concentração de K+ no líquido extracelular. Nas concentrações de K+ encontradas no organismo, de fato, a resposta à questão é negativa. Não existe uma quantidade suficiente de K+ na célula para neutralizar os ânions fixos (Figura 6.22).

Desse modo, no equilíbrio, o interior da membrana celular possuiria uma concentração de cargas negativas maior que o exterior da membrana. Existe uma diferença de carga, assim como uma diferença de concentração, de um lado a outro da membrana. A magnitude da diferença de carga, ou **diferença de potencial**, nos dois lados da membrana sob essas condições é de 90 milivolts (mV). Um sinal (+ ou –) colocado na frente desse número indica a polaridade no interior da célula. Isso é mostrado com um sinal negativo (–90 mV) para indicar que o interior da célula é o pólo negativo. A diferença de potencial de –90 mV, produzida quando o K+ é o único íon difusível, denomina-se **potencial de equilíbrio do K+** (abreviado E_K).

Equação de Nernst

Há outra maneira de analisar o potencial de equilíbrio: ele é o potencial de membrana que deve *equilibrar exatamente* o gradiente de difusão e impedir o movimento líquido de determinado íon. Como o gradiente de difusão depende da diferença de concentração do íon, o valor do potencial de equilíbrio deve depender da relação entre as concentrações do íon nos dois lados da membrana. A **equação de Nernst** permite que esse potencial de equilíbrio teórico seja calculado para um determinado íon quando as suas concentrações são conhecidas. A forma simplificada da equação apresentada a seguir é válida numa temperatura de 37°C:

$$E_x = \frac{61}{z} \log \frac{[X_o]}{[X_i]}$$

onde

E_x = potencial de equilíbrio em milivolts (mV) do íon x
X_o = concentração do íon no exterior da célula
X_i = concentração do íon no interior da célula
z = valência do íon (+1 para Na^+ ou K^+)

Observe que, utilizando a equação de Nernst, o potencial de equilíbrio de um cátion possui um valor negativo quando X_i é maior que X_o. Se K^+ for substituído por X, esse é verdadeiramente o caso. Em um exemplo hipotético, se a concentração de K^+ for dez vezes maior no interior em comparação com o exterior da célula, o potencial de equilíbrio deve ser 61 mV (log 1/10) = 61 × (−1) = −61 mV. Na realidade, a concentração de K^+ no interior da célula é trinta vezes maior que em seu exterior (150 mEq/L interna em comparação com 5 mEq/L externa). Logo,

$$E_K = 61 \text{ mV} \log \frac{5 \text{ mEq/L}}{150 \text{ mEq/L}} = -90 \text{ mV}$$

Isso significa que um potencial de membrana de 90 mV, com o interior da célula negativo, é necessário para impedir a difusão de K^+ para fora da célula.

Durante o cálculo do potencial de equilíbrio do Na^+, valores diferentes devem ser utilizados. A concentração de Na^+ no líquido extracelular é de 145 mEq/L, enquanto no interior das células é de apenas 12 mEq/L. Em consequência, o gradiente de difusão promove o movimento do Na^+ para o interior da célula e, para se opor a essa difusão, o potencial de membrana deve possuir uma polaridade positiva no interior da célula. De fato, é isto que a equação de Nernst indica. Portanto,

$$E_{Na} = 61 \text{ mV} \log \frac{145 \text{ mEq/L}}{12 \text{ mEq/L}} = +60 \text{ mV}$$

Isso significa que um potencial de membrana de 60 mV, com o interior da célula positivo, deve ser necessário para impedir a difusão de Na^+ para o interior da célula.

Potencial de Repouso da Membrana

Um potencial de membrana de +60 mV impede a difusão de Na^+ para o interior da célula, enquanto um potencial de membrana de −90 mV impede a difusão de K^+ para fora da célula. É evidente que o potencial de membrana não pode apresentar ambos os valores ao mesmo tempo. Na realidade, ele raramente apresenta um desses valores, mas sim, ao contrário, algum valor entre esses dois extremos. Chamaremos esse potencial de **potencial de repouso da membrana**, para diferenciá-lo dos potenciais de equilíbrio teóricos.

O valor real do potencial de repouso da membrana depende de dois fatores:

1. A *permeabilidade específica* da membrana para cada íon diferente.
2. A *relação entre as concentrações* (X_o/X_i) de cada íon nos dois lados da membrana plasmática.

Uma equação denominada **equação de Goldman** leva esses fatores em conta no cálculo do potencial de membrana (E_m). Esse valor se aproxima do valor do potencial de equilíbrio do K^+ (o E_K), porque a membrana plasmática em repouso é mais permeável a esse íon. Contudo, essa análise demonstra que uma alteração da concentração de qualquer íon (sobretudo o K^+) alterará o potencial de membrana. De maior importância fisiológica, uma alteração da permeabilidade da membrana a qualquer íon também alterará o potencial de membrana.

O potencial de repouso da membrana da maioria das células do organismo varia de −65 mV a −85 mV (nos neurônios ele é, em média, de −70 mV). Esse valor é próximo do valor do E_K, pois a membrana em repouso é mais permeável ao K^+ que a outros íons. Entretanto, durante impulsos nervosos ou musculares, as propriedades de permeabilidade mudam, conforme será descrito no Capítulo 7. Uma permeabilidade maior da membrana ao Na^+ direciona o potencial de membrana ao E_{Na} (+60 mV) durante um breve período. Por essa razão, o termo *repouso* é utilizado para descrever o potencial de membrana quando ele não está produzindo impulsos.

O potencial de repouso da membrana é particularmente sensível às alterações da concentração plasmática de potássio. Como a manutenção de um determinado potencial de membrana é crítica para a geração de eventos elétricos no coração, mecanismos que atuam basicamente por intermédio dos rins mantêm a concentração plasmática do K^+ dentro de limites muito estreitos. Um aumento anormal da concentração sérica de K^+ denomina-se **hipercalemia**. Quando esta ocorre, mais K^+ pode entrar na célula. Em termos da equação de Nernst, a relação $[K^+_o]/[K^+_i]$ diminui. Isso reduz o potencial de membrana (levando-o próximo a zero) e, por conseguinte, interfere na função adequada do coração. Por essas razões, as concentrações séricas dos eletrólitos são monitoradas muito cuidadosamente em pacientes com cardiopatias ou nefropatias.

Indícios Para a Investigação Clínica

Lembre-se de que os exames médicos de Jéssica revelaram hipercalemia.

- *O que é hipercalemia e por que Jéssica apresenta essa condição?*
- *Qual a relação entre a hipercalemia e o eletrocardiograma anormal de Jéssica?*

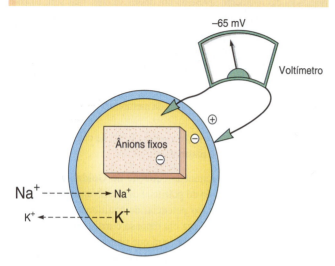

Figura 6.23 O potencial de repouso da membrana. Como o Na⁺ passa para o interior da célula por difusão, o real potencial de repouso da membrana é inferior ao potencial de equilíbrio do K⁺. Como resultado, algum K⁺ se difunde para fora da célula, como é indicado pelas linhas interrompidas.

célula para cada *dois* K⁺ que entram, contribui para a carga intracelular negativa (Figura 6.24). Esse *efeito eletrogênico* das bombas adiciona aproximadamente 3 mV ao potencial de membrana. Em decorrência de todas essas atividades, uma célula real possui (1) uma concentração intracelular relativamente constante de Na⁺ e K⁺ e (2) um potencial de membrana constante (na ausência de estimulação) de –65 mV a –85 mV nos nervos e músculos.

Teste Seu Conhecimento Antes de Prosseguir

1. Defina o termo *potencial de membrana* e explique como ele é medido.
2. Explique como se produz um potencial de equilíbrio quando o potássio é o único cátion difusível. Descreva como as concentrações intra e extracelular do potássio afetam o valor do potencial de equilíbrio.
3. Explique por que o potencial de repouso da membrana é próximo, mas diferente, do potencial de equilíbrio do potássio.
4. Suponha que um indivíduo apresente uma hipercalemia que aumenta a concentração extracelular de K⁺ de 5 mM para 10 mM (uma condição potencialmente letal). Utilize a equação de Nernst para calcular o novo E_K e, a seguir, descreva verbalmente como o potencial de repouso da membrana seria alterado.
5. Descreva o papel das bombas de Na⁺/K⁺ na geração e na manutenção do potencial de repouso da membrana.

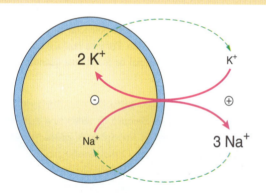

Figura 6.24 A contribuição das bombas de Na⁺/K⁺ para o potencial de membrana. As concentrações de Na⁺ e K⁺ (intra e extracelulares) não se alteram em conseqüência da difusão (*setas interrompidas*) por causa do transporte ativo (*setas contínuas*) pela bomba de Na⁺/K⁺. Como a bomba transporta três Na⁺ para cada dois K⁺, a própria bomba ajuda a criar uma separação de carga (uma diferença de potencial ou voltagem) através da membrana.

Função das Bombas de Na⁺/K⁺

Como o potencial de repouso da membrana é menos negativo que o E_K, alguns K⁺ saem da célula (Figura 6.23). A célula *não* se encontra em equilíbrio no que diz respeito às concentrações de K⁺ e de Na⁺. Contudo, as concentrações de K⁺ e Na⁺ se mantém constantes por causa do gasto energético constante no transporte ativo pelas bombas de Na⁺/K⁺. As bombas de Na⁺/K⁺ atuam em oposição ao escape e, assim, mantêm o potencial de membrana.

Na realidade, a bomba de Na⁺/K⁺ faz mais do que apenas trabalhar contra os escapes de íons. Como ela transporta *três* Na⁺ para fora da

Sinalização Celular

As células intercomunicam-se por meio da sinalização química. Esses sinais químicos são moléculas reguladoras liberadas pelos neurônios e pelas glândulas endócrinas e por diferentes células de um órgão.

O conhecimento do potencial de membrana e das propriedades de permeabilidade aos íons da membrana plasmática adquirido na seção anterior fornece subsídios para a análise dos impulsos nervosos no Capítulo 7. Os impulsos nervosos são um tipo de sinal conduzido ao longo do axônio de um neurônio. No entanto, quando os impulsos atingem o terminal axônico, o sinal deve ser transmitido de alguma maneira à célula seguinte.

A *sinalização celular* refere-se ao modo como as células se intercomunicam. Em determinados casos específicos, o sinal pode passar diretamente de uma célula a outra porque suas membranas plasmáticas estão fundidas e seus citoplasmas formam uma continuidade através de minúsculas **junções comunicantes** nas membranas fundidas (ver Capítulo 7, Figura 7.19). Nesses casos, os íons e as moléculas reguladoras podem passar por difusão pelo citoplasma de células adjacentes. Contudo, na maioria dos casos, as células sinalizam umas às outras liberando produtos químicos no ambiente extracelular. Nesses casos, a sinalização celular pode ser dividida em três categorias gerais: (1) sinalização parácrina; (2) sinalização sináptica; e (3) sinalização endócrina.

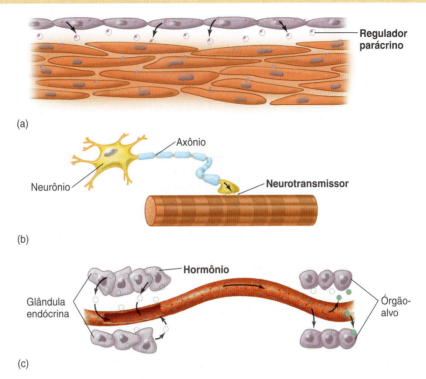

Figura 6.25 Sinalização química entre células. (a) Na sinalização parácrina, moléculas reguladoras são liberadas pelas células de um órgão e visam outras células do mesmo órgão. (b) Na sinalização sináptica, o axônio de um neurônio libera um neurotransmissor químico, que regula uma célula-alvo. (c) Na sinalização endócrina, uma glândula endócrina secreta hormônios na corrente sanguínea, que os transporta para os órgãos-alvo.

Na sinalização **parácrina** (Figura 6.25), as células de um órgão secretam moléculas reguladoras que se difundem da matriz extracelular para as *células-alvo* (que respondem à molécula reguladora). A regulação parácrina é considerada *local*, pois envolve as células de um determinado órgão. Foram descobertos numerosos reguladores parácrinos que regulam o crescimento de órgãos e coordenam as atividades dos diferentes tecidos e células de um órgão.

A sinalização **sináptica** refere-se aos meios pelos quais os neurônios regulam suas células-alvo. Diz-se que o axônio de um neurônio (ver Capítulo 1, Figura 1.10) *inerva* o seu órgão-alvo por meio de uma conexão funcional, ou *sinapse*, entre o terminal axônico e a célula-alvo. Há um pequeno hiato sináptico (ou fenda sináptica) entre as duas células, e reguladores químicos denominados *neurotransmissores* são liberados pelos terminais axônicos (Figura 6.25).

Na sinalização **endócrina**, as células das glândulas endócrinas secretam reguladores químicos denominados *hormônios* para o interior do líquido extracelular. Os hormônios atingem a corrente sanguínea e são transportados para todas as células do corpo. Porém, somente as células-alvo de determinado hormônio podem responder a ele.

Para que uma célula-alvo responda a um hormônio, a um neurotransmissor ou a um regulador parácrino, ela deve possuir **proteínas receptoras** específicas para essas moléculas. Essas proteínas receptoras podem estar localizadas na superfície externa da membrana plasmática das células-alvo ou no interior da célula, tanto no citoplasma como no núcleo. A localização das proteínas receptoras depende da capacidade da molécula reguladora de penetrar a membrana plasmática da célula-alvo.

Quando a molécula reguladora é não-polar, ela pode difundir-se pela membrana celular e entrar na célula-alvo. Essas moléculas reguladoras não-polares incluem os hormônios esteróides, os hormônios tireoidianos e o gás óxido nítrico (um regulador parácrino). Nesses casos, as proteínas receptoras estão localizadas no interior da célula. Moléculas reguladoras grandes ou polares – como a adrenalina (um hormônio derivado da amina), a acetilcolina (um neurotransmissor amina) e a insulina (um hormônio polipeptídico) – não conseguem entrar nas suas células-alvo. Em casos como esses, as proteínas receptoras estão localizadas na superfície externa da membrana plasmática. Os detalhes do modo como esses sinais influenciam suas células-alvo são descritos em capítulos seguintes junto à descrição da regulação neural e endócrina.

Teste Seu Conhecimento Antes de Prosseguir

1. Diferencie as sinalizações sináptica, endócrina e parácrina.
2. Identifique a localização das proteínas receptoras de diferentes moléculas reguladoras.

INTERAÇÕES

Ligações Entre os Conceitos do Transporte de Membrana e os Sistemas Orgânicos

Sistema Esquelético
- Os osteoblastos secretam Ca^{2+} e PO_4^{3-} para o interior da matriz extracelular, formando cristais de fosfato de cálcio que são responsáveis pela dureza do osso . .(p. 625)

Sistema Nervoso
- A glicose entra nos neurônios por meio da difusão facilitada ....(p. 135)
- Os canais iônicos voltagem-dependentes produzem potenciais de ação ou impulsos nervosos ....(p. 159)
- Os canais iônicos localizados em determinadas regiões de um neurônio abrem-se em resposta à união com um ligante químico conhecido como neurotransmissor ....(p. 167)
- Os neurotransmissores são liberados pelos axônios pelo processo de exocitose .(p. 166)
- Geralmente, os estímulos sensitivos provocam a abertura de canais iônicos e a despolarização de células receptoras (p. 241)

Sistema Endócrino
- Hormônios lipofílicos passam através da membrana celular de suas células-alvo, onde se ligam a receptores do citoplasma ou do núcleo ....(p. 292)
- O transporte ativo pelas bombas de Ca^{2+} e a difusão passiva do Ca^{2+} são importantes na mediação das ações de alguns hormônios ....(p. 296)
- A insulina estimula a difusão facilitada da glicose para o interior das células musculoesqueléticas ....(p. 613)

Sistema Muscular
- O exercício aumenta o número de carreadores para a difusão facilitada da glicose na membrana da célula muscular ....(p. 343)
- Os processos de transporte do Ca^{2+} no retículo endoplasmático de fibras do músculo esquelético são importantes na regulação da contração muscular ..(p. 336)
- Os canais de Ca^{2+} voltagem-dependentes da membrana celular do músculo liso abrem-se em resposta à despolarização, produzindo a contração do músculo ....(p. 355)

Sistema Circulatório
- Os processos de transporte através das células endoteliais dos capilares do encéfalo são necessários para que as moléculas cruzem a barreira hematoencefálica e entrem no encéfalo ....(p. 158)
- A difusão iônica através da membrana plasmática das células miocárdicas é responsável pela atividade elétrica do coração ....(p. 385)
- Os carreadores LDL do colesterol sanguíneo são levados para as células musculares lisas arteriais por meio da endocitose mediada por receptores ....(p. 397)

Sistema Imunológico
- Os linfócitos B secretam anticorpos (proteínas) que atuam na imunidade humoral (mediada por anticorpos) ....(p. 455)
- Os linfócitos T secretam polipeptídios denominados citocinas, que promovem a resposta imunológica mediada por células ....(p. 459)
- As células que apresentam antígenos englobam proteínas estranhas por pinocitose, modificam essas proteínas e apresentam-nas aos linfócitos T ...(p. 461)

Sistema Respiratório
- O oxigênio e o dióxido de carbono passam através das células dos alvéolos (sacos aéreos) pulmonares pela difusão simples ....(p. 482)
- O surfactante é secretado para o interior dos alvéolos pulmonares por meio da exocitose ....(p. 488)

Sistema Urinário
- A urina é produzida como um filtrado do plasma sanguíneo, mas a maior parte da água filtrada é reabsorvida para o sangue por meio da osmose ....(p. 534)
- A osmose através da parede dos túbulos renais é promovida por poros da membrana conhecidos como aquaporinas ....(p. 540)
- O transporte da uréia ocorre de forma passiva através de regiões determinadas dos túbulos renais ....(p. 539)
- O hormônio antidiurético estimula a permeabilidade do túbulo renal à água ....(p. 539)
- A aldosterona estimula o transporte do Na^+ numa região do túbulo renal ......(p. 546)
- A glicose e os aminoácidos são reabsorvidos pelo transporte ativo secundário ....(p. 545)

Sistema Digestório
- As células do estômago possuem uma bomba de transporte ativo de membrana de H^+/K^+ ATPase que produz um suco gástrico extremamente ácido ....(p. 569)
- A água é absorvida do intestino por osmose após a absorção do cloreto de sódio ....(p. 577)
- Uma proteína carreadora da membrana intestinal transporta dipeptídios e tripeptídios do lúmen intestinal para as células epiteliais ....(p. 593)

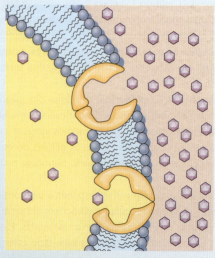

Interações Entre as Células e o Ambiente Extracelular

Resumo

Ambiente Extracelular 126

I. Os líquidos corporais são divididos em um compartimento intracelular e um compartimento extracelular.
   A. O compartimento extracelular consiste no plasma sanguíneo e no líquido intersticial (ou tecidual).
   B. O líquido intersticial origina-se no plasma e retorna a ele.

II. A matriz extracelular consiste em fibras de proteínas de colágeno e elastina e numa substância fundamental amorfa.
   A. As fibras de colágeno e de elastina fornecem o suporte estrutural.
   B. A substância fundamental contém glicoproteínas e proteoglicanos, formando um gel hidratado que contém a maior parte do líquido intersticial.

Difusão e Osmose 128

I. A difusão é o movimento de moléculas ou íons de regiões de maior concentração para regiões de menor concentração.
   A. Trata-se de um tipo de transporte passivo – a energia é fornecida pela energia térmica das moléculas, não pelo metabolismo celular.
   B. A difusão líquida cessa quando a concentração é igual em ambos os lados da membrana.

II. A velocidade de difusão depende de vários fatores.
   A. A velocidade de difusão depende da diferença de concentração de um lado a outro da membrana.
   B. A velocidade depende da permeabilidade da membrana plasmática à substância difusa.
   C. A velocidade depende da temperatura da solução.
   D. A velocidade de difusão através de uma membrana também é diretamente proporcional à área superficial da membrana, a qual pode ser aumentada por adaptações como as microvilosidades.

III. A difusão simples é o tipo de transporte passivo no qual pequenas moléculas e íons inorgânicos se movem através da membrana plasmática.
   A. Íons inorgânicos como o Na^+ e o K^+ passam através de canais específicos da membrana.
   B. Hormônios esteróides e outros lipídios podem passar diretamente através das camadas fosfolipídicas da membrana por difusão simples.

IV. A osmose é a difusão simples do solvente (água) por meio de uma membrana mais permeável a ele que ao soluto.
   A. A água se move da solução mais diluída para a solução que possui uma maior concentração de soluto.
   B. A osmose depende de uma diferença na concentração total do soluto, não da sua natureza química.
      1. A concentração total do soluto, em moles por quilograma (litro) de água, é medida em unidades de osmolalidade.
      2. A solução com a maior osmolalidade possui a maior pressão osmótica.
      3. A água se move por osmose da solução com osmolalidade e pressão osmótica mais baixas para a solução com osmolalidade e pressão osmótica mais elevadas.
   C. Soluções contendo solutos osmoticamente ativos que possuem a mesma pressão osmótica que o plasma (p. ex., soluções de NaCl a 0,9% e de glicose a 5%) denominam-se isotônicas em relação ao plasma.
      1. As soluções com uma pressão osmótica mais baixa são hipotônicas; aquelas com uma pressão osmótica mais elevada são hipertônicas.
      2. As células numa solução hipotônica ganham água e aumentam de volume; as células numa solução hipertônica perdem água e diminuem de volume (tornam-se crenadas).
   D. A osmolalidade e a pressão osmótica do plasma são detectadas por osmorreceptores do hipotálamo encefálico e mantêm-se dentro de uma faixa normal pela ação do hormônio antidiurético (ADH) liberado pela hipófise posterior.
      1. O aumento da osmolalidade do sangue estimula os osmorreceptores.
      2. A estimulação dos osmorreceptores causa sede e desencadeia a liberação do hormônio antidiurético (ADH) pela hipófise posterior.
      3. O ADH promove a retenção hídrica pelos rins, o que serve para manter normais o volume e a osmolalidade do sangue.

Transporte Mediado por Carreadores 134

I. A passagem de glicose, aminoácidos e outras moléculas polares através da membrana plasmática é mediada por proteínas carreadoras da membrana celular.
   A. O transporte mediado por carreadores apresenta as propriedades de especificidade, competição e saturação.
   B. A velocidade de transporte de moléculas como a glicose atinge um máximo quando os carreadores são saturados. Essa taxa máxima denomina-se transporte máximo (T_m).

II. O transporte de moléculas como a glicose do lado de maior concentração para o de menor concentração por meio de carreadores da membrana é denominado difusão facilitada.
   A. Como a difusão simples, a difusão facilitada é um transporte passivo – a energia celular não é necessária.
   B. Ao contrário da difusão simples, a difusão facilitada apresenta as propriedades de especificidade, competição e saturação.

III. O transporte ativo de moléculas e íons através de uma membrana exige o consumo de energia celular (ATP).
   A. No transporte ativo, os carreadores movem moléculas ou

íons do lado de menor concentração para o de maior concentração.
  B. Um exemplo de transporte ativo é a ação da bomba de Na^+/K^+.
     1. O sódio é mais concentrado no exterior da célula, enquanto o potássio é mais concentrado em seu interior.
     2. A bomba de Na^+/K^+ ajuda a manter essa diferença de concentração transportando o Na^+ para o exterior da célula e o K^+ para o seu interior.

O Potencial de Membrana 139

I. O citoplasma celular contém íons orgânicos carregados negativamente (ânions) que não podem deixar a célula – eles são ânions "fixos".
   A. Esses ânions fixos atraem o K^+, o íon inorgânico que consegue passar com mais facilidade através da membrana plasmática.
   B. Como resultado dessa atração elétrica, a concentração de K^+ no interior da célula é maior que a concentração de K^+ no líquido extracelular.
   C. Se o K^+ fosse o único íon difusível, as concentrações de K^+ no interior e no exterior da célula atingiriam um equilíbrio.
      1. Nesse ponto, a taxa de entrada de K^+ (devida à atração elétrica) seria igual à sua taxa de saída (devida à difusão).
      2. Nesse equilíbrio, ainda haveria uma maior concentração de cargas negativas no interior da célula (por causa dos ânions fixos) que no seu exterior.
      3. Nesse equilíbrio, o interior da célula seria 90 milivolts negativo (–90 mV) comparado ao seu exterior. Essa diferença de potencial denomina-se potencial de equilíbrio do K^+ (E_K).
   D. O potencial de repouso da membrana é menor que o E_K (geralmente –65 mV a –85 mV) porque alguns Na^+ também podem entrar na célula.
      1. A concentração de Na^+ está mais alta no exterior que no interior da célula, e o interior da célula é negativo. Essas forças atraem o Na^+ para o interior da célula.
      2. Em geral, a velocidade de entrada de Na^+ é lenta porque a membrana normalmente não é muito permeável a esse íon.
   II. A velocidade lenta de entrada do Na^+ é acompanhada por uma velocidade lenta de saída do K^+ da célula.
      A. A bomba de Na^+/K^+ impede esse escape e, por conseguinte, mantém as concentrações e o potencial de repouso da membrana constantes.
      B. A maioria das células do corpo contém numerosas bombas de Na^+/K^+ que necessitam de um gasto constante de energia.
      C. A bomba de Na^+/K^+ contribui para o potencial de membrana porque bombeia mais Na^+ para o exterior e menos K^+ para o interior da célula (numa relação de três para dois).

Sinalização Celular 142

I. Em geral, as células intercomunicam-se secretando moléculas reguladoras para o líquido extracelular.
II. Existem três categorias de regulação química entre as células.
   A. A sinalização parácrina refere-se à liberação de moléculas reguladoras que atuam no interior do órgão em que são produzidas.
   B. A sinalização sináptica refere-se à liberação de neurotransmissores químicos pelos terminais axônicos.
   C. A sinalização endócrina refere-se à liberação de moléculas reguladoras denominadas hormônios, que são transportadas pelo sangue até suas células-alvo.

Atividades de Revisão

Teste Seu Conhecimento de Termos e Fatos

1. O movimento da água de um lado a outro da membrana plasmática ocorre por meio do(a)
   a. transporte ativo.
   b. difusão facilitada.
   c. difusão simples (osmose).
   d. todas as alternativas anteriores.

2. Qual das afirmativas a seguir sobre a difusão facilitada da glicose é *verdadeira*?
   a. Ocorre um movimento da região de menor concentração para a região de maior concentração.
   b. Proteínas carreadoras da membrana celular são necessárias para esse transporte.
   c. Esse transporte exige energia obtida da ATP.
   d. Trata-se de um exemplo de co-transporte.

3. Se um veneno (como cianeto) interromper a produção de ATP, qual dos seguintes processos de transporte deve cessar?
   a. Movimento do Na^+ para o exterior da célula.
   b. Osmose.
   c. Movimento de K^+ para o exterior da célula.
   d. Todas as alternativas anteriores.

4. Os eritrócitos sofrem crenação numa
   a. solução hipotônica.
   b. solução isotônica.
   c. solução hipertônica.

5. O plasma possui uma osmolalidade de cerca de 300 mOsm. A osmolalidade do soro fisiológico é igual a
   a. 150 mOsm.
   b. 300 mOsm.
   c. 600 mOsm.
   d. nenhuma das alternativas anteriores.

6. Qual das afirmativas a seguir, comparando uma solução de NaCl de 0,5 *m* e uma solução de glicose de 1,0 *m*, é *verdadeira*?
   a. Elas possuem a mesma osmolalidade.
   b. Elas possuem a mesma pressão osmótica.
   c. Elas são isotônicas entre si.
   d. Todas as afirmativas anteriores são verdadeiras.

7. O íon difusível mais importante no estabelecimento do potencial de membrana é o
   a. K^+.
   b. Na^+.
   c. Ca^{2+}.
   d. Cl^-.

8. Qual das afirmativas a seguir sobre um aumento da osmolalidade sanguínea é *verdadeira*?
    a. Ela pode ocorrer em decorrência da desidratação.
    b. Ela produz uma redução da pressão osmótica do sangue.
    c. Ela é acompanhada por uma redução da secreção de ADH.
    d. Todas as afirmativas anteriores são verdadeiras.

9. Na hipercalemia, o potencial de repouso da membrana
    a. distancia-se de 0 milivolt.
    b. aproxima-se de 0 milivolt.
    c. permanece inalterado.

10. Qual das afirmativas a seguir sobre a bomba de Na^+/K^+ é *verdadeira*?
    a. O Na^+ é transportado ativamente para o interior da célula.
    b. O K^+ é transportado ativamente para o exterior da célula.
    c. Um número igual de íons Na^+ e K^+ é transportado em cada ciclo da bomba.
    d. As bombas permanecem constantemente ativas em todas as células.

11. Qual das afirmativas a seguir sobre a difusão facilitada mediada por carreadores é *verdadeira*?
    a. Ela utiliza ATP celular.
    b. Ela é utilizada para a captação celular da glicose do sangue.
    c. Ela é uma forma de transporte ativo.
    d. Nenhuma das alternativas anteriores é verdadeira.

12. Que exemplo a seguir *não* é uma forma de co-transporte?
    a. O movimento da glicose e do Na^+ através da membrana epitelial apical do epitélio intestinal.
    b. O movimento do Na^+ e do K^+ através da ação das bombas de Na^+/K^+.
    c. O movimento do Na^+ e da glicose através dos túbulos renais.
    d. O movimento do Na^+ para o interior da célula enquanto o Ca^{2+} sai.

Teste Seu Conhecimento de Conceitos e Princípios

1. Descreva as condições necessárias para a produção da osmose e explique por que a osmose ocorre sob tais condições.

2. Explique como a difusão simples pode ser diferenciada da difusão facilitada e como o transporte ativo pode ser diferenciado do transporte passivo.

3. Compare o potencial de membrana teórico que ocorre no equilíbrio do K^+ com o potencial verdadeiro de repouso da membrana. Explique por que esses valores são diferentes.

4. Explique como a bomba de Na^+/K^+ contribui para o potencial de repouso da membrana.

5. Descreva a seqüência de causa e efeito em que um defeito genético acarreta transporte celular inadequado e sintomas da fibrose cística.

6. Utilizando os princípios da osmose, explique por que o movimento do Na^+ através de uma membrana plasmática é acompanhado pelo movimento da água. Utilize esse conceito para explicar a base lógica da terapia de reidratação oral.

7. Diferencie o transporte ativo primário do transporte ativo secundário e o co-transporte do contra-transporte. Cite exemplos de cada um deles.

Teste Sua Capacidade de Análise e Aplique Seu Conhecimento

1. O manitol é um açúcar que não passa através das paredes dos capilares sanguíneos encefálicos (não atravessa a "barreira hematoencefálica", como é descrito no Capítulo 7). Ele também não atravessa as paredes dos túbulos renais, as estruturas que transportam o filtrado sanguíneo que se tornará urina (ver Capítulo 17). Explique por que o manitol pode ser descrito como osmoticamente ativo. De que maneira a sua administração clínica pode ajudar na prevenção do edema encefálico decorrente de um traumatismo cranioencefálico? Além disso, explique o efeito que ele pode ter sobre o conteúdo hídrico da urina.

2. Analise o transporte mediado por carreadores. Como você pode distinguir, experimentalmente, os diferentes tipos de transporte mediados por carreadores?

3. Lembrando-se do efeito do cianeto (descrito no Capítulo 5), explique como você pode determinar a magnitude da contribuição das bombas de Na^+/K^+ para o potencial de repouso da membrana. Utilizando uma medida do potencial de repouso da membrana como guia, de que modo você pode determinar experimentalmente a permeabilidade relativa da membrana plasmática ao Na^+ e ao K^+?

Sites Relacionados

Visite o site www.mhhe.com/fox para obter *links* de fontes relacionadas ao tema células e ambiente extracelular. Esses *links* são monitorados para garantir que os URLs (URL, *Uniform Resource Locator*) sejam atualizados de acordo com a necessidade. Os exemplos de sites que você encontrará incluem:

FDA Consumer Magazine (Preventing Dehydration in Children)

Structure and Function of the Plasma Membrane (UNL Virtual Classroom)

7 O Sistema Nervoso: Neurônios e Sinapses

Objetivos
Após estudar este capítulo, você deverá ser capaz de . . .

1. Descrever a estrutura de um neurônio e explicar a importância funcional de suas regiões principais.
2. Classificar os neurônios tendo como base sua estrutura e função.
3. Descrever as localizações e funções dos diferentes tipos de células de sustentação.
4. Explicar o que significa a barreira hematoencefálica e analisar a sua importância.
5. Descrever a bainha de Schwann e explicar como ela atua na regeneração de fibras nervosas periféricas seccionadas.
6. Explicar como uma bainha de mielina é formada.
7. Definir *despolarização*, *repolarização* e *hiperpolarização*.
8. Explicar as ações dos canais de Na^+ e de K^+ voltagem-dependente e descrever os eventos que ocorrem durante a produção de um potencial de ação.
9. Descrever as propriedades dos potenciais de ação e explicar a importância da lei do tudo-ou-nada e dos períodos refratários.
10. Explicar como os potenciais de ação são regenerados ao longo dos axônios mielinizados e não-mielinizados.
11. Descrever os eventos que ocorrem no intervalo entre a excitação elétrica de um axônio e a liberação do neurotransmissor.
12. Descrever as duas categorias gerais de canais iônicos controlados quimicamente e explicar como esses canais funcionam, utilizando os receptores nicotínicos e muscarínicos da acetilcolina (ACh) como exemplos.
13. Explicar como a ACh produz PEPSs e PIPSs e analisar a importância desses processos.
14. Comparar as características dos PEPSs com as dos potenciais de ação.
15. Comparar os mecanismos que inativam a ACh com aqueles que inativam os neurotransmissores monoaminas.
16. Explicar o papel do AMP cíclico na ação dos neurotransmissores monoaminas e descrever algumas das ações das monoaminas no sistema nervoso.
17. Explicar a importância dos efeitos inibidores da glicina e do GABA no sistema nervoso central.
18. Citar alguns dos neurotransmissores polipeptídicos e explicar a importância dos opióides endógenos no sistema nervoso.
19. Analisar a importância do óxido nítrico como neurotransmissor.
20. Explicar como os PEPSs e os PIPSs podem interagir e analisar a importância da somação espacial e temporal e da inibição pré-sináptica e pós-sináptica.
21. Descrever a natureza da potenciação prolongada e analisar a sua importância.

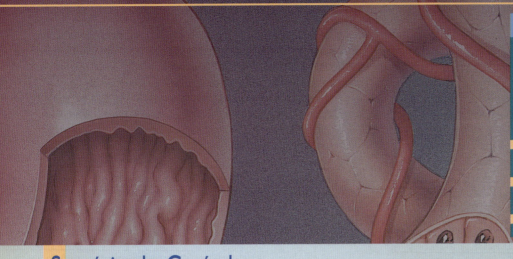

Refresque Sua Memória

Antes de começar este capítulo, revise os seguintes conceitos dos capítulos anteriores:

- Difusão Através da Membrana Plasmática 128
- Transporte Mediado por Carreadores (Transportadores) 134
- O Potencial de Membrana 139

Sumário do Capítulo

Neurônios e Células de Sustentação 150
Neurônios 150
Classificação dos Neurônios e Nervos 152
Células de Sustentação 153
Bainha de Schwann e Bainha de Mielina 153
   Bainha de Mielina do SNP 154
   Bainha de Mielina do SNC 154
   Regeneração de um Axônio Seccionado 156
   Neurotrofinas 157
Funções dos Astrócitos 157
   Barreira Hematoencefálica 158

Atividade Elétrica dos Axônios 158
Controle de Íons nos Axônios 159
Potenciais de Ação 160
   Lei do Tudo-ou-Nada 161
   Codificação da Intensidade do Estímulo 162
   Períodos Refratários 162
   Propriedades do Cabo Condutor dos Neurônios 163
Condução de Impulsos Nervosos 163
   Condução em um Axônio Não-mielinizado 163
   Condução em um Axônio Mielinizado 164

A Sinapse 164
Sinapses Elétricas: Junções Comunicantes 166
Sinapses Químicas 166

Acetilcolina Como Neurotransmissor 169
Canais Regulados Quimicamente 169
Canais Operados Por Ligante 169
Canais Operados Pela Proteína G 170
Acetilcolinesterase (AChE) 172
Acetilcolina no SNP 172
Acetilcolina no SNC 173

Monoaminas Como Neurotransmissores 174
Serotonina Como Neurotransmissor 175
Dopamina Como Neurotransmissor 175
   Sistema Nigrostriatal da Dopamina 176
   Sistema Mesolímbico da Dopamina 176
Noradrenalina Como Neurotransmissor 177

Outros Neurotransmissores 177
Aminoácidos Como Neurotransmissores 177
   Neurotransmissores Excitatórios 177
   Neurotransmissores Inibitórios 177
Polipeptídios Como Neurotransmissores 178
   Plasticidade Sináptica 178
   Opióides Endógenos 178
   Neuropeptídio Y 179
Óxido Nítrico Como Neurotransmissor 179

Integração Sináptica 180
Potenciação Prolongada 180
Inibição Sináptica 181

Resumo 183

Atividades de Revisão 184

Sites Relacionados 185

Investigação Clínica

Sandra sofre de depressão clínica e isso tem interferido em sua qualidade de vida. Para entreter-se, decide aceitar o convite para jantar num restaurante de frutos do mar. Após consumir um prato de mexilhões e lulas, os quais foram colhidos no litoral local, ela se sente mal e cai no chão. Os paramédicos chegam rapidamente ao local e observam que ela apresenta uma paralisia flácida dos músculos e dificuldade respiratória. Felizmente, agem com eficácia e salvam a sua vida. Durante o atendimento de emergência, foi encontrado em sua bolsa um frasco de medicamento contendo um inibidor da monoamina oxidase (MAO).

Mais tarde, os exames laboratoriais revelam que o seu sangue contém uma quantidade de inibidor da MAO compatível com o seu uso terapêutico. O que pode ter causado o quadro de emergência de Sandra?

Capítulo Sete

O sistema nervoso divide-se em **sistema nervoso central** (**SNC**), que inclui o encéfalo e a medula espinal, e **sistema nervoso periférico** (**SNP**), o qual inclui os *nervos cranianos* que emergem do encéfalo e os *nervos espinais* que emergem da medula espinal.

O sistema nervoso é composto por apenas dois tipos principais de células – os neurônios e as células de sustentação. Os **neurônios** são as unidades estruturais e funcionais básicas do sistema nervoso. Eles são especializados em responder a estímulos químicos e físicos, conduzir impulsos eletroquímicos e liberar reguladores químicos. Essas atividades dos neurônios possibilitam a percepção de estímulos sensitivos, o aprendizado, a memória e o controle de músculos e glândulas. A maioria dos neurônios não se divide por mitose, embora muitos possam regenerar uma porção seccionada ou desenvolver novos ramos sob determinadas condições.

As **células de sustentação** auxiliam nas funções dos neurônios e são aproximadamente cinco vezes mais abundantes. No SNC, as células de sustentação são coletivamente denominadas **neuroglia**, ou simplesmente **células gliais** (*glia* = cola). Diferentemente dos neurônios, as células gliais retêm uma capacidade de mitose limitada (os tumores encefálicos que ocorrem em adultos geralmente são compostos por células gliais e não por neurônios).

Neurônios e Células de Sustentação

O sistema nervoso é composto por neurônios, que produzem e conduzem impulsos eletroquímicos, e por células de sustentação, as quais auxiliam as funções dos neurônios. Eles são classificados funcional e estruturalmente. Os vários tipos de células de sustentação desempenham funções especializadas.

Neurônios

Embora os neurônios variem consideravelmente de tamanho e forma, eles geralmente possuem três regiões principais: (1) um corpo celular, (2) dendritos e (3) um axônio (Figuras 7.1 e 7.2). Os dendritos e

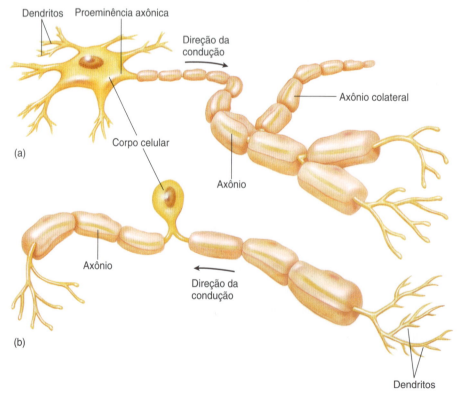

Figura 7.1 **Estrutura de dois tipos de neurônios.** (*a*) Neurônio motor e (*b*) neurônio sensitivo.

os axônios podem ser referidos genericamente como *processos* ou extensões do corpo celular.

O **corpo celular**, ou **pericário** (*peri* = em torno; *karyon* = núcleo), é a porção alargada do neurônio que contém o núcleo. Ele é o "centro nutricional" do neurônio onde macromoléculas são produzidas. O corpo celular também contém áreas densamente coradas de retículo endoplasmático conhecidas como *corpúsculos de Nissl*, que não são encontrados nos dendritos nem no axônio. Os corpos celulares localizados no interior do SNC são com freqüência reunidos em grupos denominados *núcleos* (não confundir com o núcleo de uma célula). Os corpos celulares do SNP geralmente são reunidos em grupos denominados *gânglios* (Tabela 7.1).

Os **dendritos** (*dendron* = galhos de árvore) são processos ramificados finos que se estendem a partir do citoplasma do corpo celular. Os dendritos provêem uma área receptiva que transmite impulsos elétricos ao corpo celular. O **axônio** é um processo mais longo que conduz impulsos para longe do corpo celular. O comprimento do axônio varia de apenas um milímetro até um metro ou mais (como os que se estendem do SNC até o pé). A origem do axônio, próxima do corpo celular, é uma região expandida denominada *proeminência axônica*. Nessa região, origina-se o impulso nervoso. A partir do axônio, podem estender-se ramificações laterais denominadas *colaterais axônicas*.

Proteínas e outras moléculas são transportadas através do axônio em velocidades maiores que as que poderiam ser obtidas com a difusão simples. O movimento rápido é produzido por dois mecanismos diferentes: fluxo axoplasmático e transporte axonal (Tabela 7.2). O **fluxo axoplasmático**, o mais lento dos dois, resulta de ondas rítmicas de contração que empurram o citoplasma da proeminência axônica para as terminações nervosas. O **transporte axonal**, que utiliza microtúbulos, é mais rápido e mais seletivo e pode ocorrer tanto na direção anterógrada como na direção reversa (retrógrada). De fato, o transporte retrógrado pode ser responsável pelo movimento do vírus da herpes, do vírus da raiva e da toxina tetânica dos terminais nervosos para os corpos celulares.

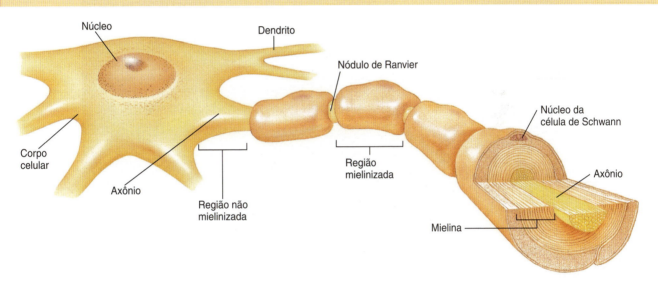

Figura 7.2 Partes de um neurônio. O axônio deste neurônio é envolvido por células de Schwann, que formam uma bainha de mielina.

Tabela 7.1 Terminologia Pertinente ao Sistema Nervoso

Termo	Definição
Sistema nervoso central (SNC)	Encéfalo e medula espinal
Sistema nervoso periférico (SNP)	Nervos, gânglios e plexos nervosos (fora do SNC)
Neurônio de associação (interneurônio)	Neurônio multipolar localizado totalmente no SNC
Neurônio sensitivo (neurônio aferente)	Neurônio que transmite impulsos de um receptor sensitivo ao SNC
Neurônio motor (neurônio eferente)	Neurônio que transmite impulsos do SNC a um órgão efetor (p. ex., um músculo)
Nervo	Agrupamento tipo cabo de muitos axônios, podendo ser "misto" (contendo tanto fibras sensitivas como motoras)
Nervo motor somático	Nervo que estimula a contração dos músculos esqueléticos
Nervo motor autônomo	Nervo que estimula a contração da musculatura lisa e do miocárdio (músculo cardíaco) e que estimula a secreção glandular
Gânglio	Agrupamento de corpos celulares de neurônios localizado fora do SNC
Núcleo	Agrupamento de corpos celulares de neurônios localizado no SNC
Trato	Agrupamento de fibras nervosas que interconectam regiões do SNC

Tabela 7.2 Comparação Entre o Fluxo Axoplasmático e o Transporte Axonal

Fluxo Axoplasmático	Transporte Axonal
Velocidade de transporte comparativamente lenta (1-2 mm/dia)	Velocidade de transporte comparativamente rápida (200-400 mm/dia)
Moléculas transportadas apenas do corpo celular	Moléculas transportadas do corpo celular para os terminais axônicos e na direção reversa
Movimento de massa de proteínas no axoplasma, incluindo microfilamentos e túbulos	Transporte de proteínas específicas, sobretudo proteínas da membrana e a acetilcolinesterase
Transporte acompanhado por ondas peristálticas da membrana axônica	Transporte dependente da estrutura tipo gaiola dos microtúbulos no interior do axônio e da actina e do Ca^{2+}

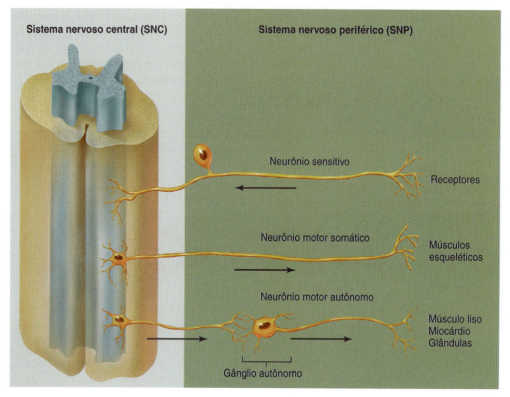

Figura 7.3 Relação entre o SNC e o SNP. Neurônios sensitivos e motores do sistema nervoso periférico transmitem informações para dentro e para fora, respectivamente, do sistema nervoso central (encéfalo e medula espinal).

Classificação dos Neurônios e Nervos

Os neurônios podem ser classificados de acordo com sua função ou estrutura. A classificação funcional baseia-se na direção de transporte dos impulsos, como é indicado na Figura 7.3. Os **neurônios sensitivos**, ou **aferentes**, conduzem impulsos de receptores sensitivos *para* o SNC. Os **neurônios motores**, ou **eferentes**, conduzem impulsos *do* SNC para os órgãos efetores (músculos e glândulas). Os **neurônios de associação**, ou **interneurônios**, estão totalmente localizados no SNC e servem às funções associativas, ou integradoras, do sistema nervoso.

Existem dois tipos de neurônios motores: somáticos e autônomos. Os **neurônios motores somáticos** são responsáveis tanto pelo controle reflexo como pelo controle somático dos músculos esqueléticos. Os **neurônios motores autônomos** inervam os efetores involuntários (músculos lisos, miocárdio e glândulas). Os corpos celulares dos neurônios autônomos que inervam esses órgãos estão localizados fora do SNC, nos gânglios autônomos (Figura 7.3). Há duas subdivisões dos neurônios autônomos: *simpáticos* e *parassimpáticos*. Os neurônios motores autônomos, juntamente com os seus centros de controle central, constituem o *sistema nervoso autônomo*, o foco do Capítulo 9.

A classificação estrutural dos neurônios baseia-se no número de processos que se estendem do seu corpo celular (Figura 7.4). Os **neurônios pseudo-unipolares** possuem um único processo curto que se ramifica como um "T" para formar um par de processos mais longos. Eles são denominados pseudo-unipolares (*pseudo* = falso) porque se originam como neurônios bipolares, mas, durante o desenvolvimento embrionário inicial, seus dois processos convergem e fundem-se parcialmente. Os neurônios sensitivos são pseudo-unipolares – um dos processos ramificados recebe estímulos sensitivos e produz impulsos nervosos; o outro libera esses impulsos para as si-

O Sistema Nervoso: Neurônios e Sinapses

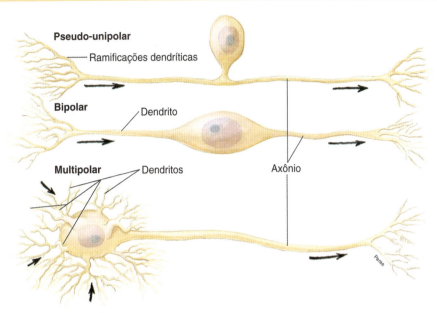

■ **Figura 7.4** **Três tipos diferentes de neurônios.** Neurônios pseudo-unipolares, que são do tipo sensitivo, têm um processo dividido. Neurônios bipolares, encontrados na retina e cóclea, têm dois processos. Neurônios multipolares, dos tipos motores e de associação, têm um axônio e vários dendritos.

napses no interior do encéfalo ou da medula espinal. Do ponto de vista anatômico, a parte do processo que conduz os impulsos em direção ao corpo celular pode ser considerada um dendrito, e a parte que conduz os impulsos para longe do corpo celular pode ser considerada um axônio. Contudo, do ponto de vista funcional, os dois processos ramificados comportam-se como um único axônio longo. Somente as pequenas projeções na extremidade receptiva do processo atuam como dendritos típicos. Os **neurônios bipolares** possuem dois processos, um em cada extremidade. Esse tipo é encontrado na retina do olho. Os **neurônios multipolares**, o tipo mais comum, possuem vários dendritos e um axônio que se estende a partir do corpo celular. Os neurônios motores são bons exemplos desse tipo.

Um **nervo** é um feixe de axônios localizado fora do SNC. A maioria dos nervos se compõe tanto por fibras motoras como sensitivas e, por essa razão, denominam-se *nervos mistos*. Contudo, alguns nervos cranianos contêm somente fibras sensitivas e servem aos sentidos da visão, da audição, do gosto e do olfato.

Células de Sustentação

Ao contrário dos órgãos que são "acondicionados" em tecido conjuntivo derivado do mesoderma (a camada média do tecido embrionário), as células de sustentação do sistema nervoso derivam da mesma camada de tecido embrionário (ectoderma) que produz neurônios.

Há seis categorias de células de sustentação (um resumo das células de sustentação é apresentado na Tabela 7.3):

1. **Células de Schwann**: formam a bainha de mielina em torno dos axônios periféricos;
2. **Células satélites** ou **gliócitos ganglionares**: sustentam os corpos celulares dos neurônios no interior dos gânglios do SNP;
3. **Oligodendrócitos**: formam a bainha de mielina em torno dos axônios do SNC;
4. **Micróglias**: migram através do SNC e fagocitam material estranho e degenerado;
5. **Astrócitos**: ajudam a regular o ambiente externo dos neurônios do SNC; e
6. **Células ependimais**: revestem os ventrículos (cavidades) encefálicos e o canal central da medula espinal.

Evidências recentes sugerem uma função mais estimulante para as células ependimais que revestem os ventrículos encefálicos, e também para os astrócitos imediatamente adjacentes a essa região – eles podem funcionar como células-tronco neurais. Isso significa que elas podem se dividir e sua progênie pode se diferenciar (especializar) ao longo de diferentes linhagens, tornando-se novos neurônios ou novas células da neuróglia. Sabe-se que os encéfalos de aves e de répteis geram novos neurônios ao longo da vida, mas somente recentemente essa capacidade foi demonstrada em encéfalos de mamíferos (incluindo o ser humano).

Bainha de Schwann e Bainha de Mielina

Todos os axônios do SNP são envolvidos por uma bainha viva de células de Schwann, conhecida como **bainha de Schwann**. A superfície externa dessa camada de células de Schwann encaixa-se numa membrana basal glicoprotéica, denominada *neurilema*, análoga à membrana basal que, por sua vez, é subjacente às membranas epiteliais. Em contrapartida, os axônios do SNC não possuem bainha de Schwann (as células de Schwann são encontradas apenas no SNP) e também não possuem uma membrana basal contínua. Isso é importante em termos de regeneração nervosa.

Tabela 7.3 Células de Sustentação e Suas Funções*

Tipo de Célula	Localização	Funções
Células de Schwann	SNP	Envolvem axônios de todas as fibras nervosas periféricas, formando a bainha de Schwann; envolvem muitas fibras periféricas para formar a bainha de mielina; também são denominadas *neurolemócitos*.
Células satélites	SNP	Sustentam funções de neurônios localizados nos gânglios sensitivos e autônomos; também são denominadas *gliócitos ganglionares*.
Oligodendrócitos	SNC	Formam bainhas de mielina em torno dos axônios centrais, produzindo a "substância branca" do SNC.
Micróglias	SNC	Fagocitam patógenos e resíduos celulares do SNC.
Astrócitos	SNC	Recobrem os capilares do SNC e revestem a barreira hematoencefálica; interagem metabolicamente com os neurônios e modificam seu ambiente extracelular.
Células ependimais	SNC	Formam o revestimento epitelial das cavidades encefálicas (ventrículos) e o canal central da medula espinal. Recobrem tufos de capilares para formar plexos corióides – estruturas que produzem o líquido cerebrospinal.

*As células de sustentação do SNC são conhecidas como neuróglia.

Bainha de Mielina do SNP

Alguns axônios do SNP e do SNC são envolvidos por uma **bainha de mielina**. No SNP, essa cobertura isolante é formada por sucessivos envoltórios da membrana celular das células de Schwann. No SNC, oligodendrócitos a compõem. Os axônios com menos de 2 micrômetros (2 μm) de diâmetro geralmente são *não-mielinizados* (não possuem bainha de mielina), enquanto os maiores podem ser *mielinizados*. Os axônios mielinizados conduzem impulsos com maior velocidade que os não-mielinizados.

No processo de formação da mielina no SNP, as células de Schwann envolvem o axônio, de modo muito semelhante ao material isolante em torno de um cabo elétrico. No entanto, ao contrário do material isolante, os envoltórios da célula de Schwann são feitos no mesmo local, de modo que cada envoltório se sobrepõe às camadas anteriores. Enquanto isso, o citoplasma é forçado para a região mais externa da célula de Schwann, de modo semelhante ao creme dental que se acumula na extremidade do tubo quando a sua base é enrolada (Figura 7.5). Cada célula de Schwann envolve apenas cerca de 1 milímetro do axônio, deixando intervalos de axônio expostos entre as células de Schwann adjacentes. Esses intervalos na bainha de mielina são conhecidos como **nódulos de Ranvier**. Os envoltórios sucessivos da membrana da célula de Schwann provêem o isolamento em torno do axônio, deixando somente os nódulos de Ranvier expostos para a produção de impulsos nervosos.

As células de Schwann permanecem vivas enquanto seu citoplasma é forçado para o exterior da bainha de mielina. Como conseqüência, os axônios mielinizados do SNP são envolvidos por uma bainha de Schwann viva (Figura 7.6). Os axônios não mielinizados também são envolvidos por uma bainha de mielina, mas eles diferem dos axônios mielinizados por não apresentarem múltiplos envoltórios da membrana plasmática da célula de Schwann que formam a bainha de mielina.

Bainha de Mielina do SNC

Já foi mencionado que as bainhas de mielina do SNC são formadas por oligodendrócitos. Esse processo ocorre sobretudo no período pós-natal (após o nascimento). Ao contrário da célula de Schwann, que forma uma bainha de mielina em torno de apenas um axônio, cada oligodendrócito possui extensões, semelhantes aos tentáculos de um polvo, que formam bainhas de mielina em torno de vários axônios (Figura 7.7). As bainhas de mielina em torno de axônios do

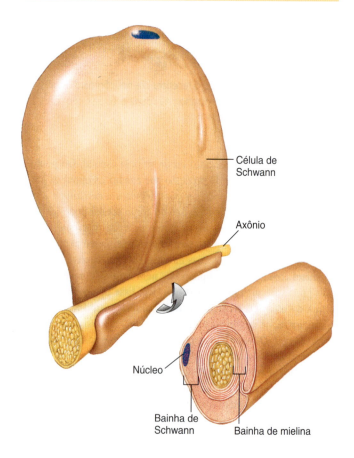

Figura 7.5 Formação de uma bainha de mielina em torno de um axônio periférico. A bainha de mielina forma-se por sucessivos envoltórios das membranas das células de Schwann, deixando a maior parte do citoplasma da célula de Schwann fora da mielina. Portanto, a bainha de Schwann é externa à bainha de mielina.

SNC conferem a cor branca a esse tecido. Assim, as áreas do SNC que contêm uma alta concentração de axônios formam a **substância branca**. A **substância cinzenta** do SNC é composta por altas concentrações de corpos celulares e dendritos, os quais não possuem bainhas de mielina.

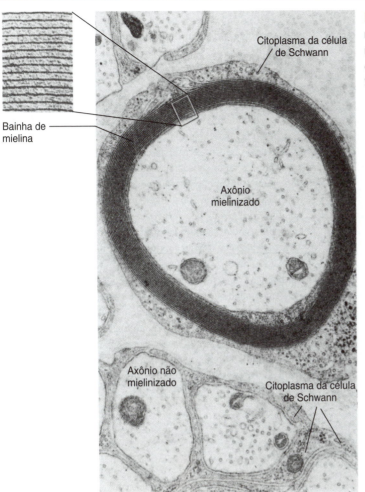

Figura 7.6 Fotomicrografia eletrônica de axônios não mielinizados e mielinizados. Observe que os axônios mielinizados possuem o citoplasma da célula de Schwann fora de sua bainha de mielina e que o citoplasma da célula de Schwann também envolve axônios não mielinizados.

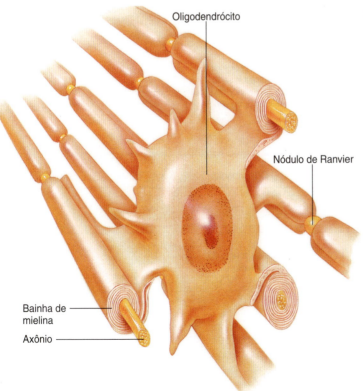

Figura 7.7 Formação de bainhas de mielina no SNC por um oligodendrócito. Um oligodendrócito forma bainhas de mielina em torno de vários axônios.

> A **esclerose múltipla (EM)** é uma doença neurológica geralmente diagnosticada em pessoas com vinte a quarenta anos de idade. Trata-se de uma doença degenerativa crônica, com períodos de remissão e de recaída, que destrói progressivamente a bainha de mielina dos neurônios em várias partes do SNC. Inicialmente, ocorrem lesões das bainhas de mielina e, rapidamente, há o desenvolvimento de *escleroses* (do termo grego *sklerosis*, que significa "endurecido") ou cicatrizes. A destruição de bainhas de mielina impede a condução normal dos impulsos, acarretando uma perda progressiva das funções. Como a degeneração da mielina é disseminada e afeta diferentes áreas do sistema nervoso em diferentes pessoas, a EM apresenta uma variedade mais ampla de sintomas que qualquer outra doença neurológica. Embora as causas da EM não sejam totalmente conhecidas, existem evidências de que ela envolve uma suscetibilidade genética combinada a um ataque imune contra os oligodendrócitos e a mielina, talvez desencadeado por vírus. Em seguida, ocorre a inflamação e a desmielinização que geram os sintomas da EM.

Regeneração de um Axônio Seccionado

Quando um axônio de um nervo periférico é seccionado, a porção distal do axônio que foi seccionado do corpo celular degenera e é fagocitada pelas células de Schwann. A seguir, as células de Schwann, circundadas pela membrana basal, formam um *tubo de regeneração* (Figura 7.8), enquanto a parte do axônio que está conectada ao corpo celular começa a crescer e a apresentar um movimento amebóide. Acredita-se que as células de Schwann do tubo de regeneração secretem substâncias químicas que atraem a ponta do axônio em crescimento, e que o tubo ajude a guiar o axônio em regeneração ao seu destino adequado. Até mesmo um nervo importante, que foi seccionado, pode ser reconectado cirurgicamente – com a função do nervo em grande parte restabelecida – se a intervenção for realizada antes de ocorrer morte tecidual.

A lesão do SNC estimula o crescimento de ramificações colaterais axônicas, mas os axônios centrais possuem uma capacidade muito mais limitada de regeneração que os axônios periféricos. Isso pode ser devido em parte à ausência de uma membrana basal contínua (como a presente no SNP), o que impede a formação de um tubo de regeneração, e às moléculas da membrana dos oligodendrócitos que atuam para inibir o crescimento neural. Além da capacidade limitada de regeneração dos neurônios do SNC, estudos recentes re-

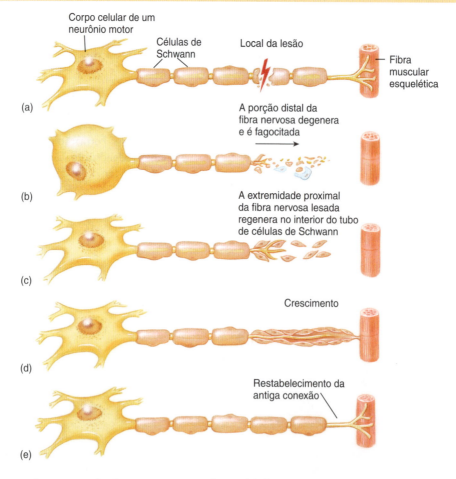

■ **Figura 7.8** O processo de regeneração de um neurônio periférico. (*a*) Quando um neurônio é seccionado no nível de um axônio mielinizado, a porção proximal pode sobreviver, mas (*b*) a porção distal irá degenerar por meio da fagocitose. A bainha de mielina fornece uma via (*c* e *d*) para a regeneração de um axônio e (*e*) a inervação é restaurada.

velaram que a lesão da medula espinal evoca na realidade a apoptose (suicídio celular – Capítulo 3) de neurônios que não foram afetados diretamente pela lesão.

Neurotrofinas

No encéfalo de um feto em desenvolvimento, substâncias químicas denominadas **neurotrofinas** promovem o crescimento neuronal. O *fator de crescimento neuronal* (*FCN*) foi a primeira neurotrofina a ser identificada. Outros fatores incluem o *fator neurotrófico derivado do encéfalo* (*FNDE*), o *fator neurotrófico derivado da glia* (*FNDG*), a *neurotrofina-3* e a *neurotrofina-4/5* (o número depende da espécie). Sabe-se que o fator de crescimento neuronal e a neurotrofina-3 são particularmente importantes no desenvolvimento embrionário de neurônios sensitivos e de gânglios simpáticos.

As neurotrofinas também possuem funções importantes no sistema nervoso adulto. O fator de crescimento neuronal é necessário para a manutenção dos gânglios simpáticos, e existem evidências de que os neurônios sensitivos maduros necessitam de neurotrofinas para regenerar-se após uma lesão. Além disso, o fator neurotrófico derivado da glia pode ser necessário no adulto para manter os neurônios motores espinais e para sustentar os neurônios do encéfalo que utilizam a substância química dopamina como neurotransmissor.

Experimentos sugerem que os neurônios do SNC podem regenerar-se em um ambiente adequado. Enquanto as neurotrofinas promovem o crescimento neuronal, demonstrou-se que algumas substâncias químicas, incluindo as *proteínas inibitórias associadas à mielina*, inibem a regeneração axônica. Pesquisas nessa área, com suas implicações importantes em relação ao reparo da medula espinal e da lesão encefálica, estão sendo realizadas.

Funções dos Astrócitos

Os astrócitos (*aster* = estrela) são células estreladas grandes com numerosos processos citoplasmáticos irradiados para o exterior. Eles são as células gliais mais abundantes no SNC, representando aproximadamente 90% do tecido nervoso de algumas áreas do encéfalo.

Os astrócitos (Figura 7.9) possuem projeções que terminam em *botões terminais* (ou pés terminais) que circundam os capilares do SNC. De fato, toda a superfície desses capilares é recoberta por botões terminais dos astrócitos. Além disso, os astrócitos possuem outras extensões adjacentes às sinapses (conexões) entre o terminal axônico de um neurônio e os dendritos ou o corpo celular de um outro neurônio. Por essa razão, os astrócitos estão localizados de modo ideal para influenciar as interações entre os neurônios e entre os neurônios e o sangue.

Sabe-se que os astrócitos captam K^+ do líquido extracelular. Como o K^+ é liberado pelos neurônios ativos durante a produção de impulsos nervosos, essa ação dos astrócitos pode ser importante para a manutenção do ambiente iônico adequado dos neurônios (ver a discussão sobre o potencial de repouso da membrana no Capítulo 6).

Os astrócitos também captam algumas substâncias químicas neurotransmissoras liberadas dos terminais axônicos dos neurônios. Por exemplo, o neurotransmissor glutamato é captado pelos astrócitos e, em seguida, transformado em glutamina. A glutamina é, então, liberada dos astrócitos e fica disponível para os neurônios, que a utilizam para ressintetizar o neurotransmissor.

Os botões terminais dos astrócitos que circundam capilares sanguíneos do SNC são ricos em carreadores de glicose (proteínas que transportam a glicose através da membrana plasmática – ver Capítulo 6). Esses carreadores ajudam a transportar a glicose do sangue para o interior dos astrócitos, onde ela se converte em ácido lático (ver Capítulo 5). O ácido lático é então liberado e captado pelos neurônios, que o metabolizam de forma aeróbia em CO_2 e H_2O para a produção de energia (ATP).

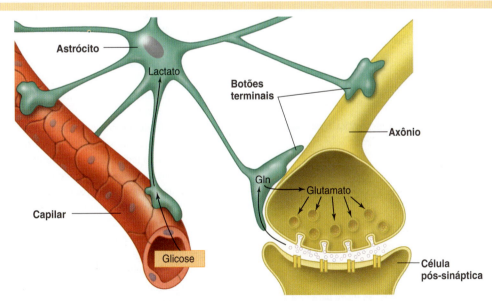

Figura 7.9 **Os astrócitos possuem processos que terminam nos capilares e nos neurônios.** Os botões terminais do astrócito captam glicose dos capilares sanguíneos e utilizam-na para ajudar a suprir substratos energéticos para os neurônios. Os astrócitos também podem captar o neurotransmissor glutamato das sinapses e transformá-lo em glutamina (Gln), a qual é então reciclada para os neurônios.

Barreira Hematoencefálica

Os capilares do encéfalo, ao contrário daqueles da maioria dos outros órgãos, não possuem poros entre células endoteliais adjacentes (as células que compõem as paredes capilares). Em vez disso, as células endoteliais dos capilares do encéfalo são unidas por zônulas de oclusão. Por essa razão, ao contrário dos outros órgãos, o encéfalo não consegue obter moléculas do plasma sanguíneo por um processo inespecífico de filtração. As moléculas presentes nos capilares do encéfalo devem ser movidas através das células endoteliais pela difusão e pelo transporte ativo, assim como pela endocitose e pela exocitose. Essa característica dos capilares do encéfalo estabelece uma **barreira hematoencefálica** muito seletiva. Evidências sugerem que o desenvolvimento das zônulas de oclusão entre células endoteliais adjacentes dos capilares do encéfalo e, conseqüentemente, o desenvolvimento da barreira hematoencefálica, sejam decorrentes dos efeitos dos astrócitos sobre os capilares do encéfalo.

A barreira hematoencefálica dificulta o tratamento medicamentoso de doenças encefálicas porque as drogas capazes de entrar em outros órgãos podem ser incapazes de atingir o encéfalo. Por exemplo, na **doença de Parkinson**, os pacientes que necessitam de uma substância química denominada dopamina no encéfalo freqüentemente recebem uma molécula precursora denominada levodopa (L-dopa) porque ela consegue atravessar a barreira hematoencefálica e a dopamina não. Alguns antibióticos também não conseguem cruzar a barreira hematoencefálica e, por essa razão, somente antibióticos capazes de cruzá-la são utilizados no tratamento de infecções como a meningite.

Teste Seu Conhecimento Antes de Prosseguir

1. Desenhe um neurônio, identifique suas partes e descreva as funções dessas partes.
2. Diferencie os neurônios sensitivos, os neurônios motores e os neurônios de associação quanto à estrutura, à localização e à função.
3. Descreva a estrutura da bainha de Schwann e explique como ela promove a regeneração nervosa. Descreva como uma bainha de mielina é formada no SNP.
4. Explique a formação das bainhas de mielina no SNC. Como a presença ou a ausência de bainhas de mielina no SNC determina a cor do seu tecido?
5. Explique o que significa a barreira hematoencefálica. Descreva a sua estrutura e analise a sua importância clínica.

Atividade Elétrica dos Axônios

A permeabilidade da membrana axônica ao Na^+ e ao K^+ é regulada por portas, que se abrem em resposta à estimulação. A difusão líquida desses íons ocorre em dois estágios: primeiro, o Na^+ se move para o interior do axônio e, em seguida, o K^+ se move para fora. Esse fluxo de íons e as conseqüentes alterações do potencial de membrana constituem um evento denominado potencial de ação.

Todas as células do corpo mantêm uma diferença de potencial (voltagem) de um lado a outro da membrana, ou **potencial de repouso da membrana**, no qual o interior da célula se encontra carregado negativamente em comparação com o seu exterior (p. ex., nos neurônios, ele é –70 mV). Como foi explicado no Capítulo 6, a diferença de potencial é em grande parte conseqüência das propriedades de permeabilidade da membrana plasmática. A membrana aprisiona grandes moléculas orgânicas carregadas negativamente no interior da célula e permite apenas a difusão limitada de íons inorgânicos carregados positivamente. Essas propriedades acarretam uma distribuição desigual desses íons ao longo da membrana. A ação das bombas de Na^+/K^+ também ajuda a manter a diferença de potencial porque elas bombeiam três íons sódio (Na^+) ao exterior para cada dois íons potássio (K^+) transportados para o interior da célula. Uma conseqüência parcial dessas bombas é a maior concentração de Na^+ no líquido extracelular que no interior da célula, enquanto a concentração de K^+ é maior no seu interior.

Embora todas as células possuam um potencial de membrana, apenas alguns poucos tipos de células demonstraram alterá-lo em resposta à estimulação. Essas alterações do potencial de membrana são conseguidas com a variação da permeabilidade da membrana a íons específicos em resposta à estimulação. Um aspecto central da fisiologia das células musculares e neurônios é a sua capacidade de produzir e conduzir essas alterações no potencial de membrana. Essa capacidade denomina-se *excitabilidade* ou *irritabilidade*.

Um aumento da permeabilidade da membrana a um íon específico resulta na difusão desse íon para baixo em seu gradiente de concentração, seja para dentro ou para fora da célula. Essas *correntes iônicas* percorrem somente áreas limitadas da membrana (frações localizadas com intervalos de um milímetro), onde canais iônicos específicos são localizados. Alterações na diferença de potencial de um lado a outro da membrana nesses pontos podem ser medidas pela voltagem desenvolvida entre dois eletrodos – um colocado no interior da célula e outro colocado fora da membrana celular, na região que está sendo registrada. A voltagem entre esses dois eletrodos de registro pode ser visualizada por meio da conexão dos mesmos a um osciloscópio (Figura 7.10).

Num osciloscópio, os elétrons de uma "pistola" de raio catódico são dispersos em uma tela fluorescente, produzindo uma linha luminosa. A linha oscila para cima ou para baixo em resposta a uma diferença de potencial entre os dois eletrodos. O osciloscópio pode ser calibrado de modo que uma deflexão para cima da linha indique que o interior da membrana se tornou menos negativo (ou mais positivo) em comparação ao seu exterior. Por outro lado, uma deflexão da linha para baixo indica que o interior da célula se tornou mais negativo. Portanto, o osciloscópio pode funcionar como um voltímetro de resposta rápida com uma capacidade de mostrar alterações da voltagem como uma função do tempo.

Quando ambos os eletrodos de registro são colocados fora da célula, a diferença de potencial entre os dois será zero (porque não há separação de carga). Quando um deles penetra a membrana celular, o osciloscópio indicará que o eletrodo intracelular é eletricamente negativo em relação ao eletrodo extracelular. Então, o potencial de membrana é registrado. Chamamos isso de *potencial de repouso da membrana (prm)* para diferenciá-lo dos eventos descritos nas seções posteriores. Todas as células possuem um potencial de repouso da

O Sistema Nervoso: Neurônios e Sinapses

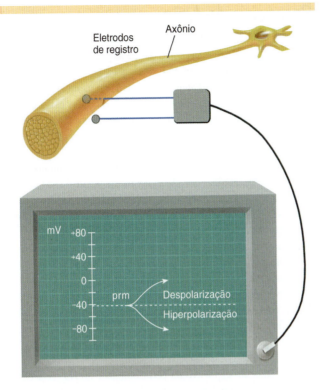

Figura 7.10 Observando a despolarização e a hiperpolarização. A diferença de potencial (em milivolts [mV]) entre o eletrodo de registro intracelular e o extracelular é mostrada numa tela de osciloscópio. O potencial de repouso da membrana (prm) do axônio pode ser reduzido (despolarização) ou aumentado (hiperpolarização). A despolarização é vista como uma deflexão da linha para cima do prm; e a hiperpolarização, como uma deflexão da linha para baixo do prm.

membrana, mas a sua magnitude pode ser diferente em numerosos tipos de células. Por exemplo, os neurônios mantêm um prm médio de –70 mV, enquanto as células miocárdicas podem apresentar um prm de –85 mV.

Quando uma estimulação adequada fizer com que cargas positivas fluam para o interior da célula, a linha produzirá uma deflexão para cima. Essa alteração denomina-se **despolarização** (ou *hipopolarização*), uma vez que a diferença de potencial entre os dois eletrodos de registro é reduzida. Um retorno ao potencial de repouso da membrana denomina-se **repolarização**. Quando uma estimulação fizer com que o interior da célula se torne mais negativo que o potencial de repouso da membrana, a linha do osciloscópio sofrerá uma deflexão para cima. Essa alteração denomina-se **hiperpolarização** (Figura 7.10). A hiperpolarização pode ser causada tanto pela saída de cargas positivas do interior da célula como pela entrada de cargas negativas.

Controle de Íons nos Axônios

As alterações do potencial de membrana que acabam de ser descritas – despolarização, repolarização e hiperpolarização – são causadas por alterações do fluxo de íons ao longo dos canais iônicos da membrana. Íons, como o Na^+, o K^+ e outros, passam por canais iônicos da

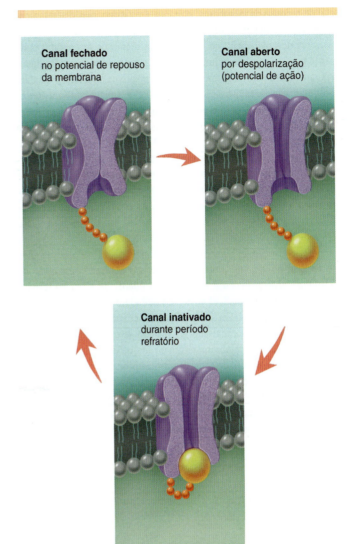

Figura 7.11 Modelo de canal iônico voltagem-dependente. O canal está fechado no potencial de repouso da membrana, mas ele se abre em resposta a um nível de despolarização limiar. Isso permite a difusão de íons necessária para os potenciais de ação. Após um breve período, o canal é inativado pela porção "bola e corrente" de uma cadeia polipeptídica.

membrana plasmática chamados *canais controlados*. As "portas" são partes de proteínas que constituem os canais e podem abrir ou fechar os canais iônicos em resposta a determinadas alterações. Quando os canais iônicos estão fechados, a membrana plasmática é menos permeável; e, quando eles estão abertos, a membrana é mais permeável a um íon (Figura 7.11).

Os canais iônicos de Na^+ e de K^+ são bem específicos para cada um desses íons. Acredita-se que existam dois tipos de canais para o K^+: um tipo está sempre aberto, enquanto o outro permanece fechado na célula em repouso. Por outro lado, os canais de Na^+ estão sempre fechados na célula em repouso. Portanto, a célula em repouso é mais permeável ao K^+ que ao Na^+. (Como foi descrito no Capítulo 6, algum Na^+ passa para o interior da célula. Essa passagem pode ocorrer de uma maneira inespecífica por canais abertos de K^+.) O potencial de repouso da membrana, portanto, é próximo, mas discretamente inferior, ao potencial de equilíbrio do K⁺.

A despolarização de uma pequena região de um axônio pode ser induzida experimentalmente por um par de eletrodos estimuladores que atuam como injetores de cargas positivas no axônio. Quando dois eletrodos de registro são colocados na mesma região (um eletrodo no interior do axônio e outro no exterior), observa-se uma deflexão para cima da linha do osciloscópio como conseqüência dessa despolarização. Quando um certo nível de despolarização é atingido (de –70 mV a –55 mV, por exemplo) por meio dessa estimulação artificial, observa-se alteração súbita e muito rápida do potencial de membrana. Isso ocorre porque a *despolarização até um nível limiar provoca a abertura dos canais de Na⁺*. As propriedades de permeabilidade da membrana são alteradas, e o Na⁺ difunde-se para baixo em seu gradiente de concentração para o interior da célula.

Uma fração de segundo após os canais de Na⁺ se abrirem, eles se fecham novamente. Pouco antes de isso ocorrer, *o estímulo da despolarização provoca a abertura dos canais de K⁺*. Isso torna a membrana mais permeável ao K⁺ do que ela é em repouso, e o K⁺ difunde-se para baixo em seu gradiente de concentração para fora da célula. A seguir, os canais de K⁺ fecham-se e as propriedades de permeabilidade da membrana retornam ao que eram em repouso.

Como a abertura de canais controlados de Na⁺ e K⁺ é estimulada pela despolarização, diz-se que esses canais iônicos da membrana axônica são **voltagem-dependentes**. As portas do canal são fechadas no potencial de repouso da membrana de –70 mV e são abertas em resposta à despolarização da membrana num valor limiar.

Potenciais de Ação

Agora, consideremos os eventos que ocorrem num ponto de um axônio, quando uma pequena região da membrana axônica é estimulada artificialmente e responde com alterações na permeabilidade aos íons. As alterações resultantes do potencial de membrana nesse ponto são detectadas por eletrodos de registro colocados nessa região do axônio. A natureza do estímulo *in vivo* (no corpo) e a maneira com que os eventos elétricos são conduzidos a diferentes pontos ao longo do axônio serão descritas em seções posteriores.

Quando a membrana axônica é despolarizada num nível limiar – no exemplo anterior, por eletrodos estimuladores –, os canais de Na⁺ se abrem e a membrana torna-se permeável ao Na⁺. Isso permite que o Na⁺ entre no axônio por difusão, despolarizando mais a membrana (tornando o interior menos negativo, ou mais positivo). Como as portas dos canais de Na⁺ da membrana axônica são controladas pela voltagem, essa despolarização adicional provoca a abertura de mais canais de Na⁺ e torna a membrana mais permeável ao Na⁺. Como conseqüência, mais partículas de Na⁺ podem entrar na célula e induzir uma despolarização que provoca a abertura de mais canais de Na⁺ voltagem-dependentes. Uma *alça de retroalimentação positiva* (Figura 7.12) é criada, acelerando a velocidade da entrada de Na⁺ e da despolarização de um modo explosivo.

O aumento explosivo da permeabilidade ao Na⁺ acarreta uma rápida reversão do potencial de membrana na região, de –70 mV para +30 mV (Figura 7.12). Nesse momento, os canais de Na⁺ se fecham (na realidade, eles são inativados, como ilustra a Figura 7.11),

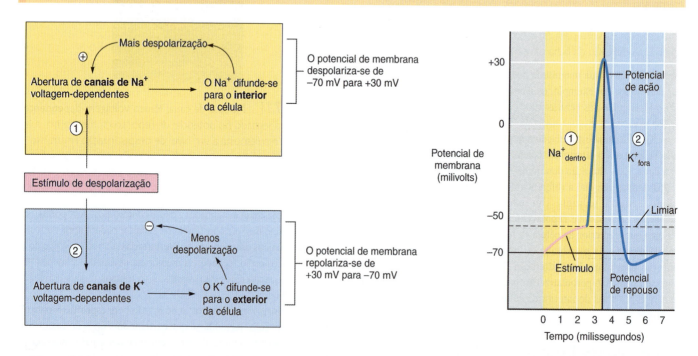

■ **Figura 7.12** **A despolarização de um axônio afeta a difusão de Na⁺ e K⁺ na seqüência.** (*1*) Os canais de Na⁺ abrem-se e o Na⁺ difunde-se para o interior da célula. (*2*) Após um breve período, os canais de K⁺ abrem-se e o K⁺ difunde-se para o exterior da célula. Uma difusão de Na⁺ para o interior da célula causa uma maior despolarização, que, por sua vez, provoca uma abertura adicional de canais de Na⁺ numa forma de retroalimentação positiva (+). A abertura dos canais de K⁺ e a difusão do K⁺ para o exterior tornam o interior da célula mais negativo e, por conseguinte, produzem um efeito de retroalimentação negativa (–) sobre a despolarização inicial.

provocando uma rápida diminuição da permeabilidade ao Na⁺. Também nesse momento, como conseqüência de um efeito retardado da despolarização, os canais de K⁺ voltagem-dependentes se abrem e o K⁺ difunde-se rapidamente para fora da célula.

Como o K⁺ é carregado positivamente, a sua difusão para fora da célula torna o interior da célula menos positivo, ou mais negativo, e atua na restauração do potencial de repouso da membrana original de –70 mV. Esse processo denomina-se **repolarização** e representa o término de um *circuito de retroalimentação negativa* (Figura 7.12). Essas alterações da difusão de Na⁺ e K⁺ e as conseqüentes alterações do potencial de membrana por elas produzidas constituem um evento denominado **potencial de ação**, ou **impulso nervoso**.

A correlação entre a movimentação dos íons e as alterações do potencial de membrana é mostrada na Figura 7.13. A porção inferior dessa figura ilustra o movimento do Na⁺ e do K⁺ através da membrana axônica em resposta a um estímulo de despolarização. Observe que o aumento explosivo da difusão de Na⁺ provoca uma rápida despolarização para 0 mV e, em seguida, *ultrapassa* o potencial de membrana, de modo que o interior da membrana se torna de fato carregado positivamente (quase +30 mV) em comparação com o seu exterior (porção superior da Figura 7.13). Portanto, a permeabilidade acentuadamente aumentada ao Na⁺ impulsiona o potencial de membrana em direção ao potencial de equilíbrio do Na⁺ (Capítulo 6). A seguir, a permeabilidade ao Na⁺ diminui rapidamente e a difusão do K⁺ aumenta, resultando na repolarização ao potencial de repouso da membrana.

Após o término do potencial de ação, as bombas de Na⁺/K⁺ expulsam o Na⁺ extra que entrou no axônio e recuperam o K⁺ que se difundiu para fora. Esse transporte ativo de íons ocorre muito rápido porque os eventos descritos acontecem apenas ao longo de uma área muito pequena da membrana. De fato, somente uma quantidade relativamente pequena de Na⁺ e K⁺ se difunde através da membrana durante a produção de um potencial de ação e, por essa razão, as concentrações totais de Na⁺ e K⁺ no axônio e no líquido extracelular não são alteradas significativamente.

Observe que os processos de transporte ativo não estão envolvidos diretamente na produção de um potencial de ação. Tanto a despolarização como a repolarização são produzidas pela difusão de íons para baixo em seus gradientes de concentração. Um neurônio envenenado com cianeto e que, por essa razão, não consegue produzir ATP, ainda consegue produzir potenciais de ação durante um breve período. Contudo, após esse período, a falta de ATP para o transporte ativo pelas bombas de Na⁺/K⁺ acarreta um declínio dos gradientes de concentração e, conseqüentemente, da capacidade de produção de potenciais de ação do axônio. Isso mostra que as bombas de Na⁺/K⁺ não estão diretamente envolvidas. Na verdade, elas são necessárias para manter os gradientes de concentração necessários para a difusão de Na⁺ e K⁺ durante os potenciais de ação.

Lei do Tudo-ou-Nada

Quando uma região da membrana axônica é despolarizada a um valor limiar, o efeito de retroalimentação positiva da despolarização sobre a permeabilidade ao Na⁺ e desta sobre a despolarização faz com que o potencial de membrana dispare até aproximadamente +30 mV. Normalmente, ele não se torna mais positivo porque os canais de Na⁺ se fecham rapidamente e os canais de K⁺ se abrem.

O tempo que os canais de Na⁺ e K⁺ permanecem abertos independe da força do estímulo de despolarização.

Por essa razão, a amplitude dos potenciais de ação é **tudo-ou-nada**. Quando a despolarização fica abaixo do valor limiar, os canais voltagem-dependentes permanecem fechados; quando a despolarização atinge o limiar, uma alteração máxima do potencial (o potencial de ação) é produzida. Como a alteração de –70 mV para +30 mV e de volta para –70 mV dura apenas um período em torno de 3 ms, a imagem de um potencial de ação numa tela de osciloscópio assemelha-se uma ponta. Por essa razão, os potenciais de ação às vezes são chamados *potenciais em ponta*.

Os canais permanecem abertos somente durante um período fixo porque são logo *inativados*, um processo diferente do fechamento simples dos canais. A inativação ocorre automaticamente e dura até o potencial de membrana ser repolarizado. Por causa dessa

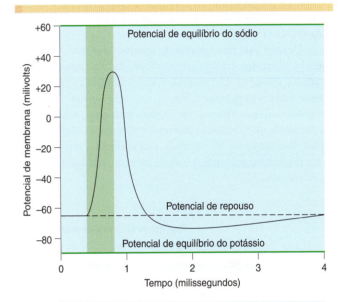

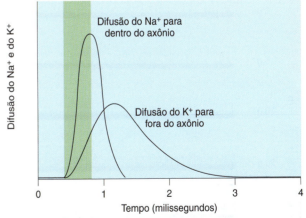

Figura 7.13 Alterações do potencial de membrana e movimentação dos íons durante um potencial de ação. Um potencial de ação (*ilustração superior*) é produzido pelo aumento da difusão de sódio, que é seguida, após breve retardo, por um aumento da difusão de potássio (*ilustração inferior*). Isso impulsiona o potencial de membrana primeiro em direção ao potencial de equilíbrio do sódio e, a seguir, em direção ao potencial de equilíbrio do potássio.

inativação automática, todos os potenciais de ação possuem aproximadamente a mesma duração. Da mesma maneira, como o gradiente de concentração do Na⁺ é relativamente constante, as amplitudes dos potenciais de ação são aproximadamente sempre iguais em todos os axônios (de –70 mV para +30 mV, ou uma amplitude total de aproximadamente 100 mV).

Codificação da Intensidade do Estímulo

Quando um estímulo despolarizante é maior que outro, a maior força de estímulo não é codificada para uma maior amplitude dos potenciais de ação (porque os potenciais de ação são eventos regidos pela lei do tudo-ou-nada). O código para a força de estímulo no sistema nervoso não é modulado pela amplitude. Quando uma maior força de estímulo é aplicada a um neurônio, potenciais de ação idênticos são produzidos com mais freqüência (mais potenciais de ação são produzidos por segundo). Por essa razão, o código da força de estímulo no sistema nervoso é modulado pela freqüência. Esse conceito é ilustrado na Figura 7.14.

Quando todo um conjunto de axônios (num nervo) for estimulado, diferentes axônios serão estimulados em intensidades de estímulos diferentes. Um estímulo fraco estimulará apenas aqueles poucos axônios com limiares baixos, enquanto estímulos mais fortes podem ativar os axônios com limiares mais altos. À medida que a intensidade da estimulação aumenta, mais e mais axônios são ativados. Esse processo, denominado **recrutamento**, representa um outro mecanismo pelo qual o sistema nervoso pode codificar a força do estímulo.

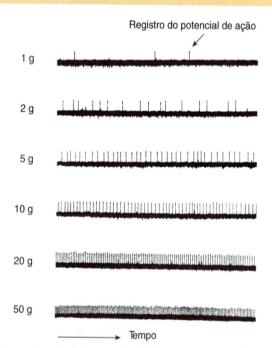

■ **Figura 7.14** **Efeito da força de estímulo sobre a freqüência do potencial de ação.** Estes são registros de uma única fibra sensitiva do nervo isquiático de um sapo estimulado por graus variados de distensão do músculo gastrocnêmio. Observe que graus crescentes de distensão (indicados pelo aumento do peso fixado ao músculo) aumentam a freqüência dos potenciais de ação.

Períodos Refratários

Quando um estímulo de uma determinada intensidade for mantido num ponto de um axônio e o despolarizar até o limiar, potenciais de ação serão produzidos naquele ponto numa determinada freqüência (quantidade por segundo). Quando a força do estímulo for aumentada, a freqüência dos potenciais de ação produzidos naquele aumentará proporcionalmente. Se potenciais de ação são produzidos com uma freqüência progressiva, o tempo entre os potenciais de ação sucessivos diminui – mas somente até um intervalo de tempo mínimo. O intervalo entre potenciais de ação sucessivos jamais se torna tão curto a ponto de permitir que um novo potencial de ação seja produzido antes do término do precedente.

Enquanto uma porção da membrana axônica está produzindo um potencial de ação, ela é incapaz de responder – é *refratária* – a estimulações adicionais. Quando se aplica um segundo estímulo durante a maior parte do tempo em que um potencial de ação está sendo produzido, o segundo estímulo não terá efeito sobre a membrana axônica. Diz-se então que a membrana se encontra num **período refratário absoluto**; ela não consegue responder a qualquer estímulo subseqüente.

Atualmente, conhece-se a causa do período refratário absoluto no nível molecular. Além das portas controladas pela voltagem que abrem e fecham o canal, um canal iônico pode ter um polipeptídio que atua como a bola presa por corrente aos pés dos prisioneiros que pende de seu lado citoplasmático (ver Figura 7.11). Após um canal voltagem-dependente ser aberto em virtude da despolarização durante um tempo determinado, ele entra num *estado inativo*. Um canal inativado é diferente de um que está simplesmente fechado. O canal inativado não pode ser aberto através da despolarização porque ele é bloqueado pela "bola" molecular fixada à "corrente". Após um determinado período, a bola deixa a entrada do canal e o canal de Na⁺ entra no estado de repouso – um estado no qual ele é fechado pelas comportas de canais voltagem-dependente.

Quando se aplica um segundo estímulo enquanto as portas dos canais de K⁺ estão abertas (e a membrana encontra-se no processo de repolarização), diz-se que a membrana se encontra num **período refratário relativo**. Durante esse período, somente uma despolarização muito forte consegue superar os efeitos da repolarização dos canais de K⁺ abertos e produzir um segundo potencial de ação (Figura 7.15).

Como a membrana celular é refratária durante o tempo em que ela está produzindo um potencial de ação, cada potencial de ação permanece como um evento separado regido pela lei do tudo-ou-nada. Dessa maneira, quando um estímulo aplicado continuamente aumenta de intensidade, a sua força pode ser codificada estritamente pela freqüência dos potenciais de ação que produz em cada ponto da membrana axônica.

Após um grande número de potenciais de ação ter sido produzido, seria possível pensar que as concentrações relativas de Na⁺ e K⁺ seriam alteradas nos compartimentos intra e extracelular. Isso, porém, não ocorre. Por exemplo, num axônio típico de um mamífero, que tem diâmetro de 1 mm, somente um K⁺ intracelular em 3.000 é trocado por um Na⁺ para produzir um potencial de ação. Como um neurônio típico possui aproximadamente 1 milhão de bombas de Na⁺/K⁺ que conseguem transportar cerca de 200 milhões de íons por segundo, essas pequenas alterações podem ser rapidamente corrigidas.

O Sistema Nervoso: Neurônios e Sinapses

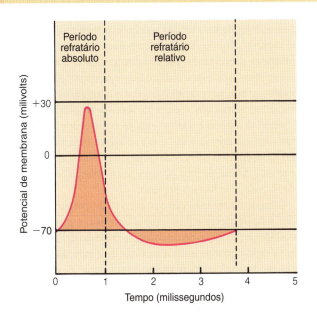

Figura 7.15 Períodos refratários absoluto e relativo. Enquanto um segmento do axônio está produzindo um potencial de ação, a membrana é absoluta ou relativamente resistente (refratária) a estimulações adicionais.

Propriedades do Cabo Condutor dos Neurônios

Quando um par de eletrodos estimuladores produz uma despolarização muito fraca para abrir as portas dos canais de Na^+ voltagem-dependentes – ou seja, quando a despolarização é inferior ao limiar (aproximadamente –55 mV) –, a alteração do potencial de membrana será *localizada*, de 1 a 2 mm do ponto de estimulação. Por exemplo, quando o estímulo provoca uma despolarização de –70 mV para –60 mV num ponto e os eletrodos de registro estão colocados a apenas 3 mm do estímulo, o potencial de membrana registrado permanecerá sendo de –70 mV (o potencial de repouso). Portanto, o axônio é um condutor muito ruim em comparação a um fio metálico.

O termo **propriedades de cabo condutor** refere-se à capacidade de um neurônio de transmitir cargas através de seu citoplasma. Essas propriedades de cabo são muito ruins porque existe uma resistência interna alta contra a disseminação de cargas e porque muitas cargas escapam do axônio através de sua membrana. Conseqüentemente, se um axônio tivesse que conduzir somente através de suas propriedades de cabo, nenhum axônio poderia ter um comprimento superior a 1 milímetro. O fato de alguns axônios possuírem um comprimento de 1 metro ou mais sugere que a condução de impulsos nervosos não depende das propriedades de cabo do axônio.

Condução de Impulsos Nervosos

Quando eletrodos estimuladores despolarizam artificialmente um ponto de uma membrana axônica até um nível limiar, os canais voltagem-dependentes se abrem e um potencial de ação é produzido naquela pequena região da membrana axônica que contém os canais. Durante aproximadamente o primeiro milissegundo do potencial de ação, quando a voltagem da membrana passa de –70 mV para +30 mV, uma corrente de Na^+ entra na célula por difusão por causa da abertura dos canais de Na^+. Portanto, cada potencial de ação "injeta" cargas positivas (íons sódio) no axônio.

Esses íons sódio carregados positivamente são conduzidos, pelas propriedades de cabo do axônio, até uma região adjacente que ainda possui um potencial de membrana de –70 mV. Dentro dos limites das propriedades de cabo do axônio (1 a 2 mm), isso ajuda a despolarizar a região adjacente da membrana axônica. Quando essa região adjacente da membrana atinge um nível limiar de despolarização, ela também produz um potencial de ação à medida que os componentes de canais voltagem-dependentes se abrem.

Portanto, cada potencial de ação atua como estímulo para a produção de outro potencial de ação na região seguinte da membrana que contém canais voltagem-dependentes. Na descrição dos potenciais de ação já apresentada neste capítulo, o estímulo para a sua produção era artificial – despolarização produzida por um par de eletrodos estimuladores. Agora, pode-se ver que cada potencial de ação é produzido pela despolarização resultante do potencial de ação precedente. Isso explica como todos os potenciais de ação ao longo de um axônio são produzidos após o primeiro potencial de ação ser gerado no segmento inicial do axônio.

Condução em um Axônio Não-mielinizado

Num axônio não-mielinizado, cada porção da membrana que contém canais de Na^+ e K^+ pode produzir um potencial de ação. Por essa razão, os potenciais de ação são produzidos ao longo de toda a extensão do axônio. A disseminação do tipo cabo da despolarização, induzida pelo influxo de Na^+ durante um potencial de ação, ajuda a despolarizar as regiões adjacentes da membrana – processo auxiliado também pela movimentação de íons na superfície externa da membrana axônica (Figura 7.16). Esse processo despolariza as membranas adjacentes de cada lado da região para produzir um potencial de ação, mas a área que produziu um potencial de ação previamente não consegue produzir um outro nesse momento porque ela ainda se encontra no período refratário.

É importante reconhecer que os potenciais de ação não são realmente "conduzidos", embora seja conveniente utilizar essa palavra. Cada potencial de ação é um evento completo e isolado que é repetido, ou *regenerado*, ao longo da extensão do axônio. Isso é análogo à "ola" realizada pelos espectadores num estádio. Uma pessoa após a outra fica em pé (despolarização) e, a seguir, senta-se (repolarização). Portanto, é a "ola" (disseminação do potencial de ação) que viaja, não a pessoa (potenciais de ação individuais).

O potencial de ação produzido no final do axônio, portanto, é um evento completamente novo que foi produzido em resposta à despolarização do potencial de ação prévio. O último potencial de ação possui a mesma amplitude que o primeiro. Por essa razão, diz-se que os potenciais de ação são **conduzidos sem decremento** (sem diminuição de amplitude).

A disseminação da despolarização pelas propriedades de cabo de um axônio é grosseiramente comparada ao tempo que ela leva para produzir um potencial de ação. Por isso, quanto maior for a quantidade de potenciais de ação necessária ao longo de uma determinada extensão do axônio, mais lenta será a condução. Como os potenciais de ação devem ser produzidos em cada fração de um micrômetro num axônio não mielinizado, a velocidade de condução é relativamente lenta. Ela

Como as propriedades de cabo dos axônios podem conduzir despolarização somente ao longo de uma distância muito curta (1-2 mm), os nódulos de Ranvier não podem estar separados por uma distância superior. Estudos demonstraram que os canais de Na^+ estão extremamente concentrados nos nódulos (estima-se que haja 10.000 deles por micrômetro quadrado) e quase ausentes nas regiões da membrana axônica entre os nódulos. Por essa razão, os potenciais de ação ocorrem apenas nos nódulos de Ranvier (Figura 7.17) e parecem "saltar" de nódulo a nódulo – um processo denominado **condução saltatória**. Evidentemente, o salto é apenas uma metáfora; o potencial de ação num nódulo despolariza a membrana do nódulo seguinte até o limiar, de modo que um novo potencial de ação é produzido no nódulo de Ranvier seguinte.

Como a disseminação do tipo cabo da despolarização entre os nódulos é muito rápida e é necessária uma menor produção de potenciais de ação ao longo de determinada extensão do axônio, a condução saltatória permite uma velocidade de condução maior que a velocidade possível numa fibra não-mielinizada. A velocidade de condução no sistema nervoso humano varia de 1,0 m/s – nas finas fibras não-mielinizadas que mediam respostas viscerais lentas – a mais de 100 m/s (362 km por hora) – nas fibras mielinizadas espessas envolvidas nos reflexos de distensão rápida dos músculos esqueléticos (Tabela 7.4).

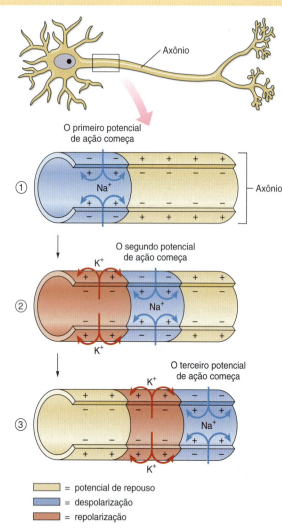

■ **Figura 7.16** **Condução de potenciais de ação em um axônio não mielinizado.** Cada potencial de ação "injeta" cargas positivas que se disseminam para as regiões adjacentes. A região que acabou de produzir um potencial de ação é refratária. A região seguinte, não tendo sido estimulada previamente, é parcialmente despolarizada. Como conseqüência, seus canais de Na^+ voltagem-dependentes abrem-se e o processo se repete. Desse modo, segmentos sucessivos do axônio regeneram, ou "conduzem", o potencial de ação.

será um pouco mais rápida quando o axônio não-mielinizado for mais espesso, uma vez que a capacidade das fibras de conduzir cargas através das propriedades de cabo aumenta com o diâmetro maior. A velocidade de condução será substancialmente maior quando o axônio for mielinizado, porque poucos potenciais de ação são produzidos ao longo de uma determinada extensão do axônio mielinizado.

Condução em um Axônio Mielinizado

A bainha de mielina provê isolamento ao axônio, impedindo a movimentação de Na^+ e K^+ através da membrana. Se a bainha de mielina fosse contínua, os potenciais de ação não poderiam ser produzidos. A mielina possui interrupções – os *nódulos de Ranvier* descritos anteriormente.

Teste Seu Conhecimento Antes de Prosseguir

1. Defina os termos *despolarização* e *repolarização* e ilustre esses processos graficamente.
2. Descreva como a permeabilidade da membrana axônica ao Na^+ e ao K^+ é regulada e como alterações da permeabilidade a esses íons afetam o potencial de membrana.
3. Descreva como o controle do Na^+ e do K^+ na membrana axônica acarreta a produção de um potencial de ação.
4. Explique a lei do tudo-ou-nada dos potenciais de ação e descreva o efeito de uma força de estímulo aumentada sobre a produção do potencial de ação. Como os períodos refratários afetam a freqüência da produção do potencial de ação?
5. Descreva como os potenciais de ação são conduzidos pelas fibras nervosas não-mielinizadas. Por que a condução saltatória nas fibras mielinizadas é mais rápida?

A Sinapse

Os axônios terminam próximos ou, em alguns casos, no ponto de contato com uma outra célula. Quando potenciais de ação atingem o terminal axônico, eles estimulam (ou inibem) direta ou indiretamente a outra célula. Em casos especiais, os potenciais de ação podem passar diretamente de uma célula à outra. No entanto, na maioria dos casos, os potenciais de ação param no terminal axônico, onde estimulam a liberação de um neurotransmissor químico que afeta a célula seguinte.

O Sistema Nervoso: Neurônios e Sinapses

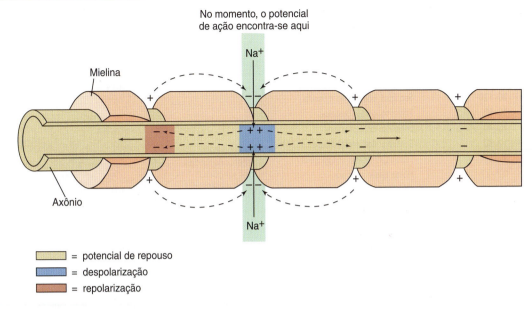

Figura 7.17 **Condução de um impulso nervoso num axônio mielinizado.** Como a bainha de mielina impede a corrente de Na⁺ para o interior, os potenciais de ação somente podem ser produzidos nos espaços da bainha de mielina denominados *nódulos de Ranvier*. Esse "salto" do potencial de ação de um nódulo a outro é conhecido como *condução saltatória*.

Uma **sinapse** é a conexão funcional entre um neurônio e uma segunda célula. No SNC, essa outra célula pode também ser um neurônio. No SNP, a outra célula pode ser tanto um neurônio como uma *célula efetora* de um músculo ou de uma glândula. Embora a fisiologia das sinapses entre neurônios e a das sinapses entre neurônios e células musculares sejam similares, estas últimas são na maioria das vezes denominadas **junções mioneurais** ou **neuromusculares**.

As sinapses entre neurônios geralmente envolvem uma conexão entre o axônio de um neurônio e os dendritos, o corpo celular ou o axônio de um segundo neurônio. Elas são denominadas, respectivamente, *sinapse axodendrítica, axossomática* e *axoaxônica* (Figura 7.18). Em quase todas as sinapses, a transmissão é somente unidirecional – do axônio do primeiro neurônio (ou **neurônio pré-sináptico**) ao segundo neurônio (ou **neurônio pós-sináptico**). Em geral, a sinapse ocorre entre o axônio do neurônio pré-sináptico e os dendritos ou o corpo celular do neurônio pós-sináptico.

No início do século XX, a maioria dos fisiologistas acreditava que as transmissões sinápticas eram *elétricas* – isto é, que os potenciais de ação eram conduzidos diretamente de uma célula à seguinte. Tratava-se de uma suposição lógica, uma vez que os terminais axônicos pareciam tocar as células pós-sinápticas e que o retardo da condução sináptica era extremamente curto (aproximadamente 0,5 ms). No entanto, técnicas histológicas aperfeiçoadas revelaram minúsculas fendas nas sinapses e experimentos demonstraram que as ações dos nervos autônomos podiam ser duplicadas por determinadas substâncias químicas. Isso levou à hipótese de que a transmissão sináptica poderia ser *química* – os terminais axônicos pré-sinápticos poderiam liberar substâncias químicas denominadas **neurotransmissores**, que estimulavam os potenciais de ação das células pós-sinápticas.

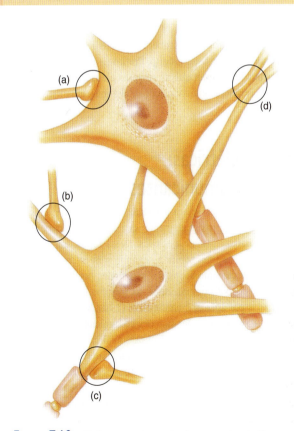

Figura 7.18 **Diferentes tipos de sinapses.** Aqui, são mostradas as sinapses (*a*) axossomática, (*b*) axodendrítica, (*c*) axoaxônica e (*d*) dendrodendrítica.

Tabela 7.4 Velocidades de Condução e Funções de Nervos de Diferentes Diâmetros, em Mamíferos

Diâmetro (μm)	Velocidade de Condução (m/s)	Exemplos de Funções Servidas
12–22	70–120	Sensitiva: posição do músculo
5–13	30–90	Fibras motoras somáticas
3–8	15–40	Sensitiva: tato, pressão
1–5	12–30	Sensitiva: dor, temperatura
1–3	3–15	Fibras autônomas aos gânglios
0,3–1,3	0,7–2,2	Fibras autônomas aos músculos lisos e cardíacos

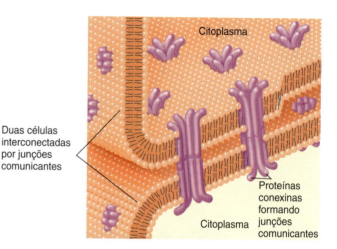

Figura 7.19 A estrutura das junções comunicantes. As junções comunicantes são canais cheios de água nos quais os íons podem passar de uma célula à outra. Isso permite que impulsos sejam conduzidos diretamente de uma célula à outra. Cada junção comunicante é composta por proteínas conexinas. Seis proteínas conexinas de uma membrana plasmática alinham-se com seis proteínas conexinas da outra membrana plasmática para formar uma junção comunicante.

Em 1921, um fisiologista chamado Otto Loewi publicou os resultados de experimentos sugerindo que a transmissão sináptica era de fato química, pelo menos na junção entre um ramo do nervo vago (ver Capítulo 9) e o coração. Ele isolou o coração de um sapo e, enquanto estimulava o ramo do vago que inerva o coração, perfundia este com soro fisiológico. Como era esperado, a estimulação desse nervo reduzia a freqüência cardíaca. Mais importante, a aplicação desse soro fisiológico ao coração de um segundo sapo também provocou redução da freqüência cardíaca.

Loewi concluiu que os terminais axônicos do nervo vago deviam ter liberado uma substância química – a qual denominou *Vagusstoff* – que inibiu a freqüência cardíaca. Essa substância química, **acetilcolina (ACh)**, foi posteriormente identificada. Nas décadas que sucederam a descoberta de Loewi, muitos outros exemplos de sinapses químicas foram descobertos, e a teoria da transmissão sináptica elétrica caiu em descrédito. Por ironia do destino, evidências mais recentes mostraram que as sinapses elétricas existem no sistema nervoso (embora sejam exceções), nos músculos lisos e entre as células cardíacas.

Sinapses Elétricas: Junções Comunicantes

Para que duas células sejam acopladas eletricamente, elas devem possuir tamanhos aproximadamente iguais e ser unidas por áreas de contato com baixa resistência elétrica. Dessa forma, impulsos podem ser regenerados de uma célula à seguinte sem interrupção. Células adjacentes eletricamente acopladas são unidas por **junções comunicantes**. Nas junções comunicantes, as membranas das duas células são separadas por apenas 2 nanômetros (1 nanômetro = 10^{-9} metro). Uma visão da superfície das junções comunicantes ao microscópio eletrônico revela uma disposição hexagonal de partículas que funcionam como canais em que íons e moléculas podem passar de uma célula à outra (Figura 7.19). Atualmente, sabe-se que cada junção comunicante é composta de doze proteínas denominadas *conexinas*, dispostas como tábuas de um barril para formar um poro cheio de água.

As junções comunicantes encontram-se no miocárdio e em alguns músculos lisos, onde permitem a excitação e a contração rítmica de grandes massas de células musculares. As junções comunicantes também foram observadas em várias regiões do encéfalo. Embora a sua importância funcional no encéfalo seja desconhecida, foi especulado que elas podem permitir uma transmissão bidirecional de impulsos (em contraste com as sinapses químicas, que são sempre unidirecionais). As junções comunicantes também foram observadas entre células gliais. Elas podem atuar como canais para a passagem de moléculas que transmitem informações entre as células. A esse respeito, é interessante observar que as junções comunicantes estão presentes em muitos tecidos embrionários e que elas desaparecem à medida que os tecidos se tornam mais especializados.

Sinapses Químicas

A transmissão através da maioria das sinapses do sistema nervoso é unidirecional e ocorre pela liberação de neurotransmissores químicos dos terminais axônicos pré-sinápticos. Esses terminais pré-sinápticos, denominados **botões terminais** por causa de seu aspecto intumescido, são separados da célula pós-sináptica por uma **fenda sináptica** tão estreita (aproximadamente 10 nm) que somente pode ser vista ao microscópio eletrônico (Figura 7.20).

Nos terminais axônicos do neurônio pré-sináptico, as moléculas de neurotransmissores estão contidas em muitas **vesículas sinápticas** pequenas envolvidas por uma membrana. Para que o neurotransmissor contido nessas vesículas seja liberado na fenda sináptica, a membrana da vesícula deve fundir-se com a membrana do axônio no processo de *exocitose* (Capítulo 3). O neurotransmissor é liberado em múltiplos da quantidade contida numa vesícula, e o número de

O Sistema Nervoso: Neurônios e Sinapses

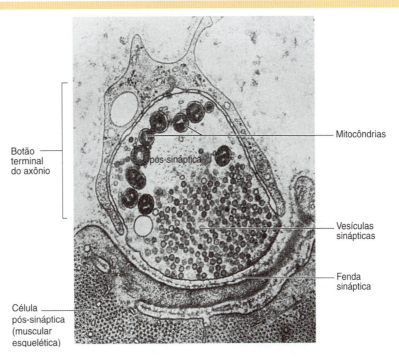

Figura 7.20 Fotomicrografia eletrônica de uma sinapse química. Esta sinapse entre o axônio de um neurônio motor somático e uma célula muscular esquelética mostra as vesículas sinápticas no terminal axônico e na fenda sináptica. As vesículas sinápticas contêm uma substância química neurotransmissora.

vesículas que sofrem a exocitose depende da freqüência dos potenciais de ação produzidos no terminal axônico pré-sináptico. Por essa razão, quando a estimulação do axônio pré-sináptico aumenta, uma quantidade maior de suas vesículas liberará seus neurotransmissores para afetar mais intensamente a célula pós-sináptica.

Potenciais de ação que chegam ao terminal axônico desencadeiam a liberação do neurotransmissor muito rapidamente. A liberação é rápida porque muitas vesículas pós-sinápticas já estão "ancoradas" nas áreas corretas da membrana pré-sináptica antes da chegada dos potenciais de ação. Nesses locais de ancoragem, as vesículas são conectadas a proteínas para formar um *complexo de fusão* associado à membrana pré-sináptica. O complexo de fusão conecta a vesícula ao sítio de ancoragem, mas a fusão real da membrana da vesícula e a membrana do axônio é impedida até a chegada de potenciais de ação.

Canais de cálcio (Ca^{2+}) voltagem-dependentes estão localizados no terminal axônico adjacente aos locais de ancoragem. A chegada dos potenciais de ação no terminal axônico abre esses canais de cálcio voltagem-dependentes, e a difusão do Ca^{2+} para o interior desencadeia a fusão rápida das vesículas sinápticas com a membrana axônica e a liberação do neurotransmissor pela exocitose (Figura 7.21).

Além disso, a difusão do Ca^{2+} para o interior do terminal axônico ativa uma proteína reguladora no interior do citoplasma denominada **calmodulina**, que, por sua vez, ativa uma enzima denominada **proteína cinase**. Essa enzima fosforila (adiciona um grupo fosfato) proteínas específicas conhecidas como *sinapsinas* na membrana da vesícula sináptica. Essa ação pode ajudar a fusão de vesículas sinápticas com a membrana plasmática. O mecanismo de regulação do Ca^{2+}-calmodulina-proteína cinase também é importante na ação de alguns hormônios e, por essa razão, é analisado em mais detalhes no Capítulo 11.

CLÍNICA

A **toxina tetânica** e a **toxina botulínica** são produtos bacterianos que causam paralisia, impedindo a neurotransmissão. Essas neurotoxinas atuam como *proteases* (enzimas que digerem proteínas), digerindo determinados componentes do complexo de fusão e, em consequência, inibindo a exocitose de vesículas sinápticas e impedindo a liberação de neurotransmissor. A toxina botulínica impede a liberação de ACh, causando paralisia flácida; a toxina tetânica bloqueia sinapses inibitórias (analisadas posteriormente), causando paralisia espástica.

Após as moléculas de neurotransmissores serem liberadas dos terminais axônicos pré-sinápticos, elas se difundem rapidamente através da fenda sináptica e atingem a membrana da célula pós-sináptica. A seguir, os neurotransmissores se ligam a **proteínas receptoras** específicas que fazem parte da membrana pós-sináptica. As proteínas receptoras possuem uma alta especificidade pelo seu neurotransmissor, que é o **ligante** da proteína receptora. O termo *ligante* nesse caso refere-se a uma molécula menor (o neurotransmissor) que se liga e forma um complexo com uma molécula de proteína maior (o receptor). A ligação do ligante neurotransmissor à sua proteína receptora provoca a abertura dos canais iônicos na membrana pós-sináptica. Por essa razão, as portas que controlam esses canais podem ser consideradas **portas controladas quimicamente** (ou **controladas por ligante**), porque se abrem em resposta à ligação de um ligante químico ao seu receptor na membrana pós-sináptica da célula.

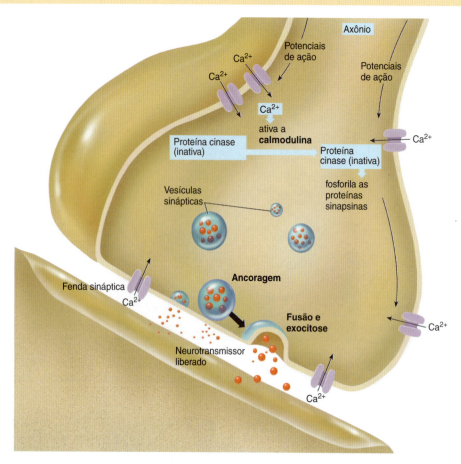

Figura 7.21 **Liberação do neurotransmissor.** Os potenciais de ação, abrindo os canais de Ca^{2+}, estimulam a fusão de vesículas sinápticas ancoradas com a membrana celular dos terminais axônicos. Isso leva à exocitose e à liberação do neurotransmissor. A ativação da proteína cinase pelo Ca^{2+} também pode contribuir para esse processo.

Observe que duas categorias amplas de canais iônicos controlados foram descritas: os *controlados pela voltagem* e os *controlados quimicamente*. Os canais controlados pela voltagem são encontrados basicamente nos axônios, e os canais controlados quimicamente são encontrados na membrana pós-sináptica. Os canais controlados pela voltagem abrem-se em resposta à despolarização, e os controlados quimicamente abrem-se em resposta à ligação de proteínas receptoras pós-sinápticas aos seus ligantes neurotransmissores.

Os canais controlados quimicamente são abertos por vários mecanismos diferentes, e os efeitos da abertura desses canais variam. A abertura de canais iônicos produz com freqüência uma despolarização – o interior da membrana pós-sináptica torna-se menos negativo. Essa despolarização denomina-se **potencial excitatório pós-sináptico (PEPS)**, porque o potencial de membrana se move em direção ao limiar. Em outros casos, ocorre a hiperpolarização – o interior da membrana pós-sináptica torna-se mais negativo. Essa hiperpolarização é denominada **potencial inibitório pós-sináptico (PIPS)**, porque o potencial de membrana se distancia do limiar. Os mecanismos de produção dos PEPSs e PIPSs estão descritos nas seções seguintes que tratam dos diferentes tipos de neurotransmissores.

Os potenciais excitatórios pós-sinápticos, como seu nome indica, estimulam a célula pós-sináptica a produzir potenciais de ação, e os potenciais inibitórios pós-sinápticos antagonizam esse efeito.

Nas sinapses entre o axônio de um neurônio e os dendritos de um outro, os PEPSs e os PIPSs são produzidos nos dendritos e devem propagar-se até o segmento inicial do axônio para influenciar a produção do potencial de ação (Figura 7.22). A despolarização total produzida pela somação dos PEPSs no segmento inicial do axônio determina se o axônio desencadeará potenciais de ação e a freqüência com que ele os desencadeará. Uma vez que os primeiros potenciais de ação sejam produzidos, eles irão se regenerar ao longo do axônio, conforme descrito anteriormente.

Teste Seu Conhecimento Antes de Prosseguir

1. Descreva a estrutura, as localizações e as funções das junções comunicantes.
2. Descreva a localização dos neurotransmissores num axônio e explique a relação entre a atividade axônica pré-sináptica e a quantidade de neurotransmissores liberada.
3. Descreva a seqüência de eventos em que os potenciais de ação estimulam a liberação de neurotransmissores pelos axônios pré-sinápticos.
4. Diferencie os canais iônicos voltagem-dependentes e os controlados quimicamente.

O Sistema Nervoso: Neurônios e Sinapses

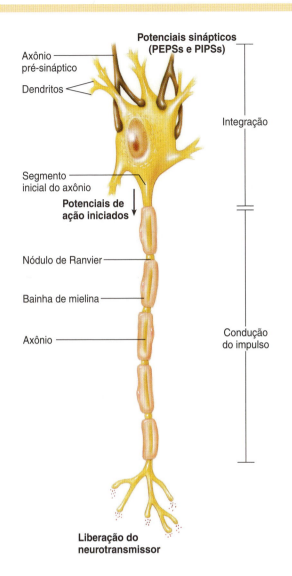

Figura 7.22 Especialização funcional das diferentes regiões de um neurônio multipolar. A integração dos estímulos (PEPSs e PIPSs) geralmente ocorre nos dendritos e no corpo celular, com o axônio servindo para conduzir potenciais de ação.

Acetilcolina Como Neurotransmissor

Quando a acetilcolina (ACh) se liga ao seu receptor, ela produz direta ou indiretamente a abertura de canais controlados quimicamente. Em muitos casos, isso acarreta uma despolarização denominada potencial excitatório pós-sináptico (ou PEPS). Contudo, em alguns casos, a ACh produz uma hiperpolarização conhecida como potencial inibitório pós-sináptico (ou PIPS).

A **acetilcolina** (**ACh**) é utilizada como um neurotransmissor excitatório por alguns neurônios do SNC e por neurônios motores somáticos, na junção neuromuscular. Nas terminações nervosas autônomas, a ACh pode tanto ser excitatória como inibitória, dependendo do órgão envolvido.

As respostas variadas das células pós-sinápticas à mesma substância química podem ser parcialmente explicadas pelo fato de diferentes células pós-sinápticas possuírem diferentes subtipos de receptores da ACh. Esses subtipos de receptores podem ser estimulados especificamente por determinadas toxinas e são nomeados de acordo com elas. O efeito estimulador da ACh sobre as células dos músculos esqueléticos é produzido pela ligação da ACh com os **receptores nicotínicos da ACh**, assim chamados porque também podem ser ativados pela nicotina. Os efeitos da ACh sobre outras células ocorrem quando ela se liga a **receptores muscarínicos da ACh**. Esses efeitos também podem ser produzidos pela muscarina (uma droga derivada de certos cogumelos venenosos).

Canais Regulados Quimicamente

A ligação de um neurotransmissor à sua proteína receptora pode causar a abertura de canais iônicos por dois mecanismos diferentes, os quais podem ser ilustrados pelas ações da ACh sobre os subtipos nicotínico e muscarínico dos receptores da ACh.

Canais Operados Por Ligante

Trata-se do mecanismo mais direto de abertura das comportas de canais controladas quimicamente. Nesse caso, os canais iônicos atravessam o receptor em si. O canal iônico é aberto pela ligação do receptor ao ligante neurotransmissor.

Esse é o caso quando a ACh se liga ao seu receptor nicotínico. Esse receptor constitui-se de cinco subunidades polipeptídicas que encerram o canal iônico. Duas dessas subunidades contêm sítios de ligação da ACh, e o canal se abre quando ambos os sítios se ligam à ACh (Figura 7.23). A abertura desse canal permite a difusão simultânea do Na^+ para o interior da célula pós-sináptica e do K^+ para o seu exterior. Contudo, os efeitos do influxo de Na^+ predominam por causa de seu gradiente eletroquímico mais acentuado. Isso produz a despolarização de um potencial excitatório pós-sináptico.

Embora a difusão de Na^+ para o interior da célula predomine num PEPS, a concomitante difusão do K^+ para o exterior impede que a despolarização ultrapasse 0 mV. Por essa razão, a polaridade da membrana não se reverte num PEPS como o faz num potencial de ação. (Lembre-se de que os potenciais de ação são produzidos por canais separados de Na^+ e K^+ voltagem-dependentes, sendo que o canal de K^+ somente se abre após o de Na^+ ter sido fechado.)

A Tabela 7.5 apresenta uma comparação entre os PEPSs e os potenciais de ação. Os potenciais de ação ocorrem nos axônios, onde estão localizados os canais voltagem-dependentes, enquanto os PEPSs ocorrem nos dendritos e no corpo celular. Ao contrário dos potenciais de ação, os PEPSs não possuem *limiar*. A ACh liberada de uma única vesícula sináptica produz uma despolarização minúscula da membrana pós-sináptica. Quando o número de vesículas estimuladas para liberar a ACh aumenta, a despolarização sofre um aumento proporcional. Portanto, do ponto de vista de sua magnitude, os PEPSs são *graduados*, ao contrário dos potenciais de ação,

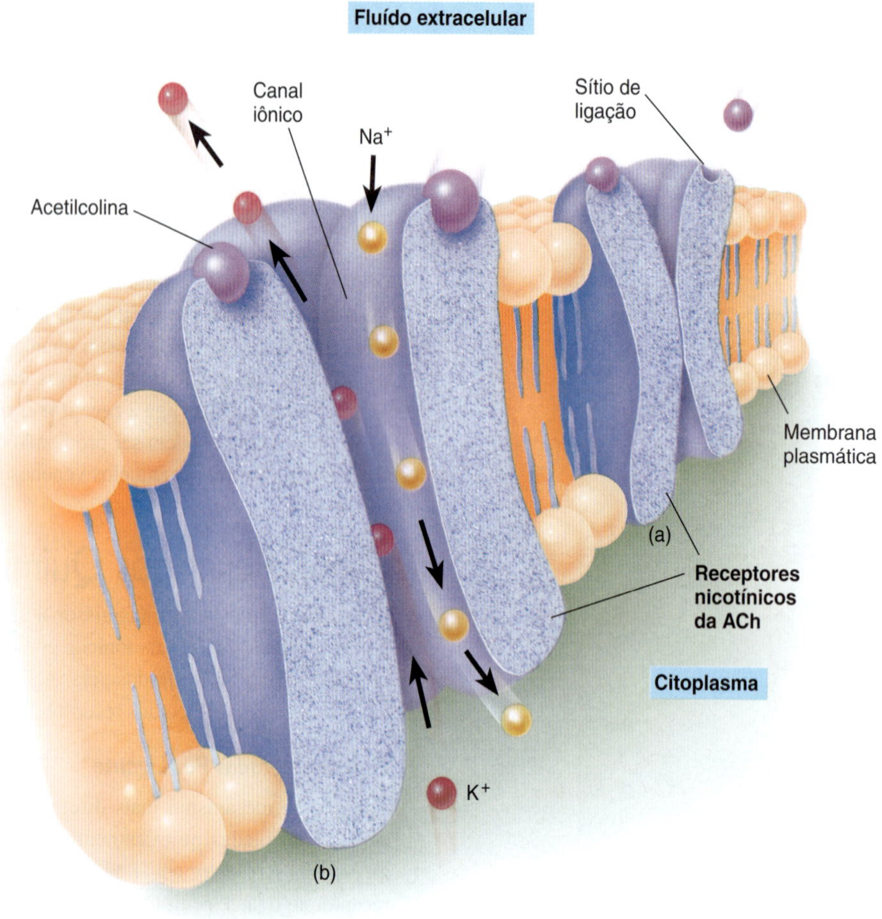

Figura 7.23 Os receptores nicotínicos da acetilcolina (ACh) também funcionam como canais iônicos. O receptor nicotínico da acetilcolina contém um canal que permanece fechado (a) até o receptor ligar-se à ACh. (b) O Na⁺ e o K⁺ difundem-se simultaneamente e em direções opostas através do canal iônico aberto.

que são regidos pela lei do tudo-ou-nada. Como os PEPSs podem ser graduados e *não possuem período refratário*, eles são capazes de *somação*. Isto é, as despolarizações de vários PEPSs diferentes podem ser adicionadas. Os potenciais de ação não podem ser somados em razão de serem regidos pela lei do tudo-ou-nada e pelos períodos refratários que apresentam.

A fraqueza muscular da doença **miastenia grave** deve-se ao fato dos receptores da ACh serem bloqueados e destruídos por anticorpos secretados pelo sistema imunológico da pessoa afetada. A paralisia apresentada pelas pessoas que ingerem moluscos que contêm saxitoxina ou o peixe baiacu, que contém a tetrodotoxina, é resultante do bloqueio dos canais de Na⁺. Os efeitos desses e de outros venenos sobre a transmissão neuromuscular estão resumidos na Tabela 7.6.

Indícios Para a Investigação Clínica

Lembre-se de que Sandra apresentou paralisia flácida e dificuldade respiratória após consumir mexilhões e lulas colhidos na região litorânea.

Mexilhões e lulas filtram alimentos que podem concentrar o veneno nos organismos responsáveis pela maré vermelha. Como a ingestão de mexilhões e lulas pode ter causado paralisia flácida em Sandra?

Canais Operados Pela Proteína G

Os receptores muscarínicos da ACh são formados por apenas uma subunidade, que pode se ligar a uma molécula de ACh. Ao contrário dos receptores nicotínicos, esses receptores não contêm canais iônicos. Os canais iônicos são proteínas separadas localizadas a alguma distância dos receptores muscarínicos. A ligação da ACh (o ligante) ao receptor muscarínico faz com que ela ative um complexo de pro-

Tabela 7.5 Comparação Entre os Potenciais de Ação e os Potenciais Excitatórios Pós-Sinápticos (PEPSs)

Característica	Potencial de Ação	Potencial Excitatório Pós-sináptico
Estímulo para abertura dos canais iônicos	Despolarização	Acetilcolina (ACh)
Efeito inicial do estímulo	Abertura dos canais de Na^+	Abertura comum dos canais de Na^+ e K^+
Causa da repolarização	Abertura dos canais de K^+	Perda de cargas positivas intracelulares com o tempo e a distância
Distância da condução	Regenerada ao longo do axônio	1–2 mm; um potencial localizado
Retroalimentação positiva entre a despolarização e a abertura dos canais de Na^+	Sim	Não
Despolarização máxima	+40 mV	Próxima de zero
Somação	Ausência de somação – evento regido pela lei do tudo-ou-nada	Somação de PEPSs produzindo despolarizações graduadas
Período refratário	Sim	Não
Efeito de drogas	Inibido pela tetrodotoxina, não pelo curare	Inibido pelo curare, não pela tetrodotoxina

Tabela 7.6 Drogas Que Afetam o Controle Neural dos Músculos Esqueléticos

Droga	Origem	Efeitos
Toxina botulínica	Produzida pela bactéria *Clostridium botulinum*	Inibe a liberação da acetilcolina (ACh)
Curare	Resina de uma árvore sul-americana	Impede a interação entre a ACh e a proteína receptora pós-sináptica
α-Bungarotoxina	Veneno de serpentes *Bungarus*	Liga-se a proteínas receptoras de ACh e impede a ligação das ACh
Saxitoxina	Alga que produz a maré vermelha (*Gonyaulax*)	Bloqueia os canais de Na^+ voltagem-dependente
Tetrodotoxina	Baiacu	Bloqueia os canais de Na^+ voltagem-dependente
Gás nervoso	Artificial	Inibe a acetilcolinesterase na membrana pós-sináptica
Neostigmina	Feijão nigeriano	Inibe a acetilcolinesterase na membrana pós-sináptica
Estricnina	Sementes de uma árvore asiática	Impede os PIPSs na medula espinal que inibem a contração de músculos antagonistas

teínas na membrana celular conhecido como **proteínas G** – assim denominado porque sua atividade é influenciada pelos nucleotídeos guanosina (GDP e GTP).

Existem três subunidades da proteína G, designadas alfa, beta e gama. Em resposta à ligação da ACh ao seu receptor, a subunidade alfa dissocia-se das outras duas subunidades, as quais se unem para formar um complexo beta-gama. Dependendo do caso específico, a subunidade alfa ou o complexo beta-gama difunde-se através da membrana até ligar-se a um canal iônico, provocando a sua abertura (Figura 7.24). Logo após, a subunidade alfa (ou o complexo beta-gama) da proteína G dissocia-se do canal e volta à sua posição anterior. Isso provoca o fechamento do canal. As etapas desse processo estão resumidas na Tabela 7.7.

A ligação da ACh a seus receptores muscarínicos afeta indiretamente a permeabilidade dos canais de K^+. Isso pode produzir hiperpolarização em alguns órgãos (quando os canais de K^+ são abertos) e despolarização em outros (quando os canais de K^+ são fechados). Exemplos específicos devem esclarecer esse ponto.

Cientistas descobriram que o complexo beta-gama se liga aos canais de K^+ das células miocárdicas e faz com que eles se abram (Figura 7.24). Isso acarreta a difusão do K^+ para fora da célula pós-sináptica (porque essa é a direção do seu gradiente de concentração). Como resultado, a célula torna-se hiperpolarizada, produzindo um potencial inibitório pós-sináptico (PIPS). Por exemplo, esse efeito é produzido no coração quando fibras nervosas autônomas (parte do nervo vago) fazem sinapse com células marca-passo e diminuem a

Tabela 7.7 Etapas da Ativação e da Inativação das Proteínas G

Etapa 1	As proteínas G – alfa, beta e gama – são unidas e ligam-se ao GDP antes da chegada do neurotransmissor.
Etapa 2	O ligante (substância química neurotransmissora) liga-se ao seu receptor na membrana.
Etapa 3	O GDP é liberado, e a subunidade alfa das proteínas G liga-se ao GTP.
Etapa 4	Isso provoca a dissociação da subunidade alfa das subunidades beta-gama.
Etapa 5	Em diferentes casos, a subunidade alfa ou o complexo beta-gama podem interagir com canais iônicos da membrana ou com enzimas ligadas à membrana.
Etapa 6	A desativação é iniciada pela hidrólise do GTP em GDP pela subunidade alfa.
Etapa 7	Novamente ligada ao GDP, a subunidade alfa une-se de volta ao complexo beta-gama para formar as proteínas G alfa-beta-gama.

freqüência cardíaca. Deve-se observar que a inibição também ocorre no SNC em resposta a outros neurotransmissores, mas os PIPSs são produzidos por um mecanismo diferente.

Há casos em que a subunidade alfa é o efetor, e exemplos de seus efeitos, substancialmente diferentes, são mostrados na Figura 7.24. Nas células musculares lisas do estômago, a ligação da ACh aos seus receptores muscarínicos faz com que um tipo diferente de subu-

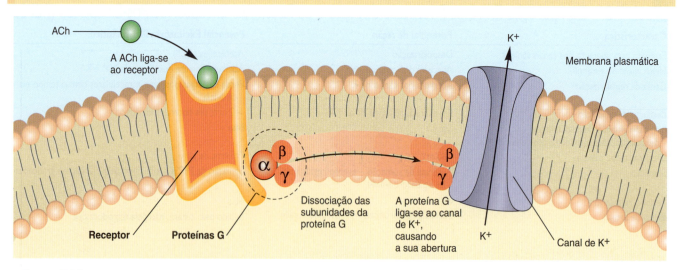

Figura 7.24 Os receptores muscarínicos da ACh exigem a mediação das proteínas G. A figura mostra os efeitos da ACh sobre as células marca-passo do coração. A ligação da ACh aos seus receptores muscarínicos faz com que as subunidades beta-gama se dissociem da subunidade alfa. A seguir, o complexo beta-gama das proteínas G liga-se a um canal de K$^+$, provocando a sua abertura. Ocorre a difusão do K$^+$ para o exterior, reduzindo a freqüência cardíaca.

nidade alfa da proteína G se dissocie e se ligue aos canais de K$^+$. No entanto, nesse caso, a ligação da subunidade da proteína G aos canais de K$^+$ faz com que os canais se fechem em vez de se abrirem. Como conseqüência, a difusão do K$^+$ para o exterior, que ocorre em uma taxa progressiva numa célula em repouso, é reduzida abaixo dos níveis de repouso. Já que o potencial de repouso da membrana se mantém em equilíbrio entre o influxo e o efluxo de cátions da célula, uma redução do efluxo do K$^+$ produz uma despolarização que, nessas células musculares lisas, acarreta contrações gástricas (ver Capítulo 12).

Acetilcolinesterase (AChE)

A ligação entre a ACh e sua proteína receptora dura apenas um breve instante. O complexo ACh-receptor dissocia-se rapidamente, mas pode ser reformado na mesma velocidade enquanto existir ACh livre nas adjacências. Para que a atividade da célula pós-sináptica seja interrompida, a ACh livre deve ser inativada muito rapidamente após a sua liberação. A inativação da ACh é proporcionada pela enzima **acetilcolinesterase** (ou **AChE**), que está localizada sobre a membrana pós-sináptica ou logo após a membrana, com o seu sítio ativo cobrindo a fenda sináptica (Figura 7.25).

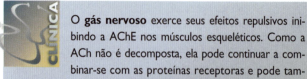

O **gás nervoso** exerce seus efeitos repulsivos inibindo a AChE nos músculos esqueléticos. Como a ACh não é decomposta, ela pode continuar a combinar-se com as proteínas receptoras e pode também estimular a célula pós-sináptica, acarretando a paralisia espástica. Clinicamente, os inibidores da colinesterase (como a neostigmina) são utilizados para melhorar os efeitos da ACh sobre a contração muscular quando a transmissão neuromuscular é fraca, como na doença *miastenia grave*.

Acetilcolina no SNP

Neurônios motores somáticos formam sinapses com células musculares esqueléticas (fibras musculares). Nessas sinapses (ou **junções neuromusculares**), a membrana pós-sináptica da fibra muscular é conhecida como *placa motora terminal*. Por essa razão, os PEPSs produzidos pela acetilcolina nas fibras musculares esqueléticas são com freqüência denominados **potenciais de placa motora**. Essa despolarização abre canais voltagem-dependentes adjacentes à placa motora. Os canais voltagem-dependentes produzem potenciais de ação na fibra muscular, e estes são reproduzidos por outros canais voltagem-dependentes ao longo da membrana da célula muscular. Essa condução é análoga à condução dos potenciais de ação pelos axônios. Ela é importante porque os potenciais de ação das fibras musculares estimulam a contração muscular (conforme descrito no Capítulo 12).

Indícios Para a Investigação Clínica

Lembre-se de que Sandra apresentou paralisia flácida e dificuldade respiratória após consumir mexilhões e lulas colhidos no litoral.
O que lhe causou dificuldade respiratória?

Quando qualquer estágio do processo da transmissão neuromuscular é bloqueado, pode ocorrer fraqueza muscular – algumas vezes levando à paralisia e à morte. Por exemplo, a droga *curare* compete com a ACh na ligação com os receptores nicotínicos da ACh e, por conseguinte, reduz o tamanho dos potenciais de placa motora (ver Tabela 7.6). Essa droga foi utilizada inicialmente em dardos por índios sul-americanos porque produzia paralisia flácida em suas vítimas. Clinicamente, o curare é utilizado em cirurgias como relaxante muscular e na eletroconvulsoterapia para impedir danos musculares.

O Sistema Nervoso: Neurônios e Sinapses

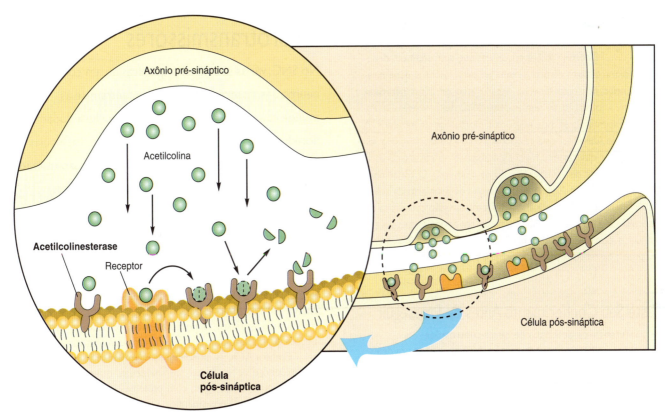

■ **Figura 7.25** **Ação da acetilcolinesterase (AChE).** A AChE da membrana pós-sináptica inativa a ACh liberada na fenda sináptica. Isso impede a estimulação contínua da célula pós-sináptica, exceto quando mais ACh é liberada pelo axônio.

Neurônios motores autônomos inervam o miocárdio, os músculos lisos dos vasos sanguíneos, vísceras e glândulas. Como mencionado anteriormente, há duas classificações para os nervos autônomos: simpáticos e parassimpáticos. A maioria dos axônios parassimpáticos que inervam os órgãos efetores utiliza a ACh como neurotransmissor. Em alguns casos, esses axônios têm um efeito inibitório sobre os órgãos que inervam em consequência da ligação da ACh a receptores muscarínicos da ACh. A ação do nervo vago na redução da freqüência cardíaca é um exemplo desse efeito inibitório. Em outros casos, a ACh liberada pelos neurônios autônomos produz efeitos estimulantes da maneira aqui descrita. As estruturas e as funções do sistema autônomo são apresentadas no Capítulo 9.

Acetilcolina no SNC

Existem muitos **neurônios colinérgicos** (que utilizam ACh como neurotransmissor) no SNC, onde os terminais axônicos de um neurônio geralmente formam sinapses com os dendritos ou o corpo celular de um outro. Portanto, os dendritos e o corpo celular servem como áreas receptivas do neurônio, e nessas regiões estão localizadas as proteínas receptoras de neurotransmissores e os canais controlados quimicamente. Os primeiros canais voltagem-dependentes estão localizados na *proeminência axônica*, uma elevação em forma de cone sobre o corpo celular a partir da qual o axônio emerge. O *segmento inicial* do axônio, a região não-mielinizada do axônio em torno da proeminência axônica, possui uma alta concentração de canais voltagem-dependentes. É nessa região que os potenciais de ação são primeiramente produzidos (ver Figura 7.22).

Despolarizações – PEPSs – dos dendritos e do corpo celular disseminam-se pelas propriedades de cabo até o segmento inicial do axônio para estimular potenciais de ação. Quando a despolarização se encontrar no nível ou acima do limiar no momento em que ele atingir o segmento inicial do axônio, o PEPS estimulará a produção de potenciais de ação, que podem então se regenerar ao longo do axônio. No entanto, quando o PEPS se encontrar abaixo do limiar no segmento inicial, não serão produzidos potenciais de ação na célula pós-sináptica (Figura 7.26). Graduações da força do PEPS acima do limiar determinam a freqüência com que os potenciais de ação serão produzidos na proeminência axônica e em cada ponto do axônio onde o impulso é conduzido. Os potenciais de ação que começam no segmento inicial do axônio são conduzidos sem perda de amplitude em direção aos terminais axônicos.

Neste capítulo, o potencial de ação foi introduzido, descrevendo-se os eventos que ocorrem quando um estímulo de despolarização é produzido artificialmente por eletrodos estimuladores. Agora, é evidente que os PEPSs, conduzidos a partir dos dendritos e do corpo celular, servem como estímulos normais para a produção de potenciais de ação na proeminência axônica, e que os potenciais de ação nesse ponto servem como estímulos de despolarização para a região seguinte, e assim por diante. Essa cadeia de eventos encerra-se nos botões terminais do axônio, onde o neurotransmissor é liberado.

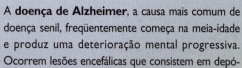

A **doença de Alzheimer**, a causa mais comum de doença senil, freqüentemente começa na meia-idade e produz uma deterioração mental progressiva. Ocorrem lesões encefálicas que consistem em depósitos extracelulares densos de uma proteína insolúvel denominada *proteína beta-amilóide* e na degeneração de fibras nervosas. Ocorre a formação de fibrilas retorcidas, denominadas *emaranhados neurofibrilares*, nos neurônios mortos ou agonizantes. A doença de Alzheimer está relacionada com a perda de neurônios colinérgicos que terminam no hipocampo e no córtex cerebral (área envolvida no armazenamento da memória). O tratamento atual da doença de Alzheimer inclui o uso de inibidores da acetilcolinesterase (AChE) para aumentar a transmissão colinérgica no encéfalo e o uso de vitamina E e de outros antioxidantes para limitar o estresse oxidativo produzido pelos radicais livres (ver Capítulo 6), os quais podem contribuir para a lesão neural.

Monoaminas Como Neurotransmissores

No SNC, várias substâncias químicas atuam como neurotransmissores. Entre elas, encontram-se as monoaminas, uma família química que inclui a dopamina, a noradrenalina e a serotonina. Embora essas moléculas possuam mecanismos de ação similares, elas são utilizadas por diferentes neurônios para diferentes funções.

As moléculas reguladoras adrenalina, noradrenalina, dopamina e serotonina pertencem a uma família química denominada **monoaminas**. A serotonina deriva do aminoácido triptofano. A adrenalina, a noradrenalina e a dopamina derivam do aminoácido tirosina e formam a subfamília das monoaminas denominadas **catecolaminas** (ver no Capítulo 9, a Figura 9.9). A adrenalina (também chamada epinefrina) é um hormônio secretado pelas glândulas supra-renais, e não um neurotransmissor; a noradrenalina, contudo, exerce tanto as funções de um hormônio como as de um neurotransmissor.

Como a ACh, as monoaminas neurotransmissoras são liberadas pela exocitose de vesículas pré-sinápticas, difundem-se através da fenda sináptica e interagem com proteínas receptoras específicas da membrana da célula pós-sináptica. Os efeitos estimulantes dessas monoaminas, como os da ACh, devem ser rapidamente inibidos para que seja mantido um controle neural adequado. A inibição da ação das monoaminas é conseqüência (1) da recaptação de monoaminas para o interior das terminações neurais pré-sinápticas, (2) da decomposição enzimática de monoaminas nas terminações neurais pré-sinápticas pela *monoamino oxidase* (*MAO*) e (3) da decomposição enzimática de catecolaminas no neurônio pós-sináptico pela *catecol-O-metiltransferase* (*COMT*). Esse processo é ilustrado na Figura 7.27.

Teste Seu Conhecimento Antes de Prosseguir

1. Diferencie os dois tipos de canais controlados quimicamente e explique como a ACh abre cada um deles.
2. Cite um local onde a ACh provoca efeitos estimulantes. Onde ela exerce efeitos inibitórios? Como a estimulação e a inibição ocorrem?
3. Descreva a função da acetilcolinesterase e analise a sua importância fisiológica.
4. Compare as propriedades dos PEPSs e dos potenciais de ação e cite onde esses eventos ocorrem num neurônio pós-sináptico.
5. Explique como os PEPSs produzem potenciais de ação no neurônio pós-sináptico.

Os **inibidores da monoamina oxidase (MAO)** são drogas que bloqueiam a monoamina oxidase, a enzima presente nas terminações sinápticas que decompõe as catecolaminas e a serotonina após estas serem captadas da fenda sináptica. Portanto, essas drogas promovem a transmissão nas sinapses que utilizam as monoaminas como neurotransmissores. Essas drogas demonstraram ser úteis no tratamento da depressão clínica, sugerindo que a transmissão de monoaminas contribui para esse distúrbio. Um inibidor da MAO também é utilizado no tratamento da doença de Parkinson porque ele aumenta a capacidade da dopamina de atuar como neurotransmissor.

Indícios Para a Investigação Clínica

Lembre-se de que Sandra faz uso de um inibidor da MAO e que a concentração da droga em seu sangue não se encontrava tão alta.
- *Por que Sandra estaria usando uma droga inibidora da MAO?*
- *Por que os que a atenderam suspeitaram que ela tivesse um distúrbio neuromuscular?*

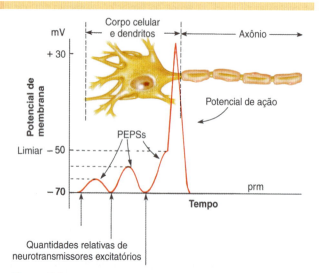

■ **Figura 7.26** A natureza graduada dos potenciais excitatórios pós-sinápticos (PEPSs). Estímulos de força crescente produzem quantidades crescentes de despolarização. Quando o nível limiar de despolarização é produzido, potenciais de ação são gerados no axônio.

O Sistema Nervoso: Neurônios e Sinapses

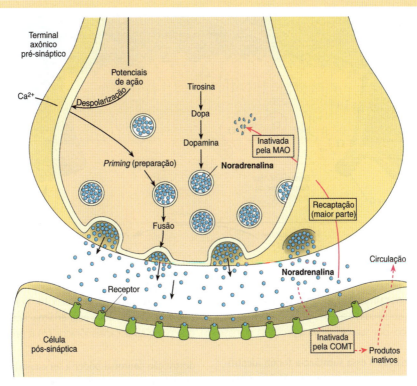

■ **Figura 7.27** Produção, liberação e recaptação do neurotransmissor catecolamina. O transmissor combina-se com proteínas receptoras na membrana pós-sináptica. (COMT = catecol-O-metiltransferase; MAO = monoamina oxidase.)

As monoaminas neurotransmissoras não provocam diretamente a abertura de canais iônicos na membrana pós-sináptica. Em vez disso, elas atuam por meio de um regulador intermediário, conhecido como **segundo mensageiro**. No caso de algumas sinapses que utilizam catecolaminas para a transmissão sináptica, esse segundo mensageiro é um composto conhecido como **adenosina monofosfato cíclica (AMPc)**. Embora outras sinapses possam utilizar outros segundos mensageiros, levaremos em consideração somente a função da AMPc como segundo mensageiro. Outros sistemas de segundo mensageiro são analisados em conjunto com a ação hormonal no Capítulo 11.

Por exemplo, a ligação da noradrenalina com o seu receptor na membrana pós-sináptica estimula a dissociação da subunidade alfa da proteína G das outras subunidades do complexo (Figura 7.28). Essa subunidade difunde-se na membrana até ligar-se a uma enzima denominada *adenilato ciclase* (também conhecida como *adenil ciclase*). Essa enzima converte a ATP em AMP cíclico (AMPc) e pirofosfato (dois fosfatos inorgânicos) dentro do citoplasma celular pós-sináptico. Por sua vez, o AMP cíclico ativa uma outra enzima, a *proteína cinase*, a qual fosforila (adiciona um grupo fosfato) outras proteínas (Figura 7.28). Esse mecanismo abre canais iônicos na membrana pós-sináptica.

Serotonina Como Neurotransmissor

A **serotonina**, ou *5-hidroxitriptamina (5-HT)*, é utilizada como neurotransmissor pelos neurônios com corpos celulares nos chamados *núcleos da rafe* localizados ao longo da linha mediana do tronco encefálico (ver Capítulo 8). A serotonina é derivada do aminoácido L-triptofano; variações na quantidade desse aminoácido na dieta (alimentos ricos em triptofano incluem o leite e o peru) podem afetar a quantidade de serotonina produzida pelos neurônios. As funções fisiológicas atribuídas à serotonina incluem um papel na regulação do humor e do comportamento, do apetite e da circulação encefálica.

Como o LSD (um alucinógeno potente) imita a estrutura e, conseqüentemente, a função da serotonina, cientistas suspeitaram durante muito tempo que a serotonina devia influenciar o humor e a emoção. Essa suspeita foi confirmada pelas ações de drogas antidepressivas (*Prozac*, *Paxil*, *Zoloft* e *Luvox*) que atuam como **inibidores específicos da recaptação da serotonina**. Quando bloquearam a recaptação da serotonina para o interior das terminações pré-sinápticas e, por conseguinte, aumentaram a eficácia da transmissão da serotonina nas sinapses, essas drogas demonstraram ser eficazes no tratamento da depressão.

As diversas funções da serotonina estão relacionadas ao fato de haver um grande número de diferentes subtipos de receptores da serotonina – até o momento, são conhecidos mais de 12. Por essa razão, enquanto o Prozac pode ser administrado para aliviar a depressão, uma outra droga que promove a ação da serotonina é algumas vezes utilizada para reduzir o apetite de pacientes obesos. Uma outra droga que pode ativar um receptor da serotonina diferente é utilizada no tratamento da ansiedade, e ainda outra que promove a ação da serotonina é administrada para aliviar enxaquecas. Deve-se observar que os outros neurotransmissores monoaminas, a dopamina e a noradrenalina, também influenciam o humor e o comportamento de uma maneira que complementa as ações da serotonina.

Dopamina Como Neurotransmissor

Neurônios que utilizam a **dopamina** como neurotransmissor são denominados **neurônios dopaminérgicos**. Os neurônios que possuem proteínas receptoras da dopamina na membrana pós-sináptica e que,

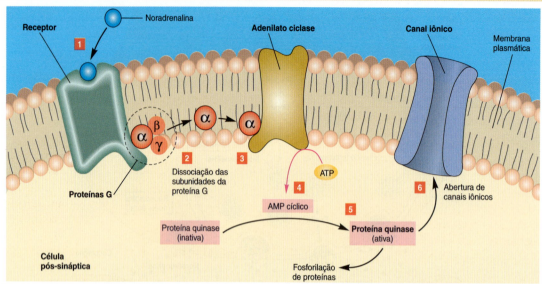

■ **Figura 7.28** A ação da noradrenalina exige proteínas G. A ligação da noradrenalina ao seu receptor (1) causa a dissociação de proteínas G (2). A ligação da subunidade alfa da proteína G à enzima adenilato ciclase (3) ativa esta enzima, acarretando a produção de AMP cíclico (4). O AMP cíclico, por sua vez, ativa a proteína quinase (5), que pode abrir canais iônicos (6) e produzir outros efeitos.

conseqüentemente, são responsivos a essa substância foram identificados no tecido encefálico em exames *post-mortem*. Mais recentemente, a localização desses receptores foi observada no encéfalo vivo com o auxílio da técnica da *tomografia computadorizada por emissão de pósitrons* (*PET*) (ver Capítulo 8). Essas investigações foram estimuladas pelo grande interesse clínico em relação aos efeitos dos neurônios dopaminérgicos.

Os corpos celulares dos neurônios dopaminérgicos estão extremamente concentrados no mesencéfalo. Seus axônios projetam-se para diferentes partes do encéfalo e podem ser divididos em dois sistemas: o *sistema nigrostriatal da dopamina*, envolvido no controle motor, e o *sistema mesolímbico da dopamina*, envolvido na via de recompensa emocional (ver Capítulo 8, Figura 8.17).

Sistema Nigrostriatal da Dopamina

Os corpos celulares do **sistema nigrostriatal da dopamina** estão localizados numa parte do mesencéfalo denominada *substantia nigra* (ou substância negra), porque contém o pigmento melanina. Os neurônios da substância negra enviam fibras a um grupo de núcleos conhecidos coletivamente como *corpus striatum* (ou corpo estriado) por causa de sua aparência estriada – daí o termo *sistema nigrostriatal*. Essas regiões fazem parte dos *núcleos basais* – grandes massas de corpos celulares de neurônios localizadas profundamente no cérebro e envolvidas no início de movimentos da musculatura esquelética (Capítulo 8). Existem muitas evidências de que a **doença de Parkinson** seja causada pela degeneração dos neurônios dopaminérgicos da substância negra. A doença de Parkinson é a segunda doença neurodegenerativa mais comum (após a doença de Alzheimer) e está associada a sintomas como rigidez e tremores musculares, dificuldade para iniciar movimentos e a fala, além de outros problemas motores graves. Os pacientes geralmente são tratados com L-dopa e inibidores da MAO, numa tentativa de se aumentar a transmissão dopaminérgica.

A causa da degeneração dos neurônios dopaminérgicos na doença de Parkinson não está clara. Alguns cientistas acreditam que a destruição neuronal poderia ser causada por radicais livres (superóxido e óxido nítrico), talvez liberados pela micróglia hiperativa, que produz lesão oxidativa.

Sistema Mesolímbico da Dopamina

O **sistema mesolímbico da dopamina** envolve neurônios que se originam no mesencéfalo e enviam axônios para estruturas do prosencéfalo, as quais fazem parte do sistema límbico (ver Capítulo 8). A dopamina liberada por esses neurônios pode estar envolvida no comportamento e na via da recompensa emocional. Por exemplo, vários estudos envolvendo gêmeos humanos separados ao nascimento e criados em ambientes diferentes e outros estudos envolvendo o uso de ratos implicaram o gene que codifica um subtipo de receptor da dopamina (designado como D_2) no alcoolismo. Sabe-se também que outras drogas que produzem dependência (incluindo a cocaína, a morfina e as anfetaminas) ativam vias dopaminérgicas.

A **cocaína** – um estimulante relacionado às anfetaminas no que diz respeito à sua ação – vem sendo amplamente consumida de modo abusivo nos Estados Unidos. Embora o uso inicial dessa droga produza sensações de euforia e de adequação social, o uso contínuo leva à retração social, à depressão, à dependência de doses cada vez maiores e a doenças cardiovasculares e renais graves que podem causar insuficiência cardíaca ou renal. Os numerosos efeitos da cocaína sobre o sistema nervoso central parecem ser mediados por um mecanismo primário: a cocaína liga-se a transportadores da recaptação da dopamina, da noradrenalina e da serotonina e bloqueia a recaptação para o interior das terminações axônicas pré-sinápticas. Isso acarreta a hiperestimulação das vias neurais que utilizam a dopamina como neurotransmissor.

Estudos recentes demonstraram que o álcool, as anfetaminas, a cocaína, a maconha e a morfina promovem a atividade dos neurônios dopaminérgicos que emergem no mesencéfalo e terminam num local particular, o *nucleus accumbens* (ou núcleo acumbente) do prosencéfalo. Curiosamente, recentemente se demonstrou que a nicotina também promove a liberação de dopamina pelos axônios que terminam nesse local. Isso sugere que o mecanismo fisiológico da adição à nicotina dos tabagistas seja semelhante ao de outras drogas utilizadas de forma abusiva.

Todas as drogas utilizadas no tratamento da esquizofrenia (drogas chamadas *neurolépticos*) atuam como antagônicos do subtipo D_2 do receptor da dopamina. Isso sugere que a hiperatividade das vias mesolímbicas da dopamina contribui para a esquizofrenia, um conceito que ajuda a explicar a razão pela qual os indivíduos com doença de Parkinson podem desenvolver sinais de esquizofrenia quando tratados com doses muito elevadas de L-dopa. Deve ser observado que anormalidades de outros neurotransmissores (incluindo a noradrenalina e o glutamato) também podem contribuir para a esquizofrenia.

Noradrenalina Como Neurotransmissor

As **noradrenalinas**, como a ACh, são utilizadas como neurotransmissores tanto no SNP como no SNC. Neurônios simpáticos do SNP utilizam a noradrenalina como transmissor em suas sinapses com os músculos lisos, o miocárdio e as glândulas. Alguns neurônios do SNC também utilizam a noradrenalina como neurotransmissor e há indícios de que estejam envolvidos na estimulação comportamental geral. Essa hipótese ajuda a explicar a excitação mental provocada pelas *anfetaminas*, que estimulam vias nas quais a noradrenalina é utilizada como neurotransmissor. Entretanto, essas drogas também estimulam vias do SNP que utilizam a noradrenalina, e isso duplica os efeitos da ativação nervosa simpática. Por essa razão, elas podem produzir efeitos deletérios como hipertensão arterial, constrição arterial e outros efeitos similares aos provocados pelo uso da cocaína.

Teste Seu Conhecimento Antes de Prosseguir

1. Liste as monoaminas e indique suas relações químicas.
2. Explique como as monoaminas são inativadas na sinapse e como esse processo pode ser manipulado clinicamente.
3. Descreva a relação entre os neurônios dopaminérgicos, a doença de Parkinson e a esquizofrenia.
4. Explique como a cocaína e as anfetaminas produzem seus efeitos no encéfalo. Quais são os riscos dessas drogas?

Outros Neurotransmissores

Um número surpreendentemente grande de moléculas diferentes parece atuar como neurotransmissor. Estes incluem alguns aminoácidos e seus derivados, muitos polipeptídios e, inclusive, o gás óxido nítrico.

Aminoácidos Como Neurotransmissores

Neurotransmissores Excitatórios

Os aminoácidos **ácido glutâmico** e **ácido aspártico** atuam como neurotransmissores excitatórios no SNC. De fato, o ácido glutâmico (ou *glutamato*) é o principal neurotransmissor excitatório do encéfalo, produzindo potenciais excitatórios pós-sinápticos (PEPSs). A pesquisa revelou que cada receptor do glutamato envolve um canal iônico, de modo semelhante ao arranjo observado nos receptores nicotínicos da ACh (ver Figura 7.23).

Entre os receptores de glutamato que produzem PEPS, três subtipos podem ser distinguidos. Estes são nomeados de acordo com as moléculas (com exceção do glutamato) às quais se ligam e incluem: (1) **receptores de NMDA** (ligam-se ao N-metil-D-aspartato); (2) *receptores de AMPA*; e (3) receptores de *cainato*.

Os receptores de NMDA para o glutamato estão envolvidos no armazenamento da memória, como será analisado com mais detalhes na seção sobre a potenciação prolongada. Esses receptores são muito complexos, pois o canal iônico não se abre simplesmente em decorrência da ligação do glutamato ao seu receptor. Em vez disso, duas outras condições devem ser simultaneamente satisfeitas: (1) o receptor de NMDA também deve ligar-se à glicina (ou à D-serina, tendo sido recentemente demonstrado que os astrócitos a produzem); e (2) a membrana deve ser parcialmente despolarizada nesse momento por uma molécula neurotransmissora diferente que se liga a um receptor diferente (p. ex., a ligação do glutamato aos receptores de AMPA). Após se abrirem, os canais de receptores de NMDA permitem a entrada de Ca^{2+} e de Na^+ (e a saída de K^+) nos dendritos do neurônio pós-sináptico.

Neurotransmissores Inibitórios

O aminoácido **glicina** é inibitório. Em vez de despolarizar a membrana pós-sináptica e produzir um PEPS, ele hiperpolariza a membrana pós-sináptica e produz um potencial inibitório pós-sináptico (PIPS). A ligação da glicina às suas proteínas receptoras provoca a abertura de canais de cloreto (Cl^-) na membrana pós-sináptica. Como resultado, o Cl^- difunde-se para o interior do neurônio pós-sináptico e produz a hiperpolarização. Isso inibe o neurônio, tornando o potencial de membrana ainda mais negativo do que ele é em repouso e, conseqüentemente, mais distante do limiar de despolarização exigido para estimular potenciais de ação.

Os efeitos inibitórios da glicina são muito importantes na medula espinal, onde auxiliam no controle dos movimentos da musculatura esquelética. Por exemplo, a flexão de um membro superior envolve a estimulação dos músculos flexores por neurônios motores da medula espinal. Os neurônios motores que inervam os músculos extensores antagônicos são inibidos pelos PIPSs produzidos pela glicina liberada de outros neurônios. A importância das ações inibitórias da glicina é revelada pelos efeitos mortais da *estricnina*, um veneno que causa paralisia espástica bloqueando especificamente proteínas receptoras de glicina. Animais envenenados com estricnina morrem por asfixia porque são incapazes de relaxar o diafragma.

O neurotransmissor **ácido gama-aminobutírico (GABA)** é um derivado de um outro aminoácido, o ácido glutâmico. O GABA é o neurotransmissor mais prevalente no encéfalo. Cerca de um terço de todos os neurônios do encéfalo o utilizam como neurotransmissor. Como a glicina, o GABA é inibitório – ele hiperpolariza a membrana pós-sináptica abrindo canais de Cl⁻. Além disso, os efeitos do GABA, como os da glicina, estão envolvidos no controle motor. Por exemplo, as grandes células de Purkinje mediam as funções motoras do cerebelo produzindo PIPSs em seus neurônios pós-sinápticos. Uma deficiência de neurônios que liberam GABA é responsável pelos movimentos descontrolados observados em pessoas com *coréia de Huntington*.

Os **benzodiazepínicos** são drogas que atuam aumentando a capacidade do GABA de ativar seus receptores no encéfalo e na medula espinal. Como o GABA inibe a atividade dos neurônios motores espinais que inervam os músculos esqueléticos, a infusão intravenosa de benzodiazepínicos atua inibindo os espasmos musculares em convulsões epilépticas ou decorrentes de *overdose* de drogas e venenos. Provavelmente como conseqüência de seus efeitos inibitórios sobre o encéfalo, o GABA também atua como um neurotransmissor envolvido no humor e na emoção. Benzodiazepínicos (como o *Valium*) são, por essa razão, administrados pela via oral no tratamento da ansiedade ou da insônia.

Polipeptídios Como Neurotransmissores

Muitos polipeptídios de tamanhos variados são encontrados nas sinapses do encéfalo. Eles são geralmente denominados **neuropeptídios** e acredita-se que atuem como neurotransmissores. Curiosamente, alguns dos polipeptídios que atuam como hormônios secretados pelo intestino delgado e outras glândulas endócrinas também são produzidos no encéfalo e podem atuar nele como neurotransmissores (Tabela 7.8). Por exemplo, a *colecistocinina* (*CCK*) secretada como hormônio pelo intestino delgado também é liberada pelos neurônios e utilizada no encéfalo como neurotransmissor. Evidências recentes sugerem que a CCK, atuando como neurotransmissor, pode promover sensações de saciedade no encéfalo após as refeições. Um outro polipeptídio encontrado em muitos órgãos, a *substância P*, atua como neurotransmissor nas vias encefálicas que mediam as sensações de dor.

Plasticidade Sináptica

Embora alguns polipeptídios liberados pelos neurônios possam atuar como neurotransmissores no sentido tradicional (isto é, estimulando a abertura de canais iônicos e produzindo alterações do potencial de membrana), outros podem ter efeitos mais sutis e mal compreendidos. O termo **neuromoduladores** foi proposto para os compostos com esses efeitos alternativos. Uma descoberta recente e estimulante é a de que alguns neurônios, tanto do SNP como do SNC, produzem um neurotransmissor clássico (ACh ou uma catecolamina) e um neurotransmissor polipeptídico. Eles são contidos em diferentes vesículas sinápticas que podem ser distinguidas na microscopia eletrônica. Portanto, sob diferentes condições, o neurônio pode liberar tanto um neurotransmissor clássico como um neurotransmissor polipeptídico.

Tabela 7.8 Exemplos de Substâncias Químicas que São Neurotransmissores Comprovados ou Suspeitos

Categoria	Substâncias Químicas
Aminas	Acetilcolina
	Histamina
	Serotonina
Catecolaminas	Dopamina
	(Adrenalina – um hormônio)
	Noradrenalina
Aminoácidos	Ácido aspártico
	GABA (ácido gama-aminobutírico)
	Ácido glutâmico
	Glicina
Polipeptídios	Glucagon
	Insulina
	Somatostatina
	Substância P
	ACTH (hormônio adrenocorticotrófico)
	Angiotensina II
	Opióides endógenos (encefalinas e endorfinas)
	LHRH (hormônio liberador do hormônio luteinizante)
	TRH (hormônio liberador da tireotropina)
	Vasopressina (hormônio antidiurético)
	CCK (colecistocinina)
Gases	Óxido nítrico
	Monóxido de carbono

Descobertas como essa indicam que as sinapses possuem uma maior capacidade de alteração no nível molecular do que se supunha. Esse atributo foi denominado **plasticidade sináptica**. As sinapses também são mais plásticas no nível celular. Há evidências de que a germinação de novos ramos axônicos pode ocorrer ao longo de curtas distâncias para produzir o *turnover* das sinapses, mesmo no SNC maduro. Essa decomposição e nova formação de sinapses podem ocorrer no período de apenas algumas horas. Esses eventos podem ter um papel no aprendizado e no condicionamento.

Opióides Endógenos

A capacidade do ópio e de seus análogos – isto é, os **opióides** – de aliviar a dor (promover a analgesia) é conhecida há séculos. Por exemplo, a morfina foi utilizada durante muito tempo com esse objetivo. A descoberta, em 1973, de proteínas receptoras de opióides no encéfalo sugeriu que os efeitos dessas drogas poderiam ser decorrentes da estimulação de vias neurais específicas. Isso indicava que os opióides – juntamente com o LSD, a mescalina e outras drogas que alteram a mente – podiam mimetizar as ações de neurotransmissores produzidos pelo encéfalo.

Os efeitos analgésicos da morfina são bloqueados de um modo específico por uma droga denominada *naloxona*. No mesmo ano em que as proteínas receptoras de opióides foram descobertas, descobriu-se que a naloxona também bloqueava o efeito analgésico da estimulação cerebral elétrica. Evidências subseqüentes sugeriram que os efeitos analgésicos da hipnose e da acupuntura também podiam ser bloqueados pela naloxona. Esses experimentos indicavam que o cérebro podia estar produzindo seus próprios compostos analgésicos endógenos semelhantes à morfina que serviriam como ligantes naturais aos receptores de opióides do encéfalo.

Esses compostos foram identificados como uma família de polipeptídios produzidos pelo cérebro e pela hipófise. Um dos membros é denominado β-*endorfina* (de "composto semelhante à morfina produzido endogenamente"). Outro consiste num grupo de cinco peptídios aminoácidos denominados *encefalinas*, e o terceiro é um neurotransmissor polipeptídico denominado *dinorfina*.

Sob condições normais, o sistema de opióides endógenos permanece inativo, mas, quando ativado por estressores, pode bloquear a transmissão da dor. Por exemplo, foi demonstrado que ocorre uma explosão da secreção de β-endorfina na gestante durante o trabalho de parto.

Os opióides exógenos (como o ópio e a morfina) podem produzir euforia e, portanto, os opióides endógenos podem mediar vias estimulantes ou do reforço positivo. Isso é consistente com a observação de que a ingestão excessiva de alimentos por camundongos geneticamente obesos pode ser bloqueada pela naloxona. Também foi sugerido que a sensação de bem-estar e de menor ansiedade após o exercício (o "barato do corredor") pode ser um efeito de opióides endógenos. A concentração sérica de β-endorfina aumenta quando o exercício é realizado num nível superior a 60% da captação máxima de oxigênio (ver Capítulo 12) e atinge o máximo 15 minutos após o término do exercício. Embora seja evidentemente difícil de ser medida, a maior concentração de opióides no encéfalo e no líquido cerebrospinal também foi observada como conseqüência do exercício. Contudo, a droga antagônica dos opióides, a naloxona, não bloqueia a euforia induzida pelo exercício, sugerindo que o "barato do corredor" não é basicamente um efeito produzido por opióides. No entanto, o uso da naloxona demonstra que os opióides endógenos estão envolvidos nos efeitos do exercício sobre a pressão arterial e que eles são responsáveis pela capacidade do exercício de elevar o limiar da dor.

Atualmente, há evidências de que o encéfalo produz compostos endógenos com efeitos semelhantes aos do ingrediente ativo da maconha - Δ^9-tetraidrocanabinol (THC). Os neurotransmissores propostos que são semelhantes ao THC foram denominados **canabinóides**. Como os opióides, os canabinóides endógenos parecem atuar como analgésicos. Ao contrário dos opióides polipeptídicos, os canabinóides parecem ser membros de uma classe de ácidos graxos conhecidos como eicosanóides, os quais podem representar uma nova classe de neurotransmissores lipídicos.

Neuropeptídio Y

O **neuropeptídio Y** é o neuropeptídio mais abundante no encéfalo. Demonstrou-se que ele produz uma variedade de efeitos fisiológicos, incluindo um papel na resposta ao estresse, na regulação do ritmo circadiano e no controle do sistema cardiovascular. Além disso, o neuropeptídio Y também inibe a liberação do neurotransmissor excitatório glutamato numa parte do encéfalo denominada hipocampo. Isso é importante porque a liberação excessiva de glutamato nessa área pode causar convulsões. De fato, convulsões freqüentes são um sintoma de uma linhagem de camundongos recentemente desenvolvida com o gene do neuropeptídio Y inativado (*knocked-out*). (Linhagens de camundongos *knock-out* possuem genes específicos inativados, como foi descrito no Capítulo 3.)

O neuropeptídio Y é um potente estimulador do apetite. Caso injetado no encéfalo de um rato, pode fazer com que ele coma até se tornar obeso. Por outro lado, inibidores do neuropeptídio Y injetados no encéfalo inibem o apetite. Essa pesquisa tornou-se particularmente importante à luz da recente descoberta da *leptina*, um fator de saciedade secretado pelo tecido adiposo. A leptina reprime o apetite, atuando, pelo menos parcialmente, na inibição da liberação do neuropeptídio Y. Este tópico é analisado mais detalhadamente no Capítulo 19.

Óxido Nítrico Como Neurotransmissor

O **óxido nítrico** (**NO**) foi o primeiro gás identificado como neurotransmissor. Produzido nas células de muitos órgãos pela óxido nítrico sintetase a partir do aminoácido L-arginina, as ações do óxido nítrico são muito diferentes das ações do mais familiar óxido nitroso (N_2O), ou gás hilariante, algumas vezes utilizado como um anestésico leve na odontologia.

O óxido nítrico desempenha vários papéis no organismo. Nos vasos sanguíneos, ele atua como um regulador tecidual local que provoca o relaxamento dos músculos lisos dos vasos, de modo que eles se dilatam. Esse papel será descrito em conjunto com o sistema circulatório no Capítulo 14. Nos macrófagos e em outras células, o óxido nítrico ajuda a matar bactérias. Essa atividade é descrita juntamente com o sistema imunológico no Capítulo 15. Além disso, o óxido nítrico é um neurotransmissor de certos neurônios do SNP e do SNC. Ele se difunde para o exterior do axônio pré-sináptico e para as células adjacentes, passando simplesmente através da porção lipídica das membranas celulares. Uma vez nas células-alvo, o NO exerce seus efeitos estimulando a produção da guanosina monofosfato cíclica (GMPc), que atua como um segundo mensageiro.

No SNP, o óxido nítrico é liberado por alguns neurônios que inervam o trato gastrintestinal, o pênis, as vias aéreas respiratórias e os vasos sanguíneos encefálicos. São neurônios autônomos que provocam o relaxamento do músculo liso de seus órgãos-alvo. Isso pode produzir, por exemplo, a congestão do tecido esponjoso do pênis com sangue. De fato, os cientistas atualmente acreditam que a ereção peniana seja conseqüência da ação do óxido nítrico liberado por nervos parassimpáticos específicos (ver Capítulo 20). O óxido nítrico também é liberado como um neurotransmissor no encéfalo e foi implicado no processo do aprendizado e da memória. Isso será discutido em mais detalhes posteriormente neste capítulo.

Além do óxido nítrico, um outro gás – o **monóxido de carbono** (**CO**) – pode atuar como neurotransmissor. Demonstrou-se que certos neurônios, incluindo os do cerebelo e do epitélio olfatório, produzem monóxido de carbono (derivado da conversão da molécula de pigmento heme em uma outra, a biliverdina). Além disso, foi demonstrado que o monóxido de carbono, assim como o óxido nítrico, estimula a produção de GMPc nos neurônios. Experimentos sugerem que o monóxido de carbono pode promover a adaptação do odor nos neurônios olfatórios, contribuindo para a regulação da sensibilidade olfatória. Outras funções fisiológicas do monóxido de carbono neuronal foram sugeridas, incluindo a regulação neuroendócrina do hipotálamo.

> Embora a sua importância no organismo tenha sido reconhecida apenas recentemente, o óxido nítrico já vinha sendo utilizado clinicamente. A hipotensão (pressão arterial baixa) do *choque séptico*, por exemplo, parece ser conseqüência da vasodilatação causada pelo óxido nítrico e é tratada com sucesso por drogas que inibem a óxido nítrico sintetase. Por outro lado, a inalação de óxido nítrico tem sido utilizada para tratar a *hipertensão pulmonar*, assim como a *síndrome da angústia respiratória* (analisada no Capítulo 16).

Teste Seu Conhecimento Antes de Prosseguir

1. Explique a importância do glutamato no encéfalo e dos receptores de NMDA.
2. Descreva o mecanismo de ação da glicina e do GABA como neurotransmissores e analise sua importância.
3. Dê exemplos de polipeptídios opióides endógenos e analise sua importância.
4. Explique como o organismo produz o óxido nítrico e descreva a sua função.

Integração Sináptica

A somação de numerosos PEPSs pode ser necessária para produzir uma despolarização de magnitude suficiente para estimular a célula pós-sináptica. O efeito dos PEPSs sobre o neurônio pós-sináptico é reduzido pela hiperpolarização (PIPSs), a qual é produzida por neurotransmissores inibitórios. A atividade dos neurônios no sistema nervoso central, portanto, é resultado tanto de efeitos excitatórios como inibitórios.

Diferentemente dos potenciais de ação, os potenciais sinápticos são graduados e podem ser adicionados ou somados. A **somação espacial** ocorre porque numerosas fibras nervosas pré-sinápticas (em alguns casos, até mil) convergem num único neurônio pós-sináptico. Na somação espacial, as despolarizações sinápticas (PEPSs) produzidas em diferentes sinapses somam-se no corpo celular e nos dendritos pós-sinápticos (Figura 7.29). Na **somação temporal**, a atividade sucessiva de um terminal axônico pré-sináptico produz ondas sucessivas de liberação do transmissor, acarretando a somação de PEPSs no neurônio pós-sináptico. A somação de PEPSs ajuda a determinar se a despolarização que atinge a proeminência axônica possuirá uma magnitude suficiente para gerar novos potenciais de ação no neurônio pós-sináptico.

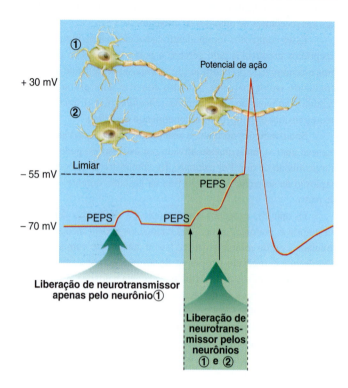

■ **Figura 7.29** **Somação espacial.** Quando somente um neurônio pré-sináptico libera o neurotransmissor excitatório, o PEPS produzido pode não ser suficientemente forte para estimular potenciais de ação no neurônio pós-sináptico. No entanto, quando mais de um neurônio pré-sináptico produz PEPSs ao mesmo tempo, os PEPSs podem somar-se na proeminência axônica para produzir potenciais de ação.

Potenciação Prolongada

Quando um neurônio pré-sináptico é estimulado experimentalmente numa alta freqüência, mesmo que por poucos segundos, a excitabilidade da sinapse é aumentada – ou potencializada – quando essa via neural é subseqüentemente estimulada. A maior eficácia da transmissão sináptica pode durar horas ou mesmo semanas e é denominada **potenciação prolongada**. A potenciação prolongada pode favorecer a transmissão ao longo das vias neurais freqüentemente utilizadas e, por essa razão, pode representar um mecanismo de "aprendizado" neural. A esse respeito, é interessante observar que houve potenciação prolongada no hipocampo encefálico, que é uma área envolvida no armazenamento da memória (ver Capítulo 8).

A maioria das vias neurais do hipocampo utiliza o glutamato como um neurotransmissor que, por sua vez, ativa receptores de NMDA. Isso implica que o glutamato e seus receptores de NMDA são indispensáveis no aprendizado e na memória e, de fato, num experimento recente, demonstrou-se que camundongos geneticamente alterados com aumento da expressão do NMDA eram mais espertos quando testados num labirinto. A associação dos receptores de NMDA com as alterações sinápticas durante o aprendizado e a memória é analisada com mais detalhes no Capítulo 8.

O Sistema Nervoso: Neurônios e Sinapses

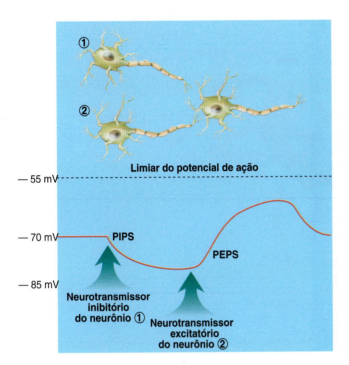

Figura 7.30 Um PIPS hiperpolariza a membrana pós-sináptica. Um potencial pós-sináptico inibitório (PIPS) torna o interior da membrana pós-sináptica mais negativo que o potencial de repouso – ele hiperpolariza a membrana. Os potenciais pós-sinápticos excitatórios subseqüentes ou simultâneos (PEPSs), os quais são despolarizantes, devem, portanto, ser mais fortes para atingir o limiar exigido para gerar potenciais de ação na proeminência axônica.

CLÍNICA

Embora a neurotransmissão mediada pelo glutamato seja necessária para a função encefálica normal, a liberação excessiva de glutamato pode causar epilepsia e morte de neurônios, um processo denominado **excitotoxicidade**. Esse processo foi implicado na lesão neural que ocorre no acidente vascular encefálico e na lesão traumática do SNC, e na perda de neurônios em várias doenças neurodegenerativas. Curiosamente, a droga de rua conhecida como *PCP* ou *angel dust* bloqueia os receptores de NMDA, sugerindo que os aberrantes efeitos semelhantes aos da esquizofrenia produzidos por essa droga são decorrentes de uma redução na estimulação de receptores de NMDA pelo glutamato.

Inibição Sináptica

Apesar de muitos neurotransmissores despolarizarem a membrana pós-sináptica (produzir PEPSs), alguns fazem o oposto. Os neurotransmissores glicina e GABA hiperpolarizam a membrana pós-sináptica, isto é, tornam o interior da membrana mais negativo do que é em estado de repouso (Figura 7.30). Como a hiperpolarização (p. ex., de –70 mV para –85 mV) impulsiona o potencial de membrana para longe do limiar da despolarização necessário para estimular potenciais de ação, isso inibe a atividade do neurônio pós-sináptico. Por essa razão, as hiperpolarizações produzidas por neurotransmissores são chamadas *potenciais pós-sinápticos inibitórios* (*PIPSs*), como foi anteriormente descrito. A inibição produzida dessa maneira é denominada **inibição pós-sináptica**. No encéfalo, a inibição pós-sináptica é produzida pelo GABA, enquanto na medula espinal ela é produzida principalmente pela glicina (embora o GABA também esteja envolvido).

Estímulos excitatórios e inibitórios (PEPSs e PIPSs) a um neurônio pós-sináptico podem se somar de forma algébrica. Dessa maneira, os efeitos dos PIPSs reduzem, ou mesmo eliminam, a capacidade dos PEPSs de gerar potenciais de ação na célula pós-sináptica. Considerando-se que um neurônio pode receber até mil estímulos sinápticos, as interações entre os PEPSs e os PIPSs podem variar muito.

Na **inibição pré-sináptica** (Figura 7.31), a quantidade de um neurotransmissor excitatório liberada na extremidade de um axônio é diminuída pelos efeitos de um segundo neurônio, cujo axônio forma uma sinapse com o axônio do primeiro neurônio (uma sinapse axo-axônica). O neurotransmissor que exerce essa inibição pré-sináptica pode ser o GABA ou neurotransmissores excitatórios (p. ex., ACh e glutamato).

Os neurotransmissores excitatórios podem causar inibição pré-sináptica ao produzir a despolarização dos terminais axônicos, acarretando a inativação dos canais de Ca^{2+}. Isso reduz o influxo de Ca^{2+} para os terminais axônicos e, conseqüentemente, inibe a liberação do neurotransmissor. A capacidade dos opióides de promover a analgesia (reduzir a dor) é um exemplo dessa inibição pré-sináptica. Ao reduzir o fluxo de Ca^{2+} para o interior dos terminais axônicos que contêm a substância P, os opióides inibem a liberação do neurotransmissor envolvido na transmissão da dor.

Teste Seu Conhecimento Antes de Prosseguir

1. Defina a somação espacial e a somação temporal e explique sua importância funcional.
2. Descreva a potenciação prolongada, explique como ela é produzida e analise a sua importância.
3. Explique como a inibição pós-sináptica é produzida e como os PIPSs e os PEPSs podem interagir.
4. Descreva o mecanismo da inibição pré-sináptica.

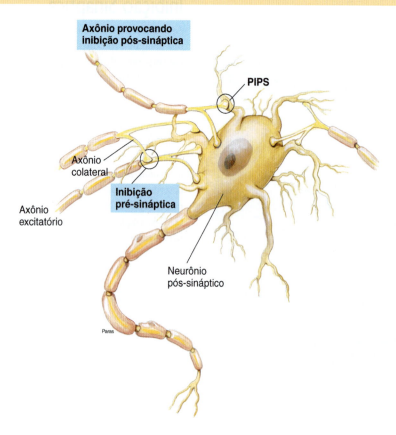

Figura 7.31 Diagrama ilustrando a inibição pós-sináptica e a inibição pré-sináptica. Esses e outros processos permitem a extensa integração no interior do SNC.

Resumo

Neurônios e Células de Sustentação 150

I. O sistema nervoso é dividido em sistema nervoso central (SNC) e sistema nervoso periférico (SNP).
   A. O sistema nervoso central inclui o encéfalo e a medula espinal, os quais contêm núcleos e tratos.
   B. O sistema nervoso periférico é constituído por nervos, gânglios e plexos nervosos.

II. Um neurônio é constituído por dendritos, um corpo celular e um axônio.
   A. O corpo celular contém o núcleo, corpúsculos de Nissl, neurofibrilas e outras organelas.
   B. Os dendritos recebem estímulos e o axônio conduz impulsos nervosos que se afastam do corpo celular.

III. Um nervo é um conjunto de axônios do SNP.
   A. Um neurônio sensitivo, ou aferente, é pseudo-unipolar e conduz impulsos dos receptores sensitivos para o SNC.
   B. Um neurônio motor, ou eferente, é multipolar e conduz impulsos do SNC para os órgãos efetores.
   C. Os interneurônios, ou neurônios de associação, estão totalmente localizados no interior do SNC.
   D. Os nervos motores somáticos inervam a musculatura esquelética. Os nervos autônomos inervam a musculatura lisa, o miocárdio e as glândulas.

IV. No SNP, as células de sustentação incluem as células de Schwann e células satélites. No SNC, elas incluem os vários tipos de células gliais: oligodendrócitos, micróglias, astrócitos e células ependimais.
   A. As células de Schwann formam uma bainha de mielina em torno dos axônios do SNP.
   B. Alguns neurônios são revestidos por sucessivos envoltórios de membranas de células de sustentação, a chamada bainha de mielina. Essa bainha é formada por células de Schwann no SNP e por oligodendrócitos no SNC.
   C. No SNC, os astrócitos podem contribuir para a barreira hematoencefálica.

Atividade Elétrica dos axônios 158

I. A permeabilidade da membrana axônica ao Na^+ e ao K^+ é regulada por canais iônicos controlados.
   A. No potencial de repouso da membrana de –70 mV, a membrana é relativamente impermeável ao Na^+ e apenas discretamente permeável ao K^+.
   B. Os canais de Na^+ e de K^+ voltagem-dependentes abrem-se em resposta ao estímulo de despolarização.
   C. Quando a membrana é despolarizada até um nível limiar, os canais de Na^+ abrem-se primeiro, seguidos rapidamente pela abertura dos canais de K^+.

II. A abertura de canais voltagem-dependentes produz um potencial de ação.
   A. A abertura de canais de Na^+ em resposta à despolarização permite que o Na^+ seja difundido para o interior do axônio e, consequentemente, despolariza mais a membrana num modo de retroalimentação positiva.
   B. A difusão de Na^+ para o interior do axônio produz uma reversão do potencial de membrana de –70 mV para +30 mV.
   C. A abertura de canais de K^+ e a difusão de Na^+ para o exterior do axônio provocam o restabelecimento do potencial de repouso da membrana. Isso é chamado repolarização.
   D. Os potenciais de ação são eventos regidos pela lei do tudo-ou-nada.
   E. Os períodos refratários de uma membrana axônica impedem que potenciais de ação ocorram simultaneamente.
   F. Estímulos mais fortes produzem potenciais de ação com maior freqüência.

III. Um potencial de ação serve como estímulo de despolarização para a produção do potencial de ação seguinte no axônio.
   A. Nos axônios não-mielinizados, os potenciais de ação são produzidos em distâncias de frações de um micrômetro.
   B. Nos axônios mielinizados, os potenciais de ação são produzidos apenas nos nódulos de Ranvier. Essa condução saltatória é mais rápida que a condução numa fibra nervosa não-mielinizada.

A Sinapse 165

I. As junções comunicantes são sinapses elétricas encontradas no miocárdio, na musculatura lisa e em algumas regiões do encéfalo.

II. Nas sinapses químicas, neurotransmissores são acondicionados em vesículas sinápticas e liberados pela exocitose no interior da fenda sináptica.
   A. O neurotransmissor pode ser chamado de ligante do receptor.
   B. A ligação do neurotransmissor ao receptor provoca a abertura de canais iônicos controlados quimicamente.

Acetilcolina Como Neurotransmissor 169

I. Existem dois subtipos de receptores de ACh: nicotínicos e muscarínicos.
   A. Os receptores nicotínicos envolvem canais da membrana e abrem-se quando a ACh se liga ao receptor. Isso causa uma despolarização denominada *potencial excitatório pós-sináptico* (PEPS).
   B. A ligação da ACh a receptores muscarínicos abre canais iônicos indiretamente, através da ação das proteínas G. Isso pode causar uma hiperpolarização denominada *potencial inibitório pós-sináptico* (PIPS).
   C. Após a ACh atuar na sinapse, ela é inativada pela enzima acetilcolinesterase (AChE).

II. Os PEPSs são graduados e podem ser somados. A sua amplitude diminui à medida que são conduzidos.

III. A ACh é utilizada no SNP como neurotransmissor de neurônios motores somáticos, que estimulam a contração dos músculos esqueléticos, e de alguns neurônios autônomos.

IV. No SNC, a ACh produz PEPSs nas sinapses dos dendritos ou do corpo celular. Esses PEPSs vão até a proeminência axônica, estimulam a abertura de canais voltagem-dependentes e produzem potenciais de ação no axônio.

Monoaminas Como Neurotransmissores 174

I. As monoaminas incluem a serotonina, a dopamina, a noradrenalina e a adrenalina. As três últimas pertencem à categoria conhecida como catecolaminas.
   A. Esses neurotransmissores são inativados após serem liberados, sobretudo por meio da sua recaptação para o interior dos terminais nervosos pré-sinápticos.

B. As catecolaminas podem ativar a adenilato ciclase na célula pós-sináptica, a qual catalisa a formação do AMP cíclico.

II. Os neurônios dopaminérgicos (aqueles que utilizam a dopamina como neurotransmissor) estão implicados no desenvolvimento da doença de Parkinson e da esquizofrenia. A noradrenalina é utilizada como neurotransmissor pelos neurônios simpáticos do SNP e por alguns neurônios do SNC.

Outros Neurotransmissores 177

I. Os aminoácidos glutamato e aspartato são excitatórios no SNC.

A. A subclasse dos receptores de glutamato denominada receptores de NMDA está implicada no aprendizado e na memória.

B. Os aminoácidos glicina e GABA são inibitórios. Eles causam a hiperpolarização, produzindo PIPSs pela abertura de canais de Cl^-.

II. Numerosos polipeptídios atuam como neurotransmissores, incluindo os opióides endógenos.

III. O óxido nítrico atua tanto como regulador tecidual quanto como um neurotransmissor no SNP e no SNC. Ele promove o relaxamento da musculatura lisa e está implicado na memória.

Integração Sináptica 180

I. A somação espacial e a somação temporal de PEPSs permitem uma despolarização de magnitude suficiente para causar a estimulação de potenciais de ação no neurônio pós-sináptico.

A. PEPSs e PIPSs de diferentes estímulos sinápticos podem ser somados.

B. A produção de PIPSs é denominada inibição pós-sináptica.

II. A potenciação prolongada é um processo que melhora a transmissão sináptica como resultado do uso da via sináptica. Por essa razão, esse processo pode ser um mecanismo de aprendizado.

Atividades de Revisão

Teste Seu Conhecimento de Termos e Fatos

1. As células de sustentação que formam bainhas de mielina no sistema nervoso periférico são
   a. oligodendrócitos.
   b. células satélites.
   c. células de Schwann.
   d. astrócitos.
   e. micróglias.

2. Um grupo de corpos celulares de neurônios localizado fora do SNC é denominado
   a. um trato.
   b. um nervo.
   c. um núcleo.
   d. um gânglio.

3. Quais dos neurônios a seguir são pseudo-unipolares?
   a. Neurônios sensitivos.
   b. Neurônios motores somáticos.
   c. Neurônios da retina.
   d. Neurônios motores autônomos.

4. A despolarização de um axônio é produzida
   a. pela difusão do Na^+ para o interior.
   b. pela extrusão ativa do K^+.
   c. pela difusão do Na^+ para o exterior.
   d. pelo transporte ativo do Na^+ para o interior.

5. A repolarização de um axônio durante um potencial de ação é produzida
   a. pela difusão do Na^+ para o interior.
   b. pela extrusão ativa do K^+.
   c. pela difusão do Na^+ para o exterior.
   d. pelo transporte ativo do Na^+ para o interior.

6. À medida que a força de um estímulo de despolarização a um axônio aumenta,
   a. a amplitude dos potenciais de ação aumenta.
   b. a duração dos potenciais de ação aumenta.
   c. a velocidade com que os potenciais de ação são conduzidos aumenta.
   d. a freqüência com que os potenciais de ação são produzidos aumenta.

7. A condução dos potenciais de ação numa fibra nervosa mielinizada é
   a. saltatória.
   b. sem decremento.
   c. mais rápida que numa fibra nervosa não-mielinizada.
   d. todas as alternativas anteriores estão corretas.

8. Qual das alternativas a seguir *não* é uma característica dos potenciais sinápticos?
   a. A sua amplitude é regida pela lei do tudo-ou-nada.
   b. Eles diminuem de amplitude com a distância.
   c. Eles são produzidos nos dendritos e nos corpos celulares.
   d. Eles possuem amplitude graduada.
   e. Eles são produzidos por canais controlados quimicamente.

9. Qual das alternativas a seguir *não* é uma característica dos potenciais de ação?
   a. Eles são produzidos por canais voltagem-dependentes.
   b. Eles são conduzidos sem decremento.
   c. Os canais de Na^+ e de K^+ abrem-se simultaneamente.
   d. O potencial de membrana reverte a polaridade durante a despolarização.

10. Uma droga que inativa a acetilcolinesterase
    a. inibe a liberação de ACh pelas terminações pré-sinápticas.
    b. inibe a ligação da ACh à sua proteína receptora.
    c. aumenta a capacidade da ACh de estimular a contração muscular.
    d. todas as alternativas anteriores estão corretas.

11. A inibição pós-sináptica é produzida
    a. pela despolarização da membrana pós-sináptica.
    b. pela hiperpolarização da membrana pós-sináptica.
    c. pelas sinapses axo-axônicas.
    d. pela potenciação prolongada.

12. A hiperpolarização da membrana pós-sináptica em resposta à glicina ou ao GABA é produzida pela abertura de
    a. canais de Na^+.
    b. canais de K^+.
    c. canais de Ca^{2+}.
    d. canais de Cl^-.

13. O período refratário absoluto de um neurônio
    a. é devido à alta polaridade negativa do interior do neurônio.
    b. ocorre apenas durante a fase de repolarização.
    c. ocorre apenas durante a fase de despolarização.
    d. ocorre durante a despolarização e a primeira parte da fase de repolarização.

14. Qual das afirmativas a seguir sobre as catecolaminas é *falsa*?
    a. Elas incluem a noradrenalina, a adrenalina e a dopamina.
    b. Seus efeitos são aumentados pela ação da enzima catecol-O-metiltransferase.
    c. Elas são inativadas pela monoamina oxidase.
    d. Elas são inativadas pela recaptação para o interior do axônio pré-sináptico.
    e. Elas podem estimular a produção de AMP cíclico no axônio pós-sináptico.
15. A somação de PEPSs de numerosas fibras nervosas pré-sinápticas convergindo para um neurônio pós-sináptico é denominada
    a. somação espacial.
    b. potenciação prolongada.
    c. somação temporal.
    d. plasticidade sináptica.
16. Qual das afirmativas a seguir sobre os receptores de ACh é *falsa*?
    a. Os músculos esqueléticos possuem receptores nicotínicos de ACh.
    b. O coração contém receptores muscarínicos de ACh.
    c. As proteínas G são necessárias para a abertura de canais iônicos pelos receptores nicotínicos.
    d. A estimulação de receptores nicotínicos acarreta a produção de PEPSs.
17. A hiperpolarização é causada por todos os neurotransmissores a seguir, *exceto*:
    a. o ácido glutâmico no SNC.
    b. a ACh no coração.
    c. a glicina na medula espinal.
    d. o GABA no encéfalo.
18. Qual das ações a seguir pode ser produzida pela ação do óxido nítrico?
    a. Dilatação de vasos sanguíneos.
    b. Ereção peniana.
    c. Relaxamento dos músculos lisos do sistema digestório.
    d. Potenciação prolongada entre sinapses adjacentes no encéfalo.
    e. Todas as alternativas anteriores.

Teste Seu Conhecimento de Conceitos e Princípios

1. Compare as características dos potenciais de ação com as dos potenciais sinápticos.
2. Explique como os canais voltagem-dependentes produzem potenciais de ação regidos pela lei do tudo-ou-nada.
3. Explique como os potenciais de ação são regenerados ao longo de um axônio.
4. Explique por que a condução num axônio mielinizado é mais rápida que num axônio não-mielinizado.
5. Descreva a estrutura dos receptores nicotínicos de ACh. Explique como a ACh leva à produção de um PEPS e relacione esse processo com a estimulação neural da contração do músculo esquelético.
6. Descreva a natureza dos receptores muscarínicos de ACh e a função das proteínas G na ação desses receptores. Como a estimulação desses receptores provoca a produção de uma hiperpolarização ou de uma despolarização?
7. Trace o curso dos eventos no intervalo entre a produção de um PEPS e a geração de potenciais de ação na proeminência axônica. Descreva o efeito da somação espacial e da somação temporal sobre esse processo.
8. Explique como um PIPS é produzido e como os PIPSs podem inibir a atividade do neurônio pós-sináptico.
9. Cite os opióides endógenos do encéfalo e descreva algumas de suas funções propostas.
10. Explique o que significa a potenciação prolongada e analise a importância desse processo. O que pode ser responsável pela potenciação prolongada e qual pode ser o papel do óxido nítrico?

Teste Sua Capacidade de Análise e Aplique Seu Conhecimento

1. Em ratos, foi observado que o enxerto de nervos periféricos nas duas partes de uma medula espinal seccionada restaura alguma função dos membros traseiros. Aparentemente, quando a substância branca do nervo periférico era unida à substância cinzenta da medula espinal, ocorria alguma regeneração dos neurônios centrais através das duas partes da medula espinal. Qual componente do nervo periférico provavelmente contribuiu para a regeneração? Analise os fatores que promovem e inibem a regeneração neural central.
2. Analise os diferentes estados de um canal iônico voltagem-dependente e diferencie esses estados. Como a biologia e a bioquímica molecular ajudaram na compreensão da fisiologia dos canais voltagem-dependentes?
3. Suponha que você recebeu um preparado de músculo e nervo isolado para estudar a transmissão sináptica. Em um de seus experimentos, você adiciona a esse preparado uma droga que bloqueia canais de Ca^{2+} voltagem-dependentes; num outro, você adiciona toxina tetânica ao preparado. Como a transmissão sináptica será afetada em cada experimento?
4. Quais são as funções das proteínas G que auxiliam na transmissão sináptica? Especule sobre as vantagens de ter proteínas G mediando os efeitos de um neurotransmissor.
5. Estudos indicam que o alcoolismo pode estar associado a um alelo particular (forma de um gene) para o receptor de dopamina D_2. Sugira algumas investigações científicas que poderiam explorar mais essas possíveis relações genéticas e fisiológicas.

Sites Relacionados

Visite o site www.mhhe.com/fox para obter *links* de fontes relacionadas ao tema neurônios e sinapses. Esses *links* são monitorados para garantir que os URLs (URL, *Uniform Resource Locator*) sejam atualizados de acordo com a necessidade. Os exemplos de sites que você encontrará incluem:

Medical Sciences Bulletin (Serotonin and Eating Disorders)
Alzheimer's Association
Mayo Clinic Health Oasis

8 O Sistema Nervoso Central

Objetivos

Após estudar este capítulo, você deverá ser capaz de...

1. Localizar as principais regiões do encéfalo e descrever as estruturas em cada uma dessas regiões.
2. Descrever a organização do cérebro e os principais papéis de seus lobos.
3. Descrever a localização e as funções do córtex sensitivo e do córtex motor.
4. Explicar a lateralização das funções nos hemisférios cerebrais direito e esquerdo.
5. Descrever as estruturas envolvidas no controle da fala e explicar suas inter-relações.
6. Descrever os diferentes tipos de afasia que resultam da lesão de regiões específicas do cérebro.
7. Descrever as estruturas incluídas no sistema límbico e analisar o possível papel desse sistema na emoção.
8. Diferenciar os diversos tipos de memória e descrever os papéis de diferentes regiões cerebrais na memória.
9. Descrever a localização do tálamo e explicar a importância dessa região.
10. Descrever a localização do hipotálamo e explicar a importância dessa região.
11. Descrever as estruturas localizadas no mesencéfalo e no rombencéfalo e explicar o papel do bulbo no controle das funções viscerais.
12. Explicar como a medula espinal é organizada e como os tratos ascendentes e descendentes são nomeados.
13. Descrever a origem e as vias dos tratos motores piramidais e explicar a importância desses tratos descendentes.
14. Explicar o papel dos núcleos da base e do cerebelo no controle motor por meio do sistema extrapiramidal e descrever as vias desse sistema.
15. Descrever as estruturas e vias envolvidas num arco reflexo.

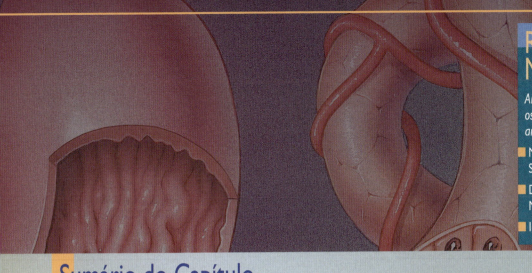

Refresque Sua Memória

Antes de começar este capítulo, revise os seguintes conceitos dos capítulos anteriores:

- Neurônios e Células de Sustentação 150
- Dopamina Como Neurotransmissor 175
- Integração Sináptica 180

Sumário do Capítulo

Estrutura Organizacional do Encéfalo 188

Cérebro 190
Córtex Cerebral 191
    Visualizando o Encéfalo 192
    Eletroencefalograma 193
Núcleos da Base 195
Lateralização Cerebral 195
Linguagem 197
Emoção e Motivação 198
Memória 200
    Regiões Cerebrais da Memória 200
    Alterações Sinápticas da Memória 201

Diencéfalo 201
Tálamo e Epitálamo 202
Hipotálamo e Hipófise 203

Mesencéfalo e Rombencéfalo 204
Mesencéfalo 204
Rombencéfalo 204
    Metencéfalo 204
    Mielencéfalo 205
    Formação Reticular 206

Tratos da Medula Espinal 206
Tratos Ascendentes 207
Tratos Descendentes 207

Nervos Cranianos e Espinais 209
Nervos Cranianos 210
Nervos Espinais 211
    Arco Reflexo 211

Resumo 213

Atividades de Revisão 214

Sites Relacionados 215

Investigação Clínica

Frank, um homem com 72 anos de idade, é levado ao hospital por sua esposa. Ela explica ao médico que o marido se inclina sobre ela para ter apoio, pois ficou parcialmente paralisado e apresenta dificuldade para falar. Durante o exame neurológico, conclui-se que Frank apresenta paralisia no lado direito do corpo, mas, apesar disso, o médico é capaz de evocar um reflexo patelar. Frank não fala voluntariamente com o médico e, quando questionado, responde lentamente e com grande dificuldade. No entanto, suas respostas são coerentes.

A ressonância magnética do cérebro revela uma obstrução do fluxo sanguíneo na artéria cerebral média. O que poderia explicar os sintomas de Frank?

céfalo e da medula espinal encontram-se numa posição, como seu nome indica, para associar as respostas motoras adequadas aos estímulos sensitivos e, conseqüentemente, manter a homeostasia no ambiente interno e a manutenção da existência do organismo num ambiente externo em constante mudança. Além disso, o sistema nervoso de todos os vertebrados (e da maioria dos invertebrados) é capaz de, no mínimo, desempenhar formas rudimentares de aprendizado e memória. Essa capacidade – mais bem desenvolvida no encéfalo humano – permite que o comportamento seja modificado pela experiência e, por essa razão, é evidentemente benéfica para a sobrevivência. As percepções, o aprendizado, a memória, as emoções e, talvez, mesmo a autopercepção que formam a base da consciência são criações do cérebro. Por mais estranho que pareça, a fisiologia cerebral apreende o processo do encéfalo de estudar a si mesmo.

O estudo da estrutura e da função do sistema nervoso central exige um conhecimento de seu "plano" básico, que é estabelecido durante o desenvolvimento embrionário. No início do desenvolvimento, o embrião contém uma camada de tecido embrionário denominada *ectoderma* em sua superfície. Esta formará, entre outras estruturas, a epiderme. À medida que o desenvolvimento prossegue, um sulco aparece no ectoderma, ao longo da linha média dorsal do corpo do embrião. Esse sulco se aprofunda e, em torno do vigésimo dia após a concepção, funde-se e forma um **tubo neural**. A parte do ectoderma onde a fusão ocorreu torna-se uma estrutura separada denominada **crista neural**, a qual se localiza entre o tubo neural e o ectoderma superficial (Figura 8.2). Finalmente, o tubo neural torna-se o sistema nervoso central, e a crista neural torna-se, entre outras estruturas, os gânglios do sistema nervoso periférico.

Estrutura Organizacional do Encéfalo

O encéfalo é composto por uma quantidade enorme de neurônios de associação e de neuróglias, dispostos em regiões e subdivisões. Esses neurônios recebem informações sensitivas, dirigem a atividade dos neurônios motores e são responsáveis pelas funções superiores do encéfalo (como aprendizado e memória).

O **sistema nervoso central** (**SNC**), composto pelo encéfalo e pela medula espinal (Figura 8.1), recebe informações dos *neurônios sensitivos* e dirige a atividade dos *neurônios motores* que inervam músculos e glândulas. Os *neurônios de associação* do en-

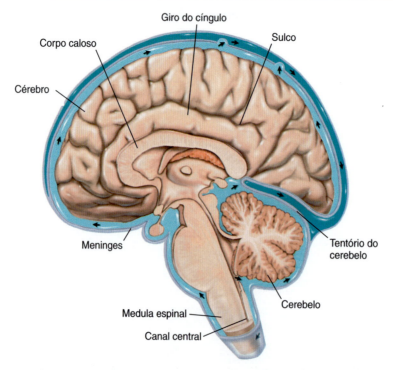

Figura 8.1 O SNC consiste no encéfalo e na medula espinal. Essas estruturas são recobertas por meninges e são banhadas pelo líquido cerebrospinal.

No meio da quarta semana após a concepção, três dilatações distintas são evidentes na extremidade anterior do tubo neural, o qual formará o encéfalo: o **encéfalo anterior** (*prosencéfalo*), o **encéfalo médio** (*mesencéfalo*) e o **encéfalo posterior** (*rombencéfalo*). Durante a quinta semana, essas áreas sofrem modificações para formar cinco regiões: o prosencéfalo divide-se em *telencéfalo* e *diencéfalo*; o mesencéfalo permanece inalterado; e o rombencéfalo divide-se em *metencéfalo* e *mielencéfalo* (Figura 8.3). Mais tarde, essas regiões são profundamente modificadas, mas os termos aqui descritos também são utilizados para indicar regiões gerais do encéfalo adulto.

O plano estrutural básico do SNC pode agora ser compreendido. O telencéfalo humano (ver Figura 8.3) cresce de modo desproporcional, formando os dois enormes hemisférios cerebrais que recobrem o diencéfalo, o mesencéfalo e uma porção do rombencéfalo. Além disso, observe que o SNC começa como um tubo oco e, de fato, ele permanece oco quando as regiões encefálicas são formadas. As cavidades do encéfalo, conhecidas como *ventrículos*, estão cheias

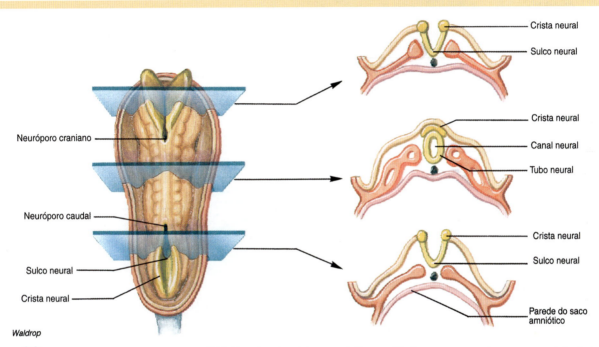

Figura 8.2 **Desenvolvimento embrionário do SNC.** Esta vista dorsal de um embrião com 22 dias mostra cortes transversos em três níveis do sistema nervoso central em desenvolvimento.

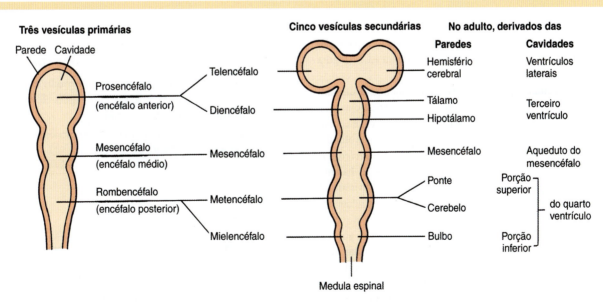

Figura 8.3 **A seqüência de desenvolvimento do encéfalo.** (*a*) Durante a quarta semana, as três regiões principais são formadas. (*b*) Durante a quinta semana, ocorre o desenvolvimento de um encéfalo com cinco regiões e estruturas específicas começam a se formar.

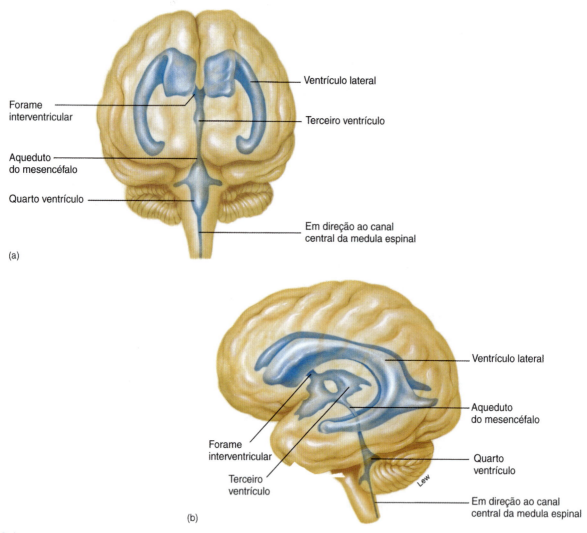

Figura 8.4 Os ventrículos do encéfalo. (a) Vista anterior e (b) vista lateral.

com líquido cerebrospinal (LCS). A cavidade da medula espinal, denominada *canal central*, também é preenchida com LCS (Figura 8.4).

O SNC é composto pela substância cinzenta e pela substância branca, como foi descrito no Capítulo 7. A substância cinzenta, constituída por corpos celulares e dendritos de neurônios, é encontrada no *córtex* (camada superficial) do encéfalo e mais profundamente no encéfalo em agregados conhecidos como *núcleos*. A substância branca é constituída por tratos de axônios (as bainhas de mielina produzem a cor branca) localizados abaixo do córtex e em torno dos núcleos. O encéfalo adulto contém aproximadamente 100 bilhões (10^{11}) de neurônios, pesa cerca de 1,5 kg e recebe aproximadamente 20% do fluxo sanguíneo total do corpo por minuto. Essa alta taxa de fluxo sanguíneo é conseqüência das altas demandas metabólicas do encéfalo, e não, como acreditava Aristóteles, porque a função do encéfalo seja resfriar o sangue. (Essa noção singular – totalmente incorreta – é um exemplo impressionante do pensamento pré-científico, não baseado em evidências experimentais.)

Teste Seu Conhecimento Antes de Prosseguir

1. Identifique as três regiões do encéfalo formadas na metade da quarta semana de gestação e as cinco regiões do encéfalo formadas durante a quinta semana.
2. Descreva a origem embrionária dos ventrículos encefálicos. Onde estão localizados e o que contêm?

Cérebro

O cérebro, constituído por cinco lobos pareados em dois hemisférios convolutos, contém substância cinzenta em seu córtex e nos núcleos cerebrais mais profundos, e realiza a maior parte do que se considera funções superiores.

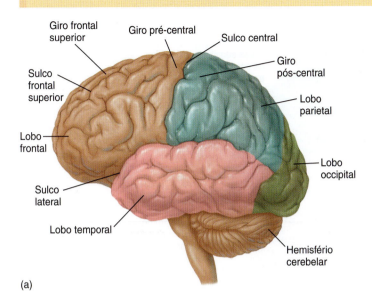
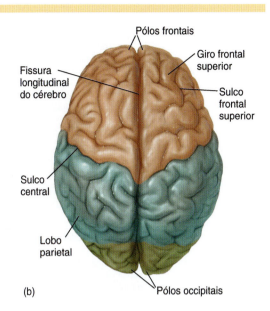

■ **Figura 8.5** **O cérebro.** (a) Vista lateral e (b) vista superior.

O **cérebro** (Figura 8.5), a única estrutura do telencéfalo, é a maior porção do encéfalo (responsável por aproximadamente 80% de sua massa), além de ser a principal região encefálica responsável pelas funções mentais superiores. O cérebro constitui-se pelos *hemisférios direito* e *esquerdo*, os quais são conectados internamente por um grande trato de fibras denominado *corpo caloso* (ver Figura 8.1). O corpo caloso é o principal trato de axônios que interconecta funcionalmente os hemisférios cerebrais direito e esquerdo.

> Cientistas demonstraram recentemente que o encéfalo de mamíferos adultos (incluindo os humanos) pode produzir novos neurônios. **Células-tronco neurais**, capazes de diferenciar-se em novos neurônios e novas células gliais, foram obtidas da região imediatamente adjacente aos ventrículos. As células dessa "zona subventricular" que atuam como células-tronco neurais podem ser células ependimais e/ou astrócitos. Observou-se que novos neurônios dessa região migram para o bulbo olfatório (ver Figura 8.14) e para outras localidades do prosencéfalo envolvidas na memória. Outros experimentos sugerem que o hipocampo (ver Figura 8.14), uma área necessária para a codificação da memória, pode ser capaz de gerar novos neurônios durante a vida. Esses achados têm implicações importantes nas futuras tentativas de regenerar o tecido encefálico lesado ou repará-lo com células-tronco transplantadas.

Córtex Cerebral

O cérebro consiste num **córtex cerebral** externo, composto por 2 a 4 mm de substância cinzenta e pela substância branca subjacente. O córtex cerebral é caracterizado por numerosas pregas e depressões denominadas *convoluções*. As pregas elevadas das convoluções denominam-se *giros*; e as depressões, *sulcos*. Cada hemisfério cerebral se subdivide em sulcos profundos (ou *fissuras*), formando cinco lobos, quatro dos quais são visíveis na superfície (Figura 8.6) e que são os lobos *frontal*, *parietal*, *temporal* e *occipital*; além desses, há o *lobo insular*, localizado profundamente e recoberto por porções dos lobos frontal, parietal e temporal (Tabela 8.1).

O **lobo frontal** é a porção anterior de cada hemisfério cerebral. Uma fissura profunda, denominada *sulco central*, separa o lobo frontal do **lobo parietal**. O *giro pré-central* (Figuras 8.5 e 8.6), envolvido no controle motor, está localizado no lobo frontal, logo em frente ao sulco central. O *giro pós-central*, localizado logo atrás do sulco central do lobo parietal, é a principal área do córtex responsável pela percepção da *sensação somestésica* – sensação que emerge de receptores cutâneos, musculares, tendinosos e articulares.

Os giros pré-central (motor) e pós-central (sensitivo) foram mapeados em pacientes que permaneceram conscientes durante cirurgias do encéfalo. A estimulação elétrica de áreas específicas do giro pré-central provoca movimentos específicos, e a estimulação de diferentes áreas do giro pós-central evoca sensações em partes específicas do corpo. Mapas típicos dessas regiões (Figura 8.7) mostram uma imagem invertida do corpo, com as regiões superiores do córtex destinadas aos dedos dos pés e as regiões inferiores destinadas à cabeça.

Uma característica surpreendente desses mapas é que as áreas do córtex responsáveis por diferentes partes do corpo não correspondem ao tamanho das partes do corpo servidas. Em vez disso, as regiões corporais com maior densidade de receptores são representadas pelas maiores áreas de córtex sensitivo, e as regiões com maior número de inervações motoras são representadas pelas maiores áreas de córtex motor. Por essa razão, as mãos e a face, que possuem uma alta densidade de receptores sensitivos e inervação motora, são servidas

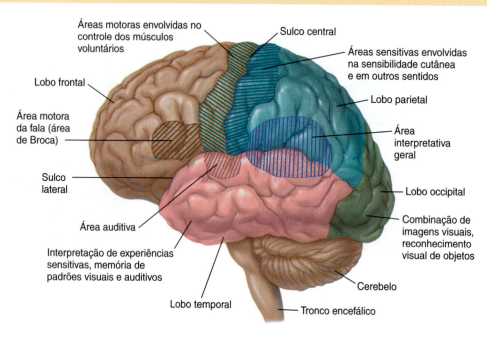

Figura 8.6 Os lobos do hemisfério cerebral esquerdo. Este diagrama mostra as principais áreas motoras e sensitivas do córtex cerebral.

Tabela 8.1 Funções dos Lobos Cerebrais

Lobo	Funções
Frontal	Controle motor voluntário dos músculos esqueléticos; personalidade; processos intelectuais superiores (p. ex., concentração, planejamento e tomada de decisão); comunicação verbal
Parietal	Interpretação somestésica (p. ex., sensações cutâneas e musculares); compreensão da fala e formulação de palavras para expressar pensamentos e emoções; interpretação de texturas e formas
Temporal	Interpretação de sensações auditivas; armazenamento (memória) de experiências auditivas e visuais
Occipital	Integração de movimentos convergindo os olhos; correlação entre as imagens visuais e experiências visuais prévias e outros estímulos sensoriais; percepção consciente da visão
Insular	Memória; integração sensitiva (principalmente à dor) e visceral

Pessoas com **doença de Alzheimer** apresentam (1) perda de neurônios; (2) acúmulo de proteínas intracelulares que formam *emaranhados neurofibrilares*; e (3) acúmulo de depósitos extracelulares de proteínas denominados *placas amilóides*. O principal constituinte das placas é um polipeptídio chamado *amilóide beta* ou *beta amilóide* (Aβ). O Aβ é formado pela clivagem de uma proteína precursora por uma enzima denominada *secretase*. Uma isoforma da enzima, a γ-secretase, é ativada por proteínas *presenilinas*, que são defeituosas em algumas pessoas com um tipo herdado da doença de Alzheimer. A estrutura de uma outra isoforma da enzima, a β-secretase, foi recentemente caracterizada. Os cientistas esperam que isso os ajude no desenvolvimento de uma droga que bloqueie a ação da secretase e, talvez, retarde a progressão da doença de Alzheimer.

por áreas maiores dos giros pré-central e pós-central que o restante do corpo.

O **lobo temporal** contém centros auditivos que recebem fibras sensitivas da cóclea de cada orelha. Esse lobo também está envolvido na interpretação e associação de informações auditivas e visuais. O **lobo occipital** é a principal área responsável pela visão e pela coordenação dos movimentos oculares. As funções dos lobos temporal e occipital serão consideradas com mais detalhes no Capítulo 10, juntamente com a fisiologia da audição e da visão.

O **lobo insular** está envolvido na codificação da memória e na integração de informações sensitivas (principalmente a dor) com respostas viscerais. Em particular, o lobo insular parece estar envolvido na coordenação das respostas cardiovasculares ao estresse.

Visualizando o Encéfalo

Várias técnicas de diagnóstico por imagem relativamente novas permitem a observação detalhada do encéfalo em seres vivos com objetivos médicos e de pesquisa. A primeira delas a ser desenvolvida foi a **tomografia computadorizada (TC)**. A TC envolve uma complexa manipulação computadorizada de dados obtidos pela absorção de raios X pelos tecidos com densidades diferentes. Utilizando essa técnica, os tecidos moles como o encéfalo podem ser observados em diferentes profundidades.

A técnica seguinte a ser desenvolvida foi a **tomografia por emissão de pósitrons (PET)**. Nessa técnica, radioisótopos que emitem pósitrons são injetados na corrente sanguínea. Os pósitrons são como os elétrons, mas carregam uma carga positiva. A colisão entre um pósitron e um elétron acarreta a aniquilação mútua e a emissão de raios gama, os quais podem ser detectados e utilizados para indi-

O Sistema Nervoso Central

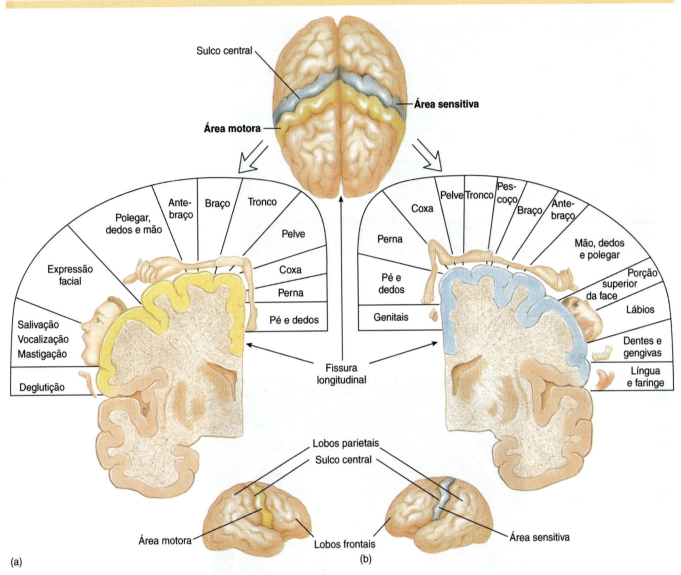

Figura 8.7 Áreas motoras e sensitivas do córtex cerebral. (a) Áreas motoras que controlam os músculos esqueléticos e (b) áreas sensitivas que recebem sensações somestésicas.

car as células encefálicas mais ativas. Cientistas vêm utilizando a PET para estudar o metabolismo encefálico, a distribuição de drogas no encéfalo e alterações do fluxo sanguíneo em decorrência da atividade encefálica.

A técnica mais recente de visualização do encéfalo vivo é a **ressonância magnética** (**RM**). Essa técnica baseia-se no conceito de que os prótons (H⁺) respondem a um campo magnético. O campo magnético é utilizado para alinhar os prótons, que emitem um sinal de onda de rádio detectável quando adequadamente estimulados. Com essa técnica, podem ser obtidas imagens excelentes (Figuras 8.8 e 8.9) sem que a pessoa seja submetida a qualquer perigo conhecido. Nos dias de hoje, cientistas vêm utilizando a RM juntamente com outras técnicas para estudar a função do cérebro (ver Figura 8.8) numa técnica denominada *ressonância magnética funcional* (*RMf*).

Eletroencefalograma

Os potenciais sinápticos (discutidos no Capítulo 7) produzidos nos corpos celulares e nos dendritos do córtex cerebral produzem correntes elétricas que podem ser medidas por eletrodos instalados no couro cabeludo. Um registro dessas correntes elétricas é denominado **eletroencefalograma** ou **EEG**. Desvios dos padrões eletroencefalográficos normais podem ser utilizados clinicamente para o diagnóstico da epilepsia e de outras patologias, e a ausência de um traçado eletroencefalográfico pode indicar morte cerebral.

Normalmente, existem quatro tipos de padrões eletroencefalográficos (Figura 8.10). As **ondas alfa** são mais bem registradas nas regiões parietais e occipitais com a pessoa acordada e relaxada, mas com os olhos fechados. Essas ondas são oscilações rítmicas de 10 a 12 ciclos/segundo. O ritmo alfa de uma criança com menos de oito

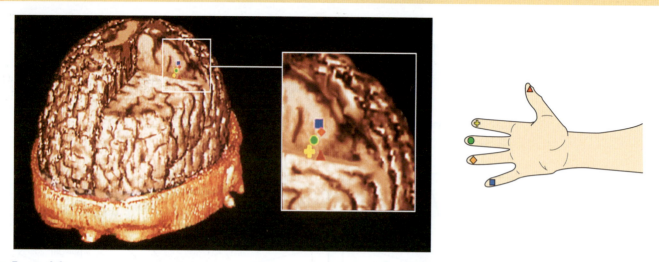

■ **Figura 8.8** **Uma RM do cérebro revela o córtex sensitivo.** A integração das informações da RM e do EEG mostra a localização do córtex sensitivo que corresponde a cada um dos dedos da mão.

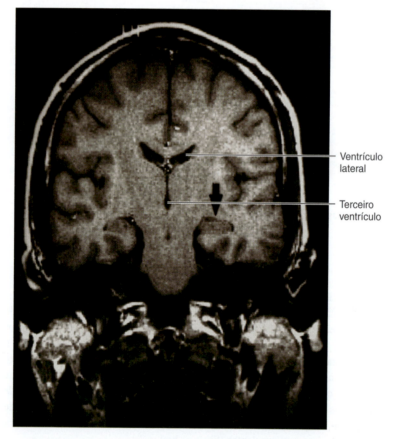

■ **Figura 8.9** RM de um encéfalo normal. Nessa vista coronal do encéfalo, o ventrículo lateral e o terceiro ventrículo podem ser vistos claramente. A seta indica uma parte do hipocampo. (De W. T. Carpenter e R. W. Buchanan, "Medical Progress: Schizophrenia" em *New England Journal of Medicine*, 330:685, 1994, fig 1A. Copyright © 1994 Massachusetts Medical Society. Todos os direitos reservados.)

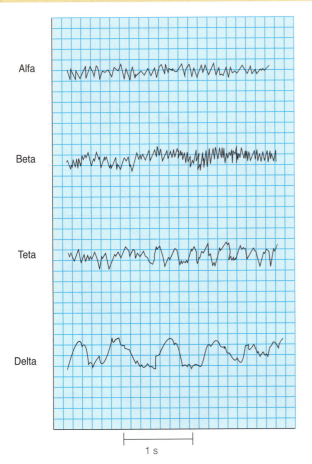

■ **Figura 8.10** Diferentes tipos de ondas num eletroencefalograma (**EEG**). Observe que as ondas delta (embaixo) apresentam a maior amplitude e a menor freqüência.

anos de idade ocorre numa freqüência levemente menor, de 4 a 7 ciclos/segundo.

As **ondas beta** são mais fortes nos lobos frontais, especialmente na área próxima do giro pré-central. Essas ondas são produzidas por estímulos visuais e pela atividade mental. Como elas respondem a estímulos de receptores e são sobrepostas a padrões de atividade contínua, elas constituem a *atividade evocada*. As ondas beta ocorrem numa freqüência de 13 a 25 ciclos/segundo.

As **ondas teta** são emitidas pelos lobos temporais e occipitais. Elas possuem uma freqüência de 5 a 8 ciclos/segundo e são comuns em neonatos. O registro de ondas teta em adultos geralmente indica estresse emocional grave e pode ser um aviso de colapso nervoso.

As **ondas delta** parecem ser emitidas num padrão geral pelo córtex cerebral. Essas ondas possuem uma freqüência de 1 a 5 ciclos/segundo e são comuns durante o sono e no lactente acordado. A presença de ondas delta num adulto acordado indica lesão cerebral.

Durante o sono, são observados dois padrões eletroencefalográficos, os quais correspondem às duas fases do sono: o sono com **movimentos rápidos dos olhos** (**REM**, *rapid eye movement*), quando ocorrem os sonhos, e o sono **não-REM**, ou **de repouso**. Durante o sono não-REM, o EEG apresenta ondas delta grandes e lentas (ondas de alta amplitude e baixa freqüência). Sobrepondo-se a elas, encontram-se os *fusos do sono*, que são descargas crescentes e decrescentes de 7 a 14 ciclos por segundo que duram de um a três segundos. Durante o sono REM, quando os olhos se movem rapidamente, as ondas eletroencefalográficas são semelhantes às do estado de vigília, isto é, elas possuem uma menor amplitude e apresentam oscilações de alta freqüência.

Núcleos da Base

Os **núcleos da base** (ou **gânglios basais**) são massas de substância cinzenta compostas por corpos celulares de neurônios localizadas profundamente na substância branca do encéfalo (Figura 8.11). O núcleo da base mais proeminente é o **corpo estriado**, que consiste em várias massas de núcleos (um *núcleo* é um conjunto de corpos celulares do SNC). A massa superior, denominada *núcleo caudado*, é separada das duas massas inferiores, coletivamente denominadas *núcleo lentiforme*. O núcleo lentiforme possui uma porção lateral, o *putame*, e uma porção medial, o *globo pálido*. Os núcleos da base atuam no controle dos movimentos voluntários.

A degeneração do núcleo caudado (como na *doença de Huntington*) produz a **coréia** – um distúrbio hipercinético caracterizado por movimentos espasmódicos rápidos e descontrolados. A degeneração de neurônios dopaminérgicos que chegam ao núcleo caudado a partir da substância negra, um pequeno núcleo no mesencéfalo, produz a maioria dos sintomas da **doença de Parkinson**. Como foi discutido no Capítulo 7, essa doença está associada com rigidez, tremores de repouso e dificuldade para iniciar movimentos voluntários.

Lateralização Cerebral

Por meio de fibras motoras originárias do giro pré-central, cada córtex cerebral controla os movimentos do lado contralateral (oposto) do corpo. Ao mesmo tempo, a sensação somestésica de cada lado do corpo projeta-se para o giro pós-central contralateral como resultado da *decussação* (cruzamento) de fibras. De modo semelhante, imagens que atingem a metade esquerda de cada retina projetam-se para o lobo occipital direito, e imagens que atingem a metade direita de cada retina projetam-se para o lobo occipital esquerdo. Contudo, cada hemisfério cerebral recebe informações de ambos os lados do corpo, pois os dois hemisférios se intercomunicam através do **corpo caloso**, um grande trato composto por aproximadamente 200 milhões de fibras.

Algumas pessoas com epilepsia grave são submetidas a uma cirurgia que secciona o corpo caloso a fim de aliviar os sintomas. Esses *procedimentos de divisão encefálica* isolam um hemisfério do outro, mas, surpreendentemente, para um observador casual, os pacientes com encéfalos divididos não apresentam evidências de incapacidade resultante da cirurgia. Contudo, em experimentos especialmente elabo-

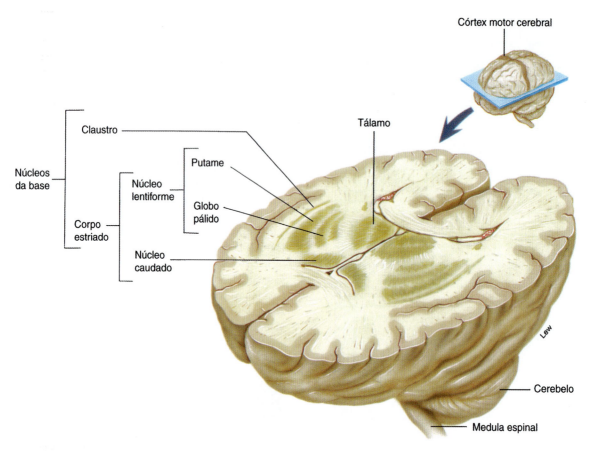

Figura 8.11 **Os núcleos da base.** São estruturas cerebrais que contêm neurônios e estão envolvidas no controle dos músculos esqueléticos (neurônios motores superiores). O tálamo é um centro de retransmissão entre o córtex motor cerebral e outras áreas do encéfalo.

rados em que cada hemisfério é separadamente apresentado em imagens sensitivas e o paciente é instruído a realizar tarefas (falar, escrever ou desenhar com a mão contralateral), constatou-se que cada hemisfério é bom em determinadas categorias de tarefas e ruim em outras (Figura 8.12).

Num experimento típico, a imagem de um objeto pode ser apresentada ao hemisfério direito ou ao hemisfério esquerdo (apresentando-o apenas ao campo visual esquerdo ou direito) e pede-se que a pessoa nomeie o objeto. Achados indicam que, na maioria das pessoas, a tarefa pode ser executada com sucesso pelo hemisfério esquerdo, mas não pelo direito. Experimentos semelhantes demonstraram que, em geral, é no hemisfério esquerdo que reside a maior parte das capacidades de linguagem e analíticas.

Indícios Para a Investigação Clínica

Lembre-se de que Frank apresenta paralisia do lado direito do corpo e comprometimento da fala.
- Qual é a explicação mais provável para a paralisia do lado direito do corpo?
- Como ela está relacionada ao comprometimento da fala?

Esses achados levaram ao conceito de **dominância cerebral**, que é análogo ao conceito de destreza – geralmente as pessoas possuem uma das mãos com maior habilidade motora que a outra. Como a maioria das pessoas é destra, e a mão direita também é controlada pelo hemisfério esquerdo, este foi naturalmente considerado o hemisfério dominante na maioria das pessoas. Contudo, experimentos adicionais demonstraram que o hemisfério direito é especializado de modo diferente, menos evidente. Em vez de um hemisfério ser dominante e outro subordinado, os dois hemisférios parecem ter funções complementares. Por essa razão, o termo **lateralização cerebral**, ou especialização da função de um ou de outro hemisfério, é atualmente preferido ao termo *dominância cerebral*, embora ambos sejam utilizados.

Experimentos demonstraram que o hemisfério direito possui uma capacidade verbal limitada. Uma observação mais valiosa é que o hemisfério direito é mais especializado nas *tarefas visual-espaciais*. Por exemplo, o hemisfério direito consegue reconhecer faces melhor que o esquerdo, mas ele não pode descrever as características faciais tão bem quanto o esquerdo. O controle sobre a mão esquerda mostra que o hemisfério direito é melhor que o esquerdo (controle da mão direita) no arranjo de blocos ou no desenho de cubos. Pacientes com lesão do hemisfério direito, como pode ser pre-

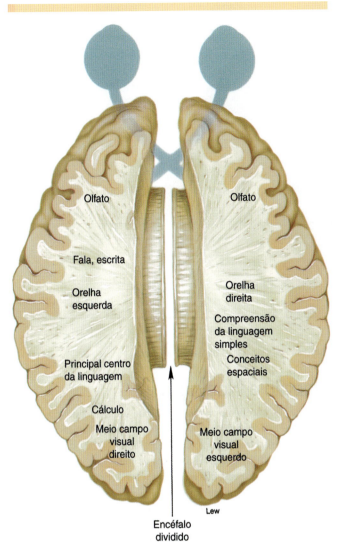

Figura 8.12 Diferentes funções dos hemisférios cerebrais direito e esquerdo. Essas diferenças foram reveladas por experimentos com pessoas cujo corpo caloso – o trato que conecta os dois hemisférios – foi seccionado por cirurgia.

visto pelos resultados das pesquisas de divisão encefálica, apresentam dificuldades para encontrar o caminho em torno de uma casa e para ler mapas.

Talvez como uma consequência do papel do hemisfério direito na compreensão de padrões e de relações parciais/totais, a capacidade de compor música, mas não de compreendê-la criticamente, parece depender do hemisfério direito. Curiosamente, a lesão do hemisfério esquerdo pode causar problemas de fala graves e não afetar a capacidade de cantar.

A lateralização das funções que acaba de ser descrita – com o hemisfério esquerdo especializado para a linguagem e a capacidade analítica, e o direito especializado para a capacidade visual-espacial – é verdadeira para 97% das pessoas. Ela é verdadeira para todas as pessoas destras (que representam 90% de todas as pessoas) e para 70% de todas as pessoas canhotas. As pessoas canhotas restantes são divididas quase que igualmente entre aquelas cuja capacidade de lin-guagem e analítica está localizada no hemisfério direito e aquelas nas quais essa capacidade está presente em ambos os hemisférios.

É interessante especular se a capacidade criativa de uma pessoa pode estar relacionada com a interação de informações entre os hemisférios direito e esquerdo. O achado de um estudo – de que o número de pessoas canhotas entre universitários que cursavam cursos relacionados às artes é desproporcionalmente maior que o número de pessoas canhotas da população geral – sugere que essa interação pode ser maior nas pessoas canhotas. A esse respeito, é interessante observar que Leonardo da Vinci e Michelangelo eram canhotos, mas, evidentemente, isso não constitui uma prova científica de qualquer hipótese. Pesquisas adicionais sobre a lateralização da função dos hemisférios cerebrais podem revelar muito mais sobre a função cerebral e o processo criativo.

Linguagem

O conhecimento das regiões cerebrais envolvidas na linguagem foi obtido sobretudo pelo estudo das *afasias* – distúrbios da fala e da linguagem causados por lesões encefálicas decorrentes de traumatismos cranioencefálicos ou de acidentes vasculares encefálicos. Na maioria das pessoas, as áreas encefálicas da linguagem estão basicamente localizadas no hemisfério esquerdo do córtex cerebral, como previamente descrito. No século XIX, duas áreas do córtex – a área de Broca e a área de Wernicke (Figura 8.13) – foram reconhecidas como áreas de particular importância na produção da afasia.

A *afasia de Broca* é o resultado da lesão da **área de Broca**, localizada no giro frontal inferior esquerdo e nas áreas circunvizinhas. Os sintomas comuns incluem a fraqueza do membro superior direito e do lado direito da face. As pessoas com afasia de Broca apresentam relutância para falar e, quando tentam fazê-lo, a sua fala é lenta e mal articulada. Contudo, a compreensão da fala não é comprometida. As pessoas com esse tipo de afasia conseguem compreender uma frase, mas apresentam dificuldade para repeti-la. Deve ser observado que isso não ocorre simplesmente em razão de um problema do controle motor, uma vez que o controle neural sobre a musculatura da língua, dos lábios e da laringe permanece inalterado.

A *afasia de Wernicke* é causada pela lesão da **área de Wernicke**, localizada no giro temporal superior. Ela acarreta uma fala rápida e fluida, mas sem significado. As pessoas com afasia de Wernicke produzem um tipo de fala descrito como "salada de palavras". As palavras utilizadas podem ser palavras reais que são misturadas de forma caótica, ou podem ser palavras inventadas. A compreensão da linguagem é destruída. As pessoas com afasia de Wernicke não conseguem compreender a linguagem falada nem a escrita.

Parece que o conceito das palavras que devem ser faladas se origina na área de Wernicke e é comunicado à área de Broca através de um trato de fibras denominado **fascículo longitudinal superior do encéfalo** (ou **fascículo arqueado**). Por sua vez, a área de Broca envia fibras para o córtex motor (giro pré-central), o qual controla diretamente a musculatura da fala. A lesão do fascículo longitudinal superior do encéfalo produz a *afasia de condução*, que é uma fala fluente, mas sem sentido (como na afasia de Wernicke),

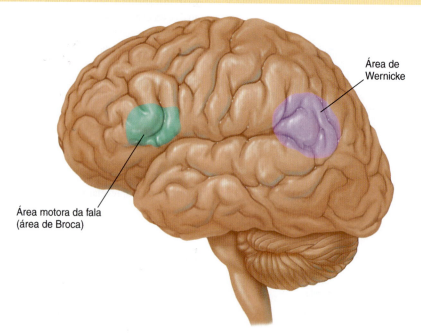

Figura 8.13 Áreas encefálicas envolvidas no controle da fala. A lesão dessas áreas produz déficits da fala, ou afasias.

embora tanto a área de Broca como a de Wernicke permaneçam intactas.

Acredita-se que o **giro angular**, localizado na junção dos lobos parietal, temporal e occipital, seja um centro de integração das informações auditivas, visuais e somestésicas. A lesão do giro angular produz afasia, sugerindo que essa área se projeta para a área de Wernicke. Alguns pacientes com lesão do giro angular esquerdo conseguem falar e compreender a linguagem falada, mas não conseguem ler nem escrever. Outros pacientes conseguem escrever uma frase, mas não conseguem lê-la, presumivelmente por causa da lesão das projeções do lobo occipital (envolvido na visão) ao giro angular.

Indícios Para a Investigação Clínica

Lembre-se de que Frank tem dificuldade para falar, mas a sua fala é coerente.
- Qual o tipo mais provável de afasia que Frank apresenta?
- Qual parte do cérebro foi lesada?

A recuperação da capacidade da linguagem, mediante a transferência para o hemisfério direito após uma lesão do hemisfério esquerdo, é muito boa em crianças, mas diminui após a adolescência. Foi relatado que a recuperação é mais rápida em pessoas canhotas, possivelmente porque a capacidade da linguagem é mais homogeneamente dividida entre os dois hemisférios nessas pessoas. Geralmente, ocorre alguma recuperação após uma lesão da área de Broca, mas a lesão da área de Wernicke produz afasias mais graves e permanentes.

Emoção e Motivação

As partes do encéfalo que parecem ser de suma importância na base neural dos estados emocionais são o hipotálamo (localizado no diencéfalo) e o **sistema límbico**. O sistema límbico consiste num grupo de núcleos do prosencéfalo e de tratos de fibras que formam um anel em torno do tronco encefálico (*limbus* = anel). Entre os componentes do sistema límbico, encontram-se o *giro do cíngulo* (parte do córtex cerebral), o *núcleo amigdalóide*, o *hipocampo* e os *núcleos da área septal* (Figura 8.14).

O sistema límbico antigamente era chamado *rinencéfalo*, ou "*encéfalo olfatório*", porque ele está envolvido no processamento central das informações olfatórias. Essa pode ser a sua principal função nos vertebrados inferiores, cujo sistema límbico pode constituir todo o prosencéfalo. Contudo, sabe-se atualmente que, nos seres humanos, o sistema límbico é um centro dos impulsos emocionais básicos. Ele se desenvolveu precocemente ao longo da evolução dos vertebrados e o seu tecido, do ponto de vista filogenético, é mais antigo que o córtex cerebral. Por essa razão, existem poucas conexões sinápticas entre o córtex cerebral e as estruturas do sistema límbico, o que talvez ajude a explicar por que temos tão pouco controle consciente de nossas emoções.

Existe um circuito fechado de fluxo de informações entre o sistema límbico e o tálamo e o hipotálamo (Figura 8.14) denominado *circuito de Papez*. (O tálamo e o hipotálamo são partes do diencéfalo, descrito numa seção posterior.) No circuito de Papez, um trato de fibras, o *fórnice*, conecta o hipocampo aos corpos mamilares do hipotálamo, os quais se projetam em direção aos núcleos anteriores do tálamo. Os núcleos talâmicos, por sua vez, enviam fibras ao giro do cíngulo, que então completa o circuito enviando fibras ao hipocampo. Por intermédio dessas interconexões, o sistema límbico e o hipotálamo parecem cooperar na base neural dos estados emocionais.

O Sistema Nervoso Central

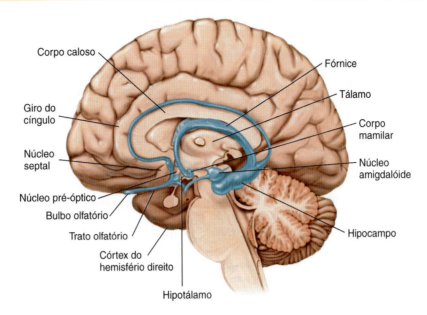

Figura 8.14 **O sistema límbico.** As vias que conectam as estruturas do sistema límbico também são ilustradas. Observe que o lobo temporal esquerdo do córtex cerebral foi removido para tornar essas estruturas visíveis.

Estudos das funções dessas regiões incluem a estimulação elétrica de locais específicos, a destruição tecidual (produzindo *lesões*) de determinados locais e a remoção cirúrgica, ou *ablação*, de estruturas específicas. Esses estudos sugerem que o hipotálamo e o sistema límbico estão envolvidos nos seguintes sentimentos e comportamentos:

1. **Agressão.** A estimulação de determinadas áreas do núcleo amigdalóide produz raiva e agressividade, e lesões desse núcleo podem produzir docilidade em animais de laboratório. A estimulação de determinadas áreas do hipotálamo pode produzir efeitos similares.
2. **Medo.** O medo pode ser produzido pela estimulação elétrica do núcleo amigdalóide e do hipotálamo, e a remoção cirúrgica do sistema límbico pode acarretar uma ausência de medo. Por exemplo, os macacos, que normalmente têm medo de serpentes, seguram-nas sem medo quando o seu sistema límbico é removido.
3. **Fome.** O hipotálamo possui tanto um *centro de fome* como um *centro de saciedade*. A estimulação elétrica do primeiro causa o consumo excessivo de alimentos, e a estimulação elétrica do segundo interrompe a alimentação em animais de laboratório.
4. **Sexo.** O hipotálamo e o sistema límbico estão envolvidos na regulação do impulso sexual e do comportamento sexual, como é demonstrado pelos estudos de estimulação e de ablação em animais de laboratório. Contudo, o córtex cerebral também é de fundamental importância para o impulso sexual em animais inferiores, e o papel do cérebro é ainda mais importante no impulso sexual nos seres humanos.
5. **Comportamento direcionado por um objetivo (sistema de recompensa e punição).** Eletrodos colocados em determinados locais entre o córtex frontal e o hipotálamo podem liberar choques que atuam como uma recompensa. Em ratos, essa recompensa é mais poderosa que o alimento ou o sexo no comportamento motivacional. Estudos semelhantes foram realizados em seres humanos, os quais relatam sensações de relaxamento e alívio da tensão, mas não de êxtase. Eletrodos colocados em posições muito pouco diferentes aparentemente estimulam um sistema de punição em animais de laboratório, os quais interrompem o comportamento quando estimulados nessas regiões.

Um dos exemplos mais dramáticos do papel das áreas encefálicas superiores na personalidade e na emoção é o famoso acidente com alavanca de 1848. Um chefe ferroviário de 25 anos, Phineas P. Gage, estava colocando explosivo no buraco de uma rocha com um bastão de metal quando o pó explosivo subitamente explodiu. O bastão – medindo 1,10 m de comprimento e 3 cm de espessura – atingiu acima do seu olho esquerdo e atravessou o seu encéfalo, emergindo no alto de seu crânio.

Após alguns minutos de convulsão, Gage ficou em pé, cavalgou 1 km até a cidade e subiu uma longa escada para ver um médico. Ele recuperou-se bem, sem déficits sensitivos ou motores perceptíveis. Contudo, seus colegas observaram alterações surpreendentes de sua personalidade. Antes do acidente, Gage era um homem responsável, capaz e prudente em relação às finanças. Após o acidente, ele parecia haver perdido suas inibições sociais, proferindo, por exemplo, irreverências grosseiras (o que ele nunca havia feito antes do acidente). Ele também parecia propenso a extravagâncias imprevisíveis, acabou sendo despedido e seus velhos amigos mencionavam que ele "não era mais o Gage".

Memória

Regiões Cerebrais da Memória

Estudos clínicos da *amnésia* (perda da memória) sugerem que várias regiões diferentes do cérebro estão envolvidas no armazenamento e na recuperação da memória. Descobriu-se que a amnésia é o resultado da lesão do lobo temporal do córtex cerebral, do hipocampo, da cabeça do núcleo caudado (na doença de Huntington) ou do tálamo medial dorsal (em alcoólicos que apresentam síndrome de Korsakoff com deficiência de tiamina). Atualmente, alguns pesquisadores acreditam que há vários sistemas diferentes de armazenamento de informações no encéfalo. Um sistema está relacionado ao aprendizado simples da resposta ao estímulo que mesmo os invertebrados podem apresentar num certo grau. Isso, juntamente com o aprendizado de habilidades e diferentes tipos de condicionamento e hábitos, é retido em pessoas com amnésia.

As pessoas com amnésia apresentam um comprometimento da capacidade de se lembrar de fatos e eventos, o que alguns cientistas chamaram de "memória declarativa". Esse sistema de memória pode ser dividido em duas categorias principais: **memória de curta duração** e **memória de longa duração**. Por exemplo, as pessoas com traumatismo cranioencefálico e os pacientes submetidos à *eletroconvulsoterapia* podem perder a memória recente, mas reter as memórias mais remotas. Evidências recentes sugeriram que a consolidação da memória de longa duração exige a ativação de genes, acarretando uma alteração da síntese de proteínas e das conexões sinápticas. A consolidação da memória de curta duração em memória de longa duração é função do **giro temporal médio**, uma área que inclui o hipocampo, o núcleo amigdalóide e áreas adjacentes do córtex cerebral (Figura 8.14). Contudo, quando a memória é colocada no armazenamento de longa duração, ela se torna independente do giro temporal médio.

Utilizando a ressonância magnética funcional (RMf) de indivíduos que eram solicitados a lembrar-se de palavras, cientistas detectaram uma maior atividade cerebral no giro temporal médio esquerdo e no giro frontal esquerdo para palavras que eram lembradas em comparação com palavras que eram subseqüentemente esquecidas. Quando fotos de cenas eram utilizadas no lugar de palavras, as cenas que eram lembradas evocavam uma maior atividade na RMf nos giros temporais médios esquerdo e direito e no giro frontal direito em comparação com a atividade evocada pelas cenas que eram subseqüentemente esquecidas. A maior atividade dessas regiões cerebrais na RMf parece indicar a codificação das memórias. De fato, lesões do giro temporal médio esquerdo comprometem a memória verbal, enquanto lesões do giro termporal médio direito comprometem memórias não-verbais (p. ex., a capacidade de lembrar-se de rostos).

A remoção cirúrgica dos giros temporais médios direito e esquerdo foi realizada em um paciente, identificado como "H.M.", num esforço para tratar a sua epilepsia. Após a cirurgia, ele revelou ser incapaz de consolidar qualquer memória de curta duração. Ele podia repetir um número de telefone e participar normalmente de uma conversação. No entanto, quando momentaneamente distraído, ele não conseguia lembrar-se do número do telefone e, se a pessoa com quem ele estava conversando deixasse o local e retornasse alguns minutos depois, H.M. não se lembrava de ter visto aquela pessoa ou de ter tido uma conversa com ela anteriormente. Embora a sua memória de eventos que ocorreram antes da cirurgia permanecesse intacta, parecia-lhe que todos os eventos subseqüentes em sua vida estavam ocorrendo pela primeira vez.

Os efeitos da remoção de ambos os giros temporais médios de H.M. deviam-se ao fato de também terem sido removidos o hipocampo e o núcleo amigdalóide (Figura 8.14) durante a cirurgia. A remoção cirúrgica do giro temporal médio esquerdo compromete a consolidação das memórias verbais recentes em memória de longa duração, e a remoção do giro temporal médio direito compromete a consolidação das memórias não-verbais.

Com base em dados de experiências clínicas adicionais, parece que o **hipocampo** é um componente fundamental do sistema da memória. A ressonância magnética (RM) revela que o hipocampo está freqüentemente atrofiado em pacientes amnésicos vivos. No entanto, o grau de comprometimento da memória aumenta quando outras estruturas, assim como o hipocampo, são lesadas. O hipocampo e as estruturas associadas do giro temporal médio, portanto, são necessários para a aquisição de novas informações sobre fatos e eventos e para a consolidação da memória de curta duração em memória de longa duração, a qual é armazenada no córtex cerebral. O estímulo emocional, atuando por meio das estruturas do sistema límbico, pode melhorar ou inibir o armazenamento da memória de longa duração. O **núcleo amigdalóide** parece ser particularmente importante na memória das respostas ao medo. Estudos demonstraram um aumento da atividade neural do núcleo amigdalóide humano durante o processamento visual de faces amedrontadas, e pacientes com lesão bilateral do núcleo amigdalóide eram incapazes de identificar o perigo quando lhes eram mostradas imagens ameaçadoras.

Acredita-se que o córtex cerebral armazene informações factuais, com as memórias verbais lateralizadas para o hemisfério esquerdo e as informações visual-espaciais para o hemisfério direito. O neurocirurgião Wilder Penfield foi o primeiro a estimular eletricamente várias regiões do encéfalo em pacientes conscientes, evocando com freqüência memórias visuais ou auditivas que eram extremamente vívidas. A estimulação elétrica de pontos específicos do giro temporal evocava memórias específicas tão detalhadas que os pacientes sentiam que estavam revivendo a experiência. As regiões médias dos giros temporais, no entanto, não podiam ser o local onde a memória de longa duração é armazenada, uma vez que a destruição dessas áreas em pacientes epilépticos em tratamento não destruía a memória de eventos anteriores à cirurgia. Os **giros temporais inferiores**, por outro lado, parecem ser os locais de armazenamento das memórias visuais de longa duração.

Recentemente, demonstrou-se que o **giro frontal inferior esquerdo** participa na realização de cálculos matemáticos exatos. Cientistas especularam que essa região do cérebro pode estar envolvida porque ela armazena fatos sobre números codificados verbalmente. Utilizando a RMf, pesquisadores demonstraram recentemente que atividades complexas de planejamento e resolução de problemas envolvem a porção mais anterior dos lobos frontais, uma área denominada **córtex pré-frontal**. Há evidências de que sinais são enviados do córtex pré-frontal para os giros temporais inferiores, onde as memórias visuais de longa duração são armazenadas. Lesões do córtex pré-frontal interferem na memória de uma maneira menos dramática que as lesões do giro temporal médio.

A quantidade de memória destruída pela ablação (remoção) de tecido encefálico parece depender mais da quantidade de tecido encefálico removido que da localização da cirurgia. Com base nessas observações, acreditava-se que a memória estivesse localizada difusamente no cérebro. A estimulação do local correto do córtex, por conseguinte, recuperaria a memória. Contudo, de acordo com o pensamento atual, aspectos particulares da memória – visual, auditiva, olfatória, espacial, etc. – são armazenados em áreas específicas, e a cooperação de todas essas áreas é necessária para trazer à tona a memória completa.

Alterações Sinápticas da Memória

Como a memória de longa duração não é destruída pela eletroconvulsoterapia, parece razoável concluir que a consolidação da memória depende de alterações relativamente permanentes da estrutura química dos neurônios e de suas sinapses. Experimentos sugerem que a síntese de proteínas é necessária para a consolidação da "memória residual" ou do "traço de memória". A natureza das alterações sinápticas envolvidas no armazenamento da memória foi estudada utilizando-se o fenômeno da potenciação prolongada do hipocampo, como descrito no Capítulo 7.

A potenciação prolongada é um tipo de aprendizado sináptico em que sinapses primeiramente estimuladas numa alta freqüência apresentam posteriormente uma maior excitabilidade. A potenciação prolongada foi estudada extensamente no hipocampo, onde a maioria dos axônios utiliza o glutamato como neurotransmissor. Aqui, a indução da potenciação prolongada exige a ativação de receptores de NMDA para o glutamato (descritos no Capítulo 7). A ativação de receptores de NMDA para o glutamato – onde seus canais de Ca^{2+} e Na^+ se abrem – exige não apenas a ligação ao glutamato, mas também a ligação a um outro ligante (glicina ou D-serina) e uma despolarização parcial simultânea da membrana pós-sináptica por diferentes canais da membrana. Isso pode envolver a ligação do glutamato a diferentes receptores, conhecidos como receptores de AMPA. A esse respeito, é interessante observar que os receptores de AMPA se movem para o interior da membrana pós-sináptica durante a potenciação prolongada. Quando o glutamato é capaz de ativar seus receptores de NMDA, seus canais de Ca^{2+} são abertos na membrana plasmática dos dendritos. Portanto, a potenciação prolongada é caracterizada pela difusão de Ca^{2+} para o interior dos dendritos do neurônio pós-sináptico.

Alterações morfológicas (estruturais) também ocorrem no neurônio pós-sináptico como conseqüência da potenciação prolongada. *Espinhas dendríticas*, que são minúsculas projeções puntiformes dos dendritos, crescem como conseqüência da potenciação prolongada. Evidências recentes sugerem que, como resultado da potenciação prolongada, o crescimento de novas espinhas dendríticas acarreta um aumento da área de contato entre o terminal axônico pré-sináptico e a membrana pós-sináptica.

A indução da potenciação prolongada também pode envolver alterações pré-sinápticas, de modo que ocorre um aumento da liberação do neurotransmissor. Isso pode envolver um "mensageiro retrógrado", enviado do neurônio pós-sináptico para o axônio pré-sináptico. Alguns cientistas propuseram que o óxido nítrico desempenha esse papel nesta seqüência de eventos:

1. A ligação do glutamato a seus receptores de NMDA e a despolarização simultânea da membrana pós-sináptica provocam a abertura dos canais dos receptores de NMDA.
2. Essa abertura dos canais dos receptores de NMDA permite a entrada do Ca^{2+}.
3. A entrada de Ca^{2+} no neurônio pós-sináptico provoca a potenciação prolongada nesse neurônio.
4. A entrada de Ca^{2+} no neurônio pós-sináptico também ativa a óxido nítrico sintase, acarretando a produção de óxido nítrico.
5. O óxido nítrico, então, atua como um mensageiro retrógrado, difundindo-se para o interior do neurônio pré-sináptico e, de alguma forma, fazendo com que este libere mais neurotransmissores.

Dessa maneira, a transmissão sináptica é fortalecida pelo uso freqüente. Embora os mecanismos pelos quais a potenciação prolongada é produzida ainda não estejam totalmente esclarecidos, e a associação causal entre a potenciação prolongada e o aprendizado ainda não tenha sido provada, evidências sugerem que a potenciação prolongada esteja envolvida nas alterações que ocorrem quando memórias são produzidas.

Teste Seu Conhecimento Antes de Prosseguir

1. Descreva as localizações das áreas sensitivas e motoras do córtex cerebral e explique como essas áreas estão organizadas.
2. Descreva as localizações e as funções dos núcleos da base. Que estruturas compõem esses núcleos?
3. Identifique as estruturas do sistema límbico e explique a importância funcional desse sistema.
4. Explique a diferença de função dos hemisférios cerebrais direito e esquerdo.
5. Cite as áreas do cérebro que se acredita estarem envolvidas na produção da fala e descreva os diferentes tipos de afasia produzidos pela lesão dessas áreas.
6. Descreva as diferentes formas de memória, cite as estruturas cerebrais envolvidas na memória e analise algumas das evidências experimentais nas quais essas informações são baseadas.

Diencéfalo

O diencéfalo é a parte do prosencéfalo que contém estruturas importantes como o tálamo, o hipotálamo e parte da hipófise.

O hipotálamo desempenha numerosas funções vitais, a maior parte delas relacionada direta ou indiretamente à regulação de atividades viscerais por meio de outras regiões encefálicas e do sistema nervoso autônomo.

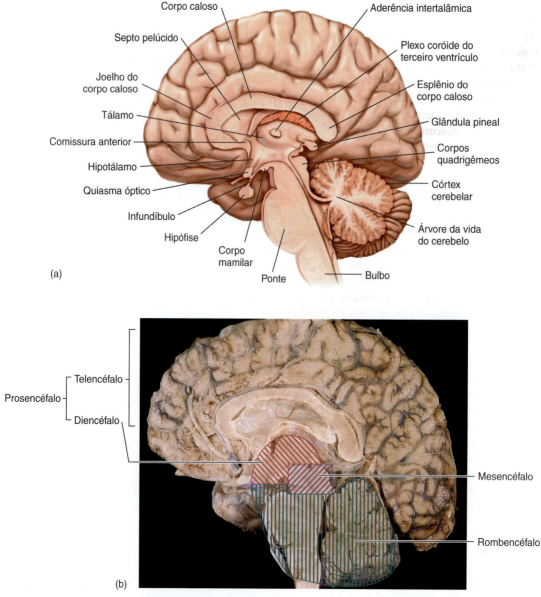

Figura 8.15 Corte sagital médio do encéfalo. (a) Um diagrama e (b) uma fotografia. As áreas do diencéfalo, do mesencéfalo e do rombencéfalo são sombreadas. O restante do encéfalo fora dessas áreas sombreadas está incluído no telencéfalo.

O **diencéfalo**, em conjunto com o telencéfalo previamente discutido, constitui o prosencéfalo e é quase totalmente circundado pelos hemisférios cerebrais. O *terceiro ventrículo* é uma cavidade estreita localizada na linha mediana, no interior do diencéfalo.

Tálamo e Epitálamo

O **tálamo** representa cerca de 80% do diencéfalo e forma a maior parte das paredes do terceiro ventrículo (Figura 8.15). É constituído de massas pareadas de substância cinzenta, cada uma posicionada imediatamente abaixo do ventrículo lateral de seu respectivo hemisfério cerebral. O tálamo atua sobretudo como um centro de retransmissão através do qual todas as informações sensitivas (excetuando-se o olfato) passam em direção ao cérebro. Por exemplo, os *núcleos geniculados laterais* retransmitem informações visuais, e os *núcleos geniculados mediais* retransmitem informações auditivas, do tálamo aos lobos occipital e temporal, respectivamente, do córtex cerebral. Os *núcleos intralaminares* do tálamo são ativados por muitas modalidades sensitivas diferentes e, por sua vez, projetam-se em direção a muitas áreas do córtex cerebral. Trata-se de uma parte do sistema que promove um estado de alerta e causa o despertar do sono em resposta a qualquer estímulo sensitivo suficientemente forte.

O **epitálamo** é o segmento dorsal do diencéfalo e contém o *plexo corióideo* sobre o terceiro ventrículo, onde o líquido cerebrospinal se forma, e a *glândula pineal* (*epífise*). A glândula pineal secreta o hormônio *melatonina*, que pode ter um papel no controle endócrino da reprodução (discutido no Capítulo 20).

O Sistema Nervoso Central

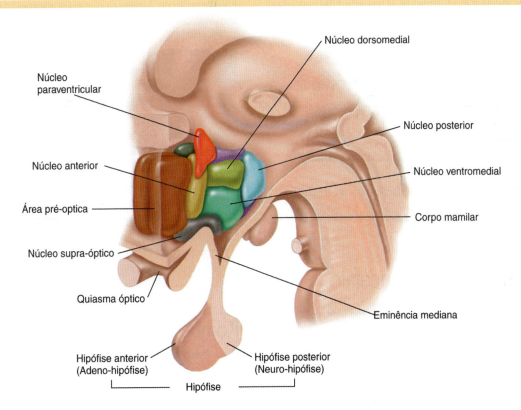

Figura 8.16 Diagrama de alguns núcleos no hipotálamo. Os núcleos hipotalâmicos, compostos por corpos celulares neuronais, possuem diferentes funções.

Hipotálamo e Hipófise

O **hipotálamo** é a porção mais inferior do diencéfalo. Localizado abaixo do tálamo, ele forma o assoalho e parte das paredes laterais do terceiro ventrículo. Essa pequena, mas importante, região do encéfalo contém os centros neurais da fome, da sede, da regulação da temperatura corporal e da secreção hormonal da hipófise (Figura 8.16). Além disso, centros do hipotálamo contribuem para a regulação do sono, da vigília, do impulso e do desempenho sexual e de emoções (como, raiva, medo, dor e prazer). Atuando por meio de suas conexões com o bulbo do tronco encefálico, o hipotálamo ajuda a evocar as respostas viscerais a vários estados emocionais. Na sua regulação da emoção, o hipotálamo atua em conjunto com o sistema límbico, como foi discutido na seção anterior.

A estimulação experimental de diferentes áreas do hipotálamo pode evocar as respostas autônomas características da agressão, do comportamento sexual, da fome ou da saciedade. A estimulação crônica do hipotálamo lateral, por exemplo, pode fazer um animal comer e tornar-se obeso, enquanto a estimulação do hipotálamo medial inibe a alimentação. Outras áreas contêm osmorreceptores que estimulam a sede e a liberação do hormônio antidiurético (ADH) pela hipófise posterior.

É também no hipotálamo que está localizado o "termostato" do corpo. O resfriamento experimental do hipotálamo anterior pré-óptico provoca tremores (uma resposta motora somática) e a termogênese sem tremores (uma resposta motora simpática). O aquecimento experimental dessa área hipotalâmica acarreta hiperventilação (estimulada por nervos motores somáticos), vasodilatação, salivação e secreção das glândulas sudoríferas (reguladas por nervos simpáticos). Essas respostas servem para corrigir os desvios de temperatura num tipo de retroalimentação negativa.

A coordenação dos reflexos simpáticos e parassimpáticos, portanto, é integrada com o controle das respostas somáticas e endócrinas pelo hipotálamo. Por sua vez, as atividades do hipotálamo são influenciadas pelos centros encefálicos superiores.

A **hipófise** está localizada imediatamente abaixo do hipotálamo. De fato, a origem embrionária da hipófise posterior é um crescimento para baixo do diencéfalo, e toda a hipófise permanece conectada ao diencéfalo através de um pedúnculo (uma relação descrita mais detalhadamente no Capítulo 11). Neurônios dos *núcleos supra-ópticos* e *paraventriculares* do hipotálamo (Figura 8.16) produzem dois hormônios – o **hormônio antidiurético** (**ADH**), também conhecido como *vasopressina*, e a **ocitocina**. Esses dois hormônios são transportados pelos axônios do *trato hipotálamo-hipofisário* até a **hipófise posterior** (neuro-hipófise), onde são armazenados e liberados em resposta à estimulação hipotalâmica. A ocitocina estimula a contração uterina durante o trabalho de parto, e o ADH estimula os rins a reabsorver água e, conseqüentemente, a excretar um menor volume de urina. Neurônios do hipotálamo também produzem hormônios denominados **hormônios liberadores** e **hormônios inibidores,** que são transportados pelo sangue até a **hipófise anterior** (adeno-hipófise). Esses hormônios liberadores e inibidores hipotalâmicos regulam as secreções da hipófise anterior e, em razão disso, regulam as secreções de outras glândulas endócrinas (como descrito no Capítulo 11).

> **Teste Seu Conhecimento Antes de Prosseguir**
> 1. Descreva a localização do diencéfalo em relação ao cérebro e aos ventrículos encefálicos.
> 2. Cite as funções do hipotálamo e indique as outras regiões encefálicas que cooperam com o hipotálamo no desempenho dessas funções.
> 3. Explique as relações estruturais e funcionais entre o hipotálamo e a hipófise.

Mesencéfalo e Rombencéfalo

O mesencéfalo e o rombencéfalo contêm muitos centros importantes de retransmissão das vias sensitivas e motoras e são particularmente importantes no controle dos movimentos da musculatura esquelética pelo cérebro. O bulbo, uma região vital do rombencéfalo, contém centros de controle da respiração e da função cardiovascular.

Mesencéfalo

O *mesencéfalo*, ou **encéfalo médio**, está localizado entre o diencéfalo e a ponte. O **corpo quadrigêmeo** apresenta quatro elevações arredondadas localizadas na superfície dorsal do mesencéfalo (ver Figura 8.15). As duas elevações superiores, os *colículos superiores*, estão envolvidas nos reflexos visuais; os *colículos inferiores*, localizados imediatamente abaixo, são centros de retransmissão de informações auditivas.

O mesencéfalo também contém os pedúnculos cerebrais, o núcleo rubro, a substância negra e outros núcleos. Os **pedúnculos cerebrais** são um par de estruturas compostas por tratos de fibras ascendentes e descendentes. O **núcleo rubro**, uma área de substância cinzenta localizada profundamente no mesencéfalo, mantém conexões com o cérebro e o cerebelo e está envolvido na coordenação motora.

Como discutido no Capítulo 7, o mesencéfalo possui dois sistemas de neurônios dopaminérgicos (liberadores de dopamina) que se projetam a outras áreas do encéfalo. O *sistema nigrostriatal* projeta-se da **substância negra** para o corpo estriado dos núcleos da base; esse sistema é necessário para a coordenação motora, e é a degeneração dessas fibras que produz a doença de Parkinson. Outros neurônios dopaminérgicos que fazem parte do *sistema mesolímbico* se projetam de núcleos adjacentes à substância negra para o sistema límbico do prosencéfalo (Figura 8.17). Esse sistema está envolvido no comportamento e nos incentivos, e a liberação de dopamina por esses neurônios é promovida pelo abuso de drogas.

O reforço positivo produzido pelo **uso abusivo de drogas** envolve a liberação de dopamina por axônios do sistema mesolímbico. Esses axônios originam-se no mesencéfalo e terminam no núcleo accumbens do prosencéfalo. A nicotina do tabaco estimula os neurônios dopaminérgicos do mesencéfalo por meio dos receptores nicotínicos da ACh. A heroína e a morfina ativam essa via através dos receptores opióides do mesencéfalo, enquanto a cocaína e as anfetaminas atuam no núcleo accumbens inibindo a recaptação da dopamina para o interior dos axônios pré-sinápticos. Como o previsto, os sintomas de abstinência de drogas utilizadas de forma abusiva estão associados à redução da concentração de dopamina no núcleo acumbente.

Rombencéfalo

O *rombencéfalo*, ou **encéfalo posterior**, é composto por duas regiões: o metencéfalo e o mielencéfalo. Cada uma delas será analisada separadamente.

Metencéfalo

O *metencéfalo* é composto pela ponte e pelo cerebelo. A **ponte** pode ser vista como uma proeminência arredondada localizada sob o cérebro, entre o mesencéfalo e o bulbo (Figura 8.18). As fibras superficiais da ponte conectam-se com o cerebelo, e as fibras profundas fazem parte de tratos motores e sensitivos que passam do bulbo, atravessando a ponte, até o mesencéfalo. Na ponte, há vários núcleos associados a nervos cranianos específicos – o trigêmeo (V), o abducente (VI), o facial (VII) e o vestibulococlear (VIII). Outros núcleos da ponte colaboram com núcleos do bulbo para regular a respiração. Os dois centros de controle respiratório da ponte são conhecidos como *centro apnêustico* e *centro pneumotáxico*.

O **cerebelo**, que contém mais de cem bilhões de neurônios, é a segunda maior estrutura do encéfalo. Como o cerebro, ele contém substância cinzenta externamente e substância branca internamente. Fibras do cerebelo passam através do núcleo rubro até o tálamo e, em seguida, até as áreas motoras do córtex cerebral. Outros tratos de fibras conectam o cerebelo com a ponte, o bulbo e a medula espinal. O cerebelo recebe estímulos de *proprioceptores* (receptores articulares, tendinosos e musculares) e, atuando em conjunto com os núcleos da base e áreas motoras do córtex cerebral, participa da coordenação dos movimentos.

O cerebelo é necessário para o aprendizado motor e para a coordenação dos movimentos de diferentes articulações durante um movimento. Ele também é necessário para a força e o momento adequados dos movimentos de um membro. Por exemplo, o cerebelo é necessário para se tocar o nariz com um dedo, trazer o garfo com alimento à boca ou achar chaves, através do tato, no bolso ou na bolsa.

O Sistema Nervoso Central 205

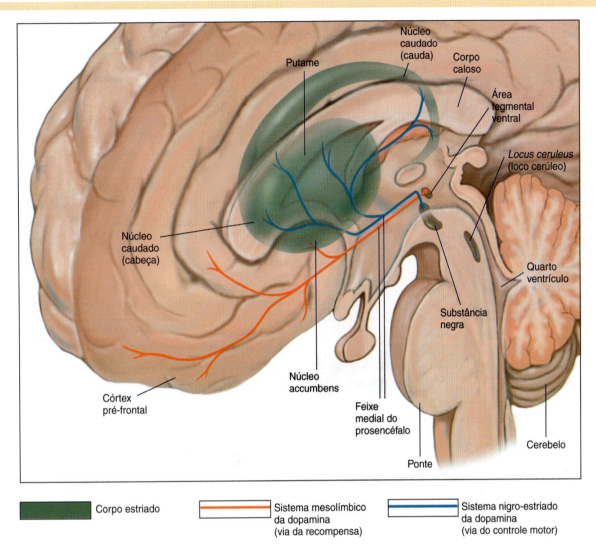

■ **Figura 8.17** **Vias dopaminérgicas do encéfalo.** Os axônios que utilizam a dopamina como neurotransmissor (que são dopaminérgicos) deixam a substância negra do mesencéfalo e formam sinapses no corpo estriado. Este é o sistema nigro-estriado, utilizado para o controle motor. Os axônios dopaminérgicos que partem do mesencéfalo para o núcleo accumbens e o córtex pré-frontal constituem o sistema mesolímbico, que atua na recompensa emocional.

A lesão do cerebelo produz **ataxia** – falta de coordenação resultante de erros de velocidade, força e direção do movimento. Os movimentos e a fala de pessoas com ataxia podem assemelhar-se aos daquelas com intoxicação. Essa condição também é caracterizada pelo tremor intensional, o qual difere do tremor de repouso da doença de Parkinson, que ocorre apenas quando movimentos intencionais são realizados. As pessoas com lesão cerebelar podem tentar pegar um objeto e não conseguir, colocando a mão muito à direita ou muito à esquerda; elas tentam então compensar movendo a mão na direção oposta. Esses movimentos para frente e para trás podem acarretar oscilações do membro.

Mielencéfalo

O *mielencéfalo* é composto por apenas uma estrutura, o **bulbo**. Possuindo um comprimento aproximado de 3 cm, o bulbo forma uma continuidade com a ponte (superiormente) e a medula espinal (inferiormente). Todos os tratos de fibras descendentes e ascendentes que provêem a comunicação entre a medula espinal e o encéfalo devem passar pelo bulbo. Muitos desses tratos de fibras cruzam para o lado contralateral em estruturas triangulares elevadas do bulbo denominadas **pirâmides**. Por essa razão, o lado esquerdo do cérebro recebe informações sensitivas do lado direito do corpo e vice-versa. Do mesmo modo, por causa da decussação das fibras, o lado direito do cérebro controla a atividade motora do lado esquerdo do corpo e vice-versa.

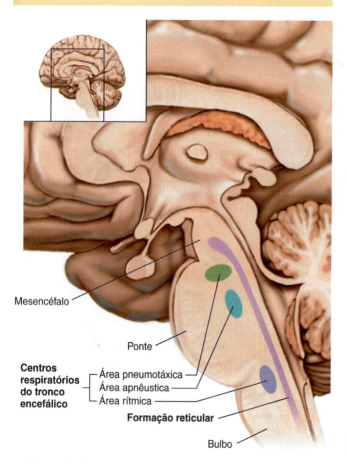

Figura 8.18 Centros de controle respiratório do tronco encefálico. São núcleos localizados na ponte e no bulbo que controlam os nervos motores necessários para a respiração. A localização da formação reticular também é mostrada.

o SAR é ativado de um modo inespecífico por qualquer modalidade de informação sensitiva. Por sua vez, fibras nervosas do SAR projetam-se de forma difusa para o córtex cerebral. Isso resulta numa *estimulação inespecífica* do córtex cerebral em resposta à informação sensitiva recebida.

O SAR, por meio do seu estímulo inespecífico do córtex, ajuda a manter um estado de consciência alerta. Não surpreendentemente, há evidências de que os anestésicos gerais podem produzir inconsciência ao deprimir o SAR. Do mesmo modo, a capacidade de adormecer pode ser devida à ação de neurotransmissores específicos que inibem a atividade do SAR.

Teste Seu Conhecimento Antes de Prosseguir

1. Cite as estruturas do mesencéfalo e descreva suas funções.
2. Descreva as funções do bulbo e da ponte.
3. Localize a formação reticular no encéfalo. Qual é a função principal do sistema de ativação reticular e como se realiza?

Tratos da Medula Espinal

Informações sensitivas de receptores distribuídos na maior parte do corpo são retransmitidas ao encéfalo por meio de tratos de fibras ascendentes que conduzem impulsos para cima através da medula espinal. Quando o cérebro dirige atividades motoras, esses comandos se dão sob a forma de impulsos nervosos que, através de tratos de fibras descendentes, percorrem a medula espinal no sentido distal.

Muitos núcleos importantes estão contidos no bulbo. Vários núcleos estão envolvidos no controle motor, dando origem a axônios no interior dos nervos cranianos VIII, IX, X, XI e XII. Por exemplo, os *núcleos vagais* (existe um em cada lado do bulbo) dão origem aos extremamente importantes nervos vagos (X). Outros núcleos retransmitem informações sensitivas ao tálamo e, em seguida, ao córtex cerebral.

O bulbo contém agrupamentos de neurônios necessários para a regulação da respiração e das respostas cardiovasculares. Por essa razão, eles são conhecidos como *centros vitais*. O **centro vasomotor** controla a inervação autônoma dos vasos sanguíneos; o **centro de controle cardíaco**, intimamente associado ao centro vasomotor, regula o controle nervoso autônomo do coração; e o **centro respiratório** do bulbo atua em conjunto com os centros da ponte no controle da respiração.

Formação Reticular

A **formação reticular** (Figura 8.18) é uma rede complexa de núcleos e fibras nervosa, localizada no bulbo, na ponte, no mesencéfalo, no tálamo e no hipotálamo, que atua como um **sistema de ativação reticular**, ou **SAR**. Por causa de suas numerosas interconexões,

A medula espinal estende-se do nível do forame magno do crânio até a primeira vértebra lombar. Diferentemente do encéfalo, no qual a substância cinzenta forma um córtex sobre a substância branca, a substância cinzenta da medula espinal está localizada no centro, sendo circundada por substância branca. A substância cinzenta central da medula espinal está disposta na forma de um "H", com dois *cornos dorsais* e dois *cornos ventrais* (também denominados cornos posteriores e anteriores, respectivamente). A substância branca da medula espinal é composta por tratos de fibras ascendentes e descendentes que estão dispostos em seis colunas de substância branca denominadas *funículos*.

Os tratos de fibras da substância branca da medula espinal são nomeados para indicar se são tratos ascendentes (sensitivos) ou descendentes (motores). Os nomes dos tratos ascendentes geralmente começam com o prefixo *espino-* e terminam com o no-

Tabela 8.2 Principais Tratos Ascendentes da Medula Espinal

Trato	Origem	Término	Função
Espinotalâmico anterior	Corno posterior de um lado da medula, mas cruza para o lado oposto.	Tálamo e, em seguida, córtex cerebral	Conduz impulsos sensitivos da pressão e tato protopático (grosseiro).
Espinotalâmico lateral	Corno posterior de um lado da medula, mas cruza para o lado oposto.	Tálamo e, em seguida, córtex cerebral	Conduz impulsos para dor e temperatura que são interpretados no córtex cerebral.
Fascículo grácil e fascículo cuneiforme	Neurônios aferentes periféricos. Sobem pelo lado ipsilateral da medula espinal, mas cruzam acima do bulbo.	Núcleo grácil e núcleo cuneiforme do bulbo, tálamo e, a seguir, córtex cerebral	Conduz impulsos sensitivos da pele, músculos, tendões e articulações, os quais são interpretados como sensações do tato epicrítico (delicado), pressões precisas e movimentos corporais.
Espinocerebelar posterior	Corno posterior. Não cruza.	Cerebelo	Conduz impulsos sensitivos de um lado do corpo para o mesmo lado do cerebelo. Necessário para as contrações musculares coordenadas.
Espinocerebelar anterior	Corno posterior. Algumas fibras cruzam e outras não.	Cerebelo	Conduz impulsos sensitivos de ambos os lados do corpo para o cerebelo. Necessário para as contrações musculares coordenadas.

me da região cerebral onde as fibras da medula espinal formam a primeira sinapse. Por exemplo, o trato espinotalâmico transporta impulsos que transmitem sensações de tato e pressão e forma sinapses no tálamo. Dessa região, eles são retransmitidos ao córtex cerebral. Por outro lado, os nomes dos tratos motores descendentes começam com um prefixo indicando a região cerebral que dá origem às fibras e termina com o sufixo -*spinal*. Por exemplo, o trato corticospinal lateral começa no córtex cerebral e desce até a medula espinal.

Tratos Ascendentes

Os tratos de fibras ascendentes transmitem informações sensitivas de receptores cutâneos, proprioceptores (receptores musculares e articulares) e receptores viscerais (Tabela 8.2). A maior parte das informações sensitivas que se origina no lado direito do corpo cruza para finalmente atingir a região do lado esquerdo do cérebro que analisa essas informações. Do mesmo modo, as informações originadas no lado esquerdo do corpo são, em última instância, analisadas pelo lado direito do cérebro. Para algumas modalidades sensitivas, essa decussação ocorre no bulbo (Figura 8.19); para outras, ela ocorre no medula espinal. Essas vias neurais são analisadas mais detalhadamente no Capítulo 10.

Tratos Descendentes

Os tratos de fibras descendentes que se originam no encéfalo são divididos em dois grupos principais: os **tratos corticospinais,** ou **piramidais**, e os **tratos extrapiramidais** (Tabela 8.3). Os tratos piramidais descem diretamente, sem interrupção sináptica, do córtex cerebral à medula espinal. Os corpos celulares que fornecem fibras a esses tratos piramidais estão localizados sobretudo no *giro pré-central* (também denominado *córtex motor*). Contudo, outras áreas do córtex cerebral também contribuem para esses tratos.

De 80% a 90% das fibras corticospinais sofrem decussação nas pirâmides do bulbo (daí o nome "tratos piramidais") e descem como *tratos corticospinais laterais*. O restante das fibras que não cruzam formam os *tratos corticospinais anteriores*, os quais sofrem decussação na medula espinal. Por causa do cruzamento de fibras, o hemisfério direito controla a musculatura do lado esquerdo do corpo (Figura 8.20), enquanto o hemisfério esquerdo controla a musculatura direita. Os tratos corticospinais estão envolvidos principalmente no controle dos movimentos finos que exigem destreza.

Indícios Para a Investigação Clínica

Lembre-se de que Frank apresenta paralisia do lado direito do corpo.
Que lesão do trato motor descendente seria responsável pela paralisia de Frank?

Os tratos descendentes remanescentes são tratos motores extrapiramidais, que se originam em regiões do mesencéfalo e do tronco encefálico (Tabela 8.3). Quando os tratos piramidais de um animal de laboratório são seccionados, a estimulação elétrica do córtex cerebral, do cerebelo e dos núcleos da base ainda podem produzir movimentos. As fibras descendentes que produzem esses movimentos devem, por definição, ser tratos motores extrapiramidais. As regiões do córtex cerebral, dos núcleos da base e do cerebelo que participam desse controle motor apresentam numerosas interconexões sinápticas e podem influenciar o movimento apenas indiretamente, por meio da estimulação ou da inibição dos núcleos que dão origem aos tratos extrapiramidais. Observe que esse controle motor difere daquele exercido pelos neurônios do giro pré-central, os quais enviam fibras diretamente para a medula espinal nos tratos piramidais.

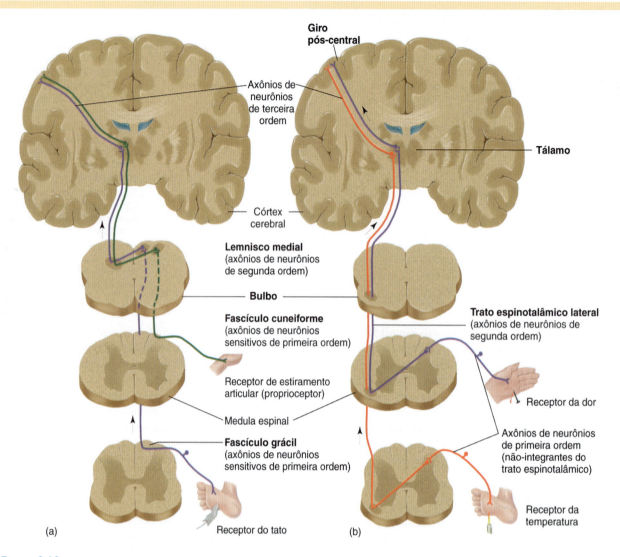

Figura 8.19 Tratos ascendentes transportando informações sensitivas. Essas informações são liberadas por neurônios de terceira ordem ao córtex cerebral. (*a*) Trato do lemnisco medial; (*b*) trato espinotalâmico lateral.

Tabela 8.3 Tratos Motores Descendentes Para os Interneurônios Espinais e Neurônios Motores

Trato	Categoria	Origem	Cruzado/Não-cruzado
Corticospinal lateral	Piramidal	Córtex cerebral	Cruzado
Corticospinal anterior	Piramidal	Córtex cerebral	Não-cruzado
Rubrospinal	Extrapiramidal	Núcleo rubro (mesencéfalo)	Cruzado
Tectospinal	Extrapiramidal	Colículo superior (mesencéfalo)	Cruzado
Vestibulospinal	Extrapiramidal	Núcleos vestibulares (bulbo)	Não-cruzado
Reticulospinal	Extrapiramidal	Formação reticular (bulbo e ponte)	Cruzado

Os *tratos reticulospinais* são as principais vias descendentes do sistema extrapiramidal. Esses tratos originam-se na formação reticular do tronco encefálico, que recebe tanto impulsos estimulatórios quanto inibitórios do cérebro e do cerebelo. Não existem tratos descendentes procedentes do cerebelo. O cerebelo pode influenciar a atividade motora apenas indiretamente por meio do seu efeito sobre os núcleos vestibulares, núcleo rubro e núcleos da base (os quais enviam axônios para a formação reticular). Por sua vez, esses núcleos enviam axônios para a medula espinal através dos *tratos vestibulospinais, tratos rubrospinais* e *tratos reticulospinais*, respectivamente (Figura 8.21). O controle neural da musculatura esquelética é explicado em mais detalhes no Capítulo 12.

O Sistema Nervoso Central

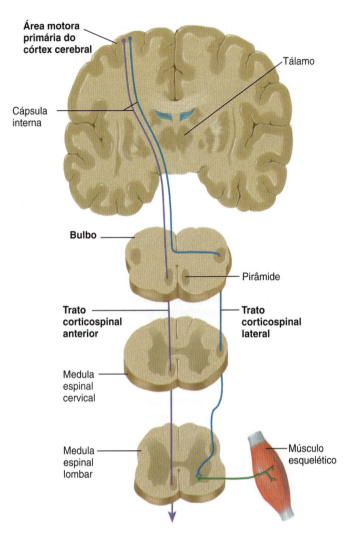

Figura 8.20 Tratos motores corticospinais (piramidais) descendentes. Esses tratos contêm axônios que passam do giro pré-central do córtex cerebral à medula espinal para formar sinapses com interneurônios espinais e neurônios motores inferiores.

Os tratos corticospinais parecem ser particularmente importantes nos movimentos voluntários que exigem interações complexas entre o estímulo sensitivo e o córtex motor. Por exemplo, a fala é comprometida quando os tratos corticospinais são lesados na região torácica da medula espinal, enquanto a respiração involuntária continua. A lesão do sistema motor piramidal pode ser detectada clinicamente pela presença do **reflexo de Babinski**, no qual a estimulação da planta do pé provoca extensão do hálux para cima e o afastamento dos outros dedos. (Normalmente, nos adultos, essa estimulação provoca o reflexo plantar – uma flexão para baixo, ou encurvamento, dos dedos.) O reflexo de Babinski está normalmente presente em lactentes porque o controle neural não está ainda totalmente desenvolvido.

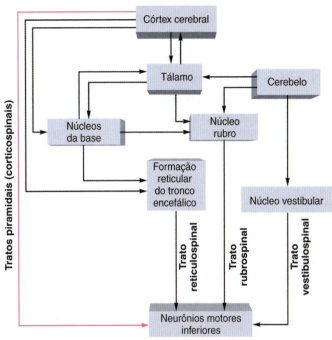

Figura 8.21 Controle neural motor superior dos músculos esqueléticos. Os tratos piramidais (corticospinais) são mostrados em rosa e os tratos extrapiramidais são mostrados em preto.

Teste Seu Conhecimento Antes de Prosseguir

1. Explique porque cada hemisfério cerebral recebe estímulos sensitivos e direciona o impulso motor para o lado contralateral do corpo.
2. Cite os tratos do sistema motor piramidal e descreva a função desse sistema.
3. Cite os tratos do sistema extrapiramidal e explique como esse sistema difere do sistema motor piramidal.

Nervos Cranianos e Espinais

O sistema nervoso central comunica-se com o corpo através de nervos que emergem do SNC (nervos cranianos) e da medula espinal (nervos espinais). Esses nervos, juntamente com agrupamentos de corpos celulares localizados fora do SNC, constituem o sistema nervoso periférico.

Como foi mencionado no Capítulo 7, o *sistema nervoso periférico* (*SNP*) é constituído por nervos (agrupamentos de axônios) e seus gânglios associados (agrupamentos de corpos celulares). Embora este capítulo seja dedicado ao SNC, é importante dizer que este não pode funcionar sem o SNP. Esta seção serve, portanto, para completar nossa análise do SNC e introduzir conceitos pertinentes ao SNP que serão explorados em mais detalhes em capítulos posteriores (particularmente os Capítulos 9, 10 e 12).

Nervos Cranianos

Dos doze pares de **nervos cranianos**, dois pares se originam nos corpos celulares localizados no prosencéfalo e dez pares se originam no mesencéfalo e no rombencéfalo. Os nervos cranianos são designados por algarismos romanos e por nomes. Os algarismos romanos referem-se à ordem em que os nervos estão posicionados, da região anterior do encéfalo à região posterior. Os nomes indicam as estruturas inervadas por esses nervos (p. ex., a facial) ou a função principal dos nervos (p. ex., oculomotor). A Tabela 8.4 apresenta um resumo dos nervos cranianos.

A maioria dos nervos cranianos é classificada como *nervos mistos*. Esse termo indica que o nervo contém tanto fibras sensitivas como motoras. Contudo, os nervos cranianos associados a sentidos especiais (p. ex., olfatório, óptico) são constituídos apenas por fibras sensoriais. Os corpos celulares desses neurônios sensoriais não estão localizados no encéfalo, e sim nos gânglios próximos ao órgão sensorial.

Tabela 8.4 Resumo dos Nervos Cranianos

Número e Nome	Composição	Função
I Olfatório	Sensorial	Olfato
II Óptico	Sensorial	Visão
III Oculomotor	Motora	Impulsos motores aos músculos levantadores da pálpebra superior e extrínsecos do bulbo do olho, exceto o oblíquo superior e o reto lateral; inervação de músculos que regulam a quantidade de luz que penetra no olho e que focam o cristalino
	Sensitiva: propriocepção	Propriocepção dos músculos inervados por fibras motoras
IV Troclear	Motora	Impulsos motores ao músculo oblíquo superior do bulbo do olho
	Sensitiva: propriocepção	Propriocepção do músculo oblíquo superior do bulbo do olho
V Trigêmeo		
Divisão oftálmica	Sensitiva	Impulsos sensitivos da córnea, da pele do nariz, da fronte e do couro cabeludo
Divisão maxilar	Sensitiva	Impulsos sensitivos da mucosa nasal, da gengiva e dentes superiores, do palato, do lábio superior e da pele da bochecha
Divisão mandibular	Sensitiva	Impulsos sensitivos da região temporal, da língua, da gengiva e dentes inferiores, e da pele do queixo e porção inferior da mandíbula
	Sensitiva: propriocepção	Propriocepção dos músculos da mastigação
	Motora	Impulsos motores aos músculos da mastigação e músculos que tensionam o tímpano
VI Abducente	Motora	Impulsos motores ao músculo reto lateral do bulbo do olho
	Sensitiva: propriocepção	Propriocepção do músculo reto lateral do bulbo do olho
VII Facial	Motora	Impulsos motores aos músculos da expressão facial e músculos que tensionam o estribo
	Motora: parassimpática	Secreção de lágrimas pelas glândulas lacrimais e de saliva pelas glândulas salivares sublinguais e submandibulares
	Sensorial	Impulsos sensoriais dos calículos gustatórios localizados nos dois terços anteriores da língua; sensibilidade nasal e palatal
	Sensitiva: propriocepção	Propriocepção dos músculos da expressão facial
VIII Vestibulococlear	Sensorial	Impulsos sensitivos associados ao equilíbrio
		Impulsos sensoriais associados à audição
IX Glossofaríngeo	Motora	Impulsos motores aos músculos da faringe utilizados na deglutição
	Sensitiva: propriocepção	Propriocepção dos músculos da faringe
	Sensorial/Sensitiva	Impulsos sensitivos da faringe, da cavidade da orelha média, do seio carótico e sensoriais dos calículos gustatórios localizados no terço posterior da língua
	Parassimpática	Secreção de saliva pela glândula salivar parótida
X Vago	Motora	Contração dos músculos da faringe (deglutição) e da laringe (fonação)
	Sensitiva: propriocepção	Propriocepção dos músculos viscerais
	Sensorial/Sensitiva	Impulsos sensoriais dos calículos gustatórios localizados na epiglote; sensações da orelha; sensações viscerais gerais
	Motora: parassimpática	Regulação de muitas funções viscerais
XI Acessório	Motora	Movimento laríngeo; palato mole
		Impulsos motores aos músculos trapézio e esternocleidomastóideo para o movimento da cabeça, do pescoço e dos ombros
	Sensitiva: propriocepção	Propriocepção dos músculos que movem a cabeça, o pescoço e os ombros
XII Hipoglosso	Motora	Impulsos motores aos músculos intrínsecos e extrínsecos da língua e aos músculos infra-hióideos
	Sensitiva: propriocepção	Propriocepção dos músculos da língua

Nervos Espinais

Existem 31 pares de nervos espinais. Esses nervos são agrupados em oito cervicais, doze torácicos, cinco lombares, cinco sacrais e um coccígeo, de acordo com a região da coluna vertebral de onde eles emergem (Figura 8.22).

Cada nervo espinal é um nervo misto composto por fibras sensitivas e motoras. Essas fibras são reunidas no nervo, mas separam-se próximo da fixação do nervo à medula espinal. Isso produz duas "raízes" para cada nervo. A **raiz posterior** é composta por fibras sensitivas, e a **raiz anterior** é composta por fibras motoras (Figura 8.23). Um alargamento da raiz posterior, o **gânglio sensitivo de nervo espinal**, contém os corpos celulares dos neurônios sensitivos. O neurônio motor mostrado na Figura 8.23 é um neurônio motor somático que inerva músculos esqueléticos. Seu corpo celular não está localizado num gânglio, mas na substância cinzenta da medula espinal. No entanto, os corpos celulares de alguns neurônios motores autônomos (que inervam efetores involuntários) estão localizados em gânglios fora da medula espinal (o sistema nervoso autônomo é analisado separadamente no Capítulo 9).

Arco Reflexo

As funções dos componentes sensitivos e motores de um nervo espinal podem ser compreendidas mais facilmente por meio de uma análise do arco reflexo, isto é, uma resposta motora inconsciente a um estímulo sensitivo. A Figura 8.23 apresenta a via neural envolvida em um **arco reflexo**. A estimulação de receptores

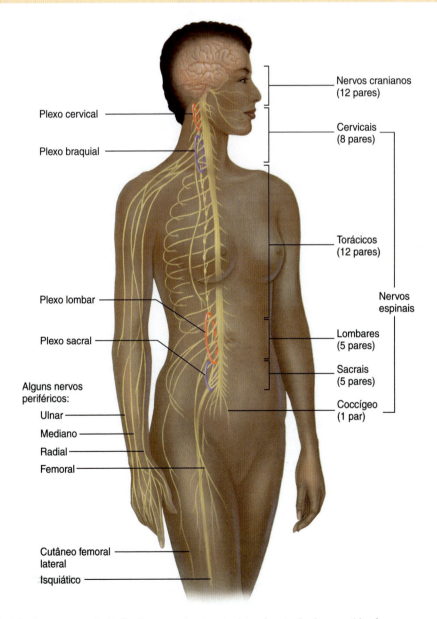

Figura 8.22 **Distribuição dos nervos espinais.** Eles interconectam-se em plexos (mostrados à esquerda) e formam nervos periféricos específicos.

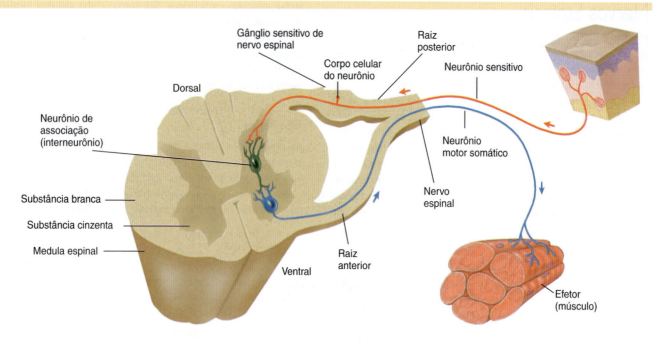

Figura 8.23 **Um reflexo espinal.** Esse reflexo envolve três tipos de neurônios: um neurônio sensitivo, um neurônio de associação (interneurônio), e um neurônio motor somático no nível da medula espinal.

sensitivos evoca potenciais de ação que são conduzidos para a medula espinal por neurônios sensitivos. No exemplo apresentado, um neurônio sensitivo forma sinapse com um neurônio de associação (interneurônio), o qual, por sua vez, forma sinapse com um neurônio motor somático. O neurônio motor somático, então, conduz impulsos da medula espinal para o músculo e estimula uma contração reflexa. Observe que o encéfalo não está diretamente envolvido nessa resposta reflexa a uma estimulação sensitiva. Alguns arcos reflexos são ainda mais simples que esse. Num reflexo de estiramento muscular (p. ex., o reflexo patelar), o neurônio sensitivo forma uma sinapse diretamente com um neurônio motor. Outros reflexos são mais complexos, envolvendo um número de neurônios de associação e resultando em respostas motoras em ambos os lados da medula espinal, em diferentes níveis. Esses reflexos da musculatura esquelética são descritos juntamente com a contração muscular no Capítulo 12, e os reflexos autônomos, envolvendo a musculatura lisa e o miocárdio, são descritos no Capítulo 9.

Indícios Para a Investigação Clínica

Lembre-se de que Frank apresenta reflexo patelar apesar de sua paralisia.
- Por que o reflexo patelar está presente?
- Qual a causa mais provável dos sintomas de Frank?

Teste Seu Conhecimento Antes de Prosseguir

1. Defina os termos *raiz posterior*, *gânglio sensitivo de nervo espinal*, *raiz anterior* e *nervo misto*.
2. Descreva as vias e estruturas neurais envolvidas num arco reflexo.

Resumo

Estrutura Organizacional do Encéfalo 188

I. Durante o desenvolvimento embrionário, cinco regiões do encéfalo são formadas: o telencéfalo, o diencéfalo, o mesencéfalo, o metencéfalo e o mielencéfalo.

   A. O telencéfalo e o diencéfalo constituem o prosencéfalo; o mesencéfalo é o encéfalo médio; e o rombencéfalo é composto pelo metencéfalo e pelo mielencéfalo.

   B. O SNC começa como um tubo oco e, por essa razão, o encéfalo e a medula espinal são ocos. As cavidades no interior do encéfalo são denominadas ventrículos.

Cérebro 190

I. O cérebro é constituído por dois hemisférios conectados por um grande trato de fibras denominado corpo caloso.

   A. A parte externa do cérebro, o córtex cerebral, é constituída por substância cinzenta.

   B. Sob a substância cinzenta, encontra-se a substância branca, mas núcleos de substância cinzenta, conhecidos como núcleos da base, estão localizados profundamente na substância branca do cérebro.

   C. Potenciais sinápticos do córtex cerebral produzem a atividade elétrica observada num eletroencefalograma (EEG).

II. Os dois hemisférios cerebrais possuem alguma especialização de função, um fenômeno denominado lateralização cerebral.

   A. Na maioria das pessoas, o hemisfério esquerdo é dominante para a linguagem e a capacidade analítica, enquanto o hemisfério direito é mais importante no reconhecimento de padrões, na composição musical, no canto e no reconhecimento de rostos.

   B. Os dois hemisférios cooperam em suas funções. Essa cooperação é auxiliada pela comunicação entre os dois através do corpo caloso.

III. Regiões particulares do córtex cerebral esquerdo parecem ser importantes na capacidade da linguagem. Quando essas áreas são lesadas, ocorrem tipos característicos de afasia.

   A. A área de Wernicke está envolvida na compreensão da fala, enquanto a área de Broca é necessária para o desempenho mecânico da fala.

   B. Acredita-se que a área de Wernicke controle a área de Broca por meio do fascículo longitudinal superior.

   C. Acredita-se que o giro angular integre diferentes fontes de informações sensitivas, projetando-as para a área de Wernicke.

IV. O sistema límbico e o hipotálamo são regiões do encéfalo que foram implicadas como centros de várias emoções.

V. A memória pode ser dividida em memória de curta duração e memória de longa duração.

   A. Os giros temporais médios – em particular o hipocampo e, talvez, o núcleo amigdalóide – parecem ser necessários para a consolidação da memória de curta duração em memória de longa duração.

   B. Aspectos particulares de uma memória podem ser armazenados em várias regiões encefálicas.

   C. A potenciação prolongada é um fenômeno que pode estar envolvido em alguns aspectos da memória.

Diencéfalo 201

I. O diencéfalo é a região do prosencéfalo que inclui o tálamo, o epitálamo, o hipotálamo e a hipófise.

   A. Entre outras funções, o tálamo serve como um importante centro de retransmissão de informações sensitivas.

   B. O epitálamo contém o plexo corióideo, onde o líquido cerebrospinal se forma. A glândula pineal, que secreta o hormônio melatonina, também faz parte do epitálamo.

   C. O hipotálamo forma o assoalho do terceiro ventrículo e a hipófise está localizada imediatamente abaixo do hipotálamo.

II. O hipotálamo é o principal centro de controle das atividades viscerais.

   A. O hipotálamo contém centros de controle da sede, da fome, da temperatura corporal e (juntamente com o sistema límbico) de várias emoções.

   B. O hipotálamo regula as secreções da hipófise. Ele controla a hipófise posterior através de um trato de fibras e a hipófise anterior por meio de hormônios.

Mesencéfalo e Rombencéfalo 204

I. O mesencéfalo contém os colículos superiores e inferiores, os quais estão envolvidos nos reflexos visuais e auditivos, respectivamente, e núcleos que contêm neurônios dopaminérgicos que se projetam para o corpo estriado e o sistema límbico do prosencéfalo.

II. O rombencéfalo é constituído por duas regiões: o metencéfalo e o mielencéfalo.

   A. O metencéfalo contém a ponte e o cerebelo. A ponte contém núcleos de quatro pares de nervos cranianos, e o cerebelo tem um papel importante no controle dos movimentos da musculatura esquelética.

   B. O mielencéfalo consiste numa única região, o bulbo. Esta contém centros que regulam funções vitais como a respiração e o controle do sistema cardiovascular.

Tratos da Medula Espinal 206

I. Os tratos ascendentes transportam informações sensitivas dos órgãos sensitivos, passando pela medula espinal, até o encéfalo.

II. Os tratos descendentes são tratos motores e se dividem em dois grupos: o sistema piramidal e o sistema extrapiramidal.

   A. Os tratos piramidais são os tratos corticospinais. Eles começam no giro pré-central e descem, sem formar sinapses, até a medula espinal.

- **B.** A maior parte das fibras corticospinais sofre decussação nas pirâmides do bulbo.
- **C.** Regiões do córtex cerebral, os núcleos da base e o cerebelo controlam os movimentos indiretamente ao formarem sinapses com outras regiões que dão origem aos tratos de fibras extrapiramidais descendentes.
- **D.** O principal trato motor extrapiramidal é o trato reticulospinal, que se origina na formação reticular do mesencéfalo.

Nervos Cranianos e Espinais 209

I. Há doze pares de nervos cranianos. A maioria deles é mista, mas alguns possuem função exclusivamente sensitiva ou sensorial.

II. Existem 31 pares de nervos espinais. Cada par contém tanto fibras sensitivas como motoras.

- **A.** A raiz posterior de um nervo espinal contém fibras sensitivas, e os corpos celulares desses neurônios estão contidos no gânglio sensitivo de nervo espinal.
- **B.** A raiz anterior de um nervo espinal contém fibras motoras.

III. Um arco reflexo é uma via neural que envolve um neurônio sensitivo e um neurônio motor. Um ou mais neurônios de associação também podem estar envolvidos em alguns reflexos.

Atividades de Revisão

Teste Seu Conhecimento de Termos e Fatos

1. Qual das afirmativas a seguir sobre o giro pré-central é *verdadeira*?
   a. Ele está envolvido no controle motor.
   b. Ele está envolvido na percepção sensitiva.
   c. Ele está localizado no giro frontal.
   d. Tanto *a* como *c* são verdadeiras.
   e. Tanto *b* como *c* são verdadeiras.

2. Na maioria das pessoas, o hemisfério direito controla movimentos
   a. sobretudo do lado direito do corpo.
   b. sobretudo do lado esquerdo do corpo.
   c. tanto do lado direito como do lado esquerdo, na mesma proporção.
   d. somente da cabeça e do pescoço.

3. Qual das afirmativas a seguir sobre os núcleos da base é *verdadeira*?
   a. Eles estão localizados no encéfalo.
   b. Eles contêm o núcleo caudado.
   c. Eles estão envolvidos no controle motor.
   d. Eles fazem parte do sistema extrapiramidal.
   e. Todas as afirmativas anteriores são verdadeiras.

4. Qual das estruturas a seguir atua como um centro de retransmissão da sensação somestésica?
   a. O tálamo.
   b. O hipotálamo.
   c. O núcleo rubro.
   d. O cerebelo.

5. Qual das afirmativas a seguir sobre a medula oblonga é *falsa*?
   a. Ela contém núcleos de alguns nervos cranianos.
   b. Ela contém o centro apnêustico.
   c. Ela contém o centro vasomotor.
   d. Ela contém tratos de fibras ascendentes e descendentes.

6. O sistema de ativação reticular
   a. é composto por neurônios que fazem parte da formação reticular.
   b. é um arranjo frouxo de neurônios com muitas sinapses interconectadas.
   c. está localizado no tronco encefálico e no mesencéfalo.
   d. atua para despertar o córtex cerebral sobre as informações sensitivas que chegam.
   e. é descrito corretamente por todas as alternativas anteriores.

7. No controle da emoção e da motivação, o sistema límbico atua juntamente com
   a. a ponte.
   b. o tálamo.
   c. o hipotálamo.
   d. o cerebelo.
   e. os núcleos da base.

8. A capacidade verbal predomina no
   a. hemisfério esquerdo de pessoas destras.
   b. hemisfério esquerdo da maioria das pessoas canhotas.
   c. hemisfério direito de 97% de todas as pessoas.
   d. Tanto *a* como *b* são corretas.
   e. Tanto *b* como *c* são corretas.

9. A consolidação da memória de curta duração em memória de longa duração parece ser uma função
   a. da substância negra.
   b. do hipocampo.
   c. dos pedúnculos cerebrais.
   d. do fascículo longitudinal superior do encéfalo.
   e. do giro pré-central.

Nas questões 10, 11 e 12, combine a natureza da afasia com a sua causa (as opções estão listadas após a questão 12).

10. Boa compreensão; consegue falar e escrever, mas não consegue ler (embora possa ver).

11. Boa compreensão; a fala é lenta e difícil (mas a capacidade motora não está comprometida).

12. Boa compreensão; a fala é fluente mas sem sentido.
   a. Lesão da área de Broca.
   b. Lesão da área de Wernicke.
   c. Lesão do giro angular.
   d. Lesão do giro pré-central.

13. O hormônio antidiurético (ADH) e a ocitocina são sintetizados pelos núcleos supra-ópticos e paraventriculares, os quais estão localizados
   a. no tálamo.
   b. na glândula pineal.
   c. na hipófise.
   d. no hipotálamo.
   e. na ponte.

14. Os colículos superiores são corpos gêmeos localizados nos corpos quadrigêmeos do mesencéfalo que estão envolvidos
   a. nos reflexos visuais.
   b. nos reflexos auditivos.
   c. na retransmissão de informações cutâneas.
   d. na liberação de hormônios hipofisários.

Teste Seu Conhecimento de Conceitos e Princípios

1. Defina o termo *decussação* e explique a sua importância em termos do sistema motor piramidal.
2. A estimulação elétrica dos núcleos da base ou do cerebelo pode produzir movimentos da musculatura esquelética. Descreva as vias por meio das quais essas regiões encefálicas controlam a atividade motora.
3. Defina o termo *ablação*. Forneça dois exemplos de como essa técnica experimental foi utilizada para se aprender sobre a função de determinadas regiões encefálicas.
4. Explique como os pacientes submetidos à "divisão encefálica" contribuíram na pesquisa sobre a função dos hemisférios cerebrais. Proponha alguns experimentos que revelariam a lateralização da função dos dois hemisférios.
5. Que evidências temos de que a área de Wernicke pode controlar a área de Broca? Que evidências temos de que o giro angular estimula a área de Wernicke?
6. Cite duas razões pelas quais os pesquisadores diferenciam a memória de curta da de longa duração.
7. Descreva evidências que demonstrem o envolvimento do hipocampo na consolidação da memória de curta duração. Após a memória de longa duração ser estabelecida, por que o envolvimento do hipocampo pode ser desnecessário?
8. Nós podemos ter percepção de uma ação reflexa envolvendo nossos músculos esqueléticos? Essa percepção é necessária para a resposta? Explique, identificando as vias neurais envolvidas na resposta reflexa e na percepção consciente de um estímulo.

Teste Sua Capacidade de Análise e Aplique o Seu Conhecimento

1. A síndrome alcoólica fetal, produzida pelo consumo excessivo de álcool durante a gravidez, afeta diferentes aspectos do desenvolvimento embrionário. Duas regiões encefálicas que reconhecidamente são lesadas nessa síndrome são o corpo caloso e os núcleos da base. Especule sobre quais são os efeitos que a lesão dessas áreas pode produzir.
2. Estudos recentes sugerem que a atividade do giro temporal médio é necessária para a recuperação da memória. Qual é a diferença entre o armazenamento e a recuperação da memória, e quais evidências científicas podem permitir que elas sejam diferenciadas?
3. Muito foi dito (sobretudo por pessoas canhotas) sobre o fato de Leonardo da Vinci ser canhoto. Você acredita que os seus feitos estão de alguma maneira relacionados com esse fato? Justifique sua resposta.

Sites Relacionados

Visite o site www.mhhe.com/fox para obter *links* de fontes relacionadas ao sistema nervoso central. Esses *links* são monitorados para garantir que os URLs (URL, *Uniform Resource Locator*) sejam atualizados de acordo com a necessidade. Os exemplos de sites que você encontrará incluem:

   The Whole Brain Atlas
   National Aphasia Association

9 O Sistema Nervoso Autônomo

Objetivos

Após estudar este capítulo, você deverá ser capaz de . . .

1. Comparar as estruturas e as vias do sistema nervoso autônomo com aquelas envolvidas no controle do músculo esquelético.

2. Explicar como a inervação autônoma de efetores involuntários difere da inervação do músculo esquelético.

3. Descrever a estrutura e as funções gerais da divisão simpática do sistema autônomo.

4. Descrever a estrutura e as funções gerais da divisão parassimpática do sistema autônomo.

5. Citar os neurotransmissores dos neurônios pré-ganglionares e pós-ganglionares dos sistemas simpático e parassimpático.

6. Descrever as relações estruturais e funcionais entre o sistema simpático e a medula supra-renal.

7. Distinguir os diversos tipos de receptores adrenérgicos e explicar a importância fisiológica e clínica desses receptores.

8. Explicar como os receptores colinérgicos são categorizados e descrever os efeitos produzidos pela estimulação desses receptores.

9. Explicar os efeitos antagônicos, complementares e cooperativos da inervação simpática e parassimpática sobre diferentes órgãos.

10. Explicar como o sistema nervoso autônomo é controlado pelo cérebro.

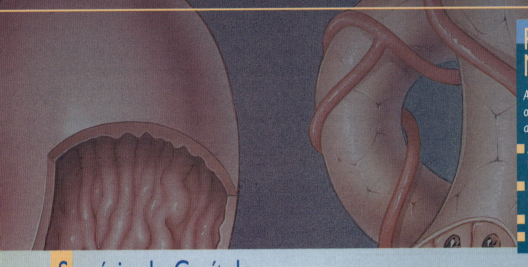

Refresque Sua Memória

Antes de começar este capítulo, revise os seguintes conceitos dos capítulos anteriores:

- Acetilcolina Como Neurotransmissor 169
- Noradrenalina Como Neurotransmissor 177
- Mesencéfalo e Rombencéfalo 204
- Nervos Cranianos e Espinais 209

Sumário do Capítulo

Controle Neural dos Efetores Involuntários 218
Neurônios Autônomos 218
Órgãos Efetores Viscerais 219

Divisões do Sistema Nervoso Autônomo 220
Divisão Simpática (Toracolombar) 220
  Gânglios Colaterais 221
  Glândulas Supra-renais 221
Divisão Parassimpática (Craniossacral) 221

Funções do Sistema Nervoso Autônomo 226
Transmissão Sináptica Adrenérgica e Colinérgica 226
Respostas à Estimulação Adrenérgica 227
Respostas à Estimulação Colinérgica 230

Outros Neurotransmissores Autônomos 230
Órgãos com Dupla Inervação 231
  Efeitos Antagônicos 232
  Efeitos Complementares e Cooperativos 232
Órgãos sem Dupla Inervação 232
Controle do Sistema Nervoso Autônomo pelos Centros Encefálicos Superiores 232

Interações 234

Resumo 235

Atividades de Revisão 236

Sites Relacionados 237

Investigação Clínica

Cathy passou toda a noite estudando para um grande exame. Ela se sente esgotada e tem usado com freqüência o inalador para tratar de sua asma. Naquela tarde, no laboratório de fisiologia, ela observa que sua freqüência do pulso e sua pressão arterial estão mais elevadas que o usual. Na semana seguinte, durante um exercício no laboratório de fisiologia, Cathy manipula algumas drogas (adrenalina, atropina e outras) que irá administrar no coração de um sapo. Mais tarde, naquele mesmo dia, apresenta uma cefaléia intensa e a boca muito seca. Ao ver-se no espelho, percebe que suas pupilas estão dilatadas.

O que pode ter causado o aumento da freqüência do pulso e da pressão arterial de Cathy no dia do exame? Por que a cefaléia e outros sintomas ao manipular as drogas que usaria no experimento?

Capítulo Nove

Os nervos motores autônomos inervam órgãos cujas funções geralmente não se encontram sob controle voluntário. Os efetores que respondem à regulação autônoma incluem o **miocárdio** (músculo cardíaco), os **músculos lisos** e as **glândulas**. Esses efetores fazem parte dos *órgãos viscerais* (órgãos localizados no interior das cavidades corporais) e de vasos sanguíneos. Os efeitos involuntários da inervação autônoma contrastam com o controle voluntário da musculatura esquelética pelos neurônios motores somáticos.

Neurônios Autônomos

Como foi discutido no Capítulo 7, os neurônios do sistema nervoso periférico (SNP) que conduzem impulsos para longe do sistema nervoso central (SNC) são conhecidos como *neurônios motores* ou *eferentes*. Há duas categorias principais de neurônios motores: somáticos e autônomos. Os corpos celulares dos neurônios motores somáticos estão localizados no interior do SNC e enviam axônios aos **músculos esqueléticos**, que geralmente se encontram sob controle voluntário. Isso foi brevemente descrito no Capítulo 8 (ver Figura 8.23), na seção sobre o arco reflexo, e é revisto no lado esquerdo da Figura 9.1. O controle dos músculos esqueléticos por neurônios motores somáticos é analisado mais detalhadamente no Capítulo 12.

Ao contrário dos neurônios motores somáticos, que conduzem impulsos ao longo de um único axônio, da medula espinal à junção neuromuscular, o controle motor autônomo envolve dois neurônios na via eferente (Tabela 9.1). O corpo celular do primeiro neurônio

Controle Neural dos Efetores Involuntários

O sistema nervoso autônomo ajuda a regular as atividades do miocárdio (músculo cardíaco), dos músculos lisos e das glândulas. Nessa regulação, impulsos são conduzidos do SNC por um axônio que forma sinapse com um segundo neurônio autônomo. É o axônio desse segundo neurônio da via que inerva os efetores involuntários.

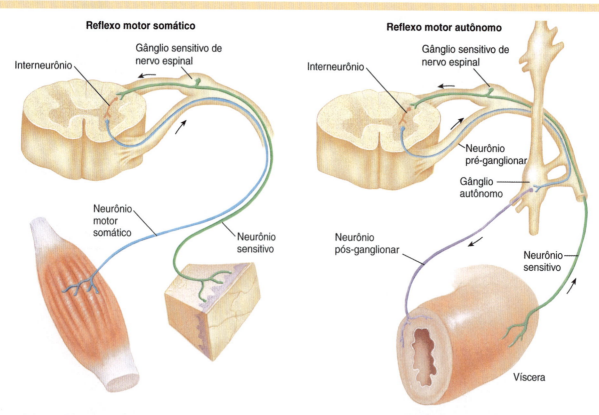

■ **Figura 9.1** Comparação entre um reflexo motor somático e um reflexo motor autônomo. Num reflexo de músculo esquelético, um único neurônio motor somático passa do SNC ao músculo esquelético. Num reflexo autônomo, um neurônio pré-ganglionar passa do SNC a um gânglio autônomo, onde ele forma sinapse com um segundo neurônio autônomo. É esse segundo neurônio, ou pós-ganglionar, que inerva o músculo liso, o miocárdio ou a glândula.

está localizado na substância cinzenta do encéfalo ou da medula espinal. O axônio desse neurônio não inerva diretamente o órgão efetor, mas, em vez disso, forma sinapse com um segundo neurônio num *gânglio autônomo* (um gânglio é um conjunto de corpos celulares fora do SNC). Por essa razão, o primeiro neurônio é chamado **neurônio pré-ganglionar**. O segundo neurônio dessa via, denominado **neurônio pós-ganglionar**, possui um axônio que se estende do gânglio autônomo até um órgão efetor, onde ele forma sinapse com o seu tecido-alvo (Figura 9.1, lado direito).

Fibras autônomas pré-ganglionares originam-se no mesencéfalo e no rombencéfalo e no nível torácico superior até o quarto sacral da medula espinal. Os gânglios autônomos estão localizados na cabeça, no pescoço e no abdome; existem também cadeias de gânglios autônomos paralelas aos lados direito e esquerdo da medula espinal. A origem das fibras pré-ganglionares e a localização dos gânglios autônomos ajudam a distinguir as divisões *simpática* e *parassimpática* do sistema autônomo, discutidas em seções posteriores deste capítulo.

Órgãos Efetores Viscerais

Como o sistema nervoso autônomo ajuda a regular as atividades das glândulas, dos músculos lisos e do miocárdio, o controle autônomo é uma parte integrante da fisiologia da maioria dos sistemas orgânicos. Por essa razão, a regulação autônoma explica parcialmente a regulação endócrina (Capítulo 11), a função da musculatura lisa (Capítulo 12), as funções do coração e da circulação (Capítulos 13 e 14) e, de fato, todos os sistemas restantes que serão analisados. Embora as funções dos órgãos-alvo da inervação autônoma sejam descritas em capítulos subseqüentes, analisaremos, no momento, algumas das características comuns da regulação autônoma.

Ao contrário dos músculos esqueléticos, que entram num estado de paralisia flácida e de atrofia quando seus nervos motores são seccionados, os efetores involuntários são até certo ponto independentes de sua inervação. Por exemplo, os músculos lisos mantêm um tônus (tensão) de repouso na ausência de estimulação nervosa. De fato, a lesão de um nervo autônomo torna o seu tecido-alvo mais sensível que o normal aos agentes estimulantes. Esse fenômeno é denominado **hipersensibilidade da denervação**. Essas alterações compensatórias podem explicar por que, por exemplo, a capacidade da mucosa gástrica de secretar ácido pode ser restaurada após seu suprimento neural pelo nervo vago ser seccionado. (Esse procedimento é denominado vagotomia e, algumas vezes, é realizado como um tratamento para úlceras.)

Além do seu tônus muscular intrínseco, o miocárdio e muitos músculos lisos possuem uma maior autonomia. Eles podem contrair-se ritmicamente, mesmo na ausência de estimulação nervosa, em resposta a ondas elétricas de despolarização iniciadas pelos músculos em si. A inervação autônoma simplesmente aumenta ou diminui essa atividade intrínseca. Os nervos autônomos também mantêm um tônus de repouso, isto é, eles mantêm uma taxa de disparo basal que pode ser aumentada ou diminuída. A diminuição do estímulo excitatório ao coração, por exemplo, reduzirá a freqüência dos batimentos cardíacos.

A liberação de acetilcolina (ACh) por neurônios motores somáticos sempre estimula o órgão efetor (músculos esqueléticos). Em contraste, alguns nervos autônomos liberam transmissores que inibem a atividade de seus efetores. Um aumento da atividade do vago, um nervo que fornece fibras inibitórias para o coração, por exemplo, reduz a freqüência cardíaca, enquanto uma diminuição desse estímulo inibitório aumenta a freqüência cardíaca.

Teste Seu Conhecimento Antes de Prosseguir

1. Descreva os neurônios pré e pós-ganglionares do sistema autônomo. Utilize um diagrama para ilustrar a diferença do fluxo eferente entre os nervos somáticos e autônomos.
2. Compare o controle do miocárdio e dos músculos lisos com o dos músculos esqueléticos. Como cada tipo de tecido muscular é afetado pela secção de sua inervação?

Tabela 9.1 Comparação Entre o Sistema Motor Somático e o Sistema Motor Autônomo

Característica	Motor Somático	Motor Autônomo
Órgãos efetores	Músculos esqueléticos	Miocárdio, músculos lisos e glândulas
Presença de gânglios	Nenhum gânglio	Os corpos celulares das fibras autônomas pós-ganglionares estão localizados nos gânglios paravertebrais, pré-vertebrais (colaterais) e terminais
Número de neurônios do SNC ao efetor	Um	Dois
Tipo de junção neuromuscular	Placa motora especializada	Nenhuma especialização da membrana pós-sináptica; todas as áreas das células musculares lisas contêm proteínas receptoras de neurotransmissores
Efeito do impulso nervoso sobre o músculo	Somente excitatório	Tanto excitatório como inibitório
Tipo de fibras nervosas	De condução rápida, espessas (9–13 µm) e mielinizadas	De condução lenta; as fibras pré-ganglionares são levemente mielinizadas, mas são finas (3 µm); as fibras pós-ganglionares não são mielinizadas e são muito finas (aproximadamente 1,0 µm)
Efeito da denervação	Paralisia flácida e atrofia	Persistência do tônus muscular e da função; as células-alvo apresentam hipersensibilidade da denervação

Divisões do Sistema Nervoso Autônomo

Os neurônios pré-ganglionares da divisão simpática do sistema autônomo originam-se nos níveis torácico e lombar da medula espinal e enviam axônios aos gânglios simpáticos localizados paralelos à medula espinal. Em contraste, os neurônios pré-ganglionares da divisão parassimpática originam-se no encéfalo e no nível sacral da medula espinal e enviam axônios aos gânglios localizados nos órgãos efetores ou próximos a eles.

As divisões simpática e parassimpática do sistema autônomo possuem algumas características estruturais em comum. Ambas são constituídas por neurônios pré-ganglionares que se originam no SNC e neurônios pós-ganglionares que se originam fora do SNC, em gânglios. No entanto, a origem específica das fibras pré-ganglionares e a localização dos gânglios diferem nas duas divisões do sistema autônomo.

Divisão Simpática (Toracolombar)

A **divisão simpática** também é denominada *divisão toracolombar* do sistema autônomo porque suas fibras pré-ganglionares emergem da medula espinal, do nível primeiro torácico (T1) até o segundo lombar (L2). Contudo, a maioria das fibras nervosas simpáticas se separa das fibras motoras somáticas e forma sinapses com neurônios pós-ganglionares numa dupla fila de gânglios simpáticos chamados **gânglios paravertebrais**, localizados em ambos os lados da medula espinal (Figura 9.2). Os gânglios de cada fila são interconectados, formando uma **cadeia ganglionar simpática** localizada paralela a cada lado da medula espinal.

Os axônios simpáticos pré-ganglionares mielinizados emergem da medula espinal nas raízes ventrais dos nervos espinais, mas logo divergem dos nervos espinais em vias curtas denominadas *ramos comunicantes brancos*. Os axônios de cada ramo entram na cadeia ganglionar simpática, onde podem atingir os gânglios localizados em diferentes níveis e formar sinapses com neurônios simpáticos pós-ganglionares. Os axônios dos neurônios simpáticos pós-ganglionares não são mielinizados e formam os *ramos comunicantes cinzas* quando retornam aos nervos espinais e se estendem como parte dos nervos espinais até os seus órgãos efetores (Figura 9.3). Como os axônios simpáticos são um dos componentes dos nervos espinais, eles se distribuem amplamente aos músculos esqueléticos e à pele do corpo, onde inervam vasos sanguíneos e outros efetores involuntários.

A *divergência* ocorre na cadeia ganglionar simpática quando fibras pré-ganglionares se ramificam para formar sinapses com numerosos neurônios pós-ganglionares localizados em gânglios em diferentes níveis da cadeia. A *convergência* também ocorre quando um neurônio pós-ganglionar recebe estímulo sináptico de um grande número de fibras pré-ganglionares. A divergência de impulsos da medula espinal aos gânglios e a convergência de impulsos no interior dos gânglios geralmente resultam numa **ativação em massa** de quase todos os neurônios simpáticos pós-ganglionares. Isso explica por que o sistema simpático geralmente é ativado como uma unidade, afetando todos os seus órgãos efetores ao mesmo tempo.

Muitas fibras pré-ganglionares que emergem do nível torácico superior da medula espinal estendem-se para o pescoço, onde formam sinapses nos gânglios simpáticos cervicais (Figura 9.4). Fibras pós-ganglionares dessa região inervam os músculos lisos e as glândulas da cabeça e do pescoço.

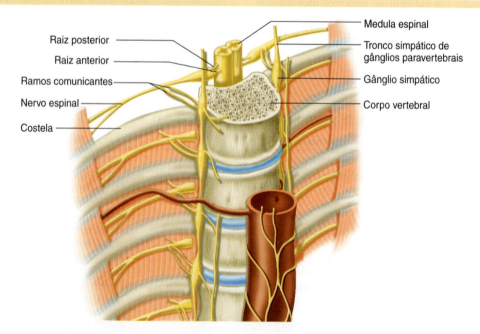

Figura 9.2 **Tronco simpático de gânglios paravertebrais.** Este diagrama mostra a relação anatômica entre os gânglios simpáticos, a coluna vertebral e a medula espinal.

Gânglios Colaterais

Muitas fibras pré-ganglionares que emergem da medula espinal, abaixo do nível do diafragma, passam através da cadeia ganglionar simpática sem formar sinapses. Além do tronco simpático, essas fibras pré-ganglionares os formam *nervos esplâncnicos*. As fibras pré-ganglionares dos nervos esplâncnicos formam sinapses nos **gânglios pré-vertebrais** ou **colaterais**. Estes incluem os *gânglios celíaco, mesentérico superior* e *mesentérico inferior* (Figura 9.5). Fibras pós-ganglionares que emergem dos gânglios colaterais inervam órgãos dos sistemas digestório, urinário e genital.

Glândulas Supra-Renais

As **glândulas supra-renais** pareadas estão localizadas acima de cada rim. Cada supra-renal é composta de duas partes: um **córtex** externo e uma **medula** interna. Essas duas partes são na realidade duas glândulas funcionalmente diferentes com origens embrionárias, hormônios e mecanismos reguladores diferentes. O córtex supra-renal secreta hormônios esteróides; a medula supra-renal secreta o hormônio **adrenalina** (epinefrina) e, num menor grau, quando estimulada pelo sistema simpático, a **noradrenalina**.

A medula supra-renal pode ser comparada a um gânglio simpático modificado. As suas células derivam do mesmo tecido embrionário (a crista neural, Capítulo 8) que forma os neurônios simpáticos pós-ganglionares. Como um gânglio simpático, as células da medula supra-renal são inervadas por fibras simpáticas pré-ganglionares. A medula supra-renal secreta adrenalina para o sangue em resposta a essa estimulação neural. Os efeitos da adrenalina são complementares aos do neurotransmissor noradrenalina, que é liberado pelas terminações nervosas simpáticas pós-ganglionares. Por essa razão, e por que a medula supra-renal é estimulada como parte da ativação em massa do sistema simpático, os dois são freqüentemente agrupados como um único **sistema simpático supra-renal**.

Divisão Parassimpática (Craniossacral)

A **divisão parassimpática** também é conhecida como *divisão craniossacral* do sistema autônomo. Isso se deve ao fato de as fibras pré-ganglionares originarem-se no encéfalo (especificamente, no mesencéfalo, no bulbo e na ponte) e no segundo ao quarto nível sacral da coluna vertebral. Essas fibras parassimpáticas pré-ganglionares formam sinapses nos gânglios que estão localizados próximos – ou no interior – dos órgãos inervados. Esses gânglios parassimpáti-

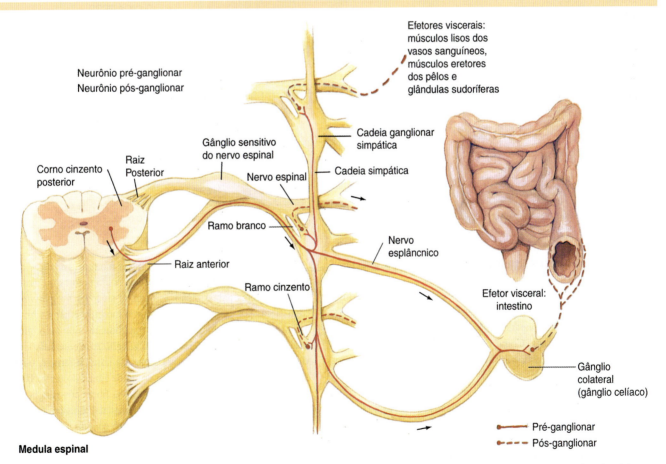

■ **Figura 9.3** **Via dos neurônios simpáticos.** Os neurônios pré-ganglionares entram na cadeia ganglionar simpática no ramo branco (um dos dois ramos comunicantes). Lá, algumas sinapses e o axônio pós-ganglionar emergem no ramo cinzento para unir-se a um nervo espinal. Outros passam através dos gânglios sem formar sinapses. Finalmente, eles formam sinapses num gânglio colateral (p. ex., o gânglio celíaco).

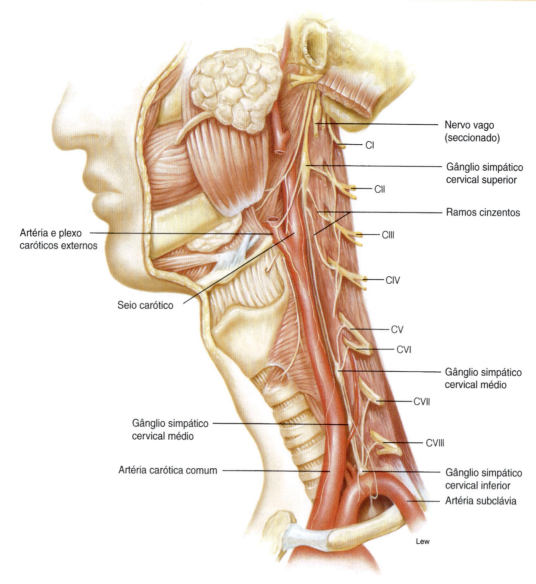

■ **Figura 9.4** **Gânglios simpáticos cervicais.** Esses gânglios provêem importante inervação simpática para a cabeça e o pescoço.

cos, denominados **gânglios terminais**, suprem as fibras pós-ganglionares que formam sinapses com as células efetoras.

As estruturas comparativas das divisões simpática e parassimpática são listadas nas Tabelas 9.2 e 9.3. Deve ser observado que a maioria das fibras parassimpáticas não percorre os nervos espinais como as fibras simpáticas. Como conseqüência, efetores cutâneos (vasos sanguíneos, glândulas sudoríferas e músculos eretores dos pêlos) e vasos sanguíneos dos músculos esqueléticos recebem inervação simpática, mas não inervação parassimpática.

Quatro dos doze pares de nervos cranianos (descritos no Capítulo 8) contêm fibras parassimpáticas pré-ganglionares. Eles são os nervos oculomotor (III), facial (VII), glossofaríngeo (IX) e vago (X). As fibras parassimpáticas dos primeiros três nervos cranianos citados formam sinapses em gânglios localizados na cabeça; fibras do nervo vago formam sinapses nos gânglios terminais localizados de forma disseminada por todo o corpo.

O nervo oculomotor contém fibras motoras somáticas e parassimpáticas que se originam nos núcleos oculomotores do mesencéfalo. Essas fibras parassimpáticas formam sinapses no *gânglio ciliar*, cujas fibras pós-ganglionares inervam o músculo ciliar e fibras constritoras na íris do olho. Fibras pré-ganglionares que se originam na ponte percorrem o nervo facial até o *gânglio pterigopalatino*, que envia fibras pós-ganglionares para a mucosa nasal, a faringe, o palato e as glândulas lacrimais. Um outro grupo de fibras do nervo facial termina no *gânglio submandibular*, que envia fibras pós-ganglionares às glândulas salivares submandibular e sublingual. Fibras pré-ganglionares do nervo glossofaríngeo formam sinapses no *gânglio ótico*, que envia fibras pós-ganglionares para inervar a glândula salivar parótida.

Núcleos do bulbo fornecem fibras pré-ganglionares aos longos *décimos pares cranianos*, ou *nervos vagos* (os nervos "errantes"), os que provêem a principal inervação parassimpática do corpo. Essas fibras pré-ganglionares percorrem o pescoço até a cavidade torácica e,

O Sistema Nervoso Autônomo   **223**

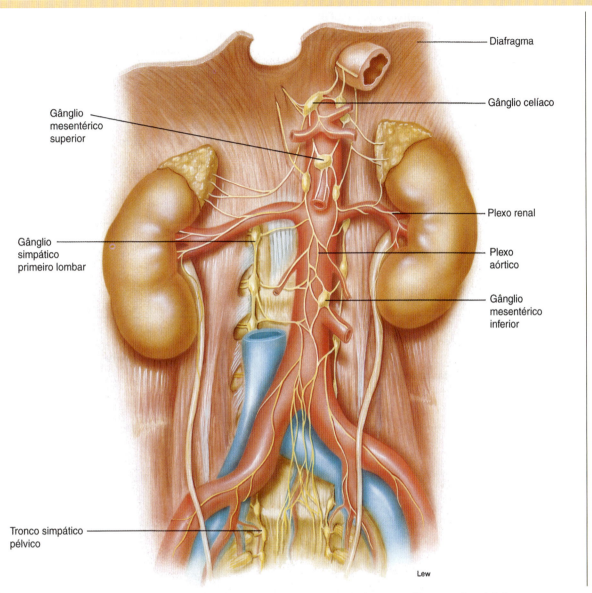

■ **Figura 9.5** **Gânglios simpáticos colaterais.** Esses gânglios incluem o gânglio celíaco e os gânglios mesentéricos superior e inferior.

Tabela 9.2 Divisão Simpática (Toracolombar)

Partes do Corpo Inervadas	Origem Espinal das Fibras Pré-ganglionares	Origem das Fibras Pós-ganglionares
Olho	C8 e T1	Gânglios cervicais
Cabeça e pescoço	T1 a T4	Gânglios cervicais
Coração e pulmões	T1 a T5	Gânglios torácicos superiores (paravertebrais)
Membros superiores	T2 a T9	Gânglios cervicais inferiores e torácicos superiores (paravertebrais)
Vísceras abdominais superiores	T4 a T9	Gânglios celíaco e mesentérico superior (colateral)
Supra-renais	T10 e T11	Não aplicável
Sistemas urinário e genital	T12 a L2	Gânglios celíaco e mesentérico inferior (colateral)
Membros inferiores	T9 a L2	Gânglios lombares e sacrais superiores (paravertebrais)

através do hiato esofágico do diafragma, até a cavidade abdominal (Figura 9.6). Em cada região, algumas dessas fibras pré-ganglionares se ramificam dos troncos principais dos nervos vagos e formam sinapses com neurônios pós-ganglionares localizados *no interior* dos órgãos inervados. As fibras vagais pré-ganglionares, portanto, são bem longas. Elas provêem inervação parassimpática ao coração,

Tabela 9.3 Divisão Parassimpática (Craniossacral)

Nervo	Origem das Fibras Pré-Ganglionares	Localização dos Gânglios Terminais	Órgãos Efetores
Oculomotor (terceiro craniano)	Mesencéfalo (craniana)	Gânglio ciliar	Olho (músculo liso da íris e do corpo ciliar)
Facial (sétimo craniano)	Ponte (craniana)	Gânglios pterigopalatino e submandibular	Glândulas lacrimais, mucosas e salivares
Glossofaríngeo (nono craniano)	Bulbo (craniana)	Gânglio ótico	Glândula parótida
Vago (décimo craniano)	Bulbo (craniana)	Gânglios terminais no órgão ou próximos dele	Coração, pulmões, trato gastrintestinal, fígado, pâncreas
Nervos espinais pélvicos	S2 a S4 (sacral)	Gânglios terminais próximos dos órgãos	Metade inferior do intestino grosso, reto, bexiga urinária e órgãos genitais

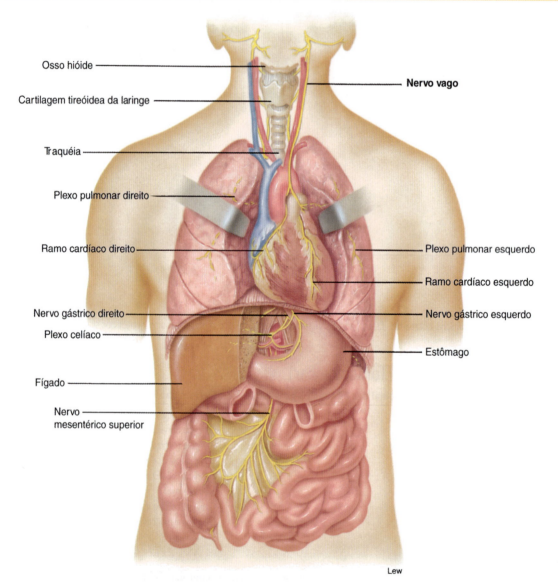

Figura 9.6 **Via dos nervos vagos.** Os nervos vagos e seus ramos provêem inervação parassimpática para a maioria dos órgãos localizados no interior das cavidades torácica e abdominal.

O Sistema Nervoso Autônomo

aos pulmões, ao esôfago, ao estômago, ao pâncreas, ao fígado, ao intestino delgado e à metade superior do intestino grosso. Fibras parassimpáticas pós-ganglionares emergem de gânglios terminais localizados no interior desses órgãos e formam sinapses com células efetoras (músculos lisos e glândulas).

Fibras pré-ganglionares dos níveis sacrais da medula espinal provêem inervação parassimpática à metade inferior do intestino grosso, ao reto e aos sistemas urinário e genital. Essas fibras, como as do vago, formam sinapses com gânglios terminais localizados nos órgãos efetores.

Portanto, nervos parassimpáticos que se dirigem aos órgãos viscerais são constituídos por fibras pré-ganglionares, enquanto nervos simpáticos que se destinam a esses órgãos contêm fibras pós-ganglionares. Uma visão combinada dos sistemas simpático e parassimpático é fornecida na Figura 9.7, e as comparações são resumidas na Tabela 9.4.

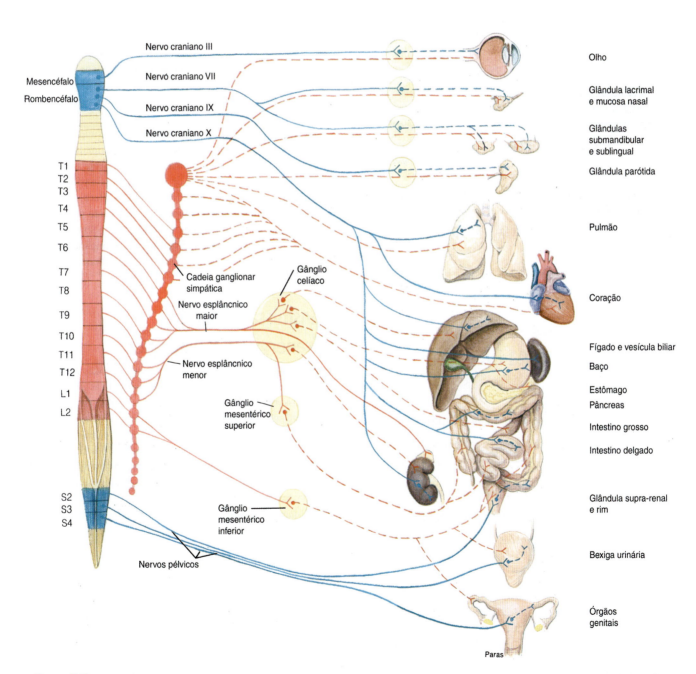

Figura 9.7 **Sistema nervoso autônomo.** A divisão simpática é mostrada em vermelho; a parassimpática, em azul. As linhas contínuas indicam fibras pré-ganglionares, e as interrompidas indicam fibras pós-ganglionares.

Tabela 9.4 Comparação Entre as Características Estruturais dos Sistemas Simpático e Parassimpático

Característica	Simpático	Parassimpático
Origem da fibra pré-ganglionar	Níveis toracolombares da medula espinal	Mesencéfalo, rombencéfalo e níveis sacrais da medula espinal
Localização dos gânglios	Tronco ganglionar paravertebral e gânglios pré-vertebrais (colaterais)	Gânglios terminais nos órgãos efetores ou próximos deles
Distribuição das fibras pós-ganglionares	Através do corpo	Limitada sobretudo à cabeça e às vísceras torácicas, abdominais e pélvicas
Divergência de impulsos das fibras pré-ganglionares para as fibras pós-ganglionares	Grande divergência (uma fibra pré-ganglionar pode ativar vinte fibras pós-ganglionares)	Pequena divergência (uma fibra pré-ganglionar ativa somente algumas poucas fibras pós-ganglionares)
Descarga em massa do sistema como um todo	Sim	Normalmente, não

Teste Seu Conhecimento Antes de Prosseguir

1. Utilizando um simples diagrama de linha, ilustre a via simpática (a) da medula espinal ao coração e (b) da medula espinal a uma glândula supra-renal. Identifique as fibras pré-ganglionares e pós-ganglionares e o gânglio.
2. Explique o que significa a ativação em massa do sistema simpático e analise o significado do termo *sistema simpático supra-renal*.
3. Utilizando um diagrama de linha única, ilustre a via parassimpática do encéfalo ao coração. Compare as divisões simpática e parassimpática em termos das localizações das fibras pré e pós-ganglionares e de seus gânglios.

Funções do Sistema Nervoso Autônomo

A divisão simpática do sistema autônomo ativa o corpo para "lutar ou fugir", em grande parte mediante a liberação de noradrenalina pelas fibras pós-ganglionares e da secreção de adrenalina pela medula supra-renal. A divisão parassimpática freqüentemente produz efeitos antagônicos por meio da liberação de acetilcolina pelas fibras pós-ganglionares. As ações das duas divisões devem ser equilibradas para que a homeostasia seja mantida.

As divisões simpática e parassimpática do sistema autônomo afetam os órgãos viscerais de diferentes maneiras. A ativação em massa do sistema simpático prepara o corpo para a atividade física intensa em emergências; a freqüência cardíaca aumenta, a glicemia (concentração de açúcar no sangue) aumenta e o sangue é desviado para os músculos esqueléticos (para longe dos órgãos viscerais e da pele). Esses e outros efeitos estão listados na Tabela 9.5. O tema do sistema simpático foi adequadamente resumido numa frase: **"lutar ou fugir"**. Um exame das duas primeiras colunas da Tabela 9.5 revela como cada órgão responde à estimulação nervosa simpática durante uma resposta de "luta ou fuga".

Os efeitos da estimulação nervosa parassimpática são, de muitas maneiras, opostos aos produzidos pela estimulação simpática. Contudo, o sistema parassimpático normalmente não é ativado como um todo. A estimulação de nervos parassimpáticos separados pode acarretar redução da freqüência cardíaca, dilatação de vasos sanguíneos viscerais e aumento da atividade do sistema digestório (Tabela 9.5). Os órgãos viscerais respondem de modo diferente à atividade nervosa simpática e parassimpática porque as fibras pós-ganglionares dessas duas divisões liberam neurotransmissores diferentes.

Transmissão Sináptica Adrenérgica e Colinérgica

A **acetilcolina (ACh)** é o neurotransmissor de todas as fibras pré-ganglionares (tanto simpáticas como parassimpáticas). Ela também é o transmissor liberado pela maioria das fibras pós-ganglionares simpáticas em suas sinapses com células efetoras (Figura 9.8). Por essa razão, diz-se que a transmissão nessas sinapses é **colinérgica**.

O neurotransmissor liberado pela maioria das fibras nervosas simpáticas pós-ganglionares é a **noradrenalina** (*norepinefrina*). Por essa razão, diz-se que a transmissão nessas sinapses é **adrenérgica**. Contudo, existem algumas poucas exceções. Algumas fibras simpáticas que inervam vasos sanguíneos de músculos esqueléticos, assim como fibras simpáticas que inervam glândulas sudoríferas, liberam ACh (são colinérgicas).

Em razão das células da medula supra-renal serem relacionadas em termos embriológicos aos neurônios simpáticos pós-ganglionares, não é surpreendente que os hormônios secretados por elas sejam a adrenalina (aproximadamente 85%) e a noradrenalina (aproximadamente 15%). A adrenalina difere da noradrenalina somente pelo fato de a primeira possuir um grupo metil (CH_3) a mais, como é mostrado na Figura 9.9. A adrenalina, a noradrenalina e a dopamina (um transmissor do SNC) derivam do aminoácido tirosina e são coletivamente denominadas **catecolaminas**.

Tabela 9.5 Efeitos da Estimulação Nervosa Autônoma Sobre Vários Órgãos Efetores

Órgão Efetor	Efeito Simpático	Efeito Parassimpático
Olho		
Íris (músculo radial)	Dilatação pupilar	—
Íris (músculo esfíncter)	—	Constrição pupilar
Músculo ciliar	Relaxamento (para a visão distante)	Contração (para a visão próxima)
Glândulas		
Lacrimais	—	Estimulação da secreção
Sudoríferas	Estimulação de secreção	—
Salivares	Diminuição da secreção; a saliva torna-se espessa	Aumento da secreção; a saliva torna-se fina
Gástricas	—	Estimulação da secreção
Intestinais	—	Estimulação da secreção
Medula supra-renal	Estimulação de secreção de hormônio	—
Coração		
Freqüência	Aumento	Diminuição
Condução	Aumento da velocidade	Diminuição da velocidade
Força	Aumento	—
Vasos Sanguíneos	Sobretudo constrição; afetando todos os órgãos	Dilatação em alguns poucos órgãos (p. ex., no pênis)
Pulmões		
Bronquíolos	Dilatação	Constrição
Glândulas mucosas	Inibição da secreção	Estimulação da secreção
Trato Gastrintestinal		
Motilidade	Inibição do movimento	Estimulação do movimento
Esfíncteres	Fechamento estimulado	Fechamento inibido
Fígado	Estimulação da hidrólise do glicogênio	—
Células Adiposas	Estimulação da hidrólise das gorduras	—
Pâncreas	Inibição de secreções exócrinas	Estimulação de secreções exócrinas
Baço	Contração	—
Bexiga Urinária	Aumento do tônus muscular	Contração
Músculos Eretores dos Pêlos	Piloereção e pele arrepiada	—
Útero	Na gravidez: contrações; na ausência de gravidez: relaxamento	—
Pênis	Ejaculação	Ereção (devida à vasodilatação)

Respostas à Estimulação Adrenérgica

A estimulação adrenérgica – pela adrenalina do sangue e pela noradrenalina liberada pelas terminações nervosas simpáticas – produz efeitos excitatórios e inibitórios. O coração, os músculos dilatadores da íris e os músculos lisos de muitos vasos sanguíneos são estimulados a contrair. No entanto, a contração dos músculos lisos dos bronquíolos e de alguns vasos sanguíneos é inibida. Por essa razão, as substâncias químicas adrenérgicas fazem com que essas estruturas se dilatem.

Como efeitos excitatórios e inibitórios podem ser produzidos em diferentes tecidos pelo mesmo neurotransmissor, as respostas devem depender das características das células. Num certo grau, isso se deve à presença de diferentes *proteínas receptoras* de neurotransmissores catecolaminas na membrana. (A interação entre os neurotransmissores e as proteínas receptoras na membrana pós-sináptica foi descrita no Capítulo 7.) As duas principais classes dessas proteínas receptoras são designadas como **receptores alfa-** (α) e **beta-** (β) **adrenérgicos**.

Experimentos revelaram que cada classe de receptor adrenérgico possui dois subtipos importantes que são designados por subscritos: α_1 e α_2; β_1 e β_2. Foram desenvolvidos compostos que se ligam seletivamente a um ou a outro tipo de receptor adrenérgico e, através disso, promovem ou inibem a ação normal produzida quando a adrenalina ou a noradrenalina se liga ao receptor. Como resultado de sua ligação a um receptor adrenérgico, uma droga pode tanto promover como inibir o efeito adrenérgico. Além disso, com a utilização desses compostos seletivos, foi possível determinar qual subtipo de receptor adrenérgico está presente em cada órgão (Tabela 9.6). Um subtipo adicional de receptor adrenérgico, designado como β_3, foi demonstrado no tecido adiposo, mas a sua importância fisiológica ainda não foi estabelecida.

Todos os receptores adrenérgicos atuam através das proteínas G. A ação das proteínas G foi descrita no Capítulo 7 e pode ser revisada na Figura 7.28 e na Tabela 7.7. Em resumo, a ligação da adrenalina e da noradrenalina a seus receptores faz com que o grupo de três proteínas G (designadas como α, β e γ) se dissocie numa subunidade α e num complexo βγ. Em diferentes casos, uma subunidade α ou um

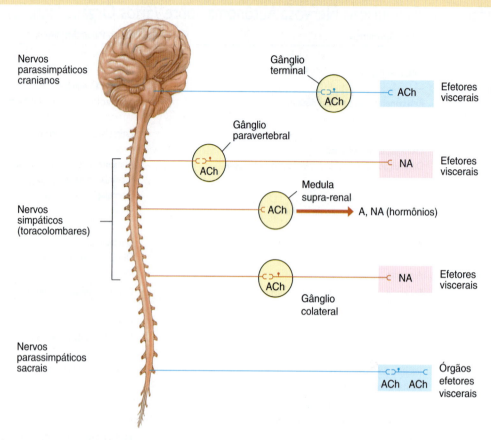

Figura 9.8 Neurotransmissores do sistema nervoso autônomo. ACh = acetilcolina; NA = noradrenalina; A = adrenalina. Os nervos que liberam ACh são denominados *colinérgicos*, e os que liberam NA são denominados *adrenérgicos*. A medula supra-renal secreta adrenalina (85%) e noradrenalina (15%), como hormônios no sangue.

complexo βγ provoca a abertura ou o fechamento de um canal iônico da membrana plasmática, ou a ativação de uma enzima na membrana. Isso inicia a seqüência de eventos que culminam nos efeitos da adrenalina e da noradrenalina sobre as células-alvo.

Todos os subtipos de receptores beta produzem seus efeitos estimulando a produção de AMP cíclico (analisado no Capítulo 7) no interior das células-alvo. A ativação de receptores α_2 produz o efeito oposto – a produção de AMP cíclico é bloqueada e a sua concentração no interior da célula-alvo diminui, inibindo os efeitos da estimulação do receptor beta-adrenérgico. A resposta de uma célula-alvo, quando a noradrenalina se liga a receptores α_1 é mediada por um segundo mensageiro diferente, ou seja, uma elevação da concentração citoplasmática de Ca^{2+}. Esse sistema de segundo mensageiro do Ca^{2+} é semelhante, em muitas maneiras, ao sistema do AMPc e é discutido juntamente com a regulação endócrina no Capítulo 11. Deve ser lembrado que cada uma das alterações intracelulares após a ligação da noradrenalina ao seu receptor acaba acarretando a resposta característica do tecido ao neurotransmissor.

Uma revisão da Tabela 9.6 revela certas generalidades sobre as ações dos receptores adrenérgicos. A estimulação de receptores alfa-adrenérgicos provoca a contração dos músculos lisos. Assim, pode-se dizer que o efeito vasoconstritor dos nervos simpáticos sempre é decorrente da ativação de receptores alfa-adrenérgicos. Os efeitos da ativação beta-adrenérgica são mais complexos. A estimulação de receptores beta-adrenérgicos produz o relaxamento dos músculos lisos (p. ex., no sistema digestório, nos bronquíolos e no útero), mas aumenta a força de contração do miocárdio e promove um aumento da freqüência cardíaca.

Os diversos efeitos da adrenalina e da noradrenalina podem ser compreendidos em termos do tema "luta ou fuga". A estimulação adrenérgica forjada pela ativação da divisão simpática produz um aumento do bombeamento cardíaco (um efeito β_1), vasoconstrição e, conseqüentemente, uma redução do fluxo sanguíneo aos órgãos viscerais (um efeito α_1), dilatação dos bronquíolos pulmonares (um efeito β_2), e assim por diante., preparando o corpo para o esforço físico.

Diz-se que uma droga que se liga aos receptores de um neurotransmissor e que promove os processos que são estimulados pelo neurotransmissor é *agonista* deste. Em contraste, diz-se que uma droga que bloqueia a ação de um neurotransmissor é *antagonista* deste. O uso de drogas específicas que estimulam ou bloqueiam seletivamente receptores α_1, α_2, β_1 e β_2 demonstrou ser extremamente útil em muitas aplicações médicas (ver as informações contidas no quadro).

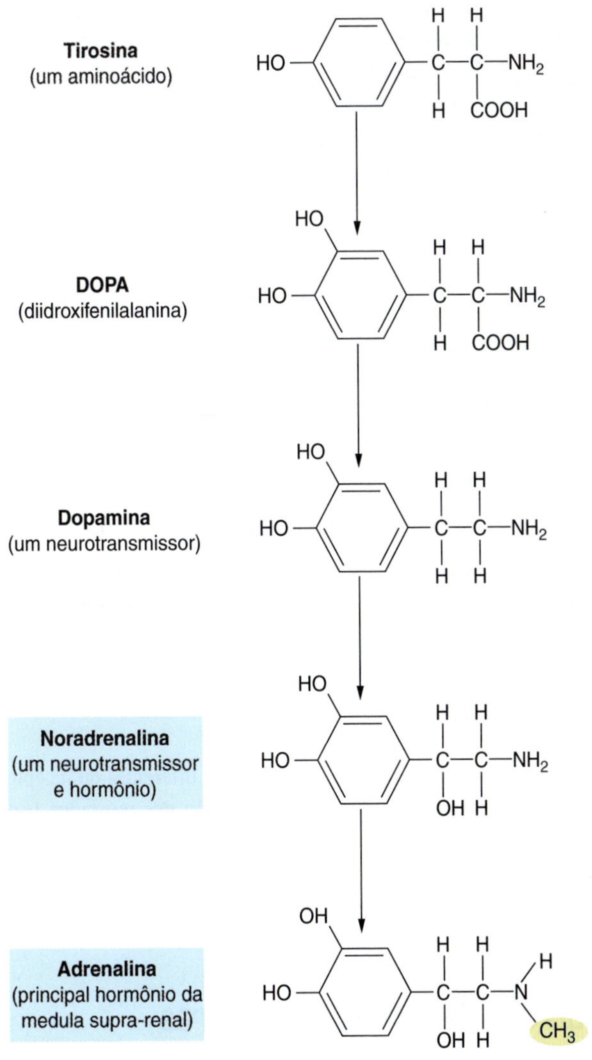

O Sistema Nervoso Autônomo

Tirosina (um aminoácido)

DOPA (diidroxifenilalanina)

Dopamina (um neurotransmissor)

Noradrenalina (um neurotransmissor e hormônio)

Adrenalina (principal hormônio da medula supra-renal)

Figura 9.9 Família de moléculas de catecolaminas. As catecolaminas derivam do aminoácido tirosina e incluem tanto neurotransmissores (dopamina e noradrenalina) como um hormônio (adrenalina). Observe que a adrenalina possui um grupo metil (CH_3) a mais em comparação com a noradrenalina.

O *propranolol*, uma droga beta-bloqueadora, era prescrito a muitas pessoas que sofriam de hipertensão arterial. Essa droga bloqueia receptores β_1, localizados no coração, e, conseqüentemente, produz o efeito desejado da redução da freqüência cardíaca e da pressão arterial. Contudo, o propranolol também bloqueia receptores β_2, os quais estão localizados nos bronquíolos dos pulmões. Isso reduz o efeito broncodilatador da adrenalina, produzindo broncoconstrição e asma em pessoas suscetíveis. Um antagonista do β_1 mais seletivo, o *atenolol*, é atualmente utilizado no lugar do propranolol para reduzir a freqüência cardíaca e a pressão arterial. Há algum tempo, asmáticos inalavam um *spray* de adrenalina, o que estimula tanto receptores β_1 do coração como receptores β_2 das vias aéreas. Atualmente, drogas como a *terbutalina*, que atuam seletivamente como agonistas β_2, são mais comumente utilizadas.

Drogas como a *fenilefrina*, que atua como agonista do α_1, são freqüentemente incluídas em *sprays* nasais porque produzem vasoconstrição da mucosa nasal. A *clonidina* é uma droga que estimula seletivamente receptores α_2 localizados nos neurônios do encéfalo. Como conseqüência de sua ação, a clonidina suprime a ativação do sistema simpático supra-renal e, por essa razão, ajuda a reduzir a pressão arterial. Por razões ainda mal compreendidas, essa droga também é útil no tratamento de pacientes dependentes de opiáceos que vivenciam sintomas de abstinência.

Indícios Para a Investigação Clínica

Lembre-se de que Cathy apresenta uma freqüência do pulso acelerada e uma pressão arterial acima da normal após permanecer acordada estudando para um exame e utilizar o inalador para tratar de sua asma.
- *Por que Cathy apresenta uma freqüência do pulso acelerada e uma pressão arterial mais alta que a usual?*
- *Existe mais de um fator que contribua para esses sintomas?*

Tabela 9.6 Efeitos Adrenérgicos Selecionados em Diferentes Órgãos

Órgão	Efeitos Adrenérgicos Sobre o Sistema Simpático-Supra-renal	Receptor Adrenérgico
Olho	A contração de fibras radiais da íris dilata as pupilas	α_1
Coração	Aumento da freqüência cardíaca e da força de contração	Sobretudo β_1
Pele e vasos viscerais	As arteríolas contraem-se em decorrência da contração da musculatura lisa	α_1
Vasos da musculatura esquelética	As arteríolas contraem-se em decorrência da atividade nervosa simpática	α_1
	As arteríolas dilatam-se devido ao hormônio adrenalina	β_2
Pulmões	Os bronquíolos (vias aéreas) dilatam-se em decorrência do relaxamento da musculatura lisa	β_2
Estômago e intestino	A contração dos esfíncteres torna mais lenta a passagem do alimento	α_1
Fígado	Glicogenólise e secreção de glicose	α_1, β_2

Fonte: Simplificado da Tabela 6-1, p. 110-111 de Goodman e Gilman's: *The Pharmacological Basis of Therapeutics*. 9ª ed. J.E. Hardman et al., eds. McGraw-Hill. 1996.

Respostas à Estimulação Colinérgica

Todos os neurônios motores somáticos e pré-ganglionares (simpáticos e parassimpáticos) e a maioria dos neurônios parassimpáticos pós-ganglionares são colinérgicos, pois liberam acetilcolina (ACh) como neurotransmissor. Os efeitos da ACh liberada pelos neurônios motores somáticos e pelos neurônios autônomos pré-ganglionares são sempre excitatórios. Os efeitos da ACh liberada pelos axônios parassimpáticos pós-ganglionares geralmente são excitatórios, mas, em alguns casos, são inibitórios. Por exemplo, o efeito colinérgico dos axônios parassimpáticos pós-ganglionares que inervam o coração (uma parte do nervo vago) reduz a freqüência cardíaca. É útil lembrar que, em geral, os efeitos da inervação parassimpática são opostos aos efeitos da inervação simpática.

Os efeitos da ACh num órgão dependem da natureza do receptor colinérgico. Como pode ser relembrado do Capítulo 7, existem dois tipos de receptores colinérgicos – nicotínicos e muscarínicos. A nicotina (derivada do tabaco), assim como a ACh, estimula os receptores nicotínicos da ACh. Estes estão localizados na junção neuromuscular das fibras musculares esqueléticas e nos gânglios autônomos. Os receptores nicotínicos são, portanto, estimulados pela ACh liberada pelos neurônios motores somáticos e pelos neurônios autônomos pré-ganglionares. A muscarina (derivada de alguns cogumelos venenosos), assim como a ACh, estimula os receptores da ACh localizados nos órgãos viscerais. Assim, os receptores muscarínicos são estimulados pela ACh liberada pelos axônios parassimpáticos pós-ganglionares, produzindo os efeitos parassimpáticos. Os receptores nicotínicos e muscarínicos são ainda diferenciados pela ação das drogas *curare* (*tubocurarina*), que bloqueiam especificamente os receptores nicotínicos da ACh, e *atropina* (ou *beladona*), que bloqueia especificamente os receptores muscarínicos da ACh.

Como foi descrito no Capítulo 7, os receptores nicotínicos da ACh são canais iônicos controlados por ligantes, isto é, a ligação à ACh produz a abertura do canal iônico no interior da proteína receptora. Isso permite que o Na⁺ se difunda para dentro, causando despolarização. Portanto, os receptores nicotínicos da ACh são sempre excitatórios. Em contraste, os receptores muscarínicos da ACh são acoplados a proteínas G, que podem então fechar ou abrir diferentes canais da membrana e ativar diferentes enzimas da membrana. Como resultado, seus efeitos podem ser tanto excitatórios como inibitórios.

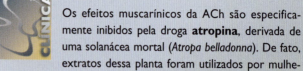

Os efeitos muscarínicos da ACh são especificamente inibidos pela droga **atropina**, derivada de uma solanácea mortal (*Atropa belladonna*). De fato, extratos dessa planta foram utilizados por mulheres durante a Idade Média para dilatar as pupilas (a atropina inibe a estimulação parassimpática da íris). Elas acreditavam que isso aumentava sua beleza (em italiano, *bella* = bela, *donna* = mulher). Atualmente, a atropina é utilizada clinicamente em procedimentos clínicos para dilatar as pupilas durante exames oftalmológicos, para reduzir secreções do sistema respiratório antes de uma anestesia geral, para inibir contrações espasmódicas do sistema digestório inferior e para inibir a secreção ácida no estômago de uma pessoa com gastrite.

Indícios Para a Investigação Clínica

Lembre-se de que Cathy apresenta cefaléia, boca seca e dilatação pupilar após aplicar várias drogas, durante o exercício laboratorial, no coração de um sapo.
- Qual droga pode ter produzido esses efeitos em Cathy?
- Como essa droga produziu esses efeitos?

Cientistas identificaram cinco subtipos diferentes de receptores muscarínicos. Alguns deles causam contração dos músculos lisos e secreção de glândulas, enquanto outros provocam inibição que resulta numa redução da freqüência cardíaca (Tabela 9.7). Essas ações são mediadas por sistemas de segundo mensageiro que serão discutidos com mais detalhes juntamente com a ação hormonal no Capítulo 11.

Outros Neurotransmissores Autônomos

Determinados axônios autônomos pós-ganglionares produzem seus efeitos por meio de mecanismos que não envolvem a noradrenalina nem a acetilcolina. Isso pode ser demonstrado experimentalmente pela incapacidade das drogas que bloqueiam efeitos adrenérgicos e colinérgicos de inibir a ação desses axônios autônomos. Conseqüentemente, esses axônios têm sido denominados "fibras não-

Tabela 9.7 Receptores Colinérgicos e Respostas à Acetilcolina

Receptor	Tecido	Resposta	Mecanismos
Nicotínico	Musculoesquelético	Despolarização, produzindo potenciais de ação e contração muscular	A ACh abre canal de cátion no receptor
Nicotínico	Gânglios autônomos	Despolarização, produzindo ativação de neurônios pós-ganglionares	A ACh abre canal de cátion no receptor
Muscarínico (M_3, M_5)	Músculo liso, glândulas	Despolarização e contração da musculatura lisa, secreção de glândulas	A ACh ativa o receptor acoplado à proteína G, abrindo canais de Ca^{2+} e aumentando o Ca^{2+} citosólico
Muscarínico (M_2)	Coração	Hiperpolarização, reduzindo a velocidade da despolarização espontânea	A ACh ativa o receptor acoplado à proteína G, abrindo canais de K^+

Fonte: Simplificado da Tabela 6-2, p. 119 de Goodman and Gilman's *The Pharmacological Basis of Therapeutics*. 9ª ed. J.E. Hardman et al., eds. McGraw-Hill. 1996.

adrenérgicas não-colinérgicas". Neurotransmissores propostos para esses axônios incluem a ATP, um polipeptídio denominado peptídio intestinal vasoativo (VIP, *vasoactive intestinal peptide*) e o óxido nítrico.

Os axônios parassimpáticos não-adrenérgicos e não-colinérgicos que inervam os vasos sanguíneos do pênis provocam relaxamento da musculatura lisa desses vasos e, conseqüentemente, produzem vasodilatação e ereção peniana (ver Capítulo 20). Demonstrou-se que esses axônios parassimpáticos utilizam o gás óxido nítrico (Capítulo 7) como neurotransmissor. De modo semelhante, o óxido nítrico parece atuar como o neurotransmissor autônomo que causa vasodilatação das artérias cerebrais. Estudos sugerem que o óxido nítrico não é armazenado nas vesículas sinápticas, como os outros neurotransmissores, mas, em vez disso, ele é produzido imediatamente quando o Ca^{2+} entra no terminal axônico em resposta a potenciais de ação. Esse Ca^{2+} ativa indiretamente a óxido nítrico sintetase, a enzima que forma o óxido nítrico a partir do aminoácido L-arginina. A seguir, o óxido nítrico difunde-se através da fenda sináptica e promove o relaxamento das células musculares lisas pós-sinápticas.

O óxido nítrico pode produzir relaxamento dos músculos lisos de muitos órgãos, incluindo o estômago, o intestino delgado, o intestino grosso e a bexiga urinária. Entretanto, existe certa controvérsia sobre a atuação do óxido nítrico como um neurotransmissor em cada caso. Foi argumentado que, em alguns casos, o óxido nítrico poderia ser produzido no próprio órgão em resposta à estimulação autônoma. O fato de diferentes tecidos (p. ex., endotélio dos vasos sanguíneos) poderem produzir óxido nítrico apóia esse argumento. De fato, o óxido nítrico é membro de uma classe de moléculas reguladoras teciduais locais denominadas *reguladores parácrinos* (ver Capítulo 11). Por essa razão, a regulação pode ser um processo complexo que envolve efeitos interativos de diferentes neurotransmissores, hormônios e reguladores parácrinos.

Órgãos com Dupla Inervação

A maioria dos órgãos viscerais recebe **dupla inervação** – eles são inervados tanto por fibras simpáticas como parassimpáticas. Nessa condição, os efeitos das duas divisões do sistema autônomo podem ser antagônicos, complementares ou cooperativos (Tabela 9.8).

Tabela 9.8 Efeitos Adrenérgicos e Colinérgicos dos Nervos Simpáticos e Parassimpáticos

	Efeito do Simpático		Efeito do Parassimpático	
Órgão	Ação	Receptor*	Ação	Receptor*
Olho				
Íris				
Músculo radial	Contração	α_1	—	—
Músculo circular	—	—	Contração	M
Coração				
Nódulo sinoatrial	Aceleração	β_1	Desaceleração	M
Contratilidade	Aumento	β_1	Redução (átrios)	M
Musculatura Lisa Vascular				
Pele, vasos esplâncnicos	Contração	α, β	—	—
Vasos da musculatura esquelética	Relaxamento	β_2	—	—
	Relaxamento	M**		
Musculatura Lisa Bronquiolar	Relaxamento	β_2	Contração	M
Trato Gastrintestinal				
Musculatura lisa				
Paredes	Relaxamento	β_2	Contração	M
Esfíncteres	Constrição	α_1	Relaxamento	M
Secreção	Diminuição	α_1	Aumento	M
Plexo mioentérico	Inibição	α_1	—	—
Musculatura Lisa Geniturinária				
Parede da bexiga	Relaxamento	β_2	Contração	M
Esfíncter uretral	Constrição	α_1	Relaxamento	M
Útero, gravidez	Relaxamento	β_2	—	—
	Contração	α_1	—	—
Pênis	Ejaculação	α_1	Ereção	M
Pele				
Músculo liso pilomotor	Contração	α_1	—	—
Glândulas sudoríferas				
Termorreguladoras	Aumento	M	—	—
Apócrinas (estresse)	Aumento	α_1	—	—

Fonte: Reproduzido e modificado, com permissão, de Katzung, B.G.: *Basic and Clinical Pharmacology*, 6ª ed., copyright Appleton & Lange, Norwalk, CT, 1995.

* Os receptores adrenérgicos são indicados como alfa (α) ou beta (β); os receptores colinérgicos são indicados como muscarínicos (M).
** A musculatura lisa vascular dos músculos esqueléticos possui fibras dilatadoras colinérgicas simpáticas.

Efeitos Antagônicos

Os efeitos das inervações simpática e parassimpática da região marca-passo do coração são o melhor exemplo de antagonismo entre esses dois sistemas. Nesse caso, fibras simpáticas e parassimpáticas inervam as mesmas células. A estimulação adrenérgica das fibras simpáticas aumenta a freqüência cardíaca, enquanto a liberação de acetilcolina pelas fibras parassimpáticas a diminui. Um reverso desse antagonismo é observado no sistema digestório, onde os nervos simpáticos inibem e os parassimpáticos estimulam o movimento e as secreções intestinais.

Os efeitos das estimulações simpática e parassimpática sobre o diâmetro pupilar são análogos aos da inervação recíproca dos músculos esqueléticos flexores e extensores pelos neurônios motores somáticos (ver Capítulo 12). Isso se deve ao fato de a íris possuir camadas musculares antagônicas. A contração dos músculos radiais, inervados por nervos simpáticos, provoca dilatação; a contração dos músculos circulares, inervados por terminações nervosas parassimpáticas, provoca a constrição pupilar (ver Capítulo 10).

Efeitos Complementares e Cooperativos

Embora os efeitos dos nervos simpáticos e parassimpáticos geralmente sejam antagônicos, em alguns poucos casos eles podem ser complementares ou cooperativos. Os efeitos são complementares quando a estimulação simpática e a estimulação parassimpática produzem efeitos semelhantes; e cooperativos (sinérgicos) quando a estimulação simpática e a parassimpática produzem efeitos diferentes que atuam em conjunto para promover uma única ação.

Os efeitos das estimulações simpática e parassimpática sobre a secreção das glândulas salivares são complementares. A secreção de saliva aquosa é estimulada por nervos parassimpáticos, que também estimulam a secreção de outras glândulas exócrinas do sistema digestório. Os nervos simpáticos estimulam a constrição dos vasos sanguíneos ao longo do sistema digestório. A conseqüente redução do fluxo sanguíneo para as glândulas salivares acarreta a produção de uma saliva mais viscosa e mais espessa.

Os efeitos das estimulações simpática e parassimpática sobre os sistemas genital e urinário são cooperativos. Por exemplo, a ereção peniana deve-se à vasodilatação resultante da estimulação nervosa parassimpática; a ejaculação deve-se à estimulação dos nervos simpáticos. Portanto, as duas divisões do sistema nervoso autônomo cooperam para permitir a função sexual masculina. Elas também cooperam na mulher: a ereção do clitóris e as secreções vaginais são estimuladas por nervos parassimpáticos, enquanto o orgasmo é uma resposta nervosa simpática, da mesma maneira que no homem.

Também existe uma cooperação entre as duas divisões no reflexo miccional. Embora a contração da bexiga urinária seja em grande parte independente da estimulação nervosa, ela é parcialmente promovida pela ação de nervos parassimpáticos. Esse reflexo também é elevado pela atividade nervosa simpática, que aumenta o tônus dos músculos vesicais. Estados emocionais acompanhados por alta atividade nervosa simpática (p. ex., medo extremo) podem desencadear o reflexo miccional com volumes urinários que normalmente são muito baixos para desencadeá-lo.

Órgãos sem Dupla Inervação

Embora a maioria dos órgãos seja inervada tanto por nervos simpáticos como parassimpáticos, alguns – incluindo a medula supra-renal, os músculos eretores dos pêlos, as glândulas sudoríferas e a maioria dos vasos sanguíneos – recebem apenas inervação simpática. Nesses casos, obtém-se a regulação por aumentos ou reduções do tônus (velocidade de disparo) das fibras simpáticas. A constrição dos vasos sanguíneos cutâneos, por exemplo, é produzida pelo aumento da atividade simpática que estimula receptores alfa-adrenérgicos. A vasodilatação decorre da redução da estimulação nervosa simpática.

O sistema simpático supra-renal é necessário para a *termogênese sem tremores*: animais privados do sistema simpático e de gândulas supra-renais não conseguem tolerar o estresse causado pelo frio. O sistema simpático em si é necessário para as respostas termorreguladoras adequadas ao calor. Por exemplo, num cômodo quente, a redução da estimulação simpática produz a dilatação dos vasos sanguíneos cutâneos, o que aumenta o fluxo sanguíneo na pele, e provê uma melhor radiação térmica. Por outro lado, durante o exercício, a atividade simpática aumenta, provocando constrição dos vasos sanguíneos na pele dos membros e a estimulação das glândulas sudoríferas do tronco.

As glândulas sudoríferas do tronco secretam um líquido aquoso em resposta à estimulação simpática colinérgica. A evaporação desse suor diluído ajuda a resfriar o corpo. As glândulas sudoríferas também secretam uma substância química denominada *bradicinina* em resposta à estimulação simpática. A bradicinina estimula a dilatação dos vasos sanguíneos superficiais próximos das glândulas sudoríferas, ajudando a irradiar algum calor apesar de outros vasos sanguíneos cutâneos estarem constringidos. No final do exercício, a estimulação simpática diminui, provocando dilatação dos vasos sanguíneos. Isso aumenta o fluxo sanguíneo para a pele, o que ajuda a eliminar o calor metabólico. Observe que todas essas respostas termorreguladoras são obtidas sem o envolvimento direto do sistema parassimpático.

Controle do Sistema Nervoso Autônomo Pelos Centros Encefálicos Superiores

As funções viscerais são em grande parte reguladas por reflexos autônomos. Na maioria dos reflexos autônomos, o estímulo sensitivo é transmitido para centros encefálicos que integram essa informação e respondem modificando a atividade de neurônios autônomos pré-ganglionares. Os centros neurais que controlam diretamente a atividade dos nervos autônomos são influenciados por áreas centrais superiores, assim como pelo estímulo sensitivo.

O **bulbo** do tronco encefálico é a área que controla mais diretamente a atividade do sistema autônomo. Quase todas as respostas autônomas podem ser produzidas pela estimulação experimental do bulbo, onde estão localizados os centros de controle dos sistemas circulatório, pulmonar, urinário, genital e digestório. Grande parte do estímulo sensitivo a esses centros percorre fibras aferentes do nervo vago – um nervo misto que contém fibras sensitivas e motoras. Os reflexos desencadeados são listados na Tabela 9.9.

Embora regule diretamente a atividade das fibras motoras autônomas, o bulbo, em si, segue as regulações de áreas encefálicas superiores. Uma dessas áreas é o hipotálamo, a região encefálica que contém os centros de controle da temperatura corporal, da fome e da sede; o centro de regulação da hipófise, e (juntamente com o sistema límbico e o córtex cerebral) o centro de controle dos vários estados emocionais.

Tabela 9.9 Efeitos Resultantes do Estímulo Sensitivo Transmitidos aos Centros Bulbares Pelas Fibras Aferentes do Nervo Vago

Órgãos	Tipo de Receptores	Efeitos Reflexos
Pulmões	Receptores de distensão	Inibição de aumento da inalação; aumento da freqüência cardíaca e estímulo da vasodilatação
	Receptores tipo J	Estimulados pela congestão pulmonar – produzem sensação de falta de ar e queda reflexa da freqüência cardíaca e da pressão arterial
Aorta	Quimiorreceptores	Estimulados pelo aumento do CO_2 e queda do O_2 – produzem aumento da freqüência respiratória, aumento da freqüência cardíaca e vasoconstrição
	Barorreceptores	Estimulados pelo aumento da pressão arterial – produzem queda reflexa na freqüência cardíaca
Coração	Receptores de distensão atrial	Inibição da secreção do hormônio antidiurético, aumentando conseqüentemente o volume de urina excretado
	Receptores de distensão dos ventrículos	Produzem queda reflexa na freqüência cardíaca e vasodilatação
Trato gastrintestinal	Receptores de distensão	Sensação de saciedade, desconforto e dor

A **disreflexia autônoma**, uma condição grave que produz elevações rápidas da pressão arterial que podem ocasionar acidente vascular encefálico, ocorre em 85% das pessoas com quadriplegia e naquelas com lesões medulares acima do sexto nível torácico. As lesões medulares primeiramente produzem os sintomas do *choque medular*, caracterizado pela perda tanto dos reflexos da musculatura esquelética como dos reflexos autônomos. Após um período, ambos os tipos de reflexos retornam de maneira exagerada. Os músculos esqueléticos podem tornar-se espásticos na ausência de influências inibitórias superiores, e os órgãos viscerais apresentam hipersensibilidade da denervação. Pacientes com essa condição apresentam dificuldade de esvaziamento vesical e, freqüentemente, necessitam de sonda vesical.

Estímulos perniciosos, como a hiperdistensão da bexiga urinária, podem acarretar a ativação reflexa dos nervos simpáticos localizados abaixo da lesão medular. Isso produz piloereção (pele arrepiada), pele fria e vasoconstrição das regiões servidas pela medula espinal abaixo do nível da lesão. O aumento da pressão arterial resultante dessa vasoconstrição ativa receptores de pressão que transmitem impulsos ao longo de fibras nervosas sensitivas para o bulbo. Em resposta ao estímulo sensitivo, o bulbo dirige um reflexo, reduzindo a freqüência cardíaca e a vasodilatação. Entretanto, como os impulsos descendentes são bloqueados pela medula espinal, a pele acima da lesão é quente e úmida (em decorrência da vasodilatação e da secreção das glândulas sudoríferas), mas ela é fria abaixo do nível da lesão medular.

Como foi descrito no Capítulo 8, o sistema límbico é um grupo de tratos de fibras e núcleos que formam um anel em torno do tronco encefálico. Ele inclui o giro do cíngulo do córtex cerebral, o hipotálamo, o fórnice (um trato de fibras), o hipocampo e o núcleo amigdalóide (ver Figura 8.14). O sistema límbico está envolvido nos impulsos emocionais básicos (p. ex., raiva, medo, sexo e fome). O envolvimento do sistema límbico no controle da função autônoma é responsável pelas respostas viscerais que são características desses estados emocionais. O rubor, a palidez, o desmaio, a sudorese, o aumento da freqüência cardíaca e a sensação de vazio no estômago são apenas algumas das muitas reações viscerais que acompanham emoções como resultado da ativação autônoma.

Os correlatos autônomos da doença de movimento (cinetose) – náusea, sudorese e alterações cardiovasculares – são eliminados pela secção de tratos motores do cerebelo. Isso demonstra que impulsos do cerebelo para o bulbo influenciam a atividade do sistema nervoso autônomo. Observações experimentais e clínicas também demonstraram que os giros frontal e temporal do córtex cerebral influenciam áreas encefálicas inferiores como parte do seu envolvimento na emoção e na personalidade.

Tradicionalmente, a diferenciação entre o sistema nervoso somático e o autônomo foi estabelecida considerando-se que o primeiro está sob controle consciente e o segundo não. Contudo, recentemente, aprendemos que os processos conscientes do cérebro podem influenciar a atividade autônoma. Nas técnicas de *biofeedback*, dados obtidos por dispositivos que detectam e amplificam alterações da pressão arterial e da freqüência cardíaca, por exemplo, são "retroalimentados" aos pacientes sob a forma de sinais luminosos ou sons audíveis. Os pacientes muitas vezes podem ser treinados para reduzir conscientemente a freqüência dos sinais e, por fim, controlar atividades viscerais sem o auxílio do aparelho. O *biofeedback* tem sido utilizado com sucesso no tratamento da hipertensão arterial, do estresse e de enxaquecas.

Teste Seu Conhecimento Antes de Prosseguir

1. Defina os termos *adrenérgico* e *colinérgico* e utilize-os para descrever os neurotransmissores de diferentes fibras nervosas autônomas.
2. Cite os efeitos da estimulação simpática-supra-renal sobre diferentes órgãos efetores. Em cada caso, indique se o efeito é devido à estimulação de alfa ou beta-receptores.
3. Descreva os efeitos da droga atropina e explique-os em termos das ações do sistema parassimpático.
4. Explique como os efeitos dos sistemas simpático e parassimpático podem ser antagônicos, cooperativos ou complementares. Inclua exemplos específicos desses diferentes tipos em sua explicação.
5. Explique os mecanismos envolvidos quando uma pessoa fica ruborizada. Quais são as estruturas envolvidas nessa resposta?

INTERAÇÕES

Ligações Entre o Sistema Nervoso e Outros Sistemas Orgânicos

Sistema Tegumentar
- A pele contém receptores de calor, frio, dor, pressão e vibração ....(p. 242)
- Neurônios aferentes conduzem impulsos dos receptores cutâneos ....(p. 244)
- Neurônios simpáticos da pele ajudam a regular o fluxo sanguíneo cutâneo .(p. 429)

Sistema Esquelético
- O esqueleto sustenta e protege o encéfalo e a medula espinal ....(p. 188)
- Os ossos armazenam o cálcio necessário para a função neural ....(p. 625)
- Neurônios aferentes dos receptores sensitivos monitoram os movimentos articulares ....(p. 240)

Sistema Muscular
- As contrações musculares geram calor corporal para manter a temperatura constante para a função neural ....(p. 602)
- Neurônios aferentes dos fusos musculares transmitem impulsos ao SNC .....(p. 348)
- Neurônios motores somáticos inervam os músculos esqueléticos ....(p. 347)
- Neurônios motores autônomos inervam os músculos lisos e o miocárdio .....(p. 219)

Sistema Endócrino
- Muitos hormônios, incluindo os esteróides sexuais, atuam sobre o encéfalo ...(p. 304)
- Hormônios e neurotransmissores, como a adrenalina e a noradrenalina, podem ter ações sinérgicas sobre um tecido-alvo ....(p. 307)
- Neurônios autônomos inervam glândulas endócrinas como as ilhotas pancreáticas ....(p. 615)
- O encéfalo controla a função da hipófise anterior ....(p. 301)
- O encéfalo controla a função da hipófise posterior ....(p. 301)

Sistema Circulatório
- O sistema circulatório transporta O_2 e CO_2, nutrientes e líquidos de todos os órgãos e para todos eles, incluindo o encéfalo e a medula espinal ....(p. 366)
- Os nervos autônomos ajudam a regular o débito cardíaco ....(p. 410)
- Os nervos autônomos promovem a constrição e a dilatação dos vasos sanguíneos, ajudando a regular o fluxo sanguíneo e a pressão arterial .....(p. 422)

Sistema Imunológico
- Fatores químicos denominados citocinas, liberados pelas células do sistema imunológico, atuam sobre o encéfalo para promover a febre ....(p. 450)
- Citocinas do sistema imunológico atuam sobre o encéfalo para modificar a sua regulação da secreção hipofisária ..(p. 465)
- O sistema nervoso tem um papel na regulação da resposta imune ......(p. 465)

Sistema Respiratório
- Os pulmões provêem oxigênio para todos os sistemas orgânicos e eliminam o dióxido de carbono ....(p. 482)
- Centros neurais localizados no encéfalo controlam a respiração ....(p. 502)

Sistema Urinário
- Os rins eliminam produtos residuais metabólicos e ajudam a manter a homeostasia do plasma sanguíneo ....(p. 526)
- Os rins regulam as concentrações plasmáticas de Na^+, K^+ e outros íons necessários para o funcionamento dos neurônios ....(p. 546)
- O sistema nervoso inerva órgãos do sistema urinário para controlar a micção ....(p. 528)
- Nervos autônomos ajudam a regular o fluxo sanguíneo renal ....(p. 533)

Sistema Digestório
- O trato GI provê nutrientes para todos os órgãos do corpo, incluindo aqueles do sistema nervoso ....(p. 563)
- Nervos autônomos inervam os órgãos digestórios ....(p. 565)
- O trato GI contém um sistema neural complexo, denominado encéfalo entérico, que regula a sua motilidade e secreções ....(p. 589)
- Secreções do suco gástrico podem ser estimuladas pela ativação de regiões encefálicas ....(p. 587)
- A fome é controlada por centros no hipotálamo do encéfalo ....(p. 610)

Sistema Genital
- As gônadas produzem hormônios sexuais que influenciam o desenvolvimento encefálico ....(p. 636)
- O encéfalo ajuda a regular a secreção de hormônios gonadotrópicos da hipófise anterior ....(p. 642)
- Nervos autônomos regulam o fluxo sanguíneo para a genitália externa, contribuindo para a resposta sexual masculina e feminina ....(p. 645)
- Os sistemas nervoso e endócrino cooperam no controle da lactação ....(p. 679)

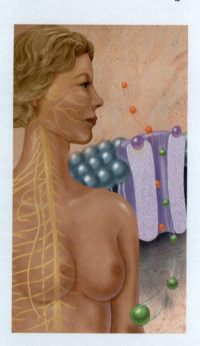

234

Resumo

Controle Neural dos Efetores Involuntários 218

I. Os neurônios autônomos pré-ganglionares originam-se no encéfalo e na medula espinal; os neurônios pós-ganglionares originam-se em gânglios localizados fora do SNC.

II. A musculatura lisa, o miocárdio e as glândulas recebem inervação autônoma.
   A. Os efetores involuntários possuem uma certa independência de sua inervação e tornam-se hipersensíveis quando sua inervação é removida.
   B. Os nervos autônomos podem produzir efeitos excitatórios ou inibitórios sobre seus órgãos-alvo.

Divisões do Sistema Nervoso Autônomo 220

I. Os neurônios pré-ganglionares da divisão simpática originam-se na medula espinal, entre os níveis torácico e lombar.
   A. Muitas dessas fibras formam sinapses com neurônios pós-ganglionares cujos corpos celulares localizam-se num tronco duplo de gânglios simpáticos (paravertebrais) localizada fora da medula espinal.
   B. Algumas fibras pré-ganglionares formam sinapses em gânglios colaterais (pré-vertebrais). Esses gânglios são o gânglio celíaco, o mesentérico superior e o mesentérico inferior.
   C. Algumas fibras pré-ganglionares inervam a medula supra-renal, que secreta adrenalina (e um pouco de noradrenalina) para o sangue em resposta à estimulação.

II. Fibras parassimpáticas pré-ganglionares originam-se no encéfalo e nos níveis sacrais da medula espinal.
   A. Fibras parassimpáticas pré-ganglionares contribuem para os nervos cranianos III, VII, IX e X.
   B. As longas fibras pré-ganglionares do nervo vago (X) formam sinapses no gânglio terminal localizado próximo ou no interior do órgão inervado. A seguir, fibras pós-ganglionares curtas inervam as células efetoras.
   C. O nervo vago provê inervação parassimpática ao coração, aos pulmões, ao estômago, ao fígado, ao intestino delgado e à metade superior do intestino grosso.
   D. O efluxo parassimpático dos níveis sacrais da medula espinal inerva gânglios terminais da metade inferior do intestino grosso, do reto e dos sistemas urinário e genital.

Funções do Sistema Nervoso Autônomo 226

I. A divisão simpática do sistema autônomo ativa o corpo para "lutar ou fugir" por meio de efeitos adrenérgicos. A divisão parassimpática freqüentemente exerce ações antagônicas por meio de efeitos colinérgicos.

II. Todas as fibras nervosas autônomas pré-ganglionares são colinérgicas (utilizam a ACh como neurotransmissor).
   A. Todas as fibras parassimpáticas pós-ganglionares são colinérgicas.
   B. A maioria das fibras simpáticas pós-ganglionares é adrenérgica (utiliza a noradrenalina como neurotransmissora).
   C. Fibras simpáticas que inervam glândulas sudoríferas e aquelas que inervam vasos sanguíneos de músculos esqueléticos são colinérgicas.

III. Os efeitos adrenérgicos incluem a estimulação cardíaca, a vasoconstrição visceral e cutânea, a broncodilatação e a glicogenólise hepática.
   A. As duas principais classes de proteínas receptoras adrenérgicas são alfa e beta.
   B. Alguns órgãos possuem apenas receptores alfa ou beta, enquanto outros (como o coração) possuem ambos os tipos de receptores.
   C. Existem dois subtipos de receptores alfa (α_1 e α_2) e dois subtipos de receptores beta (β_1 e β_2). Esses subtipos podem ser estimulados ou bloqueados seletivamente por drogas terapêuticas.

IV. Os efeitos colinérgicos dos nervos parassimpáticos são promovidos pela droga muscarina e inibidos pela atropina.

V. Nos órgãos com dupla inervação, os efeitos das divisões simpática e parassimpática podem ser antagônicos, complementares ou cooperativos.
   A. Os efeitos são antagônicos no coração e nas pupilas dos olhos.
   B. Os efeitos são complementares na regulação da secreção das glândulas salivares e são cooperativos na regulação dos sistemas genital e urinário.

VI. Nos órgãos sem dupla inervação (como a maioria dos vasos sanguíneos), a regulação é obtida por variações da atividade nervosa simpática.

VII. O bulbo do tronco encefálico é a área que controla mais diretamente a atividade do sistema autônomo.
   A. O bulbo é, por sua vez, influenciada pelo estímulo sensitivo e pelo estímulo hipotalâmico.
   B. O hipotálamo é influenciado por estímulos do sistema límbico, do cerebelo e do cérebro. Essas interconexões provêem um componente autônomo para algumas das respostas viscerais que acompanham emoções.

Atividades de Revisão

Teste Seu Conhecimento de Termos e Fatos

1. Quando um órgão visceral é denervado,
   a. a sua função cessa.
   b. ele torna-se menos sensível à estimulação subseqüente pelos neurotransmissores.
   c. ele torna-se hipersensível à estimulação subseqüente.

2. Os gânglios parassimpáticos estão localizados
   a. numa cadeia paralela à medula espinal.
   b. nas raízes dorsais dos nervos espinais.
   c. próximos ou no interior dos órgãos inervados.
   d. no encéfalo.

3. O neurotransmissor das fibras simpáticas pré-ganglionares é
   a. a noradrenalina.
   b. a adrenalina.
   c. a acetilcolina.
   d. a dopamina.

4. Qual das alterações a seguir é conseqüência da estimulação de receptores alfa-adrenérgicos?
   a. Constrição dos vasos sanguíneos.
   b. Dilatação dos bronquíolos.
   c. Redução da freqüência cardíaca.
   d. Secreção das glândulas salivares.

5. Qual das fibras a seguir libera noradrenalina?
   a. Fibras parassimpáticas pré-ganglionares.
   b. Fibras parassimpáticas pós-ganglionares.
   c. Fibras simpáticas pós-ganglionares do coração.
   d. Fibras simpáticas pós-ganglionares das glândulas sudoríferas.
   e. Todas as alternativas acima.

6. Os efeitos das fibras simpáticas e parassimpáticas são cooperativos
   a. no coração.
   b. no sistema genital.
   c. no sistema digestório.
   d. nos olhos.

7. O propranolol é um beta-bloqueador. Por essa razão, ele deve causar
   a. vasodilatação.
   b. redução da freqüência cardíaca.
   c. aumento da pressão arterial.
   d. secreção de saliva.

8. A atropina bloqueia os efeitos nervosos parassimpáticos. Por essa razão, ela deve causar
   a. dilatação pupilar.
   b. redução da secreção mucosa.
   c. redução do movimento do sistema digestório.
   d. aumento da freqüência cardíaca.
   e. todas as alternativas anteriores.

9. Qual área do encéfalo está mais diretamente envolvida no controle reflexo do sistema autônomo?
   a. Hipotálamo.
   b. Córtex cerebral.
   c. Medula oblonga.
   d. Cerebelo.

10. Os dois subtipos de receptores colinérgicos são
    a. adrenérgicos e nicotínicos.
    b. dopaminérgicos e muscarínicos.
    c. nicotínicos e muscarínicos.
    d. nicotínicos e dopaminérgicos.

11. Ocorre uma redução do AMP cíclico no interior da célula-alvo quando a noradrenalina se liga a qual dos seguintes receptores adrenérgicos?
    a. α_1.
    b. α_2.
    c. β_1.
    d. β_2.

12. Uma droga que serve como agonista de receptores β_2 pode ser utilizada para
    a. aumentar a freqüência cardíaca.
    b. reduzir a freqüência cardíaca.
    c. dilatar os bronquíolos.
    d. contrair os bronquíolos.
    e. contrair os vasos sanguíneos.

Teste Seu Conhecimento de Conceitos e Princípios

1. Compare os sistemas simpático e parassimpático em termos da localização de seus gânglios e da distribuição de seus nervos.

2. Explique a relação anatômica e fisiológica entre o sistema nervoso simpático e as glândulas supra-renais.

3. Compare os efeitos das estimulações adrenérgica e colinérgica sobre os sistemas circulatório e digestório.

4. Explique como os efetores que recebem apenas inervação simpática são regulados pelo sistema autônomo.

5. Distinga os diferentes tipos de receptores adrenérgicos e cite onde eles estão localizados no corpo.

6. Forneça exemplos de drogas que estimulam ou bloqueiam seletivamente diferentes receptores adrenérgicos e explique como essas drogas são utilizadas em procedimentos clínicos.

7. Explique o que significa receptores nicotínicos e muscarínicos da ACh e descreva a distribuição dos mesmos no corpo.

8. Forneça exemplos de drogas que estimulam e bloqueiam seletivamente os receptores nicotínicos e muscarínicos e explique como elas são utilizadas em procedimentos clínicos.

Teste Sua Capacidade de Análise e Aplique Seu Conhecimento

1. O choque é uma condição médica que ocorre quando os tecidos corporais não recebem uma quantidade suficiente de sangue oxigenado. Ele é caracterizado pelo baixo fluxo sanguíneo cerebral, acarretando redução no nível de consciência. Por que um paciente com uma lesão medular cervical apresenta o risco de desenvolver o choque?

2. Uma pessoa em choque pode apresentar pele pálida, fria e úmida e um pulso rápido e fraco. Qual é o papel do sistema nervoso autônomo na produção desses sintomas? Analise como as drogas que influenciam a atividade autônoma podem ser utilizadas para tratar um indivíduo em choque.

3. Imagine-se na posição de partida de uma corrida de 100 metros rasos numa Olimpíada. O sinal de partida está prestes a ser disparado para a maior corrida de sua vida. O que o sistema nervoso autônomo está fazendo nesse momento? Como os seus órgãos estão respondendo?

4. Alguns pacientes com hipertensão arterial (pressão arterial elevada) utilizam drogas beta-bloqueadoras para reduzir a pressão arterial. Como esse efeito ocorre? Explique por que essas drogas não são administradas a pacientes com história de asma. Como o consumo de café pode ajudar na asma?

5. Por que muitos medicamentos contra resfriado contêm um agonista alfa-adrenérgico e atropina (*beladona*)? Por que eles apresentam uma advertência para as pessoas hipertensas? Por que a atropina pode ser prescrita para um indivíduo com gastrite? Explique como ela pode afetar a capacidade de digestão e absorção de alimentos.

Sites Relacionados

Visite o site www.mhhe.com/fox para obter *links* de fontes relacionadas ao sistema nervoso autônomo. Esses *links* são monitorados para garantir que os URLs (URL, *Uniform Resource Locator*) sejam atualizados de acordo com a necessidade. Os exemplos de sites que você encontrará incluem:

- American Academy of Ophthalmology
- RehabNET
- Association for Applied Psychophysiology and Biofeedback

10 Fisiologia dos Órgãos dos Sentidos

Objetivos

Após estudar este capítulo, você deverá ser capaz de...

1. Explicar como os receptores sensitivos são categorizados, fornecer exemplos das categorias funcionais e explicar a diferença entre receptores tônicos e receptores fásicos.

2. Explicar a lei das energias nervosas específicas.

3. Descrever as características do potencial gerador.

4. Fornecer exemplos de diferentes tipos de receptores cutâneos e descrever as vias neurais dessas sensações cutâneas.

5. Explicar os conceitos dos campos receptivos e da inibição lateral.

6. Descrever a distribuição dos receptores gustativos sobre a língua e explicar como os sabores salgado, azedo, doce e amargo são produzidos.

7. Descrever a estrutura e a função dos receptores olfatórios e explicar como pode ocorrer a discriminação do odor.

8. Descrever a estrutura do aparelho vestibular e explicar como ele provê informações sobre a aceleração do corpo em diferentes direções.

9. Descrever as funções da orelha externa e do ouvido médio.

10. Descrever a estrutura da cóclea e explicar como os movimentos do estribo contra a janela oval produzem vibrações da membrana basilar.

11. Explicar como a energia mecânica se converte em impulsos nervosos pelo órgão de Corti e como a percepção do som é realizada.

12. Descrever a estrutura do olho e explicar como as imagens são focadas sobre a retina.

13. Explicar como a acomodação visual é obtida e descrever os defeitos associados com a miopia, a hipermetropia e o astigmatismo.

14. Descrever a arquitetura da retina e traçar as vias da luz e da atividade nervosa através da retina.

15. Descrever a função da rodopsina sobre os bastões e explicar como ocorre a adaptação ao escuro.

16. Explicar como a luz afeta a atividade elétrica dos bastões e seu estímulo sináptico para as células bipolares.

17. Explicar a teoria tricromática da visão das cores.

18. Comparar os bastões e os cones em relação à sua localização, às suas conexões sinápticas e às suas funções.

19. Descrever as vias neurais da retina, explicando as diferenças nas vias de diferentes regiões do campo visual.

20. Descrever os campos receptivos de células ganglionares e citar as necessidades de estímulo dos neurônios corticais simples, complexos e hipercomplexos.

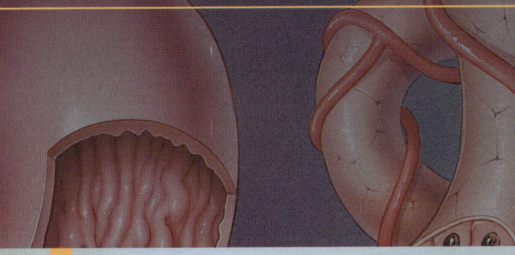

Refresque Sua Memória

Antes de você começar este capítulo, revise os seguintes conceitos dos capítulos anteriores:

- Córtex Cerebral 191
- Tratos Ascendentes 207
- Nervos Cranianos e Espinais 209

Sumário do Capítulo

Características dos Receptores Sensitivos 240
Categorias de Receptores Sensitivos 240
    Categorias Funcionais 240
    Receptores Tônicos e Fásicos: Adaptação Sensitiva 240
Lei das Energias Nervosas Específicas 240
Potencial Gerador (Receptor) 241

Sensações Cutâneas 242
Vias Neurais das Sensações Somatestésicas 244
Campos Receptivos e Acuidade Sensitiva 244
    Limiar do Toque de Dois Pontos 244
Inibição Lateral 245

Gosto e Olfato 246
Gosto 246
Olfato 247

O Aparelho Vestibular e o Equilíbrio 249
Células Ciliares Sensitivas do Aparelho Vestibular 249
Utrículo e Sáculo 249
Canais Semicirculares 251
    Vias Neurais 251
    Nistagmo e Vertigem 253

As Orelhas e a Audição 253
Orelha Externa 254
Orelha Média 254
Cóclea 255
Órgão Espiral (Órgão de Corti) 256
    Vias Neurais da Audição 259
    Distúrbios da Audição 259

Os Olhos e a Visão 260
Refração 263
Acomodação 263
Acuidade Visual 266
    Miopia e Hipermetropia 267
    Astigmatismo 267

Retina 268
Efeito da Luz Sobre os Bastonetes 268
    Adaptação à Escuridão 269
Atividade Elétrica das Células Retinianas 270
Cones e Visão Colorida 271
Acuidade e Sensibilidade Visual 271
Vias Neurais da Retina 272
    Colículo Superior e Movimentos Oculares 273

Processamento Neural da Informação Visual 274
Campos Receptivos da Célula Ganglionar 275
Núcleos Geniculados Laterais 276
Córtex Cerebral 276
    Neurônios Corticais Simples 276
    Neurônios Corticais Complexos e Hipercomplexos 277

Interações 278

Resumo 279

Atividades de Revisão 282

Sites Relacionados 283

Investigação Clínica

Ed, 45 anos, procura um médico queixando-se de dor de ouvido intensa e redução da acuidade auditiva imediatamente após desembarcar de um vôo internacional. Aparentemente, apresenta um forte resfriado e o médico recomenda-lhe que tome um descongestionante e que retorne após melhorar do resfriado para um teste audiométrico, caso sua audição não volte ao normal. Conversando com o médico, Ed relata que não consegue mais ler claramente, apesar de nunca ter usado óculos. Contudo, afirma que sua visão à distância e a sua capacidade de dirigir permanecem ótimas.

O que pode ter causado a dor de orelha e a redução da audição em Ed? O que pode estar comprometendo sua capacidade de leitura?

Características dos Receptores Sensitivos

Cada tipo de receptor sensitivo responde a uma modalidade específica de estímulo ambiental, causando a produção de potenciais num neurônio sensitivo. Esses impulsos são conduzidos a partes do encéfalo que interpretam adequadamente as informações sensitivas quando aquela via neural particular é ativada.

As nossas percepções do mundo – texturas, cores e sons; temperaturas, odores e sabores – são criadas pelo cérebro a partir de impulsos nervosos eletroquímicos liberados por receptores sensitivos. Esses receptores realizam a **transdução** (alteração) de diferentes formas de energia do "mundo real" na energia dos impulsos nervosos conduzidos para o sistema nervoso central pelos neurônios sensitivos. Diferentes *modalidades* (formas) de sensação – som, luz, pressão, etc. – são resultantes de diferenças das vias neurais e das conexões sinápticas. Dessa maneira, o cérebro interpreta impulsos que chegam do nervo vestibulococlear como som e do nervo óptico como visão, embora os impulsos em si sejam idênticos nos dois nervos.

A avaliação por instrumentos científicos demonstra que nossos sentidos atuam como filtros de energia que nos permitem perceber apenas uma faixa estreita de energia. Por exemplo, a visão é limitada à luz do espectro visível. A luz ultravioleta e a infravermelha, os raios X e as ondas de rádio, energias do mesmo tipo que a luz visível, em geral não conseguem excitar os fotorreceptores dos olhos. A percepção do frio é totalmente produto do sistema nervoso. No mundo físico não existe frio; existem graus variados de calor. Contudo, a percepção do frio possui um valor óbvio para a sobrevivência. Embora filtradas e distorcidas pelas limitações da função sensitiva, nossas percepções permitem uma interação eficaz com o meio ambiente.

Categorias de Receptores Sensitivos

Os receptores sensitivos podem ser categorizados de acordo com sua estrutura ou com vários critérios funcionais. Estruturalmente, os receptores sensitivos podem ser terminações dendríticas de neurônios sensitivos. Essas terminações são livres (p. ex., as que respondem à dor e à temperatura) ou encapsuladas em estruturas não-neurais (p. ex., as que respondem à pressão) (ver a Figura 10.4). Os fotorreceptores da retina (bastões e cones) são neurônios altamente especializados que formam sinapses com outros neurônios da retina. No caso dos calículos gustatórios e das células ciliadas da orelha interna, células epiteliais modificadas respondem ao estímulo ambiental e ativam neurônios sensoriais.

Categorias Funcionais

Os receptores sensitivos podem ser agrupados segundo o tipo de energia do estímulo em que realizam a transdução. Essas categorias incluem (1) os **quimiorreceptores**, que detectam estímulos químicos do ambiente ou do sangue (como os calículos gustatórios, o epitélio olfatório e os glomos para-aórticos e caróticos); (2) os **fotorreceptores** – cones e bastonetes da retina; (3) os **termorreceptores**, que respondem ao calor e ao frio; e (4) os **mecanorreceptores**, estimulados pela deformação mecânica da membrana celular do receptor (p. ex., **receptores** do tato e da pressão localizados na pele e células ciliadas da orelha interna).

Os **nociceptores** – ou receptores da dor – possuem um limiar de ativação mais alto que os outros receptores cutâneos. Por essa razão, é necessário um estímulo mais intenso para que eles sejam ativados. A sua taxa de disparo aumenta com a intensidade do estímulo. Os receptores que promovem outras sensações também podem estar envolvidos na transmissão da dor quando o estímulo é prolongado, especialmente quando ocorre lesão tecidual.

Além disso, os receptores podem ser agrupados de acordo com o tipo de informação sensitiva que transmitem ao cérebro. Os **proprioceptores** incluem os fusos musculares, os órgãos tendinosos de Golgi e os receptores articulares. Eles provêem um sentido de posição corporal e permitem o controle fino dos movimentos esqueléticos (como é analisado no Capítulo 12). Os **receptores cutâneos** (da pele) incluem (1) os receptores do tato e da pressão, (2) os receptores do calor e do frio e (3) os receptores da dor. Os receptores que mediam a visão, a audição e o equilíbrio são agrupados como receptores dos **sentidos especiais**.

Receptores Tônicos e Fásicos: Adaptação Sensitiva

Alguns receptores respondem com explosão de atividade quando um estímulo é aplicado pela primeira vez. Contudo, quando se mantém o estímulo, eles diminuem rapidamente sua taxa de disparo – adaptam-se ao estímulo. Os receptores com esse padrão de resposta denominam-se *receptores fásicos*. Os receptores que respondem numa taxa relativamente constante de disparo enquanto o estímulo é mantido denominam-se *receptores tônicos* (Figura 10.1).

Os receptores fásicos nos alertam sobre alterações de estímulos sensitivos e são parcialmente responsáveis pelo fato de podermos parar de prestar atenção a estímulos constantes. Essa capacidade denomina-se **adaptação sensitiva**. Por exemplo, a adaptação a odores, toques e temperaturas é rápida. A água numa banheira parece mais quente ao entrarmos. Por outro lado, a adaptação à sensação de dor é mínima ou nula.

Lei das Energias Nervosas Específicas

A estimulação de uma fibra nervosa sensitiva produz apenas uma sensação – toque, frio, dor, etc. De acordo com a **lei das energias nervosas específicas**, a sensação característica de cada neurônio sensitivo é aquela produzida por seu estímulo normal (ou *estímulo adequado*) (Tabela 10.1). Além disso, embora vários estímulos diferentes possam ativar um receptor, o estímulo adequado requer a quantidade mínima de energia para fazê-lo. Por exemplo, o estímulo adequado aos fotorreceptores do olho é a luz, e um único fóton pode ter um efeito mensurável. Se esses fotorreceptores forem estimulados por alguns outros meios (p. ex., pela alta pressão produzida por um soco no olho), um *flash* luminoso (o estímulo adequado) pode ser percebido.

O efeito do *frio paradoxal* é outro exemplo da lei das energias nervosas específicas. Quando a ponta de um bastão metálico frio toca a pele, a percepção de frio vai desaparecendo gradualmente à medida que o bastão aumenta de temperatura, atingindo a temperatura corporal. Em seguida, quando se coloca a ponta do bastão aquecida a 45°C na mesma região da pele, a sensação de frio é novamente percebida. Esse frio paradoxal é produzido porque o calor lesa discretamente as terminações nervosas e, através desse meio, produz uma "corrente de lesão" que estimula o receptor.

Por essa razão, independentemente de como um neurônio sensitivo é estimulado, somente uma modalidade sensitiva será percebida. Essa especificidade se deve às vias sinápticas cerebrais ativadas pelo neurônio sensitivo. A capacidade dos receptores de atuar como filtros sensitivos, de forma que sejam estimulados por apenas um tipo de estímulo (o estímulo adequado), permite ao encéfalo perceber o estímulo acuradamente sob condições normais.

Potencial Gerador (Receptor)

O comportamento elétrico das terminações nervosas sensitivas é similar ao dos dendritos de outros neurônios. Em resposta a um estímulo ambiental, as terminações sensitivas produzem alterações locais graduadas do potencial de membrana. Na maioria dos casos, essas alterações de potencial são despolarizações análogas aos potenciais excitatórios pós-sinápticos (PEPSs) descritos no Capítulo 7. No entanto, nas terminações sensitivas, essas alterações de potencial em resposta à estimulação ambiental denominam-se **potenciais geradores** (ou **receptores**) porque servem para gerar potenciais de ação em resposta à estimulação sensitiva. Como neurônios sensitivos são pseudo-unipolares (Capítulo 7), os potenciais de ação produzidos em resposta ao potencial gerador são conduzidos continuamente da periferia para o SNC.

O *corpúsculo de Pacini* (ou *lamelar*), um receptor de pressão cutâneo (ver a Figura 10.4), pode servir como exemplo de transdução sensitiva. Um leve toque aplicado sobre o receptor produz uma pequena despolarização (potencial gerador). O aumento da pressão sobre o corpúsculo de Pacini aumenta a magnitude do potencial gerador até ele atingir a despolarização limiar necessária para produzir um potencial de ação (Figura 10.2). Contudo, o corpúsculo de Pacini é um receptor fásico. Quando a pressão se mantém, a magnitude do potencial gerador produzido diminui rapidamente. É interessante observar que essa resposta fásica é conseqüência da cobertura tipo "cebola" da terminação nervosa dendrítica. Quando as camadas são retiradas e a terminação nervosa é estimulada diretamente, ela responde de maneira tônica.

Durante o estímulo de um receptor tônico, o potencial gerador por ele produzido é proporcional à intensidade do estímulo. Após um limiar de despolarização ser produzido, o aumento da amplitude do potencial gerador acarreta aumento da *freqüência* com que os potenciais de ação são produzidos (Figura 10.3). Dessa maneira, a freqüência dos potenciais de ação conduzidos para o sistema nervoso central serve como um código para a força do estímulo. Como des-

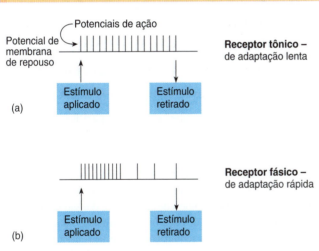

Figura 10.1 Comparação entre receptores tônicos e fásicos. Os receptores tônicos (*a*) continuam a disparar numa taxa relativamente constante enquanto o estímulo é mantido. Eles produzem sensações de adaptação lenta. Os receptores fásicos (*b*) respondem com uma explosão de potenciais de ação quando o estímulo é aplicado pela primeira vez, mas, quando o estímulo é mantido, a sua taxa de disparo reduz rapidamente. Isto produz sensações de adaptação rápida.

Tabela 10.1 Classificação dos Receptores de Acordo com Seu Estímulo Normal (ou "Adequado")

Receptor	Estímulo Normal	Mecanismos	Exemplos
Mecanorreceptores	Força mecânica	Deformação da membrana celular de dendritos sensitivos ou deformação de células ciliadas que ativam terminações nervosas sensitivas	Receptores do olfato e da pressão cutâneos; aparelho vestibular e cóclea
Nociceptores	Lesão tecidual	Os tecidos lesados liberam substâncias químicas que excitam terminações sensitivas	Receptores da dor cutâneos
Quimiorreceptores	Substâncias químicas dissolvidas	A interação química afeta a permeabilidade iônica das células sensitivas	Osmorreceptores do olfato e do gosto (exteroceptores) e quimiorreceptores dos corpos caróticos (interoceptores)
Fotorreceptores	Luz	A reação fotoquímica afeta a permeabilidade iônica da célula receptora	Cones e bastonetes da retina

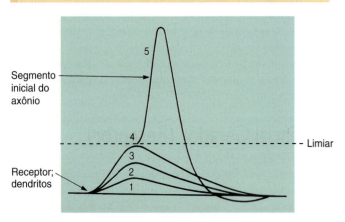

Figura 10.2 Potencial receptor (gerador). Estímulos sensitivos acarretam a produção de alterações locais graduadas de potencial conhecidas como potenciais receptores ou geradores (números 1-4). Quando o potencial receptor atinge um valor limiar de despolarização, ele gera potenciais de ação (número 5) no neurônio sensitivo.

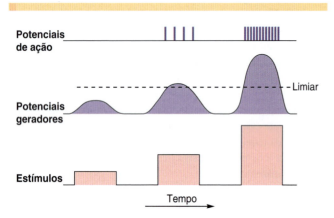

Figura 10.3 Resposta dos receptores tônicos a estímulos. Três estímulos sucessivos de intensidades crescentes são liberados a um receptor. A maior amplitude do potencial gerador acarreta um aumento da freqüência dos potenciais de ação, o qual persiste enquanto o estímulo for mantido.

crito no Capítulo 7, esse código de freqüência é necessário porque a amplitude dos potenciais de ação é constante (tudo ou nada). Atuando por meio de alterações da freqüência do potencial de ação, os receptores tônicos fornecem informações sobre a intensidade relativa de um estímulo.

Teste Seu Conhecimento Antes de Prosseguir

1. Nossas percepções são produtos de nosso cérebro. Elas se relacionam à realidade física apenas de modo indireto e incompleto. Explique essa afirmativa, utilizando exemplos da visão e da percepção do frio.
2. Explique o que significa a lei das energias nervosas específicas e o estímulo adequado. Relacione esses conceitos com a sua resposta para a questão número 1.
3. Descreva a adaptação sensitiva nos receptores olfatórios e da dor. Utilizando um gráfico, relacione a adaptação sensitiva às respostas dos receptores fásicos e tônicos.
4. Explique como a magnitude de um estímulo sensitivo é transformada num potencial gerador e como a magnitude do potencial receptor se codifica na fibra nervosa sensitiva.

Sensações Cutâneas

Existem vários tipos diferentes de receptores sensitivos na pele, cada um especializado para ser sensível ao máximo a uma modalidade de sensação. Um receptor torna-se ativado quando determinada área da pele é estimulada. Essa área é o campo receptivo daquele receptor. Um processo denominado inibição lateral ajuda a definir melhor a localização percebida do estímulo sobre a pele.

As **sensações cutâneas** do toque, pressão, calor, frio e dor são mediadas pelas terminações nervosas dendríticas de diferentes neurônios sensitivos. Os receptores de calor, frio e dor são simplesmente as terminações desnudas dos neurônios sensitivos. As sensações do toque são mediadas pelas terminações dendríticas desnudas que circundam os folículos pilosos, e por terminações dendríticas expandidas denominadas corpúsculos de Ruffini e corpúsculos (ou discos) de Merkel. As sensações do toque e da pressão são mediadas por dendritos que se encontram encapsulados em várias estruturas (Tabela 10.2). Elas incluem os corpúsculos de Meissner e de Pacini (lamelar). Nos corpúsculos de Pacini, por exemplo, trinta a cinqüenta camadas (do tipo "cebola") de tecido conjuntivo revestem as terminações dendríticas (Figura 10.4). Essas camadas absorvem parte da pressão quando um estímulo é mantido, o que ajuda a acentuar a resposta fásica desse receptor. Portanto, os receptores do toque encapsulados adaptam-se rapidamente, em contraposição aos corpúsculos de Ruffini ou aos de Merkel que se adaptam mais lentamente.

Há muito mais terminações dendríticas que respondem ao frio do que ao calor. Os receptores ao frio estão localizados na região superior da derme, logo abaixo da epiderme. Esses receptores são estimulados pelo resfriamento e inibidos pelo aquecimento. Os receptores ao calor estão localizados um pouco mais profundamente na derme e são excitados pelo aquecimento e inibidos pelo resfriamento. Os nociceptores também são terminações nervosas sensitivas

Fisiologia dos Órgãos dos Sentidos

Tabela 10.2 Receptores Cutâneos

Receptor	Estrutura	Sensação	Localização
Terminações nervosas livres	Dendritos não mielinizados de neurônios sensitivos	Toque leve; calor; frio; nocicepção (dor)	Em torno dos folículos pilosos; por toda a pele
Corpúsculos (discos) de Merkel	Terminações dendríticas expandidas	Toque e pressão sustentados	Base da epiderme (camada basal)
Corpúsculos (terminações) de Ruffini	Terminações dendríticas alargadas com cápsula alongada aberta	Pressão sustentada	Profundamente na derme e hipoderme
Corpúsculos de Meissner	Dendritos encapsulados no tecido conjuntivo	Alterações de textura; vibrações lentas	Porção superior da derme (camada papilar)
Corpúsculos de Pacini	Dendritos encapsulados por lamelas concêntricas de estruturas de tecido conjuntivo	Pressão profunda; vibrações rápidas	Profundamente na derme

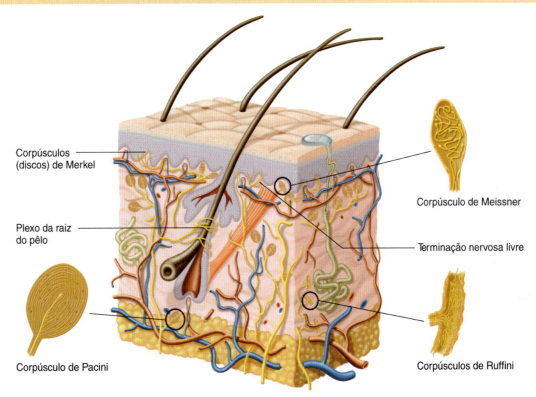

Figura 10.4 **Os receptores sensitivos cutâneos.** Cada uma dessas estruturas está associada a um neurônio sensitivo (aferente). As terminações nervosas livres são ramos dendríticos desnudos que servem a uma variedade de sensações cutâneas, incluindo a de calor. Alguns receptores cutâneos são ramos dendríticos encapsulados em estruturas associadas. Exemplos deste tipo incluem os corpúsculos de Pacini (lamelares), os quais produzem a sensação de pressão profunda, e os corpúsculos de Meissner, os quais fornecem informações cutâneas relacionadas a alterações de textura.

livres de fibras mielinizadas ou não mielinizadas. A sensação dolorosa inicial e aguda, como a decorrente da picada de uma agulha, é transmitida por axônios mielinizados de condução rápida, enquanto a dor persistente e surda é transmitida por axônios não mielinizados de condução mais lenta. Esses neurônios aferentes formam sinapse na medula espinal, utilizando a substância P (um polipeptídio com onze aminoácidos) e o glutamato como neurotransmissores.

As temperaturas elevadas produzem sensação de dor por meio da ação de uma proteína específica da membrana dos dendritos sensitivos. Essa proteína, denominada *receptor da capsaicina*, atua como canal iônico e como receptor da capsaicina – a molécula presente nas pimentas malaguetas que provoca a sensação de calor e de dor. Em resposta a uma temperatura alta nociva (ou à capsaicina das pimentas malaguetas), esses canais iônicos abrem-se. Isso permite a difusão do Ca^{2+} e do Na^+ para o interior do neurônio, produzindo a despolarização e os conseqüentes potenciais de ação transmitidos ao SNC e percebidos como calor e dor.

Enquanto o receptor da capsaicina é ativado pelo calor intenso, outros nociceptores podem ser ativados por estímulos mecânicos que causam lesão celular. Há evidências de que a ATP liberada pelas células lesadas pode causar dor, do mesmo modo que ocorre a queda do pH em regiões infectadas e inflamadas.

Vias Neurais das Sensações Somatestésicas

As vias de condução das **sensações somatestésicas** – termo que inclui sensações dos receptores cutâneos e dos proprioceptores – são mostradas no Capítulo 8 (Figura 8.19). Essas vias envolvem três tipos de neurônios em série. Inicialmente, grandes fibras nervosas mielinizadas que ascendem nas colunas posteriores da medula espinal, no mesmo lado (ipsilateral), transportam informações sensitivas dos proprioceptores e dos receptores de pressão. Essas fibras somente formam sinapses quando atingem o bulbo do tronco encefálico. Por essa razão, as fibras que transmitem essas sensações dos pés são extraordinariamente longas. Após as fibras formarem sinapses no bulbo com outros neurônios sensitivos de segunda ordem, as informações desses neurônios cruzam para o lado contralateral à medida que eles ascendem até o tálamo através de um trato nervoso, denominado **lemnisco medial**. Por sua vez, os neurônios de terceira ordem do tálamo que recebem o estímulo projetam-se para o **giro pós-central** (o córtex sensitivo, já descrito no Capítulo 8).

As sensações de calor, de frio e de dor são transmitidas para a medula espinal principalmente por neurônios sensitivos não mielinizados finos. Na medula espinal, esses neurônios formam sinapses com neurônios de associação de segunda ordem que cruzam para o lado contralateral e ascendem ao encéfalo no **trato espinotalâmico lateral**. As fibras que mediam o toque e a pressão ascendem no **trato espinotalâmico anterior**. Fibras de ambos os tratos espinotalâmicos formam sinapses com neurônios de terceira ordem do tálamo, os quais, por sua vez, se projetam para o giro pós-central. Observe que a informação somatestésica sempre é transmitida ao giro pós-central pelos neurônios de terceira ordem. Além disso, por causa do cruzamento, a informação somatestésica de cada lado do corpo projeta-se para o giro pós-central do hemisfério cerebral contralateral.

Como todas as informações somatestésicas da mesma área do corpo se projetam para a mesma área do giro pós-central, um "mapa" do corpo pode ser desenhado sobre o giro pós-central para representar os pontos de projeção sensitiva (ver a Figura 8.7). No entanto, esse mapa é distorcido porque mostra áreas maiores do córtex destinadas à sensação da face e das mãos do que as destinadas a outras áreas do corpo. Essa área do córtex desproporcionalmente grande destinada à face e às mãos reflete o fato de a densidade de receptores sensitivos ser maior nessas regiões.

Campos Receptivos e Acuidade Sensitiva

O **campo receptivo** de um neurônio que serve à sensação cutânea é a área da pele cuja estimulação resulta em alterações da taxa de disparo do neurônio. As alterações da taxa de disparo de neurônios sensitivos primários afetam a taxa de disparo dos neurônios de segunda e de terceira ordem, os quais, por sua vez, afetam a taxa de disparo dos neurônios do giro pós-central que recebem estímulos dos neurônios de terceira ordem. Por essa razão, pode-se dizer que, indiretamente, os neurônios do giro pós-central possuem campos receptivos na pele.

CLÍNICA

O fenômeno do **membro fantasma** foi descrito pela primeira vez por um neurologista durante a Guerra Civil americana. Nesse relato, um veterano que teve seus membros inferiores amputados pedia que alguém massageasse a musculatura das pernas porque ele sentia câimbras. Atualmente, sabe-se que esse fenômeno é comum em amputados, os quais podem experimentar sensações completas dos membros retirados. Algumas vezes, essas sensações são úteis; por exemplo, no ajuste de próteses nas quais o membro fantasma parece ter entrado. Contudo, a dor do membro fantasma é apresentada por 70% dos amputados e ela pode ser intensa e persistente.

Uma explicação para os membros fantasmas é a de que os nervos que permanecem no coto podem crescer formando nódulos denominados neuromas. Estes podem gerar impulsos nervosos transmitidos ao encéfalo, sendo interpretados como originários do membro fantasma. Entretanto, o fenômeno do membro fantasma pode ocorrer em casos em que o membro não foi retirado, mas os nervos que normalmente o inervam foram seccionados. Ou ele pode ocorrer em indivíduos com lesões da medula espinal acima do nível do membro, de modo que as sensações do membro não chegam ao encéfalo. Teorias atuais propõem que o membro fantasma pode ser produzido pela reorganização encefálica causada pela ausência das sensações que normalmente se originariam no membro retirado. Demonstrou-se essa reorganização encefálica no tálamo e no mapa corporal do giro pós-central do córtex cerebral.

A área de cada campo receptivo da pele varia inversamente com a densidade de receptores da região. No dorso e nos membros inferiores, onde uma grande área de pele é servida por uma quantidade relativamente pequena de terminações sensitivas, o campo receptivo de cada neurônio é proporcionalmente maior. Nas pontas dos dedos, onde um grande número de receptores cutâneos serve a uma pequena área de pele, o campo receptivo de cada neurônio sensitivo é proporcionalmente menor.

Limiar do Toque de Dois Pontos

O tamanho aproximado dos campos receptivos que servem ao toque leve pode ser medido pelo *teste do limiar do toque de dois pontos*. Nesse procedimento, os dois pontos de um compasso tocam levemente a pele ao mesmo tempo. Quando a distância entre os pontos é suficientemente grande, cada ponto estimulará um campo receptivo diferente e um neurônio sensitivo diferente – por isso dois pontos de toque serão sentidos. Quando a distância é suficientemente pequena, ambos os pontos tocarão o campo receptivo de apenas um neurônio sensitivo e somente um ponto de toque será sentido (Figura 10.5).

O **limiar do toque de dois pontos**, a distância mínima de percepção de dois pontos separados, é uma medida da distância entre campos receptivos. Quando a distância entre os dois pontos do compasso é inferior à distância mínima, somente um ponto de toque "indistinto" pode ser sentido. O limiar do toque de dois pontos, portanto, é uma indicação da *acuidade* (*acus* = agulha) *tátil* ou da nitidez da percepção do toque.

Fisiologia dos Órgãos dos Sentidos

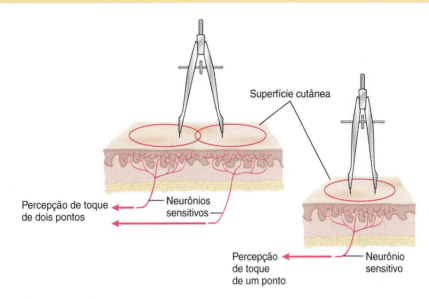

Figura 10.5 Teste do limiar do toque de dois pontos. Quando cada ponto toca campos receptivos de neurônios sensitivos diferentes, serão sentidos dois pontos de toque separados. Quando as duas pontas do compasso tocam o campo receptivo de um neurônio sensitivo, somente um ponto de toque será sentido.

Tabela 10.3 Limiar do Toque de Dois Pontos em Diferentes Regiões do Corpo

Região do Corpo	Limiar do Toque de Dois Pontos (mm)
Hálux	10
Planta do pé	22
Panturrilha	48
Coxa	46
Dorso	42
Abdome	36
Braço	47
Fronte	18
Palma da mão	13
Polegar	3
Primeiro dedo	2

Fonte: De S. Weinstein e D. R. Kenshalo, editors. *The Skin Senses*, © 1968. Cortesia de Charles C. Thomas, Publisher, Ltd., Springfield, Illinois.

centrais onde o toque é mais forte serão mais estimulados que os das áreas vizinhas onde o toque é mais leve. A estimulação diminui gradualmente do ponto de maior contato, sem um limite nítido. O que podemos perceber, contudo, não é a sensação vaga que poderia ser prevista. Em vez disso, sente-se apenas um toque único com limites bem definidos. Essa nitidez da sensação se deve a um processo denominado **inibição lateral** (Figura 10.6).

A inibição lateral e a consequente nitidez da sensação ocorrem no sistema nervoso central. Os neurônios sensitivos cujos campos receptivos são mais fortemente estimulados inibem – através de interneurônios que passam "lateralmente" no SNC – os neurônios sensitivos que inervam os campos receptivos vizinhos.

A inibição lateral é um tema comum na fisiologia sensitiva, embora os mecanismos envolvidos sejam diferentes para cada sentido. Na audição, a inibição lateral ajuda a ajustar mais adequadamente a capacidade do cérebro de distinguir sons de tonalidades diferentes. Na visão, ela ajuda o cérebro a distinguir com maior nitidez limites de luz e de escuridão. No olfato, ela ajuda o cérebro a distinguir com maior clareza odores intimamente relacionados.

A leitura Braille explora a acuidade tátil das polpas digitais. Os símbolos Braille se formam por pontos em alto relevo separados entre si por 2,5 mm, uma distância um pouco maior que o limiar do toque de dois pontos das polpas digitais (Tabela 10.3). As pessoas com prática na leitura Braille podem identificar palavras quase com a mesma velocidade que uma pessoa com visão pode ler em voz alta – uma taxa de aproximadamente cem palavras por minuto.

Inibição Lateral

Quando um objeto rombo toca a pele, alguns campos receptivos são estimulados – uns mais que outros. Os campos receptivos das áreas

Teste Seu Conhecimento Antes de Prosseguir

1. Utilizando um fluxograma, descreva as vias neurais dos receptores cutâneos da dor e da pressão até o giro pós-central. Indique onde ocorre o cruzamento.
2. Defina o termo *acuidade sensitiva* e explique como a acuidade está relacionada com a densidade de campos receptivos em diferentes partes do corpo.
3. Explique o mecanismo da inibição lateral na percepção sensitiva cutânea e analise a sua importância.

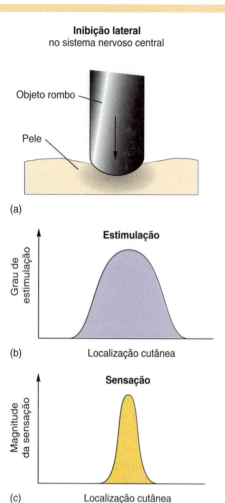

■ **Figura 10.6** **Inibição lateral.** Quando um objeto toca a pele (a), receptores da área central da pele tocada são mais estimulados que os receptores vizinhos (b). A inibição lateral no sistema nervoso central reduz o estímulo desses neurônios sensitivos vizinhos. Como conseqüência, a sensação é mais nítida na área da pele que é mais estimulada (c).

Gosto e Olfato

Os receptores do gosto e do olfato respondem a moléculas que estão dissolvidas em líquido. Por essa razão, classificam-se como quimiorreceptores. Embora existam apenas quatro modalidades básicas de sabores, eles se combinam de várias formas e são influenciados pelo olfato, permitindo, dessa maneira, uma ampla variedade de diferentes experiências sensitivas.

Os quimiorreceptores que respondem a alterações químicas do ambiente interno denominam-se **interoceptores**. Aqueles que respondem a alterações químicas do ambiente externo são **exterocepto-**

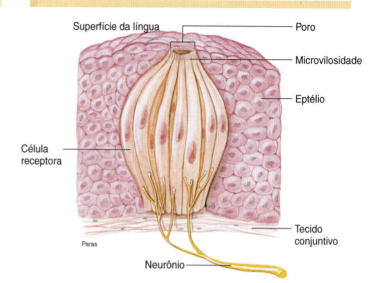

■ **Figura 10.7** **Um calículo gustatório.** Substâncias químicas dissolvidas no líquido do poro ligam-se a proteínas receptoras das microvilosidades das células sensitivas. Em última instância, isto leva à liberação de um neurotransmissor, o qual ativa o neurônio sensitivo associado.

res. Essa última categoria inclui os *receptores gustatórios*, que respondem a substâncias químicas dissolvidas em alimentos e bebidas, e os *receptores olfatórios*, que respondem a moléculas gasosas presentes no ar. Todavia, essa distinção é, em parte, arbitrária, porque as moléculas odoríferas presentes no ar devem primeiramente se dissolver em líquido na mucosa olfativa antes do olfato ser estimulado. Além disso, o olfato influencia intensamente o gosto, o que pode ser comprovado com facilidade através da ingestão de uma cebola (ou de praticamente qualquer coisa) com as narinas tapadas.

Gosto

O **gosto**, o sentido do paladar, é evocado por receptores que consistem em **calículos gustatórios** em forma de barril (Figura 10.7). Localizados principalmente na superfície dorsal da língua, cada calículo gustatório é composto por cinqüenta a cem células epiteliais especializadas com microvilosidades longas que se estendem através de um poro do calículo gustatório até o ambiente externo, onde eles são imersos na saliva. Embora essas células epiteliais sensoriais não sejam neurônios, elas se comportam como se fossem. Elas despolarizam quando estimuladas adequadamente, produzem potenciais de ação e liberam neurotransmissores que estimulam neurônios sensoriais associados aos calículos gustatórios.

O *nervo facial* (VII) inerva os calículos gustatórios dos dois terços anteriores da língua, e o *nervo glossofaríngeo* (IX) inerva os calículos localizados no terço posterior da língua. Terminações dendríticas do *nervo facial* (VII) estão localizadas em torno dos calículos gustatórios e transmitem sensações de toque e de temperatura. As sensações do gosto são passadas para o bulbo, onde neurônios formam sinapses com neurônios de segunda ordem que se projetam para o tálamo. Deste, neurônios de terceira ordem projetam-se para a área do giro pós-central do córtex cerebral devotada às sensações da língua.

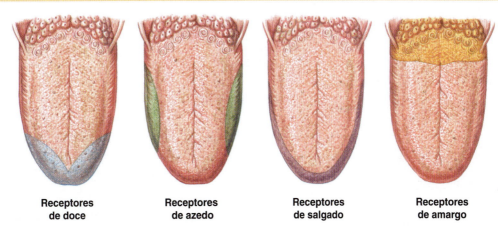

Figura 10.8 Padrões de distribuição de receptores gustatórios sobre a superfície da língua. Este diagrama indica o sabor ao qual cada região da língua é mais sensível.

Existem quatro modalidades principais de sabor, e cada uma delas é detectada com mais acurácia numa determinada área da língua. Elas são o sabor *doce* (ponta da língua), o *azedo* (laterais da língua), o *amargo* (região posterior da língua) e o *salgado* (sobre a maior parte da língua, mas concentrado nas laterais). Essa distribuição é ilustrada na Figura 10.8. Todos os diferentes sabores que nós podemos perceber são combinações desses quatro, junto com nuanças providas pelo olfato. Além disso, existem evidências de que os humanos possuem um quinto tipo de receptor gustatório específico, denominado *umami*, para o glutamato monossódico e outras fontes de glutamato. Também foi sugerido que os humanos podem apresentar uma modalidade de receptor gustatório específico para a água.

O sabor salgado de alimentos se deve à presença de íons sódio (Na^+) ou de alguns outros cátions que ativam células receptoras específicas para o sabor salgado. Diferentes substâncias têm um sabor salgado de acordo com o seu grau de ativação dessas células receptoras específicas. O Na^+ passa para o interior das células receptoras sensíveis através de canais das membranas apicais. Isso despolariza as células, fazendo com que liberem seu transmissor. No entanto, o ânion associado ao Na^+ modifica a percepção do sabor salgado num grau surpreendente. O NaCl possui um sabor muito mais salgado que outros sais de sódio (p. ex., o acetato de sódio). Evidências sugerem que os ânions podem passar através de junções íntimas entre células receptoras e que o ânion Cl^- passa através dessa barreira mais prontamente que os outros ânions. Pode-se presumir que isso esteja relacionado à capacidade do Cl^- de conferir sabor mais salgado ao Na^+ do que outros ânions.

O sabor azedo, como o sabor salgado, é produzido pelo movimento iônico através de canais da membrana. Contudo, o sabor azedo se deve à presença de íons hidrogênio (H^+). Por essa razão, todos os ácidos têm um sabor azedo. Por outro lado, em contraposição aos sabores salgado e azedo, os sabores doce e amargo são produzidos pela interação de moléculas gustatórias com proteínas receptoras específicas da membrana.

A maioria das moléculas, sobretudo os açúcares, possui um sabor doce em graus variáveis. O sabor amargo é evocado pelo quinino e por moléculas aparentemente não relacionadas. Esse sabor é a sensação gustatória mais acentuada e, geralmente, está relacionado a moléculas tóxicas (embora nem todas as toxinas possuam um sabor amargo). Tanto as sensações doces quanto as amargas são mediadas por receptores acoplados a proteínas G (Capítulo 7). O tipo particular de proteína G envolvido no gosto, recentemente identificado, denomina-se **gustaducina**. Utiliza-se esse termo para enfatizar a similaridade com um grupo relacionado de proteínas G, de um tipo denominado *transducina*, associado aos fotorreceptores do olho. A dissociação da subunidade da proteína G gustaducina ativa sistemas de segundo mensageiro, acarretando a despolarização da célula receptora. Por sua vez, a célula receptora estimulada ativa um neurônio sensitivo associado que transmite impulsos ao encéfalo, onde são interpretados como a percepção do sabor correspondente.

Embora todos os receptores gustativos ao doce e ao amargo atuem por meio de proteínas G, os sistemas de segundo mensageiro ativados pelas proteínas G dependem da molécula apreciada. No caso do sabor doce dos açúcares, por exemplo, as proteínas G ativam a adenilato ciclase, produzindo AMP cíclico (AMPc; ver o Capítulo 7). Por sua vez, o AMPc produz a despolarização fechando os canais de K^+ que foram abertos previamente. Por outro lado, o sabor doce dos aminoácidos fenilalanina e triptofano, assim como dos adoçantes artificiais sacarina e ciclamato, pode recrutar sistemas de segundo mensageiro diferentes. Estes envolvem a ativação de uma enzima da membrana que produz os segundos mensageiros trifosfato de inositol (IP_3) e diacilglicerol (DAG). Esses sistemas de segundo mensageiro são descritos no Capítulo 11.

Olfato

Os receptores responsáveis pelo **olfato** estão localizados no epitélio olfatório. O aparelho olfatório constitui-se de células receptoras (neurônios bipolares), células de suporte (sustentaculares) e células basais (tronco). As células basais geram novas células receptoras a cada 1-2 meses para substituir os neurônios lesados pela exposição ao ambiente. As células de suporte são células epiteliais ricas em enzimas que oxidam substâncias voláteis hidrofóbicas e, dessa forma, tornam essas moléculas menos lipossolúveis e, conseqüentemente, menos capazes de penetrar membranas e de entrar no encéfalo.

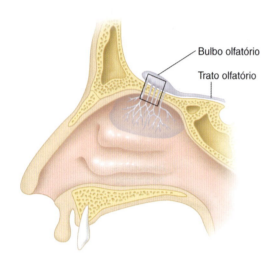
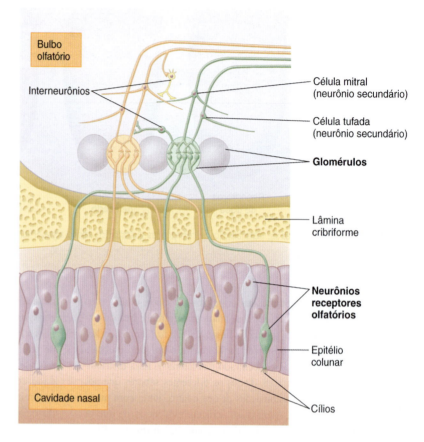

■ **Figura 10.9** **Via neural do olfato.** O epitélio olfatório contém neurônios receptores que formam sinapses com neurônios do bulbo olfatório do córtex cerebral. As sinapses ocorrem em estruturas arredondadas denominadas glomérulos. Neurônios secundários, denominados células tufadas e células mitrais, transmitem impulsos do bulbo olfatório para o córtex olfatório nos giros temporais mediais. Observe que cada glomérulo recebe estímulo de apenas um tipo de receptor olfatório, independentemente de onde esses receptores estejam localizados no epitélio olfatório.

Cada neurônio sensitivo bipolar possui um dendrito que se projeta para o interior da cavidade nasal, onde ele termina num botão contendo cílios (Figuras 10.9 e 10.10). O neurônio sensitivo bipolar também possui um único axônio não mielinizado que, através de orifícios da placa cribriforme do osso etmóide, se projeta para o bulbo olfatório do cérebro, onde forma sinapses com neurônios de segunda ordem. Portanto, ao contrário de outras modalidades sensitivas transmitidas ao cérebro a partir do tálamo, o olfato é transmitido diretamente ao córtex cerebral. O processamento da informação olfatório começa no bulbo olfatório, onde os neurônios sensitivos bipolares formam sinapses com neurônios localizados em arranjos esféricos denominados *glomérulos* (Figura 10.9). Evidências sugerem que cada glomérulo recebe estímulo de um tipo de receptor olfatório. O odor de uma flor, que libera muitas moléculas odoríferas, pode ser identificado pelo padrão de excitação que ela produz nos glomérulos do bulbo olfatório. A identificação de um odor melhora pela inibição lateral do bulbo olfatório, a qual parece envolver sinapses dendrodendríticas entre neurônios de glomérulos adjacentes.

Neurônios do bulbo olfatório projetam-se para o córtex dos giros temporais mediais e para o hipocampo e os núcleos amigdalói-

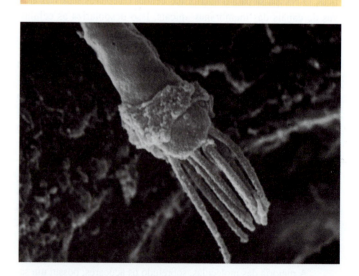

■ **Figura 10.10** Microfotografia eletrônica de varredura de um **neurônio olfatório.** A borla de cílios é claramente visível.

des associados. Essas estruturas fazem parte do sistema límbico, descrito no Capítulo 8, que tem papéis importantes tanto na emoção como na memória. O núcleo amigdalóide, em particular, foi implicada nas respostas emocionais à estimulação olfatória. Talvez isso explique por que um determinado odor pode evocar de forma significativa memórias com forte conteúdo emocional.

A base molecular do olfato é complexa. Pelo menos em alguns casos, moléculas odoríferas se ligam a receptores e atuam por meio de proteínas G para aumentar o AMP cíclico intracelular. Por sua vez, isso provoca a abertura de canais da membrana e causa a despolarização do potencial gerador, que estimula a produção de potenciais de ação. Até cinqüenta proteínas G podem estar associadas a uma única proteína receptora. A dissociação dessas proteínas G libera muitas subunidades de proteína G e, conseqüentemente, amplifica muitas vezes o seu efeito. Essa amplificação poderia ser responsável pela extrema sensibilidade do sentido do olfato. O nariz humano pode detectar um bilionésimo de uma onça de perfume no ar. Apesar disso, o nosso olfato é muito menos sensível que o de muitos outros mamíferos.

Uma família de genes que codifica as proteínas receptoras olfatórias foi descoberta. Trata-se de uma família grande que pode incluir até mil genes. Esse grande número pode refletir a importância do olfato para os mamíferos em geral. Contudo, mesmo mil genes codificando mil proteínas receptoras diferentes não podem explicar o fato de os humanos conseguirem distinguir até 10.000 odores diferentes. Obviamente, o encéfalo deve integrar os sinais de vários neurônios sensitivos que possuem diferentes proteínas receptoras olfatórias e, em seguida, interpretar o padrão como uma "impressão digital" característica de determinado odor.

Teste Seu Conhecimento Antes de Prosseguir

1. Descreva a distribuição dos receptores gustatórios sobre a língua. Como a lesão do nervo facial pode afetar o gosto?
2. Compare os mecanismos de estimulação dos receptores gustatórios dos alimentos salgados e azedos com os mesmos mecanismos dos sabores doces e amargos.
3. Explique como as moléculas odoríferas estimulam os receptores olfatórios. Por que o nosso olfato é tão aguçado?

O Aparelho Vestibular e o Equilíbrio

O senso de equilíbrio é provido por estruturas da orelha interna, coletivamente denominadas aparelho vestibular. Movimentos da cabeça fazem com que o líquido no interior dessas estruturas incline projeções das células ciliadas sensitivas e essa inclinação acarreta a produção de potenciais de ação.

O senso do equilíbrio, que provê a orientação em relação à gravidade, deve-se à função de um órgão denominado **aparelho vestibular**. O aparelho vestibular e uma estrutura em forma de caracol denominada *cóclea*, envolvida na audição, formam a orelha interna nos ossos temporais do crânio. O aparelho vestibular possui duas partes: (1) o *utrículo* e o *sáculo*, e (2) os *canais semicirculares* (Figura 10.11).

As estruturas sensitivas do aparelho vestibular e da cóclea estão localizadas no **labirinto membranáceo** (Figura 10.12), uma estrutura tubular cheia de um líquido com composição similar ao líquido intracelular. O líquido denomina-se *endolinfa*. O labirinto membranáceo está localizado numa cavidade óssea do crânio. Nessa cavidade, entre o labirinto membranáceo e o osso, existe um líquido denominado *perilinfa*. A composição da perilinfa é similar à do líquido cerebrospinal.

Células Ciliares Sensitivas do Aparelho Vestibular

O utrículo e o sáculo provêem informações sobre a *aceleração linear* – alterações da velocidade ao viajar horizontalmente ou verticalmente. Por essa razão, temos o senso de aceleração e desaceleração ao dirigir um carro ou ao subir uma corda. O senso de *aceleração rotacional* (ou *angular*) é provido pelos canais semicirculares, que são orientados em três planos como as faces de um cubo. Isso nos ajuda a manter o equilíbrio quando viramos a cabeça, rodamos o corpo ou tropeçamos.

Os receptores do equilíbrio são células epiteliais modificadas. Elas são conhecidas como **células ciliadas** porque cada célula contém vinte a cinqüenta projeções piliformes. Com exceção de uma, todas as projeções são **estereocílios** – contêm filamentos de proteínas circundados por parte da membrana celular. Uma projeção maior, denominada **cinecílio** (Figura 10.13), possui a estrutura de um cílio verdadeiro (Capítulo 3). Quando os estereocílios são encurvados na direção do cinecílio, a membrana celular se deprime, tornando-se despolarizada. Isso faz com que a célula ciliada libere um transmissor sináptico que estimula os dendritos de neurônios sensitivos que fazem parte do nervo vestibulococlear (VIII). Quando os estereocílios são encurvados na direção oposta, a membrana da célula ciliada se torna hiperpolarizada (Figura 10.13) e, em conseqüência, libera menos transmissor sináptico. Dessa maneira, a freqüência dos potenciais de ação dos neurônios sensitivos que inervam as células ciliadas transmite informações sobre movimentos que fazem as projeções das células ciliadas se encurvarem.

Utrículo e Sáculo

O **utrículo** e o **sáculo** possuem uma área de epitélio especializada denominada *mácula*, composta por células ciliadas e células de suporte. As células ciliadas se projetam para o labirinto membranáceo cheio de endolinfa, com seus cílios encravados numa **membrana otolítica gelatinosa**. A membrana otolítica contém cristais microscópicos de carbonato de cálcio (otolitos), fato que originou o seu nome (*oto* = ouvido; *lito* = pedra). Essas pedras aumentam a massa da

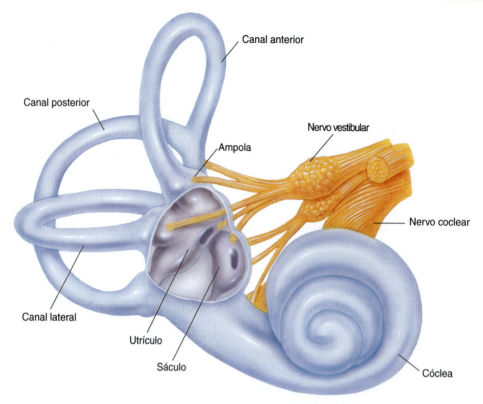

Figura 10.11 **A cóclea e o aparelho vestibular da orelha interna.** O aparelho vestibular é constituído pelo utrículo e pelo sáculo e por canais semicirculares. A base de cada canal semicircular se expande para o interior de uma ampola que contém células ciliadas sensitivas.

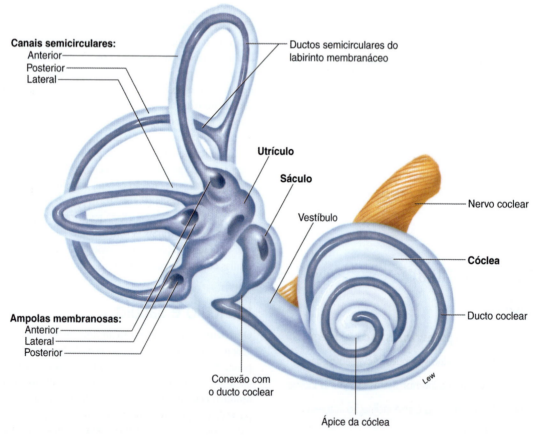

Figura 10.12 **O labirinto da orelha interna.** O labirinto membranáceo (cor mais escura) está contido no labirinto ósseo.

Fisiologia dos Órgãos dos Sentidos

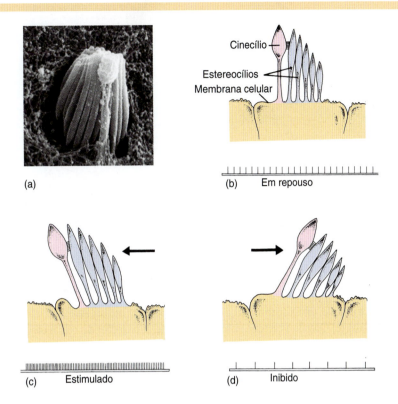

Figura 10.13 Células ciliadas sensitivas do aparelho vestibular. (a) Fotografia eletrônica de varredura de um cinecílio e de estereocílios. (b) Cada célula ciliada sensitiva possui um único cinecílio e vários estereocílios. (c) Quando os estereocílios são deslocados em direção ao cinecílio (seta), a membrana celular sofre depressão e o neurônio sensitivo que inerva a célula ciliada é estimulado. (d) Quando os estereocílios são encurvados na direção oposta, para longe do cinecílio, o neurônio sensitivo é inibido.

membrana, o que acarreta maior inércia (resistência à alteração do movimento).

Por causa da orientação de suas projeções piliformes para o interior da membrana otolítica, o utrículo é mais sensível à aceleração horizontal e o sáculo é mais sensível à aceleração vertical. Durante a aceleração para a frente, a membrana otolítica permanece atrás das células ciliadas, de modo que os cílios do utrículo são empurrados para trás (Figura 10.14). Isso é similar ao empurrão para trás do corpo quando um carro acelera rápido para a frente. De modo similar, a inércia da membrana otolítica faz com que os cílios do sáculo sejam empurrados para cima quando uma pessoa desce rapidamente num elevador. Esses efeitos e os efeitos opostos que ocorrem quando uma pessoa acelera para trás ou para cima produzem um padrão alterado de potenciais de ação nas fibras nervosas sensitivas que nos permite manter o equilíbrio em relação à gravidade durante a aceleração linear.

Canais Semicirculares

Os três **canais semicirculares** se projetam em três planos diferentes em ângulos quase retos entre si. Cada canal contém uma extensão interna do labirinto membranáceo denominada *ducto semicircular*. Na base de cada ducto existe uma proeminência alargada chamada *ampola*. As células ciliadas sensitivas estão localizadas na *crista ampolar*, uma área elevada da ampola. As projeções dessas células estão encravadas numa membrana gelatinosa, a **cúpula** (Figura 10.15), a qual possui uma densidade maior que a da endolinfa circundante. Como uma vela ao vento, a cúpula pode ser empurrada numa ou noutra direção por movimentos da endolinfa.

A endolinfa dos ductos semicirculares serve a uma função análoga à da membrana otolítica – provendo inércia de modo que as projeções sensitivas sejam encurvadas numa direção oposta à da aceleração linear. Por exemplo, no movimento de rotação da cabeça para a direita, a endolinfa faz com que a cúpula seja encurvada para a esquerda e, conseqüentemente, estimule as células ciliadas. As células ciliadas do ducto semicircular anterior são estimuladas durante um salto, as do ducto semicircular posterior, durante uma cambalhota, e as do ducto semicircular lateral, durante a rotação em torno do eixo longo do corpo.

Vias Neurais

A estimulação das células ciliadas do aparelho vestibular ativa neurônios sensitivos do *nervo vestibulococlear* (*VIII*). Essas fibras transmitem impulsos ao cerebelo e aos núcleos vestibulares da medula oblonga. Por sua vez, os núcleos vestibulares enviam fibras ao centro oculomotor do tronco encefálico e à medula espinal (Figura 10.16). Neurônios do centro oculomotor controlam os movimentos oculares e neurônios da medula espinal estimulam os movimentos da cabeça, do pescoço e dos membros. Os movimentos oculares e corporais pro-

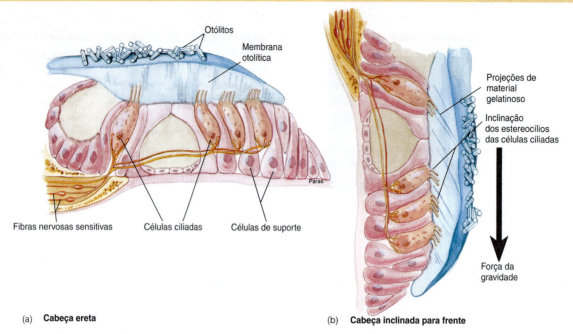

(a) **Cabeça ereta** (b) **Cabeça inclinada para frente**

■ **Figura 10.14** **Órgão otolítico e utrículo.** (a) Quando a cabeça está ereta, o peso dos otólitos exerce pressão direta sobre as projeções citoplasmáticas sensíveis das células ciliadas. (b) Quando a cabeça é inclinada para frente, as projeções das células ciliadas se encurvam em resposta à força da gravidade e fazem com que as fibras nervosas sensitivas sejam estimuladas.

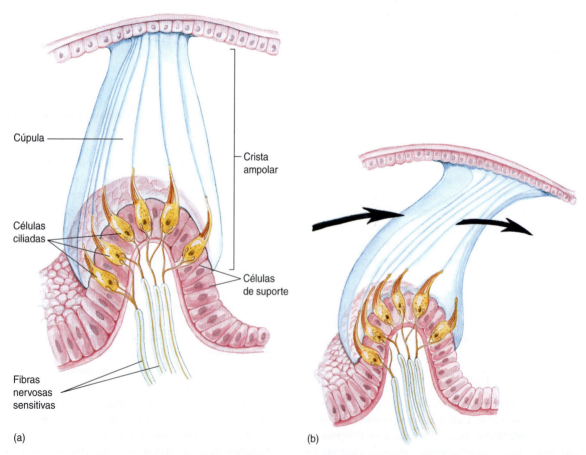

■ **Figura 10.15** **A cúpula e células ciliadas dos ductos semicirculares.** (a) As estruturas são aqui mostradas em repouso ou numa velocidade constante. (b) Aqui, o movimento da endolinfa durante a rotação faz com que a cúpula se encurve e, conseqüentemente, estimule as células ciliadas.

Fisiologia dos Órgãos dos Sentidos

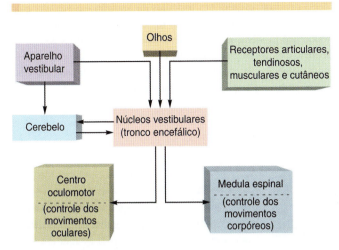

Figura 10.16 Vias neurais envolvidas na manutenção do equilíbrio e do balanço. Estímulos sensitivos entram nos núcleos vestibulares e no cerebelo, os quais coordenam as respostas motoras.

O nistagmo vestibular é um dos sintomas da doença da orelha interna denominada **doença de Ménière**. Normalmente, o sintoma inicial dessa doença é o *tinido*. Como a endolinfa da cóclea e a endolinfa do aparelho vestibular formam uma continuidade através de um minúsculo canal, o ducto de Hensen, os sintomas vestibulares da vertigem e o nistagmo freqüentemente acompanham problemas auditivos nessa doença.

Teste Seu Conhecimento Antes de Prosseguir

1. Descreva a estrutura do utrículo e do sáculo e explique como a aceleração linear acarreta a estimulação das células ciliadas desses órgãos.
2. Descreva a estrutura dos canais semicirculares e explique como eles provêem um senso de aceleração angular.

duzidos por essas vias servem para manter o equilíbrio e para "rastrear" o campo visual durante a rotação.

Nistagmo e Vertigem

Quando uma pessoa começa a rodopiar, a inércia da endolinfa no interior dos ductos semicirculares faz com que a cúpula encurve na direção oposta. Contudo, à medida que a rotação continua, a inércia da endolinfa é superada e a cúpula endireita. Nesse momento, a endolinfa e a cúpula se movem na mesma direção e com a mesma velocidade. Quando o movimento é abruptamente interrompido, a maior inércia da endolinfa faz com que ela continue a se mover na direção prévia da rotação e que a cúpula seja encurvada nessa direção.

a inclinação da cúpula afeta o controle muscular dos olhos e do corpo através das vias neurais previamente discutidas. Durante uma rotação, isso produz movimentos oculares suaves na direção oposta à do movimento da cabeça, de modo que um ponto de fixação visual estável pode ser mantido. Quando a rotação é interrompida de forma abrupta, os olhos continuam a mover-se suavemente na direção oposta à da rotação (por causa do encurvamento contínuo da cúpula) e, a seguir, movem-se rapidamente de volta à linha média. Isso produz oscilações involuntárias dos olhos denominadas **nistagmo vestibular**. Pessoas com essa condição podem sentir que estão rodando ou que o cômodo onde elas se encontram está rodando. A perda de equilíbrio resultante chama-se **vertigem**.

A vertigem em decorrência da rotação é uma resposta natural do aparelho vestibular. Patologicamente, a vertigem pode ser causada por qualquer coisa que altere a taxa de disparo de um dos nervos vestibulococleares (direito ou esquerdo) em comparação ao outro. Em geral, isso se deve a uma infecção viral que produz neurite vestibular. A vertigem grave é muitas vezes acompanhada por tontura, palidez, sudorese, náusea e vômito em decorrência do envolvimento do sistema nervoso autônomo, que é ativado pelo estímulo vestibular do tronco encefálico.

As Orelhas e a Audição

O som produz vibrações da membrana timpânica. Por sua vez, essas vibrações produzem movimentos dos ossículos da orelha média, que pressionam contra uma membrana denominada janela do vestíbulo. Movimentos da janela do vestíbulo produzem ondas de pressão no líquido da cóclea, as quais, por sua vez, movimentam a membrana basilar. Células ciliadas sensitivas estão localizadas sobre a membrana basilar e os movimentos dessa membrana em resposta ao som acarretam a inclinação das projeções das células ciliadas. Isso estimula potenciais de ação transmitidos através de fibras sensitivas ao encéfalo e interpretados como som.

Ondas sonoras são zonas alternadas de alta e de baixa pressão que se propagam num meio, geralmente ar ou água. (Portanto, as ondas sonoras não se propagam no espaço.) Elas se propagam em todas as direções a partir da sua fonte, como as ondulações que se formam num lago quando uma pedra é atirada. Essas ondas são caracterizadas por sua freqüência e intensidade. A **freqüência** é mensurada em *hertz* (*Hz*), designação moderna de *ciclos por segundo* (*cps*). A *tonalidade* de um som está diretamente relacionada à sua freqüência. Quanto maior a freqüência de um som, mais aguda é a sua tonalidade.

A **intensidade** (ou altura) de um som está diretamente relacionada à amplitude das ondas sonoras e é medida em unidades denominadas *decibéis* (*dB*). Um som quase inaudível – no limite da audição – possui uma intensidade de zero decibel. Cada 10 decibéis indicam um aumento de dez vezes da intensidade do som. A 10 dB, um som é dez vezes maior que o limiar; a 20 dB, ele é cem vezes mais alto; a

60 dB ele é um milhão de vezes mais alto; e a 100 dB, ele é dez bilhões de vezes mais alto.

A orelha de um indivíduo jovem treinado pode ouvir sons numa faixa de freqüência de 20 a 20.000 Hz, podendo distinguir duas tonalidades que possuem uma diferença de freqüência de apenas 0,3%. A orelha humana pode detectar diferenças de intensidade de som de apenas 0,1 a 0,5 dB, enquanto a faixa de intensidades audíveis é da magnitude da ordem de 10^{12} – do som quase inaudível até o som de uma altura dolorosa.

Orelha Externa

As ondas sonoras são afuniladas pela *orelha* e transmitidas para o *meato acústico externo* (Figura 10.17). Essas duas estruturas formam a **orelha externa**. O meato acústico externo canaliza as ondas sonoras (aumentando sua intensidade) para a **membrana timpânica**. Ondas sonoras do meato acústico externo produzem vibrações extremamente pequenas da membrana timpânica. Estima-se que, durante a fala, os movimentos da membrana timpânica (com uma intensidade sonora média de 60 dB) possuem um diâmetro de uma molécula de hidrogênio!

Orelha Média

A **orelha média** é a cavidade localizada entre a membrana timpânica (do lado lateral) e a cóclea (do lado medial) (Figura 10.18). No interior dessa cavidade, existem três **ossículos da audição** – o *martelo*, a *bigorna* e o *estribo*. O martelo está ligado à membrana timpânica, de modo que as vibrações dessa membrana são transmitidas através do martelo e da bigorna até o estribo. Por sua vez, o estribo está ligado a uma membrana da cóclea denominada *janela do vestíbulo*, que vibra em resposta às vibrações da membrana timpânica.

> A **tuba auditiva** é uma via de passagem que vai da orelha média até a nasofaringe (cavidade localizada atrás da cavidade nasal que se estende para baixo até o palato mole). Geralmente, a tuba auditiva encontra-se colapsada, de modo que resíduos e agentes infecciosos são impedidos de passar da cavidade oral para a orelha média. Para abrir a tuba auditiva, o *músculo tensor da membrana timpânica*, ligado à tuba auditiva e ao martelo (Figura 10.18), deve se contrair. Isso ocorre durante a deglutição, o bocejo e o espirro. As pessoas sentem uma sensação de "estouro" em suas orelhas quando dirigem subindo uma montanha porque a abertura do canal auditivo permite que o ar se mova dessa região da orelha média de pressão mais elevada para a região da nasofaringe de menor pressão.

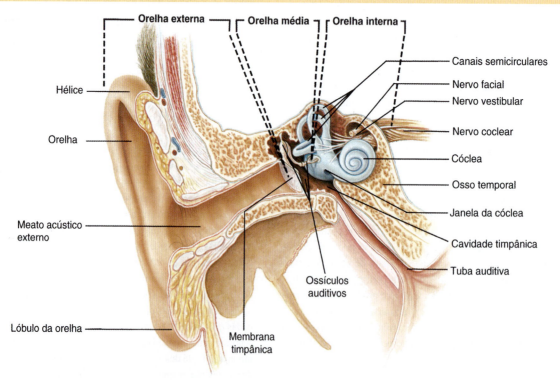

Figura 10.17 **A orelha.** Observe as estruturas das orelhas externa, média e interna.

Fisiologia dos Órgãos dos Sentidos

Indícios Para a Investigação Clínica

Lembre-se que Ed apresentou uma dor de orelha intensa e diminuição da audição imediatamente após desembarcar de um vôo internacional. Lembre-se também de que ele havia apresentado um forte resfriado.
O que pode ter causado a dor e o comprometimento da audição?
Como o quadro de Ed pode ser solucionado com o uso de descongestionante?

Cóclea

Encaixado no denso osso temporal do crânio, encontra-se um órgão denominado **cóclea**, aproximadamente do tamanho de uma ervilha e de formato semelhante ao de uma concha de caracol. Junto com o aparelho vestibular (já descrito), ela compõe a **orelha interna**.

A lesão da membrana timpânica ou de ossículos da audição da orelha média produz a **surdez de condução**. Esse comprometimento pode ser decorrente de várias causas, incluindo a otite média e a otosclerose. Na *otite média*, que algumas vezes acompanha reações alérgicas ou doenças respiratórias, a inflamação produz um acúmulo excessivo de líquido no interior da orelha média. Por sua vez, isso pode acarretar um crescimento excessivo do tecido epitelial e lesão da membrana timpânica. Na *otosclerose*, o osso é reabsorvido e substituído por "osso esclerótico" que cresce sobre a janela do vestíbulo e imobiliza a base do estribo. Na surdez de condução, essas alterações patológicas impedem a transmissão de ondas sonoras do ar para a cóclea da orelha interna.

O fato de as vibrações da membrana timpânica serem transferidas através de três ossículos em vez de apenas um confere proteção. Se o som for intenso demais, os ossículos podem envergar. Essa proteção aumenta pela ação do *músculo estapédio*, que se liga ao colo do estribo (Figura 10.18). Quando o som se torna muito alto, o músculo estapédio contrai-se e refreia os movimentos do estribo contra a janela do vestíbulo. Essa ação ajuda a prevenir a lesão nervosa na cóclea. No entanto, quando o som atinge altas amplitudes muito rápido – como em tiros de armas de fogo – o músculo estapédio pode responder com uma velocidade insuficiente para impedir a lesão nervosa.

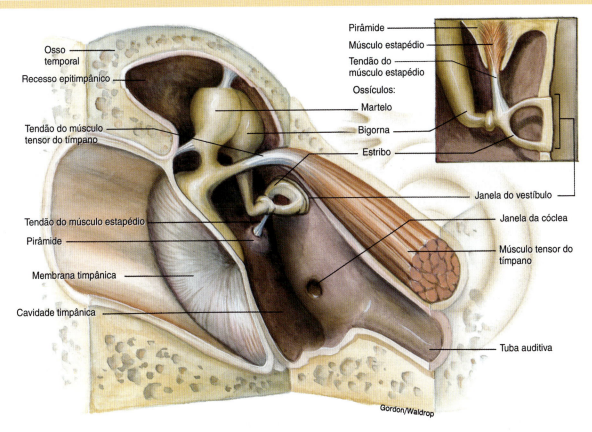

Figura 10.18 **Vista medial da orelha média.** Estão indicadas as localizações dos músculos dos ossículos da audição, ligados aos ossículos da orelha média.

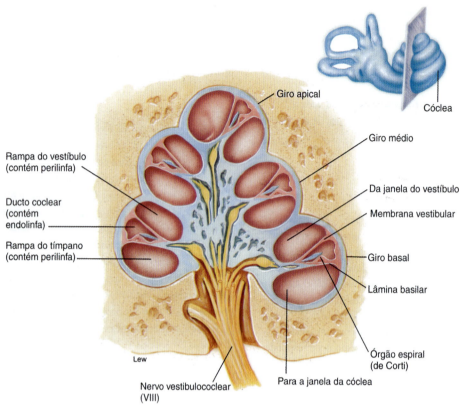

Figura 10.19 **Corte transverso da cóclea.** Nesta imagem, podem ser observados seus três giros e seus três compartimentos – a rampa do vestíbulo, o ducto coclear (rampa média) e a rampa do tímpano.

Vibrações do estribo e da janela do vestíbulo deslocam a perilinfa numa parte do labirinto ósseo conhecida como **rampa do vestíbulo**, a mais superior das três câmaras da cóclea. A câmara mais inferior também faz parte do labirinto ósseo e denomina-se **rampa do tímpano**. A câmara média da cóclea faz parte do labirinto membranáceo e leva o nome de **ducto coclear** (ou **rampa média**). Do mesmo modo que a cóclea como um todo, o ducto coclear retrai-se e forma três giros (Figura 10.19), similares às porções basal, média e apical de uma concha de caracol. Como o ducto coclear é uma parte do labirinto membranáceo, ele contém endolinfa em vez de perilinfa.

A perilinfa da rampa do vestíbulo e da rampa do tímpano é contínua no ápice da cóclea porque o canal coclear termina em fundo cego, deixando um pequeno espaço denominado *helicotrema* entre a extremidade do canal coclear e a parede da cóclea. Vibrações da janela do vestíbulo produzidas por movimentos do estribo produzem ondas de pressão na rampa do vestíbulo, as quais passam para a rampa do tímpano. Por sua vez, movimentos da perilinfa no interior da rampa do tímpano propagam-se para a base da cóclea onde eles causam o deslocamento da membrana denominada *membrana timpânica secundária* para o interior da cavidade da orelha média (ver a Figura 10.18). Isso ocorre porque o líquido (como a perilinfa) não pode ser comprimido. Um movimento da janela do vestíbulo para o interior, portanto, é compensado por um movimento da janela da cóclea para o exterior.

Quando a freqüência sonora (tonalidade) é suficientemente baixa, há um tempo adequado para as ondas de pressão da perilinfa da rampa do vestíbulo (superior) propagarem-se através do helicotrema até a rampa do tímpano. Contudo, quando a freqüência sonora aumenta, as ondas de pressão da perilinfa da rampa do vestíbulo não têm tempo para se propagar através de todo o caminho até o ápice da cóclea. Em vez disso, elas são transmitidas através da *membrana vestibular* (que separa a rampa do vestíbulo do canal coclear) e da **lâmina basilar** (que separa o ducto coclear da rampa do tímpano) até a perilinfa da rampa do tímpano (Figura 10.19). Por essa razão, a distância percorrida por essas ondas de pressão diminui à medida que a freqüência sonora aumenta.

Por conseguinte, ondas sonoras transmitidas através da perilinfa da rampa do vestíbulo para a rampa do tímpano produzem o deslocamento da membrana vestibular e da lâmina basilar. Embora o movimento da membrana vestibular não contribua diretamente para a audição, o deslocamento da lâmina basilar é fundamental para a discriminação da tonalidade. Cada freqüência sonora produz vibrações máximas numa região diferente da lâmina basilar. Sons de freqüência (tonalidade) mais alta provocam vibrações máximas da lâmina basilar mais próximas do estribo, como ilustra a Figura 10.20.

Órgão Espiral (Órgão de Corti)

As *células ciliadas* sensitivas estão localizadas na lâmina basilar, com seus "pêlos" (na realidade, estereocílios) projetando-se para o interior da endolinfa do ducto coclear. Essas células ciliadas se dispõem formando uma coluna de células internas que aumentam o

Fisiologia dos Órgãos dos Sentidos

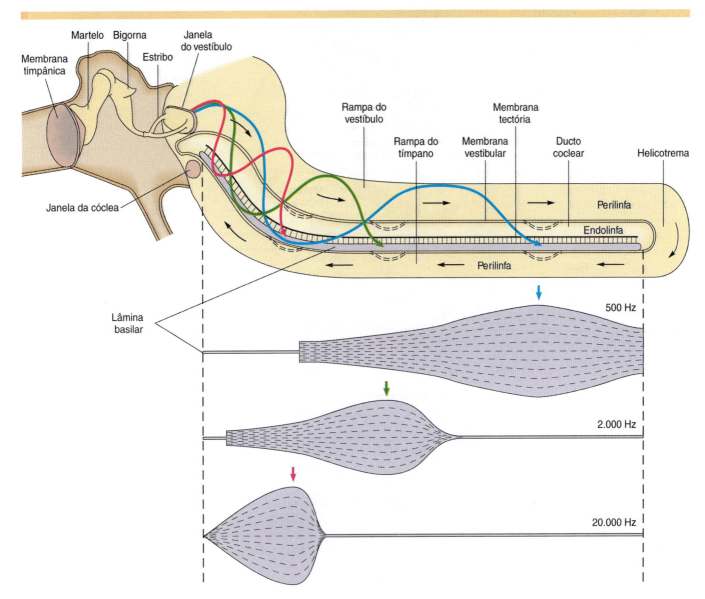

■ **Figura 10.20** **Efeitos de sons de diferentes freqüências sobre a lâmina basilar.** A cóclea é mostrada "distendida" neste diagrama. Sons de baixa freqüência produzem ondas de pressão da perilinfa para passar através do helicotrema. Sons de alta freqüência produzem ondas de pressão que "pegam um atalho" através do ducto coclear. Isto causa o deslocamento da lâmina basilar, o qual é fundamental para a transdução de ondas sonoras em impulsos nervosos. O deslocamento máximo da lâmina basilar ocorre mais próximo de sua base à medida que a freqüência sonora aumenta. (A freqüência de ondas sonoras é medida em hertz [Hz] ou ciclos por segundo.)

comprimento da lâmina basilar, e múltiplas colunas de células ciliadas externas: três colunas no giro basal, quatro no giro médio e cinco no giro apical da cóclea (Figura 10.21).

Os estereocílios das células ciliadas externas estão encravados numa **membrana tectória** (*tectum* = teto, cobertura) gelatinosa, que projeta as células ciliadas no canal coclear (Figura 10.22). A associação da lâmina basilar, de células ciliadas com fibras sensitivas e da membrana tectória forma uma unidade funcional denominada **órgão espiral** (ou **órgão de Corti**) (Figura 10.22). Quando o ducto coclear é deslocado por ondas de pressão da perilinfa, cria-se uma força de cisalhamento entre a lâmina basilar e a membrana tectória. Isso faz com que os estereocílios se movam e encurvem. Esse movimento acarreta a abertura de canais iônicos da membrana, provocan-

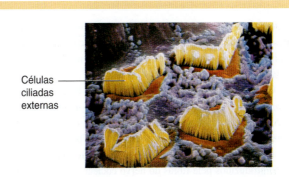

■ **Figura 10.21** Microfotografia eletrônica de varredura de células ciliadas do órgão espiral (órgão de Corti).

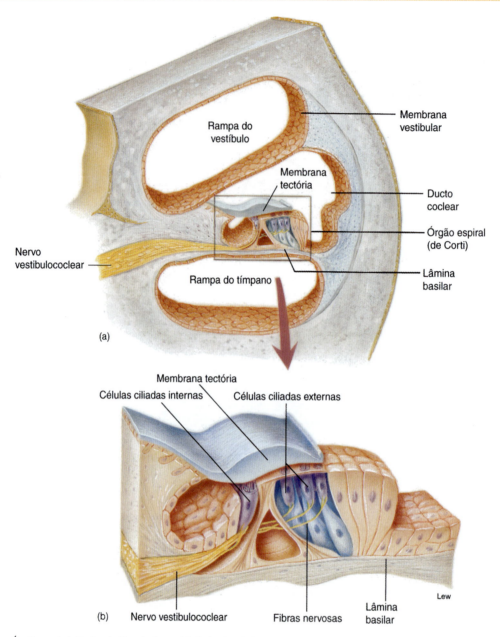

■ **Figura 10.22** **Órgão espiral (órgão de Corti).** Esta unidade funcional da audição é mostrada (*a*) no ducto coclear e (*b*) isoladamente, para mostrar maiores detalhes.

do a despolarização das células ciliadas. A seguir, cada célula ciliada despolarizada libera uma substância química transmissora, supostamente o glutamato, que estimula um neurônio sensitivo associado.

Quanto maior o deslocamento da lâmina basilar e o encurvamento dos estereocílios, maior a quantidade de transmissor liberada pela célula ciliada e, conseqüentemente, maior o potencial gerador produzido num neurônio sensorial. Em outras palavras, uma inclinação maior dos estereocílios aumentará a freqüência dos potenciais de ação produzidos pela fibras do nervo coclear que são estimuladas pelas células ciliadas. Experimentos sugerem que os estereocílios devam encurvar apenas 0,3 nanômetros para serem detectados no limiar da audição! Uma inclinação maior acarretará uma maior freqüência de potenciais de ação, que serão percebidos como um som mais alto.

Já foi mencionado que as ondas que se propagam na lâmina basilar atingem um pico em diferentes regiões, dependendo da tonalidade do som. Sons agudos produzem um deslocamento máximo próximo da base, enquanto sons graves produzem um deslocamento máximo mais em direção ao ápice (ver a Figura 10.20). Os neurônios que se originam nas células ciliadas onde o deslocamento é máximo serão mais estimulados que os neurônios originados em outras direções. Esse mecanismo provê um código neural para a **discriminação da tonalidade**.

Há evidências de que as células ciliadas externas se encurtam e tornam-se rijas na região da lâmina basilar estimulada no pico e, conseqüentemente, contribuam para a discriminaçãode tonalidade. Essa resposta ativa das células ciliadas pode servir para a sintonia fina da resposta da lâmina basilar. A inibição lateral pelos neurônios do SNC acentua a resposta do órgão espiral a diferentes freqüências sonoras e, conseqüentemente, serve para tornar mais aguda a discriminação da tonalidade.

Vias Neurais da Audição

Neurônios sensoriais do nervo vestibulococlear (VIII) formam sinapses com neurônios do bulbo que se projetam para o colículo inferior do mesencéfalo (Figura 10.23). Por sua vez, neurônios dessa área projetam-se para o tálamo, que envia axônios ao córtex auditivo do lobo temporal. Por intermédio dessa via, neurônios de diferentes regiões da lâmina basilar estimulam neurônios nas áreas correspondentes do córtex auditivo. Portanto, cada área desse córtex representa uma parte diferente da lâmina basilar e uma tonalidade diferente (Figura 10.24).

Distúrbios da Audição

Existem duas categorias principais de surdez: (1) a **surdez de condução**, em que a transmissão de ondas sonoras através da orelha média até a janela do vestíbulo é comprometida, e (2) a **surdez neurossensitiva** (ou **de percepção**), em que a transmissão de impulsos nervosos é comprometida em algum lugar entre a cóclea e o córtex auditivo. A surdez de condução pode ser causada pela lesão da orelha média em decorrência de uma otite média ou da otosclerose (analisadas no quadro anterior sobre aplicações clínicas, p. 255). A surdez neurossensorial pode ser decorrente de uma ampla variedade de patologias e da exposição a sons extremamente altos. Após serem destruídas, as células ciliadas da orelha interna dos mamíferos infelizmente não se regeneram. Entretanto, experimentos demonstraram que as células ciliadas de répteis e pássaros podem se regenerar por meio da divisão celular quando são destruídas. Hoje em dia, cientistas tentam determinar se existe a probabilidade de as células ciliadas sensoriais dos mamíferos responderem de maneira similar.

A surdez de condução compromete todas as freqüências sonoras. Em contrapartida, na surdez neurossensorial normalmente a capacidade de ouvir alguns tons está mais comprometida do que a de ouvir outros. Isso pode ser devido a patologias ou alterações que ocorrem no processo de envelhecimento. O comprometimento auditivo relacionado à idade – denominado *presbiacusia* – começa após os vinte anos quando a capacidade de ouvir altas freqüências (18.000 a 20.000 Hz) diminui. Os homens são afetados em maior grau do que as mulheres e, embora a progressão seja variável, os déficits podem se estender gradualmente para a faixa de 4.000 a 8.000 Hz. Esses comprometimentos podem ser detectados pela *audiometria*, uma técnica que determina a intensidade limiar de diferentes tonalidades. A capacidade de ouvir a fala é particularmente afetada pela perda auditiva para altas freqüências.

As pessoas com surdez de condução podem ser ajudadas por **aparelhos auditivos** – dispositivos que amplificam sons e conduzem as ondas sonoras através do osso para o ouvido interno. Algumas vezes, pessoas com surdez neurossensorial optam por **implantes cocleares**, que estimulam eletricamente as fibras do nervo vestibulococlear

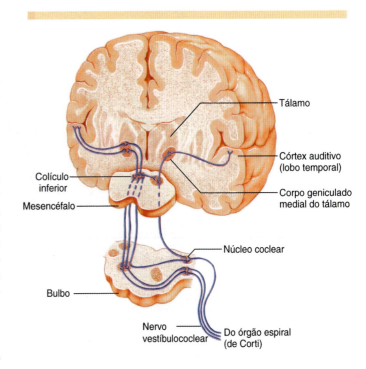

Figura 10.23 Vias neurais da audição. Essas vias estendem-se do órgão espiral da cóclea até o córtex auditivo.

em resposta aos sons. Experimentos com animais sugerem que esses dispositivos produzem reorganização do córtex auditivo, demonstrando uma plasticidade similar à descrita anteriormente no córtex somatossensitivo (o giro pós-central) em pessoas com membros amputados.

Indícios Para a Investigação Clínica

Lembre-se de que o médico sugeriu que Ed se submetesse a um exame audiométrico se ele ainda apresentasse um comprometimento auditivo após a melhora do resfriado.
Que tipo de perda auditiva poderia ser detectado por meio de um exame audiométrico?
Qual poderia ser a causa da perda auditiva?

Teste Seu Conhecimento Antes de Prosseguir

1. Use um fluxograma para descrever como as ondas sonoras no ar sofrem transdução em movimentos da lâmina basilar dentro do meato acústico externo.
2. Explique como os movimentos da lâmina basilar afetam as células ciliadas e como estas podem estimular neurônios sensoriais associados.
3. Explique como sons de diferentes intensidades afetam a função da cóclea. De que modo as diferentes tonalidades sonoras são diferenciadas pela cóclea?

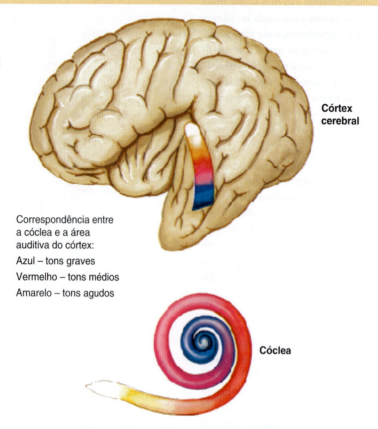

■ **Figura 10.24** Correlação entre a localização da tonalidade na cóclea e no córtex auditivo. Sons de diferentes freqüências (tonalidades) produzem vibração de diferentes partes da lâmina basilar, excitando diferentes neurônios sensoriais na cóclea. Por sua vez, estes enviam seu estímulo a diferentes regiões do córtex auditivo.

Os Olhos e a Visão

A córnea e a lente focam sobre a retina fotorreceptora na porção posterior do olho a luz de um objeto observado. O foco é mantido sobre a retina em distâncias diferentes entre o objeto e os olhos por contrações musculares que alteram a espessura e o grau de curvatura da lente.

Os olhos realizam a transdução da energia do espectro eletromagnético (Figura 10.25) em impulsos nervosos. Somente uma parte limitada desse espectro pode excitar os fotorreceptores – a energia eletromagnética com comprimentos de onda de quatrocentos a setecentos nanômetros (1 nm = 10^{-9} m ou um bilionésimo de metro) constitui a *luz visível*. A luz com comprimentos de onda maiores, nas regiões infravermelhas do espectro, é sentida como calor, mas não possui energia suficiente para excitar os receptores. A luz ultravioleta, com comprimentos de onda menores e mais energia que a luz visível, é filtrada pela cor amarela da lente. As abelhas – e as pessoas que se submeteram à remoção da lente – podem ver a luz na faixa ultravioleta.

A Tabela 10.4 apresenta um resumo das estruturas do bulbo do olho. A camada mais externa do olho é um revestimento resistente de tecido conjuntivo denominado *esclera*, o "branco" dos olhos que po-

de ser visto externamente. O tecido da esclera forma uma continuidade com a *córnea* transparente. A luz passa através da córnea para entrar na *câmara anterior* do olho. Em seguida, a luz passa através de uma abertura denominada *pupila*, que é circundada por um músculo pigmentado chamado *íris*. Após passar através da pupila, a luz entra no *cristalino* (Figura 10.26).

A íris é como o diafragma de uma câmara fotográfica. Ela pode aumentar ou diminuir o diâmetro de sua abertura (a pupila) para permitir a entrada de mais ou de menos luz. A constrição pupilar é produzida pela contração dos músculos circulares da íris; a dilatação é produzida pela contração dos músculos radiais. A constrição pupilar é decorrente da estimulação parassimpática através do nervo oculomotor (III), enquanto a dilatação é decorrente da estimulação simpática (Figura 10.27). De fato, as variações do diâmetro pupilar são similares às variações do f/stop de uma câmara.

A parte posterior da íris é um epitélio pigmentado que confere a cor ao olho. A cor do olho é determinada pela quantidade de pigmento. Os olhos azuis possuem a menor quantidade de pigmento, os olhos castanhos possuem mais e os olhos pretos possuem a maior quantidade. No *albinismo* – ausência congênita de pigmentação normal causada por uma incapacidade de produzir o pigmento melanina – os olhos são rosas porque a ausência de pigmento permite que os vasos sanguíneos sejam vistos.

A lente é suspensa por uma projeção muscular, que conecta a esclera e envolve a lente, denominada **corpo ciliar**. *Fibras zonulares*

Fisiologia dos Órgãos dos Sentidos

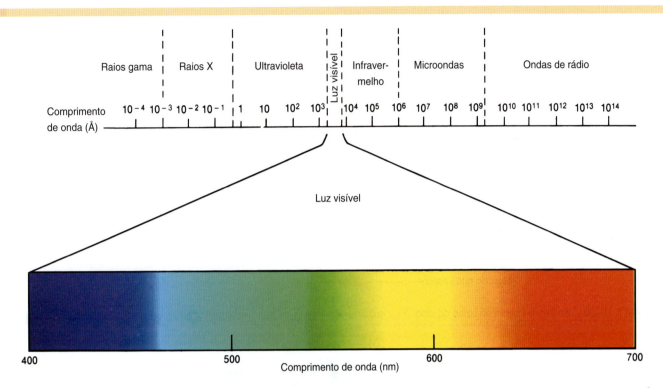

Figura 10.25 O espectro eletromagnético. Diferentes partes do espectro eletromagnético (*acima*) são mostradas em unidades Angström (1 Å = 10^{-10} metro). O espectro visível (*abaixo*) constitui apenas uma pequena faixa desse espectro, mostrado em unidades nanômetro (1 nm = 10^{-9} metro).

Tabela 10.4 Estruturas do Bulbo do Olho Ocular

Túnica e Estrutura	Localização	Composição	Função
Túnica fibrosa	Camada externa do bulbo do olho	Tecido conjuntivo avascular	Confere forma ao bulbo do olho
Esclera	Camada externa posterior; "branco" dos olhos	Fibras elásticas e colagenosas firmemente unidas	Suporta e protege o bulbo do olho
Córnea	Superfície anterior do bulbo do olho	Tecido conjuntivo denso firmemente compactado – transparente e convexo	Transmite e refrata a luz
Túnica vascular (úvea)	Camada média do bulbo do olho	Tecido pigmentado altamente vascularizado	Provê sangue; impede a reflexão
Coróide	Camada média da porção posterior do bulbo do olho	Camada vascular	Provê sangue ao bulbo do olho
Corpo ciliar	Porção anterior da túnica vascular	Fibras musculares lisas e epitélio glandular	Suporta o cristalino através do ligamento suspensor e determina a sua espessura; secreta humor aquoso
Íris	Porção anterior da túnica vascular; forma uma continuidade com o corpo ciliar	Células pigmentadas e fibras musculares lisas	Regula o diâmetro da pupila e, portanto, a quantidade de luz que entra na câmara vítrea
Túnica interna	Camada interna do bulbo do olho	Fotorreceptores, neurônios, vasos sanguíneos e tecido conjuntivo fortemente compactados	Provê a localização e o suporte de bastonetes e cones
Retina	Porção principal da túnica interna	Neurônios fotorreceptores (bastonetes e cones), neurônios bipolares e neurônios ganglionares	Fotorrecepção; transmite impulsos
Lente (não faz parte de qualquer túnica)	Entre as câmaras posterior e vítrea; suportado pelo ligamento suspensor do corpo ciliar	Fibras protéicas dispostas compactamente; transparente	Refrata a luz e focaliza sobre a fóvea central

(*zon* = cintura) suspendem a lente do corpo ciliar, formando um **ligamento suspensor** que suporta a lente. O espaço entre a córnea e a íris denomina-se *câmara anterior* e o espaço entre a íris e o corpo ciliar e a lente é a *câmara posterior* (Figura 10.28).

As câmaras anterior e posterior estão cheias de um líquido denominado **humor aquoso**. Esse líquido é secretado pelo corpo ciliar para o interior da câmara posterior e passa através da pupila para a câmara anterior, onde ele provê nutrição à lente avascular e à córnea.

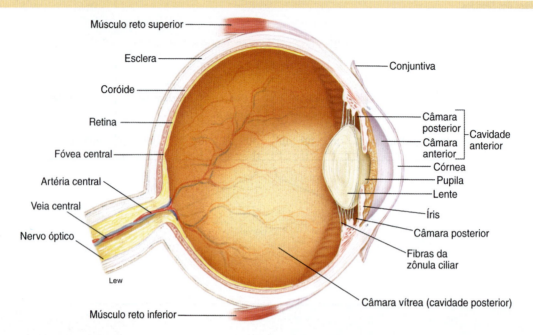

■ **Figura 10.26** **Anatomia interna do bulbo do olho.** A luz entra no olho a partir do lado direito desta figura e é focada sobre a retina.

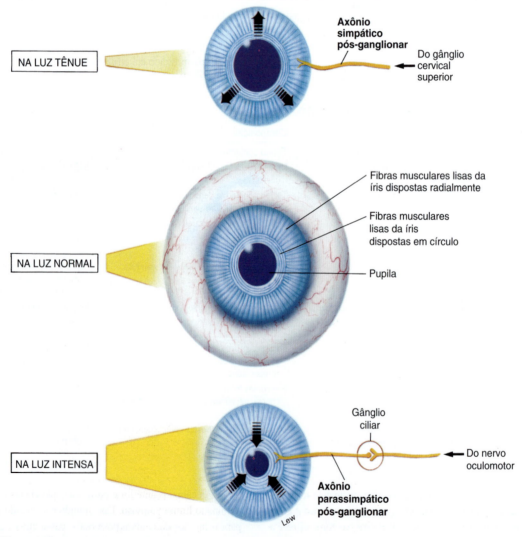

■ **Figura 10.27** **Dilatação e constrição da pupila.** Na luz tênue, as fibras musculares lisas dispostas radialmente são estimuladas a se contrair por neurônios simpáticos, dilatando a pupila. Na luz intensa, as fibras musculares lisas dispostas em círculo são estimuladas a se contrair por neurônios parassimpáticos, contraindo a pupila.

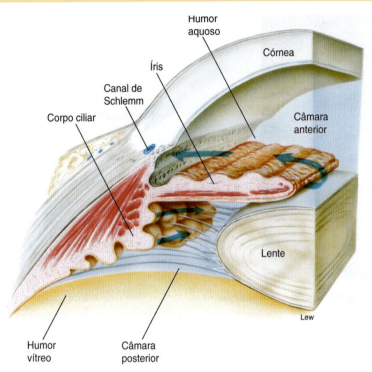

Figura 10.28 **Produção e drenagem do humor aquoso.** O humor aquoso mantém a pressão intra-ocular nas câmaras anterior e posterior. Ele é secretado para o interior da câmara posterior, flui através da pupila para o interior da câmara anterior e drena do bulbo do olho através do seio venoso da esclera.

O humor aquoso é drenado da câmara anterior para o *seio venoso da esclera* (*canal de Schlemm*) e retorna para o sangue venoso (Figura 10.28). A drenagem inadequada do humor aquoso pode levar a um acúmulo excessivo de líquido, que, por sua vez, acarreta aumento da pressão intra-ocular. Essa condição, denominada *glaucoma*, pode produzir lesão grave da retina e perda da visão.

A porção do olho localizada atrás da lente está cheia de uma substância viscosa espessa denominada **corpo vítreo** (ou **humor vítreo**). Da lente, a luz que passa através do humor vítreo entra na camada neural, que contém fotorreceptores, na porção posterior do olho. A camada neural denomina-se **retina**. A luz que passa através da retina é absorvida por uma *camada corióide* pigmentada escura localizada inferiormente. Ao passar através da retina, parte dessa luz estimula fotorreceptores, os quais, por sua vez, ativam outros neurônios. Neurônios da retina fornecem fibras que são reunidas numa região denominada *disco do nervo óptico* (Figura 10.29), onde elas saem da retina como nervo óptico. Essa região não possui fotorreceptores e, por essa razão, denomina-se *ponto cego*. O disco óptico também é o local de entrada e de saída de vasos sanguíneos.

Refração

A luz que passa de um meio com certa densidade para um outro meio com densidade diferente é *refratada* ou desviada. O grau de refração depende das densidades comparativas dos dois meios, como indicam seus *índices de refração*. O índice de refração do ar é definido como 1,00. Em comparação, o índice de refração da córnea é de 1,38 e os índices de refração do humor aquoso e da lente são de 1,33 e 1,40, respectivamente. Como a maior diferença de índices de refração ocorre na interface ar-córnea, a luz sofre maior refração na córnea.

O grau de refração também depende da curvatura da interface entre dois meios. A curvatura da córnea é constante, mas a da lente pode variar. Portanto, as propriedades refrativas da lente podem prover o controle fino da focalização da luz sobre a retina. Como conseqüência da refração da luz, a imagem formada sobre a retina é invertida (de cabeça para baixo e da direita para a esquerda) (Figura 10.30).

O *campo visual* – a parte do mundo externo projetada sobre a retina –, portanto, é invertido em cada olho. A córnea e a lente focalizam a parte direita do campo visual sobre a metade esquerda da retina de cada olho, enquanto a metade esquerda do campo visual é focalizada sobre a metade direita de cada retina (Figura 10.31). Conseqüentemente, a metade medial (ou nasal) da retina do olho esquerdo recebe a mesma imagem que a metade lateral (ou temporal) da retina do olho direito. A metade nasal da retina do olho direito recebe a mesma imagem que a metade temporal da retina do olho esquerdo.

Acomodação

Quando um olho normal vê um objeto, raios paralelos de luz são desviados até um ponto (ou *foco*) sobre a retina (ver a Figura 10.34). Quando o grau de refração permanece constante, o movimento do objeto para mais perto ou para mais longe do olho causa um movimento proporcional do ponto de foco, de modo que o foco se localizará atrás ou na frente da retina.

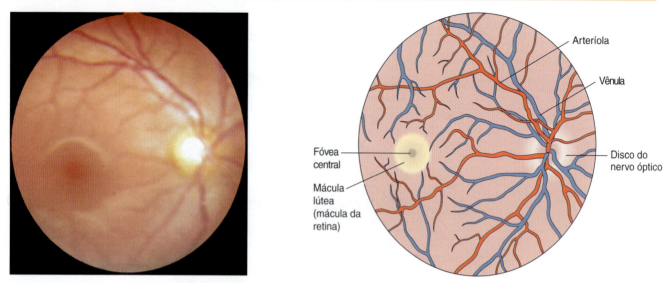

Figura 10.29 **Imagem da retina através de um oftalmoscópio.** Fibras do nervo óptico deixam o bulbo do olho pelo disco do nervo óptico para formar o nervo óptico. (Observe os vasos sanguíneos que podem ser vistos entrando no bulbo do olho no disco do nervo óptico.)

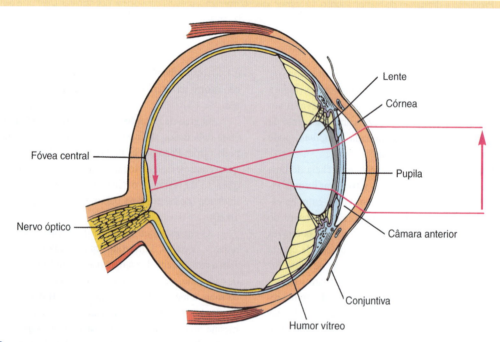

Figura 10.30 **A imagem é invertida sobre a retina.** A refração da luz, que faz com que a imagem seja invertida, ocorre em maior grau na interface ar-córnea. No entanto, alterações da curvatura da lente provêem os ajustes finos de foco necessários.

A capacidade dos olhos de manter a imagem focalizada sobre a retina quando a distância entre os olhos e o objeto varia denomina-se **acomodação**. A acomodação é conseqüência da contração do músculo ciliar, similar a um músculo esfincteriano que pode variar a sua abertura (Figura 10.32). Quando o músculo ciliar está relaxado, a sua abertura é ampla. O relaxamento do músculo ciliar exerce tensão sobre as fibras da zônula ciliar e traciona a lente, tensionando-a. São condições que prevalecem quando se vê um objeto a seis metros ou mais com um olho normal. A imagem se focaliza sobre a retina e a lente encontra-se o mais plana e com forma menos convexa. À medi-

Fisiologia dos Órgãos dos Sentidos

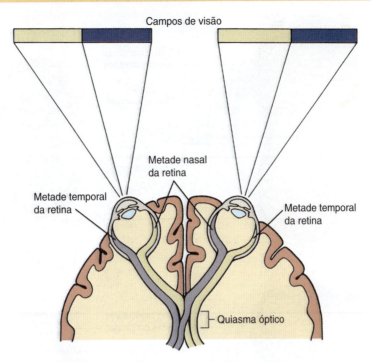

■ **Figura 10.31** A imagem é invertida, da direita para a esquerda, sobre a retina. O lado esquerdo do campo visual é projetado para o lado direito de cada retina, enquanto o lado direito de cada campo visual é projetado para o lado esquerdo de cada retina.

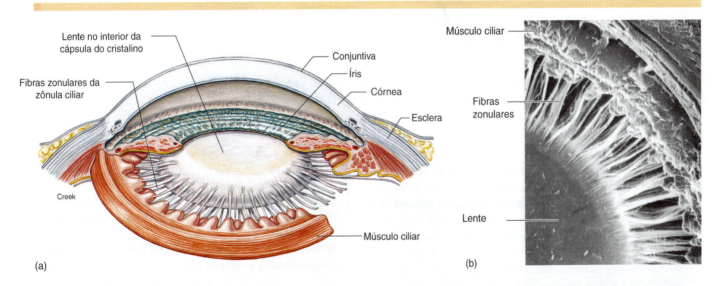

■ **Figura 10.32** Relação entre o músculo ciliar e a lente. (*a*) Diagrama e (*b*) microfotografia eletrônica de varredura (do olho de um rapaz de 17 anos) mostrando a relação entre a lente, as fibras zonulares e o músculo ciliar do olho.
Parte (b) de "How the Eye Focuses", de James F. Koretz e George H. Handleman. Copyright © 1988 por Scientific American, Inc. Todos os direitos reservados.

da que o objeto é movido para mais perto dos olhos, os músculos do corpo ciliar contraem-se. Essa contração muscular reduz a abertura do corpo ciliar e, conseqüentemente, reduz a tensão das fibras zonulares que suspendem a lente. Quando a tensão é reduzida, a lente se torna mais arredondada e convexa em decorrência de sua elasticidade inerente (Figura 10.33).

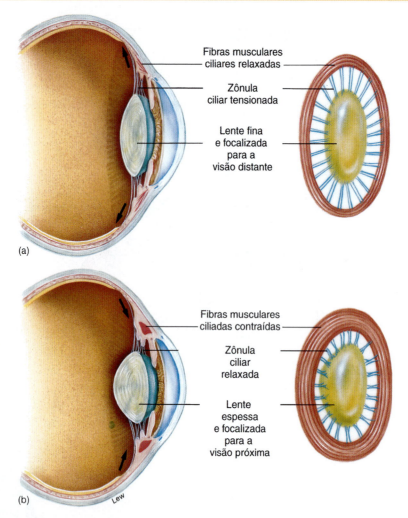

Figura 10.33 Alterações da forma da lente permitem a acomodação. (a) A lente é achatada para a visão distante quando as fibras musculares ciliares são relaxadas e a zônula ciliar é tensionada. (b) A lente é mais esférica para a visão próxima quando as fibras musculares ciliares se contraem e a zônula ciliar relaxa.

A capacidade dos olhos de uma pessoa de se acomodar pode ser medida pelo teste de ponto de visão próximo. O *ponto de visão próximo* é a distância mínima dos olhos em que um objeto pode ser focalizado. Essa distância aumenta com a idade. De fato, a acomodação em praticamente qualquer pessoa com mais de 45 anos é significativamente comprometida. A perda da capacidade de acomodação com a idade denomina-se **presbiopia** (*presbi* = velho). Essa perda parece ter várias causas, incluindo a diminuição da flexibilidade da lente e um movimento para a frente das fixações das fibras zonulares à lente. Como conseqüência dessas alterações, as fibras zonulares e a lente são tracionadas e tensionadas mesmo quando o músculo ciliar se contrai. Por conseguinte, a lente não é capaz de espessar e de aumentar a sua refração quando, por exemplo, se coloca uma página impressa próxima aos olhos.

Indícios Para a Investigação Clínica

Lembre-se de que Ed apresenta dificuldades para ler, embora ele nunca tivesse necessitado de óculos e a sua visão à distância fosse boa.
Qual a condição com maior probabilidade de ser responsável pelo comprometimento da visão de Ed?

Acuidade Visual

A **acuidade visual** refere-se à nitidez da visão. A nitidez de uma imagem depende do *poder de resolução* do sistema visual, isto é, da capacidade do sistema visual de distinguir dois pontos localizados muito próximos um do outro. Quanto melhor o poder de resolução

Fisiologia dos Órgãos dos Sentidos

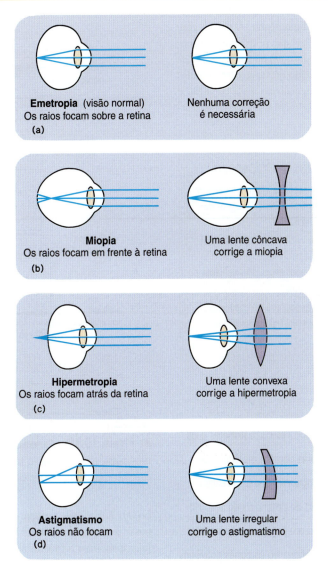

Figura 10.34 **Problemas de refração e como eles são corrigidos.** Num olho normal (a), raios de luz paralelos são focalizados sobre a retina pela refração da córnea e da lente. Quando o olho é muito longo, como na miopia (b), o foco encontra-se na frente da retina. Isso pode ser corrigido por uma lente côncava. Quando o olho é muito curto, como na hipermetropia (c), o foco encontra-se atrás da retina. Isso é corrigido por uma lente convexa. No astigmatismo (d), a refração da luz é desigual por causa de irregularidades da forma da córnea ou da lente.

do sistema, mais próximos esses pontos podem estar e ainda serem vistos distintamente. Quando o poder de resolução do sistema é excedido, os pontos tornam-se borrados e são percebidos como uma única imagem.

Miopia e Hipermetropia

Quando uma pessoa com acuidade visual normal se coloca a uma distância de seis metros de uma *carta de leitura de Snellen* (de modo que a acomodação não seja um fator que influencie a acuidade), ela consegue ler a linha de letras marcadas "20/20". Quando uma pessoa apresenta **miopia**, essa linha parece borrada porque a imagem se foca em frente à retina. geralmente, isso se deve ao fato de o bulbo do olho ser muito longo. A miopia é corrigida por óculos com lentes côncavas que provocam a divergência dos raios luminosos, de modo que o ponto de foco se localize mais distante do cristalino e, portanto, rechaçado de volta para a retina (Figura 10.34).

Quando o bulbo do olho é muito curto, a linha marcada "20/20" parece borrada porque o comprimento focal da lente é mais longo que a distância até a retina. Portanto, a imagem se foca atrás da retina e o objeto deve ser colocado mais longe dos olhos para ser visto nitidamente. Essa condição denomina-se **hipermetropia**. A hipermetropia é corrigida por óculos com lentes convexas que aumentam a convergência da luz, de modo que o ponto de foco se localize mais próximo da lente e, portanto, sobre a retina.

Astigmatismo

Como a curvatura da córnea e do cristalino não é perfeitamente simétrica, a luz que passa através de algumas partes dessas estruturas pode ser refratada num grau diferente do da luz que passa através de outras partes. Quando a assimetria da córnea e/ou da lente é significativa, diz-se que a pessoa apresenta **astigmatismo**. A pessoa com astigmatismo ao olhar um círculo de linhas que se irradiam do centro, como os raios de uma roda, não vê a imagem nítida dessas linhas em todos os 360 graus. As partes do círculo que aparecem borradas podem ser utilizadas para mapear o astigmatismo. Essa condição é corrigida por lentes cilíndricas que compensam a assimetria da córnea ou do cristalino.

> **Teste Seu Conhecimento Antes de Prosseguir**
> 1. Utilizando um diagrama, explique por que uma imagem inversa se produz sobre a retina. Além disso, explique como a imagem de um olho corresponde à imagem do outro olho.
> 2. Utilizando um diagrama, mostre como raios luminosos paralelos são focalizados sobre a retina. Explique como esse foco se mantém à medida que a distância do objeto até o olho aumenta ou diminui (isto é, explique a acomodação).
> 3. Explique por que se forma uma imagem borrada em cada uma das seguintes condições: presbiopia, miopia, hipermetropia e astigmatismo.

Retina

Existem dois tipos de neurônios fotorreceptores: os bastonetes e os cones. Ambos os tipos de células receptoras contêm moléculas de pigmento que sofrem dissociação em resposta à luz, e essa reação fotoquímica acaba acarretando a produção de potenciais de ação no nervo óptico. Os bastões provêem a visão em preto e branco sob condições de baixa intensidade luminosa, enquanto os cones provêem a visão colorida nítida quando a intensidade luminosa é maior.

A **retina** consiste numa camada de epitélio pigmentado, de neurônios fotorreceptores denominados *bastonetes* e *cones* e de camadas de outros neurônios. As camadas neurais da retina são na realidade uma extensão anterior do encéfalo. Nesse sentido, o nervo óptico pode ser considerado um trato e, de fato, as bainhas de mielina de suas fibras derivam de oligodendrócitos (como outros axônios do SNC) e não de células de Schwann.

Como a retina é uma extensão do encéfalo, as camadas neurais se dirigem para o exterior, em direção à luz que chega. Por essa razão, a luz deve passar através de várias camadas neurais antes de atingir os fotorreceptores (Figura 10.35). A seguir, os fotorreceptores formam sinapses com outros neurônios, de modo que os impulsos nervosos são conduzidos para o exterior da retina.

As camadas de neurônios externas que fornecem axônios para o nervo óptico denominam-se *células ganglionares*. Esses neurônios recebem estímulo sináptico das *células bipolares*, que, por sua vez, recebem estímulo dos bastonetes e cones. Além do fluxo de informações dos fotorreceptores às células bipolares, neurônios denominados

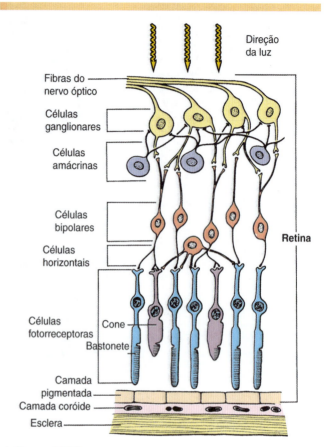

Figura 10.35 Camadas da retina. Como a retina é invertida, a luz deve passar através de várias camadas de células nervosas antes de atingir os fotorreceptores (bastonetes e cones).

células horizontais formam sinapses com vários fotorreceptores (e, possivelmente, com células bipolares) e neurônios denominados *células amácrinas* formam sinapses com várias células ganglionares.

Efeito da Luz Sobre os Bastonetes

Os fotorreceptores – bastonetes e cones (Figura 10.36) – são ativados quando a luz produz uma alteração química de moléculas de pigmento contidas nas lamelas membranosas do segmento externo das células receptoras. Os bastonetes contêm um pigmento de cor púrpura denominado **rodopsina**. O pigmento parece púrpura (uma combinação de vermelho e azul) porque ele transmite luz nas regiões vermelha e azul do espectro, enquanto absorve energia luminosa na região verde. O comprimento de onda de luz melhor absorvido – a *absorção máxima* – é de aproximadamente 500 nm (azul a verde claro).

Carros verdes (e outros objetos verdes) são mais facilmente vistos à noite – quando os bastonetes são utilizados para a visão – do que os objetos vermelhos. Isso se deve ao fato de a luz vermelha não ser bem absorvida pela rodopsina e somente a luz absorvida pode produzir a reação fotoquímica que resulta na visão. Em resposta à luz absorvida, a rodopsina se dissocia em dois componentes: o pigmento **retinaldeído** (também denominado **retineno** ou **retinal**), que deriva da vitamina A, e a proteína denominada **opsina**. Essa reação denomina-se **reação de branqueamento**.

Fisiologia dos Órgãos dos Sentidos

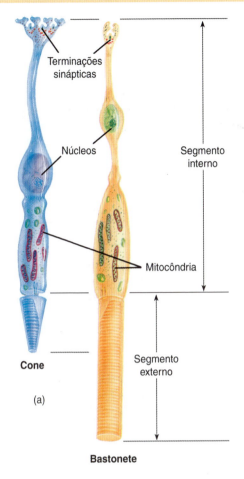
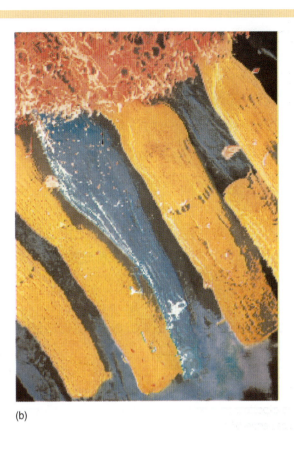

■ **Figura 10.36** **Bastonetes e cones.** (*a*) Diagrama mostrando a estrutura de um bastonete e de um cone. (*b*) Microfotografia eletrônica de varredura de bastonetes e cones. Observe que cada fotorreceptor contém um segmento interno e um segmento externo.

Cientistas descobriram recentemente a base genética da cegueira da **retinite pigmentar dominante**. As pessoas com essa doença herdam um gene da proteína opsina no qual uma alteração de base (substituição da adenosina por citosina) faz com que o aminoácido histidina seja substituído pela prolina num ponto específico da cadeia polipeptídica. Essa opsina anormal acarreta a degeneração dos fotorreceptores.

O retineno pode existir em duas configurações (formas) possíveis: uma conhecida como forma all-*trans* e outra como forma 11-*cis* (Figura 10.37). A forma all-*trans* é mais estável, mas somente a forma 11-*cis* se encontra ligada à opsina. Em resposta à **energia luminosa** absorvida, o 11-*cis*-retineno é convertido no isômero all-*trans*, causando a sua dissociação da opsina. Essa reação de dissociação em resposta à luz inicia alterações na permeabilidade iônica da membrana celular dos bastonetes e, por último, acarreta a produção de impulsos nervosos nas células ganglionares. Como conseqüência desses efeitos, os bastonetes provêem a visão em preto e branco sob condições de baixa luminosidade.

Adaptação à Escuridão

A reação de branqueamento que ocorre na luz resulta em uma redução da quantidade de rodopsina nos bastões e de pigmentos visuais nos cones. Por essa razão, quando uma pessoa adaptada à luz entra num aposento escuro, a sensibilidade à luz é baixa e a visão é ruim. Ocorre então um aumento gradual da sensibilidade dos fotorreceptores, conhecido como **adaptação à escuridão**, atingindo uma sensibilidade máxima em aproximadamente vinte minutos. A maior sensibilidade à baixa luminosidade deve-se em parte ao aumento da quantidade de pigmentos visuais produzidos no escuro. O aumento de pigmentos nos cones produz uma discreta adaptação à escuridão nos primeiros cinco minutos. O aumento de rodopsina nos bastonetes produz um aumento muito maior da sensibilidade à baixa luminosidade e, em parte, é responsável pela adaptação que ocorre após cerca de cinco minutos no escuro. Além do aumento da concentração de rodopsina, outras alterações mais sutis (e menos bem compreendidas) ocorrem nos bastonetes que, em última instância, acarretam um aumento de 100.000 vezes da sensibilidade luminosa adaptada à escuridão em comparação com os olhos adaptados à luz.

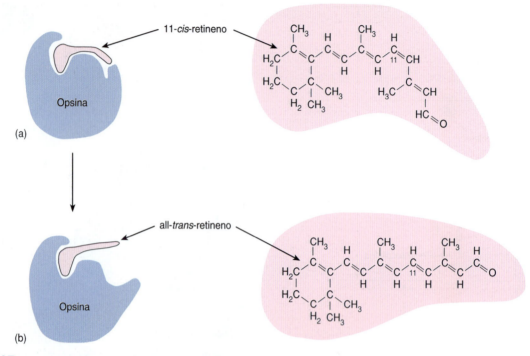

Figura 10.37 Fotodissociação da rodopsina. (a) O fotopigmento rodopsina consiste na proteína opsina combinada com o 11-*cis*-retineno. (b) Quando exposto à luz, o retineno é convertido numa forma diferente, denominada all-*trans*, e dissocia-se da opsina. Essa reação fotoquímica provoca alterações da permeabilidade iônica que, em última instância, acarretam a estimulação de células ganglionares da retina.

Atividade Elétrica das Células Retinianas

Os únicos neurônios da retina que produzem potenciais de ação do tipo tudo ou nada são as células ganglionares e as amácrinas. Os fotorreceptores, as células bipolares e as células horizontais produzem apenas despolarização ou hiperpolarização graduada, análogas aos PEPSs e PIPSs.

A transdução da energia luminosa em impulsos nervosos segue uma seqüência de causa e efeito inversa à da via comum na qual os estímulos sensoriais são detectados. Isso porque, na escuridão, os fotorreceptores liberam um neurotransmissor inibidor que hiperpolariza os neurônios bipolares. Estes neurônios, assim inibidos, não liberam o neurotransmissor excitatório para as células ganglionares. A luz *inibe* a liberação de neurotransmissor inibidor dos fotorreceptores e, através desse meio, *estimula* as células bipolares e, conseqüentemente, as células ganglionares que transmitem potenciais de ação ao encéfalo.

Um bastonete, ou um cone, contém muitos canais de Na^+ na membrana celular de seu segmento externo (ver a Figura 10.36) e, na escuridão, muitos desses canais são abertos. Como conseqüência, o Na^+ difunde-se continuamente para o interior do segmento externo e, através do estreito pedúnculo, para o segmento interno. Esse pequeno fluxo de Na^+ que ocorre na ausência de estimulação luminosa denomina-se **corrente escura** e faz com que a membrana de um receptor seja um pouco despolarizada no escuro. Os canais de Na^+ do segmento externo se fecham rapidamente em resposta à luz, reduzindo a corrente escura e provocando a hiperpolarização dos fotorreceptores.

Descobriu-se que o GMP cíclico (GMPc) é necessário para manter os canais de Na^+ abertos e que esses canais fecharão se o GMPc for convertido em GMP. A luz provoca essa conversão e o conseqüente fechamento dos canais de Na^+. Quando um fotopigmento absorve luz, o 11-*cis*-retineno se converte em seu isômero, o all-*trans*-retineno (Figura 10.37) e dissocia-se da opsina, provocando uma alteração da forma desta. Cada opsina está associada a mais de uma centena de *proteínas-G* reguladoras (ver o Capítulo 7) denominadas **transducinas**, e a alteração da opsina induzida pela luz provoca a dissociação das subunidades alfa das proteínas-G. A seguir, essas subunidades das proteínas-G se ligam a centenas de moléculas da enzima *fosfodiesterase* e as ativam. Essa enzima converte o GMPc em GMP, fechando os canais de Na^+ numa taxa de aproximadamente 1.000 por segundo e inibindo a corrente escura. A absorção de um único fóton de luz pode bloquear a entrada de mais de um milhão de Na^+ e, por isso, provocar a hiperpolarização dos fotorreceptores e a liberação de menor quantidade de neurotransmissor inibidor. Liberadas da inibição, as células bipolares ativam células ganglionares e estas transmitem potenciais de ação para o encéfalo, de modo que a luz possa ser percebida.

Cones e Visão Colorida

Os cones são menos sensíveis à luz que os bastonetes, mas eles provêem a visão colorida e maior acuidade visual, como será descrito na próxima seção. Por essa razão, durante o dia, a alta intensidade luminosa branqueia os bastonetes, e os cones provêem a visão colorida com alta acuidade. Os seres humanos e outros primatas possuem uma **visão colorida tricromática** (são *tricromatas*). Isso significa que a nossa percepção de um grande número de cores se produz pela estimulação de apenas três tipos de cones. Esse fato é explorado pelos monitores de televisão e de computadores, que apresentam apenas *pixels* vermelhos, verdes e azuis. Curiosamente, outros mamíferos capazes de ver cores utilizam apenas dois tipos de cones (eles são *dicromatas*).

Os três diferentes cones responsáveis pela visão colorida do ser humano são designados como *azuis*, *verdes* ou *vermelhos* de acordo com a região do espectro visível em que cada pigmento do cone absorve melhor a luz (Figura 10.38). Essa é a *absorção máxima* do cone e corresponde a comprimentos de onda de 420 nanômetros (nm) para os cones azuis (também denominados cones de comprimentos de onda curtos ou *cones S* [*s* de *short* = curto]), de 530 nm para os cones verdes (também denominados cones de comprimentos de onda médios ou *cones M*) e de 562 nm para os cones vermelhos (também denominados cones de comprimentos de onda longos ou *cones L*). O gene do cone S está localizado no cromossomo 7, enquanto os genes dos cones M e L estão localizados no braço longo do cromossomo X.

Cada tipo de cone contém retineno, como na rodopsina, mas o retineno dos cones está associado com proteínas denominadas **fotopsinas**, que são diferentes da opsina dos bastões. As três diferentes proteínas fotopsinas (codificadas por três genes diferentes) conferem a cada tipo de cone a sua absorção máxima única.

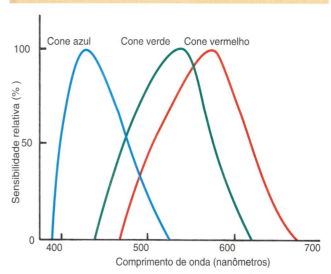

Figura 10.38 Os três tipos de cones. Cada tipo contém retineno, mas a proteína com a qual o retineno está combinado é diferente em cada caso. Portanto, cada pigmento diferente absorve o máximo de luz num diferente comprimento de onda. A visão colorida é produzida pela atividade desses cones azuis, cones verdes e cones vermelhos.

Suponha que uma pessoa tenha se adaptado à escuridão numa sala de revelação fotográfica durante um período de vinte minutos ou mais, mas necessita de luz para examinar algumas fotos. Como os bastonetes não absorvem a luz vermelha, mas os cones vermelhos o fazem, uma luz vermelha numa sala de revelação fotográfica permite a visão (por causa dos cones vermelhos) mas não causa o branqueamento dos bastonetes. Por essa razão, quando a luz se apaga, os bastonetes ainda permanecem adaptados à escuridão e a pessoa será capaz de ver.

Acuidade e Sensibilidade Visual

Ao ler ou ver objetos à luz do dia, cada olho se orienta de modo que a imagem incida numa minúscula área da retina denominada **fóvea central**. A fóvea (*fóvea* = depressão) é uma depressão do tamanho de uma cabeça de alfinete localizada numa área amarela da retina denominada *mácula lútea*. A depressão se forma em conseqüência do deslocamento de camadas neurais em torno da periferia. Conseqüentemente, a luz incide diretamente sobre os fotorreceptores do centro (Figura 10.39). Como já foi descrito, a luz que incide sobre outras áreas, em contrapartida, deve passar através de várias camadas de neurônios.

Existem aproximadamente 120 milhões de bastões e 6 milhões de cones em cada retina, mas somente cerca de 1,2 milhão de fibras nervosas entram no nervo óptico de cada olho. Isso confere uma relação global de convergência dos fotorreceptores para as células ganglionares de aproximadamente 105 para 1. Contudo, essa proporção é enganadora, pois o grau de convergência é muito menor para os cones do que para os bastonetes. Na fóvea, a relação é de 1 para 1.

CLÍNICA

A **cegueira de cores** é causada por uma ausência congênita de um ou mais tipos de cones, geralmente ausência de cones L (vermelhos) ou M (verdes). Como essas pessoas possuem apenas dois tipos de cones funcionantes, elas são dicromatas. A ausência de cones M funcionantes, uma condição denominada *deuteranopia*, é a forma mais comum de cegueira de cores. A ausência de cones L (*protanopia*) é menos comum e a ausência de cones S (*tritanopia*) é a mais rara. As pessoas que possuem apenas um cone na região de comprimento de onda médio a longo (M ou L) têm dificuldade para distinguir as cores vermelhas das verdes. Como os pigmentos (fotopsinas) dos cones M e L são codificados no cromossomo X e como os homens possuem apenas um cromossomo X (e, por essa razão, não podem ser portadores do traço num estado recessivo – ver o Capítulo 20), essa cegueira de cores para o vermelho e o verde é muito mais comum nos homens (com incidência de 8%) do que nas mulheres (0,5%).

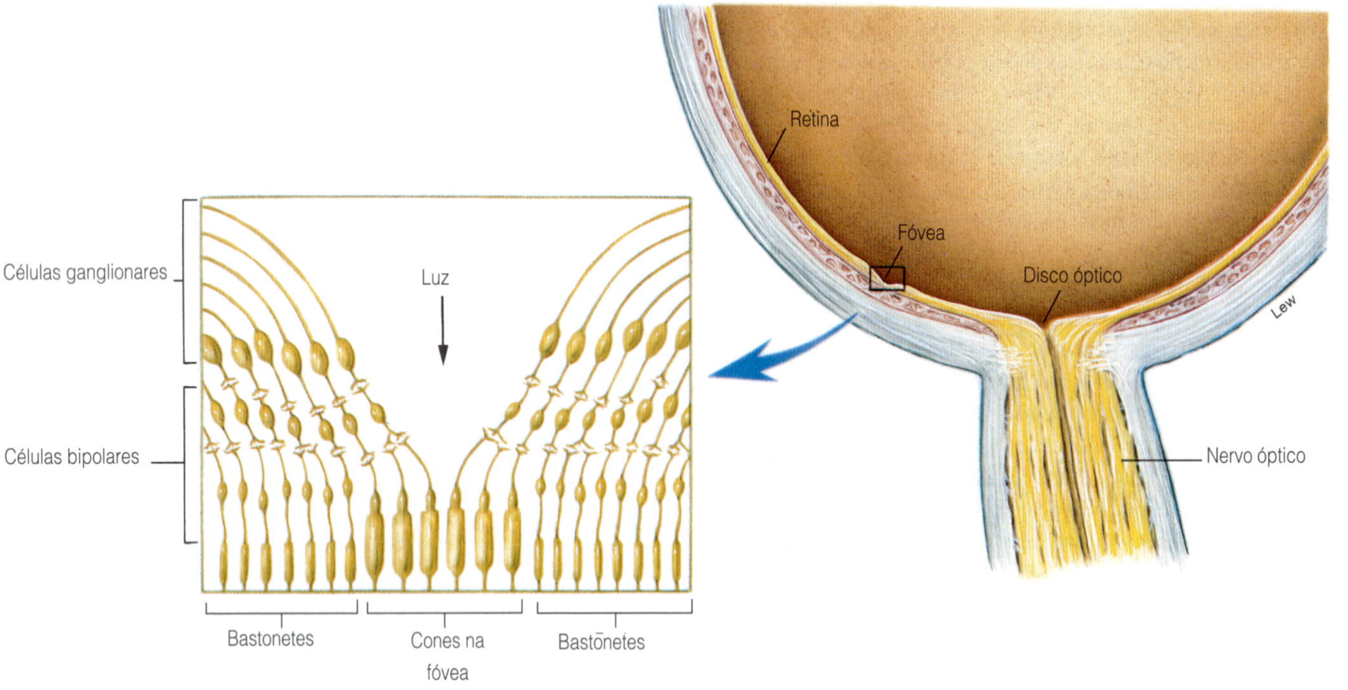

Figura 10.39 A fóvea central. Quando os olhos "rastreiam" um objeto, a imagem é projetada sobre a fóvea central da retina. A fóvea é literalmente uma "depressão" formada pela separação das camadas neurais. Nessa região, a luz incide diretamente sobre os fotorreceptores (cones).

Os fotorreceptores estão distribuídos de tal modo que a fóvea contém apenas cones, enquanto as regiões mais periféricas da retina contêm uma mistura de bastonetes e cones. Aproximadamente 4.000 cones da fóvea provêem estímulo para cerca de 4.000 células ganglionares. Como conseqüência, cada célula ganglionar dessa região possui uma linha privativa para o campo visual. Cada célula ganglionar da fóvea recebe estímulo de uma área da retina que corresponde ao diâmetro de um cone (aproximadamente 2 μm). Contudo, perifericamente à fóvea, muitos bastonetes formam sinapses com uma única célula bipolar e muitas células bipolares formam sinapses com uma única célula ganglionar. Uma única célula ganglionar localizada fora da fóvea pode receber estímulo de grande quantidade de bastonetes, correspondendo a uma área de aproximadamente 1 mm^2 sobre a retina (Figura 10.40).

Como cada cone da fóvea possui uma linha privativa até uma célula ganglionar e como cada célula ganglionar recebe estímulo de apenas uma minúscula região da retina, a acuidade visual é máxima e a sensibilidade à baixa luminosidade é mínima quando a luz incide sobre a fóvea. Na luz tênue, somente os bastonetes são ativados, e a visão é melhor fora dos cantos dos olhos quando a imagem incide longe da fóvea. Sob essas condições, a convergência de uma grande quantidade de bastonetes sobre uma única célula bipolar e a convergência de uma grande quantidade de células bipolares sobre uma única célula ganglionar aumentam a sensibilidade à luz tênue às custas da acuidade visual. A visão noturna é por essa razão menos distinta que a visão diurna.

A diferença da sensibilidade visual entre cones da fóvea central e bastonetes da periferia da retina pode ser facilmente demonstrada utilizando-se uma técnica denominada *visão impedida*. Se você sair numa noite clara e olhar fixamente para uma estrela com uma luminosidade muito tênue, ela desaparecerá. Isso se deve ao fato de a luz que incide sobre a fóvea não ser suficientemente intensa para ativar os cones. Se você olhar então discretamente para o lado, a estrela reaparecerá porque a luz incide longe da fóvea, sobre os bastonetes.

Vias Neurais da Retina

Em conseqüência da refração da luz pela córnea e pela lente, a metade direita do campo visual se projeta para a metade esquerda da retina de ambos os olhos (a metade temporal da retina esquerda e a metade nasal da retina direita). A metade esquerda do campo visual se projeta para a metade direita da retina de ambos os olhos. Conseqüentemente, a metade temporal da retina esquerda e a metade nasal da retina direita vêem a mesma imagem. Axônios das células ganglionares da metade esquerda (temporal) da retina esquerda passam para o **núcleo geniculado lateral** esquerdo do tálamo. Axônios das células ganglionares da metade nasal da retina direita que cruzam (decussam) no *quiasma óptico* em forma de "X" também formam sinapses no corpo geniculado lateral esquerdo. Por essa razão, o núcleo geniculado lateral esquerdo recebe estímulo de ambos os olhos que se relacionam com a metade direita do campo visual (Figura 10.41).

De modo similar, o núcleo geniculado lateral direito recebe estímulo de ambos os olhos relacionado à metade esquerda do campo visual. Por sua vez, neurônios dos dois núcleos geniculados laterais do tálamo projetam-se para o **córtex estriado** do lobo occipital do

Fisiologia dos Órgãos dos Sentidos

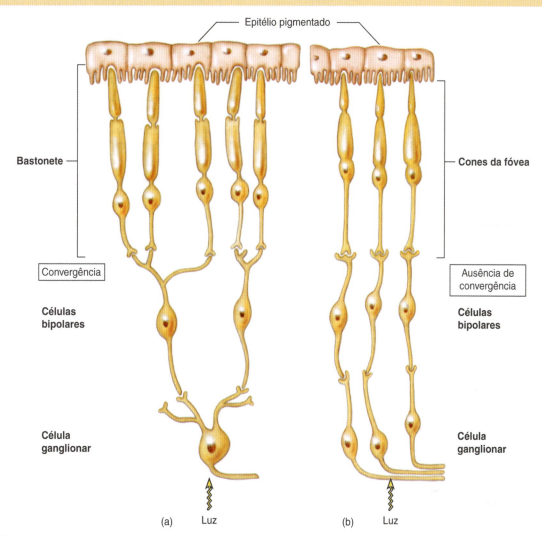

■ **Figura 10.40** **Convergência na retina e sensibilidade à luz.** Como as células bipolares recebem estímulo da convergência de muitos bastonetes (*a*) e como uma quantidade dessas células bipolares converge para uma única célula ganglionar, os bastonetes maximizam a sensibilidade à baixa luminosidade às custas da acuidade visual. Em contraste, a relação de 1:1:1 entre cones, células bipolares e células ganglionares da fóvea (*b*) provê uma alta acuidade visual, mas a sensibilidade à luz diminui.

córtex cerebral (Figura 10.41). Essa área também é denominada área 17, em referência ao sistema de numeração desenvolvido por K. Brodmann em 1906. Neurônios da área 17 formam sinapses com neurônios das áreas 18 e 19 do lobo occipital (Figura 10.42).

Aproximadamente 70% a 80% dos axônios da retina passam para os núcleos geniculados laterais e para o córtex estriado. O **sistema genículo-estriado** está envolvido na percepção do campo visual. Dito de outra maneira, o sistema genículo-estriado é necessário para se responder à questão: "O que é?". Entretanto, aproximadamente 20% a 30% das fibras da retina seguem uma via diferente para o *colículo superior* do mesencéfalo (também chamado *teto óptico*). Axônios do colículo superior ativam vias motoras que acarretam movimentos oculares e corporais. Em outras palavras, o **sistema tectal** é necessário para se responder à questão: "Onde está?".

Colículo Superior e Movimentos Oculares

Vias neurais do colículo superior para neurônios motores da medula espinal ajudam a mediar a resposta de susto à visão de um intruso inesperado. Outras fibras nervosas do colículo superior estimulam os *músculos extrínsecos do olho* (Tabela 10.5), que são os músculos estriados que movem os olhos.

O colículo superior coordena dois tipos de movimentos oculares. Os **movimentos suaves de perseguição** localizam objetos em movimento e mantêm a imagem focada sobre a fóvea central. Os são responsáveis pela capacidade dos olhos de saltar de uma palavra a outra enquanto você lê, de modo que a imagem de cada palavra sucessiva é focalizada sobre a fóvea.

O sistema tectal também está envolvido no controle dos músculos intrínsecos do olho – a íris e os músculos do corpo ciliar. A incidência de luz sobre um olho estimula o *reflexo pupilar*, no qual ambas as pupilas se contraem. Isso é causado pela ativação de neurônios parassimpáticos do colículo superior. Por sua vez, axônios pós-ganglionares dos gânglios ciliares localizados atrás dos olhos estimulam fibras constritoras da íris. A contração do corpo ciliar durante a acomodação também envolve a estimulação parassimpática pelo colículo superior.

Teste Seu Conhecimento Antes de Prosseguir

1. Descreva as diferentes camadas da retina e trace a via da luz e da atividade nervosa através dessas camadas.
2. Descreva a reação fotoquímica dos bastonetes e explique como ocorre a adaptação à escuridão.
3. Descreva o estado elétrico dos fotorreceptores na escuridão. Explique como a luz afeta a atividade elétrica das células retinianas.
4. Explique o que significa a teoria tricromática da visão colorida.
5. Compare a arquitetura da fóvea central com regiões mais periféricas da retina. Como essa arquitetura está relacionada com a acuidade e a sensibilidade visual?
6. Descreva como diferentes partes do campo visual se projetam sobre a retina de ambos os olhos. Trace as vias neurais dessa informação no sistema géniculo-estriado.
7. Descreva as vias neurais envolvidas no sistema tectal. Quais são as funções dessas vias?

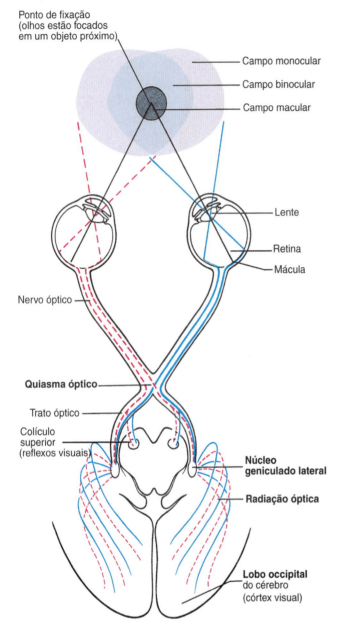

■ **Figura 10.41** A via neural para a visão. A via neural, que vai da retina ao corpo geniculado lateral e depois ao córtex visual, é necessária para a percepção visual. Como resultado do cruzamento das fibras ópticas, o córtex visual de cada hemisfério cerebral recebe estimulação do campo visual oposto (contralateral).

movimentos oculares sacádicos são movimentos espasmódicos, rápidos (durando 20 a 50 ms), de ambos os olhos, que ocorrem apesar de os olhos parecerem imóveis. Esses movimentos sacádicos movem continuamente a imagem para diferentes fotorreceptores. Quando eles param, a imagem deve desaparecer à medida que os fotorreceptores são branqueados. Os movimentos oculares sacádicos também

Processamento Neural da Informação Visual

A atividade elétrica nas células ganglionares da retina e nos neurônios do núcleo geniculado lateral e do córtex cerebral é desencadeada em resposta à luz que incide sobre a retina. A maneira como cada tipo de neurônio responde à luz num determinado ponto da retina provê informações sobre como o encéfalo interpreta a informação visual.

A luz projetada sobre a retina afeta diretamente a atividade dos fotorreceptores e indiretamente a atividade neural das células bipolares e ganglionares. A parte do campo visual que afeta a atividade de uma determinada célula ganglionar pode ser considerada seu **campo receptivo**. Como já foi mencionado, cada cone da fóvea possui uma linha

Fisiologia dos Órgãos dos Sentidos

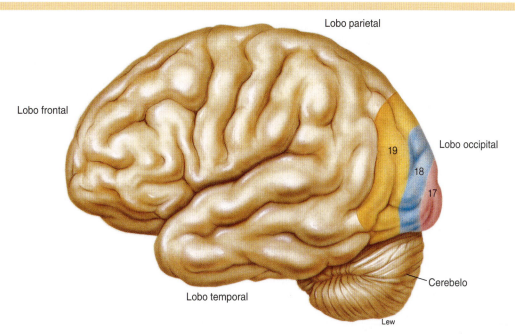

Figura 10.42 O córtex estriado (área 17) e as áreas de associação visual (18 e 19). A comunicação neural entre o córtex estriado, as áreas de associação visual e outras regiões cerebrais é necessária para a percepção visual normal.

Tabela 10.5 Músculos do Olho

Músculos Extrínsecos (Estriados)	Inervação	Ação	Músculos Intrínsecos (Lisos)	Inervação	Ação
Reto superior	Nervo oculomotor (III)	Rotação dos olhos para cima e em direção à linha média	Músculos ciliares	Fibras parassimpáticas do nervo oculomotor (III)	Provoca o relaxamento da zônula ciliar
Reto inferior	Nervo oculomotor (III)	Rotação dos olhos para baixo e em direção à linha média	Íris, músculos circulares	Nervo oculomotor (III)	Provoca constrição pupilar
Reto medial	Nervo oculomotor (III)	Rotação dos olhos em direção à linha média			
Reto lateral	Nervo abducente (VI)	Rotação dos olhos para longe da linha média	Íris, músculos radiais	Fibras simpáticas	Provoca dilatação pupilar
Oblíquo superior	Nervo troclear (IV)	Rotação dos olhos para baixo e para longe da linha média			
Oblíquo inferior	Nervo oculomotor (III)	Rotação dos olhos para cima e para longe da linha média			

privativa para uma célula ganglionar e, conseqüentemente, os campos receptivos dessas células ganglionares são iguais à largura de um cone (aproximadamente 2 μm). Em contrapartida, as células ganglionares de partes mais periféricas da retina recebem estímulo de centenas de fotorreceptores e, por essa razão, são influenciadas por uma área maior da retina (com um diâmetro de aproximadamente 1 mm).

Campos Receptivos da Célula Ganglionar

Estudos da atividade elétrica em células ganglionares produziram alguns resultados interessantes. No escuro, cada célula ganglionar descarrega espontaneamente em uma velocidade lenta. Quando as luzes da sala são acesas, a taxa de disparo de muitas (não todas) células ganglionares aumenta discretamente. No entanto, com algumas células ganglionares, se um pequeno foco de luz for direcionado ao centro de seus campos receptivos, ocorre um grande aumento da taxa de disparo. Surpreendentemente, um pequeno foco de luz pode ser um estímulo mais eficaz que áreas maiores de luz!

Quando o foco de luz é movido apenas uma pequena distância para longe do centro do campo receptivo, a célula ganglionar responde de maneira oposta. A célula ganglionar que foi estimulada pela luz no centro de seu campo receptivo é inibida pela luz na periferia de seu campo. As respostas produzidas pela luz no centro e pela luz nos arredores do campo visual são *antagônicas*. Aquelas células ganglionares que são estimuladas pela luz no centro de seus campos visuais são consideradas como possuidoras de **campos no centro**; aquelas que são inibidas pela luz no centro e estimuladas pela luz nos arredores possuem **campos fora do centro**.

A razão pela qual a iluminação ampla da retina ter um efeito mais fraco do que uma iluminação puntiforme agora está clara; a iluminação difusa envia ordens conflitantes *on* e *off* à célula ganglionar. Por causa do antagonismo entre o centro e os arredores dos campos receptivos da célula ganglionar, a atividade de cada célula ganglionar é o resultado da *diferença da intensidade luminosa* entre o centro e os arredores de seu campo visual; isso é uma forma de inibição lateral que ajuda a acentuar o contorno de imagens e a melhorar a acuidade visual.

Núcleos Geniculados Laterais

Cada um dos dois núcleos geniculados laterais recebe estímulo de células ganglionares de ambos os olhos. O geniculado lateral direito recebe estímulo da metade direita de cada retina (correspondendo à metade esquerda do campo visual); o geniculado lateral esquerdo recebe estímulo da metade esquerda de cada retina (correspondendo à metade direita do campo visual). Entretanto, cada neurônio no geniculado lateral é ativado pelo estímulo de apenas um olho. Neurônios que são ativados por células ganglionares do olho esquerdo e aqueles que são ativados por células ganglionares do olho direito estão localizados em camadas separadas no interior do geniculado lateral (Figura 10.43).

O campo receptivo de cada célula ganglionar, como foi descrito previamente, é a parte da retina que "vê" através de seu estímulo fotorreceptor. Similarmente, o campo receptivo de neurônios do geniculado lateral é a parte da retina que "vê" através do estímulo de sua célula ganglionar. Experimentos nos quais os campos receptivos do geniculado lateral são mapeados com um foco de luz revelam que eles são circulares, com um centro e arredores antagonistas, muito semelhantes aos campos receptivos da célula ganglionar.

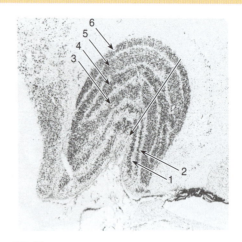

Figura 10.43 Microfotografia eletrônica do núcleo geniculado lateral. Cada núcleo geniculado lateral é composto por seis camadas (numerada de 1 a 6 nesta figura). Cada uma dessas camadas recebe estímulo de apenas um olho, com alternância entre o olho direito e o esquerdo. Por exemplo, a seta longa através dessas seis camadas do núcleo geniculado lateral esquerdo encontra projeções correspondentes de uma parte do campo visual direito nos olhos direito e esquerdo, alternadamente, à medida que ele passa das camadas mais externas para as mais internas.

Córtex Cerebral

Projeções de fibras nervosas dos núcleos geniculados laterais para a área 17 do lobo occipital formam a radiação óptica (ver Fig. 10.41). Como essas projeções de fibras conferem à área 17 um aspecto estriado, essa área é também conhecida como *córtex estriado*. Como foi mencionado anteriormente, neurônios da área 17 projetam-se para as áreas 18 e 19 do lobo occipital. Neurônios corticais das áreas 17, 18 e 19 são, portanto, estimulados indiretamente pela luz sobre a retina. Com base em seus requerimentos de estímulo, esses neurônios corticais são classificados como *simples*, *complexos* e *hipercomplexos*.

Neurônios Corticais Simples

Os campos receptivos de **neurônios simples** são retangulares e não circulares. Isso se deve ao fato de eles receberem estímulo de neurônios do geniculado lateral cujos campos receptivos estão alinhados de um modo particular (como ilustrado na Figura 10.44). Neurônios corticais simples são mais estimulados por uma fenda ou faixa de luz localizada em uma parte precisa do campo visual (de qualquer olho) em uma orientação precisa (Figura 10.45).

Fisiologia dos Órgãos dos Sentidos

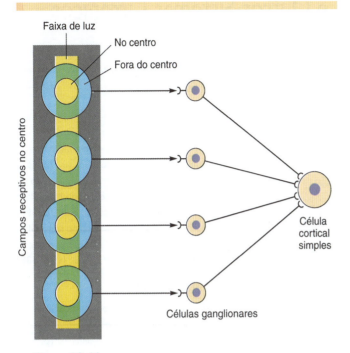

Figura 10.44 Condições de estímulo de neurônios corticais simples. Neurônios corticais denominados células simples possuem campos receptivos retangulares que são mais bem estimulados por fendas de luz com determinadas orientações. Isto pode ser devido ao fato dessas células simples receberem estímulo de células ganglionares que possuem campos receptivos circulares ao longo de uma determinada linha.

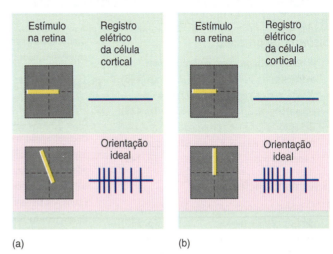

Figura 10.45 Efeito da orientação da luz sobre células corticais simples. Células simples são mais bem estimuladas por uma fenda ou feixe de luz ao longo de uma determinada orientação em uma região do campo receptivo. O comportamento de duas células corticais diferentes é ilustrado em (a) e (b).
Dados de Gunther Stent, "Cellular Communication" in *Scientific American*, 1972.

A informação puntiforme do gânglio e de células do geniculado lateral é, assim, transformada no lobo occipital em informação sobre bordas – sua posição, comprimento, orientação e movimento. Embora essa informação seja altamente abstrata, as áreas de associação visual do lobo occipital provavelmente representam apenas um estágio inicial da integração da informação visual. Outras áreas do cérebro recebem estímulo das áreas de associação visual e conferem significado à percepção visual.

O córtex estriado (área 17) contém neurônios simples, complexos e hipercomplexos. As outras áreas de associação visual, denominadas áreas 18 e 19, contêm apenas células complexas e hipercomplexas. Neurônios complexos recebem estímulo de células simples e neurônios hipercomplexos recebem estímulo de células complexas.

Neurônios Corticais Complexos e Hipercomplexos

Neurônios complexos respondem melhor a linhas retas com uma orientação específica que se movem em uma determinada direção ao longo do campo receptivo. Ao contrário dos neurônios simples, os neurônios complexos não exigem que o estímulo tenha uma determinada posição no campo receptivo. Já os **neurônios hipercomplexos** exigem que o estímulo possua um determinado comprimento ou uma determinada curva ou ângulo.

Teste Seu Conhecimento Antes de Prosseguir

1. Descreva a maneira com que células ganglionares geralmente respondem à luz sobre a retina. Por que um pequeno foco de luz pode ser um estímulo mais eficaz que a iluminação geral da retina?
2. Como o arranjo dos campos receptivos de células ganglionares aumentam a acuidade visual?
3. Descreva as condições de estímulo de neurônios corticais simples, complexos e hipercomplexos.

INTERAÇÕES

Ligações Entre o Sistema Sensorial e Outros Sistemas Orgânicos

Sistema Tegumentar
- A pele ajuda a proteger o corpo contra patógenos ....(p. 448)
- A pele ajuda a regular a temperatura corporal ....(p. 429)
- Receptores cutâneos proporcionam a sensibilidade ao toque, à pressão, à dor, ao calor e ao frio ....(p. 242)

Sistema Esquelético
- O crânio proporciona proteção e suporte para os olhos e ouvidos ....(p. 253)
- Proprioceptores fornecem informações sensitivos sobre movimentos articulares e a tensão de tendões ....(p. 240)

Sistema Muscular
- Informações sensoriais do coração ajudam a regular o batimento cardíaco ....(p. 434)
- Informações sensoriais de determinadas artérias ajudam a regular a pressão arterial ....(p. 432)
- Fusos musculares dos músculos esqueléticos monitorizam o comprimento do músculo ....(p. 348)

Sistema Nervoso
- Neurônios aferentes produzem a transdução graduada de potenciais do receptor em potenciais de ação ....(p. 241)
- Neurônios aferentes conduzem potenciais de ação de receptores sensoriais no SNC para processamento ....(p. 244)

Sistema Endócrino
- A estimulação de receptores de estiramento no coração provoca a secreção do hormônio natriurético atrial ....(p. 434)
- A estimulação de receptores do trato gastrintestinal provoca secreção de determinados hormônios ....(p. 588)
- A estimulação de terminações sensoriais da mama pela ação de sucção de um lactente desencadeia a secreção de hormônios envolvidos na lactação ....(p. 680)

Sistema Circulatório
- O sangue libera oxigênio e nutrientes para órgãos sensoriais e remove produtos da decomposição metabólica ....(p. 366)
- Estímulos sensoriais do coração fornecem informações para a regulação neural do batimento cardíaco ....(p. 434)
- Estímulos aferentes de determinados vasos sanguíneos fornecem informações para a regulação neural do fluxo sanguíneo e da pressão arterial ....(p. 432)

Sistema Imunológico
- O sistema imunológico protege contra infecções de órgãos sensoriais .....(p. 448)
- Sensações de dor podem originar-se de linfonodos aumentados de volume, alertando-nos sobre a possibilidade de uma infecção ....(p. 452)
- A presença de determinadas substâncias químicas no cérebro desencadeia a febre, a qual pode ajudar a combater infecções ..... (p. 450)

Sistema Respiratório
- Os pulmões fornecem oxigênio para o sangue e são responsáveis pela eliminação de dióxido de carbono ....(p. 482)
- Quimiorreceptores localizados na aorta, artérias carótidas e bulbo fornecem informações aferentes para a regulação da respiração .....(p. 502)

Sistema Urinário
- Os rins regulam o volume, pH e equilíbrio eletrolítico do sangue e eliminam produtos da decomposição metabólica ......(p. 526)
- Receptores de estiramento localizados nos átrios do coração provocam a secreção do fator natriurético, o qual ajuda a regular os rins ....(p. 434)
- Receptores localizados nos vasos sanguíneos renais contribuem para a regulação do fluxo sanguíneo renal ....(p. 533)

Sistema Digestório
- O trato gastrintestinal fornece nutrientes para todos os órgãos do corpo, incluindo aqueles do sistema sensitivo ......(p. 563)
- Receptores de estiramento localizados no trato gastrintestinal participam do controle reflexo do sistema digestório .....(p. 590)
- Quimorreceptores localizados no trato GI contribuem para a regulação das atividades digestivas ....(p. 588)

Sistema Genital
- As gônadas produzem hormônios sexuais que influenciam as sensações envolvidas na resposta sexual masculina e feminina (p. 545)
- Receptores sensoriais fornecem informações para a ereção e o orgasmo, assim como para outros aspectos da resposta sexual .(p. 545)

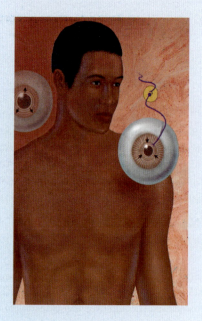

Resumo

Características dos Receptores Sensitivos 240

I. Receptores sensitivos podem ser categorizados com base em sua estrutura, a energia do estímulo que eles transduzem ou a natureza de sua resposta.
  A. Os receptores podem ser terminações dentríticas nervosas, neurônios especializados, ou células epiteliais especializadas associadas com terminações sensitivas nervosas.
  B. Receptores podem ser quimiorreceptores, fotorreceptores, termorreceptores, mecanorreceptores ou nociceptores.
   1. Os proprioceptores incluem receptores localizados nos músculos, tendões e articulações.
   2. Os sentidos da visão, audição, gosto, olfato e equilíbrio são agrupados como sentidos especiais.
  C. A duração dos disparos dos receptores varia em reposta a um estímulo constante.
   1. Receptores tônicos continuam a disparar enquanto o estímulo é mantido; eles monitorizam a presença e a intensidade de um estímulo.
   2. Receptores fásicos respondem a alterações do estímulo; eles não respondem a um estímulo sustentado e isto é parcialmente responsável pela adaptação sensitiva.

II. Segundo a lei das energias nervosas específicas, cada receptor sensitivo responde com o limiar mais baixo a apenas uma modalidade de sensação.
  A. Essa modalidade de estímulo é denominada estímulo adequado.
  B. A estimulação do nervo sensitivo de um receptor por qualquer meio é interpretada no cérebro como a modalidade adequada de estímulo daquele receptor.

III. Potenciais geradores são alterações graduadas (geralmente despolarizações) do potencial de membrana das terminações dendríticas de neurônios sensitivos.
  A. A magnitude da possível alteração do potencial gerador é diretamente proporcional à força do estímulo aplicado ao receptor.
  B. Após o potencial gerador atingir o valor limiar, aumentos na magnitude da despolarização acarretam um aumento da freqüência do potencial de ação do neurônio sensitivo.

Sensações Cutâneas 242

I. Informação somatestésica – de receptores cutâneos e proprioceptores – é transportada por neurônios de terceira ordem até o giro pós-central do cérebro.
  A. A propriocepção e a sensação de pressão ascendem no lado ipsilateral da medula espinal, em sinapses no bulbo e cruzam para o lado contralateral e, a seguir, ascendem no lemnisco medial até o tálamo. Por sua vez, neurônios do tálamo projetam-se para o giro pós-central.
  B. Neurônios sensitivos de outros receptores cutâneos formam sinapses e cruzam para o lado contralateral da medula espinal e ascendem nos tratos espinotalâmicos lateral e anterior até o tálamo. Em seguida, neurônios do tálamo projetam-se para o giro pós-central.

II. O campo receptivo de um neurônio sensitivo cutâneo é a área da pele que, quando estimulada, produz respostas no neurônio.
  A. Os campos receptivos são menores quando a pele possui uma maior densidade de receptores cutâneos.
  B. O teste do limiar do toque de dois pontos revela que as pontas dos dedos e a ponta da língua possuem uma maior densidade de receptores do toque e, por essa razão, possuem uma maior acuidade sensitiva que outras áreas do corpo.

III. A inibição lateral atua para acentuar uma sensação inibindo a atividade de neurônios sensitivos originários de áreas da pele em torno da área que é mais estimulada.

Gosto e Olfato 246

I. O gosto é mediado pelos cálculos gustatórios.
  A. Um determinado cálculo gustatório é mais sensível a uma das quatro modalidades de sabor: doce, azedo, amargo e salgado.
  B. Os cálculos gustatórios estão localizados em regiões características da língua de acordo com a modalidade à qual eles são mais sensíveis.
  C. Os sabores salgado e azedo são produzidos pelo movimento de íons sódio e hidrogênio, respectivamente, através de canais da membrana; os sabores doce e amargo são produzidos pela ligação de moléculas a receptores de proteínas que são acoplados a proteínas G.

II. Os receptores olfatórios são neurônios que formam sinapses no bulbo olfatório do encéfalo.
  A. Moléculas odoríferas ligam-se a proteínas receptoras da membrana. Podem haver até 1.000 diferentes proteínas receptoras responsáveis pela capacidade de detectar cerca de 10.000 odores diferentes.
  B. A ligação de uma molécula odorífera a seu receptor causa a dissociação de uma grande quantidade de subunidades de proteína G. O efeito é dessa forma amplificado, o que pode contribuir para a extrema sensibilidade do olfato.

Aparelho Vestibular e Equilíbrio 249

I. As estruturas para o equilíbrio e a audição estão localizadas na orelha interna, no interior do labirinto membranáceo.
  A. A estrutura envolvida no equilíbrio, conhecida como aparelho vestibular, é composta pelo otólito (utrículo e sáculo) e pelos ductos semicirculares.
  B. O utrículo e o sáculo fornecem informações sobre a aceleração linear, enquanto os ductos semicirculares fornecem informações sobre a aceleração angular.
  C. Os receptores sensoriais do equilíbrio são células ciliadas que possuem numerosos estereocílios e um cinocílio.
   1. Quando os estereocílios inclinam-se na direção do cinocílio, a membrana celular torna-se despolarizada.
   2. Quando os estereocílios inclinam-se na direção oposta, a membrana torna-se hiperpolarizada.

II. Os estereocílios das células ciliadas do utrículo e do sáculo projetam-se na endolinfa do labirinto membranáceo e fixam-se numa membrana otolítica gelatinosa.

A. Quando um indivíduo está em pé, os estereocílios do utrículo estão orientados verticalmente e os do sáculo estão orientados horizontalmente.
B. A aceleração linear produz uma força de cisalhamento entre os cílios da membrana otolítica e, conseqüentemente, curva os estereocílios e estimula eletricamente as terminações sensoriais.

III. Os três canais semicirculares estão orientados quase em ângulo reto entre si, como as faces de um cubo.
A. As células ciliadas estão fixadas numa membrana gelatinosa denominada cúpula, a qual projeta-se na endolinfa.
B. O movimento ao longo de um dos planos de um canal semicircular faz com que a endolinfa curve a cúpula e estimule as células ciliadas.
C. A estimulação das células ciliadas do aparelho vestibular ativa os neurônios sensoriais do nervo vestibulococlear (VIII), o qual projeta-se para o cerebelo e para os núcleos vestibulares do bulbo.
1. Por sua vez, os núcleos vestibulares enviam fibras para o centro oculomotor, o qual controla os movimentos oculares.
2. Girar o corpo e parar abruptamente pode causar movimentos oscilatórios dos olhos (nistagmo).

Os Ouvidos e a Audição 253

I. O ouvido externo canaliza ondas sonoras de uma determinada freqüência (medida em hertz) e intensidade (medida em decibéis) para a membrana timpânica, fazendo com que ela vibre.
II. Vibrações da membrana timpânica produzem movimento dos ossículos do orelha média (martelo, bigorna e estribo), o que por sua vez, produz vibrações da janela do vestíbulo.
III. Vibrações na janela do vestíbulo produzem uma onda de perilinfa na rampa do vestíbulo.
A. Essa onda pode passar em torno do helicotrema até a rampa do tímpano ou ela pode alcançar a rampa do tímpano passando através da rampa média (ducto coclear).
B. A ducto coclear está cheio de endolinfa.

1. A membrana do ducto coclear que faz face à rampa do vestíbulo é denominada membrana vestibular.
2. A membrana que faz face à rampa do tímpano é denominada lâmina basilar.

IV. A estrutura sensorial da cóclea é denominada órgão espiral ou órgão de Corti.
A. O órgão de Corti repousa sobre a lâmina basilar e contém células sensoriais ciliadas.
1. Os estereocílios das células ciliadas projetam-se para cima em uma membrana tectória saliente.
2. As células ciliadas são inervadas pelo nervo vestibulococlear (VIII).
B. Sons de alta freqüência produzem o deslocamento máximo da lâmina basilar próximo de sua base, perto do estribo; sons de freqüência mais baixa produzem o deslocamento máximo da lâmina basilar próximo de seu ápice, perto do helicotrema.
1. O deslocamento da lâmina basilar faz com que os cílios se inclinem contra a membrana tectória e estimulem a produção de impulsos nervosos.
2. Portanto, a discriminação do som depende da região da lâmina basilar que vibra ao máximo em resposta a sons de diferentes freqüências.
3. A discriminação do som é aumentada pela inibição lateral.

Os Olhos e a Visão 260

I. A luz entra na córnea dos olhos, passa através da pupila (a abertura da íris) e, a seguir, através da lente. A partir desse ponto, ela é projetada para a retina, localizada na porção posterior do olho.
A. Raios luminosos são curvados, ou refratados, pela córnea e a lente.
B. Por causa da refração, a imagem sobre a retina fica de cabeça para baixo e da direita para a esquerda.
C. A metade direita do campo visual é projetada para a metade esquerda da retina em cada olho e vice-versa.

II. Acomodação é a capacidade de manter um foco sobre a retina quando a distância entre o objeto e os olhos é alterada.
A. A acomodação é obtida por alterações da forma e do poder refrativo da lente.
B. Quando os músculos do corpo ciliar estão relaxados, a zônula ciliar está tensa e a lente é tracionada para a sua forma menos convexa.
1. Isto confere à lente um baixo poder refrativo para a visão à distância.
2. Quando um objeto é aproximado para uma distância inferior a 6 metros dos olhos, o corpo ciliar se contrai, a zônula ciliar torna-se menos tensa e a lente torna-se mais convexa e mais potente.

III. Acuidade visual refere-se à nitidez da imagem. Ela depende em parte da capacidade da lente de trazer a imagem a um foco sobre a retina.
A. O bulbo do olho de indivíduos com miopia é muito longo, de modo que a imagem é trazida a um foco em frente à retina; isto é corrigido por uma lente côncava.
B. O bulbo do olho de indivíduos com hipermetropia é muito curto, de modo que a imagem é trazida até um foco atrás da retina; isto é corrigido por uma lente convexa.
C. Astigmatismo é a condição na qual a assimetria da córnea e/ou da lente provoca uma refração desigual da luz em torno de 360 graus de um círculo, produzindo uma imagem que não é mais nitidamente focada sobre a retina.

Retina 268

I. A retina contém cones e bastonetes — neurônios fotorreceptores que formam sinapses com células bipolares.
A. Quando a luz atinge os bastonetes, ela produz a fotodissociação da rodopsina em retineno e opsina.
1. Essa reação de branqueamento ocorre maximamente com um comprimento de onda luminosa de 500 nm.
2. A fotodissociação é causada pela conversão da forma 11-cis do retineno na forma all-trans que não consegue se ligar à opsina.
B. No escuro, mais rodopsina pode ser produzida e o aumento de rodopsina nos bastonetes torna os

olhos mais sensíveis à luz. O aumento da concentração de rodopsina nos bastonetes é parcialmente responsável pela adptação ao escuro.
   C. Os bastonetes provêem a visão em preto e branco em condições de baixa luminosidade. Em intensidades luminosas maiores, os bastonetes embranquecem e os cones provêem a visão colorida.
II. No escuro, um movimento de íons Na^+ para o interior dos bastonetes produz o que é conhecido como "corrente escura".
   A. Quando a luz causa a dissociação da rodopsina, os canais de Na^+ tornam-se bloqueados e os bastonetes tornam-se hiperpolarizados em comparação com seu potencial de membrana no escuro.
   B. Quando os bastonetes estão hiperpolarizados, eles liberam menos neurotransmissores em suas sinapses com células bipolares.
   C. Neurotransmissores dos bastões causam despolarização de células bipolares em alguns casos e hiperpolarização de células bipolares em outros. Por essa razão, quando os bastonetes estão na luz e liberam menos neurotransmissores, esses efeitos são invertidos.
III. De acordo com a teoria tricromática da visão colorida, existem três sistemas de cones, cada um respondendo a uma das três cores: vermelho, azul e verde.
   A. Cada tipo de cone contém retineno fixado a um diferente tipo de proteína.
   B. Os nomes dos cones indicam a região do espectro na qual os cones absorvem a luz ao máximo.
IV. A fóvea central contém apenas cones; partes mais periféricas da retina contêm cones e bastões.
   A. Cada cone da fóvea forma sinapse com uma célula bipolar, a qual, por sua vez, forma sinapse com uma célula ganglionar.
      1. Portanto, a célula ganglionar que recebe estímulo da fóvea possui um campo visual limitado àquela parte da retina que ativou seu cone.
      2. Como conseqüência dessa relação 1:1 entre cones e células bipolares, a acuidade visual é alta na fóvea, mas a sensibilidade a níveis luminosos baixos é menor que em outras regiões da retina.
   B. Em regiões da retina onde os bastonetes predominam, uma grande quantidade de bastonetes provê estímulo a cada célula ganglionar (há uma grande convergência). Como conseqüência, a acuidade visual diminui, mas a sensibilidade a níveis luminosos baixos melhora.
V. A metade direita do campo visual é projetada para a metade esquerda da retina de cada olho.
   A. A metade esquerda da retina esquerda envia fibras para o núcleo geniculado lateral esquerdo do metatálamo.
   B. A metade esquerda da retina direita também envia fibras para o núcleo geniculado lateral esquerdo. Isto ocorre porque essas fibras sofrem decussação no quiasma óptico.
   C. Portanto, o núcleo geniculado lateral esquerdo recebe estímulo da metade esquerda da retina de ambos os olhos, correspondendo à metade direita do campo visual; o geniculado lateral direito recebe informação sobre a metade esquerda do campo visual.
      1. Neurônios dos núcleos geniculados laterais enviam fibras para o córtex estriado dos lobos occipitais.
      2. O sistema geniculoestriado está envolvido na provisão de significado às imagens que se formam sobre a retina.
   D. Em vez de formarem sinapses nos núcleos geniculados, algumas fibras das células ganglionares da retina formam sinapses no colículo superior do mesencéfalo, o qual controla os movimentos oculares.
      1. Como essa região do cérebro também é denominada teto óptico, essa via é chamada sistema tectal.
      2. O sistema tectal permite que os olhos se movam e sigam um objeto; ele também é responsável pelo reflexo pupilar e pelas alterações na forma da lente que são necessárias para a acomodação.

Processamento Neural da Informação 274

I. A área da retina que fornece o estímulo para uma célula ganglionar é denominada campo receptivo da célula ganglionar.
   A. O campo receptivo de uma célula ganglionar é grosseiramente circular, com um centro "on" ou "off" e uma "vizinhança" antagônica.
      1. Um foco de luz no centro de um campo receptivo "on" estimula a célula ganglionar, enquanto que um foco de luz em sua "vizinhança" inibe a célula ganglionar.
      2. O oposto é verdadeiro para células ganglionares com células receptivas "off".
      3. A iluminação ampla que estimula tanto o centro quanto a "vizinhança" de um campo receptivo afeta uma célula ganglionar num menor grau que um foco puntiforme de luz que ilumina apenas o centro ou a "vizinhança".
   B. O antagonismo entre o centro e a "vizinhança" do campo receptivo de células ganglionares produz inibição lateral, a qual acentua contornos e provê uma melhor acuidade visual.
II. Cada núcleo geniculado lateral recebe estímulo de ambos os olhos relacionado com a n.esma parte do campo visual.
   A. Os neurônios que recebem estímulo de cada olho estão dispostos em camadas no interior do geniculado lateral.
   B. Os campos receptivos de neurônios do geniculado lateral são circulares, com um centro e uma "vizinhança" antagônicos — muito semelhante ao campo receptivo de células ganglionares.
III. Neurônios corticais envolvidos na visão podem ser simples, complexos ou hipercomplexos.
   A. Neurônios simples recebem estímulo de neurônios do geniculado lateral; neurônios complexos recebem estímulo de células simples; e neurônios hipercomplexos recebem estímulo de células complexas.
   B. Neurônios simples são mais bem estimulados por uma fenda ou barra de luz localizada numa parte precisa do campo visual e que possui uma orientação precisa.
   C. Células complexas respondem melhor a uma linha reta que possui uma determinada orientação e que se move numa determinada direção. A posição da linha no campo visual não é importante.
   D. Células hipercomplexas respondem melhor a linhas que possuem um determinado comprimento, uma determinada curvatura ou um determinado ângulo.

Atividades de Revisão
Teste Seu Conhecimento de Termos e Fatos

Combine o órgão vestibular à esquerda com seu componente correto à direita.

1. utrículo e sáculo
2. canais semicirculares
3. cóclea

   a. cúpula
   b. corpo ciliar
   c. lâmina basilar
   d. membrana otolítica

4. A dissociação de rodopsina nos bastonetes em resposta à luz faz com que
   a. os canais de Na⁺ sejam bloqueados.
   b. os bastões secretem menos neurotransmissores.
   c. as células bipolares sejam estimuladas ou inibidas.
   d. Todas as afirmativas acima.

5. Receptores tônicos
   a. são de adaptação rápida.
   b. não disparam continuamente em resposta a um estímulo sustentado.
   c. produzem potenciais de ação numa freqüência maior quando o potencial gerador é aumentado.
   d. são descritos por todas as afirmativas acima.

6. Campos receptivos cutâneos são menores
   a. nas pontas dos dedos.
   b. nas costas.
   c. nas coxas.
   d. nos membros superiores.

7. O processo de inibição lateral
   a. aumenta a sensibilidade de receptores.
   b. promove a adaptação sensorial.
   c. aumenta a acuidade sensorial.
   d. impede que receptores adjacentes sejam estimulados.

8. Os receptores do gosto são
   a. terminações nervosas sensoriais nuas.
   b. terminações nervosas sensoriais encapsuladas.
   c. células epiteliais modificadas.

9. Qual das afirmativas a seguir sobre o utrículo e o sáculo são *verdadeiras*?
   a. Eles são órgãos do otólito.
   b. Eles estão localizados na orelha média.
   c. Eles provêem um senso de aceleração linear.
   d. a e c são verdadeiras.
   e. b e c são verdadeiras.

10. Como fibras do nervo óptico que se originam nas metades nasais de cada retina cruzam no nível do quiasma óptico, cada geniculado lateral recebe estímulo
    a. dos lados direito e esquerdo do campo visual de ambos os olhos.
    b. do campo visual ipsilateral de ambos os olhos.
    c. do campo visual contralateral de ambos os olhos.
    d. do campo ipsilateral de um olho e do campo contralateral do outro olho.

11. Quando um indivíduo com visão normal vê um objeto a uma distância de pelo menos 6 metros,
    a. os músculos ciliares estão relaxados.
    b. a zônula ciliar está tensa.
    c. a lente encontra-se o mais achatada possível, em sua forma menos convexa.
    d. Todas as afirmativas acima são verdadeiras.

12. Óculos com lentes côncavas ajudam a corrigir a
    a. presbiopia.
    b. miopia.
    c. hipermetropia.
    d. astigmatismo.

13. Nervos parassimpáticos que estimulam a constrição da íris (no reflexo pupilar) são ativados por neurônios do
    a. geniculado lateral.
    b. colículo superior.
    c. colículo inferior.
    d. córtex estriado.

14. Uma faixa de luz numa parte específica da retina, com um determinado comprimento e uma determinada orientação, é o estímulo mais eficaz para
    a. células ganglionares.
    b. células do geniculado lateral.
    c. células corticais simples.
    d. células corticais complexas.

15. A capacidade da lente de aumentar sua curvatura e manter um foco em distâncias próximas é denominada
    a. convergência.
    b. acomodação.
    c. astigmatismo.
    d. ambliopia.

16. Qual das seguintes modalidades sensoriais é transmitida diretamente para o córtex cerebral sem ser transmitida através do tálamo?
    a. Gosto
    b. Visão
    c. Olfato
    d. Audição
    e. Toque

17. A estimulação de proteínas receptoras da membrana pela ligação a moléculas específicas *não* é responsável
    a. pelo olfato.
    b. pela sensação do sabor doce.
    c. pela sensação do sabor azedo.
    d. pela sensação do sabor amargo.

18. Células epiteliais liberam substâncias químicas transmissoras que excitam neurônios sensoriais em todos os sentidos a seguir, *exceto*
    a. gosto.
    b. olfato.
    c. equilíbrio.
    d. audição.

Fisiologia doa Órgãos dos Sentidos

Teste Seu Conhecimento de Conceitos e Princípios

1. Explique o que significa inibição lateral e forneça exemplos de seus efeitos em três sistemas sensitivos.
2. Descreva a natureza do potencial gerador e explique sua relação com a intensidade do estímulo e com a freqüência da produção de potencial de ação.
3. Descreva o fenômeno do membro fantasma e forneça uma explicação possível para a sua ocorrência.
4. Explique a relação entre o olfato e o gosto. Como esses sentidos são similares? Como eles diferem?
5. Explique como o aparelho vestibular provê informações sobre alterações da posição de nosso corpo no espaço.
6. Descreva a seqüência de alterações que ocorrem durante a acomodação. Por que ocorre uma maior tensão sobre os olhos para olhar um pequeno objeto próximo do que para olhar objetos grandes distantes?
7. Descreva os efeitos da luz sobre os fotorreceptores e explique como esses efeitos influenciam as células bipolares.
8. Explique porque as imagens que incidem sobre a fóvea central são vistas mais claramente que aquelas que incidem sobre a periferia da retina. Por que os "cantos dos olhos" são mais sensíveis à luz que a fóvea?
9. Explique a razão pela qual os bastonetes provêm apenas visão em branco e preto. Inclua uma análise dos diferentes tipos de cegueira à cor em sua resposta.
10. Explique por que objetos verdes podem ser vistos melhor à noite do que os objetos de outras cores. Num quarto escuro, qual é o efeito que a luz vermelha tem sobre um olho adaptado à escuridão?
11. Descreva os campos receptivos das células ganglionares e explique como a natureza desses campos ajuda a melhorar a acuidade visual.
12. Quantos genes codificam o sentido da visão colorida? Quantos genes codificam o gosto? Quantos genes codificam o olfato? O que essas informações dizem sobre o grau de integração requerido pelo cérebro para a percepção desses sentidos?

Teste Sua Capacidade de Análise e Aplique Seu Conhecimento

1. Você está disparando seu canhão a laser de sua posição sobre a ponte de sua nave espacial. Você vê a nave do seu inimigo hostil explodir, mas você não ouve um som acompanhando o evento. Você consegue explicar isso? Como os receptores da visão diferem dos da audição?
2. As pessoas com surdez de condução freqüentemente falam baixo. Em contrapartida, as pessoas com surdez neurossensorial tendem a falar num tom mais alto que o normal. Explique essas diferenças.
3. As drogas opióides reduzem a sensação da dor surda e persistente, mas elas têm pouco efeito sobre a dor aguda inicial de um estímulo nocivo (como a picada de uma agulha). O que implicam esses diferentes efeitos? Qual conclusão pode ser tirada do fato da aspirina (uma droga que inibe a formação de prostaglandinas) atuar como um aliviador da dor?
4. Compare o papel das proteínas G nos sentidos do gosto e da visão. Qual é a vantagem de ter proteínas G que mediam o efeito de um estímulo sobre uma célula receptora?
5. Analise o papel que a inércia tem na fisiologia do aparelho vestibular. Por que não ocorre uma sensação de movimento num avião após ele ter atingido sua velocidade de cruzeiro?

Sites Relacionados

Visite o site www.mhhe.com/fox para obter *links* de fontes relacionadas à Fisiologia Sensorial. Esses *links* são monitorizados para garantir que os URLs (URL, *Uniform Resource Locator*) sejam atualizados de acordo com a necessidade. Os exemplos de sites que você encontrará incluem:

Vestibular Disorders Association
Mayo Clinic Health Oasis
    (aparelhos auditivos)

11

Glândulas Endócrinas

Secreção e Ação dos Hormônios

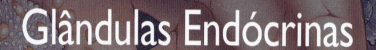

Objetivos

Após estudar este capítulo, você deve ser capaz de . . .

1. Definir os termos *hormônio* e *glândula endócrina* e descrever como transformações químicas nas células-alvo podem ativar determinados hormônios.
2. Citar as categorias químicas gerais dos hormônios e fornecer exemplos de hormônios de cada categoria.
3. Explicar como diferentes hormônios podem exercer efeitos sinérgicos, permissivos ou antagônicos.
4. Explicar como são reguladas as concentrações hormonais no sangue e como os efeitos de um hormônio são influenciados por sua concentração.
5. Descrever os mecanismos de ação hormonal dos hormônios esteróides e tireoideanos.
6. Descrever o mecanismo de ação hormonal quando o AMPc é utilizado como segundo mensageiro.
7. Descrever o mecanismo de ação hormonal quando o Ca^{2+} é utilizado como segundo mensageiro.
8. Descrever a estrutura da hipófise e explicar a relação funcional entre ela e o hipotálamo.
9. Citar os hormônios liberados pela hipófise posterior, citar a origem desses hormônios e explicar como o hipotálamo regula sua liberação.
10. Citar os hormônios da hipófise anterior e explicar como sua secreção é regulada pelo hipotálamo.
11. Descrever a produção e as ações dos hormônios tireoideanos e explicar como a secreção tireoidiana é regulada.
12. Descrever a localização das glândulas paratireóides e explicar a ação do PTH e a regulação de sua secreção.
13. Descrever os tipos e as ações dos corticosteróides e explicar como as secreções do córtex supra-renal são reguladas.
14. Descrever as ações da adrenalina e da noradrenalina e explicar como as secreções da medula supra-renal são reguladas.
15. Explicar por que o pâncreas é tanto uma glândula exócrina quanto endócrina e descrever a estrutura e as funções das ilhotas pancreáticas.
16. Descrever a ação da insulina e do glucagon e explicar a regulação de sua secreção.
17. Citar os hormônios secretados pela glândula pineal e pelo timo e explicar a importância desses hormônios em termos gerais.
18. Citar os hormônios secretados pelas gônadas e pela placenta.
19. Descrever as regulações autócrina e parácrina em relação aos vasos sanguíneos e o sistema imunológico.
20. Descrever a natureza química e os papéis fisiológicos das prostaglandinas e explicar como os antiinflamatórios não-esteróides atuam.

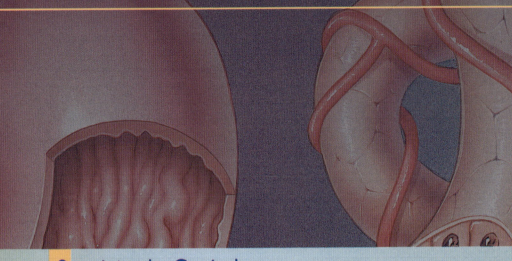

Refresque Sua Memória

Antes de começar este capítulo, revise os seguintes conceitos dos capítulos anteriores:

- Estrutura da Membrana Plasmática 51
- Núcleo Celular e Expressão Genética 60
- Sinalização Celular 142

Sumário do Capítulo

Glândulas Endócrinas e Hormônios 286
Classificação Química dos Hormônios 287
Pró-Hormônios e Pré-Hormônios 289
Aspectos Comuns da Regulação Neural e Endócrina 289
Interações Hormonais 290
    Efeitos Sinérgicos e Permissivos 290
    Efeitos Antagônicos 290
Efeitos das Concentrações Hormonais Sobre a Resposta Tecidual 290
    Efeitos *Priming* 291
    Dessensibilização e Infra-Regulação 291

Mecanismos de Ação Hormonal 292
Hormônios Que Se Ligam a Proteínas Receptoras Nucleares 292
    Mecanismo de Ação dos Hormônios Esteróides 293
    Mecanismo de Ação dos Hormônios Tireoideanos 293
Hormônios Que Utilizam Segundos Mensageiros 294
    Sistema de Segundo Mensageiro Adenilato Ciclase-AMP Cíclico 295
    Sistema de Segundo Mensageiro da Fosfolipase C-Ca^{2+} 296
    Sistema de Segundo Mensageiro da Tirosina Cinase 298

Hipófise 299
Hormônios Hipofisários 300
Controle Hipotalâmico da Hipófise Posterior 301
Controle Hipotalâmico da Hipófise Anterior 301
    Hormônios Liberadores e Inibidores 303

Controle por Retroalimentação da Hipófise Anterior 303
Função Encefálica Superior e Secreção Hipofisária 305

Supra-renais 305
Funções do Córtex Supra-renal 305
Funções da Medula Supra-renal 307
Estresse e as Supra-renais 308

Tireóide e Paratireóides 308
Produção e Ação dos Hormônios Tireoideanos 308
    Doenças da Tireóide 309
Paratireóides 312

Pâncreas e Outras Glândulas Endócrinas 313
Ilhotas Pancreáticas (Ilhotas de Langerhans) 313
Glândula Pineal 314
Timo 315
Trato Gastrintestinal 316
Gônadas e Placenta 316

Regulação Autócrina e Parácrina 317
Exemplos de Regulação Autócrina 317
Prostaglandinas 318
    Exemplos de Ações das Prostaglandinas 318
    Inibidores da Síntese de Prostaglandinas 319

Interações 320

Resumo 321
Atividades de Revisão 322
Sites Relacionados 323

Investigação Clínica

Após um exame médico, Rosemary, uma funcionária de escritório de 32 anos, fica sabendo que apresenta hipertensão arterial e hiperglicemia. Ela retorna para realizar um teste de tolerância à glicose, cujo resultado é normal. Exames de sangue revelam concentrações séricas normais de T_4 e T_3, mas exames mais específicos mostram que a concentração sérica do cortisol está anormalmente elevada. Rosemary apresenta um "inchaço" generalizado, mas não um mixedema. Durante o interrogatório, diz não ter uma história de inflamação crônica e que não faz uso de drogas imunossupressoras.

Um exame posterior dos níveis séricos de ACTH revela um valor de aproximadamente um quinto do normal. Qual pode ser a causa dos sintomas de Rosemary?

Glândulas Endócrinas e Hormônios

Os hormônios são moléculas reguladoras secretadas na corrente sanguínea pelas glândulas endócrinas. As categorias químicas de hormônios incluem esteróides, aminas, polipeptídios e glicoproteínas. Interações entre os vários hormônios produzem efeitos que podem ser sinérgicos, permissivos ou antagônicos.

Capítulo Onze

As **glândulas endócrinas** não possuem ductos, os quais estão presentes nas glândulas exócrinas (Capítulo 1). As glândulas endócrinas secretam seus produtos, moléculas biologicamente ativas denominadas **hormônios**, na corrente sanguínea. O sangue transporta os hormônios para os órgãos-alvo que respondem a eles de maneira específica. Muitas glândulas endócrinas são órgãos distintos (Figura 11.1a) que têm como funções principais a produção e a secreção de hormônios. O pâncreas funciona tanto como uma glândula endócrina quanto como uma glândula exócrina. A porção endócrina do pâncreas é constituída por aglomerados de células denominados ilhotas pancreáticas (ilhotas de Langerhans) (Figura 11.1b). Contudo, o conceito do **sistema endócrino** deve ser estendido além desses órgãos. Nos últimos anos, descobriu-se que muitos outros órgãos do corpo secretam hormônios. Quando é possível ser demonstrado que esses hormônios possuem funções fisiológicas importantes, os órgãos produtores podem ser categorizados como glândulas endócrinas, embora eles sirvam também a outras funções. Por essa razão, é adequado que uma lista parcial das glândulas endócrinas (Tabela 11.1) inclua o coração, o fígado, o tecido adiposo e os rins.

Alguns neurônios especializados, particularmente do hipotálamo, secretam mensageiros químicos na corrente sanguínea, em vez de secretá-los no interior de uma fenda sináptica estreita. Nesses casos, a substância química que o neurônio secreta é algumas vezes denominada *neuro-hormônio*. Além disso, algumas substâncias quími-

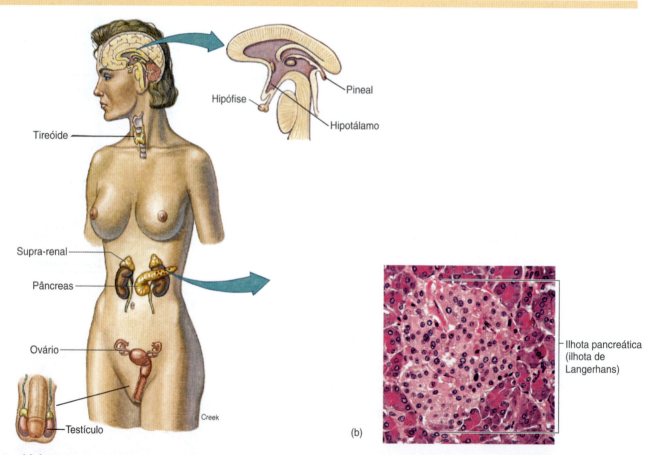

Figura 11.1 As principais glândulas endócrinas. (a) Localização anatômica de algumas glândulas endócrinas. (b) Microfotografia de uma ilhota pancreática (ilhota de Langerhans) no interior do pâncreas.

cas (como a noradrenalina) são secretadas tanto como neurotransmissor quanto como hormônio. Portanto, nem sempre pode ser feita uma distinção nítida entre os sistemas nervoso e endócrino com base nas substâncias químicas por eles liberadas.

Os hormônios afetam o metabolismo de seus órgãos-alvo e, em virtude disso, ajudam a regular o metabolismo corpóreo total, o crescimento e a reprodução. Os efeitos dos hormônios sobre o metabolismo corpóreo e o crescimento são analisados no Capítulo 19. A regulação das funções reprodutoras pelos hormônios é abordada no Capítulo 20.

Classificação Química dos Hormônios

A estrutura química dos hormônios secretados por diferentes glândulas endócrinas varia amplamente. Contudo, todos os hormônios podem ser divididos em algumas classes químicas:

1. **Aminas.** São hormônios derivados dos aminoácidos tirosina e triptofano. Eles incluem os hormônios secretados pela medula supra-renal, pela tireóide e pela pineal.

2. **Polipeptídios e proteínas.** Os hormônios polipeptídicos geralmente contêm menos de cem aminoácidos. Um exemplo é o hormônio antidiurético (Tabela 11.2). Os hormônios protéicos são polipeptídios com mais de cem aminoácidos. O hormônio do crescimento é um exemplo. A distinção entre hormônios polipeptídicos e hormônios protéicos é menos nítida no caso da insulina, que é composta por duas cadeias polipeptídicas que são derivadas do mesmo precursor protéico.

3. **Glicoproteínas.** Essas moléculas consistem num polipeptídio longo (contendo mais de cem aminoácidos) ligado a um ou mais grupos carboidratos. São exemplos o hormônio folículo-estimulante (FSH) e o hormônio luteinizante (LH).

4. **Esteróides.** São lipídios derivados do colesterol. Eles incluem os hormônios testosterona, estradiol, progesterona e cortisol (Figura 11.2).

Em termos de suas ações nas células-alvo, as moléculas de hormônios podem ser divididas em polares (portanto, hidrossolúveis) e não-polares (não-hidrossolúveis). Como os hormônios não-polares são solúveis em lipídios, freqüentemente se denominam **hormônios**

Tabela 11.1 Listagem Parcial das Glândulas Endócrinas

Glândula Endócrina	Principais Hormônios	Principais Órgãos-Alvo	Principais Efeitos
Tecido adiposo	Leptina	Hipotálamo	Suprime o apetite.
Córtex supra-renal	Glicocorticóides Aldosterona	Fígado e músculos Rins	Os glicocorticóides influenciam o metabolismo da glicose; a aldosterona promove a retenção de Na$^+$ e a excreção de K$^+$.
Medula supra-renal	Adrenalina	Coração, bronquíolos e vasos sanguíneos	Causa estimulação adrenérgica.
Coração	Hormônio natriurético atrial	Rins	Promove a excreção de Na$^+$ na urina.
Hipotálamo	Hormônios liberadores e inibidores	Hipófise anterior	Regula a secreção dos hormônios da hipófise anterior.
Intestino delgado	Secretina e colecistocinina	Estômago, fígado e pâncreas	Inibe a motilidade gástrica e estimula a secreção de bile e suco pancreático.
Ilhotas pancreáticas (de Langerhans)	Insulina Glucagon	Muitos órgãos Fígado e tecido adiposo	A insulina promove a captação celular da glicose e a formação de glicogênio e gordura; o glucagon estimula a hidrólise do glicogênio e da gordura.
Rins	Eritropoietina	Medula óssea	Estimula a produção de eritrócitos.
Fígado	Somatomedinas	Cartilagem	Estimula a divisão e o crescimento celular.
Ovários	Estradiol-17β e progesterona	Sistema genital feminino e glândulas mamárias	Mantém a estrutura do sistema genital e promove as características sexuais secundárias.
Paratireóides	Paratormônio	Ossos, intestino delgado e rins	Aumenta a concentração de Ca^{2+} no sangue.
Pineal	Melatonina	Hipotálamo e hipófise anterior	Afeta a secreção de hormônios gonadotrópicos.
Hipófise anterior	Hormônios tróficos	Glândulas endócrinas e outros órgãos	Estimula o crescimento e o desenvolvimento de órgãos-alvo; estimula a secreção de outros hormônios.
Hipófise posterior	Hormônio antidiurético Ocitocina	Rins e vasos sanguíneos Útero e glândulas mamárias	O hormônio antidiurético promove a retenção hídrica e a vasoconstrição; a ocitocina estimula a contração uterina e as unidades secretoras mamárias.
Pele	1,25-Diidroxivitamina D$_3$	Intestino delgado	Estimula a absorção de Ca^{2+}.
Estômago	Gastrina	Estômago	Estimula a secreção ácida.
Testículos	Testosterona	Próstata, glândulas seminais e outros órgãos	Estimula o desenvolvimento sexual secundário.
Timo	Timopoietina	Linfonodos	Estimula a produção de leucócitos.
Tireóide	Tiroxina (T$_4$) e triiodotironina (T$_3$); calcitonina	A maioria dos órgãos	A tiroxina e a triiodotironina promovem o crescimento e o desenvolvimento e estimulam a taxa basal da respiração celular (taxa metabólica basal ou TMB); a calcitonina pode participar da regulação dos níveis séricos de Ca^{2+}.

Tabela 11.2 Exemplos de Hormônios Polipeptídicos e Glicoprotéicos

Hormônio	Estrutura	Glândula	Principais Efeitos
Hormônio antidiurético	8 aminoácidos	Hipófise posterior	Retenção hídrica e vasoconstrição
Ocitocina	8 aminoácidos	Hipófise posterior	Contração uterina e mamária
Insulina	21 e 30 aminoácidos (cadeia dupla)	Células beta das ilhotas pancreáticas	Captação celular da glicose, lipogênese e glicogênese
Glucagon	29 aminoácidos	Células alfa das ilhotas pancreáticas	Hidrólise do glicogênio e da gordura armazenados
ACTH	39 aminoácidos	Hipófise anterior	Estimulação do córtex supra-renal
Paratormônio	84 aminoácidos	Paratireóides	Aumento da concentração sérica de Ca^{2+}
FSH, LH, TSH	Glicoproteínas	Hipófise anterior	Estimulação do crescimento, desenvolvimento e atividade secretora das glândulas-alvo

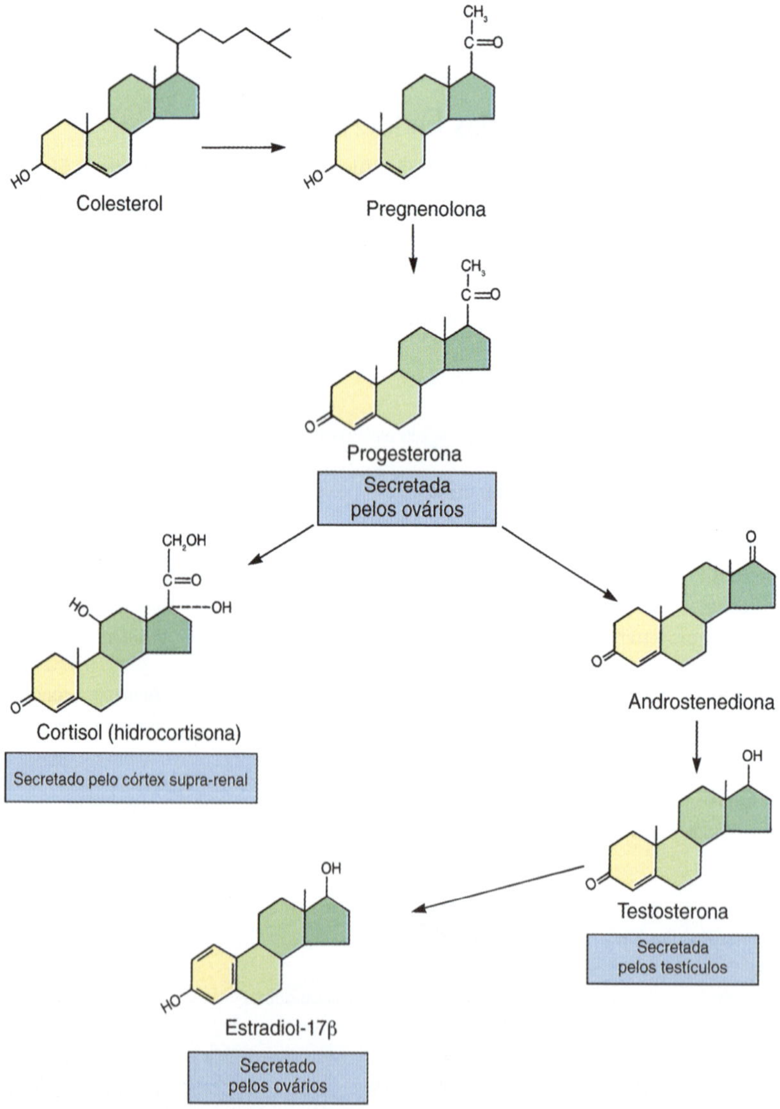

Figura 11.2 Vias simplificadas da biossíntese dos hormônios esteróides. Observe que a progesterona (um hormônio secretado pelos ovários) é precursora comum de todos os outros hormônios esteróides e que a testosterona (o principal hormônio secretado pelos testículos) é precursora do estradiol-17β, o principal estrogênio secretado pelos ovários.

lipofílicos. Ao contrário dos hormônios polares, que não conseguem atravessar as membranas celulares, os hormônios lipofílicos conseguem penetrar suas células-alvo. Esses hormônios lipofílicos incluem os hormônios esteróides e os hormônios tireoideanos.

Os hormônios esteróides são secretados apenas por duas glândulas endócrinas: o córtex supra-renal e as gônadas. As gônadas secretam os *esteróides sexuais* e o córtex supra-renal secreta *corticosteróides* (incluindo o cortisol e a aldosterona) e pequenas quantidades de esteróides sexuais.

Os principais hormônios tireoideanos são compostos de dois derivados do aminoácido tirosina unidos (Figura 11.3). Quando o hormônio contém quatro átomos de iodo, denomina-se *tetraiodotironina* (T_4) ou *tiroxina*. Quando contém três átomos de iodo, denomina-se *triiodotironina* (T_3). Embora esses hormônios não sejam esteróides, são semelhantes a eles por serem moléculas não-polares relativamente pequenas. Os hormônios esteróides e os tireoideanos são ativos quando tomados pela via oral (como um comprimido). Os esteróides sexuais são os agentes ativos dos contraceptivos orais, e os comprimidos de hormônio tireoideano são utilizados por pessoas que apresentam deficiência tireoidiana (hipotireoidismo). Por outro lado, os hormônios polipeptídicos e glicoprotéicos não podem ser utilizados pela via oral porque são digeridos em fragmentos inativos antes de atingir a corrente sanguínea. Por essa razão, os diabéticos dependentes de insulina devem utilizar esse hormônio sob a forma injetável.

A glândula pineal secreta melatonina, um hormônio derivado do aminoácido triptofano. A melatonina possui propriedades que, de certa maneira, são similares às dos hormônios lipofílicos e dos hormônios hidrossolúveis. A medula supra-renal secreta as *catecolaminas* adrenalina e noradrenalina (ver a Figura 9.9), que são derivadas do aminoácido tirosina. Como os hormônios polipeptídicos e protéicos, os hormônios catecolaminas são polares e muito grandes para passar através das membranas celulares.

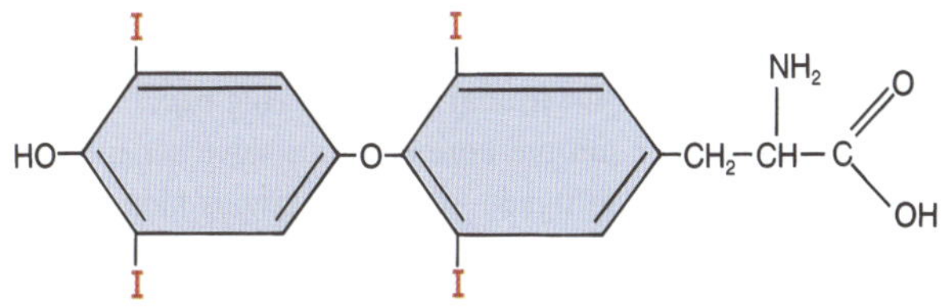

Pró-Hormônios e Pré-Hormônios

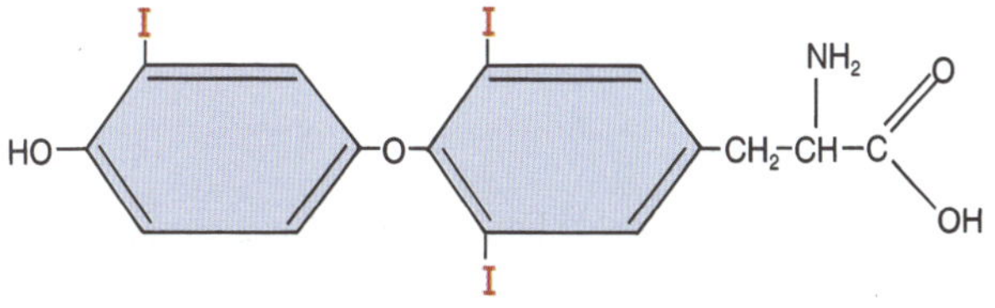

Moléculas de hormônios que afetam o metabolismo das células-alvo derivam freqüentemente de uma molécula "mãe" ou de um *precursor*. No caso dos hormônios polipeptídicos, o precursor pode ser um **pró-hormônio** de cadeia mais longa, seccionado e unido para formar o hormônio. Por exemplo, a insulina é produzida a partir da *pró-insulina* no interior das células beta das ilhotas pancreáticas (de Langerhans) (Figura 3.24). Em alguns casos, o pró-hormônio em si deriva de uma molécula precursora ainda maior. No caso da insulina, a molécula denomina-se *pré-pró-insulina*. O termo *pré-hormônio* é algumas vezes utilizado para indicar esses precursores dos pró-hormônios.

Em alguns casos, a molécula secretada pela glândula endócrina (considerada o hormônio dessa glândula) é na realidade inativa nas células-alvo. Para que o hormônio secretado se torne ativo, as células-alvo devem modificar a sua estrutura química. Por exemplo, a tiroxina (T_4) deve ser transformada em T_3 no interior das células-alvo para que possa afetar o metabolismo dessas células. De modo parecido, a testosterona (secretada pelos testículos) e a vitamina D_3 (secretada pela pele) são convertidas em moléculas mais ativas no interior de suas células-alvo (Tabela 11.3). Neste texto, o termo pró-hormônio será utilizado para designar aquelas moléculas secretadas por glândulas endócrinas que são inativas até serem modificadas por suas células-alvo.

Aspectos Comuns da Regulação Neural e Endócrina

O fato da regulação endócrina ser de natureza química poderia nos levar a acreditar que ela difere fundamentalmente dos sistemas de controle neural que dependem das propriedades elétricas

■ **Figura 11.3** Fórmulas estruturais dos hormônios tireoideanos. A tiroxina, também denominada tetraiodotironina (T_4), e a triiodotironina (T_3) são secretadas numa relação de 9 para 1.

Tabela 11.3 Conversão de Pré-Hormônios em Derivados Biologicamente Ativos

Glândula Endócrina	Pré-Hormônio	Produtos Ativos	Comentários
Pele	Vitamina D_3	1,25-diidroxivitamina D_3	Ocorrem reações de hidroxilação no fígado e nos rins.
Testículos	Testosterona	Diidrotestosterona (DHT)	A DHT e outros androgênios 5α-reduzidos são formados na maioria dos tecidos dependentes dos androgênios.
		Estradiol-17β (E_2)	O E_2 é formado no encéfalo a partir da testosterona, onde, acredita-se, ele afeta tanto a função endócrina como o comportamento. Pequenas quantidades de E_2 também são produzidas nos testículos.
Tireóide	Tiroxina (T_4)	Triiodotironina (T_3)	A conversão de T_4 em T_3 ocorre em quase todos os tecidos.

das células. Essa suposição é incorreta. Como foi explicado no Capítulo 7, os impulsos nervosos elétricos são, de fato, eventos químicos produzidos pela difusão de íons através da membrana celular do neurônio. Curiosamente, a ação de alguns hormônios (por exemplo, a insulina) é acompanhada pela difusão iônica e por alterações elétricas nas células-alvo, de modo que as alterações do potencial de membrana não são exclusivas do sistema nervoso. Além disso, a maioria das fibras nervosas estimula as células por elas inervadas pela liberação de um neurotransmissor químico. Os neurotransmissores não são transportados pelo sangue como os hormônios. Em vez disso, eles difundem-se através de uma fenda sináptica estreita até a membrana da célula pós-sináptica. No entanto, em outros aspectos, as ações dos neurotransmissores são muito similares às dos hormônios.

De fato, muitos hormônios polipeptídicos, incluindo os secretados pela hipófise e pelo sistema digestório, foram descobertos no encéfalo. Em determinados locais do encéfalo, alguns desses compostos são produzidos e secretados como hormônios. Em outras localizações encefálicas, alguns desses compostos aparentemente atua como neurotransmissores. A descoberta de hormonios polipeptídicos em organismos unicelulares, que obviamente não possuem sistemas nervoso e endócrino, sugere que essas moléculas reguladoras aparecem cedo na evolução e são incorporadas na função dos tecidos nervosos e endócrinos à medida que estes evoluem. Essa teoria fascinante ajuda a explicar, por exemplo, a razão pela qual a insulina, um hormônio polipeptídico produzido no pâncreas dos vertebrados, é encontrada em neurônios de invertebrados (que não possuem um sistema endócrino distinto).

Independentemente de uma determinada substância química estar atuando como um neurotransmissor ou como um hormônio, para que atue na regulação fisiológica: (1) as células-alvo devem possuir **proteínas receptoras** específicas que se combinam com a molécula reguladora; (2) a combinação da molécula reguladora com suas proteínas receptoras deve causar uma seqüência específica de alterações nas células-alvo, e (3) deve haver um mecanismo para desativar rapidamente a ação do regulador. Esse mecanismo, que envolve a remoção e/ou a inativação química rápida das moléculas reguladoras, é essencial porque sem um "interruptor" o controle fisiológico seria impossível.

Interações Hormonais

Comumente, um determinado tecido-alvo é responsivo a certo número de diferentes hormônios. Esses hormônios podem ser antagônicos entre si ou podem atuar em conjunto para produzir efeitos aditivos ou complementares. Portanto, a capacidade de resposta de um tecido-alvo a um determinado hormônio é afetada tanto pela concentração desse hormônio como também pelos efeitos de outros hormônios sobre esse tecido. Os termos utilizados para descrever a interação hormonal incluem os seguintes: *sinérgico(a)*, *permissivo(a)* e *antagônico(a)*.

Efeitos Sinérgicos e Permissivos

Quando dois ou mais hormônios atuam em conjunto para produzir um determinado resultado, diz-se que seus efeitos são **sinérgicos**. Esses efeitos podem ser aditivos ou complementares. A ação da adrenalina e da noradrenalina sobre o coração é um bom exemplo de um efeito aditivo. Isoladamente, cada um desses hormônios produz um aumento da freqüência cardíaca; em conjunto, na mesma concentração, eles estimulam um aumento ainda maior da freqüência cardíaca. A ação sinérgica do FSH e da testosterona é um exemplo de efeito complementar. Isoladamente, cada hormônio estimula um estágio diferente da espermatogênese durante a puberdade, de modo que ambos os hormônios são necessários naquele momento para completar o desenvolvimento do esperma. Da mesma forma, a capacidade das glândulas mamárias de produzir e secretar leite exige a ação sinérgica de muitos hormônios – estrogênio, cortisol, prolactina, ocitocina e outros.

Diz-se que um hormônio possui um **efeito permissivo** sobre a ação de um segundo hormônio quando ele aumenta a capacidade de resposta de um órgão-alvo ao segundo hormônio ou quando ele aumenta a atividade do mesmo. A exposição prévia do útero ao estrogênio, por exemplo, induz a formação de proteínas receptoras de progesterona, o que aumenta a resposta do útero quando ele é subseqüentemente exposto à progesterona. Portanto, o estrogênio tem um efeito permissivo sobre a capacidade de resposta do útero à progesterona. Os glicocorticóides (uma classe de corticosteróides que inclui o cortisol) exercem efeitos permissivos sobre as ações das catecolaminas (adrenalina e noradrenalina). Quando esses efeitos permissivos não são produzidos por causa da concentração anormalmente baixa de glicocorticóides, as catecolaminas não são tão eficazes como normalmente costumam ser. Um sintoma dessa condição pode ser uma pressão arterial anormalmente baixa.

A vitamina D_3 é um pré-hormônio que deve ser modificado por enzimas dos rins e do fígado, onde dois grupos hidroxila (OH^-) são adicionados para formar o hormônio ativo 1,25-diidroxivitamina D_3. Esse hormônio ajuda a elevar a concentração sérica de cálcio. O paratormônio (PTH) exerce um efeito permissivo sobre as ações da vitamina D_3 porque estimula a produção de enzimas hidroxilantes nos rins e no fígado. Em razão disso, o aumento da secreção de PTH exerce efeito permissivo sobre a capacidade da vitamina D_3 de estimular a absorção intestinal de cálcio.

Efeitos Antagônicos

Em alguns casos, as ações de um hormônio antagonizam os efeitos de um outro. Por exemplo, a lactação durante a gravidez é inibida porque a alta concentração de estrogênio no sangue inibe a secreção e a ação da prolactina. Um outro exemplo de antagonismo é a ação da insulina e do glucagon (dois hormônios das ilhotas pancreáticas) sobre o tecido adiposo. A insulina promove a formação de gordura, enquanto o glucagon promove a decomposição da gordura.

Efeitos das Concentrações Hormonais Sobre a Resposta Tecidual

A concentração de hormônios no sangue reflete principalmente a taxa de secreção das glândulas endócrinas. Os hormônios em geral não se acumulam no sangue porque são rapidamente removidos pelos órgãos-alvo e pelo fígado. A **meia-vida** de um hormônio – o tempo necessário para que a concentração plasmática de uma determinada quantidade de hormônio seja reduzida à metade do seu nível de referência – varia de minutos a horas para a maioria dos hormônios (no entanto, os hormônios tireoideanos possuem uma meia-vida de vários dias). Os hormônios removidos do sangue pelo fígado são convertidos por reações enzimáticas em produtos menos ativos. Por exemplo, os esteróides são convertidos em derivados polares mais hidrossolúveis liberados no sangue e excretados na urina e na bile.

Os efeitos dos hormônios dependem muito da concentração. As respostas teciduais normais somente são produzidas quando os hormônios estão presentes dentro da faixa normal, ou *fisiológica*, de concentração. Quando a faixa de concentração de alguns hormônios encontra-se anormalmente alta, ou seja, em taxas *farmacológicas* (como quando eles são ingeridos como drogas), seus efeitos podem ser diferentes daqueles produzidos pelas concentrações mais baixas, ou seja, fisiológicas. O fato de concentrações anormalmente altas de um hormônio poderem fazer com que ele se ligue a proteínas receptoras teciduais de hormônios diferentes mas relacionados pode ser responsável, em parte, por esses diferentes efeitos. Além disso, como alguns hormônios esteróides podem ser convertidos pelas suas células-alvo em produtos que têm efeitos biológicos diferentes (como na conversão de androgênios em estrogênios), a administração de grandes quantidades de um esteróide pode acarretar a produção de uma quantidade importante de outro esteróide com efeitos diferentes.

Doses farmacológicas de hormônios, sobretudo de esteróides, podem produzir efeitos colaterais disseminados e freqüentemente lesivos. Por exemplo, as pessoas com doenças inflamatórias tratadas com doses altas de cortisona durante longos períodos podem desenvolver osteoporose e alterações características na estrutura dos tecidos moles. Os contraceptivos orais, que contêm esteróides sexuais, podem produzir alguns efeitos colaterais que não haviam sido previstos em 1960, quando "a pílula" foi utilizada pela primeira vez. Naquela época, as concentrações de esteróides sexuais eram muito mais altas que as das pílulas comercializadas atualmente.

Efeitos Priming

Variações da concentração hormonal dentro da faixa fisiológica normal podem afetar a capacidade de resposta das células-alvo. Isso deve-se em parte aos efeitos dos hormônios polipeptídicos e glicoprotéicos sobre o número de suas proteínas receptoras nas células-alvo. Mais receptores podem ser formados nas células-alvo em resposta a determinados hormônios. Por exemplo, pequenas quantidades de hormônio liberador de gonadotropinas (GnRH) secretadas pelo hipotálamo aumentam a sensibilidade das células da hipófise anterior a uma maior estimulação do GnRH. Trata-se de um *efeito priming*, algumas vezes denominado **supra-regulação**. Como conseqüência, a estimulação subseqüente pelo GnRH provoca uma resposta maior por parte da hipófise anterior.

Dessensibilização e Infra-Regulação

Observou-se que a exposição prolongada a altas concentrações de hormônios polipeptídicos *dessensibiliza* as células-alvo. A exposição subseqüente à mesma concentração do mesmo hormônio produz então uma resposta menor por parte do tecido-alvo. Essa dessensibilização pode ser em parte decorrente do fato de altas concentrações desses hormônios causarem uma redução do número de proteínas receptoras em suas células-alvo – um fenômeno denominado **infra-regulação**. Demonstrou-se que a dessensibilização e a infra-regulação de receptores ocorrem, por exemplo, nas células adiposas expostas a altas concentrações de insulina e nas células testiculares expostas a altas concentrações de hormônio luteinizante (LH).

Para prevenir a ocorrência da dessensibilização sob condições normais, muitos hormônios polipeptídicos e glicoprotéicos são secretados em jatos descontínuos. Essa *secreção pulsátil* é um aspecto importante, por exemplo, no controle hormonal do sistema genital. A secreção pulsátil de GnRH e de LH é necessária para impedir a dessensibilização. Quando esses hormônios são apresentados artificialmente de maneira contínua, eles diminuem (em vez de normalmente aumentar) a função das gônadas. Esse efeito tem implicações clínicas importantes, que estão descritas no Capítulo 20.

Os **esteróides anabolizantes** são androgênios (hormônios masculinos) sintéticos que promovem a síntese protéica nos músculos e em outros órgãos. O uso dessas drogas por fisiculturistas, halterofilistas e outros esportistas é proibido pela maioria das organizações atléticas. Embora a administração de androgênios exógenos promova o crescimento muscular, ela também pode causar alguns efeitos colaterais indesejáveis. Como o fígado e o tecido adiposo podem transformar os androgênios em estrogênios, atletas do sexo masculino que tomam androgênios exógenos freqüentemente desenvolvem *ginecomastia* – um crescimento anormal do tecido mamário similar ao crescimento mamário feminino. Concentrações elevadas de androgênios exógenos também inibem a secreção de FSH e de LH pela hipófise, acarretando atrofia testicular e disfunção erétil. Os androgênios exógenos também provocam o surgimento de acne, comportamento agressivo, calvície de padrão masculino e fechamento prematuro das lâminas epifisiais (placas de crescimento nos ossos), impedindo o crescimento de adolescentes. As mulheres que fazem uso de androgênios exógenos apresentam masculinização e comportamento anti-social. Em ambos os sexos, os esteróides anabolizantes elevam a concentração sérica de LDL-colesterol (o "colesterol ruim") e de triglicerídeos, diminuindo ao mesmo tempo a concentração de HDL-colesterol (o "colesterol bom") e, conseqüentemente, predispondo os usuários a um risco maior de cardiopatias e acidentes vasculares cerebrais.

Teste Seu Conhecimento Antes de Prosseguir

1. Compare as quatro classes químicas de hormônios, referindo-se aos hormônios de cada classe.
2. Defina *pró-hormônio* e *pré-hormônio* e forneça exemplos de cada uma dessas moléculas.
3. Descreva as características comuns dos hormônios e dos neurotransmissores.
4. Cite os termos utilizados para descrever as interações hormonais e forneça exemplos desses efeitos.
5. Explique como a resposta do corpo a determinado hormônio pode ser afetada pela concentração desse hormônio no sangue.

Mecanismos de Ação Hormonal

Cada hormônio exerce seus efeitos característicos sobre órgãos-alvo atuando sobre as células dos mesmos. Hormônios da mesma classe química possuem mecanismos de ação similares. Os hormônios lipossolúveis atravessam a membrana da célula-alvo, ligam-se a proteínas receptoras intracelulares e atuam diretamente no interior da célula-alvo. Os hormônios polares não entram nas células-alvo, mas, em vez disso, ligam-se a receptores localizados sobre a membrana celular. Isso provoca a ativação de sistemas de segundo mensageiro que medeiam as ações do hormônio.

Embora cada hormônio exerça seus efeitos característicos próprios sobre células específicas, os que pertencem à mesma categoria química possuem mecanismos de ação similares. Esses mecanismos envolvem a localização das proteínas receptoras celulares e os eventos que ocorrem nas células-alvo após o hormônio ligar-se à sua proteína receptora.

Os hormônios são distribuídos pelo sangue a todas as células do corpo, mas somente as **células-alvo** são capazes de responder a eles. Para responder a um determinado hormônio, uma célula-alvo deve possuir proteínas receptoras específicas para o mesmo. A interação proteína receptora-hormônio é extremamente específica. Além dessa propriedade de *especificidade*, os hormônios ligam-se a receptores com uma *alta afinidade* (alta força de ligação) e com uma *baixa capacidade*. Esta última característica refere-se à possibilidade de saturar receptores com moléculas hormonais devido ao número limitado de receptores por célula-alvo (usualmente, alguns milhares). Observe que as características de especificidade e de saturação que se aplicam às proteínas receptoras são similares às características da enzima e das proteínas carreadoras discutidas anteriormente.

A localização das proteínas receptoras do hormônio em suas células-alvo depende da natureza química do hormônio. Como os hormônios lipofílicos (esteróides e tiroxina) conseguem atravessar a membrana celular e entrar nas células-alvo, as proteínas receptoras de hormônios lipofílicos estão localizadas no interior das células-alvo. As proteínas receptoras de muitos hormônios esteróides estão localizadas no citoplasma. Quando elas se ligam ao hormônio esteróide, o complexo proteína receptora-hormônio esteróide move-se para o interior do núcleo (como descrito a seguir). As proteínas receptoras dos hormônios tireoideanos e de outros hormônios esteróides estão localizadas no núcleo celular, mas são inativas até ligarem-se aos seus ligantes hormonais. Como os hormônios hidrossolúveis (catecolaminas, polipeptídios e glicoproteínas) não conseguem atravessar a membrana celular, seus receptores estão localizados na superfície externa da membrana. Nesses casos, a ação hormonal exige a ativação de segundos mensageiros localizados no interior da célula.

Hormônios Que Se Ligam a Proteínas Receptoras Nucleares

Diferentemente dos hormônios hidrossolúveis, os hormônios esteróides e tireoideanos lipofílicos não são transportados dissolvidos na

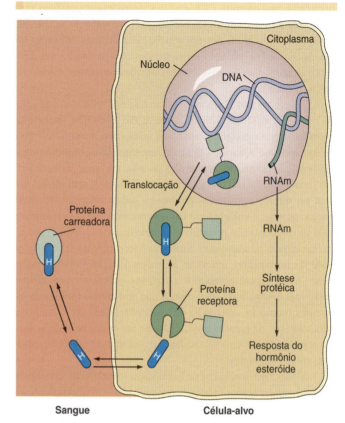

Figura 11.4 O mecanismo de ação de um hormônio esteróide sobre as células-alvo. Alguns esteróides ligam-se a um receptor citoplasmático, o qual, a seguir, transloca-se para o núcleo. Outros hormônios esteróides entram no núcleo e então se ligam ao seu receptor. Em ambos os casos, o complexo esteróide-receptor pode se ligar a uma área específica do DNA e ativar genes específicos.

porção aquosa do plasma. Em vez disso, eles são transportados para as células-alvo e conectados a *proteínas carreadoras* plasmáticas. No sangue, esses hormônios devem então se dissociar de suas proteínas carreadoras para atravessar o componente lipídico da membrana plasmática e entrar na célula-alvo, no interior da qual se encontram as proteínas receptoras (Figura 11.4).

Os receptores dos hormônios lipofílicos são denominados **receptores hormonais nucleares** por atuarem no interior do núcleo celular para ativar a transcrição genética (produção do RNAm). Portanto, os receptores hormonais nucleares atuam como **fatores de transcrição** que devem ser primeiramente ativados por meio da ligação com seus ligantes hormonais. O RNAm recém-formado, produzido pelos genes ativados, dirige a síntese de enzimas específicas que alteram o metabolismo da célula-alvo de modo característico dos efeitos desse hormônio sobre aquela célula-alvo.

Cada receptor hormonal nuclear possui duas regiões ou *domínios*: um *domínio de ligação do ligante (hormônio)* e um *domínio de ligação do DNA* (Figura 11.5). O receptor deve ser ativado pela ligação ao seu ligante hormônio antes de se ligar a uma região específica do DNA, denominada **elemento de resposta do hormônio**. Trata-se de uma pequena extensão de DNA, composta por bases nucleotídeas características localizadas adjacentes ao gene que será transcrito quando o receptor nuclear se ligar ao elemento de resposta do hormônio.

Glândulas Endócrinas

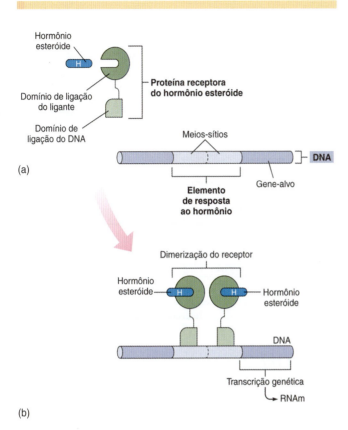

Figura 11.5 Receptores de hormônios esteróides. (a) Cada proteína receptora de hormônio nuclear possui um domínio de ligação do ligante, que se liga a uma molécula de hormônio, e um domínio de ligação do DNA, que se liga ao elemento de resposta ao hormônio do DNA. (b) A ligação ao hormônio causa a "dimerização" do receptor nos meios-sítios do elemento de resposta ao hormônio. Isso estimula a transcrição genética (síntese de RNA).

Diz-se que os receptores hormonais nucleares constituem uma superfamília composta por duas famílias principais: a *família esteróide* e a *família dos hormônios tireoideanos* (ou *não-esteróide*). Além do receptor do hormônio tireoideano, esta última família também inclui os receptores da forma ativa da vitamina D e do ácido retinóico (derivado da vitamina A, ou retinol). A vitamina D e o ácido retinóico, como os hormônios esteróides e tireoideanos, são moléculas lipofílicas que têm papel importante na regulação da função celular e da fisiologia orgânica.

A biologia molecular moderna conduziu a uma nova era da pesquisa endocrinológica, pois receptores nucleares podem ser identificados e seus genes clonados antes que seus ligantes hormonais sejam conhecidos. De fato, os cientistas identificaram até o momento o ligante hormonal de aproximadamente 50% dos setenta diferentes receptores nucleares que são atualmente conhecidos. Os receptores de ligantes hormonais desconhecidos são denominados **receptores órfãos**. Por exemplo, o receptor conhecido como receptor X do ácido retinóico (abreviado como RXR) foi considerado receptor órfão até o seu ligante, o ácido 9-*cis*-retinóico (um derivado da vitamina A), ser descoberto. A importância desse receptor será descrita brevemente.

Mecanismo de Ação dos Hormônios Esteróides

Antes de se ligar aos hormônios esteróides, muitos receptores estão localizados no citoplasma das células-alvo. Após acoplar-se ao seu ligante hormônio esteróide, o complexo receptor-esteróide move-se (ou *traslada-se*) para o núcleo, onde o domínio de ligação do DNA se liga a um elemento de resposta do hormônio específico do DNA (ver a Figura 11.4). O elemento de resposta do hormônio consiste em dois *meios-sítios*, cada qual com seis bases nucleotídeas, separados por um segmento espaçador de três nucleotídeos. Um receptor de esteróide, ligado a uma molécula do hormônio esteróide, conecta-se com uma unidade a um dos meios-sítios. Outro receptor de esteróide, ligado a outro hormônio esteróide, liga-se ao outro meio-sítio do elemento de resposta do hormônio. O processo no qual duas unidades receptoras se unem nos dois meios-sítios é denominado **dimerização** (Figura 11.5). Como ambas as unidades receptoras do par são iguais, diz-se que o receptor do esteróide é uma forma de *homodímero*. (A situação é diferente para a família não-esteróide de receptores, como será descrito.) Após a dimerização, o receptor hormonal nuclear ativado estimula a transcrição de determinados genes e, conseqüentemente, a regulação hormonal da célula-alvo (Figura 11.4).

Deve-se observar que os receptores do estradiol, assim como aqueles de alguns outros esteróides, assemelham-se ao receptor do hormônio tireoideano (analisado a seguir) por estarem localizados no núcleo e não no citoplasma. Portanto, esses receptores não necessitam mover-se (trasladar-se) para o núcleo; em vez disso, o esteróide deve mover-se pelo citoplasma até o interior do núcleo para encontrar seu receptor. Após o esteróide ligar-se ao seu receptor no núcleo, o domínio de ligação do DNA pode conectar-se a seu elemento de resposta do hormônio do DNA.

Mecanismo de Ação dos Hormônios Tireoideanos

Como já foi apresentado, o principal hormônio secretado pela tireóide é a tiroxina ou tetraiodotironina (T_4). Como os hormônios esteróides, a tiroxina é transportada pelo sangue conectada a proteínas transportadoras (sobretudo à *globulina ligante da tiroxina* ou *TBG*). A tireóide também secreta uma pequena quantidade de triiodotironina, ou T_3. Contudo, as proteínas carreadoras possuem uma maior afinidade pela T_4 do que pela T_3 e, como conseqüência, a quantidade de T_3 não ligada (ou "livre") no plasma é cerca de dez vezes maior que a quantidade de T_4 livre.

Aproximadamente 99,96% da tiroxina no sangue estão ligados a proteínas carreadoras no plasma. O restante está livre. Somente a tiroxina e a T_3 livres conseguem entrar nas células-alvo. A tiroxina ligada à proteína serve como um reservatório desse hormônio no sangue (essa é a razão pela qual demora cerca de duas semanas após a remoção cirúrgica da tireóide para que ocorra a manifestação dos sintomas do hipotireoidismo). Após a tiroxina livre entrar no citoplasma da célula-alvo, ela é convertida enzimaticamente em T_3. Como foi previamente discutido, a T_3 e não a T_4 é que é ativa no interior das células-alvo.

Ao contrário de muitos dos receptores de esteróides, as proteínas receptoras inativas de T_3 (e de alguns esteróides) estão localizadas no núcleo. Contudo, até o momento em que se ligam à T_3, os receptores permanecem incapazes de se ligar ao DNA e de estimular a transcrição. A T_3 pode entrar na célula a partir do plasma ou pode ser produzida no plasma pela conversão da T_4. Em ambos os casos, ela utiliza algumas proteínas ligantes inespecíficas como "pedras de

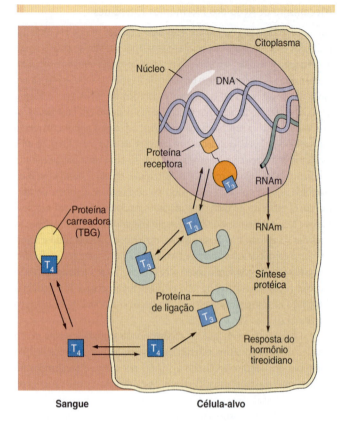

Figura 11.6 O mecanismo de ação dos hormônios tireoideanos sobre as células-alvo. A T_4 é primeiramente convertida em T_3 no citoplasma da célula-alvo. A seguir, a T_3 entra no núcleo e liga-se ao seu receptor nuclear. O complexo hormônio-receptor pode então se ligar a uma área específica do DNA e ativar genes específicos.

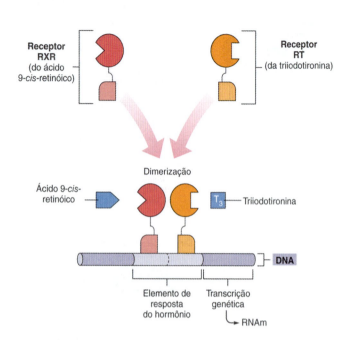

Figura 11.7 O receptor da triiodotironina (T_3). A proteína receptora nuclear da T_3 forma um dímero com a proteína receptora do ácido 9-*cis*-retinóico, um derivado da vitamina A. Isso ocorre quando cada uma se liga ao seu ligante e ao elemento de resposta do hormônio do DNA. Portanto, o ácido 9-*cis*-retinóico é necessário para a ação da T_3. O heterodímero formado sobre o DNA estimula a transcrição genética.

apoio" para entrar no núcleo, onde ela se liga ao domínio de ligação do ligante do receptor (Figura 11.6). Após o receptor se ligar à T_3, o seu domínio de ligação do DNA pode conectar-se ao meio-sítio do elemento de resposta do hormônio do DNA.

Contudo, o outro meio-sítio *não* se liga a uma outra proteína receptora de T_3. Ao contrário dos receptores de hormônios esteróides, os receptores nucleares da família não-esteróide ligam-se ao DNA como *heterodímeros*. O receptor do hormônio tireoideano (abreviado como *RT*) é um parceiro do heterodímero; o outro (abreviado como *RXR*) é um receptor do derivado da vitamina A, o ácido 9-*cis*-retinóico. Após ligarem-se com seus diferentes ligantes, os dois parceiros do heterodímero podem se ligar ao DNA para ativar o elemento de resposta do hormônio tireoideano (Figura 11.7). Desse modo, os hormônios tireoideanos estimulam a transcrição genética, a produção de RNAm específico e, por conseguinte, a produção de enzimas específicas (ver a Figura 11.6).

Curiosamente, o receptor da 1,25-diidroxivitamina D_3, a forma ativa da vitamina D, também forma heterodímeros com o receptor do ácido 9-*cis*-retinóico (o receptor RXR) quando ele se liga ao DNA e ativa genes. Portanto, o receptor RXR e seu ligante derivado da vitamina A formam uma ligação entre os mecanismos de ação do hormônio tireoideano, da vitamina A e da vitamina D, juntamente com aqueles de algumas outras moléculas que são reguladores importantes da expressão gênica.

Hormônios Que Utilizam Segundos Mensageiros

Os hormônios que são catecolaminas (adrenalina e noradrenalina), polipeptídios e glicoproteínas não conseguem atravessar a barreira lipídica da membrana da célula-alvo. Embora alguns deles possam entrar na célula por pinocitose, a maioria de seus efeitos é resultante de sua ligação a proteínas receptoras localizadas na superfície externa da membrana da célula-alvo. Como eles exercem seus efeitos sem entrar nas células-alvo, as ações desses hormônios devem ser mediadas por outras moléculas localizadas no interior das células-alvo. Se você pensar nos hormônios como "mensageiros" das glândulas endócrinas, os mediadores intracelulares da ação hormonal podem ser denominados **segundos mensageiros**. (O conceito de segundo mensageiro foi apresentado em conjunto com a transmissão sináptica no Capítulo 7.) Portanto, os segundos mensageiros são um componente dos *mecanismos de transdução de sinais*, uma vez que sinais extracelulares (hormônios) são transformados em sinais intracelulares (segundos mensageiros).

Quando esses hormônios se ligam a proteínas receptoras da membrana, eles devem ativar proteínas específicas da membrana plasmática para produzir os segundos mensageiros necessários para exercer seus efeitos. Com base na enzima ativada da membrana, podemos distinguir sistemas de segundo mensageiro que envolvem a ativação (1) da adenilato ciclase, (2) da fosfolipase C e (3) da tirosina cinase.

Glândulas Endócrinas   295

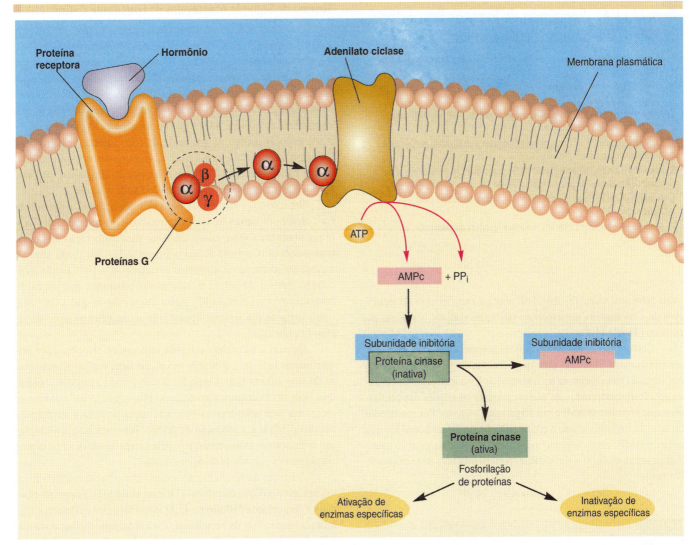

■ **Figura 11.8** O sistema de segundo mensageiro adenilato ciclase-AMP cíclico. O hormônio causa a produção de AMPc no interior do citoplasma da célula-alvo e o AMPc ativa a proteína cinase. A seguir, a proteína cinase ativada provoca a ativação ou a inativação de um número de enzimas específicas. Essas alterações acarretam efeitos característicos do hormônio sobre a célula-alvo.

Sistema de Segundo Mensageiro Adenilato Ciclase-AMP Cíclico

O **monofosfato cíclico de adenosina** (abreviado como **AMPc**) foi o primeiro "segundo mensageiro" a ser descoberto e é o mais bem conhecido. Os efeitos β-adrenérgicos (Capítulo 9) da adrenalina e da noradrenalina devem-se à produção de AMPc no interior das células-alvo. Hoje sabe-se que os efeitos de muitos (mas não todos) hormônios polipeptídicos e glicoprotéicos também são mediados pelo AMPc.

Quando um desses hormônios liga-se à sua proteína receptora, ele causa a dissociação de uma subunidade do complexo de proteínas G (analisado no Capítulo 7; ver a Tabela 7.7). Essa subunidade da proteína G move-se através da membrana até alcançar a enzima **adenilato** (ou *adenil*) **ciclase**. Em seguida, a subunidade da proteína G liga-se a essa enzima, ativando-a. Essa enzima catalisa a seguinte reação no citoplasma da célula:

$$ATP \rightarrow AMPc + PP_i$$

A adenosina trifosfato (ATP), portanto, é convertida em AMP cíclico (AMPc) e dois fosfatos inorgânicos (*pirofosfato*, abreviado como PP_i). Como conseqüência da interação do hormônio com seu receptor e da ativação da adenilato ciclase, a concentração intracelular de AMPc aumenta. O AMP cíclico ativa uma enzima citoplasmática previamente inativa denominada **proteína cinase**. A forma inativa dessa enzima consiste em duas subunidades: uma subunidade catalítica e uma subunidade inibitória. A enzima é produzida numa forma inativa e somente torna-se ativa quando o AMPc se liga à subunidade inibitória. A ligação do AMPc à subunidade inibitória provoca a sua dissociação da subunidade catalítica, que então se torna ativa (Figura 11.8). Em resumo, o hormônio – atuando por intermédio do aumento do AMPc – provoca aumento da atividade da proteína cinase no interior de suas células-alvo.

A proteína cinase ativa catalisa a fosforilação de (ligação de grupos fosfatos) diferentes proteínas nas células-alvo. Isso ativa algumas enzimas e inativa outras. Portanto, o AMP cíclico, atuando por meio da proteína cinase, modula a atividade de enzimas que já

Tabela 11.4 Seqüência de Eventos Envolvendo o AMP Cíclico como Segundo Mensageiro

1. O hormônio liga-se ao seu receptor na superfície externa da membrana plasmática da célula-alvo.
2. A interação hormônio-receptor estimula a atividade da adenilato ciclase no lado citoplasmático da membrana.
3. A adenilato ciclase ativada catalisa a conversão do ATP em AMP cíclico (AMPc) no interior do citoplasma.
4. O AMP cíclico ativa enzimas proteínas cinases que já estão presentes no citoplasma num estado inativo.
5. A proteína cinase dependente do AMP cíclico ativado transfere grupos fosfato para outras enzimas citoplasmáticas.
6. A atividade de enzimas específicas é aumentada ou inibida pela fosforilação.
7. A atividade enzimática alterada medeia a resposta da célula-alvo ao hormônio.

estão presentes na célula-alvo. Isso altera o metabolismo do tecido-alvo de uma maneira característica das ações daquele hormônio específico (Tabela 11.4).

Como todas as moléculas biologicamente ativas, o AMPc deve ser rapidamente inativado para que funcione de modo eficaz como um segundo mensageiro na ação hormonal. Essa inativação é realizada pela **fosfodiesterase**, uma enzima presente no interior das células-alvo que hidrolisa o AMPc em fragmentos inativos. Por intermédio da ação da fosfodiesterase, o efeito estimulador de um hormônio que utiliza o AMPc como segundo mensageiro depende da geração contínua de novas moléculas de AMPc e, portanto, da taxa de secreção do hormônio.

Drogas que inibem a atividade da fosfodiesterase impedem a decomposição do AMPc e, conseqüentemente, acarretam aumento da concentração do mesmo no interior da célula-alvo. A droga **teofilina** e seus derivados, por exemplo, são utilizados clinicamente para elevar a concentração de AMPc no músculo liso bronquiolar. Isso duplica e melhora o efeito da adrenalina sobre os bronquíolos, produzindo dilatação em pessoas com asma. A **cafeína**, um composto relacionado à teofilina, também é um inibidor da fosfodiesterase e, por essa razão, exerce seus efeitos inibindo a concentração de AMPc no interior das células.

Além do AMP cíclico, o **monofosfato cíclico de guanosina** (GMPc) atua como um segundo mensageiro em certos casos. Por exemplo, a molécula reguladora de óxido nítrico (analisada no Capítulo 7 e posteriormente neste capítulo) exerce seus efeitos sobre o músculo liso estimulando a produção de GMPc em suas células-alvo. Em diferentes sistemas reguladores, o GMPc e o AMPc podem interagir, produzindo efeitos antagônicos ou complementares. Por exemplo, o controle da divisão celular e do ciclo celular (Capítulo 3) está relacionado à relação AMPc-GMPc na célula.

Sistema de Segundo Mensageiro da Fosfolipase C–Ca^{2+}

A concentração de Ca^{2+} no citoplasma mantém-se muito baixa pela ação de carreadores do transporte ativo – bombas de cálcio – na membrana plasmática. Por causa da ação dessas bombas, a concentração de cálcio é aproximadamente 10.000 vezes menor no citoplasma que no líquido extracelular. Além disso, o retículo endoplasmático (Capítulo 3) de muitas células contém bombas de cálcio que transportam ativamente o Ca^{2+} do citoplasma para as cisternas do retículo endoplasmático. O gradiente de concentração acentuado do Ca^{2+} resultante permite que vários estímulos evoquem uma difusão rápida, porém breve, do Ca^{2+} para o interior do citoplasma, podendo servir como um sinal em diferentes sistemas de controle.

Por exemplo, nos botões terminais dos axônios, a entrada do Ca^{2+} através de canais de Ca^{2+} controlados pela voltagem da membrana plasmática serve como um sinal para a liberação de neurotransmissores (Capítulo 7; ver a Figura 7.21). De modo similar, quando músculos são estimulados a contrair-se, o Ca^{2+} acopla a excitação elétrica da célula muscular aos processos mecânicos da contração (ver o Capítulo 12). Além disso, sabe-se que o Ca^{2+} atua como parte de um sistema de segundo mensageiro na ação de alguns hormônios.

Quando a adrenalina estimula seus órgãos-alvo, ela deve primeiramente ligar-se a proteínas receptoras adrenérgicas da membrana de suas células-alvo. Como foi discutido no Capítulo 9, existem dois tipos de receptores adrenérgicos: alfa e beta. A estimulação de receptores beta-adrenérgicos pela adrenalina acarreta a ativação da adenilato ciclase e a produção de AMPc. Por outro lado, a estimulação de receptores alfa-adrenérgicos pela adrenalina ativa a célula-alvo via sistema de segundo mensageiro do Ca^{2+}.

A ligação da adrenalina ao seu receptor alfa-adrenérgico ativa, via um intermediário da proteína G, uma enzima da membrana plasmática denominada **fosfolipase C**. O substrato dessa enzima, um fosfolipídio específico da membrana, é cindido pela enzima ativa em **trifosfato de inositol** (**IP_3**) e um outro derivado, o **diacilglicerol** (**DAG**). Ambos os derivados servem como segundos mensageiros, mas a ação do IP_3 é um pouco melhor compreendida e por isso será analisada nesta seção.

O IP_3 deixa a membrana plasmática e difunde-se através do citoplasma até o retículo endoplasmático. A membrana do retículo endoplasmático contém proteínas receptoras do IP_3, de modo que o IP_3 é em si um segundo mensageiro, transportando a mensagem do hormônio da membrana plasmática até o retículo endoplasmático. A ligação do IP_3 a seus receptores faz com que canais de Ca^{2+} específicos se abram, de modo que o Ca^{2+} se difunde para fora do retículo endoplasmático e para o interior do citoplasma (Figura 11.9).

Como conseqüência desses eventos, ocorre uma elevação rápida e transitória da concentração citoplasmática de Ca^{2+}. Por intermédio de mecanismos ainda não totalmente compreendidos, esse sinal é aumentado pela abertura dos canais de Ca^{2+} da membrana plasmática. Isso pode ocorrer em conseqüência da ação de um mensageiro diferente (e, até o presente momento, desconhecido) enviado do retículo endoplasmático para a membrana plasmática. O Ca^{2+} que entra no citoplasma liga-se a uma proteína denominada **calmodulina**. Após a ligação do Ca^{2+} à calmodulina, esta, por sua vez, ativa enzimas proteínas cinases específicas (aquelas que adicionam grupos fosfatos às proteínas) que modificam as ações de outras enzimas da célula (Figura 11.10).

Glândulas Endócrinas

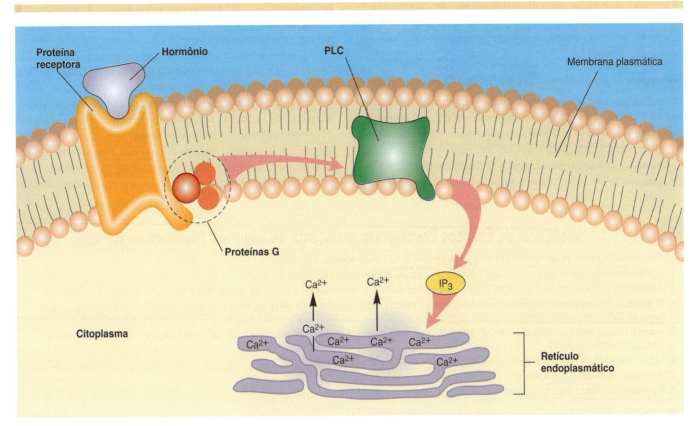

Figura 11.9 **O sistema de segundo mensageiro da fosfolipase C-Ca^{2+}.** Alguns hormônios, quando se ligam aos seus receptores de membrana, ativam a fosfolipase C (PLC). Essa enzima catalisa a formação de trifosfato de inositol (IP$_3$), que faz os canais de Ca^{2+} se abrirem no retículo endoplasmático. Conseqüentemente, o Ca^{2+} é liberado e atua como um segundo mensageiro na ação do hormônio.

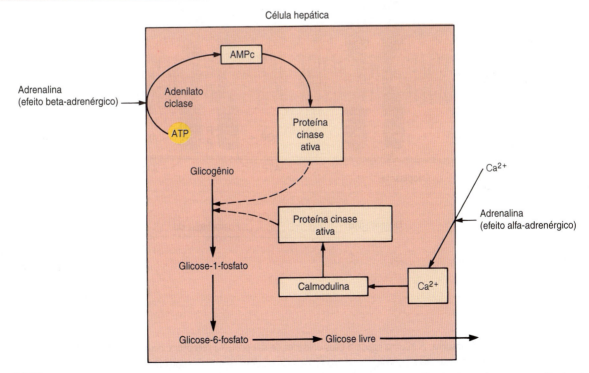

Figura 11.10 **A adrenalina pode atuar por intermédio de dois sistemas de segundo mensageiro.** A estimulação de receptores β-adrenérgicos invoca o sistema de segundo mensageiro do AMPc, e a estimulação de receptores α-adrenérgicos invoca o sistema de segundo mensageiro do Ca^{2+}.

A ativação de enzimas específicas dependentes da calmodulina é análoga à ativação de enzimas pela proteína cinase dependente do AMPc. Os passos do sistema de segundo mensageiro do Ca²⁺ são resumidos na Tabela 11.5.

Sistema de Segundo Mensageiro da Tirosina Cinase

A insulina promove o transporte de glicose e de aminoácidos e estimula a síntese de glicogênio, gordura e proteínas em seus órgãos-alvo – sobretudo o fígado, os músculos esqueléticos e o tecido adiposo. Esses efeitos são obtidos por um mecanismo de ação muito complexo e, em determinados pontos, não totalmente compreendido. De qualquer modo, sabe-se que o mecanismo de ação da insulina apresenta similaridades com o mecanismo de ação de outras moléculas reguladoras conhecidas como **fatores de crescimento**. Esses fatores de crescimento (por exemplo, *fator de crescimento epidérmico* [*EGF*], *fator de crescimento dos derivados plaquetários* [*PDGF*] e *fatores de crescimento semelhantes à insulina* [*IGFs*]) são reguladores autócrinos (descritos no final deste capítulo).

No caso da insulina e dos fatores de crescimento, a proteína receptora está localizada na membrana plasmática e é em si um tipo de enzima conhecido como **tirosina cinase**. Uma *cinase* é uma enzima que adiciona grupos fosfatos às proteínas, e uma *tirosina* cinase adiciona especificamente esses grupos fosfatos ao aminoácido tirosina das proteínas. O receptor da insulina consiste em duas unidades

Tabela 11.5 Seqüência de Eventos Envolvendo o Sistema de Segundo Mensageiro do Ca²⁺

1. O hormônio liga-se ao seu receptor sobre a superfície externa da membrana plasmática da célula-alvo.
2. A interação hormônio-receptor estimula a atividade de uma enzima da membrana, a fosfolipase C.
3. A fosfolipase C ativada catalisa a conversão de determinados fosfolipídios da membrana em trifosfato de inositol (IP₃) e num outro derivado, o diacilglicerol.
4. O trifosfato de inositol entra no citoplasma e difunde-se até o retículo endoplasmático, onde ele se liga às suas proteínas receptoras e provoca a abertura de canais de Ca²⁺.
5. Como o retículo endoplasmático acumula Ca²⁺ pelo transporte ativo, existe um gradiente de concentração de Ca²⁺ acentuado que favorece a difusão de Ca²⁺ para o interior do citoplasma.
6. O Ca²⁺ que entra no citoplasma liga-se a uma proteína denominada calmodulina e a ativa.
7. A calmodulina ativada, por sua vez, ativa a proteína cinase, que fosforila outras proteínas enzimas.
8. A atividade enzimática alterada medeia a resposta da célula-alvo ao hormônio.

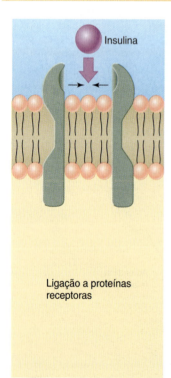
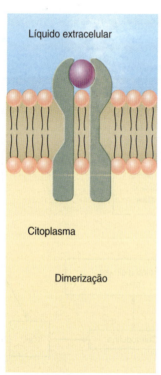
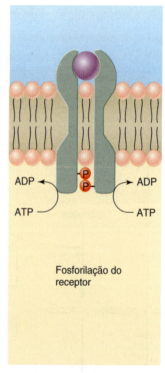
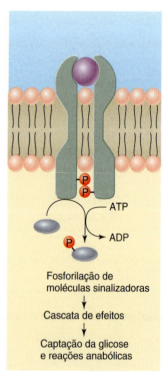

Figura 11.11 **O receptor de insulina.** A insulina liga-se a duas unidades de sua proteína receptora, causando a dimerização (união) dessas unidades sobre a membrana plasmática. Isso ativa a porção da enzima tirosina cinase do receptor. Como conseqüência, o receptor fosforila-se e, por conseguinte, torna a enzima ainda mais ativa. O receptor, então, fosforila algumas "moléculas sinalizadoras" citoplasmáticas que exercem uma cascata de efeitos sobre a célula-alvo.

que se unem ("dimerizam-se") quando se ligam à insulina para formar uma enzima tirosina cinase ativa (Figura 11.11). Cada unidade do receptor contém um local no exterior da célula que se liga à insulina (denominado *local de ligação do ligante*) e uma parte que se estende na membrana plasmática, com um *local enzimático* no citoplasma. O local enzimático é inativo até a insulina se ligar ao local de ligação do ligante e provocar a dimerização do receptor. Quando a ligação e a dimerização ocorrem, o local enzimático é ativado em cada unidade do receptor, e uma unidade fosforila a outra. Esse processo, denominado *autofosforilação*, aumenta a atividade da tirosina cinase do receptor dimerizado.

A seguir, o receptor da tirosina cinase ativado fosforila outras proteínas que servem como **moléculas sinalizadoras**. Algumas dessas moléculas sinalizadoras são enzimas cinases que fosforilam e ativam outros sistemas de segundo mensageiro. Como conseqüência de uma série complexa de ativações, a insulina e os diferentes fatores de crescimento regulam o metabolismo de suas células-alvo.

Por exemplo, a insulina estimula indiretamente a inserção de proteínas carreadoras GLUT-4 (para a difusão facilitada da glicose; ver o Capítulo 6) na membrana citoplasmática das células musculoesqueléticas, adiposas e hepáticas. Desse modo, a insulina estimula a captação da glicose plasmática nesses órgãos. Além disso, a ligação da insulina ao seu receptor provoca indiretamente a ativação da glicogênio sintetase, a enzima do fígado e dos músculos esqueléticos que catalisa a produção de glicogênio nesses órgãos.

A complexidade dos diferentes sistemas de segundo mensageiro é necessária para que diferentes moléculas sinalizadoras possam produzir diferentes efeitos. Por exemplo, a insulina utiliza o sistema de segundo mensageiro da tirosina cinase para estimular a captação de glicose no fígado e a sua síntese em glicogênio, enquanto o glucagon (um outro hormônio secretado pelas ilhotas pancreáticas) produz efeitos opostos – hidrólise do glicogênio hepático e secreção subseqüente da glicose – quando ativa um sistema de segundo mensageiro diferente que envolve a produção de AMPc.

A **hipófise**, ou **pituitária**, está localizada na face inferior do encéfalo, na região do diencéfalo (Capítulo 8). Com o tamanho aproximado de uma ervilha – cerca de 1,3 cm de diâmetro –, ela está conectada ao hipotálamo por uma estrutura peduncular denominada *infundíbulo* (Figura 11.12).

A hipófise é estrutural e funcionalmente dividida em um giro anterior, ou **adeno-hipófise**, e um giro posterior denominado **neuro-hipófise**. Essas duas partes possuem origens embrionárias diferentes. A adeno-hipófise deriva de uma bolsa de tecido epitelial (*bolsa de Rathke*) que migra para cima a partir da boca embrionária, enquanto a neuro-hipófise se forma como um crescimento descendente do encéfalo. Nos adultos, a adeno-hipófise é constituída por duas partes: (1) a *parte distal*, também conhecida como **hipófise anterior**, é a porção arredondada e a principal parte endócrina da glândula, e (2) a *parte tuberal*, que é a extensão fina em contato com o infundíbulo. Essas partes são ilustradas na Figura 11.12. A *parte intermédia*, uma faixa de tecido entre os giros anterior e posterior, existe no feto. Durante o desenvolvimento fetal, suas células misturam-se com as do giro anterior e, nos adultos, elas deixam de constituir uma estrutura separada.

A neuro-hipófise é a parte neural da hipófise. Ela consiste na *parte nervosa*, também denominada **hipófise posterior**, que se encontra em contato com a adeno-hipófise e o infundíbulo. Fibras nervosas estendem-se através do infundíbulo, juntamente com pequenas células semelhantes à neuróglia denominadas astrócitos neuro-hipofisários (ou *pituícitos*).

Teste Seu Conhecimento Antes de Prosseguir

1. Utilizando diagramas, descreva como os hormônios esteróides e a tiroxina exercem seus efeitos sobre suas células-alvo.
2. Utilize um diagrama para mostrar como o AMP cíclico é produzido no interior de uma célula-alvo em resposta à estimulação hormonal e como o AMPc atua como um segundo mensageiro.
3. Descreva a seqüência de eventos pelos quais um hormônio pode provocar um aumento da concentração citoplasmática de Ca^{2+}, e explique como o Ca^{2+} pode atuar como um segundo mensageiro.
4. Explique a natureza e as ações das proteínas receptoras da insulina e dos fatores de crescimento.

Hipófise

A hipófise pode ser dividida em anterior e posterior. A hipófise posterior armazena e libera hormônios que, na realidade, são produzidos pelo hipotálamo, enquanto a hipófise anterior produz e secreta seus próprios hormônios. Contudo, a hipófise anterior é regulada por hormônios secretados pelo hipotálamo, assim como pela retroalimentação dos hormônios da glândula-alvo.

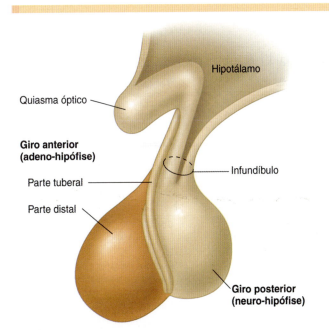

■ **Figura 11.12** Estrutura da hipófise. O giro anterior compõe-se de tecido glandular, enquanto o giro posterior, em grande parte, é composto por neuróglia e fibras nervosas.

Hormônios Hipofisários

Os hormônios secretados pela hipófise anterior (a *parte distal* da adeno-hipófise) são denominados **hormônios tróficos**. O termo *trófico* significa "alimentar". Embora os hormônios da hipófise anterior não sejam alimentos para seus órgãos-alvo, esse termo é utilizado porque altas concentrações de hormônios da hipófise anterior causam hipertrofia dos órgãos-alvo, enquanto baixas concentrações causam atrofia dos mesmos. Quando os nomes são aplicados aos hormônios da hipófise anterior, o termo "trófico" (convencionalmente designado como *trópico*, que significa "atraído por") é incorporado a eles. Essa é a razão pela qual as formas abreviadas dos nomes dos hormônios da hipófise anterior terminam pelo sufixo *-tropina*. Os hormônios da hipófise anterior, listados abaixo, são resumidos na Tabela 11.6.

1. **Hormônio do crescimento (GH ou somatotropina)**. O GH promove o movimento de aminoácidos para o interior das células e a incorporação dos mesmos em proteínas e, em conseqüência, promove o crescimento global de tecidos e órgãos.
2. **Hormônio estimulador da tireóide (TSH ou tireotropina)**. O TSH estimula a tireóide a produzir e secretar a tiroxina (tetraiodotironina ou T_4) e a triiodotironina (T_3).
3. **Hormônio adrenocorticotrópico (ACTH ou corticotropina)**. O ACTH estimula o córtex supra-renal a secretar os glicocorticóides (por exemplo, hidrocortisona ou cortisol).
4. **Hormônio folículo-estimulante (FSH ou foliculotropina)**. O FSH estimula o crescimento dos folículos ovarianos nas mulheres e a produção de células espermáticas nos testículos dos homens.
5. **Hormônio luteinizante (LH ou luteotropina)**. Esse hormônio e o FSH são coletivamente denominados **hormônios gonadotrópicos**. Nas mulheres, o LH estimula a ovulação e a conversão de um folículo ovariano ovulado numa estrutura endócrina denominada corpo lúteo. Nos homens, o LH é algumas vezes denominado *hormônio estimulador das células intersticiais*, ou *ICSH*. Ele estimula a secreção de hormônios sexuais masculinos (sobretudo a testosterona) pelas células intersticiais (células de Leydig) nos testículos.
6. **Prolactina (PRL)**. Esse hormônio é secretado tanto pelas mulheres como pelos homens. A sua função mais bem conhecida é o estímulo da produção de leite pelas glândulas mamárias de mulheres após darem à luz. A prolactina tem um papel de suporte na regulação do sistema genital masculino pelas gonadotropinas (FSH e LH) e atua sobre os rins, ajudando a regular o equilíbrio hidroeletrolítico.

Como já mencionado, a parte intermédia da adeno-hipófise deixa de existir como um giro separado na hipófise do ser humano adulto, mas ela está presente no feto humano e de outros animais. Até recentemente, acreditava-se que ela secretava o **hormônio estimulador dos melanócitos (MSH)** – função desempenhada em peixes, anfíbios e répteis –, acarretando o escurecimento da pele. No entanto, nos humanos, a concentração plasmática do MSH é insignificante. Algumas células da adeno-hipófise, derivadas da parte intermédia fetal, produzem um grande polipeptídio denominado *pró-opiomelanocortina (POMC)*. O POMC é um pró-hormônio cujos produtos principais são a beta-endorfina (Capítulo 7), o MSH e o ACTH. Como parte da molécula de ACTH contém a seqüência de aminoácidos do MSH, secreções elevadas de ACTH (como na doença de Addison) provocam um escurecimento acentuado da pele.

Tabela 11.6 Hormônios da Hipófise Anterior

Hormônio	Tecido-Alvo	Principais Ações	Regulação da Secreção
ACTH (hormônio adrenocorticotrópico)	Córtex supra-renal	Estimula a secreção de glicocorticóides.	Estimulada pelo CRH (hormônio liberador da corticotropina); inibida pelos glicocorticóides
TSH (hormônio estimulador da tireóide)	Tireóide	Estimula a secreção dos hormônios tireoidianos.	Estimulada pelo TRH (hormônio liberador da tireotropina); inibida pelos hormônios tireoidianos
GH (hormônio do crescimento)	A maioria dos tecidos	Promove a síntese protéica e o crescimento; lipólise e aumento da glicemia.	Inibida pela somatostatina; estimulada pelo hormônio liberador do hormônio do crescimento
FSH (hormônio folículo-estimulante)	Gônadas	Promove a produção de gametas e estimula a produção de estrogênio nas mulheres.	Estimulada pelo GnRH (hormônio liberador das gonadotropinas); inibida pelos esteróides sexuais e pela inibina
PRL (prolactina)	Glândulas mamárias e outros órgãos sexuais acessórios	Promove a produção de leite em mulheres que estão amamentando; ações adicionais em outros órgãos.	Inibida pelo PIH (hormônio inibidor da prolactina)
LH (hormônio luteinizante)	Gônadas	Estimula a secreção de hormônios sexuais; ovulação e formação do corpo lúteo nas mulheres; estimula a secreção de testosterona nos homens.	Estimulada pelo GnRH; inibida pelos esteróides sexuais

Glândulas Endócrinas

> A secreção inadequada do hormônio do crescimento durante a infância causa o **nanismo hipofisário**. A hipossecreção do hormônio do crescimento num adulto produz uma condição rara denominada *caquexia hipofisária* (*doença de Simmonds*). Um dos sintomas dessa doença é o envelhecimento prematuro causado pela atrofia tecidual. Por outro lado, a hipersecreção do hormônio do crescimento durante a infância causa o **gigantismo**. A secreção excessiva do hormônio do crescimento num adulto não provoca um crescimento porque as lâminas epifisiais cartilagíneas já se encontram ossificadas. Em vez disso, a hipersecreção do hormônio do crescimento num adulto causa a **acromegalia** (ver a Figura 19.15), em que o aspecto da pessoa se altera gradualmente em conseqüência do espessamento dos ossos e do crescimento dos tecidos moles, sobretudo na face, nas mãos e nos pés.

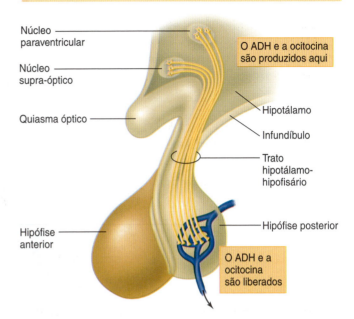

■ **Figura 11.13** Controle hipotalâmico da hipófise posterior. A hipófise posterior, ou neuro-hipófise, armazena e libera hormônios – vasopressina e ocitocina – que, na realidade, são produzidos nos neurônios dos núcleos supra-ópticos e paraventriculares do hipotálamo. Esses hormônios são transportados para a hipófise posterior por axônios no trato hipotálamo-hipofisário.

A hipófise posterior, ou parte nervosa, armazena e libera dois hormônios, ambos produzidos no hipotálamo.

1. **Hormônio antidiurético (ADH)**, também conhecido como **vasopressina arginina (AVP)**. O ADH promove a retenção de água pelos rins, de modo que menos água é excretada na urina e mais água permanece no sangue. Em altas doses, esse hormônio também possui um efeito "pressórico", isto é, ele provoca vasoconstrição em animais de laboratório. Contudo, há controvérsias em relação à importância fisiológica desse efeito "pressórico" nos humanos.
2. **Ocitocina**. Nas mulheres, a ocitocina estimula as contrações uterinas durante o trabalho de parto e, por essa razão, ela é necessária durante o período expulsivo. A ocitocina também estimula contrações dos alvéolos e ductos das glândulas mamárias, acarretando o reflexo de ejeção de leite numa mulher que está amamentando. Nos homens, foi mensurado um aumento da secreção da ocitocina no momento da ejaculação, mas a importância fisiológica desse hormônio nos homens ainda não foi demonstrada.

> Injeções de ocitocina podem ser administradas para induzir o trabalho de parto numa gestante quando a gravidez é prolongada, ou quando ocorreu ruptura das membranas e existe risco de infecção. O trabalho de parto também pode ser induzido por injeções de ocitocina no caso de hipertensão arterial grave induzida pela gravidez ou **pré-eclâmpsia**. A administração de ocitocina após o parto faz com que o útero regrida de tamanho e comprima os vasos sanguíneos, minimizando dessa maneira o risco de hemorragia.

Controle Hipotalâmico da Hipófise Posterior

Os dois hormônios da hipófise posterior – hormônio antidiurético e ocitocina – são na realidade produzidos nos corpos celulares dos neurônios dos *núcleos supra-ópticos* e *paraventriculares* do hipotálamo. Esses núcleos hipotalâmicos, portanto, são glândulas endócrinas. Os hormônios que eles produzem são transportados ao longo dos axônios do trato **hipotálamo-hipofisário** (Figura 11.13) para a hipófise posterior, onde eles são armazenados e, posteriormente, liberados. Portanto, a hipófise posterior é na verdade mais um órgão de armazenamento do que uma glândula.

Reflexos neuroendócrinos controlam a liberação de ADH e ocitocina pela hipófise posterior. Por exemplo, em mulheres que amamentam, o estímulo mecânico do sugar atua, através de impulsos nervosos sensitivos ao hipotálamo, para estimular a secreção reflexa de ocitocina. A secreção de ADH é estimulada por neurônios osmorreceptores do hipotálamo em resposta a um aumento da pressão osmótica do sangue (Capítulo 6). A sua secreção é inibida por impulsos sensitivos de receptores de estiramento do átrio esquerdo do coração em resposta a um aumento do volume sanguíneo. Esses reflexos são analisados mais detalhadamente em capítulos posteriores.

Controle Hipotalâmico da Hipófise Anterior

A hipófise anterior já foi denominada "glândula mestre" porque ela secreta hormônios que regulam algumas outras glândulas endócrinas (Figura 11.14 e Tabela 11.6). O hormônio adrenocorticotrópico (ACTH), o hormônio estimulador da tireóide (TSH) e os hormônios gonadotrópicos (FSH e LH) estimulam o córtex supra-renal, a tireóide e as gônadas, respectivamente, a secretar seus hormônios. Os hormônios da hipófise anterior também possuem um efeito "trófico"

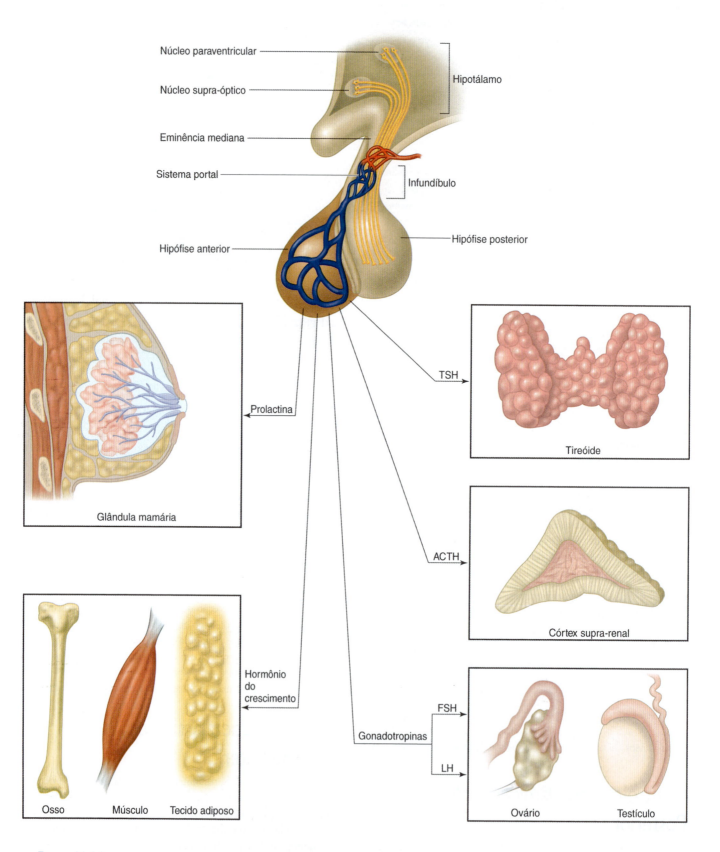

Figura 11.14 **Hormônios secretados pela hipófise anterior e seus órgãos-alvo.** Observe que a hipófise anterior controla algumas (não todas) outras glândulas endócrinas.

sobre suas glândulas-alvo em razão da saúde dessas glândulas depender da estimulação adequada por parte desses hormônios. No entanto, uma vez que hormônios secretados pelo hipotálamo controlam a secreção dos hormônios da hipófise anterior, ela não pode ser considerada uma glândula mestre.

Hormônios Liberadores e Inibidores

Como os axônios não penetram na hipófise anterior, o controle hipotalâmico desta é obtido pela regulação hormonal e não pela regulação neural. Os hormônios liberadores e inibidores, produzidos pelos neurônios do hipotálamo, são transportados para terminações axônicas localizadas na porção basal do hipotálamo. Essa região, conhecida como *eminência mediana* (Figura 11.15), contém capilares sanguíneos que são drenados por vênulas do pedúnculo hipofisário.

As vênulas que drenam a eminência mediana liberam sangue a um segundo leito capilar da hipófise anterior. Como esse segundo leito capilar é a jusante do leito capilar da eminência mediana e recebe sangue venoso do mesmo, a ligação vascular entre a eminência mediana e a hipófise anterior forma um *sistema portal*. (Ele é análogo ao sistema portal hepático que libera sangue venoso do intestino ao fígado, como descrito no Capítulo 18.) A ligação vascular entre o hipotálamo e a hipófise anterior denomina-se **sistema portal hipotálamo-hipofisário**.

Hormônios reguladores são secretados no interior do sistema portal hipotálamo-hipofisário pelos neurônios do hipotálamo. Esses hormônios regulam as secreções da hipófise anterior (Figura 11.15 e Tabela 11.7). O **hormônio liberador da tireotropina** (**TRH**) estimula a secreção de TSH, e o **hormônio liberador da corticotropina** (**CRH**) estimula a secreção de ACTH da hipófise anterior. Um único hormônio liberador, o **hormônio liberador das gonadotropinas**, ou **GnRH**, estimula a secreção de ambos os hormônios gonadotrópicos (FSH e LH) da hipófise anterior. A secreção da prolactina e do hormônio do crescimento da hipófise anterior é regulada por hormônios inibidores hipotalâmicos, conhecidos como **hormônios inibidores da prolactina** (**PIH**) e **somatostatina**, respectivamente.

Um **hormônio liberador do hormônio do crescimento** (**GHRH**) específico que estimula a secreção do hormônio do crescimento foi identificado como um polipeptídio constituído por 44 aminoácidos. Experimentos sugerem que também pode existir um hormônio liberador da prolactina, mas tal hormônio liberador específico ainda não foi identificado.

Controle por Retroalimentação da Hipófise Anterior

Levando em conta sua secreção de hormônios liberadores e inibidores, o hipotálamo poderia ser considerado uma "glândula mestre". Contudo, a cadeia de comando não é linear. O hipotálamo e a hipófise anterior são controlados pelos efeitos de suas próprias ações. Para usar uma analogia ao sistema endócrino, é como se o general recebesse ordens do soldado. O hipotálamo e a hipófise anterior não são glândulas mestres porque suas secreções são controladas pelas glândulas-alvo que eles regulam.

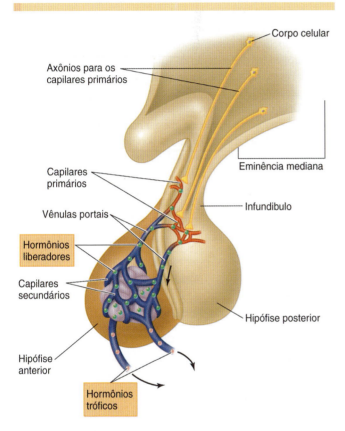

■ **Figura 11.15** Controle hipotalâmico da hipófise anterior. Neurônios do hipotálamo secretam hormônios liberadores (mostrados como pontos) para o interior dos vasos sanguíneos do sistema portal hipotálamo-hipofisário. Esses hormônios liberadores estimulam a hipófise anterior a secretar seus hormônios (denominados "hormônios tróficos") para o interior da circulação geral.

Tabela 11.7 Hormônios Hipotalâmicos Envolvidos no Controle da Hipófise Anterior

Hormônio Hipotalâmico	Estrutura	Efeito sobre a Hipófise Anterior
Hormônio liberador da corticotropina (CRH)	41 aminoácidos	Estimula a secreção do hormônio adrenocorticotrópico (ACTH).
Hormônio liberador das gonadotropinas (GnRH)	10 aminoácidos	Estimula a secreção do hormônio folículo-estimulante (FSH) e do hormônio luteinizante (LH).
Hormônio inibidor da prolactina (PIH)	Dopamina	Inibe a secreção da prolactina.
Somatostatina	14 aminoácidos	Inibe a secreção do hormônio do crescimento.
Hormônio liberador da tireotropina (TRH)	3 aminoácidos	Estimula a secreção do hormônio estimulador da tireóide (TSH).
Hormônio liberador do hormônio do crescimento (GHRH)	44 aminoácidos	Estimula a secreção do hormônio do crescimento.

A secreção de ACTH, TSH e gonadotropinas (FSH e LH) da hipófise anterior é controlada pela **inibição por retroalimentação negativa** dos hormônios da glândula-alvo. Por exemplo, a secreção de ACTH é inibida por uma elevação da secreção de corticosteróide e a secreção de TSH é inibida por uma elevação da secreção de tiroxina pela tireóide. Essas relações de retroalimentação negativa são facilmente demonstradas pela remoção das glândulas-alvo. A castração (remoção cirúrgica das gônadas), por exemplo, produz uma elevação da secreção de FSH e LH. De maneira similar, a remoção das supra-renais ou da tireóide resulta num aumento anormal da secreção de ACTH ou TSH da hipófise anterior.

Os efeitos da remoção das glândulas-alvo demonstram que, sob condições normais, essas glândulas exercem um efeito inibidor sobre a hipófise anterior. Esse efeito inibidor pode ocorrer em dois níveis: (1) os hormônios da glândula-alvo podem atuar sobre o hipotálamo e inibir a secreção dos hormônios liberadores e (2) podem atuar sobre a hipófise anterior e inibir sua resposta aos hormônios liberadores. Por exemplo, parece que a tiroxina inibe a resposta da hipófise anterior ao TRH e, consequentemente, atua reduzindo a secreção de TSH (Figura 11.16). Por outro lado, os esteróides sexuais reduzem a secreção de gonadotropinas, inibindo tanto a secreção de GnRH como a capacidade da hipófise anterior de responder à estimulação do GnRH (Figura 11.17).

Evidências sugerem que pode existir um transporte retrógrado do sangue da hipófise anterior ao hipotálamo. Isso pode permitir um *pequeno circuito de retroalimentação* no qual um determinado hormônio trófico inibe a secreção de seu hormônio liberador pelo hipotálamo. Por exemplo, uma alta secreção de TSH pode inibir a posterior secreção de TRH

Além do controle por retroalimentação negativa da hipófise anterior, existe uma situação em que um hormônio de um órgão-alvo estimula realmente a secreção de um hormônio da hipófise anterior. Próximo do meio do ciclo menstrual, a secreção crescente de estradiol pelos ovários estimula a hipófise anterior a secretar uma "onda" de

> ### Indícios Para a Investigação Clínica
> Lembre-se de que Rosemary apresenta uma concentração sérica de ACTH de apenas um quinto do valor normal.
> *Qual poderia ser a causa da baixa secreção de ACTH pela hipófise anterior?*

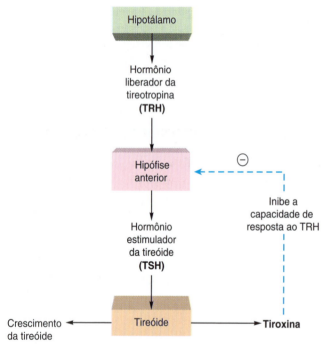

Figura 11.16 O eixo hipotálamo-hipófise-tireóide (sistema de controle). A secreção da tiroxina pela tireóide é estimulada pelo hormônio estimulador da tireóide (TSH) da hipófise anterior. A secreção do TSH é estimulada pelo hormônio liberador da tireotropina (TRH) secretado pelo hipotálamo. Essa estimulação se equilibra pela inibição por retroalimentação negativa (seta azul) da tiroxina, que reduz a capacidade de resposta da hipófise anterior à estimulação pelo TRH.

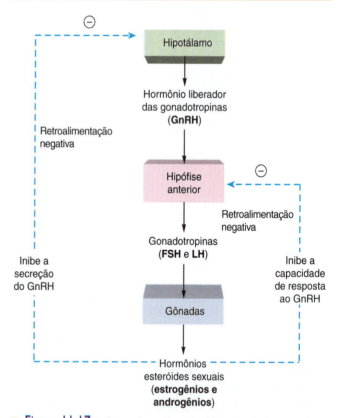

Figura 11.17 O eixo hipotálamo-hipófise-gônada (sistema de controle). O hipotálamo secreta o GnRH, que estimula a hipófise anterior a secretar as gonadotropinas (FSH e LH). Estas, por sua vez, estimulam as gônadas a secretar os esteróides sexuais. As secreções do hipotálamo e da hipófise anterior são reguladas pela inibição por retroalimentação negativa (setas azuis) dos esteróides sexuais.

LH, acarretando a ovulação. Isso é comumente descrito como um *efeito de retroalimentação positiva*, para diferenciar da inibição por retroalimentação negativa mais usual das glândulas-alvo sobre a secreção da hipófise anterior. Curiosamente, concentrações mais elevadas de estradiol num estágio posterior do ciclo menstrual exercem o efeito oposto – inibição por retroalimentação negativa – sobre a secreção de LH. O controle da secreção de gonadotropinas é analisado mais detalhadamente no Capítulo 20.

Função Encefálica Superior e Secreção Hipofisária

A relação entre a hipófise anterior e uma determinada glândula-alvo é descrita como um *eixo*. Por exemplo, o eixo hipofisário-gonadal refere-se à ação dos hormônios gonadotrópicos sobre os testículos e os ovários. Esse eixo é estimulado pelo GnRH do hipotálamo, como já foi descrito. Entretanto, como o hipotálamo recebe estímulo neural dos "centros encefálicos superiores", não chega a ser surpresa a possibilidade de o eixo hipofisário-gonadal ser afetado pelas emoções. De fato, a capacidade de emoções intensas alterarem o momento da ovulação ou da menstruação é bem conhecida. Um outro exemplo, o estresse psicológico também estimula um outro eixo – o eixo hipofisário-supra-renal (descrito na próxima seção).

Os estressores, descritos mais adiante neste capítulo, produzem aumento da secreção de CRH pelo hipotálamo, que, por sua vez, aumenta a secreção de ACTH e de colesterol. Além disso, a influência dos centros cerebrais superiores produz os *ritmos circadianos* (relativos a um período de 24 horas) da secreção de muitos hormônios da hipófise anterior. Por exemplo, a secreção do hormônio do crescimento é maior durante o sono e diminui durante o período de vigília, embora essa secreção também seja estimulada pela absorção de determinados aminoácidos após uma refeição.

Teste Seu Conhecimento Antes de Prosseguir

1. Descreva as origens embrionárias da adeno-hipófise e da neuro-hipófise e cite as partes de cada uma delas. Qual dessas partes também se chama hipófise anterior? Qual é chamada hipófise posterior?
2. Cite os hormônios liberados pela hipófise posterior. Em que local esses hormônios se originam e como suas secreções são reguladas?
3. Cite os hormônios secretados pela hipófise anterior e explique como o hipotálamo controla a secreção de cada um deles.
4. Desenhe um circuito de retroalimentação negativa mostrando o controle da secreção do ACTH. Explique como esse sistema é afetado (a) por uma injeção de ACTH, (b) pela remoção cirúrgica da hipófise, (c) por uma injeção de corticosteróides e (d) pela remoção cirúrgica das supra-renais.

Supra-renais

O córtex supra-renal e a medula supra-renal são diferentes do ponto de vista estrutural e funcional. A medula supra-renal secreta hormônios catecolaminas, que complementam o sistema nervoso simpático na reação de "luta ou fuga". O córtex supra-renal secreta hormônios esteróides que participam da regulação do equilíbrio mineral e energético.

As glândulas **supra-renais** são órgãos pareados localizados nos pólos superiores dos rins (Figura 11.18). Cada supra-renal é constituída por um córtex externo e por uma medula interna que atuam como glândulas separadas. As diferenças de função do córtex supra-renal e da medula estão relacionadas com as diferenças de suas origens embrionárias. A medula supra-renal deriva da ectoderme da crista neural embrionária (o mesmo tecido que produz os gânglios simpáticos), enquanto o córtex supra-renal deriva de um tecido embrionário diferente (mesoderme).

Como conseqüência de sua origem embrionária, a medula supra-renal secreta hormônios catecolaminas (sobretudo a adrenalina, e uma quantidade de noradrenalina) na corrente sanguínea em resposta à estimulação pelas fibras nervosas simpáticas pré-ganglionares (Capítulo 9). O córtex supra-renal não recebe inervação neural e, por essa razão, deve ser estimulado por hormônios (pelo ACTH secretado da hipófise anterior). O córtex constitui-se de três zonas: *zona glomerulosa* externa, *zona fasciculada* média e *zona reticular* interna (Figura 11.18). Acredita-se que essas zonas possuam diferentes funções.

Funções do Córtex Supra-renal

O córtex supra-renal secreta hormônios esteróides denominados **corticosteróides**, ou simplesmente **corticóides**. Existem três categorias funcionais de corticosteróides: (1) os **mineralocorticóides**, que regulam o equilíbrio do Na+ e do K+; (2) os **glicocorticóides**, que regulam o metabolismo da glicose e de outras moléculas orgânicas; e (3)

A influência dos centros cerebrais superiores sobre o eixo hipofisário-gonadal ajuda a explicar o "efeito dormitório", isto é, a tendência dos ciclos menstruais de serem sincronizados entre mulheres que compartilham um dormitório. Essa sincronização não ocorre numa nova moradora se as suas cavidades nasais forem tamponadas com algodão, sugerindo que o efeito dormitório seja decorrente da ação de substâncias químicas denominadas **ferormônios**. Essas substâncias são excretadas para o exterior do corpo e pela via olfatória modificam a fisiologia ou o comportamento de um outro membro da mesma espécie. Os ferormônios são moléculas reguladoras importantes na urina, no líquido vaginal e em outras secreções da maioria dos mamíferos, e ajudam a regular ciclos reprodutivos e o comportamento. O papel dos ferormônios nos humanos é difícil de ser avaliado. Contudo, recentemente, cientistas descobriram que os ferormônios produzidos nas axilas das mulheres podem contribuir para o efeito dormitório.

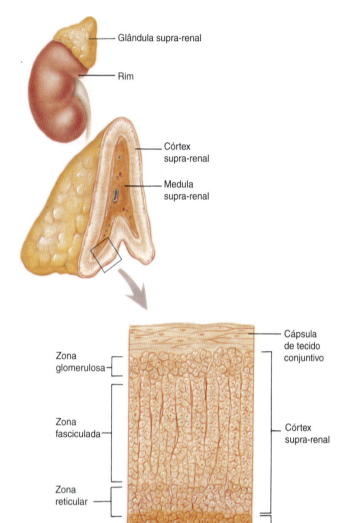

Figura 11.18 Estrutura da glândula supra-renal, mostrando as três zonas do córtex supra-renal. A zona glomerulosa secreta os mineralocorticóides (incluindo a aldosterona), enquanto as outras duas zonas secretam os glicocorticóides (incluindo o cortisol).

os **esteróides sexuais**, androgênios fracos (incluindo a *desidroepiandrosterona* ou *DHEA*) que suplementam os esteróides sexuais secretados pelas gônadas. Esses hormônios são secretados pelas diferentes zonas do córtex supra-renal.

A *aldosterona* é o mineralocorticóide mais potente. Os mineralocorticóides são produzidos na zona glomerulosa (Figura 11.19) e estimulam os rins a reter NaCl e água e a excretar K⁺ na urina. Essas ações ajudam a aumentar o volume sanguíneo e a pressão arterial

(como é descrito no Capítulo 14), e a regular o equilíbrio eletrolítico do sangue (como é descrito no Capítulo 17).

O glicocorticóide predominante nos humanos é o *cortisol* (*hidrocortisona*), o qual é secretado pela zona fasciculada e, talvez, pela zona reticular. A secreção do cortisol é estimulada pelo ACTH da hipófise anterior (Figura 11.20). O cortisol e outros glicocorticóides exercem muitos efeitos sobre o metabolismo. Eles estimulam a neoglicogênese (produção de glicose a partir de aminoácidos e do ácido lático); inibem a utilização da glicose, ajudando a elevar a sua concentração sérica; e promovem a lipólise (decomposição de gorduras) e a conseqüente liberação de ácidos graxos livres no sangue. Os papéis dos glicocorticóides e de outros hormônios na regulação metabólica são explicados no Capítulo 19.

Glicocorticóides exógenos (sob a forma de comprimidos, injeções, *sprays* ou cremes tópicos) são utilizados clinicamente para suprimir a resposta imune e inibir a inflamação. Por essa razão, essas drogas são muito úteis no tratamento de doenças inflamatórias como a asma e a artrite reumatóide. Como poderia se prever, baseando-se em suas ações metabólicas, os efeitos colaterais dos glicocorticóides incluem a hiperglicemia e a redução da tolerância à glicose. Outros efeitos colaterais negativos incluem a redução da síntese de colágeno e de outras proteínas da matriz extracelular (Capítulo 6) e o aumento da reabsorção óssea, levando à osteoporose.

A hipersecreção de corticosteróides acarreta a **síndrome de Cushing**. Este distúrbio geralmente é causado pela secreção excessiva de ACTH da hipófise anterior, mas também pode ser conseqüência de um tumor do córtex supra-renal. A síndrome de Cushing é caracterizada por alterações do metabolismo de carboidratos e proteínas, hiperglicemia, hipertensão arterial e fraqueza muscular. Problemas metabólicos conferem ao corpo um aspecto edemaciado e podem causar alterações estruturais caracterizadas pela "corcunda de búfalo" e a "face de lua".

A **doença de Addison** é causada pela secreção inadequada de glicocorticóides e mineralocorticóides, a qual acarreta hipoglicemia, desequilíbrio do sódio e do potássio, desidratação, hipotensão arterial, perda rápida de peso e fraqueza generalizada. Uma pessoa com essa doença, se não for tratada com corticosteróides, morrerá em poucos dias em decorrência de grave desequilíbrio eletrolítico e desidratação. O presidente norte-americano John F. Kennedy tinha doença de Addison, mas poucos sabiam porque ela era bem controlada pelos corticosteróides.

Indícios Para a Investigação Clínica

Lembre-se de que Rosemary apresenta uma concentração sérica de cortisol elevada, juntamente com uma concentração baixa de ACTH. Ela também apresenta uma aparência edemaciada.

Que doença, relacionada a qual causa, é mais provavelmente responsável pela condição de Rosemary?

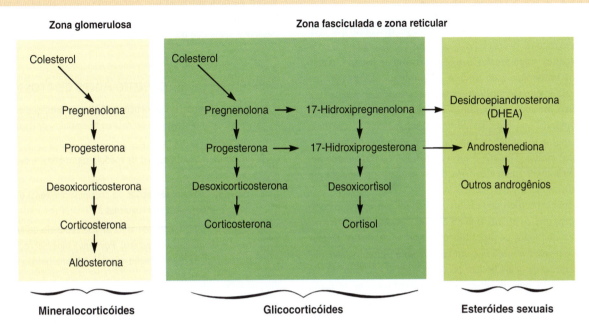

Figura 11.19 Vias simplificadas da síntese de hormônios esteróides no córtex supra-renal. O córtex supra-renal produz esteróides que regulam o equilíbrio do Na^+ e do K^+ (mineralocorticóides), esteróides que regulam o equilíbrio da glicose (glicocorticóides) e pequenas quantidades de hormônios esteróides sexuais. (DHEA = desidroepiandrosterona.)

Funções da Medula Supra-renal

As células da medula supra-renal secretam **adrenalina** e **noradrenalina** numa proporção aproximada de 4 para 1, respectivamente. Os efeitos desses hormônios catecolaminas são similares aos causados pela estimulação do sistema nervoso simpático, exceto pelo fato do efeito hormonal durar dez vezes mais. Os hormônios da medula supra-renal aumentam o débito cardíaco e a freqüência cardíaca, dilatam os vasos sanguíneos coronarianos, aumentam o estado de alerta mental e a freqüência respiratória e elevam a taxa metabólica.

A medula supra-renal é inervada por axônios simpáticos pré-ganglionares e secreta seus hormônios sempre que o sistema nervoso simpático é ativado durante uma resposta de "luta ou fuga" (Capítulo 9). Esses efeitos simpáticos-supra-renais são suportados pelas ações metabólicas da adrenalina e da noradrenalina: aumento da glicemia devido à estimulação da glicogenólise hepática (decomposição do glicogênio), e elevação da concentração de ácidos graxos no sangue em razão do estímulo à lipólise (decomposição de gorduras). A regulação endócrina do metabolismo é descrita com mais detalhes no Capítulo 19.

> Um tumor da medula supra-renal é denominado **feocromocitoma**. Esse tumor causa hipersecreção de adrenalina e noradrenalina, produzindo um efeito similar ao da estimulação nervosa simpática contínua. Os sintomas dessa doença são a hipertensão arterial, aumento do metabolismo, hiperglicemia e presença de açúcar na urina, nervosismo, problemas digestivos e sudorese. Não demora muito para o corpo tornar-se totalmente fatigado sob essas condições, deixando o paciente susceptível a outros distúrbios.

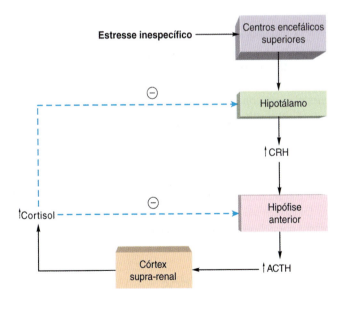

Figura 11.20 Ativação do eixo hipofisário-supra-renal por um **estresse inespecífico**. O controle por retroalimentação negativa do córtex supra-renal (setas azuis) também é mostrado.

Estresse e as Supra-renais

Em 1936, um fisiologista canadense, Hans Selye, descobriu que injeções de um extrato de ovário bovino em ratos (1) estimulava o crescimento do córtex supra-renal; (2) causava atrofia do tecido linfático do baço, dos linfonodos e do timo; e (3) produzia úlceras pépticas sangrantes. No início, ele atribuiu esses efeitos à ação de um hormônio específico presente no extrato. Contudo, experimentos subseqüentes revelaram que injeções de várias substâncias – incluindo substâncias químicas estranhas como o formaldeído – podiam produzir os mesmos efeitos. De fato, o mesmo padrão ocorreu quando Selye submeteu ratos a ambientes frios ou quando ele os imergiu em água, fazendo-os nadar até ficarem exaustos.

O padrão específico dos efeitos produzidos por esses procedimentos sugeriu que os efeitos tinham algo em comum. Selye estava persuadido de que todos os procedimentos eram estressantes. Segundo Selye, o estresse é a reação de um organismo a estímulos denominados *estressores*, os quais podem produzir efeitos deletérios. O padrão de alterações por ele observado representava uma resposta específica a qualquer agente estressante. Posteriormente, ele descobriu que os estressores produziam esses efeitos porque estimulavam o eixo hipotálamo-supra-renal. Sob condições estressantes, ocorre aumento da secreção de ACTH da hipófise anterior e, por conseguinte, há aumento da secreção de glicocorticóides pelo córtex supra-renal.

A partir disso, Selye afirmou que existe "uma resposta inespecífica do organismo para reajustar-se após qualquer demanda imposta". Em resposta às demandas dos estressores, ocorre elevação da concentração plasmática de glicocorticóides. Selye denominou essa resposta inespecífica de **síndrome da adaptação geral** (**SAG**). Em outras palavras, o estresse produz a SAG. A resposta ao estresse possui três estágios: (1) a *reação de alarme*, quando as supra-renais são ativadas; (2) o *estágio de resistência*, em que ocorre o reajuste; e (3) o *estágio de exaustão*, quando o reajuste não é completo, podendo levar à doença e, possivelmente, à morte.

Os glicocorticóides (como a hidrocortisona) podem inibir o sistema imunológico. Por essa razão, muitas vezes esses esteróides são administrados para tratar várias doenças inflamatórias e para suprimir a rejeição imunológica a um órgão transplantado. Conseqüentemente, parece razoável que a secreção elevada de glicocorticóides – que pode acompanhar o estresse – possa inibir a capacidade do sistema imunológico de proteger contra as doenças. De fato, estudos sugerem que o estresse prolongado acarreta um aumento da incidência de câncer e de outras doenças.

O conceito do estresse de Selye foi refinado pelas pesquisas subseqüentes. Essas investigações demonstram que o sistema simpático-supra-renal é ativado, aumentando a secreção de adrenalina e noradrenalina, em resposta a estressores que desafiam o organismo a responder fisicamente. Essa é a reação de "luta ou fuga" descrita no Capítulo 9. Contudo, diferentes emoções são acompanhadas por diferentes respostas endócrinas. O eixo hipófise-supra-renal, com a elevação da concentração dos glicocorticóides, torna-se mais ativo quando o estresse é de natureza crônica e quando a pessoa é mais passiva e sente que possui um controle menor.

Teste Seu Conhecimento Antes de Prosseguir

1. Cite as categorias de corticosteróides e identifique a zona do córtex supra-renal que secreta os hormônios de cada categoria.
2. Identifique os hormônios da medula supra-renal e descreva seus efeitos.
3. Explique como as secreções do córtex supra-renal e da medula supra-renal são reguladas.
4. Explique como o estresse afeta as secreções do córtex supra-renal e da medula supra-renal. Por que a hipersecreção dos hormônios da medula supra-renal torna uma pessoa mais suscetível às doenças?

Tireóide e Paratireóides

A tireóide secreta tiroxina (T_4) e triiodotironina (T_3), hormônios necessários ao crescimento e desenvolvimento adequados, basicamente responsáveis pela determinação da taxa metabólica basal (TMB). As paratireóides secretam o paratormônio, o qual ajuda a elevar a concentração sérica de Ca^{2+}.

A **glândula tireóide** está localizada logo abaixo da laringe (Figura 11.21). Seus dois giros estão posicionados em cada lado da traquéia e são conectados anteriormente por uma massa mediana de tecido tireoideano denominada *istmo*. A tireóide é a maior das glândulas endócrinas puras, pesando entre 20 e 25 gramas.

Com auxílio do microscópio pode-se ver que a tireóide é constituída por numerosos sacos esféricos ocos denominados **folículos tireoideanos** (Figura 11.22). Esses folículos são revestidos por um epitélio simples cubóide composto por *células foliculares* que sintetizam o principal hormônio tireoideano, a *tiroxina*. O interior dos folículos contém *colóide*, um líquido rico em proteínas. Além das células foliculares que secretam a tiroxina, a tireóide também contém *células parafoliculares* que secretam um hormônio denominado *calcitonina* (ou *tireocalcitonina*).

Produção e Ação dos Hormônios Tireoideanos

Os folículos tireoideanos acumulam ativamente o iodeto (I^-) do sangue e o secretam para o interior do colóide. Após o iodeto entrar no colóide, oxida-se em iodo e liga-se a aminoácidos específicos (tirosinas) da cadeia polipeptídica de uma proteína denominada **tireoglobulina**. A ligação de um iodo à tirosina produz a *monoiodotirosina* (*MIT*), e a ligação de dois iodos produz a *diiodotirosina* (*DIT*).

Glândulas Endócrinas

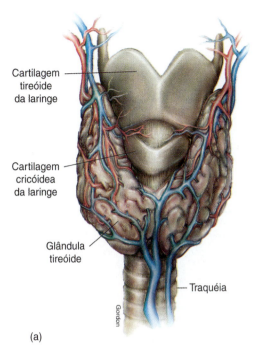
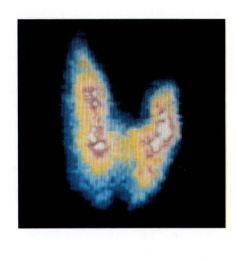

(a)   (b)

■ **Figura 11.21** **A glândula tireóide.** (*a*) A sua relação com a laringe e a traquéia. (*b*) Uma cintilografia da tireóide realizada 24 horas após a ingestão de iodo radioativo.

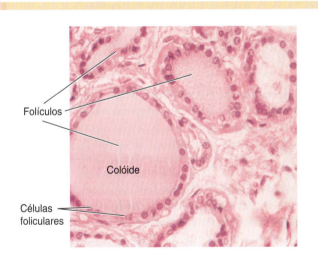

■ **Figura 11.22** Microfotografia (250x) de uma glândula tireóide. Numerosos folículos tireoideanos são visíveis. Cada folículo é constituído por células foliculares circundando um líquido denominado colóide, o qual contém tireoglobulina.

No interior do colóide, enzimas modificam a estrutura da MIT e da DIT para acoplá-las. Quando duas moléculas de DIT, adequadamente modificadas, são acopladas, produz-se uma molécula de **tetraiodotironina** (T_4) ou **tiroxina** (Figura 11.23). A combinação de uma molécula de MIT com uma molécula de DIT forma a **triiodotironina** (T_3). Observe que nesse ponto T_4 e T_3 ainda se encontram ligadas à tireoglobulina. Estimuladas pelo TSH, as células do folículo captam um pequeno volume de colóide por pinocitose, hidrolisam a T_3 e a T_4 da tireoglobulina e secretam os hormônios livres na corrente sanguínea.

O transporte dos hormônios tireoideanos pelo sangue e seu mecanismo de ação no nível celular já foram descritos neste capítulo. Por intermédio da ativação de genes, os hormônios tireoideanos estimulam a síntese protéica, promovem a maturação do sistema nervoso e aumentam a taxa da respiração celular na maioria dos tecidos do corpo. Com esse processo, a tiroxina (após ser convertida em T_3) eleva a **taxa metabólica basal** (**TMB**), a taxa de consumo calórico do organismo em repouso.

A **calcitonina** secretada pelas células parafoliculares da tireóide atua em conjunto com o paratormônio (analisado em breve) para regular a concentração sérica do cálcio. A calcitonina inibe a dissolução dos cristais de fosfato de cálcio dos ossos e estimula a excreção do cálcio na urina pelos rins. Ambas as ações acarretam uma redução da concentração sérica de cálcio.

Doenças da Tireóide

O hormônio estimulador da tireóide (TSH) da hipófise anterior estimula a tireóide a secretar tiroxina. Contudo, ele também exerce um efeito trófico (estimulador do crescimento) sobre a tireóide. Esse efeito trófico é evidente nas pessoas que desenvolvem um **bócio** (**endêmico**) **devido à deficiência de iodo** (Figura 11.24). Na ausência de quantidade suficiente de iodo dietético, a tireóide não consegue produzir proporções adequadas de T_4 e T_3. A conseqüente ausência da inibição por retroalimentação negativa acarreta níveis anormalmente elevados de secreção de TSH, o que, por sua vez, estimula o crescimento anormal da tireóide. Estes eventos estão resumidos na Figura 11.25.

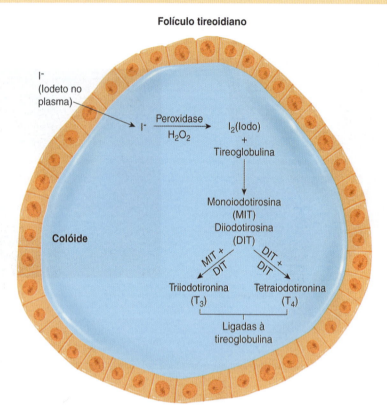

■ **Figura 11.23** **Produção e armazenamento de hormônios tireoideanos.** O iodeto é transportado ativamente para o interior das células foliculares. No colóide, ele é convertido em iodo e ligado ao aminoácido tirosina na proteína tireoglobulina. A MIT (monoiodotirosina) e a DIT (diiodotirosina) são utilizadas para produzir T_3 e T_4 no interior do colóide. Estimulados pelo TSH, os hormônios tireoideanos, ligados à tireoglobulina, são levados para o interior das células foliculares por pinocitose. Reações de hidrólise no interior das células foliculares liberam T_4 e T_3 livres, que são secretadas.

As pessoas que possuem uma secreção inadequada de hormônios tireoideanos são denominadas **hipotireóideas**. Como pode ser previsto pelos efeitos da tiroxina, as pessoas hipotireóideas têm uma taxa metabólica basal anormalmente baixa, além de ganho de peso e letargia. Uma deficiência de tiroxina também reduz a capacidade de adaptação ao estresse causado pelo frio. Nos adultos, o hipotireoidismo causa o **mixedema** – acúmulo de mucoproteínas e líquido nos tecidos conjuntivos subcutâneos. Os sintomas dessa doença incluem o edema das mãos, face, pés e tecidos periorbitais.

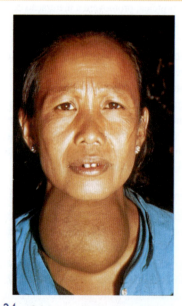

■ **Figura 11.24** **O bócio endêmico é causado pela quantidade insuficiente de iodo na dieta.** A falta de iodo causa o hipotireoidismo, e a conseqüente elevação da secreção de TSH estimula o crescimento excessivo da tireóide.

Indícios Para a Investigação Clínica

Lembre-se de que o edema de Rosemary não foi considerado um mixedema e que as concentrações séricas de T_4 e T_3 são normais.
Que distúrbio é descartado por essas observações?

O hipotireoidismo pode ser decorrente de um defeito da tireóide ou pode ser secundário a uma secreção insuficiente do hormônio liberador da tireotropina (TRH) pelo hipotálamo, a uma secreção insuficiente de TSH da hipófise anterior ou a uma quantidade insuficiente de iodo na dieta. Neste último caso, a secreção excessiva de

Glândulas Endócrinas 311

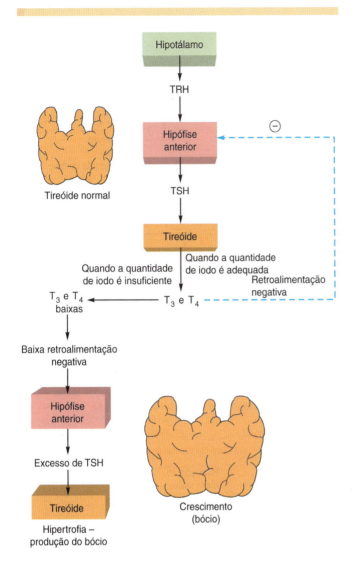

Figura 11.25 Como a deficiência de iodo causa o bócio. A quantidade insuficiente de iodo na dieta interfere no controle por retroalimentação negativa da secreção de TSH, acarretando a formação de um bócio endêmico.

TSH estimula o crescimento anormal da tireóide e o desenvolvimento de bócio endêmico, como foi descrito anteriormente. O hipotireoidismo e o bócio causados pela deficiência de iodo podem ser revertidos por suplementações de iodo.

Um bócio também pode ser produzido por um outro mecanismo. Na **doença de Graves**, auto-anticorpos (Capítulo 15) exercem efeitos similares aos do TSH sobre a tireóide. Como a produção desses anticorpos não é inibida pela retroalimentação negativa, a conseqüente secreção elevada de tiroxina não consegue interromper a estimulação excessiva da tireóide. Como resultado, a pessoa fica **hipertireóidea** (possui uma secreção excessiva de tiroxina) e desenvolve um bócio. Essa condição é denominada *bócio tóxico* ou *tireotoxicose*. Freqüentemente, ela é acompanhada por *exoftalmia* (protrusão dos olhos), decorrente do edema orbitário (Figura 11.26). O hipertireoidismo produz uma TMB elevada acompanhada por perda de peso, nervosismo, irritabilidade e intolerância ao calor. Também ocorre um aumento importante do débito cardíaco e da pressão arterial (Capítulo 14). Os sintomas do hipotireoidismo e do hipertireoidismo são comparados na Tabela 11.8.

Por causa de sua estimulação da síntese protéica, as crianças necessitam da tiroxina para o crescimento corpóreo e, mais impor-

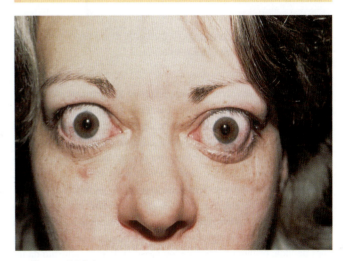

Figura 11.26 Um sintoma do hipertireoidismo. O hipertireoidismo é caracterizado por um aumento da taxa metabólica, perda de peso, fraqueza muscular e nervosismo. Também pode ocorrer protrusão dos olhos (exoftalmia) em decorrência do edema orbitário.

Tabela 11.8 Comparação entre o Hipotireoidismo e o Hipertireoidismo

Característica	Hipotireoidismo	Hipertireoidismo
Crescimento e desenvolvimento	Comprometimento do crescimento	Crescimento acelerado
Atividade e sono	Letargia; aumento da sonolência	Aumento da atividade; redução do sono
Tolerância à temperatura	Intolerância ao frio	Intolerância ao calor
Características da pele	Pele grossa e seca	Pele normal
Perspiração	Ausente	Excessiva
Pulso	Lento	Rápido
Sintomas gastrintestinais	Constipação; redução do apetite; aumento do peso	Evacuações freqüentes; aumento do apetite; redução do peso
Reflexos	Lentos	Rápidos
Aspectos psicológicos	Depressão e apatia	Estado "emocional", nervosismo
Concentração plasmática de T_4	Reduzida	Aumentada

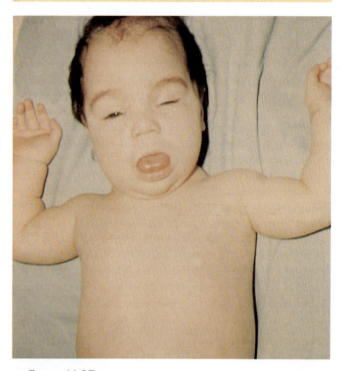

■ **Figura 11.27** Cretinismo. O cretinismo é uma doença infantil causada por uma glândula tireóide hipoativa.

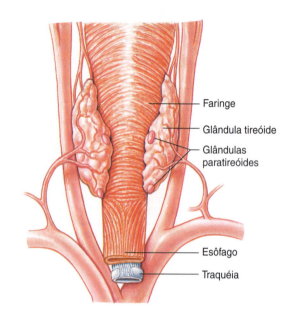

■ **Figura 11.28** Vista posterior das glândulas paratireóides. As paratireóides estão fixadas no tecido da glândula tireóide.

tante, para o desenvolvimento adequado do sistema nervoso central. A necessidade de tiroxina é particularmente grande quando o encéfalo encontra-se em sua maior taxa de desenvolvimento – do final do primeiro trimestre da vida pré-natal até o sexto mês após o nascimento. O hipotireoidismo durante esse período pode acarretar o **cretinismo** (Figura 11.27). Ao contrário das pessoas com *nanismo*, as quais apresentam uma secreção inadequada de hormônio do crescimento da hipófise anterior, as pessoas com cretinismo apresentam um retardo mental grave. Observou-se que o tratamento com tiroxina instituído logo após o nascimento, em particular antes do primeiro mês de vida, restaura totalmente, ou quase, o desenvolvimento da inteligência, que é mensurada por testes de quociente de inteligência administrados cinco anos mais tarde.

Paratireóides

As pequenas e achatadas **glândulas paratireóides** estão fixadas nas superfícies posteriores dos giros laterais da tireóide, como mostrado na Figura 11.28. Geralmente, existem quatro paratireóides: um *par superior* e um *par inferior*, embora o número preciso possa variar. Cada paratireóide consiste num corpo castanho-amarelado com 3 a 8 mm de comprimento, 2 a 5 mm de largura e aproximadamente 1,5 mm de profundidade.

O **paratormônio (PTH)** é o único hormônio secretado pelas paratireóides. Contudo, o PTH é o hormônio mais importante no controle da concentração sérica de cálcio. Ele promove aumento da concentração sérica de cálcio atuando sobre os ossos, rins e intestino (Figura 11.29). A regulação do equilíbrio do cálcio é descrita mais detalhadamente no Capítulo 19.

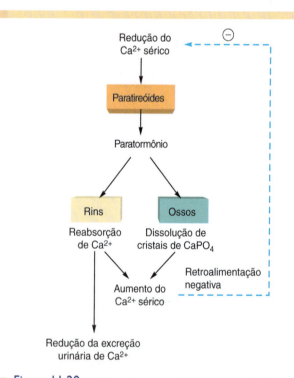

■ **Figura 11.29** Ações do paratormônio e o controle de sua secreção. O aumento da concentração de paratormônio faz com que os ossos liberem cálcio e com que os rins o conservem, caso contrário este seria excretado na urina. Um aumento do Ca^{2+} sérico pode então exercer uma inibição por retroalimentação negativa sobre a secreção do paratormônio.

Glândulas Endócrinas

> **Teste Seu Conhecimento Antes de Prosseguir**
> 1. Descreva a estrutura da tireóide e cite os efeitos dos hormônios tireoideanos.
> 2. Descreva como os hormônios tireoideanos são produzidos e como a sua secreção é regulada.
> 3. Explique as conseqüências de uma ingestão dietética inadequada de iodo.

Pâncreas e Outras Glândulas Endócrinas

As ilhotas pancreáticas secretam dois hormônios, a insulina e o glucagon. A insulina promove a redução da glicemia (concentração de glicose no sangue) e o armazenamento de energia sob a forma de glicogênio e gordura. O glucagon exerce efeitos antagônicos que atuam para elevar a glicemia. Além disso, muitos outros órgãos secretam hormônios que ajudam a regular a digestão, o metabolismo, o crescimento, a função imunológica e a reprodução.

O **pâncreas** é tanto uma glândula endócrina quanto exócrina. A estrutura macroscópica dessa glândula e suas funções exócrinas na digestão são descritas no Capítulo 18. A porção endócrina do pâncreas constitui-se de aglomerados dispersos de células denominados **ilhotas pancreáticas** ou **ilhotas de Langerhans**. Essas estruturas endócrinas são mais comuns no corpo e na cauda do pâncreas (Figura 11.30).

Ilhotas Pancreáticas (Ilhotas de Langerhans)

A visão microscópica permite constatar que as células mais evidentes das ilhotas são as *células alfa* e *beta* (Figura 11.30). As células alfa secretam o hormônio **glucagon**, e as células beta secretam a **insulina**.

As células alfa secretam o glucagon em resposta à queda da glicemia. O glucagon estimula o fígado a hidrolisar o glicogênio em glicose (*glicogenólise*), causando elevação da glicemia. Esse efeito representa o término de um circuito de retroalimentação negativa. O glucagon também estimula a hidrólise da gordura armazenada (*lipólise*) e a conseqüente liberação de ácidos graxos livres no sangue. Esse efeito ajuda a prover substratos energéticos para o corpo durante o jejum, quando a glicemia diminui. O glucagon, juntamente com outros hormônios, também estimula a conversão de ácidos graxos em corpos cetônicos, que podem ser secretados pelo fígado na corrente sanguínea e utilizados por outros órgãos como fonte de energia. Por

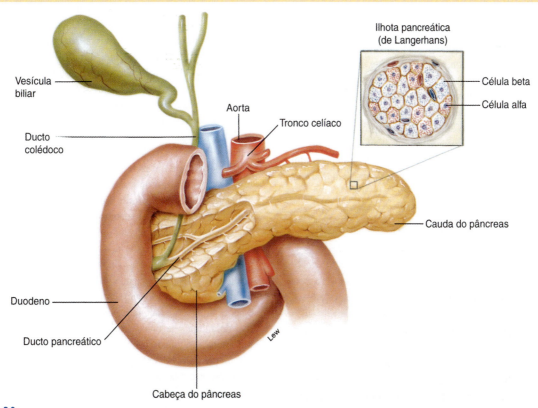

■ **Figura 11.30** O pâncreas e as ilhotas pancreáticas (ilhotas de Langerhans) associadas. As células alfa secretam glucagon e as células beta secretam insulina. O pâncreas é também uma glândula exócrina, produzindo suco pancreático para o transporte através do ducto pancreático para o duodeno do intestino delgado.

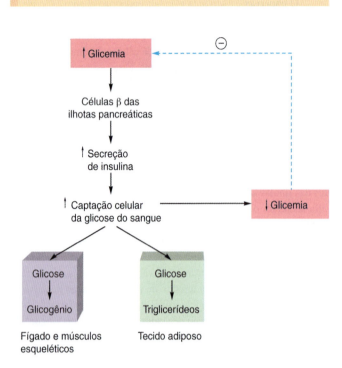

Figura 11.31 Homeostasia da glicemia. O aumento da glicemia estimula a secreção de insulina. A insulina promove queda da glicemia por causa da estimulação da captação celular da glicose e da conversão da mesma em glicogênio e gordura.

essa razão, o glucagon é um hormônio que ajuda a manter a homeostasia durante períodos de jejum, quando as reservas energéticas do corpo devem ser utilizadas (ver o Capítulo 19).

As células beta secretam insulina em resposta à elevação da glicemia (Figura 11.31). A insulina promove a entrada da glicose nas células teciduais e a conversão da mesma em moléculas armazenadoras de energia (glicogênio e gordura). A insulina também auxilia a entrada de aminoácidos nas células e a produção de proteínas celulares. Portanto, a insulina promove a deposição de moléculas armazenadoras de energia (sobretudo glicogênio e gordura) após as refeições, quando a glicemia aumenta. Essa ação é antagônica à do glucagon, e a secreção deste normalmente diminui quando a de insulina aumenta. Por outro lado, durante períodos de jejum, a secreção de insulina diminui enquanto a de glucagon aumenta.

Indícios Para a Investigação Clínica

Lembre-se de que Rosemary apresenta hiperglicemia e hipertensão arterial e que seu teste oral de tolerância à glicose (que testa a secreção e a ação da insulina da pessoa) foi normal.
- *A hiperglicemia e a hipertensão arterial de Rosemary são conseqüências do diabetes melito?*
- *Se a resposta anterior for negativa, o que produziu esses sintomas?*

Glândula Pineal

A pequena **glândula pineal** coniforme está localizada no topo do terceiro ventrículo do diencéfalo (Capítulo 8), onde ela é encapsulada pelas meninges que recobrem o encéfalo. A pineal de uma criança pesa aproximadamente 0,2 g e possui 5 a 8 mm de comprimento e 9 mm de largura. A glândula começa a diminuir de tamanho aproximadamente aos sete anos de idade e, nos adultos, parece uma faixa espessa de tecido fibroso. Embora a pineal não possua conexões nervosas diretas com o restante do encéfalo, ela é extremamente inervada pelo sistema nervoso simpático do gânglio cervical superior.

O principal hormônio da pineal é a **melatonina**. A produção e a secreção desse hormônio são estimuladas pela atividade do **núcleo supraquiasmático** (**NSQ**) no hipotálamo do encéfalo pela ativação de neurônios simpáticos que inervam a pineal (Figura 11.32). O NSQ é o principal centro dos **ritmos circadianos** do corpo, ou seja, dos ritmos da atividade fisiológica que seguem um padrão de 24 horas. A atividade circadiana do NSQ é automática, mas alterações ambientais de luz e escuridão são necessárias para desencadear (sincronizar) essa atividade com um ciclo dia/noite. A atividade do NSQ e, conseqüentemente, a secreção de melatonina começam a aumentar na escuridão e atingem um pico no meio da noite. Durante o dia, vias neurais da retina ao hipotálamo (Figura 11.32) atuam deprimindo a atividade do NSQ, reduzindo a estimulação simpática da pineal e diminuindo a secreção de melatonina.

A pineal foi implicada em vários processos fisiológicos. Um dos mais amplamente estudados é a capacidade da melatonina de inibir o eixo hipófise-gônadas (inibindo a secreção de GnRH ou a resposta da hipófise anterior ao GnRH, dependendo da espécie animal). De fato, em muitas espécies, a diminuição da secreção de melatonina é necessária para a maturação das gônadas durante a estação reprodutiva de animais sazonais. Embora existam evidências que suportem um efeito antigonadotrófico nos humanos, essa possibilidade ainda não foi provada. Por exemplo, a secreção excessiva de melatonina nos humanos está associada a um retardo do início da puberdade. Achados de pesquisa indicam que a secreção de melatonina é mais elevada em crianças com um a cinco anos de idade e, a seguir, ela diminui, atingindo seus níveis mais baixos no final da puberdade, quando as concentrações são 75% menores que durante o início da infância. Isso

---

O **diabetes melito** é caracterizado pela hiperglicemia de jejum e presença de glicose na urina. Existem duas formas dessa doença. O diabetes melito *tipo I*, ou insulino-dependente, é causado pela destruição das células beta e a conseqüente ausência de secreção de insulina. O diabetes melito *tipo II*, ou não insulino-dependente (a forma mais comum), é causado pela redução da sensibilidade tecidual aos efeitos da insulina, de modo que quantidades de insulina maiores que a normal são necessárias para produzir um efeito normal. Ambos os tipos de diabetes melito também estão associados a níveis anormalmente elevados de secreção de glucagon. As causas e os sintomas do diabetes melito estão descritos com mais detalhes no Capítulo 19.

Glândulas Endócrinas 315

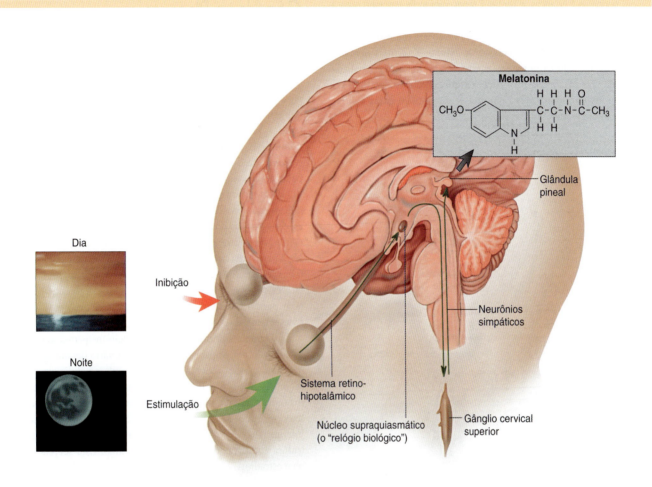

Figura 11.32 **Secreção da melatonina.** A secreção da melatonina pela glândula pineal é estimulada por axônios simpáticos originários do gânglio cervical superior. A atividade desses neurônios é regulada pela atividade cíclica do núcleo supraquiasmático do hipotálamo, que estabelece um ritmo circadiano. Esse ritmo é desencadeado por ciclos de luz e escuridão pelos neurônios da retina.

CLÍNICA

Os **comprimidos de melatonina** reduzem o tempo necessário para o indivíduo adormecer e aumentam a duração do sono REM (*rapid eye movement*). Por essas razões, podem ser úteis no tratamento da insônia, sendo particularmente importantes para os idosos com insônia, que apresentam os níveis noturnos mais baixos de secreção de melatonina endógena. Ela também pode atuar de modo muito semelhante ao da vitamina E como um removedor de hidroxila e outros radicais livres causadores de lesão oxidativa às células. No entanto, esse efeito antioxidante ocorre apenas com doses farmacológicas e não com doses fisiológicas normais. Os supostos efeitos benéficos da melatonina exógena (além dos relacionados à insônia e ao *jet lag*) ainda não foram provados e o consenso da opinião médica atual é contra o uso indiscriminado de comprimidos de melatonina.

sugere um papel da melatonina no início da puberdade humana. Contudo, devido a muitos dados conflitantes, a importância da melatonina na reprodução humana ainda permanece extremamente controversa.

O padrão da secreção de melatonina é alterado quando uma pessoa trabalha à noite ou viaja para lugares de fusos horários diferentes. Há evidências de que a melatonina exógena (utilizada sob a forma de comprimido) pode ser benéfica no tratamento do *jet lag*, mas a sua dosagem ideal ainda é desconhecida. A fototerapia utilizando lâmpadas fluorescentes brilhantes, que atuam como luz solar para inibir a secreção de melatonina, tem sido utilizada com eficácia no tratamento do *distúrbio afetivo sazonal* (*DAS*) ou "depressão do inverno".

Timo

O **timo** é um órgão bilobado localizado em frente à aorta e atrás do manúbrio do esterno (Figura 11.33). Embora o tamanho do timo varie de modo considerável de pessoa para pessoa, ele é relativamente grande em neonatos e crianças, e diminui muito rápido de tamanho após a puberdade. Além de diminuir de tamanho, o timo do adulto torna-se infiltrado por faixas de tecido conjuntivo fibroso e gorduroso.

O timo é o local de produção de **células T** (*células timo-dependentes*), que são os linfócitos envolvidos na imunidade mediada por célula (ver o Capítulo 15). Além de prover células T, o timo secreta alguns hormônios que, acredita-se, estimulam essas células após deixarem o timo.

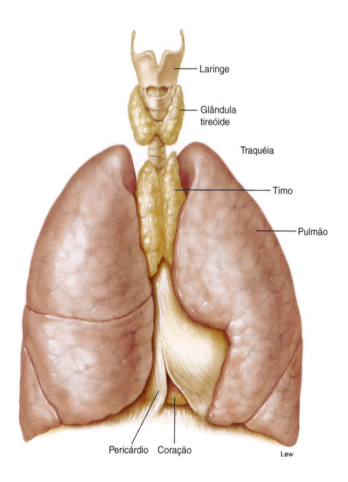

■ **Figura 11.33** O timo é um órgão bilobado localizado no **mediastino do tórax.** O timo secreta hormônios que ajudam na regulação do sistema imunológico.

Trato Gastrintestinal

O estômago e o intestino delgado secretam alguns hormônios que atuam sobre o trato gastrintestinal em si, sobre o pâncreas e a vesícula biliar (Capítulo 18; as ações hormonais são resumidas na Tabela 18.6). Esses hormônios, atuando em conjunto com a regulação pelo sistema nervoso autônomo, coordenam as atividades de diferentes regiões do sistema digestório e a secreção do suco pancreático e da bile.

Gônadas e Placenta

As gônadas (**testículos** e **ovários**) secretam esteróides sexuais. Estes incluem os hormônios sexuais masculinos, ou *andrógenios*, e os hormônios sexuais femininos – *estrogênios* e *progesterona*. Os andrógenios e os estrogênios são famílias de hormônios. O principal androgênio secretado pelos testículos é a *testosterona*, e o principal estrogênio secretado pelos ovários é o *estradiol-17β*. No entanto, o principal estrogênio durante a gravidez é mais fraco e denomina-se *estriol*, secretado pela placenta. Após a menopausa, a *estrona* torna-se o principal estrogênio, produzida principalmente pelas células adiposas.

Os testículos possuem dois compartimentos: os *túbulos seminíferos*, que produzem espermatozóides, e o *tecido intersticial* entre as convoluções dos túbulos. No tecido intersticial, encontram-se as *células de Leydig*, que secretam testosterona. A testosterona é necessária para o desenvolvimento e a manutenção da genitália masculina (pênis e escroto) e os órgão sexuais acessórios masculinos (próstata, vesículas seminais, epidídimos e vasos deferentes), como também para o desenvolvimento das características sexuais masculinas secundárias.

Durante a primeira metade do ciclo menstrual, o estradiol-17β é secretado por pequenas estruturas do ovário denominadas *folículos ovarianos*. Esses folículos contêm o *óvulo* e *células granulosas* que secretam estrogênio. Em torno da metade do ciclo, um desses folículos torna-se muito grande e, no processo da ovulação, expulsa o óvulo do ovário. A seguir, o folículo vazio, sob a influência do hormônio luteinizante (LH) da hipófise anterior, transforma-se numa nova estrutura endócrina denominada *corpo lúteo*. Este secreta progesterona e estradiol-17β.

A **placenta** – o órgão responsável pela troca de nutrientes e produtos da decomposição metabólica entre o feto e a mãe – também é uma glândula endócrina pelo fato de secretar grandes quantidades de estrogênios e progesterona. Além disso, ela secreta alguns hormônios (polipeptídicos e protéicos) similares a alguns hormônios secretados pela hipófise anterior. Esses hormônios incluem a *gonadotropina coriônica humana* (*hCG*), similar ao LH, e a *somatomamotropina*, que possui uma ação similar à do hormônio do crescimento e da prolactina. A fisiologia da placenta e outros aspectos da endocrinologia reprodutiva são abordados no Capítulo 20.

Teste Seu Conhecimento Antes de Prosseguir

1. Descreva a estrutura do pâncreas endócrino. Quais células secretam insulina e quais secretam glucagon?
2. Descreva como a secreção de insulina e de glucagon é afetada pela alimentação e pelo jejum e explique as ações desses dois hormônios.
3. Descreva a localização da glândula pineal e analise as possíveis funções da melatonina.
4. Descreva a localização e a função do timo.
5. Explique como os hormônios gonadais e placentários são categorizados e cite os hormônios secretados por cada glândula.

Tabela 11.9 Exemplos de Reguladores Autócrinos e Parácrinos

Regulador Autócrino ou Parácrino	Principais Locais de Produção	Principais Ações
Fatores de crescimento semelhantes à insulina (*insulin-like*) (somatomedinas)	Muitos órgãos, sobretudo o fígado e as cartilagens	Crescimento e divisão celular
Óxido nítrico	Endotélio dos vasos sanguíneos; neurônios; macrófagos	Dilatação dos vasos sanguíneos; mensageiro neural; agente antibacteriano
Endotelinas	Endotélio dos vasos sanguíneos; outros órgãos	Constrição dos vasos sanguíneos; outros efeitos
Fator de crescimento dos derivados plaquetários	Plaquetas; macrófagos; células musculares lisas vasculares	Divisão celular nos vasos sanguíneos
Fatores de crescimento epidérmicos	Tecidos epidérmicos	Divisão celular na cicatrização de feridas
Neurotrofinas	Células de Schwann; neurônios	Regeneração de nervos periféricos
Bradicinina	Endotélio dos vasos sanguíneos	Dilatação dos vasos sanguíneos
Interleucinas (citocinas)	Macrófagos; linfócitos	Regulação do sistema imunológico
Prostaglandinas	Muitos tecidos	Ampla variedade (ver texto)
TNFα (fator de necrose tumoral)	Macrófagos; adipócitos	Ampla variedade

Regulação Autócrina e Parácrina

Muitas moléculas reguladoras produzidas no organismo atuam nos órgãos que as produzem. Essas moléculas podem regular diferentes células de um tecido ou podem ser produzidas num tecido e regular um tecido diferente no mesmo órgão.

Até o momento, este texto considerou dois tipos de moléculas reguladoras – os neurotransmissores no Capítulo 7 e os hormônios no presente capítulo. Essas duas classes de moléculas reguladoras não podem ser definidas simplesmente por diferenças de estrutura química, uma vez que, nessa diferenciação, uma mesma molécula (p. ex., a noradrenalina) poderia ser incluída em ambas as categorias. Em vez disso, elas devem ser definidas pela função. Os neurotransmissores são liberados pelos axônios, atravessam uma fenda sináptica estreita e afetam uma célula pós-sináptica. Os hormônios são secretados na corrente sanguínea por uma glândula endócrina e, em razão do transporte pelo sangue, influenciam as atividades de um ou mais órgãos-alvo.

Há ainda outras classes de moléculas reguladoras. Essas moléculas diferenciam-se por serem produzidas em muitos órgãos diferentes e por serem ativas no órgão em que são fabricadas. Moléculas desse tipo denominam-se **reguladores autócrinos**, quando são produzidas e atuam no mesmo tecido de um órgão. Denominam-se **reguladores parácrinos** quando são produzidas num tecido e regulam um tecido diferente do mesmo órgão (Tabela 11.9). Na discussão a seguir, por questão de simplicidade e pelo fato da mesma substância química poder atuar como um regulador autócrino ou parácrino, o termo *autócrino* será utilizado num sentido genérico ao referir-se a ambos os tipos de regulação local.

Exemplos de Regulação Autócrina

Muitas moléculas reguladoras autócrinas também são conhecidas como **citocinas**, sobretudo quando regulam diferentes células do sistema imunológico, e como **fatores de crescimento**, quando promovem o crescimento e a divisão celular em qualquer órgão. No entanto, essa distinção é um pouco obscura porque algumas citocinas também podem atuar como fatores de crescimento. As citocinas produzidas pelos linfócitos (o tipo de leucócito envolvido na imunidade específica – ver o Capítulo 15) também são conhecidas como *linfocinas*, e as moléculas específicas envolvidas denominam-se *interleucinas*. A terminologia pode ser confusa porque novas moléculas reguladoras e novas funções de moléculas reguladoras previamente nomeadas estão sendo descobertas num ritmo acelerado. Como descrito no Capítulo 15, as citocinas secretadas pelos macrófagos (células fagocitárias encontradas nos tecidos conjuntivos) e pelos linfócitos estimulam a proliferação de células específicas envolvidas na resposta imune.

As **neurotrofinas**, incluindo o *fator de crescimento nervoso*, orientam a regeneração de neurônios periféricos que foram lesados (Capítulo 7). O óxido nítrico, que pode atuar como neurotransmissor nos processos da memória (Capítulos 7 e 8) e em outras funções, também é produzido pelo endotélio dos vasos sanguíneos. Nesse contexto, é um regulador parácrino porque se difunde para a camada de músculo liso do vaso sanguíneo e promove o relaxamento, levando à dilatação do vaso sanguíneo. Nessa ação, o óxido nítrico atua como o regulador parácrino previamente conhecido como *fator de relaxamento derivado do endotélio*. A regulação neural e a parácrina interagem nesse caso, uma vez que os axônios autônomos que liberam acetilcolina nos vasos sanguíneos provocam a dilatação por meio da estimulação da síntese de óxido nítrico nesses vasos.

O endotélio dos vasos sanguíneos também produz outros reguladores parácrinos. Eles incluem as *endotelinas* (especificamente, a *endotelina-1* nos humanos), que promovem diretamente a vasoconstrição, e a *bradicinina*, que promove a vasodilatação. Essas moléculas reguladoras são muito importantes no controle do fluxo sanguíneo e da pressão arterial (ver o Capítulo 14). Elas também estão envolvidas no desenvolvimento da aterosclerose, a principal causa de doenças cardíacas e de acidente vascular cerebral (ver o Capítulo 13). Além disso, a endotelina-1 é produzida pelo epitélio das vias aéreas e pode ser importante no desenvolvimento embriológico e na função do sistema respiratório.

Todos os reguladores autócrinos controlam num certo grau a expressão genética de suas células-alvo. Isso é muito claro no caso de vários fatores de crescimento. Eles incluem o *fator de crescimento de derivados plaquetários*, o *fator de crescimento epidérmico* e os *fatores de crescimento semelhantes à insulina* que estimulam a divisão celular e a proliferação de suas células-alvo. Os reguladores do último grupo interagem com o sistema endócrino de várias maneiras, como será descrito no Capítulo 19.

Prostaglandinas

O grupo mais variado de reguladores autócrinos são as **prostaglandinas**. Esses ácidos graxos com vinte carbonos contêm um anel com cinco carbonos. As prostaglandinas são membros de uma família denominada **eicosanóides** – moléculas derivadas do precursor *ácido araquidônico*. Estimulado por hormônios ou outros agentes, o ácido araquidônico é liberado dos fosfolipídios da membrana celular e pode entrar em uma das duas vias metabólicas possíveis. Num caso, o ácido araquidônico é convertido pela enzima *cicloxigenase* numa prostaglandina, a qual pode então ser transformada por outras enzimas em outras prostaglandinas. No outro caso, o ácido araquidônico é convertido pela enzima *lipoxigenase* em **leucotrienos**, que são eicosanóides intimamente relacionados com as prostaglandinas (Figura 11.34).

As prostaglandinas são produzidas por quase todos os órgãos e foram implicadas numa ampla variedade de funções reguladoras. O estudo das prostaglandinas pode ser confuso por causa da diversidade de suas ações, e porque diferentes prostaglandinas podem exercer efeitos antagônicos em alguns tecidos. Por exemplo, a musculatura lisa dos vasos sanguíneos relaxa (produzindo vasodilatação) em resposta à prostaglandina E_2 (abreviada como PGE_2) e à $PGF_{2\alpha}$. Esses efeitos promovem a hiperemia e o calor durante uma reação inflamatória. No entanto, nos músculos lisos dos bronquíolos (vias aéreas pulmonares), a $PGF_{2\alpha}$ estimula a contração, contribuindo para os sintomas da asma.

Os efeitos antagônicos das prostaglandinas sobre a coagulação sanguínea têm um bom sentido fisiológico. As plaquetas, necessárias para a coagulação sanguínea, produzem *tromboxano A_2*. Essa prostaglandina promove a coagulação estimulando a agregação plaquetária e a vasoconstrição. Por outro lado, as células endoteliais dos vasos sanguíneos produzem uma prostaglandina diferente, conhecida como PGI_2 ou *prostaciclina*, cujos efeitos são opostos – ela inibe a agregação plaquetária e produz vasodilatação. Esses efeitos antagônicos asseguram que, enquanto a coagulação é promovida, não ocorra formação de coágulos nas paredes de vasos sanguíneos intactos.

Exemplos de Ações das Prostaglandinas

Algumas das funções reguladoras propostas para as prostaglandinas em diferentes sistemas orgânicos são:

1. **Sistema imunológico.** As prostaglandinas promovem muitos aspectos do processo inflamatório, incluindo o desenvolvimento da dor e da febre. Drogas que inibem a síntese de prostaglandinas ajudam a aliviar esses sintomas.
2. **Sistema genital.** As prostaglandinas podem ter um papel na ovulação, na função do corpo lúteo nos ovários e na contração uterina. A produção excessiva de PGE_2 e de PGI_2 pode estar envolvida no trabalho de parto prematuro, na endometriose, na dismenorréia (cólicas menstruais dolorosas) e em outros distúrbios ginecológicos.

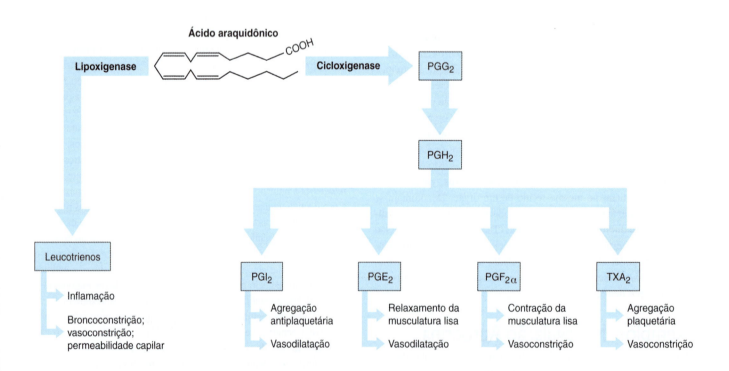

Figura 11.34 A formação de leucotrienos e de prostaglandinas. As ações desses reguladores autócrinos (PG = prostaglandina; TX = tromboxano) também são resumidas.

3. **Sistema digestório.** O estômago e os intestinos produzem prostaglandinas, as quais, acredita-se, inibem as secreções gástricas e influenciam a motilidade intestinal e a absorção líquida. Como as prostaglandinas inibem a secreção gástrica, drogas que suprimem a produção de prostaglandinas podem tornar um paciente mais suscetível a úlceras pépticas.
4. **Sistema respiratório.** Algumas prostaglandinas provocam constrição, enquanto outras provocam dilatação dos vasos sanguíneos pulmonares e da musculatura lisa bronquiolar. Os leucotrienos são broncoconstritores potentes e, juntamente com a $PGF_{2\alpha}$, podem causar dificuldade respiratória e contribuir para a broncoconstrição na asma.
5. **Sistema circulatório.** Algumas prostaglandinas são vasoconstritoras e outras são vasodilatadoras. O tromboxano A_2, um vasoconstritor, e a prostaciclina, um vasodilatador, têm um papel na coagulação sanguínea, como foi descrito anteriormente. No feto, acredita-se que a PGE_2 promova a dilatação do *ducto arterial* – um pequeno vaso que conecta a artéria pulmonar à aorta. Após o nascimento, o ducto arterial normalmente fecha em conseqüência da elevação do oxigênio no sangue quando o recém-nascido respira. Contudo, quando o ducto arterial permanece patente (aberto), ele pode ser fechado pela administração de drogas que inibem a síntese de prostaglandinas.
6. **Sistema urinário.** Prostaglandinas são produzidas na medula renal e causam vasodilatação, acarretando aumento do fluxo sanguíneo renal e aumento da excreção de água e eletrólitos na urina.

Inibidores da Síntese de Prostaglandinas

A aspirina é o membro mais amplamente utilizado de uma classe de drogas denominadas **antiinflamatórios não-esteróides** (**AINEs**). Outros membros dessa classe são a indometacina e o ibuprofeno. Essas drogas produzem seus efeitos porque inibem especificamente a enzima cicloxigenase necessária para a síntese de prostaglandinas. Por intermédio dessa ação, as drogas inibem a inflamação, mas produzem alguns efeitos colaterais indesejáveis, incluindo o sangramento gástrico, possíveis problemas renais e aumento do tempo de coagulação.

Hoje em dia, sabe-se que existem duas formas de isoenzimas (Capítulo 4) da cicloxigenase. A isoforma tipo I (*COX1*) é produzida constantemente pelas células do estômago e dos rins e pelas plaquetas – que são fragmentos celulares envolvidos na coagulação sanguínea (ver o Capítulo 13). A isoforma tipo II (*COX2*) é induzida em várias células em resposta às citocinas envolvidas na inflamação, e as prostaglandinas produzidas por essa isoenzima promovem a condição inflamatória.

As duas isoformas da cicloxigenase são bem diferentes. A isoforma COX1 é produzida continuamente por um gene do cromossomo 9, sendo necessária para o funcionamento fisiológico normal de diferentes órgãos, para a agregação plaquetária na coagulação sanguínea, e para a saúde da mucosa gástrica. A produção da isoforma COX2 (por um gene do cromossomo 1) é mantida num baixo nível até ser estimulada durante uma inflamação. Curiosamente, demonstrou-se que a capacidade dos glicocorticóides (como a hidrocortisona) de inibir a inflamação deve-se à sua capacidade de inibir a isoenzima COX2.

Quando a aspirina e a indometacina inibem a isoenzima COX1, elas reduzem a síntese de prostaciclina (PGI_2) e de PGE_2 na mucosa gástrica. Acredita-se que isso resulte na irritação gástrica causada por esses AINEs. De fato, a inibição da isoenzima COX1 pode causar grave toxicidade gastrintestinal e renal se usada por longo período. Isso levou à pesquisa da nova geração de AINEs que inibem mais seletivamente a isoenzima COX2. Essas novas drogas seletivas da COX2, incluindo o *celecoxib* e o *rofecoxib*, devem inibir a inflamação e, ao mesmo tempo, produzir menos efeitos colaterais negativos.

No entanto, existe um benefício importante derivado da inibição da isoenzima tipo I pela aspirina. A isoenzima tipo I é a forma da cicloxigenase presente nas plaquetas, onde ela é necessária para a produção de tromboxano A_2. Como essa prostaglandina é necessária para a agregação plaquetária, a inibição de sua síntese pela aspirina reduz a capacidade de coagulação do sangue. Apesar de poder provocar conseqüências negativas em algumas circunstâncias, doses baixas de aspirina mostraram diminuir significativamente o risco de infarto do miocárdio e de acidentes vasculares cerebrais por reduzirem a função plaquetária. Deve ser observado que esse efeito benéfico é produzido por doses de aspirina inferiores às que são comumente utilizadas para reduzir a inflamação.

Teste Seu Conhecimento Antes de Prosseguir

1. Explique a natureza da regulação autócrina. Como ela difere da regulação por hormônios e neurotransmissores?
2. Cite alguns dos reguladores parácrinos produzidos pelos vasos sanguíneos e descreva suas ações. Além disso, identifique fatores de crescimento específicos, bem como suas ações.
3. Descreva a natureza química das prostaglandinas. Cite algumas das diferentes formas de prostaglandinas e descreva suas ações.
4. Explique a importância das formas isoenzimáticas da cicloxigenase na ação dos antiinflamatórios não-esteróides.

INTERAÇÕES

Ligações entre o Sistema Endócrino e os Outros Sistemas Orgânicos

Sistema Tegumentar
- A pele ajuda a proteger o corpo contra patógenos .... (p. 448)
- A pele produz vitamina D_3, que atua como um pré-hormônio .... (p. 627)

Sistema Esquelético
- Os ossos sustentam e protegem a hipófise .... (p. 299)
- Os ossos armazenam cálcio, necessário para a ação de muitos hormônios .... (p. 625)
- Os hormônios anabolizantes, incluindo o hormônio do crescimento, estimulam o desenvolvimento ósseo .... (p. 623)
- O paratormônio e a calcitonina regulam a deposição e a reabsorção de cálcio nos ossos .... (p. 626)
- Os hormônios sexuais ajudam a manter a massa óssea nos adultos .... (p. 626)

Sistema Muscular
- Os hormônios anabolizantes promovem o crescimento muscular .... (p. 611)
- A insulina estimula a captação da glicose do sangue para o interior dos músculos .... (p. 613)
- O catabolismo do glicogênio e das proteínas musculares é promovido por vários hormônios .... (p. 611)

Sistema Nervoso
- O hipotálamo secreta hormônios que controlam a hipófise anterior .... (p. 301)
- O hipotálamo produz os hormônios liberados pela hipófise posterior .... (p. 301)
- Nervos simpáticos estimulam as secreções da medula supra-renal .... (p. 307)
- Nervos parassimpáticos estimulam as secreções das ilhotas pancreáticas .... (p. 615)
- Neurônios estimulam a secreção de melatonina pela glândula pineal, que, por sua vez, regula partes do encéfalo .... (p. 314)
- Os hormônios sexuais das gônadas regulam o hipotálamo .... (p. 303)

Sistema Circulatório
- O sangue transporta oxigênio, nutrientes e moléculas reguladoras para as glândulas endócrinas e remove produtos da decomposição metabólica .... (p. 366)
- O sangue transporta hormônios das glândulas endócrinas para as células-alvo .... (p. 286)
- A adrenalina e a noradrenalina da medula supra-renal estimulam o coração .... (p. 410)

Sistema Imunológico
- O sistema imunológico protege contra infecções que poderiam lesar as glândulas endócrinas .... (p. 448)
- A destruição auto-imune das ilhotas pancreáticas produz o diabetes melito tipo I .... (p. 618)
- Os hormônios do timo ajudam a regular os linfócitos .... (p. 315)
- Os corticosteróides supra-renais exercem um efeito supressivo sobre o sistema imunológico .... (p. 465)

Sistema Respiratório
- Os pulmões fornecem oxigênio para ser transportado pelo sangue e eliminam o dióxido de carbono .... (p. 482)
- A tiroxina e a adrenalina estimulam a taxa de respiração celular no organismo .... (p. 602)
- A adrenalina promove a broncodilatação, reduzindo a resistência das vias aéreas .... (p. 494)

Sistema Urinário
- Os rins eliminam resíduos metabólicos produzidos pelos órgãos do corpo, incluindo as glândulas endócrinas .... (p. 526)
- Os rins liberam renina, que participa do sistema renina-angiotensina-aldosterona .... (p. 547)
- Os rins secretam eritropoietina, que serve como um hormônio regulador da produção de eritrócitos .... (p. 371)
- O hormônio antidiurético, a aldosterona e o hormônio natriurético atrial regulam as funções renais .... (p. 471)

Sistema Digestório
- O sistema digestório provê nutrientes aos órgãos do corpo, incluindo aqueles do sistema endócrino .... (p. 563)
- Os hormônios do estômago e do intestino delgado auxiliam na coordenação das atividades de diferentes regiões do sistema GI .... (p. 565)
- Os hormônios do tecido adiposo contribuem para a sensação de fome .... (p. 610)

Sistema Genital
- Os hormônios das gônadas ajudam a regular as secreções da hipófise anterior .... (p. 642)
- Os hormônios hipofisários regulam o ciclo ovariano .... (p. 660)
- Os androgênios testiculares regulam os órgãos sexuais acessórios masculinos .... (p. 646)
- Os hormônios ovarianos regulam o útero durante o ciclo menstrual .... (p. 661)
- A ocitocina tem um papel essencial no trabalho de parto e na expulsão .... (p. 677)
- A placenta secreta vários hormônios que influenciam a evolução da gestação (p. 675)
- Vários hormônios são necessários para a lactação em uma mãe que está amamentando .... (p. 679)

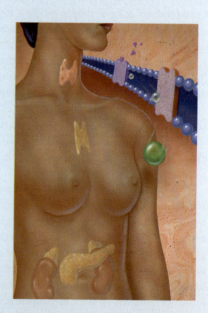

Resumo

Glândulas Endócrinas e Hormônios 286

I. Os hormônios são substâncias químicas secretadas na corrente sanguínea por glândulas endócrinas.
   A. As classes químicas dos hormônios incluem as aminas, os polipeptídios, as glicoproteínas e os esteróides.
   B. Os hormônios não-polares, que conseguem atravessar a membrana celular de suas células-alvo, são denominados hormônios lipofílicos.

II. Os precursores de hormônios ativos podem ser classificados como pró-hormônios ou pré-hormônios.
   A. Os pró-hormônios são moléculas precursoras relativamente inativas produzidas nas células endócrinas.
   B. Os pré-hormônios são secreções normais de uma glândula endócrina que devem ser convertidos em outros derivados pelas células-alvo para tornarem-se ativos.

III. Os hormônios podem interagir de maneiras permissivas, sinérgicas ou antagônicas.

IV. Os efeitos de um hormônio no organismo dependem de sua concentração.
   A. Quantidades anormalmente elevadas de um hormônio podem produzir efeitos atípicos.
   B. Os tecidos-alvo podem se tornar dessensibilizados por concentrações elevadas de um hormônio.

Mecanismos de Ação Hormonal 292

I. Os hormônios lipofílicos (hormônios esteróides e tireoideanos) ligam-se a proteínas receptoras nucleares, as quais funcionam como fatores de transcrição dependentes do ligante.
   A. Alguns hormônios esteróides se ligam a receptores citoplasmáticos, os quais então se movem para o interior do núcleo. Outros esteróides e a tiroxina se ligam a receptores que já se encontram no núcleo.
   B. Cada receptor se liga tanto a um hormônio quanto a uma região do DNA denominada elemento de resposta do hormônio.
   C. Duas unidades do receptor nuclear são necessárias para a ligação com o elemento de resposta do hormônio para ativar um gene. Como conseqüência, o gene é transcrito (produz RNAm).

II. Os hormônios polares ligam-se a receptores localizados na superfície externa da membrana celular. Isso ativa enzimas que arregimentam moléculas de segundos mensageiros.
   A. Muitos hormônios ativam a adenilato ciclase quando eles se ligam a seus receptores. Essa enzima produz o AMP cíclico (AMPc), o qual ativa enzimas proteínas cinases no interior do citoplasma celular.
   B. Outros hormônios podem ativar a fosfolipase C quando se ligam a seus receptores. Isso acarreta a liberação do trifosfato de inositol (IP_3), que estimula o retículo endoplasmático a liberar Ca^{2+} no interior do citoplasma, ativando a calmodulina.
   C. Os receptores de membrana da insulina e de vários fatores de crescimento são enzimas tirosina cinase ativadas pela ligação ao hormônio. Após ser ativado, o receptor cinase fosforila moléculas sinalizadoras do citoplasma que podem produzir muitos efeitos.

Hipófise 299

I. A glândula hipófise secreta oito hormônios.
   A. A hipófise anterior secreta o hormônio do crescimento, o hormônio estimulador da tireóide, o hormônio folículo-estimulante, o hormônio luteinizante e a prolactina.
   B. A hipófise posterior libera o hormônio antidiurético (também denominado vasopressina) e a ocitocina, ambos produzidos no hipotálamo e transportados até a hipófise posterior pelo sistema nervoso hipotálamo-hipofisário.

II. A liberação dos hormônios da hipófise posterior é controlada por reflexos neuroendócrinos.

III. As secreções da hipófise anterior são controladas por hormônios hipotalâmicos que estimulam ou inibem essas secreções.
   A. Os hormônios hipotalâmicos incluem o TRH, o CRH, o GnRH, o PIH, a somatostatina e um hormônio liberador do hormônio do crescimento.
   B. Esses hormônios são transportados para a hipófise anterior através do sistema portal hipotálamo-hipofisário.

IV. A retroalimentação (usualmente, retroalimentação negativa) exercida pelos hormônios da glândula-alvo também controla as secreções da hipófise anterior.

V. Os centros encefálicos superiores, atuando por meio do hipotálamo, podem influenciar a secreção hipofisária.

Glândulas Supra-renais 305

I. O córtex supra-renal secreta mineralocorticóides (sobretudo a aldosterona), glicocorticóides (sobretudo o cortisol) e esteróides sexuais (basicamente androgênios fracos).
   A. Os glicocorticóides ajudam a regular o equilíbrio energético. Eles também podem inibir a inflamação e suprimir a função imunológica.
   B. O eixo hipófise-supra-renal é estimulado pelo estresse como parte da síndrome da adaptação geral.

II. A medula supra-renal secreta a adrenalina e quantidades menores de noradrenalina. Esses hormônios complementam a ação do sistema nervoso simpático.

Tireóide e Paratireóides 308

I. Os folículos tireoideanos secretam tetraiodotironina (T_4 ou tiroxina) e quantidades menores de triiodotironina (T_3).
   A. Esses hormônios são formados no interior do colóide dos folículos tireoideanos.
   B. As células parafoliculares da tireóide secretam o hormônio calcitonina, que atua reduzindo a concentração sérica de cálcio.

II. As paratireóides são pequenas estruturas encravadas na glândula tireóide. Elas secretam o paratormônio

(PTH), que promove a elevação da concentração sérica de cálcio.

Pâncreas e Outras Glândulas Endócrinas 313

I. As células beta das ilhotas secretam insulina, e as células alfa secretam glucagon.
   A. A insulina reduz a glicemia e estimula a produção de glicogênio, gorduras e proteínas.
   B. O glucagon eleva a glicemia estimulando a decomposição do glicogênio hepático. Além disso, ele promove a lipólise e a formação de corpos cetônicos.
   C. A secreção de insulina é estimulada por uma elevação da glicemia após as alimentações. Durante os períodos de jejum, a redução da glicemia estimula a secreção de glucagon.

II. A glândula pineal, localizada sobre o topo do terceiro ventrículo encefálico, secreta melatonina.
   A. O núcleo supraquiasmático do hipotálamo, o principal centro de controle dos ritmos circadianos, regula a secreção de melatonina.
   B. A secreção de melatonina é maior à noite, e esse hormônio produz um efeito de promoção do sono. Em muitas espécies, ele também tem um efeito antigonadotrópico, e pode ter um papel no momento do início da puberdade nos humanos, embora isso ainda não tenha sido provado.

III. O timo é o local de produção de linfócitos T e secreta alguns hormônios que podem ajudar na regulação do sistema imunológico.

IV. O trato gastrintestinal secreta alguns hormônios que ajudam na regulação das funções digestivas.

V. As gônadas secretam hormônios esteróides sexuais.
   A. As células de Leydig do tecido intersticial dos testículos secretam testosterona e outros androgênios.
   B. As células granulosas dos ovários secretam estrogênio.
   C. O corpo lúteo dos ovários secreta progesterona, assim como estrogênio.

VI. A placenta secreta estrogênio, progesterona e vários hormônios polipeptídicos que têm ações similares às de alguns hormônios da hipófise anterior.

Regulação Autócrina e Parácrina 316

I. Os reguladores autócrinos são produzidos e atuam no mesmo tecido de um órgão, enquanto os reguladores parácrinos são produzidos num tecido e regulam um tecido diferente do mesmo órgão. Ambos os tipos são reguladores locais – eles não são transportados pelo sangue.

II. As prostaglandinas são ácidos graxos com vinte carbonos produzidos por muitos órgãos diferentes. Usualmente, elas possuem funções reguladoras no órgão onde são produzidas.

Atividades de Revisão
Teste Seu Conhecimento de Termos e Fatos

1. Qual das afirmativas a seguir sobre os hormônios liberadores hipotalâmicos é *verdadeira*?
   a. Eles são secretados para o interior dos capilares da eminência mediana.
   b. Eles são transportados à hipófise anterior por veias portais.
   c. Eles estimulam a secreção de hormônios específicos da hipófise anterior.
   d. Todas as afirmativas anteriores são verdadeiras.

2. O principal hormônio responsável pelo estabelecimento da taxa metabólica basal e pela promoção da maturação encefálica é
   a. o cortisol.
   b. o ACTH.
   c. o TSH.
   d. a tiroxina.

3. Qual das afirmativas a seguir sobre o córtex supra-renal é *verdadeira*?
   a. Ele não é inervado por fibras nervosas.
   b. Ele secreta alguns androgênios.
   c. A zona glomerulosa secreta aldosterona.
   d. A zona fasciculada é estimulada pelo ACTH.
   e. Todas as afirmativas anteriores são verdadeiras.

4. Qual das afirmativas a seguir sobre a insulina é *verdadeira*?
   a. Ela é secretada pelas células alfa das ilhotas de Langerhans.
   b. Ela é secretada em resposta ao aumento da glicemia.
   c. Ela estimula a produção de glicogênio e gordura.
   d. Tanto *a* como *b* são verdadeiras.
   e. Tanto *b* como *c* são verdadeiras.

Combine o hormônio como o agente primário que estimula a sua secreção.

5. adrenalina
6. tiroxina
7. corticosteróides
8. ACTH
9. Os hormônios esteróides são secretados
   a. pelo córtex supra-renal.
   b. pelas gônadas.
   c. pela tireóide.
   d. tanto *a* como *b*.
   e. tanto *b* como *c*.

a. TSH
b. ACTH
c. hormônio do crescimento
d. nervos simpáticos
e. CRH

10. A secreção de qual dos hormônios a seguir deve *aumentar* numa pessoa com bócio endêmico?
    a. TSH.
    b. Tiroxina.
    c. Triiodotironina.
    d. Todos os hormônios anteriores.

11. Qual dos hormônios a seguir utiliza o AMPc como segundo mensageiro?
    a. Testosterona.
    b. Cortisol.
    c. Insulina.
    d. Adrenalina.

12. Qual dos termos a seguir descreve melhor as interações entre a insulina e o glucagon?
    a. Sinérgica.
    b. Permissiva.
    c. Antagônica.
    d. Cooperativa.

13. Qual das descrições a seguir sobre o papel do trifosfato de inositol na ação hormonal é correta?
    a. Ele ativa a adenilato ciclase.
    b. Ele estimula a liberação de Ca^{2+} do retículo endoplasmático.
    c. Ele ativa a proteína cinase.
    d. Todas as alternativas anteriores.

14. Qual dos hormônios a seguir pode ter um papel importante em muitos ritmos circadianos?
    a. Estradiol.
    b. Insulina.
    c. Hormônio adrenocorticotrópico.
    d. Melatonina.
15. A gonadotropina coriônica humana (hCG) é secretada
    a. pela hipófise anterior.
    b. pela hipófise posterior.
    c. pela placenta.
    d. pelo timo.
    e. pela glândula pineal.
16. O que os fatores de crescimento semelhantes à insulina, como as neurotrofinas, o óxido nítrico e as linfocinas têm em comum?
    a. Eles são hormônios.
    b. Eles são reguladores autócrinos ou parácrinos.
    c. Eles são neurotransmissores.
    d. Todos eles utilizam o AMPc como segundo mensageiro.
    e. Todos eles utilizam o Ca^{2+} como segundo mensageiro.

Teste Seu Conhecimento de Conceitos e Princípios

1. Explique como a regulação da neuro-hipófise e a da medula supra-renal estão relacionadas às origens embrionárias desses órgãos.
2. Explique o mecanismo de ação dos hormônios esteróides e da tiroxina.
3. Explique a razão pela qual os hormônios polares não podem regular suas células-alvo sem utilizar segundos mensageiros. Além disso, explique como o AMP cíclico é utilizado como segundo mensageiro na ação hormonal.
4. Descreva a seqüência de eventos em que um hormônio pode provocar um aumento da concentração de Ca^{2+} no interior de uma célula-alvo. Como esse aumento de concentração de Ca^{2+} afeta o metabolismo da célula-alvo?
5. Explique a importância do termo *trófico* em relação às ações dos hormônios da hipófise anterior.
6. Suponha que uma droga bloqueie a conversão da T_4 em T_3. Explique quais seriam os efeitos dessa droga sobre (a) a secreção do TSH, (b) a secreção de tiroxina e (c) o tamanho da tireóide.
7. Explique a razão pela qual a hipófise anterior é algumas vezes designada como "glândula mestre" e por que essa referência é enganadora.
8. Suponha que o sistema imunológico de um indivíduo produza anticorpos contra proteínas receptoras de insulina. Quais efeitos essa condição poderia ter sobre o metabolismo dos carboidratos e das gorduras?
9. Explique como a luz afeta a função da glândula pineal. Qual é a relação entre a função da pineal e os ritmos circadianos?
10. Diferencie a regulação endócrina da regulação autócrina/parácrina. Cite alguns desses reguladores autócrinos/parácrinos e descreva suas funções.

Teste Sua Capacidade de Análise e Aplique Seu Conhecimento

1. Brenda, sua colega de quarto, tem passado por um período difícil ultimamente. Ela não consegue reunir energia suficiente para sair para um encontro. Tem ganhado peso, sente muito frio e, cada vez que tenta praticar algum exercício, sente-se fraca. Ao consultar um médico, este detectou que ela apresenta pulso lento e pressão arterial baixa. Os exames clínicos revelam uma concentração baixa de T_4 e uma concentração alta de TSH. O que está ocorrendo com Brenda? Por que os sintomas por ela apresentados são típicos desse distúrbio e qual o tipo de tratamento provavelmente prescrito pelo médico?
2. O seu amigo Bud tem talento para ser um astro do basquete, mas a sua altura não passa de 1,54 m. Como você pretende ajudá-lo, começa a administrar-lhe hormônio do crescimento enquanto ele dorme. Você acredita que esta estratégia seja inteligente, mas, após um tempo, você percebe que Bud não cresceu nada. Ao contrário, sua mandíbula e sua fronte parecem ter se tornado desproporcionalmente grandes e suas mãos e pés apresentam aumento de volume. Explique por que o hormônio do crescimento não provocou aumento de estatura em Bud e por que ele produziu os efeitos descritos. Essas alterações simulam qual doença?
3. Você encontra o seu amigo Joe depois de um ano. No último encontro que tiveram, ele tentava ganhar musculatura exercitando-se diariamente numa academia, mas encontrava-se desanimado porque a sua progressão parecia muito lenta. Atualmente, no entanto, ele está bem musculoso. Num diálogo franco, ele admite estar envolvido em problemas por ter se tornado muito agressivo. Ele também confidencia que seus testículos reduziram de tamanho e que está desenvolvendo mamas. O que poderia estar causando essas alterações em Joe? Explique como essas alterações ocorrem.
4. Diferencie os receptores hormonais nucleares do grupo não-esteróide e do grupo esteróide. Explique o papel fundamental da vitamina A nas ações dos receptores do grupo não-esteróide.
5. Suponha que, num experimento, você coloque testículos isolados de ratos em incubação com hCG. Qual seria o efeito (caso ocorra) da hCG sobre os testículos? Explique a sua resposta. Se houver algum efeito, analise a sua possível importância no âmbito da pesquisa e da clínica.

Sites Relacionados

Visite o *site* www.mhhe.com/fox para obter *links* de fontes relacionadas às Glândulas Endócrinas. Esses *links* são monitorizados para garantir que os URLs (URL, *Uniform Resource Locator*) sejam atualizados de acordo com a necessidade. Os exemplos de *sites* que você encontrará incluem:

EndocrineWeb
Drug-Free America (anabolic steroids)

12 Músculo

Mecanismos da Contração e Controle Neural

Objetivos

Após estudar este capítulo, você deverá ser capaz de . . .

1. Descrever as estruturas macroscópica e microscópica dos músculos esqueléticos.
2. Descrever a natureza de uma contração muscular e explicar como a somação e o tétano são produzidos.
3. Diferenciar as contrações isométricas das isotônicas.
4. Explicar como o componente elástico afeta a contração muscular.
5. Definir o termo *unidade motora* e explicar como as unidades motoras são utilizadas no controle da contração muscular.
6. Descrever a estrutura das miofibrilas e explicar como são responsáveis pelo aspecto estriado das fibras musculares esqueléticas.
7. Explicar o que significa a teoria dos filamentos deslizantes da contração.
8. Citar os eventos que ocorrem durante os ciclos de ponte cruzada e descrever o papel da ATP na contração muscular.
9. Explicar como a tropomiosina e a troponina controlam a contração e o relaxamento muscular e descrever o papel do Ca^{2+} e do retículo sarcoplasmático no acoplamento excitação-contração.
10. Descrever a estrutura e as funções dos fusos musculares e explicar os mecanismos envolvidos num reflexo de estiramento.
11. Descrever as funções dos órgãos tendinosos de Golgi e explicar por que uma distensão muscular lenta e gradual pode evitar o espasmo que possivelmente resulta de uma distensão rápida.
12. Explicar o que significa inervação recíproca e descrever as vias neurais envolvidas num reflexo de extensão cruzado.
13. Explicar a importância dos motoneurônios gama no controle neural da contração muscular e na manutenção do tônus muscular.
14. Descrever as vias neurais envolvidas nos sistemas piramidal e extrapiramidal.
15. Explicar a importância da captação máxima de oxigênio e descrever a função da fosfocreatina nos músculos.
16. Explicar as diferenças estruturais e funcionais das fibras de contração lenta, de contração rápida e intermediárias.
17. Descrever o metabolismo do músculo esquelético durante o exercício e explicar como ocorre a fadiga muscular e como as fibras musculares se alteram em conseqüência do treinamento físico.
18. Comparar o músculo cardíaco e o músculo esquelético em termos de estrutura e fisiologia.
19. Descrever a estrutura do músculo liso e explicar como a sua contração é regulada.

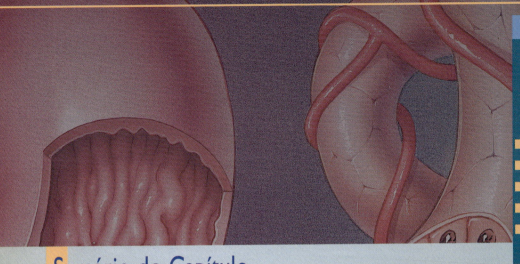

Refresque sua Memória

Antes de começar este capítulo, revise os seguintes conceitos dos capítulos anteriores:

- Citoplasma e Suas Organelas 56
- Glicólise e a Via do Ácido Lático 102
- Respiração Aeróbia 107
- Atividade Elétrica dos Axônios 158
- A Acetilcolina como Neurotransmissor 169

Sumário do Capítulo

Músculos Esqueléticos 326
Estrutura dos Músculos Esqueléticos 326
Unidades Motoras 327

Mecanismos de Contração 331
Teoria dos Filamentos Deslizantes da Contração 332
  Pontes Cruzadas 332
Regulação da Contração 336
  Papel do Ca^{2+} na Contração Muscular 336
  Acoplamento Excitação-Contração 337

Contrações dos Músculos Esqueléticos 339
Contração, Somação e Tétano 340
  Efeito Escada 340
Contração Isotônica e Contração Isométrica 340
Componente Elástico 341
Relação Comprimento-Tensão 341

Demandas Energéticas dos Músculos Esqueléticos 342
Metabolismo dos Músculos Esqueléticos 342
  Captação Máxima de Oxigênio 342
  Débito de Oxigênio 343
  Fosfocreatina 344
Fibras de Contração Lenta e de Contração Rápida 344
Fadiga Muscular 346
Adaptações dos Músculos ao Treinamento Físico 346

Controle Neural dos Músculos Esqueléticos 347
Fuso Muscular 348

Motoneurônios Alfa e Gama 348
Coativação dos Motoneurônios Alfa e Gama 349
Reflexos do Músculo Esquelético 350
  Reflexo de Estiramento Monossináptico 350
  Órgãos Tendinosos de Golgi 350
  Inervação Recíproca e Reflexo de Extensão Cruzado 352
Controle Neural Motor Superior dos Músculos Esqueléticos 352
  Cerebelo 353
  Núcleos da Base 353

Músculo Cardíaco e Músculos Lisos 354
Músculo Cardíaco 354
Músculo Liso 354
  Acoplamento Excitação-Contração nos Músculos Lisos 355
  Músculos Lisos Unitários e Multiunitários 358
  Inervação Autônoma dos Músculos Lisos 358

Interações 359

Resumo 360

Atividades de Revisão 362

Sites Relacionados 363

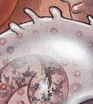

325

Investigação Clínica

Maria, uma mulher ativa de quarenta anos que joga softball e sempre participou de atividades atléticas durante a maior parte de sua vida, queixa-se de fadiga, dor muscular e perda de flexibilidade corporal. Submetida a um teste de esforço, observa-se que a sua captação máxima de oxigênio está elevada. Seus músculos, embora não sejam volumosos, possuem um bom tônus, talvez até excessivo. Os exames clínicos revelam uma concentração sérica normal de creatina fosfoquinase, mas uma concentração sérica elevada de Ca^{2+}. Ela apresenta hipertensão arterial sob controle, com o uso de uma droga bloqueadora do canal de cálcio.

O que poderia ser responsável pela fadiga e pela dor muscular de Maria?

Tabela 12.1 Ações dos Músculos Esqueléticos

Categoria	Ação
Extensor	Aumenta o ângulo de uma articulação
Flexor	Diminui o ângulo de uma articulação
Abdutor	Move o membro para longe da linha mediana do corpo
Adutor	Move o membro em direção à linha mediana do corpo
Levantador	Move a inserção para cima
Abaixador	Move a inserção para baixo
Rotador	Roda um osso ao longo de seu eixo
Esfíncter	Contrai uma abertura

Músculos Esqueléticos

Os músculos esqueléticos são compostos por fibras musculares individuais que se contraem quando estimuladas por um neurônio motor. Cada neurônio motor se ramifica para inervar um número de fibras musculares, e todas essas fibras se contraem quando o seu neurônio motor é ativado. A ativação de uma quantidade variável de neurônios motores e, conseqüentemente, de uma quantidade variável de fibras musculares, resulta em graduações da força de contração do músculo como um todo.

Os músculos esqueléticos geralmente fixam-se aos ossos em ambas as extremidades por meio de tendões constituídos por tecido conjuntivo resistente. Quando um músculo se contrai, ele encurta, o que provoca tensão em seus tendões e ossos fixados. A tensão muscular causa movimento dos ossos numa articulação, onde um dos ossos fixados geralmente move-se mais que o outro. A fixação óssea mais móvel do músculo, denominada *inserção*, é puxada em direção à fixação menos móvel, denominada *origem*. Vários movimentos esqueléticos são possíveis, dependendo do tipo de articulação envolvida e das fixações dos músculos (Tabela 12.1 e Figura 12.1). Por exemplo, quando *músculos flexores* contraem-se, eles diminuem o ângulo de uma articulação. A contração de *músculos extensores* aumenta o ângulo de seus ossos fixados numa articulação. O principal mobilizador de qualquer movimento esquelético denomina-se **músculo agonista**. Por exemplo, na flexão, o flexor é o músculo agonista. Flexores e extensores que atuam sobre a mesma articulação para produzir ações opostas são **músculos antagonistas**.

Por exemplo, determina-se a posição dos membros pelas ações de vários músculos antagônicos. Além dos movimentos de flexão e de extensão, um membro pode ser movido para longe da linha mediana do corpo através da contração dos *músculos abdutores*, e ele pode ser trazido em direção à linha mediana pela contração dos *músculos adutores*. Em todos os casos, esses movimentos esqueléticos são produzidos pelo encurtamento de grupos musculares adequados – os agonistas – enquanto os músculos antagonistas permanecem relaxados.

Estrutura dos Músculos Esqueléticos

As proteínas do tecido conjuntivo fibroso dos tendões estendem-se em torno do músculo num arranjo irregular, formando uma bainha denominada *epimísio* (epi = acima; mi = músculo). O tecido conjuntivo dessa bainha externa estende-se para o corpo do músculo, subdividindo-o em colunas ou *fascículos* (são as "nervuras" da carne fibrosa). Cada um desses fascículos é circundado por sua própria bainha de tecido conjuntivo, conhecida como *perimísio* (peri = em torno).

A dissecção de um fascículo muscular sob um microscópio revela que ele se compõe de muitas **fibras musculares**, ou *miofibras*. Cada fibra muscular é circundada por uma membrana celular, ou **sarcolema**, envolvida por uma fina camada de tecido conjuntivo denominada *endomísio* (Figura 12.2). Como o tecido conjuntivo dos tendões, do epimísio, do perimísio e do endomísio é contínuo, as fibras musculares normalmente não tracionam os tendões quando elas contraem.

A **distrofia muscular de Duchenne** é a distrofia muscular mais grave, afetando 1 em cada 3500 meninos todos os anos. Essa doença herdada é um traço recessivo ligado ao X e envolve uma emaciação muscular progressiva e, usualmente, acarreta a morte em torno dos vinte anos de idade. O produto do gene defeituoso é uma proteína denominada *distrofina*, que está associada à membrana plasmática das fibras musculares esqueléticas (o sarcolema). Utilizando essa informação, cientistas desenvolveram recentemente exames clínicos que podem detectar essa doença em células fetais obtidas pela amniocentese. Essa pesquisa foi ajudada pelo desenvolvimento de uma linhagem de camundongos que apresentam uma forma equivalente da doença. Quando os "genes bons" da distrofina são inseridos em embriões de camundongos dessa linhagem, os camundongos não desenvolvem a doença. No entanto, a inserção do gene em uma grande quantidade de células musculares maduras torna-se mais difícil e, até o momento, o sucesso do processo é limitado.

Músculo

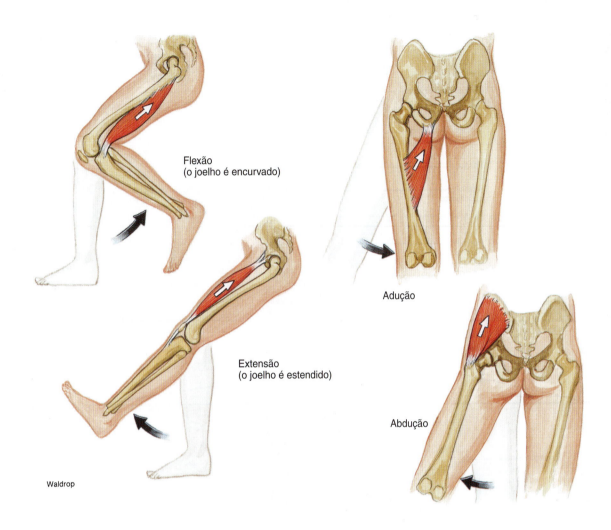

Figura 12.1 Ações dos músculos antagônicos que movem a coxa e a perna. A contração e o encurtamento muscular são responsáveis por todos os movimentos do esqueleto.

Apesar de sua forma alongada incomum, as fibras musculares apresentam as mesmas organelas presentes em outras células: mitocôndrias, membranas intracelulares, grânulos de glicogênio e outras. Ao contrário da maioria das outras células do corpo, as fibras musculoesqueléticas são multinucleadas, isto é, elas contêm múltiplos núcleos. Isso se deve, como foi descrito no Capítulo 1, ao fato de cada fibra muscular ser uma estrutura sincicial, isto é, cada fibra muscular se forma pela união de vários mioblastos embrionários. Entretanto, a característica mais peculiar das fibras musculoesqueléticas é a sua aparência **estriada** quando observadas ao microscópio (Figura 12.3). As estriações (faixas) são produzidas por bandas escuras e claras que parecem se estender por toda a largura da fibra.

As bandas escuras denominam-se **bandas A**, e as bandas claras, **bandas I**. Sob uma grande ampliação ao microscópio eletrônico, linhas escuras finas podem ser observadas no meio das bandas I. Elas são denominadas **linhas Z**. As indicações A, I e Z – instituídas durante a pesquisa inicial sobre o músculo – são úteis para descrever a arquitetura funcional das fibras musculares. As letras *A* e *I* significam *anisotrópica* e *isotrópica*, respectivamente, indicando o comportamento da luz polarizada quando ela passa através dessas regiões. A letra Z indica a palavra alemã *Zwischenscheibe*, que significa "entre discos". Essas origens possuem apenas um interesse histórico.

Unidades Motoras

In vivo, cada fibra muscular recebe um único terminal axônico de um neurônio motor somático. O neurônio motor estimula a fibra muscular a contrair-se ao liberar acetilcolina na junção neuromuscular (descrita no Capítulo 7). A região especializada do sarcolema da fibra muscular na junção neuromuscular é denominada **placa motora** (Figura 12.4).

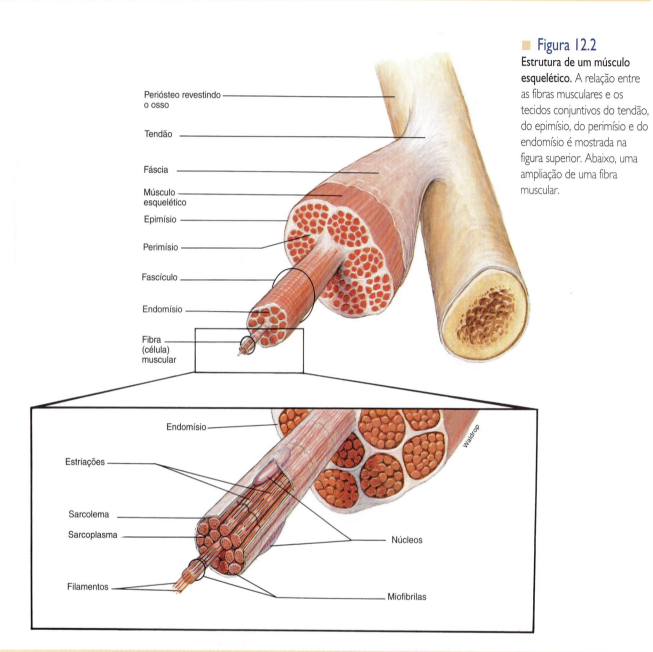

Figura 12.2
Estrutura de um músculo esquelético. A relação entre as fibras musculares e os tecidos conjuntivos do tendão, do epimísio, do perimísio e do endomísio é mostrada na figura superior. Abaixo, uma ampliação de uma fibra muscular.

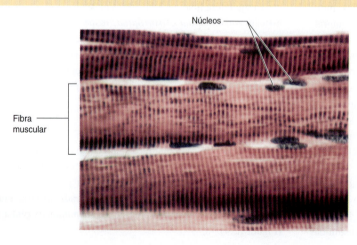

Figura 12.3 Aspecto das fibras musculares esqueléticas ao microscópio óptico. As estriações são produzidas pela alternância entre bandas A escuras e bandas I claras. (Observe a localização periférica dos núcleos.)

Músculo

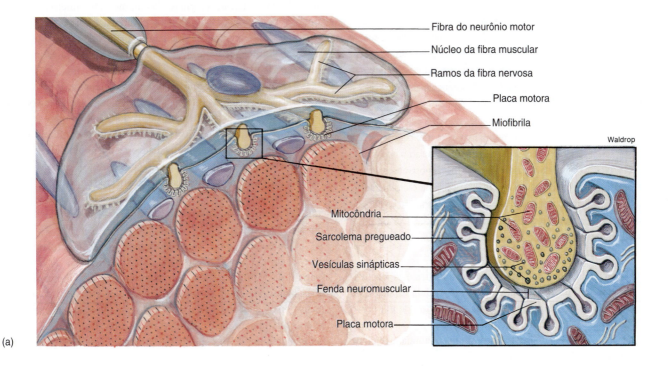

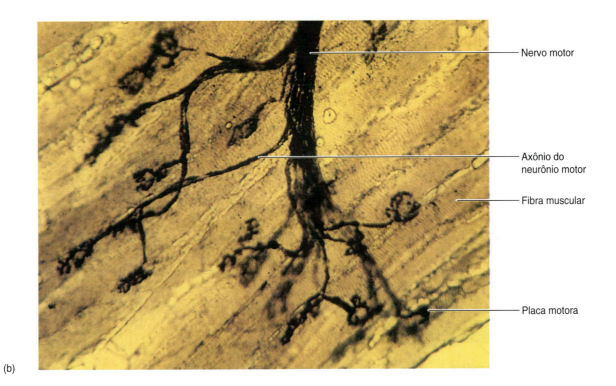

■ **Figura 12.4** **Placas motoras na junção neuromuscular.** A junção neuromuscular é a sinapse entre a fibra nervosa e a fibra muscular. A placa motora é a porção especializada do sarcolema de uma fibra muscular circundando a extremidade terminal do axônio. (*a*) Ilustração da junção neuromuscular. Observe a discreta fenda entre a membrana do axônio e a da fibra muscular. (*b*) Microfotografia de fibras musculares e junções neuromusculares.

A acetilcolina (ACh) liberada pelo terminal axônico difunde-se através da fenda sináptica e liga-se aos receptores de acetilcolina da membrana plasmática da placa motora e, dessa forma, estimula a fibra muscular. Antes de sua liberação, a ACh é contida em vesículas sinápticas que se atracam e se fundem com a membrana plasmática do terminal axônico e sofrem exocitose (ver o Capítulo 7, Figura 7.21). A potencialmente letal **toxina botulínica**, produzida pela bactéria *Clostridium botulinum*, é captada de modo seletivo pelas terminações nervosas colinérgicas e provoca a clivagem de proteínas necessárias para a exocitose das vesículas sinápticas. Isso provoca o bloqueio da estimulação nervosa dos músculos, produzindo uma paralisia flácida. Curiosamente, em certos casos, hoje em dia se utiliza a toxina botulínica clinicamente para aliviar espasmos musculares decorrentes da estimulação nervosa excessiva. Por exemplo, ela é injetada num músculo extra-ocular afetado para ajudar a corrigir o **estrabismo** (desvio do olho).

O corpo celular de um neurônio motor somático está localizado no corno ventral da substância cinzenta da medula espinal e dá origem a um único axônio que emerge na raiz ventral de um nervo espinal (Capítulo 8). No entanto, cada axônio pode produzir uma certa quantidade de ramos laterais para inervar uma quantidade igual de fibras musculares. Cada neurônio motor somático, juntamente com todas as fibras musculares por ele inervadas, é conhecido como **unidade motora** (Figura 12.5).

Sempre que um neurônio motor somático é ativado, todas as fibras musculares por ele inervadas são estimuladas a se contrair. *In vivo*, contrações graduadas de músculos inteiros são produzidas por variações do número de unidades motoras ativadas. Para que essas contrações graduadas sejam suaves e sustentadas, diferentes unidades motoras devem ser ativadas pela estimulação rápida e assíncrona.

O controle neural fino sobre a força da contração muscular é ideal quando existem muitas pequenas unidades motoras envolvidas. Por exemplo, nos músculos extrínsecos do bulbo do olho que posicionam os olhos, a *taxa de inervação* (neurônio motor:fibras musculares) de uma unidade motora média é de um neurônio por 23 fibras musculares. Isso permite um grau fino de controle. Por outro lado, a taxa de inervação do gastrocnêmio é, em média, de um neurônio por mil fibras musculares. A estimulação dessas unidades motoras acarreta contrações mais potentes às custas de graduações mais finas da força de contração.

No entanto, todas as unidades motoras que controlam o gastrocnêmio não possuem o mesmo tamanho. As taxas de inervação variam de 1:100 a 1:2000. Um neurônio que inerva menos fibras musculares possui um corpo celular menor e é estimulado por níveis mais baixos de estímulo excitatório do que um neurônio maior que inerva um número maior de fibras musculares. Como conseqüência, as menores unidades motoras são utilizadas com mais freqüência. Quando são requeridas contrações mais fortes, unidades motoras maiores são ativadas num processo conhecido como **recrutamento** de unidades motoras.

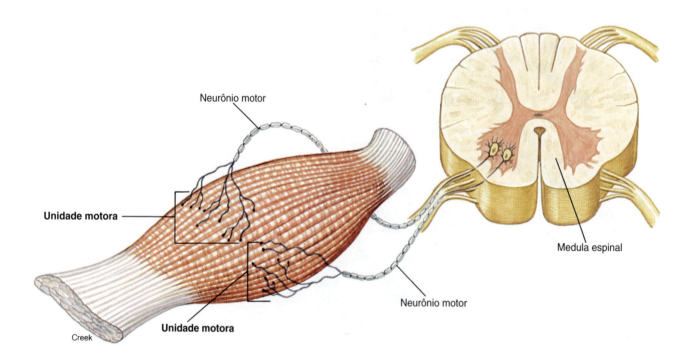

Figura 12.5 **Unidades motoras.** Uma unidade motora consiste num neurônio motor e nas fibras musculares por ele inervadas. Este diagrama ilustra a inervação de fibras musculares por diferentes unidades motoras. (Na realidade, uma quantidade muito maior de fibras musculares do que a aqui mostrada deveria ser incluída numa unidade motora.)

Músculo

> **Teste seu Conhecimento Antes de Prosseguir**
>
> 1. Descreva as ações dos músculos quando eles se contraem e defina os termos *agonista* e *antagônico* na ação muscular.
> 2. Descreva os diferentes níveis da estrutura muscular, explicando como o músculo e suas subestruturas são embalados em tecidos conjuntivos.
> 3. Defina os termos *unidade motora* e *taxa de inervação* em relação à função muscular e desenhe um diagrama simples de uma unidade motora com uma taxa de inervação de 1:5.
> 4. Utilizando o conceito de recrutamento, explique como a força da contração muscular pode ser graduada.

Mecanismos de Contração

As bandas A de cada fibra muscular são compostas por filamentos grossos e as bandas I contêm filamentos finos. O movimento das pontes cruzadas que se estendem dos filamentos grossos aos filamentos finos causa o deslizamento dos filamentos e, conseqüentemente, a tensão e o encurtamento muscular. A atividade das pontes cruzadas é regulada pela disponibilidade de Ca^{2+}, que aumenta pela estimulação elétrica da fibra muscular. A estimulação elétrica produz a contração muscular por meio da ligação do Ca^{2+} a proteínas reguladoras localizadas nos filamentos finos.

Quando células musculares são observadas através do microscópio eletrônico, que pode ampliar imagens milhares de vezes mais do que um microscópio óptico simples, observa-se que cada célula é composta por muitas subunidades denominadas **miofibrilas** (*fibrilas = fibras pequenas*) (Figura 12.6). Essas miofibrilas possuem aproximadamente um micrômetro (1 μm) de diâmetro e estendem-se em colunas paralelas de uma extremidade da fibra muscular à outra. As miofibrilas são muito densamente acondicionadas e, por causa disso, as outras organelas (como as mitocôndrias e as membranas intracelulares) restringem-se aos estreitos espaços citoplasmáticos que permanecem entre miofibrilas adjacentes.

Com o auxílio do microscópio eletrônico, pode-se observar que a fibra muscular não possui estriações que se estendem de um lado da fibra ao outro. Na verdade, as miofibrilas é que são estriadas com *bandas A* escuras e *bandas I* claras (Figura 12.7). A aparência estriada da fibra muscular inteira ao ser observada ao microscópio óptico é uma ilusão criada pelo alinhamento das bandas escuras e claras das miofibrilas de um lado da fibra ao outro. Como as miofibrilas separadas não são claramente observadas na ampliação baixa, as bandas escuras e claras parecem ser contínuas ao longo da largura da fibra.

Cada miofibrila contém estruturas ainda menores denominadas **miofilamentos** (ou simplesmente **filamentos**). Quando uma miofibrila é observada com uma grande ampliação em corte longitudinal (vista lateral), observa-se que as bandas A contêm **filamentos grossos**. Estes possuem uma espessura de aproximadamente 110 Ångströns (110 Å, onde 1 Å = 10^{-10} m) e são empilhados de modo alinhado. Esses filamentos grossos conferem à banda A a sua aparência escura. A banda I mais clara, ao contrário, contém **filamentos finos** (espessura de 50 a 60 Å). Basicamente, os filamentos grossos são compostos pela proteína **miosina**, e os filamentos finos pela proteína **actina**.

As bandas I de uma miofibrila são áreas mais claras que se estendem de uma extremidade de uma pilha de filamentos grossos até a extremidade da próxima pilha de filamentos finos. Elas possuem uma aparência mais clara porque contêm apenas filamentos finos. Contudo, os filamentos finos não terminam nas extremidades das bandas I. Em vez disso, cada filamento fino se estende parcialmente até as bandas A de cada lado (entre a pilha de filamentos finos de cada lado de uma banda I). Como os filamentos grossos e finos sobrepõem-se nas extremidades de cada banda A, essas extremidades apresentam uma aparência mais escura que a região central. As regiões centrais mais

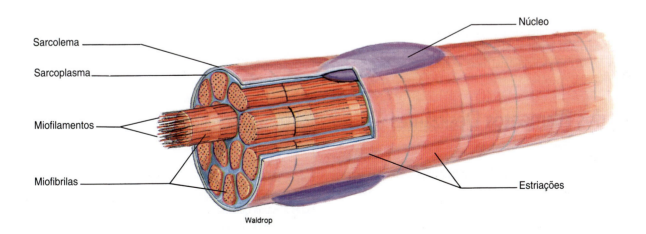

Figura 12.6 **Componentes de uma fibra muscular esquelética.** Uma fibra muscular esquelética é composta por numerosas miofibrilas que contêm miofilamentos de actina e de miosina. A sobreposição dos miofilamentos produz uma aparência estriada. Cada fibra muscular esquelética é multinucleada.

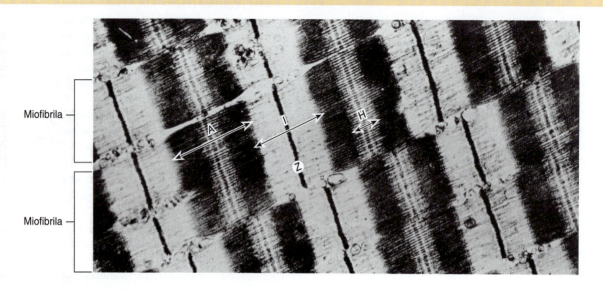

■ **Figura 12.7** Microfotografia eletrônica de um corte longitudinal de miofibrilas. As bandas A, H e I são claramente observadas. Observe como as bandas escuras e claras de cada miofibrila são empilhadas de forma alinhada.

claras das bandas A são denominadas *bandas H* (de *helle*, palavra alemã que significa "clara"). As bandas H centrais contêm apenas filamentos grossos que não são sobrepostos por filamentos finos.

No centro de cada banda I existe uma linha Z escura e fina. O arranjo dos filamentos grossos e finos entre um par de linhas Z forma um padrão repetitivo que serve como subunidade básica da contração do músculo estriado. Essas subunidades, de Z a Z, são denominadas **sarcômeros** (Figura 12.8*a*). Um corte longitudinal de uma miofibrila apresenta uma vista lateral de sucessivos sarcômeros.

Essa vista lateral é, num determinado sentido, enganadora. Existem numerosos sarcômeros no interior de cada miofibrila que estão fora do plano de corte (e fora da imagem). Uma melhor apreciação da estrutura tridimensional de uma miofibrila pode ser obtida pela visualização de um corte transverso da miofibrila. Nessa vista, pode-se observar que as linhas Z na realidade são **discos Z**, e que os filamentos finos que penetram esses discos Z envolvem os filamentos grossos num arranjo hexagonal (Figura 12.8*b*, *direita*). Se nos concentrarmos numa coluna simples de filamentos grossos escuros desse corte transverso, o padrão alternado de filamentos grossos e finos observados no corte longitudinal torna-se aparente.

Teoria dos Filamentos Deslizantes da Contração

Quando um músculo se contrai, ele diminui de comprimento em conseqüência do encurtamento de suas fibras individuais. Por sua vez, o encurtamento das fibras musculares é produzido pelo encurtamento de suas miofibrilas, que ocorre em decorrência da diminuição da distância de uma linha Z a outra linha Z. No entanto, quando os sarcômeros diminuem de comprimento, as bandas A *não* se encurtam, mas, em vez disso, aproximam-se. As bandas I – que representam a distância entre bandas A de sarcômeros sucessivos – diminuem de comprimento (Tabela 12.2).

Os filamentos finos que compõem a banda I, no entanto, não se encurtam. O exame minucioso revela que o comprimento dos filamentos grossos e finos permanece o mesmo durante a contração muscular. O encurtamento dos sarcômeros não é produzido pelo encurtamento dos filamentos, mas pelo *deslizamento* dos filamentos finos sobre e entre os filamentos grossos. No processo da contração, os filamentos finos de cada lado de cada banda A deslizam cada vez mais profundamente em direção ao centro, produzindo um aumento progressivo da sobreposição dos filamentos grossos. Portanto, as bandas I (contendo apenas filamentos finos) e as bandas H (contendo apenas filamentos grossos) encurtam-se durante a contração (Figura 12.9).

Pontes Cruzadas

O deslizamento dos filamentos é produzido pela ação de numerosas **pontes cruzadas** que se estendem da miosina em direção à actina. Essas pontes cruzadas fazem parte das proteínas miosina que se estendem do eixo dos filamentos grossos para formar "braços" que terminam em "cabeças" globulares (Figura 12.10). Uma proteína miosina possui duas cabeças globulares que servem como pontes cruzadas. A orientação das cabeças da miosina de um lado de um sarcômero é oposta à das cabeças do outro lado, de modo que, quando as cabeças da miosina formam pontes cruzadas conectando-se à actina de cada lado do sarcômero, elas podem puxar a actina de cada lado em direção ao centro.

Músculos isolados são facilmente distendidos (embora isso, no corpo, seja oposto pelo reflexo de contração, descrito numa seção posterior), demonstrando que as cabeças da miosina não estão conectadas à actina quando o músculo está em repouso. Cada cabeça globular de miosina de uma ponte cruzada contém um local de ligação da ATP intimamente associado a um local de ligação da actina (Figura 12.10). As cabeças globulares atuam como enzimas **miosina ATPase**, cindindo a ATP em ADP e P_i. Essa reação ocorre antes que as cabe-

Músculo

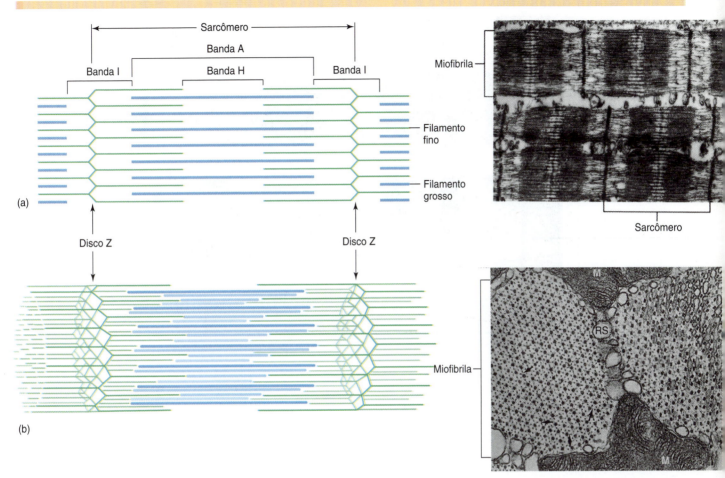

Figura 12.8 Arranjo dos filamentos grossos e finos numa fibra muscular estriada. (*a*) Num corte longitudinal, observa-se que os filamentos grossos e finos formam unidades repetidas denominadas sarcômeros. Como mostra a ilustração, os padrões de bandas dos sarcômeros são designados I, A e H. Uma microfotografia eletrônica correspondente (53.000 ×) é apresentada à direita da ilustração. (*b*) Ilustração da estrutura tridimensional dos sarcômeros. Esta estrutura tridimensional pode ser observada num corte transverso da miofibrila em uma região em que existe sobreposição de filamentos grossos e finos. Na microfotografia eletrônica, as setas indicam as pontes cruzadas entre os filamentos grossos (pontos escuros) e os filamentos finos (pontos claros). (RS = retículo sarcoplasmático; M = mitocôndria.)

Microfotografias eletrônicas (à direita) de R. G. Kessel e R. H. Kardon. *Tissues and Organs: A Text-Atlas of Scanning Electron Microscopy*, 1979, W. H. Freeman & Company.

Tabela 12.2 Resumo da Teoria dos Filamentos Deslizantes da Contração

1. Uma miofibra, juntamente com todas as suas miofibrilas, encurta-se pelo movimento da inserção em direção à origem do músculo
2. O encurtamento das miofibrilas é causado pelo encurtamento dos sarcômeros – a distância entre os discos (ou linhas) Z é reduzida
3. O encurtamento dos sarcômeros é obtido pelo deslizamento dos miofilamentos – o comprimento de cada filamento permanece o mesmo durante a contração
4. O deslizamento dos filamentos é produzido por estimulação muscular assíncrona das pontes cruzadas de miosina, as quais puxam os filamentos finos (actina) sobre os filamentos grossos (miosina)
5. As bandas A permanecem com o mesmo comprimento durante a contração, mas são puxadas em direção à origem do músculo
6. Bandas A adjacentes são aproximadas quando as bandas I entre elas se encurtam
7. As bandas H encurtam-se durante a contração à medida que os filamentos finos dos lados dos sarcômeros são puxados em direção ao meio.

ças da miosina se combinem com a actina e, de fato, ela é necessária para a ativação das cabeças da miosina, de modo que elas possam se conectar à actina. A ADP e o P_i permanecem ligados às cabeças da miosina até as pontes cruzadas se conectarem à actina.

As cabeças da miosina são capazes de se ligar a locais específicos de conexão das subunidades da actina. Quando as pontes cruzadas se ligam à actina, elas liberam o P_i. Isso causa alteração de conformação da proteína miosina, resultando numa *estimulação muscular* que puxa os filamentos finos em direção ao centro das bandas A. A ADP é liberada quando as pontes cruzadas se ligam a uma nova ATP no final da estimulação muscular. Essa liberação de ADP na ligação para uma nova ATP é necessária para que as pontes cruzadas quebrem sua ligação com a actina no final da estimulação muscular. A seguir, a miosina ATPase cinde a ATP e torna-se ativada como no ciclo prévio. Observe que a cisão de ATP é necessária *antes* que uma ponte cruzada possa se ligar à actina e sofrer uma estimulação muscular, e a ligação de uma *nova ATP* é necessária para que a ponte cruzada se desligue da actina no final de um deslizamento potente (Figura 12.11).

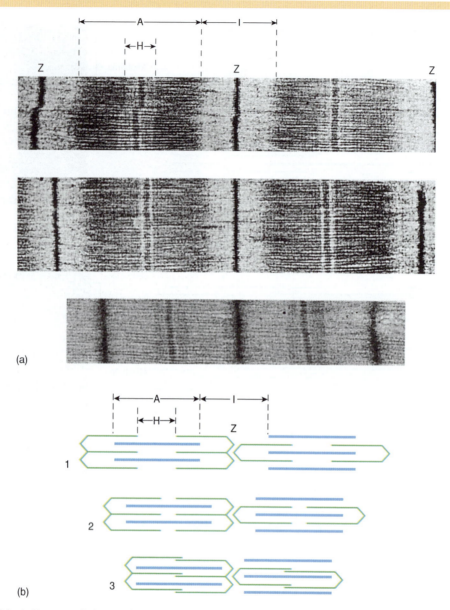

Figura 12.9 Modelo de filamentos deslizantes da contração muscular. (a) Uma microfotografia eletrônica e (b) um diagrama do modelo de filamentos deslizantes da contração. Quando os filamentos deslizam, as linhas Z são aproximadas e os sarcômeros ficam mais curtos. (1) Músculo relaxado; (2) músculo parcialmente contraído; (3) músculo totalmente contraído.

O desligamento de uma ponte cruzada da actina no final de um deslizamento potente exige que uma nova molécula de ATP se ligue à miosina ATPase. A importância desse processo é ilustrada pela contratura muscular denominada **rigor mortis** que ocorre em decorrência da falta de ATP quando o músculo morre. Sem ATP, a ADP permanece ligada às pontes cruzadas e estas permanecem firmemente ligadas à actina. Isso acarreta a formação de "complexos de rigor" entre a miosina e a actina que não podem se desligar. No *rigor mortis*, os músculos permanecem rígidos até a miosina e a actina começarem a se decompor.

Como as pontes cruzadas são bem curtas, um ciclo de contração e a estimulação muscular de todas as pontes cruzadas de um músculo encurtam o músculo apenas cerca de 1% de seu comprimento de repouso. Já que os músculos podem encurtar até 60% de seus comprimentos de repouso, é evidente que os ciclos de contração devem ser repetidos muitas vezes. Para que isso ocorra, as pontes cruzadas devem se desligar da actina no final de uma estimulação muscular, reassumir sua orientação de repouso e, então, ligar-se novamente à actina e repetir o ciclo.

Entretanto, durante a contração normal, somente uma porção das pontes cruzadas está ligada num determinado momento. Em razão disso, as estimulações musculares não são sincrônicas, como devem ser os movimentos numa competição de remo. Ao contrário, elas assemelham-se às ações de uma equipe engajada num cabo de

Músculo

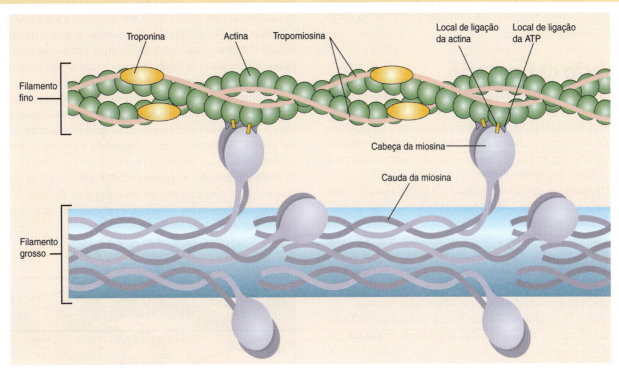

Figura 12.10 **Estrutura da miosina, mostrando seus locais de ligação da ATP e da actina.** As cabeças da miosina somente conseguem se ligar à actina quando um músculo é estimulado a se contrair.

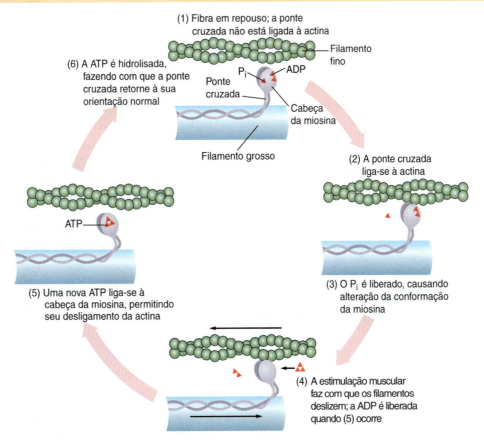

Figura 12.11 **Ciclo da ponte cruzada que causa o deslizamento dos filamentos e a contração muscular.** A hidrólise da ATP é necessária para a ativação da ponte cruzada, e a ligação de uma nova ATP é necessária para que a ponte cruzada se desligue da actina no final do ciclo.

guerra, onde a ação de puxar dos membros é assíncrona. Algumas pontes cruzadas estão engajadas em estimulações musculares contínuas durante a contração.

Regulação da Contração

Quando as pontes cruzadas se ligam à actina, elas sofrem estimulações musculares e provocam a contração muscular. Por essa razão, para que um músculo relaxe, a ligação das pontes cruzadas da miosina à actina deve ser impedida. A regulação da ligação da ponte cruzada à actina é uma função de duas proteínas que estão associadas à actina nos filamentos finos.

O filamento de actina – ou *actina-F* – é um polímero formado por trezentas a quatrocentas subunidades globulares (*actina-G*), dispostas em uma coluna dupla torcida, formando uma hélice (Figura 12.12). Um tipo diferente de proteína, denominado **tropomiosina**, está localizado no interior do sulco entre a coluna dupla de monômeros da actina-G. Existem entre quarenta e sessenta moléculas de tropomiosina por filamento fino, e cada tropomiosina estende-se por uma distância de aproximadamente sete subunidades de actina.

Ligado à tropomiosina, em vez de ligar-se diretamente à actina, existe um terceiro tipo de proteína denominado **troponina** (na realidade, um complexo de três proteínas – ver a Figura 12.12). A troponina e a tropomiosina atuam em conjunto para regular a ligação das pontes cruzadas à actina e, conseqüentemente, servem como um alternador da contração e do relaxamento muscular. Num músculo relaxado, a posição da tropomiosina nos filamentos finos bloqueia fisicamente as pontes cruzadas, impedindo-as de se ligar aos locais de ligação específicos da actina. Portanto, para que as pontes cruzadas da miosina se liguem à actina, a tropomiosina deve ser movida. Isso requer a interação da troponina com o Ca^{2+}.

Papel do Ca^{2+} na Contração Muscular

Num músculo relaxado, quando a tropomiosina bloqueia a ligação das pontes cruzadas à actina, a concentração de Ca^{2+} no sarcoplasma (citoplasma das células musculares) é muito baixa. Quando a célula muscular é estimulada a contrair-se, mecanismos que serão brevemente discutidos causam o aumento rápido da concentração de Ca^{2+} no sarcoplasma. Parte desse Ca^{2+} se liga à troponina, provocando uma alteração da conformação que move o complexo troponina *e* a sua tropomiosina conectada para fora do caminho, de modo que as pontes cruzadas conseguem se ligar à actina (Figura 12.13). Após a exposição dos locais de ligação sobre a actina, as pontes cruzadas podem se ligar à actina, sofrer estimulação muscular e produzir a contração muscular.

Portanto, a posição dos complexos troponina-tropomiosina nos filamentos finos é ajustável. Quando o Ca^{2+} não está ligado à troponina, a tropomiosina encontra-se numa posição que inibe a ligação das pontes cruzadas à actina, impedindo a contração muscular. Quando ele se liga à troponina, os complexos troponina-tropomiosina mudam de posição. As pontes cruzadas podem então se ligar à actina, produzir uma estimulação muscular e se desligar da actina. Além disso, esses ciclos de contração podem continuar enquanto o Ca^{2+} permanecer ligado à troponina.

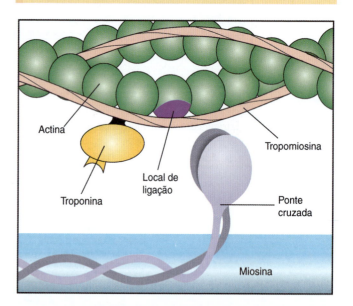

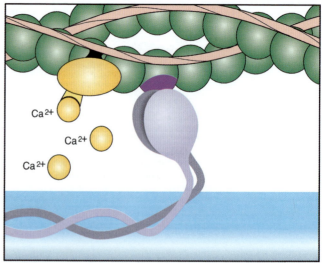

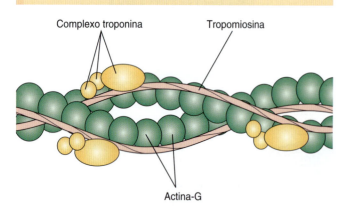

Figura 12.12 Relação estrutural entre a troponina, a **tropomiosina e a actina.** A tropomiosina está ligada à actina, enquanto o complexo de três subunidades de troponina está ligado à tropomiosina (não diretamente à actina).

Figura 12.13 Papel do Ca^{2+} na contração muscular. A ligação do Ca^{2+} à troponina provoca o movimento do complexo troponina-tropomiosina, que expõe os locais de ligação sobre a actina. As pontes cruzadas da miosina podem então se ligar à actina e sofrer estimulação muscular.

Músculo

> ### Indícios Para a Investigação Clínica
>
> Lembre-se de que Maria apresenta dor e fadiga muscular e que o seu corpo parece rígido. Além disso, ela apresenta uma concentração sérica elevada de Ca^{2+}.
>
> ▪ Como a concentração sérica elevada de Ca^{2+} poderia estar relacionada com os sintomas de Maria?
> ▪ O que poderia causar uma elevação da concentração sérica de Ca^{2+}? (Sugestão: ver o Capítulo 11 ou o 19.)

Acoplamento Excitação-Contração

A contração muscular é desencadeada quando quantidades suficientes de Ca^{2+} se ligam à troponina. Isso ocorre quando a concentração de Ca^{2+} do sarcoplasma eleva-se acima de 10^{-6} molar. Por essa razão, para que ocorra o relaxamento muscular, a concentração de Ca^{2+} do sarcoplasma deve ser reduzida abaixo desse nível. O transporte ativo de Ca^{2+} do sarcoplasma para o interior do **retículo sarcoplasmático** (Figura 12.14) produz o relaxamento muscular. O retículo sarcoplasmático é um retículo endoplasmático modificado, consistindo em sacos e tubos interconectados que circundam cada miofibrila da célula muscular.

Numa fibra muscular relaxada, a maior parte do Ca^{2+} é armazenada nas porções expandidas do retículo sarcoplasmático denominadas *cisternas terminais*. Quando uma fibra muscular é estimulada a contrair-se por um neurônio motor *in vivo* ou por choques elétricos *in vitro*, o Ca^{2+} armazenado é liberado do retículo sarcoplasmático, de modo que o íon pode se ligar à troponina. Quando uma fibra muscular deixa de ser estimulada, o Ca^{2+} do sarcoplasma é transportado ativamente de volta ao retículo sarcoplasmático. Agora, para compreender como a liberação e a captação de Ca^{2+} são reguladas, uma outra organela da fibra muscular deve ser descrita.

As cisternas terminais do retículo sarcoplasmático são separadas apenas por uma fenda muito estreita dos **túbulos transversos** (ou **túbulos T**). Esses "túneis" membranosos estreitos são formados a partir do sarcolema (membrana da célula muscular) e mantêm uma continuidade com o mesmo. Os túbulos transversos se abrem para o ambiente extracelular através de poros da superfície celular e são capazes de conduzir potenciais de ação. O estágio está estabelecido para explicar exatamente como um neurônio motor estimula uma fibra muscular a contrair-se.

Como já foi descrito, a liberação de acetilcolina dos terminais axônicos nas junções neuromusculares (placas motoras) provoca a ativação elétrica das fibras musculoesqueléticas. Os potenciais da placa motora (análogos aos PEPSs – Capítulo 7) são produzidos e geram potenciais de ação. Os potenciais de ação das células musculares, como os das células nervosas, são eventos do tipo "tudo ou nada", regenerados ao longo da membrana plasmática. Deve-se lembrar que os potenciais de ação envolvem o fluxo de íons entre os ambientes intra e extracelular através de uma membrana plasmática que separa esses dois compartimentos. Por essa razão, nas células musculares, os potenciais de ação podem ser conduzidos para o interior da fibra através da membrana dos túbulos transversos.

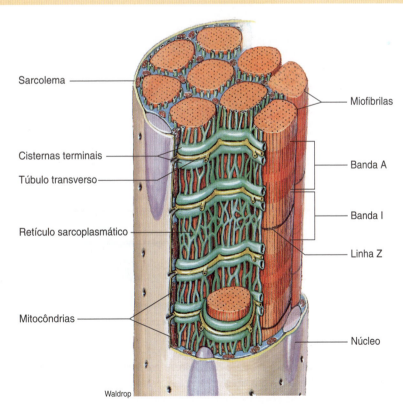

▪ **Figura 12.14** **Retículo sarcoplasmático.** Esta ilustração mostra a relação entre as miofibrilas, os túbulos transversos e o retículo sarcoplasmático. O retículo sarcoplasmático (*verde*) armazena Ca^{2+} e é estimulado a liberá-lo pelos potenciais de ação que chegam nos túbulos transversos (*amarelo*).

Tabela 12.3 Resumo dos Eventos do Acoplamento Excitação-contração

1. Os potenciais de ação de um neurônio motor somático provocam a liberação do neurotransmissor acetilcolina na junção mioneural (uma junção mioneural por miofibra)
2. A acetilcolina, por meio de sua interação com receptores da membrana da célula muscular (sarcolema), produz potenciais de ação que são regenerados através do sarcolema
3. As membranas dos túbulos transversos (túbulos T) formam uma continuidade com o sarcolema e conduzem potenciais de ação profundos na fibra muscular
4. Os potenciais de ação dos túbulos T, atuando por mecanismo não totalmente conhecido, estimulam a liberação de Ca^{2+} das cisternas terminais do retículo sarcoplasmático
5. O Ca^{2+} liberado no sarcoplasma liga-se à troponina, provocando uma alteração em sua estrutura
6. A alteração de forma da troponina faz com que a tropomiosina conectada mude de posição no filamento de actina e, conseqüentemente, exponha os locais de ligação para as pontes cruzadas da miosina
7. As pontes cruzadas da miosina, previamente ativadas pela hidrólise da ATP, ligam-se à actina
8. Após ligarem-se à actina, as pontes cruzadas da miosina previamente ativadas sofrem uma estimulação muscular e puxam os filamentos finos sobre os filamentos grossos
9. A ligação de um novo ATP permite que as pontes cruzadas se desliguem da actina e repitam o ciclo de contração enquanto o Ca^{2+} permanecer ligado à troponina
10. Quando os potenciais de ação deixam de ser produzidos, o retículo sarcoplasmático acumula ativamente o Ca^{2+} e a tropomiosina retorna à sua posição inibitória

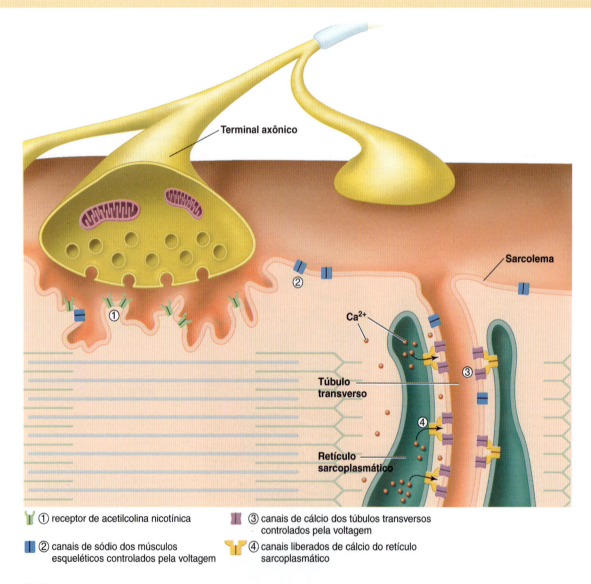

Figura 12.15 **As estruturas envolvidas no acoplamento excitação-contração.** A acetilcolina liberada do axônio liga-se aos seus receptores nicotínicos da placa motora. Isso estimula a produção de despolarização, que provoca a abertura de canais de Na^+ controlados pela voltagem e a conseqüente produção de potenciais de ação ao longo do sarcolema. A disseminação dos potenciais de ação nos túbulos transversos estimula a abertura de seus canais de Ca^{2+} controlados pela voltagem, os quais (direta ou indiretamente) provocam a abertura de canais de Ca^{2+} controlados pela voltagem do retículo sarcoplasmático. O cálcio difunde-se para fora do retículo sarcoplasmático, liga-se à troponina e estimula a contração.

Músculo

Os potenciais de ação dos túbulos transversos provocam a liberação de Ca^{2+} do retículo sarcoplasmático. Esse processo denomina-se **acoplamento excitação-contração** (Tabela 12.3). Contudo, como os túbulos transversos não formam uma continuidade física com o retículo sarcoplasmático, deve haver algum mecanismo que permita a comunicação entre essas duas organelas. Atualmente, acredita-se que exista um acoplamento direto, no nível molecular, que permite a comunicação entre os canais de Ca^{2+} controlados pela voltagem dos túbulos transversos e os canais de liberação de Ca^{2+} do retículo sarcoplasmático. As proteínas do canal de liberação de Ca^{2+} do retículo sarcoplasmático têm uma parte que se estende para o interior do citoplasma. Essa parte, que se assemelha a um pé na observação por microscópio eletrônico, pode ser capaz de interagir diretamente com as proteínas do canal de Ca^{2+} dos túbulos transversos (Figura 12.15).

Esse arranjo foi descrito como um mecanismo de *liberação eletromecânica*, pois as alterações de voltagem da membrana (potenciais de ação) dos túbulos transversos provocam uma alteração na conformação das proteínas dos canais de cálcio, mecanicamente ligados a outros canais de cálcio do retículo sarcoplasmático. Também há evidências de que o fluxo de Ca^{2+}, através dos canais dos túbulos transversos, pode estimular a abertura de outros canais de cálcio do retículo sarcoplasmático. Isso recebeu a denominação de *mecanismo de liberação de Ca^{2+} induzido pelo Ca^{2+}* e foi demonstrado que se trata de um mecanismo importante do acoplamento excitação-contração do músculo cardíaco. Por intermédio desses mecanismos, o Ca^{2+} pode ser liberado do retículo sarcoplasmático, ligar-se à troponina e estimular a contração muscular.

Enquanto potenciais de ação continuarem a ser produzidos, isto é, enquanto a estimulação neural do músculo for mantida, o Ca^{2+} permanecerá ligado à troponina e pontes cruzadas serão capazes de sofrer ciclos de contração. Quando a atividade neural e os potenciais de ação da fibra muscular cessam, o retículo sarcoplasmático acumula ativamente Ca^{2+} e o relaxamento muscular ocorre. Observe que o retorno do Ca^{2+} para o retículo sarcoplasmático envolve o transporte ativo e, conseqüentemente, requer a hidrólise da ATP. Portanto, a ATP é necessária tanto ao relaxamento muscular como à contração muscular.

Teste seu Conhecimento Antes de Prosseguir

1. Em relação à teoria dos filamentos deslizantes, explique como os comprimentos das bandas A, I e H mudam durante a contração.
2. Descreva um ciclo de atividade da ponte cruzada durante a contração e analise o papel do ATP nesse ciclo.
3. Desenhe um sarcômero de um músculo relaxado e um sarcômero de um músculo contraído e indique as bandas em cada um deles. Qual é a importância das diferenças em seus desenhos?
4. Descreva a estrutura molecular da miosina e da actina. Como a tropomiosina e a troponina estão posicionadas nos filamentos finos e como atuam no ciclo de contração?
5. Use um fluxograma para mostrar a seqüência de eventos a partir do momento em que a ACh é liberada de uma terminação nervosa até o momento em que o Ca^{2+} é liberado do retículo sarcoplasmático.
6. Explique as necessidades de Ca^{2+} e de ATP na contração e no relaxamento muscular.

Contrações dos Músculos Esqueléticos

A contração dos músculos gera a tensão necessária para que eles se encurtem e, por conseguinte, realizem trabalho. A força de contração dos músculos esqueléticos deve ser suficientemente grande para superar a carga sobre um músculo para que o mesmo se encurte.

As contrações dos músculos esqueléticos geralmente produzem movimentos de ossos nas articulações, que atuam como alavancas para mover cargas contra as quais a força muscular é exercida. Entretanto, o comportamento contrátil do músculo é mais facilmente estudado *in vitro* (fora do corpo) que *in vivo* (no corpo). Quando se estuda um músculo (p. ex., o gastrocnêmio de um sapo) *in vitro*, ele usualmente é montado de modo que uma extremidade fique fixa e a outra permaneça móvel. A força mecânica da contração muscular é transformada numa corrente elétrica, que pode ser amplificada e demonstrada como deflexões num gravador multicanal (Figura 12.6). Dessa maneira, o comportamento contrátil de todo o músculo em resposta a choques elétricos administrados experimentalmente pode ser estudado.

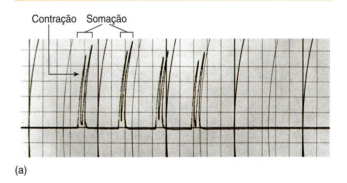

(a)

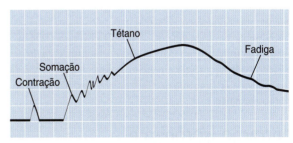

(b)

Figura 12.16 Registro de contrações musculares. (*a*) Traçados reais de registro demonstrando a contração e a somação do músculo gastrocnêmio isolado de um sapo. (*b*) Ilustração de um registro que demonstra a contração, a somação, o tétano e a fadiga. Nesse caso, o processo da fadiga foi produzido pela manutenção do estímulo elétrico do músculo e os mecanismos envolvidos são descritos numa seção posterior.

Contração, Somação e Tétano

Quando um músculo é estimulado com um choque elétrico de voltagem suficiente, ele contrai-se rapidamente e relaxa. Essa resposta denomina-se **contração**. O aumento da voltagem de estimulação aumenta a força da contração até um máximo. Portanto, a força de contração pode ser *graduada*, ou variada – exigência óbvia para o controle adequado dos movimentos esqueléticos. Quando um segundo choque elétrico é liberado imediatamente após o primeiro, ele produz uma segunda contração que pode "se sobrepor" à do primeiro. Essa resposta denomina-se **somação**.

A estimulação de fibras de um músculo *in vitro* com um estimulador elétrico, ou *in vivo* por axônios motores, usualmente acarreta a contração completa das fibras individuais. Contrações musculares mais fortes são produzidas pela estimulação de quantidades maiores de fibras musculares. Portanto, os músculos esqueléticos podem produzir **contrações graduadas**, e a força destas depende da quantidade de fibras estimuladas e não da força das contrações das fibras musculares individuais.

Quando o estimulador é ajustado para liberar automaticamente uma freqüência crescente de choques elétricos, o tempo de relaxamento entre as contrações sucessivas torna-se cada vez menor enquanto a força de contração aumenta de amplitude. Esse efeito é denominado **tétano incompleto**. Finalmente, numa determinada "freqüência de fusão" da estimulação, não existe um relaxamento visível entre contrações sucessivas (Figura 12.16). A contração é suave e sustentada, como durante a contração muscular normal *in vivo*. Essa contração suave e sustentada denomina-se **tétano completo**. (O termo *tétano* não deve ser confundido com a doença do mesmo nome, acompanhada por um estado doloroso de contratura muscular ou *tétano*.) O tétano produzido *in vitro* por contrações assíncronas das fibras musculares estimula a contração suave normal produzida *in vivo* pela ativação assíncrona de unidades motoras.

Efeito Escada

Quando a voltagem dos choques elétricos liberados a um músculo isolado *in vitro* for aumentada gradualmente a partir de zero, a força das contrações musculares aumentará proporcionalmente, até um valor máximo no qual todas as fibras musculares serão estimuladas. Isso demonstra a natureza graduada da contração muscular. Quando uma série de choques elétricos nessa voltagem máxima for administrada a um músculo fresco, de modo que cada choque produza uma contração separada, cada uma das contrações evocadas será sucessivamente mais forte, até um máximo. Isso demonstra o **efeito escada**. Esse efeito pode representar um efeito de aquecimento, e acredita-se que seja devido ao aumento do Ca^{2+} intracelular, necessário para a contração muscular.

Contração Isotônica e Contração Isométrica

Para que as fibras musculares se encurtem quando contraídas, elas devem gerar uma força superior às forças de oposição que atuam para impedir o movimento da inserção do músculo. Por exemplo, quando um peso é levantado através da flexão da articulação do cotovelo, a força produzida pela contração do músculo bíceps braquial é maior que a força da gravidade sobre o objeto que está sendo levantado (Figura 12.17). A tensão produzida pela contração de cada fibra muscular separadamente é insuficiente para sobrepujar a força de oposição, mas as contrações combinadas de numerosas fibras musculares podem ser suficientes para superar a força de oposição e flexionar o antebraço. Nesse caso, o músculo e todas as suas fibras diminuem de comprimento.

Esse processo pode ser observado examinando-se o gráfico da **curva de força-velocidade**. Ele mostra a relação inversa entre a força que se opõe à contração muscular (a carga contra a qual o músculo deve trabalhar) e a velocidade do encurtamento muscular (Figura 12.18). A tensão produzida pelo músculo que diminui de comprimento é um pouco maior que a força (carga) em cada valor, acarretando o seu encurtamento. Como a força de contração é constante em cada carga, uma contração muscular durante o encurtamento denomina-se **contração isotônica** (*iso* = igual; *tônica* = força).

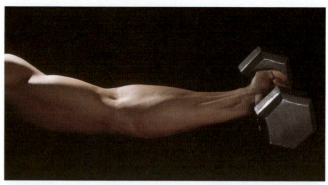

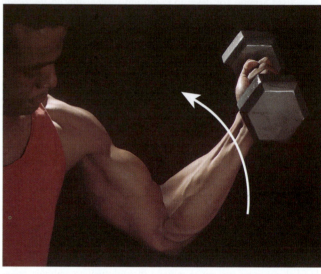

■ **Figura 12.17** Fotografias de uma contração isométrica e de uma contração isotônica. (*a*) Contração isométrica, em que o músculo permanece com o mesmo comprimento, e (*b*) contração isotônica, em que o músculo se encurta.

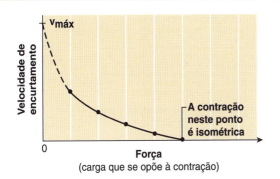

Figura 12.18 Curva força-velocidade. Este gráfico demonstra a relação inversa entre a força que se opõe à contração muscular (a carga contra a qual o músculo deve trabalhar) e a velocidade do encurtamento muscular. Uma força que seja suficientemente grande impede o encurtamento muscular, de modo que a contração é isométrica. Quando não existe uma força atuando contra a contração muscular, a velocidade de encurtamento é máxima ($v_{máx}$). Como ela não pode ser mensurada (porque sempre existirá alguma carga), a posição estimada da curva é mostrada por meio de uma linha pontilhada.

Quando a carga é zero, um músculo pode contrair-se e encurtar-se com sua velocidade máxima. À medida que a carga aumenta, a velocidade do encurtamento muscular diminui. Quando a força que se opõe à contração (a carga) torna-se suficientemente grande, o músculo fica incapaz de encurtar-se quando ele exerce uma determinada tensão. Ou seja, a sua velocidade de encurtamento é zero. Nesse ponto, onde a tensão muscular não provoca encurtamento muscular, a contração denomina-se **contração isométrica** (literalmente, "mesmo comprimento").

A contração isométrica pode ser produzida voluntariamente, por exemplo, com o levantamento de um peso e a manutenção do antebraço em flexão parcial. Podemos então aumentar a quantidade de tensão muscular produzida pelo recrutamento de mais fibras musculares até que o músculo comece a encurtar. Nesse ponto, a contração isométrica converte-se em contração isotônica (ver a Figura 12.17).

Componente Elástico

Para que um músculo se encurte quando contraído e, por conseguinte, mova a sua inserção em direção à sua origem, as partes não-contráteis do músculo e o tecido conjuntivo de seus tendões devem em primeiro lugar ser tracionados fortemente. Essas estruturas, sobretudo os tendões, possuem elasticidade – resistem ao estiramento e, quando a força de estiramento é liberada, tendem a voltar aos seus comprimentos de repouso. Os tendões provêm o **componente elástico** porque eles são em parte elásticos e em linha com a força de contração muscular. O componente elástico absorve parte da tensão quando um músculo se contrai, e ele deve ser tracionado fortemente antes que a contração muscular acarrete o encurtamento muscular.

Quando o músculo gastrocnêmio é estimulado com um choque elétrico (do modo já descrito), a amplitude da contração se reduz porque parte da força de contração foi usada para distender um componente elástico. O rápido fornecimento de um segundo choque produz um maior grau de encurtamento muscular que o primeiro choque, culminando na freqüência de fusão da estimulação com tétano completo, em que a força de contração é muito maior que a das contrações individuais.

Parte da energia utilizada para distender o componente elástico durante a contração muscular é liberada pela retração elástica quando o músculo relaxa. Essa retração elástica, que ajuda os músculos a retornar a seus comprimentos de repouso, tem particular importância para os músculos envolvidos na respiração. Como veremos no Capítulo 16, a inspiração é produzida pela contração muscular e a expiração pela retração elástica das estruturas torácicas distendidas durante a inspiração.

Relação Comprimento-Tensão

Vários fatores influenciam a força de uma contração muscular. Eles incluem o número de fibras do músculo estimuladas a contrair-se, a freqüência da estimulação, a espessura de cada fibra muscular (fibras mais espessas possuem mais miofibrilas e, por essa razão, podem exercer mais força), e o comprimento inicial das fibras musculares quando em repouso.

Há um comprimento de repouso "ideal" para as fibras musculares estriadas. Trata-se do comprimento em que elas podem gerar força máxima. Quando o comprimento de repouso excede esse ideal, a sobreposição entre a actina e a miosina é tão pequena que poucas pontes cruzadas conseguem se ligar. Quando o músculo se distende a ponto de não existir sobreposição da actina sobre a miosina, nenhuma ponte cruzada consegue se ligar aos filamentos finos e o músculo não se contrai. Quando o músculo se encurta até aproximadamente 60% de seu comprimento de repouso, as linhas Z tocam os filamentos grossos, evitando que ocorra uma contração adicional.

A força da contração de um músculo pode ser mensurada pela força necessária para impedir o seu encurtamento. Sob essas condições isométricas, a força de contração (ou *tensão*) pode ser mensurada quando o comprimento do músculo em repouso varia. A tensão máxima do músculo esquelético é produzida quando ele se encontra no seu comprimento de repouso normal *in vivo* (Figura 12.19). Em outras palavras, quando o músculo for um pouco mais curto ou um pouco mais longo que o seu comprimento normal, a sua força de contração será reduzida. Esse comprimento de repouso é mantido pela contração reflexa em resposta ao alongamento passivo, como será descrito numa seção posterior deste capítulo.

Teste seu Conhecimento Antes de Prosseguir

1. Explique como contrações graduadas e contrações suaves sustentadas podem ser produzidas *in vitro* e *in vivo*.
2. Diferencie a contração isotônica da isométrica e descreva os fatores que determinam quando uma contração será isométrica ou isotônica.
3. Identifique a natureza e a importância fisiológica do componente elástico da contração muscular.
4. Descreva a relação entre o comprimento do músculo em repouso e a força de sua contração.

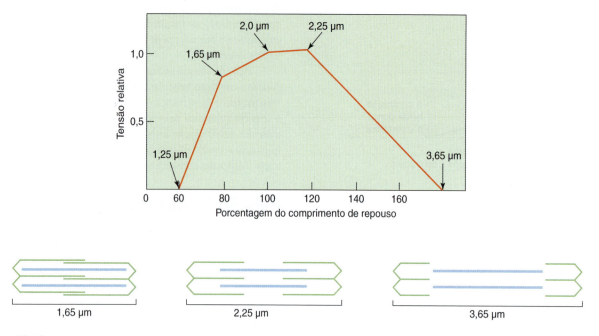

■ **Figura 12.19** Relação comprimento-tensão dos músculos esqueléticos. A tensão relativa máxima (1,0 no eixo y) é obtida quando o músculo possui 100% a 120% de seu comprimento de repouso (o sarcômero passa de 2,0 para 2,25 μm). Aumentos ou reduções do comprimento do músculo (e do sarcômero) acarretam diminuição rápida da tensão.

Demandas Energéticas dos Músculos Esqueléticos

Os músculos esqueléticos geram ATP por meio da respiração aeróbia e anaeróbia e com o uso de grupos fosfato doados pela fosfocreatina. As capacidades aeróbias e anaeróbias das fibras musculoesqueléticas diferem de acordo com os tipos de fibra muscular, descritos segundo sua velocidade de contração, cor e principal modo de metabolismo energético.

Os músculos esqueléticos em repouso obtêm a maior parte de sua energia da respiração aeróbia de ácidos graxos. Durante o exercício, o glicogênio muscular e a glicose sanguínea também são utilizados como fontes energéticas (Figura 12.20). A energia obtida por meio da respiração celular é utilizada para a produção de ATP, que serve como fonte imediata de energia para (1) o movimento das pontes cruzadas para a contração muscular e (2) o bombeamento de Ca^{2+} para o retículo sarcoplasmático para o relaxamento muscular.

Metabolismo dos Músculos Esqueléticos

Os músculos esqueléticos respiram de modo anaeróbio durante os primeiros 45 a 90 segundos de exercícios moderados a pesados porque o sistema cardiopulmonar requer essa quantidade de tempo para aumentar suficientemente o suprimento de oxigênio para os músculos em atividade. Quando o exercício é moderado, a respiração aeróbia contribui com a principal porção das demandas energéticas do músculo esquelético após os primeiros dois minutos de exercício.

Captação Máxima de Oxigênio

A capacidade máxima da pessoa para o exercício aeróbio determina se o exercício é leve, moderado ou pesado. A taxa máxima de consumo de oxigênio (pela respiração aeróbia) do organismo denomina-se **captação máxima de oxigênio** (ou **capacidade aeróbia**) e é freqüentemente expressa sob a forma abreviada **$\dot{V}O_2máx$**. A captação máxima de oxigênio é determinada sobretudo pela idade, pelo tamanho e pelo sexo da pessoa. Ela é 15% a 20% maior para os homens do que para as mulheres e é maior aos vinte anos para ambos os sexos. A $\dot{V}O_2máx$ varia de aproximadamente 12 mL de O_2 por minuto por quilo de peso corpóreo para as pessoas idosas sedentárias, até 84 mL por minuto por quilo de peso corpóreo para atletas de elite jovens do sexo masculino. Alguns atletas de classe mundial apresentam uma captação máxima de oxigênio duas vezes maior que a média para a sua idade e sexo. Parece que isso deve-se em grande parte a fatores genéticos, mas o treinamento pode aumentar a captação máxima de oxigênio em cerca de 20%.

A intensidade do exercício também pode ser definida pelo **limiar do lactato** (ou **anaeróbio**). Trata-se da porcentagem da captação máxima de oxigênio na qual ocorre um aumento importante da concentração de lactato no sangue. Por exemplo, para as pessoas comuns saudáveis, surge uma quantidade significativa de lactato no sangue quando o exercício exige aproximadamente 50% a 70% da $\dot{V}O_2máx$.

Durante o exercício leve (em torno de 25% da $\dot{V}O_2máx$), a maior parte da energia dos músculos em exercício deriva da respira-

Músculo

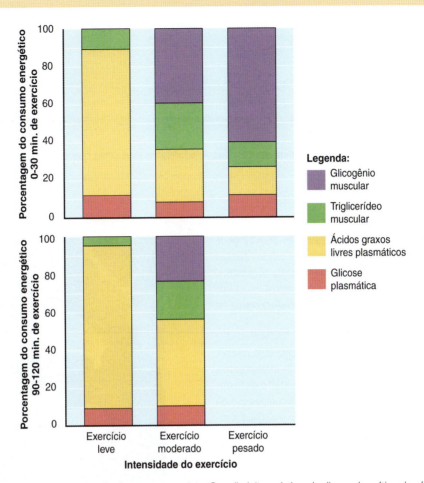

Figura 12.20 Consumo energético do músculo durante o exercício. Contribuições relativas da glicose plasmática, dos ácidos graxos plasmáticos, do glicogênio muscular e dos triglicerídeos musculares ao consumo energético dos músculos em exercício. Elas são mostradas durante o exercício leve (25% da V̇O₂máx), o exercício moderado (65% da V̇O₂máx) e o exercício pesado (85% da V̇O₂máx).

ção aeróbia de ácidos graxos. Estes derivam principalmente da gordura armazenada no tecido adiposo e, num menor grau, dos triglicerídeos armazenados nos músculos (Figura 12.20). Quando uma pessoa se exercita logo abaixo do limiar do lactato, num grau em que o exercício pode ser descrito como moderadamente intenso (exigindo 50% a 70% da V̇O₂máx), a energia deriva quase na mesma proporção tanto de ácidos graxos como da glicose (obtida do glicogênio muscular armazenado e do glicogênio do plasma sanguíneo). Por outro lado, a glicose dessas fontes supre dois terços da energia para os músculos durante o exercício pesado acima do limiar do lactato.

Durante o exercício, a proteína carreadora da difusão facilitada da glicose (GLUT4 – Capítulo 6) move-se para o interior da membrana da célula muscular, de modo que a célula pode captar uma quantidade crescente de glicose sanguínea. A captação da glicose plasmática contribui com 15% a 30% das demandas energéticas do músculo durante um exercício moderado e com 40% durante um exercício muito pesado. Isso produziria hipoglicemia se o fígado não conseguisse aumentar seu débito de glicose. O fígado aumenta seu débito de glicose sobretudo por meio da hidrólise de seu glicogênio armazenado, mas a neoglicogênese (produção de glicose a partir de aminoácidos, lactato e glicerol) contribui progressivamente para a produção de glicose pelo fígado quando o exercício é prolongado.

Indícios Para a Investigação Clínica

Lembre-se de que Maria apresenta uma captação máxima de oxigênio alta, compatível com seu estilo de vida atlético.
É provável ou improvável que a dor e a fadiga muscular de Maria sejam causadas por ela jogar softball?

Débito de Oxigênio

Quando uma pessoa pára de se exercitar, a taxa da captação de oxigênio não retorna imediatamente ao nível normal. Ela retorna lentamente (a pessoa continua a hiperventilar durante algum tempo após o exercício). Esse oxigênio extra é utilizado para compensar o **débito de oxigênio** produzido durante o exercício. O débito de oxigênio inclui o oxigênio que foi retirado de depósitos de reserva – hemoglobina no sangue e mioglobina no músculo (ver o Capítulo 16); o oxigênio extra necessário para o metabolismo pelos tecidos aquecidos durante o exercício; e o oxigênio necessário para o metabolismo do ácido lático produzido durante a respiração anaeróbia.

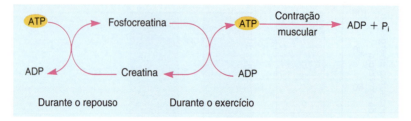

Figura 12.21 Produção e utilização da fosfocreatina nos músculos. A fosfocreatina serve como reserva muscular de fosfato de alta energia, que é utilizado para a formação rápida de ATP.

Fosfocreatina

Durante a atividade muscular sustentada, a utilização de ATP pode ser mais rápida que a sua produção pela respiração celular. Nesses momentos, a renovação rápida de ATP é extremamente importante. Isso é obtido com a combinação entre a ADP e o fosfato derivado de outro composto fosfato de alta energia denominado **fosfocreatina** ou **creatina fosfato**.

Nas células musculares, a concentração de fosfocreatina é mais de três vezes a concentração de ATP e representa uma reserva imediata de fosfato de alta energia que pode ser doado diretamente à ADP (Figura 12.21). A produção de ATP a partir da ADP e da fosfocreatina é tão eficaz que, mesmo apesar da taxa de decomposição do ATP aumentar rapidamente do repouso ao exercício pesado, a concentração de ATP muscular dificilmente se altera! Durante períodos de repouso, a reserva depletada de fosfocreatina pode ser restaurada pela reação reversa – fosforilação da creatina com fosfato derivado de ATP.

A enzima que transfere fosfato entre a creatina e a ATP denomina-se **creatina cinase** ou **creatina fosfocinase**. O músculo esquelético e o músculo cardíaco possuem duas formas diferentes dessa enzima (eles possuem diferentes isoenzimas, como descrito no Capítulo 4). Observou-se que pessoas com distrofia muscular (doença degenerativa dos músculos esqueléticos) possuem concentrações altas da isoenzima do músculo esquelético no sangue. A concentração plasmática da isoenzima característica do músculo cardíaco encontra-se elevada em consequência do infarto do miocárdio (lesão do músculo cardíaco) e, por essa razão, dosagens dessa enzima são utilizadas como um meio de diagnóstico de cardiopatias.

Indícios Para a Investigação Clínica

Lembre-se de que Maria apresenta uma concentração sérica normal de creatina fosfocinase.
O que isso sugere em relação à saúde dos seus músculos e do seu coração?

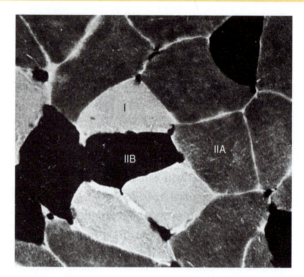

Figura 12.22 Um músculo esquelético (de um gato) corado para indicar a atividade da miosina ATPase. A atividade da ATPase é maior nas fibras tipo II (de contração rápida) do que nas fibras tipo I (de contração lenta). Entre as fibras de contração rápida, a atividade da ATPase produz uma coloração mais escura nas fibras tipo IIB (rápidas glicolíticas) do que nas fibras tipo IIA (rápidas oxidativas).

Fibras de Contração Lenta e de Contração Rápida

Levando em consideração sua velocidade de contração (tempo requerido para atingir a tensão máxima), as fibras musculoesqueléticas podem ser divididas em **fibras de contração lenta**, ou **tipo I**, e **fibras de contração rápida**, ou **tipo II**. Essas diferenças estão associadas a diferentes isoenzimas da miosina ATPase, que também podem ser designadas como "lentas" e "rápidas". Os dois tipos de fibras podem ser distinguidos por sua isoenzima ATPase quando são adequadamente corados (Figura 12.22). Por exemplo, os músculos extrínsecos do bulbo do olho, que posicionam os olhos, possuem uma alta proporção de fibras de contração rápida e atingem a tensão máxima em aproximadamente 7,3 ms (milissegundos – milésimos de um segundo). Por outro lado, o músculo sóleo da perna possui uma alta proporção de fibras de contração lenta e exige aproximadamente 100 ms para atingir a tensão máxima (Figura 12.23).

Músculo

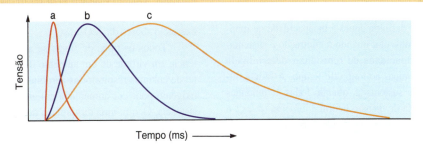

Figura 12.23 Comparação das velocidades nas quais a tensão máxima é desenvolvida em três músculos. Eles são (a) o músculo extrínseco do bulbo do olho e (b) o músculo gastrocnêmio, de contração relativamente rápida, e (c) o músculo sóleo, de contração lenta.

Tabela 12.4 Características dos Tipos de Fibra Muscular

Característica	Lenta Oxidativa/Vermelha (Tipo I)	Rápida Oxidativa/Branca (Tipo IIA)	Rápida Glicolítica/Branca (Tipo IIB)
Diâmetro	Pequeno	Intermediário	Largo
Espessura da linha Z	Larga	Intermediária	Estreita
Conteúdo de glicogênio	Baixo	Intermediário	Alto
Resistência à fadiga	Alta	Intermediária	Baixa
Capilares	Muitos	Muitos	Poucos
Conteúdo de mioglobina	Alto	Alto	Baixo
Respiração	Aeróbia	Aeróbia	Anaeróbia
Capacidade oxidativa	Alta	Alta	Baixa
Capacidade glicolítica	Baixa	Alta	Alta
Velocidade de contração	Lenta	Rápida	Rápida
Conteúdo de miosina ATPase	Baixo	Alto	Alto

Músculos como o sóleo são *músculos posturais*. Eles são capazes de sustentar uma contração durante um longo período sem fadiga. A resistência à fadiga desses músculos é ajudada por outras características das fibras de contração lenta (tipo I) que lhes conferem alta capacidade oxidativa da respiração aeróbia. Por essa razão, as fibras tipo I são freqüentemente denominadas **fibras lentas oxidativas**. Essas fibras possuem rico suprimento capilar, numerosas mitocôndrias e enzimas respiratórias aeróbias, e alta concentração de *mioglobina*. A mioglobina é um pigmento vermelho, similar à hemoglobina dos eritrócitos, que aumenta a liberação de oxigênio às fibras de contração lenta. Por causa de seu alto conteúdo de mioglobina, as fibras de contração lenta são também denominadas **fibras vermelhas**.

As fibras de contração rápida (tipo II), mais espessas, possuem menos capilares e mitocôndrias que as fibras de contração lenta, e não possuem tanta hemoglobina. Por essa razão, essas fibras também denominam-se **fibras brancas**. As fibras de contração rápida são adaptadas para respirar de modo anaeróbio por meio de grande reserva de glicogênio e alta concentração de enzimas glicolíticas. Além das fibras tipo I (de contração lenta) e tipo II (de contração rápida), os músculos humanos possuem um tipo de fibra intermediário. Essas fibras intermediárias são de contração rápida, mas também possuem uma alta capacidade oxidativa e, por esse motivo, são relativamente resistentes à fadiga. Elas são chamadas **fibras tipo IIA**, ou **fibras rápidas oxidativas**, para distingui-las das **fibras tipo II**, ou **fibras rápidas glicolíticas** – fibras de contração rápida adaptadas anaerobiamente. A baixa capacidade oxidativa faz com que essas fibras entrem em fadiga bem rápido. Os três tipos de fibras são comparados na Tabela 12.4.

Curiosamente, a velocidade de condução dos neurônios motores que inervam as fibras de contração rápida é maior (80 a 90 metros por segundo) que a velocidade de condução das fibras de contração lenta (60 a 70 metros por segundo). De fato, o tipo de fibra parece ser determinado pelo neurônio motor. Quando neurônios motores que inervam diferentes tipos de fibras são trocados em animais de laboratório, as fibras previamente de contração rápida transformam-se em fibras de contração lenta e vice-versa. Como era de se esperar a partir dessas observações, todas as fibras musculares inervadas pelo mesmo neurônio motor (que fazem parte da mesma unidade motora) são do mesmo tipo.

Um músculo como o gastrocnêmio contém tanto fibras de contração rápida como fibras de contração lenta, embora haja um predomínio das fibras de contração rápida. Contudo, um determinado axônio motor somático inerva fibras musculares de apenas um tipo. Os tamanhos dessas unidades motoras diferem. As unidades motoras compostas por fibras de contração lenta tendem a ser menores (possuem menos fibras) que as unidades motoras de fibras de contração rápida. Como já foi discutido, quando um esforço progressivo é requerido, as unidades motoras são recrutadas no sentido das menores para as maiores. Portanto, é provável que as menores unidades motoras com fibras de contração lenta sejam utilizadas com mais freqüência nas atividades rotineiras. E, por outro lado, unidades motoras maiores com fibras de contração rápida, que podem exercer uma grande força mas que respiram anaerobiamente e, por isso, fadigam rápido, provavelmente são utilizadas com menos freqüência e durante curtos períodos.

Fadiga Muscular

A **fadiga muscular** pode ser definida como a incapacidade de manter uma determinada tensão muscular quando a contração é sustentada ou também como a incapacidade de reproduzir determinada tensão durante contrações rítmicas ao longo do tempo. A fadiga durante uma contração máxima sustentada, quando todas as unidades motoras são utilizadas e a taxa de disparo neural é máxima (p. ex., o levantamento de um objeto extremamente pesado) parece ser decorrente de acúmulo de K^+ extracelular. (Lembre-se de que o K^+ sai dos axônios e das fibras musculares durante a fase de repolarização dos potenciais de ação.) Isso reduz o potencial de membrana das fibras musculares e interfere na sua capacidade de produzir potenciais de ação. Sob tais circunstâncias, a fadiga dura apenas um curto período, e a tensão máxima pode ser novamente produzida após repouso inferior a um minuto.

A fadiga durante o exercício moderado ocorre quando as fibras de contração lenta exaurem sua reserva de glicogênio e as fibras de contração rápida são progressivamente recrutadas. As fibras de contração rápida obtêm sua energia por meio da respiração anaeróbia, convertendo a glicose em ácido lático, o que acarreta aumento da concentração de H^+ intracelular e queda do pH. Por sua vez, a redução do pH muscular promove a fadiga muscular, mas os mecanismos fisiológicos exatos que causam isso não são bem conhecidos. Uma possibilidade é a de que possa haver redução da capacidade do retículo sarcoplasmático de acumular Ca^{2+} pelo transporte ativo, ou redução da capacidade do retículo sarcoplasmático de liberar Ca^{2+} em resposta à estimulação. Por qualquer um desses mecanismos, a redução do pH celular deve produzir a fadiga muscular interferindo no acoplamento excitação-contração.

Adaptações dos Músculos ao Treinamento Físico

A captação máxima de oxigênio obtida durante exercícios muito extenuantes é em média de 50 mL de O_2 por minuto por quilo de peso corpóreo nos homens com idades entre 20 e 25 anos (a média feminina é 25% menor). Para os atletas de resistência treinados (como os triatletas e corredores de longa distância), a captação máxima de oxigênio pode ser de até 86 mL de O_2 por minuto por quilo. Essas diferenças consideráveis afetam o limiar do lactato e, conseqüentemente, a quantidade de exercício que pode ser realizada antes que a produção de ácido lático contribua para a fadiga muscular. Além de possuírem maior capacidade aeróbia, os atletas bem treinados também possuem um limiar do lactato maior. Por exemplo, o limiar do lactato de uma pessoa não treinada pode ser de 60% da $\dot{V}O_2$máx, enquanto o de um atleta treinado pode ser de até 80% da $\dot{V}O_2$máx. Conseqüentemente, num determinado nível de exercício, esse atleta produz menos ácido lático do que uma pessoa comum e, por essa razão, fica sujeito a menos fadiga do que uma pessoa comum.

Como a depleção do glicogênio muscular estabelece um limite ao exercício, qualquer adaptação que poupe o glicogênio muscular melhorará a resistência física. Nos atletas treinados, isso é obtido pelo aumento da proporção de energia derivada da respiração aeróbia de ácidos graxos, resultando numa depleção mais lenta do glicogênio muscular. Quanto maior o grau do treinamento físico, maior a proporção de energia derivada da oxidação de ácidos graxos durante o exercício abaixo da $\dot{V}O_2$máx.

Todos os tipos de fibras se adaptam ao treinamento de resistência em virtude de um aumento de mitocôndrias e, por conseguinte, de enzimas respiratórias aeróbias. De fato, a captação máxima de oxigênio pode ser aumentada em até 20% com o treinamento de resistência. Ocorre uma diminuição de fibras tipo IIB (rápidas glicolíticas), que possuem baixa capacidade oxidativa, acompanhada por aumento de fibras tipo IIA (rápidas oxidativas), que possuem alta capacidade oxidativa. Embora as fibras tipo IIA ainda sejam classificadas como de contração rápida, elas apresentam um aumento da forma lenta da isoenzima da miosina ATPase, indicando que se encontram num estado transicional entre as fibras tipo II e tipo I. A Tabela 12.5 apresenta um resumo das alterações que ocorrem em conseqüência do treinamento de resistência.

O treinamento de resistência não aumenta o tamanho dos músculos. O aumento muscular somente é produzido por períodos freqüentes de exercícios de alta intensidade nos quais os músculos trabalham contra uma alta resistência (como no levantamento de peso). Como resultado do treinamento de resistência, as fibras musculares tipo II tornam-se mais espessas e, conseqüentemente, o músculo cresce por hipertrofia (aumento do tamanho da célula e não do número de células). Isso ocorre no começo porque as miofibrilas da fibra muscular tornam-se mais espessas por causa da síntese das proteínas miosina e actina e da adição de novos sarcômeros. Em seguida, após a miofibrila ter atingido certa espessura, ela pode dividir-se em duas miofibrilas, cada uma podendo tornar-se mais espessa em decorrência da adição de sarcômeros. Em resumo, a hipertrofia muscular está associada ao aumento do tamanho das miofibrilas e, em seguida, do número de miofibrilas existentes nas fibras musculares.

A perda da força física nos indivíduos idosos está associada à redução da massa muscular, conseqüência da diminuição do tamanho das fibras musculares de contração rápida. O envelhecimento também está associado à redução da densidade dos capilares sanguíneos que circundam as fibras musculares, acarretando diminuição da capacidade oxidativa. Essas alterações são parcialmente causadas por um estilo de vida mais sedentário e podem ser em grande parte revertidas pelo treinamento físico. Demonstrou-se que o treinamento

Tabela 12.5 Efeitos do Treinamento de Resistência sobre os Músculos Esqueléticos

1. Aumento da capacidade de obtenção de ATP pela fosforilação oxidativa
2. Aumento do tamanho e do número de mitocôndrias
3. Menos ácido lático produzido por uma determinada quantidade de exercício
4. Aumento do conteúdo de mioglobina
5. Aumento do conteúdo de triglicerídeo intramuscular
6. Aumento da lipase lipoprotéica (enzima necessária para a utilização dos lipídios do sangue)
7. Aumento da proporção de energia derivada da gordura; menor proporção de energia derivada dos carboidratos
8. Menor taxa de depleção de glicogênio durante o exercício
9. Aumento da eficácia na extração de oxigênio do sangue
10. Redução do número de fibras tipo IIB (rápidas glicolíticas); aumento do número de fibras tipo IIA (rápidas oxidativas)

Músculo

de resistência aumenta a massa muscular de pessoas idosas, e que o treinamento de resistência aumenta a densidade dos capilares sangüíneos nos músculos. O glicogênio muscular nas pessoas idosas também pode ser aumentado pelo treinamento de resistência, mas ele não pode atingir os níveis presentes na juventude.

Teste seu Conhecimento Antes de Prosseguir

1. Desenhe uma figura ilustrando a relação entre a ATP e a fosfocreatina e explique a importância fisiológica dessa relação.
2. Descreva as características das fibras de contração rápida e de contração lenta (incluindo as fibras intermediárias). Explique como os tipos de fibra são determinados e cite as funções dos mesmos.
3. Explique as diferentes causas da fadiga muscular com referência aos vários tipos de fibra.
4. Descreva os efeitos do treinamento de resistência e do treinamento de resistência sobre as características das fibras dos músculos.

Controle Neural dos Músculos Esqueléticos

Os músculos esqueléticos contêm receptores de estiramento denominados fusos musculares que estimulam a produção de impulsos nos neurônios sensitivos quando um músculo é alongado. Esses neurônios sensitivos podem formar sinapses com motoneurônios alfa, que estimulam o músculo a contrair-se em resposta ao alongamento. Outros neurônios motores, denominados motoneurônios gama, estimulam a contração dos fusos e, conseqüentemente, aumentam a sua sensibilidade.

Os neurônios motores da medula espinal, ou **neurônios motores inferiores** (muitas vezes designados na forma abreviada: *motoneurônios*), são aqueles previamente descritos que possuem corpos celulares na medula espinal e axônios nos nervos que estimulam a contração muscular (Tabela 12.6). A atividade desses neurônios é

A doença conhecida como **esclerose lateral amiotrófica (ELA)** envolve a degeneração dos neurônios motores inferiores, acarretando a paralisia muscular. Essa doença é algumas vezes denominada doença de Lou Gehrig (jogador de beisebol que a apresentava), e também inclui o famoso físico Steven Hawking entre suas vítimas. Recentemente, cientistas descobriram que a forma herdada dessa doença é causada por um defeito no gene de uma enzima específica, a *superóxido dismutase*. Essa enzima é responsável pela eliminação de radicais livres superóxidos, produtos altamente tóxicos que podem lesar os neurônios motores. O gene mutante produz uma enzima que possui uma ação diferente: na realidade, ela é destrutiva.

influenciada (1) pela retroalimentação sensitiva dos músculos e tendões e (2) pelos efeitos facilitadores e inibidores dos **neurônios motores superiores** do encéfalo que fornecem axônios aos tratos motores descendentes. Por essa razão, diz-se que os neurônios motores inferiores são a *via motora final comum* através da qual os estímulos sensitivos e os centros encefálicos superiores exercem o controle sobre os movimentos esqueléticos.

Os corpos celulares dos neurônios motores inferiores estão localizados no corno ventral da substância cinzenta da medula espinal (Capítulo 8). Axônios desses corpos celulares deixam o lado ventral da medula espinal para formar as *raízes ventrais* dos nervos espinais (ver a Figura 8.23). As *raízes dorsais* dos nervos espinais contêm fibras sensitivas cujos corpos celulares estão localizados nos *gânglios espinais*. Tanto as fibras sensitivas (*aferentes*) como as motoras (*eferentes*) se unem numa bainha comum de tecido conjuntivo para formar os nervos espinais em cada segmento da medula espinal. Na região lombar existem aproximadamente 12.000 fibras sensitivas e 6.000 fibras motoras por nervo espinal.

Aproximadamente 375.000 corpos celulares foram contados num segmento lombar – um número muito maior do que o número de neurônios motores. A maioria desses neurônios não fornece fibras para os nervos espinais. Em vez disso, eles servem como *interneurônios*, cujas fibras conduzem impulsos para cima, para baixo e através do sistema nervoso central. As fibras que conduzem impulsos para os segmentos superiores da medula espinal e para o cérebro formam *tratos ascendentes*, e aquelas que conduzem impulsos para os segmentos inferiores formam os *tratos descendentes*. As fibras que cru-

Tabela 12.6 Listagem Parcial de Termos Utilizados para Descrever o Controle Neural dos Músculos Esqueléticos

Termo	Descrição
1. Motoneurônios inferiores	Neurônios cujos axônios inervam músculos esqueléticos – também denominados "via motora final comum" do controle dos músculos esqueléticos
2. Motoneurônios superiores	Neurônios do encéfalo que estão envolvidos no controle dos movimentos esqueléticos e que atuam facilitando ou inibindo (geralmente, por intermédio de interneurônios) a atividade dos motoneurônios inferiores
3. Motoneurônios alfa	Motoneurônios inferiores cujas fibras inervam fibras musculares ordinárias (extrafusais)
4. Motoneurônios gama	Motoneurônios inferiores cujas fibras inervam fibras do fuso muscular (fibras intrafusais)
5. Agonista/antagonista	Par de músculos ou grupos musculares que se inserem no mesmo osso, o agonista sendo o músculo de referência
6. Sinergista	Músculo cuja ação facilita a ação do agonista
7. Ipsilateral/contralateral	Ipsilateral – localizado no mesmo lado ou no lado de referência; contralateral – localizado no lado oposto
8. Aferente/eferente	Neurônios aferentes – sensitivos; neurônios eferentes – motores

Tabela 12.7 Conteúdo de Fuso Muscular de Músculos Esqueléticos Selecionados

Músculo		Peso do Músculo (g)	Número Médio de Fusos	Número de Fusos por Grama de Músculo
Gastrocnêmio		7,6	35	5
Reto femoral		8,36	104	12
Tibial anterior	Membro inferior	4,57	71	15
Semitendíneo		6,41	114	18
Sóleo		2,49	56	23
Quinto interósseo – pé		0,33	29	88
Quinto interósseo – mão		0,21	25	119

zam a linha mediana do SNC para formar sinapses no lado oposto fazem parte dos *tratos comissurais*. Portanto, os interneurônios podem conduzir impulsos para cima e para baixo no mesmo lado (*ipsilateral*), e podem afetar neurônios do lado oposto (*contralateral*) do sistema nervoso central.

Fuso Muscular

Para que o sistema nervoso controle os movimentos esqueléticos adequadamente, ele deve receber, por meio da retroalimentação sensitiva contínua, informações concernentes aos efeitos de suas ações. Essas informações sensitivas incluem (1) a tensão que o músculo exerce sobre seus tendões, fornecida pelos **órgãos tendinosos de Golgi**, e (2) o comprimento do músculo, fornecido pelo **fuso muscular**. O fuso muscular, assim denominado porque é mais largo no centro e afila em direção às extremidades, atua como um detector de comprimento. Músculos que exigem um grau mais fino de controle (como os músculos da mão) possuem a maior densidade de fusos musculares (Tabela 12.7).

Cada fuso muscular contém várias células musculares finas, denominadas *fibras intrafusais*, embaladas no interior de uma bainha de tecido conjuntivo. Do mesmo modo que as fibras musculares "ordinárias", mais fortes e mais numerosas, localizadas fora dos fusos – as *fibras extrafusais* –, os fusos inserem seus tendões em cada extremidade do músculo. Por essa razão, diz-se que os fusos estão localizados paralelamente às fibras extrafusais.

Ao contrário das fibras extrafusais, que contêm miofibrilas ao longo de toda a sua extensão, o aparelho contrátil está ausente das regiões centrais das fibras intrafusais. A parte central, não-contrátil, de uma fibra intrafusal contém núcleos. Existem dois tipos de fibras intrafusais. Um deles, as *fibras de bolsa nuclear*, tem seus núcleos dispostos num aglomerado frouxo nas regiões centrais das fibras. O outro tipo de fibra intrafusal, denominado *fibra de cadeia nuclear*, tem seus núcleos dispostos em colunas. Dois tipos de neurônios sensitivos servem essas fibras intrafusais. As **terminações sensitivas primárias** (ou **anuloespirais**) envolvem as regiões centrais das fibras de bolsa nuclear e de cadeia nuclear (Figura 12.24), e as **terminações secundárias** (ou **em ramalhete de flores**) estão localizadas sobre os pólos contráteis das fibras de cadeia nuclear.

Como os fusos estão dispostos paralelamente às fibras musculares extrafusais, o alongamento de um músculo faz com que seus fusos sejam distendidos. Isso estimula tanto as terminações sensitivas primárias como as secundárias. Portanto, o fuso muscular serve como detector de comprimento porque a freqüência de impulsos produzidos nas terminações primárias e secundárias é proporcional ao comprimento do músculo. Contudo, as terminações primárias são mais estimuladas no início do alongamento, enquanto as terminações secundárias respondem de maneira mais tônica (sustentada) quando o alongamento se mantém. O alongamento rápido e súbito de um músculo ativa ambos os tipos de terminações sensitivas e é um estímulo mais potente para os fusos musculares do que um alongamento mais lento e gradual, que exerce efeito menor sobre as terminações sensitivas primárias. Como a ativação das terminações sensitivas dos fusos musculares produz uma contração reflexa, a força desta é maior em resposta a um alongamento rápido do que a um alongamento gradual.

O alongamento rápido de músculos esqueléticos produz contrações musculares muito potentes em conseqüência da ativação de terminações primárias e secundárias dos fusos musculares e do reflexo de estiramento monossináptico. Isso pode acarretar espasmos musculares dolorosos, como pode ocorrer, por exemplo, quando os músculos são tracionados fortemente no processo de redução de fraturas ósseas. Os espasmos musculares dolorosos podem ser evitados no exercício físico alongando devagar os músculos e, por conseguinte, estimulando principalmente terminações secundárias dos fusos musculares. A velocidade mais lenta de alongamento também provê um tempo para que ocorra o reflexo inibidor do órgão tendinoso de Golgi e a promoção do relaxamento muscular.

Motoneurônios Alfa e Gama

Na medula espinal, dois tipos de neurônios motores inferiores inervam os músculos esqueléticos. Os neurônios motores que inervam as fibras musculares extrafusais denominam-se **motoneurônios alfa**, e os que inervam as fibras intrafusais, **motoneurônios gama** (Figura 12.24). Os motoneurônios alfa são condutores mais rápidos (60 a 90 metros por segundo) do que os motoneurônios gama mais finos (10 a 40 metros por segundo). Como apenas as fibras musculares extrafusais são suficientemente fortes e numerosas para fazer com que um músculo se encurte, somente a estimulação pelos motoneurônios alfa pode provocar a contração muscular que resulta em movimentos esqueléticos.

As fibras intrafusais do fuso muscular são estimuladas a contrair-se pelos motoneurônios gama, que representam um terço de todas as fibras eferentes dos nervos espinais. Contudo, como as fibras intrafusais são muito pouco numerosas e a sua contração é muito fraca para provocar o encurtamento do músculo, a estimulação pelos

Músculo 349

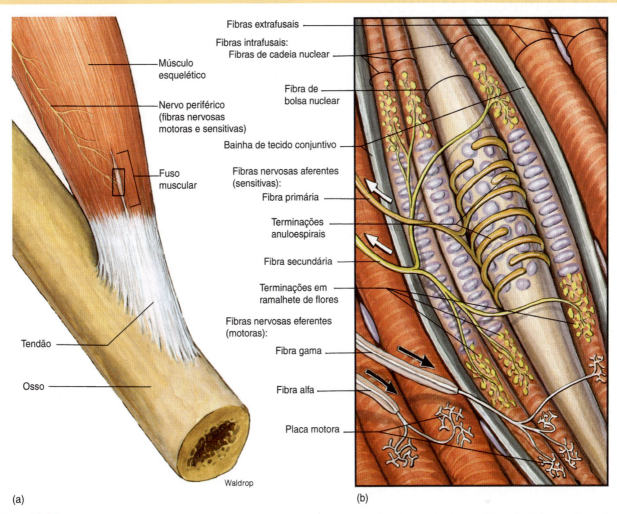

■ **Figura 12.24** Localização e estrutura de um fuso muscular. (a) Fuso muscular no interior de um músculo esquelético. (b) Estrutura e inervação de um fuso muscular.

motoneurônios gama resulta apenas na contração isométrica dos fusos. Como as miofibrilas estão presentes nos pólos e ausentes nas regiões centrais das fibras intrafusais, a região central mais distensível da fibra intrafusal é tracionada em direção às extremidades em resposta à estimulação pelos motoneurônios gama. Como conseqüência, o fuso é comprimido. Esse efeito dos motoneurônios gama, algumas vezes denominado *estiramento ativo* dos fusos, serve para aumentar a sensibilidade dos fusos quando todo o músculo é alongado passivamente por forças externas. Por conseguinte, a ativação dos motoneurônios gama aumenta o reflexo de estiramento e é um fator importante no controle voluntário dos músculos esqueléticos.

Coativação dos Motoneurônios Alfa e Gama

A maioria das fibras dos tratos motores descendentes forma sinapse com interneurônios da medula espinal. Somente cerca de 10% das fibras descendentes formam sinapse diretamente com neurônios motores inferiores. É provável que os movimentos muito rápidos sejam produzidos por sinapses diretas com os neurônios motores inferiores, enquanto a maior parte dos outros movimentos se produz indiretamente por meio de sinapses com interneurônios espinais, os quais, por sua vez, estimulam os neurônios motores.

Os *neurônios motores superiores* – neurônios do cérebro que fornecem fibras aos tratos motores descendentes – usualmente estimulam ao mesmo tempo neurônios motores alfa e gama. Essa estimulação denomina-se **coativação**. A estimulação de motoneurônios alfa resulta na contração e no encurtamento muscular. A estimulação de motoneurônios gama estimula a contração das fibras intrafusais e, conseqüentemente, "elimina a frouxidão" que, caso contrário, estaria presente nos fusos quando os músculos se encurtam. Dessa maneira, os fusos permanecem sob tensão e fornecem informações sobre o comprimento do músculo, mesmo quando este está encurtando.

Sob condições normais, a atividade dos motoneurônios gama é mantida no nível necessário para manter os fusos musculares sob uma tensão adequada enquanto os músculos são relaxados. O relaxamento indevido dos músculos é impedido pelo estiramento e ativação dos fusos, os quais, por sua vez, desencadeiam uma contração reflexa (descrita na próxima seção). Esse mecanismo produz um comprimento e um estado de tensão (ou **tônus muscular**) normais do músculo em repouso.

Reflexos do Músculo Esquelético

Embora os músculos esqueléticos sejam freqüentemente chamados de músculos voluntários – porque são controlados pelas vias motoras descendentes, que se encontram sob controle consciente –, eles comumente contraem-se de modo reflexo inconsciente em resposta a determinados estímulos. No tipo de reflexo mais simples, um músculo esquelético contrai-se em resposta ao estímulo do estiramento muscular. Reflexos mais complexos envolvem a inibição dos músculos antagônicos e a regulação de alguns músculos de ambos os lados do corpo.

Reflexo de Estiramento Monossináptico

A contração reflexa dos músculos esqueléticos ocorre em resposta ao estímulo sensitivo e independe da ativação de neurônios motores superiores. O **arco reflexo**, que descreve a via do impulso nervoso de terminações sensitivas a terminações motoras nesses reflexos, envolve apenas algumas poucas sinapses no SNC. O mais simples de todos os reflexos – o *reflexo de estiramento muscular* – consiste em apenas uma sinapse no SNC. O neurônio sensitivo forma uma sinapse direta com o neurônio motor, sem envolver interneurônios da medula espinal. Por essa razão, o reflexo de estiramento é um **reflexo monossináptico** em termos dos arcos reflexos individuais (embora, evidentemente, muitos neurônios sensitivos sejam ativados ao mesmo tempo, acarretando a ativação de muitos neurônios motores). Os músculos esqueléticos em repouso são mantidos num comprimento ideal, como foi previamente descrito na seção "Relação Comprimento-Tensão", por reflexos de estiramento.

O reflexo de estiramento está presente em todos os músculos, mas ele é mais surpreendente nos músculos extensores dos membros. O **reflexo patelar** – o reflexo de estiramento mais comum – é desencadeado pela percussão do ligamento da patela com um martelo de borracha. Isso provoca o estiramento de todo o corpo do músculo e, por conseguinte, alonga passivamente os fusos localizados no interior do músculo de modo que nervos sensitivos com terminações primárias (anuloespirais) dos fusos são ativados. Os axônios desses neurônios sensitivos formam sinapses na substância cinzenta ventral da medula espinal com *motoneurônios alfa*. Essas fibras nervosas motoras grandes e de condução rápida estimulam as fibras extrafusais do músculo extensor, acarretando uma contração isotônica e o arremesso do joelho. Esse é um exemplo de retroalimentação negativa – o alongamento dos músculos (e fusos musculares) estimula o encurtamento dos músculos (e fusos musculares). Esses eventos são resumidos na Tabela 12.8 e ilustrados na Figura 12.25.

> **CLÍNICA**
>
> A lesão de nervos espinais ou de corpos celulares de neurônios motores inferiores (p. ex., pelo vírus da poliomielite) produz uma **paralisia flácida**, caracterizada por um tônus muscular reduzido, depressão dos reflexos de estiramento e atrofia. A lesão de neurônios motores superiores ou de tratos motores descendentes produz inicialmente o choque espinal, acompanhado por paralisia flácida. Em poucas semanas, essa paralisia é seguida pela **paralisia espástica**, caracterizada pelo aumento do tônus muscular, por reflexos de estiramento exagerados e outros sinais de hiperatividade dos neurônios motores inferiores.
>
> A aparência da paralisia espástica sugere que os neurônios motores superiores normalmente exercem um efeito inibidor sobre os neurônios motores inferiores alfa e gama. Quando essa inibição é removida, os motoneurônios gama se tornam hiperativos e os fusos se tornam francamente sensíveis ao estiramento. Isso pode ser demonstrado de modo evidente pela flexão dorsal forçada do pé do paciente (puxando-o para cima) e, a seguir, liberando-o. A extensão forçada distende os músculos flexores antagônicos, que se contraem e produzem o movimento oposto (flexão plantar). A ativação alternativa de reflexos de estiramento antagônicos produz um movimento de adejamento conhecido como *clônus* (ou *clono*).

Órgãos Tendinosos de Golgi

Os **órgãos tendinosos de Golgi** monitorizam continuamente a tensão dos tendões produzida pela contração muscular ou pelo alongamento passivo de um músculo. Neurônios sensitivos desses receptores formam sinapses com interneurônios da medula espinal. Por sua vez, esses interneurônios formam *sinapses inibitórias* (por meio dos PIPSs e da inibição pós-sináptica – Capítulo 7) com neurônios motores que inervam o músculo (Figura 12.26). Esse reflexo inibidor do órgão tendinoso de Golgi denomina-se **reflexo dissináptico** (porque duas sinapses são cruzadas no SNC), e ajuda a impedir contrações musculares excessivas ou o alongamento muscular passivo excessivo. De fato, quando um músculo é alongado demasiadamente, na realidade ele relaxa em consequência dos efeitos inibidores produzidos pelos órgãos tendinosos de Golgi.

Tabela 12.8 Resumo de Eventos em um Reflexo de Estiramento Monossináptico

1. O alongamento passivo de um músculo (produzido pela percussão de seu tendão) alonga as fibras do fuso (intrafusais)
2. O estiramento de um fuso distorce sua região central (bolsa ou cadeia), a qual estimula terminações dendríticas dos nervos sensitivos
3. Potenciais de ação são conduzidos por fibras nervosas aferentes (sensitivas) para o interior da medula espinal, nas raízes dorsais dos nervos espinais
4. Axônios de neurônios sensitivos formam sinapses com dendritos e corpos celulares de neurônios motores somáticos localizados na substância cinzenta do corno ventral da medula espinal
5. Impulsos nervosos eferentes dos axônios de neurônios motores somáticos (os quais formam as raízes ventrais dos nervos espinais) são conduzidos para as fibras musculares ordinárias (extrafusais). Esses neurônios são motoneurônios alfa
6. A liberação de acetilcolina das terminações dos motoneurônios alfa estimula a contração das fibras extrafusais e, consequentemente, de todo o músculo
7. A contração do músculo alivia o estiramento de seus fusos musculares e, consequentemente, diminui a atividade das fibras nervosas aferentes do fuso

Músculo

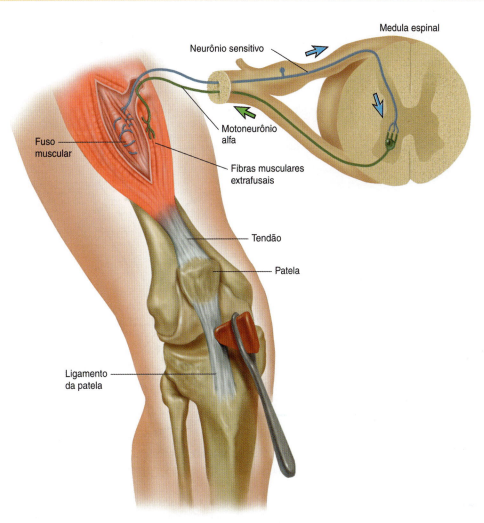

Figura 12.25 **O reflexo patelar.** Exemplo de um reflexo de estiramento monossináptico.

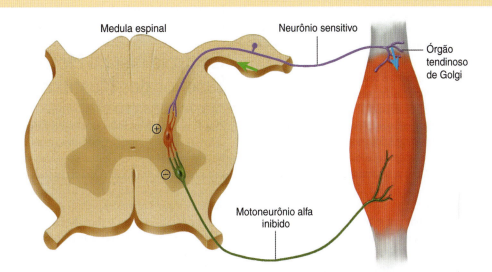

Figura 12.26 **Ação do órgão tendinoso de Golgi.** O aumento da tensão muscular estimula a atividade de terminações nervosas sensitivas do órgão tendinoso de Golgi. Esse estímulo sensitivo estimula um interneurônio, que, por sua vez, inibe a atividade de um neurônio motor que inerva o músculo. Conseqüentemente, trata-se de um reflexo dissináptico.

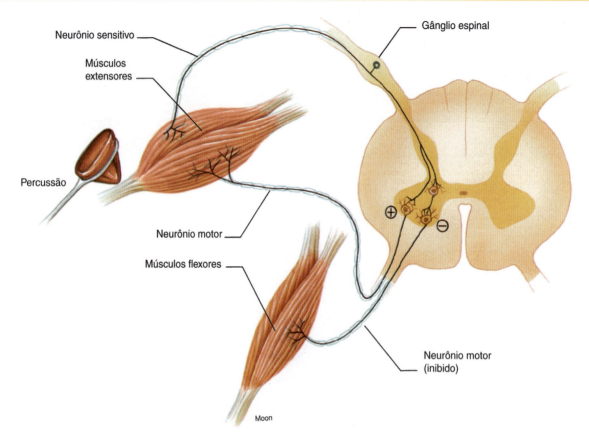

Figura 12.27 Diagrama da inervação recíproca. Impulsos aferentes dos fusos musculares estimulam motoneurônios alfa que inervam diretamente o músculo agonista (o extensor), mas, por meio de um interneurônio inibidor, eles inibem a atividade do motoneurônio alfa que inerva o músculo antagônico.

Inervação Recíproca e Reflexo de Extensão Cruzado

No reflexo patelar e em outros reflexos de estiramento, o neurônio sensitivo que estimula o neurônio motor de um músculo também estimula interneurônios da medula espinal através de ramos colaterais. Esses interneurônios inibem os neurônios motores dos músculos antagônicos por meio de potenciais inibitórios pós-sinápticos (PIPSs). Essa dupla atividade (estimuladora e inibidora) denomina-se **inervação recíproca** (Figura 12.27).

Por exemplo, quando um membro é flexionado, os músculos extensores antagônicos são alongados passivamente. De modo similar, a extensão de um membro alonga os músculos flexores antagônicos. Quando os reflexos de estiramento monossinápticos não são inibidos, a contração reflexa dos músculos antagônicos sempre interfere no movimento pretendido. Felizmente, sempre que os músculos "pretendidos" (ou agonistas) são estimulados a se contrair, os motoneurônios alfa e gama, estimuladores dos músculos antagônicos, são inibidos.

O reflexo de estiramento, com suas inervações recíprocas, envolve os músculos de apenas um membro e é controlado somente por um segmento da medula espinal. Reflexos mais complexos envolvem músculos controlados por numerosos segmentos da medula espinal e afetam músculos do lado contralateral do corpo. Esses reflexos envolvem a **inervação dupla recíproca** dos músculos.

A inervação dupla recíproca pode ser ilustrada pelo **reflexo de extensão cruzado**. Por exemplo, quando você pisa sobre uma tachinha com o seu pé direito, esse pé é retirado pela contração dos músculos flexores e pelo relaxamento dos músculos extensores do seu pé direito. Por outro lado, o pé esquerdo contralateral estende-se para ajudar no suporte do corpo durante o reflexo de retirada. Os músculos extensores do seu pé esquerdo contraem-se enquanto os flexores relaxam. Esses eventos são ilustrados na Figura 12.28.

Controle Neural Motor Superior dos Músculos Esqueléticos

Como já descrito, os neurônios motores superiores, os quais localizam-se no encéfalo, influenciam o controle do músculo esquelético pelos neurônios motores inferiores (motoneurônios alfa e gama). Neurônios do giro pré-central do córtex cerebral fornecem axônios que cruzam para os lados contralaterais nas pirâmides da medula oblonga. Por essa razão, esses tratos são denominados **tratos piramidais** (ver o Capítulo 8). Os tratos piramidais incluem os *tratos corticospinais laterais* e *anteriores*. Neurônios de outras áreas do encéfalo produzem os **tratos extrapiramidais**. O principal trato extrapiramidal é o *trato reticulospinal*, que se origina na formação reticular da medula oblonga e da ponte. Acredita-se que as áreas encefálicas que influenciam a atividade dos tratos extrapiramidais produzem a inibição dos neurônios motores inferiores descrita na seção anterior.

Músculo

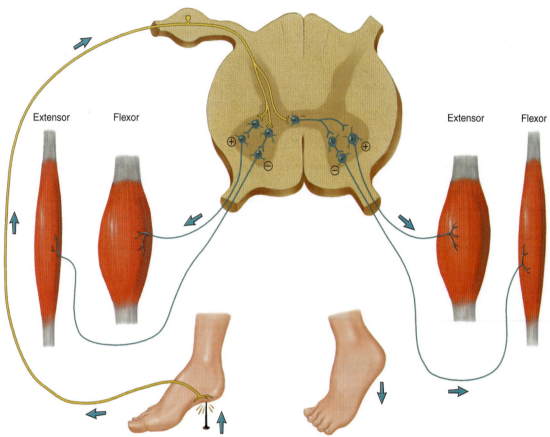

■ **Figura 12.28** **Reflexo de extensão cruzado.** Este reflexo de certa complexidade demonstra a inervação recíproca dupla.

Cerebelo

O **cerebelo**, como o cérebro, recebe estímulo sensitivo dos fusos musculares e dos órgãos tendinosos de Golgi. Ele também recebe fibras de áreas do córtex cerebral devotadas à visão, à audição e ao equilíbrio.

Não existem tratos descendentes a partir do cerebelo. O cerebelo pode influenciar a atividade motora apenas indiretamente, por meio de seu produto para os núcleos vestibulares, núcleo rubro e núcleos da base. Por sua vez, essas estruturas afetam os neurônios motores inferiores através do trato vestibulospinal, do trato rubrospinal e do trato reticulospinal. É interessante observar que todo o produto do cerebelo é inibidor. Esses efeitos inibidores ajudam a coordenação motora eliminando a atividade neural inadequada. A lesão do cerebelo interfere na capacidade de coordenação dos movimentos com cálculo espacial. A pessoa pode apresentar dificuldade para alcançar um objeto, não o alcançando ou passando dele, acompanhada por *tremor de intenção*, no qual o membro se move para a frente e para trás, num movimento semelhante a um pêndulo.

Núcleos da Base

Os **núcleos da base**, algumas vezes denominados **gânglios basais**, incluem o *núcleo caudado*, o *putame* e o *globo pálido* (Capítulo 8). Muitas vezes, outros núcleos do *tálamo*, do *subtálamo*, da *substância negra* e o *núcleo rubro* são incluídos nesse grupo. Atuando diretamente através do trato rubrospinal e indiretamente por meio de sinapses na formação reticular e no tálamo, os núcleos da base exercem profundos efeitos sobre a atividade dos neurônios motores inferiores.

Em particular por meio de suas sinapses na formação reticular, os núcleos da base exercem uma influência inibidora sobre a atividade dos neurônios motores inferiores. Por essa razão, como já descrito, a lesão dos núcleos da base acarreta um aumento do tônus muscular. As pessoas com esse tipo de lesão apresentam *acinesia*, falta de desejo de utilizar o membro afetado, e *coréia*, movimentos aleatórios súbitos e descontrolados (Tabela 12.9).

A **doença de Parkinson** (ou *paralysis agitans*) é um distúrbio dos núcleos da base que envolve a degeneração de fibras da substância negra. Essas fibras, que utilizam a dopamina como neurotransmissor, são necessárias para antagonizar os efeitos de outras fibras que utilizam a acetilcolina (ACh) como transmissor. Acredita-se que a deficiência relativa de dopamina comparada com a de ACh produz os sintomas da doença de Parkinson, incluindo o tremor de repouso. Esse tremor dos membros tende a desaparecer durante os movimentos voluntários e a reaparecer quando o membro se encontra em repouso.

Tabela 12.9 Sintomas da Lesão Neural Motora Superior

Reflexo de Babinski – Extensão do primeiro pododáctilo quando a planta do pé é percutida ao longo de sua borda lateral

Paralisia espástica – Tônus muscular alto e reflexos de estiramento hiperativos; flexão dos membros superiores e extensão dos membros inferiores

Hemiplegia – Paralisia dos membros superiores e inferiores de um lado – comumente produzida pela lesão de sistemas motores quando eles passam através da cápsula interna (p. ex., acidente vascular cerebral – derrame cerebral)

Paraplegia – Paralisia de ambos os membros inferiores, em conseqüência da lesão da porção inferior da medula espinal

Quadriplegia – Paralisia dos membros superiores e inferiores de ambos os lados, em conseqüência da lesão da região superior da medula espinal ou do encéfalo

Coréia – Contrações descontroladas aleatórias de diferentes grupos musculares (como na dança de São Vito) em conseqüência da lesão dos núcleos da base

Tremor de repouso – Tremor dos membros em repouso; ele desaparece durante os movimentos voluntários; produzido pela lesão dos núcleos da base

Tremor de intenção – Oscilações do membro superior após movimentos voluntários que visam alcançar algo; produzido pela lesão do cerebelo

Teste seu Conhecimento Antes de Prosseguir

1. Desenhe um fuso muscular circundado por algumas fibras extrafusais. Indique a localização das terminações sensitivas primárias e secundárias e explique como elas respondem ao alongamento muscular.
2. Descreva todos os eventos que ocorrem a partir do momento em que o tendão patelar é percutido com um martelo até o momento em que a perna realiza um movimento de chute.
3. Explique como um órgão tendinoso de Golgi é estimulado e descreva o reflexo dissináptico que ocorre.
4. Explique a importância da inervação recíproca e da inervação recíproca dupla nos reflexos musculares.
5. Descreva as funções dos motoneurônios gama e explique por que eles são estimulados ao mesmo tempo que os motoneurônios alfa durante contrações musculares voluntárias.
6. Explique como uma pessoa com lesão da medula espinal pode desenvolver clônus.

Músculo Cardíaco e Músculos Lisos

Como o músculo esquelético, o músculo cardíaco é estriado e contém sarcômeros que se encurtam por meio do deslizamento de filamentos finos e grossos. No entanto, enquanto o músculo esquelético requer estimulação nervosa para se contrair, o músculo cardíaco pode produzir impulsos e contrair-se espontaneamente. Os músculos lisos não possuem sarcômeros, mas eles contêm actina e miosina que produzem contrações em resposta a um mecanismo regulador único.

Diferentemente dos músculos esqueléticos – efetores voluntários controlados por neurônios motores somáticos –, o músculo cardíaco e os músculos lisos são efetores involuntários controlados por neurônios motores autônomos. Embora existam diferenças importantes entre o músculo esquelético, o músculo cardíaco e o músculo liso, também existem similaridades significativas. Acredita-se que todos os tipos de músculo contraem-se por meio do deslizamento dos filamentos finos sobre os filamentos grossos. Em todos os tipos de músculos, a ação das pontes cruzadas da miosina produz o deslizamento dos filamentos e, além disso, o acoplamento excitação-contração envolve o Ca^{2+}.

Músculo Cardíaco

Como as células musculoesqueléticas, as células musculares cardíacas (ou **células miocárdicas**) são estriadas. Elas contêm filamentos de actina e de miosina dispostos sob a forma de sarcômeros e contraem-se por meio do mecanismo de deslizamento de filamentos. Contudo, as células musculoesqueléticas longas e fibrosas são estrutural e funcionalmente separadas entre si, enquanto as células miocárdicas são curtas, ramificadas e interconectadas. Cada célula miocárdica possui uma estrutura tubular e une-se às células miocárdicas adjacentes por sinapses elétricas ou **zônulas de oclusão** (*gap junctions*) (ver o Capítulo 7, Figura 7.19).

As zônulas de oclusão estão concentradas nas extremidades de cada célula miocárdica (Figura 12.29); isso permite que os impulsos elétricos sejam conduzidos através do eixo longo de célula a célula. As zônulas de oclusão do músculo cardíaco possuem uma afinidade pelo corante que faz com que elas apareçam como linhas escuras entre células adjacentes ao microscópio óptico. Essas linhas coradas escuras denominam-se *discos intercalares* (Figura 12.30).

Impulsos elétricos originados em qualquer ponto de uma massa de células miocárdicas, denominada **miocárdio**, podem se disseminar para todas as células da massa que são unidas por zônulas de oclusão. Como todas as células do miocárdio são unidas eletricamente, o miocárdio funciona como uma única unidade funcional. Por essa razão, ao contrário dos músculos esqueléticos que produzem contrações graduadas de acordo com o número de células estimuladas, o miocárdio contrai-se totalmente todas as vezes porque todas as suas células contribuem para a contração. No entanto, a capacidade de contração das células miocárdicas pode ser aumentada pelo hormônio adrenalina e pelo estiramento das câmaras cardíacas. O coração contém dois miocárdios distintos (átrios e ventrículos), como será descrito no Capítulo 13.

Diferentemente dos músculos esqueléticos, que necessitam da estimulação externa de nervos somáticos motores antes deles produzirem potenciais de ação e contraírem-se, o músculo cardíaco é capaz de produzir potenciais de ação automaticamente. Os potenciais de ação cardíacos normalmente originam-se num grupo especializado de células denominado *marca-passo*. Contudo, a velocidade dessa despolarização espontânea e, por conseguinte, a freqüência dos batimentos cardíacos são controladas pela inervação autônoma. A regulação da freqüência cardíaca é descrita em mais detalhes no Capítulo 14.

Músculo Liso

Os músculos lisos (viscerais) estão dispostos em camadas circulares nas paredes dos vasos sanguíneos e dos bronquíolos (pequenas passagens aéreas pulmonares). Existem tanto camadas circulares como

Músculo

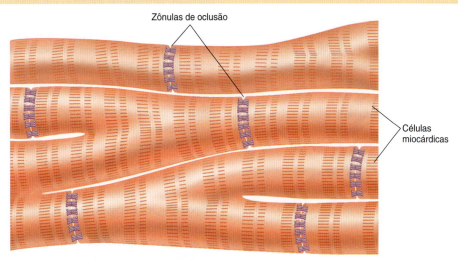

Figura 12.29 Células miocárdicas são interconectadas por *zônulas de oclusão* (*gap junctions*). As *zônulas de oclusão* são canais cheios de líquido através da membrana plasmática das células adjacentes que permitem a condução de impulsos de uma célula à seguinte. As *zônulas de oclusão* estão concentradas nas extremidades de cada célula miocárdica, e cada uma dessas zônulas é composta por proteínas conexinas (ver também o Capítulo 7, Figura 7.19).

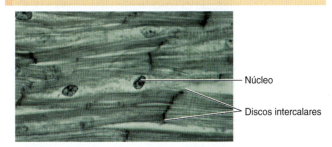

Figura 12.30 Músculo cardíaco. Observe que as células são curtas, ramificadas e estriadas e que elas são interconectadas por discos intercalares.

longitudinais de músculo liso no sistema digestório, nos ureteres (que transportam a urina), nos ductos deferentes (que transportam espermatozóides) e nas tubas uterinas (que transportam óvulos). A contração alternada das camadas circulares e longitudinais de músculo liso no intestino produz **ondas peristálticas** que impulsionam o conteúdo desses tubos numa direção.

Embora as células musculares lisas não contenham sarcômeros (produtores das estriações do músculo esquelético e do músculo cardíaco), elas contêm uma grande quantidade de actina e alguma miosina, o que produz uma relação entre os filamentos finos e grossos de aproximadamente 16 para 1 (nos músculos estriados, a relação é de 2 para 1). Ao contrário dos músculos estriados, nos quais os filamentos finos são relativamente curtos (estendendo-se de um disco Z até um sarcômero), os filamentos finos das células musculares lisas são bem longos. Eles se fixam tanto em regiões da membrana plasmática da célula muscular lisa como em estruturas protéicas citoplasmáticas denominadas **corpos densos** – análogos aos discos Z do músculo estriado (Figura 12.31*b*).

No músculo liso, as proteínas miosina dos filamentos grossos são empilhadas verticalmente de modo que seu eixo longo é perpendicular ao eixo longo do filamento grosso (Figura 12.31*c*). Dessa forma, as cabeças das miosinas podem formar pontes cruzadas com a actina em todo o comprimento dos filamentos grossos. Isso é diferente do arranjo horizontal de proteínas miosina dos filamentos grossos dos músculos estriados (ver a Figura 12.10), o qual é necessário para provocar o encurtamento dos sarcômeros.

O arranjo do aparelho contrátil nas células musculares lisas e o fato dele não ser organizado em sarcômeros são condições necessárias para a função adequada do músculo liso. Os músculos lisos devem ser capazes de contrair-se mesmo quando muito distendidos. Por exemplo, na bexiga urinária, as células musculares lisas podem ser distendidas até duas vezes e meia o seu comprimento de repouso. As células musculares lisas do útero podem ser distendidas até oito vezes o seu comprimento original no final da gestação. Os músculos estriados, em decorrência de sua estrutura, perdem sua capacidade de contração quando os sarcômeros são distendidos a um ponto em que deixa de existir a sobreposição da actina e da miosina.

Acoplamento Excitação-Contração nos Músculos Lisos

Do mesmo modo que nos músculos estriados, um aumento agudo da concentração de Ca^{2+} no interior do citoplasma das células musculares desencadeia a contração dos músculos lisos. No entanto, o retículo sarcoplasmático dos músculos lisos é menos desenvolvido que o dos músculos esqueléticos, e o Ca^{2+} liberado dessa organela pode ser responsável apenas pela fase inicial da contração do músculo liso. A difusão do Ca^{2+} extracelular para o interior da célula muscular lisa através de sua membrana plasmática é responsável pelas contrações sustentadas. Esse Ca^{2+} entra basicamente através de canais de Ca^{2+} controlados pela voltagem da membrana plasmática. A quantidade de despolarização gradua a abertura desses canais. Quanto maior a despolarização, maior a quantidade de Ca^{2+} que entra na célula e mais forte a contração do músculo liso.

Há diferenças nos eventos que ocorrem após a entrada do Ca^{2+} no citoplasma entre os músculos lisos e os músculos estriados. Nos músculos estriados, o Ca^{2+} se combina com a troponina. Entretanto, não existe troponina nas células musculares lisas. Nos músculos lisos, o Ca^{2+} se combina com uma proteína citoplasmática denominada **calmodulina**, que é estruturalmente similar à troponina. A calmo-

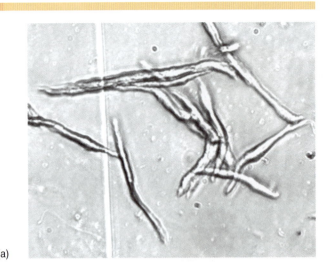

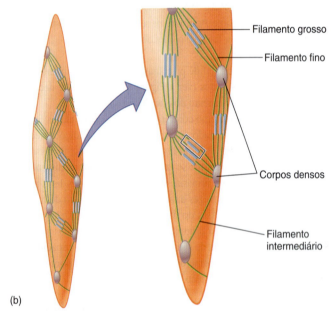

Figura 12.31 Músculo liso e seu aparelho contrátil. (a) Microfotografia de células musculares lisas vasculares recém-isoladas (400 ×). (b) Disposição dos filamentos grossos e finos nos músculos lisos. Observe que os corpos densos também estão interconectados por fibras intermediárias. (c) Nos músculos lisos, as proteínas miosinas são empilhadas num arranjo que difere daquele dos músculos estriados.

dulina foi previamente analisada em relação à função do Ca^{2+} como segundo mensageiro na ação hormonal (Capítulo 11). O complexo calmodulina-Ca^{2+} formado combina-se com a **cinase da cadeia leve da miosina** (**MLCK**, *myosin light-chain cinase*), enzima que catalisa a fosforilação (adição de grupos fosfato) das *cadeias leves da miosina*, componente das pontes cruzadas da miosina. No músculo liso (diferentemente do músculo estriado), a fosforilação das pontes cruzadas da miosina é o evento regulador que lhes permite se ligar à actina e, conseqüentemente, produzir a contração (Figura 12.32).

Ao contrário da situação das células musculares estriadas, que produzem potenciais de ação regidos pela lei do "tudo ou nada", as células musculares lisas podem produzir despolarizações graduadas e contrações sem produzir potenciais de ação. De fato, somente essas despolarizações graduadas são conduzidas de célula a célula em muitos músculos lisos. Quanto maior a despolarização da célula muscular lisa, maior a quantidade de Ca^{2+} que entra, e maior a quantidade de enzima MLCK ativada. A maior quantidade da enzima MLCK ativada produz mais fosforilação de pontes cruzadas, que se tornam capazes de se ligar à actina. Dessa forma, uma despolarização mais forte da célula muscular lisa acarreta uma contração mais forte.

O relaxamento do músculo liso ocorre após o fechamento dos canais de Ca^{2+} e a redução da concentração citoplasmática de Ca^{2+}. Sob essas condições, a calmodulina dissocia-se da cinase da cadeia leve da miosina e, conseqüentemente, inativa essa enzima. Os grupos fosfato que foram adicionados à miosina são então removidos por uma enzima diferente, a *miosina fosfatase* (Figura 12.32). A desfosforilação inibe a ligação da ponte cruzada à actina e a produção de outra estimulação muscular.

Além de serem graduadas, as contrações das células musculares lisas são lentas e sustentadas. A lentidão da contração está relacionada ao fato da miosina ATPase possuir uma ação mais lenta (cisão da ATP para o ciclo da ponte cruzada) no músculo liso do que no músculo estriado. A natureza sustentada da contração do músculo liso é explicada pela teoria de que as pontes cruzadas dos músculos lisos podem entrar num *estado de bloqueio*.

O estado de bloqueio permite que o músculo liso mantenha a sua contração em um modo energético muito eficaz, hidrolisando menos ATP do que, de outra maneira, seria necessário. Essa capacidade é evidentemente importante para os músculos lisos, uma vez que eles circundam as paredes dos órgãos ocos e devem manter contrações por longos períodos. Entretanto, os mecanismos de produção do estado de bloqueio são complexos e mal conhecidos.

Os três tipos de músculos – músculo esquelético, músculo cardíaco e músculo liso – são comparados na Tabela 12.10.

Drogas como a *nifedipina* e compostos mais recentes são **bloqueadores do canal de cálcio**. Essas drogas bloqueiam os canais de Ca^{2+} da membrana das células musculares lisas das paredes dos vasos sanguíneos, acarretando o relaxamento muscular e a dilatação vascular. Esse efeito, denominado vasodilatação, pode ser útil no tratamento de alguns casos de hipertensão arterial (pressão arterial alta). As drogas bloqueadoras do canal de cálcio também são utilizadas quando o espasmo das artérias coronárias (vasoespasmo) produz *angina pectoris*, a dor causada pelo fluxo sanguíneo insuficiente ao coração.

Músculo

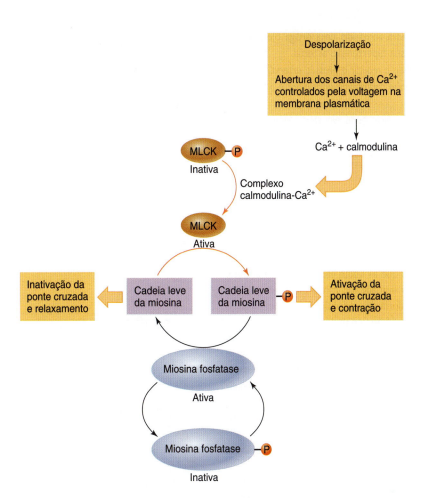

Figura 12.32 **Acoplamento excitação-contração do músculo liso.** Quando o Ca^{2+} passa através dos canais controlados pela voltagem da membrana plasmática, ele entra no citoplasma e liga-se à calmodulina. A seguir, o complexo calmodulina-Ca^{2+} ativa a cinase da cadeia leve da miosina (MLCK), removendo um grupo fosfato. Por sua vez, a MLCK ativada fosforila as cadeias leves da miosina e, conseqüentemente, ativa as pontes cruzadas para produzir a contração. A contração termina quando a miosina fosfatase é ativada. Após sua ativação, a miosina fosfatase remove os fosfatos das cadeias leves da miosina e, por conseguinte, inativa as pontes cruzadas.

Tabela 12.10 Comparação entre o Músculo Esquelético, o Músculo Cardíaco e o Músculo Liso

Músculo Esquelético	Músculo Cardíaco	Músculo Liso
Estriado; actina e miosina dispostas em sarcômeros	Estriado; actina e miosina dispostas em sarcômeros	Não estriado; mais actina que miosina; a actina insere-se nos corpos densos e na membrana celular
Retículo sarcoplasmático e túbulos transversos bem desenvolvidos	Retículo sarcoplasmático e túbulos transversos moderadamente desenvolvidos	Retículo sarcoplasmático mal desenvolvido; ausência de túbulos transversos
Contém troponina nos filamentos finos	Contém troponina nos filamentos finos	Contém calmodulina, uma proteína que, quando ligada ao Ca^{2+}, ativa a enzima cinase da cadeia leve da miosina
O Ca^{2+} é liberado do retículo sarcoplasmático para o interior do citoplasma	O Ca^{2+} do retículo sarcoplasmático e do líquido extracelular entra no citoplasma	O Ca^{2+} do líquido extracelular, do retículo sarcoplasmático e, talvez, das mitocôndrias entra no citoplasma
Não consegue se contrair sem estimulação nervosa; a denervação acarreta atrofia muscular	Consegue contrair-se sem estimulação nervosa; os potenciais de ação originam-se nas células marca-passo do coração.	Mantém o tônus na ausência de estimulação nervosa; o músculo liso visceral produz potenciais de marca-passo; a denervação acarreta hipersensibilidade à estimulação
As fibras musculares são estimuladas independentemente; ausência de zônulas de oclusão (*gap junctions*)	Zônulas de oclusão presentes como discos intercalares	Geralmente, presença de zônulas de oclusão

Indícios Para a Investigação Clínica

Lembre-se de que Maria está tomando uma droga bloqueadora de cálcio para tratar sua hipertensão arterial.
- Como esse tipo de droga ajuda a reduzir a pressão arterial?
- É possível que essa droga tenha contribuído para a dor e a fadiga muscular que Maria sente?
- Uma droga bloqueadora de cálcio pode elevar a concentração sérica de Ca^{2+}?
- Se não, o que poderia ter elevado a concentração sérica de Ca^{2+} de Maria?

Músculos Lisos Unitários e Multiunitários

Os músculos lisos são freqüentemente agrupados em duas categorias funcionais: **unitários** e **multiunitários** (Figura 12.33). Os músculos lisos unitários possuem numerosas zônulas de oclusão (sinapses elétricas) entre células adjacentes que as unem eletricamente. Portanto, elas se comportam como uma unidade, de modo muito semelhante ao do músculo cardíaco. A maioria dos músculos lisos (incluindo os do sistema digestório e do útero) é do tipo unitário.

Somente algumas células dos músculos lisos unitários recebem inervação autônoma, mas a ACh liberada pelo axônio pode difundir-se para outras células musculares lisas. A ligação da ACh aos seus receptores muscarínicos causa a despolarização por meio do fechamento dos canais de K^+, como descrito no Capítulo 7. Contudo, essa estimulação somente modifica o comportamento automático dos músculos lisos unitários. Os músculos lisos unitários apresentam uma atividade de *marca-passo*, na qual certas células estimulam outras da massa. Isso é similar à situação do músculo cardíaco. Os músculos lisos unitários também apresentam atividade elétrica e contração intrínsecas, ou *miogênicas*, em resposta ao estiramento. Por exemplo, o estiramento induzido por aumento do volume do ureter ou de parte do sistema digestório pode estimular a contração miogênica. Essa contração não exige estimulação pelos nervos autônomos.

Por outro lado, a contração dos músculos lisos multiunitários exige a estimulação nervosa. Os músculos lisos multiunitários possuem poucas zônulas de oclusão, isso quando as possuem. Portanto, as células devem ser estimuladas individualmente por fibras nervosas. Os músculos eretores dos pêlos da pele e os músculos ciliares fixados ao cristalino são exemplos de músculos lisos multiunitários.

Inervação Autônoma dos Músculos Lisos

O controle neural dos músculos esqueléticos difere de modo significativo do controle dos músculos lisos. Uma fibra muscular esquelética possui apenas uma junção com uma fibra nervosa somática, e os receptores do neurotransmissor estão localizados somente na junção neuromuscular. Por outro lado, toda a superfície das células musculares lisas possui proteínas receptoras do neurotransmissor. As moléculas neurotransmissoras são liberadas durante o estiramento de uma fibra nervosa autônoma que está localizada a alguma distância das células musculares lisas. As regiões da fibra autônoma que liberam transmissores assemelham-se a proeminências, ou *varicosidades*, e os neurotransmissores liberados por essas varicosidades estimulam algumas células musculares lisas. Como existem numerosas varicosi-

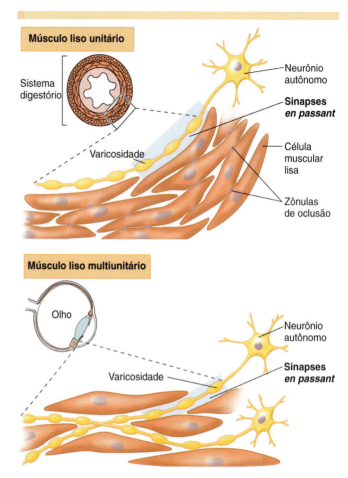

Figura 12.33 Músculo liso unitário e multiunitário. No músculo liso unitário, as células musculares individuais são unidas eletricamente por zônulas de oclusão (*gap junctions*), de modo que as despolarizações podem disseminar-se de uma célula à seguinte. No músculo liso multiunitário, cada célula muscular lisa deve ser estimulada por um axônio. Os axônios dos neurônios autônomos possuem varicosidades, as quais liberam neurotransmissores e formam sinapses en *passant* com as células musculares lisas.

dades ao longo de uma terminação nervosa autônoma distendida, elas formam sinapses "de passagem" – ou *sinapses en passant* – com as células musculares lisas (Figura 12.33).

Teste seu Conhecimento Antes de Prosseguir

1. Explique como o músculo cardíaco difere do músculo esquelético em relação à sua estrutura e à regulação da contração.
2. Compare a estrutura de uma célula muscular lisa com a de uma fibra muscular esquelética e analise as vantagens de cada tipo de estrutura.
3. Descreva os eventos em que a despolarização de uma célula muscular lisa acarreta a contração e explique por que as contrações do músculo liso são lentas e sustentadas.
4. Diferencie os músculos lisos unitários dos multiunitários.

INTERAÇÕES

Ligações entre o Sistema Muscular e os Outros Sistemas Orgânicos

Sistema Tegumentar
- A pele ajuda a proteger todos os órgãos do corpo contra a invasão de patógenos ....(p. 448)
- Os músculos lisos dos vasos sanguíneos cutâneos são necessários para a regulação do fluxo sanguíneo cutâneo ....(p. 429)
- Os músculos eretores dos pêlos da pele produzem a piloereção ("pele de galinha") ....(p. 358)

Sistema Esquelético
- Os ossos armazenam cálcio, necessário para o controle da contração muscular .(p. 625)
- O esqueleto provê locais de fixação para os músculos ....(p. 326)
- As articulações do esqueleto provêem alavancas para o movimento ......(p. 326)
- As contrações musculares mantêm a saúde e a força dos ossos ....(p. 625)

Sistema Nervoso
- Os neurônios motores somáticos estimulam a contração dos músculos esqueléticos ....(p. 152)
- Os neurônios autônomos estimulam a contração ou o relaxamento do músculo liso ....(p. 219)
- Os nervos autônomos aumentam o débito cardíaco durante o exercício ......(p. 426)
- Os neurônios sensitivos dos músculos monitorizam o comprimento e a tensão do músculo ....(p. 348)

Sistema Endócrino
- Os hormônios sexuais promovem o desenvolvimento e a manutenção dos músculos ....(p. 647)
- O paratormônio e outros hormônios regulam as concentrações séricas de cálcio e fosfato ....(p. 626)
- A adrenalina e a noradrenalina influenciam as concentrações do músculo cardíaco e dos músculos lisos ....(p. 227)
- A insulina promove a entrada da glicose nos músculos esqueléticos ....(p. 613)
- O tecido adiposo secreta hormônios que regulam a sensibilidade dos músculos à insulina ....(p. 609)

Sistema Circulatório
- O sangue transporta O_2 e nutrientes para os músculos e remove CO_2 e ácido lático ....(p. 366)
- As contrações dos músculos esqueléticos servem como uma bomba para ajudar o movimento do sangue no interior das veias ....(p. 395)
- O músculo cardíaco permite que o coração funcione como uma bomba ....(p. 379)
- O músculo liso permite que os vasos sanguíneos se contraiam e se dilatem (p. 391)

Sistema Respiratório
- Os pulmões fornecem oxigênio para o metabolismo muscular e eliminam dióxido de carbono ....(p. 482)
- Os músculos respiratórios permitem a ventilação pulmonar ....(p. 491)

Sistema Urinário
- Os rins eliminam creatinina e outros produtos da decomposição metabólica dos músculos ....(p. 526)
- Os rins ajudam a regular as concentrações séricas de cálcio e fosfato ....(p. 629)
- Os músculos do sistema urinário são necessários para o controle da micção ....(p. 528)

Sistema Digestório
- O sistema GI provê nutrientes para todos os órgãos do corpo, incluindo os músculos ....(p. 563)
- As contrações dos músculos lisos empurram os produtos da digestão ao longo do sistema GI ....(p. 566)
- Os esfíncteres musculares do sistema GI ajudam a regular a passagem do alimento ....(p. 567)

Sistema Genital
- O androgênio testicular promove o crescimento do músculo esquelético ....(p. 647)
- As contrações musculares contribuem para o orgasmo em ambos os sexos ....(p. 645)
- As contrações da musculatura uterina são necessárias para a expulsão do feto através da vagina ....(p. 677)

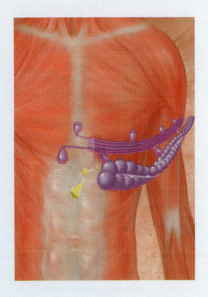

Resumo

Músculos Esqueléticos 326

I. Os músculos esqueléticos fixam-se aos ossos através de tendões.
   A. Os músculos esqueléticos são compostos por células (ou fibras) separadas que são fixadas em paralelo aos tendões.
   B. As fibras musculares individuais são recobertas pelo endomísio; os feixes de fibras, denominados fascículos, são recobertos pelo perimísio; e o músculo inteiro é recoberto pelo epimísio.
   C. As fibras musculares esqueléticas são estriadas.
      1. Estriações escuras são chamadas bandas A, e as claras são denominadas bandas I.
      2. As linhas Z estão localizadas no meio de cada banda I.

II. Neurônios motores somáticos estimulam a contração das fibras musculares in vivo.
   A. Cada axônio motor somático se ramifica para inervar numerosas fibras musculares.
   B. O neurônio motor e as fibras musculares por ele inervadas denominam-se unidade motora.
      1. Quando um músculo é composto por um número relativamente grande de unidades motoras (como na mão), existe um controle fino da contração muscular.
      2. Os músculos grandes do membro inferior possuem relativamente poucas unidades motoras, as quais apresentam um tamanho proporcionalmente grande.
      3. As contrações sustentadas são produzidas pela estimulação assíncrona de diferentes unidades motoras.

Mecanismos de Contração 331

I. As células (ou fibras) musculoesqueléticas contêm estruturas denominadas miofibrilas.
   A. Cada miofibrila é estriada com bandas escuras (A) e claras (I). As linhas Z estão localizadas no meio de cada banda I.
   B. As bandas A contêm filamentos grossos, compostos principalmente de miosina.
      1. As extremidades de cada banda A também contêm filamentos finos que se sobrepõem aos filamentos grossos.
      2. As regiões centrais das bandas A contêm apenas filamentos grossos – essas regiões são as bandas H.
   C. As bandas I contêm apenas filamentos finos, compostos principalmente de actina.
   D. Os filamentos finos são compostos por subunidades globulares de actina conhecidas como actina-G. Uma proteína chamada tropomiosina também está localizada em intervalos nos filamentos finos. Uma outra proteína, a troponina, encontra-se ligada à tropomiosina.

II. As pontes cruzadas da miosina estendem-se dos filamentos grossos até os filamentos finos.
   A. Em repouso, as pontes cruzadas não estão ligadas à actina.
      1. As cabeças da ponte cruzada atuam como enzimas ATPase.
      2. A ATP é cindida em ADP e P_i, ativando a ponte cruzada.
   B. Quando as pontes cruzadas ativadas se ligam à actina, elas liberam P_i e sofrem uma estimulação muscular.
   C. No final da estimulação muscular, a ponte cruzada libera ADP e liga-se a uma nova ATP.
      1. Isso permite que a ponte cruzada se desligue da actina e repita o ciclo.
      2. O *rigor mortis* é causado pela incapacidade das pontes cruzadas de se desligar da actina por causa de uma falta de ATP.

III. As atividades das pontes cruzadas fazem com que os filamentos finos deslizem em direção aos centros dos sarcômeros.
   A. Os filamentos deslizam – eles não se encurtam – durante a contração muscular.
   B. Os comprimentos das bandas H e I diminuem, enquanto que as bandas A permanecem com o mesmo comprimento durante a contração.

IV. Quando um músculo se encontra em repouso, a concentração de Ca^{2+} no sarcoplasma é muito baixa e as pontes cruzadas são impedidas de se ligar à actina.
   A. O Ca^{2+} é transportado ativamente para o interior do retículo sarcoplasmático.
   B. O retículo sarcoplasmático é um retículo endoplasmático modificado que circunda as miofibrilas.

V. Os potenciais de ação são conduzidos pelos túbulos transversos para o interior da fibra muscular.
   A. Os túbulos transversos são invaginações da membrana celular que quase tocam o retículo sarcoplasmático.
   B. Os potenciais de ação dos túbulos transversos estimulam a liberação do Ca^{2+} do retículo sarcoplasmático.

VI. Quando os potenciais de ação cessam, o Ca^{2+} é removido do sarcoplasma e armazenado no retículo sarcoplasmático.

Contrações dos Músculos Esqueléticos 339

I. *In vitro*, os músculos podem apresentar contração, somação e tétano.
   A. A contração e o relaxamento rápidos das fibras musculares são denominados contração.
   B. Um músculo inteiro também produz contração em resposta a estímulo elétrico *in vitro*.
      1. Quanto mais forte for o choque elétrico, mais forte será a contração muscular. Músculos inteiros podem produzir contrações graduadas.
      2. A contração graduada de músculos inteiros deve-se aos diferentes números de fibras que participam da contração.
   C. A somação das contrações da fibra pode ocorrer tão rapidamente que o músculo produz uma contração suave e sustentada denominada tétano.
   D. Quando um músculo exerce tensão sem encurtar, a contração denomina-se isométrica; quando ocorre encurtamento, a contração é isotônica.

II. O componente elástico refere-se à composição elástica do músculo e de suas estruturas associadas, as quais devem ser bem distendidas antes que a tensão exercida pelo músculo possa causar o movimento.

III. A força da contração muscular depende de seu comprimento de repouso.

- A. Quando o músculo é muito curto ou muito longo antes da estimulação, os filamentos dos sarcômeros não apresentarão uma quantidade ideal de sobreposição.
- B. Em seu comprimento de repouso normal *in vivo*, um músculo encontra-se em seu comprimento ideal para a contração.

Demandas Energéticas dos Músculos Esqueléticos 342

- I. A respiração celular aeróbia é imprescindível para a produção da ATP necessária para a atividade da ponte cruzada.
  - A. Os músculos em repouso e os músculos realizando exercício leve obtêm a maior parte de sua energia dos ácidos graxos.
  - B. Durante o exercício moderado, logo abaixo do limiar do lactato, a energia é obtida quase na mesma proporção dos ácidos graxos e da glicose.
  - C. A glicose, do glicogênio muscular armazenado e do plasma sanguíneo, torna-se fonte energética cada vez mais importante durante o exercício pesado.
  - D. Uma nova ATP pode ser rapidamente produzida pela combinação da ADP com o fosfato derivado da fosfocreatina.
  - E. As fibras musculares são de três tipos.
    1. As fibras vermelhas de contração lenta são adaptadas para a respiração aeróbia e resistentes à fadiga.
    2. As fibras brancas de contração rápida são adaptadas para a respiração anaeróbia.
    3. As intermediárias são fibras de contração rápida adaptadas para a respiração aeróbia.
- II. A fadiga muscular pode ser causada por vários mecanismos.
  - A. A fadiga durante a contração máxima sustentada pode ser produzida pelo acúmulo de K^+ extracelular em conseqüência do alto nível de atividade nervosa.
  - B. A fadiga durante o exercício moderado é basicamente conseqüência da respiração anaeróbia das fibras de contração rápida.
    1. A produção de ácido lático reduz o pH intracelular, inibindo a glicólise e diminuindo a concentração de ATP.
    2. A diminuição da concentração de ATP inibe o acoplamento excitação-contração, possivelmente em decorrência de uma perda celular de Ca^{2+}.
- III. O treinamento físico afeta as características das fibras musculares.
  - A. O treinamento de resistência aumenta a capacidade aeróbia das fibras musculares e a sua utilização de ácidos graxos para a produção de energia, de modo que a sua dependência do glicogênio e da respiração anaeróbia – e, conseqüentemente, a sua suscetibilidade à fadiga – é reduzida.
  - B. O treinamento de resistência provoca hipertrofia das fibras musculares por causa de um aumento do tamanho e do número de miofibrilas.

Controle Neural dos Músculos Esqueléticos 347

- I. Os neurônios motores somáticos que inervam os músculos são denominados neurônios motores inferiores.
  - A. Os motoneurônios alfa inervam as fibras musculares ordinárias (ou extrafusais) que produzem o encurtamento do músculo durante a contração.
  - B. Os motoneurônios gama inervam as fibras intrafusais dos fusos musculares.
- II. Os fusos musculares atuam como detectores de comprimento dos músculos.
  - A. Os fusos musculares consistem em várias fibras intrafusais envelopadas em conjunto. Os fusos estão localizados paralelamente às fibras extrafusais.
  - B. O alongamento do músculo distende os fusos, excitando suas terminações sensitivas.
    1. Os impulsos dos neurônios sensitivos penetram na medula espinal através das raízes dorsais dos nervos espinais.
    2. O neurônio sensitivo forma sinapse direta com um motoneurônio alfa localizado no interior da medula espinal, produzindo um reflexo monossináptico.
    3. O motoneurônio alfa estimula as fibras musculares extrafusais à contração, aliviando assim o estiramento. Isso é denominado reflexo de estiramento.
  - C. A atividade dos motoneurônios gama comprime os fusos, tornando-os mais sensíveis ao estiramento e mais capazes de monitorar o comprimento do músculo, mesmo durante o encurtamento muscular.
- III. Os órgãos tendinosos de Golgi monitoram a tensão que o músculo exerce sobre seus tendões.
  - A. Quando a tensão aumenta, neurônios sensitivos dos órgãos tendinosos de Golgi inibem a atividade dos motoneurônios alfa.
  - B. Esse é um reflexo dissináptico porque os neurônios sensitivos formam sinapses com interneurônios, os quais, por sua vez, formam sinapses inibidoras com motoneurônios.
- IV. Um reflexo de extensão cruzado ocorre quando o pé pisa sobre uma tachinha.
  - A. O estímulo sensitivo do pé lesado provoca a estimulação dos músculos flexores e a inibição dos músculos extensores antagônicos.
  - B. O estímulo sensitivo também cruza a medula espinal para provocar a estimulação dos músculos extensores e a inibição dos músculos flexores do membro inferior contralateral.
- V. A maior parte das fibras dos tratos descendentes forma sinapses com interneurônios espinais, os quais, por sua vez, formam sinapses com neurônios motores inferiores.
  - A. Os motoneurônios alfa e gama geralmente são estimulados ao mesmo tempo, isto é, são coativados.
  - B. A estimulação de motoneurônios gama mantém os fusos musculares sob tensão e sensíveis ao estiramento.
  - C. Os neurônios motores superiores, sobretudo os dos núcleos da base, também exercem efeitos inibidores sobre os motoneurônios gama.
- VI. Os neurônios do encéfalo que afetam os neurônios motores inferiores são denominados neurônios motores superiores.
  - A. As fibras de neurônios do giro pré-central (ou córtex motor) descem até os neurônios motores inferiores como tratos corticospinais laterais e ventrais.
    1. A maior parte dessas fibras cruza para o lado contralateral no tronco encefálico, formando

estruturas denominadas pirâmides. Por isso, esse sistema é denominado sistema piramidal.
  2. Essa é razão de o lado esquerdo do cérebro controlar a musculatura do lado direito, e vice-versa.
B. Outros tratos motores descendentes fazem parte do sistema extrapiramidal.
  1. Os neurônios do sistema extrapiramidal formam numerosas sinapses em diferentes áreas do encéfalo, incluindo o mesencéfalo, o tronco encefálico, os núcleos da base e o cerebelo.
  2. A lesão do cerebelo produz o tremor de intenção, e a degeneração de neurônios dopaminérgicos dos núcleos da base produz a doença de Parkinson.

Músculo Cardíaco e Músculos Lisos 354

I. O músculo cardíaco é estriado e contém sarcômeros.
  A. Ao contrário dos músculos esqueléticos, que necessitam de estimulação neural para se contrair, os potenciais de ação do coração se originam nas células miocárdicas. A estimulação neural não é necessária.
  B. Além disso, diferentemente da situação dos músculos esqueléticos, os potenciais de ação podem passar de uma célula miocárdica a outra.
II. Os filamentos finos e grossos dos músculos lisos não são organizados em sarcômeros.
  A. Os filamentos finos estendem-se da membrana plasmática e dos corpos densos do citoplasma.
  B. As proteínas miosina são empilhadas perpendicularmente ao eixo extenso dos filamentos grossos, de modo que eles conseguem se ligar à actina ao longo de todo o comprimento do filamento grosso.
  C. As despolarizações são graduadas e conduzidas de uma célula muscular lisa a outra.
    1. A despolarização estimula a entrada de Ca^{2+}, que se liga à calmodulina. A seguir, esse complexo ativa a cinase da cadeia leve da miosina, a qual fosforila as cabeças da miosina.
    2. A fosforilação das cabeças da miosina é necessária para que elas sejam capazes de se ligar à actina e produzir contrações.
  D. Os músculos lisos são classificados como unitários, quando eles são conectados por *zônulas de oclusão* (*gap junctions*, junção do hiato), e como multiunitários, quando eles não são conectados dessa maneira.
  E. Os neurônios autônomos possuem varicosidades que liberam neurotransmissor ao longo de toda a superfície de contato com as células musculares lisas, formando sinapses *en passant*.

Atividades de Revisão
Teste seu Conhecimento de Termos e Fatos

1. Uma contração graduada de um músculo inteiro é produzida *in vivo* sobretudo por variações
   a. da força da contração das fibras.
   b. do número de fibras que se contraem.
   c. Ambas as alternativas são corretas.
   d. Nenhuma das alternativas é correta.
2. O componente elástico da contração muscular é responsável
   a. pelo maior encurtamento muscular nas contrações sucessivas.
   b. por um retardo de tempo entre a contração e o encurtamento.
   c. pelo alongamento do músculo após o término da contração.
   d. Todas as alternativas anteriores são corretas.
3. Qual dos músculos a seguir possui unidades motoras com a maior taxa de inervação?
   a. Músculos do membro inferior.
   b. Músculos do membro superior.
   c. Músculos que movem os dedos das mãos.
   d. Músculos do tronco.
4. A estimulação de motoneurônios gama produz
   a. contração isotônica das fibras intrafusais.
   b. contração isométrica das fibras intrafusais.
   c. tanto a contração isotônica como a contração isométrica das fibras intrafusais.
   d. contração das fibras extrafusais.
5. Num arco reflexo simples envolvido no reflexo patelar, quantas sinapses são ativadas na medula espinal?
   a. Milhares.
   b. Centenas.
   c. Dezenas.
   d. Duas.
   e. Uma.
6. A paralisia espástica pode ocorrer quando existe lesão
   a. dos neurônios motores inferiores.
   b. dos neurônios motores superiores.
   c. tanto dos neurônios motores superiores como dos inferiores.
7. Quando um músculo esquelético se encurta durante a contração, qual das afirmativas a seguir é *falsa*?
   a. As bandas A encurtam-se.
   b. As bandas H encurtam-se.
   c. As bandas I encurtam-se.
   d. Os sarcômeros encurtam-se.
8. A excitação elétrica de uma fibra muscular produz *mais diretamente*
   a. o movimento da tropomiosina.
   b. a ligação das pontes cruzadas à actina.
   c. a liberação de Ca^{2+} do retículo sarcoplasmático.
   d. a cisão da ATP.
9. A energia para a contração muscular é obtida *mais diretamente*
   a. da fosfocreatina.
   b. da ATP.
   c. da respiração anaeróbia.
   d. da respiração aeróbia.

10. Qual das afirmativas a seguir sobre as pontes cruzadas é *falsa*?
    a. Elas são compostas de miosina.
    b. Elas se ligam à ATP após se desligarem da actina.
    c. Elas contêm uma ATPase.
    d. Elas cindem a ATP antes de se ligarem à actina.

11. Quando um músculo é estimulado a contrair-se, o Ca^{2+} se liga à
    a. miosina.
    b. tropomiosina.
    c. actina.
    d. troponina.

12. Qual das afirmativas a seguir sobre a fadiga muscular é *falsa*?
    a. Ela pode ocorrer quando não existe mais ATP disponível para o ciclo da ponte cruzada.
    b. Ela pode ser causada por uma perda de Ca^{2+} da célula muscular.
    c. Ela pode ser causada por um acúmulo de K^+ extracelular.
    d. Ela pode ser conseqüência da produção de ácido lático.

13. Qual dos seguintes tipos de células musculares *não* é capaz de produzir despolarização espontânea?
    a. Músculo liso unitário.
    b. Músculo liso multiunitário.
    c. Músculo cardíaco.
    d. Músculo esquelético.
    e. Tanto *b* como *d*.
    f. Tanto *a* como *c*.

14. Qual dos seguintes tipos de músculo é estriado e contém *zônulas de oclusão*?
    a. Músculo liso unitário.
    b. Músculo liso multiunitário.
    c. Músculo cardíaco.
    d. Músculo esquelético.

15. Numa contração muscular isotônica,
    a. o comprimento do músculo permanece constante.
    b. a tensão muscular permanece constante.
    c. tanto o comprimento como a tensão muscular são alterados.
    d. não ocorre movimento dos ossos.

Teste seu Conhecimento de Conceitos e Princípios

1. Utilizando o conceito das unidades motoras, explique como os músculos esqueléticos *in vivo* produzem contrações graduadas e sustentadas.

2. Descreva como uma contração isométrica pode ser convertida numa contração isotônica utilizando os conceitos do recrutamento motor e do componente elástico dos músculos.

3. Trace a seqüência de eventos em que as pontes cruzadas se ligam aos filamentos finos quando um músculo é estimulado por um nervo. Por que as pontes cruzadas não se ligam aos filamentos finos quando o músculo está relaxado?

4. Utilizando a teoria dos filamentos deslizantes, explique por que a força de contração de um músculo é máxima num determinado comprimento muscular.

5. Explique por que o tônus muscular é inicialmente reduzido e, a seguir, aumentado quando ocorre uma lesão dos tratos motores descendentes. Como o tônus muscular se mantém?

6. Explique o papel da ATP na contração e no relaxamento muscular.

7. Por que todas as fibras musculares de uma determinada unidade motora são do mesmo tipo? Por que as unidades motoras menores e as fibras musculares de contração lenta são utilizadas mais freqüentemente que as unidades motoras maiores e as fibras de contração rápida?

8. Quais são as alterações que ocorrem no metabolismo muscular quando a intensidade do exercício aumenta? Descreva as alterações que ocorrem em conseqüência do treinamento de resistência e explique como essas alterações aumentam o nível do exercício que pode ser realizado antes do início da fadiga muscular.

9. Compare os mecanismos do acoplamento excitação-contração do músculo estriado com os do músculo liso.

10. Compare o músculo cardíaco, o músculo liso unitário e o músculo liso multiunitário quanto à regulação de sua contração.

Teste sua Capacidade de Análise e Aplique seu Conhecimento

1. Seu amigo consome grandes quantidades de macarrão nos dois dias que antecedem uma maratona, justificando que essa "carga de carboidratos" beneficia a corrida. Ele está certo? Cite outras coisas que ele pode fazer para melhorar seu desempenho.

2. Compare a distrofia muscular e a esclerose lateral amiotrófica (ELA) em termos de suas causas e de seus efeitos sobre os músculos.

3. Por que é importante possuir uma grande quantidade de fosfatos de alta energia armazenados sob a forma de fosfocreatina para a função dos músculos durante o exercício? O que pode ocorrer a um músculo de seu corpo se você ficar sem ATP?

4. Como a excitação elétrica de uma fibra muscular esquelética está acoplada à contração muscular? Especule por que tem sido difícil determinar o mecanismo exato desse acoplamento.

5. Como um aumento da concentração extracelular de Ca^{2+} afeta o batimento cardíaco? Explique os mecanismos envolvidos. A redução da concentração sérica de Ca^{2+} pode provocar espasmos musculares. O que pode ser responsável por esse efeito?

Sites Relacionados

Visite o *site* www.mhhe.com/fox para obter *links* de fontes relacionadas aos Músculos. Esses *links* são monitorados para garantir que os URLs (URL, *Uniform Resource Locator*) sejam atualizados de acordo com a necessidade. Os exemplos de sites que você encontrará incluem:

Muscular Dystrophy Association
Mayo Clinic Health Oasis (ALS, calcium channel blockers)

13 Coração e Circulação

Objetivos
Após estudar este capítulo, você deverá ser capaz de . . .

1. Descrever as funções gerais e os principais componentes do sistema circulatório.

2. Descrever a composição do plasma sanguíneo e as características físicas e as funções dos elementos figurados do sangue.

3. Identificar os reguladores químicos da produção de células sanguíneas e descrever o processo de eritropoiese.

4. Descrever o sistema ABO de antígenos dos eritrócitos e explicar a importância dos tipos sanguíneos.

5. Explicar como um coágulo sanguíneo é formado e como ele é destruído.

6. Explicar como o dióxido de carbono e o bicarbonato afetam o equilíbrio ácido-básico do sangue e descrever os papéis dos pulmões e dos rins na manutenção do equilíbrio ácido-básico.

7. Descrever o trajeto do sangue através do coração e a função das válvulas atrioventriculares e semilunares.

8. Descrever as estruturas e os trajetos das circulações pulmonar e sistêmica.

9. Descrever as estruturas e as vias de condução de impulsos elétricos do coração.

10. Descrever a atividade elétrica no nó sinoatrial e explicar por que esse tecido atua como o marca-passo normal do coração.

11. Relacionar o tempo envolvido na produção de um potencial de ação com o tempo envolvido na contração das células miocárdicas e explicar a importância dessa relação.

12. Descrever as alterações de pressão que ocorrem nos ventrículos durante o ciclo cardíaco e relacioná-las com a ação das válvulas e o fluxo sanguíneo.

13. Explicar a origem dos sons cardíacos e descrever quando esses sons são produzidos no ciclo cardíaco.

14. Explicar como as ondas eletrocardiográficas são produzidas e relacioná-las com outros eventos do ciclo cardíaco.

15. Comparar a estrutura de uma artéria e de uma veia e explicar como a estrutura de cada tipo de vaso está relacionada com a sua função.

16. Descrever a estrutura dos capilares e explicar a importância fisiológica dessa estrutura.

17. Explicar como a aterosclerose pode ocorrer e comentar a importância dessa condição.

18. Definir *isquemia* e analisar as possíveis causas do infarto do miocárdio.

19. Descrever algumas arritmias comuns que podem ser detectadas com um ECG.

20. Descrever os componentes e as funções do sistema linfático.

> ### Refresque Sua Memória
>
> Antes de começar este capítulo, revise os seguintes conceitos dos capítulos anteriores:
>
> ■ Potenciais de Ação 160
> ■ Funções do Sistema Nervoso Autônomo 226
> ■ Mecanismos de Contração 331
> ■ Músculo Cardíaco e Músculos Lisos 354

Sumário do Capítulo

Funções e Componentes do Sistema Circulatório 366
Funções do Sistema Circulatório 366
Principais Componentes do Sistema Circulatório 366

Composição do Sangue 367
Plasma 367
  Proteínas Plasmáticas 368
  Volume Plasmático 368
Elementos Figurados do Sangue 368
  Eritrócitos 368
  Leucócitos 369
  Plaquetas 369
Hematopoiese 371
  Regulação da Leucopoiese 371
  Regulação da Eritropoiese 371
Antígenos Eritrocitários e Tipagem Sanguínea 372
  Sistema ABO 372
  Reações Transfusionais 373
  Fator Rh 374
Coagulação Sanguínea 374
  Funções das Plaquetas 374
  Fatores da Coagulação: Formação da Fibrina 375
Dissolução de Coágulos 376
  Anticoagulantes 377

Equilíbrio Ácido-Básico do Sangue 377

Estrutura do Coração 378
Circulações Pulmonar e Sistêmica 379
Válvulas Atrioventriculares e Semilunares 379

Ciclo Cardíaco e Bulhas Cardíacas 380
Alterações da Pressão Durante o Ciclo Cardíaco 381

Bulhas Cardíacas 382
  Sopros Cardíacos 383

Atividade Elétrica do Coração e o Eletrocardiograma 385
Atividade Elétrica do Coração 385
  Tecidos Estimulantes do Coração 386
  Condução do Impulso 386
  Acoplamento Excitação-Contração no Músculo Cardíaco 387
Eletrocardiograma 387
  Correlação Entre o ECG e as Bulhas Cardíacas 388

Vasos Sanguíneos 391
Artérias 391
Capilares 393
  Tipos de Capilares 394
Veias 395

Aterosclerose e Arritmias Cardíacas 396
Aterosclerose 396
  Colesterol e Lipoproteínas Plasmáticas 396
  Cardiopatia Isquêmica 398
Arritmias Detectadas Pelo Eletrocardiógrafo 399
  Flutter e Fibrilação 399
  Bloqueio Atrioventricular 400

Sistema Linfático 401

Resumo 404

Atividades de Revisão 406

Sites Relacionados 407

Investigação Clínica

Jason, um estudante universitário de dezenove anos, procura um médico queixando-se de fadiga crônica. O médico, após palpar o pulso radial de Jason, percebe que ele está rápido e fraco. Um ecocardiograma e uma coronariografia posterior revelam que ele possui um defeito septal ventricular e estenose mitral. O seu eletrocardiograma (ECG) indica que ele apresenta uma taquicardia sinusal. As análises clínicas revelam uma concentração plasmática de colesterol muito elevada com uma relação LDL/HDL alta.

O que pode ser concluído a partir desses achados e como eles estão relacionados com a queixa de fadiga crônica apresentada por Jason?

Funções e Componentes do Sistema Circulatório

O sangue possui numerosas funções, incluindo o transporte de gases respiratórios, de moléculas nutritivas, de produtos da decomposição metabólica e de hormônios. O sangue é transportado através do corpo num sistema de vasos que partem do coração e retornam ao mesmo.

Um organismo unicelular pode prover sua própria manutenção e continuidade realizando a ampla variedade de funções necessárias para a vida. Por outro lado, o complexo corpo humano compõe-se de células especializadas que apresentam uma divisão de trabalho. As células especializadas de um organismo multicelular dependem umas das outras para as necessidades básicas de sua existência. Como a maioria delas encontra-se firmemente implantada em tecidos, elas precisam ser supridas de oxigênio e nutrientes e ter seus produtos da decomposição metabólica removidos. Por essa razão, é necessário um meio altamente eficaz de transporte de materiais no organismo.

O sangue serve a essa função de transporte. Aproximadamente 96,5 quilômetros de vasos através do corpo de um adulto asseguram que essa sustentação contínua atinja cada uma dos trilhões de células vivas. No entanto, o sangue também pode servir para transportar vírus e bactérias causadores de doenças e suas toxinas. Para defender-se contra eles, o sistema circulatório possui mecanismos de proteção – os leucócitos e o sistema linfático. Para desempenhar várias de suas funções, o sistema circulatório trabalha em conjunto com os sistemas respiratório, urinário, digestório, endócrino e tegumentar na manutenção da homeostasia.

Funções do Sistema Circulatório

As funções do sistema circulatório podem ser divididas em três amplas áreas: transporte, regulação e proteção.

1. **Transporte.** Todas as substâncias essenciais para o metabolismo celular são transportadas pelo sistema circulatório. Essas substâncias podem ser categorizadas da seguinte maneira:
   a. *Respiratórias.* Os *eritrócitos* (hemácias) transportam oxigênio às células. Nos pulmões, o oxigênio do ar inalado liga-se a moléculas de hemoglobina no interior dos eritrócitos e é transportado às células para a respiração aeróbia. O dióxido de carbono produzido pela respiração celular é transportado pelo sangue aos pulmões, para ser eliminado no ar exalado.
   b. *Nutritivas.* O sistema digestório é responsável pela decomposição mecânica e química do alimento, de modo que ele possa ser absorvido através da parede intestinal para o interior dos vasos sanguíneos do sistema circulatório. A seguir, o sangue transporta esses produtos absorvidos da digestão através do fígado e para as células do organismo.
   c. *Excretórias.* Os produtos da decomposição metabólica (como a uréia), o excesso de água e de íons e outras moléculas desnecessárias para o organismo são transportados pelo sangue para os rins e excretados na urina.
2. **Regulação.** O sistema circulatório contribui tanto para a regulação hormonal como para a regulação da temperatura.
   a. *Hormonal.* O sangue transporta hormônios de seu local de origem até tecidos-alvo distantes, onde eles desempenham várias funções reguladoras.
   b. *Temperatura.* A regulação da temperatura é auxiliada pelo desvio do sangue dos vasos cutâneos mais profundos para os mais superficiais ou vice-versa. Quando a temperatura ambiente é alta, o desvio do sangue dos vasos profundos para os superficiais ajuda a resfriar o corpo e quando a temperatura ambiente é baixa, o desvio do sangue dos vasos superficiais para os mais profundos ajuda a manter o corpo aquecido.
3. **Proteção.** O sistema circulatório protege contra a perda sanguínea decorrente de lesões e contra toxinas ou microrganismos estranhos introduzidos no corpo.
   a. *Coagulação.* O mecanismo de coagulação protege contra a perda sanguínea quando vasos sanguíneos são lesados.
   b. *Imunológica.* A função imunológica do sangue é desempenhada pelos *leucócitos* (glóbulos brancos), que protegem contra muitos agentes patogênicos (causadores de doenças).

Principais Componentes do Sistema Circulatório

O **sistema circulatório** é composto por duas subdivisões: o sistema cardiovascular e o sistema linfático. O coração e os vasos sanguíneos compõem o **sistema cardiovascular** e os vasos linfáticos e tecidos linfáticos localizados no baço, no timo, nas tonsilas e nos linfonodos compõem o **sistema linfático**.

O **coração** é uma bomba dupla com quatro câmaras. A sua ação de bomba cria a pressão de operação necessária para impulsionar o sangue através dos vasos aos pulmões e às células do corpo. Em repouso, o coração de um adulto bombeia aproximadamente cinco litros de sangue por minuto. Nessa taxa, o sangue leva aproximadamente um minuto para circular até a extremidade mais distal e voltar ao coração.

Os **vasos sanguíneos** formam uma rede tubular que permite ao sangue fluir do coração para todas as células vivas do corpo e, em seguida, voltar ao coração. As *artérias* transportam o sangue do cora-

Coração e Circulação

ção para a periferia, enquanto as *veias* o transportam de volta ao coração. As artérias e as veias formam uma continuidade entre si por meio de vasos sanguíneos menores.

As artérias ramificam-se extensamente para formar uma "árvore" de vasos progressivamente menores. As menores artérias são denominadas *arteríolas*. O sangue passa do sistema arterial para o sistema venoso em *capilares* microscópicos, que são os vasos sanguíneos mais finos e mais numerosos. Todas as trocas de líquidos, nutrientes e produtos da decomposição metabólica entre o sangue e os tecidos ocorrem através das paredes dos capilares. O sangue flui através dos capilares para veias microscópicas denominadas *vênulas*, que liberam o sangue para veias progressivamente maiores que finalmente retornam o sangue ao coração.

À medida que o *plasma* sanguíneo (porção líquida do sangue) passa através dos capilares, a pressão hidrostática do sangue força uma parte do líquido para fora das paredes capilares. O líquido oriundo do plasma que atravessa as paredes capilares para o interior dos tecidos circunvizinhos denomina-se *líquido intersticial* ou *líquido tecidual*. Parte desse líquido retorna diretamente aos capilares, e parte entra nos **vasos linfáticos** localizados nos tecidos conjuntivos em torno dos vasos sanguíneos. O líquido do interior dos vasos linfáticos denomina-se *linfa*. Esse líquido retorna ao sangue venoso em locais específicos. Os **linfonodos**, posicionados ao longo do trajeto, limpam a linfa antes do seu retorno ao sangue venoso. Por essa razão, o sistema linfático é considerado uma parte do sistema circulatório, sendo analisado no final deste capítulo.

Teste Seu Conhecimento Antes de Prosseguir

1. Cite os componentes do sistema circulatório que atuam no transporte do oxigênio, no transporte de nutrientes do sistema digestório e na proteção.
2. Descreva as funções das artérias, das veias e dos capilares.
3. Defina os termos *líquido intersticial* e *linfa*. Como esses líquidos estão relacionados com o plasma sanguíneo?

Composição do Sangue

O sangue é constituído por elementos figurados que se encontram suspensos e são transportados num líquido denominado plasma. Os elementos figurados – eritrócitos, leucócitos e plaquetas – atuam, respectivamente, no transporte de oxigênio, na defesa imunológica e na coagulação sanguínea. O plasma contém diferentes tipos de proteínas e muitas moléculas hidrossolúveis.

O volume sanguíneo total de um adulto médio é de aproximadamente cinco litros, representando cerca de 8% do peso corporal total. O sangue que deixa o coração denomina-se *sangue arterial*. O sangue arterial, com exceção daquele que vai aos pulmões, é vermelho-brilhante por causa da alta concentração de oxiemoglobina (combinação do oxigênio com a hemoglobina) nos eritrócitos. O *sangue venoso* é o sangue que retorna ao coração. Excetuando-se o sangue venoso dos pulmões, ele contém menos oxigênio e, conseqüentemente, é mais escuro que o sangue arterial rico em oxigênio.

O sangue compõe-se de uma porção celular, denominada *elementos figurados*, e uma porção líquida, denominada *plasma*. Quando uma amostra de sangue é centrifugada, os elementos figurados mais pesados concentram-se no fundo do tubo, deixando o plasma no alto (Figura 13.1). Os elementos figurados representam aproximadamente 45% do volume sanguíneo total (uma mensuração denominada *hematócrito*), e o plasma representa os 55% restantes.

Plasma

O **plasma** é um líquido cor de palha constituído por água e solutos dissolvidos. Em termos de concentração, o principal soluto do plasma é o Na^+. Além do Na^+, o plasma contém muitos outros íons e moléculas orgânicas como, por exemplo, metabólitos, hormônios,

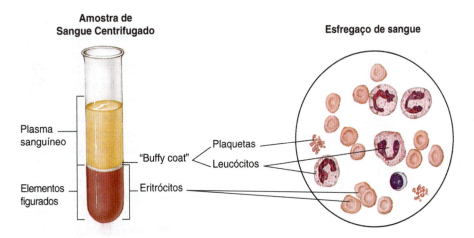

Figura 13.1 **Constituintes do sangue.** As células sanguíneas concentram-se no fundo do tubo de ensaio quando o sangue total é centrifugado, deixando o plasma líquido no alto do tubo. Os eritrócitos são as células sanguíneas mais abundantes – os leucócitos e as plaquetas formam apenas um tampão leucocitário fino e claro na interface entre os eritrócitos concentrados e o plasma.

enzimas, anticorpos e outras proteínas. As concentrações de alguns desses constituentes do plasma são mostradas na Tabela 13.1.

Proteínas Plasmáticas

As **proteínas plasmáticas** constituem 7% a 9% do plasma. Os três tipos de proteínas são as albuminas, as globulinas e o fibrinogênio. As **albuminas** representam a maior parte (60% a 80%) das proteínas plasmáticas e possuem o menor tamanho. O fígado as produz e elas provêem a pressão osmótica necessária para drenar a água do líquido intersticial circundante para o interior dos capilares. Essa ação é necessária para manter a pressão e o volume sanguíneos.

Tabela 13.1 Valores Plasmáticos Normais Representativos

Mensuração	Faixa Normal
Volume sanguíneo	80–85 ml/kg de peso corporal
Osmolalidade sanguínea	280–296 mOsm
pH sanguíneo	7,35–7,45
Enzimas	
Creatina fosfoquinase (CPK)	Mulheres: 10–79 U/L
	Homens: 17–148 U/L
Desidrogenase lática (DHL)	45–90 U/L
Fosfatase (ácida)	Mulheres: 0,01–0,56 Sigma U/ml
	Homens: 0,13–0,63 Sigma U/ml
Valores Hematológicos	
Hematócrito	Mulheres: 37%–48%
	Homens: 45%–52%
Hemoglobina	Mulheres: 12–16 g/100 ml
	Homens: 13–18 g/100 ml
Contagem eritrocitária	4,2–5,9 milhões/mm^3
Contagem leucocitária	4.300–10.800/mm^3
Hormônios	
Testosterona	Homens: 300–1.100 ng/100 ml
	Mulheres: 25–90 ng/100 ml
Hormônio adrenocorticotrófico (ACTH)	15–70 pg/ml
Hormônio do crescimento	Crianças: superior a 10 ng/ml
	Homens adultos: inferior a 5 ng/ml
Insulina	6–26 µU/ml (jejum)
Íons	
Bicarbonato	24–30 mmol/l
Cálcio	2,1–2,6 mmol/l
Cloreto	100–106 mmol/l
Potássio	3,5–5,0 mmol/l
Sódio	135–145 mmol/l
Moléculas Orgânicas (Outras)	
Colesterol	120–220 mg/100 ml
Glicose	70–110 mg/100 ml (jejum)
Ácido lático	0,6–1,8 mmol/l
Proteínas (totais)	6,0–8,4 g/100 ml
Triglicerídeo	40–150 mg/100 ml
Nitrogênio uréico	8–25 mg/100 ml
Ácido úrico	3–7 mg/100 ml

Fonte: Seleção do material publicado no *The New England Journal of Medicine*, "Case Records of the Massachusetts General Hospital", 302:37-48 e 314:39-49. Copyright © 1980, 1986, Massachusetts Medical Society. Todos os direitos reservados.

As **globulinas** agrupam-se em três subtipos: as **alfa-globulinas**, as **beta-globulinas** e as **gama-globulinas**. As alfa e as beta-globulinas são produzidas pelo fígado e atuam no transporte de lipídios e de vitaminas lipossolúveis. As gama-globulinas são anticorpos produzidos pelos linfócitos (um dos elementos figurados encontrados no sangue e nos tecidos linfáticos) e atuam na imunidade. O **fibrinogênio**, que representa apenas aproximadamente 4% das proteínas plasmáticas totais, é um importante fator da coagulação produzido pelo fígado. Durante o processo de formação do coágulo (descrito posteriormente neste capítulo), o fibrinogênio converte-se em filamentos insolúveis de *fibrina*. Portanto, o líquido do sangue coagulado, denominado **soro**, não contém fibrinogênio, mas, sob outros aspectos, é idêntico ao plasma.

Volume Plasmático

Alguns mecanismos reguladores do organismo mantêm a homeostasia do volume plasmático. Quando o corpo perde água, o plasma remanescente torna-se excessivamente concentrado – a sua osmolalidade (Capítulo 6) aumenta. Osmorreceptores do hipotálamo fazem essa detecção, resultando numa sensação de sede e na liberação do hormônio antidiurético (ADH) da hipófise posterior (Capítulo 11). Esse hormônio promove a retenção hídrica pelos rins, o que – junto com o aumento da ingestão de líquidos – ajuda a compensar a desidratação e o volume sanguíneo reduzido. Esse mecanismo regulador, junto com outros que influenciam o volume plasmático, é muito importante na manutenção da pressão arterial como descrito no Capítulo 14.

Elementos Figurados do Sangue

Os **elementos figurados** do sangue incluem dois tipos de células sanguíneas: os *eritrócitos*, ou *glóbulos vermelhos* ou *hemácias*, e os *leucócitos*, ou *glóbulos brancos*. Dentre os dois, os eritrócitos são muito mais numerosos. Um milímetro cúbico de sangue contém 5,1-5,8 milhões de eritrócitos nos homens e 4,3-5,2 milhões de eritrócitos nas mulheres. Em contrapartida, o mesmo volume de sangue contém apenas 5.000 a 9.000 leucócitos.

Eritrócitos

Os **eritrócitos** são discos bicôncavos achatados com aproximadamente 7 µm de diâmetro e 2,2 µm de espessura. Sua forma única está relacionada à sua função de transporte do oxigênio. Ela provê maior área superficial através da qual o gás pode se difundir (Figura 13.2). Os eritrócitos não possuem núcleos nem mitocôndrias (eles obtêm energia através da respiração anaeróbia). Em parte por causa dessas deficiências, os eritrócitos possuem um período de vida circulante relativamente curto, de cerca de 120 dias. Os eritrócitos velhos são removidos da circulação por células fagocitárias do fígado, do baço e da medula óssea.

Cada eritrócito contém aproximadamente 280 milhões de moléculas de **hemoglobina**, a qual confere a cor vermelha ao sangue. Cada molécula de hemoglobina é composta por quatro cadeias protéicas, denominadas *globinas*, e cada uma delas se liga a uma molécula de *heme* pigmentada de vermelho que contém ferro. O grupo ferro do heme é capaz de se combinar com o oxigênio nos pulmões e de liberá-lo nos tecidos.

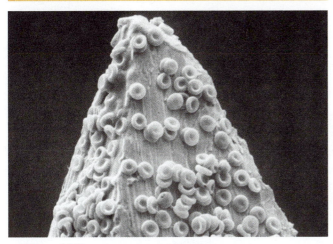

Figura 13.2 Fotomicrografia eletrônica de varredura de eritrócitos. Como podemos observar aqui, eles estão aderidos a uma agulha hipodérmica. Observe a forma dos eritrócitos, algumas vezes descrita como um "disco bicôncavo".

um corante azul-púrpura denominado "corante básico". Os leucócitos granulares com grânulos corados de rosa são denominados **eosinófilos**, e aqueles com grânulos corados de azul, **basófilos**. Aqueles com grânulos que possuem pouca afinidade por ambos os corantes são denominados **neutrófilos** (Figura 13.3). Os neutrófilos, o tipo mais abundante de leucócitos, representam 50% a 70% dos leucócitos do sangue. Os neutrófilos imaturos possuem núcleos em forma de salsicha e denominam-se *bastonetes*. À medida que os bastonetes amadurecem, seus núcleos tornam-se lobulados, com dois a cinco giros conectados por finas faixas. Nesse estágio, os neutrófilos também são denominados *leucócitos polimorfonucleares* (*PMNs*).

Existem dois tipos de leucócitos agranulares: linfócitos e monócitos. Os **linfócitos**, geralmente o segundo tipo mais numeroso de leucócito, são células pequenas com núcleos redondos e pouco citoplasma. Em contrapartida, os **monócitos** são os maiores leucócitos e, em geral, possuem núcleos em forma de rim ou de ferradura. Além desses dois tipos de células, existem pequenas quantidades de *plasmócitos*, derivados dos linfócitos. Os plasmócitos produzem e secretam grandes quantidades de anticorpos. As funções imunológicas dos diferentes leucócitos são descritas com mais detalhes no Capítulo 15.

O termo *anemia* refere-se a qualquer condição na qual exista uma concentração de hemoglobina e/ou uma contagem de células sanguíneas vermelhas anormalmente baixas. O tipo mais comum é a **anemia ferropriva**, causada pela deficiência de ferro, um componente essencial da molécula de hemoglobina. Na **anemia perniciosa**, existe uma quantidade inadequada de vitamina B_{12}, necessária para a produção de eritrócitos. Na maioria dos casos, isso se deve à atrofia da mucosa glandular do estômago, que normalmente secreta uma proteína denominada *fator intrínseco*. Na ausência de fator intrínseco, a vitamina B_{12} oriunda da dieta não pode ser absorvida pelas células intestinais. A **anemia aplástica** é a anemia decorrente da destruição da medula óssea, a qual pode ser causada por substâncias químicas (incluindo o benzeno e o arsênico) ou pela radiação.

As contagens celulares são importantes fontes de informações na avaliação da saúde de um indivíduo. Por exemplo, um aumento anormal de eritrócitos é denominado **policitemia** e indica várias disfunções. Como previamente mencionado, uma contagem eritrocitária anormalmente baixa denomina-se *anemia*. (A policitemia e a anemia são descritas detalhadamente no Capítulo 16.) Uma contagem leucocitária alta, denominada **leucocitose**, está freqüentemente relacionada a uma infecção (ver o Capítulo 15). Uma grande quantidade de leucócitos imaturos numa amostra de sangue é diagnóstico de *leucemia*. Uma contagem leucocitária baixa, denominada **leucopenia**, pode ser devida a vários fatores. Por exemplo, uma quantidade baixa de leucócitos pode ser conseqüência da desnutrição ou da irradiação de todo o corpo no tratamento do câncer.

Leucócitos

Os **leucócitos** diferem dos eritrócitos em vários aspectos. Eles possuem núcleos e mitocôndrias e movem-se de modo amebóide. Por causa de sua mobilidade amebóide, os leucócitos podem atravessar poros das paredes capilares e mover-se até um local de infecção, enquanto os eritrócitos usualmente permanecem confinados no interior dos vasos sanguíneos. O movimento dos leucócitos através das paredes capilares denomina-se *diapedese* ou *migração*.

Os leucócitos são quase invisíveis ao microscópio, exceto quando são corados. Por essa razão, eles se classificam de acordo com suas propriedades de coloração. Os leucócitos que possuem grânulos no citoplasma são denominados **leucócitos granulares**; aqueles sem grânulos visíveis são denominados **leucócitos agranulares** (ou **não-granulares**).

Usualmente, o corante utilizado para identificar os leucócitos é uma mistura de um corante rosa-avermelhado denominado *eosina* e

Plaquetas

As **plaquetas**, ou **trombócitos**, são os menores elementos figurados e, na realidade, são fragmentos de células grandes denominadas *megacariócitos* e encontradas na medula óssea. (Essa é a razão pela qual se utiliza o termo *elementos figurados* em vez de *células sanguíneas* para descrever os eritrócitos, os leucócitos e as plaquetas.) Os fragmentos que entram na circulação como plaquetas não possuem núcleos, mas, como os leucócitos, são capazes de realizar movimentos amebóides. A contagem de plaquetas por milímetro cúbico de sangue varia de 130.000 a 400.000, mas pode variar bastante sob condições fisiológicas diferentes. As plaquetas sobrevivem aproximadamente 5 a 9 dias antes de serem destruídas pelo baço e pelo fígado.

As plaquetas têm um papel importante na coagulação sanguínea. Elas constituem a maior parte da massa do coágulo e os fosfolipídios de sua membrana celular ativam os fatores da coagulação do plasma, acarretando a formação de filamentos de fibrina, que reforçam o tampão de plaquetas. As plaquetas que se unem num coágulo de sangue liberam *serotonina*, uma substância química que estimula a constrição dos vasos sanguíneos e, conseqüentemente, reduz o fluxo sanguíneo para a área lesada. As plaquetas também secretam fatores do crescimento (reguladores autócrinos – ver o Capítulo 11), que são importantes na manutenção da integridade dos vasos sanguíneos. Esses reguladores também podem estar envolvidos no desenvolvimento da aterosclerose, como é descrito numa seção posterior.

Os elementos figurados do sangue estão ilustrados na Figura 13.3 e as suas características estão resumidas na Tabela 13.2.

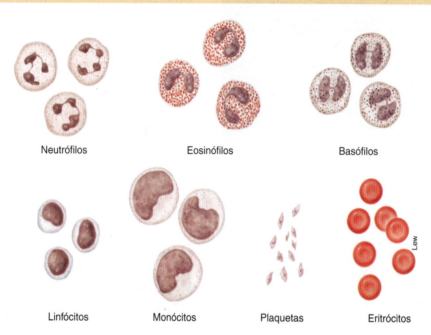

Figura 13.3 **Células sanguíneas e plaquetas.** Os leucócitos apresentados acima são leucócitos granulares. Os linfócitos e os monócitos são leucócitos agranulares.

Tabela 13.2 Elementos Figurados do Sangue

Componente	Descrição	Quantidade Presente	Função
Eritrócito (hemácia, célula vermelha)	Disco bicôncavo sem núcleo; contém hemoglobina; sobrevive 100 a 120 dias.	4.000.000 a 6.000.000 / mm^3	Transporte de oxigênio e de dióxido de carbono.
Leucócito (glóbulo branco)		5.000 a 10.000 / mm^3	Auxílio na defesa contra infecções por microrganismos.
Granulócitos	Tamanho aproximadamente duas vezes maior que o do eritrócito; presença de grânulos citoplasmáticos; sobrevivem 12 horas a 3 dias.		
1. Neutrófilo	Núcleos com 2 a 5 giros; grânulos citoplasmáticos corados discretamente de rosa.	54% a 62% dos leucócitos presentes	Fagocitose.
2. Eosinófilo	Núcleo bilobado; grânulos citoplasmáticos corados de vermelho pelo corante eosina.	1% a 3% dos leucócitos presentes	Auxílio na detoxificação de substâncias estranhas; secreção de enzimas que dissolvem coágulos; combate infecções parasitárias.
3. Basófilo	Núcleo lobado; grânulos citoplasmáticos corados de azul pelo corante hematoxilina.	Menos de 1% dos leucócitos presentes	Liberação do anticoagulante heparina.
Agranulócitos	Grânulos citoplasmáticos não visíveis; sobrevivem 100 a 300 dias (alguns um tempo muito mais longo).		
1. Monócito	Tamanho duas a três vezes maior que o do eritrócito; a forma do núcleo varia de redondo a lobado.	3% a 9% dos leucócitos presentes	Fagocitose.
2. Linfócito	Apenas discretamente maior que o eritrócito; o núcleo quase preenche todo o interior da célula.	25% a 33% dos leucócitos presentes	Provisão da resposta imune específica (incluindo anticorpos).
Plaqueta (trombócito)	Fragmento citoplasmático; sobrevive 5 a 9 dias.	130.000 a 400.000 / mm^3	Permite a coagulação; liberação de serotonina, que causa vasoconstrição.

Hematopoiese

As células sanguíneas são constantemente formadas pelo processo denominado **hematopoiese** (ou **hemopoiese**). As **células-tronco** hematopoiéticas – aquelas que dão origem às células sanguíneas – originam-se do saco vitelínico do embrião humano e, a seguir, migram para o fígado. Portanto, a hematopoiese ocorre no fígado do feto. As células-tronco então migram para a medula óssea e, logo após o nascimento, o fígado deixa de ser uma fonte de produção de células sanguíneas.

O termo **eritropoiese** refere-se à formação de eritrócitos e o termo **leucopoiese** refere-se à formação de leucócitos. Após o nascimento, esses processos ocorrem em duas classes de tecido: mielóide e linfático. O **tecido mielóide** é a medula óssea vermelha dos ossos longos, das costelas, do esterno, da pelve, dos corpos vertebrais e de porções do crânio. O **tecido linfático** inclui os linfonodos, as tonsilas, o baço e o timo. A medula óssea produz todos os diferentes tipos de células sanguíneas. O tecido linfático produz linfócitos derivados de células originárias da medula óssea.

A hematopoiese começa da mesma maneira tanto no tecido mielóide como no linfático. Uma população de células indiferenciadas (não especializadas) diferencia-se gradualmente para se transformar em células-tronco, que dão origem às células sanguíneas. Em cada etapa ao longo da via, as células-tronco podem se duplicar por meio da mitose e, conseqüentemente, garantir que a população parental nunca se torne depletada. À medida que as células se tornam diferenciadas, elas desenvolvem receptores de membrana de sinais químicos que provocam o desenvolvimento adicional ao longo de determinadas linhagens. As células mais imaturas que podem ser distinguidas ao microscópio são os *eritroblastos* (que se tornam eritrócitos), os *mieloblastos* (que se tornam leucócitos granulares), os *linfoblastos* (que formam os linfócitos) e os *monoblastos* (que formam os monócitos).

A eritropoiese é um processo extremamente ativo. Estima-se que aproximadamente 2,5 milhões de eritrócitos sejam produzidos a cada segundo para substituir aqueles continuamente destruídos pelo baço e pelo fígado. O período de vida de um eritrócito é de aproximadamente 120 dias. Os leucócitos agranulares permanecem funcionais de cem a trezentos dias sob condições normais. Os leucócitos granulares, por outro lado, possuem um período de vida extremamente curto, de doze horas a três dias.

A produção de diferentes subtipos de leucócitos é estimulada por substâncias químicas denominadas **citocinas**. Elas são reguladores autócrinos secretados por várias células do sistema imunológico. As citocinas específicas envolvidas na leucopoiese são analisadas abaixo. O hormônio **eritropoietina** secretado pelos rins estimula a produção de eritrócitos. O gene da eritropoietina foi clonado comercialmente, de modo que, nos dias de hoje, esse hormônio está disponível para o tratamento da anemia decorrente de doenças renais de pacientes submetidos à diálise.

Cientistas identificaram uma citocina específica que estimula a proliferação de megacariócitos e a sua maturação, quando transformam-se em plaquetas. Por analogia à eritropoietina, eles nomearam essa molécula reguladora **trombopoietina**. O gene que codifica a trombopoietina também foi clonado, de modo que, atualmente, a trombopoietina recombinante está disponível para a pesquisa e aplicações médicas. Em ensaios clínicos, utilizou-se a trombopoietina para tratar a trombocitopenia (contagem plaquetária baixa) que ocorre em conseqüência da depleção da medula óssea em pacientes submetidos à quimioterapia contra o câncer.

Regulação da Leucopoiese

Várias citocinas estimulam diferentes estágios do desenvolvimento leucocitário. As citocinas conhecidas como *fator do crescimento multipotente-1*, *interleucina-1* e *interleucina-3* produzem efeitos gerais, estimulando o desenvolvimento de diferentes tipos de leucócitos. O *fator estimulador de colônia de granulócitos* (*G-CSF*) atua de uma maneira altamente específica para estimular o desenvolvimento de neutrófilos, enquanto o *fator estimulador de colônia de granulócitos-monócitos* (*GM-CSF*) estimula o desenvolvimento de monócitos e eosinófilos. Os genes das citocinas G-CSF e GM-CSF foram clonados, tornando essas citocinas disponíveis para aplicações médicas.

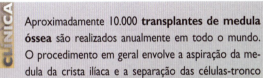

Aproximadamente 10.000 **transplantes de medula óssea** são realizados anualmente em todo o mundo. O procedimento em geral envolve a aspiração da medula da crista ilíaca e a separação das células-tronco hematopoiéticas, que representam apenas 1% das células nucleadas da medula. As células-tronco também foram isoladas do sangue periférico quando o doador foi primeiramente injetado com G-CSF e GM-CSF, fatores que estimulam a medula a liberar mais células-tronco. Uma outra tecnologia recente envolve o armazenamento de células-tronco hematopoiéticas obtidas da placenta ou do sangue do cordão umbilical de um neonato. Essas células podem então ser utilizadas mais tarde se a pessoa necessitá-las para um transplante.

Regulação da Eritropoiese

O principal regulador da eritropoiese é a eritropoietina, secretada pelos rins sempre que a concentração de oxigênio no sangue diminui. Uma das possíveis causas da menor concentração de oxigênio no sangue é a diminuição do número de eritrócitos. Por causa da estimulação da eritropoietina, a produção diária de novos eritrócitos compensa a destruição dos eritrócitos velhos, impedindo a redução do conteúdo de oxigênio no sangue. O aumento da secreção de eritropoietina e a produção de novos eritrócitos ocorrem quando uma pessoa se encontra em uma grande altitude ou apresenta uma doença pulmonar, condições que reduzem o conteúdo de oxigênio no sangue.

A eritropoietina atua ligando-se aos receptores de membrana das células que se tornarão eritroblastos (Figura 13.4). As células estimuladas pela eritropoietina sofrem divisão e diferenciação celular, levando à produção de eritroblastos. Estes são transformados em *normoblastos*, que perdem seus núcleos e se tornam *reticulócitos*. A seguir, os reticulócitos se transformam em eritrócitos totalmente maduros. Esse processo leva três dias. Normalmente, o reticulócito permanece na medula óssea nos dois primeiros dias e, no terceiro dia,

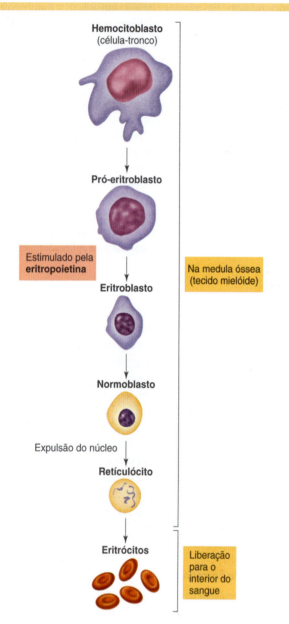

Figura 13.4 Estágios da eritropoiese. A proliferação e a diferenciação de células que se tornarão eritrócitos maduros (hemácias, glóbulos vermelhos) ocorrem na medula óssea e são estimuladas pelo hormônio eritropoietina, secretado pelos rins.

Por causa da reciclagem do ferro, as necessidades dietéticas do mesmo são usualmente bem pequenas. Os homens (e as mulheres após a menopausa) possuem uma necessidade dietética de apenas 1 mg/dia. As mulheres com uma perda sanguínea menstrual média necessitam de 2 mg/dia; e as mulheres grávidas, de 4 mg/dia. Por causa dessas necessidades relativamente pequenas, a anemia ferropriva em adultos usualmente não é decorrente de uma deficiência dietética, mas de uma perda de sangue que reduz a quantidade de ferro a ser reciclado.

circula no sangue. No final do período de vida de 120 dias do eritrócito, os eritrócitos velhos são removidos por células fagocitárias do baço, do fígado e da medula óssea. A maioria do ferro contido nas moléculas de hemoglobina dos eritrócitos destruídos retorna ao tecido mielóide para ser utilizada na produção de hemoglobina para os novos eritrócitos. A produção de eritrócitos e a síntese de hemoglobina dependem do suprimento de ferro, junto com o de vitamina B_{12} e o de ácido fólico.

Antígenos Eritrocitários e Tipagem Sanguínea

Existem certas moléculas na superfície de todas as células do corpo que podem ser reconhecidas como estranhas pelo sistema imunológico de um outro indivíduo. Essas moléculas são denominadas *antígenos*. Como parte da resposta imunológica, determinados linfócitos secretam uma classe de proteínas denominadas *anticorpos* que se ligam de maneira específica aos antígenos. A especificidade dos anticorpos pelos antígenos é análoga à especificidade das enzimas por seus substratos e das proteínas receptoras pelos neurotransmissores e hormônios. Uma descrição completa dos anticorpos e antígenos encontra-se no Capítulo 15.

Sistema ABO

Os antígenos diferenciadores de outras células são muito mais variados que os dos eritrócitos. Contudo, os antígenos eritrocitários têm extrema importância clínica porque seus tipos devem ser compatíveis entre doadores e receptores de transfusões sanguíneas. Existem vários grupos de antígenos eritrocitários, mas o grupo principal é conhecido como **sistema ABO**. Em termos dos antígenos presentes na superfície dos eritrócitos, uma pessoa pode ser *tipo A* (apresentando apenas antígenos A), *tipo B* (apresentando apenas antígenos B), *tipo AB* (apresentando antígenos A e B) ou *tipo O* (não apresentando antígenos A ou B). Cada tipo sanguíneo – A, B ou O – indica os antígenos presentes na superfície do eritrócito, que são os produtos dos genes (localizados no cromossomo número 9) que codificam esses antígenos.

Cada pessoa herda dois genes (um de cada genitor) que controlam a produção de antígenos ABO. Os genes dos antígenos A ou B são dominantes em relação ao gene O, uma vez que O significa simplesmente a ausência de A ou B. Os genes dos antígenos A e B são com freqüência indicados como I^A e I^B, e o gene recessivo de O é indicado como i. Por essa razão, uma pessoa com o tipo sanguíneo A pode ter herdado o gene A de ambos os pais (pode apresentar o genótipo I^AI^A) ou o gene A de um genitor e o gene O do outro (apresentando portanto o genótipo I^Ai). Da mesma forma, uma pessoa que possui o tipo sanguíneo B pode ter o genótipo I^BI^B ou I^Bi. Uma pessoa com o tipo sanguíneo O herda o gene O de ambos os genitores (apresenta o genótipo ii), enquanto que uma pessoa com o tipo AB herda o gene A de um genitor e o gene B do outro (não existe relação dominante-recessivo entre A e B).

O sistema imunológico apresenta tolerância a seus próprios antígenos eritrocitários. As pessoas com o tipo sanguíneo A, por exemplo, não produzem anticorpos anti-A. Surpreendentemente, no entanto, eles produzem anticorpos contra o antígeno B e, ao contrá-

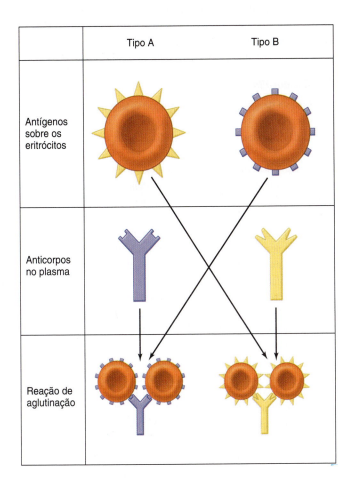

■ **Figura 13.5** **Reação de aglutinação.** Uma pessoa com sangue tipo A possui antígenos tipo A em seus eritrócitos e anticorpos no plasma contra o antígeno tipo B. Uma pessoa com sangue tipo B possui antígenos tipo B nos eritrócitos e anticorpos no plasma contra o antígeno tipo A. Conseqüentemente, se eritrócitos de um tipo sanguíneo forem misturados com anticorpos do plasma do outro tipo sanguíneo, ocorre uma reação de aglutinação. Nessa reação, os eritrócitos se unem por causa da ligação antígeno-anticorpo.

rio, as pessoas com o tipo sanguíneo B produzem anticorpos contra o antígeno A (Figura 13.5). Acredita-se que isso se deva ao fato dos anticorpos produzidos em resposta a algumas bactérias comuns produzirem uma reação cruzada com os antígenos A ou B. Portanto, as pessoas com tipo sanguíneo A adquirem anticorpos que podem reagir com antígenos B pela exposição a essas bactérias, mas elas não desenvolvem anticorpos que conseguem reagir com antígenos A porque mecanismos de tolerância impedem que isso ocorra.

As pessoas que possuem o tipo sanguíneo AB desenvolvem tolerância a ambos os antígenos e, conseqüentemente, não produzem anticorpos anti-A ou anti-B. Em contrapartida, aquelas com o tipo sanguíneo O não desenvolvem tolerância a qualquer um dos antígenos e, por essa razão, apresentam anticorpos anti-A e anti-B em seu plasma (Tabela 13.3).

Tabela 13.3 O Sistema ABO de Antígenos Eritrocitários

Genótipo	Antígeno Eritrocitário	Anticorpo no Plasma
$I^A I^A$; $I^A i$	A	Anti-B
$I^B I^B$; $I^B i$	B	Anti-A
ii	O	Anti-A e anti-B
$I^A I^B$	AB	Nem anti-A nem anti-B

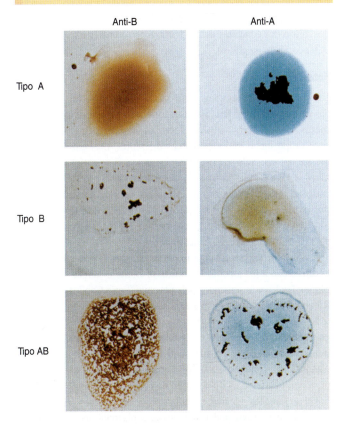

■ **Figura 13.6** **Tipagem sanguínea.** A aglutinação (aglomeração) de eritrócitos ocorre quando células com antígenos tipo A são misturadas com anticorpos anti-A e quando células com antígenos tipo B são misturadas com anticorpos anti-B. Com o tipo O não ocorre reação de aglutinação (não mostrado).

Reações Transfusionais

Antes de realizar transfusões, deve-se fazer uma *prova de compatibilidade* misturando-se o soro do receptor com eritrócitos do doador. Quando os tipos são incompatíveis (por exemplo, o doador é tipo A e o receptor é tipo B), os anticorpos do receptor se ligam aos eritrócitos do doador e formam pontes que provocam a aglomeração (ou **aglutinação**) das células (Figuras 13.5 e 13.6). Por causa dessa reação de aglutinação, os antígenos A e B são algumas vezes denominados *aglutinógenos* e os anticorpos contra eles são denominados *aglutininas*. Erros transfusionais que acarretam essa aglutinação podem provocar a obstrução de pequenos vasos sanguíneos e causar a hemólise (ruptura dos eritrócitos), que pode lesar os rins e outros órgãos.

Em emergências, o sangue tipo O tem sido administrado em pessoas com sangue tipo A, B, AB ou O. Como os eritrócitos tipo O não apresentam antígenos A e B, os anticorpos do receptor não conseguem provocar a aglutinação dos eritrócitos do doador. Por essa razão, o tipo O é *doador universal*, mas apenas enquanto o volume de plasma doado for pequeno, uma vez que o plasma de uma pessoa tipo O provoca a aglutinação de eritrócitos tipo A, tipo B e tipo AB. Da mesma maneira, as pessoas com tipo sanguíneo AB são *receptores universais* porque não possuem anticorpos anti-A e anti-B e, conseqüentemente, não conseguem aglutinar os eritrócitos do doador. (O plasma do doador pode causar a aglutinação de eritrócitos quando o volume da transfusão é muito grande.) Por causa dos riscos envolvidos, o uso dos conceitos de doador e receptor universais é fortemente desencorajado na prática.

Fator Rh

Um outro grupo de antígenos encontrados nos eritrócitos da maioria das células é o **fator Rh** (assim denominado para designar o macaco rhesus, no qual esses antígenos foram observados pela primeira vez). Esse grupo inclui vários antígenos diferentes, mas um deles se sobressai por causa de sua importância clínica. Esse antígeno Rh denomina-se D, e é indicado com freqüência como Rho(D). Quando esse antígeno Rh está presente nos eritrócitos de uma pessoa, esta é **Rh positivo**. Quando ele está ausente, a pessoa é **Rh negativo**. A condição Rh positiva é de longe a mais comum (p. ex., sua freqüência é de 85% entre a população caucasiana).

O fator Rh possui uma importância especial quando mães Rh negativo dão à luz a bebês Rh positivo. Como o sangue materno e o sangue fetal ficam separados pela placenta (ver o Capítulo 20), a mãe Rh negativo geralmente não é exposta ao antígeno Rh do feto durante a gestação. Contudo, no instante do nascimento, pode ocorrer um grau variado de exposição e o sistema imunológico da mãe pode se tornar sensibilizado e produzir anticorpos contra o antígeno Rh. No entanto, nem sempre isso ocorre porque a exposição pode ser mínima e porque mulheres Rh negativo apresentam uma sensibilidade variável ao fator Rh. Quando a mulher produz anticorpos contra o fator Rh, esses anticorpos podem atravessar a placenta nas gestações seguintes e causar a hemólise dos eritrócitos Rh positivo do feto. Por essa razão, a criança pode nascer anêmica, com *eritroblastose fetal*, ou *doença hemolítica do neonato*.

A eritroblastose fetal pode ser prevenida injetando-se na mãe Rh negativo uma preparação de anticorpos contra o fator Rh (um nome comercial dessa preparação é RhoGAM – GAM sendo uma abreviação de gama-globulina, a classe de proteínas plasmáticas a que pertencem os anticorpos) dentro das 72 horas que sucedem o nascimento de uma criança Rh positivo. Esse é um tipo de imunização passiva na qual os anticorpos injetados inativam os antígenos Rh e, por conseguinte, impedem que a mãe se torne imunizada ativamente contra eles. Atualmente, alguns médicos prescrevem o RhoGAM durante a gravidez Rh positivo de qualquer mulher Rh negativo.

Coagulação Sanguínea

Quando um vaso sanguíneo é lesado, alguns mecanismos fisiológicos que promovem a **hemostasia**, ou interrupção do sangramento (*hemo* = sangue; *stasis* = interrupção), são ativados. A ruptura do revestimento endotelial de um vaso expõe o colágeno do tecido conjuntivo subendotelial ao sangue. Isso inicia três mecanismos hemostáticos independentes, mas sobrepostos: (1) vasoconstrição, (2) formação de um tampão de plaquetas, e (3) produção de uma malha de fibrina que penetra e circunda o tampão de plaquetas.

Funções das Plaquetas

Na ausência de lesão vascular, as plaquetas se repelem entre si e são repelidas do revestimento endotelial dos vasos. Acredita-se que a repulsão das plaquetas de um endotélio intacto esteja relacionada à *prostaciclina*, um tipo de prostaglandina (ver o Capítulo 11) produzida no endotélio. Mecanismos que previnem a adesão das plaquetas aos vasos sanguíneos e entre si são evidentemente necessários para prevenir a coagulação sanguínea inadequada.

A lesão do endotélio dos vasos expõe o tecido subendotelial ao sangue. As plaquetas são capazes de aderir ao colágeno exposto que é revestido por uma proteína (*fator de von Willebrand*) secretada pelas células endoteliais. As plaquetas possuem grânulos secretores; quando as plaquetas aderem ao colágeno, elas *degranulam* porque os grânulos secretores liberam seus produtos. Esses produtos incluem a *adenosina difosfato* (*ADP*), a *serotonina* e uma prostaglandina denominada *tromboxano A_2*. Esse evento é conhecido como **reação de liberação plaquetária**.

A serotonina e o tromboxano A_2 estimulam a vasoconstrição, que ajuda a reduzir o fluxo sanguíneo ao vaso lesado. Os fosfolipídios que são expostos na membrana da plaqueta participam da ativação dos fatores da coagulação.

A liberação de ADP e de tromboxano A_2 das plaquetas que estão aderidas ao colágeno exposto torna as outras plaquetas da vizinhança "adesivas", de modo que elas se ligam àquelas já aderidas ao colágeno. Por sua vez, a segunda camada de plaquetas sofre uma reação de liberação plaquetária, e a ADP e o tromboxano A_2 que são secretados fazem com que mais plaquetas se agreguem ao local da lesão. Isso produz um **tampão de plaquetas** no vaso lesado, o qual é fortalecido pela ativação dos fatores da coagulação plasmáticos.

Para que ocorra uma reação de liberação, é necessária a produção de prostaglandinas pelas plaquetas. A **aspirina** inibe a enzima ciclogenase que catalisa a conversão do ácido araquidônico (um ácido graxo cíclico) em prostaglandinas (Capítulo 11), inibindo a reação de liberação e a conseqüente formação de um tampão de plaquetas. Como as plaquetas não possuem núcleos e não são células completas, elas não podem regenerar novas enzimas. Por essa razão, as enzimas permanecem inibidas durante o resto da vida das plaquetas. A ingestão de quantidades excessivas de aspirina pode prolongar significativamente o tempo de sangramento durante vários dias, razão pela qual os doadores de sangue e as mulheres no último trimestre de gestação são aconselhados a evitar a aspirina. No entanto, a inibição discreta da agregação plaquetária por baixas doses de aspirina pode reduzir o risco de cardiopatia aterosclerótica e esse esquema é recomendado com freqüência para os pacientes diagnosticados com essa condição.

Fatores da Coagulação: Formação da Fibrina

O tampão de plaquetas é fortalecido por uma malha de fibras protéicas insolúveis denominada **fibrina** (Figura 13.7). Portanto, os coágulos sanguíneos contêm plaquetas e fibrina e, usualmente, eles contêm eritrócitos aprisionados que lhes conferem a cor vermelha (os coágulos formados nas artérias, onde o fluxo sanguíneo é mais rápido, em geral não contêm eritrócitos e possuem uma cor cinza). Finalmente, a contração da massa de plaquetas no processo de *retração do coágulo* forma um tampão mais compacto e efetivo. O líquido liberado do coágulo à medida que este se retrai denomina-se *soro*, que é o plasma sem fibrinogênio, o precursor solúvel da fibrina. (Obtém-se o soro em laboratórios, permitindo que o sangue coagule num tubo de ensaio e, a seguir, centrifugando o tubo de modo que o coágulo e as células sanguíneas se acumulem no fundo do tubo.)

A conversão do fibrinogênio em fibrina pode ocorrer por duas vias. O sangue deixado no tubo coagula sem a adição de substâncias químicas externas e, por essa razão, a via que produz esse coágulo chama-se **via intrínseca**. A via intrínseca também produz coágulos nos vasos sanguíneos lesados quando o colágeno é exposto ao plasma. No entanto, os tecidos lesados liberam uma substância química que inicia um "atalho" para a formação da fibrina. Como essa substância química não faz parte do sangue, a via mais curta denomina-se **via extrínseca**.

A via intrínseca é iniciada pela exposição do plasma a uma superfície carregada negativamente (como aquela fornecida pelo colágeno no local de uma ferida ou pelo vidro de um tubo de ensaio). Isso ativa uma proteína plasmática denominada fator XII (Tabela 13.4), que é uma proteína que digere enzimas (uma protease). O fator XII ativo, por sua vez, ativa um outro fator da coagulação, o qual ainda ativa um outro. Os fatores da coagulação são numerados de acordo com a sua descoberta, não refletindo a seqüência real das reações.

As etapas seguintes da seqüência exigem a presença do Ca^{2+} e de fosfolipídios, sendo estes últimos providos pelas plaquetas. Essas etapas acarretam a conversão de uma enzima inativa, denominada **protrombina**, numa enzima ativa, a **trombina**. A trombina converte a proteína **fibrinogênio** solúvel em monômeros de **fibrina**. Esses monômeros são unidos para produzir polímeros de fibrina insolúveis que formam uma malha de suporte para o tampão de plaquetas. A seqüência da via intrínseca da coagulação é mostrada no lado direito da Figura 13.8.

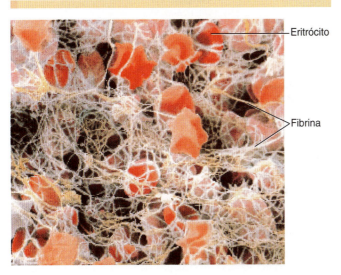

Figura 13.7 Fotomicrografia eletrônica de varredura mostrando filamentos de fibrina. Observe os eritrócitos aprisionados no interior do coágulo.

> Algumas doenças hereditárias envolvem o sistema da coagulação. Exemplos de distúrbios da coagulação hereditários incluem dois defeitos genéticos distintos do fator VIII. Um defeito numa subunidade do fator VIII impede que este participe da via intrínseca da coagulação. Essa doença genética, denominada **hemofilia A**, é um traço recessivo ligado ao X que é prevalente nas famílias reais européias. Um defeito de uma outra subunidade do fator VIII acarreta a **doença de von Willebrand**. Nessa doença, plaquetas que circulam rapidamente são incapazes de aderir ao colágeno e o tampão de plaquetas não pode ser formado. Alguns defeitos adquiridos e herdados do sistema da coagulação são resumidos na Tabela 13.5.

Tabela 13.4 Fatores Plasmáticos da Coagulação

Fator	Nome	Função	Via
I	Fibrinogênio	Convertido em fibrina	Comum
II	Protrombina	Enzima	Comum
III	Tromboplastina tecidual	Co-fator	Extrínseca
IV	Íons cálcio (Ca^{2+})	Co-fator	Intrínseca, extrínseca e comum
V	Pró-acelerina	Co-fator	Comum
VII*	Pró-convertina	Enzima	Extrínseca
VIII	Fator anti-hemofílico	Co-fator	Intrínseca
IX	Componente tromboplastínico do sangue; fator de Christmas	Enzima	Intrínseca
X	Fator de Stuart-Prower	Enzima	Comum
XI	Antecedente tromboplastínico plasmático	Enzima	Intrínseca
XII	Fator de Hageman	Enzima	Intrínseca
XIII	Fator estabilizador da fibrina	Enzima	Comum

*O fator VI não é mais citado. Atualmente, acredita-se que seja a mesma substância do fator V ativado.

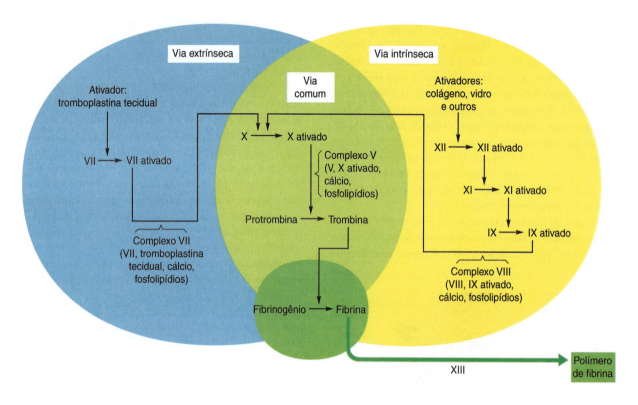

■ **Figura 13.8** Vias intrínseca e extrínseca da coagulação. Ambas as vias levam à formação de filamentos insolúveis de polímeros de fibrina.

Tabela 13.5 Alguns Distúrbios da Coagulação Adquiridos e Herdados e uma Listagem de Drogas Anticoagulantes

Categoria	Causa do Distúrbio	Comentários
Distúrbios da coagulação adquiridos	Deficiência de vitamina K	Formação inadequada de protrombina e de outros fatores da coagulação no fígado.
Distúrbios da coagulação herdados	Hemofilia A (fator VIII$_{AHF}$ defeituoso)	Traço recessivo transportado no cromossomo X; acarreta o retardo na formação de fibrina.
	Doença de von Willebrand (fator VIII$_{VWF}$ defeituoso)	Traço dominante transportado no cromossomo autossômico; comprometimento da capacidade de adesão das plaquetas ao colágeno no tecido conjuntivo subendotelial.
	Hemofilia B (deficiência de fator IX); também denominada doença de Christmas	Traço recessivo transportado no cromossomo X; acarreta o retardo na formação da fibrina.
Anticoagulantes		
Aspirina	Inibe a produção de prostaglandinas, acarretando uma reação de liberação plaquetária defeituosa.	
Cumarina	Inibe a ativação da vitamina K.	
Heparina	Inibe a atividade da trombina.	
Citrato	Combina-se com o Ca^{2+} e, conseqüentemente, inibe a atividade de muitos fatores da coagulação.	

A formação de fibrina pode ocorrer mais rapidamente em decorrência da liberação da **tromboplastina tecidual** das células teciduais lesadas. Essa via extrínseca é mostrada no lado esquerdo da Figura 13.8. Observe que as vias intrínseca e extrínseca da coagulação acabam se unindo para formar uma via comum final que acarreta a formação de polímeros insolúveis de fibrina.

Dissolução de Coágulos

Quando a parede do vaso sanguíneo lesado é reparada, o fator XII ativado promove a conversão de uma molécula plasmática inativa numa forma ativa denominada *calicreína*. Por sua vez, a calicreína catalisa a conversão do *plasminogênio* inativo na molécula ativa **plasmina**. A plasmina é uma enzima que digere a fibrina em "produtos da decomposição da fibrina", promovendo a dissolução do coágulo.

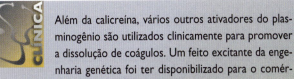

Além da calicreína, vários outros ativadores do plasminogênio são utilizados clinicamente para promover a dissolução de coágulos. Um feito excitante da engenharia genética foi ter disponibilizado para o comércio um composto endógeno, o **ativador do plasminogênio tecidual (TPA)**, que é o produto da introdução de genes humanos em bactérias. A **estreptoquinase**, um produto bacteriano natural, é um ativador do plasminogênio potente e mais amplamente utilizado. A estreptoquinase e o TPA podem ser injetados na circulação geral ou injetados especificamente num vaso coronariano que foi ocluído por um trombo (coágulo sanguíneo).

Anticoagulantes

A coagulação do sangue em tubos de ensaio pode ser evitada através da adição de *citrato de sódio* ou de *ácido etilenodiaminotetracético* (*EDTA*). Ambos provocam a quelação (ligação) do cálcio. Por esse meio, a concentração de Ca^{2+} no sangue que pode participar da seqüência da coagulação diminui e a coagulação é inibida. Uma mucoproteína denominada *heparina* também pode ser adicionada ao tubo para impedir a coagulação. A heparina ativa a *antitrombina III*, uma proteína plasmática que se combina com a trombina e a inativa. A heparina também é administrada pela via intravenosa durante determinados procedimentos médicos para evitar a coagulação. As drogas *cumarínicas*, cujo mecanismo de ação difere do da heparina, também são utilizadas como anticoagulantes. Essas drogas (dicumarol e warfarin) impedem a coagulação do sangue inibindo a ativação celular da vitamina K e, conseqüentemente, provocando uma deficiência de vitamina K no nível celular.

A **vitamina K** é necessária para a conversão do glutamato, um aminoácido encontrado em muitas das proteínas fatores da coagulação, num derivado denominado *gama-carboxiglutamato*. Esse derivado é mais eficaz que o glutamato na ligação com o Ca^{2+} e essa ligação é necessária para a função adequada dos fatores da coagulação II, VII, IX e X. Por causa da ação indireta da vitamina K sobre a coagulação sanguínea, os cumarínicos devem ser administrados ao paciente vários dias antes de se tornarem eficazes como anticoagulantes.

Teste Seu Conhecimento Antes de Prosseguir

1. Diferencie os tipos de elementos figurados do sangue em termos de sua origem, aspecto e função.
2. Descreva como a velocidade da eritropoiese é regulada.
3. Explique o que significa "tipo A positivo" e descreva o que pode ocorrer numa transfusão quando o doador e o receptor não forem adequadamente compatíveis.
4. Explique o significado dos termos "extrínseco" e "intrínseco" quando aplicados às vias da coagulação. Quais são as diferenças entre essas duas vias? Quais etapas são comuns a ambas?

Equilíbrio Ácido-Básico do Sangue

O pH do plasma sanguíneo mantém-se dentro de uma faixa estreita de valores pelas funções dos pulmões e dos rins. Os pulmões regulam a concentração de dióxido de carbono no sangue e os rins regulam a concentração de bicarbonato.

O plasma sanguíneo arterial normalmente possui um pH entre 7,35 e 7,45, com uma média de 7,40. Utilizando a descrição do pH apresentada no Capítulo 2, esse dado significa que o sangue arterial possui uma concentração de H^+ de aproximadamente $10^{-7,4}$ molar. Alguns desses íons hidrogênio são derivados do ácido carbônico, que se forma no plasma sanguíneo a partir do dióxido de carbono que pode ionizar, como é indicado nas equações a seguir:

$$CO_2 + H_2O \rightleftarrows H_2CO_3$$

$$H_2CO_3 \rightleftarrows H^+ + HCO_3^-$$

O dióxido de carbono é produzido pelas células teciduais por meio da respiração celular aeróbia e é transportado pelo sangue até os pulmões, onde ele pode ser exalado. Como será descrito mais detalhadamente no Capítulo 16, o ácido carbônico pode ser reconvertido em dióxido de carbono, que é um gás. Como ele pode ser convertido num gás, considera-se o ácido carbônico um *ácido volátil*, e a sua concentração no sangue é controlada pelos pulmões por meio da ventilação (respiração) adequada. Todos os outros ácidos do sangue – incluindo o ácido lático, os ácidos graxos, os corpos cetônicos etc. – são *ácidos não-voláteis*.

Sob condições normais, o H^+ liberado pelos ácidos não-voláteis não afetam o pH sanguíneo porque esses íons hidrogênio são ligados a moléculas que atuam como *tampões*. O principal tampão do plasma é o *bicarbonato* (HCO_3^-) e ele tampona o H^+ da maneira descrita na seguinte equação:

$$HCO_3^- + H^+ \rightarrow H_2CO_3$$

Essa reação de tamponamento não pode continuar para sempre porque o HCO_3^- livre acaba desaparecendo. Se isso ocorrer, a concentração de H^+ aumenta e o pH do sangue diminui. No entanto, sob condições normais, o excesso de H^+ é eliminado na urina pelos rins. Através dessa ação e de sua capacidade de produzir bicarbonato, os rins são responsáveis pela manutenção de uma concentração normal de bicarbonato livre no plasma. O papel dos rins no equilíbrio ácido-básico é descrito no Capítulo 17.

Uma queda do pH sanguíneo abaixo de 7,35 denomina-se **acidose** porque o pH se encontra na faixa ácida. A acidose não significa acídico (pH inferior a 7). Um pH sanguíneo de 7,2, por exemplo, representa uma acidose grave. Similarmente, uma elevação do pH sanguíneo acima de 7,45 denomina-se **alcalose**. Ambas as condições são categorizadas em componentes respiratórios e metabólicos do equilíbrio ácido-básico (Tabela 13.6).

A **acidose respiratória** é causada pela ventilação inadequada (hipoventilação), que acarreta elevação da concentração plasmática de dióxido de carbono e, conseqüentemente, de ácido carbônico. Em contrapartida, a **alcalose respiratória** é causada pela ventilação ex-

Tabela 13.6 Termos Utilizados Para Descrever o Equilíbrio Ácido-Básico

Termo	Definição
Acidose respiratória	Aumento da retenção de CO_2 (devido à hipoventilação), que pode acarretar o acúmulo de ácido carbônico e, conseqüentemente, queda do pH sanguíneo abaixo do normal.
Acidose metabólica	Aumento da produção de ácidos "não-voláteis" (p. ex., ácido lático, ácidos graxos e corpos cetônicos) ou perda de bicarbonato sanguíneo (p. ex., pela diarréia), acarretando queda do pH sanguíneo abaixo do normal.
Alcalose respiratória	Elevação do pH sanguíneo em razão da perda de CO_2 e ácido carbônico (através da hiperventilação).
Alcalose metabólica	Elevação do pH sanguíneo produzida pela perda de ácidos não-voláteis (p. ex., vômito excessivo) ou pelo acúmulo excessivo de base bicarbonato.
Acidose ou alcalose compensada	A acidose ou a alcalose metabólica são parcialmente compensadas por alterações opostas na concentração sanguínea de ácido carbônico (através de alterações da ventilação). A acidose ou a alcalose respiratória são parcialmente compensadas pelo aumento da retenção ou da excreção de bicarbonato na urina.

Tabela 13.7 Classificação dos Componentes Respiratórios e Metabólicos da Acidose e da Alcalose

CO_2 plasmático	HCO_3^- plasmático	Condição	Causas
Normal	Baixo	Acidose metabólica	Aumento da produção de ácidos "não-voláteis" (ácido lático, corpos cetônicos e outros) ou perda de HCO_3^- na diarréia
Normal	Alto	Alcalose metabólica	Vômito de ácido gástrico; hipocalemia; administração excessiva de esteróide
Baixo	Baixo	Alcalose respiratória	Hiperventilação
Alto	Alto	Acidose respiratória	Hipoventilação

cessiva (hiperventilação). A **acidose metabólica** pode ser resultante da produção excessiva de ácidos não-voláteis. Por exemplo, ela pode ser decorrente da produção excessiva de corpos cetônicos no diabetes melito não controlado (ver o Capítulo 19). Ela também pode ser conseqüência da perda de bicarbonato, não havendo bicarbonato livre suficiente para tamponar os ácidos não-voláteis. (Isso ocorre na diarréia, por causa da perda do bicarbonato derivado do suco pancreático – ver o Capítulo 18.) Por outro lado, a **alcalose metabólica** pode ser causada tanto pelo excesso de bicarbonato (podendo ser conseqüência de uma infusão intravenosa) como por ácidos não-voláteis inadequados (podendo ser conseqüência do vômito excessivo). O vômito excessivo pode causar alcalose metabólica com a perda de ácido do suco gástrico, normalmente absorvido do intestino para o interior do sangue.

Como o *componente respiratório* do equilíbrio ácido-básico é representado pela concentração plasmática de dióxido de carbono e o *componente metabólico* é representado pela concentração de bicarbonato livre, o estudo do equilíbrio ácido-básico pode ser simplificado. Obtém-se um pH sanguíneo arterial normal quando existe uma relação adequada entre o bicarbonato e o dióxido de carbono. De fato, o pH pode ser calculado levando em conta esses valores, e obtém-se um pH normal quando a relação dessas concentrações é de 20:1. Isso é fornecido pela equação de **Henderson-Hasselbalch**:

$$pH = 6,1 + \log \frac{[HCO_3^-]}{0,03 P_{CO_2}}$$

onde P_{CO_2} = pressão parcial de CO_2, que é proporcional à sua concentração.

A acidose ou a alcalose respiratória ocorrem quando a concentração de dióxido de carbono é anormal. A acidose e a alcalose metabólica ocorrem quando a concentração de bicarbonato é anormal (Tabela 13.7). Comumente, no entanto, um distúrbio primário numa área (p. ex., acidose metabólica) é acompanhado por alterações secundárias numa outra área (p. ex., alcalose respiratória). É importante que a equipe hospitalar identifique e trate a área do distúrbio primário, mas essa análise está fora do objeto desta discussão.

Uma descrição mais completa dos componentes respiratórios e metabólicos do equilíbrio ácido-básico requer o estudo das funções pulmonar e renal, tópicos apresentados nos Capítulos 16 e 17.

Teste Seu Conhecimento Antes de Prosseguir

1. Cite a faixa normal do pH do plasma sanguíneo arterial e explique como ele é afetado pela concentração de dióxido de carbono no sangue. Explique como a concentração plasmática de dióxido de carbono é regulada.
2. Explique como o bicarbonato ajuda a manter o equilíbrio ácido-básico e descreva as condições que podem acarretar a acidose ou a alcalose metabólica.

Estrutura do Coração

O coração possui quatro câmaras: dois átrios, que recebem sangue venoso, e dois ventrículos, que ejetam sangue para as artérias. O ventrículo direito bombeia sangue para os pulmões, onde o sangue se oxigena. O ventrículo esquerdo bombeia o sangue oxigenado para todo o corpo. O fluxo de sangue adequado no interior do coração é auxiliado por dois pares de válvulas unidirecionais.

Com um tamanho aproximado de um punho, o **coração**, oco e coniforme, divide-se em quatro câmaras. Os **átrios** direito e esquerdo recebem sangue do sistema venoso. Os **ventrículos** direito e esquerdo bombeiam sangue para o sistema arterial. O átrio e o ventrículo direitos (algumas vezes chamados de *bomba direita*) são separados do átrio e do ventrículo esquerdos (a *bomba esquerda*) por uma parede muscular ou *septo*. Normalmente, esse septo impede a mistura do sangue dos dois lados do coração.

Indícios Para a Investigação Clínica

Lembre-se de que Jason apresenta um defeito septal ventricular (um orifício no septo que separa os ventrículos).
Como o sangue se encontra sob uma pressão mais elevada no ventrículo esquerdo que no direito durante a contração ventricular, qual poderia ser o efeito do defeito septal de Jason sobre o sangue em seu coração?

Entre os átrios e os ventrículos existe uma camada de tecido conjuntivo denso denominada **esqueleto fibroso** do coração. Feixes de células miocárdicas (descritas no Capítulo 12) dos átrios fixam-se à margem superior desse esqueleto fibroso e formam uma unidade funcional única ou *miocárdio*. Feixes de células miocárdicas dos ventrículos fixam-se à margem inferior e formam um miocárdio diferente. Como consequência, os miocárdios dos átrios e dos ventrículos são estrutural e funcionalmente separados entre si e é necessário um tecido de condução especial para transmitir os potenciais de ação dos átrios para os ventrículos. O tecido conjuntivo do esqueleto fibroso também forma anéis, denominados *anéis fibrosos*, em torno das quatro válvulas cardíacas, provendo uma base de suporte para as válvulas das valvas.

Circulações Pulmonar e Sistêmica

O sangue cujo conteúdo de oxigênio foi parcialmente depletado e cujo conteúdo de dióxido de carbono aumentou em consequência do metabolismo tecidual retorna ao átrio direito. A seguir, ele entra no ventrículo direito, que o bombeia ao *tronco pulmonar* e às *artérias pulmonares*. As artérias pulmonares ramificam-se para transportar sangue para os pulmões, onde ocorre a troca gasosa entre os capilares pulmonares e os alvéolos (sacos aéreos) pulmonares. O oxigênio difunde-se do ar para o sangue capilar, enquanto o dióxido de carbono difunde-se na direção oposta.

O sangue que retorna ao átrio esquerdo através das *veias pulmonares*, portanto, está enriquecido com oxigênio e parcialmente depletado de dióxido de carbono. O trajeto do sangue do coração (ventrículo direito), através dos pulmões e de volta ao coração (átrio esquerdo), completa um circuito: a **circulação pulmonar**.

O sangue rico em oxigênio do átrio esquerdo entra no ventrículo esquerdo e é bombeado para o interior de uma artéria elástica de grande calibre — a *aorta*. A aorta ascende uma curta distância, faz uma curva em U e, a seguir, desce através das cavidades torácica e abdominal. Ramos arteriais da aorta suprem sangue rico em oxigênio a todos os sistemas orgânicos e fazem parte da **circulação sistêmica**.

Como consequência da respiração celular, a concentração de oxigênio é menor e a de dióxido de carbono é maior nos tecidos do que no sangue capilar. Portanto, o sangue que drena para as veias sistêmicas apresenta depleção parcial de oxigênio e aumento da concentração de dióxido de carbono. Por fim, essas veias drenam em duas grandes veias – as *veias cavas superior* e *inferior* – que retornam o sangue pobre em oxigênio ao átrio direito. Isso completa a circulação sistêmica: do coração (ventrículo esquerdo), através dos sistemas orgânicos, e de volta ao coração (átrio direito). As circulações sistêmica e pulmonar são ilustradas na Figura 13.9, e suas características, resumidas na Tabela 13.8.

As numerosas pequenas artérias e arteríolas musculares da circulação sistêmica apresentam maior resistência ao fluxo sanguíneo que as da circulação pulmonar. Apesar das diferenças de resistência, a velocidade do fluxo sanguíneo através da circulação sistêmica deve combinar-se com a velocidade de fluxo da circulação pulmonar. Como a quantidade de trabalho realizado pelo ventrículo esquerdo é maior (cinco a sete vezes) do que a realizada pelo ventrículo direito, não é surpreendente que a parede do ventrículo esquerdo seja mais espessa (8-10 mm) que a do ventrículo direito (2-3 mm).

Valvas Atrioventriculares e Semilunares

Embora as células miocárdicas adjacentes sejam unidas mecânica e eletricamente por discos intercalares (Capítulo 12), os átrios e os ventrículos são separados em duas unidades funcionais por uma bainha de tecido conjuntivo – o esqueleto fibroso já mencionado. Localizadas nessa bainha de tecido encontram-se as **válvulas atrioventriculares (AV)**. A válvula AV localizada entre o átrio direito e o ventrículo direito possui três válvulas, e por essa razão ela é chamada *válvula tricúspide*. A válvula AV entre o átrio esquerdo e o ventrículo esquerdo possui duas válvulas, chamada *válvula bicúspide* ou, alternativamente, *válvula mitral* (Figura 13.10).

As válvulas AV permitem que o sangue flua dos átrios para os ventrículos, mas, normalmente, elas evitam o refluxo do sangue para os átrios. A abertura e o fechamento dessas válvulas ocorre em consequência da diferença de pressão entre os átrios e os ventrículos. Quando os ventrículos estão relaxados, o retorno do sangue venoso aos átrios faz com que a pressão nos mesmos exceda a pressão nos ventrículos. Consequentemente, as válvulas AV se abrem, permitindo que o sangue entre nos ventrículos. Quando os ventrículos se contraem, a pressão intraventricular aumenta, ultrapassando a pressão intra-atrial, e empurra as válvulas AV fechadas.

Contudo, existe o risco da pressão elevada produzida pela contração dos ventrículos empurrar excessivamente as válvulas da válvula e provocar a sua eversão. Em geral, isso é evitado pela contração dos *músculos papilares* dos ventrículos, que estão conectados às válvulas das válvulas AV por cordões tendinosos resistentes denominados *cordas tendíneas* (Figura 13.10). A contração dos músculos papilares e a contração das paredes musculares dos ventrículos ocorrem ao mesmo tempo e servem para manter as válvulas das válvulas hermeticamente fechadas.

Localizadas na origem do tronco pulmonar e da aorta, encontram-se **válvulas semilunares** (Figura 13.11) unidirecionais. Essas válvulas abrem-se durante a contração ventricular, permitindo que o sangue entre nas circulações pulmonar e sistêmica. Durante o relaxamento ventricular, quando a pressão nas artérias é maior que a pressão nos ventrículos, as válvulas semilunares fecham-se abruptamente, impedindo dessa forma o refluxo de sangue para o interior dos ventrículos.

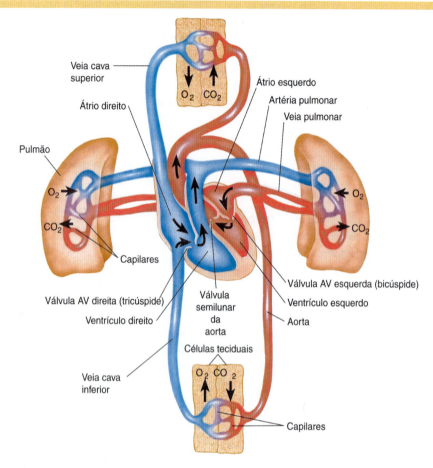

■ **Figura 13.9** Diagrama do sistema circulatório. A circulação sistêmica inclui a aorta e as veias cavas; a circulação pulmonar inclui as artérias pulmonares e as veias pulmonares.

Tabela 13.8 Sumário das Circulações Pulmonar e Sistêmica

	Origem	Artérias	Conteúdo de O_2 das Artérias	Veias	Conteúdo de O_2 das Veias	Término
Circulação Pulmonar	Ventrículo direito	Artérias pulmonares	Baixo	Veias pulmonares	Alto	Átrio esquerdo
Circulação Sistêmica	Ventrículo esquerdo	Aorta e seus ramos	Alto	Veias cavas superior e inferior e seus ramos*	Baixo	Átrio direito

*O sangue da circulação coronariana não entra nas veias cavas, mas, em vez disso, retorna diretamente ao átrio direito através do seio coronário.

Teste Seu Conhecimento Antes de Prosseguir

1. Utilizando um fluxograma (setas), descreva o trajeto da circulação pulmonar. Indique as quantidades relativas de oxigênio e de dióxido de carbono nos vasos envolvidos.
2. Utilize um fluxograma para descrever a circulação sistêmica e indique as quantidades relativas de oxigênio e de dióxido de carbono nos vasos sanguíneos.
3. Liste as válvulas AV e as válvulas do tronco pulmonar e da aorta. Como essas válvulas asseguram o fluxo sanguíneo unidirecional?
4. Descreva a estrutura do esqueleto fibroso do coração. Qual é a importância dessa estrutura?

Ciclo Cardíaco e Bulhas Cardíacas

Os dois átrios enchem-se de sangue e, a seguir, contraem-se simultaneamente. A essa ocorrência, segue-se a contração simultânea de ambos os ventrículos, que enviam sangue através das circulações pulmonar e sistêmica. A contração dos ventrículos fecha as válvulas AV e abre as válvulas semilunares. O relaxamento dos ventrículos faz com que as válvulas semilunares se fechem. O fechamento inicial das válvulas AV e o fechamento posterior das válvulas semilunares produzem o som "tum-tac" ouvido com o auxílio de um estetoscópio.

Coração e Circulação

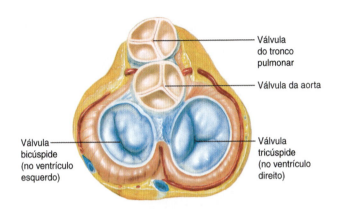

(a)

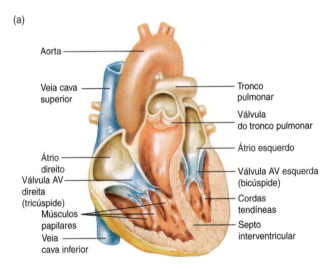

(b)

Figura 13.10 **Válvulas cardíacas.** (*a*) Vista superior das válvulas cardíacas. (*b*) Corte sagital do coração mostrando as válvulas AV e a válvula do tronco pulmonar (a válvula da aorta não é visível nesta ilustração).

O **ciclo cardíaco** se refere ao padrão repetitivo de contração e relaxamento do coração. A fase de contração denomina-se **sístole** e a de relaxamento, **diástole**. Quando esses termos são utilizados sem referência a câmaras específicas, eles se referem à contração e ao relaxamento dos ventrículos. Contudo, deve-se observar que os átrios também se contraem e relaxam. Existe uma sístole e uma diástole atrial. A contração atrial ocorre próximo do final da diástole, quando os ventrículos estão relaxados. Quando os ventrículos se contraem durante a sístole, os átrios estão relaxados.

Portanto, o coração possui uma ação de bombeamento de duas etapas. As contrações dos átrios direito e esquerdo ocorrem quase simultaneamente e são seguidas pelas contrações dos ventrículos direito e esquerdo 0,1 a 0,2 segundos mais tarde. Durante o tempo em que tanto os átrios como os ventrículos estão relaxados,

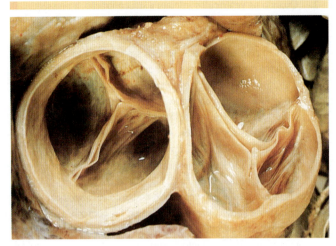

Figura 13.11 Fotografia das válvulas da aorta e do tronco pulmonar. As válvulas da valva são mostradas na posição fechada.

o retorno do sangue venoso enche os átrios. O aumento da pressão resultante faz com que as válvulas AV se abram e que o sangue flua dos átrios para os ventrículos. Estima-se que os ventrículos estejam aproximadamente 80% cheios de sangue mesmo antes dos átrios se contraírem. A contração dos átrios adiciona os 20% finais ao *volume diastólico final* – o volume total de sangue nos ventrículos no final da diástole.

As contrações dos ventrículos na sístole ejetam aproximadamente dois terços do sangue neles contido – uma quantidade denominada *volume sistólico* –, deixando um terço da quantidade inicial nos ventrículos como o *volume sistólico final*. A seguir, os ventrículos se enchem de sangue durante o ciclo seguinte. Numa *freqüência cardíaca* média de 75 batimentos por minuto, cada ciclo dura 0,8 segundo; 0,5 segundo é despendido na diástole e 0,3 segundo, na sístole (Figura 13.12).

Curiosamente, o sangue suprido pela contração dos átrios não parece ser essencial para a vida. A taxa de mortalidade entre pessoas idosas com **fibrilação atrial** (condição na qual os átrios não conseguem se contrair) não parece ser mais elevada do que aquela que ocorre entre pessoas que possuem átrios funcionando em condições normais. Contudo, as pessoas com fibrilação atrial fadigam-se com mais facilidade durante o exercício porque o menor enchimento dos ventrículos compromete a capacidade do coração de aumentar suficientemente o seu débito durante o exercício. (O débito cardíaco e o fluxo sanguíneo durante o repouso e o exercício são analisados no Capítulo 14.)

Alterações da Pressão Durante o Ciclo Cardíaco

Quando o coração se encontra em diástole, a pressão nas artérias sistêmicas é em média de aproximadamente 80 mmHg (milímetros de mercúrio). Ocorrem, então, os seguintes eventos no ciclo cardíaco:

1. Quando os ventrículos iniciam a sua contração, a pressão intraventricular aumenta, fazendo com que as válvulas AV se fechem abruptamente. Nesse momento, os ventrículos não se enchem com sangue (porque a pressão intraventricular não aumenta o suficiente para abrir as válvulas semilunares). Esta é a fase de *contração isovolumétrica*.
2. Quando a pressão no ventrículo esquerdo torna-se maior que a pressão na aorta, a fase de *ejeção* começa com a abertura das válvulas semilunares. A pressão no ventrículo esquerdo e na aorta aumenta para aproximadamente 120 mmHg (Figura 13.13) quando a ejeção começa e o volume ventricular diminui.
3. Quando a pressão no ventrículo esquerdo cai abaixo da pressão na aorta, a pressão retrógrada faz com que as válvulas semilunares se fechem abruptamente. A pressão na aorta cai para 80 mmHg, enquanto a pressão no ventrículo esquerdo cai para 0 mmHg.
4. Durante o *relaxamento isovolumétrico*, as válvulas AV e as válvulas semilunares estão fechadas. Esta fase dura até a pressão nos ventrículos cair abaixo da pressão nos átrios.
5. Quando a pressão nos ventrículos cai abaixo da pressão nos átrios, as válvulas AV abrem-se e ocorre uma *fase de enchimento rápido* dos ventrículos.
6. A *contração atrial* (*sístole atrial*) esvazia a quantidade final de sangue para o interior dos ventrículos imediatamente antes da fase seguinte de contração isovolumétrica dos ventrículos.

Eventos similares ocorrem no ventrículo direito e na circulação pulmonar, mas as pressões são menores. A pressão máxima produzida na sístole do ventrículo direito é de 25 mmHg, e cai abaixo de 8 mmHg na diástole.

Bulhas Cardíacas

O fechamento das válvulas AV e das válvulas semilunares produz sons que podem ser ouvidos com o auxílio de um estetoscópio colocado sobre o tórax. Esses sons são freqüentemente verbalizados como "tum-tac". O "tum" (ou **primeira bulha**) é produzido pelo fechamento das válvulas AV durante a contração isovolumétrica dos ventrículos. O "tac" (ou **segunda bulha**) é produzido pelo fechamento das válvulas semilunares quando a pressão nos ventrículos cai abaixo da pressão nas artérias. Portanto, ouve-se a primeira bulha quando os ventrículos se contraem na sístole, e a segunda bulha quando os ventrículos relaxam no início da diástole.

> A primeira bulha pode ser ouvida para separar os componentes tricúspide e mitral, sobretudo durante a inspiração. O fechamento da tricúspide é mais bem ouvido no quinto espaço intercostal (entre as costelas), logo à direita do esterno. O fechamento da válvula mitral é mais bem ouvido no quinto espaço intercostal esquerdo, no ápice do coração (Figura 13.14). A segunda bulha também pode ser dividida sob determinadas condições. Os fechamentos das válvulas semilunares do tronco pulmonar e da aorta são mais bem ouvidos nos segundos espaços intercostais esquerdo e direito, respectivamente.

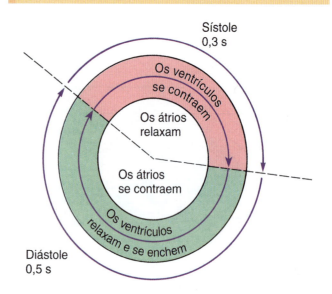

■ **Figura 13.12** Ciclo cardíaco da sístole e da diástole ventriculares. A contração dos átrios ocorre no 0,1 segundo final da diástole ventricular. O relaxamento dos átrios ocorre durante a sístole ventricular. As durações da sístole e da diástole apresentadas estão relacionadas a uma freqüência cardíaca de 75 batimentos por minuto.

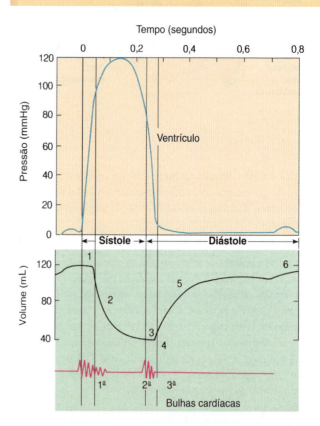

■ **Figura 13.13** Relação entre as bulhas cardíacas e a pressão e o volume intraventriculares. Os números se referem aos eventos descritos no texto.

Coração e Circulação 383

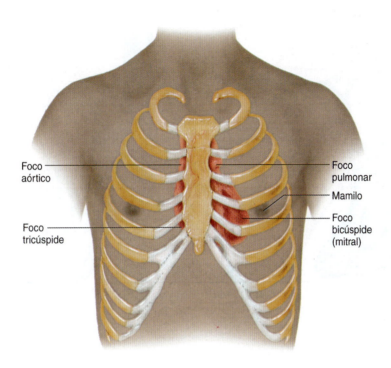

■ **Figura 13.14** Posições usuais do estetoscópio para a ausculta das bulhas cardíacas. A primeira bulha cardíaca é causada pelo fechamento das válvulas AV e a segunda é causada pelo fechamento das válvulas semilunares.

Sopros Cardíacos

Os **sopros** são sons cardíacos anormais produzidos por padrões anormais do fluxo sanguíneo no coração. válvulas cardíacas defeituosas causam muitos sopros. Elas podem ser congênitas ou podem ocorrer em decorrência da *endocardite reumática*, associada à moléstia reumática. Nessa doença, as válvulas são lesadas por anticorpos produzidos em resposta a uma infecção causada por estreptococos (as mesmas bactérias que produzem a faringe estreptocócica). Muitas pessoas apresentam pequenos defeitos que produzem sopros detectáveis mas que não comprometem seriamente a capacidade de bombeamento do coração. Contudo, defeitos maiores podem ter conseqüências graves e que provavelmente exigirão correção cirúrgica.

Na *estenose mitral*, por exemplo, a valva AV esquerda (mitral) torna-se espessa e calcificada. Isto pode prejudicar o fluxo de sangue do átrio esquerdo para o ventrículo esquerdo. Um acúmulo de sangue no átrio esquerdo pode causar um aumento na pressão do átrio esquerdo e nas veias pulmonares, resultando em hipertensão pulmonar. Para compensar o aumento da pressão pulmonar, a parede do ventrículo direito fica mais espessa e forte.

Considera-se que válvulas são *insuficientes* quando não se fecham adequadamente e sopros podem ser produzidos quando o sangue regurgita através das válvulas da válvula. Uma causa importante de insuficiência das válvulas AV é a lesão dos músculos papilares (ver a Figura 13.10). Quando isso ocorre, a tensão das cordas tendíneas pode não ser suficiente para impedir a eversão da válvula, uma vez que a pressão no ventrículo aumenta durante a sístole.

Indícios Para a Investigação Clínica

Lembre-se de que Jason possui estenose mitral.
O que isso significa?
Quais são os efeitos que a estenose mitral pode produzir?
A estenose mitral e/ou o defeito do septo interventricular podem ser responsáveis pela fadiga crônica de Jason?

Sopros também podem ser produzidos pelo fluxo sanguíneo através de *defeitos septais* – orifícios no septo localizados entre os lados direito e esquerdo do coração. Usualmente, eles são congênitos e podem ocorrer tanto no septo interatrial como no septo interventricular (Figura 13.15). Quando um defeito septal não é acompanhado por outras anormalidades, o sangue passa através do defeito do lado esquerdo para o direito, em virtude da pressão maior no lado esquerdo. O conseqüente aumento de sangue e da pressão no lado direito do coração pode acarretar a hipertensão pulmonar e o edema pulmonar (acúmulo de líquido nos pulmões).

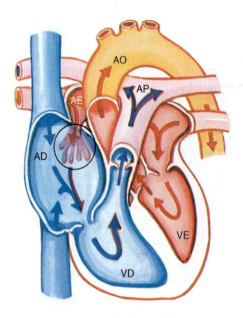

Defeito septal nos átrios

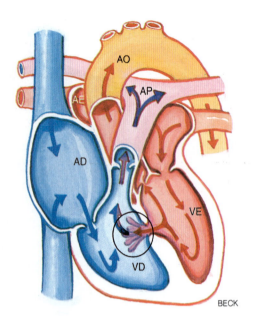

Defeito septal nos ventrículos

■ **Figura 13.15** Padrões anormais de fluxo sanguíneo decorrentes de defeitos septais. O *shunt* (desvio) esquerda-direita é mostrado (*áreas indicadas por um círculo*) porque a bomba esquerda se encontra sob uma pressão maior do que a bomba direita. Contudo, sob determinadas condições, a pressão no átrio direito pode exceder a pressão no átrio esquerdo, provocando um *shunt* direita-esquerda e desviando o sangue através de um defeito septal dos átrios (forame oval patente). (AD = átrio direito; AE = átrio esquerdo; VD = ventrículo direito; VE = ventrículo esquerdo; AO = aorta; AP = artérias pulmonares.)

Os pulmões de um feto estão colapsados e o sangue é desviado da circulação pulmonar através de uma abertura no septo interatrial denominada **forame oval** (Figura 13.15) e de uma conexão entre o tronco pulmonar e a aorta denominada **ducto arterial** (Figura 13.16). Esses *shunts* (desvios) normalmente se fecham após o nascimento, mas quando eles permanecem abertos (são *patentes*), podem ocorrer sopros. Como o sangue comumente vai da esquerda para a direita através desses *shunts*, o ventrículo esquerdo continua a bombear sangue rico em oxigênio. Contudo, quando existem outros defeitos que aumentam a pressão na bomba direita (como na *tetralogia de Fallot*), quantidade importante de sangue com depleção de oxigênio do lado direito do coração pode entrar no lado esquerdo. A mistura de sangue pobre em oxigênio do lado direito com o sangue rico em oxigênio do lado esquerdo do coração reduz a concentração de oxigênio no sangue ejetado para o interior da circulação sistêmica. Como o sangue pobre em oxigênio confere uma cor azulada à pele, a criança pode nascer *cianótica* (azul).

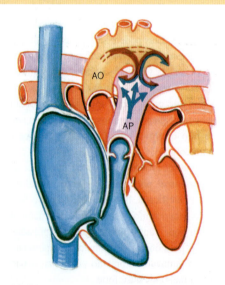

■ **Figura 13.16** Fluxo sanguíneo através de um ducto arterial patente (aberto). O canal arterial é normalmente aberto no feto, mas ele se fecha após o nascimento, tornando-se o ligamento arterial. (AO = aorta; AP = artérias pulmonares.)

Teste Seu Conhecimento Antes de Prosseguir

1. Utilizando um desenho ou um fluxograma, descreva a seqüência de eventos que ocorre durante o ciclo cardíaco. Indique quando ocorrem os enchimentos atrial e ventricular e quando ocorrem as contrações atrial e ventricular.
2. Descreva como a pressão no ventrículo esquerdo e nas artérias sistêmicas varia durante o ciclo cardíaco.
3. Desenhe uma figura para ilustrar as variações de pressão descritas na questão nº 2 e indique na figura quando as válvulas AV e as válvulas semilunares se fecham. Analise a origem das bulhas cardíacas.
4. Explique por que o sangue usualmente flui da esquerda para a direita através de um defeito septal. Sob quais condições um defeito septal pode produzir cianose?

Atividade Elétrica do Coração e o Eletrocardiograma

A região marca-passo do coração (nó SA) apresenta uma despolarização espontânea que produz potenciais de ação, resultando no batimento automático do coração. Células miocárdicas atriais conduzem impulsos elétricos que são transmitidos aos ventrículos por um tecido de condução especializado. As ondas eletrocardiográficas correspondem aos seguintes eventos elétricos do coração: onda P (despolarização atrial); onda QRS (despolarização ventricular); e onda T (repolarização ventricular).

Como foi descrito no Capítulo 12, as células miocárdicas são pequenas, ramificadas e interconectadas por *zônulas de oclusão* (*gap junctions*). As zônulas de oclusão atuam como sinapses elétricas e foram descritas no Capítulo 7 (ver a Figura 7.19) e no Capítulo 12 (ver a Figura 12.29). Essa massa de células interconectadas por zônulas de oclusão denomina-se *miocárdio*. O miocárdio é uma unidade de funcional única, ou *sincício funcional*, uma vez que os potenciais de ação originados em qualquer célula da massa podem ser transmitidos a todas as outras células. Os miocárdios (atrial e ventricular) são separados pelo esqueleto fibroso do coração, como já descrito. Uma vez que os impulsos normalmente se originam nos átrios, o miocárdio atrial é excitado antes que o ventricular.

Atividade Elétrica do Coração

Quando o coração de um sapo é removido e todas as suas inervações neurais são seccionadas, ele ainda continua a bater enquanto as células miocárdicas permanecerem vivas. A natureza automática do batimento cardíaco denomina-se *automaticidade*. Como conseqüência de experimentos com células miocárdicas isoladas e da experiência clínica com pacientes que apresentam distúrbios cardíacos específicos, muitas regiões do coração revelaram ser capazes de produzir potenciais de ação e atuar como marca-passos. No entanto, num coração normal, somente uma região apresenta atividade elétrica espontânea e, em razão disso, atua como um marca-passo. Essa região marca-passo denomina-se **nó sinoatrial** (ou **nó SA**). O nó SA está localizado no átrio direito, próximo da abertura da veia cava superior.

As células do nó SA não mantêm um potencial de membrana de repouso da maneira que os neurônios ou as células musculares em repouso. Em vez disso, durante o período de diástole, o nó SA apresenta uma despolarização espontânea lenta denominada **potencial de marca-passo**. O potencial de membrana inicia-se em torno de –60 mV e, gradualmente, despolariza-se a –40 mV – o limiar para a produção de um potencial de ação nessas células. A difusão de Ca^{2+} através de aberturas na membrana denominadas *canais de cálcio lentos* produz essa despolarização espontânea. No nível do limiar de despolarização, outros canais, denominados *canais de cálcio rápidos*, se abrem e o Ca^{2+} difunde-se rapidamente para o interior das células. A abertura de canais de Na^{2+} controlados pela voltagem e a conseqüente difusão de Na^+ para o interior das células também podem contribuir para a fase de disparo do potencial de ação nas células marca-passo (Figura 13.17). A repolarização é produzida pela abertura de canais de K^+ e pela difusão do K^+ para o exterior, como ocorre em outros tecidos excitáveis previamente analisados. Após a repolarização a –60 mV ser obtida, começa um novo potencial de marca-passo, culminando novamente com um potencial de ação no final da diástole.

Algumas outras regiões do coração, incluindo a área em torno do nó SA e do fascículo atrioventricular, podem produzir potenciais de marca-passo. Entretanto, a velocidade da despolarização espontânea dessas células é mais lenta que a do nó SA. Portanto, as células que produzem potenciais de marca-passo são estimuladas por potenciais de ação do nó SA antes delas poderem estimular a si próprias por meio de seus próprios potenciais de marca-passo. Quando poten-

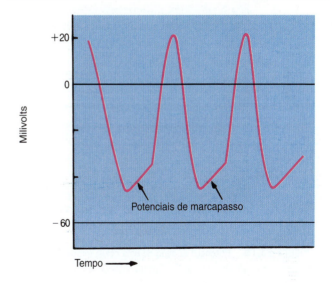

Figura 13.17 Potenciais de marca-passo e potenciais de ação do nó SA. Os potenciais de marca-passo são despolarizações espontâneas. Quando eles atingem o limiar, desencadeiam potenciais de ação.

ciais de ação do nó SA são impedidos de atingir essas áreas (por meio do bloqueio de condução), eles geram potenciais de marca-passo em sua própria freqüência e servem como locais de origem de potenciais de ação. Outro marca-passo diferente do nó SA denomina-se *marca-passo ectópico* ou, alternativamente, *foco ectópico*. Desta análise, está claro que o ritmo estabelecido por um marca-passo ectópico é em geral mais lento que o normalmente estabelecido pelo nó SA.

Quando uma outra célula miocárdica é estimulada por potenciais de ação originados no nó SA, ela produz seus próprios potenciais de ação. A maioria das células miocárdicas possui potenciais de membrana de repouso de aproximadamente –90 mV. Quando estimuladas por potenciais de ação da região marca-passo, essas células são despolarizadas até o ponto limiar em que os canais de Na+ controlados pela voltagem se abrem. A fase de disparo do potencial de ação de células não-marca-passo deve-se à difusão de Na+ para o interior. Após a reversão rápida da polaridade da membrana, o potencial de membrana diminui rapidamente para cerca de –15 mV. No entanto, de modo diferente do potencial de ação de outras células, esse nível de despolarização se mantém por 200 a 300 ms antes da repolarização (Figura 13.18). Essa *fase de platô* decorre da difusão lenta de Ca^{2+} para o interior, que equilibra a difusão lenta de cátions para fora. A repolarização rápida no final da fase de platô é obtida, como em outras células, pela abertura de canais de K+ e pela conseqüente difusão rápida de K+ para o exterior.

Tecidos Estimulantes do Coração

Os potenciais de ação originários do nó SA disseminam-se para as células miocárdicas adjacentes dos átrios direito e esquerdo através de *zônulas de oclusão* (*gap junctions*) entre essas células. Entretanto, como o miocárdio dos átrios é separado do miocárdio dos ventrículos pelo esqueleto fibroso do coração, o impulso não pode ser conduzido diretamente dos átrios aos ventrículos. Portanto, um tecido estimulante especializado, composto por células miocárdicas especializadas, é necessário. Essas células miocárdicas formam o *nó AV*, o *fascículo AV* (*de His*) e os *ramos subendocárdicos* (*fibras de Purkinje*).

Após o impulso se disseminar através dos átrios, ele passa ao **nó atrioventricular** (**nó AV**), localizado na porção inferior do septo interatrial (Figura 13.19). De lá, o impulso continua através do **fascículo atrioventricular** (ou **feixe de His**), começando no topo do septo interventricular. Esse tecido estimulante atravessa o esqueleto fibroso do coração e continua a descer ao longo do septo interventricular. O fascículo atrioventricular divide-se em ramos direito e esquerdo, que formam uma continuidade com os **ramos subendocárdicos** (ou **fibras de Purkinje**) nas paredes ventriculares. A estimulação das fibras de Purkinje faz com que os ventrículos se contraiam simultaneamente e ejetem o sangue para o interior das circulações pulmonar e sistêmica.

Condução do Impulso

Os potenciais de ação do nó SA disseminam-se muito rápido – numa velocidade de 0,8 a 1 m por segundo (m/s) – através das células miocárdicas de ambos os átrios. A seguir, a velocidade de condução diminui consideravelmente quando o impulso passa no nó AV. A condução lenta dos impulsos (0,03 a 0,05 m/s) através do nó AV é responsável por metade do retardo entre a excitação dos átrios e dos ventrículos. Após os impulsos se disseminarem através do nó AV, a velocidade de condução aumenta enormemente no fascículo atrioventricular e atinge valores muito altos (5 m/s) nas fibras de Purkinje. Como conseqüência dessa rápida condução de impulsos, a contração ventricular começa 0,1 a 0,2 segundo após a contração dos átrios.

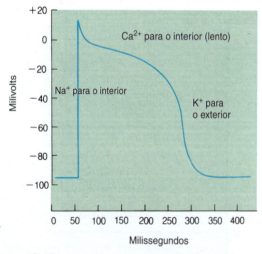

Figura 13.18 Potencial de ação de uma célula miocárdica dos ventrículos. Uma difusão lenta de Ca^{2+} para o interior mantém a fase de platô do potencial de ação. Como conseqüência, a duração do potencial de ação cardíaco é aproximadamente cem vezes maior do que o "potencial em ponta" de um axônio.

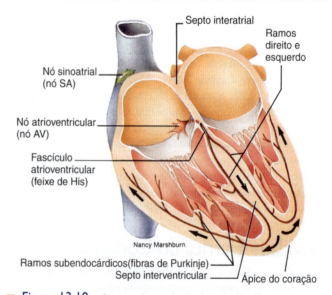

Figura 13.19 Sistema de condução do coração. O complexo estimulante é constituído por células miocárdicas especializadas que conduzem rapidamente os impulsos dos átrios aos ventrículos.

Acoplamento Excitação-Contração no Músculo Cardíaco

A despolarização das células miocárdicas estimula a abertura de canais de Ca^{2+} controlados pela voltagem no sarcolema (membrana plasmática das células miocárdicas). Isso permite a difusão do Ca^{2+} para o interior da célula, isto é, para baixo em seu gradiente de concentração. Por sua vez, a entrada de Ca^{2+} do sarcolema estimula a abertura de um tipo diferente de canal de Ca^{2+} no retículo sarcoplasmático. Esse *mecanismo de liberação de cálcio estimulado pelo cálcio* amplifica enormemente a entrada de Ca^{2+} em resposta à despolarização.

Após a entrada do Ca^{2+} no citoplasma, ele se liga à troponina e estimula a contração (descrita no Capítulo 12). Como conseqüência, as células miocárdicas contraem-se quando são despolarizadas (Figura 13.20). Durante a repolarização, a concentração citoplasmática de Ca^{2+} diminui por causa do transporte ativo de Ca^{2+} para fora da célula através do sarcolema (utilizando o permutador de Na^+-Ca^{2+}) e do transporte ativo de Ca^{2+} para o interior das cisternas do retículo sarcoplasmático. Isso permite que o relaxamento ocorra durante a repolarização (Figura 13.20).

Ao contrário dos músculos esqueléticos, o coração não consegue manter uma contração. Isso se deve ao fato dos átrios e dos ventrículos se comportarem como se cada um fosse composto por apenas uma célula muscular. O miocárdio de cada um é eletricamente estimulado por inteiro como uma unidade e se contrai como tal. Essa contração, correspondendo no tempo ao longo potencial de ação das células miocárdicas e durando aproximadamente 300 ms, é análoga à contração produzida por uma fibra muscular esquelética (que, em comparação, dura apenas 20 a 100 ms). Em geral, o coração não pode ser novamente estimulado até ele relaxar da contração prévia porque as células miocárdicas possuem um *período refratário longo* (Figura 13.20) que corresponde à longa duração de seus potenciais de ação. Portanto, a somação das contrações é evitada e o miocárdio deve relaxar após cada contração. Dessa forma assegura-se a ação rítmica de bomba do coração.

> **CLÍNICA**
>
> Padrões anormais da condução elétrica do coração podem produzir anormalidades do ciclo cardíaco e comprometer seriamente a função cardíaca. Essas **arritmias** podem ser tratadas com várias drogas que inibem aspectos específicos dos potenciais de ação cardíacos e, por conseguinte, inibem a produção ou a condução de impulsos ao longo de vias anormais. As drogas utilizadas no tratamento de arritmias podem (1) bloquear o canal de Na^+ rápido (quinidina, procainamida, lidocaína); (2) bloquear o canal de Ca^{2+} lento (verapamil); ou (3) bloquear receptores β-adrenérgicos (propranolol, atenolol). Por esse meio, as últimas drogas bloqueiam a capacidade das catecolaminas de estimular o coração.

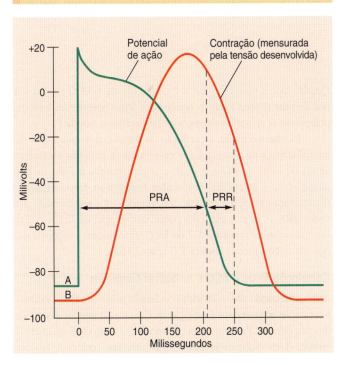

Figura 13.20 Correlação entre o potencial de ação miocárdico e a contração miocárdica. A evolução do potencial de ação miocárdico (A) é comparada com a duração da contração (B). Observe que o potencial de ação longo acarreta um período refratário absoluto (PRA) e um período refratário relativo (PRR) proporcionalmente longos. Esses períodos refratários duram quase tanto quanto a contração, de modo que as células miocárdicas não podem ser estimuladas novamente até completarem a contração desencadeada pelo primeiro estímulo.

Eletrocardiograma

Um par de eletrodos superficiais colocado diretamente sobre o coração registra um padrão repetitivo de alterações de potencial. À medida que potenciais de ação se disseminam dos átrios aos ventrículos, a voltagem mensurada entre esses dois eletrodos varia de uma forma que fornece um "retrato" da atividade elétrica do coração.

O corpo é um bom condutor de eletricidade porque os líquidos teciduais possuem alta concentração de íons que se movem (criando uma corrente) em resposta às diferenças de potencial. As diferenças de potencial geradas pelo coração são conduzidas então à superfície corporal, onde elas podem ser registradas por eletrodos superficiais colocados sobre a pele. O registro obtido denomina-se **eletrocardiograma** (**ECG**) (Figura 13.21). O dispositivo de registro chama-se *eletrocardiógrafo*. Alterando-se a posição dos eletrodos de registro, um observador pode obter um retrato mais completo dos eventos elétricos.

Existem dois tipos de eletrodos de registro eletrocardiográfico, ou "derivações". As *derivações bipolares de extremidades* registram a voltagem entre os eletrodos colocados nos punhos e nas pernas. Essas derivações bipolares incluem a derivação I (do braço direito ao braço esquerdo), a derivação II (do braço direito à perna esquerda) e

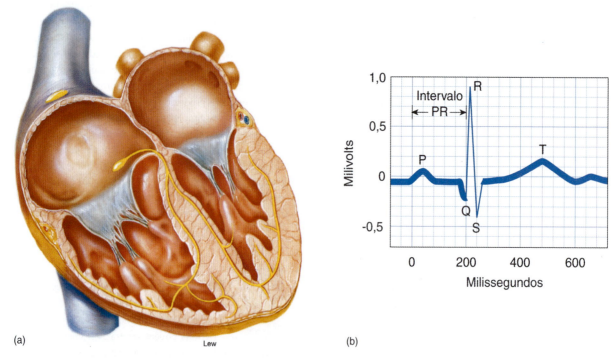

Figura 13.21 Eletrocardiograma (ECG). O ECG indica a condução de impulsos elétricos através do coração (a) e mede e registra tanto a intensidade da atividade elétrica (em milivolts) como os intervalos de tempo envolvidos (b).

a derivação III (do braço esquerdo à perna esquerda). Utiliza-se a perna direita como derivação terra. Nas *derivações unipolares*, a voltagem é registrada entre um único "eletrodo explorador" colocado sobre o corpo e um eletrodo integrado no eletrocardiógrafo e mantido num potencial zero (terra).

As derivações unipolares de extremidades são colocadas no braço direito, braço esquerdo e perna esquerda, e são abreviadas como AVR, AVL e AVF, respectivamente. As derivações unipolares torácicas são numeradas de 1 a 6, começando pela posição da linha média (Figura 13.22). Portanto, existe um total de doze derivações eletrocardiográficas padrões que "vêem" o padrão mutante da atividade elétrica do coração sob diferentes perspectivas (Tabela 13.9). Isso é importante porque certas anormalidades são mais bem observadas com determinadas derivações e podem não ser visíveis nas outras.

Cada ciclo cardíaco produz três ondas eletrocardiográficas distintas, designadas como P, QRS e T. Deve-se observar que essas ondas não são potenciais de ação. Elas representam alterações de potencial entre duas regiões da superfície do coração que são produzidas pelo efeito composto de potenciais de ação de numerosas células miocárdicas. Por exemplo, a disseminação da despolarização através dos átrios produz uma diferença de potencial que é indicada por uma deflexão ascendente da linha do ECG. Quando cerca de metade da massa dos átrios é despolarizada, essa deflexão ascendente atinge um valor máximo porque a diferença de potencial entre as porções despolarizadas e as não estimuladas dos átrios encontra-se no máximo.

Quando toda a massa dos átrios é despolarizada, o ECG retorna à linha de base porque todas as regiões dos átrios apresentam a mesma polaridade. A disseminação da despolarização cria a **onda P**.

Do mesmo modo, a condução do impulso nos ventrículos cria uma diferença de potencial que resulta numa deflexão ascendente aguda da linha do ECG, a qual, a seguir, retorna à linha de base quando toda a massa dos ventrículos encontra-se despolarizada. A disseminação da despolarização nos ventrículos é representada pela **onda QRS**. A fase de platô dos potenciais de ação cardíacos está relacionada com o *segmento S-T* do ECG. Finalmente, a repolarização dos ventrículos produz a **onda T** (Figura 13.23).

Correlação Entre o ECG e as Bulhas Cardíacas

A despolarização dos ventrículos, indicada pela onda QRS, estimula a contração ao promover a captação de Ca^{2+} para o interior das regiões dos sarcômeros. Por essa razão, observa-se a onda QRS no início da sístole. A elevação da pressão intraventricular resultante faz com que as válvulas AV se fechem, de modo que a primeira bulha cardíaca (S_1, ou "tum") seja produzida imediatamente após a onda QRS (Figura 13.24).

A repolarização dos ventrículos, indicada pela onda T, ocorre ao mesmo tempo em que os ventrículos relaxam no início da diástole. A conseqüente queda da pressão intraventricular faz com que as válvulas da aorta e do tronco pulmonar se fechem, de modo que a segunda bulha cardíaca (S_2, ou "tac") é produzida logo após o início da onda T em um eletrocardiograma.

Coração e Circulação

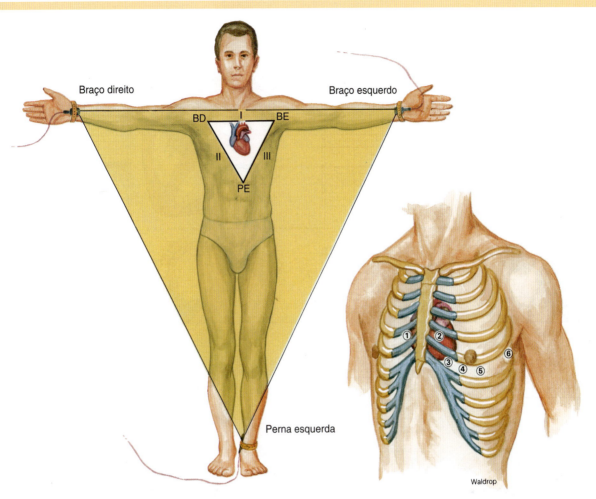

■ **Figura 13.22** **Derivações eletrocardiográficas.** Posicionamento das derivações bipolares de extremidades e do eletrodo explorador das derivações unipolares torácicas num eletrocardiograma (ECG). As posições torácicas numeradas correspondem a V_1 até V_6, conforme mostrado na Tabela 13.9. (BD = braço direito; BE = braço esquerdo; PE = perna esquerda.)

Tabela 13.9 Derivações Eletrocardiográficas

Nome da Derivação	Posicionamento dos Eletrodos
Derivações bipolares de extremidades	
I	Braço direito e braço esquerdo
II	Braço direito e perna esquerda
III	Braço esquerdo e perna esquerda
Derivações unipolares de extremidades	
AVR	Braço direito
AVL	Braço esquerdo
AVF	Perna esquerda
Derivações unipolares torácicas	
V_1	4º espaço intercostal, à direita do esterno
V_2	4º espaço intercostal, à esquerda do esterno
V_3	5º espaço intercostal, à esquerda do esterno
V_4	5º espaço intercostal, na linha medioclavicular
V_5	5º espaço intercostal, à esquerda de V_4
V_6	5º espaço intercostal, na linha axilar média

Teste Seu Conhecimento Antes de Prosseguir

1. Descreva a atividade elétrica das células do nó SA e explique como o nó SA atua como o marca-passo normal.
2. Utilizando um diagrama de linha, ilustre o potencial de ação miocárdico e a evolução da contração miocárdica. Explique como a relação entre esses dois eventos impede que o coração mantenha uma contração e como ela normalmente impede ritmos anormais da atividade elétrica.
3. Desenhe um ECG e indique as ondas. Relacione os eventos elétricos do coração que produzem essas ondas.
4. Desenhe uma figura que mostre a relação entre as ondas eletrocardiográficas e as bulhas cardíacas. Explique essa relação.
5. Descreva a via da condução elétrica do coração, começando no nó SA. Como a lesão do nó SA afeta essa via de condução e o ECG?

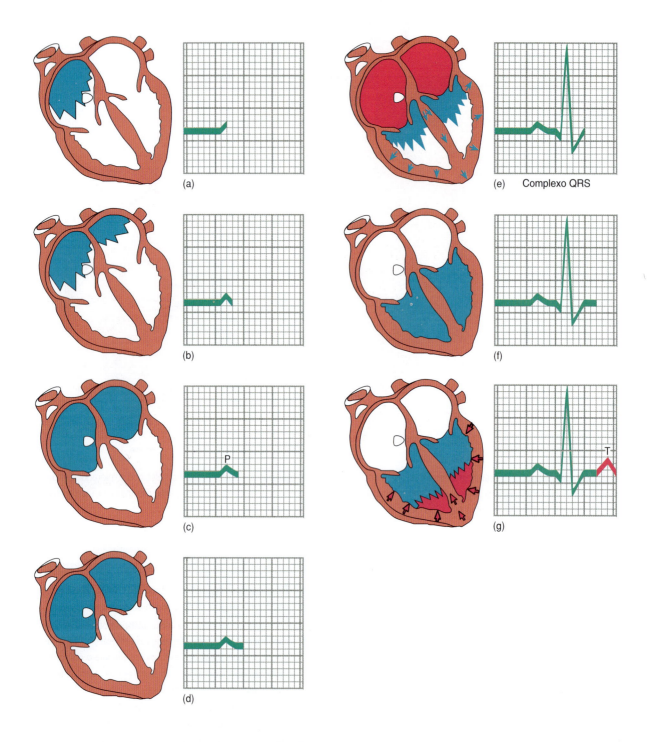

Figura 13.23 **Relação entre a condução do impulso no coração e o ECG.** A direção das setas em (e) indica que a despolarização dos ventrículos ocorre do interior (endocárdio) para o exterior (epicárdio). Em contrapartida, as setas em (g) indicam que a repolarização dos ventrículos ocorre na direção oposta.

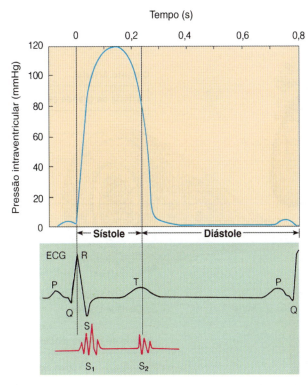

Figura 13.24 Relação entre as alterações da pressão intraventricular e o ECG. A onda QRS (representando a despolarização dos ventrículos) ocorre no início da sístole, enquanto a onda T (representando a repolarização dos ventrículos) ocorre no início da diástole.

Vasos Sanguíneos

A camada muscular espessa das artérias permite que elas transportem o sangue ejetado do coração sob alta pressão e a retração elástica das grandes artérias contribui adicionalmente com o fluxo sanguíneo. A camada muscular mais fina das veias permite que elas se distendam quando há um aumento do aporte de sangue e as suas válvulas unidirecionais garantem o retorno do sangue ao coração. Os capilares são compostos por apenas uma camada de endotélio, o que facilita a troca rápida de material entre o sangue e o líquido intersticial.

Os vasos sanguíneos formam uma rede tubular através do corpo que permite o fluxo do sangue do coração para todas as células vivas do corpo e de volta ao coração. O sangue que deixa o coração passa através de vasos com diâmetros progressivamente menores, denominados *artérias*, *arteríolas* e *capilares*. Os capilares são vasos microscópicos que unem o fluxo arterial ao venoso. Dos capilares, o sangue que retorna ao coração passa através de vasos com diâmetros progressivamente maiores, denominados *vênulas* e *veias*.

As paredes das artérias e veias são compostas por três camadas ou "túnicas". A camada mais externa é a **túnica externa**, a camada média é a **túnica média**, e a camada interna é a **túnica interna**. A túnica externa compõe-se de tecido conjuntivo, enquanto que a túnica média compõe-se basicamente por músculo liso. A túnica interna constitui-se de três partes: (1) um epitélio simples pavimentoso interno, o *endotélio*, que reveste o lúmen de todos os vasos sanguíneos; (2) a membrana basal (uma camada de glicoproteínas) sobrepondo-se a algumas fibras de tecido conjuntivo; e (3) uma camada de fibras elásticas, ou *elastina*, formando uma *lâmina elástica interna*.

Embora as artérias e as veias possuam a mesma estrutura básica (Figura 13.25), existem algumas diferenças importantes entre elas. As artérias possuem mais músculo em seu diâmetro do que as veias de tamanho compatível. Como conseqüência, as artérias parecem mais arredondadas no corte transverso, enquanto as veias se encontram parcialmente colapsadas. Além disso, muitas veias possuem válvulas, e as artérias não.

Artérias

Na aorta e em outras artérias de grande calibre, existem numerosas camadas de fibras de elastina entre as células musculares lisas da túnica média. Essas **artérias elásticas** grandes expandem-se quando a pressão do sangue aumenta em conseqüência da contração cardíaca. Elas retraem-se, como uma faixa de elástico distendida, quando a pressão do sangue cai durante o relaxamento ventricular. A retração elástica impulsiona o sangue durante a fase diastólica – a fase mais longa do ciclo cardíaco –, quando todo o coração se encontra em repouso e não produz uma pressão de impulso.

As artérias pequenas e as arteríolas são menos elásticas que as artérias grandes e possuem uma camada mais espessa de músculo liso em relação ao seu diâmetro. Como conseqüência, ao contrário das artérias elásticas maiores, o diâmetro das **artérias musculares** menores muda apenas discretamente quando a pressão do sangue aumenta e diminui durante a atividade de bombeamento do coração. Como as arteríolas e as artérias musculares pequenas possuem um lúmen estreito, elas provêem a maior resistência ao fluxo sanguíneo através do sistema arterial.

Indícios Para a Investigação Clínica

Lembre-se de que o pulso radial de Jason está acelerado e fraco.
- *O que produz o pulso na artéria?*
- *O que o pulso acelerado e o fraco revelam sobre o bombeamento cardíaco de Jason?*

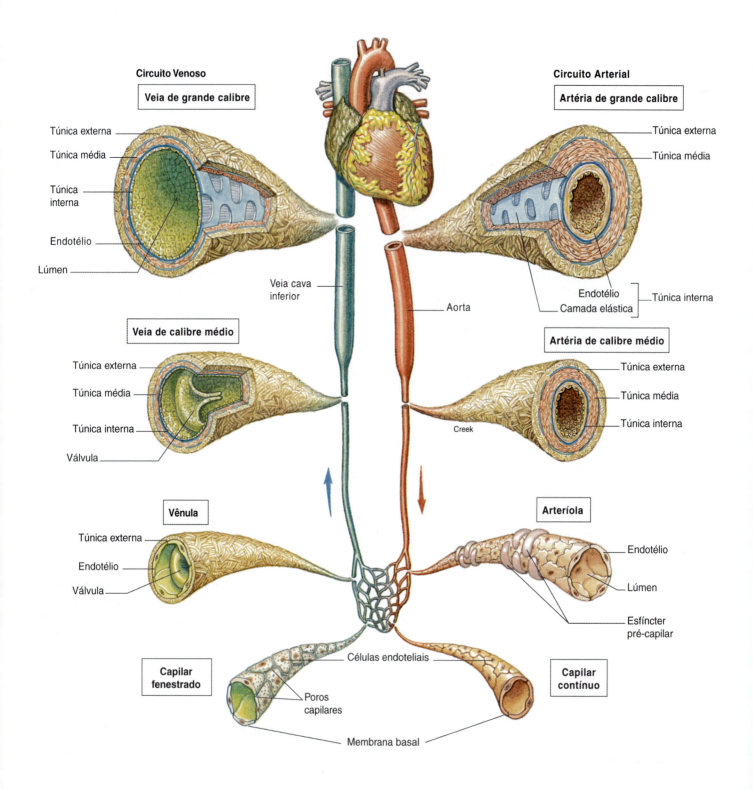

■ **Figura 13.25** **Estrutura dos vasos sanguíneos.** Observe a espessura relativa e a composição das túnicas (camadas) em artérias e veias comparáveis.

Artérias musculares pequenas com diâmetros de 100 μm ou menos ramificam-se para formar **arteríolas** menores (20-30 μm de diâmetro). Em alguns tecidos, o sangue das arteríolas pode entrar diretamente nas vênulas através de *anastomoses arteriolovenulares*. Contudo, na maioria dos casos, o sangue das arteríolas passa para o interior dos capilares (Figura 13.26). Os capilares são os vasos sanguíneos mais estreitos (7-10 μm de diâmetro). Eles servem como "terminais" do sistema circulatório, em que ocorrem as trocas de gases e nutrientes entre o sangue e os tecidos.

Capilares

O sistema arterial ramifica-se extensamente (Tabela 13.10) para liberar sangue a mais de 40 bilhões de capilares no corpo. Como evidência da extensão dessas ramificações, considere o fato de que uma célula do corpo poucas vezes se encontra mais distante que 60 a 80 μm de algum capilar. Os minúsculos capilares provêem uma área superficial total de cerca de 1.609 metros quadrados para as trocas entre o sangue e o líquido intersticial.

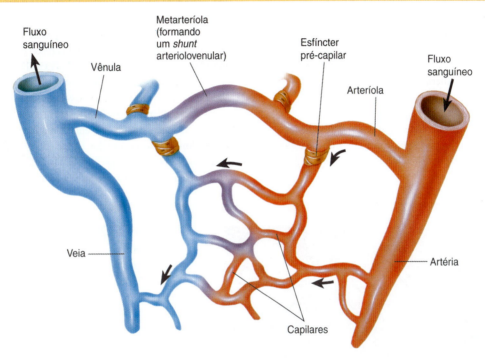

■ **Figura 13.26** Microcirculação. As metarteríolas (anastomoses arteriolovenulares) provêem uma via de menor resistência entre as arteríolas e as vênulas. Músculos esfincterianos pré-capilares regulam o fluxo do sangue através dos capilares.

Tabela 13.10 Características do Suprimento Vascular aos Mesentérios em um Cão

Tipo de Vaso	Diâmetro (mm)	Quantidade	Área Transversal Total (cm²)	Comprimento (cm)	Volume Total (cm³)
Aorta	10	1	0,8	40	30
Artérias grandes	3	40	3,0	20	60
Ramos das artérias principais	1	600	5,0	10	50
Ramos terminais	0,06	1.800	5,0	1	25
Arteríolas	0,02	40.000.000	125	0,2	25
Capilares	0,008	1.200.000.000	600	0,1	60
Vênulas	0,03	80.000.000	570	0,2	110
Veias terminais	1,5	1.800	30	1	30
Ramos das veias principais	2,4	600	27	10	270
Grandes veias	6,0	40	11	20	220
Veia cava	12,5	1	1,2	40	50
					930

Nota: O padrão do suprimento vascular de cães e de seres humanos é similar.
Fonte: Animal Physiology. 4th ed. by Gordon et al., © 1982. Adaptação permitida por Prentice-Hall, Inc., Upper Saddle River, NJ.

A quantidade de sangue que flui através de um determinado leito capilar depende basicamente da resistência ao fluxo sanguíneo das pequenas artérias e arteríolas que suprem o sangue a esse leito capilar. A vasoconstrição desses vasos diminui o fluxo sanguíneo ao leito capilar, enquanto a vasodilatação o aumenta. A resistência relativamente alta das pequenas artérias e arteríolas dos músculos esqueléticos em repouso, por exemplo, reduz o fluxo sanguíneo capilar para apenas 5% a 10% de sua capacidade máxima. Em alguns órgãos (como o intestino), o fluxo sanguíneo também pode ser regulado por faixas musculares circulares denominadas *esfíncteres pré-capilares* localizadas na origem dos capilares (Figura 13.26).

Ao contrário dos vasos dos sistemas arterial e venoso, as paredes dos capilares são compostas apenas por uma camada de células – um epitélio simples pavimentoso, ou endotélio (Figura 13.27). A ausência de camadas de músculo liso e de tecido conjuntivo permite uma troca mais rápida de materiais entre o sangue e os tecidos.

Tipos de Capilares

Diferentes órgãos possuem diferentes tipos de capilares, distinguidos por diferenças estruturais importantes. Em termos do revestimento endotelial, esses tipos de capilares incluem os *contínuos*, os *fenestrados* e os *descontínuos*.

Os **capilares contínuos** são aqueles cujas células endoteliais adjacentes estão intimamente unidas. Eles são encontrados nos músculos, nos pulmões, no tecido adiposo e no sistema nervoso central. A ausência de canais intercelulares nos capilares contínuos do SNC contribui para a barreira hematoencefálica (Capítulo 7). Em outros órgãos, os capilares contínuos possuem canais intercelulares estreitos (com uma largura de 40 a 45 Å) que permitem a passagem de outras moléculas, além das proteínas, entre o sangue capilar e o líquido intersticial (Figura 13.27).

O exame das células endoteliais à microscopia eletrônica revelou a presença de vesículas pinocitóticas (Figura 13.27), o que sugere que o transporte intracelular de material pode ocorrer através das paredes capilares. Esse tipo de transporte parece ser o único mecanismo de troca capilar disponível no sistema nervoso central e pode ser parcialmente responsável pela natureza seletiva da barreira hematoencefálica.

Os **capilares fenestrados** estão presentes nos rins, nas glândulas endócrinas e nos intestinos. Esses capilares são caracterizados por poros intercelulares largos (800 a 1000 Å) que são recobertos por uma camada de mucoproteína que atua como um diafragma. Os **capilares descontínuos** são encontrados na medula óssea, no fígado e no baço. A distância entre as células endoteliais é tão grande que esses capilares parecem pequenas cavidades (*sinusóides*) no interior do órgão.

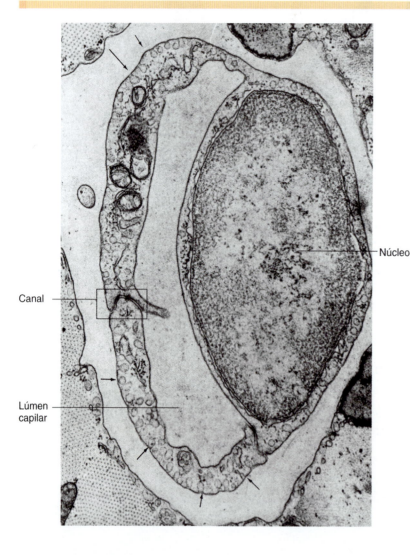

Figura 13.27 Fotomicrografia eletrônica de um capilar cardíaco. Observe o fino canal intercelular (*à esquerda*) e a parede capilar, composta por apenas uma camada de células. As setas indicam algumas das muitas vesículas pinocitóticas.

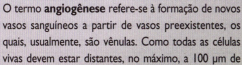

O termo **angiogênese** refere-se à formação de novos vasos sanguíneos a partir de vasos preexistentes, os quais, usualmente, são vênulas. Como todas as células vivas devem estar distantes, no máximo, a 100 μm de um capilar, a angiogênese é necessária durante o crescimento tecidual. Portanto, ela está envolvida na patogenia de *neoplasmas* (tumores) e da cegueira causada pela neovascularização da retina na *retinopatia diabética* e na *degeneração macular relacionada ao envelhecimento* (a causa mais comum de cegueira). Por conseguinte, o tratamento dessas doenças pode ser melhorado com a inibição da angiogênese. O tratamento da *cardiopatia isquêmica*, por outro lado, pode ser melhorado pela promoção da angiogênese na circulação coronariana. Essas terapias podem manipular reguladores parácrinos que sabidamente promovem a angiogênese, incluindo o **fator de crescimento endotelial vascular** (**VEGF**, *vascular endothelial growth factor*) e o **fator de crescimento do fibroblasto** (**FGF**, *fibroblast growth factor*).

Veias

A maior parte do volume sanguíneo total está contida no sistema venoso. Ao contrário das artérias, que provêem resistência ao fluxo do sangue proveniente do coração, as veias são capazes de se expandir quando elas acumulam quantidades adicionais de sangue. A pressão média das veias é de apenas 2 mmHg, comparada a uma pressão arterial média muito maior, de aproximadamente 100 mmHg. Esses valores, expressos em milímetros de mercúrio, representam a pressão hidrostática que o sangue exerce sobre as paredes dos vasos.

A pressão venosa baixa é insuficiente para retornar o sangue ao coração, sobretudo o sangue dos membros inferiores. Contudo, as veias passam entre grupos musculoesqueléticos que, ao se contraírem, exercem uma ação de massagem (Figura 13.28). Quando as veias são comprimidas pelos músculos esqueléticos que se contraem, assegura-se um fluxo sanguíneo unidirecional em direção ao coração pela presença de **válvulas venosas**. A capacidade dessas válvulas de impedir o fluxo de sangue para longe do coração foi demonstrada no século XVII por William Harvey (Figura 13.29). Após colocar um torniquete no membro superior de um indivíduo, Harvey observou que ele conseguia impulsionar o sangue de uma veia dilatada em direção ao coração, mas não conseguia fazê-lo na direção oposta.

O efeito da ação de massagem dos músculos esqueléticos sobre o fluxo sanguíneo venoso é freqüentemente descrito como **bomba muscular esquelética**. A taxa do retorno venoso ao coração depende em grande parte da ação das bombas musculares esqueléticas. Quando essas bombas são menos ativas (p. ex., quando uma pessoa permanece em pé imóvel ou ao leito), o sangue acumula-se nas veias e provoca sua dilatação. Quando uma pessoa é mais ativa, o sangue retorna ao coração numa velocidade maior e uma quantidade menor permanece no sistema venoso.

A ação das bombas musculares esqueléticas ajuda no retorno do sangue venoso dos membros inferiores para as grandes veias abdominais. Contudo, o movimento do sangue venoso das veias abdominais para as veias torácicas é ajudado por um mecanismo adicional – a respiração. Quando uma pessoa inspira, o diafragma – uma bainha

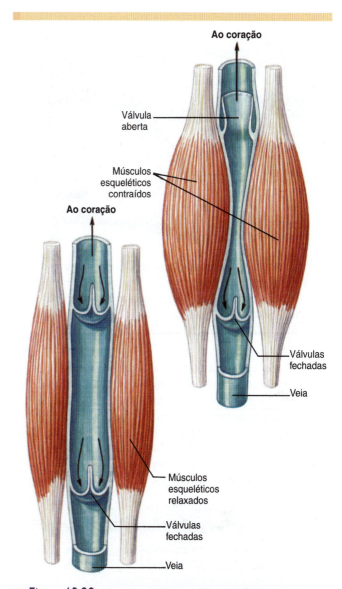

Figura 13.28 Ação das válvulas venosas unidirecionais. A contração dos músculos esqueléticos ajuda no bombeamento do sangue em direção ao coração, mas o fechamento das válvulas venosas impede o fluxo sanguíneo para longe do coração.

O acúmulo de sangue nas veias dos membros inferiores durante um longo período, como pode ocorrer em pessoas com ocupações que exigem que elas permaneçam em pé durante todo o dia, pode fazer com que as veias se distendam até o ponto em que as válvulas venosas deixem de ser eficientes. Isso também pode ocorrer em conseqüência da compressão das veias abdominais pelo feto durante a gestação. A congestão e a distensão venosa produzidas dessa maneira podem acarretar o desenvolvimento de **veias varicosas**. A congestão venosa nos membros inferiores diminui durante a marcha, quando os movimentos dos pés ativam a bomba do músculo sóleo. Esse efeito pode ser produzido em pessoas confinadas ao leito através da extensão e flexão da articulação do tornozelo.

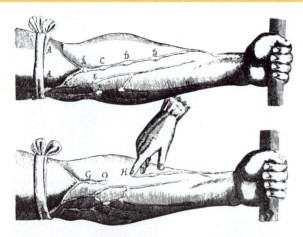

Figura 13.29 Demonstração das válvulas venosas por William Harvey. Bloqueando a drenagem venosa com um torniquete, Harvey observou que o sangue da veia dilatada não conseguia se mover para longe do coração, demonstrando dessa maneira a ação das válvulas venosas.
Segundo William Harvey, *On the Motion of the Heart and Blood in Animals*, 1628.

muscular que separa a cavidade torácica da abdominal – contrai-se. A contração do diafragma (em forma de cúpula) faz com que ele se achate e desça em direção ao abdome. Isso produz um efeito duplo: aumento da pressão intra-abdominal (com conseqüente compressão das veias abdominais) e redução da pressão intratorácica. A diferença de pressão nas veias criada pelo movimento inspiratório do diafragma força o sangue para o interior das veias torácicas que retornam o sangue venoso ao coração.

Teste Seu Conhecimento Antes de Prosseguir

1. Descreva o padrão estrutural básico das artérias e veias. Explique as diferenças estruturais das artérias e veias e como elas contribuem para as suas diferenças funcionais.
2. Descreva a importância funcional da bomba muscular esquelética e ilustre a ação das válvulas venosas.
3. Explique as funções dos capilares e descreva as diferenças estruturais entre os capilares de órgãos diferentes.

Aterosclerose e Arritmias Cardíacas

A aterosclerose é uma doença que pode acarretar a obstrução do fluxo sanguíneo coronariano. Como conseqüência, as propriedades elétricas do coração e a sua capacidade de atuar como uma bomba podem ser seriamente comprometidas. Ritmos cardíacos anormais (arritmias) podem ser detectados pelos padrões eletrocardiográficos anormais por eles produzidos.

Aterosclerose

A **aterosclerose** é a forma mais comum de arteriosclerose (endurecimento das artérias) e, através de sua contribuição para as cardiopatias e os acidentes vasculares cerebrais, ela é responsável por aproximadamente 50% das mortes nos Estados Unidos, Europa e Japão. Na aterosclerose, **placas** (ou *ateromas*) localizadas protruem no lúmen das artérias e, por conseguinte, reduzem o fluxo sanguíneo. Além disso, os ateromas servem como locais para a formação de *trombo* (coágulo sanguíneo), que pode obstruir ainda mais o fluxo sanguíneo a um órgão (Figura 13.30).

Atualmente, acredita-se que o processo da aterosclerose comece em decorrência de uma lesão (ou "agressão") endotelial. Essas agressões são produzidas pelo tabagismo, pela hipertensão arterial, pelo colesterol sérico elevado e pelo diabetes. A primeira alteração anatômica reconhecida é o surgimento de "estrias gordurosas", áreas branco-acinzentadas que protruem no lúmen das artérias, sobretudo nos pontos de ramificação arterial. Estas são agregações de macrófagos e linfócitos cheios de lipídios na túnica interna. Elas estão presentes num pequeno grau na aorta e nas artérias coronárias de crianças com dez a catorze anos de idade, mas evoluem para estágios mais avançados, em velocidades variadas, em diferentes pessoas. No estágio intermediário, a área contém camadas de macrófagos e de células musculares lisas. As lesões mais avançadas, denominadas *placas fibrosas*, consistem numa capa de tecido conjuntivo com células musculares lisas sobre um acúmulo de lipídios e resíduos, macrófagos originários dos monócitos (ver o Capítulo 15) e linfócitos.

A doença pode ser provocada pela lesão endotelial, mas a sua evolução parece ser decorrente da ação de uma ampla variedade de citocinas e outros reguladores parácrinos secretados pelas células endoteliais e outras células participantes, incluindo plaquetas, macrófagos e linfócitos. Alguns desses reguladores atraem monócitos e linfócitos para o endotélio lesado e fazem com que eles penetrem na túnica interna. A seguir, os monócitos transformam-se em macrófagos, engolfam lipídios e assumem a aparência de "células espumosas". As células musculares lisas mudam de um estado contrátil para um estado "sintético" no qual produzem e secretam proteínas da matriz de tecido conjuntivo. (É um fato único: em outros tecidos, a matriz de tecido conjuntivo é secretada por células denominadas fibroblastos.) As células musculares lisas alteradas respondem a substâncias químicas atrativas e migram da túnica média para a túnica interna, onde elas podem proliferar.

Normalmente, as células endoteliais impedem a evolução acima descrita criando uma barreira física à penetração de monócitos e linfócitos e produzindo reguladores parácrinos (como o óxido nítrico). A ação vasodilatadora do óxido nítrico ajuda a combater os efeitos vasoconstritores de um outro regulador parácrino, a endotelina-1, que aumenta na aterosclerose. A hipertensão arterial, o tabagismo e a concentração sérica elevada de colesterol, entre outros fatores de risco, interferem nessa função protetora.

Colesterol e Lipoproteínas Plasmáticas

Há evidências consideráveis de que o colesterol sanguíneo está associado a um maior risco de aterosclerose. Essa concentração sérica elevada de colesterol pode ser produzida por uma dieta rica em colesterol e gordura saturada ou pode ser conseqüência de uma condição herdada denominada *hipercolesterolemia familiar*. Essa condição é herdada como um gene dominante único. Indivíduos com dois desses genes possuem concentrações extremamente elevadas de coleste-

Coração e Circulação

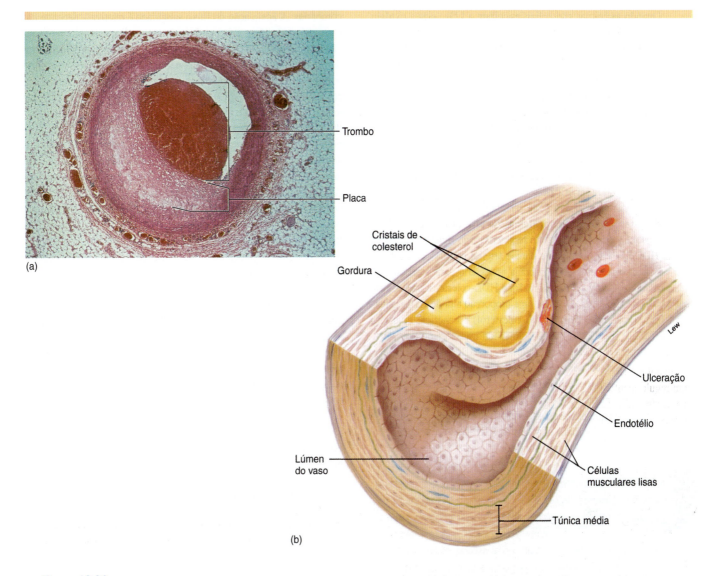

Figura 13.30 **Aterosclerose.** (*a*) Fotografia do lúmen (cavidade) de uma artéria coronária humana parcialmente obstruída por uma placa aterosclerótica e por um trombo. (*b*) Diagrama da estrutura de uma placa aterosclerótica.

rol (independentemente da dieta) e, usualmente, sofrem infarto do miocárdio durante a infância.

Os lipídios, incluindo o colesterol, são transportados no sangue ligados a proteínas carreadoras (este tópico é coberto em detalhes no Capítulo 18). O colesterol é transportado às artérias por proteínas plasmáticas denominadas **lipoproteínas de baixa densidade** (**LDLs**, *low-density lipoproteins*). As LDLs, produzidas pelo fígado, são pequenas gotículas de colesterol, gordura neutra, ácidos graxos livres e fosfolipídios recobertas por proteínas. Células de vários órgãos contêm receptores para as proteínas contidas nas LDLs. Quando proteínas LDL se ligam a seus receptores, a célula engolfa a LDL por meio da endocitose mediada por receptores (descrita no Capítulo 3) e utiliza o colesterol para diferentes objetivos. A maior parte das partículas de LDL do sangue é removida dessa maneira pelo fígado.

As pessoas que têm uma dieta rica em colesterol e gorduras saturadas, e aquelas com hipercolesterolemia familiar apresentam uma concentração sérica elevada de LDL porque o seu fígado possui uma baixa quantidade de receptores de LDL. Com uma menor quantidade de receptores de LDL, o fígado é menos capaz de remover a LDL do sangue e, conseqüentemente, uma maior quantidade da mesma fica disponível para entrar nas células endoteliais das artérias.

Muitas pessoas com concentrações perigosamente elevadas de LDL-colesterol fazem uso de drogas conhecidas como **estatinas**. Essas drogas atuam como inibidores da enzima *HMG-Coenzima A redutase*, que catalisa a etapa limitadora da velocidade da síntese do colesterol. Por essa razão, as estatinas reduzem a capacidade do fígado de produzir seu próprio colesterol. A redução do colesterol intracelular, então, estimula a produção de receptores de LDL, permitindo que as células hepáticas engolfem mais LDL-colesterol. Portanto, quando uma pessoa toma estatina, as células hepáticas removem mais LDL-colesterol do sangue e, conseqüentemente, reduzem a quantidade de LDL-colesterol do sangue que pode entrar nas células endoteliais das artérias.

Quando as células endoteliais engolfam a LDL, elas a oxidam num produto denominado *LDL oxidada*. Evidências recentes sugerem que a LDL oxidada contribui para a lesão das células endoteliais, para a migração dos monócitos e linfócitos para a túnica interna, para a conversão dos monócitos em macrófagos e para outros eventos que ocorrem na evolução da aterosclerose.

Como a LDL oxidada parece ser tão importante na evolução da aterosclerose, parece que compostos antioxidantes podem ser utilizados para tratar essa condição e auxiliar na sua prevenção. A esse respeito, o uso da droga antioxidante *probucol*, assim como da *vitamina C*, da *vitamina E* e do *beta-caroteno* (todos antioxidantes, ver o Capítulo 19), revelou ser eficaz.

O colesterol excessivo pode ser liberado das células e transportado no sangue como **lipoproteínas de alta densidade** (**HDLs**, *high-density lipoproteins*), que são removidas pelo fígado. O colesterol da HDL não é levado para a parede arterial porque essas células não possuem o receptor de membrana necessário para a endocitose das partículas de HDL. Por essa razão, a HDL-colesterol não contribui para a aterosclerose. De fato, uma proporção alta de HDL-colesterol (em comparação com a LDL-colesterol) é benéfica, uma vez que indica que o colesterol pode estar sendo transportado dos vasos sanguíneos para o fígado. A concentração da HDL-colesterol parece ser maior e o risco de aterosclerose menor em pessoas que se exercitam regularmente. Por exemplo, a concentração da HDL-colesterol é maior em maratonistas do que em pessoas que praticam o *jogging*, e é maior nestas do que nas pessoas sedentárias. Em geral, as mulheres possuem concentrações mais elevadas de HDL-colesterol e um risco menor de aterosclerose do que os homens.

Muitas pessoas podem reduzir significativamente sua concentração sérica de colesterol através de um esquema de exercício e dieta. Como as gorduras saturadas da dieta aumentam o colesterol, alimentos como carnes gordurosas, gema de ovo e vísceras de animais (fígado, encéfalo etc.) devem ser consumidos com moderação. A American Heart Association recomenda que as gorduras representem menos de 30% das calorias totais de uma dieta, e muitos especialistas defendem uma porcentagem ainda menor. Em termos de comparação, 40% a 50% das calorias de um lanche do tipo *fast-food* são derivadas de gorduras. Contudo, para os tabagistas, a ação mais eficaz é a interrupção do vício.

Indícios Para a Investigação Clínica

Lembre-se de que Jason apresenta uma concentração sérica elevada de colesterol e uma relação LDL/HDL elevada.
- *Quais são os riscos indicados pelas análises clínicas?*
- *O que Jason pode fazer para reduzir esses riscos?*

Cardiopatia Isquêmica

Diz-se que um tecido é **isquêmico** quando o seu suprimento de oxigênio é deficiente devido a um fluxo sanguíneo inadequado. A causa mais comum da isquemia miocárdica é a aterosclerose das artérias coronárias. A adequação do fluxo sanguíneo é relativa – depende das demandas metabólicas de oxigênio do tecido. Por exemplo, a obstrução de uma artéria coronária pode permitir um fluxo sanguíneo coronário suficiente em repouso, mas não quando o coração se submete ao estresse pelo exercício ou por condições emocionais. Nesses casos, a maior atividade do sistema simpático supra-renal faz com que a freqüência cardíaca e a pressão arterial subam, aumentando o trabalho cardíaco e sua demanda de oxigênio. Evidências recentes também sugerem que o estresse mental pode causar constrição das artérias coronárias ateroscleróticas, acarretando isquemia do músculo cardíaco. Acredita-se que a vasoconstrição seja conseqüência da função anormal de um endotélio lesado, o que normalmente impede a constrição (através da secreção de reguladores parácrinos) em resposta ao estresse mental. O controle da vasoconstrição e da vasodilatação é analisado em mais detalhes no Capítulo 14.

A isquemia miocárdica está associada ao aumento da concentração sérica de ácido lático produzido pela respiração anaeróbia do tecido isquêmico. Essa condição muitas vezes produz dor subesternal, a qual também pode ser referida ao ombro e ao membro superior esquerdos, assim como a outras áreas. Essa dor referida denomina-se **angina pectoris**. As pessoas com angina freqüentemente tomam nitroglicerina ou drogas relacionadas que ajudam a reduzir a isquemia e a dor. Essas drogas são eficazes porque produzem vasodilatação, que aumenta a circulação ao coração e reduz o trabalho que os ventrículos devem realizar para ejetar o sangue para o interior das artérias.

As células miocárdicas estão adaptadas para a respiração aeróbia e não conseguem realizar a respiração anaeróbia mais que alguns poucos minutos. Quando a isquemia e a respiração anaeróbia são prolongadas, pode ocorrer *necrose* (morte celular) das áreas mais privadas de oxigênio. Uma lesão súbita e irreversível desse tipo denomina-se **infarto do miocárdio**. O termo leigo "ataque do coração", embora impreciso, usualmente se refere a um infarto do miocárdio.

A isquemia miocárdica pode ser detectada por alterações no segmento S-T do eletrocardiograma (Figura 13.31). O diagnóstico do infarto do miocárdio é auxiliado pela medida das concentrações de

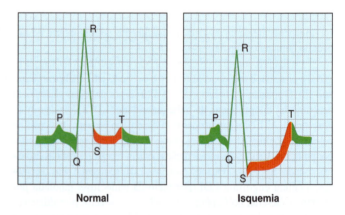

■ **Figura 13.31** Depressão do segmento S-T em decorrência da isquemia miocárdica. Trata-se de uma das muitas alterações eletrocardiográficas que alertam as pessoas treinadas sobre a existência de problemas cardíacos.

enzimas liberadas pelo tecido infartado no sangue. Por exemplo, a concentração plasmática de *creatina fosfoquinase* (*CPK*) aumenta nas três a seis horas que sucedem o início dos sintomas e retorna ao normal após três dias. A concentração plasmática da *desidrogenase lática* (*DHL*) atinge o máximo nas 48 a 72 horas que sucedem o início dos sintomas e permanece elevada por aproximadamente onze dias.

Arritmias Detectadas Pelo Eletrocardiógrafo

Arritmias, ou ritmos cardíacos anormais, podem ser detectadas e descritas pelos traçados eletrocardiográficos anormais que produzem. Embora a interpretação clínica adequada de eletrocardiogramas exija informações não apresentadas por este capítulo, é interessante que se tenha algum conhecimento sobre as arritmias para uma melhor compreensão da fisiologia normal.

Como um batimento cardíaco ocorre sempre que um complexo QRS é observado, e como o papel de registro eletrocardiográfico move-se numa velocidade conhecida (o seu eixo *x* indicando o tempo), a freqüência cardíaca (batimentos por minuto) pode ser facilmente obtida a partir de um registro eletrocardiográfico. Uma freqüência cardíaca inferior a sessenta batimentos por minuto indica **bradicardia** e uma freqüência superior a cem batimentos por minuto é descrita como **taquicardia** (Figura 13.32).

Tanto a bradicardia como a taquicardia podem ocorrer normalmente. Por exemplo, os atletas treinados em resistência muitas vezes apresentam freqüências cardíacas que variam de quarenta a sessenta batimentos por minuto. Essa *bradicardia do atleta* ocorre em conseqüência de níveis mais elevados de inibição parassimpática do nó SA, sendo uma adaptação benéfica. A ativação da divisão simpática do SNA durante o exercício ou emergências (reação de "luta ou fuga") produz uma taquicardia normal.

A taquicardia anormal ocorre quando a freqüência cardíaca aumenta com o indivíduo em repouso. Ela pode ocorrer devido à estimulação anormalmente rápida pelos átrios (causada, p. ex., por drogas) ou ao desenvolvimento de *marca-passos ectópicos* (células localizadas fora do nó SA que assumem a função de marca-passo) anormalmente rápidos. Essa taquicardia atrial anormal difere da taquicardia normal, ou *taquicardia sinusal* (nó SA). A *taquicardia ventricular* ocorre quando marca-passos ectópicos ventriculares anormalmente rápidos fazem com que eles batam rápido e de modo independente dos átrios. Trata-se de um quadro muito perigoso que pode levar rapidamente à condição letal denominada *fibrilação ventricular*.

Indícios Para a Investigação Clínica

Lembre-se de que o ECG de Jason revela taquicardia sinusal.
- *O que isso significa?*
- *O que poderia produzir essa condição?*
- *Como os achados eletrocardiográficos podem ser relacionados às observações do médico sobre o pulso radial de Jason?*

Flutter e Fibrilação

Freqüências extremamente rápidas de excitação elétrica e a contração atrial ou ventricular podem produzir *flutter* ou fibrilação. No **flutter**, as contrações são muito rápidas (200-300 por minuto), mas coordenadas. Na **fibrilação**, ocorrem contrações de diferentes grupos de fibras miocárdicas em momentos diferentes, de modo que é impossível uma ação de bombeamento coordenado pelas câmaras cardíacas.

O *flutter atrial* usualmente se degenera rápido em *fibrilação atrial*. Isso provoca a interrupção da ação de bombeamento dos átrios. Todavia, como os ventrículos se enchem até aproximadamente 80% de seu volume diastólico final antes que ocorra a contração atrial normal, o coração ainda é capaz de ejetar uma quantidade suficiente de sangue para o interior da circulação. Portanto, as pessoas com fibrilação atrial conseguem viver muitos anos. Por outro lado, as pessoas com *fibrilação ventricular* (Figura 13.32) conseguem viver

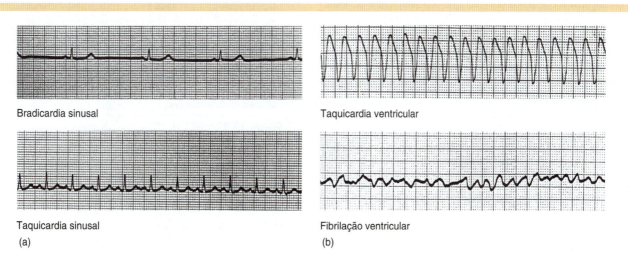

Figura 13.32 Algumas arritmias detectadas pelo ECG. Em (*a*), a freqüência cardíaca é ritmada pelo marca-passo normal – o nó SA (daí o termo *ritmo sinusal*). Ele pode ser anormalmente lento (*bradicardia* – 42 batimentos por minuto neste exemplo) ou rápido (*taquicardia* – 125 batimentos por minuto neste exemplo). Compare o padrão da taquicardia em (*a*) com o da taquicardia em (*b*). A taquicardia ventricular é produzida por um marca-passo ectópico ventricular. Trata-se de uma condição perigosa que pode levar rapidamente à fibrilação ventricular, também mostrada em (*b*).

apenas alguns poucos minutos antes que as funções encefálicas e cardíacas (muito dependentes do oxigênio para o seu metabolismo) cessem.

A fibrilação é causada pela reciclagem contínua das ondas elétricas, conhecida como **ritmo circular**, através do miocárdio. Em geral, a reciclagem é impedida pelo fato de todo o miocárdio entrar num período refratário (devido à longa duração dos potenciais de ação, como já foi discutido). Entretanto, quando algumas células emergem do período refratário antes do que outras, ondas elétricas podem ser continuamente regeneradas e conduzidas. A reciclagem de ondas elétricas ao longo de vias que se alteram continuamente produz uma contração descoordenada e uma ação de bombeamento ineficaz.

Portanto, o ritmo circular é assim produzido sempre que impulsos puderem ser conduzidos sem interrupção pelo tecido não-refratário. Isso pode ocorrer quando a via de condução é mais longa que a normal (p. ex., num coração dilatado). Ele também pode ser produzido por um choque elétrico liberado no meio da onda T, quando diferentes células miocárdicas se encontram em diferentes estágios de recuperação do período refratário. Por último, o ritmo circular e a fibrilação podem ser produzidos pela lesão do miocárdio, o que produz a redução da velocidade normal da condução do impulso.

Algumas vezes, a fibrilação pode ser interrompida por um choque elétrico forte aplicado sobre o tórax. Esse procedimento denomina-se **desfibrilação elétrica**. O choque elétrico despolariza todas as células miocárdicas ao mesmo tempo, fazendo com que elas entrem num estado refratário. A condução do ritmo circular cessa e o nó SA pode começar a estimular a contração de um modo normal. Isso não corrige o problema inicial que causou o ritmo circular e a fibrilação, mas mantém a pessoa viva por tempo suficiente para que outras medidas corretivas sejam instituídas.

Bloqueio Atrioventricular

O intervalo de tempo entre o início da despolarização atrial – indicado pela onda P – e o início da despolarização ventricular (indicado pela parte Q do complexo QRS) denomina-se *intervalo P-R* (ver a Figura 13.21). Em um coração normal, a duração desse intervalo é de 0,12 a 0,20 segundo. A lesão do nó AV provoca o alentecimento da condução do impulso e é refletida por alterações do intervalo P-R. Essa condição denomina-se *bloqueio atrioventricular* (Figura 13.33).

O **bloqueio atrioventricular de primeiro grau** ocorre quando a velocidade de condução do impulso através do nó AV (refletida pelo intervalo P-R) é superior a 0,20 segundo. O **bloqueio atrioventricular de segundo grau** ocorre quando o nó AV é tão gravemente lesado que somente uma em cada duas, três ou quatro ondas elétricas consegue passar através dos ventrículos. Num ECG, observa-se esse fato pela presença de ondas P sem complexos QRS associados.

No **bloqueio atrioventricular de terceiro grau** (ou **completo**), nenhuma onda atrial consegue passar através do nó AV até os ventrículos. Os átrios são ritmados pelo nó SA (seguem um "ritmo sinusal" normal), enquanto os ventrículos são ritmados por um marca-passo ectópico (usualmente localizado no fascículo AV ou nos ramos subendocárdicos [fibras de Purkinje]). Como o nó SA é o marca-passo normal devido ao fato de possuir o ciclo de atividade elétrica mais rápido, o marca-passo ectópico ventricular faz com que os ventrículos batam numa freqüência mais lenta do que o normal. A bradicardia resultante é usualmente corrigida pela implantação de um marca-passo artificial.

> Algumas condições anormais, incluindo o bloqueio da condução ao longo do fascículo AV (feixe de His), exigem a implantação de um **marca-passo artificial**. Esse dispositivo movido a bateria, com um tamanho aproximado de um medalhão, pode ser implantado numa posição permanente sob a pele. Os eletrodos do marca-passo são guiados através de uma veia até o átrio direito, passam através da válvula tricúspide e seguem até o interior do ventrículo direito. Os eletrodos são fixados às trabéculas cárneas do coração e permanecem em contato com a parede do ventrículo. Quando esses eletrodos liberam choques – seja num ritmo contínuo ou sob demanda (quando o impulso do coração não chega a tempo) –, ambos os ventrículos são despolarizados, contraem-se e, a seguir, repolarizam e relaxam, da mesma maneira que o fazem em resposta à estimulação endógena.

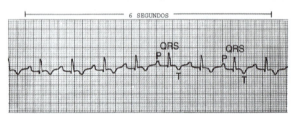
Bloqueio AV de primeiro grau

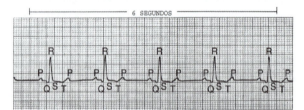
Bloqueio AV de segundo grau

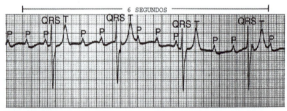
Bloqueio AV de terceiro grau

■ **Figura 13.33** Bloqueio atrioventricular (AV). No bloqueio de primeiro grau, o intervalo P-R é superior a 0,20 segundo (no presente exemplo, o intervalo P-R é de 0,26 a 0,28 segundo). No bloqueio de segundo grau, são observadas ondas P não acompanhadas por complexos QRS. Neste exemplo, os batimentos atriais são de noventa vezes por minuto (representados pelas ondas P), enquanto que os batimentos ventriculares são de cinqüenta vezes por minuto (representados pelos complexos QRS). No bloqueio atrioventricular de terceiro grau, os ventrículos são ritmados independentemente dos átrios por um marca-passo ectópico. Por conseguinte, em relação às ondas P (despolarização atrial), a despolarização (QRS) e a repolarização (T) ventriculares possuem uma posição variável no eletrocardiograma.

Teste Seu Conhecimento Antes de Prosseguir

1. Explique o transporte do colesterol no plasma e como as concentrações dos transportadores de colesterol estão relacionadas com o risco do desenvolvimento da aterosclerose.
2. Explique como a *angina pectoris* é produzida e analise a importância desse sintoma.
3. Defina *bradicardia* e *taquicardia* e cite exemplos normais e patológicos de cada condição. Além disso, descreva como o *flutter* e a fibrilação são produzidos.
4. Explique os efeitos dos bloqueios atrioventriculares de primeiro, segundo e terceiro grau no eletrocardiograma.

Sistema Linfático

Os vasos linfáticos absorvem o excesso de líquido intersticial – denominado então linfa – e o transportam a ductos que drenam em veias. Os linfonodos e o tecido linfático do timo, do baço e das tonsilas produzem linfócitos (leucócitos envolvidos na imunidade).

O **sistema linfático** possui três funções básicas: (1) transporta o líquido intersticial (tecidual), inicialmente formado como um filtrado do sangue, de volta ao sangue; (2) transporta a gordura absorvida do intestino delgado ao sangue; e (3) as suas células – denominadas *linfócitos* – ajudam a prover as defesas imunológicas contra agentes causadores de doenças.

Os menores vasos do sistema linfático são os **capilares linfáticos** (Figura 13.34). Os capilares linfáticos são tubos microscópicos que terminam em fundo de saco e formam vastas redes nos espaços intercelulares da maioria dos órgãos. Como as paredes dos capilares linfáticos são compostas por células endoteliais com junções porosas, o líquido intersticial, proteínas, microrganismos e a gordura absorvida (do intestino) podem entrar facilmente. Após o líquido entrar nos capilares linfáticos, passa a se chamar **linfa**.

Dos capilares linfáticos unidos, a linfa é transportada por vasos linfáticos maiores denominados **ductos linfáticos**. As paredes dos ductos linfáticos são similares às das veias. Elas possuem as mesmas três camadas e também contêm válvulas que impedem o refluxo. O movimento do líquido no interior desses vasos ocorre em decorrência das ondas peristálticas da contração (Capítulo 12). O músculo liso dos ductos linfáticos contém um marca-passo que inicia potenciais de ação associados à entrada de Ca^{2+}, que estimulam a contração. A atividade do marca-passo e, por conseguinte, as ondas peristálticas da contração aumentam em resposta à distensão do vaso. Finalmente, os ductos linfáticos drenam em um ou dois vasos principais: o *ducto torácico* ou o *ducto linfático direito*. Esses ductos drenam a linfa para o interior das veias subclávias esquerda e direita, respectivamente. Portanto, o líquido intersticial, formado pela filtração do plasma para fora dos capilares sanguíneos (um processo descrito no Capítulo 14), por fim retorna ao sistema cardiovascular (Figura 13.35).

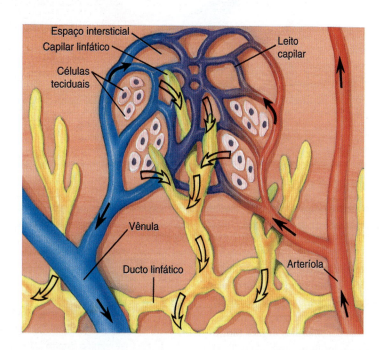

Figura 13.34 **Relação entre os capilares sanguíneos e os capilares linfáticos.** Observe que os capilares linfáticos terminam em fundo de saco. No entanto, eles são extremamente permeáveis, de modo que o excesso de líquido e de proteínas do espaço intersticial pode drenar para o sistema linfático.

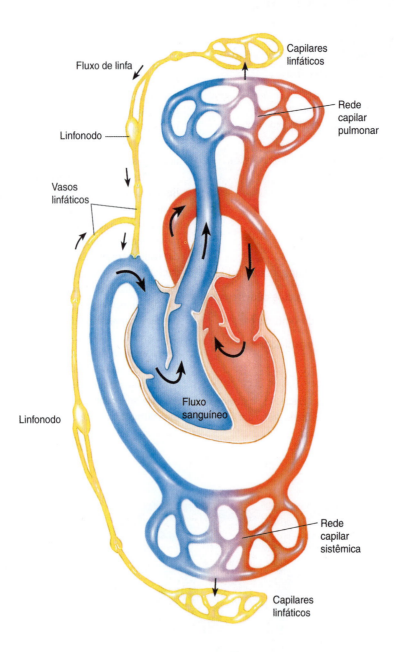

■ **Figura 13.35** **Relação entre o sistema circulatório e o sistema linfático.** Este esquema mostra que o sistema linfático transporta líquido do espaço intersticial de volta ao sangue através de um sistema de vasos linfáticos. Finalmente, a linfa retorna ao sistema vascular através das veias subclávias.

Antes da linfa retornar ao sistema cardiovascular, ela é filtrada através dos **linfonodos** (Figura 13.36). Os linfonodos contêm células fagocitárias, que ajudam a remover patógenos, e *centros germinativos*, locais de produção de linfócitos. Da mesma forma, as tonsilas, o timo e o baço – que, em conjunto, são denominados **órgãos linfáticos** – contêm centros germinativos e são locais de produção de linfócitos. Os linfócitos são as células do sistema imunológico que respondem de um modo específico a antígenos e suas funções são descritas como parte desse sistema no Capítulo 15.

Teste Seu Conhecimento Antes de Prosseguir

1. Compare a composição da linfa e do sangue e descreva a relação entre os capilares sanguíneos e os capilares linfáticos.
2. Explique como o sistema linfático e o sistema cardiovascular estão relacionados. Quais são as diferenças desses sistemas?
3. Descreva as funções dos linfonodos e dos órgãos linfáticos.

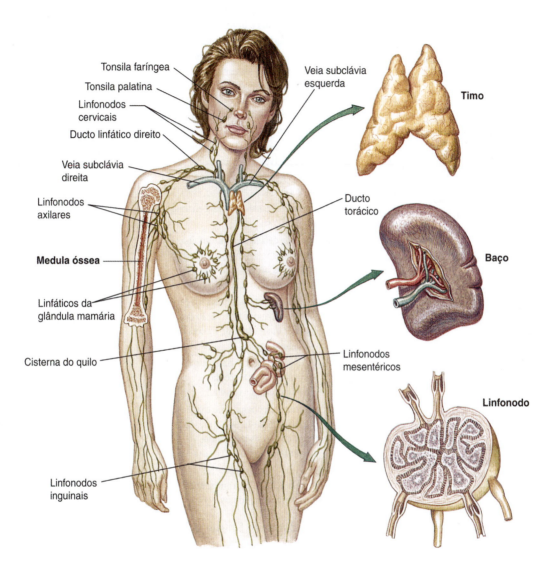

■ **Figura 13.36** **Localização dos linfonodos ao longo das vias linfáticas.** Os linfonodos são pequenos corpos em forma de feijão, envoltos por cápsulas de tecido conjuntivo denso.

Resumo

Funções e Componentes do Sistema Circulatório   p. 366

I. O sangue transporta oxigênio e nutrientes para todas as células do corpo e remove produtos da decomposição metabólica dos tecidos. Ele também possui uma função reguladora por intermédio de seu transporte de hormônios.

   A. O oxigênio é transportado pelos eritrócitos (glóbulos vermelhos, hemácias).

   B. Os leucócitos (glóbulos brancos) servem para proteger o corpo contra doenças.

II. O sistema circulatório consiste no sistema cardiovascular (coração e vasos sanguíneos) e no sistema linfático.

Composição do Sangue   p. 367

I. O plasma é a parte líquida do sangue, contendo várias moléculas orgânicas e íons dissolvidos.

   A. Hormônios são encontrados no plasma do sangue.

   B. As proteínas plasmáticas incluem as albuminas, as globulinas (alfa, beta e gama) e o fibrinogênio.

II. Os elementos figurados do sangue incluem os eritrócitos, os leucócitos e as plaquetas.

   A. Os eritrócitos (glóbulos vermelhos, hemácias) contêm hemoglobina e transportam oxigênio.

   B. Os leucócitos podem ser granulares (também denominados polimorfonucleares) ou agranulares. Eles atuam na imunidade.

   C. As plaquetas (ou trombócitos) são necessárias para a coagulação sanguínea.

III. O hormônio eritropoietina estimula a produção de eritrócitos e o desenvolvimento dos diferentes tipos de leucócitos é controlado por substâncias químicas denominadas linfocinas.

IV. Os principais grupos de tipos sanguíneos são o sistema ABO e o sistema Rh.

   A. O tipo sanguíneo se refere ao tipo de antígenos encontrados na superfície dos eritrócitos.

   B. Quando diferentes tipos de sangue são misturados, anticorpos contra antígenos dos eritrócitos provocam a aglutinação dessas células.

V. Quando um vaso sanguíneo é lesado, plaquetas aderem ao colágeno subendotelial exposto.

   A. As plaquetas que aderem ao colágeno sofrem uma reação de liberação na qual elas secretam ADP, serotonina e tromboxano A_2.

   B. A serotonina e o tromboxano A_2 produzem vasoconstrição. A ADP e o tromboxano A_2 atraem outras plaquetas e fazem com que elas se agarrem à massa crescente de plaquetas aderida ao colágeno do vaso lesado.

VI. Na formação de um coágulo sanguíneo, uma proteína solúvel denominada fibrinogênio converte-se em filamentos insolúveis de fibrina.

   A. Essa reação é catalisada pela enzima trombina.

   B. A trombina deriva da protrombina, seu precursor inativo, seja por uma via intrínseca ou por uma via extrínseca.

      1. A via intrínseca, a mais longa das duas, exige a ativação de maior quantidade de fatores da coagulação.

      2. A via extrínseca, mais curta, inicia pela secreção da tromboplastina tecidual.

   C. A seqüência da coagulação exige o Ca^{2+} como um co-fator e a presença de fosfolipídios na membrana celular das plaquetas.

VII. A dissolução do coágulo acaba ocorrendo pela ação da plasmina, que cliva a fibrina em subprodutos.

Equilíbrio Ácido-Básico do Sangue   p. 377

I. O pH normal do sangue arterial é de 7,40, variando entre 7,35 e 7,45.

   A. O ácido carbônico é formado a partir do dióxido de carbono e contribui para o pH sanguíneo. Considera-se um ácido volátil pelo fato de poder ser eliminado através da expiração.

   B. Ácidos não-voláteis (p. ex., ácido lático e corpos cetônicos) são tamponados pelo bicarbonato.

II. O pH sanguíneo mantém-se por uma relação adequada entre o dióxido de carbono e o bicarbonato.

   A. Os pulmões mantêm a concentração correta de dióxido de carbono. Um aumento da sua concentração, devido à ventilação inadequada, produz a acidose respiratória.

   B. Os rins mantêm a concentração de bicarbonato livre. Uma concentração plasmática anormalmente baixa de bicarbonato produz a acidose metabólica.

Estrutura do Coração   p. 379

I. Os lados direito e esquerdo do coração bombeiam o sangue por meio das circulações pulmonar e sistêmica.

   A. O ventrículo direito bombeia sangue para os pulmões. A seguir, esse sangue retorna ao átrio esquerdo.

   B. O ventrículo esquerdo bombeia sangue para a aorta e as artérias sistêmicas. A seguir, esse sangue retorna ao átrio direito.

II. O coração contém dois pares de válvulas unidirecionais.

   A. As válvulas atrioventriculares permitem que o sangue flua dos átrios para os ventrículos, mas não na direção oposta.

   B. As válvulas semilunares permitem que o sangue deixe os ventrículos e entre nas circulações pulmonar e sistêmica, mas elas impedem que o sangue reflua das artérias para os ventrículos.

III. O impulso elétrico começa no nó sinoatrial e dissemina-se através de ambos os átrios pela condução elétrica de uma célula miocárdica a outra.

   A. A seguir, o impulso excita o nó atrioventricular, a partir do qual ele é conduzido pelo fascículo AV (feixe de His) para os ventrículos.

   B. As fibras de Purkinje transmitem o impulso para o músculo ventricular e provocam a sua contração.

Ciclo Cardíaco e Bulhas Cardíacas   p. 381

I. O coração é uma bomba de duas etapas. Primeiramente, os átrios se contraem e, a seguir, os ventrículos.

   A. Durante a diástole, primeiro os átrios se enchem de sangue e, a seguir, os ventrículos.

   B. Os ventrículos estão aproximadamente 80% cheios antes da contração dos átrios, a qual adiciona os 20% finais ao volume diastólico final.

   C. A contração dos ventrículos ejeta aproximadamente dois terços de seu sangue, deixando cerca de um terço como o volume sistólico final.

Coração e Circulação

II. Quando os ventrículos se contraem durante a sístole, a pressão em seu interior primeiramente aumenta o necessário para fechar as válvulas AV e, a seguir, aumenta o necessário para abrir as válvulas semilunares.
   A. O sangue é ejetado dos ventrículos até que a pressão em seu interior se torne inferior à pressão no interior das artérias. Nesse ponto, as válvulas semilunares fecham e o ventrículo começa a relaxar.
   B. Quando a pressão intraventricular cai abaixo da pressão intra-atrial, ocorre uma fase de enchimento rápido dos ventrículos, seguida pelo enchimento final causado pela contração dos átrios.
III. O fechamento das válvulas AV produz a primeira bulha cardíaca ("tum") na sístole. O fechamento das válvulas semilunares produz a segunda bulha cardíaca ("tac") na diástole. Válvulas anormais podem produzir sons anormais denominados sopros.

Atividade Elétrica do Coração e o Eletrocardiograma   p. 385

I. No coração normal, os potenciais de ação originam-se no nó SA em decorrência da despolarização espontânea denominada potencial de marca-passo.
   A. Quando essa despolarização espontânea atinge um valor limiar, a abertura dos canais de Na^+ controlados pela voltagem e a dos canais de Ca^{2+} rápidos produzem o potencial de ação.
   B. A repolarização é produzida pela difusão do K^+ para o exterior, mas um potencial de repouso da membrana estável não é obtido porque a despolarização espontânea volta a ocorrer.
   C. Outras células miocárdicas são capazes de produzir atividade espontânea, mas o nó SA é o marca-passo normal porque a sua velocidade de despolarização espontânea é a mais rápida.
   D. Quando o potencial de ação produzido pelo nó SA atinge outras células miocárdicas, elas produzem potenciais de ação com uma fase de platô longa por causa da lenta difusão de Ca^{2+} para o interior.
   E. O potencial de ação longo e o período refratário longo das células miocárdicas permitem que toda a massa celular se encontre num período refratário durante a contração. Isso impede que o miocárdio seja estimulado novamente após relaxar.
II. O padrão regular da condução cardíaca produz um padrão variável de diferenças de potenciais entre dois pontos da superfície corporal.
   A. O registro desse padrão variável causado pela atividade elétrica do coração denomina-se eletrocardiograma (ECG).
   B. A onda P é produzida pela despolarização dos átrios; o complexo QRS é produzido pela despolarização dos ventrículos; e a onda T é produzida pela repolarização dos ventrículos.

Vasos Sanguíneos   p. 391

I. As artérias possuem três camadas (ou túnicas): a túnica interna, a túnica média e a túnica externa.
   A. A túnica interna é constituída por uma camada de endotélio, separada da túnica média por uma faixa de fibras de elastina.
   B. A túnica média é constituída por músculo liso.
   C. A túnica externa é a camada mais externa.
   D. Artérias de grande calibre, contendo muitas camadas de elastina, podem se expandir e se retrair com o aumento e a diminuição da pressão arterial. Artérias de médio e pequeno calibre e as arteríolas são menos distensíveis e, conseqüentemente, produzem uma maior resistência ao fluxo sanguíneo.
II. Os capilares são os vasos sanguíneos mais estreitos, mas são os mais numerosos.
   A. As paredes capilares consistem apenas em uma camada de células endoteliais. Elas permitem a troca de moléculas entre o sangue e os tecidos circunvizinhos.
   B. O fluxo de sangue das arteríolas aos capilares é regulado por músculos esfincterianos pré-capilares.
   C. A parede capilar pode ser contínua, fenestrada ou descontínua.
III. As veias possuem as mesmas três túnicas que as artérias, mas, geralmente, elas possuem uma camada muscular mais fina que a das artérias comparáveis.
   A. As veias são mais distensíveis que as artérias e podem se expandir para conter uma maior quantidade de sangue.
   B. Muitas veias possuem válvulas venosas que asseguram o fluxo unidirecional do sangue ao coração.
   C. O fluxo de sangue de volta ao coração é ajudado pela contração dos músculos esqueléticos que circundam as veias. O efeito dessa ação denomina-se bomba muscular esquelética.

Aterosclerose e Arritmias Cardíacas   p. 396

I. A aterosclerose das artérias pode obstruir o fluxo sanguíneo ao coração e ao encéfalo e é um fator causal de até 50% de todas as mortes nos Estados Unidos, Europa e Japão.
   A. A aterosclerose começa com a lesão do endotélio, o movimento de monócitos e linfócitos para o interior da túnica interna e a conversão dos monócitos em macrófagos que engolfam lipídios. A seguir, as células musculares lisas proliferam e secretam matriz extracelular.
   B. A aterosclerose é promovida por fatores de risco como o tabagismo, a hipertensão arterial e a concentração plasmática elevada de colesterol. As lipoproteínas de baixa densidade (LDLs) que transportam o colesterol até a parede arterial, são oxidadas pelo endotélio e são um contribuinte importante para a aterosclerose.
II. A obstrução do fluxo sanguíneo nas artérias coronárias pela aterosclerose pode produzir a isquemia cardíaca e a *angina pectoris*, que podem levar ao infarto do miocárdio.
III. O ECG pode ser utilizado para a detecção de freqüências cardíacas anormais, da condução anormal entre os átrios e os ventrículos e outros padrões anormais da condução elétrica do coração.

Sistema Linfático   p. 401

I. Os capilares linfáticos terminam em fundo de saco, mas são extremamente permeáveis. Eles drenam o excesso de líquido intersticial para o interior dos ductos linfáticos.
II. A linfa passa através dos linfonodos e retorna, através dos ductos linfáticos, ao sangue venoso.

Atividades de Revisão

Teste Seu Conhecimento de Termos e Fatos

1. Qual das afirmativas a seguir é *falsa*?
    a. A maior parte do volume sanguíneo total está contida nas veias.
    b. Os capilares possuem uma área superficial total maior que qualquer outro tipo de vaso.
    c. As trocas entre o sangue e o líquido intersticial ocorrem através das paredes das vênulas.
    d. As pequenas artérias e as arteríolas produzem grande resistência ao fluxo sanguíneo.

2. Todas as artérias do corpo contêm sangue rico em oxigênio, exceto
    a. a aorta.
    b. a artéria pulmonar.
    c. a artéria renal.
    d. as artérias coronárias.

3. O "tum" (ou primeira bulha cardíaca) é produzido pelo fechamento
    a. da válvula da aorta.
    b. da válvula do tronco pulmonar.
    c. da válvula AV direita (tricúspide).
    d. da válvula AV esquerda (bicúspide).
    e. de ambas as válvulas AV.

4. A primeira bulha cardíaca é produzida
    a. no começo da sístole.
    b. no final da sístole.
    c. no começo da diástole.
    d. no final da diástole.

5. As alterações da freqüência cardíaca refletem principalmente alterações da duração da
    a. sístole.
    b. diástole.

6. O complexo QRS de um ECG é produzido pela
    a. despolarização dos átrios.
    b. repolarização dos átrios.
    c. despolarização dos ventrículos.
    d. repolarização dos ventrículos.

7. A segunda bulha cardíaca segue imediatamente a ocorrência
    a. da onda P.
    b. do complexo QRS.
    c. da onda T.

8. As células que normalmente possuem a velocidade de despolarização diastólica espontânea mais rápida estão localizadas
    a. no nó SA.
    b. no nó AV.
    c. no fascículo AV (feixe de His).
    d. nos ramos subendocárdicos.

9. Qual das afirmativas a seguir é *verdadeira*?
    a. O coração pode produzir uma contração graduada.
    b. O coração pode produzir uma contração sustentada.
    c. Os potenciais de ação produzidos em cada ciclo cardíaco normalmente percorrem o coração em ritmo circular.
    d. Normalmente, todas as células miocárdicas dos ventrículos se encontram no período refratário ao mesmo tempo.

10. Uma lesão isquêmica do coração que destrói células miocárdicas é denominada
    a. *angina pectoris*.
    b. infarto do miocárdio.
    c. fibrilação.
    d. bloqueio cardíaco.

11. A ativação do fator X
    a. ocorre somente na via intrínseca.
    b. ocorre somente na via extrínseca.
    c. ocorre tanto na via intrínseca como na extrínseca.
    d. não ocorre em qualquer uma das vias.

12. As plaquetas
    a. formam um tampão aderindo umas às outras.
    b. liberam substâncias químicas que estimulam a vasoconstrição.
    c. fornecem os fosfolipídios necessários para a via intrínseca.
    d. servem a todas as funções anteriores citadas.

13. Anticorpos contra antígenos tipo A e tipo B são encontrados no plasma de uma pessoa que é
    a. tipo A.
    b. tipo B.
    c. tipo AB.
    d. tipo O.
    e. de qualquer um dos tipos sanguíneos anteriores.

14. A produção de quais das seguintes células sanguíneas é estimulada por um hormônio secretado pelos rins?
    a. Linfócitos.
    b. Monócitos.
    c. Eritrócitos.
    d. Neutrófilos.
    e. Trombócitos.

15. Qual das afirmativas a seguir sobre a plasmina é *verdadeira*?
    a. Ela está envolvida no sistema intrínseco da coagulação.
    b. Ela está envolvida no sistema extrínseco da coagulação.
    c. Ela atua na fibrinólise.
    d. Ela promove a formação de êmbolos.

16. Durante a fase de relaxamento isovolumétrico dos ventrículos, a pressão intraventricular
    a. aumenta.
    b. cai.
    c. primeiro aumenta e, a seguir, cai.
    d. é constante.

17. Ondas peristálticas da contração movem o líquido no interior de qual dos seguintes vasos?
    a. Artérias.
    b. Veias.
    c. Capilares.
    d. Vasos linfáticos.
    e. Todas as alternativas anteriores.

18. A diarréia excessiva pode causar
    a. acidose respiratória.
    b. alcalose respiratória.
    c. acidose metabólica.
    d. alcalose metabólica.

Teste Seu Conhecimento de Conceitos e Princípios

1. Explique por que o batimento cardíaco é automático e por que o nó SA funciona como o marca-passo normal.

2. Compare a duração da contração cardíaca com o potencial de ação miocárdico e o período refratário. Explique a importância dessas relações.

3. Descreva as alterações de pressão que ocorrem durante o ciclo cardíaco e relacione-as com a ocorrência das bulhas cardíacas.

4. Uma válvula defeituosa pode ser detectada por um ECG? Um nó AV parcialmente lesado pode ser detectado pela ausculta com um estetoscópio? Explique.

5. Descreva as causas das ondas P, QRS e T de um ECG e indique em qual ponto do ciclo cardíaco cada uma delas ocorre. Explique por que a primeira bulha cardíaca ocorre imediatamente após uma

onda QRS e por que a segunda bulha ocorre no mesmo momento que a onda T.
6. Explique como um corte da pele inicia tanto a via intrínseca quanto a via extrínseca da coagulação. Qual delas é mais curta? Por quê?
7. Diferencie os componentes respiratórios e metabólicos do equilíbrio ácido-básico. Quais são algumas das causa dos distúrbios ácido-básicos?
8. Explique como a aspirina, as drogas cumarínicas, o EDTA e a heparina funcionam como anticoagulantes. Quais dessas drogas são eficazes quando adicionadas a um tubo de ensaio? Quais não são? Por quê?
9. Explique como o sangue se move através das artérias, capilares e veias. Como o exercício afeta esse movimento?
10. Explique os processos envolvidos no desenvolvimento da aterosclerose. Como os antioxidantes podem ajudar a retardar a evolução dessa doença? Como o exercício pode ajudar? Quais são as outras alterações do estilo de vida que podem ajudar a prevenir ou reduzir as placas ateroscleróticas?

Teste Sua Capacidade de Análise e Aplique Seu Conhecimento

1. As células-tronco hematopoiéticas representam menos de 1% das células da medula óssea. Essas células podem ser separadas das outras antes de um transplante de medula óssea, mas é melhor que antes sejam administradas citocinas recombinantes ao doador. Identifique as citocinas que podem ser utilizadas e descreva seus efeitos.
2. Um paciente apresenta uma contagem eritrocitária baixa, e o exame microscópico revela uma proporção anormalmente alta de reticulócitos circulantes. Num exame subseqüente, é diagnosticada uma úlcera sangrante. O paciente submete-se à correção cirúrgica e, no tempo devido, os seus valores hematológicos retornam ao normal. Qual era a razão da baixa contagem eritrocitária e da alta proporção de reticulócitos?
3. Uma substância química denominada EDTA, semelhante ao citrato, liga-se (provoca a quelação) ao Ca^{2+}. Suponha que uma pessoa se submeta a uma infusão intravenosa de EDTA. Que efeito o EDTA exercerá sobre as vias intrínseca e extrínseca da coagulação? Como esses efeitos diferem dos efeitos da aspirina sobre a coagulação sanguínea?
4. Durante uma aula no laboratório de fisiologia, uma estudante descobre que seu intervalo PR é de 0,24 segundo. Preocupada, ela repete o ECG uma hora mais tarde e observa uma área no ECG em que o intervalo PR se torna cada vez mais longo. Ao realizar um terceiro ECG, ela observa uma área onde a onda P não é seguida por um complexo QRS ou T. Contudo, um pouco mais adiante na fita eletrocardiográfica, ela volta a apresentar um padrão normal. Como você interpreta esses achados?
5. Um neonato com forame oval patente ou um defeito do septo interventricular pode apresentar cianose (pele azulada). Uma criança com dois anos e com esses defeitos também apresentará cianose? Explique sua resposta.

Sites Relacionados

Visite o site www.mhhe.com/fox para obter *links* de fontes relacionadas ao Coração e à Circulação. Esses *links* são monitorizados para garantir que os URLs (URL, *Uniform Resource Locator*) sejam atualizados de acordo com a necessidade. Os exemplos de sites que você encontrará incluem:

Hemophilia Home Page
American Heart Association
Arnot Ogden Medical Center (heart murmurs)

14 Débito Cardíaco, Fluxo Sanguíneo e Pressão Arterial

Objetivos

Após estudar este capítulo, você deverá ser capaz de...

1. Definir *débito cardíaco* e explicar a maneira de calculá-lo.
2. Explicar como os nervos autônomos regulam a freqüência cardíaca e a força da contração ventricular.
3. Explicar a regulação intrínseca do volume sistólico (lei de Frank-Starling do coração).
4. Citar os fatores que afetam o retorno venoso do sangue ao coração.
5. Explicar como o líquido intersticial se forma e como ele retorna ao sangue capilar.
6. Descrever as condições que podem acarretar o edema.
7. Explicar como o hormônio antidiurético ajuda a regular o volume sanguíneo, a osmolalidade plasmática e a pressão arterial.
8. Explicar a função da aldosterona na regulação do volume sanguíneo e da pressão arterial.
9. Descrever o sistema renina-angiotensina e analisar a sua importância na regulação cardiovascular.
10. Utilizar a lei de Poiseuille para explicar como o fluxo sanguíneo é regulado.
11. Definir *resistência periférica total* e explicar como mecanismos de controle extrínsecos controlam a resistência vascular.
12. Descrever as funções do óxido nítrico e da endotelina-1 na regulação parácrina do fluxo sanguíneo.
13. Descrever os mecanismos intrínsecos envolvidos na auto-regulação do fluxo sanguíneo.
14. Explicar os mecanismos de controle do fluxo sanguíneo ao coração e aos músculos esqueléticos.
15. Descrever as alterações que ocorrem no débito cardíaco e na distribuição do fluxo sanguíneo durante o exercício.
16. Descrever a circulação cutânea e explicar como ela é regulada.
17. Citar os fatores que regulam a pressão arterial.
18. Descrever o reflexo barorreceptor e explicar a sua importância na regulação da pressão arterial.
19. Explicar a produção dos sons de Korotkoff e como eles são utilizados na medição da pressão arterial.
20. Explicar como a pressão de pulso e a pressão arterial média são calculadas e analisar a importância dessas medidas.
21. Explicar os mecanismos que contribuem e ajudam a compensar a hipertensão arterial, o choque circulatório e a insuficiência cardíaca congestiva.

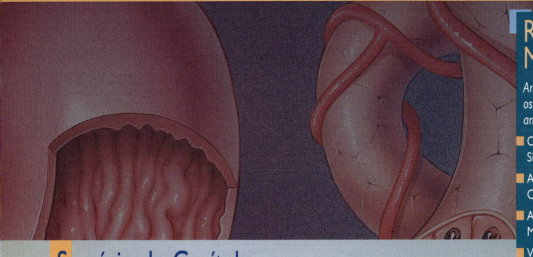

Refresque Sua Memória

Antes de começar este capítulo, revise os seguintes conceitos dos capítulos anteriores:

- Circulações Pulmonar e Sistêmica 379
- Alterações da Pressão Durante o Ciclo Cardíaco 382
- Acoplamento Excitação-Contração no Músculo Cardíaco 387
- Vasos Sanguíneos 391

Sumário do Capítulo

Débito Cardíaco 410
Regulação da Freqüência Cardíaca 410
Regulação do Volume Sistólico 411
    Lei de Frank-Starling do Coração 411
    Controle Intrínseco da Força de Contração 411
    Controle Extrínseco da Contratilidade 413
Retorno Venoso 413

Volume Sanguíneo 414
Troca de Líquido Entre os Capilares e os Tecidos 414
    Causas de Edema 417
Regulação do Volume Sanguíneo pelos Rins 417
    Regulação pelo Hormônio Antidiurético (ADH) 417
    Regulação pela Aldosterona 418
    Sistema Renina-Angiotensina 419
    Fator Natriurético Atrial 420

Resistência Vascular ao Fluxo Sanguíneo 420
Leis Físicas que Descrevem o Fluxo Sanguíneo 420
    Resistência Periférica Total 421
Regulação Extrínseca do Fluxo Sanguíneo 422
    Regulação por Nervos Simpáticos 422
    Controle Parassimpático do Fluxo Sanguíneo 423
Regulação Parácrina do Fluxo Sanguíneo 423
Regulação Intrínseca do Fluxo Sanguíneo 424
    Mecanismos de Controle Miogênicos 424
    Mecanismos de Controle Metabólicos 424

Fluxo Sanguíneo ao Coração e aos Músculos Esqueléticos 424
Demandas Aeróbias do Coração 425
Regulação do Fluxo Sanguíneo Coronariano 425
Regulação do Fluxo Sanguíneo Através dos Músculos Esqueléticos 426
Alterações Circulatórias Durante o Exercício 426

Fluxo Sanguíneo ao Encéfalo e à Pele 429
Circulação Cerebral 429
    Regulação Miogênica 429
    Regulação Metabólica 429
Fluxo Sanguíneo Cutâneo 429

Pressão Arterial 431
Reflexo Barorreceptor 432
Reflexos de Estiramento Atriais 434
Medida da Pressão Arterial 434
Pressão de Pulso e Pressão Arterial Média 435

Hipertensão Arterial, Choque e Insuficiência Cardíaca Congestiva 438
Hipertensão Arterial 438
    Hipertensão Arterial Essencial 438
    Riscos da Hipertensão Arterial 438
    Tratamento da Hipertensão Arterial 439
Choque Circulatório 439
    Choque Hipovolêmico 440
    Choque Séptico 441
    Outras Causas de Choque Circulatório 441
Insuficiência Cardíaca Congestiva 441

Interações 442

Resumo 443

Atividades de Revisão 444

Sites Relacionados 445

Investigação Clínica

Charlie, um estudante universitário da área biológica, realiza uma viagem para estudar a ecologia do deserto. Infelizmente, ele se envolve muito com o seu tema, afasta-se do grupo e acaba por se perder. Trinta e seis horas mais tarde é encontrado caminhando lentamente ao longo de uma estrada estreita, raramente utilizada. Demonstra estar abatido e, ao chegar a um hospital, apresenta pulso fraco e rápido, pressão arterial baixa e pele fria. Seu débito urinário está baixo e os exames revelam uma alta osmolalidade (concentração), porém, ausência virtual de sódio. Charlie é medicado com uma infusão intravenosa contendo albumina.

O que causou os sintomas e os achados laboratoriais de Charlie? Por que lhe foi administrado líquido intravenoso contendo albumina?

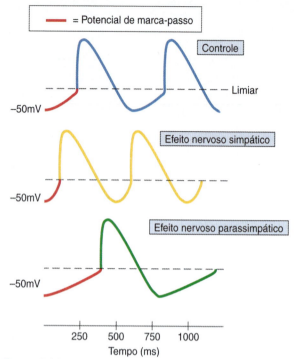

Figura 14.1 Efeito dos nervos autônomos sobre os potenciais de marca-passo do nó SA. A velocidade da despolarização espontânea do nó SA estabelece o ritmo cardíaco. Essa despolarização espontânea denomina-se potencial de marca-passo, e a sua velocidade é aumentada pela estimulação nervosa simpática e diminuída pela inibição nervosa parassimpática.

Débito Cardíaco

A capacidade de bombeamento do coração é uma função dos batimentos por minuto (freqüência cardíaca) e do volume de sangue ejetado por batimento (volume sistólico). A freqüência cardíaca e o volume sistólico são regulados por nervos autônomos e por mecanismos intrínsecos do sistema cardiovascular.

O **débito cardíaco** é o volume de sangue bombeado por minuto por cada ventrículo. A **freqüência cardíaca** média de repouso de um adulto é de setenta batimentos por minuto. O **volume sistólico médio** (volume de sangue bombeado por batimento por cada ventrículo) é de 70 a 80 mL por batimento. O produto dessas duas variáveis fornece um débito cardíaco médio de 5.500 mL (5,5 L) por minuto:

Débito cardíaco = volume sistólico × freqüência cardíaca
(mL/min.)   (mL/batimento)   (batimentos/min.)

O **volume sanguíneo total** também é, em média, de 5,5 L. Isso significa que cada ventrículo bombeia o equivalente ao volume sanguíneo total por minuto sob condições de repouso. Dito de outra maneira, uma gota de sangue completa os circuitos sistêmico e pulmonar em aproximadamente um minuto. Um aumento do débito cardíaco, como ocorre durante o exercício, deve portanto ser acompanhado por aumento da velocidade do fluxo sanguíneo através da circulação. Isso é possível em razão de fatores que regulam a freqüência cardíaca e o volume sistólico.

Regulação da Freqüência Cardíaca

Na ausência total de influências neurais, o coração continua a bater de acordo com o ritmo estabelecido pelo nó SA. Esse ritmo automático é produzido pela despolarização espontânea do potencial de repouso da membrana em um nível limiar, no qual os canais da membrana controlados pela voltagem são abertos e potenciais de ação são produzidos. Como foi descrito no Capítulo 13, o Ca^{2+} entra no citoplasma miocárdico durante o potencial de ação, liga-se à troponina e provoca a contração.

No entanto, em geral, fibras nervosas simpáticas e vagais (parassimpáticas) ao coração são continuamente ativas e modificam a velocidade da despolarização espontânea do nó SA. A noradrenalina, liberada principalmente pelas terminações nervosas simpáticas, e a adrenalina, secretada pela medula supra-renal, estimulam a abertura dos canais de Na^+ e de Ca^{2+} da membrana plasmática das células marca-passo do nó SA. Isso aumenta a velocidade da despolarização espontânea (o *potencial de marca-passo*) e, por conseguinte, estimula uma maior velocidade de disparo do nó SA (Figura 14.1). A acetilcolina, liberada pelas terminações parassimpáticas, promove a abertura de canais de K^+ das células marca-passo (ver o Capítulo 7, Figura 7.24). Isso provoca a hiperpolarização do nó SA e, em conseqüência, a redução da velocidade do seu disparo espontâneo (Figura 14.1). Em qualquer momento, o ritmo real estabelecido pelo nó SA depende do efeito dessas influências antagônicas. Diz-se que os mecanismos que afetam a freqüência cardíaca exercem um **efeito cronotrópico** (*chrono* = tempo). Aqueles que aumentam a freqüência cardíaca têm um efeito cronotrópico positivo, e aqueles que a diminuem têm um efeito cronotrópico negativo.

A inervação autônoma do nó SA representa o principal meio de regulação da freqüência cardíaca. Contudo, outros mecanismos de controle autônomo também afetam, num menor grau, a freqüência cardíaca. As terminações simpáticas da musculatura dos átrios e dos ventrículos aumentam a força de contração e provocam discreta redução do tempo despendido na sístole quando a freqüência cardíaca é alta (Tabela 14.1).

Tabela 14.1 Efeitos da Atividade Nervosa Autônoma Sobre o Coração

Região Afetada	Efeitos Nervosos Simpáticos	Efeitos Nervosos Parassimpáticos
Nó SA	Aumento da velocidade da despolarização diastólica; aumento da freqüência cardíaca.	Redução da velocidade da despolarização diastólica; redução da freqüência cardíaca.
Nó AV	Aumento da velocidade de condução.	Redução da velocidade de condução.
Músculo atrial	Aumento da força de contração.	Redução da força de contração.
Músculo ventricular	Aumento da força de contração.	Nenhum efeito significativo.

Durante o exercício, a freqüência cardíaca aumenta em decorrência da redução da inibição nervosa vagal do nó SA. Aumentos adicionais da freqüência cardíaca são obtidos por meio da maior estimulação nervosa simpática. A bradicardia (freqüência cardíaca baixa) de repouso dos atletas treinados em resistência se deve em grande parte à alta atividade do nervo vago.

O **centro de controle cardíaco** localizado na medula oblonga do tronco encefálico coordena a atividade da inervação autônoma do coração. Atualmente, há controvérsias sobre a existência, na medula oblonga, de um centro cardioacelerador e de um centro cardioinibidor separados. O centro de controle cardíaco, por sua vez, é afetado por áreas encefálicas superiores e pela retroalimentação sensitiva dos receptores de pressão (ou *barorreceptores*) na aorta e nas artérias carótidas. Dessa maneira, uma queda da pressão arterial pode produzir aumento reflexo da freqüência cardíaca. Esse reflexo barorreceptor é analisado em mais detalhes quanto à regulação da pressão arterial posteriormente neste capítulo.

Indícios Para a Investigação Clínica

Lembre-se de que Charlie foi encontrado caminhando lentamente pela estrada e que apresentava um pulso rápido e fraco. *Que mecanismo fisiológico foi o responsável pelo pulso rápido de Charlie?*

Regulação do Volume Sistólico

O volume sistólico é regulado por três variáveis: (1) o **volume diastólico final** (VDF) – volume de sangue nos ventrículos no final da diástole; (2) a **resistência periférica total** – resistência de atrito ou impedância ao fluxo sanguíneo nas artérias; e (3) a **contratilidade**, ou força, da contração ventricular.

O volume diastólico final é a quantidade de sangue nos ventrículos imediatamente antes deles começarem a contrair-se. Trata-se de uma carga de trabalho imposta sobre os ventrículos antes da contração e, por essa razão, ela algumas vezes denomina-se **pré-carga**. O volume sistólico é diretamente proporcional à pré-carga; aumentos do VDF acarretam aumentos do volume sistólico. (Discute-se a seguir essa relação, conhecida como lei de Frank-Starling.) O volume sistólico também é proporcional à contratilidade. Quando os ventrículos se contraem com mais força, eles bombeiam mais sangue.

Para ejetar o sangue, a pressão gerada num ventrículo – quando ele se contrai – deve ser maior que a pressão nas artérias (uma vez que o sangue flui apenas do local de pressão mais elevada para o de pressão mais baixa). A pressão no sistema arterial antes da contração ventricular é, por sua vez, uma função da resistência periférica total – quanto maior a resistência periférica, maior a pressão. Quando o sangue começa a ser ejetado do ventrículo, o volume de sangue adicionado nas artérias provoca um aumento da pressão arterial média contra o "gargalo" representado pela resistência periférica. A ejeção do sangue cessa logo após a pressão aórtica se tornar igual à pressão intraventricular. Portanto, a resistência periférica total representa uma impedância à ejeção do sangue do ventrículo, ou uma **pós-carga** imposta sobre o ventrículo após o início da contração.

Em resumo, o volume sistólico é inversamente proporcional à resistência total periférica. Quanto maior a resistência periférica, menor o volume sistólico. Deve-se observar que essa redução do volume sistólico em resposta ao aumento da resistência periférica ocorre apenas durante alguns batimentos. A seguir, um coração saudável é capaz de compensar o aumento da resistência periférica batendo mais fortemente. Essa compensação ocorre por intermédio do mecanismo descrito na próxima seção (Lei de Frank-Starling do Coração).

A proporção do volume diastólico final ejetado contra uma determinada pós-carga depende da força da contração ventricular. Em geral, a força de contração é suficiente para ejetar 70 a 80 mL de sangue de um volume diastólico final de 110 a 130 mL. Portanto, a **fração de ejeção** é de aproximadamente 60%. Mais sangue é bombeado por batimento quando o VDF aumenta e, por conseguinte, a fração de ejeção permanece relativamente constante ao longo de uma faixa de volumes diastólicos finais. Para que isso seja verdadeiro, a força da contração ventricular deve aumentar quando o volume diastólico final aumenta.

Lei de Frank-Starling do Coração

Dois fisiologistas, Otto Frank e Ernest Starling, demonstraram que a força da contração ventricular varia diretamente com o volume diastólico final (Figura 14.2). Mesmo em experimentos em que se remove o coração do corpo (e, por essa razão, ele não é submetido à regulação neural ou hormonal) e em que o coração com os batimentos preservados recebe sangue que flui de um reservatório, aumentos do VDF dentro da faixa fisiológica acarretam aumentos da força de contração e, por conseguinte, aumentos do volume sistólico. Essa relação entre o VDF, a força de contração e o volume sistólico é uma propriedade *intrínseca* do músculo cardíaco, conhecida como **lei de Frank-Starling do coração**.

Controle Intrínseco da Força de Contração

O controle intrínseco da força de contração e do volume sistólico deve-se a variações do grau de distensão do miocárdio produzidas pelo volume diastólico final. Quando o VDF aumenta dentro da faixa fisiológica, o miocárdio distende-se progressivamente e, por isso, contrai-se com mais força.

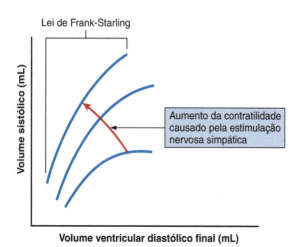

Como foi discutido no Capítulo 12, a distensão também pode aumentar a força de contração dos músculos esqueléticos (ver a Figura 12.19). Contudo, o comprimento de repouso dos músculos esqueléticos se aproxima do ideal, de modo que uma distensão significativa reduz a força de contração. Isso não é verdadeiro para o coração. Antes do enchimento com sangue durante a diástole, o comprimento dos sarcômeros das células miocárdicas é de aproximadamente 1,5 µm. Nesse comprimento, os filamentos de actina de cada lado sobrepõem-se no meio dos sarcômeros, e as células conseguem se contrair apenas fracamente (Figura 14.3).

Quando os ventrículos se enchem de sangue, o miocárdio distende-se de modo que os filamentos de actina se sobrepõem à miosina somente nas extremidades da banda A (Figura 14.3). Isso aumenta o número de interações entre a actina e a miosina, permitindo que maior força seja desenvolvida durante a contração. Como essa sobreposição mais vantajosa da actina e da miosina é produzida pela distensão dos ventrículos, e como o grau de enchimento (o volume diastólico final) controla o grau de distensão, o volume diastólico final ajusta intrinsecamente a força de contração.

A lei de Frank-Starling explica como o coração pode se ajustar ao aumento da resistência periférica total: (1) o aumento da resistência periférica produz redução do volume sistólico do ventrículo, de modo que (2) maior quantidade de sangue permanece no ventrículo e o volume diastólico final é maior para o ciclo seguinte. Como consequência, (3) o grau de distensão do ventrículo é maior no ciclo seguinte e ele se contrai mais fortemente para ejetar mais sangue. Isso permite a um ventrículo saudável manter um débito cardíaco normal.

■ **Figura 14.2** Lei de Frank-Starling e efeitos nervosos simpáticos. O gráfico demonstra a lei de Frank-Starling: quando o volume diastólico final aumenta, o volume sistólico aumenta. O gráfico também demonstra, com a comparação das três curvas, que o volume sistólico é maior num determinado volume diastólico final quando o ventrículo é estimulado por nervos simpáticos. Isso é mostrado pela curva mais inclinada à esquerda (ver a seta vermelha).

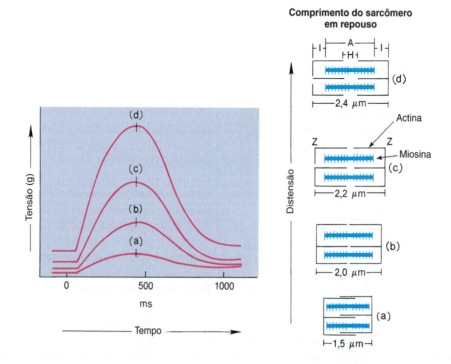

■ **Figura 14.3** Mecanismo de Frank-Starling (lei do coração). Quando o músculo cardíaco é submetido a um maior grau de distensão (*a* até *d*), ele se contrai com mais força. A força de contração é indicada no eixo *y* como tensão. Observe que o tempo necessário para atingir a contração máxima permanece constante, independentemente do grau de distensão.

Uma conseqüência muito importante desses eventos é a de que o débito cardíaco do ventrículo esquerdo, que bombeia o sangue para a circulação sistêmica com resistências que variam constantemente, pode ser ajustado para se combinar com o débito do ventrículo direito (que bombeia o sangue para a circulação pulmonar). É óbvio que a velocidade do fluxo sanguíneo através das circulações pulmonar e sistêmica deve ser igual para impedir o acúmulo de líquido nos pulmões e para liberar o sangue totalmente oxigenado para o corpo.

Controle Extrínseco da Contratilidade

A *contratilidade* é a força de contração num determinado comprimento da fibra. Em qualquer grau de distensão, a força da contração ventricular depende da atividade do sistema simpático-supra-renal. A noradrenalina (das terminações nervosas simpáticas) e a adrenalina (da medula supra-renal) produzem aumento da força de contração (ver a Figura 14.2). Esse **efeito inotrópico positivo** é conseqüência do aumento da quantidade de Ca^{2+} disponível para os sarcômeros.

A atividade do sistema simpático-supra-renal afeta o débito cardíaco de duas maneiras: (1) por meio de efeito inotrópico na contratilidade e (2) por meio de efeito cronotrópico positivo na freqüência cardíaca (Figura 14.4). A estimulação pelas terminações nervosas simpáticas do nó SA e do tecido condutor tem um efeito cronotrópico negativo, mas não afeta diretamente a força de contração dos ventrículos. No entanto, o conseqüente aumento do VDF por causa da freqüência cardíaca baixa pode aumentar a força de contração por meio do mecanismo de Frank-Starling.

Retorno Venoso

O volume diastólico final – e, conseqüentemente, o volume sistólico e o débito cardíaco – é controlado por fatores que afetam o **retorno venoso**, ou seja, o retorno do sangue ao coração através das veias. A velocidade com que os átrios e os ventrículos são cheios com sangue venoso depende do volume sanguíneo total e da pressão venosa (pressão nas veias). É a pressão venosa que serve como força de propulsão para o retorno do sangue ao coração.

As veias possuem paredes mais finas e menos musculosas que as artérias. Portanto, elas possuem maior **complacência**. Isso significa que determinada quantidade de pressão provocará maior distensão (expansão) das veias do que das artérias, de modo que as veias podem conter mais sangue. Aproximadamente dois terços do volume sanguíneo total estão localizados nas veias (Figura 14.5). Por essa razão, as veias se chamam *vasos de capacitância*, segundo os dispositivos eletrônicos denominados capacitores que armazenam cargas elétricas. As artérias e as arteríolas musculares expandem-se menos sob pressão (são menos complacentes) e, por essa razão, denominam-se *vasos de resistência*.

Embora as veias contenham quase 70% do volume sanguíneo total, a pressão venosa média é de aproximadamente 2 mmHg, comparada com a pressão arterial média de 90 a 100 mmHg. A pressão venosa mais baixa deve-se em parte à queda de pressão entre as artérias e os capilares e em parte à alta complacência venosa.

A pressão venosa é mais alta nas vênulas (10 mmHg) e mais baixa na junção da veia cava com o átrio direito (0 mmHg). Além

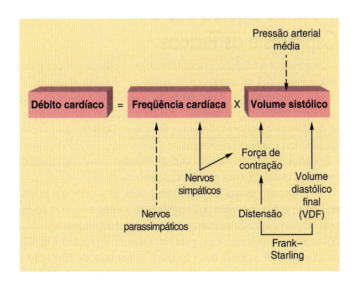

■ **Figura 14.4** Regulação do débito cardíaco. Os fatores que estimulam o débito cardíaco são mostrados como setas contínuas e os que o inibem são mostrados como setas pontilhadas.

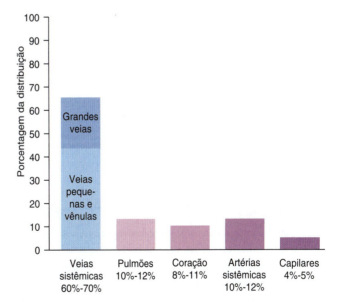

■ **Figura 14.5** Distribuição do sangue no sistema circulatório em repouso. Observe que o sistema venoso contém a maior parte do sangue. Ele atua como um reservatório a partir do qual mais sangue pode ser adicionado à circulação sob condições adequadas (p. ex., durante exercício).

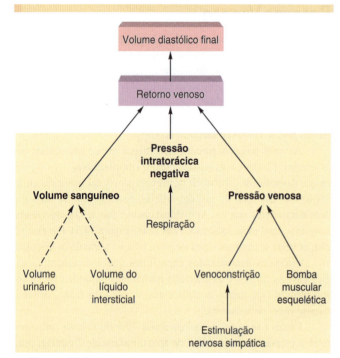

Figura 14.6 Variáveis que afetam o retorno venoso e, conseqüentemente, o volume diastólico final. As relações diretas são indicadas por setas contínuas, e as relações inversas são indicadas por setas pontilhadas.

dessa diferença de pressão, o retorno venoso ao coração é ajudado (1) pela atividade nervosa simpática, que estimula a contração do músculo liso das paredes venosas e, por conseguinte, reduz a complacência; (2) pela bomba muscular esquelética, que comprime as veias durante a contração muscular; e (3) pela diferença de pressão entre as cavidades torácica e abdominal, que promove o fluxo do sangue venoso de volta ao coração.

A contração dos músculos esqueléticos atua como uma "bomba" pela sua ação compressiva sobre as veias (descrita no Capítulo 13; ver a Figura 13.28). A contração do diafragma durante a inspiração também aumenta o retorno venoso. O diafragma abaixa quando ele se contrai e, portanto, aumenta o volume torácico e reduz o volume abdominal. Isso cria vácuo parcial na cavidade torácica e maior pressão na cavidade abdominal. A diferença de pressão produzida favorece o fluxo sanguíneo das veias abdominais para as veias torácicas (Figura 14.6).

Teste seu Conhecimento Antes de Prosseguir

1. Descreva como o volume diastólico final regula intrinsecamente o volume sistólico. Por que essa regulação é importante?
2. Descreva os efeitos da estimulação nervosa autônoma sobre a freqüência cardíaca e o volume sistólico.
3. Defina os termos *pré-carga* e *pós-carga* e explique como esses fatores afetam o débito cardíaco.
4. Cite os fatores que afetam o retorno venoso. Utilizando um fluxograma, mostre como o aumento do retorno venoso pode acarretar o aumento do débito cardíaco.

Volume Sanguíneo

O líquido do ambiente extracelular do corpo é distribuído entre o sangue e os compartimentos líquidos intersticiais pela filtração e forças osmóticas que atuam através das paredes dos capilares. A função dos rins influencia o volume sanguíneo porque a urina deriva do plasma sanguíneo. Os hormônios ADH e aldosterona atuam sobre os rins para ajudar na regulação do volume sanguíneo.

O volume sanguíneo representa uma parte, ou compartimento, da água corporal total. Cerca de dois terços da água corporal total estão contidos no interior das células – no compartimento intracelular. O terço restante encontra-se no **compartimento extracelular**. Normalmente, o líquido extracelular é distribuído de modo que aproximadamente 80% estão contidos nos tecidos – como *líquido intersticial* (ou *tecidual*) –, sendo que o plasma sanguíneo representa os 20% restantes (Figura 14.7).

A distribuição da água entre o líquido intersticial e o plasma sanguíneo é determinada por um equilíbrio entre forças opostas que atuam sobre os capilares. Por exemplo, a pressão arterial promove a formação de líquido intersticial a partir do plasma, enquanto que forças osmóticas drenam água dos tecidos para o interior do sistema vascular. Normalmente, o volume total de líquido intracelular e extracelular mantém-se constante por um equilíbrio entre o ganho e a perda de água. Portanto, mecanismos que afetam a ingestão de líquido, o volume urinário e a distribuição da água entre o plasma e o líquido intersticial ajudam a regular o volume sanguíneo e, através desse meio, ajudam a regular o débito cardíaco e o fluxo sanguíneo.

Troca de Líquido Entre os Capilares e os Tecidos

A distribuição do líquido extracelular entre o plasma e o compartimento intersticial encontra-se num estado de equilíbrio dinâmico. O líquido intersticial não é normalmente uma "lagoa estagnada". Ao contrário, trata-se de um meio que circula sem cessar, formado a partir do sistema vascular e que retorna ao mesmo. Desse modo, as células teciduais recebem continuamente um novo suprimento de glicose e de outros solutos plasmáticos que são filtrados através de minúsculos canais endoteliais nas paredes capilares.

A filtração resulta da pressão sanguínea no interior dos capilares. Essa pressão hidrostática, exercida contra a parede interna do capilar, é igual a aproximadamente 37 mmHg na extremidade arteriolar dos capilares sistêmicos e cai para um valor em torno de 17 mmHg na extremidade venular dos capilares. A **pressão de filtração** é igual à pressão hidrostática do sangue nos capilares menos a pressão hidrostática do líquido intersticial fora dos capilares, a qual se opõe à filtração. Num exemplo extremo, quando esses dois valores são iguais, não ocorre filtração. A magnitude da pressão hidrostática intersticial varia de órgão para órgão. Com uma pressão hidrostática do líquido intersticial de 1 mmHg, como a do exterior dos capilares dos músculos esqueléticos, a pressão de filtração deve ser

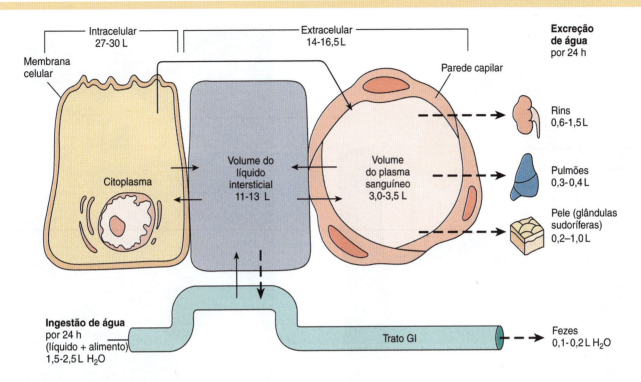

Figura 14.7 Distribuição da água corporal entre os compartimentos intracelular e extracelular. O compartimento extracelular inclui o plasma sanguíneo e o líquido intersticial (tecidual).

de 37 − 1 = 36 mmHg na extremidade arteriolar do capilar e de 17 − 1 = 16 mmHg na extremidade venular.

Glicose, moléculas orgânicas de tamanho comparável, sais inorgânicos e íons são filtrados juntamente com a água através dos canais capilares. As concentrações dessas substâncias no líquido intersticial, portanto, são as mesmas que as no plasma. Contudo, a concentração de proteínas no líquido intersticial (2 g/100 mL) é inferior à concentração no plasma (6 a 8 g/100 mL). Essa diferença se deve à filtração restrita de proteínas através dos poros capilares. A pressão osmótica exercida pelas proteínas plasmáticas – denominada **pressão coloidosmótica** do plasma (porque as proteínas estão presentes como uma suspensão coloidal) – é por conseguinte muito maior que a pressão coloidosmótica do líquido intersticial (tecidual). A diferença entre essas duas pressões denomina-se **pressão oncótica**. Como a pressão coloidosmótica do líquido intersticial (tecidual) é baixa o suficiente para ser negligenciada, a pressão oncótica é essencialmente igual à pressão coloidosmótica do plasma. Esse valor foi estimado em 25 mmHg. Como a água se move por osmose da solução de menor para a de maior pressão osmótica (Capítulo 6), essa pressão oncótica favorece o movimento da água para o interior dos capilares.

A saída ou a entrada do líquido no capilar depende da magnitude da pressão de filtração, que varia da extremidade arteriolar à extremidade venular do capilar, e da pressão oncótica. Essas forças opostas que afetam a distribuição do líquido através dos capilares denominam-se **forças de Starling** e seus efeitos podem ser calculados de acordo com a seguinte equação:

O movimento do líquido é proporcional a:

$$(P_c + \pi_i) - (P_i + \pi_p)$$
$$\underbrace{\hphantom{(P_c + \pi_i)}}_{\text{(Líquido que sai)}} - \underbrace{\hphantom{(P_i + \pi_p)}}_{\text{(Líquido que entra)}}$$

onde

P_c = pressão hidrostática do capilar

π_i = pressão coloidosmótica do líquido intersticial (tecidual)

P_i = pressão hidrostática do líquido intersticial

π_p = pressão coloidosmótica do plasma sanguíneo

A expressão à esquerda do sinal de menos representa a soma das forças que atuam para mover o líquido para fora do capilar. A expressão à direita representa a soma das forças que atuam para mover o líquido para o interior do capilar. Nos capilares dos músculos esqueléticos, os valores são os seguintes: na extremidade arteriolar do capilar, (37 + 0) − (1 + 25) = 11 mmHg; na extremidade venular do capilar, (17 + 0) − (1 + 25) = −9 mmHg. O valor positivo da extremidade arteriolar indica a predominância da força que favorece a expulsão de líquido do capilar. O valor negativo da extremidade venular indica que as forças de Starling favorecem o retorno de líquido ao interior do capilar. Portanto, o líquido deixa os capilares na extremidade arteriolar e retorna a eles na extremidade venular (Figura 14.8).

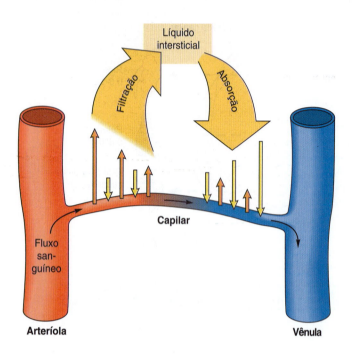

Figura 14.8 Distribuição de líquido através das paredes de um capilar. O líquido intersticial (tecidual) forma-se através da filtração (*setas laranjas*) como conseqüência das pressões sanguíneas nas extremidades arteriolares dos capilares. Ele retorna às extremidades venulares dos capilares pela pressão coloidosmótica das proteínas plasmáticas (*setas amarelas*).

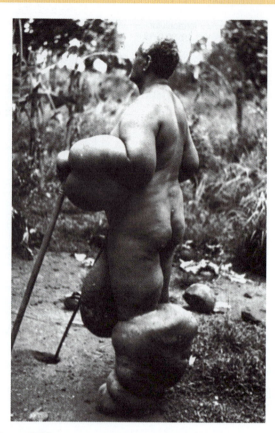

Figura 14.9 Grave edema da elefantíase. Na elefantíase, larvas parasitárias que bloqueiam a drenagem linfática produzem edema tecidual e o enorme aumento dos membros e da genitália externa.

Essa "visão" clássica da dinâmica capilar foi modificada nos últimos anos pela percepção de que o equilíbrio entre a filtração e a reabsorção varia em diferentes tecidos e sob condições diversas num determinado capilar. Por exemplo, um capilar pode ser aberto ou fechado pelos músculos pré-capilares que funcionam como esfíncteres. Quando o capilar se abre, o fluxo sanguíneo é alto e a força de filtração excede a força do retorno osmótico da água através da extensão do capilar. O oposto é verdadeiro quando o esfíncter pré-capilar se fecha e o fluxo sanguíneo através do capilar é reduzido.

Por intermédio da ação das forças de Starling, o plasma e o líquido intersticial são intercambiados sem cessar. Contudo, o retorno de líquido para o sistema vascular nas extremidades venulares dos capilares não é exatamente igual à quantidade filtrada nas extremidades arteriolares. Segundo algumas estimativas, cerca de 85% do filtrado capilar retorna diretamente aos capilares; os 15% restantes (representando pelo menos dois litros por dia) retornam ao sistema vascular através do sistema linfático. Os capilares linfáticos (rever o Capítulo 13) drenam o excesso de líquido e proteínas intersticiais e, através dos vasos linfáticos, retornam esse líquido ao sistema venoso.

Indícios Para a Investigação Clínica

Lembre-se de que Charlie recebeu infusão intravenosa contendo albumina.
- *Por que foi administrada albumina a Charlie?*
- *Qual a vantagem da albumina intravenosa sobre o soro fisiológico ou o soro glicosado intravenoso?*

Na doença tropical denominada *filaríase*, mosquitos transmitem um nematódeo parasita aos humanos. Suas larvas invadem os vasos linfáticos e bloqueiam a drenagem. O edema resultante pode ser tão grave que os tecidos aumentam de volume, produzindo um aspecto similar ao de um elefante, com espessamento e rupturas da pele. Essa condição denomina-se **elefantíase** (Figura 14.9). A Organização Mundial da Saúde estima que essa doença afeta atualmente pelo menos 120 milhões de pessoas, sobretudo na Índia e na África. Um novo esquema terapêutico revelou ser 99% eficaz contra o parasita causador da filaríase e um esforço mundial vem sendo realizado para tratar essa doença.

Tabela 14.2 Causas de Edema

Causa	Comentários
Aumento da pressão arterial ou obstrução venosa	Provoca o aumento da pressão de filtração capilar, de modo que mais líquido intersticial é formado nas extremidades arteriolares dos capilares.
Aumento da concentração de proteínas intersticiais	Provoca a diminuição da osmose da água para o interior das extremidades venulares dos capilares. Geralmente, produz um edema intersticial localizado, em decorrência do escape de proteínas plasmáticas através dos capilares durante uma inflamação ou reações alérgicas. O mixedema devido ao hipotireoidismo também está nesta categoria.
Diminuição da concentração de proteínas plasmáticas	Provoca a diminuição da osmose da água para o interior das extremidades venulares dos capilares. Pode ser causada por hepatopatias (que podem ser associadas a uma produção insuficiente de proteínas plasmáticas), por nefropatias (devido à eliminação de proteínas plasmáticas na urina), ou por desnutrição protéica.
Obstrução de vasos linfáticos	As infecções pelo nematódeo causador da filaríase, transmitido por certas espécies de mosquitos, bloqueiam a drenagem linfática, acarretando edema e enorme aumento de volume das áreas afetadas.

Causas de Edema

O acúmulo excessivo de líquido intersticial denomina-se **edema**. Essa condição é normalmente evitada por um equilíbrio adequado entre a filtração capilar e a captação osmótica de água e pela drenagem linfática adequada. As causas do edema podem ser:

1. *hipertensão arterial*, que aumenta a pressão capilar e provoca uma filtração excessiva;
2. *obstrução venosa* – como na flebite (onde ocorre a formação de um trombo no interior de uma veia) ou na compressão venosa mecânica (p. ex., na gravidez) –, que produz aumento da pressão capilar devido à congestão;
3. *escape de proteínas plasmáticas para o interior do líquido intersticial*, que provoca uma redução do fluxo osmótico de água para o interior dos capilares (isso ocorre durante a inflamação e as reações alérgicas como conseqüência do aumento da permeabilidade capilar);
4. *mixedema* – produção excessiva de glicoproteínas (mucina) na matriz extracelular causada pelo hipotireoidismo;
5. *diminuição da concentração das proteínas plasmáticas*, como conseqüência de hepatopatia (o fígado produz a maior parte das proteínas plasmáticas) ou de nefropatia em que as proteínas plasmáticas são excretadas na urina;
6. *obstrução da drenagem linfática* (Tabela 14.2).

Regulação do Volume Sanguíneo pelos Rins

A formação da urina começa da mesma maneira que a formação do líquido intersticial – pela filtração do plasma através dos poros capilares. Esses capilares são conhecidos como *glomérulos* e o filtrado que produzem entra num sistema de túbulos que o transporta e o modifica (por mecanismos analisados no Capítulo 16). Os rins produzem aproximadamente 180 litros de filtrado sanguíneo por dia, mas como existem apenas 5,5 litros de sangue no corpo, é evidente que a maior parte desse filtrado deva ser retornada ao sistema vascular e reciclado. Apenas cerca de 1,5 litro de urina é excretado diariamente; 98% a 99% da quantidade filtrada é **reabsorvida** de volta para o interior do sistema vascular.

O volume de urina excretado pode variar por alterações da reabsorção do filtrado. Quando 99% do filtrado são reabsorvidos, por exemplo, 1% deve ser excretado. A redução da reabsorção em apenas 1% – de 99% para 98% – deve dobrar o volume de urina excretado (um aumento para 2% da quantidade filtrada). Explorando ainda mais essa lógica, a duplicação do volume de urina de, por exemplo, 1 para 2 litros, acarretaria a perda de um litro adicional do volume sanguíneo. A porcentagem reabsorvida do filtrado glomerular – e, conseqüentemente, do volume urinário e do volume sanguíneo – é ajustada de acordo com as necessidades do corpo pela ação de hormônios específicos sobre os rins. Esses hormônios, em razão de seus efeitos sobre os rins e as conseqüentes alterações do volume sanguíneo, têm funções importantes na regulação do sistema cardiovascular.

Regulação pelo Hormônio Antidiurético (ADH)

Um dos principais hormônios envolvidos na regulação do volume sanguíneo é o **hormônio antidiurético** (**ADH**), também conhecido como *vasopressina*. Como descrito no Capítulo 11, os neurônios do hipotálamo produzem esse hormônio, transportado por axônios até a hipófise posterior e liberados dessa glândula de armazenamento em resposta à estimulação hipotalâmica. A liberação de ADH da hipófise posterior ocorre quando neurônios do hipotálamo, denominados **osmorreceptores**, detectam aumento da osmolalidade (pressão osmótica) plasmática.

Ocorre aumento da osmolalidade plasmática quando o plasma se torna mais concentrado (Capítulo 6). Isso pode ser produzido tanto pela *desidratação* como pela *ingestão excessiva de sal*. A estimulação dos osmorreceptores produz a sensação de sede, acarretando aumento da ingestão de água e aumento da quantidade de ADH liberado pela hipófise posterior. O ADH estimula a reabsorção de água do filtrado por meio de mecanismos que serão analisados em conjunto com a fisiologia renal no Capítulo 16. Conseqüentemente, um volume menor de urina é excretado em decorrência da ação do ADH (Figura 14.10).

Portanto, uma pessoa desidratada ou que consome quantidades excessivas de sal ingere mais líquido e urina menos. Isso eleva o volume sanguíneo e, no processo, dilui o plasma para reduzir a sua osmolalidade previamente elevada. O aumento do volume sanguíneo decorrente desses mecanismos é extremamente importante na estabilização da condição de uma pessoa desidratada com baixo volume sanguíneo e baixa pressão arterial.

Indícios Para a Investigação Clínica

Lembre-se de que Charlie apresenta um débito urinário baixo e que a sua urina tem uma alta osmolalidade (concentração).
- Qual mecanismo fisiológico pode ter sido responsável por isso?
- Quais os efeitos derivados desse mecanismo que foram benéficos para Charlie?

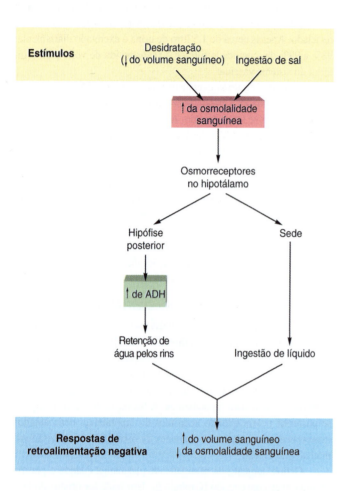

Figura 14.10 Controle por retroalimentação negativa da osmolalidade e do volume sanguíneos. A sede e a secreção de ADH são desencadeadas por uma elevação da osmolalidade plasmática. A homeostasia é mantida por ações antagônicas, incluindo a ingestão de líquido e a preservação de água pelos rins.

A ingestão de quantidades excessivas de água sem quantidades excessivas de sal não acarreta um aumento prolongado do volume sanguíneo e da pressão arterial. A água entra no sangue a partir do intestino e, momentaneamente, aumenta o volume sanguíneo. Contudo, ao mesmo tempo, ela dilui o sangue. A diluição do sangue reduz a osmolalidade plasmática e, por conseguinte, inibe a liberação de ADH. Com menos ADH, ocorre menos reabsorção do filtrado nos rins – um volume maior de urina é excretado. Portanto, a água é um *diurético* – uma substância que promove a formação de urina – porque ela inibe a liberação do hormônio antidiurético.

Além da atividade dos osmorreceptores, outro mecanismo atua para inibir a liberação de ADH quando a ingestão de líquido é excessiva. Um volume sanguíneo excessivamente alto estimula o estiramento de receptores localizados no átrio esquerdo do coração. Por sua vez, a estimulação desses receptores de estiramento ativa uma inibição reflexa da liberação de ADH, o que provoca a redução do volume sanguíneo em razão do aumento da produção de urina.

Durante o exercício prolongado, sobretudo num dia quente, uma quantidade substancial de água (até 900 mL por hora) pode ser perdida do corpo através da transpiração. A redução do volume sanguíneo resultante reduz a capacidade do corpo de dissipar o calor, e o conseqüente hiperaquecimento do corpo pode causar efeitos nocivos e provocar o término do exercício. A necessidade dos atletas de se manterem bem hidratados é reconhecida, mas a ingestão de água pura pode não ser a resposta por causa da perda de sódio no suor, de modo que uma quantidade menor de água é necessária para reduzir a osmolalidade sanguínea de volta ao normal. Quando a osmolalidade sanguínea é normal, a urgência para ingerir líquido desaparece. Por essas razões, os atletas que realizam exercícios prolongados de resistência devem ingerir soluções que contenham sódio (assim como carboidratos como fonte energética) numa taxa prédeterminada e que não seja aquela determinada apenas pela sede.

Regulação pela Aldosterona

A partir da discussão precedente, fica claro que é necessária certa quantidade de sal para a manutenção do volume sanguíneo e da pressão arterial. Como o Na^+ e o Cl^- são facilmente filtrados nos rins, necessita-se de um mecanismo que promova a reabsorção e a retenção de sal quando a ingestão dietética do mesmo é muito baixa. A **aldosterona**, um hormônio esteróide secretado pelo córtex supra-renal, estimula a reabsorção de sal pelos rins. Portanto, a aldosterona é um "hormônio retentor de sal". A retenção de sal promove indiretamente a retenção de água (em parte, pela ação do ADH, como já foi discutido). Por esse motivo, a ação da aldosterona aumenta o volume sanguíneo, mas, ao contrário do ADH, não produz alteração da osmolalidade plasmática. Isso porque a aldosterona promove a reabsorção de sal e água em quantidades proporcionais, enquanto o ADH promove somente a reabsorção de água. Portanto, ao contrário do ADH, a aldosterona não atua para diluir o sangue.

A secreção de aldosterona é estimulada durante a privação de sal, quando o volume sanguíneo e a pressão arterial estão reduzidos. No entanto, o córtex supra-renal não é estimulado diretamente para secretar aldosterona por essas condições. Em vez disso, uma redução do volume sanguíneo e da pressão arterial ativa um mecanismo intermediário, descrito na próxima seção.

Ao longo da maior parte da história humana, o suprimento de sal era escasso e, por conseguinte, ele era extremamente valorizado. No século VI, mercadores mouros comercializavam 28 g de sal pela mesma quantidade em ouro, e tabletes de sal eram utilizados como dinheiro na Abissínia. Parte do pagamento de um soldado romano era em sal – prática que originou a palavra *salário*. O sal também foi utilizado na compra de escravos – daí a expressão "vale o seu sal".

Débito Cardíaco, Fluxo Sanguíneo e Pressão Arterial

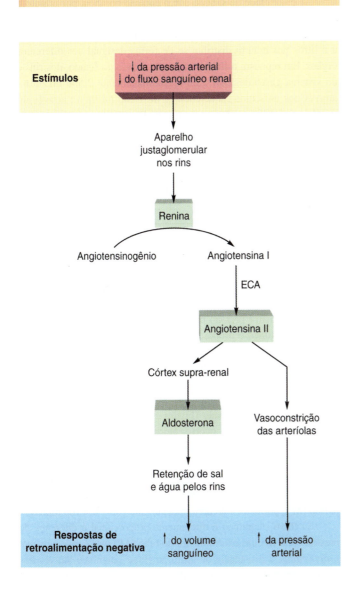

Figura 14.11 Sistema renina-angiotensina-aldosterona. Este sistema ajuda a manter a homeostasia por meio do controle por retroalimentação negativa do volume sanguíneo e da pressão arterial. (ECA = enzima conversora da angiotensina.)

Sistema Renina-Angiotensina

Quando a pressão e o fluxo sanguíneos estão reduzidos na artéria renal (como devem estar no estado de volume sanguíneo baixo provocado pela privação de sal), um grupo de células renais denominado *aparelho justaglomerular* secreta a enzima **renina** na corrente sanguínea. Essa enzima cliva um polipeptídio de dez aminoácidos denominado *angiotensina I* da proteína plasmática *angiotensinogênio*. Quando a angiotensina I passa através dos capilares dos pulmões e de outros órgãos, uma *enzima conversora da angiotensina* (*ECA*) remove dois aminoácidos, formando um polipeptídio de oito aminoácidos denominado **angiotensina II** (Figura 14.11). Em resumo, condições de privação de sal, volume sanguíneo baixo e hipotensão arterial provocam o aumento da produção de angiotensina II no sangue.

A angiotensina II exerce numerosos efeitos que produzem aumento da pressão arterial. Esse aumento da pressão se deve em parte à vasoconstrição e em parte a aumentos do volume sanguíneo. A vasoconstrição de arteríolas e de pequenas artérias musculares é produzida diretamente pelos efeitos da angiotensina II sobre as camadas musculares lisas desses vasos. O aumento do volume sanguíneo é um efeito indireto da angiotensina II.

A angiotensina II promove aumento do volume sanguíneo por meio de dois mecanismos: (1) os centros da sede do hipotálamo são estimulados pela angiotensina II e, conseqüentemente, maior quantidade de água é ingerida, e (2) a angiotensina II estimula a secreção de aldosterona pelo córtex supra-renal e a maior secreção de aldosterona provoca maior retenção de sal e de água pelos rins. A relação entre a angiotensina II e a aldosterona é algumas vezes descrita como **sistema renina-angiotensina-aldosterona**.

Indícios Para a Investigação Clínica

Lembre-se de que a urina de Charlie praticamente não contém Na^+.
- *Qual é o mecanismo fisiológico responsável por essa insuficiência?*
- *Quais são os efeitos derivados desse mecanismo que foram benéficos para Charlie?*

O sistema renina-angiotensina-aldosterona também pode atuar na direção oposta: a ingestão excessiva de sal, acarretando pressão arterial e volume sanguíneo elevados, normalmente inibe a secreção de renina. Com menor formação de angiotensina II e menor secreção de aldosterona, os rins retêm menor quantidade de sal e excretam maior quantidade deste na urina. Infelizmente, muitas pessoas com hipertensão arterial crônica podem apresentar níveis normais ou mesmo elevados de secreção de renina. Nesses casos, a ingestão de sal deve ser reduzida para se adaptar à capacidade comprometida de excretar sal na urina.

Uma das classes de drogas mais novas que podem ser utilizadas no tratamento da hipertensão arterial (pressão arterial alta) são os **inibidores da enzima conversora da angiotensina (ECA)**. Essas drogas (como o captopril) bloqueiam a formação da angiotensina II e, conseqüentemente, reduzem o seu efeito vasoconstritor. Os inibidores da ECA também aumentam a atividade da bradicinina, um polipeptídio que promove a vasodilatação. A menor formação de angiotensina II e a maior ação da bradicinina produzem vasodilatação, que reduz a resistência periférica total. Como isso reduz a pós-carga do coração, os inibidores da ECA também são utilizados no tratamento da hipertrofia ventricular esquerda e na insuficiência cardíaca congestiva. Outra classe nova de drogas anti-hipertensivas permite a formação da angiotensina II, mas bloqueia seletivamente os receptores da angiotensina II.

Fator Natriurético Atrial

Como descrito na seção anterior, uma queda do volume sanguíneo é compensada pela retenção renal de líquido por meio da ativação do sistema renina-angiotensina-aldosterona. Por outro lado, um aumento do volume sanguíneo é compensado pela excreção renal de maior volume de urina. Experimentos sugerem que o aumento da excreção de água sob condições de alto volume sanguíneo se deve, pelo menos parcialmente, ao aumento da excreção de Na^+ na urina, ou *natriurese* (*natrium* = sódio; *uresis* = fazer água).

O aumento da excreção de Na^+ (natriurese) pode ser produzido por uma diminuição da secreção de aldosterona, mas há evidências de que existe um hormônio específico que estimula a natriurese. Esse *hormônio natriurético* deve portanto ser antagônico da aldosterona e deve promover a excreção de Na^+ e água na urina em resposta ao aumento do volume sanguíneo. Os átrios do coração produzem um hormônio polipeptídico com essas propriedades, identificado como **fator natriurético atrial** (**FNA**). Ao promover a excreção de sal e água, o FNA pode atuar para reduzir o volume sanguíneo e a pressão arterial. Isso é análogo à ação das drogas diuréticas utilizadas por pessoas com hipertensão arterial, como será descrito mais adiante neste capítulo.

Além de estimular a excreção de sal e água pelos rins, o FNA antagoniza também várias ações da angiostesina II. Como resultado dessa ação, o FNA diminui a secreção de aldosterona e promove vasodilatação.

Teste seu Conhecimento Antes de Prosseguir

1. Descreva a composição do líquido intersticial (tecidual). Utilizando um fluxograma, explique como o líquido intersticial se forma e como ele retorna ao sistema vascular.
2. Defina o termo *edema* e descreva quatro mecanismos diferentes que podem produzi-lo.
3. Descreva os efeitos da desidratação sobre o volume sanguíneo e o volume urinário. Qual mecanismo de causa-e-efeito está envolvido?
4. Explique por que a privação de sal provoca aumento da retenção de sal e água pelos rins.
5. Descreva as ações do fator natriurético atrial e explique sua importância.

Resistência Vascular ao Fluxo Sanguíneo

A taxa do fluxo sanguíneo a um órgão está relacionada com a resistência ao fluxo das pequenas artérias e arteríolas que o suprem. A vasodilatação reduz a resistência e aumenta o fluxo, enquanto a vasoconstrição aumenta a resistência e reduz o fluxo. A vasodilatação e a vasoconstrição ocorrem em resposta a mecanismos reguladores intrínsecos e extrínsecos.

A quantidade de sangue que o coração bombeia por minuto é igual à taxa do retorno venoso e, por conseguinte, igual à taxa do fluxo sanguíneo através de toda a circulação. O débito cardíaco de 5 a 6 litros por minuto distribui-se de forma desigual aos diferentes órgãos. Em repouso, o fluxo sanguíneo através do fígado, dos rins e do sistema gastrintestinal é de aproximadamente 2.500 mL/min.; através dos músculos esqueléticos é de 1.200 mL/min.; através do encéfalo é de 750 mL/min., e, através das artérias coronárias, é de 250 mL/min. O restante do débito cardíaco (500 a 1.100 mL/min) distribui-se aos outros órgãos (Tabela 14.3).

Leis Físicas que Descrevem o Fluxo Sanguíneo

O fluxo do sangue através do sistema vascular, como o fluxo de qualquer líquido através de um tubo, depende em parte da diferença de pressão nas duas extremidades do tubo. Quando ambas as extremidades de um tubo têm a mesma pressão, não há fluxo. Quando a pressão numa extremidade é maior do que na outra, o sangue fluirá da região de maior pressão para a região de menor pressão. A taxa do fluxo sanguíneo é proporcional à diferença de pressão ($P_1 - P_2$) entre as duas extremidades de um tubo. O termo **diferença de pressão** é abreviado como ΔP, onde a letra grega Δ (*delta*) significa "diferença".

Se a circulação sistêmica for representada como um tubo único que sai e retorna ao coração (Figura 14.12), o fluxo sanguíneo por meio desse sistema deve ocorrer em consequência da diferença de pressão entre o início do tubo (aorta) e a extremidade do tubo (junção da veia cava com o átrio direito). A pressão média, ou **pressão arterial média** (**PAM**), gira em torno de 100 mmHg. A pressão do átrio direito é de 0 mmHg. A "pressão de operação", ou força de impulsão (ΔP), portanto, é de aproximadamente $100 - 0 = 100$ mmHg.

O fluxo sanguíneo é diretamente proporcional à diferença de pressão entre as duas extremidades do tubo (ΔP) mas é *inversamente proporcional* à resistência de atrito ao fluxo sanguíneo através dos vasos. A proporção inversa é expressa colocando-se um dos fatores no denominador de uma fração, uma vez que uma fração diminui quando o denominador aumenta:

Tabela 14.3 Distribuição Estimada do Débito Cardíaco em Repouso

Órgãos	Fluxo Sanguíneo	
	Mililitros por Minuto	Porcentagem do Total
Sistema gastrintestinal e fígado	1.400	24
Rins	1.100	19
Encéfalo	750	13
Coração	250	4
Músculos esqueléticos	1.200	21
Pele	500	9
Outros órgãos	600	10
Total	5.800	100

Fonte: De O. L. Wade e J. M. Bishop, *Cardiac Output and Regional Blood Flow.* Copyright © 1962 Blackwell Science, Ltd. Utilizada com permissão.

$$\text{Fluxo sanguíneo} \propto \frac{\Delta P}{\text{resistência}}$$

A **resistência** ao fluxo sanguíneo através de um vaso é diretamente proporcional ao comprimento do vaso e à viscosidade do sangue (a "espessura" ou capacidade de "sobreposição" das moléculas; p. ex., o mel é muito viscoso). De particular importância fisiológica, a resistência vascular é inversamente proporcional à quarta potência do raio do vaso:

$$\text{Resistência} \propto \frac{L\eta}{r^4}$$

onde

L = comprimento do vaso
η = viscosidade do sangue
r = raio do vaso

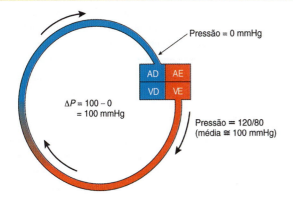

Figura 14.12 O fluxo sanguíneo é produzido por uma **diferença de pressão.** Em última instância, o fluxo do sangue na circulação sistêmica depende da diferença de pressão (ΔP) entre a pressão média de aproximadamente 100 mmHg na origem do fluxo (na aorta) e a pressão no final do circuito de 0 mmHg na junção da veia cava com o átrio direito (AD). (AE = átrio esquerdo; VD = ventrículo direito; VE = ventrículo esquerdo.)

Por exemplo, quando um vaso possui metade do raio de um outro e quando todos os outros fatores são iguais, o vaso menor apresentará uma resistência dezesseis vezes (2^4) maior que o vaso maior. Em conseqüência, o fluxo sanguíneo através do vaso maior será dezesseis vezes maior que através do vaso menor (Figura 14.13).

Quando constantes físicas são adicionadas a essa relação, a taxa de fluxo sanguíneo pode ser calculada segundo a **lei de Poiseuille**:

$$\text{Fluxo sanguíneo} = \frac{Pr^4(\pi)}{\eta L(8)}$$

O comprimento do vaso e a viscosidade sanguínea não variam significativamente na fisiologia normal, embora a viscosidade sanguínea aumente na desidratação grave e na policitemia (contagem eritrocitária elevada) que ocorre como adaptação à vida em altitudes elevadas. Os principais reguladores fisiológicos do fluxo sanguíneo através de um órgão são a pressão arterial média (que impulsiona o fluxo) e a resistência vascular ao fluxo. Numa determinada pressão arterial média, o sangue pode ser desviado de um órgão para outro por variações do grau de vasoconstrição e de vasodilatação das pequenas artérias e arteríolas. A vasoconstrição num órgão e a vasodilatação em outro acarreta um desvio (ou *shunt*) do sangue para o segundo órgão. Como as arteríolas são as menores artérias e podem se tornar ainda mais estreitas pela vasoconstrição, elas provêem a maior resistência ao fluxo sanguíneo (Figura 14.14). O fluxo sanguíneo a um órgão, portanto, é determinado em grande parte pelo grau de vasoconstrição ou vasodilatação de suas arteríolas. A taxa do fluxo sanguíneo a um órgão pode ser aumentada pela dilatação de suas arteríolas e pode ser reduzida pela constrição das mesmas.

Resistência Periférica Total

A soma de todas as resistências vasculares da circulação sistêmica denomina-se **resistência periférica total**. As artérias que suprem sangue aos órgãos são dispostas em paralelo e não em série. Isto é, o sangue arterial passa através de apenas um conjunto de vasos de resistência (arteríolas) antes de retornar ao coração (Figura 14.15).

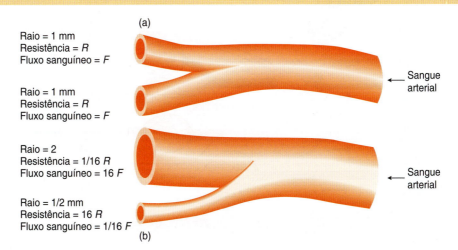

Figura 14.13 **Relações entre o fluxo sanguíneo, o raio do vaso e a resistência.** (*a*) A resistência e o fluxo sanguíneo são igualmente divididos entre dois ramos de um vaso. (*b*) A duplicação do raio de um ramo e a redução à metade do raio do outro produzem aumento de 16 vezes do fluxo sanguíneo no primeiro e redução de 16 vezes no segundo.

Como um órgão não se encontra "a jusante" do outro em termos de seu suprimento arterial, as alterações de resistência num órgão afetam diretamente o fluxo sanguíneo apenas naquele órgão.

Contudo, a vasodilatação num órgão grande pode diminuir significativamente a resistência periférica total e, através disso, pode reduzir a pressão arterial média. Na ausência de mecanismos compensadores, a força de impulsão do fluxo sanguíneo através de todos os órgãos pode ser reduzida. Em geral, essa situação é evitada por um aumento do débito cardíaco e pela vasoconstrição em outras áreas. Durante o exercício de músculos grandes, por exemplo, as arteríolas dos músculos que estão sendo exercitados estão dilatadas. Isso deveria causar uma grande queda da pressão arterial média caso não houvesse compensações. Na realidade, a pressão arterial aumenta durante o exercício porque o débito cardíaco é aumentado e porque ocorre constrição das arteríolas viscerais e cutâneas.

Regulação Extrínseca do Fluxo Sanguíneo

O termo *regulação extrínseca* refere-se ao controle realizado pelo sistema nervoso autônomo e pelo sistema endócrino. Por exemplo, a angiotensina II estimula diretamente o músculo liso vascular para produzir vasoconstrição generalizada. Altas concentrações do hormônio antidiurético (ADH) também produzem um efeito vasoconstritor. Essa é a razão pela qual ele também se denomina *vasopressina*. Acredita-se que, nos humanos, o efeito vasopressor do ADH não seja importante sob condições fisiológicas.

Regulação por Nervos Simpáticos

A estimulação do sistema simpático supra-renal produz aumento do débito cardíaco (já discutido) e aumento da resistência periférica total. Este último efeito se deve à estimulação alfa-adrenérgica (Capítulo 9) do músculo liso vascular pela noradrenalina e, num menor grau, pela adrenalina. Isso produz a vasoconstrição das arteríolas viscerais e cutâneas.

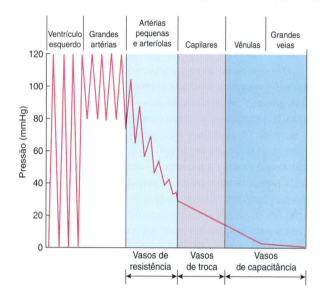

Figura 14.14 Pressão sanguínea em diferentes vasos da circulação sistêmica. Observe que a pressão gerada pelo batimento dos ventrículos é em grande parte dissipada no momento em que o sangue chega ao sistema venoso e que essa queda de pressão ocorre principalmente quando o sangue vai para as arteríolas e capilares.

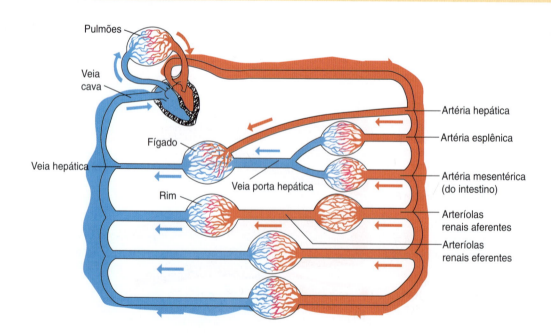

Figura 14.15 Diagrama das circulações sistêmica e pulmonar. Observe que, com poucas exceções (p. ex., fluxo sanguíneo na circulação renal), o fluxo do sangue arterial é paralelo e não em série (o sangue arterial geralmente não flui de um órgão a outro).

Mesmo quando uma pessoa está calma, o sistema simpático supra-renal apresenta um certo grau de atividade e ajuda a estabelecer o "tônus" dos músculos lisos vasculares. Nesse caso, **fibras simpáticas adrenérgicas** (aquelas que liberam noradrenalina) ativam receptores alfa-adrenérgicos para produzir um nível basal de vasoconstrição em todo o corpo. Durante a reação de "luta ou fuga", o aumento da atividade das fibras adrenérgicas produz vasoconstrição no sistema digestório, nos rins e na pele.

As arteríolas dos músculos esqueléticos recebem **fibras simpáticas colinérgicas**, que liberam acetilcolina como neurotransmissor. Durante a reação de "luta ou fuga", a atividade dessas fibras colinérgicas aumenta. Isso produz vasodilatação. A vasodilatação nos músculos esqueléticos também é produzida pela adrenalina secretada pela medula supra-renal, que estimula receptores beta-adrenérgicos. Por essa razão, durante a reação de "luta ou fuga", o fluxo sanguíneo para as vísceras e para a pele diminui por causa dos efeitos alfa-adrenérgicos de vasoconstrição nesses órgãos, enquanto o fluxo sanguíneo aos músculos esqueléticos aumenta. Essa derivação do fluxo sanguíneo para os músculos esqueléticos durante situações de emergência pode prover a esses músculos uma "margem extra" na resposta à emergência. Contudo, no início de um exercício, o fluxo sanguíneo aos músculos esqueléticos aumenta muito mais devido a outros mecanismos (descritos brevemente na seção Regulação Intrínseca do Fluxo Sanguíneo).

> **CLÍNICA**
>
> A **cocaína** inibe a recaptação da noradrenalina para o interior dos axônios adrenérgicos e acarreta aumento da vasoconstrição induzida pelo sistema simpático. A dor torácica, como conseqüência da isquemia miocárdica produzida dessa maneira, é um problema comum relacionado à cocaína. A nicotina da fumaça de cigarro atua sinergicamente com a cocaína para induzir a vasoconstrição.

Controle Parassimpático do Fluxo Sanguíneo

As terminações parassimpáticas das arteríolas sempre são colinérgicas e sempre promovem a vasodilatação. A inervação parassimpática dos vasos sanguíneos, no entanto, limita-se ao sistema digestório, à genitália externa e às glândulas salivares. Por causa dessa distribuição limitada, o sistema parassimpático é menos importante que o simpático no controle da resistência periférica total.

O controle extrínseco do fluxo sanguíneo está resumido na Tabela 14.4.

Regulação Parácrina do Fluxo Sanguíneo

Os reguladores parácrinos, descritos no Capítulo 11, são moléculas produzidas por um tecido que ajudam a regular outro tecido do mesmo órgão. Os vasos sanguíneos estão particularmente sujeitos à regulação parácrina. Em específico, o endotélio da túnica interna produz alguns reguladores parácrinos que fazem com que o músculo liso da túnica média relaxe ou se contraia.

O endotélio produz várias moléculas que promovem o relaxamento do músculo liso, incluindo o **óxido nítrico**, a **bradicinina** e a **prostaciclina** (Capítulo 11). O fator de relaxamento derivado do endotélio que a pesquisa inicial demonstrou ser necessário para a vasodilatação em resposta à estimulação nervosa parece ser o óxido nítrico.

O endotélio das arteríolas contém uma enzima, a *óxido nítrico sintetase endotelial*, que produz óxido nítrico (NO) a partir da L-arginina. O NO difunde-se para o interior das células musculares lisas da túnica média das arteríolas e ativa a enzima guanilato ciclase, que converte o GTP em GMP cíclico (GMPc) e pirofosfato (PP_i). O GMPc serve como segundo mensageiro que, por meio de vários mecanismos, atua para reduzir a concentração citoplasmática de Ca^{2+}. Isso acarreta o relaxamento do músculo liso e, conseqüentemente, a

Tabela 14.4 Controle Extrínseco da Resistência Vascular e do Fluxo Sanguíneo

Agente Extrínseco	Efeito	Comentários
Nervos simpáticos		
Alfa-adrenérgicos	Vasoconstrição	A vasoconstrição é o efeito dominante da estimulação nervosa simpática sobre o sistema vascular e ela ocorre em todo o corpo
Beta-adrenérgicos	Vasodilatação	Existe alguma atividade nas arteríolas dos músculos esqueléticos e nos vasos coronarianos, mas os efeitos são mascarados pela constrição dominante mediada pelos alfa-receptores
Colinérgicos	Vasodilatação	Os efeitos são localizados nas arteríolas dos músculos esqueléticos e são produzidos apenas durante as reações de defesa ("luta ou fuga")
Nervos parassimpáticos	Vasodilatação	Os efeitos são limitados sobretudo ao sistema gastrintestinal, à genitália externa e às glândulas salivares, e o efeito sobre a resistência periférica total é pequeno
Angiotensina II	Vasoconstrição	Um vasoconstritor potente produzido como resultado da secreção de renina pelos rins; pode atuar ajudando na manutenção da pressão de filtração adequada dos rins quando o fluxo sanguíneo sistêmico e a pressão arterial são reduzidos
ADH (vasopressina)	Vasoconstrição	Embora os efeitos deste hormônio sobre a resistência vascular e a pressão arterial em animais anestesiados sejam bem documentados, existem controvérsias sobre a importância desses efeitos em humanos conscientes
Histamina	Vasodilatação	A histamina promove vasodilatação localizada durante a inflamação e reações alérgicas
Bradicininas	Vasodilatação	As bradicininas são polipeptídios secretados pelas glândulas sudoríferas e pelo endotélio dos vasos sanguíneos. Elas produzem vasodilatação local
Prostaglandinas	Vasodilatação ou vasoconstrição	As prostaglandinas são ácidos graxos cíclicos que podem ser produzidos pela maior parte dos tecidos, incluindo as paredes dos vasos sanguíneos. A prostaglandina I_2 é vasodilatadora, enquanto o tromboxano A_2 é vasoconstritor. Até o momento, a importância fisiológica desses efeitos é controversa

vasodilatação. Em muitas arteríolas, um nível basal da produção de NO ajuda a regular o "tônus" (grau de vasoconstrição/vasodilatação) de repouso das arteríolas.

Entretanto, em resposta à liberação de ACh dos axônios autônomos, a produção de NO pode aumentar. Isso ocorre em razão da seguinte seqüência de eventos: (1) a ACh estimula a abertura de canais de Ca^{2+} da membrana celular endotelial; (2) a seguir, o Ca^{2+} se liga à calmodulina, ativando-a (Capítulo 11); (3) a calmodulina ativada ativa, por sua vez, a óxido nítrico sintetase e, conseqüentemente, aumenta a produção de NO. A esse respeito, é curioso observar que as drogas vasodilatadoras administradas com freqüência para tratar a *angina pectoris* – incluindo a nitroglicerina – promovem a vasodilatação indiretamente, através da sua conversão em óxido nítrico.

O endotélio também produz reguladores parácrinos que promovem a vasoconstrição. Dentre eles, destaca-se o polipeptídio **endotelina-1**. Esse regulador parácrino estimula a vasoconstrição das arteríolas e, por conseguinte, aumenta a resistência periférica total. Na fisiologia normal, essa ação pode atuar em conjunto com as ações daqueles reguladores que promovem a vasodilatação para ajudar na regulação da pressão arterial.

Regulação Intrínseca do Fluxo Sanguíneo

Mecanismos intrínsecos de órgãos individuais provêem uma regulação localizada da resistência vascular e do fluxo sanguíneo. Os mecanismos intrínsecos são classificados como *miogênicos* ou *metabólicos*. Alguns órgãos, sobretudo o encéfalo e os rins, utilizam esses mecanismos intrínsecos para manter taxas de fluxo relativamente constantes apesar das amplas flutuações da pressão arterial. Essa capacidade denomina-se **auto-regulação**.

Mecanismos de Controle Miogênicos

Quando a pressão arterial e o fluxo sanguíneo através de um órgão são inadequados – quando a *perfusão sanguínea* do órgão é inadequada – o seu metabolismo não pode ser mantido além de um período de tempo limitado. A pressão arterial excessivamente elevada também pode ser perigosa, sobretudo no encéfalo, pois pode acarretar ruptura de vasos sanguíneos finos (causando um acidente vascular cerebral – AVC, ou derrame cerebral).

As alterações da pressão arterial sistêmica são compensadas no encéfalo e em alguns outros órgãos por respostas apropriadas do músculo liso vascular. A redução da pressão arterial faz com que os vasos cerebrais dilatem-se, de modo que taxas adequadas de fluxo sanguíneo possam ser mantidas apesar da pressão menor. Em contrapartida, a pressão arterial elevada faz com que os vasos encefálicos contraiam-se, de modo que os vasos mais finos a jusante sejam protegidos contra pressão elevada. Essas respostas miogênicas são respostas diretas do músculo liso vascular às alterações de pressão.

Mecanismos de Controle Metabólicos

A vasodilatação local num órgão pode ocorrer em decorrência do ambiente químico criado pelo metabolismo do mesmo. As condições químicas localizadas que promovem a vasodilatação incluem (1) a *diminuição da concentração de oxigênio* decorrente do aumento da taxa metabólica; (2) o *aumento da concentração de dióxido de carbono*; (3) a *diminuição do pH tecidual* (devido ao CO_2, ao ácido lático e a outros produtos metabólicos), e (4) a *liberação de adenosina ou K^+* das células teciduais. Por intermédio dessas alterações químicas, o órgão sinaliza a seus vasos sanguíneos a necessidade de aumentar a liberação de oxigênio.

A vasodilatação que ocorre em resposta ao metabolismo tecidual pode ser demonstrada restringindo-se o suprimento sanguíneo a uma área durante um período curto de tempo e, a seguir, removendo-se a constrição. Impedindo a drenagem venosa da área, a constrição permite o acúmulo de produtos metabólicos. Quando a constrição é removida e o fluxo sanguíneo restaurado, os produtos metabólicos acumulados produzem vasodilatação. Por essa razão, o tecido parece vermelho. Essa resposta denomina-se **hiperemia reativa**. Um aumento similar do fluxo sanguíneo ocorre nos músculos esqueléticos e em outros órgãos em decorrência do aumento do metabolismo. Isso denomina-se **hiperemia ativa**. O aumento do fluxo sanguíneo pode eliminar os metabólitos vasodilatadores, de modo que o fluxo sanguíneo pode cair para os níveis de pré-exercício alguns minutos após o término do exercício.

Teste seu Conhecimento Antes de Prosseguir

1. Descreva a relação entre o fluxo sanguíneo, a pressão arterial e a resistência vascular.
2. Descreva a relação entre a resistência vascular e o raio de um vaso. Explique como o fluxo sanguíneo pode ser desviado de um órgão a outro.
3. Explique como a resistência vascular e o fluxo sanguíneo são regulados (a) pelas fibras simpáticas adrenérgicas, (b) pelas fibras simpáticas colinérgicas e (c) pelas fibras parassimpáticas.
4. Descreva a formação e a ação do óxido nítrico. Por que essa molécula é considerada um regulador parácrino?
5. Defina *auto-regulação* e explique como esse processo ocorre por intermédio dos mecanismos miogênicos e metabólicos.

Fluxo Sanguíneo ao Coração e aos Músculos Esqueléticos

O fluxo sanguíneo ao coração e aos músculos esqueléticos é regulado tanto por mecanismos extrínsecos como intrínsecos. Esses mecanismos provêem aumento do fluxo sanguíneo quando as demandas metabólicas desses tecidos aumentam durante o exercício.

O coração e o encéfalo necessitam de suprimento adequado de sangue para a sobrevivência. A capacidade dos músculos esqueléticos de responder rápido a uma emergência e a de manter continuamente níveis altos de atividade também podem ser de importância crítica para a sobrevivência. Durante esses momentos, devem ser mantidas taxas elevadas de fluxo sanguíneo para os músculos esqueléticos sem comprometimento do fluxo sanguíneo ao coração e ao encéfalo. Isso é conseguido por meio de mecanismos que aumentam o débito cardíaco e desviam o sangue das vísceras e da pele de modo que o coração, os músculos esqueléticos e o encéfalo recebam proporção maior do fluxo sanguíneo total.

Indícios Para a Investigação Clínica

Lembre-se de que Charlie apresentava um pulso muito fraco quando foi encontrado.
- *Como a desidratação afetou seu débito cardíaco?*
- *Como esse efeito causou fraqueza em Charlie?*

Demandas Aeróbias do Coração

As artérias coronárias suprem um número enorme de capilares, localizados no miocárdio numa densidade que varia de 2.500 a 4.000 por milímetro cúbico de tecido. Por outro lado, os músculos esqueléticos de contração rápida possuem uma densidade capilar de trezentos a quatrocentos por milímetro cúbico de tecido. Como conseqüência, cada célula miocárdica se encontra a uma distância máxima de 10 μm de um capilar (comparada com uma distância média de 70 μm em outros órgãos). Por essa razão, a troca gasosa por difusão entre as células miocárdicas e o sangue capilar ocorre muito rapidamente.

A contração do miocárdio comprime as artérias coronárias. Ao contrário do fluxo sanguíneo em todos os outros órgãos, o fluxo nos vasos coronarianos diminui na sístole e aumenta durante a diástole. Contudo, o miocárdio contém grandes quantidades de *mioglobina*, um pigmento relacionado à hemoglobina (a molécula presente nos eritrócitos que transporta o oxigênio). A mioglobina do miocárdio armazena oxigênio durante a diástole e o libera durante a sístole. Dessa maneira, as células miocárdicas podem receber suprimento contínuo de oxigênio mesmo quando o fluxo sanguíneo coronariano é temporariamente reduzido durante a sístole.

Além de conter grandes quantidades de mioglobina, o músculo cardíaco contém numerosas mitocôndrias e enzimas respiratórias aeróbias. Isso indica que – mais do que os músculos esqueléticos de contração lenta – o coração é extremamente especializado para a respiração aeróbia. O coração normal sempre respira de modo aeróbio, mesmo durante o exercício pesado, quando a demanda metabólica de oxigênio pode ser superior em até cinco vezes à demanda em repouso. Essa maior demanda de oxigeno é suprida por aumento correspondente do fluxo sanguíneo coronariano, de aproximadamente 80 mL em repouso para 400 mL por minuto por 100 g de tecido durante o exercício pesado.

Regulação do Fluxo Sanguíneo Coronariano

As arteríolas coronárias contêm receptores alfa e beta-adrenérgicos, que promovem a vasoconstrição e a vasodilatação, respectivamente. A noradrenalina liberada pelas fibras nervosas simpáticas estimula os receptores alfa-adrenérgicos a elevar a resistência vascular em repouso. A adrenalina liberada pela medula supra-renal pode estimular os receptores beta-adrenérgicos a produzir a vasodilatação quando o sistema simpático supra-renal é ativado durante a reação de "luta ou fuga".

Todavia, a maior parte da vasodilatação que ocorre durante o exercício deve-se a mecanismos de controle metabólicos intrínsecos. Os mecanismos intrínsecos ocorrem da seguinte maneira: (1) quando o metabolismo do miocárdio aumenta, ocorre acúmulo local de dióxido de carbono, K^+ e adenosina no tecido, junto com a depleção de oxigênio; (2) essas alterações localizadas atuam diretamente sobre o músculo liso vascular, causando o relaxamento e a vasodilatação.

Sob condições anormais, o fluxo sanguíneo ao miocárdio pode ser inadequado, acarretando a isquemia miocárdica (Capítulo 13). O fluxo inadequado pode ser conseqüência do bloqueio por ateromas e/ou coágulos sanguíneos ou do espasmo muscular de uma artéria coronária (Figura 14.16). A oclusão de uma artéria coronária pode ser visualizada inserindo-se um cateter (tubo plástico) numa artéria braquial ou femoral até a abertura das artérias coronárias na aorta e, a seguir, injetando-se um contraste radiográfico. A imagem obtida denomina-se **angiografia**.

Numa técnica denominada **angioplastia com balão**, utiliza-se um balão inflável para abrir as artérias coronárias. Contudo, a *reestenose* (recorrência do estreitamento) ocorre com freqüência. Por essa razão, um suporte cilíndrico denominado **stent** pode ser inserido para ajudar a manter a artéria aberta. Quando a obstrução é suficientemente grande, uma **revascularização miocárdica (derivação coronariana)** pode ser realizada. Nesse procedimento, uma porção de um vaso sanguíneo, geralmente da veia safena do membro inferior, é suturada à aorta e à artéria coronária numa localização além do local da obstrução (Figura 14.17).

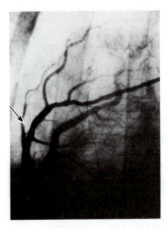
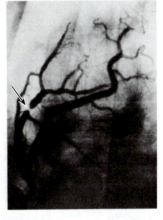

(a) (b)

Figura 14.16 Angiografias da artéria coronária esquerda de um coração patológico. Estas angiografias foram realizadas (*a*) quando o ECG do paciente era normal e (*b*) quando o ECG revelou evidências de isquemia miocárdica. Observe que o espasmo da artéria coronária (ver seta em [*b*]) parece acompanhar a isquemia.

Regulação do Fluxo Sanguíneo Através dos Músculos Esqueléticos

As arteríolas dos músculos esqueléticos, como aquelas da circulação coronariana, possuem alta resistência vascular em repouso como conseqüência da estimulação simpática alfa-adrenérgica. Isso produz um fluxo sanguíneo relativamente baixo. Porém, como os músculos possuem uma grande massa, eles ainda recebem 20% a 25% do fluxo sanguíneo total do corpo em repouso. Além disso, como no coração, o fluxo sanguíneo num músculo esquelético diminui quando o músculo contrai-se e comprime suas arteríolas e, de fato, o fluxo sanguíneo cessa totalmente quando o músculo contrai-se além de aproximadamente 70% de seu máximo. Como conseqüência, a dor e a fadiga ocorrem mais rápido quando uma contração isométrica é mantida do que quando contrações isotônicas rítmicas são realizadas.

Além das fibras adrenérgicas, que promovem a vasoconstrição pela estimulação de receptores alfa-adrenérgicos, também existem fibras colinérgicas simpáticas nos músculos esqueléticos. Essas fibras colinérgicas, junto com a estimulação de receptores beta-adrenérgicos pelo hormônio adrenalina, estimulam a vasodilatação como parte da resposta de "luta ou fuga" a qualquer condição estressante, incluindo a existente antes do exercício (Tabela 14.5). Esses controles extrínsecos foram previamente discutidos e atuam regulando o fluxo sanguíneo através dos músculos em repouso e sobre a antecipação do exercício.

À medida que o exercício progride, a vasodilatação e o aumento do fluxo sanguíneo para os músculos esqueléticos que ocorrem são quase inteiramente devidos ao controle metabólico intrínseco. A taxa metabólica elevada dos músculos esqueléticos durante o exercício provoca alterações locais como, por exemplo, o aumento da concentração de dióxido de carbono, a redução do pH (relacionada ao ácido carbônico e ao ácido lático), a diminuição da concentração de oxigênio, o aumento do K^+ extracelular e a secreção de adenosina. Como no controle intrínseco da circulação coronariana, essas alterações causam vasodilatação das arteríolas dos músculos esqueléticos. Isso reduz a resistência vascular e aumenta a taxa de fluxo sanguíneo. Como resultado dessas alterações, os músculos esqueléticos podem receber até 85% do fluxo sanguíneo total do corpo durante o exercício máximo.

Alterações Circulatórias Durante o Exercício

Enquanto a resistência vascular dos músculos esqueléticos diminui durante o exercício, a resistência ao fluxo através dos órgãos viscerais e da pele aumenta. Essa maior resistência ocorre por causa da vasoconstrição estimulada por fibras simpáticas adrenérgicas e acarreta taxa de fluxo sanguíneo menor através desses órgãos. Conseqüentemente, durante o exercício, o fluxo sanguíneo para os músculos esqueléticos aumenta por causa de três alterações simultâneas: (1) aumento do fluxo sanguíneo total (débito cardíaco); (2) vasodilatação metabólica dos músculos que estão sendo exercitados, e (3) desvio do sangue para longe das vísceras e da pele. O fluxo sanguíneo para o coração também aumenta durante o exercício, enquanto o fluxo sanguíneo para o encéfalo não parece alterar significativamente (Figura 14.18).

Durante o exercício, o débito cardíaco pode aumentar cinco vezes – de aproximadamente cinco litros por minuto para cerca de 25 litros por minuto. Isso se deve sobretudo ao aumento da freqüência cardíaca. Contudo, a freqüência cardíaca pode aumentar apenas até o

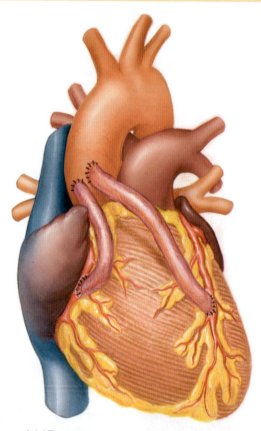

Figura 14.17 Diagrama da cirurgia de revascularização do miocárdio (derivação coronariana). Comumente, são utilizados segmentos da veia safena do paciente como vasos de derivação coronariana.

Tabela 14.5 Alterações do Fluxo Sanguíneo ao Músculo Esquelético sob Condições de Repouso e de Exercício

Condição	Fluxo Sanguíneo (mL/min)	Mecanismo
Repouso	1.000	Alta estimulação simpática adrenérgica dos receptores alfa vasculares, causando vasoconstrição
Início do exercício	Aumentado	Dilatação das arteríolas dos músculos esqueléticos devido à atividade nervosa simpática colinérgica e à estimulação dos receptores beta-adrenérgicos pelo hormônio adrenalina
Exercício pesado	20.000	Queda da atividade alfa-adrenérgica
		Aumento da atividade simpática colinérgica
		Aumento da taxa metabólica dos músculos que estão sendo exercitados, produzindo vasodilatação intrínseca

Débito Cardíaco, Fluxo Sanguíneo e Pressão Arterial 427

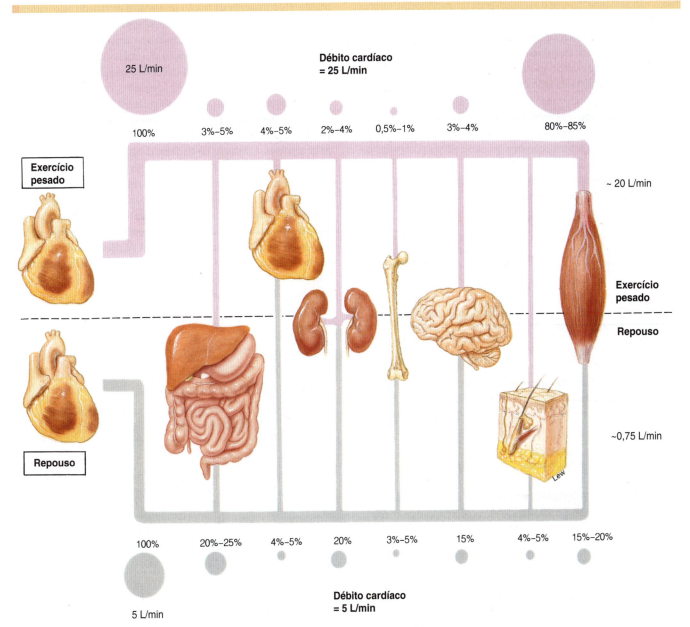

■ **Figura 14.18** Distribuição do fluxo sanguíneo (débito cardíaco) durante o repouso e o exercício pesado. No repouso, o débito cardíaco é de 5 litros por minuto (*base da figura*); durante o exercício pesado o débito cardíaco aumenta para 25 litros por minuto (*alto da figura*). No repouso, por exemplo, o encéfalo recebe 15% dos 5 litros por minuto (= 750 mL/min), enquanto que durante o exercício pesado ele recebe 3% a 4% dos 25 litros por minuto (0,03 × 25 = 750 mL/min). O fluxo para os músculos esqueléticos aumenta mais que vinte vezes porque o débito cardíaco total aumenta (de 5 L/min para 25 L/min) e porque a porcentagem do total recebida pelos músculos aumenta de 15% para 80%.

Tabela 14.6	**Relação Entre a Idade e a Freqüência Cardíaca Máxima Média***
Idade	Freqüência Cardíaca Máxima
20–29	190 batimentos/min
30–39	160 batimentos/min
40–49	150 batimentos/min
50–59	140 batimentos/min
+ de 60	130 batimentos/min

*A freqüência cardíaca máxima pode ser estimada subtraindo-se a idade de 220.

valor máximo (Tabela 14.6), determinado principalmente pela idade do indivíduo. Em atletas bem treinados, o volume sistólico também pode aumentar de modo significativo, permitindo que, durante o exercício extenuante, esses indivíduos apresentem débitos cardíacos com valores seis ou sete vezes maiores do que aqueles em repouso. Esse débito cardíaco elevado acarreta aumento da liberação de oxigênio para os músculos que estão sendo exercitados. Essa é a principal razão dos atletas de elite apresentarem uma captação máxima de oxigênio ($\dot{V}O_2$máx) muito maior do que a média (Capítulo 12).

Na maioria das pessoas, o aumento do volume sistólico que ocorre durante o exercício não ultrapassa 35%. O fato do volume sistólico não aumentar durante o exercício pode ser inicialmente surpreendente, uma vez que o coração tem menor tempo para se encher de sangue entre os batimentos quando ele bombeia mais rápido. No entanto, apesar da maior freqüência dos batimentos, o volume diastólico final durante o exercício não diminui, porque o retorno venoso é auxiliado pelo aumento da ação das bombas musculares esqueléticas e pelo aumento dos movimentos respiratórios durante o exercício (Figura 14.19). Como o volume diastólico final não se altera significativamente durante o exercício, qualquer aumento do volume sistólico que ocorre deve ser decorrente do aumento da proporção de sangue ejetado por sístole.

A proporção do volume diastólico final ejetado por sístole pode aumentar de 60% em repouso para até 90% durante o exercício pesado. Esse aumento da *fração de ejeção* é produzido pelo aumento da contratilidade resultante da estimulação simpático supra-renal. Também pode haver uma redução da resistência periférica total como conseqüência da vasodilatação dos músculos que estão sendo exercitados, a qual reduz a pós-carga e, conseqüentemente, ajuda a aumentar o volume sistólico. As alterações cardiovasculares que ocorrem durante o exercício são resumidas na Tabela 14.7.

O treinamento de resistência freqüentemente acarreta redução da freqüência cardíaca de repouso e aumento do volume sistólico de repouso. A redução da freqüência cardíaca de repouso se deve ao maior grau de inibição do nó SA pelo nervo vago. Acredita-se que o aumento do volume sistólico de repouso seja devido ao aumento do volume sanguíneo. De fato, estudos revelaram que o volume sanguíneo pode aumentar cerca de 500 mL em apenas oito dias de treinamento. Essas adaptações permitem aos atletas treinados produzir maior aumento proporcional do débito cardíaco e maior débito cardíaco absoluto durante o exercício. Esse débito cardíaco maior é o principal fator do aumento da liberação de oxigênio para os músculos esqueléticos que ocorre em conseqüência do treinamento de resistência.

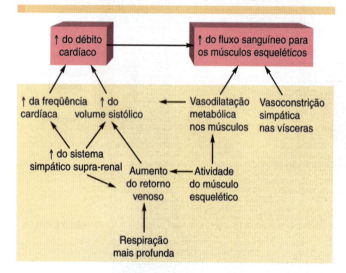

Figura 14.19 Adaptações cardiovasculares ao exercício. Estas adaptações (1) aumentam o débito cardíaco e, conseqüentemente, o fluxo sanguíneo total; e (2) provocam vasodilatação dos músculos que estão sendo exercitados e, por essa razão, desviam uma alta proporção do fluxo sanguíneo para esses músculos.

Teste seu Conhecimento Antes de Prosseguir

1. Descreva o fluxo sanguíneo e a liberação de oxigênio para o miocárdio durante a sístole e a diástole.
2. Descreva como o exercício afeta o fluxo sanguíneo para o coração. Explique como o fluxo sanguíneo para o coração é regulado no repouso e durante o exercício.
3. Descreva os mecanismos que produzem vasodilatação das arteríolas dos músculos esqueléticos durante o exercício. Cite duas outras causas do aumento do fluxo sanguíneo para os músculos durante o exercício.
4. Explique como o volume sistólico pode aumentar durante o exercício apesar de o tempo de enchimento ser reduzido nas freqüências cardíacas elevadas.

Tabela 14.7 Alterações Cardiovasculares Durante o Exercício Moderado

Variável	Alteração	Mecanismos
Débito cardíaco	Aumento	Aumento da freqüência cardíaca e do volume sistólico
Freqüência cardíaca	Aumento	Aumento da atividade nervosa simpática; diminuição da atividade do nervo vago
Volume sistólico	Aumento	Aumento da contratilidade do miocárdio devido à estimulação pelo sistema simpático supra-renal; diminuição da resistência total periférica
Resistência periférica total	Diminuição	Vasodilatação das arteríolas dos músculos esqueléticos (e da pele, quando são necessários ajustes termorreguladores)
Pressão arterial	Aumento	Aumento da pressão sistólica e da pressão de pulso devido sobretudo ao aumento do débito cardíaco; a pressão diastólica aumenta menos em decorrência da menor resistência periférica total
Volume diastólico final	Inalterado	A redução do tempo de enchimento nas freqüências cardíacas elevadas é compensada pelo aumento da pressão venosa, pelo aumento da atividade das bombas musculares esqueléticas e pela diminuição da pressão intratorácica que auxilia o retorno venoso
Fluxo sanguíneo para o coração e os músculos	Aumento	O aumento do metabolismo intrínseco produz vasodilatação intrínseca; auxiliado por maior débito cardíaco e maior resistência vascular nos órgãos viscerais
Fluxo sanguíneo para os órgãos viscerais	Diminuição	Vasoconstrição do sistema digestório, do fígado e dos rins, devido à estimulação nervosa simpática
Fluxo sanguíneo para a pele	Aumento	O calor metabólico produzido pelos músculos que estão sendo exercitados produz um reflexo (que envolve o hipotálamo) que reduz a constrição simpática dos *shunts* arteriovenosos e das arteríolas
Fluxo sanguíneo para o encéfalo	Inalterado	Auto-regulação dos vasos cerebrais, que mantém o fluxo sanguíneo cerebral constante apesar do aumento da pressão arterial

Fluxo Sanguíneo ao Encéfalo e à Pele

Mecanismos de controle intrínsecos ajudam a manter um fluxo sanguíneo relativamente constante para o encéfalo. Em contrapartida, o fluxo sanguíneo para a pele pode variar muito em resposta à regulação pela estimulação nervosa simpática.

O exame do fluxo sanguíneo cerebral e cutâneo é um estudo de contrastes. Basicamente, mecanismos intrínsecos regulam o fluxo sanguíneo cerebral, e mecanismos extrínsecos regulam o fluxo sanguíneo cutâneo. O fluxo sanguíneo cerebral é relativamente constante, e o fluxo sanguíneo cutâneo apresenta mais variações do fluxo sanguíneo do que qualquer outro órgão. O encéfalo é o órgão que menos tolera taxas baixas de fluxo sanguíneo, enquanto a pele pode tolerá-las melhor do que qualquer outro órgão.

Circulação Cerebral

Quando o encéfalo é privado de oxigênio por apenas alguns poucos segundos, o indivíduo perde a consciência. Após alguns minutos, pode ocorrer uma lesão cerebral irreversível. Por essas razões, o fluxo sanguíneo cerebral mantém-se notavelmente constante em cerca de 750 mL por minuto. Isso representa algo em torno de 15% do débito cardíaco total em repouso.

Ao contrário do fluxo sanguíneo coronariano e do fluxo dos músculos esqueléticos, o fluxo sanguíneo cerebral normalmente não é influenciado pela atividade nervosa simpática. Somente quando a pressão arterial média sobe para cerca de 200 mmHg, os nervos simpáticos produzem um grau importante de vasoconstrição na circulação cerebral. Essa vasoconstrição ajuda a proteger as pequenas arteríolas que possuem paredes finas contra a ruptura devido à pressão e, por conseguinte, ajuda a prevenir o acidente vascular cerebral (derrame cerebral).

Na faixa normal da pressão arterial, mecanismos intrínsecos locais regulam quase que exclusivamente o fluxo sanguíneo cerebral – um processo denominado *auto-regulação*, já mencionado anteriormente. Esses mecanismos ajudam a garantir uma taxa constante de fluxo sanguíneo apesar das alterações da pressão arterial sistêmica. A auto-regulação do fluxo sanguíneo cerebral é obtida por intermédio de mecanismos miogênicos e metabólicos.

Regulação Miogênica

A regulação miogênica ocorre quando há variação da pressão arterial sistêmica. Quando a pressão arterial cai, as artérias cerebrais automaticamente se dilatam; quando a pressão sobe, elas se contraem. Isso ajuda a manter a taxa de fluxo constante durante variações normais da pressão que ocorrem no repouso, no exercício e em estados emocionais.

Os vasos cerebrais também são sensíveis à concentração de dióxido de carbono do sangue arterial. Quando ela aumenta em conseqüência da ventilação inadequada (hipoventilação), as arteríolas cerebrais dilatam-se. Acredita-se que isso seja decorrente da diminuição do pH do líquido cerebrospinal e não de um efeito direto do CO_2 sobre os vasos cerebrais. Por outro lado, quando a concentração arterial de CO_2 cai abaixo do normal durante a hiperventilação, os vasos cerebrais se contraem. A conseqüente diminuição do fluxo sanguíneo cerebral é responsável pela tontura que ocorre durante a hiperventilação.

Regulação Metabólica

As arteríolas cerebrais são muito sensíveis às alterações locais da atividade metabólica, de modo que aquelas regiões cerebrais com maior atividade metabólica recebem maior quantidade de sangue. De fato, foram mapeadas áreas cerebrais que controlam processos específicos pelos padrões de alterações do fluxo sanguíneo que ocorrem quando essas áreas são ativadas. Por exemplo, estímulos visuais e auditivos aumentam o fluxo sanguíneo para as áreas sensitivas apropriadas do córtex cerebral, enquanto atividades motoras (como o movimento dos olhos, dos braços e dos órgãos da fala) produzem padrões diferentes do fluxo sanguíneo (Figura 14.20).

Os mecanismos exatos por meio dos quais aumentos da atividade neural numa determinada área cerebral desencadeiam a vasodilatação local não são totalmente compreendidos. Contudo, há evidências de que a vasodilatação cerebral local pode ser causada pelo K^+, que os neurônios ativos liberam durante a repolarização. Acredita-se que os astrócitos possam captar esse K^+ liberado próximo de neurônios ativos e liberar o K^+ através de suas projeções vasculares (Capítulo 7) que circundam as arteríolas e, por conseguinte, produzir a dilatação arteriolar.

Fluxo Sanguíneo Cutâneo

A pele é a cobertura externa do corpo e atua como a primeira linha de defesa contra a invasão de organismos causadores de doenças. A pele, como interface entre os ambientes interno e externo, também ajuda a manter uma temperatura corporal central constante apesar das alterações da temperatura ambiente (externa) – um processo denominado *termorregulação*. A finura e a extensão da pele (espessura de 1,0-1,5 mm; área superficial de 1,7-1,8 metros quadrados) a tornam um radiador de calor eficaz quando a temperatura corporal aumenta acima da temperatura ambiente. O fluxo de sangue aquecido através de alças capilares localizadas próximas à superfície cutânea auxilia a transferência de calor do corpo para o ambiente externo.

O fluxo sanguíneo através da pele é ajustado para manter a temperatura corporal central em torno de 37°C. Esses ajustes são feitos por variações do grau de constrição ou de dilatação de arteríolas comuns e de **anastomoses arteriolovenulares** exclusivas (Figura 14.21). Estes últimos vasos, encontrados predominantemente nas pontas dos quirodáctilos, nas palmas das mãos, nos pododáctilos, nas plantas dos pés, nas orelhas, no nariz e nos lábios, desviam o sangue das arteríolas para vênulas profundas e, dessa forma, o desviam das alças capilares superficiais. Tanto as arteríolas comuns quanto as anastomoses arteriolovenulares são inervadas por fibras nervosas simpáticas. Quando a temperatura ambiente é baixa, nervos simpáticos estimulam a vasoconstrição cutânea. Portanto, o fluxo sanguíneo cutâneo diminui, de modo que o corpo perde menos calor. Como as anastomoses arteriolovenulares também se contraem, a pele pode se tornar rosada porque o sangue é desviado para as alças capilares superficiais. Contudo, apesar da aparência rósea, o fluxo sanguíneo cutâneo total e a taxa de perda de calor são menores do que sob condições usuais.

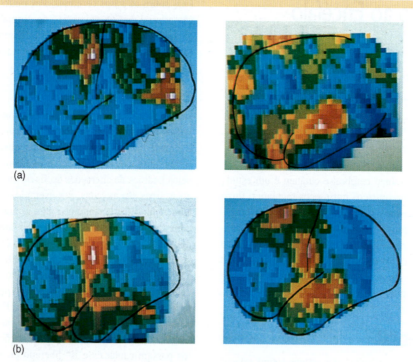

Figura 14.20 Padrões de alterações do fluxo sanguíneo no encéfalo. Imagem computadorizada da distribuição do fluxo sanguíneo no encéfalo após a injeção de um radioisótopo na artéria carótida. Em (a), à esquerda, o indivíduo seguiu um objeto móvel com os olhos. A alta atividade é observada sobre o giro occipital do encéfalo. Em (a), à direita, o indivíduo escutou palavras. Observe que a alta atividade é vista sobre o giro temporal (o córtex auditivo). Em (b), à esquerda, o indivíduo moveu seus dedos para o lado do corpo oposto ao hemisfério cerebral que estava sendo estudado. Em (b), à direita, o indivíduo contou até vinte. A alta atividade é observada sobre a área da boca do córtex motor, a área motora suplementar e o córtex auditivo.

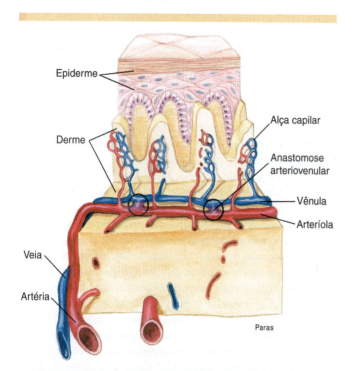

Figura 14.21 Circulação da pele mostrando anastomoses arteriolovenulares. Esses vasos atuam como *shunts*, permitindo que o sangue seja desviado direto da arteríola para a vênula e, conseqüentemente, que ele se desvie das alças capilares superficiais.

A pele pode tolerar um fluxo sanguíneo extremamente baixo no tempo frio porque sua taxa metabólica diminui quando a temperatura ambiente cai. Por essa razão, no tempo frio, a pele requer menos sangue. Contudo, como conseqüência da exposição ao frio extremo, o fluxo sanguíneo para a pele pode ser tão intensamente restrito que o tecido morre – condição denominada *congelamento*. O fluxo sanguíneo cutâneo pode variar de menos de 20 mL por minuto (na vasoconstrição máxima) até três a quatro litros por minuto (na vasodilatação máxima).

Quando a temperatura sobe, as arteríolas cutâneas das mãos e dos pés dilatam-se em conseqüência da redução da atividade nervosa simpática. O aquecimento contínuo provoca dilatação das arteríolas de outras áreas da pele. Quando o aumento resultante do fluxo sanguíneo cutâneo não é suficiente para resfriar o corpo, a secreção das glândulas sudoríferas pode ser estimulada. A perspiração ajuda a resfriar o corpo à medida que ela evapora da superfície cutânea. As glândulas sudoríferas também secretam **bradicinina**, um polipeptídio que estimula a vasodilatação.

Quando o indivíduo não está se exercitando e sob condições normais de temperatura ambiente, a resistência vascular cutânea é alta e o fluxo sanguíneo é baixo. No estado de pré-exercício da reação de "luta ou fuga", a atividade nervosa simpática reduz ainda mais o fluxo sanguíneo cutâneo. Contudo, durante o exercício, a necessidade de manutenção da temperatura corporal central torna-se mais importante que a necessidade de manutenção de uma pressão arterial sistêmica adequada. Quando a temperatura corporal aumenta durante o exercício, a vasodilatação dos vasos cutâneos ocorre ao mesmo tempo que a vasodilatação dos músculos exercitados. Isso pode produzir uma redução ainda maior da resistência periférica total. Quando o exercício é realizado num clima quente e úmido, e quando roupas restritivas aumentam a temperatura e a vasodilatação cutânea, pode ser produzida uma pressão arterial perigosamente baixa após a interrupção do exercício e a redução do débito cardíaco. Em decorrência dessas alterações, pessoas perdem a consciência e podem até mesmo morrer.

Alterações do fluxo sanguíneo cutâneo ocorrem como resultado de alterações da atividade nervosa simpática. Já que o encéfalo controla a atividade do sistema nervoso simpático, estados emocionais, atuando através dos centros de controle da medula oblonga, podem afetar a atividade simpática e o fluxo sanguíneo cutâneo. Durante reações de medo, por exemplo, a vasoconstrição cutânea, junto com a ativação das glândulas sudoríferas, pode produzir palidez e um "suor frio". Outras emoções podem causar vasodilatação e rubor.

Indícios Para a Investigação Clínica

Lembre-se de que a pele de Charlie estava fria ao toque.
- *O que isso indica sobre o seu fluxo sanguíneo cutâneo?*
- *O que produziu esse efeito?*
- *Quais os efeitos derivados desse mecanismo que beneficiaram Charlie?*

Teste seu Conhecimento Antes de Prosseguir

1. Defina o termo *auto-regulação* e descreva como esse processo ocorre na circulação cerebral.
2. Explique como a hiperventilação pode causar tontura.
3. Explique como o fluxo sanguíneo cutâneo é ajustado para manter a temperatura corporal constante.

Pressão Arterial

A pressão do sangue arterial é regulada pelo volume sanguíneo, pela resistência periférica total e pela freqüência cardíaca. Para compensar desvios, mecanismos reguladores ajustam esses fatores por meio da retroalimentação negativa. A pressão arterial sobe e desce durante a sístole e a diástole cardíacas.

No sistema arterial, a resistência ao fluxo é maior nas arteríolas porque esses vasos possuem os menores diâmetros. Embora o fluxo sanguíneo total através de um sistema de arteríolas deva ser igual ao fluxo do vaso maior que deu origem a estas, o menor diâmetro de cada arteríola reduz a sua taxa de fluxo de acordo com a lei de Poiseuille. Portanto, a taxa de fluxo sanguíneo e a pressão são reduzidas nos capilares, localizados a jusante da alta resistência imposta pelas arteríolas. (A velocidade menor do fluxo sanguíneo através dos capi-

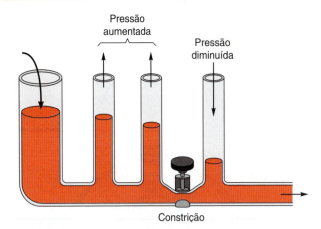

Figura 14.22 Efeito da vasoconstrição sobre a pressão sanguínea. Uma constrição aumenta a pressão sanguínea a montante (análoga à pressão arterial) e diminui a pressão a jusante (análoga à pressão capilar e venosa).

lares aumenta a difusão através da parede capilar.) A pressão sanguínea a montante das arteríolas – nas artérias médias e grandes – aumenta proporcionalmente (Figura 14.22).

A pressão sanguínea e a taxa de fluxo no interior dos capilares são reduzidas ainda mais pelo fato de sua área transversa ser muito maior (devido ao seu grande número) do que as áreas transversas das artérias e arteríolas (Figura 14.23). Portanto, embora cada capilar seja muito mais estreito do que cada arteríola, os leitos capilares servidos pelas arteríolas não provêem resistência tão grande ao fluxo sanguíneo quanto as arteríolas.

Por essa razão, variações de diâmetro das arteríolas em conseqüência da vasoconstrição e da vasodilatação afetam o fluxo sanguíneo através dos capilares e, ao mesmo tempo, a *pressão arterial* "a montante" dos capilares. Dessa maneira, o aumento da resistência periférica total devido à vasoconstrição arteriolar pode elevar a pressão arterial. A pressão arterial também pode ser aumentada pelo aumento do débito cardíaco. Este pode ser conseqüência da elevação da freqüência cardíaca ou do volume sistólico, que por sua vez são afetados por outros fatores. As três variáveis mais importantes que afetam a pressão arterial são a **freqüência cardíaca**, o **volume sistólico** (determinado basicamente pelo **volume sanguíneo**) e a **resistência periférica total**. O aumento de qualquer um desses fatores, quando não compensado por uma diminuição de uma outra variável, acarreta aumento da pressão arterial.

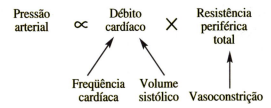

A pressão arterial pode ser regulada pelos rins, que controlam o volume sanguíneo e, conseqüentemente, o volume sistólico, e pelo sistema simpático supra-renal. O aumento da atividade do sistema simpático supra-renal pode aumentar a pressão arterial ao estimular a

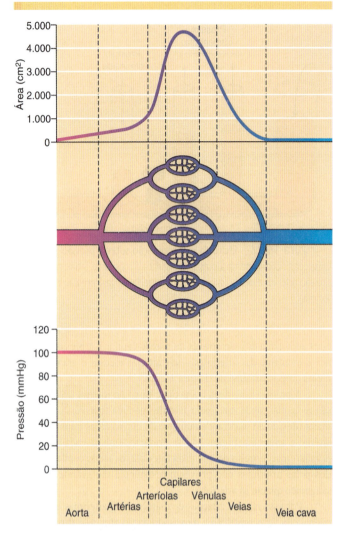

Figura 14.23 Relação entre a pressão sanguínea e a área transversa dos vasos. Durante a passagem do sangue da aorta para as artérias menores, arteríolas e capilares, a área transversa aumenta à medida que a pressão diminui.

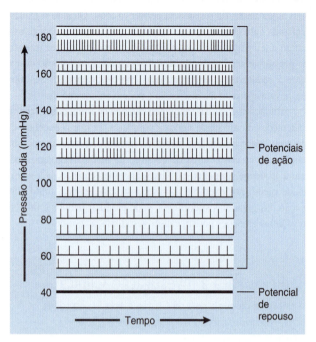

Figura 14.24 Efeito da pressão arterial sobre a resposta dos **barorreceptores**. Este é um registro da freqüência do potencial de ação em fibras nervosas sensitivas de barorreceptores localizados no seio carótico e no arco da aorta. À medida que a pressão aumenta, os barorreceptores são gradualmente distendidos. Isso acarreta maior freqüência de potenciais de ação transmitidos aos centros de controle cardíaco e vasomotor da medula oblonga.

Reflexo Barorreceptor

Para que a pressão arterial seja mantida dentro dos limites, são necessários receptores da pressão especializados. Esses **barorreceptores** são receptores de estiramento localizados no *arco da aorta* e nos *seios caróticos*. O aumento da pressão faz com que as paredes dessas regiões arteriais distendam-se, aumentando a freqüência de potenciais de ação ao longo das fibras nervosas sensitivas (Figura 14.24). Em contrapartida, a queda da pressão abaixo da faixa normal provoca redução da freqüência dos potenciais de ação produzidos por essas fibras nervosas sensitivas.

A atividade nervosa sensitiva dos barorreceptores ascende, através do nervo vago e do nervo glossofaríngeo, até a medula oblonga, a qual orienta o sistema autônomo a responder adequadamente. O **centro de controle vasomotor** da medula oblonga controla a vasoconstrição/vasodilatação e, por conseguinte, ajuda a regular a resistência periférica total. Os **centros de controle cardíaco** da medula oblonga regulam a freqüência cardíaca (Figura 14.25). Atuando por intermédio da atividade das fibras motoras do nervo vago e nervos simpáticos controlados por esses centros encefálicos, os barorreceptores contrabalançam as alterações da pressão arterial, de modo que as flutuações desta são minimizadas.

O reflexo barorreceptor se ativa sempre que a pressão arterial aumenta ou diminui. O reflexo é um pouco mais sensível às reduções do que aos aumentos da pressão, e é mais sensível às alterações súbi-

vasoconstrição das arteríolas (elevando, por conseguinte, a resistência periférica total) e promover aumento do débito cardíaco. A estimulação simpática também pode afetar indiretamente o volume sanguíneo, estimulando a constrição dos vasos sanguíneos renais e, em consequência, reduzindo o débito urinário.

A pressão arterial é medida em unidades de **milímetros de mercúrio (mmHg)**. No processo dessa medida, o sangue exerce pressão sobre a superfície de uma coluna de mercúrio em "U" enquanto a atmosfera exerce pressão sobre a outra superfície (ver o Capítulo 16, Figura 16.19). Quando a pressão arterial é igual à pressão atmosférica, obtém-se o valor de 0 mmHg. Pela mesma razão, uma pressão arterial média de 100 mmHg indica que a pressão arterial é 100 mmHg superior à pressão atmosférica. Os instrumentos utilizados para mensurar a pressão, denominados **esfigmomanômetros**, contêm mercúrio ou são dispositivos *spring loaded* (tracionados por mola) calibrados contra instrumentos de mercúrio.

Débito Cardíaco, Fluxo Sanguíneo e Pressão Arterial

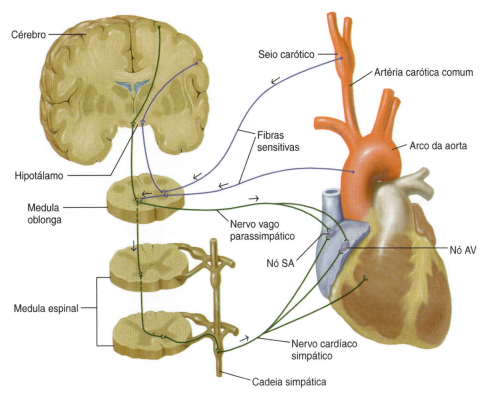

Figura 14.25 Estruturas envolvidas no reflexo barorreceptor. Estímulos sensitivos dos barorreceptores do seio carótico e do arco da aorta, atuando por intermédio dos centros de controle da medula oblonga, afetam a atividade das fibras nervosas simpáticas e parassimpáticas do coração.

tas da pressão do que às alterações mais graduais. Um bom exemplo da importância do reflexo barorreceptor na fisiologia normal é a sua ativação sempre que uma pessoa passa da posição deitada para a posição em pé.

Quando uma pessoa que está deitada se levanta, ocorre um desvio de 500 a 700 ml de sangue das veias da cavidade torácica para as veias das extremidades inferiores, que se dilatam para conter o volume extra de sangue. Esse acúmulo de sangue nas extremidades inferiores reduz o retorno venoso e o débito cardíaco, mas a queda resultante da pressão arterial é quase que imediatamente compensada pelo reflexo barorreceptor. A diminuição da informação sensitiva aos barorreceptores, percorrendo o nervo glossofaríngeo (IX) e o nervo vago (X) até a medula oblonga, inibe a atividade parassimpática e promove a atividade nervosa simpática. Isso aumenta a freqüência cardíaca e produz vasoconstrição, eventos que ajudam a manter a pressão arterial adequada na posição ortostática (Figura 14.26).

O estímulo dos barorreceptores também pode mediar a resposta oposta. Quando a pressão arterial ultrapassa a faixa normal de um indivíduo, o reflexo barorreceptor provoca redução da freqüência cardíaca e vasodilatação. A massagem manual do seio carótico, um procedimento algumas vezes utilizado pelos médicos para reduzir a taquicardia e a pressão arterial, também desencadeia esse reflexo. Contudo, a massagem carótica deve ser utilizada com cautela, pois a intensa redução da freqüência cardíaca induzida pelo nervo vago pode acarretar perda de consciência (como ocorre no desmaio emocional). A massagem manual simultânea de ambos os seios carótidos pode, inclusive, produzir parada cardíaca em pessoas suscetíveis.

Indícios Para a Investigação Clínica

Lembre-se de que Charlie apresenta pressão arterial baixa, pulso rápido e pele fria.

Como o conhecimento sobre o reflexo barorreceptor pode ser utilizado para compreender a relação entre essas observações?

Como o reflexo barorreceptor pode demorar alguns segundos para se tornar totalmente efetivo, muitas pessoas sentem tontura e desorientação quando se levantam bruscamente. Se a sensibilidade dos barorreceptores é anormalmente reduzida, talvez pela aterosclerose, pode ocorrer uma queda não compensada da pressão quando a pessoa fica em pé. Essa condição – denominada **hipotensão** (pressão arterial baixa) **postural**, ou **ortostática** – pode causar tontura intensa ou mesmo desmaio por causa da perfusão inadequada do encéfalo.

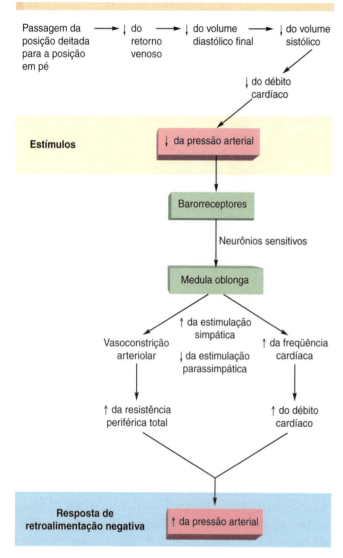

Figura 14.26 Controle por retroalimentação negativa da pressão arterial pelo reflexo barorreceptor. Este reflexo ajuda a manter uma pressão arterial adequada na passagem para a posição ortostática.

Reflexos de Estiramento Atriais

Além do reflexo barorreceptor, vários outros reflexos ajudam a regular a pressão arterial. O controle reflexo da liberação de ADH pelos osmorreceptores do hipotálamo e o controle da produção de angiotensina II e da secreção de aldosterona pelo aparelho justaglomerular dos rins foram previamente discutidos. O hormônio antidiurético e a aldosterona aumentam a pressão arterial através do aumento de volume sanguíneo. A angiotensina II estimula a vasoconstrição e provoca aumento da pressão arterial.

Outros reflexos importantes na regulação da pressão arterial são iniciados pelos **receptores de estiramento atriais** localizados nos átrios do coração. Esses receptores são ativados pelo aumento do retorno venoso ao coração e, em resposta, (1) estimulam a taquicardia reflexa, como consequência do aumento da atividade nervosa simpática; (2) inibem a liberação de ADH, acarretando a excreção de maior volume de urina e redução do volume sanguíneo, e (3) promo-

vem aumento da secreção do fator natriurético atrial (FNA). O FNA, como já foi discutido, reduz o volume sanguíneo ao aumentar a excreção de sal e de água na urina e ao antagonizar as ações da angiotensina II.

 A **manobra de Valsalva** é o termo utilizado para descrever o esforço expiratório contra a glote fechada (impedindo a saída do ar – ver o Capítulo 16). Essa manobra, comumente realizada durante a evacuação forçada ou o levantamento de grandes pesos, aumenta a pressão intratorácica. A compressão das veias intratorácicas reduz o retorno venoso e o débito cardíaco e, por conseguinte, reduz a pressão arterial. A redução da pressão arterial estimula o reflexo barorreceptor, acarretando taquicardia e aumento da resistência periférica total. Quando a glote por fim se abre e o ar é expirado, o débito cardíaco retorna ao normal. Contudo, a resistência periférica total ainda se mantém elevada, aumentando a pressão arterial. A seguir, a pressão arterial volta ao normal com a ação do reflexo barorreceptor, que reduz a freqüência cardíaca. Essas flutuações do débito cardíaco e da pressão arterial podem ser perigosas em pessoas com doenças cardiovasculares. Mesmo as pessoas saudáveis são aconselhadas a expirar normalmente durante o levantamento de pesos.

Medida da Pressão Arterial

A primeira medida da pressão arterial documentada foi realizada por Stephen Hales (1677-1761), um clérigo e fisiologista inglês. Hales inseriu uma cânula numa artéria de um cavalo e mediu a altura que o sangue subia num tubo vertical. A altura dessa coluna de sangue oscilava entre a **pressão sistólica** (altura máxima) e a **pressão diastólica** (altura mínima), enquanto o coração realizava seu ciclo de sístole e diástole. Felizmente, as medidas clínicas atuais da pressão arterial são menos diretas. O método indireto (ou **auscultatório**) baseia-se na correlação da pressão arterial e dos sons arteriais.

No método auscultatório, um balão inflável de borracha no interior de um manguito de tecido é colocado em torno do braço e um estetoscópio é colocado sobre a artéria braquial (Figura 14.27). Normalmente, a artéria é silenciosa antes da insuflação do manguito porque o sangue normalmente se move num *fluxo laminar* suave através das artérias. O termo *laminar* significa "em camadas" – o sangue da corrente axial central move-se mais rápido, e o sangue que flui mais próximo da parede arterial move-se mais devagar. Existe pouco movimento transverso entre essas camadas que poderia produzir uma mistura.

O fluxo laminar normal das artérias é suave e silencioso. Contudo, quando a artéria é comprimida, o fluxo sanguíneo através da constrição torna-se turbulento. Isso faz com que a artéria produza sons, muito semelhantes aos sons produzidos pela água fluindo através de uma torção em uma mangueira de jardim. A pressão arterial contrapõe-se à tendência da pressão do manguito de comprimir a artéria. Portanto, para contrair a artéria, a pressão do manguito deve ser maior que a pressão arterial diastólica. Quando a pressão do manguito também é maior que a pressão arterial sistólica, a artéria é comprimida e torna-se silenciosa. Por essa razão, o *fluxo turbulento* e os sons produzidos pela artéria em decorrência desse fluxo ocorrem

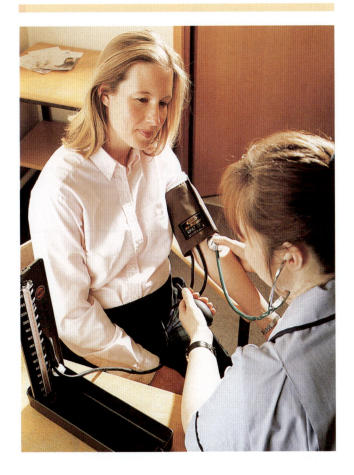

Figura 14.27 Manguito de pressão e esfigmomanômetro são utilizados para medir a pressão arterial. O examinador está procurando ouvir os sons de Korotkoff.

apenas quando a pressão do manguito é maior que a pressão arterial diastólica e menor que a pressão sistólica.

Vamos supor que uma pessoa apresenta uma pressão sistólica de 120 mmHg e uma pressão diastólica de 80 mmHg (valores normais médios). Quando a pressão do manguito se encontrar entre 80 e 120 mmHg, a artéria estará fechada durante a diástole e aberta durante a sístole. Quando a artéria começa a se abrir em cada sístole, o fluxo turbulento do sangue através da constrição produz vibrações denominadas **sons de Korotkoff**, como mostra a Figura 14.28. Geralmente, são sons de "batimento" porque a artéria é estreitada, o fluxo sanguíneo cessa e o silêncio retorna em cada diástole. Deve-se compreender que os sons de Korotkoff *não* são os sons "tum-tac" produzidos pelo fechamento das valvas cardíacas (esses sons somente podem ser auscultados no tórax, não na artéria braquial).

No início, o manguito é geralmente insuflado para produzir uma pressão maior que a pressão sistólica, de modo que a artéria é comprimida e silenciosa. A pressão do manguito é lida num medidor conectado denominado *esfigmomanômetro*. A seguir, roda-se a válvula do dispositivo para permitir a liberação do ar do manguito, produzindo redução gradual da pressão do manguito. Quando a pressão do manguito é igual à pressão sistólica, ouve-se o **primeiro som de Korotkoff** quando o sangue passa num fluxo turbulento através do orifício comprimido da artéria.

Os sons de Korotkoff continuam a ser ouvidos em cada sístole enquanto a pressão do manguito permanece superior à pressão diastólica. Quando a pressão do manguito se torna igual ou inferior à pressão diastólica, os sons desaparecem porque a artéria permanece aberta e o fluxo laminar é restabelecido (Figura 14.29). Portanto, o **último som de Korotkoff** ocorre quando a pressão do manguito é igual à pressão diastólica.

Com base na qualidade dos sons de Korotkoff, são identificadas diferentes fases da medida da pressão arterial (Figura 14.30). Em algumas pessoas, os sons de Korotkoff não desaparecem mesmo quando a pressão do manguito chega a zero (pressão zero significa que ela é igual à pressão atmosférica). Nesses casos – e nas medidas rotineiras –, utiliza-se o início do abafamento dos sons (fase 4 na Figura 14.30) como indicação da pressão diastólica e não o início do silêncio (fase 5). Os valores da pressão arterial normal são apresentados na Tabela 14.8.

A pressão arterial média da circulação sistêmica é de 120/80 mmHg, enquanto a pressão arterial média pulmonar é de apenas 22/8 mmHg. Por causa da relação de Frank-Starling, o débito cardíaco do ventrículo direito para a circulação pulmonar é equiparado ao do ventrículo esquerdo para a circulação sistêmica. Como os débitos cardíacos são os mesmos, a pressão arterial pulmonar menor deve ser causada por uma resistência periférica menor da circulação pulmonar. Como o ventrículo direito bombeia sangue contra uma resistência menor, ele possui uma carga de trabalho levemente menor e suas paredes são mais finas do que as do ventrículo esquerdo.

Pressão de Pulso e Pressão Arterial Média

Quando alguém "toma o pulso", ele palpa uma artéria (como a artéria radial) e sente a expansão da artéria que ocorre em resposta ao batimento do coração. A freqüência de pulso, portanto, é uma medida da freqüência cardíaca. A expansão da artéria em cada pulso ocorre em decorrência do aumento da pressão sanguínea no interior da artéria quando esta recebe o volume de sangue ejetado por uma sístole do ventrículo esquerdo.

Como o aumento de pressão do nível diastólico para o nível sistólico produz o pulso, a diferença entre essas duas pressões denomina-se **pressão de pulso**. Conseqüentemente, uma pessoa com uma pressão de 120/80 (sistólica/diastólica) deve ter uma pressão de pulso de 40 mmHg.

Pressão de pulso = pressão sistólica − pressão diastólica

Na diástole deste exemplo, a pressão aórtica é igual a 80 mmHg. Quando o ventrículo esquerdo se contrai, a pressão intraventricular sobe acima de 80 mmHg e a ejeção começa. Como resultado, a quantidade de sangue na aorta aumenta pela quantidade ejetada do ventrículo esquerdo (o volume sistólico). Devido ao aumento de volume, ocorre aumento da pressão arterial. Por essa razão, neste exemplo, a pressão na artéria braquial, onde comumente realiza-se a medida da pressão arterial, aumenta para 120 mmHg. O aumento da pressão do nível diastólico para o nível sistólico (pressão de pulso), portanto, é um reflexo do volume sistólico.

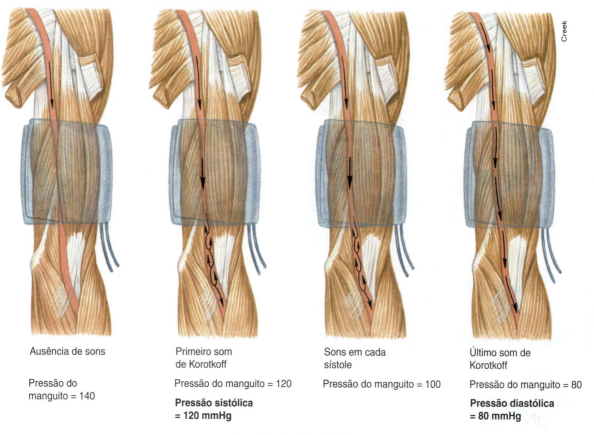

Figura 14.28 O fluxo sanguíneo e os sons de Korotkoff durante uma medida da pressão arterial. Quando a pressão do manguito é superior à pressão sistólica, a artéria se comprime. Quando ela é inferior à pressão diastólica, a artéria abre-se e o fluxo é laminar. Quando a pressão do manguito se encontra entre a pressão diastólica e a sistólica, o fluxo sanguíneo é turbulento e os sons de Korotkoff são ouvidos em cada sístole.

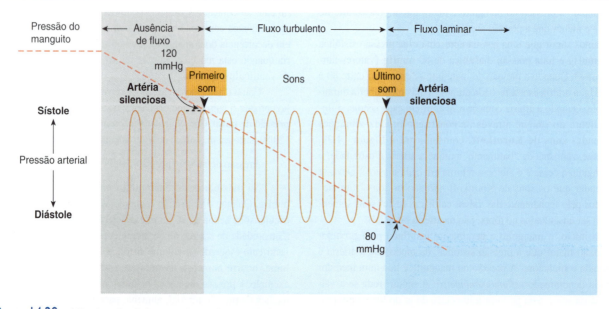

Figura 14.29 Método indireto (ou auscultatório) de medida da pressão arterial. Ouve-se o primeiro som de Korotkoff quando a pressão do manguito é igual à pressão arterial sistólica, e o último som quando a pressão do manguito é igual à pressão diastólica. A linha pontilhada indica a pressão do manguito.

Débito Cardíaco, Fluxo Sanguíneo e Pressão Arterial

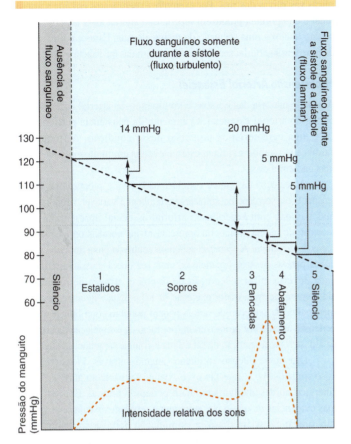

Figura 14.30 As cinco fases da medida da pressão arterial. Nem todas as fases são ouvidas em todas as pessoas. A pressão do manguito é indicada pela linha pontilhada descendente.

Indícios Para a Investigação Clínica

Lembre-se de que Charlie apresentava um pulso fraco.
Qual é a seqüência dos efeitos responsáveis pelo pulso fraco de Charlie?

A **pressão arterial média** representa o valor médio da pressão arterial durante o ciclo cardíaco. Esse valor é significante porque ele é a diferença entre essa pressão e a pressão venosa que impulsiona o sangue através dos leitos capilares dos órgãos. A pressão arterial média não é uma simples média aritmética porque o período da diástole é mais longo do que o da sístole. Chega-se a um valor mais preciso da pressão arterial média com a adição de um terço da pressão de pulso à pressão diastólica. Por exemplo, para uma pessoa com uma pressão arterial de 120/80 mmHg, a pressão arterial média deve ser de aproximadamente 80 + 1/3 (40) = 93 mmHg.

Pressão arterial média = pressão diastólica
+ 1/3 da pressão de pulso

O aumento da resistência periférica total e da freqüência cardíaca aumentam mais a pressão diastólica que a sistólica. Quando o reflexo barorreceptor é ativado durante a passagem da posição deitada para a posição sentada, por exemplo, a pressão diastólica geralmente aumenta 5 a 10 mmHg, enquanto a pressão sistólica permanece inalterada ou diminui discretamente (como conseqüência da redução do retorno venoso). Da mesma forma, as pessoas com hipertensão arterial (pressão arterial alta), que geralmente apresentam aumento da resistência periférica total e da freqüência cardíaca, apresentam maior aumento da pressão diastólica do que da sistólica. A desidratação ou a

Tabela 14.8 Pressão Arterial Normal em Idades Diferentes

Idade	Sistólica Homem	Sistólica Mulher	Diastólica Homem	Diastólica Mulher	Idade	Sistólica Homem	Sistólica Mulher	Diastólica Homem	Diastólica Mulher
1 dia	70				16 anos	118	116	73	72
3 dias	72				17 anos	121	116	74	72
9 dias	73				18 anos	120	116	74	72
3 semanas	77				19 anos	122	115	75	71
3 meses	86				20–24 anos	123	116	76	72
6–12 meses	89	93	60	62	25–29 anos	125	117	78	74
1 ano	96	95	66	65	30–34 anos	126	120	79	75
2 anos	99	92	64	60	35–39 anos	127	124	80	78
3 anos	100	100	67	64	40–44 anos	129	127	81	78
4 anos	99	99	65	66	45–49 anos	130	131	82	82
5 anos	92	92	62	62	50–54 anos	135	137	83	84
6 anos	94	94	64	64	55–59 anos	138	139	84	84
7 anos	97	97	65	66	60–64 anos	142	144	85	85
8 anos	100	100	67	68	65–69 anos	143	154	83	85
9 anos	101	101	68	69	70–74 anos	145	159	82	85
10 anos	103	103	69	70	75–79 anos	146	158	81	84
11 anos	104	104	70	71	80–84 anos	145	157	82	83
12 anos	106	106	71	72	85–89 anos	145	154	79	82
13 anos	108	108	72	73	90–94 anos	145	150	78	79
14 anos	110	110	73	74	95–106 anos	145	149	78	81
15 anos	112	112	75	76					

Fonte: De K. Diem e C. Lentner, editores, *Documenta Geigy Scientific Tables*, 7. ed. Copyright © 1970. J. R. Geigy S.A. Basle, Switzerland. Utilizada com permissão.

perda sanguínea acarretam redução do débito cardíaco e, por conseguinte, também reduzem a pressão de pulso.

Em contrapartida, o aumento do débito cardíaco eleva mais a pressão sistólica do que a diastólica (embora ambas as pressões aumentem). Isso ocorre, por exemplo, durante o exercício, quando a pressão arterial deve subir a valores de até 200/100 mmHg (produzindo pressão de pulso de 100 mmHg).

Teste seu Conhecimento Antes de Prosseguir

1. Descreva a relação entre a pressão arterial e a área transversa total das artérias, arteríolas e capilares. Descreva como as arteríolas influenciam o fluxo sanguíneo através dos capilares e a pressão arterial.
2. Explique como o reflexo barorreceptor ajuda a compensar uma queda da pressão arterial. Por que uma pessoa com desidratação grave apresenta um pulso rápido?
3. Descreva a produção dos sons de Korotkoff e explique como eles são utilizados para medir a pressão arterial.
4. Defina *pressão de pulso* e explique a importância fisiológica dessa medida.

Hipertensão Arterial, Choque e Insuficiência Cardíaca Congestiva

O conhecimento da fisiologia normal do sistema cardiovascular é um pré-requisito para o estudo das fisiopatologias (mecanismos da função anormal). Como os mecanismos que regulam o débito cardíaco, o fluxo sanguíneo e a pressão arterial são enfatizados em determinadas doenças, o estudo das fisiopatologias nesse momento pode aumentar a compreensão dos mecanismos envolvidos na função normal.

Hipertensão Arterial

Aproximadamente 20% de todos os norte-americanos adultos apresentam *hipertensão arterial* – pressão arterial superior à faixa normal para a idade e o sexo da pessoa. A hipertensão arterial provocada por uma doença conhecida denomina-se **hipertensão arterial secundária**. A hipertensão arterial secundária é responsável por apenas 5% dos casos de hipertensão arterial. A hipertensão arterial decorrente de processos complexos e mal compreendidos denomina-se, de uma maneira não tão lógica, **hipertensão arterial primária** ou **essencial**. Nos adultos, a hipertensão arterial é definida por uma pressão sistólica superior a 140 mmHg e/ou uma pressão diastólica superior a 90 mmHg (Tabela 14.9).

Doenças renais e a arteriosclerose das artérias renais podem causar hipertensão arterial secundária por causa do volume sanguíneo elevado. Mais comumente, a redução do fluxo sanguíneo renal pode elevar a pressão arterial através da estimulação da secreção de substâncias químicas vasoativas dos rins. Por exemplo, experimentos em que a artéria renal é comprimida produzem hipertensão arterial associada (pelo menos no início) a uma secreção de renina elevada. Essas e outras causas da hipertensão arterial secundária são resumidas na Tabela 14.10.

Hipertensão Arterial Essencial

A grande maioria das pessoas com hipertensão arterial apresenta hipertensão arterial essencial. O aumento da resistência periférica total é uma característica universal dessa condição. A freqüência cardíaca e o débito cardíaco estão elevados em muitos desses casos, mas não em todos.

A secreção de renina, correlacionada com a produção de angiotensina II e a secreção de aldosterona, também é variável. Embora algumas pessoas com hipertensão arterial essencial apresentem baixa secreção de renina, a maioria apresenta níveis normais ou elevados de secreção de renina. A secreção de renina dentro da faixa normal é inadequada para as pessoas hipertensas, uma vez que a pressão arterial elevada deveria inibir a secreção de renina e, através da redução da aldosterona, acarreta maior excreção de sal e água. Níveis inadequadamente altos de secreção de renina podem portanto contribuir para a hipertensão arterial por promoverem (por meio da estimulação da secreção da aldosterona) a retenção de sal e água e volume sanguíneo elevado.

O estresse intenso cotidiano (atuando através do sistema nervoso simpático) e a ingestão excessiva de sal parecem atuar de modo sinérgico no desenvolvimento da hipertensão arterial. Existem algumas evidências de que o Na^+ aumenta a resposta vascular à estimulação simpática. Além disso, a estimulação nervosa simpática pode provocar a constrição dos vasos sanguíneos renais e, conseqüentemente, pode reduzir a excreção de sal e água.

Como resposta de adaptação à pressão arterial alta, a parede arterial aumenta de espessura. Essa resposta pode levar à arteriosclerose e acarreta aumento ainda maior da resistência periférica total, aumentando a pressão arterial ainda mais por meio de um mecanismo de retroalimentação negativa.

As interações entre a ingestão de sal, a atividade nervosa simpática, as respostas cardiovasculares à atividade nervosa simpática, a função renal e a genética tornam difícil o estabelecimento da seqüência de causa-e-efeito que leva à hipertensão arterial essencial. Evidências atuais sugerem que a incapacidade dos rins de eliminar adequadamente sal e água é uma característica compartilhada por todos os casos de hipertensão arterial essencial. Além disso, há evidências de que a ingestão de sal pode ser o fator isolado mais importante. Devido à sua dieta natural pobre em sal, os chimpanzés apresentam uma pressão arterial baixa. Quando recebem níveis humanos de sal na dieta, entretanto, sua pressão arterial sobe. Do mesmo modo, as pessoas "iletradas", cuja dieta é natural e pobre em sal, apresentam uma pressão arterial baixa que não aumenta com a idade. Apesar de algumas pessoas poderem ser mais sensíveis ao sal que outras, esses achados sugerem que qualquer pessoa com hipertensão arterial deve restringir sua ingestão de sal na dieta.

Riscos da Hipertensão Arterial

Quando outros fatores permanecem constantes, o fluxo sanguíneo aumenta à medida que a pressão arterial aumenta. Portanto, os órgãos de pessoas hipertensas são perfundidos com sangue de modo adequado até que a pressão excessivamente alta cause lesão vascular. Como a maioria dos pacientes é assintomática (sem sintomas) até

Tabela 14.9 Classificação da Pressão Arterial nos Adultos*

Categoria	Sistólica mmHg		Diastólica mmHg	Acompanhamento Recomendado
Ideal	< 120	e	< 80	Reverificação em 2 anos
Normal	< 130	e	< 85	Reverificação em 2 anos
Normal alta	130–139	ou	85–89	Reverificação em 1 ano
Hipertensão:				
Estágio 1 – leve	140–159	ou	90–99	Confirmar em 2 meses
Estágio 2 – moderada	160–179	ou	100–109	Avaliar em 1 mês
Estágio 3 – grave	≥ 180	ou	≥ 110	Avaliar imediatamente ou em uma semana de acordo com o quadro clínico

Nota: O diagnóstico de hipertensão arterial leva em consideração a média de duas ou mais leituras realizadas em uma de cada duas ou mais consultas após a investigação inicial. A importância clínica de leituras incomumente baixas deve ser avaliada. © 1997 NIH.
*The National Institutes of Health (NIH), com base no *Sixth Report of the Joint Committee on Detection, Evaluation, and Treatment of High Blood Pressure*.

Tabela 14.10 Possíveis Causas da Hipertensão Arterial Secundária

Sistema Envolvido	Exemplos	Mecanismos
Urinário	Doenças renais	Redução da produção de urina
	Arteriopatias renais	Secreção de substâncias químicas vasoativas
Endócrino	Excesso de catecolaminas (tumor da medula supra-renal)	Aumento do débito cardíaco e da resistência periférica total
	Excesso de aldosterona (síndrome de Conn)	Excesso de sal e retenção de água pelos rins
Nervoso	Aumento da pressão intracraniana	Ativação do sistema simpático supra-renal
	Lesão do centro vasomotor	Ativação do sistema simpático supra-renal
Cardiovascular	Bloqueio cardíaco completo; persistência do ducto arterial	Aumento do volume sistólico
	Arteriosclerose da aorta; coartação da aorta	Redução da distensibilidade da aorta

ocorrer lesão vascular, a hipertensão é muitas vezes designada como um assassino silencioso.

A hipertensão arterial é perigosa por várias razões. Primeiro, a pressão arterial elevada aumenta a pós-carga, tornando mais difícil para os ventrículos ejetar o sangue. O coração deve então trabalhar mais, o que pode acarretar alterações patológicas da estrutura e da função do mesmo, e levar à insuficiência cardíaca congestiva. Além disso, a pressão alta pode lesar vasos sanguíneos cerebrais, acarretando um acidente vascular cerebral ou "derrame cerebral". (Nos Estados Unidos, o acidente vascular cerebral é a terceira principal causa de morte.) Por fim, a hipertensão arterial contribui para o desenvolvimento da aterosclerose, a qual, como já descrito, pode levar a uma doença cardíaca ou a um acidente vascular cerebral.

A **pré-eclâmpsia** é uma toxemia do final da gestação caracterizada por pressão arterial elevada, proteinúria (presença de proteínas na urina) e edema. Por razões analisadas no Capítulo 17, somente quantidades desprezíveis de proteínas são normalmente observadas na urina, e a excreção de proteínas plasmáticas na urina pode produzir edema. Na pré-eclâmpsia, a sensibilidade dos vasos sanguíneos a agentes pressóricos (que causam vasoconstrição) aumenta, acarretando redução da perfusão orgânica e aumento da pressão arterial. O risco da pré-eclâmpsia é de que ela pode se degenerar rapidamente para a *eclâmpsia*, em que ocorrem convulsões. Esta pode ser letal e, por essa razão, uma mulher com pré-eclâmpsia é tratada imediatamente e o feto é liberado o mais rápido possível.

Tratamento da Hipertensão Arterial

Geralmente, a primeira forma de tratamento tentada é a modificação do estilo de vida. Essa modificação inclui a interrupção do tabagismo, a moderação da ingestão de álcool e a redução do peso, quando aplicável. Ela também inclui o exercício programado e a redução da ingestão de sal. As pessoas com hipertensão arterial essencial podem apresentar deficiência de potássio e há evidências de que o consumo de alimentos ricos em potássio pode ajudar a reduzir a pressão arterial. Também existem evidências de que a suplementação da dieta com Ca^{2+} pode ser benéfica, mas isso é mais controverso.

Quando apenas a modificação do estilo de vida não é suficiente, várias drogas podem ser prescritas. Mais comumente, são drogas *diuréticas* que aumentam o volume urinário e, por conseguinte, diminuem o volume sanguíneo e a pressão arterial. Também são muitas vezes prescritas drogas que bloqueiam receptores β_1-adrenérgicos (como o atenolol) e reduzem a pressão arterial diminuindo a freqüência cardíaca. Os inibidores da ECA, os antagônicos do cálcio e vários vasodilatadores (Tabela 14.11) também podem ser utilizados em situações específicas. Atualmente, está disponível uma nova classe de drogas, os antagônicos do receptor da angiotensina II.

Choque Circulatório

O **choque circulatório** ocorre quando há uma inadequação do fluxo sanguíneo aos tecidos e/ou uma utilização de oxigênio inapropriada pelos mesmos. Alguns dos sinais de choque (Tabela 14.12) são resultantes da perfusão tecidual inadequada. Outros sinais de choque são produzidos pelas respostas cardiovasculares que ajudam a compensar

Tabela 14.11 Mecanismos de Ação de Drogas Anti-hipertensivas Selecionadas

Categoria das Drogas	Exemplos	Mecanismos
Diuréticos	Tiazídicos; furosemida	Aumentam o volume de urina excretado e, conseqüentemente, reduzem o volume sanguíneo
Inibidores do sistema simpático supra-renal	Clonidina; alfa-metildopa	Atuam diminuindo a estimulação simpático supra-renal ligando-se a receptores α_2-adrenérgicos do encéfalo
	Guanetidina; reserpina	Depletam a noradrenalina das terminações nervosas simpáticas
	Atenolol	Bloqueia os receptores beta-adrenérgicos, reduzindo o débito cardíaco e/ou a secreção de renina
	Fentolamina	Bloqueia os receptores alfa-adrenérgicos, reduzindo a vasoconstrição simpática
Vasodilatadores diretos	Hidralazina; minoxidil nitroprussiato de sódio	Produzem vasodilatação atuando diretamente sobre o músculo liso vascular
Bloqueadores do canal de cálcio	Verapamil; diltiazem	Inibem a difusão do Ca^{2+} para o interior das células musculares lisas, produzindo vasodilatação e reduzindo a resistência periférica
Inibidores da enzima conversora da angiotensina (ECA)	Captopril; enalapril	Inibem a conversão da angiotensina I em angiotensina II
Antagônicos do receptor da angiotensina II	Losartan	Bloqueiam a ligação da angiotensina II a seus receptores

Tabela 14.12 Sinais de Choque

	Sinal Precoce	Sinal Tardio
Pressão arterial	Redução da pressão de pulso; Aumento da pressão diastólica	Redução da pressão sistólica
Urina	Redução da concentração de Na^+; Aumento da osmolalidade	Redução do volume
pH sanguíneo	Aumento do pH (alcalose) em razão da hiperventilação	Redução do pH (acidose) em razão da presença de ácidos "metabólicos"
Efeitos da má perfusão tecidual	Agitação discreta; ocasionalmente, pele seca e quente	Pele fria e úmida; sentidos "embotados"

Fonte: De Principles and Techniques of Critical Care, Vol I, editada por R. F. Wilson. Copyright © 1977 F. A. Davis Company, Philadelphia. Utilizada com permissão.

Tabela 14.13 Reflexos Cardiovasculares que Ajudam a Compensar o Choque Circulatório

Órgão(s)	Mecanismos de Compensação
Coração	A estimulação simpático supra-renal produz um aumento da freqüência cardíaca e do volume sistólico devido ao "efeito inotrópico positivo" da contratilidade miocárdica
Sistema digestório e pele	Redução do fluxo sanguíneo devido à vasoconstrição como conseqüência da estimulação nervosa simpática (efeito alfa-adrenérgico)
Rins	Redução da produção de urina devido à constrição das arteríolas renais induzida pelos nervos simpáticos; aumento da retenção de sal e água devido ao aumento da concentração plasmática de aldosterona e de hormônio antidiurético (ADH)

a má perfusão tecidual (Tabela 14.13). Quando essas compensações são eficazes, elas (junto com o tratamento médico de emergência) têm a capacidade de restabelecer a perfusão tecidual adequada. No entanto, em alguns casos e por razões não totalmente conhecidas, o choque pode evoluir para um estágio irreversível e causar a morte.

Choque Hipovolêmico

O termo **choque hipovolêmico** se refere ao choque circulatório devido ao baixo volume sanguíneo, como o que pode ser produzido pela hemorragia (sangramento), pela desidratação ou por queimaduras. Isso é acompanhado por redução da pressão arterial e do débito cardíaco. Em resposta a essas alterações, o sistema simpático supra-renal é ativado pelo reflexo barorreceptor. Como conseqüência, ocorre a taquicardia e a vasoconstrição na pele, no sistema digestório, nos rins e nos músculos. A redução do fluxo sanguíneo através dos rins estimula a secreção de renina e a ativação do sistema renina-angiotensina-aldosterona. Portanto, uma pessoa em choque hipovolêmico apresenta pressão arterial baixa, pulso rápido, pele fria e úmida e redução do débito urinário.

Como a resistência da circulação coronariana e da circulação cerebral não aumenta, o sangue é desviado para o coração e o encéfalo em detrimento dos outros órgãos. Curiosamente, ocorre uma resposta similar em mamíferos mergulhadores e, num menor grau, nos pescadores de pérolas japoneses durante a submersão prolongada. Essas respostas ajudam na liberação de sangue aos dois órgãos que apresentam as maiores demandas de metabolismo aeróbio.

A vasoconstrição em outros órgãos que não o encéfalo e o coração aumenta a resistência periférica total, que ajuda (junto com o aumento reflexo da freqüência cardíaca) a compensar a queda da pressão arterial devido ao baixo volume sanguíneo. A constrição das arteríolas também diminui o fluxo sanguíneo capilar e a pressão de filtração capilar. Como resultado, ocorre uma produção menor de filtrado. Ao mesmo tempo, o retorno osmótico de líquido para o interior dos capilares permanece inalterado ou aumenta (durante a desidratação). Portanto, o volume sanguíneo aumenta à custa do líquido intersticial. O volume sanguíneo também se conserva pela redução da produção de urina, que ocorre em consequência da vasoconstrição nos rins e dos efeitos poupadores de água do ADH e da aldosterona, secretados em maior quantidade durante o choque.

Choque Séptico

O **choque séptico** refere-se à pressão arterial perigosamente baixa (hipotensão arterial) que pode resultar de sepse ou infecção. Isso pode ocorrer pela ação de um lipossacarídeo bacteriano denominado *endotoxina*. Atualmente, a mortalidade associada ao choque séptico é muito alta, sendo estimada em 50% a 70%. De acordo com informações recentes, a endotoxina ativa a enzima óxido nítrico sintase no interior dos macrófagos – células que possuem um papel importante na resposta imune (ver o Capítulo 15). Como já foi discutido, a óxido nítrico sintase produz óxido nítrico, que promove a vasodilatação e, em consequência, uma queda da pressão arterial. Há pouco tempo o choque séptico vem sendo tratado eficazmente com drogas que inibem a produção de óxido nítrico.

Outras Causas de Choque Circulatório

No **choque anafilático** ocorre queda rápida da pressão arterial em decorrência de reação alérgica grave (geralmente a picadas de abelhas ou à penicilina). Isso resulta da liberação disseminada de histamina, que produz vasodilatação e, consequentemente, redução da resistência periférica total. No **choque neurogênico**, em que o tônus simpático diminui, geralmente por causa de uma lesão alta da medula espinal ou de uma anestesia espinal, também ocorre queda rápida da pressão arterial. O **choque cardiogênico** ocorre devido à insuficiência cardíaca, definida por débito cardíaco inadequado para manter a perfusão tecidual. Comumente, isso resulta do infarto que causa a perda de uma porcentagem importante do miocárdio.

Insuficiência Cardíaca Congestiva

A insuficiência cardíaca ocorre quando o débito cardíaco é insuficiente para manter o fluxo sanguíneo exigido pelo corpo. Isso pode ocorrer devido a uma doença cardíaca – resultante do infarto do miocárdio ou de defeitos congênitos – ou à hipertensão arterial, que aumenta a pós-carga do coração. As causas mais comuns de insuficiência cardíaca ventricular esquerda são o infarto do miocárdio, a estenose mitral e a insuficiência das valvas da aorta e bicúspide (mitral). A insuficiência do ventrículo direito geralmente é causada pela insuficiência prévia do ventrículo esquerdo.

A insuficiência cardíaca também pode ocorrer devido a distúrbios da concentração de eletrólitos do sangue. A concentração plasmática excessiva de K^+ reduz o potencial de repouso da membrana das células miocárdicas e a concentração plasmática baixa de Ca^{2+} reduz o acoplamento excitação-contração. Portanto, o K^+ sanguíneo elevado e o Ca^{2+} reduzido podem causar parada cardíaca na diástole. Por outro lado, a concentração plasmática baixa de K^+ e a concentração plasmática alta de Ca^{2+} podem causar parada cardíaca na sístole.

O termo *congestiva* é utilizado com frequência para descrever a insuficiência cardíaca por causa do consequente aumento do volume venoso e da pressão. Por exemplo, a insuficiência ventricular esquerda eleva a pressão atrial esquerda e produz congestão e edema pulmonar. Isso provoca falta de ar e fadiga. Quando grave, o edema pulmonar pode ser fatal. A insuficiência ventricular direita acarreta aumento da pressão atrial direita, que produz congestão e edema na circulação sistêmica.

As respostas compensatórias que ocorrem durante a insuficiência cardíaca congestiva são similares às que ocorrem durante o choque hipovolêmico. A ativação do sistema simpático supra-renal estimula a frequência cardíaca, a contratilidade dos ventrículos e a constrição das arteríolas. Também no choque hipovolêmico, a secreção de renina aumenta e a excreção de urina se reduz. A secreção aumentada de renina e a consequente ativação do sistema renina-angiotensina-aldosterona provoca a retenção de sal e água. Isso ocorre apesar do aumento da secreção de fator natriurético atrial (que deve produzir um efeito compensatório de promoção da excreção de sal e água).

Como resultado dessas compensações, o débito cardíaco cronicamente baixo está associado ao volume sanguíneo elevado e à dilatação e hipertrofia dos ventrículos. Essas alterações podem ser perigosas. O volume sanguíneo elevado impõe uma sobrecarga de trabalho ao coração e os ventrículos aumentados têm maior demanda metabólica de oxigênio. Esses problemas são frequentemente tratados com drogas que aumentam a contratilidade miocárdica (como os digitálicos), drogas vasodilatadoras (como a nitroglicerina) e drogas diuréticas que reduzem o volume sanguíneo por meio do aumento do volume de urina excretada.

As pessoas com insuficiência cardíaca congestiva são na maioria das vezes tratadas com **digitálicos**. Parece que os digitálicos se ligam às bombas de Na^+/K^+ das membranas celulares e inibem a sua ação, provocando aumento da concentração intracelular de Na^+. Por sua vez, a maior disponibilidade de Na^+ estimula a atividade de outro transportador da membrana, que troca o Na^+ pelo Ca^{2+} extracelular. Como resultado, a concentração intracelular de Ca^{2+} aumenta, fortalecendo as contrações cardíacas.

Teste seu Conhecimento Antes de Prosseguir

1. Explique como o estresse e a dieta rica em sal podem contribuir para a hipertensão arterial. Além disso, explique como diferentes drogas podem atuar para reduzir a pressão arterial.
2. Utilizando um fluxograma para mostrar causa e efeito, explique por que uma pessoa em choque hipovolêmico pode apresentar um pulso rápido e pele fria e úmida.
3. Descreva os mecanismos de compensação que atuam para elevar o volume sanguíneo durante o choque cardiovascular.
4. Explique como o choque séptico pode ser produzido.
5. Descreva a insuficiência cardíaca congestiva e explique as respostas compensatórias que ocorrem durante essa condição.

INTERAÇÕES

Ligações Entre o Sistema Circulatório e os Outros Sistemas Orgânicos

Sistema Tegumentar
- A pele ajuda a proteger o corpo contra patógenos ....(p. 448)
- A pele provê um local para a termorregulação ....(p. 429)
- O sistema circulatório libera sangue para as trocas de gases, nutrientes e produtos da decomposição metabólica para todos os órgãos do corpo, incluindo a pele ..(p. 366)
- A coagulação sanguínea ocorre quando a pele é rompida ....(p. 374)

Sistema Esquelético
- A hematopoiese ocorre na medula óssea ....(p. 371)
- A caixa torácica protege o coração e os vasos torácicos ....(p. 379)
- O sangue libera cálcio e fosfato para que eles se depositem nos ossos e os remove durante a reabsorção óssea ....(p. 625)
- O sangue libera paratormônio e outros hormônios que regulam o crescimento ósseo e a manutenção dos ossos ...(p. 626)

Sistema Muscular
- A função do músculo cardíaco é central para a atividade do coração ....(p. 379)
- A função do músculo liso nos vasos sanguíneos regula o fluxo sanguíneo e a pressão arterial ....(p. 421)
- As contrações dos músculos esqueléticos comprimem as veias e, conseqüentemente, ajudam o fluxo sanguíneo venoso ..(p. 395)
- O sangue remove ácido lático e calor dos músculos em atividade ....(p. 395)

Sistema Nervoso
- Nervos autônomos ajudam a regular o débito cardíaco ....(p. 410)
- Nervos autônomos ajudam a regular a resistência vascular, o fluxo sanguíneo e a pressão arterial ....(p. 421)
- Os capilares cerebrais participam da barreira hematoencefálica ....(p. 158)

Sistema Endócrino
- A adrenalina e a noradrenalina da medula supra-renal ajudam a regular a função cardíaca e a resistência vascular ....(p. 227)
- A tiroxina e outros hormônios influenciam a pressão arterial ....(p. 311)
- O sangue transporta hormônios a seus órgãos-alvo ....(p. 143)

Sistema Imunológico
- O sistema imunológico protege contra infecções ....(p. 448)
- Os vasos linfáticos drenam líquido intersticial e o devolvem para o sistema venoso (p. 401)
- Os linfócitos da medula óssea e dos órgãos linfáticos circulam no sangue ......(p. 369)
- Os neutrófilos deixam o sistema vascular para participar de ações da resposta imunológica ....(p. 449)
- A circulação transporta reguladores químicos da resposta imunológica ..(p. 315)

Sistema Respiratório
- Os pulmões fornecem o oxigênio que será transportado pelo sangue e provêm a eliminação do dióxido de carbono ..(p. 482)
- A ventilação ajuda a regular o pH sanguíneo ....(p. 515)
- O sangue transporta gases entre os pulmões e as células teciduais ....(p. 499)

Sistema Urinário
- Os rins regulam o volume, o pH e o equilíbrio eletrolítico do sangue ....(p. 526)
- Os rins excretam produtos da decomposição metabólica, derivados do plasma sanguíneo, na urina ....(p. 541)
- A pressão arterial é necessária para a função renal ....(p. 532)

Sistema Digestório
- A absorção intestinal de nutrientes, incluindo o ferro e vitaminas B específicas, é necessária para a produção de eritrócitos ....(p. 371)
- A veia porta permite a circulação entero-hepática de algumas moléculas absorvidas ....(p. 579)
- A circulação transporta nutrientes do sistema GI para todos os tecidos do corpo ....(p. 371)

Sistema Genital
- Os hormônios gonadais, principalmente a testosterona, estimulam a produção de eritrócitos ....(p. 371)
- A placenta permite trocas de gases, nutrientes e produtos da decomposição metabólica entre o sangue materno e o sangue fetal ....(p. 563)
- A ereção do pênis e do clitóris é conseqüência da dilatação de vasos sanguíneos ....(p. 645)

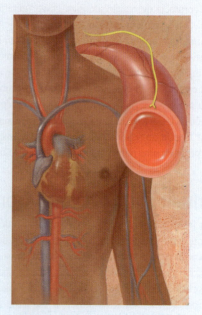

Resumo

Débito Cardíaco p. 410

I. O débito cardíaco é aumentado pela estimulação simpático supra-renal e diminuído pelos efeitos das fibras parassimpáticas que inervam o nó SA.

II. O volume sistólico é regulado tanto intrínseca como extrinsecamente.

  A. A lei de Frank-Starling do coração descreve o modo como o volume diastólico final, por meio de vários graus de distensão miocárdica, influencia a força de contração do miocárdio e, por conseguinte, o volume sistólico.

  B. O volume diastólico final denomina-se pré-carga. A resistência periférica total, em razão de seu efeito sobre a pressão arterial, provê uma pós-carga que atua reduzindo o volume sistólico.

  C. Num determinado volume diastólico final, a quantidade de sangue ejetado depende da contratilidade. A estimulação simpático supra-renal aumenta a força de contração.

III. O retorno venoso do sangue ao coração depende em grande parte do volume sanguíneo total e de mecanismos que aumentam o fluxo sanguíneo nas veias.

  A. Os rins regulam o volume sanguíneo total.

  B. O fluxo venoso do sangue ao coração é auxiliado pela ação das bombas musculares esqueléticas e pelos efeitos da respiração.

Volume Sanguíneo p. 414

I. O líquido intersticial é formado a partir do sangue e a este retorna.

  A. A pressão hidrostática do sangue força o líquido das terminações arteriolares dos capilares para o interior dos espaços intersticiais dos tecidos.

  B. Como a pressão coloidosmótica do plasma é maior que a do líquido intersticial, a água retorna por osmose às terminações venulares dos capilares.

  C. O líquido intersticial em excesso é devolvido ao sistema venoso pelos vasos linfáticos.

  D. O edema ocorre quando há acúmulo excessivo de líquido intersticial.

II. Os rins controlam o volume sanguíneo regulando a quantidade de líquido filtrado que será reabsorvida.

  A. O hormônio antidiurético estimula a reabsorção de água do filtrado renal e, conseqüentemente, atua para manter o volume sanguíneo.

  B. A redução do fluxo sanguíneo através dos rins ativa o sistema renina-angiotensina-aldosterona.

  C. A angiotensina II estimula a vasoconstrição e a secreção de aldosterona pelo córtex supra-renal.

  D. A aldosterona atua sobre os rins para promover a retenção de sal e água.

Resistência Vascular ao Fluxo Sanguíneo p. 420

I. De acordo com a lei de Poiseuille, o fluxo sanguíneo está relacionado diretamente com a diferença de pressão entre as duas extremidades de um vaso e inversamente relacionado com a resistência ao fluxo sanguíneo através do vaso.

II. A regulação extrínseca da resistência vascular é provida principalmente pelo sistema nervoso simpático, que estimula a vasoconstrição das arteríolas viscerais e cutâneas.

III. O controle intrínseco da resistência vascular permite que os órgãos auto-regulem suas taxas de fluxo sanguíneo.

  A. A regulação miogênica ocorre quando os vasos se contraem ou dilatam como resposta direta ao aumento ou à queda da pressão sanguínea.

  B. A regulação metabólica ocorre quando os vasos dilatam em resposta ao ambiente químico local no interior do órgão.

Fluxo Sanguíneo ao Coração e aos Músculos Esqueléticos p. 424

I. Normalmente, o coração respira de modo aeróbio por causa de seu extenso suprimento capilar e seu alto conteúdo de mioglobina e de enzimas.

II. Durante o exercício, quando o metabolismo cardíaco aumenta, mecanismos metabólicos intrínsecos estimulam a vasodilatação dos vasos coronarianos e, conseqüentemente, aumentam o fluxo sanguíneo coronariano.

III. Logo antes do exercício e no início do mesmo, o fluxo sanguíneo através dos músculos esqueléticos aumenta por causa da vasodilatação causada pela atividade de fibras nervosas simpáticas colinérgicas. Durante o exercício, ocorre vasodilatação metabólica intrínseca.

IV. Como o débito cardíaco pode aumentar por qualquer um de cinco ou mais fatores durante o exercício, o coração e os músculos esqueléticos recebem uma proporção aumentada de um fluxo sanguíneo total maior.

  A. A freqüência cardíaca aumenta por causa da menor atividade do nervo vago e da maior atividade dos nervos simpáticos.

  B. O retorno venoso é maior por causa da maior atividade das bombas musculares esqueléticas e do aumento da freqüência respiratória.

  C. O aumento da contratilidade cardíaca, combinado com a redução da resistência periférica total, pode produzir um volume sistólico maior.

Fluxo Sanguíneo ao Encéfalo e à Pele p. 429

I. A regulação do fluxo sanguíneo cerebral é tanto miogênica como metabólica.

  A. Os vasos cerebrais contraem-se de modo automático quando a pressão arterial sistêmica aumenta excessivamente.

  B. Produtos metabólicos fazem com que vasos locais dilatem e supram mais sangue às áreas cerebrais mais ativas.

II. A pele contém anastomoses arteriolovenulares exclusivas que podem desviar o sangue das alças capilares superficiais.

  A. A atividade das fibras nervosas simpáticas provoca a constrição das arteríolas cutâneas.

  B. Como uma resposta termorreguladora, o fluxo sanguíneo cutâneo e o fluxo sanguíneo através das alças capilares superficiais aumentam quando a temperatura corporal sobe.

Pressão Arterial p. 431

I. Os barorreceptores do arco da aorta e dos seios caróticos afetam a freqüência cardíaca e a resistência periférica total através do sistema nervoso simpático.

  A. O reflexo barorreceptor faz com que a pressão seja mantida quando uma posição ortostática é assumida. Esse reflexo pode produzir uma pressão mais baixa quando os seios caróticos são massageados.

B. Outros mecanismos que afetam o volume sanguíneo ajudam a regular a pressão arterial.

II. A pressão arterial é comumente medida de modo indireto por meio da ausculta da artéria braquial quando um manguito de pressão é insuflado e desinsuflado.

    A. O primeiro som de Korotkoff, causado pelo fluxo turbulento do sangue através de uma constrição na artéria, ocorre quando a pressão do manguito se iguala à pressão sistólica.

    B. O último som de Korotkoff é ouvido quando a pressão do manguito se iguala à pressão diastólica.

III. A pressão arterial média representa a força de impulsão do fluxo sanguíneo através do sistema arterial.

Hipertensão Arterial, Choque e Insuficiência Cardíaca Congestiva p. 438

I. A hipertensão arterial, ou pressão arterial alta, é classificada como primária ou secundária.

    A. A hipertensão arterial primária, também denominada hipertensão arterial essencial, pode ser conseqüência da interação de numerosos mecanismos que aumentam o volume cardíaco, o débito cardíaco e/ou a resistência periférica.

    B. A hipertensão arterial secundária é resultado direto de doenças específicas conhecidas.

II. O choque circulatório ocorre quando a liberação de oxigênio aos órgãos do corpo é inadequada.

    A. No choque hipovolêmico, o baixo volume sanguíneo produz uma pressão arterial baixa que pode evoluir para um quadro irreversível.

    B. A queda do volume sanguíneo e da pressão arterial estimula vários reflexos que produzem aumento da freqüência cardíaca, desvio de líquido dos tecidos para o interior do sistema vascular, redução do volume urinário e vasoconstrição.

III. A insuficiência cardíaca congestiva ocorre quando o débito cardíaco é insuficiente para suprir o fluxo sanguíneo exigido pelo corpo. Utiliza-se o termo *congestiva* para descrever o conseqüente aumento do volume venoso e da pressão.

Atividades de Revisão
Teste seu Conhecimento de Termos e Fatos

1. De acordo com a lei de Frank-Starling, a força da contração ventricular é
   a. diretamente proporcional ao volume diastólico final.
   b. inversamente proporcional ao volume diastólico final.
   c. independente do volume diastólico final.

2. Na ausência de compensações, o volume sistólico diminui quando
   a. o volume sanguíneo aumenta.
   b. o retorno venoso aumenta.
   c. a contratilidade aumenta.
   d. a pressão arterial aumenta.

3. Qual das afirmativas a seguir sobre o líquido intersticial é *falsa*?
   a. Ele contém a mesma concentração de glicose e de sal que a do plasma.
   b. Ele contém menor concentração de proteínas que a do plasma.
   c. A sua pressão coloidosmótica é maior que a do plasma.
   d. A sua pressão hidrostática é menor que a do plasma.

4. O edema pode ser causado
   a. pela pressão arterial elevada.
   b. pela redução da concentração de proteínas no plasma.
   c. pelo escape de proteínas plasmáticas para o líquido intersticial.
   d. pela obstrução de vasos linfáticos.
   e. Todas as alternativas anteriores são corretas.

5. Tanto o ADH como a aldosterona atuam para
   a. aumentar o volume urinário.
   b. aumentar o volume sanguíneo.
   c. aumentar a resistência periférica total.
   d. produzir todos os efeitos anteriores.

6. A maior resistência ao fluxo sanguíneo ocorre
   a. nas grandes artérias.
   b. nas artérias de tamanho médio.
   c. nas arteríolas.
   d. nos capilares.

7. Se um vaso dilatar duas vezes o seu raio prévio e se a pressão permanecer constante, o fluxo sanguíneo através desse vaso deve
   a. aumentar por um fator de 16.
   b. aumentar por um fator de 4.
   c. aumentar por um fator de 2.
   d. diminuir por um fator de 2.

8. Os sons de Korotkoff são produzidos
   a. pelo fechamento das válvulas semilunares.
   b. pelo fechamento das valvas AV.
   c. pelo fluxo turbulento do sangue através da artéria.
   d. pela retração elástica da aorta.

9. A vasodilatação no coração e nos músculos esqueléticos durante o exercício deve-se basicamente aos efeitos
   a. da estimulação alfa-adrenérgica.
   b. da estimulação beta-adrenérgica.
   c. da estimulação colinérgica.
   d. de produtos liberados pelas células musculares que estão sendo exercitadas.

10. O fluxo sanguíneo na circulação coronariana
    a. aumenta durante a sístole.
    b. aumenta durante a diástole.
    c. permanece constante durante todo o ciclo cardíaco.

11. O fluxo sanguíneo na circulação cerebral
    a. varia com a pressão arterial sistêmica.
    b. é regulado principalmente pelo sistema simpático.
    c. se mantém constante dentro dos limites fisiológicos.
    d. aumenta durante o exercício.

12. Qual dos órgãos a seguir é capaz de tolerar a maior redução do fluxo sanguíneo?
    a. Encéfalo.
    b. Coração.
    c. Músculos esqueléticos.
    d. Pele.

13. Qual das afirmativas a seguir sobre os *shunts* arteriovenulares da pele é *verdadeira*?
    a. Eles desviam o sangue para as alças capilares superficiais.
    b. Eles são fechados quando a temperatura ambiente é muito baixa.
    c. Eles são fechados quando a temperatura corpórea central ultrapassa 37°C.
    d. Todas as alternativas anteriores são corretas.

14. O aumento do volume sanguíneo causa
    a. redução da secreção de ADH.

b. aumento da excreção de Na⁺ na urina.
c. redução da secreção de renina.
d. Todas as alternativas anteriores são corretas.

15. O volume de sangue bombeado por minuto pelo ventrículo esquerdo é
    a. maior que o volume bombeado pelo ventrículo direito.
    b. menor que o volume bombeado pelo ventrículo direito.
    c. igual ao volume bombeado pelo ventrículo direito.
    d. maior ou menor que o volume bombeado pelo ventrículo direito, dependendo da força de contração.

16. A pressão sanguínea é mais baixa
    a. nas artérias.
    b. nas arteríolas.
    c. nos capilares.
    d. nas vênulas.
    e. nas veias.

17. Os receptores de estiramento do arco da aorta e dos seios caróticos
    a. estimulam a secreção do fator natriurético atrial.
    b. servem como barorreceptores que afetam a atividade do nervo vago e dos nervos simpáticos.
    c. servem como osmorreceptores que estimulam a liberação de ADH.
    d. estimulam a secreção de renina e, conseqüentemente, aumentam a formação de angiotensina II.

18. A angiotensina II
    a. estimula a vasoconstrição.
    b. estimula o córtex supra-renal a secretar aldosterona.
    c. inibe a ação da bradicinina.
    d. Todas as alternativas anteriores são corretas.

19. Qual das substâncias a seguir é um regulador parácrino que estimula a vasoconstrição?
    a. Óxido nítrico.
    b. Prostaciclina.
    c. Bradicinina.
    d. Endotelina-1.

20. A pressão de pulso é uma medida
    a. do número de batimentos cardíacos por minuto.
    b. da soma das pressões diastólica e sistólica.
    c. da diferença entre as pressões sistólica e diastólica.
    d. da diferença entre as pressões arterial e venosa.

Teste Seu Conhecimento de Conceitos e Princípios

1. Defina os termos *contratilidade*, *pré-carga* e *pós-carga*. Explique como esses fatores afetam o débito cardíaco.
2. Utilizando a lei de Frank-Starling, explique como o volume sistólico é afetado pela (a) bradicardia e (b) por um "batimento perdido".
3. Qual parte do sistema cardiovascular contém mais sangue? Qual parte apresenta a maior resistência ao fluxo sanguíneo? Qual parte possui a maior área transversa? Explique.
4. Explique como os rins regulam o volume sanguíneo.
5. Uma pessoa desidratada ingere mais líquido e urina menos. Explique os mecanismos envolvidos.
6. Utilizando a lei de Poiseuille, explique como o fluxo sanguíneo arterial pode ser desviado de um sistema orgânico para outro.
7. Descreva os mecanismos que aumentam o débito cardíaco durante o exercício e que aumentam a taxa de fluxo sanguíneo para o coração e os músculos esqueléticos.
8. Explique por que uma pessoa ansiosa pode apresentar pele fria e úmida e por que a pele se torna quente e ruborizada num dia quente e úmido.
9. Explique de que maneira as drogas que atuam como inibidores da enzima conversora da angiotensina (ECA) podem reduzir a pressão arterial. Além disso, explique como os diuréticos e os bloqueadores β_1-adrenérgicos atuam para reduzir a pressão arterial.
10. Explique como a hipotensão arterial pode ser produzida (a) no choque hipovolêmico e (b) no choque séptico. Além disso, explique os mecanismos que levam uma pessoa em choque a apresentar pulso rápido mas fraco, pele fria e úmida e baixo débito urinário.

Teste Sua Capacidade de Análise e Aplique Seu Conhecimento

1. Uma conseqüência da lei de Frank-Starling é que os débitos dos ventrículos direito e esquerdo são combinados. Explique por que isso é importante e como essa combinação se realiza.
2. Um homem idoso que toma digoxina por causa de um "coração fraco" queixa-se de dor nos pés. Ao exame, seus pés se apresentam edemaciados e descoloridos e com manchas púrpuras e veias dilatadas. O médico prescreve-lhe Lasix, um diurético potente, e o aconselha a manter os pés elevados. Analise a condição desse homem e a base lógica do tratamento.
3. Você está participando de uma corrida beneficente de 150 km, mas não contava com um dia úmido e quente. Você já ingeriu duas garrafas de água e, nos últimos 15 km, sente sede novamente. Você deve aceitar a água oferecida por um espectador ou a bebida esportiva oferecida por um outro corredor? Explique a sua escolha.
4. Como líder de uma revolução para conquistar um grande país, você orienta seus seguidores a desapropriar as minas de sal. Por que isto é importante? No final da revolução bem-sucedida, ao se tornar presidente, você solicita ao Ministro da Saúde que inicie uma campanha orientando os cidadãos a reduzir a ingestão de sal. Por quê?
5. Que tipo de exercício, contrações isotônicas ou contrações isométricas, exerce uma maior "pressão" sobre o coração? Explique.

Sites Relacionados

Visite o site www.mhhe.com/fox para obter *links* de fontes relacionadas ao Débito Cardíaco, ao Fluxo Sanguíneo e à Pressão Arterial. Esses *links* são monitorizados para garantir que os URLs (URL, *Uniform Resource Locator*) sejam atualizados de acordo com a necessidade. Os exemplos de sites que você encontrará incluem:

American Heart Association
Medical University of South Carolina

15

O Sistema Imunológico

Objetivos

Após estudar este capítulo, você deverá ser capaz de...

1. Descrever alguns dos mecanismos da imunidade inespecífica e diferenciar as defesas imunológicas inespecíficas das específicas.

2. Descrever como os linfócitos B respondem aos antígenos e definir os termos *célula de memória* e *célula plasmática*.

3. Descrever a estrutura e a classificação dos anticorpos e analisar a natureza dos antígenos.

4. Descrever o sistema do complemento e explicar como as reações antígeno-anticorpo acarretam a destruição de um patógeno invasor.

5. Descrever os eventos que ocorrem durante uma inflamação local.

6. Descrever o processo da imunidade ativa e explicar como a teoria da seleção clonal pode ser responsável por esse processo.

7. Descrever os mecanismos da imunidade passiva e fornecer exemplos naturais e clínicos dessa forma de imunização.

8. Explicar como os anticorpos monoclonais são produzidos e descrever algumas de suas utilizações clínicas.

9. Explicar como os linfócitos T são classificados e descrever a função do timo.

10. Definir o termo *linfocinas* e citar algumas dessas moléculas, juntamente com suas funções.

11. Descrever os antígenos de histocompatibilidade e explicar sua importância na função das proteínas receptoras da célula T.

12. Descrever a interação entre os macrófagos e os linfócitos T auxiliares e explicar como os linfócitos T auxiliares afetam a defesa imunológica das células T assassinas e das células B.

13. Descrever a possível função dos linfócitos T supressores no controle por retroalimentação negativa da resposta imunológica.

14. Descrever as diferenças da resposta imunológica aos vírus e às bactérias.

15. Descrever os mecanismos possivelmente responsáveis pela tolerância a auto-antígenos.

16. Descrever algumas das características do câncer e explicar como as células assassinas naturais e os linfócitos T assassinos provêem a vigilância imunológica contra o câncer.

17. Definir o termo *doença auto-imune*, fornecer exemplos dos diferentes tipos de doenças auto-imunes e explicar alguns dos mecanismos pelos quais essas doenças são produzidas.

18. Explicar como as doenças de complexos imunológicos podem ser produzidas e fornecer exemplos dessas doenças.

19. Diferenciar a hipersensibilidade imediata da hipersensibilidade retardada e descrever os mecanismos responsáveis por cada forma de alergia.

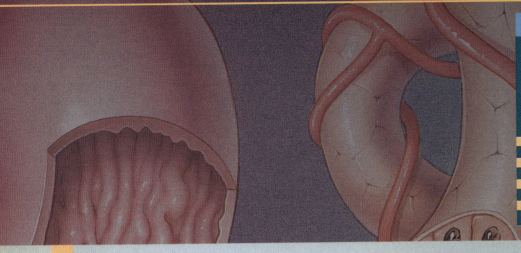

Refresque Sua Memória

Antes de você começar este capítulo, revise os seguintes conceitos dos capítulos anteriores:

- O Ciclo Celular 70
- Mitose 72
- Sinalização Celular 142
- Regulação Autócrina e Parácrina 317

Sumário do Capítulo

Mecanismos de Defesa 448
Imunidade Inata (Inespecífica) 448
    Fagocitose 448
    Febre 450
    Interferons 450
Imunidade Adaptativa (Específica) 451
    Antígenos 451
    Haptenos 451
    Imunoensaios 451
Linfócitos e Órgãos Linfáticos 452
    Timo 452
    Órgãos Linfáticos Secundários 453
Inflamação Local 453

Funções dos Linfócitos B 455
Anticorpos 455
    Estrutura do Anticorpo 455
    Diversidade dos Anticorpos 455
O Sistema do Complemento 458

Funções dos Linfócitos T 459
Linfócitos T Assassinos, Auxiliares e Supressores 459
    Linfocinas 460
    Proteínas Receptoras da Célula T 461
    Antígenos de Histocompatibilidade 461
Interações Entre as Células Apresentadoras de Antígenos e os Linfócitos T 461
    Resposta do Linfócito T a um Vírus 462
    Destruição dos Linfócitos T 464

Imunidade Ativa e Passiva 465
Imunidade Ativa e a Teoria da Seleção Clonal 466
    Teoria da Seleção Clonal 466
    Imunidade Ativa 466
Tolerância Imunológica 467
Imunidade Passiva 468
Anticorpos Monoclonais 468

Imunologia Tumoral 469
Células Assassinas Naturais 470
Imunoterapia do Câncer 471
Efeitos do Envelhecimento e do Estresse 471

Doenças Causadas Pelo Sistema Imunológico 471
Auto-imunidade 472
Doenças de Complexos Imunológicos 473
Alergia 473
    Hipersensibilidade Imediata 473
    Hipersensibilidade Retardada 474

Interações 476

Resumo 477

Atividades de Revisão 478

Sites Relacionados 479

Investigação Clínica

Gary, uma criança ativa de oito anos de idade, brincava arrastando-se através de arbustos nas colinas vizinhas enquanto seus pais faziam um piquenique. Quando ele retornou, estava coberto de sujeira e um dos seus polegares sangrava. Disse que se cortara num pedaço de arame farpado que não havia visto. Seus pais fizeram um curativo em seu dedo, mas, enquanto Gary comia um sanduíche, uma abelha picou sua mão ferida! Era a primeira vez que isso acontecia, o que entristeceu a excursão da família. No dia seguinte, a dor do corte e da picada de abelha tinham desaparecido, mas Gary apresentava uma erupção cutânea no abdome.

O médico da família prescreveu um creme de cortisona para a erupção cutânea, mencionando que anti-histamínicos não ajudariam, e tranqüilizou a mãe de Gary dizendo que ela não devia se preocupar em relação ao corte, pois, felizmente, o garoto havia sido vacinado contra o tétano seis meses antes. Gary foi picado novamente por uma abelha dois meses mais tarde e, dessa vez, desenvolveu edema grave. O médico prescreveu um tratamento com anti-histamínicos que eliminou o edema.

Como você pode explicar os sintomas e o tratamento clínico de Gary?

Capítulo Quinze

mos antes deles conseguirem invadir o corpo. Essas defesas externas são reforçadas pelas defesas internas, como a fagocitose, que atuam tanto de uma maneira específica como inespecífica (Tabela 15.1).

Cada indivíduo pode adquirir a capacidade de se defender contra patógenos específicos através da exposição prévia aos mesmos. Essa resposta imunológica adaptativa (ou específica) é uma função dos linfócitos. Os mecanismos de defesa internos específicos e inespecíficos atuam em conjunto para combater infecções, com os linfócitos interagindo num esforço coordenado com as células fagocitárias.

Os genes necessários para a *imunidade inata* são herdados. Como isso limita o número de genes que podem ser dirigidos a essa tarefa, os mecanismos imunológicos inatos combatem todas as categorias de patógenos. Por exemplo, uma categoria de bactérias (denominadas Gram-negativas) pode ser reconhecida pela presença de determinadas moléculas (denominadas lipossacarídeos) localizadas em sua superfície. Por outro lado, na *imunidade adaptativa* são reconhecidas características específicas dos patógenos. O número de diferentes genes necessários para essa tarefa é muito grande para ser herdado. Em vez disso, a variação é produzida por alterações genéticas dos linfócitos durante a vida de cada pessoa após o nascimento.

Mecanismos de Defesa

A proteção imunológica inespecífica é provida por mecanismos como a fagocitose, a febre e a liberação de interferons. A imunidade específica, que envolve as funções dos linfócitos, é direcionada a moléculas específicas, ou partes de moléculas, denominadas antígenos.

O sistema imunológico inclui todas as estruturas e processos que provêem uma defesa contra potenciais patógenos (agentes causadores de doenças). Essas defesas podem ser agrupadas em duas categorias: **imunidade inata** (ou **inespecífica**) e **imunidade adaptativa** (ou **específica**). Embora essas duas categorias se refiram a diferentes mecanismos de defesas, existem áreas em que as duas se sobrepõem.

Os mecanismos de defesa inatos (ou inespecíficos) são herdados como parte da estrutura de cada organismo. Por exemplo, membranas epiteliais que recobrem as superfícies corporais restringem infecções causadas pela maioria dos patógenos. A forte acidez do suco gástrico (pH de 1 a 2) também ajuda a matar muitos microrganis-

Imunidade Inata (Inespecífica)

A imunidade inata inclui mecanismos externos e internos. Essas defesas sempre estão presentes no corpo e representam a primeira linha de defesa contra a invasão de possíveis patógenos.

Os patógenos invasores, como as bactérias, que atravessam as barreiras epiteliais, entram nos tecidos conjuntivos. Esses invasores – ou substâncias químicas, denominadas *toxinas*, por eles secretadas – podem entrar nos capilares sanguíneos ou linfáticos e ser transportados para outras áreas do corpo. As defesas imunológicas inatas são as primeiras utilizadas para combater a invasão e a disseminação de infecções. Quando essas defesas não são suficientes para destruir os patógenos, os linfócitos podem ser recrutados e suas ações específicas utilizadas para reforçar as respostas imunológicas inespecíficas.

Fagocitose

Os mecanismos de defesa inatos diferenciam os tipos de carboidratos que são produzidos pelas células dos mamíferos e aqueles produzidos pelas bactérias. Os carboidratos bacterianos que "identificam" a célula para o ataque fagocítico fazem partem das glicoproteínas e lipossacarídeos da parede celular bacteriana.

Tabela 15.1 Estruturas e Mecanismos de Defesa da Imunidade Inespecífica (Inata)

	Estrutura	Mecanismos
Externos	Pele	Barreira física contra a penetração de patógenos; as secreções contêm lisozima (enzima que destrói bactérias)
	Trato digestório	Alta acidez gástrica; proteção pela população bacteriana normal do colo
	Trato respiratório	Secreção de muco; movimento do muco pelos cílios; macrófagos alveolares
	Trato genitourinário	Acidez urinária; ácido lático vaginal
Internos	Células fagocitárias	Ingestão e destruição de bactérias, resíduos celulares, proteínas desnaturadas e toxinas
	Interferons	Inibição da replicação viral
	Proteínas do complemento	Promoção da destruição bacteriana; aumenta a resposta inflamatória
	Pirogênio endógeno	Secretado pelos leucócitos e outras células; causa a febre

O Sistema Imunológico

Existem três grupos principais de células fagocitárias: (1) **neutrófilos**; (2) as células do **sistema fagocitário mononuclear**, incluindo os *monócitos* do sangue e os *macrófagos* (derivados dos monócitos) dos tecidos conjuntivos; e (3) **fagócitos órgão-específicos** do fígado, baço, linfonodos, pulmões e encéfalo (Tabela 15.2). Os fagócitos órgão-específicos (como as micróglias do encéfalo) são funcional e embriologicamente relacionados aos macrófagos e podem ser considerados parte do sistema fagocitário mononuclear.

As *células de Kupffer* do fígado, assim como as células fagocitárias do baço e dos linfonodos, são **fagócitos fixos**. Este termo refere-se ao fato delas serem imóveis ("fixas"), localizadas nas paredes dos sinusóides (Capítulo 13) desses órgãos. À medida que o sangue flui através desses amplos capilares do fígado e do baço, substâncias químicas estranhas e resíduos são removidos através da fagocitose e são inativados quimicamente no interior das células fagocitárias. Os patógenos invasores são removidos de forma muito eficaz dessa maneira, de modo que o sangue geralmente é estéril após algumas poucas passagens através do fígado e do baço. Similarmente, os fagócitos fixos dos linfonodos ajudam a remover partículas estranhas da linfa.

Os tecidos conjuntivos possuem uma população residente de todos os tipos de leucócitos. Os neutrófilos e os monócitos em particular podem ser altamente móveis nos tecidos conjuntivos enquanto eles removem invasores e resíduos celulares. Esses leucócitos são recrutados ao local de uma infecção através de um processo denominado *quimiotaxia* – movimento em direção a substâncias químicas atrativas. As substâncias químicas atrativas são uma subclasse de citocinas (reguladores autócrinos/parácrinos – ver o Capítulo 11) denominadas **quimiocinas**. Os neutrófilos são os primeiros a chegar ao local de uma infecção. Os monócitos chegam posteriormente e podem ser transformados em macrófagos à medida que a batalha progride.

Quando há disseminação da infecção, novas células fagocitárias do sangue podem se juntar àquelas que já se encontram no tecido conjuntivo. Esses novos neutrófilos e monócitos são capazes de passar através de minúsculos espaços entre as células endoteliais adjacentes da parede capilar e entrar nos tecidos conjuntivos. Esse processo, denominado **extravasamento** (ou **diapedese**), está ilustrado na Figura 15.1.

As células fagocitárias engolfam partículas de uma maneira similar à maneira como as amebas se alimentam. A partícula é circundada por extensões citoplasmáticas denominadas pseudópodos, que acabam se fundindo. Conseqüentemente, a partícula é envolvida por uma membrana derivada da membrana plasmática (Figura 15.2) e é contida numa organela similar a um vacúolo alimentar de uma ameba. A seguir, esse vacúolo funde-se com lisossomos (organelas que contêm enzimas digestivas), de modo que a partícula ingerida e as enzimas digestivas ainda permanecem separadas do citoplasma por uma membrana contínua. Contudo, enzimas lisossômicas são freqüentemente liberadas antes do vacúolo alimentar es-

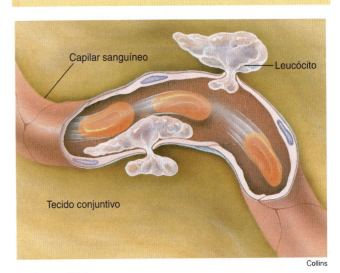

Figura 15.1 Extravasamento é o processo pelo qual os leucócitos migram dos vasos sanguíneos para os tecidos. Os leucócitos passam através de aberturas entre as células endoteliais capilares e entram nos tecidos conjuntivos subjacentes.

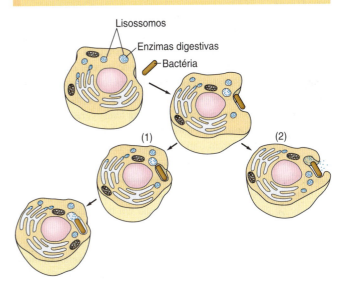

Figura 15.2 Fagocitose por um neutrófilo ou macrófago. Uma célula fagocitária estende seus pseudópodos em torno do objeto a ser engolfado (p. ex., uma bactéria). (Os pontos azuis representam enzimas lisossômicas.) (1) Quando os pseudópodos se fundem para formar um vacúolo alimentar completo, as enzimas lisossômicas são restritas à organela formada pelo lisossomo e o vacúolo alimentar. (2) Quando o lisossomo se funde com o vacúolo antes de a fusão dos pseudópodos estar completa, as enzimas lisossômicas são liberadas na área infectada do tecido.

Tabela 15.2 Células Fagocitárias e Suas Localizações

Fagócito	Localização
Neutrófilos	Sangue e todos os tecidos
Monócitos	Sangue
Macrófagos teciduais (histiócitos)	Todos os tecidos (incluindo o baço, os linfonodos e a medula óssea)
Células de Kupffer	Fígado
Macrófagos alveolares	Pulmões
Micróglias	Sistema nervoso central

tar totalmente formado. Quando isso ocorre, as enzimas lisossômicas livres podem ser liberadas para a área infectada e contribuir para a inflamação.

Febre

A febre pode ser um componente do sistema de defesa inespecífico. A temperatura corporal é regulada pelo hipotálamo, o qual contém um centro de controle termorregulador (um "termostato") que coordena o tremor do músculo esquelético e a atividade do sistema simpático supra-renal para manter a temperatura corporal em aproximadamente 37°C. Esse termostato é ajustado para cima em resposta a uma substância química denominada **pirogênio endógeno**. Pelo menos em algumas infecções, o pirogênio endógeno foi identificado como sendo a interleucina-1β, a qual é primeiramente produzida como uma citocina pelos leucócitos e, a seguir, é produzida pelo próprio encéfalo em si.

A parede celular das bactérias Gram-negativas contém **endotoxina**, um lipopolissacarídeo que estimula os monócitos e os macrófagos a liberar várias citocinas. Essas citocinas, incluindo a *interleucina-1*, a *interleucina-6* e o *fator de necrose tumoral*, atuam produzindo febre, aumento da sonolência e uma queda da concentração plasmática de ferro.

Embora a febre elevada seja definitivamente perigosa, uma febre leve a moderada pode ser uma resposta benéfica que ajuda na recuperação de infecções bacterianas. A queda da concentração plasmática de ferro que acompanha uma febre pode inibir a atividade bacteriana e representa um possível efeito benéfico da febre. Outros efeitos incluem o aumento da atividade dos neutrófilos e da produção de interferon.

Interferons

Em 1957, pesquisadores demonstraram que células infectadas por um vírus produziam polipeptídios que interferiam na capacidade de uma segunda cepa de vírus não relacionada de infectar outras células na mesma cultura. Portanto, esses **interferons**, como foram chamados, produziam uma resistência inespecífica de curta duração contra uma infecção viral. Embora essa descoberta tenha gerado uma grande excitação, pesquisas adicionais foram impedidas pelo fato dos interferons humanos serem obtidos somente em quantidades muito pequenas. Além disso, demonstrou-se que os interferons animais têm pouco efeito sobre os humanos. Contudo, em 1980, uma técnica denominada *recombinação genética* (Capítulo 3) tornou possível a introdução de genes do interferon humano em bactérias, permitindo que estas atuassem como fábricas de interferon.

Existem três categorias principais de interferons: *interferons alfa*, *beta* e *gama*. Quase todas as células do corpo produzem interferons alfa e beta. Esses polipeptídios atuam como mensageiros que protegem outras células da vizinhança contra a infecção viral.

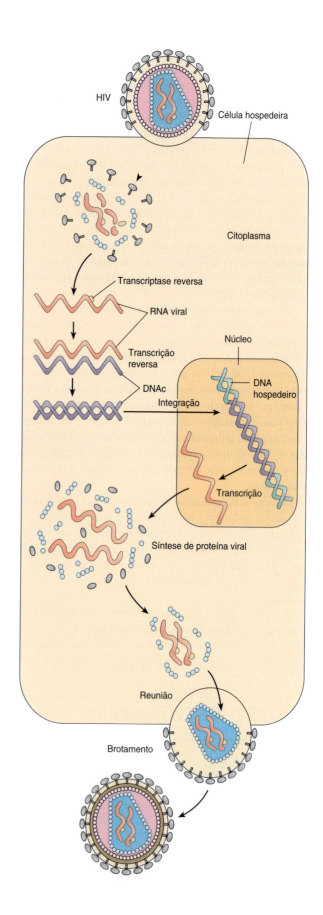

■ **Figura 15.3** O ciclo de vida do vírus da imunodeficiência humana (HIV). Este vírus, como os outros de sua família, contém RNA, e não DNA. Uma vez no interior da célula hospedeira, o RNA viral é transcrito pela transcriptase reversa em DNA complementar (DNAc). A seguir, os genes do DNAc dirigem a síntese de novas partículas virais.

Tabela 15.3 Efeitos dos Interferons

Estimulação	Inibição
Fagocitose pelos macrófagos	Divisão celular
Atividade das células T citotóxicas ("assassinas")	Crescimento tumoral
Atividade das células assassinas naturais	Maturação de células adiposas
Produção de anticorpos	Maturação de eritrócitos

Os vírus ainda são capazes de penetrar nessas outras células, mas a capacidade de replicação e de reunião de novas partículas virais é inibida. A infecção, a replicação e a dispersão virais são ilustradas na Figura 15.3, utilizando-se o vírus causador da AIDS como exemplo. O interferon gama é produzido apenas por determinados linfócitos e um tipo de célula relacionado denominado célula assassina natural. A secreção de interferon gama por essas células faz parte da defesa imunológica contra infecções e cânceres. Alguns dos efeitos dos interferons são resumidos na Tabela 15.3.

A Food and Drug Administration (FDA) aprovou recentemente o uso dos interferons para tratar algumas doenças. Por exemplo, o interferon alfa vem sendo utilizado para tratar a hepatite C, a leucemia de células cabeludas, as verrugas genitais induzidas por vírus e o sarcoma de Kaposi. A FDA também aprovou o uso do interferon beta para tratar a esclerose múltipla na fase de exacerbação/remissão e o uso do interferon gama para tratar a doença granulomatosa crônica. O tratamento de numerosas formas de câncer com interferon encontra-se atualmente em estágios variados de ensaio clínico.

Imunidade Adaptativa (Específica)

Em 1890, um bacteriologista alemão, Emil Adolf von Behring, demonstrou que uma cobaia previamente injetada com uma dose subletal de toxina diftérica conseguia sobreviver a injeções subseqüentes de doses letais da toxina. Além disso, von Behring demonstrou que a imunidade podia ser transferida a um segundo animal não exposto por injeções de soro da cobaia imunizada. Ele concluiu que o animal imunizado possuía substâncias químicas em seu soro – as quais ele denominou **anticorpos** – que eram responsáveis pela imunidade. Ele também demonstrou que esses anticorpos conferiam imunidade somente contra as infecções diftéricas. As ações dos anticorpos eram *específicas*. Posteriormente, descobriu-se que os anticorpos são proteínas produzidas por um tipo particular de linfócito.

Antígenos

Os **antígenos** são moléculas que estimulam a produção de anticorpos específicos e que se combinam especificamente com os anticorpos produzidos. A maioria dos antígenos é de moléculas grandes (como proteínas) com um peso molecular superior a cerca de 10.000, embora existam exceções importantes. Além disso, a maioria dos antígenos é estranha ao sangue e aos outros líquidos corporais, isto porque o sistema imunológico consegue diferenciar suas "próprias" moléculas daquelas de qualquer outro organismo ("não próprias") e normalmente fornece uma resposta imunológica somente contra os antígenos não próprios. A capacidade de uma molécula de atuar co-

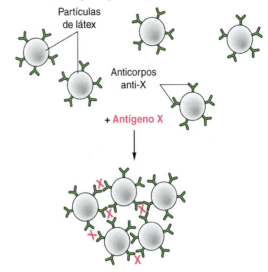

Figura 15.4 Imunoensaio utilizando a técnica de aglutinação. Anticorpos contra um determinado antígeno são adsorvidos por partículas de látex. Quando eles são misturados numa solução que contém o antígeno adequado, a formação de complexos antígeno-anticorpo produz a aglomeração (aglutinação), que pode ser observada a olho nu.

mo um antígeno depende não apenas de seu tamanho mas também da complexidade de sua estrutura. Os plásticos utilizados em implantes artificiais são compostos por moléculas grandes, mas eles não são muito antigênicos por causa de suas estruturas simples e repetidas.

Uma molécula complexa grande pode possuir um número de diferentes **sítios antigênicos determinantes**, os quais são áreas da molécula que estimulam a produção de diferentes anticorpos e a combinação com os mesmos. Os antígenos que ocorrem mais naturalmente possuem muitos sítios antigênicos determinantes e estimulam a produção de diferentes anticorpos com especificidade para esses sítios.

Haptenos

Muitas moléculas orgânicas pequenas não são antigênicas em si, mas elas podem se tornar antígenos quando se ligam a proteínas (e, conseqüentemente, tornam-se sítios determinantes antigênicos sobre as proteínas). Essa descoberta foi feita por Karl Landsteiner, que também descobriu os grupos sanguíneos ABO (Capítulo 13). Ao ligar essas moléculas pequenas – que Landsteiner denominou **haptenos** – a proteínas em laboratório, novos antígenos podiam ser criados com objetivos de pesquisa ou de diagnóstico. A ligação de haptenos estranhos às proteínas próprias de um indivíduo pode ocorrer no corpo. Por exemplo, através desse processo, derivados da penicilina que seriam inofensivos podem produzir reações alérgicas fatais em pessoas suscetíveis.

Imunoensaios

Quando o antígeno ou o anticorpo é ligado à superfície de uma célula ou a partículas de látex (em testes diagnósticos comerciais), a reação antígeno-anticorpo torna-se visível porque as partículas *aglutinam-se* (aglomeram-se) em conseqüência da ligação antígeno-anticorpo (Figura 15.4). Essas partículas aglutinadas podem ser utilizadas para se testar vários antígenos, e os testes que utilizam esse procedimento são denominados **imunoensaios**. A tipagem sanguínea e os testes de gravidez modernos são exemplos de imunoensaios. Para aumentar a sua sensibilidade, os imunoensaios modernos geralmente utilizam anticorpos que apresentam especificidade para apenas um sítio antigênico determinante. A técnica de geração desses anticorpos uniformemente específicos é descrita numa seção posterior sobre os anticorpos monoclonais.

Linfócitos e Órgãos Linfáticos

Os leucócitos, os eritrócitos e as plaquetas são, em última instância, derivados de células não especializadas da medula óssea. Essas *células-tronco* produzem as células sanguíneas especializadas e substituem a si mesmas através da divisão celular, de modo que a população de células-tronco não é exaurida. Os linfócitos produzidos dessa maneira semeiam o timo, o baço e os linfonodos, produzindo colônias de linfócitos que substituem a si mesmos nesses órgãos.

Os linfócitos que semeiam o timo tornam-se **linfócitos T**, ou **células T** (a letra *T* significa timo-dependente). Essas células possuem características de superfície e função imunológica que diferem das dos outros linfócitos. Por sua vez, o timo semeia outros órgãos. Cerca de 65% a 85% dos linfócitos do sangue e a maioria dos linfócitos dos centros germinativos dos linfonodos e do baço são linfócitos T. Portanto, os linfócitos T tanto são originários como possuem um ancestral oriundo do timo.

A maioria dos linfócitos que não são linfócitos T constitui os **linfócitos B**, ou **células B**. A letra *B* deriva da pesquisa imunológica realizada em frangos. Os frangos possuem um órgão denominado *bursa de Fabricius* que processa linfócitos B. Como os mamíferos não possuem bursa, o *B* é freqüentemente traduzido como "equivalente da bursa" para os humanos e outros mamíferos. Atualmente, acredita-se que, nos mamíferos, os linfócitos B sejam produzidos na medula óssea. Como a medula óssea produz linfócitos B e o timo produz linfócitos T, a medula óssea e o timo são considerados **órgãos linfáticos primários**.

Tanto os linfócitos B como os linfócitos T atuam na imunidade específica. Os linfócitos B combatem infecções bacterianas, assim como infecções virais, secretando anticorpos no sangue e na linfa. Como o sangue e a linfa são líquidos (humores) corporais, diz-se que os linfócitos B são responsáveis pela **imunidade humoral**, embora o termo *imunidade mediada por anticorpos* também seja utilizado. Os linfócitos T atacam células hospedeiras que foram infectadas por vírus ou fungos, células humanas transplantadas e células cancerosas. Os linfócitos T não secretam anticorpos. Eles devem estar próximos da célula-vítima, ou ter um contato físico real com a célula para poder destruí-la. Os linfócitos T são por essa razão considerados responsáveis pela **imunidade mediada por células** (Tabela 15.4).

Timo

O **timo** estende-se da região abaixo da tireóide até o interior da cavidade torácica. Como foi mencionado no Capítulo 11, esse órgão cresce durante a infância, mas, gradualmente, regride após a puberdade. Os linfócitos do fígado e do baço fetais e, no período pós-natal, da medula óssea, semeiam o timo e são transformados em células T. Por sua vez, esses linfócitos entram no sangue e semeiam linfonodos e outros órgãos, onde eles se dividem para produzir novas células T quando estimulados por antígenos.

Pequenos linfócitos T que ainda não foram estimulados por antígenos possuem um longo período de vida – de meses e, talvez, anos. No entanto, novas células T devem ser continuamente produzidas para que possam prover uma imunidade mediada por células eficaz. Isso é particularmente importante após a quimioterapia para o tratamento do câncer e durante a infecção pelo HIV (na AIDS), quando a população de linfócitos T é depletada. Sob essas condições, o timo pode repor a população de linfócitos T até o final da infância. A repopulação de linfócitos T ocorre mais lentamente na vida adulta e parece ser realizada sobretudo pela produção de linfócitos T nos órgãos linfáticos secundários e não no timo. Isso se deve ao fato de o timo do adulto tornar-se mais um órgão adiposo, embora tenha sido demonstrada a ocorrência de um certo grau de produção de linfócitos no timo em pessoas com mais de 70 anos de idade.

Tabela 15.4 Comparação Entre os Linfócitos B e T

Características	Linfócitos B	Linfócitos T
Local de produção	Medula óssea	Timo
Tipo de imunidade	Humoral (secreta anticorpos)	Mediada por células
Subpopulações	Células de memória e células plasmáticas	Células T citotóxicas (assassinas), células auxiliares, células supressoras
Presença de anticorpos de superfície	Sim – IgM ou IgD	Não detectável
Receptores de antígenos	Presentes – são anticorpos de superfície	Presentes – estão relacionados a imunoglobulinas
Período de vida	Curto	Longo
Distribuição tecidual	Alta no baço, baixa no sangue	Alta no sangue e na linfa
Porcentagem de linfócitos sanguíneos	10% a 15%	75% a 80%
Transformados pelos antígenos em	Células plasmáticas	Linfócitos ativados
Produto de secreção	Anticorpos	Linfocinas
Imunidade a infecções virais	Enterovírus, vírus da poliomielite	À maioria das outras
Imunidade a infecções bacterianas	*Streptococcus*, *Staphylococcus*, muitos outros	Tuberculose, hanseníase
Imunidade a infecções fúngicas	Nenhuma conhecida	Muitas
Imunidade a infecções parasitárias	Tripanossomíase, talvez à malária	À maioria das outras

Órgãos Linfáticos Secundários

Os **órgãos linfáticos secundários** incluem os linfonodos, o baço, as tonsilas e áreas denominadas placas de Peyer localizadas sob a mucosa intestinal. Esses órgãos encontram-se estrategicamente localizados ao longo das membranas epiteliais, em áreas onde os antígenos podem penetrar no sangue ou na linfa. O baço filtra o sangue, enquanto os outros órgãos linfáticos secundários filtram a linfa oriunda dos vasos linfáticos (ver o Capítulo 13).

Os linfócitos migram dos órgãos linfáticos primários – a medula óssea e o timo – para os órgãos linfáticos secundários. De fato, os linfócitos movem-se constantemente através do sangue e da linfa, indo de um órgão linfático para outro. Essa viagem incessante aumenta a probabilidade de um determinado linfócito, específico para um antígeno em particular, de ser capaz de encontrá-lo. Esse processo é ajudado, sobretudo no caso dos linfócitos T, por outras células que são conhecidas como *células apresentadoras de antígenos*. A secreção de quimiocinas (substâncias químicas atrativas) por essas células aumenta as chances do linfócito adequado encontrar o seu antígeno específico.

Inflamação Local

Aspectos das respostas imunológicas inatas e adaptativas e suas interações são bem ilustrados pelos eventos que ocorrem quando bactérias penetram em uma solução de continuidade da pele e produzem uma **inflamação local** (Tabela 15.5). Mecanismos inespecíficos da fagocitose e da ativação do complemento iniciam a reação inflamatória. (As proteínas do complemento são ativadas durante a imunidade humoral pelos linfócitos B, como será descrito numa seção posterior.) O complemento ativado aumenta essa resposta inespecífica atraindo novos fagócitos à área e estimulando sua atividade.

Após algum tempo, os linfócitos B são estimulados a produzir anticorpos contra antígenos específicos que fazem parte das bactérias invasoras. A ligação desses anticorpos a antígenos das bactérias aumenta em muito a resposta previamente inespecífica. Isto ocorre por causa da maior ativação do complemento, que destrói diretamente as bactérias e também – juntamente com os anticorpos em si – promove a atividade fagocitária dos neutrófilos, macrófagos e monócitos (Figura 15.5). A capacidade dos anticorpos de promover a fagocitose denomina-se *opsonização*.

Os leucócitos no interior dos vasos da área inflamada aderem-se às células endoteliais dos vasos através de interações entre *moléculas de adesão* sobre as duas superfícies. Os leucócitos podem então rolar ao longo da parede do vaso em direção a determinadas substâncias químicas. Como já foi mencionado anteriormente, esse movimento, chamado *quimiotaxia*, é produzido por moléculas denominadas quimiocinas. As proteínas do complemento e produtos bacterianos podem servir como quimiocinas, drenando os leucócitos em direção ao local da infecção.

Os leucócitos passam entre células endoteliais adjacentes (o processo de extravasamento discutido anteriormente) e entram no tecido conjuntivo subendotelial. Ali, determinadas moléculas sobre a membrana do leucócito interagem com moléculas circunvizinhas que orientam os leucócitos em direção à infecção. Os primeiros a chegar são os neutrófilos, seguidos pelos monócitos (que podem se transformar em macrófagos) e os linfócitos T (Figura 15.6). A maioria dos leucócitos fagocitários (neutrófilos e monócitos) morre durante a evolução da infecção, mas os linfócitos podem viajar através do sistema linfático e reentrar na circulação.

A adesão dos monócitos a proteínas da matriz extracelular (discutida no Capítulo 6) promove suas conversões em macrófagos. Os macrófagos ingerem microrganismos e fragmentos da matriz extracelular por meio da fagocitose. Os macrófagos também produzem óxido nítrico, que ajuda a destruir as bactérias. Contudo, à medida que a inflamação evolui, a liberação de enzimas lisossômicas dos macrófagos para o interior da matriz extracelular causa a destruição de leucócitos e de outras células teciduais.

Os **mastócitos** são encontrados na maioria dos tecidos, mas concentram-se particularmente na pele, nos bronquíolos (vias aéreas pulmonares) e na mucosa intestinal. Eles são identificados por seu conteúdo de *heparina*, uma molécula de importância clínica por causa de sua capacidade anticoagulante (Capítulo 13). Entretanto, os mastócitos produzem uma variedade de outras moléculas que têm papéis importantes na inflamação (e na alergia, discutida numa seção posterior).

Os mastócitos liberam **histamina**, a qual é armazenada em grânulos intracelulares e secretada durante a inflamação e a alergia. A histamina liga-se aos seus receptores de histamina H_1 no músculo liso dos bronquíolos, estimulando a constrição bronquiolar (como na asma), mas produz relaxamento dos músculos lisos dos vasos sanguíneos (causando vasodilatação). A histamina também promove o aumento da permeabilidade capilar, trazendo mais leucócitos para a área infectada.

Com um retardo de tempo, os mastócitos liberam prostaglandinas inflamatórias e leucotrienos (Capítulo 11), assim como várias citocinas que promovem a inflamação. Além disso, eles secretam o *fator de necrose tumoral* (FNT_α), que atua como uma quimiocina, recrutando neutrófilos para o local infectado.

Tabela 15.5 Resumo dos Eventos de uma Inflamação Local

Categoria	Eventos
Imunidade Inata (Inespecífica)	As bactérias penetram uma solução de continuidade da pele
	Células fagocitárias residentes – neutrófilos e macrófagos – engolfam as bactérias
	Ocorre a ativação inespecífica das proteínas do complemento
Imunidade Adaptativa (Específica)	As células B são estimuladas a produzir anticorpos específicos
	A fagocitose é aumentada por anticorpos ligados a antígenos de superfície bacterianos (opsonização)
	Ocorre a ativação específica de proteínas do complemento, a qual estimula a fagocitose, a quimiotaxia e novos fagócitos para a área infectada, e a secreção de histamina pelos mastócitos teciduais
	O extravasamento (diapedese) permite que novas células fagocitárias (neutrófilos e monócitos) invadam a área infectada
	A vasodilatação e o aumento da permeabilidade capilar (como consequência da secreção de histamina) produzem hiperemia e edema

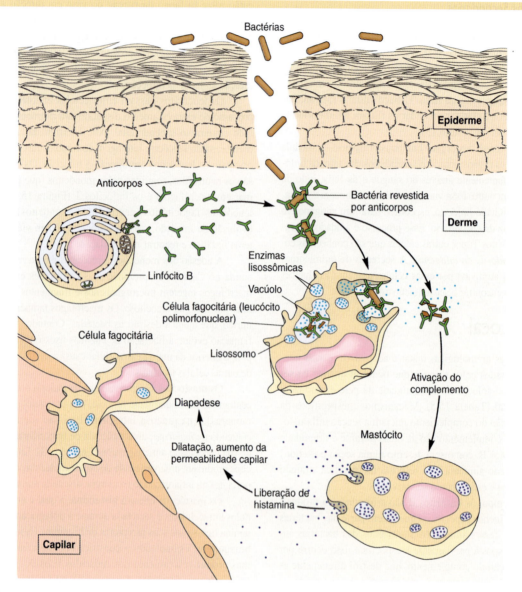

Figura 15.5 Eventos de uma inflamação local. Nesta reação inflamatória, antígenos sobre a superfície de bactérias são revestidos por anticorpos e ingeridos por células fagocitárias. Os sintomas da inflamação são produzidos pela liberação de enzimas lisossômicas e pela secreção de histamina e outras substâncias químicas pelos mastócitos.

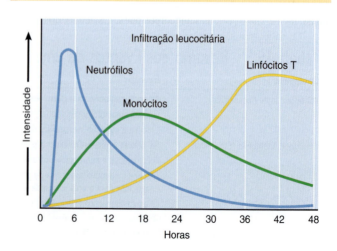

Figura 15.6 Infiltração por leucócitos de um local inflamado.
Diferentes tipos de leucócitos infiltram a área de uma inflamação local. Os neutrófilos são os primeiros a chegar, seguidos pelos monócitos e, a seguir, pelos linfócitos.

Esses efeitos produzem os sintomas característicos de uma inflamação local: *hiperemia* e *calor* (em decorrência da vasodilatação estimulada pela histamina); *edema* e *pus* (acúmulo de leucócitos mortos); e *dor*. Quando a infecção continua, a liberação de pirogênio endógeno pelos leucócitos e macrófagos também pode produzir febre, como já foi anteriormente discutido.

Teste Seu Conhecimento Antes de Prosseguir

1. Cite as células fagocitárias encontradas no sangue e na linfa e indique quais órgãos contêm fagócitos fixos.
2. Descreva a ação dos interferons.
3. Diferencie a imunidade inata da adaptativa e descreva as propriedades dos antígenos.
4. Diferencie os linfócitos B dos linfócitos T em termos de suas origens e funções imunológicas.
5. Identifique os órgãos linfáticos primários e secundários e descreva suas funções.
6. Descreva os eventos que ocorrem durante a inflamação local.

Funções dos Linfócitos B

Os linfócitos B secretam anticorpos que podem se ligar a antígenos de uma maneira específica. Essa ligação estimula uma cascata de reações através da qual um sistema de proteínas plasmáticas denominado complemento é ativado. Algumas das proteínas do complemento ativadas matam as células que contêm o antígeno, outras promovem a fagocitose, proporcionando uma defesa mais eficaz contra patógenos.

A exposição de um linfócito B ao antígeno adequado resulta no crescimento celular seguido por muitas divisões celulares. Parte da progênie torna-se **células de memória**, as quais são visualmente indistinguíveis da célula original e são importantes na imunidade ativa. Outras são transformadas em **células plasmáticas** (Figura 15.7). As células plasmáticas são fábricas de proteínas que produzem aproximadamente 2.000 proteínas anticorpos por segundo.

Os anticorpos são produzidos pelas células plasmáticas quando linfócitos B expostos a um determinado antígeno reagem especificamente com o mesmo. Esses antígenos podem ser moléculas isoladas ou podem ser moléculas localizadas na superfície de uma célula estranha invasora. A ligação específica de anticorpos a antígenos serve para identificar o inimigo e para ativar mecanismos de defesa que levam à destruição do invasor.

Anticorpos

As proteínas anticorpos são também denominadas **imunoglobulinas**. Elas são proteínas plasmáticas da classe das gama-globulinas, sendo identificadas por uma técnica denominada *eletroforese* na qual diferentes tipos de proteínas plasmáticas são separadas pelo seu movimento num campo elétrico (Figura 15.8). As cinco bandas distintas de proteínas que aparecem são a da albumina, da alfa-1globulina, da alfa-2 globulina, da beta-globulina e da gama-globulina.

A banda da gama-globulina é larga e difusa porque ela representa uma classe heterogênea de moléculas. Como os anticorpos possuem ações específicas, os diferentes tipos de anticorpos devem possuir estruturas diferentes. Por exemplo, um anticorpo contra o sarampo não confere imunidade contra a poliomielite e, portanto, deve possuir uma estrutura discretamente diferente do anticorpo contra a poliomielite. Apesar dessas diferenças, os anticorpos são estruturalmente relacionados e formam apenas algumas poucas classes.

Existem cinco subclasses de imunoglobulinas (abreviadas como Ig): *IgG, IgA, IgM, IgD* e *IgE*. A maioria dos anticorpos no soro é da subclasse IgG, enquanto que a maioria dos anticorpos nas secreções externas (saliva e leite) é da subclasse IgA (Tabela 15.6). Os anticorpos da subclasse IgE estão envolvidos em determinadas reações alérgicas.

Estrutura do Anticorpo

Todas as moléculas de anticorpos são constituídas por quatro cadeias polipeptídicas interconectadas. Duas cadeias pesadas longas (*cadeias H*) são unidas a duas cadeias mais leves e mais curtas (*cadeias L*). Pesquisas revelaram que essas quatro cadeias estão dispostas na forma de um "Y". A haste do Y tem sido chamada de "fragmento cristalizável" (abreviação: Fc), enquanto a parte superior do Y é o "fragmento de ligação com o antígeno" (F_{ab}). Esta estrutura é mostrada na Figura 15.9.

A seqüência de aminoácidos de alguns anticorpos foi determinada através da análise de anticorpos coletados de pessoas com mieloma múltiplo. Esses tumores linfocitários originam-se da divisão de um único linfócito B, formando uma população de células geneticamente idênticas (clones) que secretam anticorpos idênticos. Contudo, os clones e os anticorpos que eles secretam são diferentes de um paciente para outro. Análises desses anticorpos revelaram que as regiões F_c de diferentes anticorpos são iguais (são constantes), enquanto as regiões F_{ab} são variáveis. A variabilidade da região que se liga ao antígeno é necessária para a especificidade dos anticorpos pelos antígenos. Portanto, é a região F_{ab} de um anticorpo que provê um sítio específico para a ligação com um determinado antígeno (Figura 15.10).

Os linfócitos B possuem anticorpos sobre a sua membrana plasmática que atuam como **receptores** de antígenos. A combinação de antígenos com esses receptores de anticorpos estimula a célula B a se dividir e a produzir mais desses anticorpos, os quais são secretados. Conseqüentemente, a exposição a um determinado antígeno acarreta um aumento da quantidade do tipo específico de anticorpo que pode atacar aquele antígeno. Isso provê a imunidade ativa, como é descrito na próxima seção principal.

Diversidade dos Anticorpos

Estima-se que existem aproximadamente 100 milhões de trilhões (10^{20}) de moléculas de anticorpos em cada indivíduo, representando alguns milhões de diferentes especificidades para antígenos diferentes. Considerando-se que os anticorpos que se ligam a antígenos específicos podem reagir, num certo grau e de forma cruzada, com antígenos intimamente relacionados, essa tremenda diversidade dos anticorpos comumente garante que haverá a

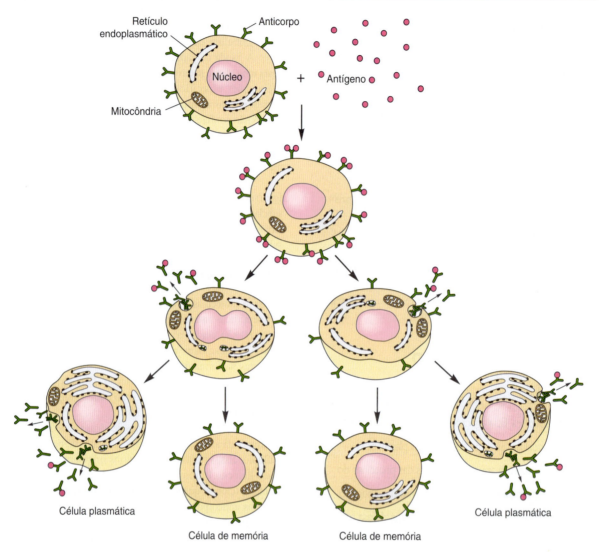

Figura 15.7 Os linfócitos B são estimulados para se transformarem em células plasmáticas e células de memória. Os linfócitos B possuem anticorpos sobre sua superfície, que atuam como receptores de antígenos específicos. A interação entre os antígenos e os anticorpos sobre a superfície estimula a divisão celular e a maturação da progênie da célula B em células de memória e células plasmáticas. As células plasmáticas produzem e secretam grandes quantidades do anticorpo. (Observe o extenso retículo endoplasmático rugoso dessas células.)

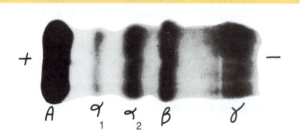

Figura 15.8 Separação das proteínas séricas por eletroforese. Esta técnica separa os diferentes grupos de proteínas baseando-se em suas cargas elétricas e tamanhos. (A = albumina; α_1 = alfa-1 globulina; α_2 = alfa-2 globulina; β = beta-globulina; γ = gama-globulina.)

Tabela 15.6 Imunoglobulinas

Imunoglobulina	Funções
IgG	Principal forma de anticorpos na circulação: sua produção aumenta após imunização; secretada durante a resposta secundária
IgA	Principal tipo de anticorpo nas secreções externas (p. ex., saliva e leite materno)
IgE	Responsável pelos sintomas alérgicos nas reações de hipersensibilidade imediatas
IgM	Atua como receptor de antígenos sobre a superfície do linfócito antes da imunização; secretada durante a resposta primária
IgD	Atua como receptor de antígenos sobre a superfície do linfócito antes da imunização; outras funções desconhecidas

O Sistema Imunológico

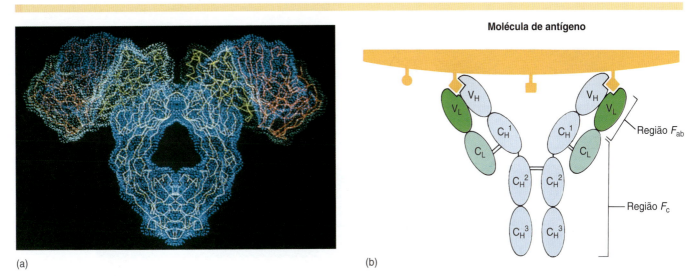

Figura 15.9 Estrutura dos anticorpos. Os anticorpos são compostos por quatro cadeias polipeptídicas – duas pesadas (H) e duas leves (L). (a) Modelo computadorizado da estrutura de um anticorpo. (b) Diagrama simplificado mostrando as regiões constantes e as variáveis. (As regiões variáveis são indicadas pela letra V, e as constantes são indicadas pela letra C.) Antígenos se combinam com as regiões variáveis. Cada molécula de anticorpo é dividida em um fragmento F_{ab} (que se liga ao antígeno) e um fragmento F_c (cristalizável).

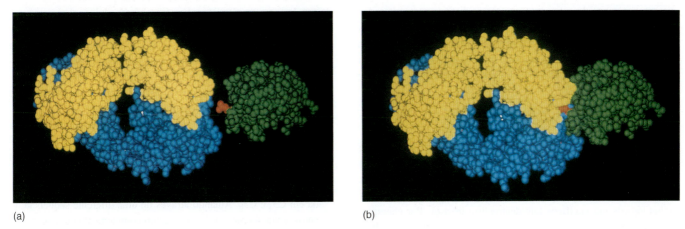

Figura 15.10 Local de ligação do antígeno de um anticorpo. Estrutura da porção F_{ab} de uma molécula de anticorpo e do antígeno com o qual ele se combina como determinado pela difração de raios X. (a) As cadeias pesadas e leves do anticorpo são mostradas em azul e amarelo, respectivamente, e o antígeno é mostrado em verde. Observe a forma complementar na região onde os dois se unem em (b).

Reimpresso com permissão de A.G. Amit, "Three Dimensional Structure of an Antigen-Antibody Complex at 2.8 A Resolution" in *Science*, vol. 233, August 15, 1986. Copyright © 1986 American Association for the Advancement of Science.

possibilidade de alguns anticorpos se combinarem com quase qualquer antígeno que uma pessoa possa encontrar. Essas observações evocam uma questão que durante longo tempo fascinou os cientistas: como alguns milhões de diferentes anticorpos podem ser produzidos? Considera-se que uma pessoa possivelmente não pode herdar um número proporcionalmente tão grande de genes devotados à produção de anticorpos.

Dois mecanismos foram propostos para explicar a diversidade dos anticorpos. Primeiro, como diferentes combinações das cadeias pesadas e leves podem produzir diferentes especificidades dos anticorpos, uma pessoa não tem que herdar um milhão de genes diferentes para codificar um milhão de anticorpos diferentes. Quando algumas centenas de genes codificam diferentes cadeias H e algumas centenas codificam diferentes cadeias L, diferentes combinações dessas cadeias polipeptídicas podem produzir milhões de anticorpos diferentes. O número de combinações possíveis torna-se ainda maior pelo fato de diferentes segmentos do DNA codificarem diferentes segmentos das cadeias pesadas e leves. Três segmentos da região que se liga ao antígeno de uma cadeia pesada e dois segmentos de uma cadeia leve são codificados por diferentes segmentos do DNA e podem ser combinados de modos diferentes para produzir uma molécula de anticorpo.

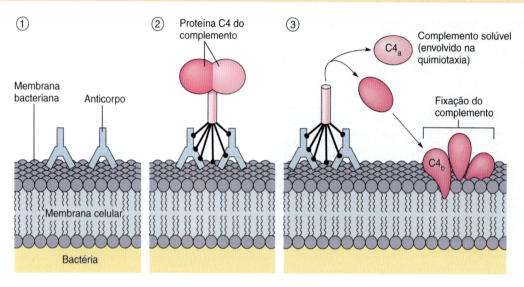

Figura 15.11 *Fixação das proteínas do complemento.* A formação do complexo antígeno-anticorpo faz com que a proteína C4 do complemento seja dividida em duas subunidades – $C4_a$ e $C4_b$. As subunidades $C4_b$ ligam-se (são fixadas) à membrana da célula que deve ser destruída (p. ex., uma bactéria). Este evento desencadeia a ativação de outras proteínas do complemento, algumas das quais se ligam à subunidade $C4_b$ sobre a superfície da membrana.

Segundo, a diversidade dos anticorpos pode aumentar durante o desenvolvimento se, quando alguns linfócitos se dividem, a progênie receber genes de anticorpos que foram discretamente alterados por mutações. Essas mutações são denominadas *mutações somáticas* porque elas ocorrem nas células corporais e não nos espermatozóides ou nos óvulos. Portanto, a diversidade dos anticorpos aumenta com a idade à medida que a população de linfócitos aumenta.

O Sistema do Complemento

A própria combinação de anticorpos com antígenos em si não causa a destruição dos antígenos ou de microrganismos patogênicos que contêm esses antígenos. Em vez disso, os anticorpos servem para identificar os alvos do ataque imunológico e para ativar processos imunológicos inespecíficos que destroem o invasor. Por exemplo, bactérias que são "envolvidas" por anticorpos são melhores alvos para a fagocitose pelos neutrófilos e macrófagos. A capacidade dos anticorpos de estimular a fagocitose denomina-se **opsonização**. A destruição imunológica de bactérias também é promovida pela ativação induzida por anticorpos de um sistema de proteínas séricas conhecido como *complemento*.

No início do século XX, descobriu-se que anticorpos de coelho que se ligam a antígenos eritrocitários de ovelha somente conseguiam lisar (destruir) essas células quando havia, no soro, determinados componentes protéicos. Essas proteínas, denominadas **complemento**, representam um sistema de defesa inespecífico que é ativado pela ligação de anticorpos a antígenos e, através desse meio, ele é dirigido contra invasores específicos que foram identificados por anticorpos.

As proteínas do complemento são designadas de C1 a C9. Essas proteínas estão presentes num estado inativo no plasma e em outros líquidos corporais e são ativadas pela ligação de anticorpos a antígenos. Em termos de suas funções, as proteínas do complemento podem ser subdivididas em três componentes: (1) reconhecimento (C1); (2) ativação (C4, C2 e C3, nessa ordem); e (3) ataque (C5-C9). A fase de ataque consiste na **fixação do complemento**, na qual proteínas do complemento ligam-se à membrana celular e destroem a célula vítima.

Existem duas vias de ativação do complemento. A **via clássica** é iniciada pela ligação de anticorpos das subclasses IgG e IgM a antígenos sobre a membrana da célula invasora. Ela é mais rápida e eficaz que a **via alternativa**, que é iniciada com o revestimento de células bacterianas por polissacarídeos exclusivos.

Na via clássica, anticorpos IgG e IgM ativam a proteína C1, a qual catalisa a hidrólise da C4 em dois fragmentos: $C4_a$ e $C4_b$ (Figura 15.11). O fragmento $C4_b$ liga-se à membrana celular (é "fixado") e torna-se uma enzima ativa. Em seguida, por meio de uma etapa intermediária envolvendo a divisão da proteína C2, a proteína C3 é clivada em $C3_a$ e $C3_b$. Atuando através de uma diferente seqüência de eventos, a via alternativa de ativação do complemento também resulta na conversão de C3 em $C3_a$ e $C3_b$, de modo que, nesse ponto, as duas vias convergem.

O fragmento $C3_b$ converte a proteína C5 em $C5_a$ e $C5_b$. Os fragmentos $C3_a$ e $C5_a$ estimulam os mastócitos a liberar histamina. Adicionalmente, o fragmento $C5_a$ atua como uma quimiocina para atrair neutrófilos e monócitos ao local da infecção. Enquanto isso, as proteínas C5 a C9 são inseridas na membrana celular bacteriana para formar um **complexo de ataque à membrana** (Figura 15.12). O complexo de ataque é um poro largo que pode matar a célula bacteriana através do influxo osmótico de água. Observe que as proteínas do complemento servem apenas como ativadores desse processo na via clássica.

Em vez de serem fixados, fragmentos do complemento que são liberados no líquido circundante produzem alguns efeitos. Esses efeitos incluem (1) a *quimiotaxia* – os fragmentos liberados do complemento atraem células fagocitárias para o local da ativação do complemento; (2) a *opsonização* – as células fagocitárias possuem receptores de $C3_b$, de modo que esse fragmento pode formar pontes

O Sistema Imunológico

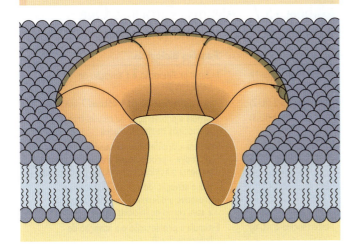

Figura 15.12 O complexo de ataque à membrana. As proteínas do complemento C5 a C9 fixadas reúnem-se na membrana plasmática da célula vítima como um complexo de ataque à membrana. Este complexo forma um grande poro que perfura a membrana e, conseqüentemente, promove a destruição da célula.

entre a célula fagocitária e a célula vítima e, conseqüentemente, facilitar a fagocitose; e (3) a *estimulação da liberação de histamina* pelos mastócitos e basófilos por fragmentos $C3_a$ e $C5_a$. Como conseqüência da liberação de histamina, o fluxo sanguíneo à área infectada aumenta por causa da vasodilatação e do aumento da permeabilidade capilar. Isso ajuda a trazer mais células fagocitárias para combater a infecção, mas o aumento da permeabilidade capilar também pode produzir edema em razão do escape de proteínas plasmáticas para o interior do líquido intersticial circundante.

Teste seu Conhecimento Antes de Prosseguir

1. Ilustre a estrutura de uma molécula de anticorpo. Indique as regiões variáveis e constantes, os fragmentos F_c e F_{ab} e as cadeias pesadas e leves.
2. Defina *opsonização* e identifique dois tipos de moléculas que podem promover esse processo.
3. Descreva a fixação do complemento e explique os papéis dos fragmentos do complemento que não são fixados.

Funções dos Linfócitos T

Cada subpopulação de linfócitos T possui funções imunológicas específicas. As células T assassinas realizam a destruição mediada por células de específicas células vítimas. As células T auxiliares e supressoras têm um papel de suporte. As células T são ativadas somente por antígenos a elas apresentados sobre a superfície de determinadas células apresentadoras de antígenos. As células T auxiliares ativadas produzem linfocinas que estimulam outras células do sistema imunológico.

O timo processa os linfócitos de maneira que suas funções se tornam bem diferentes das funções das células B. Todos os linfócitos que residem no timo ou que são originários do mesmo, ou aqueles que são derivados de células originárias do timo, são linfócitos T. Essas células podem ser diferenciadas das células B por intermédio de técnicas especializadas. Diferentemente das células B, os linfócitos T provêem uma proteção imunológica específica sem secretar anticorpos. Isto ocorre de diferentes maneiras através de três subpopulações de linfócitos T.

Linfócitos T Assassinos, Auxiliares e Supressores

Os **linfócitos T assassinos** (ou **citotóxicos**) podem ser identificados no laboratório por uma molécula de superfície denominada *CD8*. A sua função é destruir células corporais que contêm moléculas estranhas. Geralmente, são moléculas de um microrganismo invasor, mas também podem ser moléculas produzidas pelo genoma da célula por causa de uma transformação maligna, ou podem ser simplesmente moléculas do corpo que nunca foram apresentadas antes ao sistema imunológico.

Em contraste com a ação dos linfócitos B, que matam à distância por meio da imunidade humoral (a secreção de anticorpos), os linfócitos assassinos (ou citotóxicos) matam suas células vítimas pela *destruição mediada por células*. Isto significa que eles devem estar em contato físico com as células vítimas. Quando isso ocorre, as células assassinas secretam moléculas denominadas **perforinas** e enzimas denominadas **granzimas**. As perforinas entram na membrana plasmática da célula vítima e polimerizam-se para formar um poro bem largo. Este é similar ao poro formado pelo complexo de ataque à membrana das proteínas do complemento e acarreta a destruição osmótica da célula vítima. As granzimas entram na célula vítima e, por meio da ativação de caspases (enzimas envolvidas na apoptose – ver Capítulo 3), provocam a destruição do DNA da célula vítima.

Os linfócitos T assassinos defendem-se contra infecções virais e fúngicas e também são responsáveis pelas reações de rejeição a transplantes e pela vigilância imunológica contra o câncer. Embora a maioria das infecções bacterianas seja combatida pelos linfócitos B, algumas são alvos do ataque mediado por células pelos linfócitos T assassinos. Esse é o caso do bacilo que causa a tuberculose. Injeções subcutâneas de algumas dessas bactérias produzem inflamação após um período de latência de 48 a 72 horas. Essa *reação de hipersensibilidade retardada* é mediada por células e, portanto, não é humoral, como pode ser demonstrado pelo fato de ela poder ser induzida em uma cobaia não exposta por uma infusão de linfócitos, mas não de soro, de um animal exposto.

Os **linfócitos T auxiliares** (identificados em laboratório pela molécula de superfície *CD4*) e os **linfócitos T supressores** participam indiretamente da resposta imunológica específica regulando as respostas das células B (Figura 15.13) e das células T assassinas. A atividade das células B e das células T assassinas é aumentada pelos linfócitos T auxiliares e diminuída pelos linfócitos T supressores. A quantidade de anticorpos secretados em resposta a antígenos é, portanto, afetada pela quantidade relativa entre linfócitos T auxiliares e linfócitos T supressores que se desenvolvem em resposta a um determinado antígeno.

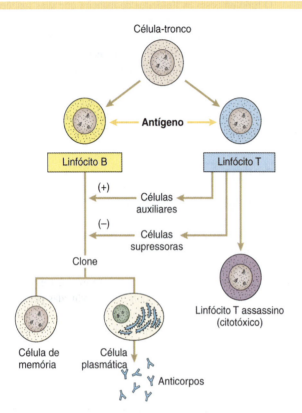

Figura 15.13 Efeito de um antígeno sobre os linfócitos B e T. Um determinado antígeno pode estimular a produção de clones tanto do linfócito B como do linfócito T. A capacidade de produzir clones do linfócito B, no entanto, também é influenciada pelos efeitos relativos dos linfócitos T auxiliares e supressores.

A **síndrome da imunodeficiência adquirida** (**AIDS**, *acquired immune deficiency syndrome*) causou a morte de centenas de milhares de pessoas em todo o mundo. Milhões de indivíduos estão infectados e, como a AIDS demonstrou possuir um período de latência de aproximadamente oito anos, a maioria irá apresentar sintomas da doença num futuro próximo. A AIDS é causada pelo **vírus da imunodeficiência humana** (**HIV**, *human immunodeficiency virus*) (ver a Figura 15.3), que destrói especificamente os linfócitos T auxiliares. Isto resulta na redução da função imunológica e na maior suscetibilidade a infecções oportunistas, incluindo a *pneumonia* pelo *Pneumocystis carinii*. Muitas pessoas com AIDS também desenvolvem uma forma anteriormente rara de câncer conhecida como *sarcoma de Kaposi*.

O tratamento atual da AIDS inclui o uso de drogas que inibem a transcriptase reversa, enzima utilizada pelo vírus para replicar seu RNA (ver a Figura 15.3). Recentemente, dois diferentes inibidores da transcriptase reversa foram combinados com um inibidor de protease (as enzimas proteases são necessárias para dividir a proteína viral em segmentos para a formação da capa viral) para produzir um "coquetel" que demonstrou ser um tratamento altamente eficaz. Todavia, a terapia atual não cura a AIDS e estão em curso pesquisas sobre possíveis vacinas e outros tratamentos.

Tabela 15.7 Algumas Citocinas Que Regulam o Sistema Imunológico

Citocina	Funções Biológicas
Interleucina-1 (IL-1)	Induz a proliferação e a ativação de linfócitos T
Interleucina-2 (IL-2)	Induz a proliferação de linfócitos T ativados
Interleucina-3 (IL-3)	Estimula a proliferação de células-tronco e mastócitos da medula óssea
Interleucina-4 (IL-4)	Estimula a proliferação de células B ativadas; promove a produção de anticorpos IgE; aumenta a atividade de células T citotóxicas
Interleucina-5 (IL-5)	Induz a ativação de células T citotóxicas; promove a diferenciação dos eosinófilos e atua como quimiocina para os eosinófilos
Interleucina-6 (IL-6)	Estimula a proliferação e a ativação de linfócitos T e B
Fator estimulador de colônias de granulócitos/monócitos-macrófagos (GM-CSF)	Estimula a proliferação e a diferenciação de neutrófilos, eosinófilos, monócitos e macrófagos

Linfocinas

Os linfócitos T, assim como algumas outras células (p. ex., os macrófagos), secretam alguns polipeptídios que atuam de um modo autócrino (Capítulo 11) para regular muitos aspectos do sistema imunológico. Esses produtos são geralmente denominados **citocinas**. O termo **linfocinas** é freqüentemente utilizado para se referir às citocinas dos linfócitos. Quando uma citocina é descoberta, ela é nomeada de acordo com a sua atividade biológica (p.ex., *fator estimulador das células B*). Contudo, como cada citocina possui muitas ações diferentes (Tabela 15.7), esses nomes podem ser enganadores. Por essa razão, os cientistas concordaram em utilizar o nome *interleucina*, seguido por um número, para indicar uma citocina após a sua seqüência de aminoácidos ter sido determinada.

Por exemplo, a *interleucina-1* é secretada pelos macrófagos e por outras células e pode ativar o sistema da célula T. O fator estimulador das células B, atualmente denominado *interleucina-4*, é secretado pelos linfócitos T e é necessário para a proliferação e o desenvolvimento de clones de células B. A interleucina-2 é liberada pelos linfócitos T auxiliares e é necessária para a ativação dos linfócitos T assassinos, entre outras funções. Atualmente, ela é utilizada no tratamento de determinados cânceres. O *fator estimulador de colônias de granulócitos* (*G-CSF*) e o *fator estimulador de colônias de granulócitos-monócitos* (*GM-CSF*) são linfocinas que promovem o desenvolvimento de leucócitos, e, atualmente, estão disponíveis para o uso em tratamentos médicos (discutido no Capítulo 13).

As pesquisas recentes demonstraram que existem dois subtipos de linfócitos T auxiliares, designados como T_H1 e T_H2. Os linfócitos T auxiliares do subtipo T_H1 produzem interleucina-2 e interferon gama. Como elas secretam essas linfocinas, as células T_H1 ativam células T assassinas e promovem a imunidade mediada por células. As linfocinas secretadas pelos linfócitos T_H1 também estimulam a produção de óxido nítrico nos macrófagos, aumentando a sua atividade. Os linfócitos T_H2 secretam interleucina-4, interleucina-5, interleucina-10 e outras linfocinas que estimulam os linfócitos B a promover a imunidade humoral. As linfocinas secretadas pelas células T_H2, particularmente a interleucina-4, também podem ativar os mastócitos e outros agentes que promovem uma resposta imunológica alérgica.

Cientistas descobriram que linfócitos T auxiliares "não comprometidos" são transformados no subtipo T_H1 em resposta a uma citocina denominada interleucina-12, a qual, sob condições adequadas, é secretada pelos macrófagos e pelas células dendríticas (discutidas brevemente). Portanto, esse processo pode prover uma chave para determinar a quantidade da resposta imunológica a um antígeno que será mediada por células e a quantidade que deve ser humoral.

> **CLÍNICA**
>
> Em resposta à endotoxina, uma molécula liberada por bactérias, e às citocinas (p.ex., interleucina-1 e interferon gama), a produção da enzima óxido nítrico sintase é induzida no interior dos macrófagos. Como analisado no Capítulo 14, essa enzima catalisa a formação de óxido nítrico, que, em quantidades excessivas, pode produzir a hipotensão arterial do choque séptico. Contudo, uma quantidade normal de óxido nítrico é necessária para os macrófagos destruírem bactérias e células tumorais.

Proteínas Receptoras da Célula T

Os antígenos reconhecidos pelos linfócitos T podem ser proteínas ou carboidratos, mas somente os antígenos protéicos são reconhecidos pela maioria dos linfócitos T. Ao contrário das células B, as células T não produzem anticorpos e, conseqüentemente, não possuem anticorpos em sua superfície que possam servir como receptores para esses antígenos. No entanto, as células T possuem um tipo diferente de receptor de antígeno sobre a superfície de sua membrana, e esses receptores da célula T foram identificados como sendo moléculas intimamente relacionadas às imunoglobulinas. Os receptores da célula T diferem dos receptores de anticorpos das células B num aspecto muito importante: os receptores da célula T *não conseguem se ligar a antígenos livres*. Para que os linfócitos T respondam a antígenos estranhos, estes devem ser apresentados às células T sobre a membrana de **células apresentadoras de antígenos**.

As principais células apresentadoras de antígenos são os macrófagos e as **células dendríticas** em forma de estrela. As células dendríticas originam-se de células-tronco da medula óssea, mas migram por meio do sangue e da linfa a quase todos os tecidos. Elas encontram-se especialmente concentradas em locais onde microrganismos contendo antígenos possam penetrar, como pele, mucosa intestinal e pulmões. Por exemplo, a camada basal da epiderme contém **células de Langerhans**, que são células dendríticas imaturas. Essas células engolfam antígenos protéicos por meio da pinocitose, digerem essas proteínas parcialmente em polipeptídios menores e, a seguir, movem esses polipeptídios até a superfície celular. Na superfície celular, os polipeptídios estranhos são associados a moléculas denominadas *antígenos de histocompatibilidade* (analisados na próxima seção). Isso permite que as células apresentadoras de antígenos ativem os linfócitos T.

Entretanto, para interagirem com os linfócitos T corretos (aqueles que possuem especificidade para o antígeno), as células dendríticas devem migrar através de vasos linfáticos até os órgãos linfáticos secundários, onde elas secretam quimiocinas que atraem linfócitos T. Essa migração provê às células apresentadoras de antígenos a oportunidade de um encontro íntimo com os linfócitos T corretos.

Antígenos de Histocompatibilidade

O tecido que é transplantado de uma pessoa a outra contém antígenos que são estranhos ao hospedeiro, isto porque todas as células teciduais, com exceção dos eritrócitos maduros, são geneticamente marcadas com uma combinação característica de **antígenos de histocompatibilidade** sobre a superfície da membrana. Quanto maior a variação desses antígenos entre o doador e o receptor de um transplante, maior será a chance de rejeição do transplante. Por essa razão, antes do transplante de um órgão, o "tipo do tecido" do receptor é comparado com o de possíveis doadores. Como os leucócitos do indivíduo são utilizados para esse propósito, os antígenos de histocompatibilidade também são denominados **antígenos leucocitários humanos** (**HLAs**, *human leukocyte antigens*). Eles também são chamados *moléculas MHC*, segundo o nome dos genes que os codificam.

Os antígenos de histocompatibilidade são codificados por um grupo de genes denominado **complexo de histocompatibilidade principal** (**MHC**, *major histocompatibility complex*), localizado no cromossomo número 6. Esses quatro genes são denominados A, B, C e D. Cada um deles pode codificar apenas uma proteína num determinado indivíduo, mas como cada gene possui múltiplos alelos (formas), essa proteína pode apresentar uma composição diferente em pessoas diferentes. Por exemplo, duas pessoas podem ter o antígeno A3, mas uma pode ter o antígeno B17 e a outra, o antígeno B21. Quanto mais próximas as pessoas estiverem relacionadas, mais próxima será a combinação de seus antígenos de histocompatibilidade.

Interações entre as Células Apresentadoras de Antígenos e os Linfócitos T

O complexo de histocompatibilidade principal de genes produz duas classes de moléculas MHCs, designadas como *classe 1* e *classe 2*, que são encontradas sobre a superfície celular. As moléculas da classe 1 são produzidas por todas as células do corpo, com exceção dos eritrócitos. As moléculas MHCs da classe 2 são produzidas apenas pelas células apresentadoras de antígenos – macrófagos, células dendríticas e linfócitos B. Essas células apresentam suas moléculas MHCs da classe 2 juntamente com antígenos polipeptídicos estranhos aos linfócitos T auxiliares. Isso ativa os linfócitos T auxiliares, de modo que eles podem promover a resposta imunológica das células B.

Os linfócitos T auxiliares somente podem ser ativados por antígenos apresentados a eles em associação com moléculas MHCs da classe 2. Em contrapartida, os linfócitos T assassinos (citotóxicos) podem ser ativados para destruir uma célula vítima somente quando a célula apresenta antígenos a eles em associação com moléculas MHCs da classe 1. As diferentes exigências de moléculas MHCs da classe 1 ou da classe 2 são decorrentes da presença de *co-receptores*,

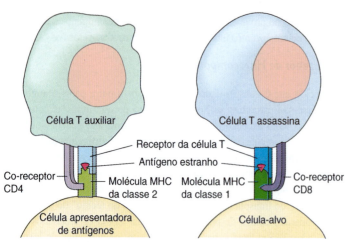

■ **Figura 15.14** Co-receptores sobre as células T auxiliares e assassinas. Um antígeno estranho é apresentado aos linfócitos T em associação com moléculas MHC. Os co-receptores CD4 (sobre as células T auxiliares) e CD8 (sobre as células T assassinas) permitem que cada tipo de célula T interaja somente com uma classe específica de molécula MHC.

que são proteínas associadas aos receptores da célula T. O co-receptor conhecido como *CD8* está associado ao receptor do linfócito T assassino e interage somente com moléculas MHC da classe 1. O co-receptor conhecido como *CD4* está associado ao receptor do linfócito T auxiliar e interage somente com moléculas MHC da classe 2. Essas estruturas são ilustradas na Figura 15.14.

Resposta do Linfócito T a um Vírus

Quando uma partícula estranha, como um vírus, infecta o corpo, ela é captada por macrófagos por meio de fagocitose e é parcialmente digerida. No macrófago, partículas virais parcialmente digeridas provêem antígenos estranhos que se movem até a superfície da membrana celular. Na membrana, esses antígenos estranhos formam um complexo com moléculas MHC da classe 2. Essa combinação de moléculas MHC e antígenos estranhos é necessária para a interação com os receptores sobre a superfície das células T auxiliares. Portanto, os macrófagos "apresentam" os antígenos às células T auxiliares e, dessa maneira, estimulam a ativação das células T (Figura 15.15). Deve ser lembrado que as células T "não enxergam" os antígenos livres. Elas somente podem responder aos antígenos a elas apresentados pelas células dendríticas e pelos macrófagos em combinação com moléculas MHC da classe 2.

A seguir, ocorre a primeira fase da interação macrófago-célula T: o macrófago é estimulado a secretar a citocina denominada interleucina-1. Como já foi previamente discutido, a interleucina-1 estimula a divisão celular e a proliferação de linfócitos T. Por sua vez, as células T auxiliares ativadas secretam fator estimulador de colônias de macrófagos e o interferon gama, os quais promovem a atividade dos macrófagos. Além disso, a interleucina-2 é secretada pelos linfócitos T e estimula os macrófagos a secretarem o *fator de necrose tumoral*, que é particularmente eficaz em destruir células cancerosas.

As células T assassinas podem destruir células infectadas somente quando essas células apresentam o antígeno estranho juntamente com suas moléculas MHC da classe 1 (Figura 15.16). Essa interação entre as células T assassinas e o complexo antígeno estranho-

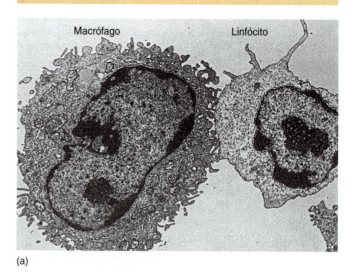

(a)

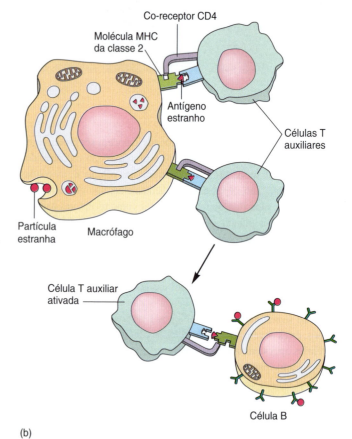

(b)

■ **Figura 15.15** Interação entre as células apresentadoras de antígenos, as células T e as células B. (*a*) Microfotografia eletrônica mostrando o contato entre um macrófago (*esquerda*) e um linfócito (*direita*). Como é ilustrado em (*b*), esse contato entre um macrófago (ou outra célula apresentadora de antígeno) e uma célula T exige que a célula T auxiliar interaja com o antígeno estranho e com a molécula MHC da classe 2 sobre a superfície do macrófago. Nesta figura, a célula T auxiliar encontra-se ativada e capaz de interagir com uma célula B.

De Alan S. Rosenthal, "Current Concepts: Regulation of the Immune Response – Role of the Macrophage" in *New England Journal of Medicine*, vol. 303:1153, 1980, fig. 2. Copyright © 1980 Massachusetts Medical Society. Todos os direitos reservados.

O Sistema Imunológico

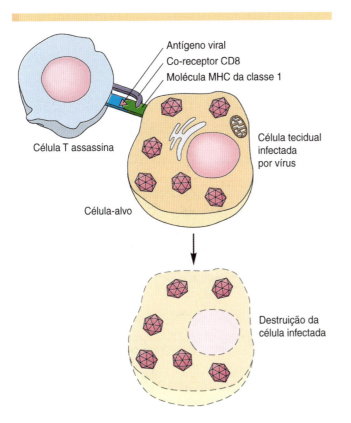

■ **Figura 15.16** Uma célula T assassina destrói uma célula infectada. Para que uma célula T assassina destrua uma célula infectada por vírus, ela deve interagir tanto com o antígeno estranho como com a molécula MHC da classe I sobre a superfície da célula infectada.

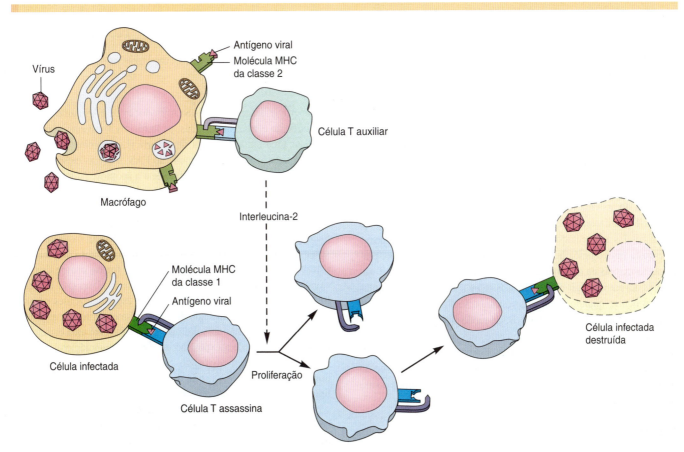

■ **Figura 15.17** Interação entre os macrófagos, as células T auxiliares e as células T assassinas. Esta seqüência leva à ativação das células T assassinas e, conseqüentemente, à destruição de células infectadas na defesa contra infecções virais.

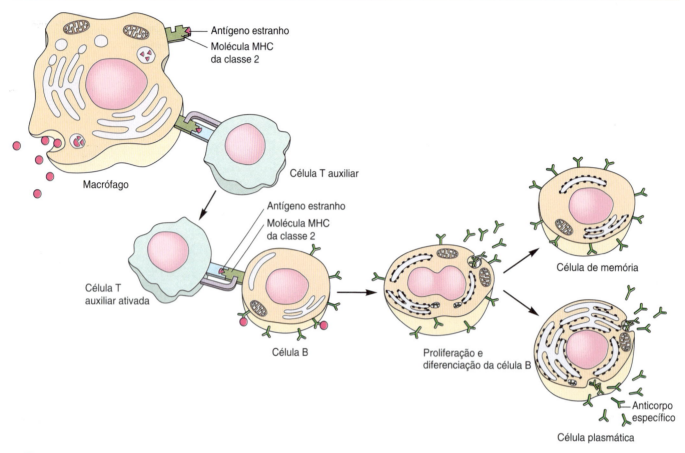

Figura 15.18 Interação entre os macrófagos, as células T auxiliares e as células B. Representação esquemática das interações que podem ser envolvidas na ativação das células B.

moléculas MHC da classe 1 também estimula a proliferação das células T assassinas. Além disso, a proliferação de linfócitos T assassinos é estimulada pela interleucina-2 secretada pelos linfócitos T auxiliares que foram ativados por macrófagos, como previamente descrito (Figura 15.17).

Nesse momento, a rede de interações entre os diferentes tipos celulares do sistema imunológico dissemina-se para o exterior. As células T auxiliares, ativadas contra um antígeno por macrófagos ou outras células apresentadoras de antígenos, também podem promover a resposta imunológica humoral das células B. Para fazê-lo, as proteínas receptoras da membrana sobre a superfície dos linfócitos T auxiliares devem interagir com moléculas sobre a superfície das células B. Isso ocorre quando o antígeno estranho se liga a receptores de imunoglobulinas sobre as células B, de modo que as células B podem apresentar esse antígeno juntamente com suas moléculas MHC da classe 2 aos receptores das células T auxiliares (Figura 15.18). Essa interação estimula a proliferação das células B, a conversão destas em células plasmáticas, além da secreção de anticorpos contra os antígenos estranhos.

Destruição dos Linfócitos T

Os linfócitos T ativados devem ser destruídos após a infecção ter sido eliminada. Isto ocorre porque as células T produzem um receptor de superfície denominado **FAS**. A produção de FAS aumenta durante a infecção e, após alguns dias, os linfócitos T ativados começam a produzir uma outra molécula de superfície, denominada **ligante do FAS**. A ligação do FAS ao ligante do FAS, sobre as mesmas células ou sobre células diferentes, desencadeia a apoptose (suicídio celular) dos linfócitos.

Esse mecanismo também ajuda a manter certas partes do corpo - como a região interna do olho e os túbulos dos testículos – como *sítios imunologicamente privilegiados*. Esses sítios abrigam moléculas que o sistema imunológico poderia erroneamente confundir com antígenos estranhos se eles não fossem de alguma forma protegidos. Por exemplo, as células de Sertoli dos túbulos testiculares (ver o Capítulo 20) protegem o desenvolvimento dos espermatozóides contra o ataque imunológico utilizando dois mecanismos. Primeiro, as junções íntimas entre as células de Sertoli adjacentes formam uma barreira que normalmente impede a exposição do sistema imunológico aos espermatozóides em desenvolvimento. Segundo, as células de Sertoli produzem o ligante do FAS, que desencadeia a apoptose de qualquer linfócito T que possa entrar na área.

Infelizmente, descobriu-se que algumas células tumorais também produzem o ligante do FAS, o qual pode defender o tumor contra o ataque imunológico desencadeando a apoptose dos linfócitos. O papel do sistema imunológico na defesa contra o câncer é discutido numa seção posterior.

CLÍNICA

Os glicocorticóides (como a hidrocortisona) secretados pelo córtex supra-renal podem atuar inibindo a atividade do sistema imunológico e suprimir a inflamação. Esta é a razão pela qual a **cortisona** e seus análogos são utilizados clinicamente para tratar distúrbios inflamatórios e para inibir a rejeição imunológica de órgãos transplantados. O efeito imunossupressor desses hormônios pode ser devido ao fato de eles inibirem a secreção das citocinas. A esse respeito, é interessante observar que foi demonstrado que a interleucina-I (IL-1), a qual pode ser produzida pelas micróglias do encéfalo, estimula o eixo hipofisário supra-renal, promovendo a secreção de CRH, ACTH e glicocorticóides (Capítulo 11). Através da retroalimentação negativa, os glicocorticóides inibem o sistema imunológico e suprimem a produção de citocinas inflamatórias, incluindo a IL-1, a IL-2 e o FNT_α. Essas observações relacionadas deram origem a um novo campo dedicado ao estudo de interações entre os sistemas nervoso, endócrino e imunológico.

Indícios Para a Investigação Clínica

Lembre-se de que Gary recebeu cortisona para tratar a erupção cutânea.
Por que a cortisona seria útil no tratamento da erupção cutânea de Gary?

Teste Seu Conhecimento Antes de Prosseguir

1. Descreva o papel do timo na imunidade mediada por células.
2. Defina o termo *citocinas*, cite a origem dessas moléculas e descreva suas diferentes funções.
3. Defina o termo *antígenos de histocompatibilidade* e explique a importância das moléculas MHC da classe 1 e da classe 2 na função das células T.
4. Descreva os requisitos para a ativação das células T auxiliares pelos macrófagos. Explique como as células T auxiliares promovem as defesas imunológicas providas pelas células T assassinas e pelas células B.

Imunidade Ativa e Passiva

Quando uma pessoa é exposta pela primeira vez a um patógeno, a resposta imunológica pode ser insuficiente para combater a doença. No entanto, durante o processo, os linfócitos que possuem especificidade para aquele antígeno são estimulados a se dividir muitas vezes e a produzir um clone. Trata-se da imunidade ativa, que pode proteger a pessoa contra a doença nas exposições subseqüentes.

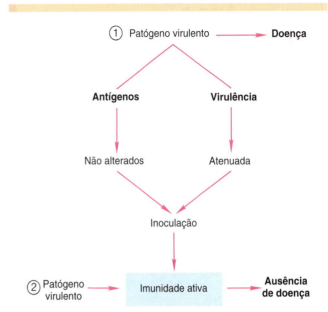

■ **Figura 15.19** **Virulência e antigenicidade.** A imunidade ativa a um patógeno pode ser obtida com a exposição a uma forma virulenta ou pela inoculação de um patógeno cuja virulência (capacidade de causar doença) foi atenuada (reduzida) sem alteração de sua antigenicidade (natureza de seus antígenos).

Na Europa Ocidental, em meados do século XVIII, descobriu-se pela primeira vez que os efeitos fatais da varíola poderiam ser evitados induzindo casos leves da doença. Naquela época, isso era conseguido pela fricção de agulhas em pústulas de pessoas com formas leves da varíola e a injeção dessas agulhas em pessoas saudáveis. É fácil compreender por que esse método de imunização não foi amplamente aceito.

Baseando-se na observação de que mulheres que ordenhavam vacas com a varíola bovina – uma doença similar à varíola mas menos *virulenta* (menos patogênica) – eram imunes à varíola, um médico inglês chamado Edward Jenner inoculou um menino saudável com o vírus da varíola bovina. Quando o menino se recuperou, Jenner o inoculou com o que era considerada uma quantidade mortal de vírus da varíola, à qual o menino revelou ser imune. (Isso foi bom tanto para Jenner como para o menino – que era órfão. Jenner ficou famoso e o menino atingiu a vida adulta e testemunhou orgulhosamente a favor do médico.) Esse experimento, realizado em 1796, deu início ao primeiro programa generalizado de imunização.

Uma demonstração similar, porém mais sofisticada, sobre a eficácia das imunizações foi realizada por Louis Pasteur quase um século mais tarde. Pasteur isolou a bactéria causadora do antrax e a submeteu ao aquecimento até a sua *virulência* (capacidade de causar doença) ser enormemente reduzida (ou *atenuada*), apesar de sua *antigenicidade* (natureza de seus antígenos) não ser significativamente alterada (Figura 15.19). A seguir, ele injetou essa bactéria atenuada em 50% das vacas de um grupo de cinqüenta, deixando 25 não imunizadas. Várias semanas mais tarde, frente a um grupo de cientistas, ele injetou a bactéria do antrax completamente ativa nas cinqüenta vacas. As 25 vacas não imunizadas morreram e as 25 imunizadas sobreviveram.

Imunidade Ativa e Teoria da Seleção Clonal

Quando uma pessoa é exposta a um determinado patógeno pela primeira vez, há um período de latência de cinco a dez dias antes que quantidades mensuráveis de anticorpos específicos apareçam no sangue. Essa **resposta primária** lenta pode não ser suficiente para proteger a pessoa contra a doença causada pelo patógeno. As concentrações de anticorpos no sangue durante a resposta primária atingem um platô em alguns dias e declinam após algumas semanas.

Uma exposição subseqüente da pessoa ao mesmo antígeno acarreta uma **resposta secundária** (Figura 15.20). Comparada à resposta primária, a produção de anticorpos durante a resposta secundária é muito mais rápida. A concentração máxima de anticorpos no sangue é atingida em menos de duas horas e é mantida durante mais tempo que na resposta primária. Essa elevação rápida da produção de anticorpos é geralmente suficiente para impedir a doença.

Teoria da Seleção Clonal

Os procedimentos de imunização de Jenner e Pasteur foram eficazes porque as pessoas inoculadas produziram uma resposta secundária e não primária quando expostas a patógenos virulentos. O tipo de proteção provido não depende do acúmulo de anticorpos no sangue, uma vez que as respostas secundárias ocorrem mesmo após o desaparecimento dos anticorpos produzidos pela resposta primária. Por essa razão, as imunizações parecem produzir um tipo de "aprendizado" no qual a capacidade do sistema imunológico de combater um determinado patógeno é melhorada pela exposição prévia.

Os mecanismos que produzem as respostas secundárias ainda não são totalmente conhecidos; contudo, a **teoria da seleção clonal** explica a maioria das evidências. De acordo com essa teoria, os linfócitos B *herdam* a capacidade de produzir determinados anticorpos (e os linfócitos T herdam a capacidade de responder a determinados antígenos). Um determinado linfócito B pode produzir apenas um tipo de anticorpo, com especificidade para um antígeno. Como essa capacidade é herdada geneticamente e não adquirida, alguns linfócitos podem, por exemplo, responder ao vírus da varíola e produzir anticorpos contra o mesmo quando a pessoa não foi previamente exposta a essa doença.

A especificidade herdada de cada linfócito é refletida nas proteínas receptoras de antígenos sobre a superfície da membrana plasmática do linfócito. Conseqüentemente, a exposição a antígenos da varíola estimula esses linfócitos específicos a se dividir muitas vezes até que seja produzida uma grande população de células geneticamente idênticas – um *clone*. Algumas dessas células se tornam células plasmáticas que secretam anticorpos para a resposta primária; outras se tornam células de memória que podem ser estimuladas a secretar anticorpos durante a resposta secundária (Figura 15.21).

Observe que, de acordo com a teoria da seleção clonal (Tabela 15.8), os antígenos não induzem os linfócitos a produzir os anticorpos apropriados. Em vez disso, os antígenos selecionam linfócitos (interagindo com receptores de superfície) que já são capazes de produzir anticorpos contra aqueles antígenos. Isso é análogo à evolução pela seleção natural. Um agente ambiental (neste caso, antígenos) atua sobre a diversidade genética já presente numa população de or-

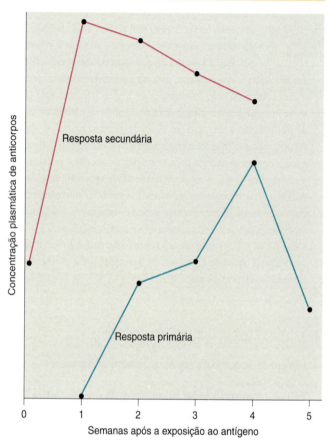

Figura 15.20 As respostas imunológicas primária e secundária. Comparação entre a produção de anticorpos da resposta primária (na primeira exposição a um antígeno) e a produção de anticorpos da resposta secundária (na exposição subseqüente ao antígeno). Acredita-se que a produção mais rápida de anticorpos da resposta secundária seja devida ao desenvolvimento de clones de linfócitos produzidos durante a resposta primária.

ganismos (linfócitos) para produzir um aumento do número dos indivíduos selecionados.

Imunidade Ativa

O desenvolvimento de uma resposta secundária provê a **imunidade ativa** contra patógenos específicos. O desenvolvimento da imunidade ativa exige a exposição prévia a antígenos específicos. Nesse momento, a lentidão da resposta primária pode fazer com que a pessoa desenvolva a doença. Por exemplo, alguns pais expõem deliberadamente seus filhos a outras crianças com sarampo, varicela ou parotidite para que os mesmos se tornem imunes a essas doenças, já que mais tarde as doenças podem ser mais graves.

Os programas de imunização clínica induzem respostas primárias por meio da inoculação das pessoas com patógenos cuja virulência foi atenuada ou destruída (como a bactéria do antrax inativada pelo calor de Pasteur) ou através da utilização de cepas de microrganismos intimamente relacionadas que são antigenicamente similares mas menos patogênicas (como as inoculações com o vírus da varíola

O Sistema Imunológico

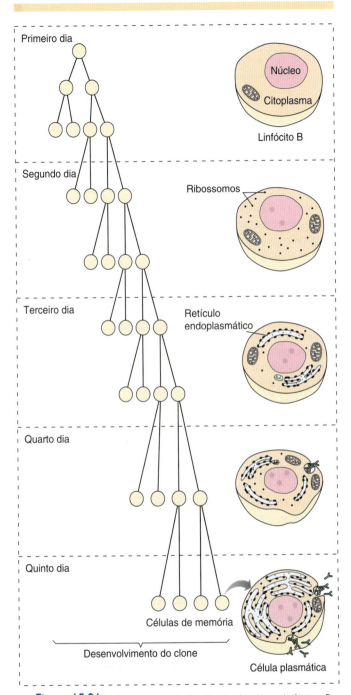

Figura 15.21 A teoria da seleção clonal aplicada aos linfócitos B. A maior parte dos membros do clone do linfócito B se torna células de memória, mas alguns se tornam células plasmáticas secretoras de anticorpos.

bovina de Jenner). O nome desses procedimentos – **vacinações** (da palavra latina *vacca*, que significa "vaca") – reflete a história dessa técnica. Todos esses procedimentos provocam o desenvolvimento de clones de linfócito que podem combater os patógenos virulentos produzindo respostas secundárias.

A primeira vacina bem-sucedida contra a poliomielite (a vacina Salk) era composta de vírus inativados tratados com formaldeído. Esses vírus "mortos" eram injetados no corpo, ao contrário da vacina oral atualmente utilizada (a vacina Sabin). A vacina oral contém vírus "vivos" que tiveram sua virulência atenuada. Esses vírus atingem o revestimento epitelial do intestino e se multiplicam, mas não invadem o tecido nervoso. Conseqüentemente, o sistema imunológico pode se tornar sensibilizado aos antígenos da poliomielite e produzir uma resposta secundária se vírus da poliomielite que atacam o sistema nervoso forem encontrados posteriormente.

Indícios Para a Investigação Clínica

Lembre-se de que Gary havia sido recentemente vacinado contra o tétano.
Como a vacina evitou que Gary apresentasse tétano em conseqüência de seu ferimento?

Tolerância Imunológica

A capacidade de produzir anticorpos contra **antígenos estranhos**, mas tolerando (não produzindo anticorpos contra) **auto-antígenos**, ocorre em torno do primeiro mês de vida, quando a competência imunológica é estabelecida. Por essa razão, quando um feto de camundongo de uma cepa recebe antígenos transplantados de uma cepa diferente, ele não identificará posteriormente o tecido transplantado da outra cepa como estranho e, por conseguinte, não rejeitará imunologicamente o transplante.

A capacidade do sistema imunológico de um indivíduo de reconhecer e tolerar auto-antígenos exige a exposição contínua do sistema imunológico aos mesmos. Se essa exposição começa quando o sistema imunológico é fraco (ou seja, durante a vida fetal ou no início da vida pós-natal), a tolerância é mais completa e duradoura que a produzida pela exposição iniciada mais tarde. Entretanto, alguns auto-antígenos são normalmente ocultos do sangue, como a tireoglobulina da glândula tireóide e as proteínas do cristalino do olho. Uma exposição a esses auto-antígenos acarreta a produção de anticorpos

Tabela 15.8 Resumo da Teoria da Seleção Clonal (Aplicada às Células B)

Processo	Resultados
Os linfócitos herdam a capacidade de produzir anticorpos específicos	Antes da exposição ao antígeno, os linfócitos que conseguem produzir anticorpos adequados já estão presentes no corpo
Os antígenos interagem com receptores de anticorpos localizados na superfície do linfócito	A interação antígeno-anticorpo estimula a divisão celular e o desenvolvimento de clones de linfócito que contêm células de memória e células plasmáticas que secretam anticorpos
A exposição subseqüente a antígenos específicos produz uma resposta mais eficaz	A exposição de clones de linfócito a antígenos específicos acarreta uma produção maior e mais rápida de anticorpos específicos

Tabela 15.9 Comparação Entre Imunidade Ativa e Passiva

Característica	Imunidade Ativa	Imunidade Passiva
Injeção na pessoa	Antígenos	Anticorpos
Fonte de anticorpos	A pessoa inoculada	Natural – a mãe; artificial – injeção de anticorpos
Método	Injeção de patógenos mortos ou atenuados ou de suas toxinas	Natural – transferência de anticorpos através da placenta; artificial – injeção de anticorpos
Tempo para desenvolver resistência	5 a 14 dias	Imediatamente após a injeção
Duração da resistência	Longa (talvez anos)	Curta (dias a semanas)
Quando é utilizada	Antes da exposição ao patógeno	Antes ou após a exposição ao patógeno

como se essas proteínas fossem estranhas. Anticorpos produzidos contra auto-antígenos são denominados **auto-anticorpos**. As células T assassinas que atacam auto-antígenos são denominadas **células T auto-reativas**.

Embora os mecanismos não sejam bem compreendidos, duas teorias gerais foram propostas para explicar a tolerância imunológica: a **deleção clonal** e a **anergia clonal**. Segundo a *teoria da deleção clonal*, a tolerância aos auto-antígenos é obtida por causa da destruição dos linfócitos que reconhecem os auto-antígenos. Isso ocorre sobretudo durante a vida fetal, quando os linfócitos que possuem receptores de auto-antígenos em sua superfície são reconhecidos e destruídos. Existem muitas evidências da ocorrência da deleção clonal no timo, e acredita-se que esse mecanismo seja em grande parte responsável pela tolerância da célula T. A *anergia* (que significa "sem trabalhar") ocorre quando linfócitos dirigidos contra auto-antígenos estão presentes durante toda a vida mas, por razões complexas e mal conhecidas, não atacam esses antígenos. Acredita-se que a anergia clonal seja em grande parte responsável pela tolerância das células B, e existem algumas evidências de que ela também pode contribuir para a tolerância das células T.

Imunidade Passiva

O termo **imunidade passiva** refere-se à proteção imunológica que pode ser produzida pela transferência de anticorpos de um doador (humano ou animal) a um receptor. O doador é imunizado ativamente, como é explicado pela teoria da seleção clonal. Portanto, a pessoa que recebe esses anticorpos prontos é imunizada passivamente contra os mesmos antígenos. A imunidade passiva também ocorre naturalmente com a transferência da imunidade da mãe ao feto durante a gestação e da mãe ao filho durante a amamentação.

A capacidade de produzir uma resposta imunológica específica – denominada **competência imunológica** – somente se desenvolve em torno do primeiro mês de vida. Portanto, o feto não pode rejeitar imunologicamente a sua mãe. O sistema imunológico da mãe é competente por completo, mas, geralmente, não responde aos antígenos fetais por razões não muito bem compreendidas. No entanto, alguns anticorpos IgG da mãe atravessam a placenta e entram na circulação fetal e conferem imunidade passiva ao feto.

Por essa razão, o feto e o neonato são imunes aos mesmos antígenos que a mãe. Contudo, como a criança não produz por si os clones de linfócito necessários para formar esses anticorpos, essa imunidade passiva desaparece quando o lactente atinge o primeiro mês de vida. Quando a criança é amamentada com leite materno, ela pode receber anticorpos adicionais da subclasse IgA no leite materno e no *colostro* (a secreção que o neonato ingere nos primeiros 2 a 3 dias até o início da lactação verdadeira).

Imunizações passivas são utilizadas clinicamente para proteger as pessoas que foram expostas a infecções ou toxinas extremamente virulentas (por exemplo, tétano, hepatite, raiva e veneno de cobra). Nesses casos, a pessoa injetada recebe um *anti-soro* (soro contendo anticorpos), também denominado *antitoxina*, de um animal previamente exposto ao patógeno. O animal produz clones de linfócito e imunidade ativa e, portanto, possui uma alta concentração de anticorpos em seu sangue. Como a pessoa que foi injetada com esses anticorpos não desenvolve imunidade ativa, ela deve ser novamente injetada com antitoxina em exposições subseqüentes.

A imunidade ativa e a passiva são comparadas na Tabela 15.9.

Anticorpos Monoclonais

Além do seu uso na imunidade passiva, os anticorpos também são comercialmente preparados para uso em pesquisa e em exames clínicos. No passado, os anticorpos eram obtidos por meio da purificação química de um antígeno específico e, em seguida, injetados em animais. No entanto, como um antígeno tipicamente possui vários sítios determinantes antigênicos, os anticorpos obtidos por esse método eram policlonais, isto é, possuíam diferentes especificidades. Isso diminuía sua sensibilidade a um determinado sítio antigênico e acarretava um certo grau de reação cruzada com moléculas de antígeno intimamente relacionadas.

Por outro lado, os **anticorpos monoclonais** apresentam especificidade por apenas um sítio determinante antigênico. Na preparação de anticorpos monoclonais, um animal (freqüentemente, um camundongo) recebe um antígeno e é morto em seguida. Linfócitos B são obtidos do baço do animal e colocados em milhares de diferentes tubos de incubação *in vitro*. Porém, essas células morrem rapidamente, a não ser que elas sejam hibridizadas com células cancerosas do mieloma múltiplo. A fusão de um linfócito B com uma célula cancerosa produz um híbrido potencialmente imortal que sofre divisão celular e produz um clone denominado *hibridoma*. Cada hibridoma secreta grandes quantidades de anticorpos monoclonais idênticos. Dentre os milhares de hibridomas produzidos dessa maneira, aquele que produz o anticorpo desejado é cultivado para a produção em grande escala e o resto é descartado (Figura 15.22).

O Sistema Imunológico

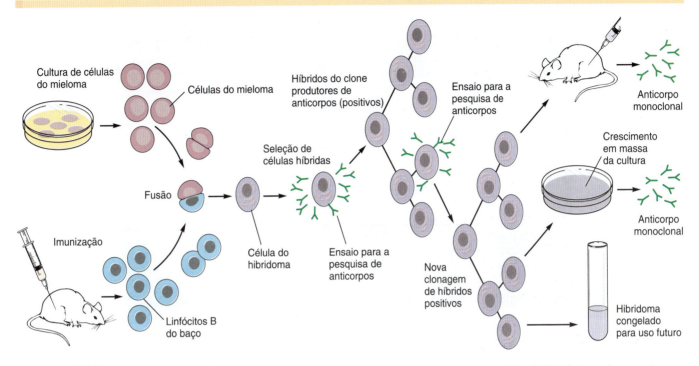

Figura 15.22 Produção de anticorpos monoclonais. Estes são anticorpos produzidos pela progênie de um único linfócito B, de modo que todos os anticorpos são direcionados contra um antígeno específico.

A disponibilidade de grandes quantidades de anticorpos monoclonais puros resultou no desenvolvimento de exames de laboratório muito mais sensíveis (como os testes de gravidez). Esses anticorpos puros também têm sido utilizados para isolar uma molécula (por exemplo, o interferon antígeno-específico) de uma solução contendo muitas moléculas e concentrá-la. No futuro, anticorpos monoclonais contra antígenos tumorais específicos poderão auxiliar no diagnóstico do câncer. E o que é melhor, drogas que podem matar células normais e cancerosas podem ser direcionadas diretamente contra um tumor por meio da combinação dessas drogas com anticorpos monoclonais contra antígenos tumorais específicos.

Teste Seu Conhecimento Antes de Prosseguir

1. Descreva três métodos utilizados para induzir a imunidade ativa.
2. Utilizando gráficos para ilustrar a sua análise, explique as características das respostas imunológicas primária e secundária.
3. Explique a teoria da seleção clonal e indique como essa teoria avalia a resposta secundária.
4. Defina *tolerância imunológica* e explique os mecanismos que podem ser responsáveis pela tolerância aos auto-antígenos pelos linfócitos T e B.
5. Descreva a imunidade passiva e forneça exemplos de como ela pode ocorrer naturalmente e de como ela pode ser provida por meios artificiais.

Imunologia Tumoral

As células tumorais podem revelar antígenos que estimulam a destruição do tumor. Quando ocorre o desenvolvimento de um câncer, esse sistema de vigilância imunológica – basicamente função das células T e das células assassinas naturais – falha na prevenção contra o crescimento e a metástase do tumor.

A *oncologia* (estudo dos tumores) revelou que a biologia tumoral, além de ser similar, está inter-relacionada com as funções do sistema imunológico. A maioria dos tumores parece ser de clones de células únicas que foram transformadas num processo similar ao desenvolvimento de clones de linfócito em resposta a antígenos específicos. Contudo, os clones de linfócito encontram-se sob a ação de sistemas complexos de controle inibitório – como o exercido pelos linfócitos T supressores e pela retroalimentação negativa pelos anticorpos. Em contrapartida, a divisão das células tumorais não é eficazmente controlada pelos mecanismos inibidores normais. As células tumorais também são de certa forma pouco especializadas – elas *desdiferenciam-se*, isto é, tornam-se similares às células menos especializadas de um embrião.

Os tumores são descritos como *benignos* quando seu crescimento é relativamente lento e limitado a um local específico (p. ex., verrugas). Os tumores *malignos* crescem mais rápido e sofrem **metástases**, um termo que se refere à disseminação do tumor e à semeadura de

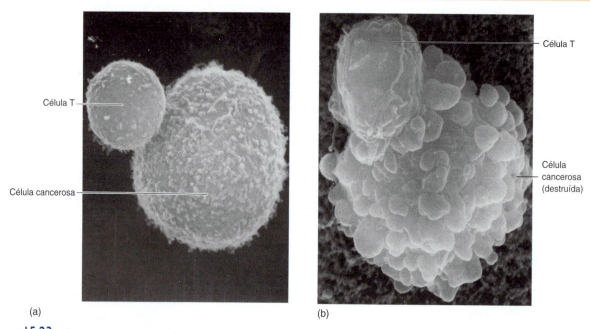

Figura 15.23 Destruição de uma célula cancerosa por uma célula T. Uma célula T assassina (a) entra em contato com uma célula cancerosa (a célula maior), de um modo que exige uma interação específica com os antígenos sobre a célula cancerosa. A célula T assassina libera linfocinas, incluindo toxinas que causam a morte da célula cancerosa, como é mostrado em (b).
Microfotografia eletrônica de varredura © Andrejs Liepens.

novos tumores em diferentes locais. O termo **câncer**, do modo como é geralmente utilizado, refere-se aos tumores malignos.

À medida que as células tumorais desdiferenciam-se, elas revelam antígenos de superfície que podem estimular a destruição imunológica do tumor. Consistente com o conceito da desdiferenciação, alguns desses antígenos são proteínas produzidas na vida embrionária ou fetal e não são produzidos normalmente após o nascimento. Como eles estão ausentes no momento em que a competência imunológica é estabelecida, eles são tratados como estranhos e estão sujeitos ao ataque imunológico quando são produzidos por células cancerosas. A liberação de dois desses antígenos no sangue forneceu a base do diagnóstico laboratorial de alguns cânceres. Por exemplo, a *pesquisa do antígeno carcinoembriônico* é útil no diagnóstico do câncer de colo e a *pesquisa da alfa-fetoproteína* (normalmente produzida apenas pelo fígado fetal) ajuda no diagnóstico do câncer hepático.

Antígenos tumorais ativam o sistema imunológico, desencadeando um ataque, sobretudo de linfócitos T assassinos (Figura 15.23) e células assassinas naturais (descritas na próxima seção). O conceito da **vigilância imunológica** contra o câncer foi introduzido no início da década de 1970 para descrever o papel proposto do sistema imunológico no combate contra o câncer. De acordo com esse conceito, as células tumorais freqüentemente aparecem no corpo, mas são reconhecidas e destruídas pelo sistema imunológico antes que elas possam causar câncer. Existem evidências de que a vigilância imunológica impede alguns tipos de câncer. Por exemplo, isso explica a alta incidência do sarcoma de Kaposi entre as pessoas com AIDS (as quais possuem um sistema imunológico deprimido). Contudo, não está claro por que todos os tipos de cânceres não ocorrem com alta freqüência em pacientes com AIDS e em outros indivíduos cujo sistema imunológico se encontra deprimido. Por essas razões, o conceito vago do sistema de vigilância imunológica ainda é controverso.

Células Assassinas Naturais

Uma linhagem particular de camundongos sem pêlo apresenta geneticamente uma ausência de timo e de linfócitos T, mas esses camundongos não parecem apresentar uma incidência especificamente alta de produção de tumor. Essa observação surpreendente levou à descoberta das **células assassinas naturais**, as quais são linfócitos diferentes dos linfócitos T, mas relacionados a estes. Diferentemente das células T assassinas, as células assassinas naturais destroem tumores de um modo inespecífico e não requerem a exposição prévia a antígenos tumorais para serem sensibilizadas. Portanto, as células assassinas naturais representam a primeira linha da defesa mediada por células, reforçada posteriormente por uma resposta específica mediada pelas células T assassinas. Todavia, esses dois tipos de células interagem: a atividade das células assassinas naturais é estimulada pelo interferon, o qual é liberado como uma das linfocinas dos linfócitos T.

Evidências recentes sugerem que as células assassinas naturais atacam particularmente as células que não possuem antígenos MHC da classe 1. Como foi previamente mencionado, todas as células teciduais normais de uma pessoa apresentam esse antígeno. O método de ataque é similar ao dos linfócitos T assassinos (citotóxicos): elas liberam proteínas perforinas e a enzima granzima. As perforinas inserem-se na membrana plasmática vítima, polimerizam-se e, por conseguinte, formam um grande poro na membrana. A granzima é levada para o interior da célula vítima e, indiretamente, acarreta a destruição do seu DNA.

Imunoterapia do Câncer

A produção de interferons humanos por bactérias geneticamente manipuladas tornou disponível grandes quantidades dessas substâncias para o tratamento experimental do câncer. Até o momento, os interferons demonstraram ser uma forma útil no tratamento de determinadas formas de câncer, incluindo alguns tipos de linfomas, o carcinoma renal, o sarcoma de Kaposi e o câncer de mama. Contudo, ao contrário do que se esperava, eles não provaram ser a "bala mágica" (termo cunhado por Paul Ehrlich) contra o câncer.

Uma equipe de cientistas liderada pelo Dr. S. A. Rosenberg do National Cancer Institute foi pioneira no uso de uma outra linfocina que se encontra atualmente disponível graças às técnicas da engenharia genética. Trata-se da *interleucina-2* (*IL-2*), que ativa tanto os linfócitos T assassinos como os linfócitos B. Os investigadores removeram sangue de pacientes com câncer que não podiam ser tratados eficazmente por métodos tradicionais e isolaram uma população de seus linfócitos. Eles trataram esses linfócitos com IL-2 para produzir *células assassinas ativadas pela linfocina* e, a seguir, reinfundiram-nas nos pacientes, juntamente com IL-2 e interferons. Dependendo das combinações e doses, eles obtiveram sucessos notáveis (mas não uma cura completa de todos os cânceres) em muitos desses pacientes.

A seguir, a equipe de pesquisa identificou uma subpopulação de linfócitos que haviam invadido tumores sólidos em camundongos. Esses *linfócitos que infiltram tumores* foram cultivados em tecidos e, a seguir, foram reintroduzidos nos camundongos com excelentes resultados. Recentemente, as mesmas técnicas foram utilizadas para tratar um grupo experimental de pessoas com melanoma metastático, um câncer que causa a morte de 6 mil norte-americanos todos os anos. Primeiramente, os pacientes foram submetidos à quimioterapia e à radioterapia convencionais. A seguir, eles foram tratados com seus próprios linfócitos que infiltram tumores e com interleucina-2. Alguns dos resultados preliminares desse tratamento parecem promissores, mas, como o interferon gama, a IL-2 não é uma bala mágica contra o câncer.

Além da interleucina-2 e do interferon gama, outras citocinas podem ser úteis no tratamento do câncer e, atualmente, encontram-se sob investigação experimental. A interleucina-12, por exemplo, parece promissora porque ela é necessária para a transformação do linfócito T auxiliar não comprometido no subtipo T_H1 que reforça a imunidade mediada por células. Além disso, cientistas vêm tentando identificar antígenos específicos que podem ser unicamente expressos em células cancerosas num esforço para ajudar o sistema imunológico a identificar as células cancerosas para a destruição.

Efeitos do Envelhecimento e do Estresse

A suscetibilidade ao câncer varia enormemente. Por exemplo, o vírus de Epstein-Barr que causa o linfoma de Burkitt em alguns indivíduos (sobretudo na África) também pode ser encontrado em pessoas saudáveis em todo o mundo. Na maioria das vezes o vírus é inofensivo. Em alguns casos, ele causa a mononucleose (envolvendo uma proliferação limitada de leucócitos). Raramente ele causa a proliferação descontrolada de leucócitos, característica do linfoma de Burkitt. As razões dessas diferenças em resposta ao vírus de Epstein-Barr e a diferença de suscetibilidade das pessoas a outras formas de câncer não são bem compreendidas.

Sabe-se que o risco de câncer aumenta com a idade. De acordo com uma teoria, isso se deve ao fato de que os linfócitos que envelhecem acumulam gradualmente erros genéticos que reduzem a sua eficácia. As funções do timo também declinam com a idade, como também a competência imunológica mediada por células. Essas duas alterações, e talvez outras ainda não descobertas, poderiam aumentar a suscetibilidade ao câncer.

Numerosos experimentos demonstraram que os tumores crescem mais rapidamente em animais de laboratório submetidos ao estresse do que em animais de laboratório de controle não estressados. Geralmente, isso é atribuído ao fato dos animais estressados, incluindo o ser humano, apresentarem um aumento da secreção de hormônios corticosteróides que atuam suprimindo o sistema imunológico (razão pela qual a cortisona é prescrita a pessoas submetidas a transplantes de órgãos e àquelas com doenças inflamatórias crônicas). Contudo, alguns experimentos recentes sugerem que a supressão do sistema imunológico induzida pelo estresse também pode ser relacionada a outros fatores que não envolvem o córtex supra-renal. Avanços futuros da terapia do câncer podem incorporar métodos de fortalecimento do sistema imunológico em protocolos que visam destruir tumores diretamente.

Teste Seu Conhecimento Antes de Prosseguir

1. Explique por que se acredita que as células cancerosas sejam desdiferenciadas e descreva algumas das aplicações clínicas desse conceito.
2. Defina o termo *vigilância imunológica* e identifique as células envolvidas nessa função.
3. Explique a possível relação entre o estresse e a suscetibilidade ao câncer.

Doenças Causadas Pelo Sistema Imunológico

Os mecanismos imunológicos que normalmente protegem o corpo são muito complexos e sujeitos a erros que podem resultar em doenças. As doenças auto-imunes e as alergias são duas categorias de doenças que não são causadas por um patógeno invasor e sim por um desarranjo das funções normais do sistema imunológico.

A capacidade do sistema imunológico normal de tolerar auto-antígenos e de identificar e atacar antígenos estranhos representa uma defesa específica contra patógenos invasores. Contudo, em cada indivíduo, o sistema de defesa contra invasores algumas vezes provoca agressões domésticas. Isso pode acarretar doenças cuja gravidade é variável, de uma coriza até a morte súbita.

Tabela 15.10 Alguns Exemplos de Doenças Auto-imunes

Doença	Antígeno
Encefalomielite pós-vacinal e pós-infecciosa	Mielina, reatividade cruzada
Aspermatogênese	Esperma
Oftalmia simpática	Úvea
Doença de Hashimoto	Tireoglobulina
Doença de Graves	Proteínas receptoras do TSH
Doença hemolítica auto-imune	I, Rh e outros sobre a superfície dos eritrócitos
Púrpura trombocitopênica	Complexo hapteno-plaqueta ou hapteno-antígeno absorvido
Miastenia grave	Receptores da acetilcolina
Febre reumática	Estreptocócico, reatividade cruzada com o coração
Glomerulonefrite	Estreptocócico, reatividade cruzada com os rins
Artrite reumatóide	IgG
Lúpus eritematoso sistêmico	DNA, nucleoproteína, RNA etc.
Diabetes melito (tipo I)	Células beta das ilhotas pancreáticas
Esclerose múltipla	Componentes da bainha de mielina

Fonte: Modificada de James T. Barrett, Textbook of immunology. 5th ed. Copyright © 1988 Mosby-Yearbook. Reimpressa com permissão.

As doenças causadas pelo sistema imunológico podem ser agrupadas em três categorias inter-relacionadas: (1) *doenças auto-imunes*, (2) *doenças de complexos imunológicos* e (3) *alergias* ou *hipersensibilidade*. É importante lembrar que essas doenças não são causadas por patógenos estranhos mas por respostas anormais do sistema imunológico.

Auto-imunidade

Doenças auto-imunes são aquelas produzidas pela incapacidade do sistema imunológico de reconhecer e tolerar auto-antígenos. Essa incapacidade acarreta a ativação de células T auto-reativas e a produção de auto-anticorpos pelas células B, causando inflamação e lesão orgânica (Tabela 15.10). Existem mais de quarenta doenças auto-imunes conhecidas ou suspeitas que afetam 5% a 7% da população. Dois terços das pessoas afetadas são do sexo feminino.

Existem pelo menos cinco razões que podem levar à falha da autotolerância:

1. **Um antígeno que normalmente não circula no sangue pode ser exposto ao sistema imunológico.** A proteína tireoglobulina que normalmente é mantida nos folículos tireoidianos, por exemplo, pode estimular a produção de auto-anticorpos que causam a destruição da tireóide. Isso ocorre na *tireoidite de Hashimoto*. Similarmente, auto-anticorpos produzidos contra as proteínas da lente num olho lesado podem causar a destruição de um olho saudável (na *oftalmia simpática*).

2. **Um auto-antígeno que era tolerado pode ser alterado pela combinação com um hapteno estranho.** A doença *trombocitopenia* (baixa contagem plaquetária), por exemplo, pode ser causada pela destruição auto-imune dos trombócitos (plaquetas). Isso ocorre quando drogas como a aspirina, sulfonamidas, anti-histamínicos, digoxina e outras combinam-se com proteínas das plaquetas para produzir novos antígenos. Os sintomas dessa doença geralmente desaparecem quando a pessoa interrompe o uso da droga.

3. **Podem ser produzidos anticorpos que são dirigidos contra outros anticorpos.** Essas interações podem ser necessárias para a prevenção da auto-imunidade, mas desequilíbrios podem, na realidade, causar doenças auto-imunes. Por exemplo, a *artrite reumatóide* é uma doença auto-imune associada à produção anormal de um grupo de anticorpos (do tipo IgM) que atacam outros anticorpos (do tipo IgG). Isso contribui para uma reação inflamatória das articulações que é característica da doença.

4. **Anticorpos produzidos contra antígenos estranhos podem reagir de modo cruzado com auto-antígenos.** Por exemplo, doenças auto-imunes desse tipo podem ocorrer em decorrência de infecções causadas por *Streptococcus*. Anticorpos produzidos em resposta a antígenos dessa bactéria podem reagir de modo cruzado com auto-antígenos no coração e nos rins. A inflamação induzida por esses auto-anticorpos pode produzir lesão cardíaca (incluindo defeitos valvares característicos da *moléstia reumática*) e lesão dos capilares glomerulares renais (*glomerulonefrite*).

5. **Auto-antígenos (como as proteínas receptoras) podem ser apresentados aos linfócitos T auxiliares juntamente com moléculas MHC da classe 2.** Normalmente, apenas as células apresentadoras de antígenos (macrófagos, células dendríticas e células B ativadas por antígenos) produzem moléculas MHC da classe 2, as quais são associadas a antígenos estranhos e reconhecidas pelas células T auxiliares. No entanto, possivelmente em consequência de uma infecção viral, as células que em geral não produzem moléculas MHC da classe 2 podem começar a fazê-lo e, desse modo, apresentar um auto-antígeno às células T auxiliares. Na *doença de Graves*, por exemplo, as células tireoidianas produzem moléculas MHC da classe 2, e o sistema imunológico produz auto-anticorpos contra as proteínas receptoras do TSH das células tireoidianas. Esses auto-anticorpos, denominados "anticorpos estimuladores da tireóide", interagem com receptores do TSH e hiperestimulam a tireóide. De modo similar, no diabetes melito *tipo I*, as células beta das ilhotas pancreáticas

produzem anormalmente moléculas MHC da classe 2, acarretando a destruição auto-imune das células produtoras de insulina.

Doenças de Complexos Imunológicos

O termo *complexos imunológicos* refere-se a combinações antígeno-anticorpo que são livres e não são ligadas a células bacterianas ou a outras células. A formação desses complexos ativa proteínas do complemento e promove a inflamação. Essa inflamação é normalmente autolimitada porque os complexos imunológicos são removidos pelas células fagocitárias. Contudo, quando há a formação contínua de uma grande quantidade de complexos imunológicos, a inflamação pode ser prolongada. Além disso, a dispersão de complexos imunológicos a outros locais pode acarretar inflamação disseminada e lesão orgânica. A lesão produzida por essa resposta inflamatória é denominada doença de complexos imunológicos.

As doenças de complexos imunológicos podem ser decorrentes de infecções bacterianas, parasitárias ou virais. Por exemplo, na hepatite B, um complexo imunológico constituído por antígenos virais e anticorpos pode causar uma inflamação disseminada de artérias (*periarterite*). A lesão arterial não é causada pela hepatite viral em si, mas pelo processo inflamatório.

A doença de complexo imunológico também pode ser resultante da formação de complexos entre auto-antígenos e auto-anticorpos. Dois exemplos desse tipo de doença são as doenças auto-imunes **artrite reumatóide** e o **lúpus eritematoso sistêmico** (**LES**).

Na artrite reumatóide, complexos imunológicos das articulações sinoviais induzem a ativação de proteínas do complemento e a secreção de citocinas inflamatórias. Isso acarreta a inflamação da articulação sinovial e, freqüentemente, resulta na destruição progressiva das cartilagens e dos ossos. Essa destruição é mediada por enzimas metaloproteinases da matriz (Capítulo 6), as quais são liberadas no interior da matriz extracelular em resposta às citocinas inflamatórias secretadas pelos linfócitos T auxiliares. Curiosamente, a pessoa produz anticorpos IgM contra a porção F_c de seus próprios anticorpos IgG! Esses auto-anticorpos IgM são conhecidos como *fator reumatóide* e são diagnósticos da artrite reumatóide.

As pessoas com LES produzem auto-anticorpos IgG contra seus próprios constituintes nucleares, como a cromatina (DNA e proteínas), a ribonucleoproteína nuclear pequena – descrita no Capítulo 3 – e outros. Isso pode resultar na formação de complexos imunológicos ao longo do corpo. Nos capilares glomerulares (as unidades filtrantes dos rins, descritas no Capítulo 17), a inflamação provocada pelos complexos imunológicos pode produzir *glomerulonefrite*.

Alergia

O termo *alergia*, freqüentemente utilizado de modo intercambiável com o termo *hipersensibilidade*, refere-se a tipos particulares de respostas imunológicas anormais a antígenos, que, nesses casos, são denominados *alérgenos*. Existem duas formas principais de alergia: (1) a *hipersensibilidade imediata*, relacionada a uma resposta anormal dos linfócitos B a um alérgeno que produz sintomas em segundos ou minutos, e (2) a *hipersensibilidade retardada*, isto é, uma resposta

Tabela 15.11 Alergia: Comparação Entre as Reações de Hipersensibilidade Imediata e Retardada

Característica	Reação Imediata	Reação Retardada
Tempo para o início dos sintomas	Em vários minutos	Em 1 a 3 dias
Linfócitos envolvidos	Células B	Células T
Efetor imunológico	Anticorpos IgE	Imunidade mediada por células
Alergias mais comumente produzidas	Febre do feno, asma e a maioria das outras condições alérgicas	Dermatite de contato (como a decorrente do contato com a hera venenosa ou com o carvalho venenoso)
Terapia	Anti-histamínicos e drogas adrenérgicas	Corticosteróides (como a cortisona)

anormal das células T que produz sintomas entre 24 a 72 horas após a exposição a um alérgeno. Esses dois tipos de hipersensibilidade são comparados na Tabela 15.11.

Hipersensibilidade Imediata

A **hipersensibilidade imediata** pode produzir rinite alérgica (coriza ou obstrução nasal crônica); conjuntivite (olhos vermelhos); asma alérgica; dermatite atópica (urticária); e outros sintomas. Esses sintomas são decorrentes da produção de anticorpos da subclasse IgE e não dos anticorpos IgG normais.

Diferentemente dos anticorpos IgG, os anticorpos IgE não circulam no sangue. Em vez disso, eles se ligam aos mastócitos e aos basófilos teciduais, que possuem receptores de membrana para esses anticorpos. Quando a pessoa é novamente exposta ao mesmo alérgeno, este se liga aos anticorpos fixados aos mastócitos e aos basófilos, o que estimula essas células a secretar várias substâncias químicas, incluindo a **histamina** (Figura 15.24). Durante esse processo, os leucócitos também podem secretar a **prostaglandina D** e moléculas relacionadas denominadas **leucotrienos**. Essas substâncias químicas produzem os sintomas das reações alérgicas. Deve ser observado que a histamina estimula a contração do músculo liso do sistema respiratório mas provoca o relaxamento do músculo liso das paredes dos vasos sanguíneos. Os efeitos diferentes se devem a diferenças dos receptores de histamina desses tecidos alvos.

Os sintomas da febre do feno (prurido, espirros, lacrimejamento, coriza) são produzidos em grande parte pela histamina e podem ser tratados eficazmente com drogas anti-histamínicas. As alergias alimentares, que causam diarréia e cólicas, são mediadas principalmente pelas prostaglandinas e podem ser tratadas com aspirina, que inibe a síntese de prostaglandinas (essas são as únicas alergias que respondem positivamente à aspirina). Num certo tipo de asma, a dificuldade respiratória é causada pela inflamação e a constrição do músculo liso dos bronquíolos pulmonares em decorrência da liberação de leucotrienos e de outras moléculas numa reação alérgica. A asma é tratada com adrenalina e drogas estimulantes β-adrenérgicas mais específicas (Capítulo 9), que provocam broncodilatação, e com corticosteróides, que inibem a inflamação e a síntese de leucotrienos. A asma e o seu tratamento são analisados mais detalhadamente no Capítulo 16.

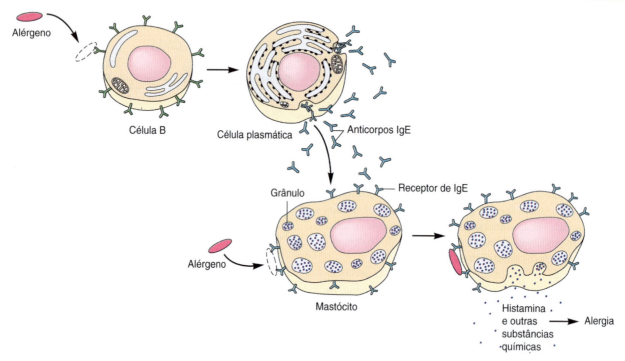

Figura 15.24 **Mecanismo da hipersensibilidade imediata.** A alergia (hipersensibilidade imediata) é produzida quando anticorpos da subclasse IgE se ligam a mastócitos teciduais. A combinação desses anticorpos com alérgenos (antígenos que provocam uma reação alérgica) faz com que os mastócitos secretem histamina e outras substâncias químicas que produzem os sintomas da alergia.

Indícios Para a Investigação Clínica

Lembre-se de que a resposta de Gary à picada de abelha foi maior na segunda vez, e foi tratada com anti-histamínicos.
- *Por que a reação de Gary foi maior na segunda picada de abelha?*
- *Por que os anti-histamínicos são úteis no tratamento dos efeitos da picada de abelha?*

A hipersensibilidade imediata a um determinado antígeno é comumente testada por meio da injeção de vários antígenos sob a pele (Figura 15.25). Quando a pessoa é alérgica ao antígeno, em pouco tempo se produz uma *reação inflamatória*. Essa reação se deve à liberação de histamina e de outros mediadores químicos: o rubor é devido à vasodilatação, e a área elevada decorre do edema local.

Os alérgenos que provocam hipersensibilidade imediata incluem vários alimentos, picadas de abelhas e grãos de pólen. A alergia mais comum desse tipo é a febre do feno sazonal, que pode ser provocada por grãos de pólen de erva-de-santiago (*Ambrósia*) (Figura 15.26a). As pessoas com rinite alérgica e asma crônica em razão da alergia a poeira, penas ou pelos, são geralmente alérgicas a um minúsculo ácaro (Figura 15.26b) que vive na poeira e alimenta-se de escamas de pele que se desprendem constantemente do corpo. Na realidade, a maioria dos antígenos do ácaro da poeira não se encontra em seu corpo mas em suas fezes – minúsculas partículas que podem penetrar na mucosa nasal, de modo muito similar ao dos grãos de pólen. Pode haver mais de 100.000 fezes de ácaro por grama de poeira doméstica!

Hipersensibilidade Retardada

Na **hipersensibilidade retardada**, como o nome indica, os sintomas demoram mais (horas a dias) para se desenvolver do que na hipersensibilidade imediata. Isso pode ser decorrente do fato de a hipersensibilidade imediata ser mediada por anticorpos, enquanto a hipersensibilidade retardada é uma resposta dos linfócitos T mediada por células. Como os sintomas são causados pela secreção de linfocinas e não pela secreção de histamina, o tratamento com anti-histamínicos produz pouco benefício. Atualmente, os corticosteróides são as únicas drogas que conseguem tratar com eficácia a hipersensibilidade retardada.

Um dos exemplos mais bem conhecidos de hipersensibilidade retardada é a **dermatite de contato**, causada pela hera venenosa, pelo carvalho venenoso e pelo sumagre venenoso. Os testes cutâneos para a tuberculose – o teste do garfo ou o teste de Mantoux – também baseiam-se nas reações de hipersensibilidade retardada. Quando uma pessoa é exposta ao bacilo da tuberculose e, conseqüentemente, desenvolve clones de célula T, reações cutâneas ocorrem em alguns poucos dias após antígenos do bacilo da tuberculose serem esfregados na pele com pequenas agulhas (teste do garfo) ou injetados sob a pele (teste de Mantoux).

O Sistema Imunológico

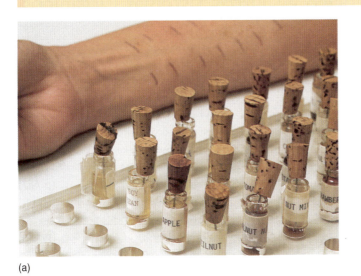
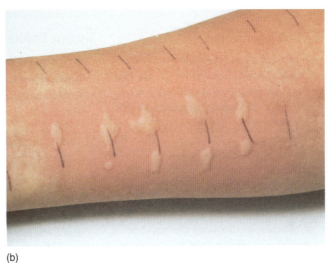

Figura 15.25 **Teste cutâneo para alergia.** Quando um alérgeno (a) é injetado na pele de um indivíduo sensível, uma resposta inflamatória típica (b) ocorre após alguns minutos.

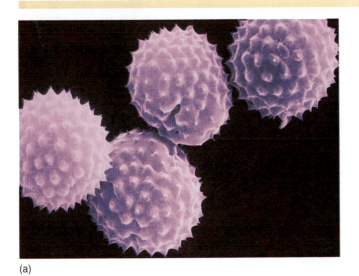
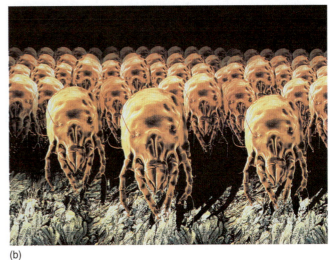

Figura 15.26 **Alérgenos comuns.** (a) Microfotografia eletrônica de varredura de erva-de-santiago (*Ambrósia*), responsável pela febre do feno. (b) Microfotografia eletrônica de ácaros da poeira doméstica (*Dermatophagoides farinae*). Partículas de produtos metabólicos residuais produzidos pelo ácaro da poeira são freqüentemente responsáveis pela rinite alérgica e pela asma crônica.

Parte (a): Reproduzida com permissão de R. G. Kessel e C. Y. Shih, Scanning Electron Microscopy, Springer-Verlag, 1976.

Indícios Para a Investigação Clínica

Lembre-se de que Gary apresentou uma erupção cutânea em seu abdome, um dia após ele ter se arrastado entre arbustos nas colinas.
- O que pode ter causado a erupção cutânea em Gary?
- Por que ele foi tratado com cortisona e não com anti-histamínicos?

Teste Seu Conhecimento Antes de Prosseguir

1. Explique os mecanismos que podem ser responsáveis pelas doenças auto-imunes.
2. Diferencie a hipersensibilidade imediata da retardada.
3. Descreva a seqüência de eventos em que os alérgenos podem produzir sintomas como coriza, erupção cutânea e asma.

INTERAÇÕES

Ligações Entre o Sistema Imunológico e Outros Sistemas Orgânicos

Sistema Tegumentar
- A pele atua como primeira linha de defesa contra a invasão de patógenos ....(p. 448)
- As células dendríticas da epiderme e os macrófagos da derme apresentam antígenos que desencadeiam a resposta imunológica ....(p. 448)
- Os mastócitos contribuem para a inflamação ....(p. 453)

Sistema Esquelético
- A hematopoiese, incluindo a formação de leucócitos envolvidos na imunidade, ocorre na medula óssea ....(p. 371)
- O sistema imunológico protege todos os sistemas, incluindo o sistema esquelético, contra infecções ....(p. 448)

Sistema Muscular
- O músculo cardíaco bombeia o sangue para os órgãos do corpo, incluindo aqueles do sistema imunológico ....(p. 379)
- O músculo liso dos vasos sanguíneos ajuda a regular o fluxo sanguíneo para áreas de infecção ....(p. 453)

Sistema Nervoso
- A regulação neural da hipófise e das supra-renais influencia indiretamente a atividade do sistema imunológico ....(p. 465)
- Nervos regulam o fluxo sanguíneo para a maioria dos órgãos, incluindo os órgãos linfáticos ....(p. 422)

Sistema Endócrino
- A hipófise e as supra-renais influenciam a função imunológica ....(p. 306)
- O timo regula a produção de linfócitos T ....(p. 452)

Sistema Circulatório
- O sistema circulatório transporta neutrófilos, monócitos e linfócitos para as áreas infectadas ....(p. 453)
- A hematopoiese gera as células necessárias para a resposta imunológica ......(p. 371)

Sistema Respiratório
- Os pulmões fornecem o oxigênio que é transportado pelo sangue e eliminam o dióxido de carbono do sangue ....(p. 482)

Sistema Urinário
- Os rins regulam o volume, o pH e o equilíbrio eletrolítico do sangue e eliminam produtos da decomposição metabólica ....(p. 526)
- O sistema imunológico protege contra a infecção do sistema urinário ......(p. 448)

Sistema Digestório
- O trato GI provê nutrientes para todas as células do corpo, incluindo aquelas do sistema imunológico ....(p. 371)
- O ácido gástrico atua como uma barreira contra os patógenos ....(p. 448)
- Áreas do trato GI contêm numerosos linfócitos e linfonodos ....(p. 576)

Sistema Genital
- A barreira hematotesticular impede que antígenos do espermatozóide provoquem uma resposta auto-imune ....(p. 650)
- A acidez vaginal inibe a disseminação de patógenos ....(p. 657)
- A placenta é um sítio imunologicamente privilegiado normalmente protegido do ataque imunológico ....(p. 674)
- O leite materno provê anticorpos que imunizam o concepto passivamente (p. 681)

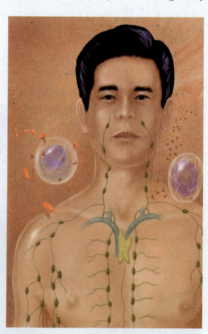

Resumo

Mecanismos de Defesa   p. 448

I. Os mecanismos de defesa inespecíficos incluem barreiras contra a penetração do corpo, assim como defesas internas.
   A. Células fagocitárias engolfam patógenos invasores.
   B. Interferons são polipeptídios secretados pelas células infectadas por vírus que ajudam na proteção de outras células contra infecções virais.

II. As respostas imunológicas específicas são dirigidas contra antígenos.
   A. Antígenos são moléculas ou partes de moléculas que, comumente, são grandes, complexas e estranhas.
   B. Uma determinada molécula pode possuir um número de sítios determinantes antigênicos que estimulam a produção de diferentes anticorpos.

III. A imunidade específica é uma função dos linfócitos.
   A. Os linfócitos B secretam anticorpos e provêem a imunidade humoral.
   B. Os linfócitos T provêem a imunidade mediada por células.
   C. O timo e a medula óssea são os órgãos linfáticos primários produtores de linfócitos que semeiam os órgãos linfáticos secundários.

IV. Mecanismos imunológicos específicos e inespecíficos cooperam no desenvolvimento da inflamação local.

Funções dos Linfócitos B   p. 455

I. Existem cinco subclasses de anticorpos ou imunoglobulinas: IgG, IgA, IgM, IgD e IgE.
   A. Essas subclasses diferem em relação aos polipeptídios da região constante das cadeias pesadas.
   B. Cada tipo de anticorpo possui duas regiões variáveis que se combinam com antígenos específicos.
   C. A combinação de anticorpos com antígenos promove a fagocitose.

II. Os complexos antígeno-anticorpo ativam um sistema de proteínas denominado sistema do complemento.
   A. Isso resulta na fixação do complemento, na qual as proteínas do complemento se ligam à membrana celular e promovem a destruição da célula.
   B. Proteínas do complemento livres promovem a opsonização e a quimiotaxia e estimulam a liberação de histamina dos mastócitos teciduais.

Funções dos Linfócitos T   p. 459

I. O timo produz linfócitos T e acredita-se que ele secrete hormônios necessários para uma resposta imunológica eficaz dos linfócitos T em todo o organismo.

II. Existem três subcategorias de linfócitos T.
   A. Os linfócitos T assassinos matam as células vítimas por meio de um mecanismo que não envolve anticorpos, mas que requer o contato íntimo entre a célula T assassina e a célula vítima.
   B. Os linfócitos T assassinos são responsáveis pela rejeição de transplante e pela defesa imunológica contra infecções fúngicas e virais, assim como pela defesa contra algumas infecções bacterianas.
   C. Os linfócitos T auxiliares estimulam e os linfócitos T supressores suprimem a função dos linfócitos B e dos linfócitos T assassinos.
   D. Os linfócitos T secretam uma família de compostos denominados linfocinas que promovem a ação dos linfócitos e dos macrófagos.
   E. Proteínas receptoras localizadas na membrana celular dos linfócitos T devem ligar-se a um antígeno estranho em combinação com um antígeno de histocompatibilidade para que a célula T seja ativada.
   F. Antígenos de histocompatibilidade, ou moléculas MHC, formam uma família de moléculas localizadas na membrana celular que estão presentes em diferentes combinações nos indivíduos.

III. As células apresentadoras de antígenos (por exemplo, macrófagos e células dendríticas) digerem parcialmente uma proteína estranha (por exemplo, um vírus) e apresentam os antígenos aos linfócitos na superfície em combinação com antígenos MHC da classe 2.
   A. Os linfócitos T auxiliares necessitam dessa interação com células apresentadoras de antígenos para serem ativados por um antígeno estranho. Quando ativadas dessa maneira, as células T auxiliares secretam interleucina-2.
   B. A interleucina-2 estimula a proliferação de linfócitos T assassinos que são específicos para o antígeno estranho.
   C. Para que os linfócitos T assassinos ataquem uma célula vítima, esta deve apresentar o antígeno estranho combinado com uma molécula MHC da classe 1.
   D. A interleucina-2 também estimula a proliferação de linfócitos B e, conseqüentemente, promove a secreção de anticorpos em resposta ao antígeno estranho.

Imunidade Ativa e Passiva   p. 465

I. Uma resposta primária é produzida quando uma pessoa se expõe pela primeira vez a um patógeno. Uma exposição subseqüente acarreta uma resposta secundária.
   A. Durante a resposta primária, anticorpos IgM são produzidos lentamente e a pessoa pode ficar doente.
   B. Durante a resposta secundária, anticorpos IgG são produzidos rapidamente e a pessoa é capaz de resistir ao patógeno.
   C. Nas imunizações ativas, a pessoa se expõe a patógenos com virulência atenuada que possuem a mesma antigenicidade que o patógeno virulento.
   D. Acredita-se que a resposta secundária se deva ao desenvolvimento de clones de linfócitos em conseqüência da proliferação estimulada pelo antígeno de linfócitos apropriados.

II. A tolerância aos auto-antígenos ocorre no desenvolvimento pré-natal pela destruição de linfócitos T no timo que possuem especificidade pelos auto-antígenos.
   A. Isso é denominado deleção clonal.
   B. A energia clonal, ou a supressão de linfócitos, também pode ocorrer e pode ser responsável pela tolerância dos linfócitos B aos auto-antígenos.

C. Quando os mecanismos de tolerância são ineficazes, o sistema imunológico pode atacar os auto-antígenos e causar doenças auto-imunes.

III. A imunidade passiva é provida pela transferência de anticorpos de um organismo imune a um não-imune.

A. A imunidade passiva ocorre naturalmente na transferência de anticorpos da mãe ao feto.

B. Injeções de anti-soro provêem imunidade passiva contra alguns organismos patogênicos ou toxinas.

IV. Os anticorpos monoclonais são produzidos por hibridomas, formados artificialmente pela fusão de linfócitos B e células do mieloma múltiplo.

Imunologia Tumoral   p. 469

I. A vigilância imunológica contra o câncer é provida sobretudo pelos linfócitos T assassinos e pelas células assassinas naturais.

A. As células cancerosas desdiferenciam-se e podem produzir antígenos fetais. Esses e outros antígenos podem ser apresentados aos linfócitos em associação a antígenos MHC da classe 2 anormalmente produzidos.

B. As células assassinas naturais são inespecíficas, enquanto os linfócitos T são dirigidos contra antígenos específicos da superfície da célula cancerosa.

C. A vigilância imunológica contra o câncer é enfraquecida pelo estresse.

Doenças Causadas Pelo Sistema Imunológico   p. 471

I. As doenças auto-imunes podem ser causadas pelas produção de auto-anticorpos contra auto-antígenos, ou podem ser decorrentes do desenvolvimento de linfócitos T auto-reativos.

II. As doenças de complexos imunológicos são aquelas causadas pela inflamação que ocorre quando antígenos livres se ligam a anticorpos.

III. Existem dois tipos de respostas alérgicas: hipersensibilidade imediata e hipersensibilidade retardada.

A. A hipersensibilidade imediata ocorre quando um alérgeno provoca a produção de anticorpos da classe IgE. Esses anticorpos se ligam aos mastócitos teciduais e estimulam a liberação de substâncias químicas dos mesmos.

B. Os mastócitos secretam histamina, leucotrienos e prostaglandinas, que, acredita-se, produzem os sintomas alérgicos.

C. A hipersensibilidade retardada (como a dermatite de contato) é uma resposta mediada por células dos linfócitos T.

Atividades de Revisão
Teste Seu Conhecimento de Termos e Fatos

1. Qual dos produtos a seguir oferece uma defesa inespecífica contra infecção viral?
    a. Anticorpos
    b. Leucotrienos
    c. Interferon
    d. Histamina

Combine o tipo celular com a sua secreção.
2. Células T assassinas   a. Anticorpos
3. Mastócitos   b. Perforinas
4. Células plasmáticas   c. Enzimas lisossômicas
5. Macrófagos   d. Histamina

6. Qual das afirmativas a seguir sobre a porção F$_{ab}$ dos anticorpos é *verdadeira*?
    a. Ela se liga a antígenos.
    b. Suas seqüências de aminoácidos são variáveis.
    c. Ela é constituída por cadeias H e L.
    d. Todas as alternativas acima são verdadeiras.

7. Qual das afirmativas a seguir sobre as proteínas do complemento C3$_a$ e C5$_a$ é *falsa*?
    a. Elas são liberadas durante o processo de fixação do complemento.
    b. Elas estimulam a quimiotaxia das células fagocitárias.
    c. Elas promovem a atividade das células fagocitárias.
    d. Elas produzem poros na membrana da célula vítima.

8. A secreção dos mastócitos durante uma reação de hipersensibilidade imediata é estimulada quando antígenos se combinam com
    a. anticorpos IgG.
    b. anticorpos IgE.
    c. anticorpos IgM.
    d. anticorpos IgA.

9. Durante uma resposta imunológica secundária,
    a. os anticorpos são produzidos rapidamente e em grandes quantidades.
    b. a produção de anticorpos dura mais tempo que numa reação primária.
    c. são produzidos anticorpos da classe IgG.
    d. acredita-se que sejam produzidos clones de linfócito.
    e. Todas as alternativas acima são aplicáveis.

10. Qual dos seguintes tipos celulares ajuda na ativação dos linfócitos T por antígenos?
    a. Macrófagos
    b. Neutrófilos
    c. Mastócitos
    d. Células assassinas naturais

11. Qual das afirmativas a seguir sobre os linfócitos T é *falsa*?
    a. Algumas células T promovem a atividade das células B.
    b. Algumas células T suprimem a atividade das células B.
    c. Algumas células T secretam interferon.
    d. Algumas células T produzem anticorpos.

12. A hipersensibilidade retardada é mediada pelas
    a. células T.
    b. células B.
    c. células plasmáticas.
    d. células assassinas naturais.

13. A atividade imunológica pode ser produzida
    a. contraindo-se uma doença.
    b. por uma vacina.
    c. por injeções de gama-globulina.
    d. tanto *a* como *b*.
    e. tanto *b* como *c*.

14. Qual das afirmativas a seguir sobre as moléculas MHC da classe 2 é *falsa*?
    a. Elas são encontradas na superfície dos linfócitos B.
    b. Elas são encontradas na superfície dos macrófagos.
    c. Elas são necessárias para a ativação da célula B por um antígeno estranho.
    d. Elas são necessárias para a interação entre as células T auxiliares e as células assassinas.
    e. Elas são apresentadas juntamente com antígenos estranhos pelos macrófagos.

Combine a citocina com a sua descrição.

15. Interleucina-1
16. Interleucina-2
17. Interleucina-12

a. Estimula a formação de linfócitos T auxiliares T_H1.
b. Estimula a secreção de ACTH.
c. Estimula a proliferação de linfócitos T assassinos.
d. Estimula a proliferação de linfócitos B.

18. Qual das afirmativas a seguir sobre o interferon gama é *falsa*?
    a. Ele é um regulador autócrino polipeptídico.
    b. Ele pode ser produzido em resposta a infecções virais.
    c. Ele estimula o sistema imunológico a atacar células infectadas e tumores.
    d. Ele é produzido por quase todas as células do corpo.

Teste Seu Conhecimento de Conceitos e Princípios

1. Explique como os anticorpos ajudam a destruir células bacterianas invasoras.
2. Identifique os diferentes tipos de interferons e descreva sua origem e ações.
3. Diferencie as moléculas MHC da classe 1 das moléculas MHC da classe 2 em termos de suas localizações e funções.
4. Descreva o papel dos macrófagos na ativação da resposta imune específica a antígenos.
5. Diferencie os dois subtipos de linfócitos T auxiliares e explique como eles podem ser produzidos.
6. Descreva como as células plasmáticas atacam antígenos e como elas podem destruir uma célula estranha invasora. Compare esse mecanismo com aquele em que os linfócitos T assassinos destroem uma célula-alvo.
7. Explique como a tolerância aos auto-antígenos pode ser produzida. Além disso, forneça dois exemplos de doenças auto-imunes e explique suas possíveis causas.
8. Utilize a teoria da seleção clonal para explicar como a imunidade ativa é produzida por vacinações.
9. Descreva a natureza da imunidade passiva e explique como antitoxinas são produzidas e utilizadas.
10. Diferencie a hipersensibilidade imediata da retardada. Quais drogas são utilizadas no tratamento da hipersensibilidade imediata e como elas atuam? Por que esses compostos não são eficazes no tratamento da hipersensibilidade retardada?

Teste Sua Capacidade de Análise e Aplique Seu Conhecimento

1. A resposta imunológica específica do linfócito T é geralmente dirigida contra proteínas, enquanto os mecanismos imunológicos inespecíficos são geralmente direcionados contra carboidratos estranhos sob a forma de glicoproteínas e lipopolissacarídeos. Como essas diferenças das moléculas-alvo poderiam ser explicadas?
2. Os lagartos são animais de sangue frio. A sua temperatura corporal é em grande parte determinada pela temperatura ambiente. Imagine um experimento utilizando lagartos para testar se uma temperatura corporal elevada, como numa febre, pode ser benéfica a um organismo com uma infecção.
3. Por que os anticorpos são compostos de diferentes cadeias e por que existem vários genes que codificam as partes de uma determinada molécula de anticorpo? O que aconteceria se cada anticorpo fosse codificado por apenas um gene?
4. Como se fosse um cientista tentando curar a alergia, você se orgulha de ter descoberto uma droga que destrói todos os mastócitos. Como essa droga poderia ajudar a prevenir a alergia? Ela apresentaria efeitos colaterais negativos?
5. Descobriu-se recentemente que a parte da placenta que invade o revestimento uterino (endométrio) materno produz ligante do FAS. O que ele pode realizar, e por que essa ação pode ser necessária?

Sites Relacionados

Visite o site www.mhhe.com/fox para obter *links* de fontes relacionadas ao Sistema Imunológico. Esses *links* são monitorizados para garantir que os URLs (URL, *Uniform Resource Locator*) sejam atualizados de acordo com a necessidade. Os exemplos de sites que você encontrará incluem:

AIDS Virtual Library
Cells Alive!
Mayo Clinic Health Oasis

16 Fisiologia Respiratória

Objetivos
Após estudar este capítulo, você deverá ser capaz de...

1. Descrever as funções do sistema respiratório, diferenciar as estruturas da zona de condução e da zona respiratória e analisar a importância das membranas torácicas.

2. Explicar como as pressões intrapulmonar e intrapleural variam durante a ventilação e relacionar essas alterações de pressão com a lei de Boyle.

3. Definir os termos *complacência* e *elasticidade* e explicar como essas propriedades pulmonares afetam a ventilação.

4. Analisar a importância da tensão superficial na mecânica pulmonar, explicar como a lei de Laplace se aplica à função pulmonar e descrever o papel do surfactante pulmonar.

5. Explicar como a inspiração e a expiração são realizadas na respiração não forçada e descrever os músculos respiratórios acessórios utilizados na respiração forçada.

6. Definir os vários volumes e capacidades pulmonares que podem ser medidos pela espirometria e explicar como as doenças obstrutivas podem ser detectadas pelas provas da função pulmonar.

7. Descrever a natureza da asma, da bronquite, do enfisema e da fibrose pulmonar.

8. Explicar a lei de Dalton e ilustrar como é calculada a pressão parcial de um gás numa mistura gasosa.

9. Explicar a lei de Henry, descrever como a P_{O_2} e a P_{CO_2} do sangue são medidas e analisar a importância clínica dessas mensurações.

10. Descrever os papéis do bulbo, da ponte e do córtex cerebral na regulação da respiração.

11. Explicar por que, em vez de seu conteúdo de oxigênio, alterações da P_{CO_2} e do pH sanguíneo servem como estímulos primários no controle da respiração.

12. Explicar como os quimiorreceptores da medula oblonga e os quimiorreceptores periféricos dos para-aórticos da aorta e carótidos respondem a alterações da P_{CO_2}, do pH e da P_{O_2}.

13. Descrever o reflexo de Hering-Breuer e explicar a sua importância.

14. Descrever as diferentes formas de hemoglobina e analisar a importância das mesmas.

15. Descrever as reações de carga e descarga e explicar como a extensão dessas reações é influenciada pela P_{O_2} e pela afinidade da hemoglobina por oxigênio.

16. Descrever a curva de dissociação da oxiemoglobina, analisar a importância de sua forma e demonstrar como a curva é utilizada para fornecer a porcentagem de descarga de oxigênio.

17. Explicar como o transporte de oxigênio é influenciado por alterações do pH sanguíneo e da temperatura e explicar o efeito e a importância fisiológica do 2,3-DPG sobre o transporte de oxigênio.

18. Citar as diferentes formas com que o dióxido de carbono é transportado pelo sangue e explicar o desvio de cloreto nos tecidos e o desvio reverso do mesmo nos pulmões.

19. Explicar como o dióxido de carbono afeta o pH sanguíneo e como a hipoventilação e a hiperventilação afetam o equilíbrio ácido-básico.

20. Descrever a hiperpnéia do exercício e explicar como o limiar anaeróbio é afetado pelo treinamento de resistência.

21. Explicar os ajustes respiratórios para a vida em altitude elevada.

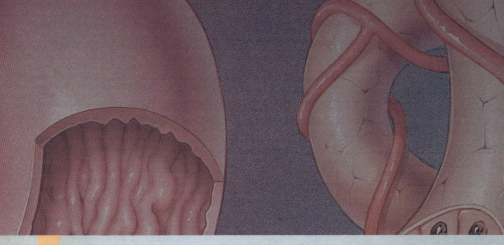

Refresque Sua Memória

Antes de começar este capítulo, revise os seguintes conceitos dos capítulos anteriores:

- Rombencéfalo 204
- Nervos Cranianos 210
- Características dos Receptores Sensitivos 240

Sumário do Capítulo

Sistema Respiratório 482
Estrutura do Sistema Respiratório 482
Cavidade Torácica 485

Aspectos Físicos da Ventilação 487
Pressões Intrapulmonar e Intrapleural 487
    Lei de Boyle 487
Propriedades Físicas dos Pulmões 487
    Complacência 487
    Elasticidade 488
    Tensão Superficial 488
Surfactante e Síndrome da Angústia Respiratória 489

Mecânica da Respiração 490
Inspiração e Expiração 491
Provas da Função Pulmonar 491
    Volumes e Capacidades Pulmonares 492
    Distúrbios Restritivos e Obstrutivos 494
Distúrbios Pulmonares 494
    Asma 494
    Enfisema 495
    Fibrose Pulmonar 495

Troca Gasosa nos Pulmões 496
Cálculo da P_{O_2} 497
Pressões Parciais de Gases no Sangue 498
    Gasometria 498
Importância das Medidas da P_{O_2} e da P_{CO_2} Sanguíneas 499
Circulação Pulmonar e Relação Ventilação/Perfusão 500
Distúrbios Causados por Pressões Parciais de Gases Elevadas 501
    Intoxicação por Oxigênio 501
    Narcose por Nitrogênio 501
    Doença da Descompressão 501

Regulação da Respiração 502
Centros Respiratórios do Tronco Encefálico 502
    Bulbo e Ponte 502
    Quimiorreceptores 503
Efeitos da P_{CO_2} e do pH Sanguíneos Sobre a Ventilação 504
    Quimiorreceptores do Bulbo 504
    Quimiorreceptores Periféricos 505
Efeitos da P_{O_2} Sanguínea Sobre a Ventilação 505
Efeitos dos Receptores Pulmonares Sobre a Ventilação 506

Hemoglobina e Transporte de Oxigênio 507
Hemoglobina 507
    Concentração de Hemoglobina 508
    As Reações de Carga e Descarga 508
A Curva de Dissociação da Oxiemoglobina 508
Efeito do pH e da Temperatura Sobre o Transporte de Oxigênio 510
Efeito do 2,3-DPG Sobre o Transporte de Oxigênio 511
    Anemia 511
    Hemoglobina Fetal 511
Defeitos Herdados da Estrutura e da Função da Hemoglobina 511
Mioglobina 512

Transporte de Dióxido de Carbono e Equilíbrio Ácido-Básico 513
Desvio de Cloreto 513
Ventilação e Equilíbrio Ácido-Básico 515

Efeito do Exercício e da Altitude Elevada Sobre a Função Respiratória 516
Ventilação Durante o Exercício 516
    Limiar do Lactato e Treinamento de Resistência 516
Aclimatação à Altitude Elevada 517
    Alterações da Ventilação 517
    A Afinidade da Hemoglobina por Oxigênio 518
    Aumento de Hemoglobina e Produção de Eritrócitos 518

Interações 519

Resumo 520

Atividades de Revisão 522

Sites Relacionados 523

Investigação Clínica

Harry, um motorista de táxi, é encontrado em seu automóvel com uma dor intensa. Ele apresenta um ferimento puntiforme no hemitórax direito (onde foi esfaqueado por um assaltante), e os paramédicos determinam corretamente que seu pulmão colapsou. No hospital, é realizada a gasometria e observa-se que o paciente apresenta uma P_{CO_2} arterial elevada e um pH de 7,15. Ele é submetido a uma cirurgia e, durante sua recuperação, fuma vários cigarros, apesar dos conselhos médicos. Quando nova gasometria é realizada, a P_{CO_2} e o pH apresentam-se normais, mas constata-se uma saturação de carboxiemoglobina de 18%. Novas provas da função pulmonar são realizadas e revelam uma capacidade vital discretamente inferior à normal e um VEF_1 significativamente inferior ao normal.

Qual era a condição apresentada por Harry quando ele foi conduzido ao hospital? Qual era a causa dos resultados da gasometria inicial e de seu posterior nível de carboxiemoglobina? Além disso, o que as provas da função pulmonar sugerem sobre a saúde de Harry?

Sistema Respiratório

O sistema respiratório é dividido numa zona respiratória, que é o local onde ocorre a troca gasosa entre o ar e o sangue, e numa zona de condução, que conduz o ar para a zona respiratória. A troca de gases entre o ar e o sangue ocorre através das paredes dos alvéolos respiratórios. Esses minúsculos sacos aéreos, possuindo uma espessura de apenas uma camada celular, permitem velocidades rápidas de difusão gasosa.

O termo *respiração* inclui três funções separadas mas relacionadas: (1) **ventilação** (respiração); (2) **troca gasosa**, a qual ocorre entre o ar e o sangue nos pulmões e entre o sangue e outros tecidos do corpo; e (3) **utilização de oxigênio** pelos tecidos em reações da respiração celular que liberam energia. A ventilação e a troca de gases (oxigênio e dióxido de carbono) entre o ar e o sangue são coletivamente denominadas *respiração externa*. A troca gasosa entre o sangue e outros tecidos e a utilização de oxigênio pelos mesmos são coletivamente denominadas *respiração interna*.

A ventilação é o processo mecânico que move o ar para o interior e para o exterior dos pulmões. Como a concentração de oxigênio do ar é maior nos pulmões que no sangue, o oxigênio difunde-se do ar para o sangue. Inversamente, o dióxido de carbono move-se do sangue para o ar no interior dos pulmões, através de sua difusão para baixo do seu gradiente de concentração. Como consequência dessa troca gasosa, o ar inspirado contém mais oxigênio e menos dióxido de carbono que o ar expirado. Mais importante, o sangue que deixa os pulmões (nas veias pulmonares) possui uma maior concentração de oxigênio e uma menor concentração de dióxido de carbono do que o sangue liberado para os pulmões pelas artérias pulmonares. Isso se deve à atuação dos pulmões, que faz o sangue entrar em equilíbrio gasoso com o ar.

Toda troca gasosa entre o ar e o sangue ocorre inteiramente pela difusão através do tecido pulmonar. A difusão é muito rápida por causa da grande área superficial dos pulmões e da pequena distância de difusão entre o sangue e o ar.

Estrutura do Sistema Respiratório

Nos pulmões, a troca gasosa ocorre através de aproximadamente 300 milhões de minúsculos (0,25-0,50 mm de diâmetro) sacos aéreos denominados **alvéolos**. Essa enorme quantidade de alvéolos provê uma grande área superficial (60-80 metros quadrados) para a difusão gasosa. A velocidade da difusão é ainda aumentada em razão de cada alvéolo possuir uma espessura de apenas uma camada celular, de modo que apenas duas células constituem a "barreira ar-sangue" (uma célula alveolar e uma célula endotelial capilar), ou seja, ela possui uma espessura de aproximadamente 2 μm. Essa é uma distância média porque existem dois tipos de células na parede alveolar (*tipo I* e *tipo II*), e as células alveolares tipo II são mais espessas que as células tipo I (Figura 16.1). Nos locais onde as membranas basais das células endoteliais capilares fundem-se com as das células alveolares tipo I, a distância de difusão pode ser pequena, de até 0,3 μm (Figura 16.2), o que representa aproximadamente 1/100 da espessura de um fio cabelo humano.

Os alvéolos possuem uma forma poliédrica e, em geral, são aglomerados, assemelhando-se às unidades de um favo de mel. O ar dentro de cada membro de um aglomerado pode entrar nos outros membros através de minúsculos poros (Figura 16.3). Esses aglomerados de alvéolos comumente ocorrem nas extremidades dos *bronquíolos respiratórios*, os tubos de ar muito finos que terminam em fundo cego nos sacos alveolares. Alvéolos individuais também ocor-

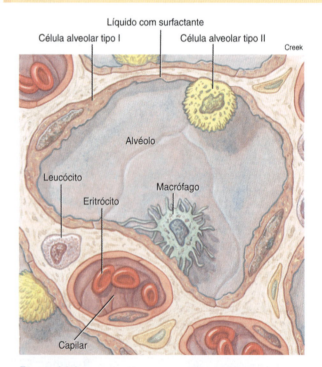

Figura 16.1 **A relação entre os alvéolos pulmonares e os capilares pulmonares.** Observe que as paredes alveolares são bem estreitas e revestidas por células alveolares tipo I e tipo II. Macrófagos pulmonares podem fagocitar partículas que entram nos pulmões.

Fisiologia Respiratória

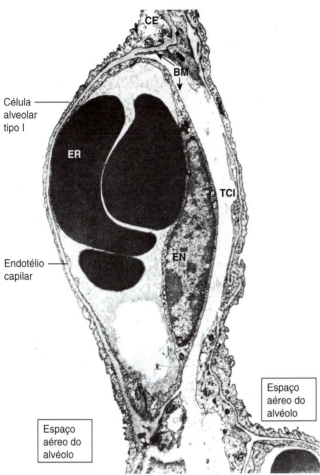

Figura 16.2 Microfotografia eletrônica de um capilar no interior do alvéolo pulmonar. Observe a pequena distância que separa o espaço alveolar (à esquerda, nesta ilustração) do capilar. (CE = célula epitelial do alvéolo; ER = eritrócito; EN= endotélio; MB = membrana basal; TCI = tecido conjuntivo intersticial.)

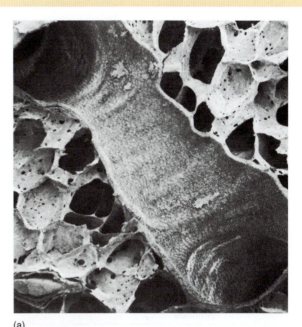
(a)

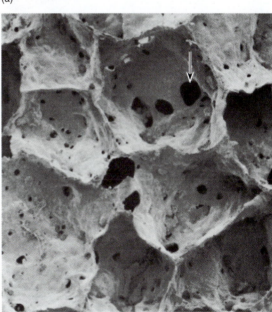
(b)

Figura 16.3 Microfotografia eletrônica de varredura do tecido pulmonar. (a) Um pequeno bronquíolo passa entre muitos alvéolos. (b) Os alvéolos são vistos sob uma maior ampliação, com uma seta indicando um poro alveolar através do qual o ar passa de um alvéolo a outro.

rem como evaginações ao longo dos bronquíolos respiratórios. Embora a distância entre cada bronquíolo respiratório e seus alvéolos terminais seja de apenas cerca de 0,5 mm, essas unidades em conjunto constituem a maior parte da massa dos pulmões.

As passagens aéreas do sistema respiratório são divididas em duas zonas funcionais. A **zona respiratória** é a região onde ocorre a troca gasosa e, por essa razão, ela inclui os bronquíolos respiratórios (porque eles contêm evaginações de alvéolos separados) e os sacos alveolares terminais. A **zona de condução** inclui todas as estruturas anatômicas através das quais o ar passa antes de atingir a zona respiratória (Figura 16.4; ver também a Figura 16.21).

O ar entra nos bronquíolos respiratórios a partir dos *bronquíolos terminais*, os quais são vias aéreas estreitas formadas a partir de muitas divisões sucessivas dos *brônquios principais direito* e *esquerdo*. Por sua vez, essas duas passagens aéreas grandes formam uma continuidade com a *traquéia*, a qual está localizada no pescoço, em frente ao esôfago (um tubo muscular que transporta o alimento até o estômago). A traquéia é um tubo resistente sustentado por anéis cartilaginosos (Figura 16.5).

O ar entra na traquéia pela *faringe*, uma cavidade localizada atrás do palato que recebe o conteúdo tanto das passagens oral como nasal. Contudo, para que o ar entre ou saia da traquéia e dos pulmões, ele deve passar através de uma abertura valvuliforme denominada *glote*, localizada entre as pregas vocais. As pregas vestibulares e vocais fazem parte da *laringe*, que protege a entrada da traquéia (Figura 16.6). A projeção na frente da garganta, denominada "pomo de Adão", é formada pela maior cartilagem da laringe.

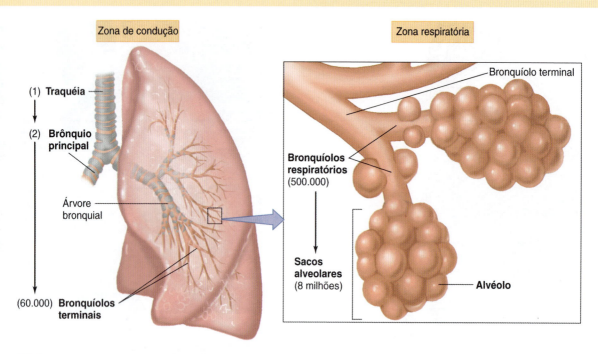

Figura 16.4 **A zona de condução e a zona respiratória do sistema respiratório.** A zona de condução é constituída por vias aéreas que conduzem o ar para a zona respiratória, a qual é a região onde ocorre a troca gasosa. Os números de cada membro das vias aéreas e o número total de sacos alveolares são mostrados entre parênteses.

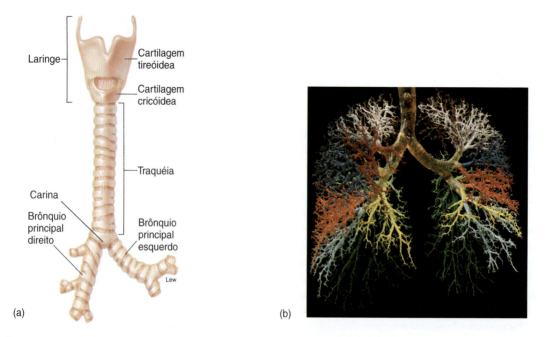

Figura 16.5 **Zona de condução do sistema respiratório.** (*a*) Vista anterior que se estende da laringe até os brônquios terminais e (*b*) vias aéreas da traquéia até os bronquíolos terminais, representadas por um molde plástico.

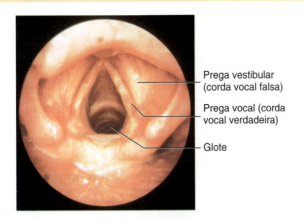

Figura 16.6 Fotografia da laringe mostrando as pregas vocal e vestibular e a glote. As pregas vocais (cordas vocais verdadeiras) atuam na produção dos sons, enquanto as pregas vestibulares (cordas vocais falsas) não.

CLÍNICA

Quando a traquéia é obstruída por uma inflamação, por secreção excessiva, por um trauma ou pela aspiração de um corpo estranho, pode ser necessária a criação de uma abertura de emergência nesse tubo para que a ventilação possa ser mantida. A **traqueotomia** é o procedimento cirúrgico de abertura da traquéia, e a **traqueostomia** envolve a inserção de um tubo na traquéia para permitir a respiração e manter a via aérea aberta. A traqueotomia deve ser realizada somente por um médico competente por causa do grande risco de secção do nervo laríngeo recorrente ou da artéria carótida comum.

Em resumo, a zona de condução do sistema respiratório consiste na boca, no nariz, na faringe, na laringe, na traquéia, nos brônquios principais e em todas as ramificações sucessivas dos brônquios até e inclusive os bronquíolos terminais. Além da condução de ar para a zona respiratória, essas estruturas também possuem outras funções: *aquecimento* e *umidificação* do ar inspirado e *filtração e limpeza*.

Independentemente da temperatura e da umidade do ar ambiente, quando o ar inspirado atinge a zona respiratória ele encontra-se numa temperatura de 37°C (temperatura corporal) e é saturado de vapor d'água à medida que flui sobre as membranas mucosas úmidas e tépidas que revestem as vias respiratórias. Isso garante a manutenção de uma temperatura corporal interna constante e que o delicado tecido pulmonar seja protegido contra o ressecamento.

O muco secretado por células das estruturas da zona de condução serve para aprisionar pequenas partículas do ar inspirado e, conseqüentemente, possui uma função de filtração. Esse muco é movido ao longo da zona de condução a uma velocidade de 1 a 2 cm por minuto por cílios que se projetam do alto das células epiteliais que revestem essa zona (Figura 16.7). Existem aproximadamente trezentos cílios por célula que batem de modo coordenado para mover o muco em direção à faringe, onde ele pode ser deglutido ou expectorado.

Como resultado dessa função de filtração, partículas maiores que cerca de 6 μm normalmente não entram na zona respiratória dos pulmões. A importância dessa função é evidenciada pelo *pulmão ne-*

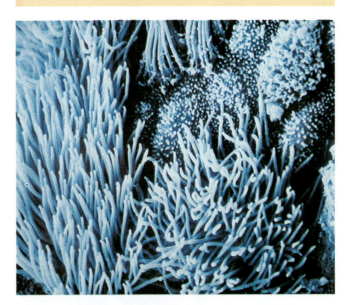

Figura 16.7 Microfotografia eletrônica de varredura de cílios de uma parede brônquica. Os cílios que se projetam do alto das células epiteliais ajudam a limpar os pulmões, movendo partículas aprisionadas.

gro, uma doença que ocorre em mineiros que inalam uma grande quantidade de poeira de carvão, a qual faz com que eles desenvolvam fibrose pulmonar. Os alvéolos em si são normalmente mantidos limpos pela ação de macrófagos residentes (Capítulo 15). Nos pulmões, a fumaça do cigarro reduz a ação de limpeza dos cílios e dos macrófagos.

Cavidade Torácica

O *diafragma*, uma lâmina de músculo estriado em forma de cúpula, divide a cavidade corporal anterior em duas partes. A área abaixo do diafragma, a *cavidade abdominopélvica*, contém o fígado, o pâncreas, o sistema gastrintestinal, o baço, o sistema genitourinário e outros órgãos. Acima do diafragma, a *cavidade torácica* contém, na região central, o coração, grandes vasos sanguíneos, a traquéia, o esôfago e o timo, e é preenchida pelos pulmões direito e esquerdo.

As estruturas da região central (ou *mediastino*) são envolvidas por duas camadas de membrana epitelial úmida coletivamente denominadas *membranas pleurais*. A camada superficial (ou *pleura parietal*) reveste o interior da cavidade torácica. A camada profunda (ou *pleura visceral*) reveste a superfície dos pulmões (Figura 16.8).

Os pulmões normalmente preenchem a cavidade torácica, de modo que a pleura visceral que reveste cada pulmão é empurrada contra a pleura parietal que reveste a cavidade torácica. Portanto, sob condições normais, não existe ar ou existe muito pouco ar entre a pleura visceral e a parietal. Contudo, existe um "espaço potencial" – denominado *cavidade pleural* – que pode se tornar um espaço real se as pleuras visceral e parietal se separam quando um pulmão colapsa. A posição normal dos pulmões na cavidade torácica é mostrada na radiografia da Figura 16.9.

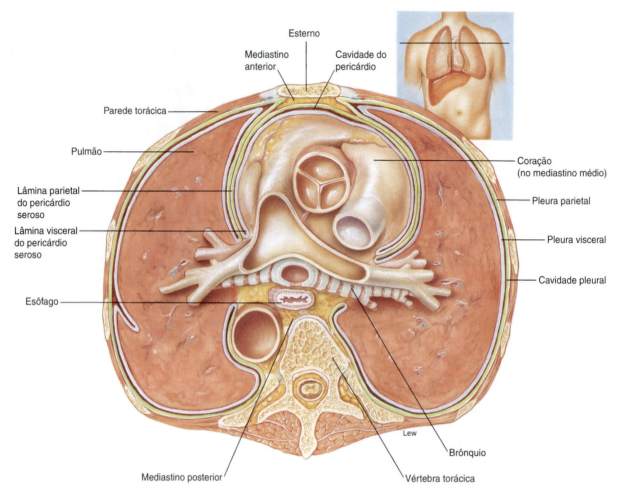

■ **Figura 16.8** **Corte transversal da cavidade torácica.** Além dos pulmões, estão visíveis o mediastino e as membranas pleurais. A pleura parietal é mostrada em verde e a pleura visceral é mostrada em azul.

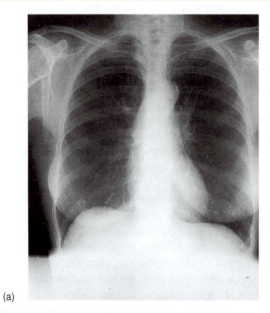
(a)

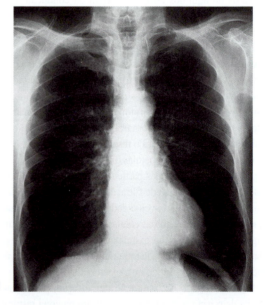
(b)

■ **Figura 16.9** **Imagens radiográficas (raios X) do tórax.** São radiografias (a) de uma mulher sadia e (b) de um homem sadio.

> **Teste Seu Conhecimento Antes de Prosseguir**
> 1. Descreva as estruturas envolvidas na troca gasosa dos pulmões e explique como ela ocorre.
> 2. Descreva as estruturas e as funções da zona de condução do sistema respiratório.
> 3. Descreva como cada pulmão é compartimentalizado pelas membranas pleurais. Qual é a relação entre as pleuras visceral e parietal?

Tabela 16.1 Alterações de Pressão na Respiração Normal Tranquila

	Inspiração	Expiração
Pressão intrapulmonar (mmHg)	–3	+3
Pressão intrapleural (mmHg)	–6	–3
Pressão transpulmonar (mmHg)	+3	+6

Nota: As pressões indicam mmHg abaixo ou acima da pressão atmosférica.

Aspectos Físicos da Ventilação

O movimento de ar para dentro e para fora dos pulmões ocorre em conseqüência de diferenças de pressão induzidas por alterações dos volumes pulmonares. Portanto, a ventilação é influenciada pelas propriedades físicas dos pulmões, incluindo sua complacência, sua elasticidade e sua tensão superficial.

O movimento de ar, da zona de maior para a zona de menor pressão, entre a zona de condução e os bronquíolos terminais, ocorre em conseqüência da diferença de pressão entre as duas extremidades das vias aéreas. O fluxo de ar através dos bronquíolos, como o fluxo de sangue através dos vasos sanguíneos, é diretamente proporcional à diferença de pressão e inversamente proporcional à resistência de atrito ao fluxo. As diferenças de pressão do sistema pulmonar são induzidas por alterações dos volumes pulmonares. A complacência, a elasticidade e a tensão superficial dos pulmões são propriedades físicas que afetam o seu funcionamento.

Pressões Intrapulmonar e Intrapleural

As pleuras visceral e parietal normalmente são dispostas uma contra a outra, de modo que os pulmões são presos à parede torácica da mesma maneira que duas peças molhadas de vidros aderem entre si. O *espaço intrapleural* contém somente uma película de líquido secretado pelas duas membranas. Numa pessoa normal, a cavidade pleural não é real, é apenas potencial. Ela torna-se real somente em situações anormais quando ocorre entrada de ar no espaço intrapleural. Como os pulmões normalmente permanecem em contato com a parede torácica, eles expandem-se e contraem-se juntamente com a cavidade torácica durante os movimentos respiratórios.

O ar entra nos pulmões durante a inspiração porque a pressão atmosférica é maior que a **pressão intrapulmonar**, ou **intra-alveolar**. Como a pressão atmosférica geralmente não muda, a pressão intrapulmonar deve cair abaixo da pressão atmosférica para causar a inspiração. Uma pressão inferior à pressão atmosférica é denominada *pressão subatmosférica* ou *pressão negativa*. Por exemplo, durante a inspiração tranquila, a pressão intrapulmonar pode diminuir para -3 mmHg abaixo da pressão atmosférica. Essa pressão subatmosférica é indicada como -3 mmHg. Por outro lado, a expiração ocorre quando a pressão intrapulmonar é superior à pressão atmosférica. Por. exemplo, durante a expiração tranquila, a pressão intrapulmonar pode aumentar até pelo menos +3 mmHg acima da pressão atmosférica.

A ausência de ar no espaço intrapleural produz uma **pressão intrapleural** subatmosférica que é inferior à pressão intrapulmonar (Tabela 16.1). Portanto, existe uma diferença de pressão através da parede do pulmão – denominada **pressão transpulmonar** (ou **transmural**) –, a qual é a diferença entre a pressão intrapulmonar e a pressão intrapleural. Como a pressão no interior dos pulmões (pressão intrapulmonar) é maior que a pressão fora dos pulmões (pressão intrapleural), a diferença de pressão (pressão transpulmonar) mantém os pulmões contra a parede torácica. Por essa razão, as alterações do volume pulmonar são proporcionais às alterações do volume torácico durante a inspiração e a expiração.

Lei de Boyle

Ocorrem alterações da pressão intrapulmonar em conseqüência de alterações do volume pulmonar. Elas seguem a **lei de Boyle**, a qual afirma que a pressão de uma determinada quantidade de gás é inversamente proporcional ao seu volume. Um aumento do volume pulmonar durante a inspiração diminui a pressão intrapulmonar a níveis subatmosféricos e, conseqüentemente, o ar entra. Por outro lado, uma diminuição do volume pulmonar aumenta a pressão intrapulmonar acima da pressão atmosférica e o ar é expelido dos pulmões. Essas alterações do volume pulmonar ocorrem em conseqüência de alterações do volume torácico, como será descrito numa seção posterior sobre a mecânica da respiração.

Propriedades Físicas dos Pulmões

Para que a inspiração ocorra, os pulmões devem ser capazes de expandir-se quando distendidos; devem possuir uma alta *complacência*. Para que a expiração ocorra, os pulmões devem diminuir de tamanho quando essa tensão é liberada; devem possuir *elasticidade*. A tendência de diminuir de tamanho é também auxiliada pelas forças da *tensão superficial* no interior dos alvéolos.

Complacência

Os pulmões são muito distensíveis (expansíveis). Na realidade, eles são aproximadamente cem vezes mais distensíveis que um balão de brinquedo. Um outro termo para a distensibilidade é *complacência*, a qual, aqui, refere-se à facilidade com que os pulmões podem expandir-se sob pressão. A **complacência pulmonar** pode ser definida como a alteração do volume pulmonar por alteração da pressão transpulmonar, expressa simbolicamente como $\Delta V/\Delta P$. Em outras palavras, uma determinada pressão transpulmonar produz uma maior ou menor expansão de acordo com a complacência dos pulmões.

A complacência pulmonar é reduzida por fatores que produzem uma resistência à distensão. Quando os pulmões estão cheios de concreto (um exemplo extremo), uma determinada pressão transpulmonar não irá produzir aumento do volume pulmonar e não haverá entrada de ar; a complacência será zero. Similarmente, a infiltração do tecido pulmonar por proteínas do tecido conjuntivo, uma condição denominada *fibrose pulmonar*, reduz a complacência pulmonar.

Elasticidade

O termo **elasticidade** refere-se à tendência de uma estrutura de retornar ao seu tamanho inicial após ser distendida. Por causa de seu alto conteúdo de elastina, os pulmões são muito elásticos e resistem à distensão. Como os pulmões normalmente estão em contato com a parede torácica, eles encontram-se sempre num estado de tensão elástica. Essa tensão aumenta durante a inspiração, quando os pulmões são distendidos, e diminui durante a expiração devido à retração elástica.

A natureza elástica do tecido pulmonar é revelada quando o ar entra no espaço intrapleural (p. ex., em conseqüência de uma ferida torácica aberta). Essa condição, denominada **pneumotórax**, é mostrada na Figura 16.10. Quando o ar entra no espaço intrapleural, a pressão intrapleural aumenta até igualar-se à pressão atmosférica. Quando a pressão intrapleural é igual à pressão intrapulmonar, o pulmão não pode mais expandir-se. Não somente o pulmão não se expande durante a inspiração, ele, na realidade, colapsa, distanciando-se da parede torácica, em conseqüência da retração elástica, uma condição denominada *atelectasia*. Felizmente, um pneumotórax geralmente provoca o colapso de apenas um pulmão, uma vez que cada pulmão é contido num compartimento pleural separado.

Indícios Para a Investigação Clínica

Lembre-se de que a ferida puntiforme de Harry provocou o colapso de um pulmão.
- *Qual a condição apresentada por Harry?*
- *Como ele ainda estava vivo quando os paramédicos o encontraram?*
- *Quais são os fatores físicos que causaram o colapso pulmonar?*

Tensão Superficial

As forças que atuam para resistir à distensão incluem a resistência elástica e a **tensão superficial** que é exercida pelo líquido no interior dos alvéolos. Ambos os pulmões secretam e absorvem líquido em dois processos antagônicos que normalmente deixam apenas uma película muito fina de líquido sobre a superfície alveolar. A absorção

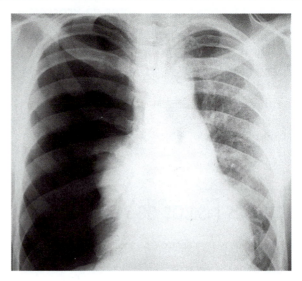

Figura 16.10 Pneumotórax do pulmão direito. O lado direito do tórax aparece uniformemente escuro por estar cheio de ar. Os espaços entre as costelas também são maiores no lado direito em decorrência da liberação da tensão elástica dos pulmões. O pulmão esquerdo aparece mais denso (menos escuro) por causa do desvio de sangue do pulmão direito para o pulmão esquerdo.

líquida é impulsionada (por osmose) pelo transporte ativo de Na^+, enquanto a secreção líquida é impulsionada pelo transporte ativo de Cl^- para fora das células epiteliais alveolares. A pesquisa demonstrou que as pessoas com fibrose cística possuem um defeito genético de um dos transportadores de Cl^- (denominado *regulador transmembrana da fibrose cística* ou *CFTR, cystic fibrosis transmembrane regulator*, descrito no Capítulo 6). Isso acarreta um desequilíbrio da absorção e da secreção líquida, de modo que o líquido nas vias aéreas se torna excessivamente viscoso (com um menor conteúdo hídrico) e difícil de ser eliminado.

A fina película de líquido normalmente presente no alvéolo possui uma tensão superficial, a qual é devida ao fato de as moléculas de água na superfície serem mais atraídas a outras moléculas de água que ao ar. Como resultado, as moléculas de água da superfície são unidas fortemente por forças de atração subjacentes. Essa tensão superficial produz uma força que é dirigida para o interior, aumentando a pressão intra-alveolar. Como descrito pela **lei de Laplace**, a pressão criada é diretamente proporcional à tensão superficial e inversamente proporcional ao raio do alvéolo (Figura 16.11). De acordo com essa lei, a pressão num alvéolo menor deve ser maior que num alvéolo maior quando a tensão superficial é a mesma em ambos. Portanto, a maior pressão do alvéolo menor deve fazer com que ele esvazie o seu ar para o interior do alvéolo maior. Normalmente isso não ocorre porque, quando um alvéolo diminui de tamanho, a sua tensão superficial (o numerador da equação) diminui ao mesmo tempo que o seu raio (o denominador) diminui. A razão para a diminuição da tensão superficial, que impede o colapso dos alvéolos, é descrita na próxima seção.

Fisiologia Respiratória

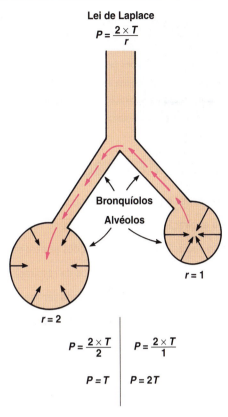

Figura 16.11 **A lei de Laplace.** Segundo a lei de Laplace, a pressão criada pela tensão superficial deve ser maior no alvéolo menor que no alvéolo maior. Isso deixa implícito que (sem surfactante) os alvéolos menores devem colapsar e esvaziar seu ar no interior dos alvéolos maiores.

Surfactante e Síndrome da Angústia Respiratória

O líquido alveolar contém um fosfolipídio denominado *dipalmitoil lecitina* (provavelmente ligado a uma proteína) que atua diminuindo a tensão superficial. Esse composto é denominado **surfactante** – uma contração do termo *agente ativo de superfície*. As moléculas do surfactante são dispersas entre moléculas de água e, conseqüentemente, reduzem as forças de atração (pontes de hidrogênio, descritas no Capítulo 2) entre moléculas de água que produzem a tensão superficial. Portanto, por causa do surfactante, a tensão superficial nos alvéolos é reduzida. Além disso, a capacidade do surfactante de reduzir a tensão superficial aumenta quando os alvéolos diminuem de tamanho durante a expiração. Isso pode ser decorrente das moléculas de surfactante, que se tornam mais concentradas quando os alvéolos diminuem de tamanho. Como prevê a lei de Laplace, o surfactante impede o colapso dos alvéolos durante a expiração. Mesmo após uma expiração forçada, os alvéolos permanecem abertos e um *volume residual* de ar permanece nos pulmões. Como os alvéolos não colapsam, uma menor tensão superficial deve ser superada para insuflá-los na inspiração seguinte.

O surfactante é produzido pelas células alveolares tipo II (Figura 16.12) no final da vida fetal. Os neonatos prematuros algumas vezes nascem com pulmões com quantidade insuficiente de surfactante e, como conseqüência, seus alvéolos colapsam. Essa condição é denominada **síndrome da angústia respiratória** (**SAR**). Considerando-se que uma gestação a termo dura 37-42 semanas, a SAR ocorre em aproximadamente 60% dos neonatos nascidos com menos de 28 semanas, 30% dos neonatos nascidos com 28-34 semanas, e menos de 5% dos neonatos nascidos com mais de 34 semanas. O ris-

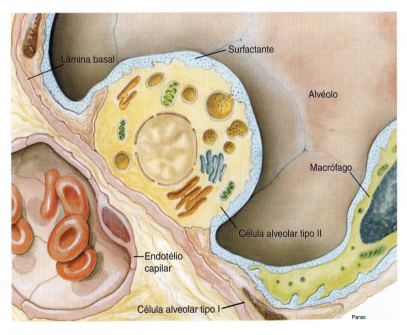

Figura 16.12 **Produção do surfactante pulmonar.** Produzido pelas células alveolares tipo II, o surfactante parece ser composto por um derivado da lecitina combinado com uma proteína.

co de SAR pode ser avaliado através da análise do líquido amniótico (que envolve o feto), e corticosteróides exógenos podem ser administrados às gestantes para acelerar a maturação pulmonar do feto.

As pessoas com choque séptico podem desenvolver uma condição denominada **síndrome da angústia respiratória aguda (SARA)**. Nessa condição, a inflamação provoca um aumento da permeabilidade capilar e alveolar que leva a um acúmulo de um líquido rico em proteínas nos pulmões. Isso reduz a complacência pulmonar e é acompanhado por uma redução do surfactante, o que diminui ainda mais a complacência. Como conseqüência, o sangue que deixa os pulmões possui uma concentração anormalmente baixa de oxigênio (uma condição denominada *hipoxemia*).

> Mesmo sob condições normais, a primeira respiração da vida é difícil porque o neonato deve superar as grandes forças da tensão superficial para insuflar seus alvéolos parcialmente colapsados. A pressão transpulmonar necessária para a primeira respiração é de quinze a vinte vezes maior que a necessária para as respirações subseqüentes, e um neonato com síndrome da angústia respiratória deve duplicar esse esforço em cada respiração. Felizmente, muitos neonatos com essa condição podem ser salvos com o auxílio de ventiladores mecânicos e pela administração de surfactante exógeno aos seus pulmões através de um tubo endotraqueal. O surfactante exógeno pode ser uma mistura sintética de fosfolipídios ou pode ser o surfactante obtido de pulmões de bovinos. A ventilação mecânica e o surfactante exógeno ajudam a manter o neonato vivo o tempo suficiente para que ocorra a maturação de seus pulmões, de modo que ele possa produzir sozinho uma quantidade suficiente de surfactante.

Teste Seu Conhecimento Antes de Prosseguir

1. Descreva as alterações da pressão intrapulmonar e da pressão intrapleural que ocorrem durante a inspiração e utilize a lei de Boyle para explicar as razões dessas alterações.
2. Explique como a complacência e a elasticidade dos pulmões afetam a inspiração e a expiração.
3. Descreva o surfactante pulmonar e analise a sua importância.

Mecânica da Respiração

A inspiração normal e tranquila é resultante da contração muscular, e a expiração normal é resultante do relaxamento muscular e da retração elástica. Essas ações podem ser forçadas por contrações dos músculos acessórios da respiração. A quantidade de ar inspirado e expirado pode ser medida com vários métodos de avaliação da função pulmonar.

O tórax deve ser suficientemente rígido para proteger os órgãos vitais e prover fixações a um número de músculos pequenos e potentes. Contudo, a respiração (ou **ventilação pulmonar**) também exige um tórax flexível que possa atuar como um fole durante o ciclo ventilatório. A estrutura da caixa torácica e as cartilagens associadas provêem uma tensão elástica contínua, de modo que, quando distendida pela contração muscular durante a inspiração, a caixa torácica pode retornar passivamente às suas dimensões de repouso quando os músculos relaxam. Essa retração elástica é enormemente auxiliada pela elasticidade dos pulmões.

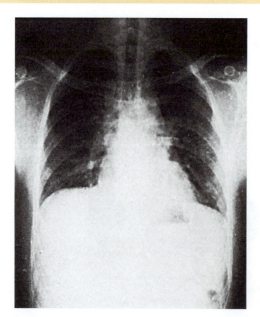 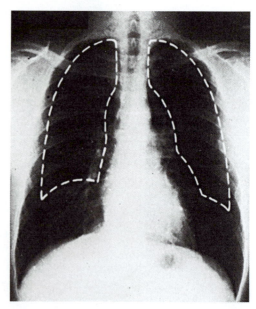

■ **Figura 16.13** **Alterações do volume pulmonar durante a respiração.** Alteração do volume pulmonar mostrado pelas radiografias: (*a*) durante a expiração e (*b*) durante a inspiração. O aumento do volume pulmonar durante a inspiração completa é mostrado em comparação com o volume pulmonar na expiração completa (*linhas pontilhadas*).

Fisiologia Respiratória

A ventilação pulmonar consiste em duas fases: a *inspiração* e a *expiração*. A inspiração (inalação) e a expiração (exalação) são obtidas pelo aumento e diminuição alternados dos volumes do tórax e dos pulmões (Figura 16.13).

Inspiração e Expiração

Entre as partes ósseas da caixa torácica existem duas camadas de músculos intercostais: os **músculos intercostais externos** e os **músculos intercostais internos** (Figura 16.14). No entanto, entre as cartilagens costais existe apenas uma camada muscular, e as suas fibras são orientadas de uma maneira similar às dos músculos intercostais internos. Por essa razão, esses músculos são denominados a *parte intercondral* dos músculos intercostais internos. Eles também recebem o nome de **músculos intercostais paraesternais**.

Uma inspiração não forçada (ou tranquila) é resultado basicamente da contração do diafragma, o qual possui uma forma de cúpula, que abaixa-se e achata-se quando contraído. Isso provoca o aumento do volume torácico na direção vertical. A inspiração é auxiliada pela contração dos músculos intercostais paraesternais e externos, os quais, ao contraírem-se, elevam as costelas e aumentam o volume torácico lateralmente. Outros músculos torácicos são envolvidos na inspiração forçada (profunda). Os mais importantes são os *músculos escalenos*, seguidos pelos *peitorais menores* e, em casos extremos, pelos *esternocleidomastóideos*. A contração desses músculos eleva as costelas na direção ântero-posterior. Ao mesmo tempo, a porção superior da caixa torácica é estabilizada, de modo que os músculos intercostais se tornam mais eficazes. O aumento do volume torácico produzido por essas contrações musculares reduz a pressão intrapulmonar (intra-alveolar) e, conseqüentemente, provoca o fluxo de ar para o interior dos pulmões.

A respiração tranquila é um processo passivo. Após serem distendidos pelas contrações do diafragma e dos músculos torácicos, o tórax e os pulmões retraem-se em consequência de sua tensão elástica quando os músculos respiratórios relaxam. A diminuição do volume pulmonar aumenta a pressão no interior dos alvéolos acima da pressão atmosférica e força o ar para fora. Durante a expiração forçada, os músculos intercostais internos (excluindo-se a parte intercondral) contraem-se e deprimem a caixa torácica. Os músculos abdominais também auxiliam na expiração porque, ao contraírem-se, eles forçam os órgãos abdominais para cima, contra o diafragma, e reduzem ainda mais o volume torácico. Deste modo, a pressão intrapulmonar pode aumentar cerca de 20 a 30 mmHg acima da pressão atmosférica. Os eventos que ocorrem durante a inspiração e a expiração são resumidos na Tabela 16.2 e mostrados na Figura 16.15.

Provas da Função Pulmonar

A função pulmonar pode ser avaliada clinicamente através de uma técnica denominada *espirometria*. Nesse procedimento, um indivíduo res-

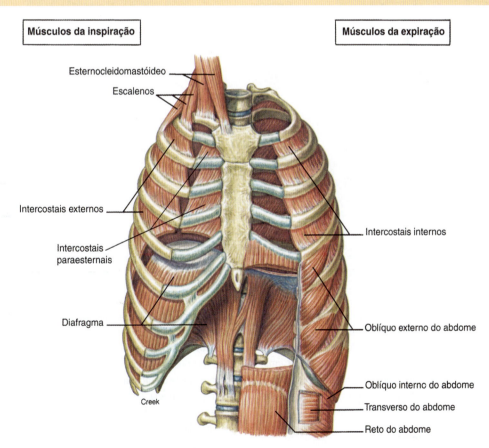

Figura 16.14 **Músculos envolvidos na respiração.** Os principais músculos da inspiração são mostrados à esquerda, e os da expiração são mostrados à direita.

Tabela 16.2 Mecanismos Envolvidos na Ventilação Normal Calma e na Ventilação Forçada

	Inspiração	Expiração
Respiração normal tranquila	A contração do diafragma e dos músculos intercostais externos aumenta o volume torácico e o volume pulmonar, diminuindo a pressão intrapulmonar para aproximadamente -3 mmHg	O relaxamento do diafragma e dos músculos intercostais externos mais a retração elástica dos pulmões diminuem o volume pulmonar e aumentam a pressão intrapulmonar para aproximadamente +3 mmHg
Ventilação forçada	A inspiração, auxiliada pela contração dos músculos acessórios (p. ex., escalenos e esternocleidomastóideo), reduz a pressão pulmonar para -20 mmHg ou menos.	A expiração, auxiliada pela contração dos músculos abdominais e intercostais internos, aumenta a pressão intrapulmonar para +30 mmHg ou mais

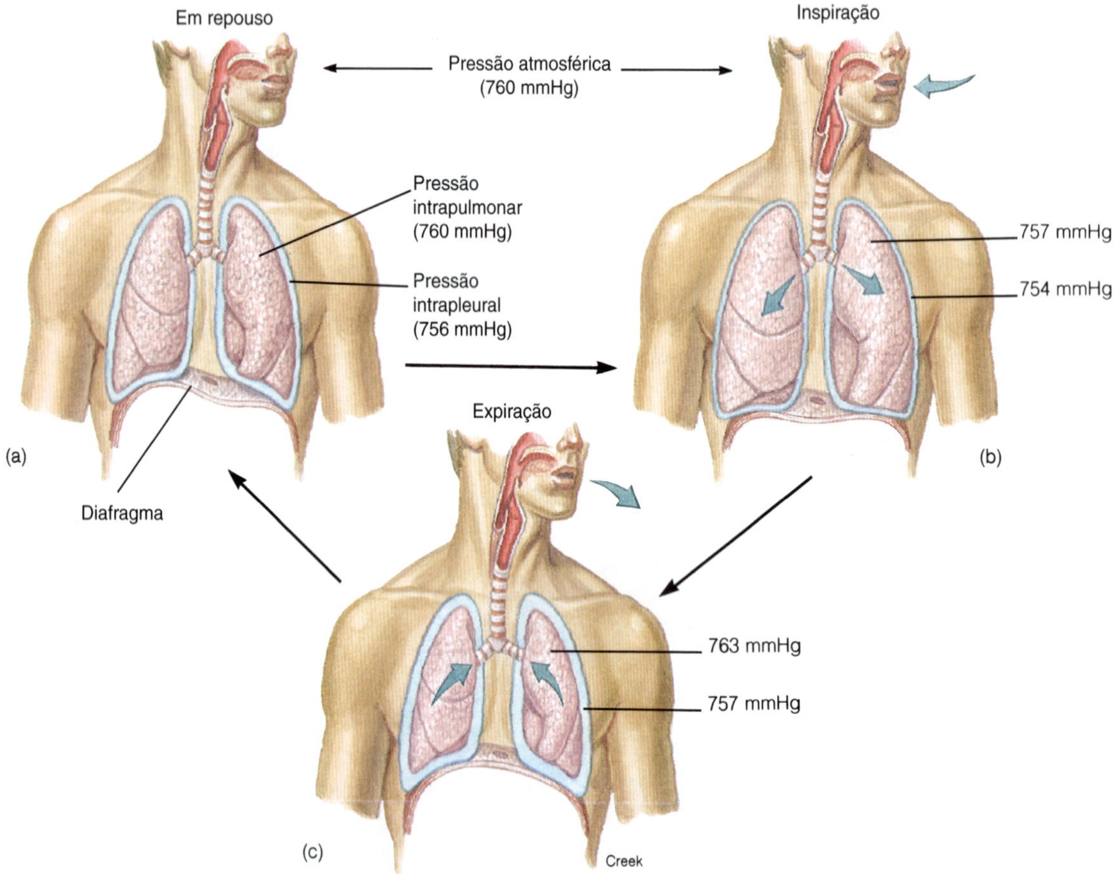

■ **Figura 16.15** **Mecânica da ventilação pulmonar.** Pressões (no nível do mar) são mostradas (a) antes da inspiração, (b) durante a inspiração e (c) durante a expiração. Durante a inspiração, a pressão intrapulmonar é inferior à pressão atmosférica e, durante a expiração, ela é superior à pressão atmosférica.

pira num sistema fechado no qual o ar é contido no interior de uma campânula plástica leve flutuando em água. A campânula move-se para cima quando o indivíduo expira e para baixo quando ele inspira. O movimento da campânula provoca movimentos correspondentes de uma caneta, a qual traça um registro da respiração denominado *espirograma* (Figura 16.16). Dispositivos computadorizados mais sofisticados também são comumente utilizados para se avaliar a função pulmonar.

Volumes e Capacidades Pulmonares

A Figura 16.16 apresenta um exemplo de espirograma, e os vários volumes e capacidades pulmonares são definidos na Tabela 16.3. Uma capacidade pulmonar é igual à soma de dois ou mais volumes pulmonares. Por exemplo., durante a respiração normal, a quantidade de ar expirado em cada respiração é o **volume corrente**. A quantidade máxima de ar que pode ser expirado forçadamente após uma inspiração máxima é denominada **capacidade vital**, que é igual à soma do **volume de reserva inspiratória**, do **volume corrente** e do **volume de reserva expiratória** (Figura 16.16). Multiplicando-se o volume corrente em repouso pelo número de respirações por minuto, obtém-se o **volume minuto total** de aproximadamente 6 litros por minuto. Durante o exercício, o volume corrente e o número de respirações por minuto aumentam para produzir um volume minuto total alto, de 100 a 200 litros por minuto.

Fisiologia Respiratória

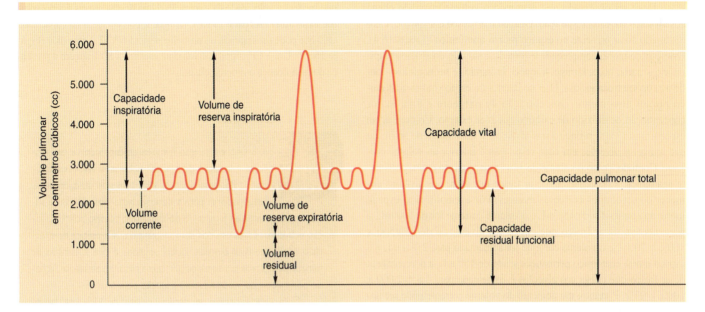

Figura 16.16 Um espirograma mostrando os volumes e capacidades pulmonares. Uma capacidade pulmonar é a soma de dois ou mais volumes pulmonares. Por exemplo, a capacidade vital é a soma do volume corrente, do volume de reserva inspiratória e do volume de reserva expiratória. Observe que o volume residual não pode ser medido com um espirômetro porque se trata do ar que não pode ser expirado. Por essa razão, a capacidade pulmonar total (a soma da capacidade vital e do volume residual) também não pode ser medida com um espirômetro.

Tabela 16.3 Termos Utilizados Para Descrever os Volumes e Capacidades Pulmonares

Termo	Definição
Volumes Pulmonares	Os quatro componentes não sobrepostos da capacidade pulmonar total
Volume corrente	O volume de gás inspirado ou expirado num ciclo respiratório não forçado
Volume de reserva inspiratória	O volume máximo de gás que pode ser inspirado durante a respiração forçada em adição ao volume corrente
Volume de reserva expiratória	O volume máximo de gás que pode ser expirado durante a respiração forçada em adição ao volume corrente
Volume residual	O volume de gás que permanece nos pulmões após uma expiração máxima
Capacidades Pulmonares	Medidas que são a soma de dois ou mais volumes pulmonares
Capacidade pulmonar total	A quantidade total de gás nos pulmões após uma inspiração máxima
Capacidade vital	A quantidade máxima de gás que pode ser expirado após uma inspiração máxima
Capacidade inspiratória	A quantidade máxima de gás que pode ser inspirado após uma expiração corrente normal
Capacidade residual funcional	A quantidade de gás que permanece nos pulmões após uma expiração corrente normal

Tabela 16.4 Terminologia Relacionada à Ventilação

Termo	Definição
Espaços aéreos	Ductos alveolares, sacos alveolares e alvéolos
Vias aéreas	Estruturas que conduzem ar da boca e do nariz até os bronquíolos respiratórios
Ventilação alveolar	Remoção e reposição de gás nos alvéolos. Igual ao volume corrente menos o volume do espaço morto multiplicado pela freqüência respiratória
Espaço morto anatômico	Volume das vias aéreas de condução às zonas onde ocorre a troca gasosa
Apnéia	Interrupção da respiração
Dispnéia	Sensação subjetiva desagradável de respiração difícil ou trabalhosa
Eupnéia	Respiração normal e confortável em repouso
Hiperventilação	Ventilação alveolar excessiva em relação à taxa metabólica. Acarreta uma concentração anormalmente baixa de CO_2 nos alvéolos
Hipoventilação	Ventilação alveolar baixa em relação à taxa metabólica. Acarreta uma concentração anormalmente alta de CO_2 nos alvéolos
Espaço morto fisiológico	Combinação do espaço morto anatômico e de alvéolos hipoventilados ou hipoperfundidos que não contribuem normalmente para a troca gasosa sanguínea
Pneumotórax	Presença de gás no espaço intrapleural (espaço entre a pleura visceral e a parietal) provocando colapso pulmonar
Torr	Unidade de pressão quase igual ao milímetro de mercúrio (760 mmHg = 760 torr)

Deve ser observado que nem todo o volume inspirado chega aos alvéolos em cada respiração. Quando o ar fresco é inspirado, ele é misturado ao ar presente no **espaço morto anatômico** (Tabela 16.4). Esse espaço morto compreende a zona de condução do sistema respiratório – nariz, boca, laringe, traquéia, brônquios e bronquíolos – onde não ocorre troca gasosa. O ar no interior do espaço morto anatômico possui uma menor concentração de oxigênio e uma maior concentração de dióxido de carbono que o ar externo. Como o ar no espaço morto entra primeiro nos alvéolos, a quantidade de ar fresco que atinge os alvéolos em cada respiração é inferior ao volume corrente. Contudo, como o volume de ar no espaço morto é uma constante anatômica, a porcentagem de ar fresco que entra nos alvéolos aumenta com volumes correntes maiores. Por exemplo, se o espaço morto anatômico for de 150 mL e o volume corrente for de 500 mL, a porcentagem de ar fresco que chega aos alvéolos é de 350/500 x 100% = 70%. Se o volume corrente for aumentado para 2.000 mL e o espaço morto anatômico permanece sendo de 150 mL, a porcentagem de ar fresco que chega aos alvéolos é aumentada para 1.850/2.000 x 100% = 93%. Portanto, um aumento do volume corrente pode ser um fator nas adaptações respiratórias ao exercício e à altitude elevada.

Distúrbios Restritivos e Obstrutivos

A espirometria é útil no diagnóstico de doenças pulmonares. Baseando-se nas provas da função pulmonar, os distúrbios pulmonares podem ser classificados como *restritivos* ou *obstrutivos*. Nos **distúrbios restritivos** (p. ex., como a fibrose pulmonar), a capacidade vital é reduzida para abaixo da normal. No entanto, a velocidade com que a capacidade vital pode ser expirada forçadamente é normal. Em contraste, nos distúrbios exclusivamente obstrutivos, a capacidade vital é normal porque o tecido pulmonar não é lesado. Por exemplo, na asma, a capacidade vital é normal, mas a expiração é mais difícil e leva mais tempo porque a broncoconstrição aumenta a resistência ao fluxo de ar. Por essa razão, os **distúrbios obstrutivos** são diagnosticados através de provas que medem a velocidade da expiração. Uma dessas provas é a do **volume expiratório forçado** (**VEF**), na qual a porcentagem da capacidade vital que pode ser expirada no primeiro segundo (VEF_1) é medida (Figura 16.17). Um VEF_1 significativamente inferior a 80% sugere a presença de uma doença pulmonar obstrutiva.

A broncoconstrição freqüentemente ocorre em resposta à inalação de agentes nocivos presentes em fumaças. Por essa razão, o VEF_1 tem sido utilizado pelos pesquisadores para a determinação dos efeitos de vários componentes de fumaças e do tabagismo passivo sobre a função pulmonar. Esses estudos demonstraram que a prática de exercício não é saudável em dias muito poluídos e que a inalação da fumaça de cigarros consumidos por terceiros num ambiente fechado pode afetar de modo adverso a função pulmonar.

Com a idade, ocorre um declínio normal do VEF_1, mas a pesquisa sugere que ele pode ser acelerado nos tabagistas. Os tabagistas com menos de 35 anos que deixam de fumar apresentam uma melhoria da função pulmonar. Aqueles que deixam de fumar após a idade de 35 anos reduzem o declínio do VEF_1 relacionado à idade a taxas normais.

Distúrbios Pulmonares

As pessoas com distúrbios pulmonares freqüentemente se queixam de **dispnéia**, uma sensação subjetiva de "falta de ar". Entretanto, a dispnéia pode ocorrer mesmo quando a ventilação é normal e pode não ocorrer mesmo quando o volume minuto total é muito alto, como no exercício. A Tabela 16.4 apresenta definições de alguns termos relacionados à ventilação.

Asma

A dispnéia, os sibilos e outros sintomas da **asma** são produzidos por uma obstrução do fluxo de ar através dos bronquíolos que ocorre em episódios ou "ataques". Essa obstrução é causada pela inflamação, pela secreção mucosa e pela broncoconstrição. A inflamação das vias aéreas é característica da asma e, por si, ela contribui para o aumento da responsividade das vias aéreas a agentes que promovem a constrição bronquiolar. A broncoconstrição aumenta ainda mais a resistência das vias aéreas e torna a respiração difícil. O aumento da resistência das vias aéreas na asma pode ser provocado por reações alérgicas nas quais ocorre a produção de imunoglobulina E (IgE) (ver o Capítulo 15), pelo exercício (na broncoconstrição induzida por exercício), pela respiração de ar frio e seco ou pela aspirina (numa minoria de asmáticos).

Essas condições acarretam a secreção de várias substâncias pelos mastócitos e eosinófilos teciduais (Capítulo 15). As principais substâncias são a histamina e os leucotrienos (derivados da mesma molécula-mãe das prostaglandinas, o ácido araquidônico – ver o Capítulo 11). Drogas que bloqueiam a síntese ou a ação dos leucotrienos encontram-se entre os compostos mais recentes disponíveis para o tratamento da asma.

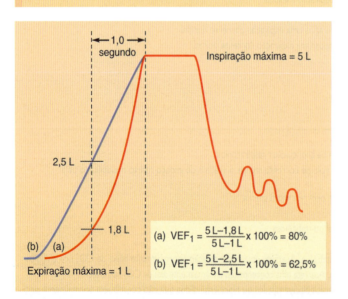

Figura 16.17 Prova do volume expiratório forçado no primeiro segundo (VEF_1). A porcentagem em (*a*) é normal, enquanto que em (*b*) ela pode indicar um distúrbio pulmonar obstrutivo como a asma ou uma bronquite.

Fisiologia Respiratória

> A **asma** é freqüentemente tratada com drogas glicocorticóides, as quais inibem a inflamação. Uma nova droga antileucotrienos também se encontra disponível para suprimir a resposta inflamatória. A adrenalina e compostos relacionados estimulam os receptores beta-adrenérgicos dos bronquíolos e, através desse meio, promovem a broncodilatação. Por essa razão, a adrenalina foi freqüentemente utilizada como um *spray* inalado para aliviar os sintomas de um episódio de asma. Foi descoberta a existência de dois subtipos de beta-receptores de adrenalina e que o subtipo do coração (denominado β_1) é diferente do subtipo dos bronquíolos (β_2). Com base nessas diferenças, compostos como a *terbutalina* foram desenvolvidos. Esses compostos conseguem estimular mais seletivamente os receptores β_2-adrenérgicos e provocar a broncodilatação sem afetar o coração na mesma extensão que a adrenalina.

Enfisema

O tecido alveolar é destruído na doença crônica progressiva denominada **enfisema**, a qual resulta numa menor quantidade de alvéolos maiores (Figura 16.18). Isso reduz a área superficial para a troca gasosa e diminui a capacidade dos bronquíolos de permanecerem abertos durante a expiração. O colapso dos bronquíolos em conseqüência da compressão dos pulmões durante a expiração produz o *aprisionamento de ar*, que reduz ainda mais a eficácia da troca gasosa nos alvéolos.

Entre os diferentes tipos de enfisema, o mais comum ocorre quase exclusivamente em tabagistas inveterados que fumaram durante anos. Aparentemente, um componente da fumaça do cigarro estimula os macrófagos e os leucócitos a secretar enzimas proteolíticas (que digerem proteínas) que destroem o tecido pulmonar. Um tipo menos comum de enfisema é decorrente de uma incapacidade genética de produzir uma proteína plasmática denominada α_1-*antitripsina*. Esta proteína normalmente inibe enzimas proteolíticas como a tripsina e, assim, protege os pulmões contra os efeitos de enzimas que são liberadas dos macrófagos alveolares.

A bronquite e o enfisema crônicos, as duas causas mais comuns de insuficiência respiratória, são denominados em conjunto **doença pulmonar obstrutiva crônica** (**DPOC**). Além dos aspectos restritivos e obstrutivos mais diretos dessas condições, outras alterações patológicas podem ocorrer. Elas incluem edema, inflamação, hiperplasia (aumento do número de células), zonas de fibrose pulmonar, pneumonias, embolias pulmonares (deslocamento de coágulos sanguíneos até os pulmões) e insuficiência cardíaca. Os pacientes com bronquite ou enfisema crônico grave podem desenvolver *cor pulmonale* – hipertensão pulmonar com hipertrofia e eventual insuficiência ventricular direita. A DPOC é a quinta maior causa de morte nos Estados Unidos.

Indícios Para a Investigação Clínica

Lembre-se de que Harry apresenta uma capacidade vital discretamente baixa e um VEF_1 significativamente reduzido.
- *Qual é a provável causa do VE_1 reduzido?*
- *O que isso significa?*
- *O que ele pode fazer para melhorar seu VEF_1?*
- *O que pode ser responsável pela sua capacidade vital reduzida?*

Fibrose Pulmonar

Sob determinadas condições, por razões mal compreendidas, a lesão pulmonar leva à **fibrose pulmonar** em vez do enfisema. Nessa condição, a estrutura normal dos pulmões é alterada pelo acúmulo de proteínas do tecido conjuntivo fibroso. Por exemplo, a fibrose pulmonar pode ocorrer em consequência da inalação de partículas com tamanho inferior a 6 μm que se acumulam na zona respiratória dos pulmões. A *antracose* (pulmão negro), produzida pela inalação de partículas de carbono da poeira de carvão, está incluída nessa categoria.

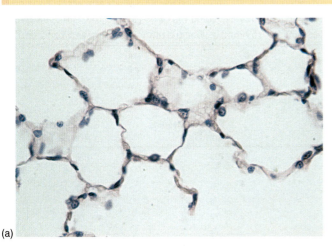
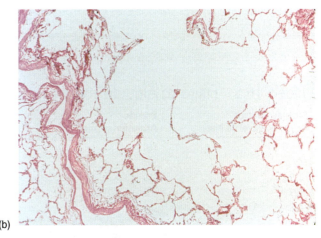

(a) (b)

■ **Figura 16.18** **O enfisema destrói o tecido pulmonar.** Microfotografias do tecido (*a*) de um pulmão normal e (*b*) do pulmão de uma pessoa com enfisema. A destruição do tecido pulmonar no enfisema resulta em alvéolos maiores e em menor quantidade.

Teste Seu Conhecimento Antes de Prosseguir

1. Descreva as ações do diafragma e dos músculos intercostais externos. Como a respiração tranquila é produzida?
2. Explique como a inspiração e a expiração forçadas são produzidas.
3. Defina os termos *volume corrente* e *capacidade vital*. Explique como se calcula o volume minuto total e como o exercício afeta esse valor.
4. Como as medidas da capacidade vital e do volume expiratório forçado são afetadas pela asma e pela fibrose pulmonar? Cite as razões desses efeitos.

Troca Gasosa nos Pulmões

A troca gasosa entre o ar alveolar e o sangue dos capilares pulmonares resulta num aumento da concentração de oxigênio e numa redução da concentração de dióxido de carbono no sangue que deixa os pulmões. Esse sangue entra nas artérias sistêmicas, onde medidas das concentrações de gases no sangue são realizadas para se avaliar a eficácia da função pulmonar.

A atmosfera é um oceano de gás que exerce pressão sobre todos os objetos em seu interior. Essa pressão pode ser medida com um tubo de vidro em "U" cheio de líquido. Uma extremidade do tubo em "U" é exposta à atmosfera, enquanto a outra forma uma continuidade com um tubo de vácuo selado. Como a atmosfera pressiona sobre a extremidade aberta, mas não sobre a extremidade conectada ao tubo de vácuo, a pressão atmosférica empurra o líquido no interior do tubo em "U" até a extremidade do tubo de vácuo, a uma altura determinada pela pressão atmosférica e pela densidade do líquido. Por exemplo, a água será empurrada até uma altura de 10.332 mm no nível do mar, enquanto o mercúrio (Hg) – o qual é mais denso – será elevado até uma altura de 760 mm. Por questão de conveniência, os dispositivos utilizados para se medir a pressão atmosférica (barômetros) utilizam o mercúrio e não a água. A pressão atmosférica no nível do mar é considerada como sendo igual a 760 mmHg (ou 760 *torr*), a qual é também descrita como a pressão de *uma atmosfera* (Figura 16.19).

De acordo com a **lei de Dalton**, a pressão total de uma mistura gasosa (p. ex., o ar) é igual à soma das pressões que cada gás da mistura exerceria independentemente. A pressão que um determinado gás de uma mistura exerce independentemente é a **pressão parcial** desse gás, que é igual ao produto da pressão total e da fração daquele gás na mistura.

Portanto, a pressão total da mistura gasosa é igual à soma das pressões parciais dos gases que a constituem. Por exemplo, como o oxigênio representa aproximadamente 21% da atmosfera, a sua pressão parcial (abreviada como P_{O_2}) é de 21% de 760, isto é, de aproximadamente 159 mmHg. Como o nitrogênio representa cerca de 78%

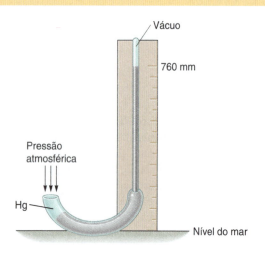

Figura 16.19 Medida da pressão atmosférica. A pressão atmosférica no nível do mar pode empurrar uma coluna de mercúrio até uma altura de 760 milímetros. Isso também é descrito como 760 torr, ou uma pressão atmosférica.

Tabela 16.5 Efeito da Altitude Sobre a Pressão Parcial de Oxigênio (P_{O_2})

Altitude (Metros Acima do Nível do Mar)	Pressão Atmosférica (mmHg)	P_{O_2} do Ar (mmHg)	P_{O_2} dos Alvéolos (mmHg)	P_{O_2} do Sangue Arterial (mmHg)
0	760	159	105	100
609 m	707	148	97	92
1219 m	656	137	90	85
1829 m	609	127	84	79
2438 m	564	118	79	74
3048 m	523	109	74	69
6096 m	349	73	40	35
9144 m	226	47	21	19

Fisiologia Respiratória

da atmosfera, a sua pressão parcial é igual a 0,78 x 760 = 593 mmHg. Portanto, esses dois gases representam aproximadamente 99% da pressão total de 760 mmHg:

$$P_{\text{atmosférica seca}} = P_{N_2} + P_{O_2} + P_{CO_2} = 760 \text{ mmHg}$$

Cálculo da P_{O_2}

Com o aumento da altitude, a pressão atmosférica total e as pressões parciais dos gases constituintes diminuem (Tabela 16.5). Por exemplo, em Denver (1.524 metros acima do nível do mar), a pressão atmosférica diminui para 619 mmHg e a P_{O_2} conseqüentemente diminui para 619 x 0,21 = 130 mmHg. No pico do monte Everest (a 8.840 metros), a P_{O_2} é de apenas 42 mmHg. Quando um indivíduo desce abaixo do nível do mar (p. ex., em mergulho marítimo), a pressão total aumenta uma atmosfera a cada 10,05 metros. Portanto, a 10,05 metros, a pressão é igual a 2 x 760 mmHg = 1.520 mmHg. Conseqüentemente, a 20,11 metros, a pressão é igual a três atmosferas.

O ar inspirado contém quantidades variáveis de mistura. Todavia, no momento que o ar passa na zona respiratória dos pulmões, ele é normalmente saturado com vapor d'água (possui uma umidade relativa de 100%). A capacidade do ar de conter vapor d'água depende de sua temperatura. Como a temperatura da zona respiratória é constante (37°C), a sua pressão de vapor d'água também é constante (47 mmHg).

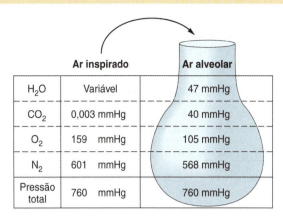

■ **Figura 16.20** Pressões parciais de gases no ar inspirado e no ar alveolar no nível do mar. Observe que, quando o ar entra nos alvéolos, o seu conteúdo de oxigênio diminui e o de dióxido de carbono aumenta. Observe também que o ar nos alvéolos é saturado com vapor d'água (conferindo-lhe uma pressão parcial de 47 mmHg), o que dilui a contribuição de outros gases para a pressão total.

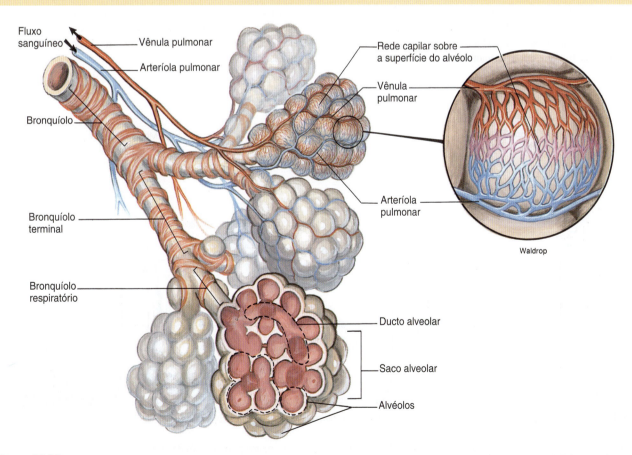

■ **Figura 16.21** **Relação entre os alvéolos e os vasos sanguíneos.** A extensa área de contato entre os capilares pulmonares e os alvéolos permite a troca rápida de gases entre o ar e o sangue.

O vapor d'água, como os outros gases constituintes, contribui com uma pressão parcial para a pressão atmosférica total. Como a pressão atmosférica total é constante (dependendo apenas da altura da massa de ar), o vapor d'água "dilui" a contribuição de outros gases para a pressão total:

$$P_{atmosférica\ úmida} = P_{N_2} + P_{O_2} + P_{CO_2} + P_{H_2O}$$

Quando o efeito do vapor d'água é levado em consideração, a pressão parcial de oxigênio do ar inspirado diminui no nível do mar para

$$P_{O_2}\ (\text{nível do mar}) = 0,21\ (760 - 47) = 150\ mmHg$$

Como conseqüência da troca gasosa nos alvéolos, a P_{O_2} do ar alveolar diminui ainda mais, para aproximadamente 105 mmHg. As pressões parciais do ar inspirado e as pressões parciais do ar alveolar são comparadas na Figura 16.20.

Pressões Parciais de Gases no Sangue

A enorme área superficial dos alvéolos e a pequena distância de difusão entre o ar alveolar e o capilar sanguíneo ajudam o sangue a entrar rapidamente em equilíbrio gasoso com o ar alveolar. Esta função é ajudada ainda mais pelo enorme número de capilares que circundam cada alvéolo, formando uma bainha de sangue quase contínua em torno dos alvéolos (Figura 16.21).

Quando um líquido e um gás, por exemplo, sangue e ar alveolar encontram-se em equilíbrio, a quantidade de gás dissolvido no líquido atinge um valor máximo. De acordo com a **lei de Henry**, esse valor depende (1) da solubilidade do gás no líquido, que é uma constante física; (2) da temperatura do líquido – mais gás pode ser dissolvido em água fria que em água morna; e (3) da pressão parcial do gás. Como a temperatura do sangue não varia significativamente, *a concentração de um gás dissolvido num líquido (p. ex., plasma) depende diretamente de sua pressão parcial na mistura gasosa*. Quando é produzido o equilíbrio entre a água (ou o plasma) e o ar numa P_{O_2} de 100 mmHg, por exemplo, o líquido conterá 0,3 mL de O_2 por 100 mL de líquido a 37°C. Quando a P_{O_2} do gás é reduzida à metade, a quantidade de oxigênio dissolvido também será reduzida à metade.

Gasometria

A medida do conteúdo de oxigênio no sangue (em mL de O_2 por 100 mL de sangue) é um procedimento trabalhoso. Felizmente, um **eletrodo de oxigênio** que produz uma corrente elétrica proporcional à concentração de *oxigênio dissolvido* foi desenvolvido. Quando esse eletrodo é colocado num líquido enquanto é realizada a injeção artificial de oxigênio no mesmo, a corrente produzida pelo eletrodo de oxigênio aumentará até um valor máximo. Nesse valor máximo, o líquido encontra-se saturado de oxigênio, isto é, todo o oxigênio que pode ser dissolvido naquela temperatura e naquela P_{O_2} é dissolvido. Numa temperatura constante, a quantidade dissolvida e, conseqüentemente, a corrente elétrica dependem apenas da P_{O_2} do gás.

Por questão de conveniência, pode-se dizer que o *líquido possui a mesma P_{O_2} que o gás*. Por exemplo, quando se sabe que o gás possui uma P_{O_2} de 152 mmHg, a deflexão de uma agulha pelo eletrodo de oxigênio pode ser calibrada numa escala a 152 mmHg (Figura 16.22). A quantidade real de oxigênio dissolvido sob essas circunstâncias não é particularmente importante (quando desejado, ela pode ser procurada em tabelas de solubilidade). Ela é simplesmente uma função linear da P_{O_2}. Uma P_{O_2} mais baixa indica que menos oxigênio se encontra dissolvido; uma P_{O_2} mais elevada indica que mais oxigênio se encontra dissolvido.

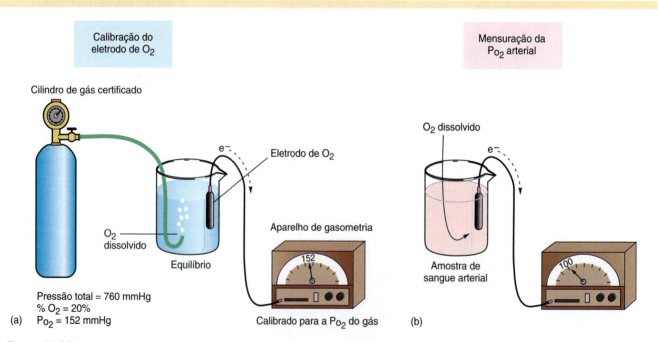

Figura 16.22 Gasometria utilizando o eletrodo de P_{O_2}. (a) A corrente elétrica gerada pelo eletrodo de oxigênio é calibrada de modo que a agulha do aparelho de gasometria aponte para a P_{O_2} do gás com a qual o líquido está em equilíbrio. (b) Uma vez padronizado dessa maneira, o eletrodo pode ser inserido num líquido (como o sangue) e a P_{O_2} dessa solução pode ser medida.

Quando o eletrodo de oxigênio é inserido a seguir numa amostra de sangue desconhecido, a P_{O_2} da amostra pode ser lida diretamente a partir da escala previamente calibrada. Suponhamos, como ilustra a Figura 16.22, que a amostra de sangue possui uma P_{O_2} de 100 mmHg. Como o ar alveolar possui uma P_{O_2} de aproximadamente 105 mmHg, essa leitura indica que o sangue encontra-se quase que em completo equilíbrio com o ar alveolar.

O eletrodo de oxigênio responde apenas ao oxigênio dissolvido em água ou plasma. Ele não consegue responder ao oxigênio ligado à hemoglobina nos eritrócitos. No entanto, a maior parte do oxigênio do sangue está localizada nos eritrócitos, ligada à hemoglobina. Portanto, o conteúdo de oxigênio do sangue total depende tanto da sua P_{O_2} como do conteúdo de eritrócitos e de hemoglobina. Numa P_{O_2} de aproximadamente 100 mmHg, o sangue total normalmente contém aproximadamente 20 mL de O_2 por 100 mL de sangue. Dessa quantia, somente 0,3 mL de O_2 se encontra dissolvido no plasma e 19,7 mL de O_2 se encontram no interior dos eritrócitos (ver a Figura 16.32). Como somente 0,3 mL de O_2 afeta a mensuração da P_{O_2}, essa medida deve permanecer inalterada quando os eritrócitos são removidos da amostra.

Importância das Medidas da P_{O_2} e da P_{CO_2} Sanguíneas

Como as medidas da P_{O_2} não são diretamente afetadas pelo oxigênio dos eritrócitos, a P_{O_2} não provê uma medida de todo o conteúdo de oxigênio do sangue total. Contudo, ela provê um bom indicador da *função pulmonar*. Por exemplo, se o ar inspirado possuir uma P_{O_2} normal mas a P_{O_2} arterial for inferior à normal, pode-se concluir que a troca gasosa nos pulmões foi comprometida. Portanto, medidas da P_{O_2} arterial fornecem uma informação valiosa para o tratamento de pessoas com doenças pulmonares, para a realização de cirurgias (quando a respiração pode ser deprimida por anestésicos) e para o tratamento de neonatos prematuros com síndrome de angústia respiratória.

Quando os pulmões estão funcionando adequadamente, a P_{O_2} do sangue arterial sistêmico é apenas 5 mm inferior à P_{O_2} do ar alveolar. Numa P_{O_2} normal de aproximadamente 100 mmHg, a hemoglobina encontra-se quase completamente carregada de oxigênio. Por essa razão, um aumento da P_{O_2} sanguínea – produzida, por exemplo, pela respiração de oxigênio a 100% de um tanque de gás – não consegue aumentar significativamente a quantidade de oxigênio contido nos eritrócitos. Contudo, ele pode aumentar significativamente a quantidade de oxigênio dissolvido no plasma (porque a quantidade dissolvida é determinada diretamente pela P_{O_2}). Se a P_{O_2} duplicar, a quantidade de oxigênio dissolvido no plasma também duplica, mas todo o conteúdo de oxigênio do sangue total aumenta apenas discretamente. Isto se deve ao fato do plasma conter relativamente pouco oxigênio em comparação com os eritrócitos.

Todavia, como o oxigênio transportado pelos eritrócitos deve primeiramente dissolver-se no plasma antes dele poder difundir-se para as células teciduais, uma duplicação da P_{O_2} sanguínea significa que a *taxa de difusão do oxigênio* aos tecidos deve duplicar sob essas

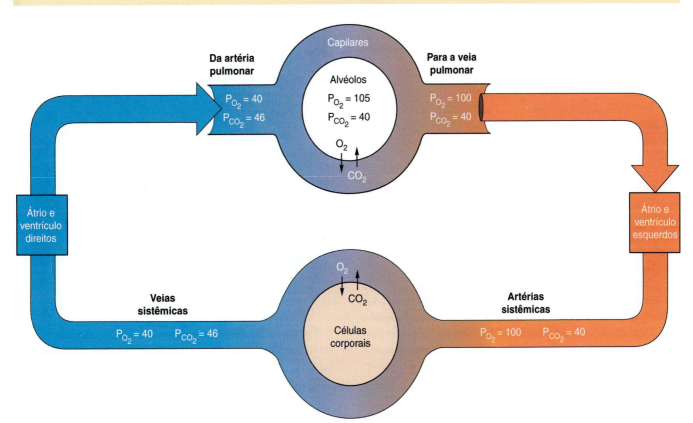

Figura 16.23 **Pressões parciais dos gases no sangue.** Os valores da P_{O_2} e da P_{CO_2} do sangue são um resultado da troca gasosa nos alvéolos pulmonares e da troca gasosa entre os capilares sistêmicos e as células corporais.

condições. Por essa razão, a respiração de um tanque de oxigênio a 100% (com uma P_{O_2} de 760 mmHg) aumenta significativamente a liberação de oxigênio aos tecidos, embora ela tenha pouco efeito sobre o conteúdo total de oxigênio do sangue.

Um eletrodo que produz uma corrente em resposta ao dióxido de carbono dissolvido também é utilizado, de modo que a P_{CO_2} do sangue pode ser medida juntamente com a P_{O_2}. O sangue das veias sistêmicas, que é liberado aos pulmões pelas artérias pulmonares, geralmente possui uma P_{O_2} de 40 mmHg e uma P_{CO_2} de 46 mmHg. Após a troca gasosa nos alvéolos pulmonares, o sangue das veias pulmonares e das artérias sistêmicas possui uma P_{O_2} de aproximadamente 100 mmHg e uma P_{CO_2} de 40 mmHg (Figura 16.23). Os valores do sangue arterial são relativamente constantes e clinicamente importantes na prática clínica porque eles refletem a função pulmonar. A gasometria venosa não é tão útil porque esses valores são muito mais variáveis. Por exemplo, a P_{O_2} venosa é muito mais baixa e a P_{CO_2} é muito mais alta após o exercício que em repouso, enquanto os valores arteriais não são afetados de modo significativo pela atividade física moderada.

Indícios Para a Investigação Clínica

Lembre-se de que Harry apresentava uma P_{CO_2} arterial anormalmente alta quando ele chegou ao hospital. Contudo, a medida posterior foi normal.
- *Qual foi a causa de sua P_{CO_2} elevada?*
- *O que foi feito para que a medida posterior da P_{CO_2} de Harry fosse normal?*

Circulação Pulmonar e Relação Ventilação/Perfusão

Num feto, a circulação pulmonar possui uma resistência vascular alta porque os pulmões estão parcialmente colapsados. Essa resistência vascular alta ajuda a desviar o sangue do átrio direito para o átrio esquerdo através do forame oval, e da artéria pulmonar para a aorta através do ducto arterial (descrito no Capítulo 13). Após o nascimento, o forame oval e o ducto arterial fecham-se e a resistência vascular da circulação pulmonar diminui acentuadamente. Essa queda da resistência vascular ao nascimento é devida (1) à abertura dos vasos em consequência da pressão intrapulmonar subatmosférica e à distensão física dos pulmões durante a inspiração e (2) à dilatação das arteríolas pulmonares em resposta ao aumento da P_{O_2} alveolar.

No adulto, o ventrículo direito (como o esquerdo) apresenta um débito de aproximadamente 5,5 litros por minuto. Portanto, a velocidade do fluxo sanguíneo através da circulação pulmonar é igual à velocidade do fluxo através da circulação sistêmica. Como foi descrito no Capítulo 14, o fluxo sanguíneo é diretamente proporcional à diferença de pressão entre as duas extremidades de um vaso e inversamente proporcional à resistência vascular. Na circulação sistêmica, a pressão arterial média é de 90 a 100 mmHg e a pressão do átrio direito é de 0 mmHg. Portanto, a diferença de pressão é de aproximadamente 100 mmHg. A pressão média da artéria pulmonar, em contraste, é de apenas 15 mmHg e a pressão do átrio esquerdo é de 5 mmHg. A pressão de impulsão da circulação pulmonar é, portanto, de 15 − 5 ou 10 mmHg.

Como a pressão de impulsão da circulação pulmonar é de apenas um décimo da pressão da circulação sistêmica, e como as velocidades de fluxo são iguais, a resistência vascular pulmonar deve ser de um décimo da resistência vascular sistêmica. Em outras palavras, a circulação pulmonar é uma via de baixa pressão e de baixa resistência. A baixa pressão sanguínea pulmonar produz uma menor pressão de filtração (Capítulo 14) que a produzida nos capilares sistêmicos e, consequentemente, confere proteção contra o *edema pulmonar*. Essa é uma condição perigosa na qual um excesso de líquido pode entrar nos espaços intersticiais dos pulmões e, em seguida, nos alvéolos, impedindo a ventilação e a troca gasosa. O edema pulmonar ocorre quando existe hipertensão pulmonar, a qual pode ser produzida pela insuficiência cardíaca ventricular esquerda.

As arteríolas pulmonares contraem-se quando a P_{O_2} alveolar é baixa e dilatam-se quando ela é alta. Essa resposta é oposta à das arteríolas sistêmicas, que dilatam-se em resposta à baixa P_{O_2} tecidual (como foi descrito no Capítulo 14). A dilatação das arteríolas sistêmicas quando a P_{O_2} é baixa ajuda a suprir mais sangue e oxigênio aos tecidos. A constrição das arteríolas pulmonares quando a P_{O_2} alveolar é baixa ajuda a reduzir o fluxo sanguíneo aos alvéolos que são inadequadamente ventilados.

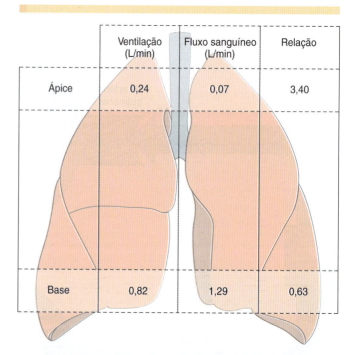

Figura 16.24 Relações ventilação/perfusão dos pulmões. A ventilação, o fluxo sanguíneo e as relações ventilação/perfusão são indicados para os ápices e as bases pulmonares. As relações indicam que o ápice é relativamente hiperventilado e que a base é hipoventilada em relação a seus fluxos sanguíneos. Como consequência dessa relação desigual entre a ventilação e a perfusão, o sangue que deixa os pulmões possui uma P_{O_2} discretamente mais baixa (de aproximadamente 45 mmHg) que a P_{O_2} do ar alveolar.

Fisiologia Respiratória

A constrição das arteríolas pulmonares quando a P_{O_2} é baixa e a sua dilatação quando a P_{O_2} é alta ajuda a *coordenar a ventilação com a perfusão* (o termo *perfusão* refere-se ao fluxo sanguíneo). Quando isso não ocorre, o sangue de alvéolos mal ventilados deve se misturar com o sangue de alvéolos bem ventilados, e o sangue que deixa os pulmões apresenta uma menor P_{O_2} em decorrência desse efeito de diluição.

A diluição da P_{O_2} do sangue da veia pulmonar ocorre num certo grau apesar desses mecanismos reguladores. Quando uma pessoa fica em pé, a força da gravidade faz com que ocorra um maior fluxo sanguíneo para as bases pulmonares do que para os ápices. Da mesma forma, a ventilação aumenta do ápice em direção à base, mas esse aumento não é proporcional ao aumento do fluxo sanguíneo. A *relação ventilação/perfusão* no ápice é, portanto, alta (0,24 L de ar dividido por 0,07 L de sangue por minuto fornece uma relação de 3,4/1,0), enquanto que na base pulmonar ela é baixa (0,82 L de ar dividido por 1,29 L de sangue por minuto fornece uma relação de 0,6/1,0). Isso é ilustrado na Figura 16.24.

Do ponto de vista funcional, portanto, os alvéolos dos ápices pulmonares são hiperventilados (ou hipoperfundidos) e, na realidade, são maiores que os alvéolos das bases. Essa incoordenação da relação ventilação/perfusão é normal, mas é em grande parte responsável pela diferença de 5 mmHg da P_{O_2} entre o ar alveolar e o sangue arterial. Distúrbios anormalmente grandes da relação ventilação/perfusão podem ocorrer em casos de pneumonia, embolia pulmonar, edema pulmonar e outros distúrbios pulmonares.

Distúrbios Causados por Pressões Parciais de Gases Elevadas

A pressão atmosférica total aumenta uma atmosfera (760 mmHg) a cada 10 m abaixo do nível do mar. Portanto, quando um mergulhador desce 10 metros abaixo do nível do mar, os valores das pressões parciais e das quantidades de gases dissolvidos no plasma serão o dobro dos valores no nível do mar. A 20 metros, eles são três vezes maiores, e a 30 metros, eles são quatro vezes maiores que os valores no nível do mar. O aumento das quantidades de nitrogênio e oxigênio dissolvidos no plasma sanguíneo sob essas condições pode produzir efeitos graves no organismo.

Intoxicação por Oxigênio

Embora a respiração de oxigênio a 100% a uma pressão de uma ou duas atmosferas possa ser tolerada com segurança durante algumas horas, pressões parciais de oxigênio mais elevadas podem ser muito perigosas. A intoxicação por oxigênio pode ocorrer rapidamente quando a P_{O_2} sobe acima de 2,5 atmosferas. Aparentemente, ela é causada pela oxidação de enzimas e por outras alterações destrutivas que podem lesar o sistema nervoso e levar ao coma e à morte. Por essas razões, os mergulhadores que realizam mergulhos marítimos profundos utilizam geralmente misturas gasosas nas quais o oxigênio é diluído com gases inertes como o nitrogênio (como no ar comum) ou o hélio.

A **oxigenoterapia hiperbárica**, na qual é administrado oxigênio a 100% a uma pressão de 2 ou 3 atmosferas para um paciente em períodos de tempo variáveis, é utilizada para tratar a intoxicação por monóxido de carbono, a doença da descompressão, lesões traumáticas graves (como a lesão por esmagamento), infecções que possam levar à gangrena gasosa e outras condições. Enquanto a concentração plasmática normal de oxigênio é de 0,3 mL de O_2/100 mL de sangue (como foi descrito previamente), a respiração de oxigênio a 100% a uma pressão de 3 atmosferas aumenta a concentração plasmática para aproximadamente 6 mL de O_2/100 ml de sangue. Isso ajuda a matar bactérias anaeróbias (como as causadoras de gangrena); a promover a cicatrização de feridas; a reduzir o tamanho de bolhas gasosas (no caso da doença da descompressão); e a eliminar rapidamente o monóxido de carbono do organismo. Embora o oxigênio hiperbárico tenha sido utilizado inicialmente no tratamento de neonatos prematuros com angústia respiratória, essa prática deixou de ser utilizada porque causava uma deterioração fibrótica da retina que muitas vezes resultava em cegueira.

Narcose por Nitrogênio

Embora o nitrogênio no nível do mar seja fisiologicamente inerte, quantidades maiores de nitrogênio dissolvido sob condições hiperbáricas (pressão alta) produzem efeitos deletérios. Como leva um tempo para que o nitrogênio dissolva-se, esses efeitos geralmente só aparecem após o mergulhador permanecer submerso por mais de uma hora. A **narcose pelo nitrogênio** assemelha-se à intoxicação alcoólica. Dependendo da profundidade do mergulho, o mergulhador pode sentir o que Jacques Cousteau denominou "êxtase da profundidade". Outros efeitos da narcose são a tontura e a sonolência extrema.

Doença da Descompressão

A quantidade de nitrogênio dissolvido no plasma diminui à medida que o mergulhador retorna ao nível do mar, como conseqüência da redução progressiva da P_{N_2}. Quando o mergulhador volta à superfície lentamente, uma grande quantidade de nitrogênio pode difundir-se através dos alvéolos e pode ser eliminada na expiração. Todavia, quando a descompressão ocorre muito rapidamente, bolhas de gás nitrogênio (N_2) podem se formar nos líquidos teciduais e entrar no sangue. Esse processo é análogo à formação de bolhas de dióxido de carbono numa garrafa de champanhe quando a rolha é removida. As bolhas de gás N_2 no sangue podem bloquear pequenos vasos sanguíneos, produzindo dores musculares e articulares assim como lesões mais graves. Esses efeitos são conhecidos como **doença da descompressão**. O tratamento básico da doença da descompressão é a oxigenoterapia hiperbárica.

Aviões que voam longas distância a altitudes elevadas (9.144 a 12.192 metros) possuem cabines pressurizadas, de forma que nem os passageiros nem a tripulação experimentem as pressões atmosféricas muito baixas dessas altitudes. Quando uma cabine é rapidamente despressurizada numa altitude elevada, muito menos nitrogênio pode permanecer dissolvido na pressão enormemente reduzida. As pessoas nessa situação, como os mergulhadores que realizam a ascensão muito rapidamente, apresentarão a doença da descompressão.

Teste Seu Conhecimento Antes de Prosseguir

1. Explique como a P_{O_2} do ar é calculada e como a altitude, o mergulho e a pressão de vapor d'água afetam esse valor.
2. Explique como as medidas da P_{O_2} sanguínea são realizadas e analise a sua importância fisiológica e clínica.
3. Explique como a P_{O_2} arterial e o conteúdo de oxigênio do sangue total são afetados (a) pela hiperventilação, (b) pela respiração de um tanque contendo oxigênio a 100%, (c) pela anemia (baixa contagem eritrocitária e baixo conteúdo de hemoglobina) e (d) pela altitude elevada.
4. Descreva as relações ventilação/perfusão dos pulmões e explique por que o sangue arterial sistêmico possui uma P_{O_2} discretamente inferior à P_{O_2} do ar alveolar.
5. Explique como a doença da descompressão é produzida em mergulhadores que realizam a ascensão muito rapidamente.

Regulação da Respiração

Os neurônios motores que estimulam os músculos respiratórios são controlados por duas vias descendentes principais: uma que controla a respiração voluntária e outra que controla a respiração involuntária. O controle rítmico inconsciente da respiração é influenciado pela retroalimentação sensitiva de receptores sensíveis à P_{CO_2}, ao pH e à P_{O_2} do sangue arterial.

A inspiração e a expiração são produzidas pela contração e pelo relaxamento dos músculos esqueléticos em resposta à atividade de neurônios motores somáticos da medula espinal. Por sua vez, a atividade desses neurônios é controlada por tratos descendentes de neurônios dos centros de controle respiratório localizados no bulbo e de neurônios do córtex cerebral.

Centros Respiratórios do Tronco Encefálico

Bulbo e Ponte

Um agregado frouxo de neurônios na formação reticular do *bulbo* forma o **centro da ritmicidade** que controla a respiração automática. O centro da ritmicidade é constituído por aglomerados interativos de neurônios que disparam durante a inspiração (**neurônios inspiratórios** ou **I**) ou durante a expiração (**neurônios expiratórios** ou **E**). Os neurônios I projetam-se em direção aos motoneurônios espinais que inervam os músculos respiratórios e os estimulam. A expiração é um processo passivo que ocorre quando os neurônios I são inibidos, supostamente pela atividade dos neurônios E.

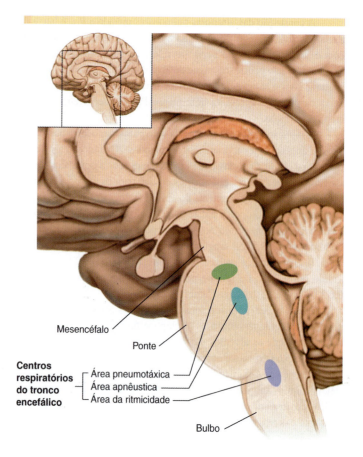

Figura 16.25 Localizações aproximadas dos centros respiratórios do tronco encefálico. O centro da ritmicidade do bulbo controla diretamente a respiração, mas recebe estímulos dos centros de controle da ponte e dos quimiorreceptores.

Os neurônios inspiratórios estão localizados principalmente no *grupo respiratório dorsal*, e os neurônios expiratórios no *grupo respiratório ventral*. Estes formam duas colunas paralelas no interior do bulbo. O grupo dorsal de neurônios regula a atividade dos nervos frênicos que inervam o diafragma, e o grupo ventral controla os neurônios motores que inervam os músculos intercostais internos.

A atividade dos neurônios I e E varia de uma maneira recíproca para produzir um padrão respiratório rítmico. Existem evidências de que a ritmicidade dos neurônios I e E pode ser impulsionada pela atividade cíclica de neurônios marca-passo específicos localizados no bulbo. Esses neurônios marca-passo apresentam alterações cíclicas espontâneas do potencial de membrana, de modo algo similar ao das células marca-passo do coração (Capítulo 13).

A atividade do centro da ritmicidade medular é influenciada pelos centros da *ponte*. Como resultado da pesquisa em que o tronco encefálico é destruído em diferentes níveis, foram identificados dois centros de controle respiratório na ponte. Uma área – o **centro apnêustico** – parece promover a inspiração através da estimulação dos neurônios I da medula oblonga. A outra área – o **centro pneumotáxico** – parece antagonizar o centro apnêustico e inibir a inspiração (Figura 16.25).

Fisiologia Respiratória

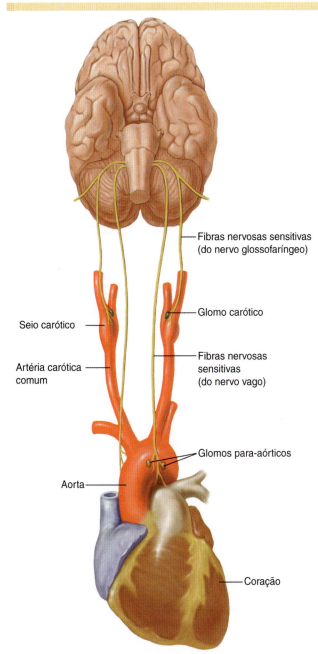

Figura 16.26 Estímulo sensitivo dos glomos para-aórticos e caróticos. Os quimiorreceptores periféricos (glomos para-aórticos e caróticos) regulam os centros respiratórios do tronco encefálico por meio da estimulação nervosa sensitiva.

Quimiorreceptores

O controle automático da respiração também é influenciado pelo estímulo de receptores sensíveis à composição química do sangue. Existem dois grupos de *quimiorreceptores* que respondem a alterações da P_{CO_2}, do pH e da P_{O_2} do sangue. Eles são: os **quimiorreceptores centrais** da medula oblonga e os **quimiorreceptores periféricos**. Os quimiorreceptores periféricos estão contidos no interior de pequenos nódulos relacionados à aorta e às artérias carótidas e recebem sangue dessas artérias importantes através de pequenos ramos arteriais. Os quimiorreceptores periféricos incluem os **glomos para-aórticos**, localizados em torno do

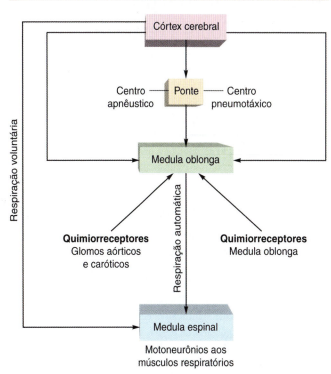

Figura 16.27 Regulação da ventilação pelo sistema nervoso central. Os efeitos de retroalimentação dos receptores pulmonares de distensão pulmonar e dos receptores "irritantes" sobre o controle da respiração não são mostrados neste fluxograma.

arco da aorta, e os **glomos caróticos**, localizados em cada artéria carótida comum no ponto onde ela se divide nas artérias carótidas interna e externa (Figura 16.26). Os glomos para-aórticos e caróticos não devem ser confundidos com os seios da aorta e caróticos (Capítulo 14) que estão localizados nessas artérias. Os seios da aorta e caróticos contêm receptores que monitorizam a pressão arterial.

Os quimiorreceptores periféricos controlam a respiração indiretamente, através de fibras sensitivas nervosas que se dirigem ao bulbo. Os glomos para-aórticos enviam informações sensitivas à medula pelo nervo vago (X); os glomos caróticos estimulam fibras sensoriais do nervo glossofaríngeo (IX). O controle neural e sensitivo da ventilação é resumido na Figura 16.27.

> **CLÍNICA**
> O controle automático da respiração é regulado por fibras nervosas que descem na substância branca lateral e ventral da medula espinal a partir do bulbo. O controle voluntário da respiração é uma função do córtex cerebral e envolve fibras nervosas que descem nos tratos corticospinais (Capítulo 8). A separação das vias voluntárias e involuntárias é ilustrada de modo dramático pela condição denominada **maldição de Ondina** (o termo é derivado de um conto de fadas alemão). Nessa condição, a lesão neurológica abole o controle automático da respiração, mas não o controle voluntário. As pessoas com a maldição de Ondina precisam se lembrar de respirar e podem necessitar do auxílio de um respirador mecânico durante o sono.

Efeitos da P_{CO_2} e do pH Sanguíneos Sobre a Ventilação

O estímulo dos quimiorreceptores ao tronco encefálico modifica a freqüência e a profundidade da respiração, de modo que, sob condições normais, a P_{CO_2}, o pH e a P_{O_2} sanguíneos permanecem relativamente constantes. Quando ocorre a hipoventilação (ventilação inadequada), a P_{CO_2} aumenta rapidamente e o pH cai. A queda do pH deve-se ao fato de que o dióxido de carbono pode se combinar com a água para formar ácido carbônico, o qual, sendo um ácido fraco, pode liberar H^+ na solução. Isso é mostrado nas seguintes equações:

$$CO_2 + H_2O \rightarrow H_2CO_3$$
$$H_2CO_3 \rightarrow HCO_3^- + H^+$$

O conteúdo de oxigênio do sangue diminui muito mais lentamente por causa do grande "reservatório" de oxigênio ligado à hemoglobina. Ao contrário, durante a hiperventilação, a P_{CO_2} sanguínea cai rapidamente e o pH aumenta por causa da eliminação excessiva de ácido carbônico. Por outro lado, o conteúdo de oxigênio no sangue não aumenta significativamente com a hiperventilação (a hemoglobina do sangue arterial é 97% saturada com oxigênio durante a ventilação normal).

Pelas razões citadas, a P_{CO_2} e o pH sanguíneos são mais imediatamente afetados pelas alterações da ventilação que o conteúdo de oxigênio. De fato, alterações da P_{CO_2} provêem um indicador sensível da ventilação, como mostra a Figura 16.28. Considerando-se esses fatos, não é surpreendente que as alterações da P_{CO_2} representem o estímulo mais potente para o controle reflexo da ventilação. Em outras palavras, a ventilação é ajustada para manter uma P_{CO_2} constante. A oxigenação adequada do sangue ocorre naturalmente como um produto secundário desse controle reflexo.

A freqüência e a profundidade da ventilação são normalmente ajustadas para manter uma P_{CO_2} arterial de 40 mmHg. A hipoventilação provoca um aumento da P_{CO_2} – uma condição denominada *hipercapnia*. Ao contrário, a hiperventilação produz *hipocapnia*. A regulação quimiorreceptora da respiração em resposta a alterações da P_{CO_2} é ilustrada na Figura 16.29.

Quimiorreceptores do Bulbo

Os quimiorreceptores mais sensíveis a alterações da P_{CO_2} arterial estão localizados na área ventral do bulbo, próximo da emergência dos nervos cranianos IX e X. Esses neurônios quimiorreceptores são anatomicamente separados dos neurônios do centro de controle respiratório do bulbo, mas comunicam-se sinapticamente com os mesmos.

O aumento da P_{CO_2} arterial provoca um aumento da concentração de H^+ no sangue como conseqüência do aumento da concentração de ácido carbônico. Contudo, o H^+ no sangue não consegue atravessar a barreira hematoencefálica e, portanto, não exerce influência sobre os quimiorreceptores medulares. O dióxido de carbono do sangue arterial *consegue* atravessar a barreira hematoencefálica e,

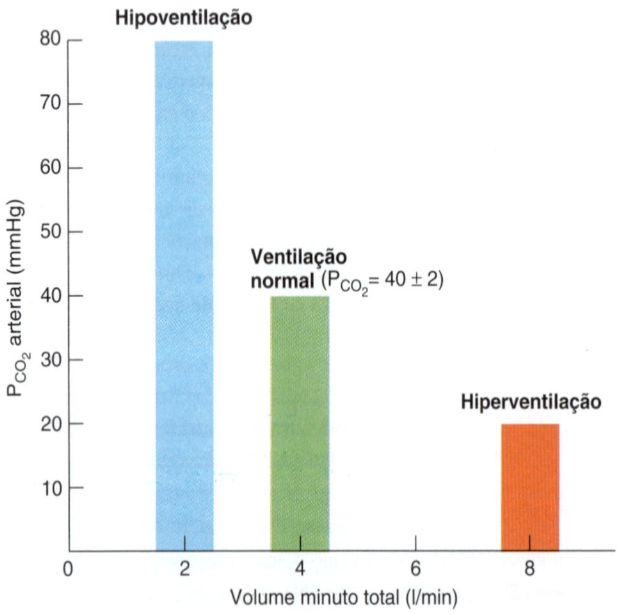

■ **Figura 16.28** Relação entre o volume minuto total e a P_{CO_2} arterial. Observe que eles estão inversamente relacionados: quando o volume minuto total aumenta duas vezes, a P_{CO_2} arterial diminui 50%. O volume minuto total mede a respiração e é igual à quantidade de ar em cada respiração (o volume corrente) multiplicado pelo número de respirações por minuto. A P_{CO_2} mede a concentração de CO_2 do plasma sanguíneo arterial.

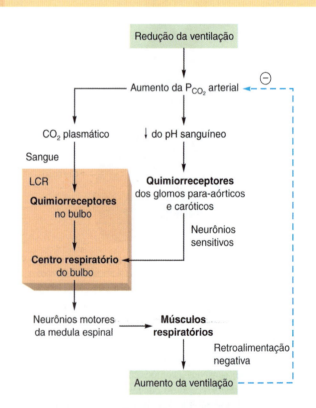

■ **Figura 16.29** Controle quimiorreceptor da respiração. Esta figura mostra o controle por retroalimentação negativa da ventilação em decorrência de alterações da P_{CO_2} e do pH sanguíneos. A barreira hematoencefálica, representada pelo quadro laranja, permite que o CO_2 passe para o interior do líquido cerebrospinal, mas impede a passagem de H^+.

Fisiologia Respiratória

por meio da formação de ácido carbônico, pode diminuir o pH do líquido cerebrospinal (Figura 16.30). Essa queda do pH do líquido cerebrospinal estimula diretamente os quimiorreceptores do bulbo quando ocorre um aumento da P_{CO_2} arterial.

Em última instância, os quimiorreceptores do bulbo são responsáveis por 70% a 80% do aumento da ventilação que ocorre em resposta a um aumento sustentado da P_{CO_2} arterial. Contudo, essa resposta leva vários minutos. O aumento imediato da ventilação que ocorre quando a P_{CO_2} aumenta é produzido pela estimulação dos quimiorreceptores periféricos.

Quimiorreceptores Periféricos

Os glomos para-aórticos e caróticos não são estimulados diretamente pela concentração de CO_2 no sangue. Em vez disso, eles são estimulados por um aumento da concentração de H^+ (queda do pH) do sangue arterial, que ocorre quando a concentração de CO_2 do sangue e, conseqüentemente, de ácido carbônico aumentam. A retenção de CO_2 durante a hipoventilação estimula os quimiorreceptores bulbares em decorrência da redução do pH do líquido cerebrospinal e estimula os quimiorreceptores periféricos por meio da redução do pH sanguíneo.

As pessoas que hiperventilam durante o estresse psicológico algumas vezes são orientadas a respirar num saco de papel, para que elas reinspirem o ar expirado, enriquecido de CO_2. Esse procedimento ajuda a elevar a P_{CO_2} sanguínea de volta ao nível normal. Isto é necessário porque a hipocapnia provoca vasoconstrição cerebral, reduzindo a perfusão encefálica e produzindo isquemia. A isquemia cerebral provoca tontura e pode levar a uma condição acidótica do encéfalo, a qual, através da estimulação dos quimiorreceptores bulbares, provoca uma maior hiperventilação. Portanto, a respiração num saco de papel pode aliviar a hipocapnia e interromper a hiperventilação.

Efeitos da P_{O_2} Sanguínea Sobre a Ventilação

Sob condições normais, a P_{O_2} sanguínea afeta a respiração apenas indiretamente, influenciando a sensibilidade dos quimiorreceptores às alterações da P_{CO_2}. A sensibilidade dos quimiorreceptores à P_{CO_2} é aumentada por uma P_{O_2} baixa (por essa razão a ventilação aumenta numa altitude elevada) e é diminuída por uma P_{O_2} alta. Conseqüentemente, quando a P_{O_2} sanguínea é elevada pela respiração de oxigênio a 100%, a respiração pode ser sustentada durante um maior tempo porque a resposta ao aumento da P_{CO_2} é abrandada.

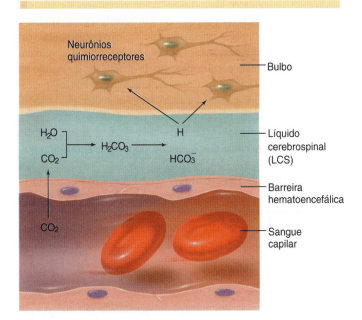

Figura 16.30 Como a concentração de CO_2 no sangue afeta os quimiorreceptores do bulbo. O aumento da concentração de CO_2 no sangue estimula indiretamente a respiração por meio da redução do pH sanguíneo e do líquido cerebrospinal (LCS). Essa figura demonstra como o aumento da concentração de CO_2 no sangue eleva a concentração de H^+ (reduz o pH) do LCS e, conseqüentemente, estimula neurônios quimiorreceptores do bulbo.

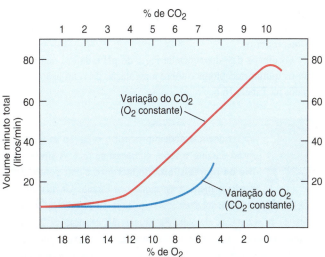

Figura 16.31 Comparação dos efeitos da concentração de CO_2 e de O_2 no sangue sobre a respiração. O gráfico demonstra os efeitos do aumento das concentrações de CO_2 no sangue (ver a escala no alto do gráfico) sobre a respiração, medido pelo volume minuto total. Os efeitos da redução das concentrações de O_2 no sangue (ver a escala na base do gráfico) sobre a respiração também são mostrados para comparação. Observe que a respiração aumenta com a elevação da concentração de CO_2, enquanto que a concentração de O_2 deve reduzir para a metade do valor normal antes da respiração ser estimulada.

Tabela 16.6 Sensibilidade dos Quimiorrecepores a Alterações dos Gases e do pH do Sangue

Estímulo	Quimiorreceptores	Comentários
↑P_{CO_2}	Quimiorreceptores bulbares; glomos para-aórticos e caróticos	Os quimiorreceptores bulbares são sensíveis ao pH do líquido cerebrospinal (LCS). A difusão de CO_2 do sangue para o LCS reduz o pH deste por meio da formação de ácido carbônico. De modo semelhante, os glomos para-aórticos e caróticos são estimulados por uma queda do pH sanguíneo induzida por aumentos da concentração de CO_2 no sangue
↓pH	Glomos para-aórticos e caróticos	Os quimiorreceptores periféricos são estimulados pela redução do pH sanguíneo independentemente do efeito da concentração de CO_2 no sangue. Os quimiorreceptores do bulbo não são afetados pelas alterações do pH sanguíneo porque o H^+ não consegue cruzar a barreira hematoencefálica
↓P_{O_2}	Glomos caróticos	A baixa P_{O_2} sanguínea (hipoxemia) aumenta a resposta dos quimiorreceptores a aumentos da P_{CO_2} sanguínea e pode estimular a ventilação diretamente quando a P_{O_2} cai abaixo de 50 mmHg

Quando a P_{CO_2} é mantida constante através de técnicas experimentais, a P_{O_2} do sangue arterial deve cair de 100 mmHg para menos de 50 mmHg antes da ventilação ser significativamente estimulada (Figura 16.31). Aparentemente, essa estimulação é devida a um efeito direto da P_{O_2} sobre os glomos caróticos. Como esse grau de *hipoxemia* (baixa concentração de oxigênio no sangue) normalmente não ocorre no nível do mar, a P_{O_2} geralmente não exerce esse efeito direto sobre a respiração.

No enfisema, quando há uma retenção crônica de dióxido de carbono, a resposta dos quimiorreceptores ao dióxido de carbono torna-se atenuada. Isto se deve ao fato de o plexo corióideo do encéfalo (Capítulo 8) secretar mais bicarbonato para o interior do líquido cerebrospinal, tamponando a queda do seu pH. No entanto, a P_{CO_2} anormalmente alta aumenta a sensibilidade dos glomos caróticos a uma queda da P_{O_2}. Por essa razão, para as pessoas com enfisema, a respiração pode ser estimulada por um *impulso hipóxico* em vez de aumentos da P_{CO_2} sanguínea. Entretanto, no decorrer de um longo período, a hipoxia crônica reduz a sensibilidade dos glomos caróticos em pessoas com enfisema ou com outras formas de doença pulmonar obstrutiva crônica, exacerbando seus problemas respiratórios.

Os efeitos das alterações da P_{CO_2}, do pH e da P_{O_2} sanguíneos sobre os quimiorreceptores e sobre a regulação da ventilação são resumidos na Tabela 16.6.

Várias doenças podem produzir a cessação da respiração durante o sono, ou *apnéia do sono*. A **síndrome da morte súbita do lactente** é uma condição particularmente trágica que, nos Estados Unidos, afeta a cada ano aproximadamente 1 em cada 1.000 crianças com menos de 12 meses de vida. As vítimas são crianças de 2 a 5 meses de idade, aparentemente saudáveis, que morrem durante o sono sem uma razão evidente. Daí o termo leigo "morte no berço". Essas mortes parecem ser causadas pela falha de mecanismos do controle respiratório do tronco encefálico e/ou pela falha dos glomos caróticos de serem estimulados pela redução do oxigênio arterial. Desde 1992, quando a American Academy of Pediatrics começou uma campanha recomendando que os pais colocassem as crianças para dormir em decúbito dorsal e não ventral, o número de vítimas da síndrome da morte súbita do lactente caiu 38%.

Efeitos dos Receptores Pulmonares Sobre a Ventilação

Os pulmões contêm vários tipos de receptores que influenciam os centros de controle respiratório do tronco encefálico através de vias sensitivas dos nervos vagos. As **fibras C não mielinizadas** são neurônios sensitivos dos pulmões que podem ser estimulados pela *capsaicina*, a substância química presente em pimentas do gênero *Capsicum frutescens* que produz a sensação de queimação. Esses receptores produzem uma apnéia inicial, seguida por uma respiração superficial e rápida quando uma pessoa consome essas pimentas. As fibras C não mielinizadas também são estimuladas pela histamina e pela bradicinina, as quais são liberadas em resposta a agentes nocivos. Os **receptores irritantes** da parede da laringe e os receptores pulmonares identificados como **receptores de adaptação rápida** podem fazer com que um indivíduo tussa em resposta a componentes de fumaças (incluindo a do cigarro) e a partículas inaladas. Os receptores de adaptação rápida dos pulmões são estimulados mais diretamente por um aumento da quantidade de líquido no tecido intersticial pulmonar. Como as substâncias químicas que estimulam as fibras C não mielinizadas também podem produzir aumento do líquido intersticial pulmonar (devido ao extravasamento dos capilares pulmonares – ver o Capítulo 14), uma pessoa também pode tossir após consumir pimentas do gênero *Capsicum frutescens*.

O **reflexo de Hering-Breuer** é estimulado pelos **receptores de distensão pulmonares**. A ativação desses receptores durante a inspiração inibe os centros de controle respiratório, tornando a inspiração progressivamente mais difícil. Isso ajuda a impedir a distensão indevida dos pulmões e pode contribuir para a suavidade dos ciclos respiratórios. Um reflexo inibidor similar pode ocorrer durante a expiração. O reflexo de Hering-Breuer parece ser importante na manutenção da ventilação normal do neonato. Contudo, nos adultos, os receptores de distensão pulmonares provavelmente são inativos em volumes correntes de repouso normais (500 mL por respiração), mas podem contribuir para o controle respiratório em volumes correntes altos, como durante o exercício.

Fisiologia Respiratória

Teste Seu Conhecimento Antes de Prosseguir

1. Descreva os efeitos da hiperventilação voluntária e da respiração sustentada sobre a P_{CO_2}, o pH e o conteúdo de oxigênio arterial. Indique o grau relativo de alterações desses valores.
2. Utilizando um fluxograma para mostrar um circuito de retroalimentação negativa, explique a relação entre a ventilação e a P_{CO_2} arterial.
3. Explique o efeito do aumento da P_{CO_2} arterial sobre (a) os quimiorreceptores do bulbo e (b) os quimiorreceptores dos glomos da para-aórticos e caróticos.
4. Explique o papel da P_{O_2} arterial na regulação da respiração. Por que a ventilação aumenta quando uma pessoa se encontra em uma altitude elevada?

Hemoglobina e Transporte de Oxigênio

A hemoglobina sem oxigênio (ou desoxiemoglobina) pode se ligar ao oxigênio para formar a oxiemoglobina. Essa reação de "carga" ocorre nos capilares pulmonares. A dissociação da oxiemoglobina (ou reação de "descarga") ocorre nos capilares teciduais. A força da ligação entre a hemoglobina e o oxigênio e, em conseqüência, a extensão da reação de descarga são ajustadas por vários fatores para assegurar uma liberação adequada de oxigênio aos tecidos.

Quando os pulmões estão funcionando adequadamente, o sangue que deixa as veias pulmonares e percorre as artérias sistêmicas possui uma P_{O_2} de aproximadamente 100 mmHg, indicando uma concentração plasmática de oxigênio de cerca de 0,3 mL de O_2 por 100 mL de sangue. No entanto, o conteúdo total de oxigênio do sangue não pode ser calculado quando apenas a P_{O_2} plasmática é conhecida. O conteúdo total de oxigênio depende não apenas da P_{O_2} mas também da concentração de hemoglobina. Quando a P_{O_2} e a concentração de hemoglobina são normais, o sangue arterial contém aproximadamente 20 mL de O_2 por 100 mL de sangue (Figura 16.32).

Hemoglobina

A maior parte do oxigênio do sangue está contida no interior dos eritrócitos, onde ele se encontra quimicamente ligado à **hemoglobina**. Como foi descrito no Capítulo 13, cada molécula de hemoglobina é constituída por quatro cadeias polipeptídicas denominadas *globinas* e quatro moléculas de pigmento orgânico em forma de disco e contendo nitrogênio denominadas *hemes* (Figura 16.33).

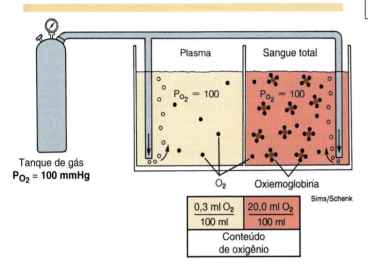

Figura 16.32 Conteúdo de oxigênio do sangue. O plasma e o sangue total que são mantidos em equilíbrio com a mesma mistura gasosa possuem P_{O_2} iguais e, em conseqüência, o mesmo número de moléculas de oxigênio dissolvidas (mostradas como pontos pretos). Contudo, o conteúdo de oxigênio do sangue total é muito maior que o do plasma por causa da ligação do oxigênio à hemoglobina.

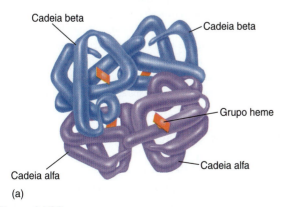

Figura 16.33 Estrutura da hemoglobina. (a) Ilustração da estrutura tridimensional da hemoglobina na qual as duas cadeias polipeptídicas alfa e as duas cadeias polipeptídicas beta são mostradas. Os quatro grupos heme são representados como estruturas planas com átomos de ferro (*esferas*) nos centros. (b) Fórmula estrutural do heme.

A parte protéica da hemoglobina é composta por duas *cadeias alfa* idênticas, cada uma delas possuindo 141 aminoácidos, e duas *cadeias beta* idênticas, cada uma com 146 aminoácidos. Cada uma das quatro cadeias polipeptídicas se combina com um grupo heme. No centro de cada grupo heme existe um átomo de ferro, que pode se combinar com uma molécula de oxigênio. Portanto, uma molécula de hemoglobina pode se combinar com quatro moléculas de oxigênio e, como existem aproximadamente 280 milhões de moléculas de hemoglobina por eritrócito, cada eritrócito pode transportar mais de um bilhão de moléculas de oxigênio.

O heme normal contém ferro na forma reduzida (Fe^{2+} ou íon ferroso). Nessa forma, o ferro pode compartilhar elétrons e ligar-se com o oxigênio para formar a **oxiemoglobina**. Quando a oxiemoglobina dissocia-se para liberar oxigênio aos tecidos, o ferro do heme ainda se encontra sob a forma reduzida (Fe^{2+}) e a hemoglobina é denominada **desoxiemoglobina**, ou **hemoglobina reduzida**. Portanto, o termo *oxiemoglobina* não equivale à hemoglobina *oxidada*. A hemoglobina não perde um elétron (e se torna oxidada) quando ela se combina com o oxigênio. A hemoglobina oxidada (ou **metaemoglobina**) possui ferro sob a forma oxidada (Fe^{3+} ou íon férrico). Por isso, a metaemoglobina não possui o elétron que ela necessita para formar uma ligação com o oxigênio e não pode participar do transporte de oxigênio. Normalmente, o sangue contém apenas uma pequena quantidade de metaemoglobina, mas certas drogas podem aumentar essa quantidade.

Na **carboxiemoglobina**, uma outra forma anormal de hemoglobina, o heme reduzido se combina com o *monóxido de carbono* no lugar do oxigênio. Como a ligação com o monóxido de carbono é aproximadamente 210 vezes mais forte que a ligação com o oxigênio, o monóxido de carbono tende a deslocar o oxigênio da hemoglobina e permanecer ligado a ela enquanto o sangue passa através da circulação sistêmica. Na intoxicação por monóxido de carbono (cuja forma grave resulta sobretudo da inalação de fumaça em tentativas de suicídio e cuja forma leve é decorrente da respiração de ar poluído e do tabagismo) ocorre uma redução do transporte de oxigênio aos tecidos.

De acordo com os padrões norte-americanos, a porcentagem de carboxiemoglobina no sangue de não-tabagistas ativos deve ser inferior a 1,5%. Contudo, concentrações de 3% em não-tabagistas e de 10% em tabagistas foram relatadas em algumas cidades. Embora esses níveis elevados não possam causar problemas imediatos em pessoas saudáveis, é possível a ocorrência de efeitos adversos sobre a saúde a longo prazo. As pessoas com doenças respiratórias e cardiovasculares são particularmente vulneráveis aos efeitos negativos da carboxiemoglobina sobre o transporte de oxigênio.

Indícios Para a Investigação Clínica

Lembre-se de que Harry havia fumado cigarros, tinha conduzido um táxi e apresentava uma saturação de carboxiemoglobina de 18%.
Qual a relação entre essas observações?
Que perigo isso representava para Harry? (Nota: assegure-se de levar outros problemas em conta.)
O que ele pode fazer para reduzir sua saturação de carboxiemoglobina?

Concentração de Hemoglobina

A *capacidade de transporte de oxigênio* do sangue total é determinada pela sua concentração de hemoglobina normal. Quando a concentração de hemoglobina encontra-se abaixo do normal (numa condição denominada **anemia**), a concentração de oxigênio no sangue cai abaixo do normal. Por outro lado, quando a concentração de hemoglobina aumenta acima da faixa de normalidade, como ocorre na **policitemia** (contagem eritrocitária elevada), a capacidade de transporte de oxigênio do sangue aumenta proporcionalmente. Isso pode ocorrer como uma adaptação à vida numa altitude elevada.

A produção de hemoglobina e de eritrócitos na medula óssea é controlada por um hormônio denominado **eritropoietina**, produzido pelos rins. A produção de eritropoietina e, em consequência, a produção de eritrócitos são estimuladas quando a quantidade de oxigênio liberada aos rins e a outros órgãos é inferior à normal. Os androgênios também promovem a produção de eritrócitos, o que explica por que a concentração de hemoglobina nos homens é 1 a 2 g por 100 mL superior à concentração em mulheres.

As Reações de Carga e Descarga

A desoxiemoglobina e o oxigênio se combinam para formar a oxiemoglobina. Isso é denominado **reação de carga**. Por sua vez, a oxiemoglobina dissocia-se para produzir a desoxiemoglobina e moléculas livres de oxigênio, ou seja, a **reação de descarga**. A reação de carga ocorre nos pulmões e a de descarga ocorre nos capilares sistêmicos.

Portanto, a carga e a descarga podem ser mostradas como uma reação reversível:

$$\text{Desoxiemoglobina} + O_2 \underset{\text{(tecidos)}}{\overset{\text{(pulmões)}}{\rightleftharpoons}} \text{oxiemoglobina}$$

A extensão com que a reação ocorre em cada direção depende de dois fatores: (1) a P_{O_2} do ambiente e (2) a *afinidade* (ou força da ligação) entre a hemoglobina e o oxigênio. A P_{O_2} alta impulsiona a equação para a direita (favorecendo a reação de carga). Numa P_{O_2} alta nos capilares pulmonares, quase todas as moléculas de desoxiemoglobina se combinam com o oxigênio. A P_{O_2} baixa nos capilares sistêmicos impulsiona a reação na direção oposta para promover a descarga. A magnitude dessa descarga depende de quão baixo é o valor da P_{O_2}

A afinidade entre a hemoglobina e o oxigênio também influencia as reações de carga e descarga. Uma ligação muito forte favorece a carga e inibe a descarga; uma ligação fraca impede a carga mas aumenta a descarga. Em geral, a força da ligação entre a hemoglobina e o oxigênio é suficientemente forte, de modo que 97% da hemoglobina que deixa os pulmões o faz sob a forma de oxiemoglobina; ainda assim, a ligação é suficientemente fraca para que quantidades adequadas de oxigênio sejam descarregadas para manter a respiração aeróbia dos tecidos.

A Curva de Dissociação de Oxiemoglobina

O sangue nas artérias sistêmicas, numa P_{O_2} de 100 mmHg, possui uma *saturação da oxiemoglobina* de 97% (o que significa que 97% da hemoglobina se encontram sob a forma de oxiemoglobina). Esse sangue é liberado aos capilares sistêmicos, onde o oxigênio se

Fisiologia Respiratória

Tabela 16.7 Relação Entre a Porcentagem de Saturação da Oxiemoglobina e a P_{O_2} (em um pH de 7,40 e em uma Temperatura de 37°C)

P_{O_2} (mmHg)	100	80	61	45	40	36	30	26	23	21	19
% de Oxiemoglobina	97	95	90	80	75	50	60	50	40	35	30
	Sangue Arterial				Sangue Venoso						

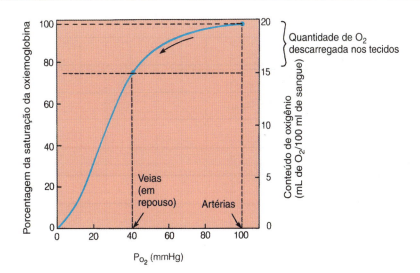

Figura 16.34 Curva de dissociação da oxiemoglobina. A porcentagem da saturação da oxiemoglobina e o conteúdo de oxigênio do sangue são mostrados em diferentes valores de P_{O_2}. Observe que a porcentagem de oxiemoglobina é reduzida em aproximadamente 25% quando o sangue passa através do tecido (das artérias para as veias), resultando na descarga de aproximadamente 5 mL de O_2 por 100 mL de sangue aos tecidos.

difunde para o interior das células e é consumido na respiração aeróbia. Conseqüentemente, o sangue que deixa as veias sistêmicas apresenta um menor conteúdo de oxigênio. Ele possui uma P_{O_2} de aproximadamente 40 mmHg e uma porcentagem de saturação da oxiemoglobina de cerca de 75% quando uma pessoa se encontra em repouso (Tabela 16.7). Expresso de uma outra forma, o sangue que chega aos tecidos contém 20 mL de O_2 por 100 mL de sangue e o sangue que os deixa contém 15,5 mL de O_2 por 100 mL de sangue (Figura 16.34). Portanto, 22% (ou 4,5 mL) do O_2 dos 20 mL de O_2 por 100 mL são descarregados para os tecidos.

Uma ilustração gráfica da saturação da hemoglobina em diferentes valores de P_{O_2} é denominada **curva de dissociação da oxiemoglobina** (Figura 16.34). Os valores desse gráfico são obtidos submetendo-se, *in vitro*, amostras de sangue a diferentes pressões parciais de oxigênio. Contudo, as saturações da oxiemoglobina podem ser utilizadas para se prever quais serão as porcentagens de descarga *in vivo* numa determinada diferença entre os valores da P_{O_2} arterial e da P_{O_2} venosa.

A Figura 16.34 mostra a diferença entre a P_{O_2} arterial e a P_{O_2} venosa, e a saturação da oxiemoglobina em repouso. A quantidade relativamente grande de oxiemoglobina que permanece no sangue venoso em repouso serve como uma reserva de oxigênio. Quando uma pessoa pára de respirar, uma reserva suficiente de oxigênio do sangue manterá o encéfalo e o coração vivos por aproximadamente 4-5 minutos sem o uso de técnicas de ressuscitação cardiopulmonar (RCP). Esse suprimento de reserva de oxigênio também pode ser utilizado quando as demandas de oxigênio de um tecido aumentam.

A curva de dissociação da oxiemoglobina é *sigmoidal*, isto é, possui uma forma em "S". O fato de ela ser relativamente plana nos valores altos da P_{O_2} indica que alterações da P_{O_2} dentro dessa faixa têm pouco efeito sobre a reação de carga. Por exemplo, uma pessoa teria que subir até uma altitude de 3.048 metros antes que a saturação da oxiemoglobina do sangue arterial diminua de 97% para 93%. Em elevações mais comuns, a saturação da oxiemoglobina não é significativamente diferente do valor de 97% no nível do mar.

Entretanto, na parte mais inclinada da curva sigmoidal, pequenas alterações de valor da P_{O_2} produzem grandes diferenças na porcentagem de saturação. Uma redução da P_{O_2} venosa de 40 mmHg para 30 mmHg, como pode ocorrer durante o exercício moderado, corresponde a uma alteração da porcentagem de saturação de 75% para 58%. Como a porcentagem de saturação *arterial* geralmente permanece sendo de 97% durante o exercício, a redução da porcentagem de saturação venosa indica que mais oxigênio foi descarregado para os tecidos. A diferença entre as porcentagens de saturação do sangue arterial e do sangue venoso indica a porcentagem de descarga. No exemplo precedente, 97% – 75% = 22% de descarga em repouso e 97% – 58% = 39% de descarga durante o exercício moderado. Durante o exercício pesado, a P_{O_2} venosa pode cair para 20 mmHg ou menos, indicando uma porcentagem de descarga de aproximadamente 80%.

Tabela 16.8 Efeito do pH Sobre a Afinidade da Hemoglobina pelo Oxigênio e Sobre a Descarga de Oxigênio Para os Tecidos

pH	Afinidade	Conteúdo Arterial de O_2 por 100 mL	Conteúdo Venoso de O_2 por 100 mL	O_2 Descarregado aos Tecidos por 100 mL
7,40	Normal	19,8 mL O_2	14,8 mL O_2	5,0 mL O_2
7,60	Aumentada	20,0 mL O_2	17,0 mL O_2	3,0 mL O_2
7,20	Diminuída	19,2 mL O_2	12,6 mL O_2	6,6 mL O_2

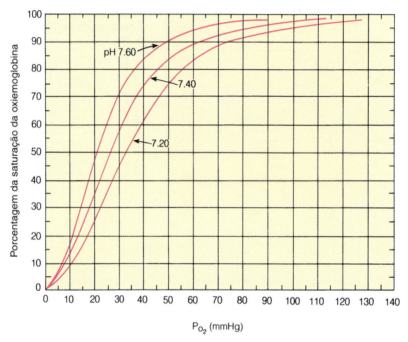

Figura 16.35 Efeito do pH sobre a curva de dissociação da oxiemoglobina. Uma redução do pH sanguíneo (aumento da concentração de H⁺) reduz a afinidade da hemoglobina pelo oxigênio em cada valor de P_{O_2}, resultando num "desvio para a direita" da curva de dissociação da oxiemoglobina. Isso é denominado *efeito Bohr*. Uma curva desviada para a direita possui uma menor saturação de oxiemoglobina em cada P_{O_2}.

Efeito do pH e da Temperatura Sobre o Transporte de Oxigênio

Além das alterações da P_{O_2}, as reações de carga e de descarga são influenciadas por alterações da afinidade da hemoglobina pelo oxigênio. Essas alterações asseguram que os músculos esqueléticos ativos recebam maior quantidade de oxigênio do que a que recebem em repouso. Isso ocorre em conseqüência da redução do pH e do aumento da temperatura dos músculos em atividade.

A afinidade diminui quando o pH diminui, e aumenta quando ele aumenta. Isto é denominado **efeito Bohr**. Quando a afinidade da hemoglobina pelo oxigênio é reduzida, ocorre uma carga discretamente menor de oxigênio no sangue nos pulmões, mas uma maior descarga de oxigênio nos tecidos. O efeito final é que os tecidos recebem mais oxigênio quando o pH sanguíneo é reduzido (Tabela 16.8). Como o pH pode ser reduzido pelo dióxido de carbono (através da formação de ácido carbônico), o efeito Bohr ajuda a prover mais oxigênio aos tecidos quando o débito (e o metabolismo) de dióxido de carbono aumenta.

Quando são construídas curvas de dissociação da oxiemoglobina em valores diferentes de pH, observa-se que a curva de dissociação desvia para a direita com uma redução do pH e desvia para a esquerda com um aumento do mesmo (Figura 16.35). Quando a porcentagem de descarga é calculada (subtraindo-se a saturação da oxiemoglobina do sangue arterial da saturação do sangue venoso), observa-se que um *desvio à direita* da curva indica uma maior descarga de oxigênio. Ao contrário, um *desvio à esquerda* indica uma menor descarga, mas também uma carga discretamente maior de oxigênio nos pulmões.

Quando são construídas curvas de dissociação da oxiemoglobina em temperaturas diferentes, a curva desvia para a direita à medida que a temperatura aumenta. O desvio à direita da curva indica que a afinidade da hemoglobina pelo oxigênio diminui com o aumento da temperatura. Um aumento na temperatura enfraquece a ligação entre hemoglobina e oxigênio, tendo, desse modo, o mesmo efeito de uma queda de ph. Por essa razão, em temperaturas mais elevadas, mais oxigênio é descarregado para os tecidos do que quando a força da ligação é constante. Esse efeito pode aumentar de modo significativo a liberação de oxigênio aos músculos que são aquecidos durante o exercício.

Fisiologia Respiratória

Tabela 16.9 Fatores que Afetam a Afinidade da Hemoglobina pelo Oxigênio e a Posição da Curva de Dissociação da Oxiemoglobina

Fator	Afinidade	Posição da Curva	Comentários
↓ do pH	Diminuída	Desvio à direita	Denominado *efeito Bohr*; aumento da liberação de oxigênio durante a hipercapnia
↑ da temperatura	Diminuída	Desvio à direita	Aumento da descarga de oxigênio durante o exercício e a febre
↑ do 2,3-DPG	Diminuída	Desvio à direita	Aumento da descarga de oxigênio quando existe uma redução da hemoglobina total ou do conteúdo total de oxigênio; adaptação à anemia e à vida em uma altitude elevada

Efeito do 2,3-DPG Sobre o Transporte de Oxigênio

Os eritrócitos maduros não possuem núcleos ou mitocôndrias. Sem mitocôndrias, eles não podem respirar de modo aeróbio. As células que transportam oxigênio são as únicas células do corpo que não podem utilizá-lo! Por essa razão, os eritrócitos devem obter energia por meio da respiração anaeróbia da glicose. Num certo ponto da via glicolítica, ocorre uma "reação colateral" nos eritrócitos que produz um produto único, o **ácido 2,3-difosfoglicérico (2,3-DPG)**.

A oxiemoglobina inibe a enzima que produz o 2,3-DPG. Conseqüentemente, quando a concentração de oxiemoglobina diminui, a produção de 2,3-DPG aumenta. O aumento da produção de 2,3-DPG pode ocorrer quando a concentração total de hemoglobina é baixa (na anemia) ou quando a P_{O_2} é baixa (p. ex., numa altitude elevada). A ligação do 2,3-DPG com a desoxiemoglobina torna a oxiemoglobina mais estável. Por essa razão, uma maior porcentagem de oxiemoglobina será convertida em desoxiemoglobina com a descarga de seu oxigênio. Portanto, o aumento da concentração de 2,3-DPG nos eritrócitos aumenta a descarga de oxigênio (Tabela 16.9) e desvia a curva de dissociação da oxiemoglobina para a direita.

Atualmente, reconhece-se a importância do 2,3-DPG nos eritrócitos no armazenamento de sangue. Os eritrócitos que são armazenados durante algum tempo podem deixar de produzir 2,3-DPG ao perderem sua capacidade de metabolizar a glicose. Por essa razão, as técnicas modernas de armazenamento de sangue incluem a adição de substratos energéticos para a respiração e fontes de fosfatos necessários para a produção de 2,3-DPG.

Anemia

Quando a concentração sanguínea total de hemoglobina cai abaixo do normal na anemia, cada eritrócito produz quantidades maiores de 2,3-DPG. Como previamente citado, uma concentração normal de hemoglobina de 15 g por 100 mL descarrega aproximadamente 4,5 mL de O_2 por 100 mL em repouso. Quando a concentração de hemoglobina é reduzida à metade, poderia se esperar que os tecidos recebessem apenas metade da quantidade normal de oxigênio (2,25 mL de O_2 por 100 mL). Contudo, foi demonstrado que uma quantidade de até 3,3 mL de O_2 por 100 mL é descarregada aos tecidos sob essas condições. Isso ocorre em conseqüência de um aumento da produção de 2,3-DPG que provoca uma diminuição da afinidade da hemoglobina pelo oxigênio.

Hemoglobina Fetal

Os efeitos do 2,3-DPG também são importantes na transferência de oxigênio do sangue materno para o sangue fetal. Como já descrito, as moléculas de hemoglobina num adulto são compostas por duas cadeias alfa e duas cadeias beta, enquanto a hemoglobina fetal possui duas cadeias *gama* no lugar das cadeias beta (as cadeias gama diferem das cadeias beta em 37 de seus aminoácidos). A **hemoglobina do adulto** normal nas mães (**hemoglobina A**) é capaz de se ligar ao 2,3-DPG. A **hemoglobina fetal** (ou **hemoglobina F**), em contrapartida, não consegue se ligar ao 2,3-DPG e, conseqüentemente, possui maior afinidade pelo oxigênio que a hemoglobina A. Como a hemoglobina F pode ter maior porcentagem de oxiemoglobina que a hemoglobina A numa determinada P_{O_2}, o oxigênio é transferido do sangue materno para o sangue fetal quando esses dois se encontram intimamente próximos na placenta.

Defeitos Herdados da Estrutura e da Função da Hemoglobina

Um número de hemoglobinopatias (doenças causadas pela hemoglobina) é produzido por defeitos herdados (congênitos) da parte protéica da hemoglobina. Por exemplo, a **anemia falciforme** – uma doença que afeta quase que exclusivamente indivíduos da raça negra e está presente em estado recessivo em 8% a 11% da população negra norte-americana – é causada por uma forma anormal de hemoglobina denominada *hemoglobina S*. A hemoglobina S difere da hemoglobina A normal em apenas um aminoácido: a valina é substituída pelo ácido glutâmico na posição seis das cadeias beta. Essa substituição de aminoácido é causada por uma alteração de uma base na região do DNA que codifica as cadeias beta.

Sob condições de baixa P_{O_2} sanguínea, a hemoglobina S sai da solução e forma ligações cruzadas para formar um "gel paracristalino" no interior dos eritrócitos. Isso produz a forma "em foice" característica dos eritrócitos (Figura 16.36) e os torna menos flexíveis e mais frágeis. Como os eritrócitos devem ser capazes de se curvar no meio para passar através de muitos capilares estreitos, uma redução de sua flexibilidade pode fazer com que eles bloqueiem pequenos vasos sanguíneos e produzam isquemia orgânica. A menor solubilidade da hemoglobina S em soluções com P_{O_2} baixa é utilizada no diagnóstico da anemia falciforme e do traço falciforme (o estado portador, no qual a

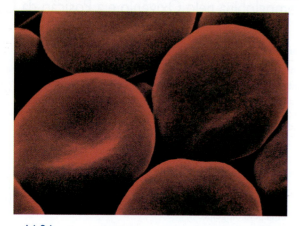
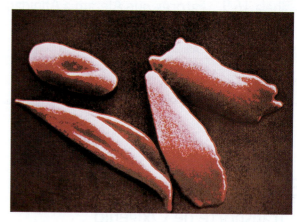

■ **Figura 16.36** **Anemia falciforme.** (*a*) Células normais. (*b*) Eritrócitos falciformes observados num microscópio eletrônico de varredura.

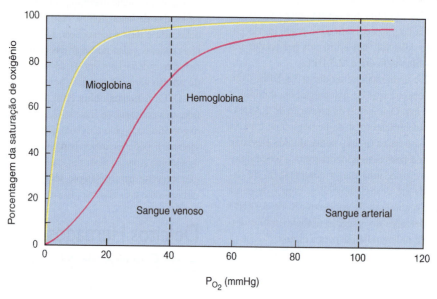

■ **Figura 16.37** **Comparação entre as curvas de dissociação da hemoglobina e da mioglobina.** A mioglobina é um pigmento que se liga ao oxigênio nos músculos esqueléticos. Na P_{O_2} do sangue venoso, a mioglobina retém quase todo o seu oxigênio, indicando que ela possui maior afinidade pelo oxigênio que a hemoglobina. Entretanto, a mioglobina libera seu oxigênio em valores muito baixos de P_{O_2} encontrados no interior das mitocôndrias.

pessoa possui os genes tanto da hemoglobina A quanto da hemoglobina S). A anemia falciforme é tratada com a droga *hidroxiuréia*, que estimula a produção de cadeias gama (características da hemoglobina F) no lugar das cadeias beta defeituosas da hemoglobina S.

A **talassemia** é outra doença da família de hemoglobinopatias encontrada predominantemente entre pessoas com ascendência mediterrânea. Na *alfa-talassemia*, há uma redução da síntese das cadeias alfa da hemoglobina, enquanto na *beta-talassemia* a síntese das cadeias beta é comprometida. Uma das compensações da talassemia é o aumento da síntese de cadeias gama, resultando na retenção de grandes quantidades de hemoglobina F (hemoglobina fetal) na vida adulta.

Demonstrou-se que alguns tipos de hemoglobinas anormais são vantajosos nos ambientes em que eles evoluíram. Por exemplo, uma pessoa portadora do traço falciforme (e que possui portanto he-

moglobina A e hemoglobina S) apresenta uma alta resistência à malária. Isso se deve ao fato do parasita causador da malária não conseguir viver em eritrócitos que contêm hemoglobina S.

Mioglobina

Como foi descrito no Capítulo 12, a **mioglobina** é um pigmento vermelho encontrado exclusivamente nas células musculares estriadas. Em particular, as células musculares esqueléticas de contração lenta e que respiram de modo aeróbio e as células musculares cardíacas são ricas em mioglobina. A mioglobina é similar à hemoglobina, mas ela possui um heme em vez de quatro. Por essa razão, ela pode se combinar apenas com uma molécula de oxigênio.

A mioglobina possui maior afinidade pelo oxigênio que a hemoglobina e, em conseqüência, a sua curva de dissociação encontra-se à esquerda da curva de dissociação da oxiemoglobina (Figura 16.37). A forma da curva de dissociação da mioglobina também é diferente da curva de dissociação da oxiemoglobina. A curva da mioglobina é retangular, indicando que o oxigênio é liberado apenas quando a P_{O_2} se torna muito baixa.

Como a P_{O_2} nas mitocôndrias é muito baixa (porque o oxigênio é incorporado na água), a mioglobina pode atuar como um "mensageiro" na transferência do oxigênio do sangue para as mitocôndrias das células musculares. A mioglobina também pode ter uma função de armazenamento de oxigênio, que é particularmente importante no coração. Durante a diástole, quando o fluxo sanguíneo coronariano é maior, a mioglobina pode estocar oxigênio. Esse oxigênio armazenado pode então ser liberado durante a sístole, quando as artérias coronárias são comprimidas e fechadas pelo miocárdio em contração.

Teste Seu Conhecimento Antes de Prosseguir

1. Utilize um gráfico para ilustrar os efeitos da P_{O_2} sobre as reações de carga e descarga.
2. Desenhe uma curva de dissociação da oxiemoglobina e indique os valores da P_{O_2} do sangue arterial e do sangue venoso sob condições de repouso. Utilize esse gráfico para mostrar as alterações da descarga que ocorrem durante o exercício.
3. Explique como as alterações do pH e da temperatura afetam o transporte de oxigênio e cite quando essas alterações ocorrem.
4. Explique como uma pessoa anêmica ou uma pessoa numa altitude elevada podem apresentar um aumento da porcentagem de descarga de oxigênio pela hemoglobina.

Transporte de Dióxido de Carbono e Equilíbrio Ácido-Básico

O dióxido de carbono é transportado no sangue principalmente sob a forma de bicarbonato (HCO_3^-), que é liberado quando o ácido carbônico se dissocia. O bicarbonato pode tamponar o H^+ e, conseqüentemente, ajuda na manutenção de um pH arterial normal. A hipoventilação aumenta a concentração de ácido carbônico no sangue, e a hiperventilação a diminui.

O dióxido de carbono é transportado no sangue sob três formas: (1) como CO_2 *dissolvido* – o dióxido de carbono é aproximadamente 21 vezes mais solúvel que o oxigênio na água, e aproximadamente um décimo do CO_2 total do sangue se encontra dissolvido no plasma; (2) como *carbaminoemoglobina* – aproximadamente um quinto do CO_2 total do sangue é transportado ligado a um aminoácido da hemoglobina (a carbaminoemoglobina não deve ser confundida com a carboxiemoglobina, a qual é a combinação da hemoglobina com o monóxido de carbono); e (3) como *bicarbonato*, que representa a maior parte do CO_2 transportado pelo sangue.

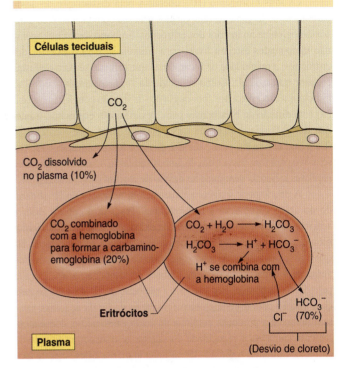

Figura 16.38 Transporte de dióxido de carbono e desvio de cloreto. O dióxido de carbono é transportado sob três formas: como CO_2 dissolvido, ligado à hemoglobina como carbaminoemoglobina, e como ácido carbônico e bicarbonato. As porcentagens indicam a proporção de CO_2 em cada uma dessas formas. Observe que, quando o bicarbonato (HCO_3^-) se difunde para o exterior dos eritrócitos, o Cl^- difunde-se para o seu interior para manter a neutralidade elétrica. Essa troca é chamada *desvio de cloreto*.

O dióxido de carbono é capaz de se combinar com a água para formar o ácido carbônico. Essa reação ocorre espontânea e lentamente no plasma, mas muito mais rapidamente no interior dos eritrócitos por causa da ação catalítica da enzima **anidrase carbônica**. Como essa enzima está confinada nos eritrócitos, a maioria do ácido carbônico é produzida nos eritrócitos e não no plasma. A P_{CO_2} elevada encontrada nos capilares teciduais facilita a formação de ácido carbônico a partir do CO_2 e da água (esse é um exemplo da *lei da ação das massas*, descrita no Capítulo 4).

$$CO_2 + H_2O \xrightarrow[P_{CO_2} \text{ alta}]{\text{anidrase carbônica}} H_2CO_3$$

Desvio de Cloreto

Como resultado da catalisação pela anidrase carbônica no interior dos eritrócitos, grandes quantidades de ácido carbônico são produzidas à medida que o sangue passa através dos capilares sanguíneos. O aumento da concentração de ácido carbônico nos eritrócitos favorece a dissociação dessas moléculas em *íons hidrogênio* (prótons que contribuem para a acidez de uma solução) e HCO_3^- (bicarbonato), como mostra a equação a seguir:

$$H_2CO_3 \rightarrow H^+ + HCO_3^-$$

Os íons hidrogênio (H⁺) liberados pela dissociação do ácido carbônico são largamente tamponados pela sua combinação com a desoxiemoglobina no interior dos eritrócitos. Embora os íons hidrogênio não tamponados estejam livres para difundir-se para o exterior dos eritrócitos, a quantidade de bicarbonato que difunde-se para o plasma é maior que a de H⁺. Como resultado do "aprisionamento" dos íons hidrogênio nos eritrócitos (por causa de sua ligação com a hemoglobina) e da difusão do bicarbonato para o exterior dos eritrócitos, o interior dos mesmos ganha uma carga positiva. Isso atrai íons cloreto (Cl⁻), que se movem para o interior dos eritrócitos enquanto o HCO₃⁻ se move para fora. Essa troca de ânions enquanto o sangue percorre os capilares teciduais denomina-se **desvio de cloreto** (Figura 16.38).

A descarga de oxigênio aumenta com a ligação do H⁺ (liberado do ácido carbônico) à hemoglobina. Trata-se do efeito Bohr e acarreta um aumento da conversão da oxiemoglobina em desoxiemoglobina. Agora, a desoxiemoglobina liga-se mais fortemente ao H⁺ que a oxiemoglobina, de modo que o ato de descarga de seu oxigênio aumenta a capacidade da hemoglobina de tamponar o H⁺ liberado pelo ácido carbônico. Por sua vez, a remoção de H⁺ da solução pela combinação com a hemoglobina (em razão da lei da ação das massas) favorece a produção contínua de ácido carbônico e, conseqüentemente, aumenta a capacidade do sangue de transportar dióxido de carbono. Portanto, o dióxido de carbono aumenta a descarga de oxigênio, e esta aumenta o transporte de dióxido de carbono.

Quando o sangue atinge os capilares pulmonares, a desoxiemoglobina converte-se em oxiemoglobina. Como esta possui uma afinidade mais fraca pelo H⁺ que a desoxiemoglobina, íons hidrogênio são liberados no interior dos eritrócitos. Isso atrai HCO₃⁻ do plasma, o qual se combina com o H⁺ para formar ácido carbônico:

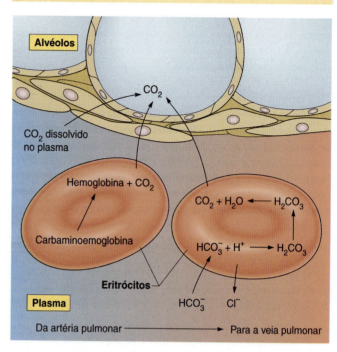

Figura 16.39 O desvio de cloreto reverso nos pulmões. O sangue libera dióxido de carbono à medida que percorre os capilares pulmonares. Ocorre um "desvio de cloreto reverso" durante esse período e o ácido carbônico transforma-se em CO₂ e H₂O. O CO₂ é eliminado no ar expirado.

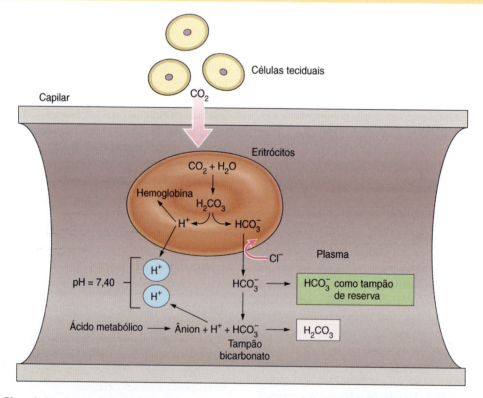

Figura 16.40 Efeito do bicarbonato sobre o pH sanguíneo. O bicarbonato liberado no plasma pelos eritrócitos tampona o H⁺ produzido pela ionização de ácidos metabólicos (ácido lático, ácidos graxos, corpos cetônicos e outros). A ligação do H⁺ à hemoglobina também promove a descarga de O₂.

$$H^+ + HCO_3^- \rightarrow H_2CO_3$$

Sob condições de P_{CO_2} mais baixa, como ocorre nos capilares pulmonares, a anidrase carbônica catalisa a conversão do ácido carbônico em dióxido de carbono e água:

$$H_2CO_3 \xrightarrow[P_{CO_2} \text{ baixa}]{\text{anidrase carbônica}} CO_2 + H_2O$$

Em resumo, o dióxido de carbono produzido pelas células é convertido em ácido carbônico nos capilares sistêmicos, sobretudo em decorrência da ação da anidrase carbônica nos eritrócitos. Com o aumento da concentração de ácido carbônico nos eritrócitos, o ácido carbônico dissocia-se em bicarbonato e H^+, acarretando o desvio de cloreto. Ocorre um *desvio de cloreto reverso* nos capilares pulmonares para converter o ácido carbônico em H_2O e CO_2, o qual é eliminado no ar expirado (Figura 16.39). A P_{CO_2} e as concentrações de ácido carbônico, de H^+ e de bicarbonato das artérias sistêmicas são portanto mantidas relativamente constantes pela ventilação normal. Isso é necessário para a manutenção do equilíbrio ácido-básico do sangue (Figura 16.40), como discutido no Capítulo 13 e na próxima seção.

Ventilação e Equilíbrio Ácido-Básico

A terminologia e os conceitos básicos relativos ao equilíbrio ácido-básico do sangue foram introduzidos no Capítulo 13. Numa breve revisão, a *acidose* refere-se a um pH arterial inferior a 7,35, e a *alcalose* refere-se a um pH arterial superior a 7,45. Existem dois componentes de cada: respiratório e metabólico. O *componente respiratório* refere-se à concentração de dióxido de carbono no sangue, medida pela P_{CO_2}. Como seu nome indica, o componente respiratório é regulado pelo sistema respiratório. Os rins controlam o *componente metabólico*, analisado no Capítulo 17.

A ventilação é normalmente ajustada para adequar-se à taxa metabólica, de modo que a P_{CO_2} permaneça dentro da faixa normal. Na **hipoventilação**, a ventilação é insuficiente para "eliminar" o dióxido de carbono e manter uma P_{CO_2} normal. De fato, a hipoventilação pode ser operacionalmente definida como uma P_{CO_2} arterial anormalmente alta. Sob essas condições, a produção de ácido carbônico é excessivamente alta e ocorre a **acidose respiratória**.

Por outro lado, na **hiperventilação**, a taxa da ventilação é superior à taxa de produção de CO_2. Conseqüentemente, a P_{CO_2} arterial diminui, de modo que há menor produção de ácido carbônico do que sob condições normais. A depleção de ácido carbônico aumenta o pH, e ocorre a **alcalose respiratória**.

Uma alteração do pH sanguíneo, produzida por alterações do componente respiratório ou do componente metabólico do equilíbrio ácido-básico, pode ser compensada parcialmente por uma alteração do outro componente. Por exemplo, uma pessoa com acidose metabólica hiperventilará, porque os glomos da aorta e carótidos são estimulados por um aumento da concentração de H^+ no sangue (queda do pH). Como conseqüência da hiperventilação, ocorre uma alcalose respiratória secundária. A pessoa ainda se encontra acidótica, mas não tanto quanto estaria se não houvesse uma compensação. Portanto, as pessoas com acidose metabólica parcialmente compensada devem apresentar um pH baixo acompanhado por uma P_{CO_2} sanguínea baixa como resultado da hiperventilação. De modo similar, a alcalose metabólica é parcialmente compensada pela retenção de ácido carbônico devido à hipoventilação (Tabela 16.10).

Indícios Para a Investigação Clínica

Lembre-se de que Harry apresentava uma P_{CO_2} arterial alta e um pH de 7,15.

O que o pH de 7,15 representa, e qual é a relação entre ele e a P_{CO_2} arterial?

O que fez com que essas condições ocorressem e como elas foram corrigidas?

Teste Seu Conhecimento Antes de Prosseguir

1. Cite as maneiras com que o dióxido de carbono é transportado pelo sangue. Utilizando equações, mostre como o ácido carbônico e o bicarbonato são formados.
2. Descreva os eventos que ocorrem no desvio de cloreto nos capilares sistêmicos. Além disso, descreva o desvio de cloreto reverso que ocorre nos capilares pulmonares.
3. Descreva as funções do bicarbonato e do ácido carbônico no sangue.
4. Descreva os efeitos da hiperventilação e da hipoventilação sobre o pH sanguíneo e explique os mecanismos envolvidos.
5. Explique por que uma pessoa com cetoacidose hiperventila. Quais são os possíveis benefícios da hiperventilação sob essas condições?

Tabela 16.10 Efeito da Função Pulmonar Sobre o Equilíbrio Ácido-Básico do Sangue

Condição	pH	P_{CO_2}	Ventilação	Causa de Compensação
Normal	7,35–7,45	39–41 mmHg	Normal	Não aplicável
Acidose respiratória	Baixo	Alta	Hipoventilação	Causa da acidose
Alcalose respiratória	Alto	Baixa	Hiperventilação	Causa da alcalose
Acidose metabólica	Baixo	Baixa	Hiperventilação	Compensação da acidose
Alcalose metabólica	Alto	Alta	Hipoventilação	Compensação da alcalose

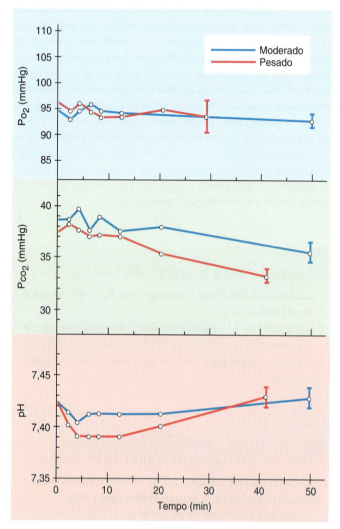

Figura 16.41 Efeito do exercício sobre os gases e o pH do sangue arterial. Observe que não ocorrem alterações consistentes ou significativas nessas medidas durante os primeiros minutos de exercício moderado e pesado e que somente a P_{CO_2} se altera (diminui) durante o exercício mais prolongado.

Efeito do Exercício e da Altitude Elevada Sobre a Função Respiratória

A concentração dos gases e o pH do sangue arterial não se alteram significativamente durante o exercício moderado porque a ventilação aumenta durante o exercício para se adequar ao metabolismo aumentado. Também ocorrem ajustes na altitude elevada, tanto no controle da ventilação como na capacidade de transportar oxigênio do sangue, para permitir a liberação adequada de oxigênio aos tecidos.

Ocorrem alterações da ventilação e da liberação de oxigênio durante o exercício e durante a aclimatação a uma altitude elevada. Essas alterações ajudam a compensar o aumento da taxa metabólica durante o exercício e a diminuição da P_{O_2} arterial em altitudes elevadas.

Ventilação Durante o Exercício

Assim que uma pessoa começa a se exercitar, a respiração torna-se mais profunda e mais rápida para produzir um volume minuto total muitas vezes superior ao seu valor em repouso. Esse aumento da ventilação, particularmente em atletas bem treinados, é finamente ajustado ao aumento simultâneo do consumo de oxigênio e à produção de dióxido de carbono pelos músculos que estão sendo exercitados. A P_{O_2}, a P_{CO_2} e o pH do sangue arterial permanecem surpreendentemente constantes durante o exercício (Figura 16.41).

É tentador supor que a ventilação aumenta durante o exercício em conseqüência do aumento da produção de CO_2 pelos músculos que estão sendo exercitados. Contudo, a ventilação e a produção de CO_2 aumentam ao mesmo tempo, de modo que as medidas da P_{CO_2} sangüínea durante o exercício não são significativamente mais elevadas que a P_{CO_2} em repouso. Portanto, o mecanismo responsável pelo aumento da ventilação durante o exercício deve ser mais complexo.

Foram propostos dois tipos de mecanismos – *neurogenéticos* e *humorais* – para explicar o aumento da ventilação que ocorre durante o exercício. Os mecanismos neurogenéticos possíveis incluem os seguintes: (1) a atividade nervosa sensitiva dos membros que estão sendo exercitados pode estimular os músculos respiratórios, seja por reflexos espinais, seja pelos centros respiratórios do tronco encefálico, e/ou (2) o estímulo do córtex cerebral pode estimular os centros do tronco encefálico a modificar a ventilação. Essas teorias neurogênicas ajudam a explicar o aumento imediato da ventilação que ocorre no início do exercício.

A ventilação rápida e profunda continua após a interrupção do exercício, sugerindo que fatores humorais (químicos) do sangue também podem estimular a ventilação durante o exercício. Como a P_{O_2}, a P_{CO_2} e o pH de amostras de sangue de indivíduos que se exercitam permanecem dentro das faixas de repouso, essas teorias humorais propõem que (1) os valores da P_{CO_2} e o pH da região dos quimiorreceptores podem ser diferentes dos valores "a jusante", onde amostras de sangue são coletadas, e/ou (2) que variações cíclicas desses valores impossíveis de ser detectadas pelas amostras de sangue podem estimular os quimiorreceptores. Evidências sugerem que tanto mecanismos neurogenéticos como humorais estão envolvidos na **hiperpnéia** (aumento do volume minuto total) do exercício. (Observe que a hiperpnéia difere da hiperventilação pelo fato da P_{CO_2} estar diminuída na hiperventilação.)

Limiar do Lactato e Treinamento de Resistência

A capacidade do sistema cardiopulmonar de liberar quantidades adequadas de oxigênio aos músculos que estão sendo exercitados no início do exercício pode ser insuficiente por causa do intervalo de tempo necessário para que ocorram os ajustes cardiovasculares adequados. Por essa razão, durante esse tempo, os músculos respiram anaerobiamente e a pessoa pode sentir uma "pontada lateral" – possivelmente devida à hipoxia do diafragma. Após serem realizados numerosos ajustes cardiovasculares e pulmonares, uma pessoa pode sentir um "segundo fôlego" quando os músculos recebem oxigênio suficiente para as suas necessidades.

Tabela 16.11 Alterações da Função Respiratória Durante o Exercício

Variável	Alteração	Comentários
Ventilação	Aumentada	No exercício moderado, a ventilação é ajustada ao aumento da taxa metabólica. Os mecanismos responsáveis pelo aumento da ventilação não são bem compreendidos
Gases sanguíneos	Sem alteração	As medições dos gases sanguíneos durante o exercício leve e moderado mostram pequenas alterações porque a ventilação aumenta para se ajustar ao aumento de consumo de oxigênio e da produção de dióxido de carbono
Liberação de oxigênio para os músculos	Aumentada	Embora o conteúdo total de oxigênio e a P_{O_2} não aumentem durante o exercício, ocorre um aumento da taxa de fluxo sanguíneo para os músculos que estão sendo exercitados
Extração de oxigênio para os músculos	Aumentada	O aumento do consumo de oxigênio reduz a P_{O_2} tecidual e diminui a afinidade da hemoglobina pelo oxigênio (em decorrência do efeito da temperatura aumentada). Como conseqüência, mais oxigênio é descarregado, de modo que o sangue venoso contenha uma menor saturação de oxiemoglobina que em repouso. Esse efeito é aumentado pelo esforço de resistência

Tabela 16.12 Gasometria em Altitudes Diferentes

Altitude	P_{O_2} Arterial (mmHg)	Saturação da Oxiemoglobina	P_{CO_2} Arterial (mmHg)
Nível do mar	90–95	96%	40
1.524 metros (5000 pés)	75–81	95%	32–33
2.286 metros (7500 pés)	69–74	92%–93%	31–33
4.572 metros (15000 pés)	48–53	86%	25
6.096 metros (20000 pés)	37–45	76%	20
7.620 metros (25000 pés)	32–39	68%	13
8.848 metros (29029 pés)	26–33	58%	9,5–13,8

Fonte: De P. H. Hackett et al., "High Altitude Medicine" in *Management of Wilderness and Environmental Emergencies.* 2ª ed. editada por Paul S. Auerbach e Edward C. Geehr. Copyright © 1989 Mosby-Yearbook. Reimpressa com permissão.

O exercício pesado contínuo pode fazer com que uma pessoa atinja o **limiar do lactato**, ou seja, a taxa máxima de consumo de oxigênio que pode ser atingida antes que o nível de ácido lático no sangue aumente em decorrência da respiração anaeróbia. Isso ocorre quando são atingidos 50% a 70% da captação máxima de oxigênio de uma pessoa. A elevação do nível de ácido lático não se deve a um mau funcionamento deficiente do sistema cardiopulmonar, mas sim às limitações aerobias dos músculos. De fato, a saturação de oxigênio da hemoglobina no sangue arterial permanece em 97%, e o sangue venoso que drena dos músculos contém oxigênio não utilizado.

Contudo, o limiar do lactato é mais elevado nos atletas treinados em resistência que em outras pessoas. Esses atletas, por causa de seu débito cardíaco maior, apresentam uma maior taxa de liberação de oxigênio para seus músculos. Como foi mencionado no Capítulo 12, o treinamento de resistência também aumenta o conteúdo de mitocôndrias e de enzimas do ciclo de Krebs nos músculos esqueléticos, permitindo que os músculos utilizem uma maior quantidade do oxigênio a eles liberado pelo sangue arterial. Os efeitos do exercício e do treinamento de resistência sobre a função respiratória são resumidos na Tabela 16.11.

Aclimatação à Altitude Elevada

Quando uma pessoa de uma região próxima do nível do mar muda para uma região significativamente mais elevada, vários ajustes da função respiratória são realizados para compensar a P_{O_2} menor da altitude elevada. Esses ajustes incluem alterações da ventilação, da afinidade da hemoglobina pelo oxigênio e da concentração total de hemoglobina.

Por exemplo, a referência da Tabela 16.12 indica que numa altitude de 2.286 metros, a P_{O_2} do sangue arterial é de 69 a 74 mmHg (comparada à pressão de 100 mmHg no nível do mar). Essa tabela também indica que a saturação da oxiemoglobina nessa altitude encontra-se entre 92% e 93% em comparação com aproximadamente 96% no nível do mar. A quantidade de oxigênio ligado à hemoglobina e, conseqüentemente, o conteúdo total de oxigênio do sangue estão diminuídos. Além disso, a velocidade com que o oxigênio pode ser liberado às células (pelo líquido tecidual derivado do plasma) após ele se dissociar da oxiemoglobina é reduzida na altitude mais elevada. Isso se deve ao fato de a concentração máxima de oxigênio que pode ser dissolvido no plasma diminuir de modo linear com a queda da P_{O_2}. Por essa razão, as pessoas podem sentir fadiga rapidamente mesmo em altitudes mais moderadas (entre 1.524 e 1.828 metros), nas quais a saturação da oxiemoglobina é apenas discretamente reduzida. Compensações feitas pelo sistema respiratório reduzem gradualmente a magnitude da fadiga causada por uma determinada quantidade de esforço em altitudes elevadas.

Alterações da Ventilação

Iniciando em altitudes baixas (p. ex., 1.500 metros), a redução da P_{O_2} arterial estimula um aumento da ventilação. Essa *resposta ventilatória hipóxica* produz hiperventilação, que reduz a P_{CO_2} arterial (Tabela 16.12) e, em conseqüência, produz uma alcalose respiratória. A elevação do pH arterial ajuda a abrandar a hiperventilação e, em poucos dias, o volume minuto total se torna estabilizado num nível 2,5 L/min mais alto que no nível do mar.

A hiperventilação na altitude elevada aumenta o volume corrente, reduzindo a contribuição proporcional de ar do espaço morto anatômico e aumentando a proporção de ar fresco que chega aos alvéolos. Isso faz com que a oxigenação do sangue seja maior que a oxigenação na ausência de hiperventilação. Contudo, a hiperventilação não aumenta a P_{O_2} acima da do ar inspirado. A P_{O_2} do sangue arterial diminui com o aumento da altitude, independentemente da ventilação. Por exemplo, nos Andes peruanos, a P_{O_2} arterial normal diminui de 100 mmHg (no nível do mar) para 45 mmHg. A carga de hemoglobina com oxigênio, portanto, é incompleta, fazendo com que a saturação da oxiemoglobina passe de 97% (no nível do mar) para 81%.

A doença da altitude aguda é comum em pessoas que chegam em altitudes superiores a 1.524 metros. Os principais sintomas da doença da altitude aguda são cefaléia, mal-estar, anorexia, náusea e sono fragmentado. A cefaléia, o sintoma mais comum, pode ser decorrência de alterações do fluxo sanguíneo cerebral. A P_{O_2} arterial baixa estimula a dilatação dos vasos sanguíneos da pia-máter, aumentando a pressão e o fluxo do sangue no interior do crânio. Contudo, a hipocapnia produzida pela hiperventilação produz vasoconstrição cerebral. A ocorrência de uma vasoconstrição ou de uma vasodilatação cerebral depende do equilíbrio entre esses dois efeitos antagônicos. O edema pulmonar, comum em altitudes superiores a 2.743 metros, pode produzir falta de ar, tosse e uma febre leve. O edema cerebral, que geralmente ocorre acima de uma altitude de 3.048 metros, pode causar confusão mental e mesmo alucinações. Os edemas pulmonares e cerebrais são potencialmente perigosos e devem ser aliviados com o retorno a altitudes mais baixas.

Afinidade da Hemoglobina por Oxigênio

No nível do mar, o sangue arterial normal descarrega apenas cerca de 22% de seu oxigênio aos tecidos em repouso. A saturação é reduzida de 97% no sangue arterial para 75% no sangue venoso. Como uma compensação parcial pela redução do conteúdo de oxigênio na altitude elevada, a afinidade da hemoglobina pelo oxigênio se reduz, de modo que maior proporção de oxigênio é descarregada. Isso ocorre porque o baixo conteúdo de oxiemoglobina dos eritrócitos estimula a produção de 2,3-DPG, que por sua vez reduz a afinidade da hemoglobina pelo oxigênio.

Portanto, a ação do 2,3-DPG para reduzir a afinidade da hemoglobina pelo oxigênio predomina sobre a ação da alcalose respiratória (causada pela hiperventilação) para aumentar a afinidade. Contudo, em altitudes muito elevadas, a situação se torna mais complexa. Num estudo, a P_{O_2} arterial muito baixa (28 mmHg) de um indivíduo no cume do monte Everest estimulou uma hiperventilação intensa, de modo que a P_{CO_2} foi reduzida para 7,5 mmHg. A alcalose respiratória resultante (nesse caso, pH arterial superior a 7,7) fez com que a curva de dissociação da oxiemoglobina desviasse para a esquerda (indicando maior afinidade da hemoglobina pelo oxigênio) apesar do efeito antagônico produzido pelo aumento da concentração de 2,3-DPG. Sugeriu-se que o aumento da afinidade da hemoglobina pelo oxigênio causada pela alcalose respiratória pode ser benéfico numa altitude elevada como essa, uma vez que ele aumenta a carga de hemoglobina com oxigênio nos pulmões.

Aumento de Hemoglobina e Produção de Eritrócitos

Em resposta à hipoxia tecidual, os rins secretam o hormônio eritropoietina (Capítulo 13). A eritropoietina estimula a medula óssea a aumentar a produção de hemoglobina e de eritrócitos. Por exemplo, nos Andes peruanos, as pessoas apresentam um aumento da concentração de hemoglobina de 15 g por 100 mL (no nível do mar) para 19,8 g por 100 mL. Embora a saturação da oxiemoglobina ainda seja inferior que no nível do mar, o conteúdo de oxigênio do sangue é na realidade maior – 22,4 mL de O_2 por 100 mL em comparação com o valor no nível do mar de aproximadamente 20 mL de O_2 por 100 mL. Esses ajustes do sistema respiratório à altitude elevada são resumidos na Tabela 16.13.

Deve ser observado que essas alterações não são puramente benéficas. A policitemia (contagem eritrocitária elevada) aumenta a viscosidade sanguínea. Hematócritos de 55% a 60% foram medidos em pessoas que vivem no Himalaia, e valores maiores foram observados quando a desidratação acompanha a policitemia. O aumento da viscosidade contribui para a hipertensão pulmonar, a qual pode produzir edema e hipertrofia ventricular, que possivelmente levam à insuficiência cardíaca.

Teste Seu Conhecimento Antes de Prosseguir

1. Descreva o efeito do exercício sobre os valores da P_{O_2}, da P_{CO_2} e do pH sanguíneos e explique como a ventilação pode ser aumentada durante o exercício.
2. Explique por que os atletas treinados em *resistência* apresentam um limiar anaeróbio superior ao da média.
3. Descreva as alterações que ocorrem no sistema respiratório durante a aclimatação à vida na altitude elevada.

Tabela 16.13 Alterações da Função Respiratória Durante a Aclimatação à Altitude Elevada

Variável	Alteração	Comentários
Pressão parcial do oxigênio	Redução	Em razão da redução da pressão atmosférica total
Pressão parcial do dióxido de carbono	Redução	Em razão da hiperventilação em resposta à baixa P_{O_2} arterial
Saturação da oxiemoglobina	Redução	Em razão do menor P_{O_2} nos capilares pulmonares
Ventilação	Aumento	Em razão do menor P_{O_2}
Hemoglobina total	Aumento	Em decorrência da estimulação pela eritropoietina; aumento da capacidade do oxigênio do sangue de compensar parcial ou totalmente a redução da pressão parcial
Afinidade da oxiemoglobina	Redução	Em razão do aumento do DPG no interior dos eritrócitos; acarreta maior porcentagem de descarga de oxigênio aos tecidos

INTERAÇÕES

Ligações Entre o Sistema Respiratório e os Outros Sistemas Orgânicos

Sistema Tegumentar
- O muco e as vibrissas nasais impedem que a poeira e outros materiais estranhos lesem as vias respiratórias ....(p. 485)

Sistema Esquelético
- Os pulmões são protegidos pela caixa torácica, e os ossos da caixa torácica servem como alavancas para a ação dos músculos respiratórios ....(p. 491)
- Os eritrócitos, necessários para o transporte de oxigênio, são produzidos na medula óssea ....(p. 371)
- O sistema respiratório fornece oxigênio a todos os órgãos, incluindo os ossos, e elimina o dióxido de carbono ......(p. 482)

Sistema Muscular
- As contrações dos músculos esqueléticos são necessárias para a ventilação ...(p. 491)
- Os músculos consomem grandes quantidades de oxigênio e produzem grandes quantidades de dióxido de carbono durante o exercício ....(p. 342)

Sistema Nervoso
- O sistema nervoso regula a freqüência e a profundidade da respiração ......(p. 502)
- Os nervos autônomos regulam o fluxo sanguíneo e, conseqüentemente, a liberação de oxigênio aos tecidos para a troca gasosa ....(p. 422)

Sistema Endócrino
- A adrenalina dilata os bronquíolos, reduzindo a resistência das vias aéreas ......(p. 228)
- A tiroxina e a adrenalina estimulam a velocidade da respiração celular ....(p. 602)

Sistema Circulatório
- O coração e as artérias liberam oxigênio dos pulmões aos tecidos corporais, e as veias transportam dióxido de carbono dos tecidos corporais aos pulmões ....(p. 366)
- Os capilares sanguíneos permitem a troca gasosa para a respiração celular nos tecidos e nos pulmões ....(p. 393)

Sistema Imunológico
- O sistema imunológico protege contra infecções que podem lesar o sistema respiratório ....(p. 448)
- Os macrófagos alveolares e a ação dos cílios das vias aéreas ajudam a proteger os pulmões contra infecções ....(p. 485)

Sistema Urinário
- Os rins regulam o volume e o equilíbrio eletrolítico do sangue ....(p. 526)
- Os rins participam com os pulmões na regulação do pH sanguíneo ......(p. 550)

Sistema Digestório
- O sistema gastrintestinal provê nutrientes que são utilizados pelas células dos pulmões e de outros órgãos ....(p. 371)
- O sistema respiratório provê oxigênio para a respiração celular da glicose e de outros nutrientes levados ao sangue através do sistema digestório ....(p. 482)

Sistema Genital
- Os pulmões provêem oxigênio para a respiração celular dos órgãos genitais e eliminam o dióxido de carbono produzido pelos mesmos ....(p. 482)
- Ocorrem alterações da respiração e da respiração celular durante a excitação sexual ....(p. 645)

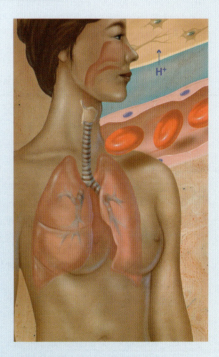

Resumo

Sistema Respiratório 482

I. Os alvéolos são minúsculos sacos aéreos com parede fina que provêem uma enorme área superficial para a difusão gasosa.
   A. A região dos pulmões onde a troca gasosa com o sangue ocorre é conhecida como zona respiratória.
   B. A traquéia, os brônquios e os bronquíolos que liberam ar à zona respiratória constituem a zona de condução.

II. A cavidade torácica é delimitada pela parede torácica e pelo diafragma.
   A. As estruturas da cavidade torácica são recobertas pelas pleuras finas e úmidas.
   B. Os pulmões são recobertos por uma pleura visceral que normalmente é comprimida contra a pleura parietal que reveste a parede torácica.
   C. O espaço potencial entre a pleura visceral e a parietal denomina-se cavidade pleural.

Aspectos Físicos da Ventilação 487

I. As pressões intrapleural e intrapulmonar variam durante a ventilação.
   A. A pressão intrapleural é sempre menor que a pressão intrapulmonar.
   B. A pressão intrapulmonar é subatmosférica durante a inspiração e maior que a pressão atmosférica durante a expiração.
   C. Alterações de pressão nos pulmões são produzidas por variações do volume pulmonar de acordo com a relação inversa entre o volume e a pressão de um gás descrita pela lei de Boyle.

II. A mecânica da ventilação é influenciada pelas propriedades físicas dos pulmões.
   A. A complacência pulmonar (facilidade com que eles se expandem) refere-se especificamente à alteração do volume pulmonar por alteração da pressão transpulmonar (diferença entre a pressão intrapulmonar e a pressão intrapleural).
   B. A elasticidade pulmonar refere-se à tendência dos pulmões de retrair-se após a distensão.
   C. A tensão superficial do líquido nos alvéolos exerce uma força direcionada para o interior, que atua para resistir contra a distensão.

III. Em primeira análise, parece que a tensão superficial dos alvéolos cria uma pressão que faz com que os alvéolos menores colapsem e drenem seu ar para os alvéolos maiores.
   A. Isso ocorre porque a pressão causada por uma determinada quantidade de tensão superficial deve ser maior nos alvéolos menores que nos maiores, como é descrito pela lei de Laplace.
   B. Contudo, a tensão superficial normalmente não provoca colapso dos alvéolos, pois o surfactante pulmonar (uma combinação de fosfolipídios e proteínas) a reduz suficientemente.
   C. Na doença da membrana hialina, os pulmões de neonatos prematuros colapsam por causa de uma falta de surfactante.

Mecânica da Respiração 490

I. A inspiração e a expiração são obtidas por meio da contração e do relaxamento de músculos estriados.
   A. Durante a inspiração tranquila, o diafragma e os músculos intercostais externos se contraem e, conseqüentemente, aumentam o volume torácico.
   B. Durante a expiração tranquila, esses músculos relaxam e a retração elástica dos pulmões e do tórax produz uma redução do volume torácico.
   C. A inspiração e a expiração forçada são auxiliadas pela contração dos músculos respiratórios acessórios.

II. A espirometria ajuda no diagnóstico de vários distúrbios respiratórios.
   A. Em doenças restritivas (como a fibrose pulmonar), a medida da capacidade vital é reduzida para abaixo da normal.
   B. Em doenças obstrutivas (como a asma e bronquite), o volume expiratório forçado é reduzido para abaixo do normal por causa do aumento da resistência das vias aéreas ao fluxo de ar.

III. A asma é decorrente da broncoconstrição. A bronquite e o enfisema crônicos são em geral denominados coletivamente como doença pulmonar obstrutiva crônica.

Troca Gasosa nos Pulmões 496

I. Segundo a lei de Dalton, a pressão total de uma mistura gasosa é igual à soma das pressões que cada gás da mistura exerceria independentemente.
   A. A pressão parcial de um gás de uma mistura gasosa seca é igual à pressão total multiplicada pela porcentagem do gás na mistura.
   B. Como a pressão total de uma mistura gasosa diminui em altitudes acima do nível do mar, as pressões parciais dos gases constituintes também diminuem com a altitude.
   C. Quando a pressão parcial de um gás de uma mistura gasosa úmida é calculada, a pressão do vapor d'água deve ser levada em consideração.

II. Segundo a lei de Henry, a quantidade de um gás que pode ser dissolvido num líquido é diretamente proporcional à pressão parcial desse gás em contato com o líquido.
   A. As concentrações de oxigênio e de dióxido de carbono dissolvidos no plasma são proporcionais a uma corrente elétrica gerada por eletrodos especiais que reagem com esses gases.
   B. O sangue arterial normal possui uma P_{O_2} de 100 mmHg, indicando uma concentração de oxigênio dissolvido de 0,3 mL por 100 mL de sangue. O oxigênio contido nos eritrócitos (aproximadamete 19,7 mL por 100 mL de sangue) não afeta a medida da P_{O_2}.

III. As medidas da P_{O_2} e da P_{CO_2} do sangue arterial provêm informações sobre a função pulmonar.

IV. Além da própria ventilação dos pulmões, o fluxo sanguíneo (perfusão) nos pulmões deve ser adequado e ajustado ao fluxo do ar (ventilação) para que ocorra uma troca gasosa adequada.

V. Pressões parciais dos gases no sangue anormalmente altas podem causar vários distúrbios, incluindo a intoxicação pelo oxigênio, a narcose pelo nitrogênio e a doença da descompressão.

Regulação da Respiração 502

I. O centro da ritmicidade do bulbo controla diretamente os músculos da respiração.
   A. A atividade dos neurônios inspiratórios e expiratórios varia de

Fisiologia Respiratória

um modo recíproco para produzir um ciclo respiratório automático.
B. A atividade do bulbo é influenciada pelos centros apnêustico e pneumotáxico da ponte, assim como por informações de retroalimentação sensitiva.
C. A respiração consciente envolve o controle direto pelo córtex cerebral, por meio dos tratos corticospinais.

II. A respiração é afetada pelos quimiorreceptores sensíveis à P_{CO_2}, ao pH e à P_{O_2} do sangue.
A. A P_{CO_2} do sangue e as conseqüentes alterações do pH são geralmente de maior importância que a P_{O_2} sanguínea na regulação da respiração.
B. Os quimiorreceptores centrais do bulbo são sensíveis a alterações da P_{CO_2} sanguínea por causa das alterações resultantes do pH do líquido cerebrospinal.
C. Os quimiorreceptores periféricos dos glomos para-aórticos e carótidos são sensíveis a alterações da P_{CO_2} sanguínea indiretamente, por causa das conseqüentes alterações do pH sanguíneo.

III. A redução da P_{O_2} sanguínea estimula diretamente a respiração quando a P_{O_2} sanguínea for inferior a 50 mmHg. Uma queda da P_{O_2} também estimula indiretamente a respiração, ao tornar os quimiorreceptores mais sensíveis às alterações da P_{CO_2} e do pH.

IV. Em volumes correntes de 1 L ou mais, a inspiração é inibida pelos receptores pulmonares de distensão (o reflexo de Hering-Breuer). Um reflexo similar pode atuar para inibir a expiração.

Hemoglobina e Transporte de Oxigênio 506

I. A hemoglobina é composta por duas cadeias polipeptídicas alfa e por duas cadeias polipeptídicas beta e quatro grupos heme, cada um contendo um átomo de ferro central.
A. Quando o ferro se encontra na forma reduzida e não está ligado ao oxigênio, a hemoglobina é denominada desoxiemoglobina ou hemoglobina reduzida. Quando ele está ligado ao oxigênio, ela é denominada oxiemoglobina.
B. Quando o ferro está ligado ao monóxido de carbono, a hemoglobina é denominada carboxiemoglobina. Quando o ferro se encontra num estado oxidado e é incapaz de transportar qualquer gás, a hemoglobina é denominada metaemoglobina.
C. A desoxiemoglobina se combina com o oxigênio nos pulmões (a reação de carga) e cinde suas ligações com o oxigênio nos capilares teciduais (a reação de descarga). A magnitude de cada reação é determinada pela P_{O_2} e pela afinidade da hemoglobina pelo oxigênio.

II. Um gráfico de porcentagem de saturação da oxiemoglobina em diferentes valores de P_{O_2} é denominado curva de dissociação da oxiemoglobina.
A. Em repouso, a diferença entre a saturação da oxiemoglobina do sangue arterial e a do sangue venoso indica que aproximadamente 22% da oxiemoglobina descarrega oxigênio para os tecidos.
B. Durante o exercício, a P_{O_2} venosa e a saturação da oxiemoglobina diminuem, indicando que maior porcentagem da oxiemoglobina descarregou o oxigênio para os tecidos.

III. O pH e a temperatura do sangue influenciam a afinidade da hemoglobina pelo oxigênio e, conseqüentemente, a magnitude da carga e da descarga.
A. Uma queda do pH reduz a afinidade da hemoglobina pelo oxigênio e uma elevação do pH a aumenta. Isso é denominado efeito Bohr.
B. Um aumento da temperatura reduz a afinidade da hemoglobina pelo oxigênio.
C. Quando a afinidade diminui, a curva de dissociação da oxiemoglobina desvia para a direita. Isso indica maior porcentagem de descarga de oxigênio para os tecidos.

IV. A afinidade da hemoglobina pelo oxigênio também é reduzida por uma molécula orgânica dos eritrócitos denominada ácido 2,3-difosfoglicérico (2,3-DPG).
A. Como a oxiemoglobina inibe a produção de 2,3-DPG, a concentração de 2,3-DPG é maior quando uma anemia ou uma P_{O_2} baixa (como na altitude elevada) causam uma redução da oxiemoglobina.
B. Quando uma pessoa é anêmica, a menor concentração de hemoglobina é parcialmente compensada porque uma maior porcentagem de oxiemoglobina descarregará seu oxigênio em conseqüência do efeito do 2,3-DPG.
C. A hemoglobina fetal não consegue se ligar ao 2,3-DPG e, conseqüentemente, ela possui uma maior afinidade pelo oxigênio que a hemoglobina materna. Isso facilita a transferência de oxigênio para o feto.

V. Defeitos herdados da composição de aminoácidos da hemoglobina são responsáveis por doenças como a anemia falciforme e a talassemia.

VI. Os músculos estriados contêm mioglobina, um pigmento relacionado à hemoglobina que pode se combinar com o oxigênio e liberá-lo às mitocôndrias da célula muscular em P_{O_2} baixas.

Transporte de Dióxido de Carbono e Equilíbrio Ácido-Básico 513

I. Os eritrócitos contêm uma enzima denominada anidrase carbônica que catalisa a reação reversível em que o dióxido de carbono e a água são utilizados para formar ácido carbônico.
A. Essa reação é favorecida pela P_{CO_2} alta dos capilares teciduais e, como conseqüência, o dióxido de carbono produzido pelos tecidos é convertido em acido carbônico nos eritrócitos.
B. A seguir, o ácido carbônico ioniza-se para formar H^+ e HCO_3^- (bicarbonato).
C. Uma vez que grande parte do H^+ é tamponada pela hemoglobina, mas mais bicarbonato se encontra livre para difundir-se para o exterior, é estabelecido um gradiente elétrico que drena Cl^- para o interior dos eritrócitos. Isso denomina-se desvio de cloreto.
D. Um desvio de cloreto reverso ocorre nos pulmões. Nesse processo, a P_{CO_2} baixa favorece a conversão do ácido carbônico em dióxido de carbono, que pode ser expirado.

II. Ajustando a concentração de dióxido de carbono no sangue e, conseqüentemente, a concentração de ácido carbônico, o processo de ventilação ajuda a manter um equilíbrio ácido-básico adequado do sangue.
A. O pH normal do sangue arterial é 7,40. Um pH abaixo de 7,35 é denominado acidose; e um pH acima de 7,45 é chamado de alcalose.

B. A hiperventilação produz alcalose respiratória e a hipoventilação produz acidose respiratória.
C. A acidose metabólica estimula a hiperventilação, a qual pode produzir uma alcalose respiratória como compensação parcial.

Efeito do Exercício e da Altitude Elevada Sobre a Função Respiratória   515

I. Durante o exercício, ocorre um aumento da ventilação (ou hiperpnéia), que é ajustado ao aumento da taxa metabólica de modo que a P_{CO_2} do sangue arterial permaneça normal.

A. Essa hiperpnéia pode ser causada por informações proprioceptivas, estímulos cerebrais e/ou alterações da P_{CO_2} e do pH arteriais.
B. Durante o exercício pesado, o limiar anaeróbio pode ser atingido a aproximadamente 55% da captação máxima de oxigênio. Nesse ponto, o ácido lático é liberado pelos músculos na corrente sanguínea.
C. O treinamento de resistência permite que os músculos utilizem oxigênio de modo mais eficaz, assim, níveis maiores de exercício podem ser realizados antes que o limiar anaeróbio seja atingido.

II. A aclimatação a uma altitude elevada envolve alterações que ajudam a liberar oxigênio de modo mais eficaz para os tecidos, apesar da P_{O_2} arterial reduzida.

A. A hiperventilação ocorre em resposta à P_{O_2} baixa.
B. Os eritrócitos produzem mais 2,3-DPG, que diminui a afinidade da hemoglobina pelo oxigênio e aumenta a reação de descarga.
C. Os rins produzem o hormônio eritropoietina, que estimula a medula óssea a aumentar a produção de eritrócitos, de modo que mais oxigênio pode ser transportado pelo sangue em determinados valores de P_{O_2}.

Atividades de Revisão
Teste Seu Conhecimento de Termos e Fatos

1. Qual das afirmativas a seguir sobre a pressão intrapulmonar e a pressão intrapleural é *verdadeira*?
   a. A pressão intrapulmonar sempre é subatmosférica.
   b. A pressão intrapleural sempre é maior que a pressão intrapulmonar.
   c. A pressão intrapulmonar é maior que a pressão intrapleural.
   d. A pressão intrapleural é igual à pressão atmosférica.

2. Quando a pressão transpulmonar é igual a zero,
   a. provavelmente ocorreu um pneumotórax.
   b. os pulmões não conseguem inflar.
   c. a retração elástica faz com que os pulmões colapsem.
   d. Todas as afirmativas acima são corretas.

3. A quantidade máxima de ar que pode ser expirado após uma inspiração máxima é
   a. o volume corrente.
   b. o volume expiratório forçado.
   c. a capacidade vital.
   d. a taxa de fluxo expiratório máximo.

4. Quando existe uma deficiência de eritrócitos no sangue mas os pulmões funcionam normalmente,
   a. a P_{O_2} arterial deve ser normal.
   b. o conteúdo de oxigênio do sangue arterial deve ser normal.
   c. Tanto *a* como *b* são verdadeiras.
   d. Nem *a* nem *b* são verdadeiras.

5. Quando uma pessoa mergulha com equipamento a uma profundidade de 20 metros, qual das afirmativas a seguir é *falsa*?
   a. A P_{O_2} arterial deve ser três vezes superior à normal.
   b. O conteúdo de oxigênio do plasma deve ser três vezes superior ao normal.
   c. O conteúdo de oxigênio do sangue total deve ser três vezes superior ao normal.

6. Qual dos itens a seguir deve ser o mais afetado por uma diminuição da afinidade da hemoglobina pelo oxigênio?
   a. P_{O_2} arterial
   b. Saturação da oxiemoglobina arterial
   c. Saturação da oxiemoglobina venosa
   d. P_{CO_2} arterial

7. Quando uma pessoa com função pulmonar normal hiperventila por alguns segundos, ocorre
   a. aumento significativo da P_{O_2} arterial.
   b. diminuição significativa da P_{CO_2} arterial.
   c. aumento significativo da saturação da oxiemoglobina arterial.
   d. diminuição significativa do pH arterial.

8. A eritropoietina é produzida
   a. pelos rins.
   b. pelo fígado.
   c. pelos pulmões.
   d. pela medula óssea.

9. A afinidade da hemoglobina pelo oxigênio diminui sob condições de
   a. acidose.
   b. febre.
   c. anemia.
   d. aclimatação à altitude elevada.
   e. Todas as alternativas acima.

10. A maior parte do dióxido de carbono do sangue é transportada sob a forma de
    a. CO_2 dissolvido.
    b. carbaminoemoglobina.
    c. bicarbonato.
    d. carboxiemoglobina.

11. A concentração de bicarbonato do sangue diminui durante a
    a. acidose metabólica.
    b. acidose respiratória.
    c. alcalose metabólica.
    d. alcalose respiratória.

12. Os quimiorreceptores do bulbo são diretamente estimulados
    a. pelo CO_2 do sangue.
    b. pelo H^+ do sangue.
    c. pelo H^+ do líquido cerebrospinal que é derivado do CO_2 sanguíneo.
    d. pela diminuição do P_{O_2} arterial.

13. O controle rítmico da respiração é produzido pela atividade de neurônios inspiratórios e expiratórios
    a. do bulbo.
    b. do centro apnêustico da ponte.
    c. do centro pneumotáxico da ponte.
    d. do córtex cerebral.

14. Qual das seguintes alterações ocorre durante a hipoxemia?
    a. Aumento da ventilação.
    b. Aumento da produção de 2,3-DPG.
    c. Aumento da produção de eritropoietina.
    d. Todas as alternativas acima.

Fisiologia Respiratória

15. Durante o exercício, qual das afirmativas a seguir é *verdadeira*?
    a. A saturação da oxiemoglobina arterial diminui.
    b. A saturação da oxiemoglobina venosa diminui.
    c. O aumento da P_{CO_2} arterial é mensurável.
    d. A diminuição do pH arterial é mensurável.

16. Todas as substâncias a seguir podem se ligar à hemoglobina, *exceto*
    a. HCO_3^-.
    b. O_2.
    c. H^+.
    d. CO_2.

17. Qual das afirmativas a seguir a respeito da pressão parcial do dióxido de carbono é *verdadeira*?
    a. Ela é maior nos alvéolos que nas artérias pulmonares.
    b. Ela é maior nas artérias sistêmicas que nos tecidos.
    c. Ela é maior nas veias sistêmicas que nas artérias sistêmicas.
    d. Ela é maior nas veias pulmonares que nas artérias pulmonares.

Teste Seu Conhecimento de Conceitos e Princípios

1. Utilizando um fluxograma para mostrar causa e efeito, explique como a contração do diafragma produz a inspiração.

2. Imagens radiográficas mostram que a caixa torácica de uma pessoa com pneumotórax é expandida e que as costelas são afastadas. Explique por que isso ocorre.

3. Utilizando um fluxograma, explique como um aumento da P_{CO_2} sanguínea estimula a respiração. Inclua tanto os quimiorreceptores centrais como os periféricos em sua resposta.

4. Explique por que uma pessoa com cetoacidose pode hiperventilar. Qual o benefício que a hiperventilação pode prover? Além disso, explique por que essa hiperventilação pode ser interrompida com uma infusão intravenosa de líquido contendo bicarbonato.

5. Quais são as medidas sanguíneas que podem ser realizadas para se detectar (a) a anemia, (b) a intoxicação por monóxido de carbono e (c) a má função pulmonar?

6. Explique como medidas da P_{CO_2}, do bicarbonato e do pH sanguíneos são afetadas pela hipoventilação e pela hiperventilação.

7. Descreva as alterações da ventilação que ocorrem durante o exercício. Como essas alterações são produzidas e como elas afetam as concentrações dos gases e o pH do sangue arterial?

8. Como um aumento do conteúdo de 2,3-DPG dos eritrócitos afeta a P_{O_2} do sangue venoso? Explique sua resposta.

9. Explique os mecanismos que produzem alterações da ventilação numa altitude elevada. Por que essas alterações são benéficas? Sob quais condições elas podem ser prejudiciais? Quais são os outros fatores que atuam numa altitude elevada para aumentar a liberação de oxigênio aos tecidos?

10. Compare a asma e o enfisema em termos de suas características e os efeitos que exercem sobre as provas da função pulmonar.

11. Explique os mecanismos envolvidos na inspiração tranquila, na inspiração forçada, na expiração tranquila e na expiração forçada. Quais são os músculos envolvidos em cada caso?

12. Descreva a formação, a composição e a função do surfactante pulmonar. O que ocorre quando o surfactante está ausente? Como essa condição é tratada?

Teste Sua Capacidade de Análise e Aplique Seu Conhecimento

1. A natureza dos sons produzidos pela percussão (tapotagem) do tórax de um paciente pode fornecer informações ao médico sobre a condição dos órgãos da cavidade torácica. Os pulmões saudáveis e cheios de ar ressoam ou soam como órgãos ocos. Como você acha que os pulmões de uma pessoa com enfisema devem soar em comparação com pulmões saudáveis? Que tipo de sons devem ser produzidos por um pulmão colapsado ou por um pulmão parcialmente cheio de líquido?

2. Explique a razão pela qual a primeira respiração de um neonato saudável é mais difícil que as respirações subseqüentes e por que os neonatos prematuros freqüentemente necessitam de assistência respiratória (ventilação mecânica) para manter seus pulmões insuflados. De que outras maneiras essa condição é tratada?

3. A nicotina da fumaça do cigarro provoca um acúmulo de muco e paralisa os cílios que revestem o sistema respiratório. Como essas condições podem afetar as provas da função pulmonar? Quando o tabagismo leva ao enfisema, quais são as alterações das provas da função pulmonar?

4. A intoxicação por monóxido de carbono devido à inalação de fumaça ou em tentativas de suicídio é a causa mais comum de morte devido à intoxicação nos Estados Unidos. Como a intoxicação por monóxido de carbono afeta a cor de uma pessoa, sobretudo das membranas mucosas? Como ela afeta a concentração de hemoglobina, o hematócrito e a saturação da oxiemoglobina? Como a intoxicação crônica por monóxido de carbono afeta o conteúdo de 2,3-DPG dos eritrócitos de uma pessoa?

5. Após dirigir do nível do mar ao cume de uma serra, você sai do carro e sente tontura. O que você supõe ser a causa da sua tontura? Como isso é benéfico e também prejudicial? O que pode eventualmente ocorrer para ajudar a reduzir a causa da tontura?

Sites Relacionados

Visite o site www.mhhe.com/fox para obter *links* de fontes relacionadas à Fisiologia Respiratória. Esses *links* são monitorizados para garantir que os URLs (URL, *Uniform Resource Locator*) sejam atualizados de acordo com a necessidade. Os exemplos de sites que você encontrará incluem:

Partnership for a Drug-Free America
Joint Center for Sickle Cell and Thalassemic Disorders
Mayo Clinic Health Oasis (second-hand smoke)

17 Fisiologia Renal

Objetivos
Após estudar este capítulo, você deverá ser capaz de . . .

1. Descrever as diferentes regiões dos túbulos renais e a localização dos túbulos no rim.
2. Descrever as relações estruturais e funcionais entre os túbulos renais e seus vasos sanguíneos associados.
3. Descrever a composição do ultrafiltrado glomerular e explicar como ele é produzido.
4. Explicar como o túbulo contornado proximal reabsorve sal e água.
5. Descrever o transporte ativo e a osmose na alça de Henle e explicar como esses processos produzem um sistema multiplicador de contracorrente.
6. Explicar como os vasos retos atuam na troca de contracorrente.
7. Descrever o papel do hormônio antidiurético (ADH) na regulação do volume urinário final.
8. Descrever os mecanismos da reabsorção de glicose e definir os termos *transporte máximo* e *limiar plasmático renal*.
9. Definir o termo *clearance plasmático renal* e explicar por que o clearance de inulina é igual à taxa de filtração glomerular.
10. Explicar como o clearance de diferentes moléculas é determinado e como os processos de reabsorção e de secreção afetam a medida do clearance.
11. Descrever os mecanismos da reabsorção do Na^+ no túbulo distal e explicar por que essa reabsorção ocorre em conjunto com a secreção de K^+.
12. Descrever os efeitos da aldosterona sobre a porção cortical do túbulo coletor e explicar como a secreção da aldosterona é regulada.
13. Explicar como a ativação do sistema renina-angiotensina provoca a estimulação da secreção da aldosterona.
14. Explicar como a interação entre as concentrações plasmáticas de K^+ e de H^+ afeta a secreção tubular desses íons.
15. Descrever o papel dos rins na regulação do equilíbrio ácido-básico.
16. Descrever os diferentes mecanismos por intermédio dos quais substâncias podem atuar como diuréticos e explicar por que alguns diuréticos causam uma perda excessiva de K^+.

Refresque Sua Memória

Antes de começar este capítulo, revise os seguintes conceitos dos capítulos anteriores:

- Difusão e Osmose 128
- Transporte Mediado por Carreadores (Transportadores) 134
- Transporte de Dióxido de Carbono e Equilíbrio Ácido-Básico 513

Sumário do Capítulo

Estrutura e Função dos Rins 526
Estrutura Macroscópica do Sistema Urinário 526
  Reflexo da Micção 528
Estrutura Microscópica do Rim 528
  Vasos Sanguíneos Renais 528
  Túbulos Renais 528

Filtração Glomerular 531
Ultrafiltrado Glomerular 532
Regulação da Taxa de Filtração Glomerular 532
  Efeitos Nervosos Simpáticos 533
  Auto-Regulação Renal 533

Reabsorção de Sal e Água 534
Reabsorção no Túbulo Contornado Proximal 535
  Transporte Ativo e Passivo 535
  Importância da Reabsorção Tubular Proximal 535
Sistema Multiplicador de Contracorrente 536
  Ramo Ascendente da Alça de Henle 536
  Ramo Descendente da Alça de Henle 536
  Multiplicação por Contracorrente 538
  Vasos Retos 538
  Efeitos da Uréia 538
Túbulo Coletor: Efeito do Hormônio Antidiurético (ADH) 539

***Clearance* Plasmático Renal** 541
Clearance Renal da Inulina: Medição da TFG 542
  Cálculo do Clearance 544
  Clearance da Uréia 544
Clearance do Ácido Para-Amino-Hipúrico (PAH): Medição do Fluxo Sanguíneo Renal 545

Reabsorção de Glicose 546
  Glicosúria 546

Controle Renal do Equilíbrio Eletrolítico e Ácido-básico 546
Função da Aldosterona no Equilíbrio Na^+/K^+ 546
  Reabsorção de Sódio 546
  Secreção de Potássio 547
Controle da Secreção de Aldosterona 547
  Aparelho Justaglomerular 547
  Regulação da Secreção de Renina 548
  Função da Mácula Densa 548
  Peptídio Natriurético Atrial 548
Relação Entre Na^+, K^+ e H^+ 549
Regulação Ácido-básica Renal 550
  Reabsorção do Bicarbonato no Túbulo Proximal 550
  Tampões Urinários 551

Aplicações Clínicas 552
Uso de Diuréticos 552
Provas da Função Renal e Doenças Renais 554
  Insuficiência Renal Aguda 554
  Glomerulonefrite 554
  Insuficiência Renal 554

Interações 555

Resumo 556
Atividades de Revisão 557
Sites Relacionados 559

Investigação Clínica

Emily, uma estudante do ensino médio, procura seu médico de família com queixa de dor na região lombar, entre a décima-segunda costela e as vértebras lombares. A sua urina apresenta uma coloração marcante, e a urinálise revela a presença de hematúria (sangue na urina). Contudo, ela não se queixa de dor à micção. O médico fica aliviado ao observar que a urina de Emily apresenta apenas uma quantidade mínima de proteínas. Exames e testes adicionais mostram que ela apresenta uma oligúria (redução da produção de urina) discreta, algum edema e um aumento da concentração plasmática de creatinina.

Emily informa ao médico que ainda compete com sua equipe de corrida *cross-country*, apesar da inflamação de garganta que persiste há quase um mês. Uma cultura da parte oral da faringe revela que ela apresenta uma infecção estreptocócica. Antibióticos e hidroclorotiazida lhe foram prescritos e, em poucas semanas, os sintomas desapareceram.

O que foi responsável pelos sintomas de Emily e por que eles desapareceram com esse tratamento?

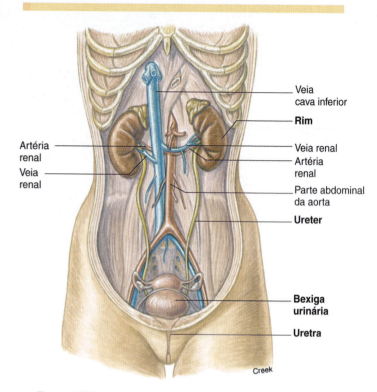

Figura 17.1 Órgãos do sistema urinário. A ilustração apresenta o sistema urinário feminino. O sistema urinário masculino é o mesmo, excetuando-se o fato de a uretra passar atráves do pênis.

Estrutura e Função dos Rins

Cada rim contém muitos túbulos minúsculos que desembocam numa cavidade drenada pelo ureter. Cada um dos túbulos recebe o filtrado sanguíneo de um leito capilar denominado glomérulo. O filtrado é similar ao líquido intersticial, mas ele é modificado à medida que passa através das diferentes regiões do túbulo até se transformar em urina. Os túbulos e os vasos sanguíneos associados formam as unidades funcionais dos rins, conhecidas como néfrons.

A principal função dos rins é a regulação do líquido extracelular (plasma e líquido intersticial) do corpo. Isso é conseguido por meio da formação da urina, que é um filtrado modificado do plasma. No processo de formação da urina, os rins regulam (1) o volume do plasma sanguíneo (e, conseqüentemente, contribuem significativamente para a regulação da pressão arterial); (2) a concentração de produtos da degradação metabólica no sangue; (3) a concentração de eletrólitos (Na^+, K^+, HCO_3^- e outros íons) no plasma; e (4) o pH plasmático. Para compreendermos como os rins realizam essas funções, é necessário um conhecimento da estrutura renal.

Estrutura Macroscópica do Sistema Urinário

Os dois **rins** localizam-se ao lado da coluna vertebral, abaixo do diafragma e do fígado. Cada rim adulto pesa aproximadamente 160 g, possui um comprimento cerca de 11 cm e uma largura de 5-7 cm – aproximadamente do tamanho de um punho. A urina produzida nos rins é drenada para o interior de uma cavidade denominada *pelve renal* e, a seguir, é canalizada de ambos os rins através de longos ductos – os **ureteres** – até a **bexiga urinária** (Figura 17.1).

Um corte coronal do rim mostra duas regiões distintas (Figura 17.2). O *córtex* externo é castanho-avermelhado e com aspecto granuloso por causa de seus muitos capilares. A região mais profunda, ou *medula*, é mais clara, e a presença de túbulos e vasos sanguíneos microscópicos lhe conferem um aspecto listrado. A medula é composta de oito a quinze *pirâmides renais* cônicas separadas por *colunas renais*.

Os **cálculos renais** são compostos de cristais e proteínas que crescem até se desprenderem e passarem para o interior do sistema de coleta de urina. Geralmente, os cálculos pequenos passam desapercebidos, mas cálculos grandes podem obstruir o fluxo urinário. Quando um cálculo se desprende e passa para o ureter, ele produz uma sensação crescente de dor. A dor, em geral, torna-se tão intensa que o paciente necessita de drogas narcóticas. A maioria dos cálculos renais contém cristais de oxalato de cálcio, mas eles também podem ser compostos por cristais de fosfato de cálcio, ácido úrico ou cistina. Essas substâncias normalmente estão presentes na urina num estado supersaturado, a partir do qual elas podem cristalizar por várias razões. Os cálculos podem ser removidos cirurgicamente, ou podem ser fragmentados através de um procedimento não-invasivo denominado *litotripsia por ondas de choque*.

Fisiologia Renal 527

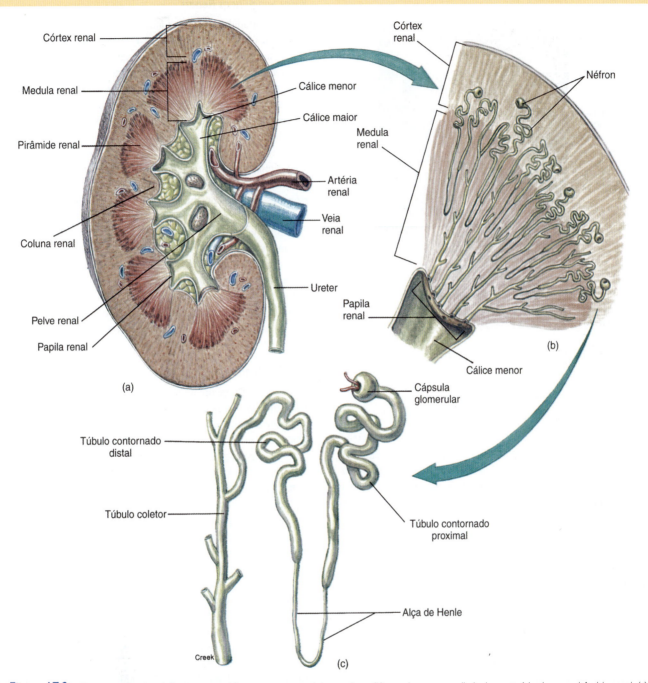

Figura 17.2 Estrutura do rim. A figura mostra (a) um corte coronal de um rim e (b) uma imagem ampliada do conteúdo de uma pirâmide renal. (c) Um túbulo renal, cujo tamanho real é microscópico, é mostrado isolado.

A cavidade do rim é dividida em várias porções. Cada pirâmide projeta-se no interior de uma pequena depressão denominada *cálice menor*. Vários cálices menores se unem para formar um *cálice maior*. A seguir, os cálices maiores unem-se para formar a *pelve renal* em forma de funil. A pelve renal coleta a urina dos cálices e a transporta para os ureteres e estes para a bexiga urinária (Figura 17.3).

A **bexiga urinária** é um saco de armazenamento de urina, e a quantidade de urina nela contida determina sua forma. Uma bexiga urinária vazia possui forma piramidal. Quando ela enche, a bexiga urinária torna-se ovóide e projeta-se para cima, no interior da cavidade abdominal. A bexiga urinária é drenada inferiormente pela **uretra** tubular. Nas mulheres, a uretra possui 4 cm de comprimento e se abre num espaço entre os lábios menores (ver o Capítulo 20). Nos homens, ela possui aproximadamente 20 cm e abre-se na ponta do pênis, podendo descarregar urina ou sêmen.

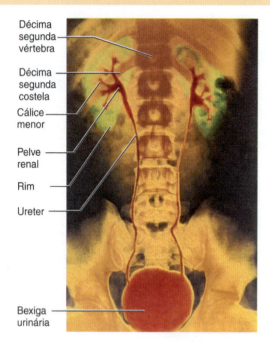

Figura 17.3 Radiografia colorizada do sistema urinário. Nesta fotografia, os tons de cinza são cores designadas. Os cálices, as pelves renais, os ureteres e a bexiga urinária são visíveis.

Reflexo da Micção

Dois esfíncteres musculares circundam a uretra. O esfíncter superior, composto por músculo liso, denomina-se *esfíncter interno da uretra*. O esfíncter inferior, composto por músculo esquelético voluntário, é denominado *esfíncter externo da uretra*. As ações desses esfíncteres são reguladas no processo da **micção**.

A micção é controlada por um centro reflexo localizado no segundo, terceiro e quarto níveis sacrais da medula espinal. O enchimento da bexiga urinária ativa receptores de estiramento que enviam impulsos ao centro da micção. Como consequência, neurônios parassimpáticos são ativados, produzindo contrações rítmicas do músculo detrusor da bexiga urinária e o relaxamento do esfíncter interno da uretra. Nesse ponto, uma sensação de urgência é percebida pelo encéfalo, mas ainda existe um controle voluntário sobre o esfíncter externo da uretra. Quando a micção é permitida voluntariamente, tratos motores descendentes ao centro da micção inibem fibras somáticas motoras que inervam o esfíncter externo da uretra. Esse músculo então relaxa, e a urina é expelida. A capacidade de inibir voluntariamente a micção geralmente se desenvolve em torno dos dois ou três anos de idade.

Estrutura Microscópica do Rim

O **néfron** é a unidade funcional do rim responsável pela formação de urina. Cada rim contém mais de um milhão de néfrons. Um néfron é constituído por pequenos túbulos e pequenos vasos sanguíneos associados. O líquido formado pela filtração capilar entra nos túbulos e, posteriormente, é modificado por processos de transporte. O líquido resultante que deixa os túbulos é a urina.

Vasos Sanguíneos Renais

O sangue arterial entra no rim através da *artéria renal*, que se divide em *artérias interlobares* (Figura 17.4) que passam entre as pirâmides, através das colunas renais. As artérias interlobares dividem-se em *artérias arqueadas* na transição entre o córtex e a medula. Muitas *artérias interlobulares* irradiam-se das artérias arqueadas, se distribuem no interior do córtex e subdividem-se em numerosas **arteríolas aferentes** (Figura 17.5), as quais são microscópicas. As arteríolas aferentes liberam sangue para os **glomérulos** – redes capilares que produzem um filtrado sanguíneo que entra nos túbulos urinários. O sangue remanescente de um glomérulo o deixa através de uma **arteríola eferente**, que drena o sangue para o interior de uma outra rede capilar – os **capilares peritubulares** que circundam os túbulos renais.

Este arranjo de vasos sanguíneos é único no organismo, no qual um leito capilar (o glomérulo) é drenado por uma arteríola e não por uma vênula e é liberado para um leito capilar secundário localizado a jusante (os capilares peritubulares). O sangue dos capilares peritubulares é drenado para o interior de veias que correm em paralelo ao trajeto das artérias do rim. Essas veias são denominadas *veias interlobulares, veias arqueadas* e *veias interlobares*. As veias interlobares descem entre as pirâmides, convergem e deixam o rim como uma única *veia renal*, a qual drena na veia cava inferior.

Túbulos Renais

A porção tubular de um néfron é constituída por uma *cápsula glomerular*, um *túbulo contornado proximal*, um *ramo descendente da alça de Henle*, um *ramo ascendente da alça de Henle* e um *túbulo contornado distal* (Figura 17.5).

A **cápsula glomerular** (de Bowman) envolve o glomérulo. A cápsula glomerular e seu glomérulo associado estão localizados no córtex renal e, em conjunto, constituem o *corpúsculo renal*. A cápsula glomerular possui uma camada visceral interna de epitélio (em torno dos capilares glomerulares) e uma camada parietal externa. Como será descrito na próxima seção, o espaço entre essas duas camadas forma uma continuidade com o lúmen do túbulo e recebe o filtrado glomerular.

O filtrado que entra na cápsula glomerular passa para o lúmen do **túbulo contornado proximal**. A parede do túbulo contornado proximal é constituída por uma única camada de células cubóides que possuem milhões de microvilosidades. Essas microvilosidades aumentam a área superficial para a reabsorção. No processo de reabsorção, sal, água e outras moléculas necessárias para o corpo são transportados do lúmen, através das células tubulares e para o interior dos capilares peritubulares circundantes.

O glomérulo, a cápsula glomerular e o túbulo contornado estão localizados no córtex renal. O líquido passa do túbulo contornado proximal para a **alça de Henle**. Esse líquido é transportado para a medula no **ramo descendente** da alça de Henle e retorna ao córtex no **ramo ascendente** da alça. De volta ao córtex, o túbulo novamente torna-se contorcido e é denominado **túbulo contornado distal**. O túbulo contornado distal é mais curto que o túbulo contornado proximal e possui relativamente menos microvilosidades. O túbulo contornado distal termina quando ele drena num túbulo coletor.

Os dois principais tipos de néfrons são classificados de acordo com a sua posição no rim e o comprimento de suas alças de Henle.

Fisiologia Renal

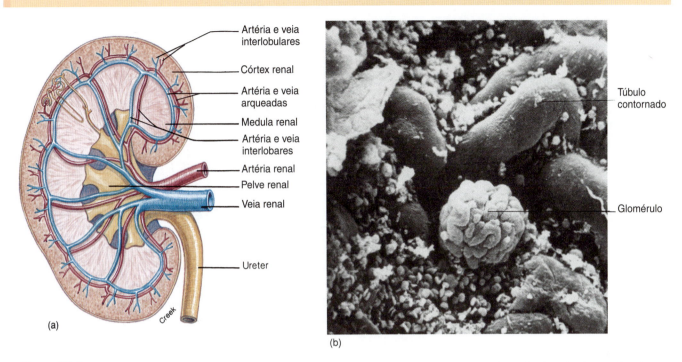

Figura 17.4 Estrutura vascular dos rins. (a) Uma illustração do principal suprimento arterial e (b) uma microfotografia eletrônica de varredura de um glomérulo (300x).

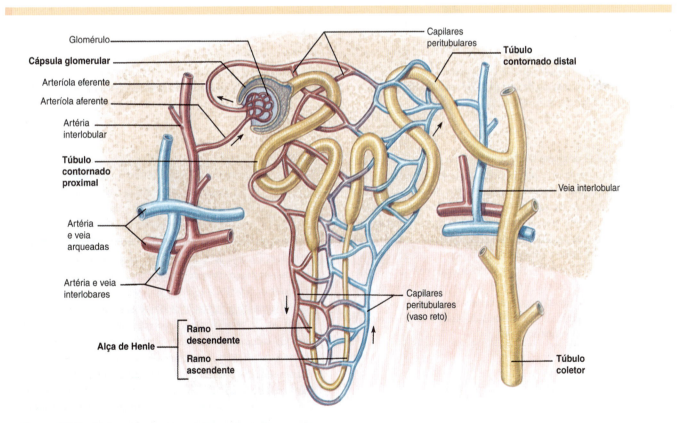

Figura 17.5 Túbulos renais e vasos sanguíneos associados. Nesta ilustração simplificada, o fluxo sanguíneo de um glomérulo a uma arteríola eferente, aos capilares peritubulares e à drenagem venosa dos rins é indicado por setas. Os nomes das diferentes regiões dos túbulos renais estão indicados em negrito.

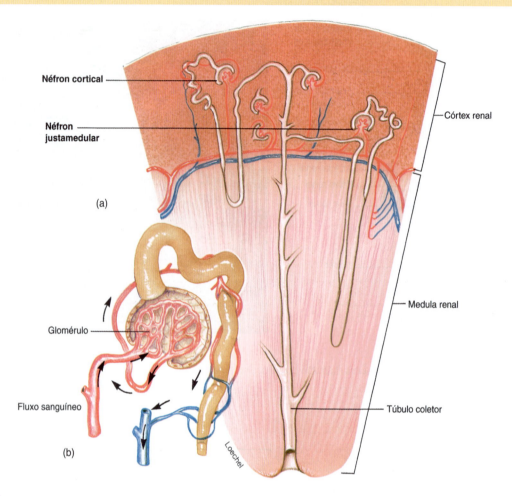

Figura 17.6 Conteúdo de uma pirâmide renal. (a) São mostradas as posições dos néfrons corticais e justamedulares no interior da pirâmide renal. (b) As setas indicam a direção do fluxo sanguíneo nos vasos.

Os néfrons que se originam no terço interno do córtex – denominados *néfrons justamedulares* por estarem próximos da medula – possuem alças de Henle mais longas que os mais numerosos *néfrons corticais*, os quais se originam nos dois terços externos do córtex (Figura 17.6). Os néfrons justamedulares têm um papel importante na capacidade do rim de produzir uma urina concentrada.

Um **túbulo coletor** recebe o líquido dos túbulos contornados distais de vários néfrons. O líquido é então drenado pelo túbulo coletor, do córtex para a medula, à medida que ele passa através de uma pirâmide renal. Esse líquido, agora denominado urina, passa para um cálice menor. A seguir, a urina é afunilada através da pelve renal e para fora do rim, no interior do ureter.

O **rim policístico** é uma condição herdada como um traço autossômico dominante (ver o Capítulo 20) que afeta 1 em cada 600 a 1.000 indivíduos. Essa doença é, portanto, mais comum que a anemia falciforme, a fibrose cística ou a distrofia muscular, as quais também são doenças genéticas. Em 50% das pessoas que herdam o gene defeituoso (localizado no braço curto do cromossomo 16), a insuficiência renal progressiva desenvolve-se durante a meia-idade até um ponto em que é necessária a realização de diálise ou de transplante renal. Os cistos que se desenvolvem são porções expandidas do túbulo renal. Os cistos que se originam no túbulo contornado proximal contêm um líquido que se assemelha ao filtrado glomerular e ao plasma. Aqueles que se originam no túbulo contornado distal contêm um líquido com menor concentração de NaCl e concentrações maiores de potássio e uréia que o plasma em conseqüência dos processos de transporte que ocorrem durante a passagem do líquido através dos túbulos.

Fisiologia Renal

Indícios Para a Investigação Clínica

Lembre-se de que Emily apresenta dor na região lombar, entre a décima segunda costela e as vértebras lombares.
- De qual órgão a dor pode ser originária?
- É possível que Emily apresente um cálculo renal?

Teste Seu Conhecimento Antes de Prosseguir

1. Descreva o "tema" da função renal numa única frase. Cite os componentes desse tema funcional.
2. Descreva o trajeto do fluxo sanguíneo através do rim, da artéria renal até a veia renal.
3. Descreva o trajeto do líquido tubular, das cápsulas glomerulares até o ureter.
4. Crie um diagrama do componente tubular de um néfron. Nomeie os segmentos e indique quais partes se encontram no córtex e quais se encontram na medula.

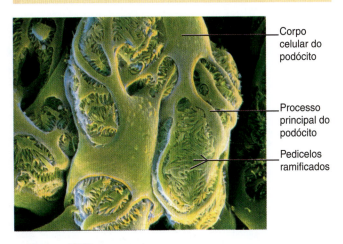

Figura 17.7 Microfotografia eletrônica de varredura da cápsula glomerular e dos capilares glomerulares. A camada interna (visceral) da cápsula glomerular (de Bowman) é composta por podócitos, como mostra esta microfotografia eletrônica de varredura. Extensões muito finas desses podócitos formam pedicelos (projeções pediformes) que se interdigitam em torno dos capilares glomerulares. Os espaços entre pedicelos adjacentes formam as "fendas de filtração" (ver também a Figura 17.8).

Filtração Glomerular

Os capilares glomerulares possuem grandes poros em suas paredes, e a camada da cápsula glomerular (de Bowman) que está em contato com o glomérulo possui fendas de filtração. Portanto, a água, juntamente com solutos dissolvidos (excetuando-se as proteínas), pode passar do plasma sanguíneo para o interior da cápsula e dos túbulos renais. O volume desse filtrado produzido por ambos os rins por minuto é denominado taxa de filtração glomerular (TFG).

As células endoteliais dos capilares glomerulares possuem grandes poros (200-500 Å de diâmetro) denominados fenestras. Por essa razão, diz-se que o endotélio glomerular é *fenestrado*. Em decorrência desses grandes poros, os capilares glomerulares são 100 a 400 vezes mais permeáveis à água e aos solutos dissolvidos do plasma que os capilares dos músculos músculo-esqueléticos. Embora os poros dos capilares glomerulares sejam grandes, eles ainda são suficientemente pequenos para impedir a passagem de eritrócitos, leucócitos e plaquetas para o interior do filtrado.

Antes do filtrado penetrar na cápsula glomerular, ele deve passar através de poros capilares, da membrana basal (uma camada fina de glicoproteínas localizada logo acima das células endoteliais) e da camada interna (visceral) da cápsula glomerular. A camada interna da cápsula glomerular é composta de células únicas denominadas *podócitos*. Cada podócito possui a forma semelhante à de um polvo, com um corpo celular bulboso e vários braços grossos. Cada braço possui milhares de projeções citoplasmáticas denominadas *pedicelos* (Figura 17.7). Esses pedicelos se interdigitam como os dedos de mãos espalmadas, à medida que eles envolvem os capilares glomerulares. As fendas estreitas localizadas entre pedicelos adjacentes provêem as passagens através das quais as moléculas filtradas devem passar para atingir o interior da cápsula glomerular (Figura 17.8).

Embora os poros dos capilares glomerulares sejam em aparência suficientemente grandes para permitir a passagem de proteínas, o líquido que entra no espaço capsular contém apenas uma pequena quantidade de proteínas plasmáticas. Essa exclusão relativa de proteínas plasmáticas do filtrado é parcialmente uma conseqüência de suas cargas negativas, que impedem a passagem através das glicoproteínas carregadas negativamente da membrana basal dos capilares (Figura 17.9). O grande tamanho e as cargas negativas das proteínas plasmáticas também podem restringir o seu movimento através das fendas de filtração localizadas entre os pedicelos.

Indícios Para a Investigação Clínica

Lembre-se de que o médico fica aliviado ao observar que Emily apresenta apenas uma quantidade mínima de proteínas na urina.
- Por que a urina de Emily não continha uma quantidade maior de proteínas?
- Se ela apresentasse uma quantidade maior de proteínas, o que essa condição (denominada proteinúria) poderia indicar?

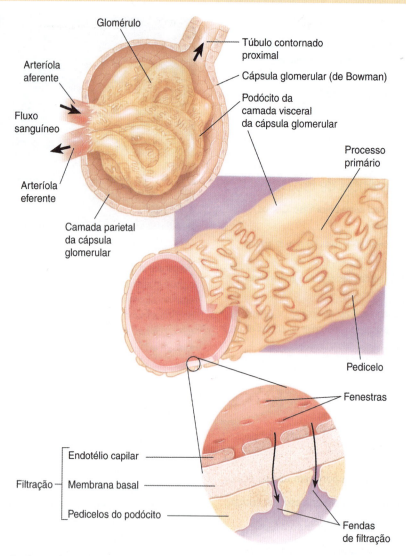

Figura 17.8 **Estrutura do glomérulo e da cápsula.** Ilustração da relação entre os capilares glomerulares e a camada interna da cápsula glomerular (de Bowman). Observe que as moléculas filtradas saem através das fenestras dos capilares e das fendas de filtração para entrar na cavidade da cápsula.

Ultrafiltrado Glomerular

O líquido que entra na cápsula glomerular é denominado **ultrafiltrado** (Figura 17.10) porque ele é formado sob pressão – a pressão hidrostática do sangue. Esse processo é similar ao da formação do líquido intersticial por outros leitos capilares do corpo em resposta às forças de Starling (Capítulo 14). A força que favorece a filtração sofre a oposição de uma contraforça desenvolvida pela pressão hidrostática do líquido da cápsula glomerular. Além disso, como a concentração protéica do líquido tubular é baixa (menos de 2 a 5 mg por 100 mL) em comparação com a do plasma (6 a 8 g por 100 mL), a maior pressão coloidosmótica do plasma promove o retorno osmótico da água filtrada. Quando essas forças opostas são subtraídas da pressão hidrostática dos capilares glomerulares, é obtida uma *pressão de filtração* de apenas aproximadamente 10 mmHg.

Como os capilares glomerulares são extremamente permeáveis e possuem uma grande área superficial, essa pressão de filtração modesta produz um volume extraordinariamente grande de filtrado. A **taxa de filtração glomerular** (**TFG**) é o volume de filtrado produzido por ambos os rins por minuto. Nas mulheres, a TFG é em média de 115 mL por minuto e, nos homens, ela é de 125 mL por minuto. Isso equivale a 7,5 L por hora ou 180 L por dia. Como o volume sanguíneo total médio é de aproximadamente 5,5L, isto significa que o volume sanguíneo total é filtrado nos túbulos renais a cada quarenta minutos. A maior parte da água filtrada deve, obviamente, retornar imediatamente ao sistema vascular, pois de outro modo a pessoa urinaria até a morte em minutos.

Regulação da Taxa de Filtração Glomerular

A vasoconstrição ou a dilatação das arteríolas aferentes afetam a taxa de fluxo sanguíneo aos glomérulos e, conseqüentemente, afetam a taxa de filtração glomerular. Alterações de diâmetro das arteríolas aferentes resultam de mecanismos reguladores extrínsecos (inervação simpática)

Fisiologia Renal

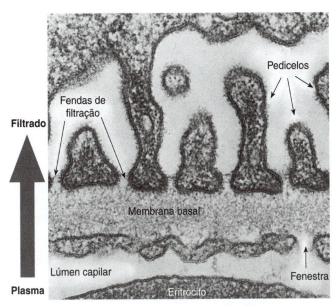

Figura 17.9 Microfotografia eletrônica da barreira de filtração. Essa microfotografia eletrônica mostra a barreira que separa o lúmen capilar da cavidade da cápsula glomerular (de Bowman).

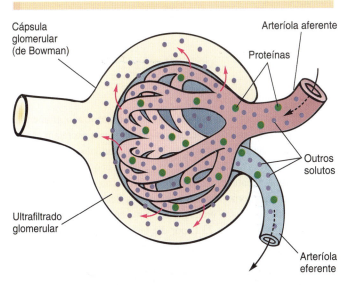

Figura 17.10 Formação do ultrafiltrado glomerular. Somente uma proporção muito pequena das proteínas plasmáticas (*círculos verdes*) é filtrada, mas solutos plasmáticos menores (*pontos roxos*) entram facilmente no ultrafiltrado glomerular. As setas indicam a direção da filtração.

e intrínsecos. Esses mecanismos são necessários para garantir que a TFG seja suficientemente alta para permitir que os rins eliminem produtos da decomposição metabólica e regulem a pressão arterial, mas não tão alta a ponto de causar uma perda excessiva de água.

Efeitos Nervosos Simpáticos

O aumento da atividade nervosa simpática, como ocorre durante a reação de "luta ou fuga" e o exercício, estimula a constrição das arteríolas

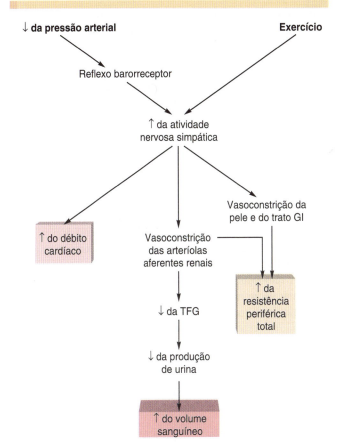

Figura 17.11 Efeitos nervosos simpáticos. Ilustração do efeito do aumento da atividade nervosa simpática sobre a função renal e outros processos fisiológicos.

aferentes. Isso ajuda a preservar o volume sanguíneo e a desviar o sangue para os músculos e o coração. Um efeito similar ocorre durante o choque cardiovascular, quando a atividade nervosa simpática estimula a vasoconstrição. A TFG diminuída e a conseqüente redução da velocidade de formação de urina ajudam a compensar a queda rápida da pressão arterial sob essas circunstâncias (Figura 17.11).

Auto-Regulação Renal

Quando o efeito direto da estimulação simpática é removido experimentalmente, o efeito da pressão arterial sistêmica sobre a TFG pode ser observado. Surpreendentemente, sob tais condições, a TFG permanece relativamente constante apesar das alterações da pressão arterial média dentro de uma faixa de 70 a 180 mmHg (a pressão arterial média normal é de 100 mmHg). A capacidade dos rins de manter uma TFG relativamente constante frente a uma pressão arterial flutuante é denominada **auto-regulação renal**.

A auto-regulação renal é obtida através dos efeitos de substâncias químicas localmente produzidas sobre as arteríolas aferentes (acredita-se que os efeitos sobre as arteríolas eferentes sejam de importância secundária). Quando a pressão arterial sistêmica cai para uma média de 70 mmHg, as arteríolas aferentes dilatam-se. Quando a pressão aumenta, as arteríolas aferentes contraem-se. Portanto, o fluxo

Tabela 17.1 Regulação da Taxa de Filtração Glomerular (TFG)

Regulação	Estímulo	Arteríola Aferente	TFG
Nervos simpáticos	Ativação pelo reflexo barorreceptor ou por centros cerebrais superiores	Contração	Diminuição
Auto-regulação	Redução da pressão arterial	Dilatação	Sem alteração
Auto-regulação	Aumento da pressão arterial	Contração	Sem alteração

sanguíneo aos glomérulos e a TFG podem permanecer relativamente constantes dentro da faixa auto-reguladora dos valores da pressão arterial. Os efeitos de diferentes mecanismos reguladores sobre a TFG são resumidos na Tabela 17.1.

A auto-regulação também é obtida através de uma relação de retroalimentação negativa entre as arteríolas aferentes e o volume de líquido no filtrado. O aumento do fluxo do filtrado é detectado por um grupo especial de células denominado *mácula densa*, localizado na porção espessa do ramo ascendente (ver a Figura 17.24). Quando a mácula densa detecta um aumento do fluxo do filtrado, ela estimula as arteríolas aferentes a contraírem-se. Isto provoca uma redução da TFG e, conseqüentemente, uma redução da formação de filtrado num processo denominado **retroalimentação tubuloglomerular**.

Teste Seu Conhecimento Antes de Prosseguir

1. Descreva as estruturas através das quais o líquido plasmático deve passar antes de entrar na cápsula glomerular. Explique como as proteínas são excluídas desse filtrado.
2. Descreva as forças que afetam a formação do ultrafiltrado glomerular.
3. Descreva o efeito da inervação simpática sobre a taxa de filtração glomerular e explique o que a auto-regulação renal significa.

Reabsorção de Sal e Água

A maior parte do sal e da água filtrados do sangue retorna ao sangue através da parede do túbulo contornado proximal. A reabsorção de água ocorre pela osmose, em que a água acompanha o transporte de NaCl do túbulo para o interior dos capilares circundantes. A maior parte da água remanescente no filtrado é reabsorvida através da parede do túbulo coletor na medula renal. Isso ocorre em conseqüência da alta pressão osmótica do líquido intersticial circundante, que é produzido por processos de transporte na alça de Henle.

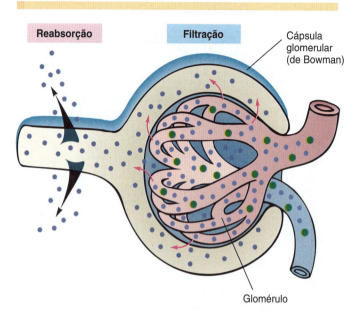

Figura 17.12 *Filtração e reabsorção.* A água e os solutos (exceto proteínas) dissolvidos no plasma entram no ultrafiltrado glomerular por meio da filtração, mas a maior parte dessas moléculas filtradas é reabsorvida. O termo *reabsorção* refere-se ao transporte de moléculas do filtrado tubular de volta ao sangue.

Embora aproximadamente 180 L de ultrafiltrado glomerular sejam produzidos diariamente, os rins normalmente excretam apenas 1 a 2 L de urina nesse período de 24 horas. Portanto, cerca de 99% do filtrado devem retornar ao sistema vascular, enquanto 1% é excretado na urina. Contudo, o volume urinário varia de acordo com as necessidades do corpo. Quando uma pessoa bem hidratada bebe um litro ou mais de água, a produção de urina aumenta para 16 mL por minuto (o equivalente a 23 L por dia quando isso continua em um período de 24 horas). Na desidratação grave, quando o corpo precisa conservar água, somente 0,3 mL de urina por minuto (ou 400 mL por dia) é produzido. Um volume de 400 mL de urina por dia é o mínimo necessário para a excreção dos produtos da decomposição metabólica produzidos pelo corpo. Isto é chamado de **perda hídrica obrigatória**. Quando é excretada uma quantidade maior de água, a urina torna-se progressivamente diluída à medida que o seu volume é aumentado.

Independentemente do estado de hidratação do corpo, está claro que a maior parte da água filtrada deve retornar ao sistema vascular para manter o volume sanguíneo e a pressão arterial. O retorno de moléculas filtradas dos túbulos ao sangue denomina-se **reabsorção** (Figura 17.12). É importante entender que o transporte de água sempre ocorre passivamente, por osmose. Não existe um transporte ativo de água. Portanto, deve ser criado um gradiente de concentração entre o líquido tubular e o sangue que favoreça o retorno osmótico da água ao sistema vascular.

Reabsorção no Túbulo Contornado Proximal

Como todos os solutos plasmáticos (com exceção das proteínas) são capazes de entrar no ultrafiltrado glomerular livremente, a concentração total do soluto (osmolalidade) do filtrado é essencialmente a mesma que a do plasma. Essa concentração total de soluto é igual a 300 miliosmóis por litro (300 mOsm). Por essa razão, diz-se que o filtrado é *isosmótico* ao plasma (Capítulo 6). A reabsorção por meio da osmose somente pode ocorrer se as concentrações de solutos do plasma nos capilares peritubulares e do filtrado forem alteradas por processos de transporte ativo. Isso ocorre por meio do transporte ativo de Na^+ do filtrado para o sangue peritubular.

Transporte Ativo e Passivo

As células epiteliais que compõem a parede do túbulo contornado proximal são unidas por junções íntimas somente em seus lados apicais, isto é, os lados de cada célula que se encontram mais próximas do lúmen do túbulo (Figura 17.13). Por essa razão, cada célula possui quatro superfícies expostas: a face apical, frente ao lúmen, que contém microvilosidades; a face basal, frente aos capilares peritubulares; e as faces laterais, frente às fendas estreitas entre células epiteliais adjacentes.

A concentração de Na^+ no ultrafiltrado glomerular e, conseqüentemente, no líquido que entra no túbulo contornado proximal é a mesma que a do plasma. Entretanto, as células epiteliais do túbulo possuem uma concentração de Na^+ muito menor. Essa menor concentração de Na^+ é, em parte, devida à baixa permeabilidade da membrana celular ao Na^+ e, em parte, ao transporte ativo do Na^+ para fora da célula pelas bombas de Na^+/K^+, como descrito no Capítulo 6. Nas células do túbulo contornado proximal, as bombas de Na^+/K^+ estão localizadas nas faces basal e lateral da membrana celular, mas não na membrana apical. Como conseqüência da ação dessas bombas de transporte ativo, é criado um gradiente de concentração que favorece a difusão do Na^+ do líquido tubular, através das membranas celulares apicais, até o interior das células epiteliais do túbulo contornado proximal. A seguir, o Na^+ é expulso para o líquido intersticial circundante pelas bombas de Na^+/K^+.

O transporte de Na^+ do líquido tubular para o líquido intersticial (tecidual) que circunda o túbulo contornado proximal cria uma diferença de potencial através da parede do túbulo, com o lúmen do mesmo como pólo negativo. Esse gradiente elétrico favorece o transporte passivo do Cl^- em direção à concentração de Na^+ mais elevada do líquido intersticial. Portanto, os íons cloreto acompanham passivamente os íons sódio para fora do filtrado, para o interior do líquido intersticial. Como resultado do acúmulo de NaCl, a osmolalidade e a pressão osmótica do líquido intersticial que circunda as células epiteliais tornam-se maiores que as do líquido tubular. Isso é particularmente verdadeiro para o líquido intersticial localizado entre as membranas laterais de células epiteliais adjacentes, onde os espaços estreitos permitem que o NaCl acumulado atinja uma maior concentração.

Portanto, um gradiente osmótico é criado entre o líquido tubular e o líquido intersticial que circunda o túbulo contornado proximal. Como as células do túbulo contornado proximal são permeáveis à água, esta move-se por osmose do líquido tubular para o interior das células epiteliais e, a seguir, através das faces basal e lateral das células epiteliais para o interior do líquido intersticial. O sal e a água

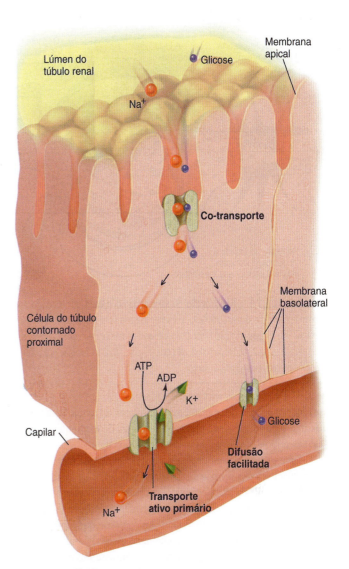

Figura 17.13 Mecanismo de reabsorção no túbulo contornado proximal. É apresentada uma ilustração em microscopia eletrônica do aspecto das células do túbulo contornado proximal. As moléculas que são reabsorvidas passam através das células tubulares, da membrana apical (face ao filtrado) à membrana basolateral (face ao sangue). Ocorre um transporte acoplado (um tipo de transporte ativo) de glicose e de Na^+ para o interior do citoplasma, e um transporte ativo primário de Na^+ através da membrana basolateral pela bomba de Na^+/K^+.

que foram reabsorvidos do líquido tubular podem então se mover passivamente para o interior dos capilares peritubulares vizinhos e, desse modo, retornar ao sangue (Figura 17.14).

Importância da Reabsorção Tubular Proximal

Aproximadamente 65% do sal e da água do ultrafiltrado glomerular original são reabsorvidos através do túbulo contornado proximal e retornam ao sistema vascular. O volume de líquido tubular remanescente é reduzido proporcionalmente, mas esse líquido ainda é isosmótico em relação ao sangue, que possui uma concentração de 300 mOsm.

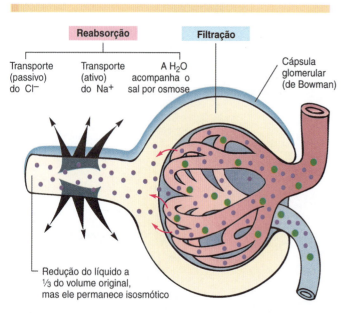

Figura 17.14 Reabsorção de sal e água no túbulo contornado proximal. O sódio é transportado ativamente para fora do filtrado (ver Figura 17.13) e, pela atração elétrica, o cloreto acompanha-o passivamente. Por osmose, a água acompanha o sal para fora do filtrado tubular e para o interior dos capilares peritubulares.

Isso se deve ao fato de as membranas celulares do túbulo contornado proximal serem livremente permeáveis à água, de modo que a água e o sal são removidos em quantidades proporcionais.

Uma pequena quantidade adicional de sal e água (aproximadamente 20%) retorna ao sistema vascular pela reabsorção através do ramo descendente da alça de Henle. Essa reabsorção, como a do túbulo contornado proximal, ocorre constantemente, independentemente do estado de hidratação do indivíduo. Ao contrário da reabsorção em outras regiões do néfron (túbulo contornado distal e túbulos coletor), ela não está sujeita à regulação hormonal. Por essa razão, aproximadamente 85% do sal e da água filtrados são reabsorvidos de um modo constante nas regiões iniciais do néfron (túbulo contornado proximal e alça de Henle). Essa reabsorção é muito onerosa em termos de consumo energético, representando até 6% das calorias consumidas pelo corpo em repouso.

Como 85% do ultrafiltrado glomerular original são reabsorvidos nas regiões iniciais do néfron, somente 15% do filtrado inicial permanecem para entrar no túbulo contornado distal e no túbulo coletor. Trata-se ainda de um grande volume de líquido – 15% x TFG (180 L por dia) = 27 L por dia – que deve ser reabsorvido em graus variados de acordo com o estado de hidratação do corpo. Esse "ajuste fino" da porcentagem de reabsorção e do volume urinário é obtido através da ação de hormônios sobre as regiões distais do néfron.

Sistema Multiplicador de Contracorrente

A água não pode ser transportada ativamente através da parede tubular, e a osmose da água não pode ocorrer se o líquido tubular e o líquido intersticial circundante forem isotônicos entre si. Para que a água seja reabsorvida por osmose, o líquido intersticial circundante deve ser hipertônico. De fato, na medula renal, a pressão osmótica do líquido intersticial é elevada em mais de quatro vezes a pressão osmótica do plasma pelos néfrons justamedulares. Isso se deve, em parte, em razão do túbulo encurvar-se; a geometria da alça de Henle permite a interação entre os ramos descendente e ascendente. Como o ramo ascendente é o parceiro ativo nessa interação, as suas propriedades serão descritas antes das do ramo descendente.

Ramo Ascendente da Alça de Henle

O sal (NaCl) é expulso ativamente do ramo ascendente para o interior do líquido intersticial circundante. Contudo, isso não é realizado através do mesmo processo que ocorre no túbulo contornado proximal. Em vez disso, o Na^+ difunde-se do filtrado para o interior das células da porção espessa do ramo ascendente, acompanhado pelo transporte ativo secundário do K^+ e do Cl^-. Isso ocorre numa proporção de 1 Na^+ para 1 K^+ para 2 Cl^-. O Na^+ é então transportado ativamente através da membrana basolateral para o líquido intersticial pelas bombas de Na^+/K^+. O Cl^- acompanha o Na^+ passivamente por causa da atração elétrica, e o K^+ difunde-se passivamente de volta ao filtrado (Figura 17.15).

Do ponto de vista estrutural, o ramo ascendente pode ser dividido em duas regiões: um *segmento fino*, próximo à ponta da alça, e um *segmento espesso* de comprimento variável, que transporta o filtrado para o interior do córtex e do túbulo contornado distal. Atualmente, acredita-se que somente as células dos segmentos espessos do ramo ascendente são capazes de transportar ativamente o NaCl do filtrado para o interior do líquido intersticial circundante.

Embora o mecanismo de transporte do NaCl seja diferente no ramo ascendente ao do túbulo contornado proximal, o efeito final é o mesmo: o sal (NaCl) é expulso para o interior do líquido intersticial circundante. Contudo, diferentemente das paredes epiteliais do túbulo contornado proximal, as paredes do ramo ascendente da alça de Henle *não são permeáveis à água*. Conseqüentemente, o líquido tubular torna-se progressivamente mais diluído à medida que ele ascende em direção ao córtex, enquanto o líquido intersticial em torno das alças de Henle na medula torna-se cada vez mais concentrado. Através desses processos, o líquido tubular que entra no túbulo contornado distal do córtex torna-se hipotônico (com uma concentração de aproximadamente 100 mOsm), enquanto o líquido intersticial da medula torna-se hipertônico.

Ramo Descendente da Alça de Henle

As regiões mais profundas da medula, em torno das pontas das alças dos néfrons justamedulares, atingem uma concentração de 1.200 a 1.400 mOsm. Para atingir essa alta concentração, o sal bombeado para fora do ramo ascendente deve acumular-se no líquido intersticial da medula. Isso ocorre por causa das propriedades do ramo descendente (discutidas a seguir) e porque os vasos sanguíneos em torno da alça não transportam de volta todo o sal expulso para a circulação geral. Os capilares da medula estão dispostos de um modo especial para aprisionar o NaCl no líquido intersticial, como será analisado brevemente.

O ramo descendente não transporta ativamente o sal. Na realidade, acredita-se que ele seja impermeável à difusão passiva do sal. Con-

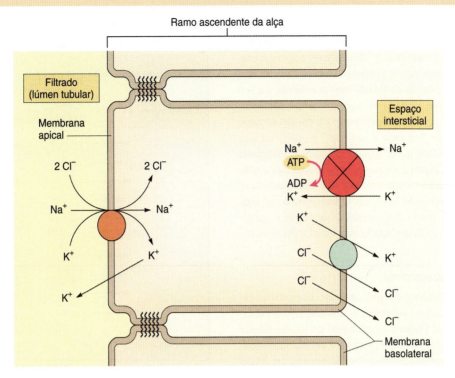

Figura 17.15 **Transporte de íons no ramo ascendente.** No segmento espesso do ramo ascendente da alça, o Na⁺ e o K⁺ juntamente com dois Cl⁻ entram nas células tubulares. A seguir, o Na⁺ é transportado ativamente para fora, para o interior do espaço intersticial, e o Cl⁻ acompanha-o passivamente. O K⁺ difunde-se de volta para o interior do filtrado, e uma parte dele entra no espaço intersticial.

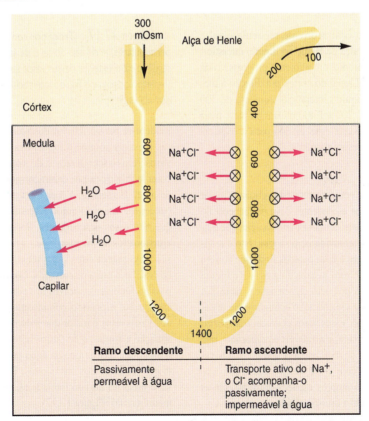

Figura 17.16 **Sistema multiplicador de contracorrente.** A expulsão de cloreto de sódio do ramo ascendente torna o líquido intersticial circundante mais concentrado. A multiplicação dessa concentração deve-se ao fato de o ramo descendente ser passivamente permeável, o que faz com que a concentração do líquido aumente à medida que o líquido intersticial circundante se torna mais concentrado. Os valores dessas alterações da osmolalidade, juntamente com o efeito sobre a concentração do líquido intersticial circundante, são indicados em miliosmóis.

tudo, ele é permeável à água. Como o líquido intersticial circundante é hipertônico em relação ao filtrado do ramo descendente, a água é drenada para fora do ramo descendente por osmose e entra nos capilares sangüíneos. Portanto, a concentração do líquido tubular aumenta, e o seu volume diminui à medida que ele desce em direção às pontas das alças.

Como resultado desses processos de transporte passivo no ramo descendente, o líquido que "circunda a curvatura" na ponta da alça possui a mesma osmolalidade que o líquido intersticial circundante (1.200 a 1.400 mOsm). Conseqüentemente, haveria uma maior concentração de sal chegando no ramo ascendente se o ramo descendente simplesmente liberasse líquido isotônico. O transporte de sal pelo ramo ascendente aumenta proporcionalmente, de modo que a "salinidade" (concentração de NaCl) do líquido intersticial é multiplicada (Figura 17.16).

Multiplicação por Contracorrente

O fluxo contracorrente (fluxo em direções opostas) nos ramos ascendente e descendente e a íntima proximidade dos dois ramos permitem a interação entre eles. Como a concentração do líquido tubular no ramo descendente reflete a concentração do líquido intersticial circundante, e como a concentração deste líquido aumenta em decorrência da expulsão ativa do sal do ramo ascendente, cria-se um *mecanismo de retroalimentação positiva*. Quanto maior a quantidade de sal expulsa pelo ramo ascendente, maior a concentração do líquido liberado pelo ramo descendente. Esse mecanismo de retroalimentação positiva multiplica a concentração do líquido intersticial e do líquido do ramo descendente e, por essa razão, é denominado **sistema multiplicador de contracorrente**.

O sistema multiplicador de contracorrente recicla o sal e aprisiona parte do sal que entra na alça de Henle no líquido intersticial da medula renal. Esse sistema produz um aumento progressivo da concentração do líquido intersticial renal do córtex em direção à medula interna. A osmolalidade do líquido intersticial aumenta de 300 mOsm (isotônico) no córtex para 1.200 a 1.400 mOsm na parte mais profunda da medula. A hipertonicidade é necessária para a reabsorção de água, como será explicado resumidamente.

Vasos Retos

Para que o sistema multiplicador de contracorrente seja eficaz, a maior parte do sal que é expulso dos ramos ascendentes deve permanecer no líquido intersticial da medula, enquanto a maior parte da água que deixa os ramos descendentes deve ser removida pelo sangue. Isto é realizado pelos *vasos retos* – vasos longos e com paredes finas que correm em paralelo às alças de Henle dos néfrons justamedulares (ver a Figura 17.19). Os vasos retos descendentes possuem características tanto dos capilares quanto das arteríolas porque seu endotélio contínuo é circundado por remanescentes de músculo liso. Esses vasos possuem *transportadores da uréia* (para a difusão facilitada) e *proteínas aquaporinas*, que atuam como canais de água através da membrana (Capítulo 6). Os vasos retos ascendentes são capilares com um endotélio fenestrado. Como foi descrito no Capítulo 13, os amplos espaços entre as células endoteliais desses capilares permitem a difusão rápida.

Os vasos retos mantêm a hipertonicidade da medula renal através de um mecanismo conhecido como **troca por contracorrente**. O sal e outros solutos dissolvidos (sobretudo a uréia, descrita na próxima seção) presentes em altas concentrações no líquido intersticial di-

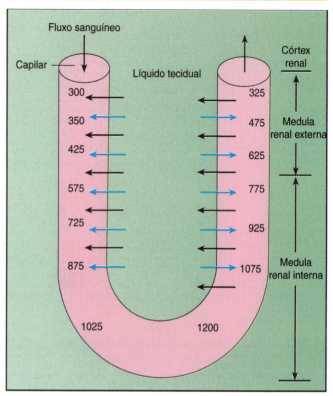

Setas pretas = difusão do NaCl e da uréia
Setas azuis = movimento da água por osmose

■ **Figura 17.17** **Troca por contracorrente nos vasos retos peritubulares.** A difusão do sal e da água primeiramente para o interior e, a seguir, para o exterior desses vasos sangüíneos ajuda a manter a "salinidade" (hipertonicidade) do líquido intersticial na medula renal. (As cifras indicam a osmolalidade.)

fundem-se para o interior dos vasos retos descendentes. Contudo, esses mesmos solutos difundem-se então passivamente para fora dos vasos retos ascendentes e de volta para o líquido intersticial para completar a troca por contracorrente. Eles fazem isso porque, em cada nível da medula, a concentração de solutos é maior nos vasos ascendentes que no líquido intersticial e maior no líquido intersticial que nos vasos descendentes. Portanto, os solutos são recirculados e aprisionados na medula.

As paredes dos vasos retos são livremente permeáveis à água e ao NaCl e à uréia dissolvidos. Contudo, as proteínas plasmáticas não passam facilmente através das paredes capilares dos vasos retos. Por essa razão, a pressão coloidosmótica (pressão oncótica) no interior dos vasos retos é maior que a do líquido intersticial circundante. Esta situação é similar à de outros leitos capilares (Capítulo 14) e acarreta o movimento osmótico da água para o interior dos ramos descendente e ascendente dos vasos retos. Portanto, os vasos retos aprisionam sal e uréia no líquido intersticial, mas transportam água para fora da medula renal (Figura 17.17).

Efeitos da Uréia

A multiplicação por contracorrente da concentração de NaCl é o mecanismo que mais contribui para a hipertonicidade do líquido intersti-

Fisiologia Renal

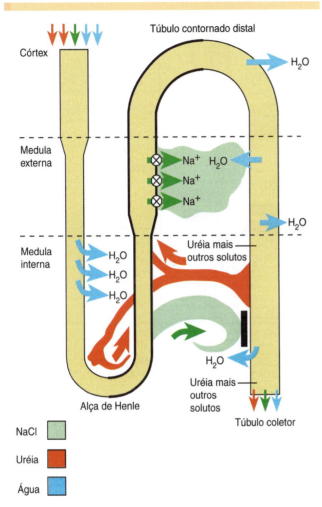

Figura 17.18 Função da uréia na concentração da urina. A uréia difunde-se para fora do túbulo coletor interno e contribui significativamente para a concentração do líquido intersticial da medula renal. O transporte ativo de Na$^+$ para fora dos segmentos espessos dos ramos ascendentes também contribui para a hipertonicidade da medula, de modo que a água é reabsorvida por osmose nos túbulos coletores.

cial da medula. Contudo, a **uréia**, um produto de decomposição do metabolismo dos aminoácidos (Capítulo 5), também contribui significativamente para a osmolalidade total do líquido intersticial.

O papel da uréia foi determinado a partir de evidências experimentais demonstrando que o transporte ativo de Na$^+$ ocorre apenas nos segmentos espessos dos ramos ascendentes. Os segmentos finos dos ramos ascendentes, localizados nas regiões mais profundas da medula, não são capazes de expulsar o sal ativamente. Contudo, como o sal deixa os segmentos finos, deve existir um gradiente de difusão para o sal, apesar do líquido intersticial circundante possuir a mesma osmolalidade que o líquido tubular. Por essa razão, investigadores concluíram que outras moléculas que não o sal – especificamente a uréia – contribuem para a hipertonicidade do líquido intersticial.

Posteriormente, demonstrou-se que o ramo ascendente da alça de Henle e a porção terminal do túbulo coletor na medula interna são permeáveis à uréia. De fato, a região do túbulo coletor na medula interna possui transportadores específicos da uréia que permitem uma velocidade de difusão muito alta para o interior do líquido intersticial circundante. Portanto, a uréia pode difundir-se para fora dessa porção do túbulo coletor e para o interior do ramo ascendente (Figura 17.18). Dessa maneira, uma certa quantia de uréia é reciclada por meio desses dois segmentos do néfron. A uréia é desse modo aprisionada no líquido intersticial onde ela pode contribuir significativamente para a alta osmolalidade da medula. Isso está relacionado à capacidade de produzir uma urina concentrada, como será descrito na próxima seção.

As propriedades de transporte dos diferentes segmentos tubulares são resumidas na Tabela 17.2.

Túbulo Coletor: Efeito do Hormônio Antidiurético (ADH)

Como conseqüência da reciclagem do sal entre os ramos ascendente e descendente e da reciclagem da uréia entre o túbulo coletor e a alça de Henle, o líquido intersticial torna-se muito hipertônico. Os túbulos coletores devem canalizar seu líquido através desse ambiente hipertônico para esvaziar seu conteúdo de urina nos cálices. Enquanto o líquido que circunda os túbulos coletores na medula é hipertônico, o líquido que passa para o interior dos túbulos coletores no córtex é

Tabela 17.2 Propriedades de Transporte de Diferentes Segmentos dos Túbulos Renais e dos Túbulos Coletores

Segmento do Néfron	Transporte Ativo	Transporte Passivo Sal	Água	Uréia
Túbulo contornado proximal	Na$^+$	Cl$^-$	Sim	Sim
Ramo descendente da alça de Henle	Nenhum	Talvez	Sim	Não
Segmento fino do ramo ascendente	Nenhum	NaCl	Não	Sim
Segmento espesso do ramo ascendente	Na$^+$	Cl$^-$	Não	Não
Túbulo contornado distal	Na$^+$	Cl$^-$	Não	Não
Túbulo coletor*	Discreto de Na$^+$	Não	Sim (ADH) ou discreto (sem ADH)	Sim

*A permeabilidade do túbulo coletor à água depende da presença de ADH.

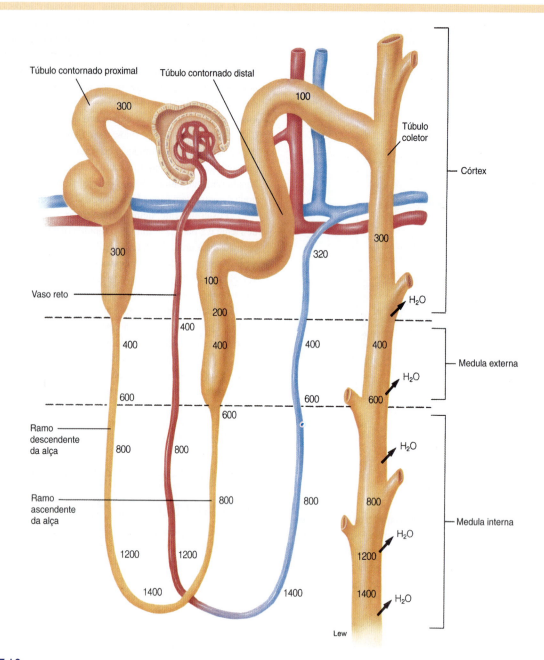

■ **Figura 17.19** **A osmolalidade em diferentes regiões do rim.** O sistema multiplicador de contracorrente da alça de Henle e a troca por contracorrente dos vasos retos ajudam a criar uma medula renal hipertônica. Sob a influência do hormônio antidiurético (ADH), o túbulo coletor torna-se mais permeável à água e, conseqüentemente, uma maior quantidade de água é drenada para fora por osmose, para o interior da medula renal hipertônica e para os capilares peritubulares.

hipotônico em conseqüência da expulsão ativa de sal pelos ramos ascendentes das alças.

A região medular do túbulo coletor é impermeável à alta concentração de NaCl que a circunda. Contudo, a parede do túbulo coletor é permeável à água. Como o líquido intersticial circundante da medula renal é muito hipertônico por causa do sistema multiplicador de contracorrente, a água é drenada para fora dos túbulos coletores por osmose. Essa água não dilui o líquido intersticial circundante porque ela é transportada por capilares para a circulação geral. Dessa maneira, a maior parte da água remanescente no filtrado retorna ao sistema vascular (Figura 17.19).

Observe que é o gradiente osmótico criado pelo sistema multiplicador de contracorrente que provê a força para a reabsorção de água através dos túbulos coletores. Todavia, a velocidade com que o movimento osmótico ocorre é determinada pela permeabilidade do túbulo coletor à água. Isso depende do número de **aquaporinas** (canais de água) presentes na membrana das células epiteliais do túbulo coletor.

As aquaporinas são produzidas como proteínas nas membranas de vesículas que brotam do aparelho de Golgi (Capítulo 3). Na ausên-

Fisiologia Renal

Tabela 17.3 Secreção e Ação do Hormônio Antidiurético

Estímulo	Receptores	Secreção de ADH	Efeito Sobre o Volume Urinário	Efeito Sobre o Sangue
↑ da osmolalidade (desidratação)	Osmorreceptores do hipotálamo	Aumento	Diminuição	Aumento da retenção hídrica; diminuição da osmolalidade sanguínea
↓ da osmolalidade	Osmorreceptores do hipotálamo	Diminuição	Aumento	A perda hídrica aumenta a osmolalidade sanguínea
↑ do volume sanguíneo	Receptores de distensão do átrio esquerdo	Diminuição	Aumento	Redução do volume sanguíneo
↓ do volume sanguíneo	Receptores de distensão do átrio esquerdo	Aumento	Diminuição	Aumento do volume sanguíneo

cia de estimulação, essas vesículas estão presentes no citoplasma das células do túbulo coletor. Quando o **hormônio antidiurético (ADH)** liga-se aos seus receptores da membrana no túbulo coletor, ele atua (com o AMPc como segundo mensageiro) estimulando a fusão dessas vesículas com a membrana celular (ver a Figura 6.15, página 136). Isso é idêntico à exocitose, exceto pelo fato que aqui não ocorre secreção de produto. A importância desse processo no túbulo coletor é que os canais de água são incorporados na membrana celular quando ocorre a fusão das vesículas com a membrana. Conseqüentemente, em resposta ao ADH, o túbulo coletor torna-se mais permeável à água. Quando não existe mais ADH disponível para se ligar aos receptores da membrana, os canais de água são removidos da membrana celular através de um processo de endocitose. A endocitose é o oposto da exocitose. A membrana celular invagina para voltar a formar vesículas que contêm novamente os canais de água. Acredita-se que a alternância da exocitose e da endocitose em resposta à presença e a ausência de ADH, respectivamente, resulte na reciclagem dos canais de água no interior da célula.

Quando a concentração de ADH aumenta, os túbulos coletores tornam-se mais permeáveis à água e uma maior quantidade é reabsorvida. Por outro lado, uma redução do ADH acarreta uma menor reabsorção de água e, conseqüentemente, a excreção de um maior volume de urina mais diluída. O ADH é produzido por neurônios do hipotálamo e é liberado pela hipófise posterior (Capítulo 11). A secreção do ADH é estimulada quando osmorreceptores do hipotálamo respondem a um aumento da osmolalidade sanguínea. Por essa razão, durante a desidratação, quando o plasma se torna mais concentrado, o aumento de secreção de ADH promove um aumento da permeabilidade dos túbulos coletores à água. Na desidratação grave, somente a quantidade mínima de água necessária para eliminar os produtos da decomposição metabólica do organismo é excretada. Esse mínimo, uma *perda hídrica obrigatória* de aproximadamente 400 mL por dia, é limitada pelo fato da urina não poder ser mais concentrada que o líquido intersticial medular que circunda os túbulos coletores. Sob essas condições, cerca de 99,8% do ultrafiltrado glomerular inicial são reabsorvidos.

Uma pessoa com um estado de hidratação normal excreta aproximadamente 1,5 L de urina por dia, indicando que 99,2% do volume do ultrafiltrado glomerular são reabsorvidos. Observe que pequenas alterações da porcentagem de reabsorção se traduzem por grandes alterações do volume urinário. A ingestão de uma maior quantidade de água – e, conseqüentemente, a redução da secreção de ADH (Tabela 17.3) – acarreta volumes proporcionalmente maiores de excreção de urina. Contudo, deve ser observado que, mesmo na ausência total de ADH, alguma água ainda é reabsorvida através dos túbulos coletores.

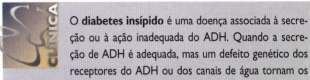

O **diabetes insípido** é uma doença associada à secreção ou à ação inadequada do ADH. Quando a secreção de ADH é adequada, mas um defeito genético dos receptores do ADH ou dos canais de água tornam os rins incapazes de responder ao ADH, a condição é denominada diabetes insípido *nefrogênico*. Sem a secreção ou a ação adequada do ADH, os túbulos coletores não são muito permeáveis à água e, portanto, um grande volume (5 a 10 L por dia) de urina diluída é produzido. A desidratação resultante provoca uma sede intensa, mas uma pessoa com essa condição apresenta dificuldade de beber o suficiente para compensar os grandes volumes de água perdidos na urina.

Teste Seu Conhecimento Antes de Prosseguir

1. Descreva os mecanismos de reabsorção de sal e água no túbulo contornado proximal.
2. Compare o transporte de Na$^+$, Cl$^-$ e água através das paredes do túbulo contornado proximal, dos ramos ascendente e descendente da alça de Henle e do túbulo coletor.
3. Descreva as interações entre os ramos ascendente e descendente da alça de Henle e explique como essa interação resulta numa medula renal hipertônica.
4. Explique como o ADH ajuda o corpo a conservar água. Como as variações da secreção de ADH afetam o volume e a concentração da urina?

Clearance Plasmático Renal

À medida que o sangue passa através dos rins, alguns dos constituintes do plasma são removidos e excretados na urina. Portanto, o sangue é, num certo grau, "limpo" de determinados solutos no processo de formação da urina. Esses solutos são removidos do sangue pela filtração através dos capilares glomerulares ou pela secreção pelas células tubulares para o interior do filtrado. Ao mesmo tempo, determinadas moléculas do líquido tubular podem ser reabsorvidas de volta para a corrente sanguínea.

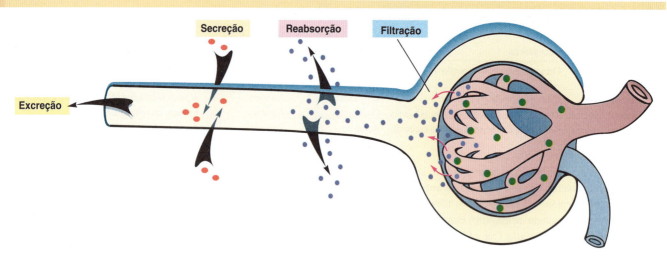

Figura 17.20 **A secreção é o inverso da reabsorção.** O termo *secreção* refere-se ao transporte ativo de substâncias dos capilares peritubulares para o líquido tubular. Esse transporte possui uma direção oposta à da reabsorção.

Uma das principais funções dos rins é eliminar o excesso de íons e de produtos da decomposição metabólica do sangue. A *eliminação* dessas substâncias do sangue é conseguida através de sua excreção na urina. Por causa do clearance renal, as concentrações dessas substâncias no sangue que deixam os rins (na veia renal) é menor que suas concentrações no sangue que entram nos rins (na artéria renal).

A maior parte dessas substâncias entra na urina pela filtração através dos capilares glomerulares para o interior da cápsula. Além do processo de filtração glomerular, existe uma via adicional através da qual algumas substâncias podem entrar na urina e, conseqüentemente, ser eliminadas do sangue. Esse processo, denominado **secreção** (Figura 17.20), é o oposto da reabsorção. Moléculas e íons que são secretados movem-se dos capilares peritubulares para o interior do líquido intersticial e, a seguir, são transportados através da membrana basolateral das células epiteliais tubulares e, finalmente, para o interior do lúmen tubular.

Por exemplo, algumas drogas e algumas moléculas endógenas hidrofóbicas ligam-se a proteínas plasmáticas e, conseqüentemente, são mal filtradas. Esses compostos podem ser excretados na urina porque são secretados, através da parede do túbulo contornado proximal, para o interior do filtrado. Esse processo envolve transportadores da membrana basolateral que transportam moléculas diferentes de uma classe (que são transportadores "poliespecíficos"), permitindo aos rins eliminar essas moléculas numa velocidade muito maior do que aquela que poderia ser obtida apenas pela filtração. Por exemplo, diferentes antibióticos podem ser eliminados dessa maneira.

A secreção de K^+ e de H^+ ocorre através da parede do túbulo contornado distal, onde ela ajuda os rins a regular perfeitamente a concentração de K^+ e o pH do sangue. Esse tópico será discutido numa seção posterior deste capítulo.

Clearance Renal da Inulina: Medição da TFG

Quando uma substância não é reabsorvida nem secretada pelos túbulos, a quantidade excretada na urina por minuto será igual à quantidade que é filtrada por minuto para fora dos glomérulos por minuto. Contudo, parece não existir uma única substância produzida pelo corpo que não seja reabsorvida ou secretada num certo grau. Felizmente, algumas plantas, como alcachofras, dálias, cebolas e alhos, produzem tal composto. Esse composto, um polímero do monossacarídeo frutose, é a **inulina**. Após ser injetada no sangue, a inulina é filtrada pelos glomérulos, e a quantidade de inulina excretada por minuto é exatamente igual à quantidade que foi filtrada por minuto (Figura 17.21).

Quando a concentração de inulina na urina é medida e a taxa de formação de urina é determinada, a velocidade de excreção da inulina pode ser facilmente calculada:

$$\text{Quantidade excretada por minuto (mg/min)} = V \left(\frac{mL}{min}\right) \times U \left(\frac{mg}{mL}\right)$$

onde

V = taxa de formação da urina
U = concentração de inulina na urina

A velocidade com que uma substância é filtrada pelos glomérulos (em miligramas por minuto) pode ser calculada multiplicando-se os milímetros de plasma filtrado por minuto (a **taxa de filtração glomerular** ou **TFG**) pela concentração da substância no plasma. Isso é mostrado pela equação a seguir:

$$\text{Quantidade filtrada por minuto (mg/min)} = TFG \left(\frac{mL}{min}\right) \times P \left(\frac{mg}{mL}\right)$$

onde

Fisiologia Renal

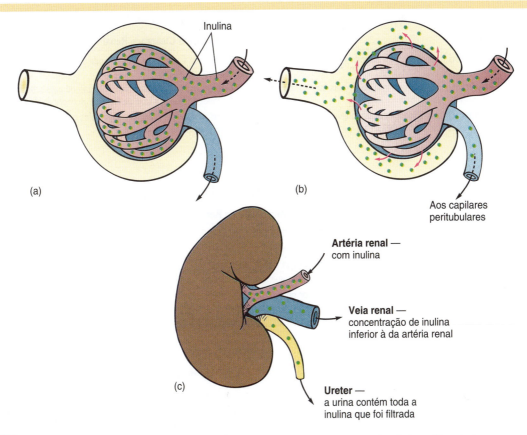

Figura 17.21 O clearance renal da inulina. (*a*) A inulina está presente no sangue que entra nos glomérulos e (*b*) parte desse sangue, juntamente com sua inulina dissolvida, é filtrada. Toda a inulina filtrada entra na urina, enquanto que a maior parte da água filtrada retorna ao sistema vascular (é reabsorvida). (*c*) Conseqüentemente, o sangue que deixa os rins na veia renal contém menos inulina que o sangue que entrou nos rins na artéria renal. Como a inulina é filtrada mas não é reabsorvida nem secretada, a taxa do clearance da inulina é igual à taxa de filtração glomerular (TFG).

P = concentração de inulina no plasma

Como a inulina não é reabsorvida nem secretada, a quantidade filtrada é igual à quantidade excretada:

$$TFG \times P = V \times U$$
(quantidade filtrada)   (quantidade excretada)

Se a equação precedente for então solucionada para a taxa de filtração glomerular,

$$TFG_{(mL/min)} = \frac{V_{(mL/min)} \times U_{(mg/mL)}}{P_{(mg/mL)}}$$

Suponha, por exemplo, que a inulina é infudida numa veia e a sua concentração na urina e no plasma é de 30 mg por mL e de 0,5 mg por mL, respectivamente. Se a taxa de formação de urina for de 2 mL por minuto, a TFG pode ser calculada da seguinte maneira:

$$TFG = \frac{2 \text{ mL/min} \times 30 \text{ mg/mL}}{0,5 \text{ mg/mL}} = 120 \text{ mL/min}$$

Esta equação afirma que 120 mL de plasma devem ter sido filtrados a cada minuto para excretar a quantidade medida de inulina que apareceu na urina. Portanto, neste exemplo, a taxa de filtração glomerular é de 120 mL por minuto.

Medições da concentração plasmática de **creatinina** são freqüentemente utilizadas na clínica como indicadores da função renal. A creatinina, produzida como um produto metabólico da creatina muscular, é secretada num grau discreto pelos túbulos renais de modo que a sua taxa de excreção é um pouco superior à da inulina. Como ela é liberada para o sangue numa taxa constante, e como a sua excreção está intimamente ajustada à TFG, uma redução anormal da TFG faz com que a concentração plasmática da creatinina aumente. Portanto, uma medição simples da concentração plasmática da creatinina pode indicar se a TFG é normal e provê informações sobre a saúde dos rins.

Indícios Para a Investigação Clínica

Lembre-se de que Emily apresenta uma oligúria leve, edema e uma concentração plasmática de creatinina elevada.
- *O que sugere uma concentração plasmática da creatinina elevada?*
- *Como isso pode ser relacionado com a oligúria e o edema apresentados por Emily?*

Tabela 17.4 Efeitos da Filtração, da Reabsorção e da Secreção Sobre o Clearance Plasmático Renal

Termo	Definição	Efeito Sobre o Clearance Renal
Filtração	Uma substância entra no ultrafiltrado glomerular	Parte ou toda a substância filtrada pode entrar na urina e ser eliminada do sangue
Reabsorção	Uma substância é transportada do filtrado, através das células tubulares, para a corrente sanguínea	A reabsorção diminui a taxa de eliminação de uma substância. A taxa do clearance é inferior à taxa de filtração glomerular (TFG)
Secreção	Uma substância é transportada do sangue peritubular, através das células tubulares, para o interior do filtrado	Quando uma substância é secretada pelos néfrons, o seu clearance plasmático renal é maior que a TFG

Tabela 17.5 "Manipulação" Renal de Diferentes Moléculas Plasmáticas

Quando a Substância	Exemplo	Concentração na Veia Renal	Taxa do Clearance Renal
Não é filtrada	Proteínas	A mesma que a da artéria renal	Zero
É filtrada e não reabsorvida nem secretada	Inulina	Menor que a da artéria renal	Igual à TFG (115-125 mL/min)
É filtrada e parcialmente reabsorvida	Uréia	Menor que a da artéria renal	Menor que a TFG
É filtrada e totalmente reabsorvida	Glicose	A mesma que a da artéria renal	Zero
É filtrada e secretada	PAH	Menor que a da artéria renal; aproxima-se de zero	Maior que a TFG; até a taxa do fluxo plasmático total (~625 mL/min)
É filtrada, reabsorvida e secretada	K^+	Variável	Variável

Cálculo do Clearance

O **clearance plasmático renal** é o volume de plasma do qual uma substância é totalmente removida em um minuto através de sua excreção na urina. Observe que as unidades do clearance plasmático renal são mL/min. No caso da inulina, que é filtrada mas não é reabsorvida nem secretada, a quantidade de inulina que entra na urina é aquela contida no volume de plasma filtrado. Portanto, o clearance da inulina é igual à TFG (120 mL/min no exemplo prévio). No entanto, esse volume de plasma filtrado também contém outros solutos que podem ser reabsorvidos em graus variáveis. Quando uma porção de um soluto filtrado é reabsorvida, a quantidade excretada na urina é menor que aquela contida nos 120 mL de plasma filtrado. Portanto, *o clearance plasmático renal de uma substância que é reabsorvida deve ser inferior à TFG* (Tabela 17.4).

Quando uma substância não é reabsorvida, toda a quantidade filtrada será eliminada. Além disso, quando essa substância é secretada pelo transporte ativo do sangue peritubular para o interior dos túbulos renais, ela pode ser eliminada de uma quantidade adicional de plasma. Por essa razão, *o clearance plasmático renal de uma substância que é filtrada e secretada é maior que a TFG* (Tabela 17.5). Para comparar a "manipulação" renal de várias substâncias em termos de sua reabsorção ou secreção, o clearance plasmático renal é calculado utilizando-se a mesma fórmula utilizada para se determinar a TFG:

$$\text{Clearance plasmático renal} = \frac{V \times U}{P}$$

onde

V = volume urinário por minuto
U = concentração da substância na urina
P = concentração da substância no plasma

Clearance da Uréia

A uréia pode ser utilizada como um exemplo de como o cálculo do clearance pode revelar a maneira como os rins manipulam uma molécula. A uréia é um produto da decomposição metabólica do metabolismo dos aminoácidos é secretada pelo fígado na corrente sanguínea e filtrada no interior das cápsulas glomerulares. Utilizando a fórmula do clearance renal previamente descrita e os valores da amostra a seguir, o clearance da uréia pode ser obtido:

$$V = 2 \text{ mL/min}$$
$$U = 7{,}5 \text{ mg/mL de uréia}$$
$$P = 0{,}2 \text{ mg/mL de uréia}$$

$$\text{Clearance da uréia} = \frac{(2 \text{ mL/min})(7{,}5 \text{ mg/mL})}{0{,}2 \text{ mg/mL}} = 75 \text{ mL/min}$$

Neste exemplo, o clearance da uréia (75 mL/min) é menor que o clearance da inulina (120 mL/min). Portanto, apesar de 120 mL de filtrado plasmático terem entrado nos néfrons por minuto, somente a quantidade de uréia contida em 75 mL de filtrado é excretada. Por essa razão, os rins devem reabsorver parte da uréia que é filtrada. Apesar de ser um produto da decomposição metabólica, uma porção significativa da uréia filtrada (variando de 40% a 60%) sempre é reabsorvida. Trata-se de um processo de transporte passivo que ocorre por causa da presença, nos túbulos, de transportadores para a difusão facilitada da uréia.

Fisiologia Renal

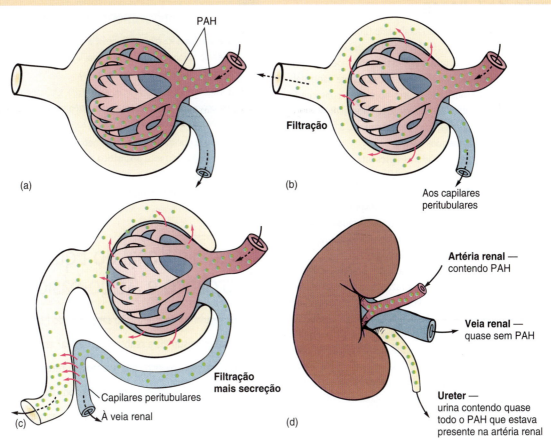

Figura 17.22 **Clearance renal do PAH.** Parte do ácido para-amino-hipúrico (PAH) do sangue glomerular (*a*) é filtrado para o interior das cápsulas glomerulares (de Bowman) (*b*). O PAH presente no sangue não filtrado é secretado dos capilares peritubulares para o interior do néfron (*c*), de modo que todo o sangue que deixa os rins não apresenta PAH (*d*). Por essa razão, a taxa do clearance do PAH é igual ao fluxo plasmático total aos glomérulos.

Clearance do Ácido Para-Amino-Hipúrico (PAH): Medição do Fluxo Sanguíneo Renal

Nem todo o sangue liberado aos glomérulos é filtrado para o interior das cápsulas glomerulares. A maior parte do sangue glomerular passa pelas arteríolas eferentes e capilares peritubulares. A inulina e a uréia desse sangue não filtrado não são excretadas. Em vez disso, elas retornam à circulação geral. Por essa razão, o sangue deve passar muitas vezes através dos rins antes de ficar completamente livre de uma determinada quantidade de inulina ou de uréia.

Para que compostos do sangue renal não filtrado sejam eliminados, eles devem ser secretados para o interior dos túbulos através do transporte ativo dos capilares peritubulares. Dessa maneira, todo o sangue que vai aos rins pode ter eliminado um componente secretado numa única passagem. Esse é o caso de uma molécula exógena denominada **ácido para-amino-hipúrico** (ou **PAH**) (Figura 17.22), que pode ser infundida no sangue. O clearance (em mL/min) do PAH pode ser utilizado para se medir o **fluxo sanguíneo renal total.** Foi observado que o clearance normal do PAH médio é de 625 mL/min. Como a taxa de filtração glomerular média é de aproximadamente 120 mL/min, isso indica que apenas cerca de 120/625 ou, a grosso modo, 20% do fluxo plasmático renal são filtrados. Os 80% remanescentes passam para as arteríolas eferentes.

Como a filtração e a secreção eliminam apenas as moléculas dissolvidas no plasma, o clearance do PAH mede na realidade o fluxo plasmático renal. Para convertê-lo no fluxo sanguíneo renal total, o volume sanguíneo ocupado pelos eritrócitos deve ser levado em consideração. Se o hematócrito (Capítulo 13) for de 45, por exemplo, os eritrócitos ocupam 45% do volume sanguíneo e o plasma representa os 55% restantes. O fluxo sanguíneo renal total é calculado dividindo-se o clearance do PAH pelo volume sanguíneo fracional ocupado pelo plasma (nesse exemplo, 0,55). Neste caso, o fluxo sanguíneo renal total é, portanto, de 625 mL/min dividido por 0,55 ou 1,1 L/min.

Muitos antibióticos são secretados pelos túbulos renais e, conseqüentemente, são eliminados rapidamente do sangue. Por exemplo, a **penicilina** é rapidamente removida do sangue através da sua secreção para o interior do filtrado tubular. Por causa disso, para que a penicilina seja eficaz, grandes quantidades devem ser administradas. Muitas drogas e alguns hormônios são inativados no fígado por transformações químicas e, nessas formas inativas e mais hidrossolúveis, eles são rapidamente eliminados do sangue pela secreção ativa para o interior dos túbulos renais.

Reabsorção de Glicose

A glicose e os aminoácidos do sangue são facilmente filtrados pelos glomérulos para o interior dos túbulos renais. Contudo, essas moléculas geralmente não estão presentes na urina. Por essa razão, pode-se concluir que a glicose e os aminoácidos filtrados normalmente são totalmente reabsorvidos pelos néfrons. Isto ocorre no túbulo contornado proximal através do transporte ativo secundário, que é mediado por carreadores da membrana que transportam concomitantemente a glicose e o Na^+ (ver a Figura 17.13), ou aminoácidos e Na^+.

O transporte mediado por carreadores apresenta a propriedade da *saturação*. Isto significa que, quando a molécula transportada (como a glicose) está presente em concentrações suficientemente altas, todos os carreadores são ocupados e a taxa de transporte atinge um valor máximo. A concentração de moléculas transportadas necessárias para saturar os carreadores e atingir a taxa de transporte máximo é denominada **transporte máximo** (abreviado como T_m).

Normalmente, os carreadores da glicose e dos aminoácidos dos túbulos renais não são saturados e, por essa razão, são capazes de remover totalmente as moléculas filtradas. Por exemplo, o T_m da glicose médio é de 375 mg por minuto, sendo bem superior à taxa normal de liberação da glicose aos túbulos. A taxa de liberação da glicose pode ser calculada multiplicando-se a concentração plasmática de glicose (aproximadamente cerca de 1 mg por mL em jejum) pela TFG (cerca de 125 mL por minuto). Portanto, aproximadamente 125 mg por minuto são liberados aos túbulos, enquanto que uma taxa de 375 mg por minuto é necessária para que a saturação seja atingida.

Glicosúria

A glicose aparece na urina – uma condição denominada **glicosúria** – quando ocorre a passagem de uma maior quantidade de glicose através dos túbulos do que a que pode ser reabsorvida. Isso ocorre quando a concentração plasmática de glicose atinge 180 a 200 mg por 100 mL. Como a taxa de liberação da glicose sob tais condições ainda é inferior ao T_m médio da glicose, nós podemos concluir que alguns néfrons possuem valores de T_m consideravelmente inferiores ao valor médio.

O **limiar plasmático renal** é a concentração plasmática mínima de uma substância que acarreta a sua excreção na urina. Por exemplo, o limiar plasmático renal da glicose é de 180 a 200 mg por 100 mL. Normalmente, a glicose está ausente da urina porque a sua concentração plasmática geralmente permanece abaixo desse valor limiar. Por exemplo, a glicose plasmática de jejum é de aproximadamente 100 mg por 100 mL, e a concentração plasmática de glicose após refeições geralmente não excede 150 mg por 100 mL. O surgimento de glicose na urina (glicosúria) ocorre apenas quando a concentração plasmática de glicose é anormalmente alta (*hiperglicemia*) e ultrapassa o limiar plasmático renal.

A hiperglicemia de jejum é causada pela secreção ou pela ação inadequadas da insulina. Quando a hiperglicemia produz glicosúria, a doença é denominada **diabetes melito**. Uma pessoa com diabetes melito não controlado também excreta um grande volume de urina porque a glicose excretada leva a água consigo em consequência da pressão osmótica que ela gera nos túbulos. Essa condição não deve ser confundida com o diabetes insípido (analisado anteriormente), no qual um grande volume de urina diluída é excretado como consequência da secreção inadequada de ADH.

> ### Teste Seu Conhecimento Antes de Prosseguir
> 1. Defina *clearance plasmático renal* e descreva como esse volume é medido. Explique a razão pela qual a taxa de filtração glomerular é igual à taxa de clearance da inulina.
> 2. Defina os termos *reabsorção* e *secreção*. Utilizando exemplos, descreva como o clearance plasmático renal é afetado pelos processos de reabsorção e secreção.
> 3. Explique por que o fluxo sanguíneo renal total pode ser medido através do clearance plasmático do PAH.
> 4. Defina *transporte máximo* e *limiar plasmático renal*. Explique por que as pessoas com diabetes melito apresentam glicosúria.

Controle Renal do Equilíbrio Eletrolítico e Ácido-básico

> Os rins regulam a concentração sanguínea de Na^+, K^+, HCO_3^- e H^+. A aldosterona estimula a reabsorção de Na^+ em troca de K^+ no túbulo. Portanto, a aldosterona promove a retenção renal de Na^+ e a excreção de K^+. A secreção de aldosterona pelo córtex supra-renal é estimulada diretamente pela concentração sanguínea alta de K^+ e indiretamente por uma concentração baixa de Na^+ através do sistema renina-angiotensina.

Os rins ajudam a regular as concentrações de eletrólitos – sódio, potássio, cloreto, bicarbonato e fosfato –, ajustando a excreção desses compostos às quantidades ingeridas. O controle do Na^+ plasmático é importante na regulação do volume sanguíneo e da pressão arterial. O controle do K^+ plasmático é necessário para manter a função adequada do músculo cardíaco e dos músculos esqueléticos.

Função da Aldosterona no Equilíbrio Na^+/K^+

Aproximadamente 90% do Na^+ e do K^+ filtrados são reabsorvidos na porção inicial do néfron, antes que o filtrado atinja o túbulo contornado distal. Essa reabsorção ocorre numa taxa constante e não está sujeita à regulação hormonal. A concentração final de Na^+ e de K^+ na urina varia de acordo com as necessidades do organismo, por processos que ocorrem no final do túbulo contornado distal e na região cortical do túbulo coletor (a porção do túbulo coletor no interior da medula não participa dessa regulação). A reabsorção renal de Na^+ e a secreção de K^+ são reguladas pela **aldosterona**, o principal mineralocorticóide secretado pelo córtex supra-renal (Capítulo 11).

Reabsorção de Sódio

Embora 90% do sódio filtrado sejam reabsorvidos na região inicial do néfron, a quantidade remanescente no filtrado liberado ao túbulo contornado distal ainda é muito grande. Na ausência da aldosterona, 80%

dessa quantidade remanescente são reabsorvidos através da parede do túbulo para a corrente sanguínea peritubular. Isto representa 8% da quantidade filtrada. A quantidade de sódio excretada sem aldosterona é, portanto, 2% da quantidade filtrada. Embora essa porcentagem pareça pequena, ela representa uma quantidade real impressionante de 30 g de sódio excretados na urina diariamente. Em contraste, quando a aldosterona é secretada em quantidades máximas, todo o sódio liberado ao túbulo contornado distal é reabsorvido. Nesse caso, a urina não contém qualquer Na^+.

A reabsorção de Na^+ estimulada pela aldosterona ocorre num certo grau na porção final do túbulo contornado distal, mas o principal local de ação da aldosterona é o **túbulo coletor cortical**. Trata-se da porção inicial do túbulo coletor, localizada no córtex renal e que possui diferentes propriedades de permeabilidade em comparação à porção terminal do túbulo coletor, localizada na medula renal.

Secreção de Potássio

Aproximadamente 90% do potássio filtrado são reabsorvidos nas regiões iniciais do néfron (sobretudo no túbulo contornado proximal). Quando a aldosterona está ausente, todo o potássio remanescente também é reabsorvido (principalmente do túbulo coletor cortical). Por essa razão, na ausência de aldosterona, o K^+ não é excretado na urina. A presença de aldosterona estimula a secreção de K^+ do sangue peritubular para o interior do túbulo coletor cortical (Figura 17.23). Essa secreção induzida pela aldosterona, portanto, é o único modo de eliminar o K^+ na urina. Quando a secreção de aldosterona é máxima, a excreção de K^+ pode ser até cinqüenta vezes superior à quantidade normalmente filtrada pelos glomérulos.

Em resumo, a aldosterona promove a retenção de sódio e a perda de potássio do sangue ao estimular a reabsorção de Na^+ e a secreção de K^+. Como a aldosterona promove a retenção de Na^+, ela contribui para o aumento do volume sanguíneo e da pressão arterial.

O corpo não consegue se livrar do excesso de K^+ na ausência da secreção de K^+ estimulada pela aldosterona para o interior dos túbulos coletores corticais. De fato, quando ambas as supra-renais são removidas de um animal em pesquisas de laboratório, a **hipercalemia** (concentração elevada de K^+ no sangue) resultante pode produzir arritmias cardíacas fatais. Concentrações anormalmente baixas de K^+ (hipocalemia), como a que pode ocorrer devido à secreção excessiva de aldosterona, também podem produzir arritmias cardíacas, assim como fraqueza muscular.

Controle da Secreção de Aldosterona

Como a aldosterona promove a retenção de Na^+ e a perda de K^+, seria possível prever (com base na retroalimentação negativa) que a secreção de aldosterona seria maior quando a concentração de Na^+ no sangue fosse baixa e a de K^+ fosse alta. Uma elevação da concentração de K^+ no sangue estimula *diretamente* a secreção de aldosterona pelo córtex supra-renal. Uma redução da concentração plasmática de Na^+, quando ela causa uma queda do volume sanguíneo, também promove a secreção de aldosterona. Entretanto, o efeito estimulador de uma queda do volume sanguíneo sobre a secreção de aldosterona é indireto, como será descrito na próxima seção.

Aparelho Justaglomerular

O **aparelho justaglomerular** é a região de cada néfron onde a arteríola aferente entra em contato com a porção final do ramo ascendente espesso da alça (Figura 17.24). Ao microscópio, a arteríola aferente e o túbulo dessa pequena região apresentam um aspecto diferente das outras regiões. *Células granulosas* da arteríola aferente secretam a enzima **renina** na corrente sanguínea. Essa enzima catalisa a conversão do *angiotensinogênio* (uma proteína) em *angiotensina* I (um polipeptídio com dez aminoácidos).

A secreção de renina na corrente sanguínea resulta na formação de angiotensina I, que é então convertida em **angiotensina II** (um polipeptídio com oito aminoácidos) pela *enzima conversora da angiotensina* (*ECA*). Essa conversão ocorre principalmente quando o sangue passa através dos capilares pulmonares, onde está presente a maior parte da enzima conversora. Além de seus outros efeitos (descritos no Capítulo 14), a angiotensina II estimula o córtex supra-renal a secretar aldosterona. Portanto, a secreção de renina das células granulosas do aparelho justaglomerular inicia o **sistema renina-angiotensina-aldosterona**. Condições que acarretam aumento da secreção de renina provocam aumento da secreção de aldosterona e, em conseqüência, promovem a reabsorção de Na^+ do túbulo coletor cortical para a corrente sanguínea.

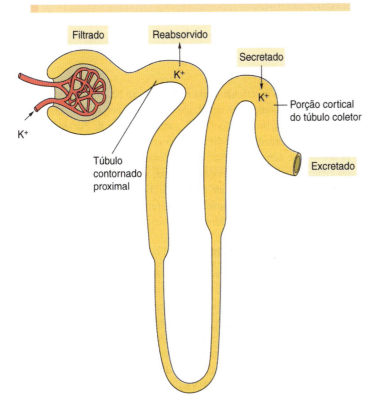

Figura 17.23 Potássio reabsorvido e secretado. O potássio (K^+) é quase totalmente reabsorvido no túbulo contornado proximal, mas sob a estimulação da aldosterona ele é secretado para o interior da porção cortical do túbulo coletor. Todo o K^+ na urina deriva da secreção e não da filtração.

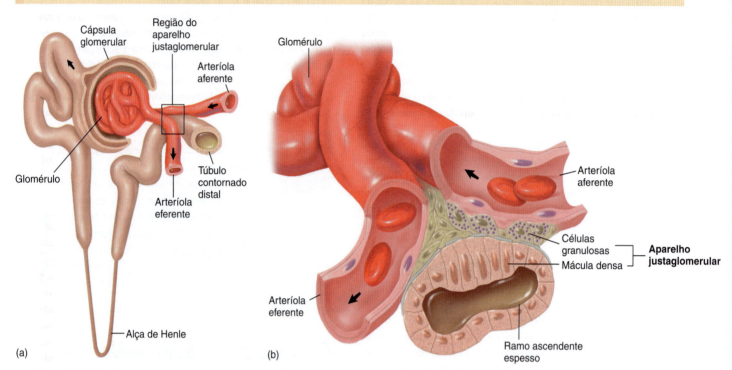

Figura 17.24 Aparelho justaglomerular. (a) Localização do aparelho justaglomerular. Essa estrutura inclui a região de contato da arteríola aferente com a porção final do ramo ascendente espesso da alça. As arteríolas aferentes dessa região contêm células granulosas que secretam renina, e as células tubulares em contato com as células granulosas formam uma área denominada mácula densa, vista em (b).

Regulação da Secreção de Renina

Uma ingestão dietética inadequada de sal (NaCl) sempre é acompanhada por uma queda do volume sanguíneo. Isso se deve ao fato da diminuição da concentração plasmática (osmolalidade) inibir a secreção de ADH. Com menos ADH, menor quantidade de água é reabsorvida através dos túbulos coletores e maior quantidade é excretada na urina. A conseqüente redução do volume sanguíneo e do fluxo sanguíneo renal aumenta a secreção de renina. Acredita-se que o aumento da secreção de renina seja devido em parte ao efeito direto da pressão sanguínea sobre as células granulosas, as quais podem atuar como barorreceptores nas arteríolas aferentes. A secreção de renina também é estimulada pelo reflexo barorreceptor (Capítulo 14) quando o volume sanguíneo e a pressão arterial caem.

Um aumento da secreção de renina atua, em razão do aumento da produção de angiotensina II, estimulando a secreção de aldosterona. Conseqüentemente, menor quantidade de sódio é excretada na urina e maior quantidade é retida no sangue. O sistema de retroalimentação negativa é ilustrado na Figura 17.25.

Função da Mácula Densa

A região da alça ascendente em contato com as células granulosas da arteríola aferente é denominada **mácula densa** (Figura 17.24). Existem evidências de que essa região ajuda a inibir a secreção de renina quando a concentração de Na+ no sangue aumenta.

As células da mácula densa respondem ao Na+ do filtrado liberado ao túbulo contornado distal. Quando a concentração plasmática de Na+ aumenta, ou quando a TFG aumenta, a taxa de Na+ liberado ao túbulo contornado distal também aumenta. Atuando sobre a mácula densa, esse aumento de Na+ filtrado inibe a secreção de renina pelas células granulosas. Conseqüentemente, a secreção de aldosterona diminui e, como a quantidade de Na+ reabsorvida no túbulo coletor cortical é menor, maior quantidade é excretada na urina. A regulação da secreção de renina e de aldosterona é resumida na Tabela 17.6.

Peptídio Natriurético Atrial

A expansão do volume sanguíneo aumenta a excreção de sal e água na urina. Em parte, isso é devido a uma inibição da secreção de aldosterona, como foi descrito anteriormente. Contudo, resulta também do aumento de secreção de *hormônio natriurético*, que estimula a excreção de sal (*natrium* é a palavra latina que designa o sódio) – uma ação oposta à da aldosterona. O hormônio natriurético foi identificado como um polipeptídio com 28 aminoácidos denominado **peptídio natriurético atrial** (**PNA**) ou *fator natriurético atrial*. O peptídio natriurético atrial é produzido pelos átrios do coração e secretado em resposta à distensão das paredes atriais pelo volume sanguíneo aumentado. Em resposta à ação do PNA, os rins reduzem o volume sanguíneo excretando maior quantidade de sal e água filtrados do sangue pelos glomérulos. Portanto, o peptídio natriurético atrial atua como um diurético endógeno.

Relação Entre Na⁺, K⁺ e H⁺

A reabsorção de Na⁺ no túbulo coletor cortical é acompanhada pela secreção de K⁺. Isso ocorre porque a reabsorção de Na⁺ estimulada pela aldosterona cria uma grande diferença de potencial entre os dois lados da parede tubular, com o lado do lúmen sendo muito negativo (–50 mV) em comparação com a face basolateral. A secreção de K⁺ para o interior do líquido tubular é impulsionada por esse gradiente elétrico. Por exemplo, quando há um aumento da reabsorção de Na⁺ no túbulo coletor cortical, a diferença de potencial através da parede do túbulo aumenta (com o lúmen tornando-se mais negativamente carregado). Isso aumenta a secreção de K⁺.

Algumas drogas diuréticas inibem a reabsorção de Na⁺ na alça de Henle e, conseqüentemente, aumentam a liberação de Na⁺ para o túbulo contornado distal. Isso acarreta aumento da reabsorção de Na⁺ e da secreção de K⁺ no túbulo coletor cortical. Por essa razão, as pessoas que fazem uso desses diuréticos tendem a apresentar uma perda excessiva de K⁺ na urina. As ações dos diferentes tipos de diuréticos são analisadas na seção "Aplicações Clínicas" no final deste capítulo.

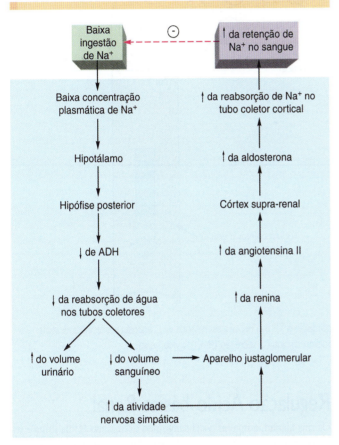

■ **Figura 17.25** Homeostasia do Na⁺ plasmático. Esta é a seqüência de eventos em que uma baixa ingestão de sódio (sal) acarreta aumento de sua reabsorção pelos rins. A seta pontilhada e o sinal negativo indicam o término do circuito de retroalimentação negativa.

Podem ocorrer complicações em conseqüência do uso de diuréticos que provocam uma perda excessiva de K⁺ na urina. Quando a secreção de K⁺ para o interior dos túbulos aumenta de maneira significativa, pode ocorrer **hipocalemia** (concentração anormalmente baixa de K⁺ no sangue). Essa condição pode acarretar distúrbios neuromusculares e alterações eletrocardiográficas. As pessoas que fazem uso de diuréticos para tratar a hipertensão arterial geralmente seguem uma dieta hipossódica e, com freqüência, devem suplementar suas refeições com cloreto de potássio (KCl) para contrabalançar a perda de K⁺.

A concentração plasmática de K⁺ afeta indiretamente a concentração plasmática de H⁺ (pH). De modo similar, alterações do pH plasmático afetam a concentração plasmática de K⁺. Por exemplo, quando a concentração extracelular de H⁺ aumenta, parte do H⁺ se move para o interior das células e faz com que o K⁺ celular se difunda ao exterior, para o líquido extracelular. Portanto, a concentração plasmática de H⁺ diminui enquanto a de K⁺ aumenta, ajudando a estabelecer a relação adequada entre esses íons no líquido extracelular. Efeito similar ocorre nas células da região distal do néfron.

Nas células da porção final do túbulo contornado distal e do túbulo coletor cortical, íons carregados positivamente (K⁺ e H⁺) são secretados em resposta à polaridade negativa produzida pela reabsorção de Na⁺ (Figura 17.26). Quando uma pessoa apresenta uma acidose grave, ocorre aumento da secreção de H⁺ à custa da diminuição da se-

Tabela 17.6 Regulação da Secreção de Renina e Aldosterona

Estímulo	Efeito Sobre a Secreção de Renina	Produção de Angiotensina II	Secreção de Aldosterona	Mecanismos
↓ do volume sanguíneo	Aumento	Aumento	Aumento	O baixo volume sanguíneo estimula barorreceptores renais. As células granulosas liberam renina.
↑ do volume sanguíneo	Diminuição	Diminuição	Diminuição	O aumento do volume sanguíneo inibe os barorreceptores. O aumento de Na⁺ nos túbulos contornados distais atua por meio da mácula densa para inibir a liberação de renina das células granulosas.
↑ do K⁺	Nenhum	Sem alteração	Aumento	Estimulação direta do córtex supra-renal.
↑ da atividade nervosa simpática	Aumento	Aumento	Aumento	O efeito α-adrenérgico estimula a constrição das arteríolas aferentes. O efeito β-adrenérgico estimula diretamente a secreção de renina.

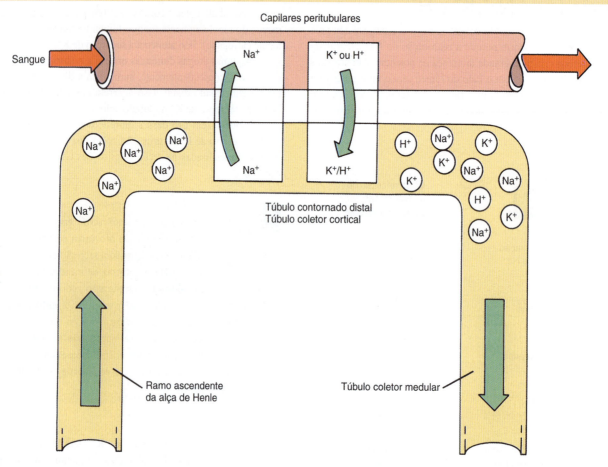

Figura 17.26 Reabsorção de Na⁺ e secreção de K⁺. No túbulo contornado distal, o K⁺ e o H⁺ são secretados em resposta à diferença de potencial produzida pela reabsorção de Na⁺. Por essa razão, concentrações elevadas de H⁺ podem diminuir a secreção de K⁺, e vice-versa.

creção de K⁺. Portanto, a acidose pode ser acompanhada por aumento da concentração plasmática de K⁺. Por outro lado, quando a hipercalemia é o problema básico, a secreção de K⁺ aumenta e, por conseguinte, a secreção de H⁺ diminui. Por isso, a hipercalemia pode provocar aumento da concentração plasmática de H⁺ e acidose.

> **CLÍNICA**
> A aldosterona estimula indiretamente a secreção de H⁺, assim como a de K⁺, para o interior dos túbulos coletores corticais. Por essa razão, a secreção anormalmente alta de aldosterona, como ocorre no **aldosteronismo primário**, ou **síndrome de Conn**, acarreta tanto hipocalemia como alcalose metabólica. Ao contrário, a secreção anormalmente baixa de aldosterona, como ocorre na **doença de Addison**, pode produzir hipercalemia acompanhada por acidose metabólica.

Segundo evidências recentes, quando uma pessoa sofre privação de potássio, o túbulo coletor pode ser capaz de compensar parcialmente, reabsorvendo algum K⁺. Isso ocorre na parte externa da medula e resulta na reabsorção de parte do K⁺ que foi secretado para o interior do túbulo coletor cortical.

Regulação Ácido-básica Renal

Os rins ajudam a regular o pH sanguíneo excretando H⁺ na urina e reabsorvendo bicarbonato. O H⁺ entra no filtrado de duas maneiras: pela filtração através dos glomérulos e pela secreção para o interior dos túbulos. A maior parte da secreção de H⁺ ocorre através da parede do túbulo contornado proximal em troca da reabsorção de Na⁺. Essa troca é realizada por um transportador descrito como "*antiport*", pois ele move o Na⁺ e o H⁺ em direções opostas (ver o Capítulo 6).

Como os rins normalmente reabsorvem quase todo o bicarbonato filtrado e excretam H⁺, a urina normal contém pouco bicarbonato e é levemente ácida (com um pH variando entre 5 e 7). Os mecanismos envolvidos na acidificação da urina e na reabsorção do bicarbonato são resumidos na Figura 17.27.

Reabsorção do Bicarbonato no Túbulo Proximal

As membranas apicais das células tubulares (face ao lúmen) são impermeáveis ao bicarbonato, portanto a sua reabsorção deve ocorrer indiretamente. Quando a urina é ácida, o HCO_3^- se combina com o H⁺ para formar ácido carbônico. A seguir, o ácido carbônico do filtrado é convertido em CO_2 e H_2O numa reação catalisada pela **anidrase carbônica**. Essa enzima está localizada na membrana celular apical do

Fisiologia Renal

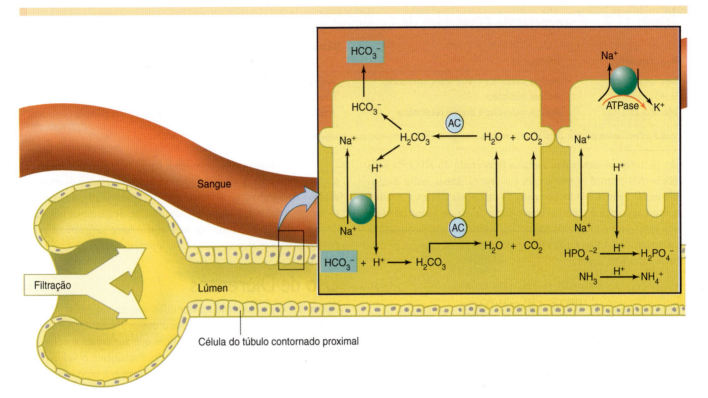

Figura 17.27 **Acidificação da urina.** Este diagrama resume o modo como a urina se torna acidificada e como o bicarbonato é reabsorvido do filtrado. Ele também mostra o tamponamento da urina pelos tampões fosfato e amônio. (AC = anidrase carbônica.) O quadro mostra uma visão ampliada das células do túbulo contornado proximal.

túbulo contornado proximal em contato com o filtrado. Observe que a reação que ocorre no filtrado é a mesma que ocorre no interior dos eritrócitos nos capilares pulmonares (como foi analisado no Capítulo 16).

O citoplasma da célula tubular também contém anidrase carbônica. Quando a concentração de CO_2 aumenta no filtrado, o CO_2 difunde-se para o interior das células tubulares. No interior do citoplasma da célula tubular, a anidrase carbônica catalisa a reação em que o CO_2 e a H_2O formam o ácido carbônico. A seguir, o ácido carbônico dissocia-se em HCO_3^- e H^+ no interior das células tubulares. (São os mesmos eventos que ocorrem nos eritrócitos dos capilares teciduais.) O bicarbonato que está na célula tubular pode então difundir-se através da membrana basolateral e entrar no sangue (Figura 17.27). Quando as condições são normais, a mesma quantidade de HCO_3^- removida do filtrado passa para a corrente sanguínea. O H^+, produzido ao mesmo tempo que o HCO_3^- no citoplasma da célula tubular, pode voltar para o filtrado ou passar para o sangue. Sob condições de acidose, quase todo o H^+ retorna para o filtrado e é utilizado para ajudar na reabsorção de todo o bicarbonato filtrado.

Durante a alcalose, menor quantidade de H^+ é secretada para o interior do filtrado. Como a reabsorção do bicarbonato filtrado exige que o HCO_3^- se combine com o H^+ para formar ácido carbônico, menos bicarbonato é reabsorvido. Isso acarreta a excreção urinária de bicarbonato, que ajuda a compensar parcialmente a alcalose.

Por intermédio desses mecanismos, distúrbios do equilíbrio ácido-básico causados por problemas respiratórios podem ser parcialmente compensados por alterações da concentração plasmática do bicarbonato. De modo similar, a acidose ou a alcalose metabólica – nas quais ocorrem alterações da concentração de bicarbonato como distúrbio básico – podem ser parcialmente compensadas por alterações da ventilação. Essas interações entre os componentes respiratórios e metabólicos do equilíbrio ácido-básico são resumidas na Tabela 17.7.

> Quando as pessoas se deslocam para altitudes elevadas, elas hiperventilam (como foi analisado no Capítulo 16). Isso reduz a Pco_2 arterial e produz alcalose respiratória. Os rins participam nessa aclimatação excretando maior quantidade de bicarbonato. Isso ajuda a compensar a alcalose e faz com que o pH sanguíneo diminua em direção ao normal. A esse respeito, é interessante observar que a droga *acetazolamida*, que inibe a anidrase carbônica renal, é freqüentemente utilizada no tratamento do **mal da montanha agudo** (ver página 518). A inibição da anidrase carbônica renal provoca a perda de bicarbonato e água na urina, produzindo acidose metabólica e diurese que ajudam a aliviar os sintomas.

Tampões Urinários

Quando uma pessoa apresenta um pH sanguíneo inferior a 7,35 (acidose), o pH urinário quase sempre cai abaixo de 5,5. Contudo, o néfron não consegue produzir um pH urinário que seja significativamente menor que 4,5. Para que mais H^+ seja excretado, o ácido deve ser tamponado. (Na realidade, mesmo na urina normal, a maior parte do H^+ é excretada sob a forma tamponada.) O bicarbonato não pode servir a essa função de tamponamento porque ele é completamente reabsorvido em condições normais. Em vez disso, a

Tabela 17.7 Categorias de Distúrbios do Equilíbrio Ácido-básico

P_{CO_2} (mmHg)	Inferior a 21	Bicarbonato (mEq/L)* 21–26	Superior a 26
Superior a 45	Acidose metabólica e respiratória combinadas	Acidose respiratória	Alcalose metabólica e acidose respiratória
35–45	Acidose metabólica	Normal	Alcalose metabólica
Inferior a 35	Acidose metabólica e alcalose respiratória	Alcalose respiratória	Alcalose metabólica e respiratória combinadas

* mEq/L = miliequivalentes por litro. Trata-se da concentração milimolar de HCO_3^- multiplicada por sua valência (×1).

ação de tamponamento dos fosfatos (sobretudo do HPO_4^{2-}) e da amônia (NH_3) provê os meios para que seja excretada maior quantidade de H^+ na urina. O fosfato entra na urina pela filtração. A amônia (cuja presença é muito evidente numa fralda ou numa caixa de urina para gato) é produzida nas células tubulares pela desaminação de aminoácidos. Essas moléculas tamponam o H^+ da maneira descrita pela equação a seguir:

$$NH_3 + H^+ \rightarrow NH_4^+ \text{ (íon amônio)}$$
$$HPO_4^{2-} + H^+ \rightarrow H_2PO_4^-$$

Teste Seu Conhecimento Antes de Prosseguir

1. Descreva os efeitos da aldosterona sobre os néfrons renais e explique como a sua secreção é regulada.
2. Explique como alterações do volume sanguíneo regulam a secreção de renina e como esta ajuda a regular o volume sanguíneo.
3. Explique os mecanismos de secreção de K^+ e H^+ do túbulo coletor cortical. Como a hipercalcemia pode afetar o pH sanguíneo?
4. Explique como os rins reabsorvem o bicarbonato filtrado e como a acidose e a alcalose afetam esse processo.
5. Suponha que um indivíduo com diabetes melito possua o pH arterial de 7,30, e P_{CO_2} arterial e concentração de bicarbonato anormalmente baixas. Que tipo de distúrbio ácido-básico é este? O que pode ter provocado esses desequilíbrios?

Aplicações Clínicas

Diferentes tipos de drogas diuréticas atuam sobre segmentos específicos do túbulo renal para inibir indiretamente a reabsorção de água e, por conseguinte, promover a redução do volume sanguíneo. Portanto, um conhecimento de como os diuréticos exercem seus efeitos aumenta a compreensão da fisiologia do néfron. De modo semelhante, a análise clínica da urina é significativa apenas quando os mecanismos que produzem uma urina normal são compreendidos.

A importância da função renal na manutenção da homeostasia e a facilidade com que a urina pode ser coletada e utilizada como um espelho da composição química do plasma tornam o estudo clínico da função renal e da composição da urina particularmente útil. Além disso, a capacidade dos rins de regular o volume sanguíneo é explorada na prática clínica no controle da hipertensão arterial.

Uso de Diuréticos

As pessoas que necessitam reduzir o seu volume sanguíneo por causa de hipertensão, insuficiência cardíaca congestiva ou edema utilizam medicamentos denominados **diuréticos** que aumentam o volume de urina excretado. Os diuréticos reduzem diretamente o volume sanguíneo (portanto, a pressão arterial) aumentando a proporção do filtrado glomerular excretada na urina. Além disso, essas drogas diminuem o volume de líquido intersticial (e, conseqüentemente, o edema) através de uma via mais indireta. Ao reduzir o volume plasmático, as drogas diuréticas aumentam a concentração e, por conseguinte, a pressão osmótica do plasma no interior dos capilares sanguíneos (Capítulo 14). Isso promove a osmose do líquido intersticial para a corrente sanguínea capilar, ajudando a reduzir o edema.

Numerosas drogas diuréticas atuam sobre o néfron de diferentes formas (Tabela 17.8; Figura 17.28). Com base em sua estrutura química ou em aspectos de sua ação, os diuréticos comumente utilizados são classificados como *diuréticos de alça*, *tiazídicos*, *inibidores da anidrase carbônica*, *diuréticos osmóticos* ou *diuréticos poupadores de potássio*.

Os diuréticos mais potentes, que inibem a reabsorção de sal e água em até 25%, são as drogas que impedem o transporte ativo do sal para fora do ramo ascendente da alça de Henle. Exemplos desses **diuréticos de alça** são a *furosemida* e o *ácido etacrínico*. Os **diuréticos tiazídicos** (como a *hidroclorotiazida*) inibem a reabsorção de sal e água em até 8% por meio da inibição do transporte de sal pelo primeiro segmento do túbulo contornado distal. Os **inibidores da anidrase carbônica** (como a *acetazolamida*) são diuréticos muito mais fracos. Eles atuam basicamente no túbulo contornado proximal para impedir a reabsorção de água que ocorre quando o bicarbonato é reabsorvido.

Quando solutos extras estão presentes no filtrado, eles aumentam a pressão osmótica deste e, assim, reduzem a reabsorção de água por osmose. Portanto, os solutos extras atuam como **diuréticos osmóticos**. O *manitol* é algumas vezes utilizado clinicamente com esse objetivo. A diurese osmótica pode ocorrer no diabetes melito porque a glicose está presente no filtrado e na urina. Esse soluto extra provoca a excreção de quantidades excessivas de água na urina e pode acarretar desidratação grave numa pessoa com diabetes não controlado.

Os diuréticos anteriormente mencionados podem, como foi discutido numa seção prévia, acarretar a secreção excessiva de

Tabela 17.8 Ações de Diferentes Classes de Diuréticos

Classe de Diurético	Exemplo	Mecanismo de Ação	Principal Local de Ação
Diuréticos de alça	Furosemida	Inibição do transporte de sódio	Segmentos espessos dos ramos ascendentes
Tiazídicos	Hidroclorotiazida	Inibição do transporte de sódio	Parte final do ramo ascendente e primeira parte do túbulo contornado distal
Inibidores da anidrase carbônica	Acetazolamida	Inibição da reabsorção de bicarbonato	Túbulo contornado proximal
Diuréticos osmóticos	Manitol	Redução da reabsorção osmótica de água em decorrência da redução do gradiente osmótico	Parte final do túbulo contornado distal e túbulo coletor cortical
Diuréticos poupadores de potássio	Espironolactona	Inibição da ação da aldosterona	Parte final do túbulo contornado distal e túbulo coletor cortical
	Triantereno	Inibição da reabsorção de Na^+ e da secreção de K^+	Parte final do túbulo contornado distal e túbulo coletor cortical

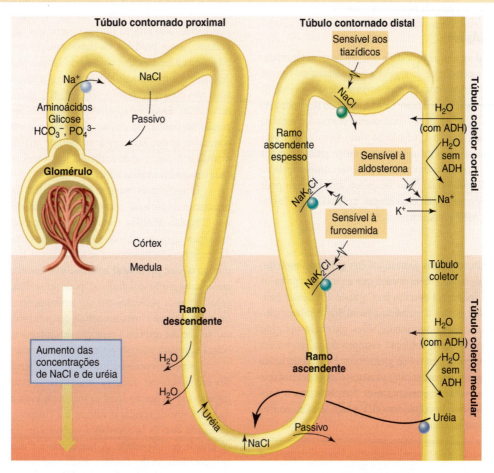

Figura 17.28 **Locais de ação dos diuréticos clínicos.** As diferentes drogas diuréticas atuam sobre vários locais dos túbulos renais inibindo a reabsorção de água. Como conseqüência dessas ações, menor quantidade de água é reabsorvida na corrente sanguínea e maior quantidade é excretada na urina. Isso reduz o volume sanguíneo e a pressão arterial.

K^+ para o interior do filtrado e a sua eliminação excessiva na urina. Por essa razão, os **diuréticos poupadores de potássio** são algumas vezes utilizados. As *espironolactonas* são antagonistas da aldosterona que competem com a mesma pelas proteínas receptoras citoplasmáticas das células do túbulo coletor cortical. Essas drogas bloqueiam a estimulação da reabsorção de Na^+ e a secreção de K^+ da aldosterona. O *triantereno* é um tipo diferente de diurético poupador de potássio que parece atuar mais diretamente sobre o túbulo para bloquear a reabsorção de Na^+ e a secreção de K^+.

Indícios Para a Investigação Clínica

Lembre-se de que Emily apresentava edema e foi medicada com hidroclorotiazida.

Qual é a ação da hidroclorotiazida, e como essa droga beneficiaria Emily?

Provas da Função Renal e Doenças Renais

A função renal pode ser avaliada por técnicas que incluem o clearance plasmático renal do PAH, o qual mede o fluxo sanguíneo total aos rins, e a medição da TFG pelo clearance da inulina. A concentração plasmática da creatinina, como foi previamente descrito, também provê um indicador da função renal. Esses exames auxiliam no diagnóstico de doenças renais como a glomerulonefrite e a insuficiência renal. A *taxa de excreção da albumina urinária* é um exame comumente realizado que consegue detectar uma taxa de excreção da albumina plasmática discretamente superior à normal. Essa condição, denominada **microalbuminúria**, muitas vezes é a primeira manifestação da lesão renal causada pelo diabetes ou pela hipertensão arterial.

Insuficiência Renal Aguda

Na **insuficiência renal aguda**, a capacidade dos rins de excretar produtos da decomposição metabólica e de regular a homeostasia do volume sanguíneo, do pH e dos eletrólitos deteriora ao longo de um período de tempo relativamente curto (horas a dias). Ocorre aumento da concentração de creatinina no sangue e redução do clearance plasmático renal da creatinina. Isso pode ser devido à redução do fluxo sanguíneo através dos rins, talvez em decorrência da aterosclerose ou da inflamação dos túbulos renais. A função renal comprometida pode ser consequência da isquemia causada pela redução do fluxo sanguíneo, mas também pode ser decorrente do uso excessivo de certas drogas, incluindo antiinflamatórios não-esteróides (AINEs) como a fenacetina.

Glomerulonefrite

Acredita-se que a inflamação dos glomérulos (ou **glomerulonefrite**) seja uma *doença auto-imune* – uma doença que envolve os próprios anticorpos da pessoa (como foi descrito no Capítulo 15). Esses anticorpos podem se voltar contra a membrana basal dos capilares glomerulares. Contudo, mais comumente, eles parecem ter sido produzidos em resposta a uma infecção estreptocócica (como em uma faringite). Um número variável de glomérulos é destruído nessa condição, e os glomérulos remanescentes tornam-se mais permeáveis às proteínas plasmáticas. O extravasamento de proteínas para o interior da urina reduz a pressão coloidosmótica plasmática e, conseqüentemente, pode levar ao edema.

Indícios Para a Investigação Clínica

Lembre-se de que a infecção estreptocócica que Emily contraiu durou um mês e que seus sintomas desapareceram após ser medicada com antibióticos (mais hidroclorotiazida). *Como a infecção estreptocócica pode ser relacionada à função renal e aos sintomas de Emily?*

Insuficiência Renal

Quando os néfrons são destruídos – como na glomerulonefrite crônica, na infecção da pelve renal e dos néfrons (*pielonefrite*) ou na perda de um rim –, ou quando a função renal é reduzida em decorrência de uma lesão provocada por diabetes melito, arteriosclerose ou obstrução por cálculos renais, pode ocorrer a **insuficiência renal**. Ela pode causar hipertensão arterial, devido basicamente à retenção de sal e água, e **uremia** (concentração plasmática elevada de uréia). A incapacidade de excretar uréia é acompanhada por aumentos da concentração plasmática de H^+ (acidose) e de K^+, os quais representam um perigo mais imediato que a concentração elevada de uréia. O coma urêmico parece ser consequência dessas alterações associadas.

Os pacientes com uremia ou com o potencial de desenvolver uremia são frequentemente submetidos à *diálise*. O termo *diálise* refere-se à separação de moléculas com base em sua capacidade de difusão através de uma membrana artificial seletivamente permeável. O "rim artificial" que faz a **hemodiálise** utiliza esse princípio. A uréia e outros produtos da decomposição metabólica podem passar facilmente através dos poros da membrana, enquanto as proteínas plasmáticas são retidas (como ocorre nos capilares glomerulares). Portanto, esses produtos da decomposição metabólica são retirados do plasma à medida que passam do sangue para o interior do líquido de diálise. Entretanto, diferentemente dos túbulos, a membrana de diálise não consegue reabsorver Na^+, K^+, glicose e outras moléculas necessárias. Essas substâncias são mantidas no sangue pela sua integração no líquido de diálise, de modo que não há um gradiente de concentração que favoreça a sua difusão através da membrana. A hemodiálise é comumente realizada três vezes por semana, sendo que cada sessão dura várias horas.

Técnicas mais recentes incluem o uso das próprias membranas peritoneais do paciente (que revestem a cavidade abdominal) para a diálise. O líquido de diálise é introduzido no interior da cavidade peritoneal e, a seguir, após um período de tempo, é descartado quando os produtos da decomposição metabólica se acumularem. Esse procedimento, denominado **diálise peritoneal ambulatorial contínua** (CAPD, *continuous ambulatory peritoneal dialysis*), pode ser realizado várias vezes por dia pelos próprios pacientes em um ambulatório. Embora a CAPD seja mais conveniente e menos onerosa que a hemodiálise, ela é menos eficaz no que diz respeito à remoção de produtos da decomposição metabólica e provoca infecções com mais frequência.

Os perigos apresentados pela insuficiência renal e as dificuldades encontradas na tentativa de compensar essa condição enfatizam a importância da função renal na manutenção da homeostasia. A capacidade dos rins de regular o volume e a composição química do sangue de acordo com as necessidades variáveis do corpo exige uma função de grande complexidade. A homeostasia é mantida em grande parte pela coordenação das funções renais com aquelas dos sistemas cardiovascular e pulmonar, como foi descrito nos capítulos precedentes.

Teste Seu Conhecimento Antes de Prosseguir

1. Cite as diferentes categorias de diuréticos clínicos e explique como cada um deles exerce seu efeito diurético.
2. Explique por que a maior parte dos diuréticos pode causar uma perda excessiva de K^+. Como isso é prevenido pelos diuréticos poupadores de potássio?
3. Defina *uremia* e analise os perigos relacionados a essa condição. Explique como a uremia pode ser corrigida com a diálise renal.

INTERAÇÕES

Ligações Entre o Sistema Urinário e os Outros Sistemas Orgânicos

Sistema Tegumentar
- A perda hídrica cutânea por evaporação ajuda no controle da temperatura corporal, mas os efeitos sobre o volume sanguíneo devem ser compensados pelos rins .(p. 429)
- A pele produz a vitamina D$_3$ que é ativada nos rins ....(p. 627)
- Os rins mantêm a homeostasia do volume sanguíneo, da pressão arterial e da composição sanguínea, necessária para a saúde do sistema tegumentar e de outros sistemas ....(p. 526)

Sistema Esquelético
- O cíngulo do membro inferior suporta e protege alguns órgãos do sistema urinário ....(p. 526)
- Os ossos armazenam cálcio e fosfato e, por essa razão, cooperam com os rins na regulação da concentração sanguínea desses íons ....(p. 625)

Sistema Muscular
- Os músculos do trato urinário auxiliam a armazenar e excretar urina ......(p. 528)
- Os músculos lisos dos vasos sanguíneos renais regulam o fluxo sanguíneo renal e, conseqüentemente, a taxa de filtração glomerular ....(p. 532)

Sistema Nervoso
- Nervos autônomos ajudam a regular o fluxo sanguíneo renal e, conseqüentemente, a filtração glomerular ....(p. 533)
- O sistema nervoso provê o controle motor da micção ....(p. 528)

Sistema Endócrino
- O hormônio antidiurético estimula a reabsorção de água dos túbulos renais ....(p. 540)
- A aldosterona estimula a reabsorção de sódio e a secreção de potássio pelos rins ....(p. 546)
- O hormônio natriurético estimula a excreção de sódio pelos rins ......(p. 420)
- Os rins produzem o hormônio eritropoietina ....(p. 371)
- Os rins secretam renina, que ativa o sistema renina-angiotensina-aldosterona ....(p. 419)

Sistema Circulatório
- O sangue transporta oxigênio e nutrientes para todos os sistemas, incluindo o sistema urinário, e remove produtos da decomposição metabólica ....(p. 366)
- O coração secreta o peptídio natriurético atrial, que ajuda a regular os rins ...(p. 420)
- A eritropoietina dos rins estimula a produção de eritrócitos ....(p. 371)
- Os rins filtram o sangue para produzir urina, enquanto regulam o volume sanguíneo, a composição do sangue e a pressão arterial ....(p. 526)

Sistema Imunológico
- O sistema imunológico protege todos os sistemas, incluindo o sistema urinário, contra infecções ....(p. 448)
- Os vasos linfáticos ajudam na manutenção do equilíbrio entre o sangue e o líquido intersticial ....(p. 401)
- A acidez da urina provê uma defesa inespecífica contra infecções do trato urinário ....(p. 550)

Sistema Respiratório
- Os pulmões fornecem oxigênio e eliminam dióxido de carbono de todos os sistemas, incluindo o sistema urinário ......(p. 482)
- Os pulmões e os rins cooperam na regulação do pH sanguíneo ....(p. 377)

Sistema Digestório
- O trato GI provê nutrientes a todos os tecidos, incluindo aqueles do sistema urinário ....(p. 371)
- O trato GI, como o sistema urinário, ajuda na eliminação de produtos da decomposição metabólica ....(p. 582)

Sistema Genital
- A uretra masculina percorre o pênis e pode ejetar urina ou sêmen ....(p. 653)
- Os rins participam na regulação do volume sanguíneo e da pressão arterial, necessária para o funcionamento do sistema genital ....(p. 417)
- O sistema urinário da mãe elimina os produtos da decomposição metabólica do feto ....(p. 675)

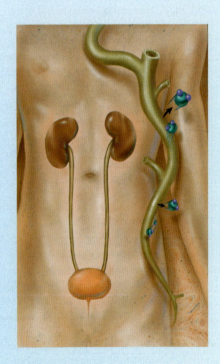

Resumo

Estrutura e Função dos Rins 526

I. O rim é dividido em um córtex externo e uma medula interna.
   A. A medula é composta por pirâmides renais separadas por colunas renais.
   B. As pirâmides renais vertem urina nos cálices menores que em seguida passa aos cálices maiores e pelve renal. Daqui, a urina flui para o interior do ureter e é transportada até a bexiga para ser armazenada

II. Cada rim contém mais de um milhão de unidades funcionais microscópicas denominadas néfrons. Os néfrons são constituídos por componentes vasculares e tubulares.
   A. A filtração ocorre no glomérulo, que recebe sangue de uma arteríola aferente.
   B. O sangue glomerular é drenado por uma arteríola eferente, que libera sangue aos capilares peritubulares que circundam os túbulos renais.
   C. A cápsula glomerular (de Bowman) e os túbulos contornados proximal e distal estão localizados no córtex.
   D. A alça de Henle está localizada na medula.
   E. O filtrado do túbulo contornado distal é drenado para o interior de túbulos coletores, que mergulham através da medula para drenar a urina nos cálices.

Filtração Glomerular 531

I. Um filtrado derivado do plasma do glomérulo deve passar através da membrana basal dos capilares glomerulares e das fendas nas projeções dos podócitos – as células que compõem a camada interna da camada glomerular (de Bowman).
   A. O ultrafiltrado glomerular, formado sob a força da pressão sanguínea, possui uma baixa concentração de proteínas.
   B. A taxa de filtração glomerular (TFG) é o volume de filtrado produzido por ambos os rins a cada minuto. Ela varia de 115 a 125 mL/min.

II. A TFG pode ser regulada pela constrição ou dilatação das arteríolas aferentes.
   A. A inervação simpática produz a constrição das arteríolas aferentes.
   B. Mecanismos intrínsecos ajudam na auto-regulação da taxa do fluxo sanguíneo renal e da TFG.

Reabsorção de Sal e Água 534

I. Aproximadamente 65% do sal e da água filtrados são reabsorvidos através do túbulo contornado proximal.
   A. O sódio é transportado ativamente, o cloreto o acompanha passivamente pela atração elétrica e a água acompanha o sal ao exterior do túbulo contornado proximal.
   B. O transporte de sal nos túbulos contornados proximais não está sujeito à regulação hormonal.

II. A reabsorção da maior parte da água remanescente ocorre em conseqüência da ação do sistema multiplicador de contracorrente.
   A. O sódio é expulso ativamente do ramo ascendente, sendo seguido passivamente pelo cloreto.
   B. Como o ramo ascendente é impermeável à água, o filtrado remanescente se torna hipotônico.
   C. Por causa desse transporte de sal e da troca por contracorrente nos vasos retos, o líquido intersticial da medula se torna hipertônico.
   D. A hipertonicidade da medula é multiplicada por um mecanismo de retroalimentação positiva que envolve o ramo descendente, passivamente permeável à água e, possivelmente, ao sal.

III. O túbulo coletor é permeável à água, mas não ao sal.
   A. À medida que os túbulos coletores passam através da medula renal hipertônica, a água sai por osmose e é transportada pelos capilares circundantes.
   B. A permeabilidade dos túbulos coletores à água é estimulada pelo hormônio antidiurético (ADH).

Clearance Plasmático Renal 541

I. A inulina é filtrada, mas não é reabsorvida nem secretada. Portanto, o seu clearance é igual à taxa de filtração glomerular.

II. Parte da uréia filtrada é reabsorvida. Por essa razão, o seu clearance é inferior à taxa de filtração glomerular.

III. Como a filtração e a secreção eliminam quase todo PAH do sangue que passa através dos rins, o clearance do PAH é uma medida do fluxo sanguíneo renal total.

IV. Normalmente, toda a glicose filtrada é reabsorvida. A glicosúria ocorre quando os transportadores de glicose se tornam saturados em conseqüência da hiperglicemia.

Controle Renal do Equilíbrio Eletrolítico e Ácido-básico 546

I. A aldosterona estimula a reabsorção de sódio e a secreção de potássio no túbulo contornado distal.

II. A secreção de aldosterona é estimulada diretamente pelo aumento do potássio sanguíneo e indiretamente por uma queda do volume sanguíneo.
   A. A redução do fluxo sanguíneo e da pressão arterial através dos rins estimula a secreção da enzima renina do aparelho justaglomerular.
   B. A renina catalisa a formação da angiotensina I, que então é convertida em angiotensina II.
   C. A angiotensina II estimula o córtex supra-renal a secretar aldosterona.

III. A aldosterona estimula a secreção de H^+, assim como a de potássio, para o interior do filtrado em troca de sódio.

IV. Os néfrons filtram o bicarbonato e reabsorvem a quantidade necessária para a manutenção do equilíbrio ácido-básico. Contudo, a reabsorção de bicarbonato é indireta.

   A. O bicarbonato filtrado se combina com o H⁺ para formar ácido carbônico no filtrado.

   B. A anidrase carbônica das membranas das microvilosidades dos túbulos catalisa a conversão do ácido carbônico em dióxido de carbono e água.

   C. Tanto nas células tubulares como nos eritrócitos, o dióxido de carbono é reabsorvido e convertido em ácido carbônico, que se dissocia em bicarbonato e H⁺.

   D. Além de reabsorver bicarbonato, os néfrons filtram e secretam H⁺, que é excretado na urina tamponado por tampões de amônio e fosfato.

Aplicações Clínicas 552

I. Drogas diuréticas são utilizadas na prática clínica para aumentar o volume urinário e, conseqüentemente, reduzir o volume sanguíneo e a pressão arterial.

   A. Os diuréticos de alça e os tiazídicos inibem o transporte ativo de Na⁺ no ramo ascendente e na porção inicial do túbulo contornado distal, respectivamente.

   B. Os diuréticos osmóticos são solutos extras no filtrado que aumentam a pressão osmótica deste e inibem a reabsorção osmótica de água.

   C. Os diuréticos poupadores de potássio atuam sobre o túbulo contornado distal inibindo a reabsorção de Na⁺ e a secreção de K⁺.

II. Na glomerulonefrite, os glomérulos podem permitir o extravasamento de proteínas plasmáticas para o interior da urina.

III. A técnica da diálise renal é utilizada no tratamento de pessoas com insuficiência renal.

Atividades de Revisão
Teste Seu Conhecimento de Termos e Fatos

1. Qual das afirmativas a seguir sobre as pirâmides renais é *falsa*?
   a. Elas estão localizadas na medula.
   b. Elas contêm glomérulos.
   c. Elas contêm túbulos coletores.
   d. Elas drenam urina nos cálices.

Relacione os itens a seguir:

2. Transporte ativo de sódio; a água acompanha passivamente.
3. Transporte ativo de sódio; impermeável à água.
4. Passivamente permeável somente à água.
5. Passivamente permeável à água e à uréia.

   a. túbulo contornado proximal
   b. ramo descendente da alça
   c. ramo ascendente da alça
   d. túbulo contornado distal
   e. túbulo coletor medular

6. O hormônio antidiurético promove a retenção de água estimulando
   a. o transporte ativo de água.
   b. o transporte ativo de cloreto.
   c. o transporte ativo de sódio.
   d. a permeabilidade do túbulo coletor à água.

7. A aldosterona estimula a reabsorção de sódio e a secreção de potássio no
   a. túbulo contornado proximal.
   b. ramo descendente da alça.
   c. ramo ascendente da alça.
   d. túbulo coletor cortical.

8. A substância X possui um clearance superior a zero mas inferior ao da inulina. O que você pode concluir sobre a substância X?
   a. Ela não é filtrada.
   b. Ela é filtrada, mas não é reabsorvida nem secretada.
   c. Ela é filtrada e parcialmente reabsorvida.
   d. Ela é filtrada e secretada.

9. A substância Y possui um clearance maior que o da inulina. O que você pode concluir sobre a substância Y?
   a. Ela não é filtrada.
   b. Ela é filtrada, mas não é reabsorvida nem secretada.
   c. Ela é filtrada e parcialmente reabsorvida.
   d. Ela é filtrada e secretada.

10. Aproximadamente 65% do ultrafiltrado glomerular são reabsorvidos
    a. no túbulo contornado proximal.
    b. no túbulo contornado distal.
    c. na alça de Henle.
    d. no túbulo coletor.

11. As drogas diuréticas que atuam na alça de Henle
    a. inibem o transporte ativo de sódio.
    b. aumentam o fluxo do filtrado para o túbulo contornado distal.
    c. aumentam a secreção de potássio para o interior do túbulo.
    d. promovem a excreção de sal e de água.
    e. Todas as alternativas são corretas.

12. O surgimento de glicose na urina
    a. ocorre normalmente.
    b. indica a presença de uma doença renal.
    c. ocorre somente quando os transportadores de glicose se tornam saturados.
    d. é uma conseqüência da hipoglicemia.

13. A reabsorção de água através dos túbulos ocorre por
    a. osmose.
    b. transporte ativo.
    c. difusão facilitada.
    d. Todas as alternativas anteriores.

14. Qual dos fatores a seguir se opõe à filtração do glomérulo?
    a. Pressão oncótica plasmática.
    b. Pressão hidrostática da cápsula glomerular (de Bowman).

c. Pressão hidrostática plasmática.
   d. Tanto *a* como *b*.
   e. Tanto *b* como *c*.
15. A troca por contracorrente nos vasos retos
   a. remove Na$^+$ do líquido extracelular.
   b. mantém concentrações elevadas de NaCl no líquido extracelular.
   c. aumenta a concentração de Na$^+$ no sangue que deixa os rins.
   d. provoca a entrada de grandes quantidades de Na$^+$ no filtrado.
   e. Todas as alternativas anteriores são corretas.
16. Os rins ajudam a manter o equilíbrio ácido-básico por meio
   a. da secreção de H$^+$ nas regiões distais do néfron.
   b. da ação da anidrase carbônica nas membranas celulares apicais.
   c. da ação da anidrase carbônica no citoplasma das células tubulares.
   d. da ação de tamponamento dos fosfatos e da amônia na urina.
   e. todas as ações anteriores.

Teste Seu Conhecimento de Conceitos e Princípios

1. Explique como o ultrafiltrado glomerular é produzido e por que ele possui uma baixa concentração de proteínas.
2. Explique como o sistema multiplicador de contracorrente atua e analise a sua importância funcional.
3. Explique como a troca por contracorrente ocorre nos vasos retos e analise a importância funcional desse mecanismo.
4. Explique como o aumento da secreção de ADH promove o aumento da reabsorção de água e como esta diminui quando a secreção de ADH diminui.
5. Explique como a estrutura da parede epitelial do túbulo contornado proximal e a distribuição das bombas de Na$^+$/K$^+$ nas membranas celulares epiteliais contribuem para a capacidade do túbulo contornado proximal de reabsorver sal e água.
6. Descreva como os diuréticos tiazídicos, os diuréticos de alça e os diuréticos osmóticos atuam. Como essas substâncias produzem hipocalemia?
7. Quais drogas diuréticas não produzem hipocalemia? Como essas drogas atuam?
8. O que ocorre com a excreção de bicarbonato urinário quando uma pessoa hiperventila? Como essa resposta pode ser útil?
9. Descreva a localização da mácula densa e explique o seu papel na regulação da secreção de renina e na retroalimentação tubuloglomerular.
10. Descreva como o néfron manipula o K$^+$, como a excreção urinária de K$^+$ muda sob diferentes condições e como esse processo é regulado pela aldosterona.

Teste Sua Capacidade de Análise e Aplique Seu Conhecimento

1. As taxas muito altas de transporte de uréia na região do túbulo coletor da medula interna se devem à presença de transportadores específicos da uréia que são estimulados pelo ADH. Suponha que você realiza a coleta de urina de dois pacientes que foram privados de água durante a noite. Um possui rins que funcionam normalmente e o outro possui um defeito genético nos transportadores da uréia. Quais serão as diferenças das duas amostras de urina? Explique.
2. Dois homens apresentam o diagnóstico de diabetes insípido. Um não apresentava o distúrbio até sofrer um acidente vascular cerebral. O outro apresentava a condição durante toda a vida e nunca havia respondido ao ADH exógeno, embora possuísse receptores de ADH normais. Qual poderia ser a causa do diabetes insípido de cada um?
3. Suponha que uma mulher com uma história familiar de rim policístico desenvolva proteinúria. Ela apresenta uma concentração elevada de creatinina no sangue e um clearance da inulina reduzido. O que esses resultados laboratoriais podem indicar? Explique.
4. Você gosta de passar horas pescando num túbulo de flutuação num lago, onde a metade inferior do seu corpo permanece submersa e a metade superior é suportada por um tubo interno. Contudo, você sempre tem de sair do lago antes do tempo desejado por causa de uma produção de urina numa velocidade superior à usual. Utilizando o seu conhecimento sobre a regulação do volume urinário, explique por que uma pessoa pode produzir maior quantidade de urina nessas condições.
5. Você apresenta uma infecção e percebe que o médico está para lhe aplicar uma injeção de milhões de unidades de penicilina. Você imagina o que ocorrerá com a sua produção de urina? Explique. Esperando acelerar a sua recuperação, você toma quantidades extras de vitamina C. Como isso afetará o seu débito urinário?

Sites Relacionados

Visite o site www.mhhe.com/fox para obter *links* de fontes relacionadas à Fisiologia Renal. Esses *links* são monitorizados para garantir que os URLs (URL, *Uniform Resource Locator*) sejam atualizados de acordo com a necessidade. Os exemplos de sites que você encontrará incluem:

- Kidney Stone Website
- Mayo Clinic Health Oasis (dialysis, dehydration)

18 Sistema Digestório

Objetivos
Após estudar este capítulo, você deverá ser capaz de . . .

1. Descrever as funções do sistema digestório e citar suas estruturas e regiões.
2. Explicar como o transporte unidirecional é realizado no sistema digestório.
3. Descrever as camadas do trato gastrintestinal e citar a função ou funções de cada uma delas.
4. Descrever a estrutura da mucosa gástrica, citar as secreções da mucosa e suas funções e identificar as células que produzem cada uma dessas secreções.
5. Descrever o papel do HCl e da pepsina na digestão e explicar por que o estômago normalmente não digere a si próprio.
6. Descrever a estrutura e a função das vilosidades, das microvilosidades e das criptas do intestino delgado.
7. Descrever a localização e as funções das enzimas da borda em escova do intestino.
8. Explicar a atividade elétrica que ocorre no intestino e descrever a natureza do peristaltismo e da segmentação.
9. Explicar como o intestino grosso absorve líquido e eletrólitos.
10. Descrever o fluxo sanguíneo hepático e explicar como o fígado modifica a composição química do sangue.
11. Descrever a composição e as funções da bile e explicar como a bile é mantida separada do sangue no fígado.
12. Traçar a via da formação, conjugação e excreção da bilirrubina e explicar como a icterícia pode ser produzida.
13. Explicar a importância da circulação enteroepática de vários compostos e descrever a circulação enteroepática do pigmento biliar.
14. Identificar as estruturas endócrinas e exócrinas do pâncreas e descrever a composição e as funções do suco pancreático.
15. Explicar como a secreção gástrica é regulada durante as fases cefálica, gástrica e intestinal.
16. Descrever a estrutura e a função do sistema nervoso entérico.
17. Explicar como a secreção de suco pancreático e de bile é regulada pelos nervos e hormônios.
18. Analisar a natureza e as ações dos diferentes hormônios gastrintestinais.
19. Descrever as enzimas envolvidas na digestão dos carboidratos, dos lipídios e das proteínas e explicar como os monossacarídeos e os aminoácidos são absorvidos.
20. Descrever os papéis da bile e da lipase pancreática na digestão de gorduras e traçar as vias e estruturas envolvidas na absorção de lipídios.

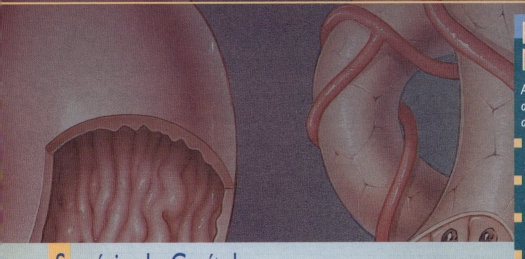

Refresque Sua Memória

Antes de começar este capítulo, revise os seguintes conceitos dos capítulos anteriores:

- Divisões do Sistema Nervoso Autônomo 220
- Funções do Sistema Nervoso Autônomo 226
- Glândulas Endócrinas e Hormônios 286
- Regulação Autócrina e Parácrina 317

Sumário do Capítulo

Introdução ao Sistema Digestório 562
Camadas do Trato Gastrintestinal 564
    Mucosa 564
    Submucosa 565
    Muscular 565
    Serosa 565
Regulação do Trato Gastrintestinal 565

Esôfago e Estômago 565
Esôfago 566
Estômago 566
Secreção de Pepsina e de Ácido Clorídrico 569
    Digestão e Absorção no Estômago 570
    Gastrite e Úlceras Pépticas 570

Intestino Delgado 571
Vilosidades e Microvilosidades 571
Enzimas Intestinais 573
Motilidade e Contrações Intestinais 574

Intestino Grosso 575
Absorção de Líquido e Eletrólitos no Intestino 577
Defecação 577

Fígado, Vesícula Biliar e Pâncreas 578
Estrutura do Fígado 578
    Sistema Porta Hepático 579
    Lóbulos Hepáticos 579
    Circulação Enteroepática 579
Funções do Fígado 580
    Produção e Secreção de Bile 580
    Detoxificação do Sangue 582
    Secreção de Glicose, Triglicerídeos e Corpos Cetônicos 582
    Produção de Proteínas Plasmáticas 583

Vesícula Biliar 583
Pâncreas 585
    Suco Pancreático 585

Regulação Neural e Endócrina do Sistema Digestório 586
Regulação da Função Gástrica 587
    Fase Cefálica 587
    Fase Gástrica 588
    Fase Intestinal 588
Regulação da Função Intestinal 589
    Sistema Nervoso Entérico 589
    Reguladores Parácrinos do Intestino 589
    Reflexos Intestinais 590
Regulação da Secreção de Suco Pancreático e de Bile 591
    Secreção de Suco Pancreático 591
    Secreção de Bile 591
Efeitos Tróficos dos Hormônios Gastrintestinais 591

Digestão e Absorção de Carboidratos, Lipídios e Proteínas 591
Digestão e Absorção de Carboidratos 592
Digestão e Absorção de Proteínas 592
Digestão e Absorção de Lipídios 593
    Digestão de Lipídios 593
    Absorção de Lipídios 594
    Transporte de Lipídios no Sangue 594

Interações 596

Resumo 597

Atividades de Revisão 598

Sites Relacionados 599

Investigação Clínica

Alan, 23 anos, comparece ao centro de saúde da faculdade queixando-se de dores intensas mas transitórias que são provocadas em determinados momentos. Ele diz que sente uma dor intensa no estômago quando bebe vinho, admitindo que o faz ocasionalmente. Contudo, ele também relata uma dor abaixo da escápula direita sempre que consome determinados alimentos (p. ex., creme de amendoim e *bacon*). A dor não é desencadeada quando ele se alimenta de peixe ou frango sem pele, ou quando ingere álcool. O médico observa que as escleras dos olhos de Alan apresentam uma coloração amarela acentuada.

Exames laboratoriais revelam que Alan apresenta fezes gordurosas, mas não sanguinolentas, um tempo de coagulação prolongado e concentração elevada de bilirrubina conjugada no sangue. Entretanto, outros exames de sangue são normais, incluindo os de amônia, uréia, bilirrubina livre e amilase pancreática no plasma. Suas contagens eritrocitária e leucocitária são normais e ele não apresenta febre.

O que essas observações e os resultados dos exames laboratoriais revelam sobre as possíveis causas dos sintomas de Alan?

Capítulo Dezoito

Introdução ao Sistema Digestório

No interior do lúmen do trato gastrintestinal, grandes moléculas alimentares são hidrolisadas em seus monômeros (subunidades). Esses monômeros passam através da camada interna (ou mucosa) do intestino delgado para entrar no sangue ou na linfa num processo denominado absorção. A digestão e a absorção são auxiliadas por especializações da mucosa e por movimentos característicos causados por contrações das camadas musculares do trato gastrintestinal.

Diferentemente das plantas, que podem produzir moléculas orgânicas utilizando compostos inorgânicos como o dióxido de carbono, a água e a amônia, os seres humanos e os animais devem obter suas moléculas orgânicas básicas do alimento. Algumas das molécu-

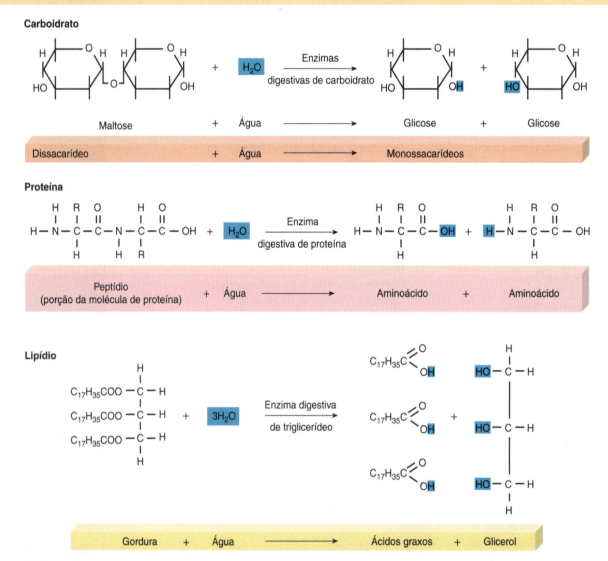

Figura 18.1 Digestão de moléculas alimentares por meio de reações de hidrólise. Em última instância, essas reações liberam moléculas de subunidades de cada categoria alimentar.

las alimentares ingeridas são necessárias por seu valor energético (calórico) – obtido pelas reações da respiração celular e utilizado na produção de ATP – e o equilíbrio é utilizado para a produção de tecido adicional.

A maior parte das moléculas orgânicas que são ingeridas é similar às moléculas que formam tecidos humanos. Geralmente, são moléculas grandes (*polímeros*), as quais são compostas por subunidades (*monômeros*). No trato gastrintestinal, a **digestão** dessas moléculas grandes em seus monômeros ocorre através de *reações de hidrólise* (revistas na Figura 18.1). Os monômeros formados são transportados através da parede do intestino delgado para o interior da corrente sanguínea e da linfa no processo de **absorção**. A digestão e a absorção são as principais funções do sistema digestório.

Como a composição do alimento é similar à composição dos tecidos corporais, enzimas digestivas de alimento também são capazes de digerir os próprios tecidos da pessoa. Todavia, isto normalmente não ocorre porque vários dispositivos protetores inativam as enzimas digestivas no corpo e as mantêm longe do citoplasma das células. As enzimas digestivas de atividade total são normalmente confinadas ao lúmen (cavidade) do trato gastrintestinal.

O lúmen do trato gastrintestinal é aberto em ambas as extremidades (boca e ânus) e forma uma continuidade com o meio ambiente. Nesse sentido, as rígidas condições necessárias para a digestão ocorrem *fora* do corpo. Materiais não-digeríveis (como a celulose das paredes vegetais) passam de uma extremidade a outra sem cruzar o revestimento epitelial do sistema digestório. Como eles não são absorvidos, não entram no corpo.

Na *planária* (um tipo de trematódeo), o trato gastrintestinal possui um único orifício – a boca é também o ânus. Cada célula que reveste o trato gastrintestinal é, portanto, exposta ao alimento, aos produtos da digestão absorvíveis e aos produtos da decomposição metabólica. Em contraste, as duas extremidades abertas do sistema digestório dos organismos superiores permitem o transporte unidirecional, o qual é assegurado por contrações musculares onduliformes e pela ação de músculos esfincterianos. Esse transporte unidirecional permite que diferentes regiões do trato gastrintestinal sejam especializadas para diferentes funções, como uma "linha de desmontagem". Essas funções do sistema digestório incluem:

1. **Motilidade.** Ela se refere ao movimento do alimento pelo sistema digestório através por meio de processos de
   a. *Ingestão*: Ato de colocar o alimento na boca.
   b. *Mastigação*: Ato de triturar o alimento e misturá-lo com a saliva.
   c. *Deglutição*: Ato de engolir o alimento.
   d. *Peristaltismo*: Contrações rítmicas onduliformes que movem o alimento através do trato gastrintestinal.
2. **Secreção.** Ela inclui tanto secreções exócrinas como endócrinas.
   a. *Secreções exócrinas*: A água, o ácido clorídrico, o bicarbonato e muitas enzimas digestivas são secretados para o interior do colo do lúmen do trato gastrintestinal. Por exemplo, o estômago sozinho secreta 2 a 3 litros de suco gástrico por dia.
   b. *Secreções endócrinas*: O estômago e o intestino delgado secretam alguns hormônios que ajudam na regulação do sistema digestório.
3. **Digestão.** Refere-se à decomposição de moléculas alimentares em suas subunidades menores, que podem ser absorvidas.
4. **Absorção.** Refere-se à passagem dos produtos finais digeridos para a corrente sanguínea e para a linfa.
5. **Armazenamento e eliminação.** Referem-se ao armazenamento temporário à eliminação subseqüente de moléculas alimentares não digeríveis.

Do ponto de vista anatômico e funcional, o sistema digestório pode ser dividido no **trato gastrintestinal** (**GI**) tubular, ou *canal alimentar*, e nos **órgãos digestórios acessórios**. O trato GI possui um

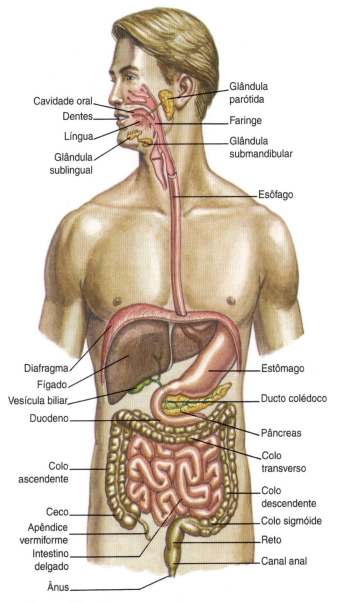

■ **Figura 18.2 Órgãos do sistema digestório.** O sistema digestório inclui o trato gastrintestinal e os órgãos digestórios acessórios.

comprimento aproximado de 9 metros e estende-se da boca até o ânus. Ele atravessa a cavidade torácica e entra na cavidade abdominal no nível do diafragma. O ânus está localizado na porção inferior da cavidade pélvica. Os órgãos do trato GI incluem a *cavidade oral*, a *faringe*, o *esôfago*, o *estômago*, o *intestino delgado* e o *intestino grosso* (Figura 18.2). Os órgãos digestórios acessórios incluem os *dentes*, a *língua*, as *glândulas salivares*, o *fígado*, a *vesícula biliar* e o *pâncreas*. O termo *víscera* é freqüentemente utilizado para se referir aos órgãos abdominais da digestão, mas ele também pode ser utilizado para se referir a qualquer órgão das cavidades torácica e abdominal.

Camadas do Trato Gastrintestinal

O trato GI, do esôfago ao canal anal, é composto por quatro camadas (ou *túnicas*). Cada túnica contém um tipo de tecido dominante que desempenha funções específicas no processo digestivo. As quatro túnicas do trato GI, da interna para a externa, são a *mucosa*, a *submucosa*, a *muscular* e a *serosa* (Figura 18.3a).

Mucosa

A **mucosa**, que reveste o lúmen do trato GI, é a principal camada secretora e de absorção. Ela consiste em um epitélio simples colunar su-

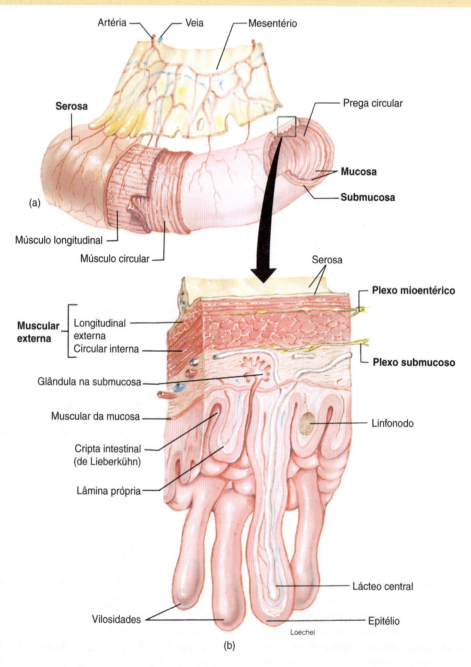

Figura 18.3 **Camadas do sistema digestório.** (*a*) Ilustração das principais túnicas (ou camadas) do intestino delgado. O quadro mostra como as pregas da mucosa formam projeções, denominadas vilosidades, no intestino delgado. (*b*) Ilustração de um corte transversal do intestino delgado mostrando as camadas e as glândulas.

portado pela *lâmina própria*, uma camada fina de tecido conjuntivo areolar contendo numerosos linfonodos, que são importantes na proteção contra doenças (Figura 18.3b). Externa à lâmina própria existe uma camada fina de músculo liso denominada *muscular da mucosa*. Ela é a camada muscular responsável pelas numerosas pregas em determinadas porções do trato GI. Essas pregas aumentam enormemente a área superficial. Células caliciformes especializadas da mucosa secretam muco ao longo da maior parte do trato GI.

Submucosa

A relativamente espessa **submucosa** é uma camada de tecido conjuntivo altamente vascularizado que está a serviço da mucosa. Moléculas absorvidas que passam através das células epiteliais colunares da mucosa entram nos vasos sanguíneos e linfáticos da submucosa. Além dos vasos sanguíneos, a submucosa contém glândulas e plexos nervosos. O **plexo submucoso** (*plexo de Meissner*) (Figura 18.3b) provê um suprimento nervoso autônomo à muscular da mucosa.

Muscular

A **muscular** (também denominada *muscular externa*) é responsável pelas contrações segmentares e pelo movimento peristáltico ao longo do trato GI. A muscular possui uma camada circular interna e uma camada longitudinal externa de músculo liso. Contrações dessas camadas movem o alimento ao longo do trato, e pulverizam e misturam o alimento com enzimas digestivas. O **plexo mioentérico** (*plexo de Auerbach*), localizado entre as duas camadas musculares, provê o principal suprimento nervoso ao trato GI. Ele inclui fibras e gânglios tanto da divisão simpática como da parassimpática do sistema nervoso autônomo.

Serosa

A **serosa**, camada mais externa, completa a parede do trato GI. Ela é uma camada de união e de proteção constituída por tecido conjuntivo areolar recoberto por uma camada de epitélio simples pavimentoso.

Regulação do Trato Gastrintestinal

O trato GI é inervado pelas divisões simpática e parassimpática do **sistema nervoso autônomo**. Como foi discutido no Capítulo 9, os **nervos parassimpáticos** geralmente estimulam a motilidade e as secreções do trato gastrintestinal. O **nervo vago** é a fonte da atividade parassimpática do esôfago, do estômago, do pâncreas, da vesícula biliar, do intestino delgado e da porção superior do intestino grosso. A porção inferior do intestino grosso recebe inervação parassimpática de nervos espinais da região sacral. Os plexos submucoso e mioentérico são os locais onde fibras parassimpáticas pré-ganglionares formam sinapses com neurônios pós-ganglionares que inervam o músculo liso do trato GI.

Fibras simpáticas pós-ganglionares passam através dos plexos submucoso e mioentérico e inervam o trato GI. Os efeitos dos **nervos simpáticos** reduzem o peristaltismo e a atividade secretora e estimulam a contração dos músculos esfincterianos ao longo do trato GI. Por essa razão, eles são antagônicos aos efeitos da estimulação nervosa parassimpática.

A regulação autônoma, que é "extrínseca" ao trato gastrintestinal, é superposta aos modos "intrínsecos" de regulação. O trato gastrintestinal contém **neurônios sensitivos intrínsecos** que possuem seus próprios corpos celulares no interior da parede intestinal e não fazem parte do sistema autônomo. Eles auxiliam na regulação local do trato digestório através de uma rede neural complexa localizada na parede intestinal denominada **sistema nervoso entérico,** ou **céfalo-entérico** (analisado posteriormente neste capítulo). A regulação pelo sistema nervoso entérico complementa a **regulação parácrina** por moléculas que atuam localmente nos tecidos do trato GI, assim como a **regulação hormonal** por hormônios secretados pela mucosa.

Em resumo, o sistema digestório é regulado extrinsecamente pelo sistema nervoso autônomo e pelo sistema endócrino e intrinsecamente pelo sistema nervoso entérico e vários reguladores parácrinos. Os detalhes dessa regulação serão descritos nas seções subseqüentes.

Teste Seu Conhecimento Antes de Prosseguir

1. Defina os termos *digestão* e *absorção*, descreva como as moléculas são digeridas e indique quais moléculas são absorvidas.
2. Descreva a estrutura e a função da mucosa, da submucosa e da muscular.
3. Descreva a localização e a composição dos plexos submucoso e mioentérico e explique as ações dos nervos autônomos sobre o trato gastrintestinal.

Esôfago e Estômago

O alimento deglutido passa através do esôfago até o estômago por meio de contrações onduliformes conhecidas como peristaltismo. A mucosa gástrica secreta ácido clorídrico e pepsinogênio. Ao entrar no lúmen do estômago, o pepsinogênio é convertido na enzima ativa digestória de proteínas conhecida como *pepsina*. O estômago digere as proteínas parcialmente e atua armazenando o seu conteúdo, denominado quimo, para o seu processamento posterior pelo intestino delgado.

A **mastigação** do alimento o mistura com a saliva, secretada pelas glândulas salivares. Além do muco e de vários agentes antimicrobianos, a saliva contém a *amilase salivar* (ou *ptialina*), uma enzima que pode catalisar a digestão parcial do amido. A **deglutição** começa como uma atividade voluntária na qual a laringe é elevada, de modo que a epiglote cobre a entrada do sistema respiratório (Capítulo 16), impedindo a entrada do material ingerido. A seguir, ocorrem contrações e relaxamentos musculares involuntários no esôfago à medida que o alimento passa do esôfago para o estômago. Uma vez no estômago, o material ingerido é agitado e misturado com ácido clorídrico e a pepsina, uma enzima digestiva de proteínas. Através de contrações musculares, a mistura produzida é empurrada do estômago passando pelo esfíncter pilórico (*pylorus* = guardião), que guarnece a junção do estômago e duodeno do intestino delgado.

Esôfago

O **esôfago** é a porção do trato GI que conecta a faringe ao estômago. É um tubo muscular com aproximadamente 25 cm de comprimento, localizado posteriormente à traquéia, no mediastino do tórax. Antes de terminar no estômago, o esôfago passa através do diafragma, por um orifício denominado *hiato esofágico*. O esôfago é revestido por um epitélio estratificado pavimentoso, que não é queratinizado. As suas paredes contêm músculo esquelético ou liso, dependendo da localização. O terço superior do esôfago contém músculo esquelético, o terço médio contém uma mistura de músculo esquelético e músculo liso e a porção terminal contém somente músculo liso.

O alimento deglutido é empurrado da extremidade proximal à extremidade distal do esôfago (e, a seguir, do intestino) por uma contração muscular onduliforme denominada **peristaltismo** (Figura 18.4). O peristaltismo é produzido por uma série de reflexos localizados em resposta à distensão das paredes do sistema digestório provocada por um *bolo* – uma massa – de alimento. O movimento do bolo ao longo do sistema digestório ocorre porque o músculo liso circular contrai-se atrás, e relaxa na frente do bolo. Isso é seguido por um encurtamento do tubo pela contração do músculo longitudinal. Essas contrações progridem da extremidade superior do esôfago até a *junção gastroesofágica* numa velocidade de 2 a 4 cm por segundo à medida que elas esvaziam o conteúdo do esôfago na região do cárdia do estômago.

O lúmen da porção terminal do esôfago é discretamente estreitado por causa de um espessamento das fibras musculares circulares em sua parede. Essa porção é denominada **esfíncter esofágico (gastroesofágico) inferior**. Após o alimento passar para o estômago, a constrição das fibras musculares dessa região ajuda a impedir que o conteúdo gástrico regurgite para o esôfago. A regurgitação ocorreria porque a pressão na cavidade abdominal é maior que a pressão na cavidade torácica em consequência dos movimentos respiratórios. Por essa razão, o esfíncter esofágico inferior deve permanecer fechado até que o alimento seja empurrado através do mesmo pelo peristaltismo para o interior do estômago.

> O esfíncter esofágico inferior não é um músculo esfincteriano verdadeiro que possa ser identificado histologicamente e, algumas vezes, permite que o conteúdo ácido do estômago entre no esôfago. Isso pode produzir uma sensação de queimação denominada **azia**. Em lactentes com menos de um ano de idade, o esfíncter esofágico inferior pode funcionar de maneira errática, fazendo com que eles "cuspam" após as refeições. Certos mamíferos (como os roedores) possuem um esfíncter gastroesofágico verdadeiro e, por essa razão, não conseguem regurgitar. Esta é a razão pela qual grãos de veneno são eficazes para matar camundongos e ratos.

Estômago

O **estômago**, em forma de "J", é a parte mais distensível do trato GI. Superiormente, ele tem continuidade com o esôfago e, inferiormente, esvazia no duodeno do intestino delgado. As funções do estômago são armazenar alimento, iniciar a digestão de proteínas, matar bactérias com a forte acidez do suco gástrico e mover o alimento, sob a forma de um material pastoso denominado **quimo**, para o intestino delgado.

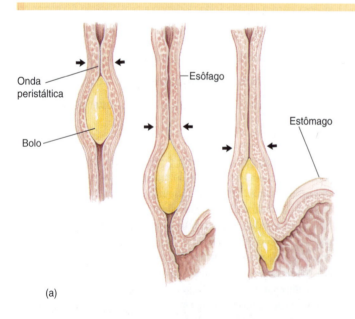
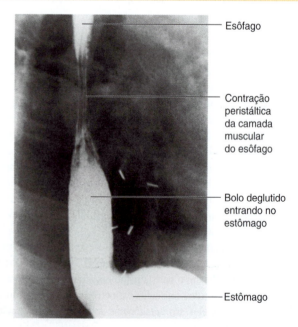

Figura 18.4 **Peristaltismo do esôfago.** (*a*) Diagrama e (*b*) radiografia mostrando a contração peristáltica e o movimento de um bolo para o interior do estômago.

Sistema Digestório

O alimento deglutido é liberado do esôfago para o *cárdia* do estômago (Figuras 18.5 e 18.6). Uma linha imaginária horizontal traçada através da região do cárdia divide o estômago num *fundo* superior e num *corpo* inferior, que, juntos, compõem dois terços do estômago. A porção distal do estômago é denominada *região pilórica*. Essa região pilórica começa numa área um pouco alargada, o *antro*, e termina no *esfíncter pilórico*. As contrações gástricas agitam o quimo, misturando-o mais completamente com as secreções gástricas. Essas contrações também empurram o alimento parcialmente digerido do antro, através do esfíncter pilórico, para a primeira porção do intestino delgado.

A superfície interna do estômago possui longas dobras denominadas *pregas*, que podem ser vistas a olho nu. O exame microscópico da mucosa gástrica mostra que ela também é pregueada. As aberturas dessas pregas para o lúmen gástrico são denominadas

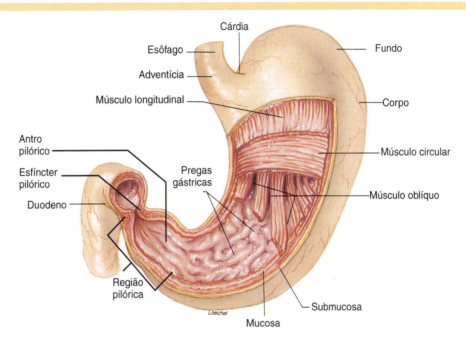

Figura 18.5 **Principais regiões e estruturas do estômago.** Observe que a região pilórica do estômago inclui o antro pilórico (a porção mais larga do piloro), assim como o esfíncter pilórico.

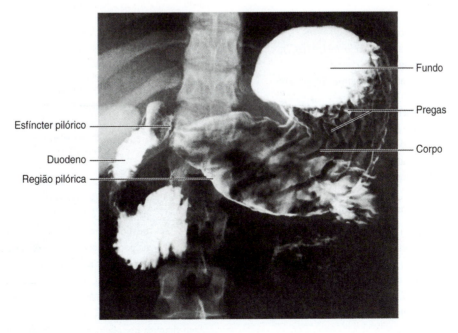

Figura 18.6 **Radiografia do estômago.** Observe as pregas, que são dobras da parede interna do estômago (incluindo a submucosa e a mucosa).

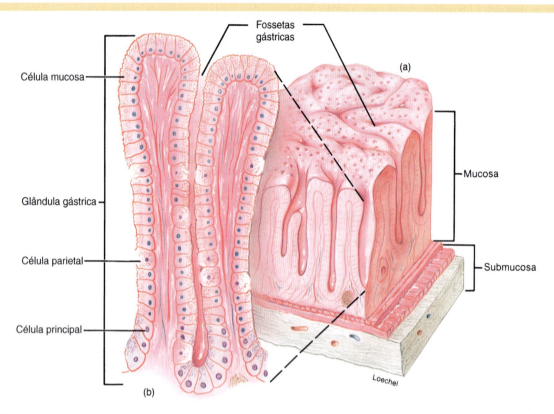

Figura 18.7 Fossetas gástricas e glândulas gástricas da mucosa. (a) As fossetas gástricas são as aberturas das glândulas gástricas. (b) As glândulas gástricas são constituídas por vários tipos de células (incluindo células mucosas, células principais e células parietais), cada uma produzindo uma secreção específica.

fossetas gástricas. As células que revestem as pregas mais profundas da mucosa secretam vários produtos para o interior do estômago. Essas células formam as **glândulas gástricas** exócrinas (Figura 18.7).

As glândulas gástricas contêm vários tipos de células que secretam diferentes produtos:

1. **células caliciformes**, que secretam *muco*;
2. **células parietais**, que secretam *ácido clorídrico* (*HCl*);
3. **células principais** (ou **zimogênicas**), que secretam *pepsinogênio*, uma forma inativa da enzima digestiva de proteínas *pepsina*;
4. **células similares às enterocromafins**, encontradas no estômago e no intestino, que secretam *histamina* e *5-hidroxitriptamina* (também denominada *serotonina*) como reguladores parácrinos do trato GI;
5. **células G**, que secretam o hormônio *gastrina* para a corrente sanguínea; e
6. **células D**, que secretam o hormônio *somatostatina*.

Além desses produtos (Tabela 18.1), a mucosa gástrica (provavelmente as células parietais) secreta um polipeptídio necessário para a absorção intestinal de vitamina B₁₂ denominado **fator intrínseco**.

As secreções exócrinas das células gástricas, juntamente com uma grande quantidade de água (2 a 4 L/dia), formam uma solução altamente ácida conhecida como **suco gástrico**.

Tabela 18.1 Secreções das Regiões Fúndica e Pilórica do Estômago

Região Gástrica	Tipo de Célula	Secreções
Fundo	Células parietais	Ácido clorídrico, fator intrínseco
	Células principais	Pepsinogênio
	Células caliciformes	Muco
	Células semelhantes às enterocromafins	Histamina, serotonina
	Células D	Somatostatina
Piloro (Antro)	Células G	Gastrina
	Células principais	Pepsinogênio
	Células caliciformes	Muco
	Células D	Somatostatina

A única função do estômago que parece ser essencial para a vida é a secreção de *fator intrínseco*. Esse polipeptídio é necessário para a absorção da vitamina B₁₂ na porção terminal do íleo do intestino delgado. A vitamina B₁₂ é necessária para a maturação dos eritrócitos na medula óssea. Após a remoção cirúrgica do estômago (gastrectomia), um paciente deverá receber injeções de vitamina B₁₂ ou tomá-la por via oral, juntamente com fator intrínseco. Sem vitamina B₁₂, ele irá apresentar **anemia perniciosa**.

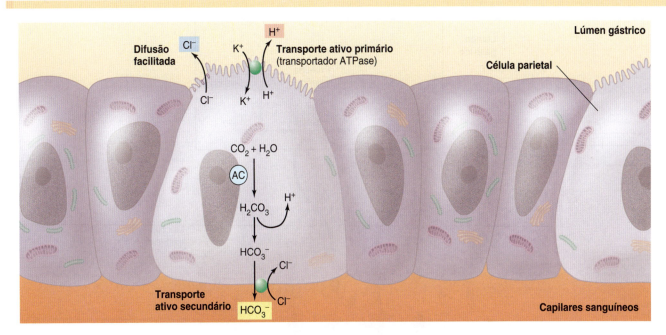

Figura 18.8 Secreção de ácido gástrico pelas células parietais. A membrana apical (face voltada para o lúmen) secreta H⁺ em troca de K⁺ utilizando um transportador ativo primário que é ativado pela hidrólise do ATP. A membrana basolateral (face voltada para o sangue) secreta bicarbonato (HCO₃⁻) em troca de Cl⁻. O Cl⁻ move-se para o interior da célula contra o seu gradiente eletroquímico, ativado pelo movimento descendente do HCO₃⁻ para fora da célula. Esse HCO₃⁻ é produzido pela dissociação do ácido carbônico (H₂CO₃), que é formado a partir do CO₂ e da H₂O pela ação da enzima anidrase carbônica (abreviada como AC). A seguir, o Cl⁻ deixa a porção apical da membrana por difusão através de um canal da membrana. Portanto, as células parietais secretam HCl para o interior do lúmen gástrico à medida que secretam HCO₃⁻ para a corrente sanguínea.

Secreção de Pepsina e de Ácido Clorídrico

As células parietais secretam H⁺, num pH baixo (de até 0,8), para o interior do lúmen gástrico pelo transporte ativo primário (envolvendo transportadores que atuam como uma ATPase). Esses transportadores, conhecidos como **bombas ATPase de H⁺/K⁺**, transportam o H⁺ em direção ascendente contra um gradiente de concentração de um milhão para um para ao interior do lúmen gástrico enquanto transportam o K⁺ na direção oposta (Figura 18.8).

Ao mesmo tempo, a membrana basolateral da célula parietal (face voltada para o sangue nos capilares da lâmina própria) leva o Cl⁻ contra o seu gradiente eletroquímico acoplando o seu transporte ao movimento descendente do bicarbonato (HCO₃⁻). O bicarbonato é produzido na célula parietal pela dissociação do ácido carbônico, formado a partir do CO₂ e da H₂O pela enzima anidrase carbônica. Por essa razão, a célula parietal pode secretar Cl⁻ (pela difusão facilitada) assim como H⁺ para o interior do suco gástrico enquanto secreta bicarbonato para a corrente sanguínea (Figura 18.8).

A secreção de HCl pelas células parietais é estimulada por vários fatores, incluindo o hormônio gastrina (secretado pelas células G) e a acetilcolina (ACh), liberada pelos axônios do nervo vago. Contudo, acredita-se atualmente que, em sua maioria, os efeitos da gastrina e da ACh sobre a secreção ácida sejam indiretos. A gastrina e a ACh dos axônios vagais estimulam a liberação de histamina das células semelhantes às enterocromafins da mucosa gástrica. Por sua vez, a histamina atua como um regulador parácrino estimulando as células parietais a secretar HCl (ver a Figura 18.28). A regulação endócrina do sistema digestório é analisada em detalhes posteriormente neste capítulo.

As pessoas com **refluxo gastroesofágico**, um distúrbio comum que envolve o refluxo do suco gástrico ácido para o interior do esôfago, são freqüentemente tratadas com drogas específicas (p. ex., *omeprazol*) que inibem as bombas de K⁺/H⁺ da mucosa gástrica. Como a secreção gástrica ácida é estimulada pela histamina liberada das células semelhantes às enterocromafins, as pessoas com **úlceras pépticas** podem ser tratadas com drogas que bloqueiam a ação da histamina. Drogas dessa categoria (como *Tagamet* e *Zantac*) bloqueiam especificamente os receptores H₂ da histamina da mucosa gástrica. Trata-se de um subtipo diferente de receptor daquele bloqueado pelos anti-histamínicos comumente utilizados no tratamento de sintomas do resfriado ou de alergias.

A alta concentração de HCl das células parietais torna o suco gástrico muito ácido, com um pH inferior a 2. Essa forte acidez serve a três funções:

1. As proteínas ingeridas são desnaturadas num pH baixo, isto é, a sua estrutura terciária (Capítulo 2) é alterada de modo que elas se tornam mais digeríveis.

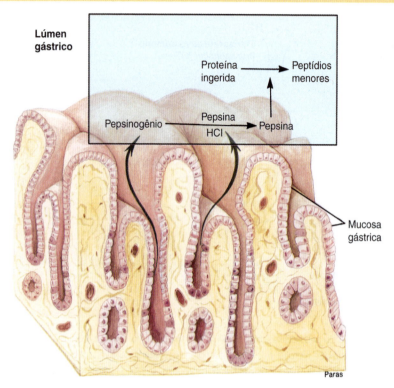

Figura 18.9 **Ativação da pepsina.** A mucosa gástrica secreta a enzima pepsinogênio inativa e ácido clorídrico (HCl). Na presença do HCl, a enzima pepsina ativa é produzida. A pepsina digere proteínas em polipeptídios menores.

2. Sob condições ácidas, enzimas pepsinógenas fracas digerem parcialmente umas às outras. Isso libera a enzima pepsina totalmente ativa à medida que pequenos fragmentos inibidores são removidos (Figura 18.9).
3. A pepsina é mais ativa em condições ácidas. O seu pH ideal (Capítulo 4) é de aproximadamente 2,0.

Como conseqüência da ativação da pepsina sob condições ácidas, a pepsina totalmente ativa é capaz de catalisar a hidrólise de ligações peptídicas das proteínas ingeridas. Portanto, as atividades cooperativas da pepsina e do HCl permitem a digestão parcial das proteínas alimentares no estômago.

Digestão e Absorção no Estômago

As proteínas são apenas parcialmente digeridas no estômago pela ação da pepsina, enquanto os carboidratos e as gorduras não são digeridos pela pepsina. (A digestão do amido começa na boca com a ação da amilase salivar e continua por um tempo quando o alimento entra no estômago, mas a amilase é logo desativada pela forte acidez do suco gástrico.) A digestão completa das moléculas alimentares ocorre posteriormente, quando o quimo entra no intestino delgado. Por essa razão, as pessoas que são submetidas à ressecção parcial do estômago – e mesmo aquelas submetidas a uma gastrectomia total – ainda conseguem digerir e absorver adequadamente o seu alimento.

Quase todos os produtos da digestão são absorvidos através da parede do intestino delgado. As únicas substâncias comumente ingeridas que podem ser absorvidas através da parede gástrica são o álcool e a aspirina. A absorção ocorre como conseqüência da lipossolubilidade dessas substâncias. Demonstrou-se que a passagem da aspirina através da mucosa gástrica produz sangramento, que poderá ser significativo se a aspirina for tomada em grandes doses.

Gastrite e Úlceras Pépticas

As **úlceras pépticas** são erosões das membranas mucosas do estômago ou do duodeno produzidas pela ação do HCl. Na *síndrome de Zollinger-Ellison*, úlceras duodenais são produzidas pelo excesso de secreção de ácido gástrico em resposta a concentrações muito elevadas do hormônio gastrina. A gastrina é normalmente produzida pelo estômago mas, neste caso, ela pode ser secretada por um tumor pancreático. Trata-se de uma condição rara, mas ela demonstra que o excesso de ácido gástrico pode causar úlceras duodenais. No entanto, não se acredita que as úlceras gástricas sejam devidas ao excesso de secreção ácida, mas aos mecanismos que reduzem as barreiras da mucosa gástrica contra a autodigestão.

Experimentos demonstraram que as membranas celulares das células parietais e principais da mucosa gástrica são altamente impermeáveis ao ácido do lúmen gástrico. Outros mecanismos de proteção incluem uma camada de muco alcalino, que contém bicarbonato, recobrindo a mucosa gástrica; junções estreitas entre células epiteliais adjacentes, impedindo o escape de ácido para o interior da submucosa; uma velocidade rápida da divisão celular, permitindo a substituição das células lesadas (todo o epitélio é substituído a cada três dias); e vários efeitos protetores providos pelas prostaglandinas produzidas pela mucosa gástrica. De fato, acredita-se que o uso de antiinflamatórios não-esteróides (AINEs) seja uma causa comum de úlceras gástricas. Essa classe de drogas, incluindo a aspirina e o ibuprofeno, atua inibindo a produção de prostaglandinas (como foi analisado no Capítulo 11).

Quando as barreiras gástricas contra a autodigestão são rompidas, o ácido pode extravasar através da mucosa para a submucosa, provocando lesão direta e estimulando a inflamação. A histamina liberada dos mastócitos (Capítulo 15) durante a inflamação pode estimular uma secreção ácida maior e acarretar lesões mucosas adicionais. A inflamação que ocorre durante esses eventos é denominada **gastrite aguda**.

O duodeno é normalmente protegido contra o ácido gástrico pela ação de tamponamento do bicarbonato do suco pancreático alcalino, assim como pela secreção de bicarbonato pelas glândulas de Brunner da submucosa duodenal. Contudo, as pessoas que apresentam úlceras duodenais produzem quantidades excessivas de ácido gástrico que não são neutralizadas pelo bicarbonato. As pessoas com gastrite e úlceras pépticas devem evitar substâncias que estimulam a secreção ácida, incluindo café e vinho, e, comumente, devem utilizar antiácidos.

Indícios Para a Investigação Clínica
Lembre-se de que Alan apresenta uma dor intensa no estômago sempre que bebe vinho.
- O que pode causar essa dor em Alan?
- Qual medicamento poderia aliviar essa dor?

Sabe-se há algum tempo que a maioria das pessoas com úlcera péptica apresenta uma infecção causada pela bactéria *Helicobacter pylori*, que reside no trato gastrintestinal de aproximadamente 50% da população mundial adulta. Além disso, ensaios clínicos demonstraram que antibióticos que eliminam essa infecção ajudam no tratamento de úlceras pépticas. De fato, a antibioticoterapia moderna pode inclusive curar úlceras pépticas em muitas pessoas e reduzir a probabilidade de recorrência.

Teste Seu Conhecimento Antes de Prosseguir
1. Descreva a estrutura e a função do esfíncter esofágico inferior.
2. Cite as células secretoras da mucosa gástrica e os produtos por elas secretados.
3. Descreva as funções do ácido clorídrico no estômago.
4. Explique como as úlceras pépticas são produzidas e por que a sua ocorrência é mais provável no duodeno que no estômago.
5. Explique como a gastrina e a estimulação do nervo vago fazem com que as células parietais secretem HCl.

Intestino Delgado

A mucosa do intestino delgado é pregueada, com vilosidades que se projetam em direção ao lúmen. Além disso, as células que revestem essas vilosidades apresentam pregas de sua membrana plasmática denominadas microvilosidades. Esse arranjo aumenta acentuadamente a área superficial para a reabsorção. Ele também melhora a digestão, uma vez que as enzimas digestivas do intestino delgado estão localizadas na membrana celular das microvilosidades.

O **intestino delgado** (Figura 18.10) é a porção do trato GI entre o esfíncter pilórico do estômago e a abertura da valva ileocecal no intestino grosso. Ele é denominado "delgado" por causa do seu diâmetro relativamente pequeno em comparação com o do intestino grosso. Todavia, o intestino delgado é a porção mais longa do trato GI. Ele possui um comprimento aproximado de 3 m numa pessoa viva, mas mede aproximadamente o dobro num cadáver, quando a parede muscular está relaxada. Os primeiros 20 a 30 cm que se estendem do esfíncter pilórico constituem o **duodeno**. Os dois quintos seguintes do intestino delgado são o **jejuno**, e os três quintos finais são o **íleo**. O íleo esvazia no intestino grosso através da valva ileocecal.

Os produtos da digestão são absorvidos através do revestimento epitelial da mucosa intestinal. A absorção de carboidratos, lipídios, aminoácidos, cálcio e ferro ocorre principalmente no duodeno e no jejuno. Os sais biliares, a vitamina B_{12}, a água e os eletrólitos são absorvidos principalmente no íleo. A absorção ocorre numa velocidade rápida em conseqüência do pregueamento extenso da mucosa intestinal, que aumenta enormemente a área superficial de absorção. A mucosa e a submucosa formam grandes dobras denominadas *pregas circulares*, as quais podem ser vistas a olho nu. A área superficial é ainda mais aumentada pelas pregas microscópicas da mucosa, denominadas *vilosidades*, e pelos pregueamentos da membrana celular apical das células epiteliais (que podem ser vistas apenas com o auxílio de um microscópio eletrônico), denominadas *microvilosidades*.

Vilosidades e Microvilosidades

Cada **vilosidade** é uma prega de mucosa digitiforme que se projeta em direção ao lúmen intestinal (Figura 18.11). As vilosidades são cobertas por células epiteliais colunares, entre as quais se encontram dispersas *células caliciformes* que secretam muco. A lâmina própria, que forma o núcleo de tecido conjuntivo de cada vilosidade, contém numerosos linfócitos, capilares sanguíneos e um vaso linfático denominado *lácteo central* (Figura 18.12). Os monossacarídeos e os aminoácidos absorvidos são secretados para a corrente sanguínea. A gordura absorvida entra nos lácteos centrais.

As células epiteliais das pontas das vilosidades são continuamente esfoliadas (despregadas) e são substituídas por células que são empurradas das bases das vilosidades. Em vários pontos, o epitélio da base das vilosidades invagina para baixo para formar bolsas estreitas que, através de poros, se abrem para o lúmen intestinal. Essas estruturas são denominadas **criptas intestinais** ou *criptas de Lieberkühn* (Figura 18.12).

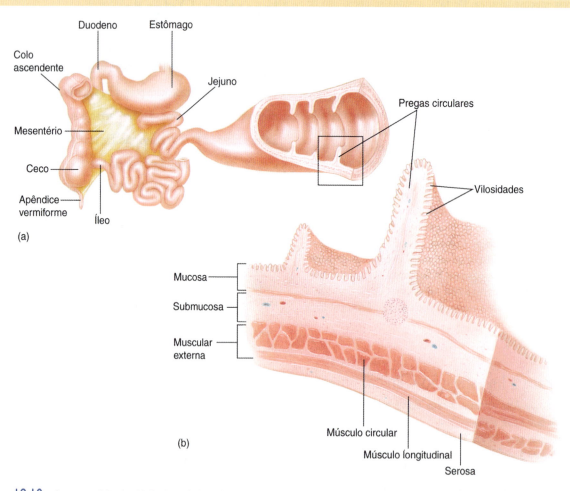

■ **Figura 18.10** **Intestino delgado.** (a) Regiões do intestino delgado. (b) Corte da parede intestinal mostrando as camadas teciduais, as pregas circulares e as vilosidades.

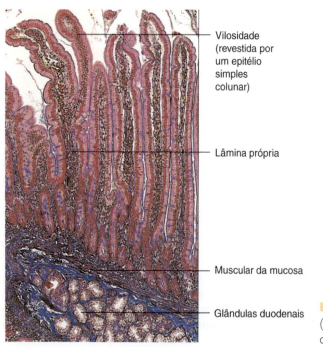

■ **Figura 18.11** **Histologia do duodeno.** Observe as glândulas duodenais (de Brunner). Essas glândulas exócrinas, exclusivas do duodeno, estendem-se para o interior da submucosa e produzem uma secreção alcalina rica em bicarbonato.

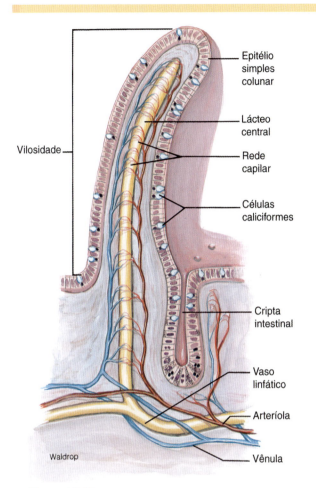

Figura 18.12 Estrutura de uma vilosidade intestinal. A figura também mostra uma cripta intestinal (cripta de Lieberkühn), na qual novas células epiteliais são produzidas por mitose.

As **microvilosidades** são formadas por pregueamentos da superfície apical de cada membrana celular epitelial. Essas projeções minúsculas podem ser claramente observadas apenas ao microscópio eletrônico. Num microscópio óptico, as microvilosidades produzem uma **borda em escova** um pouco vaga sobre as bordas das células epiteliais colunares. Os termos *borda em escova* e *microvilosidade* são por essa razão utilizados de forma intercambiável na descrição do intestino delgado (Figura 18.13).

Enzimas Intestinais

Além de prover uma grande área superficial de absorção, as membranas celulares das microvilosidades contêm enzimas digestivas que hidrolisam dissacarídeos, polipeptídios e outros substratos (Tabela 18.2). Essas **enzimas da borda em escova** não são secretadas para o interior do lúmen, mas, em vez disso, permanecem ligadas à membrana celular com seus sítios ativos expostos ao quimo. Uma enzima da borda em escova, a **enterocinase**, é necessária para a ativação da enzima digestiva de proteínas *tripsina*, que entra no intestino delgado no suco pancreático.

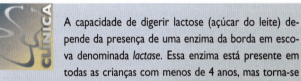

A capacidade de digerir lactose (açúcar do leite) depende da presença de uma enzima da borda em escova denominada *lactase*. Essa enzima está presente em todas as crianças com menos de 4 anos, mas torna-se inativa num determinado grau na maioria dos adultos (as pessoas de ascendência africana ou asiática apresentam mais freqüentemente uma deficiência de lactase que as caucasianas). Uma deficiência de lactase pode acarretar a **intolerância à lactose**, uma condição na qual uma quantidade elevada de lactose não digerida no intestino causa diarréia, flatulência, cólicas e outros sintomas desagradáveis. O iogurte é mais bem tolerado que o leite porque ele contém lactase (produzida pela bactéria do iogurte), que, após ser ativada no duodeno, digere a lactose.

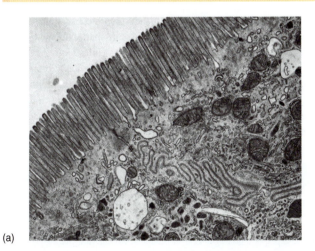

(a)

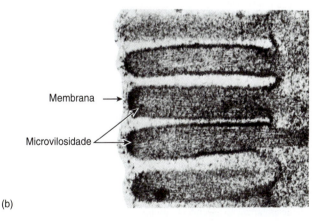

(b)

Figura 18.13 Microfotografia eletrônica de microvilosidades. As microvilosidades são evidentes na superfície apical das células epiteliais colunares do intestino delgado. Elas são vistas aqui (a) em pequena ampliação e (b) em grande ampliação. As microvilosidades aumentam a área superficial de absorção e também possuem enzimas digestivas na borda em escova de suas membranas.

De Keith R. Porter, D.H., Alpers, e Seetharan, D. "Pathophysiology of Diseases Involving Intestinal Brush-Border Proteins". in *New England Journal of Medicine*, Vol. 296, 1977, p. 1047, fig. 1. Copyright © 1977 Massachusetts Medical Society. Todos os direitos reservados.

Tabela 18.2 Enzimas da Borda em Escova Ligadas à Membrana Celular das Microvilosidades do Intestino Delgado

Categoria	Enzima	Comentários
Dissacaridase	Sacarase	Digestão da sacarose em glicose e frutose; a sua deficiência produz distúrbios gastrintestinais
	Maltase	Digestão da maltose em glicose
	Lactase	Digestão da lactose em glicose e galactose; a sua deficiência produz distúrbios gastrintestinais (intolerância à lactose)
Peptidase	Aminopeptidase	Produção de aminoácidos livres, dipeptídios e tripeptídios
	Enterocinase	Ativação da tripsina (e, indiretamente, de outras enzimas do suco pancreático); a sua deficiência acarreta desnutrição protéica
Fosfatase	Ca^{2+}, Mg^{2+}-ATPase	Necessária para a absorção do cálcio dietético; a atividade enzimática é regulada pela vitamina D
	Fosfatase alcalina	Remoção de grupos fosfato de moléculas orgânicas; a atividade enzimática pode ser regulada pela vitamina D

Motilidade e Contrações Intestinais

Dois tipos principais de contrações ocorrem no intestino delgado: o *peristaltismo* e a *segmentação*. O peristaltismo é muito mais fraco no intestino delgado que no esôfago e no estômago. A motilidade intestinal – movimento do quimo ao longo do intestino – é relativamente lenta e deve-se principalmente ao fato da pressão na extremidade pilórica do intestino delgado ser maior que na extremidade distal.

A principal atividade contrátil do intestino delgado é a **segmentação**. Este termo se refere a constrições musculares do lúmen, que ocorrem simultaneamente em diferentes segmentos intestinais (Figura 18.14). Essa ação serve para misturar o quimo mais completamente.

Contrações dos músculos lisos intestinais ocorrem automaticamente em resposta à atividade do marca-passo endógeno, num certo grau análoga ao batimento automático do coração. Contudo, no músculo liso intestinal, o ritmo das contrações é estabelecido por despolarizações graduadas denominadas **ondas lentas**. Evidências atuais sugerem que as ondas lentas são produzidas por células específicas, freqüentemente associadas a terminações nervosas autônomas. Contudo, essas células marca-passo não são neurônios nem células musculares lisas. Elas são células identificadas histologicamente como **células intersticiais de Cajal**. Essas células apresentam projeções longas unidas entre si e com as células musculares lisas por junções comunicantes, que permitem a disseminação da despolarização de uma célula à seguinte (Figura 18.15).

As ondas lentas produzidas pelas células intersticiais de Cajal disseminam-se de uma célula muscular lisa à outra através de sinapses elétricas (denominadas *nexus*) entre essas células. As ondas lentas diminuem de amplitude à medida que são conduzidas e podem estimular a contração em proporção à magnitude de sua despolarização (ver o Capítulo 12). Contudo, potenciais de ação são necessários para que ocorram contrações significativas. Quando uma onda lenta encontra-se acima do limiar, ela desencadeia potenciais de ação numa célula muscular lisa abrindo canais de Ca^{2+} controlados pela voltagem. O influxo de Ca^{2+} ocasiona dois efeitos: (1) ele produz a fase de despolarização ascendente do potencial de ação (a repolarização é produzida pelo efluxo de K^+); e (2) ele estimula a contração (como foi descrito no Capítulo 12). A contração pode então ser auxiliada pelo cálcio adicional liberado do retículo sarcoplasmático por meio da liberação de cálcio induzida pelo cálcio.

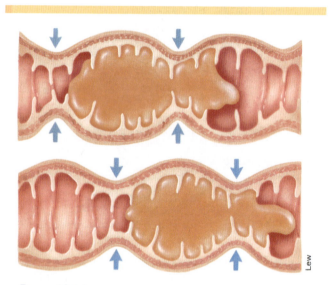

Figura 18.14 Segmentação do intestino delgado. Contrações simultâneas de numerosos segmentos do intestino ajudam a misturar o quimo com as enzimas digestivas e o muco.

Nervos autônomos modificam essas contrações automáticas do intestino. Quando a acetilcolina (dos axônios parassimpáticos) estimula os receptores muscarínicos da ACh das células musculares lisas, ela aumenta a amplitude e a duração das ondas lentas. Portanto, ela aumenta a produção de potenciais de ação e promove a motilidade e as contrações intestinais. Em contraste, neurotransmissores inibidores hiperpolarizam a membrana da célula muscular lisa e, conseqüentemente, reduzem a atividade intestinal.

Teste Seu Conhecimento Antes de Prosseguir

1. Descreva as estruturas que aumentam a área superficial do intestino delgado e explique a função das criptas intestinais.
2. Explique o que significa o termo *borda em escova* e cite alguns exemplos de enzimas da borda em escova. Por que muitos adultos não conseguem tolerar o leite?
3. Explique como a contração do músculo liso do intestino delgado é regulada. Qual é a função da segmentação?

Sistema Digestório

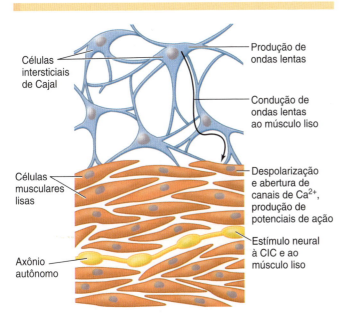

Figura 18.15 Células responsáveis pelos eventos elétricos na muscular. As células intersticiais de Cajal (CIC) geram as ondas lentas, que estabelecem o ritmo das contrações do intestino. As ondas lentas são conduzidas para o interior das células musculares lisas, onde elas podem estimular a abertura de canais de Ca^{2+}. Isso produz potenciais de ação e estimula a contração. Os axônios autônomos possuem varicosidades que liberam neurotransmissores, os quais modificam a atividade elétrica inerente das células intersticiais de Cajal e das células musculares lisas.

Intestino Grosso

O intestino grosso absorve água, eletrólitos e certas vitaminas do quimo que ele recebe do intestino delgado. Num processo regulado pela ação de músculos esfincterianos, o intestino grosso então elimina produtos da decomposição metabólica do corpo através do reto e do canal anal.

O **intestino grosso** (ou **colo**) estende-se da valva ileocecal até o ânus, contornando o intestino delgado em três lados. O quimo do íleo passa para o **ceco**, que é uma bolsa de fundo cego (aberta apenas numa extremidade) no início do intestino grosso. A seguir, o material residual passa em seqüência através do **colo ascendente**, **colo transverso**, **colo descendente**, **colo sigmóide**, **reto** e **canal anal** (Figura 18.16). O material residual (fezes) é excretado através do *ânus*, o orifício externo do canal anal.

A mucosa do intestino grosso, como a do intestino delgado, contém muitos linfócitos e nódulos linfáticos esparsos, além de ser recoberta por células epiteliais colunares e células caliciformes que secretam muco. Embora esse epitélio forme criptas (Figura 18.17),

não existem vilosidades no intestino grosso. Por essa razão, a mucosa intestinal parece plana. A superfície externa do colo projeta-se externamente formando saculações ou **haustros** (Figura 18.18). Ocasionalmente, a muscular externa das saculações pode se tornar tão enfraquecida que a parede forma uma evaginação mais alongada, ou divertículo. A inflamação de uma ou mais dessas estruturas é denominada *diverticulite*.

O *apêndice vermiforme* é uma evaginação curta e fina do ceco. Ele não atua na digestão mas, como as tonsilas, contém numerosos linfonodos (Figura 18.17) e está sujeito à inflamação – uma condição denominada **apendicite**. A apendicite é comumente detectada em seus estágios finais pela presença de dor no quadrante inferior direito do abdome. Quando o apêndice vermiforme se rompe, pode ocorrer disseminação de material infeccioso para a cavidade corporal circundante, causando inflamação do peritônio ou *peritonite*. Esse evento perigoso pode ser evitado por meio da remoção cirúrgica do apêndice inflamado (*apendicectomia*).

Indícios Para a Investigação Clínica
Lembre-se de que Alan apresenta dores em determinados locais somente quando provocadas por certos alimentos e bebidas. Além disso, ele não apresenta febre ou uma contagem leucocitária elevada.
É provável que Alan apresente uma apendicite?
Por que sim ou por que não?

O intestino grosso possui pouca ou nenhuma função digestiva, mas ele absorve água e eletrólitos do quimo remanescente, assim como várias vitaminas do complexo B e a vitamina K. Bactérias residentes no intestino, principalmente no colo (coletivamente denominadas **microflora** ou **microbiota intestinal**), produzem quantidades significativas de vitamina K e ácido fólico (ver Capítulo 19), que são absorvidas no intestino grosso.

Diz-se que o número de células bacterianas no colo humano ultrapassa o número total de células do corpo humano. Essa microflora intestinal origina-se ao nascimento e realiza várias funções fisiológicas importantes. Além da produção de vitaminas do complexo B e de vitamina K, as bactérias do colo fermentam (através da respiração anaeróbia) algumas moléculas que não são digeríveis no quimo e no muco secretado. Elas produzem *ácidos graxos de cadeia curta* (com menos de cinco carbonos), os quais são utilizados para a produção de energia pelas células epiteliais do colo, e auxiliam na absorção de sódio, bicarbonato, cálcio, magnésio e ferro no intestino grosso.

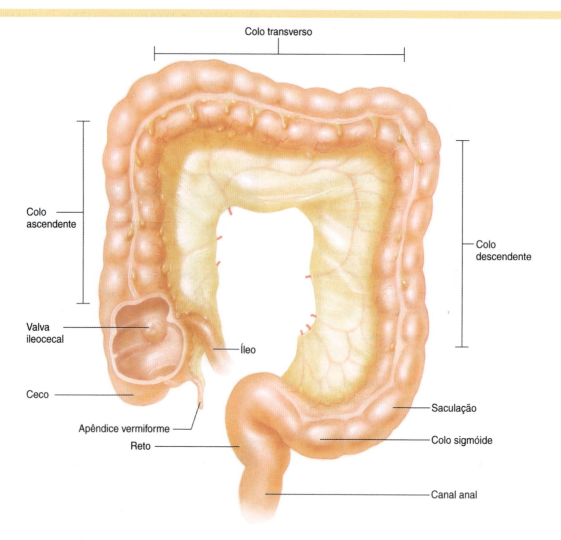

■ **Figura 18.16** **Intestino grosso.** As diferentes regiões do intestino grosso (colo) são ilustradas.

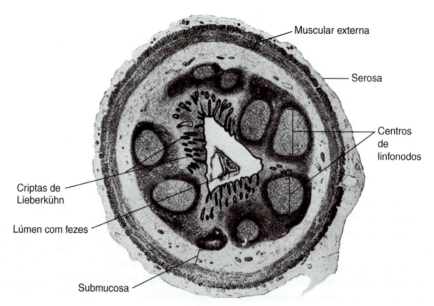

■ **Figura 18.17** **Microfotografia do apêndice vermiforme humano.** Este corte transverso revela numerosos linfonodos, que atuam na imunidade.

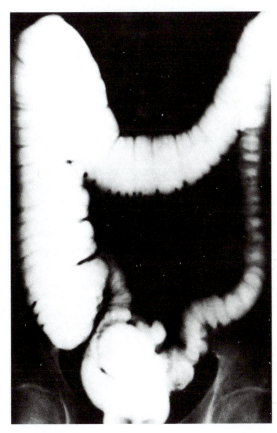

Figura 18.18 Radiografia do intestino grosso. O intestino grosso é visto após um enema baritado ter sido administrado. As saculações são claramente visíveis.

O controle do transporte de sal e água no intestino grosso é mais complexo pelo fato do intestino grosso poder secretar e também absorver água. A secreção de água pela mucosa do intestino grosso ocorre por osmose em conseqüência do transporte ativo de Na^+ ou Cl^- para fora das células epiteliais e para o interior da luz intestinal. Dessa maneira, a secreção é normalmente menor em comparação com a absorção bem maior de sal e água, mas esse equilíbrio pode ser alterado em algumas doenças.

 A **diarréia** é caracterizada pela excreção excessiva de líquido nas fezes. Três mecanismos diferentes, ilustrados por três doenças diferentes, podem causar diarréia. Na *cólera*, a diarréia e a desidratação graves são conseqüências da *enterotoxina*, uma substância química produzida pela bactéria infectante. A liberação de enterotoxina estimula o transporte ativo de NaCl para o interior do lúmen intestinal, sendo seguido pelo movimento osmótico da água. Na *doença celíaca*, a diarréia é causada pela lesão da mucosa intestinal que ocorre em pessoas susceptíveis à ingestão de alimentos que contêm glúten (proteínas de grãos como o trigo). Na *intolerância à lactose*, a diarréia é produzida pelo aumento da osmolaridade do conteúdo do lúmen intestinal em conseqüência da presença de lactose não digerida.

Defecação

Após a absorção da água e dos eletrólitos, o material residual remanescente passa ao reto, acarretando aumento da pressão retal, relaxamento do esfíncter interno do ânus e urgência para defecar. Quando a urgência para defecar é negada, as fezes são impedidas de entrar no canal anal pelo esfíncter externo do ânus. Nesse caso, as fezes permanecem no reto e podem inclusive retornar ao colo sigmóide. O **reflexo de defecação** normalmente ocorre quando a pressão retal aumenta até um nível específico, que é determinado, em grande parte, pelo hábito. Nesse ponto, o esfíncter externo do ânus relaxa para permitir a entrada das fezes no canal anal.

Durante o ato de defecação, os músculos retais longitudinais contraem-se para aumentar a pressão retal, e os músculos esfincterianos interno e externo do ânus relaxam. A excreção é auxiliada por contrações dos músculos esqueléticos abdominais e pélvicos, as quais elevam a pressão intra-abdominal (isso faz parte da manobra de Valsalva, descrita no Capítulo 14). O aumento da pressão ajuda a empurrar as fezes do reto, através do canal anal, para fora do ânus.

Absorção de Líquido e Eletrólitos no Intestino

A maior parte do líquido e dos eletrólitos do lúmen do trato GI é absorvida pelo intestino delgado. Embora uma pessoa possa ingerir apenas 1,5 L de água por dia, o intestino delgado recebe 7 a 9 L por dia como conseqüência do líquido secretado para o interior do trato GI pelas glândulas salivares, pelo estômago, pelo pâncreas, pelo fígado e pela vesícula biliar. O intestino delgado absorve a maior parte desse líquido e passa 1,5 a 2,0 L de líquido por dia para o intestino grosso. O intestino grosso absorve aproximadamente 90% desse volume remanescente, deixando menos de 200 mL de líquido para ser excretado nas fezes.

A absorção de água no intestino ocorre passivamente em decorrência do gradiente osmótico criado pelo transporte ativo de íons. As células epiteliais da mucosa intestinal são unidas de modo muito semelhante ao das células tubulares renais e, como as células tubulares renais, contêm bombas de Na^+/K^+ na membrana basolateral. A analogia com os túbulos renais é enfatizada pela observação de que a aldosterona, que estimula a reabsorção de sal e água nos túbulos renais, também parece estimulá-la no íleo.

Teste Seu Conhecimento Antes de Prosseguir

1. Descreva como os eletrólitos e a água são reabsorvidos no intestino grosso e explique como a diarréia pode ser produzida.
2. Identifique a natureza e a importância da microflora intestinal.
3. Descreva as estruturas e os mecanismos envolvidos na defecação.

Fígado, Vesícula Biliar e Pâncreas

O fígado regula a composição química do sangue de numerosas maneiras. Além disso, ele produz e secreta a bile, que é armazenada e concentrada na vesícula biliar antes de ser liberada no duodeno. O pâncreas produz o suco pancreático, uma secreção exócrina que contém bicarbonato e enzimas digestivas importantes, o qual é liberado ao duodeno através do ducto pancreático.

O *fígado* está localizado imediatamente abaixo do diafragma na cavidade abdominal. É o maior órgão interno, pesando aproximadamente 1,3 kg num adulto. Ligada à superfície inferior do fígado, entre os lobos direito e quadrado, encontra-se a *vesícula biliar*, em forma de pêra. Esse órgão possui um comprimento aproximado de 7-10 cm. O *pâncreas*, o qual possui um comprimento aproximado de 12-15 cm, está localizado atrás do estômago, ao longo da parede abdominal posterior.

Estrutura do Fígado

Embora o fígado seja o maior órgão interno, ele possui, num sentido, uma espessura de apenas duas células. Isso se deve ao fato de as células hepáticas (ou **hepatócitos**) formarem **placas hepáticas** que possuem uma espessura de duas células. As placas são separadas entre si por grandes espaços capilares denominados **sinusóides** (Figura 18.19).

Os sinusóides possuem poros extremamente grandes (denominados *fenestras*) e, ao contrário dos outros capilares, não possuem uma lâmina basal. Isso faz com que eles sejam muito mais permeáveis que os outros capilares, permitindo mesmo a passagem de proteínas plasmáticas com moléculas não-polares ligadas a proteínas (como gorduras e colesterol). Os sinusóides também possuem *células de Kupffer* fagocitárias, que fazem parte do sistema reticuloendo-

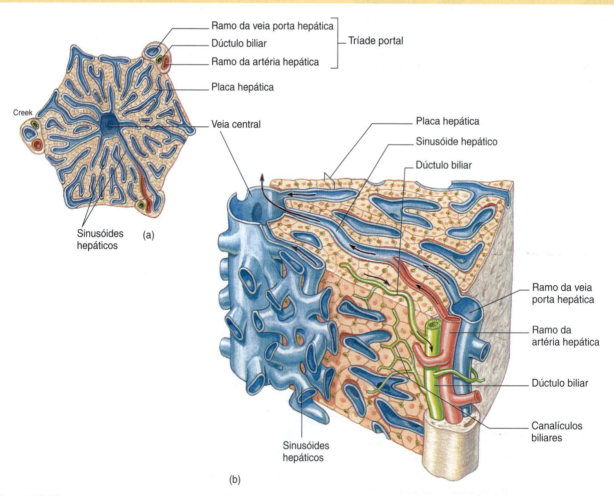

■ **Figura 18.19** Um lóbulo hepático e a histologia do fígado. (*a*) Corte transversal e (*b*) corte longitudinal de um lóbulo hepático. O sangue entra num lóbulo hepático através de vasos de uma tríade portal, passa através de sinusóides hepáticos e deixa o lóbulo através de uma veia central. A veia central converge para formar veias hepáticas que transportam o sangue venoso do fígado.

telial (Capítulo 15). As fenestras, a ausência de lâmina basal e a estrutura em placa do fígado provêem um contato íntimo entre os hepatócitos e o conteúdo do sangue.

Sistema Porta Hepático

Os produtos da digestão que são absorvidos pelos capilares sanguíneos do intestino não entram diretamente na circulação geral. Em vez disso, esse sangue é liberado primeiramente ao fígado. Os capilares do sistema digestório drenam na *veia porta do fígado* que transporta o sangue, aos capilares hepáticos. Somente após o sangue ter passado através desse leito capilar secundário é que ele entra na circulação geral através da *veia hepática* que drena o fígado. O termo **sistema porta** é utilizado para descrever esse padrão único de circulação: capilares ⇒ veia ⇒ capilares ⇒ veia. Além de receber sangue venoso do intestino, o fígado recebe sangue arterial através da *artéria hepática própria*.

Lóbulos Hepáticos

As placas hepáticas são dispostas em unidades funcionais denominadas **lóbulos hepáticos** (Figuras 18.19 e 18.20). No meio de cada lóbulo existe uma *veia central*, e na periferia de cada lóbulo existem ramos da veia porta do fígado e da artéria hepática, os quais drenam em sinusóides localizados *entre* as placas hepáticas. O sangue arterial e o sangue venoso portal, contendo moléculas absorvidas do trato GI, misturam-se à medida que o sangue flui nos sinusóides, da periferia do lóbulo até a veia central. As veias centrais de diferentes lóbulos hepáticos convergem para formar a veia hepática, que transporta o sangue do fígado para a veia cava inferior.

A bile é produzida pelos hepatócitos e secretada para o interior de canais finos denominados **canalículos biliares**, localizados *no interior* de cada placa hepática (Figura 18.20). Esses canalículos biliares são drenados na periferia de cada lóbulo por *ductos biliares*, os quais, por sua vez, drenam em *ductos hepáticos* que transportam a bile para fora do fígado. Como o sangue é transportado pelos sinusóides e a bile percorre uma direção oposta no interior das placas hepáticas, o sangue e a bile não se misturam nos lóbulos hepáticos.

Na **cirrose**, um grande número de lóbulos hepáticos é destruído e substituído por tecido conjuntivo permanente e "nódulos regenerativos" de hepatócitos. Esses nódulos regenerativos não possuem a estrutura em placa do tecido hepático normal e, conseqüentemente, são menos funcionais. Uma indicação dessa diminuição da função é a entrada de amônia (produzida por bactérias intestinais) do sangue portal hepático para o interior da circulação geral. A cirrose pode ser causada pelo uso abusivo crônico de álcool, pela obstrução biliar, pelas hepatites virais ou por várias substâncias químicas que atacam os hepatócitos.

Circulação Enteroepática

Além dos constituintes normais da bile, uma ampla variedade de compostos exógenos (drogas) é secretada pelo fígado para o interior dos ductos biliares (Tabela 18.3). Portanto, o fígado pode "livrar" o sangue de determinados compostos, removendo-os do sangue e ex-

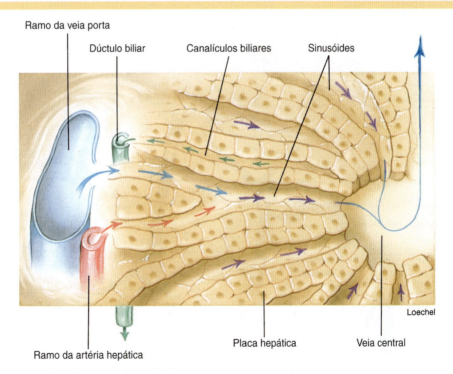

■ **Figura 18.20** **Fluxo de sangue e bile em um lóbulo hepático.** O sangue flui através dos sinusóides de um ramo da veia porta para a veia central (da periferia ao centro do lóbulo). A bile flui através das placas hepáticas do centro para os dúctulos biliares na periferia do lóbulo.

cretando-os para o interior do intestino juntamente com a bile. Moléculas que são eliminadas do sangue pela secreção para o interior da bile são eliminadas nas fezes. Isso é análogo ao clearance renal do sangue através da excreção na urina (Capítulo 17).

Entretanto, muitos compostos que são liberados com a bile para o interior do intestino não são eliminados com as fezes. Alguns deles podem ser absorvidos através do intestino delgado e podem entrar no sangue portal hepático. Essas moléculas são, portanto, transportadas de volta ao fígado, onde elas podem ser novamente secretadas pelos hepatócitos para o interior dos ductos biliares. Diz-se que os compostos que recirculam entre o fígado e o intestino dessa maneira possuem uma **circulação enteroepática** (Figura 18.21).

Funções do Fígado

Como conseqüência de seu grande e variado conteúdo enzimático e de sua estrutura única, e porque recebe sangue venoso do intestino, o fígado possui uma variedade de funções mais ampla que qualquer outro órgão do corpo. As principais categorias de função hepática são resumidas na Tabela 18.4.

Tabela 18.3 Compostos Excretados pelo Fígado nos Ductos Biliares

Categoria	Compostos	Comentários
Endógeno (ocorrência natural)	Sais biliares, urobilinogênio, colesterol	Grande porcentagem reabsorvida e tem circulação enteroepática*
	Lecitina	Pequena porcentagem reabsorvida e tem circulação enteroepática
	Bilirrubina	Sem circulação enteroepática
Exógeno (drogas)	Ampicilina, estreptomicina, tetraciclina	Grande porcentagem reabsorvida e tem circulação enteroepática
	Sulfonamidas, penicilina	Pequena porcentagem reabsorvida e tem circulação enteroepática

*Compostos com circulação enteroepática são absorvidos em certa quantidade pelo intestino e retornam ao fígado pela veia porta.

Indícios Para a Investigação Clínica

Lembre-se de que Alan apresenta concentrações normais de bilirrubina livre, de amônia e de uréia no sangue.
O que essas medições sugerem sobre a saúde do fígado de Alan?

Produção e Secreção de Bile

O fígado produz e secreta 250 a 1.500 mL de bile por dia. Os principais constituintes da bile são o *pigmento biliar* (*bilirrubina*), os *sais biliares*, *fosfolipídios* (sobretudo a lecitina), o *colesterol* e *íons inorgânicos*.

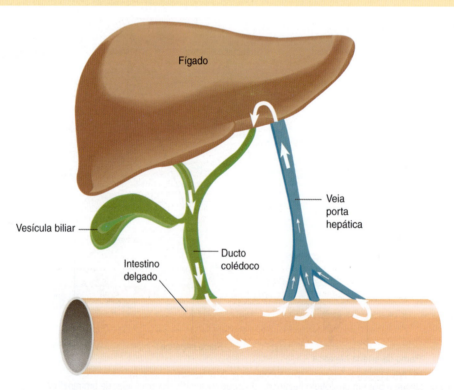

■ **Figura 18.21** **A circulação enteroepática.** Substâncias secretadas na bile podem ser absorvidas pelo epitélio intestinal e retornar ao fígado através da veia porta do fígado.

O **pigmento biliar** (ou **bilirrubina**) é produzido no baço, no fígado e na medula óssea como um derivado dos grupos heme (menos o ferro) da hemoglobina. A **bilirrubina livre** não é muito hidrossolúvel e, por essa razão, a maior parte da mesma é transportada no sangue ligada à albumina. Essa bilirrubina ligada à proteína não pode ser filtrada pelos rins para o interior da urina nem pode ser excretada diretamente pelo fígado para o interior da bile.

O fígado pode retirar parte dessa bilirrubina livre do sangue e conjugá-la (combiná-la) com o ácido glicurônico. Essa **bilirrubina conjugada** é hidrossolúvel e pode ser secretada para o interior da bile. Uma vez na bile, a bilirrubina conjugada pode entrar no intestino, onde ela é convertida por bactérias num outro pigmento – o **urobilinogênio**. Derivados do urobilinogênio conferem uma cor marrom às fezes. Entretanto, aproximadamente 30% a 50% do urobilinogênio são absorvidos pelo intestino e entram na veia porta. Parte do urobilinogênio que entra nos sinusóides hepáticos é excretada na bile e, conseqüentemente, retorna ao intestino numa circulação enteroepática. O restante entra na circulação geral (Figura 18.22). No plasma, o urobilinogênio, ao contrário da bilirrubina livre, não está ligado à albumina. Por essa razão, o urobilinogênio é facilmente filtrado pelos rins para o interior da urina, onde seus derivados produzem uma cor âmbar.

Os **ácidos biliares** são derivados do colesterol que possuem dois a quatro grupos polares em cada molécula. Nos humanos, os principais ácidos biliares são o *ácido cólico* e o *ácido quenodesoxicólico* (Figura 18.23), conjugados com a glicina ou a taurina para formar os **sais biliares**. Em soluções aquosas, essas moléculas "aproximam-se" para formar agregados denominadas **micelas**. Como foi descrito no Capítulo 2, as partes não-polares estão localizadas na região central da micela (longe da água), enquanto os grupos polares ficam voltados para a água, em torno da periferia da micela (ver a Figura 2.21). A lecitina, o colesterol e outros lipídios do intestino delgado entram nessas micelas, e a natureza dual dos sais biliares (parte polar, parte não-polar) permite que eles emulsifiquem a gordura do quimo.

CLÍNICA

A **icterícia** é a coloração amarela dos tecidos produzida por concentrações elevadas de bilirrubina livre ou conjugada no sangue. A icterícia associada a concentrações elevadas de bilirrubina conjugada no sangue em adultos pode ocorrer quando a excreção de bile é bloqueada por cálculos biliares. Como a bilirrubina livre é derivada do heme, a icterícia associada a concentrações elevadas de bilirrubina livre no sangue é em geral causada por uma taxa excessivamente elevada de destruição de eritrócitos. Essa é a causa da icterícia em neonatos que apresentam *eritroblastose fetal* (ver o Capítulo 13). A *icterícia fisiológica do neonato* é devida à concentração elevada de bilirrubina livre em neonatos que sob outros aspectos são saudáveis. Esse tipo de icterícia pode ser causado por uma queda rápida da concentração de hemoglobina que normalmente ocorre ao nascimento. Em neonatos prematuros, ela pode ser causada por quantidades inadequadas de enzimas hepáticas que são necessárias para conjugar a bilirrubina para que ela possa ser excretada na bile.

Os neonatos com icterícia geralmente são tratados com luz azul na faixa de comprimento de onda de 400 a 500 nm. A luz é absorvida pela bilirrubina nos vasos cutâneos e resulta na conversão da bilirrubina numa forma mais polar que pode ser dissolvida no plasma sem ter de ser conjugada com o ácido glicurônico. Esse foto-isômero mais hidrossolúvel da bilirrubina pode então ser excretado na bile e na urina.

Indícios Para a Investigação Clínica

Lembre-se de que Alan apresenta uma concentração elevada de bilirrubina conjugada no sangue e escleras amareladas.
- *O que a coloração amarela da esclera indica e qual é a sua causa?*
- *O que poderia ter causado o aumento da concentração de bilirrubina conjugada no sangue de Alan?*

Tabela 18.4 Principais Categorias de Função Hepática

Categoria Funcional	Ações
Detoxificação do Sangue	Fagocitose pelas células de Kupffer
	Alteração química de moléculas biologicamente ativas (hormônios e drogas)
	Produção de uréia, ácido úrico e outras moléculas que são menos tóxicas que os componentes que dão origem às mesmas
	Excreção de moléculas na bile
Metabolismo dos Carboidratos	Conversão da glicose sanguínea em glicogênio e gordura
	Produção de glicose a partir do glicogênio hepático e de outras moléculas (aminoácidos, ácido lático) pela neoglicogênese
	Secreção de glicose na corrente sanguínea
Metabolismo dos Lipídios	Síntese de triglicerídeos e colesterol
	Excreção do colesterol na bile
	Produção de corpos cetônicos a partir de ácidos graxos
Síntese Protéica	Produção de albumina
	Produção de proteínas de transporte plasmáticas
	Produção de fatores da coagulação (fibrinogênio, protrombina e outros)
Secreção de Bile	Síntese dos sais biliares
	Conjugação e excreção do pigmento biliar (bilirrubina)

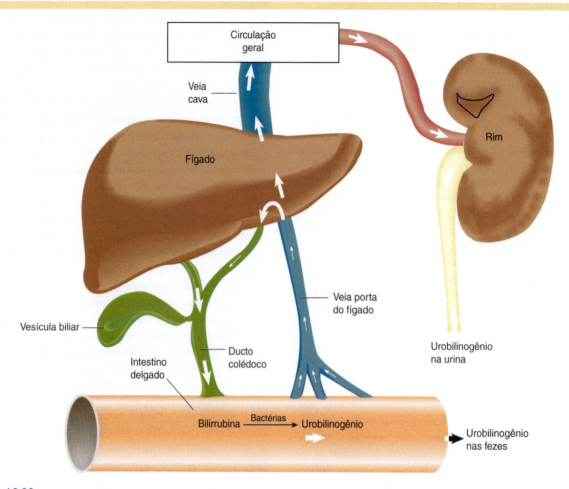

■ **Figura 18.22** Circulação enteroepática do urobilinogênio. Bactérias do intestino convertem o pigmento biliar (bilirrubina) em urobilinogênio. Parte desse pigmento deixa o corpo nas fezes; parte é absorvida pelo intestino e é reciclada pelo fígado. Uma porção do urobilinogênio absorvido entra na circulação geral e é filtrada pelos rins para o interior da urina.

A produção de ácidos biliares pelo fígado a partir do colesterol é a principal via de decomposição do colesterol no organismo. Ela representa aproximadamente 0,5 g de colesterol convertido em ácidos biliares por dia. Não é necessária uma quantidade maior que esta, pois aproximadamente 95% dos ácidos biliares liberados no duodeno são absorvidos no íleo através de transportadores específicos e percorrem uma circulação enteroepática.

Detoxificação do Sangue

O fígado pode remover hormônios, drogas e outras moléculas biologicamente ativas do sangue através (1) da excreção desses compostos na bile (como foi previamente descrito); (2) da fagocitose pelas células de Kupffer que revestem os sinusóides; e (3) da alteração química dessas moléculas no interior dos hepatócitos.

Por exemplo, a amônia é uma molécula muito tóxica produzida pela desaminação de aminoácidos no fígado e pela ação bacteriana no intestino. Como a concentração de amônia no sangue da veia porta é quatro a cinqüenta vezes superior à do sangue da veia hepática, está claro que a amônia é removida pelo fígado. O fígado possui as enzimas necessárias para converter a amônia em moléculas de **uréia** (menos tóxicas), as quais são secretadas pelo fígado para a corrente sanguínea e excretadas pelos rins na urina. Similarmente, o fígado converte porfirinas tóxicas em **bilirrubina** e purinas tóxicas em **ácido úrico**.

Os hormônios esteróides e muitas drogas são inativados em sua passagem através do fígado por modificações de suas estruturas químicas. O fígado possui enzimas que convertem essas moléculas não-polares em formas mais polares (mais hidrossolúveis) através da *hidroxilação* (adição de grupos OH$^-$) e da *conjugação* com grupos altamente polares (como sulfato e ácido glicurônico). Os derivados polares de hormônios esteróides e drogas são menos ativos do ponto de vista biológico e, por causa de sua maior hidrossolubilidade, eles são mais facilmente excretados pelos rins na urina.

Secreção de Glicose, Triglicerídeos e Corpos Cetônicos

Como você pode recordar do Capítulo 5, o fígado ajuda a regular a concentração de glicose no sangue, removendo ou adicionando glicose ao sangue de acordo com as necessidades do organismo. Após uma refeição rica em carboidratos, o fígado pode remover alguma glicose do sangue portal hepático e convertê-la em glicogênio e triglicerídeos por meio da **glicogênese** e da **lipogênese**, respectivamente. Durante o jejum, o fígado secreta glicose para a corrente sanguínea. Essa glicose

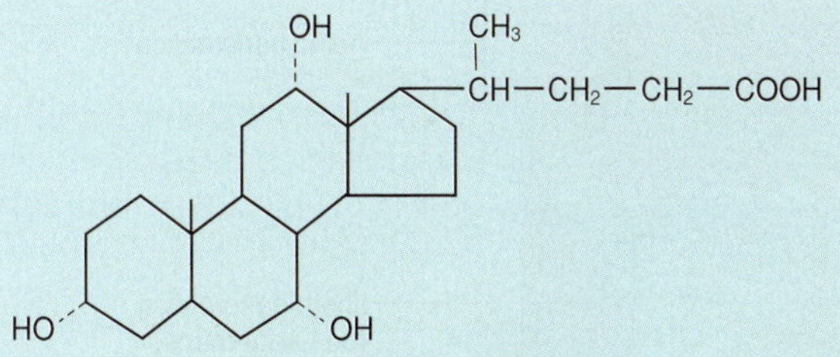

Sistema Digestório

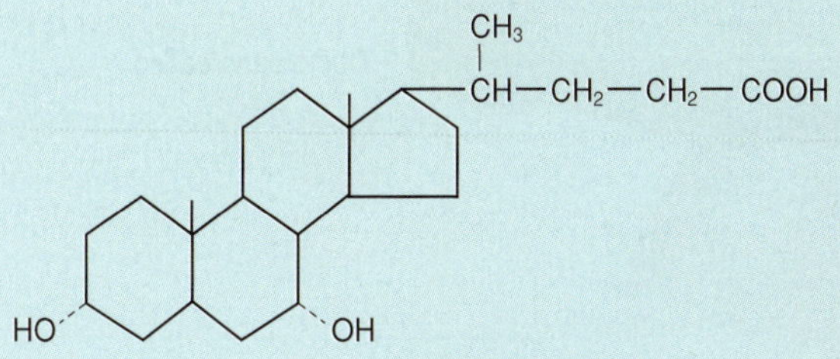

Figura 18.23 Os dois principais ácidos biliares dos seres humanos. Esses derivados mais polares do colesterol formam os sais biliares.

pode ser originária da decomposição do glicogênio armazenado num processo denominado **glicogenólise**, ou pode ser produzida pela conversão de moléculas de não carboidratos (como os aminoácidos) em glicose no processo denominado **neoglicogênese**. Além disso, o fígado contém as enzimas necessárias para converter ácidos graxos livres em corpos cetônicos (**cetogênese**), que são secretados para a corrente sanguínea em grandes quantidades durante o jejum. Esses processos são controlados por hormônios que são explicados no Capítulo 19.

Produção de Proteínas Plasmáticas

O fígado produz a albumina e a maioria das globulinas plasmáticas (com exceção das imunoglobulinas [anticorpos]). A albumina representa aproximadamente 70% das proteínas plasmáticas totais e contribui de forma significativa para a pressão coloidosmótica do sangue (Capítulo 14). As globulinas produzidas pelo fígado possuem uma ampla variedade de funções, incluindo o transporte de colesterol e de triglicerídeos, o transporte de hormônios esteróides e tireoidianos, a inibição da atividade da tripsina e a coagulação sanguínea. O fígado produz os fatores da coagulação I (fibrinogênio), II (protrombina), III, V, VII, IX e XI, assim como o angiotensinogênio.

Vesícula Biliar

A **vesícula biliar** é um órgão saculiforme ligado à face inferior do fígado. Esse órgão armazena e concentra a bile. O fígado drena a bile para a vesícula biliar através dos ductos biliares, ductos hepáticos e *ducto cístico*. Uma valva esfíncter no colo da vesícula biliar permite uma capacidade de armazenamento de 35 a 100 mL. Quando a vesícula biliar acumula bile, ela expande-se e atinge o tamanho e a forma de uma pêra pequena. Como foi previamente analisado, a bile é um líquido verde-amarelado que contém sais biliares, bilirrubina, coles-

> **CLÍNICA**
> As células hepáticas contêm enzimas que atuam no metabolismo dos hormônios esteróides e de outras moléculas endógenas, assim como na detoxificação de compostos tóxicos endógenos como o benzopireno (um carcinógeno da fumaça do tabaco e da carne defumada), bifenis policlorados (PCBs) e a dioxina. As enzimas são membros de uma classe denominada **enzimas citocromo P450** (não relacionadas aos citocromos da respiração celular) que compreende algumas dezenas de enzimas com especificidades variáveis. Em conjunto, essas enzimas podem metabolizar milhares de compostos tóxicos. Como o conteúdo hepático de diferentes enzimas citocromo P450 varia entre as pessoas, a sensibilidade de uma pessoa a uma droga pode ser maior que a de outra por causa de uma deficiência relativa, ou seja, uma adequação da enzima citocromo P450 necessária para a metabolização da droga.

terol e outros compostos. A contração da camada muscular da vesícula biliar ejeta a bile através do ducto cístico para o interior do *ducto colédoco*, que drena a bile para o interior do duodeno (Figura 18.24).

A bile é produzida continuamente pelo fígado e drena através dos ductos hepáticos e do ducto colédoco até o duodeno. Quando o intestino delgado está sem alimento, o *esfíncter da ampola* (*esfíncter de Oddi*) na extremidade do ducto colédoco fecha-se e a bile é forçada a voltar ao ducto cístico e, em seguida, à vesícula biliar para armazenamento.

> **CLÍNICA**
> Aproximadamente 20 milhões de americanos apresentam **cálculos biliares** – pequenos depósitos (cálculos) minerais duros que podem produzir sintomas álgicos ao obstruírem o ducto cístico ou o ducto colédoco. Geralmente, o principal componente dos cálculos biliares é o colesterol. Normalmente, o colesterol possui uma hidrossolubilidade extremamente baixa (20 μg/L), mas ele pode apresentar na bile uma hidrossolubilidade 2 milhões de vezes maior (40 g/L) porque as moléculas de colesterol se unem aos sais biliares e à lecitina nos centros hidrofóbicos das micelas. Para que os cálculos biliares sejam produzidos, o fígado deve secretar colesterol suficiente para criar uma solução supersaturada, e alguma substância no interior da vesícula biliar deve servir como núcleo para a formação de cristais de colesterol. O cálculo biliar é formado a partir de cristais de colesterol que são endurecidos pela precipitação de sais inorgânicos (Figura 18.25). Os cálculos biliares podem ser removidos cirurgicamente. Contudo, os cálculos de colesterol podem ser dissolvidos pela ingestão oral de ácidos biliares. Isso pode ser combinado com um tratamento mais recente que envolve a fragmentação dos cálculos biliares por ondas de choque de alta energia liberadas com o paciente imerso numa banheira. Esse procedimento é denominado *litotripsia extracorpórea por onda de choque*.

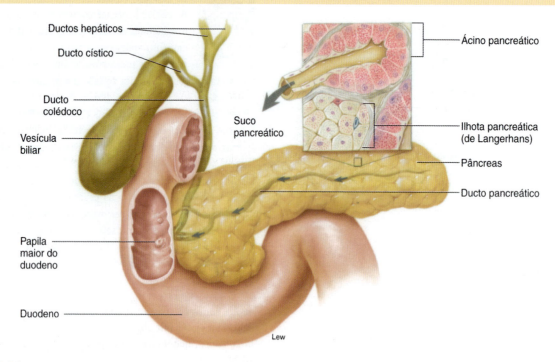

■ **Figura 18.24** **O suco pancreático e a bile são secretados para o interior do duodeno.** O ducto pancreático une-se ao ducto colédoco para drenar a sua secreção através da papila maior do duodeno para o interior do duodeno. A liberação da bile e do suco pancreático para o interior do duodeno é controlada pelo esfíncter da ampola (esfíncter de Oddi).

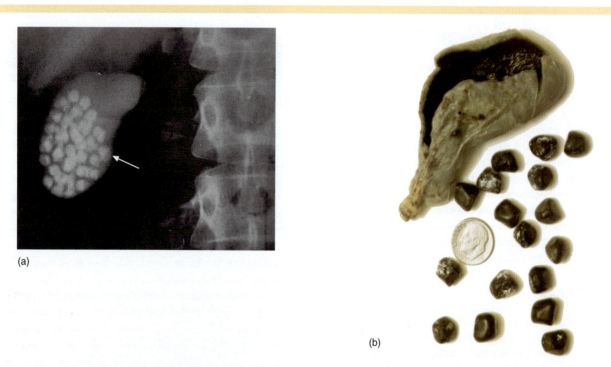

■ **Figura 18.25** **Cálculos biliares.** (*a*) Radiografia de uma vesícula biliar contendo cálculos biliares. (*b*) Vista posterior de uma vesícula biliar que foi removida cirurgicamente (colecistectomia) e seccionada para revelar seus cálculos biliares. (Observe seus tamanhos em relação à moeda.)

Indícios Para a Investigação Clínica

Lembre-se de que Alan apresenta dor abaixo de sua escápula direita sempre que ingere alimentos gordurosos (creme de amendoim ou *bacon*).

- Se a dor é causada por um cálculo biliar, como ela pode estar relacionada à concentração elevada de bilirrubina conjugada e à icterícia apresentada por Alan?

Pâncreas

O **pâncreas** é um órgão glandular mole que possui tanto função exócrina como endócrina. A função endócrina é realizada por aglomerados celulares denominados **ilhotas pancreáticas** (ou **ilhotas de Langerhans**), que secretam os hormônios insulina e glucagon para a corrente sanguínea (ver o Capítulo 19). Como uma glândula exócrina, o pâncreas secreta suco pancreático através do ducto pancreático para o interior do duodeno. Nos lóbulos do pâncreas existem unidades secretoras exócrinas denominadas **ácinos** (Figura 18.26). Cada ácino é constituído por uma única camada de células epiteliais em torno de um lúmen, no interior do qual os constituintes do suco pancreático são secretados.

Suco Pancreático

O **suco pancreático** contém água, bicarbonato e uma ampla variedade de enzimas digestivas. Essas enzimas incluem (1) a **amilase**, que digere o amido; (2) a **tripsina**, que digere proteínas; e (3) a **lipase**, que digere triglicerídeos. A Tabela 18.5 lista outras enzimas pancreáticas. Deve ser observado que a digestão completa das moléculas alimentares no intestino delgado exige a ação tanto de enzimas pancreáticas como das enzimas da borda em escova.

A maior parte das enzimas pancreáticas é produzida sob a forma de moléculas inativas (ou *zimogênios*), de modo que o risco de autodigestão no interior do pâncreas é minimizado. A forma inativa da tripsina, denominada tripsinogênio, é ativada no intestino delgado pela ação catalítica da enzima da borda em escova *enterocinase*. A enterocinase converte o tripsinogênio em tripsina ativa. Por sua vez, a tripsina ativa os outros zimogênios do suco pancreático (Figura 18.27) por meio da clivagem de seqüências polipeptídicas que inibem a atividade dessas enzimas.

Conseqüentemente, a ativação da tripsina é o evento desencadeador da ativação de outras enzimas pancreáticas. Na realidade, o pâncreas produz pequenas quantidades de tripsina ativa, mas outras enzimas não são ativadas até que o suco pancreático entre no duodeno. Isso se deve ao fato do suco pancreático conter uma pequena proteína denominada *inibidor pancreático da tripsina* que se liga à tripsina e inibe a sua atividade no pâncreas.

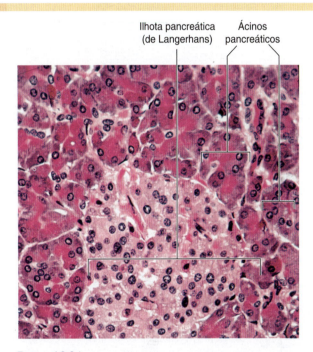

Figura 18.26 Microfotografia do pâncreas. Vista microscópica da estrutura do pâncreas mostrando ácinos exócrinos e uma ilhota pancreática (ilhota de Langerhans).

Tabela 18.5 Enzimas Contidas no Suco Pancreático

Enzima	Zimogênio	Ativador	Ação
Tripsina	Tripsinogênio	Enterocinase	Clivagem de ligações peptídicas internas
Quimiotripsina	Quimiotripsinogênio	Tripsina	Clivagem de ligações peptídicas internas
Elastase	Pró-elastase	Tripsina	Clivagem de ligações peptídicas internas
Carboxipeptidase	Pró-carboxipeptidase	Tripsina	Clivagem do último aminoácido da extremidade do terminal carboxil do polipeptídio
Fosfolipase	Pró-fosfolipase	Tripsina	Clivagem de ácidos graxos de fosfolipídios (como a lecitina)
Lipase	Nenhum	Nenhum	Clivagem de ácidos graxos do glicerol
Amilase	Nenhum	Nenhum	Digestão do amido em maltose e cadeias curtas de moléculas de glicose
Colesterolesterase	Nenhum	Nenhum	Liberação do colesterol de suas ligações com outras moléculas
Ribonuclease	Nenhum	Nenhum	Clivagem do RNA para formar cadeias curtas
Desoxirribonuclease	Nenhum	Nenhum	Clivagem do DNA para formar cadeias curtas

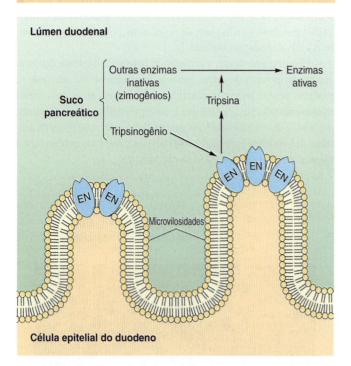

Figura 18.27 Ativação das enzimas do suco pancreático. A tripsina, enzima pancreática digestiva de proteínas, é secretada numa forma inativa conhecida como tripsinogênio. Essa enzima inativa (zimogênio) é ativada por uma enzima da borda em escova, a enterocinase (EN), localizada na membrana celular das microvilosidades. Por sua vez, a tripsina ativa promove a ativação de outros zimogênios do suco pancreático.

A **pancreatite** (inflamação do pâncreas) pode ocorrer quando certas condições (p. ex., alcoolismo, cálculos biliares, lesões traumáticas, infecções ou intoxicações causadas por várias drogas) provocam a ativação de enzimas digestivas no interior do pâncreas. O escape de tripsina para a corrente sanguínea também ocorre, mas a tripsina é inativa no sangue por causa da ação inibidora de duas proteínas plasmáticas (α_1-antitripsina e α_2-macroglobulina). A amilase pancreática também pode extravasar para a corrente sanguínea, mas ela não é ativa porque o seu substrato (amido) não está presente no sangue. Entretanto, a atividade da amilase pancreática pode ser medida *in vitro*, e essas medições são geralmente realizadas para se avaliar a saúde do pâncreas.

Teste Seu Conhecimento Antes de Prosseguir

1. Descreva a estrutura dos lóbulos hepáticos e trace as vias de fluxo do sangue e da bile nos lóbulos.
2. Descreva a composição e a função da bile e trace o fluxo da bile do fígado e da vesícula biliar até o duodeno.
3. Explique como o fígado inativa e excreta compostos como hormônios e drogas.
4. Descreva a circulação enteroepática da bilirrubina e do urobilinogênio.
5. Explique como o fígado ajuda a manter uma concentração constante de glicose no sangue e como o padrão do fluxo sanguíneo venoso permite essa função.
6. Descreva as estruturas e funções exócrinas e endócrinas do pâncreas. Como o pâncreas é protegido contra a autodigestão?

Regulação Neural e Endócrina do Sistema Digestório

As atividades das diferentes regiões do trato GI são coordenadas pelas ações do nervo vago e por vários hormônios. O estômago começa a aumentar a sua secreção antes de uma refeição e aumenta ainda mais a sua atividade em resposta à chegada do alimento. A entrada do quimo no duodeno estimula a secreção de hormônios que promovem contrações da vesícula biliar, secreção do suco pancreático e inibição da atividade gástrica.

Mecanismos de controle neural e endócrino modificam a atividade do sistema digestório. A visão, o olfato ou o sabor do alimento, por exemplo, podem estimular as secreções salivares e digestivas através da ativação do nervo vago, que ajuda a "preparar" o sistema digestório a receber uma refeição. Nesse caso, a estimulação do nervo vago origina-se no encéfalo e é um reflexo condicionado (como Pavlov demonstrou com cães condicionados a salivar em resposta ao som produzido por um sino). O nervo vago também está envolvido no controle reflexo de uma parte do sistema digestório por outra – são os chamados "reflexos curtos", que não envolvem o encéfalo.

O trato GI é tanto uma glândula endócrina como um alvo para a ação de vários hormônios. De fato, os primeiros hormônios descobertos foram os hormônios gastrintestinais. Em 1902, dois fisiologistas ingleses, Sir William Bayliss e Ernest Starling, descobriram que o duodeno produzia um regulador químico. Eles denominaram essa substância **secretina** e, em 1905, propuseram que ela era apenas um dos muitos reguladores químicos ainda não descobertos produzidos pelo corpo. Bayliss e Starling cunharam o termo *hormônios* para essa nova classe de reguladores. No mesmo ano, outros investigadores descobriram que um extrato do antro gástrico estimulava a secreção gástrica. Portanto, o hormônio **gastrina** foi o segundo a ser descoberto.

As estruturas químicas da gastrina, da secretina e do hormônio duodenal **colecistocinina** foram determinadas na década de 1960. Mais recentemente, um quarto hormônio produzido pelo intestino delgado, o **peptídio inibidor gástrico** (**PIG**), foi adicionado à lista de hormônios comprovados do trato GI. Os efeitos desses e de outros hormônios gastrintestinais estão resumidos na Tabela 18.6.

Tabela 18.6 Efeitos dos Hormônios Gastrintestinais

Secretado pelo	Hormônio	Efeitos
Estômago	Gastrina	Estimulação da secreção de HCl pelas células parietais
		Estimulação da secreção de pepsinogênio pelas células principais
		Manutenção da estrutura da mucosa gástrica
Intestino delgado	Secretina	Estimulação da secreção de água e de bicarbonato no suco pancreático
		Potencialização das ações da colecistocinina sobre o pâncreas
Intestino delgado	Colecistocinina	Estimulação da contração da vesícula biliar
		Estimulação da secreção de enzimas do suco pancreático
		Inibição da motilidade e da secreção gástricas
		Manutenção da estrutura do pâncreas exócrino (ácinos)
Intestino delgado	Peptídio inibidor gástrico (PIG)	Inibição da motilidade e da secreção gástricas
		Estimulação da secreção de insulina das ilhotas pancreáticas
Íleo e colo	Peptídio-1 semelhante ao glucagon (GLP-1)	Inibição da motilidade e da secreção gástricas
		Estimulação da secreção de insulina das ilhotas pancreáticas
	Guanilina	Estimulação da secreção intestinal de Cl⁻, provocando a eliminação de NaCl e água nas fezes

Regulação da Função Gástrica

Num certo grau, a motilidade e a secreção gástricas são automáticas. Por exemplo, as ondas de contração que servem para empurrar o quimo através do esfíncter pilórico são iniciadas espontaneamente pelas células marca-passo da curvatura maior do estômago. Da mesma forma, a secreção de HCl das células parietais e de pepsinogênio das células principais pode ser estimulada na ausência de influências neurais e hormonais pela presença de proteínas cozidas ou parcialmente digeridas no estômago. Essa ação envolve outras células da mucosa gástrica, incluindo as células G, que secretam o hormônio gastrina; as células semelhantes às enterocromafins, que secretam histamina; e as células D, que secretam somatostatina.

Os efeitos dos nervos autônomos e dos hormônios superpõem-se a essa atividade automática. Esse controle extrínseco da função gástrica é convenientemente dividido em três fases: (1) a *fase cefálica*; (2) a *fase gástrica*; e (3) a *fase intestinal*. Elas são resumidas na Tabela 18.7.

Fase Cefálica

A **fase cefálica** da regulação gástrica refere-se ao controle encefálico através do nervo vago. Como foi anteriormente discutido, vários estímulos condicionados podem desencadear a secreção gástrica. Nos humanos, esse condicionamento é evidentemente mais sutil que aquele apresentado pelos cães de Pavlov em resposta ao som produzido por um sino. De fato, o simples falar sobre alimentos apetitosos é, algumas vezes, um estímulo mais potente para a secreção ácida gástrica que a visão real e o cheiro do alimento!

A ativação do nervo vago (1) estimula as células principais a secretarem pepsinogênio; e (2) estimula indiretamente as células parietais a secretarem HCl. As terminações do nervo vago estimulam diretamente as células G a secretarem gastrina e as células semelhantes às enterocromafins a secretarem histamina. A gastrina secretada pelas células G entra na circulação sistêmica e é transportada de volta ao estômago, onde ela também estimula as células semelhantes às enterocromafins a liberarem histamina. Por sua vez, a histamina ativa os receptores H_2 da histamina localizados nas células parietais, estimulando a secreção ácida (Figura 18.28).

A fase cefálica continua nos primeiros trinta minutos da refeição, mas, a seguir, a sua importância declina gradualmente enquanto a fase seguinte se torna predominante.

Tabela 18.7 As Três Fases da Secreção Gástrica

Fases da Regulação	Descrição
Fase Cefálica	1. A visão, o olfato e o sabor do alimento provocam estimulação dos núcleos vagais do encéfalo
	2. O nervo vago estimula a secreção ácida
	a. Estimulação direta das células parietais (efeito principal)
	b. Estimulação da secreção de gastrina (efeito secundário)
Fase Gástrica	1. A distensão gástrica estimula o nervo vago e este estimula a secreção ácida
	2. Aminoácidos e peptídios no lúmen gástrico estimulam a secreção ácida
	a. Estimulação direta das células parietais (efeito secundário)
	b. Estimulação da secreção de gastrina. A gastrina estimula a secreção ácida (efeito principal)
	3. A secreção de gastrina é inibida quando o pH do suco gástrico cai abaixo de 2,5
Fase Intestinal	1. Inibição neural do esvaziamento gástrico e da secreção ácida
	a. A chegada do quimo no duodeno produz distensão e aumento da pressão osmótica
	b. Esses estímulos ativam o reflexo neural que inibe a atividade gástrica
	2. Em resposta à gordura presente no quimo, o duodeno secreta um hormônio que inibe a secreção ácida gástrica

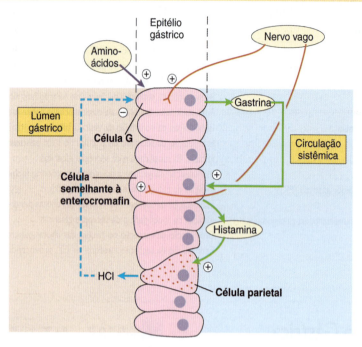

■ **Figura 18.28** Regulação da secreção gástrica ácida. A presença de aminoácidos (derivados de proteínas parcialmente digeridas) no lúmen gástrico estimula a secreção de gastrina. A secreção de gastrina das células G também é estimulada pela atividade do nervo vago. A seguir, a gastrina secretada atua como um hormônio estimulando a liberação de histamina das células semelhantes às enterocromafins. Por sua vez, a histamina atua como um regulador parácrino estimulando as células parietais a secretarem HCl. (⊕ = estimulação; ⊖ = inibição.)

Fase Gástrica

A chegada de alimento no estômago estimula a **fase gástrica** da regulação. A secreção gástrica é estimulada em resposta a dois fatores: (1) a distensão gástrica, que é determinada pela quantidade de quimo, e (2) a natureza química do quimo.

Enquanto proteínas intactas no quimo produzem um pequeno efeito estimulador, a digestão parcial das proteínas em polipeptídios e aminoácidos menores, particularmente a fenilalanina e o triptofano, estimula as células principais a secretarem pepsinogênio e as células G a secretarem gastrina. Por sua vez, a gastrina estimula a secreção de pepsinogênio das células principais, mas o seu efeito sobre as células parietais é basicamente indireto. A gastrina estimula a secreção de histamina pelas células semelhantes às enterocromafins. Como foi previamente descrito (Figura 18.28), a histamina, a seguir, estimula a secreção de HCl das células parietais. Portanto, ocorre um *mecanismo de retroalimentação positiva*. À medida que aumenta a secreção de HCl e pepsinogênio, uma maior quantidade de polipeptídios e aminoácidos menores é liberada das proteínas ingeridas. Isso estimula a secreção adicional de gastrina e, conseqüentemente, a secreção adicional de HCl e de pepsinogênio. Deve ser observado que a glicose presente no quimo não tem efeito sobre a secreção gástrica e que a presença de gordura na realidade inibe a secreção ácida.

Um *mecanismo de retroalimentação negativa* também regula a secreção de HCl durante a fase gástrica. A queda do pH do suco gástrico por conseguinte diminui a secreção de gastrina – a secreção de gastrina é reduzida, e em um pH de 1,0 ela cessa. A secreção de HCl acompanha essa queda. Esse efeito pode ser mediado pelo hormônio somatostatina, secretado pelas células D da mucosa gástrica. Quando o suco gástrico diminui, as células D são estimuladas a secretar somatostatina, que, por sua vez, age como um regulador parácrino, inibindo a secreção de gastrina pelas células G.

A presença de proteínas e polipeptídios no estômago ajuda a tamponar o ácido e dessa forma prevenir uma queda rápida no pH gástrico. Assim, mais ácidos podem ser secretados na presença de proteínas do que na ausência destas. A chegada de proteínas ao estômago, portanto, estimula a secreção de ácidos de duas formas: por meio do sistema de retroalimentação positiva anteriormente discutido e pela inibição do controle de retroalimentação negativa de secreção de ácido. Por intermédio desses mecanismos a quantidade secretada de ácido é proporcional a quantidade de proteína ingerida. Quando o estômago está vazio e não há mais tampões protéicos, o pH sofre uma queda, e a secreção de gastrina e HCl é em conseqüência inibida.

Fase Intestinal

A **fase intestinal** da regulação gástrica refere-se à inibição da atividade gástrica quando o quimo entra no intestino delgado. Em 1866, investigadores demonstraram que a adição de azeite de oliva numa refeição inibia o esvaziamento gástrico e, em 1929, foi demonstrado que a presença de gordura inibe a secreção do suco gástrico. Essa fase intestinal inibidora da secreção gástrica deve-se tanto ao reflexo neural originado no duodeno como um hormônio secretado pelo duodeno.

A chegada do quimo no duodeno aumenta a sua osmolalidade. Esse estímulo, juntamente com a distensão gástrica e possivelmente com outros estímulos, ativa neurônios sensitivos do nervo vago e produz um reflexo neural que acarreta a inibição da motilidade e da secreção gástricas. A presença de gordura no quimo também estimula o duodeno a secretar um hormônio que inibe a função gástrica. O termo geral cunhado para designar esse hormônio inibidor é **enterogastrona**.

No passado, tinha-se em mente que o **peptídio inibidor gástrico** (**PIG**) atuava como uma enterogastrona – daí o nome desse hormônio. Contudo, muitos pesquisadores cogitam atualmente que outros hormônios intestinais possam desempenhar essa função. Outros hormônios polipeptídicos secretados pelo intestino delgado que podem inibir a atividade gástrica incluem a **somatostatina** (produzida pelo intestino, assim como pelo encéfalo e pelo estômago); a **colecistocinina**, a qual é secretada pelo íleo e pelo duodeno em resposta à presença do quimo; e o **peptídio-1 semelhante ao glucagon** (**GLP-1**, *glucagon-like peptide-1*), o qual é secretado pelo íleo e pelo colo. O GLP-1 pertence a uma família de peptídios produzidos pelo intestino que, do ponto de vista estrutural, se assemelham ao hormônio glucagon (secretado pelas células alfa das ilhotas pancreáticas).

Pode ser que o único papel fisiológico do PIG seja o de estimular a secreção de insulina das ilhotas pancreáticas em resposta à presença de glicose no intestino delgado. Por essa razão, alguns cientistas propuseram que o nome PIG fosse mantido, mas como um acróstico para *peptídeo insulinotrópico dependente da glicose*. Contudo, deve ser observado que o GLP-1 também é um estimulador muito potente da secreção de insulina. Portanto, esses hormônios intestinais estimulam o pâncreas a "antecipar" uma elevação da glicose sanguínea secretando insulina (que atua reduzindo a concentração de glicose no sangue) mesmo antes da glicose ter sido absorvida na corrente sanguínea.

Os mecanismos inibidores neurais e endócrinos durante a fase intestinal impedem a passagem adicional de quimo do estômago para o duodeno. Isso dá tempo ao duodeno para processar a carga de quimo recebida previamente. Como a secreção de enterogastrona é estimulada pela gordura presente no quimo, um café da manhã contendo ovos e *bacon* demora mais para passar pelo estômago – fazendo com que a pessoa se sinta "satisfeita" por mais tempo – do que um café da manhã contendo panquecas e melado.

Regulação da Função Intestinal

Sistema Nervoso Entérico

Os plexos submucoso (de Meissner) e mioentérico (de Auerbach), localizados na parede intestinal, contêm 100 milhões de neurônios, aproximadamente a mesma quantidade que se encontra na medula espinal. Estão incluídos os axônios parassimpáticos pré-ganglionares, os corpos das células ganglionares dos neurônios parassimpáticos pós-ganglionares, os axônios simpáticos pós-ganglionares e os neurônios aferentes (sensitivos). Esses plexos também contêm interneurônios, da mesma forma que o SNC. Também como o SNC, o **sistema nervoso entérico** (ou *encéfalo entérico*) contém mais células gliais que neurônios, e essas células gliais assemelham-se aos astrócitos do encéfalo.

Alguns neurônios sensitivos (aferentes) dos plexos intestinais percorrem o nervo vago para liberar informações sensitivas ao SNC. Eles são denominados *aferentes extrínsecos* e estão envolvidos na regulação pelo sistema nervoso autônomo. Outros neurônios sensitivos – denominados *aferentes intrínsecos* – possuem seus corpos celulares nos plexos submucoso e mioentérico e formam sinapses com os interneurônios do sistema nervoso entérico.

Por exemplo, o peristaltismo é regulado pelo sistema nervoso entérico. Um bolo de quimo estimula neurônios aferentes intrínsecos (com corpos celulares localizados no plexo mioentérico) que ativam interneurônios entéricos, que, por sua vez, estimulam neurônios motores. Esses neurônios motores inervam tanto células musculares lisas como células intersticiais de Cajal, onde eles liberam neurotransmissores excitatórios e inibitórios. Acima do bolo, a contração do músculo liso é estimulada pelos neurotransmissores ACh e a substância P. Abaixo do bolo, o relaxamento do músculo liso é estimulado pelo óxido nítrico, pelo peptídeo intestinal vasoativo (PIV) e pela ATP (Figura 18.29).

Reguladores Parácrinos do Intestino

Existem evidências de que as células semelhantes às enterocromafins da mucosa intestinal secretam **serotonina** (ou **5-hidroxitriptamina**), em resposta a estímulos pressóricos e de várias substâncias químicas. A seguir, a serotonina estimula neurônios aferentes intrínsecos, que conduzem impulsos até os plexos submucoso e mioentérico e ativam neurônios motores. Os neurônios motores que terminam na muscular podem estimular contrações. Aqueles que terminam nas criptas intestinais podem estimular a secreção de sal e água para o interior do lúmen. Também foi demonstrado que as células semelhantes às enterocromafins produzem um outro regulador parácrino, denominado **motilina**, que estimula a contração duodenal e do antro gástrico.

A **guanilina** é um regulador parácrino recentemente descoberto produzido pelo íleo e pelo colo. O seu nome deriva-se de sua capacidade de ativar a enzima guanilato ciclase e, conseqüentemente, de acarretar a produção de GMP cíclico (GMPc) no citoplasma das células epiteliais intestinais. Atuando através do GMPc como segundo mensageiro, a guanilina estimula as células epiteliais intestinais a secretar Cl^- e água e inibe a sua absorção de Na^+. Essas ações aumentam a quantidade de sal e água perdida pelo organismo nas fezes. Um polipeptídio relacionado, denominado **uroguanilina**, foi observado na urina. Esse polipeptídio parece ser produzido pelo intestino e, por essa razão, pode atuar como um hormônio que estimula os rins a excretar sal na urina.

Determinadas bactérias *Escherichia coli* produzem *enterotoxinas* termoestáveis que são responsáveis pela **diarréia do viajante**. As enterotoxinas atuam estimulando os mesmos receptores localizados na membrana apical das células epiteliais intestinais que são ativados pela guanilina. Ao mimetizar as ações da guanilina, as enterotoxinas estimulam a secreção intestinal de Cl^- e de água produzindo a diarréia.

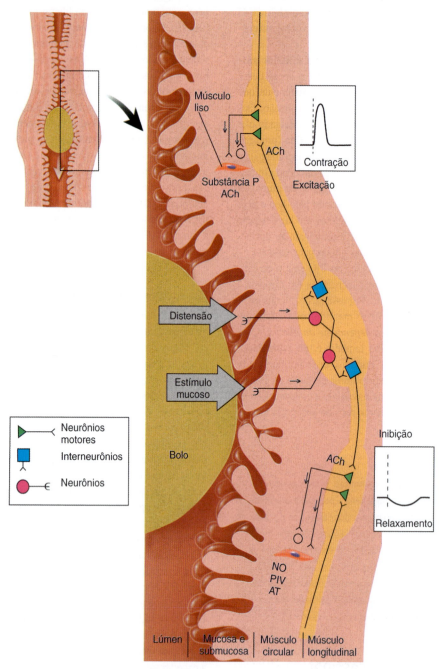

Figura 18.29 **Sistema nervoso entérico.** O peristaltismo é produzido por reflexos locais envolvendo o sistema nervoso entérico. Observe que o sistema nervoso entérico é constituído por neurônios motores, interneurônios e neurônios sensitivos. Os neurotransmissores que estimulam a contração do músculo liso são indicados com um ⊕, enquanto aqueles que produzem o seu relaxamento são indicados com um ⊖. (NO = óxido nítrico; PIV = peptídeo intestinal vasoativo.)

Reflexos Intestinais

Existem vários reflexos intestinais que são controlados localmente através do sistema nervoso entérico e pelos reguladores parácrinos e extrinsecamente através das ações dos nervos e hormônios previamente discutidos. Esses reflexos incluem:

1. o **reflexo gastroileal**, em que o aumento da atividade gástrica provoca aumento da motilidade ileal e aumento da movimentação do quimo através da valva ileocecal;
2. o **reflexo ileogástrico**, em que a distensão ileal provoca diminuição da motilidade gástrica;
3. os **reflexos intestino-intestinais**, em que a hiperdistensão de um segmento intestinal provoca o relaxamento de todo o resto do intestino.

Regulação da Secreção de Suco Pancreático e de Bile

A chegada do quimo no duodeno estimula a fase intestinal da regulação gástrica e, ao mesmo tempo, estimula a secreção reflexa de suco pancreático e de bile. A entrada de uma nova carga de quimo é por essa razão retardada enquanto a carga prévia é digerida. A secreção de suco pancreático e de bile é estimulada tanto pelos reflexos neurais iniciados no duodeno como pela secreção dos hormônios duodenais colecistocinina e secretina.

Secreção de Suco Pancreático

A secreção de suco pancreático é estimulada tanto pela secretina como pela colecistocinina. Contudo, esses dois hormônios são secretados em resposta a diferentes estímulos, e eles produzem efeitos diferentes sobre a composição do suco pancreático. A liberação de secretina ocorre em resposta a uma queda do pH duodenal para menos de 4,5. Entretanto, essa queda do pH ocorre por apenas um curto período, porque o quimo ácido é rapidamente neutralizado pelo suco pancreático alcalino. Em contraste, a secreção de colecistocinina ocorre em resposta ao conteúdo protéico e gorduroso do quimo no duodeno.

A secretina estimula a produção de bicarbonato pelo pâncreas. Como o bicarbonato neutraliza o quimo ácido e como a secretina é liberada em resposta ao baixo pH do quimo, um circuito de retroalimentação negativa é completado. Em contraste, a colecistocinina estimula a produção de enzimas pancreáticas (como tripsina, lipase e amilase). As proteínas e as gorduras parcialmente digeridas são os estimuladores mais potentes da secreção de colecistocinina, e esta secreção continua até o quimo passar ao longo do duodeno e da porção inicial do jejuno.

A secretina e a colecistocinina produzem efeitos diferentes sobre as mesmas células (as células acinares pancreáticas) porque suas ações são mediadas por segundos mensageiros diferentes. O segundo mensageiro da ação da secretina é o AMP cíclico, enquanto o da colecistocinina é o Ca^{2+}.

Secreção de Bile

O fígado secreta bile continuamente, mas essa secreção é acentuadamente aumentada após uma refeição. O aumento da secreção é devido à liberação de secretina e de colecistocinina do duodeno. A secretina estimula o fígado a secretar bicarbonato para a composição da bile, e a colecistocinina aumenta esse efeito. A chegada do quimo no duodeno também faz com que a vesícula biliar contraia-se e ejete bile. A contração da vesícula biliar ocorre em resposta a reflexos neurais do duodeno e à estimulação hormonal da colecistocinina.

> **Indícios Para a Investigação Clínica**
>
> Lembre-se de que a dor apresentada por Alan abaixo de sua escápula direita é desencadeada pelo consumo de creme de amendoim e *bacon*, mas não pela ingestão de peixe ou de frango sem pele.
> - *Qual é o componente do alimento que desencadeou a dor em Alan?*
> - *Qual mecanismo fisiológico está envolvido nesse processo?*

Efeitos Tróficos dos Hormônios Gastrintestinais

Os pacientes com tumores do piloro gástrico apresentam um excesso de secreção ácida e hiperplasia (crescimento) da mucosa gástrica. A remoção cirúrgica do piloro reduz a secreção gástrica e impede o crescimento da mucosa gástrica. Os pacientes com úlcera péptica são algumas vezes tratados pela vagotomia – secção da porção do nervo vago que inerva o estômago. A vagotomia também reduz a secreção ácida, mas ela não tem efeito sobre a mucosa gástrica. Essas observações sugerem que o hormônio gastrina, secretado pela mucosa pilórica, pode exercer efeitos estimuladores (ou *tróficos*) sobre a mucosa gástrica. Em outras palavras, a estrutura da mucosa gástrica depende dos efeitos da gastrina.

Da mesma maneira, a estrutura das células acinares (exócrinas) do pâncreas depende dos efeitos tróficos da colecistocinina. Talvez isso explique a razão pela qual o pâncreas, assim como o trato GI, atrofia durante a inanição. Como parece que os reflexos neurais são capazes de regular a digestão, é possível que a principal função dos hormônios GI seja trófica, isto é, a manutenção da estrutura de seus órgãos-alvo.

> **Teste Seu Conhecimento Antes de Prosseguir**
>
> 1. Descreva os mecanismos de retroalimentação positiva e negativa que operam durante a fase gástrica de secreção de HCl e pepsinogênio.
> 2. Descreva os mecanismos envolvidos na fase intestinal da regulação gástrica e explique como uma refeição gordurosa leva mais tempo para deixar o estômago que uma refeição pobre em gorduras.
> 3. Explique o mecanismo hormonal envolvido na produção e na liberação de suco pancreático e bile.
> 4. Descreva o sistema nervoso entérico e identifique alguns dos reflexos curtos que regulam a função intestinal.

Digestão e Absorção de Carboidratos, Lipídios e Proteínas

Os polissacarídeos e os polipeptídios são hidrolisados em suas subunidades. Essas subunidades entram nas células epiteliais das vilosidades intestinais e são secretadas nos capilares sanguíneos. A gordura é emulsificada pela ação dos sais biliares, hidrolisada em ácidos graxos e monoglicerídeos e absorvida pelas células epiteliais intestinais. Uma vez no interior das células, os triglicerídeos são ressintetizados e combinados com proteínas para formar partículas que são secretadas para o interior do líquido linfático.

Tabela 18.8 Características das Principais Enzimas Digestivas

Enzima	Local de Ação	Fonte	Substrato	pH Ideal	Produto(s)
Amilase salivar	Boca	Saliva	Amido	6,7	Maltose
Pepsina	Estômago	Glândulas gástricas	Proteínas	1,6–2,4	Polipeptídios curtos
Amilase pancreática	Duodeno	Suco pancreático	Amido	6,7–7,0	Maltose, maltriose e oligossacarídeos
Tripsina, quimiotripsina, carboxipeptidase	Intestino delgado	Suco pancreático	Polipeptídios	8,0	Aminoácidos, dipeptídios e tripeptídios
Lipase pancreática	Intestino delgado	Suco pancreático	Triglicerídeos	8,0	Ácidos graxos e monoglicerídeos
Maltase	Intestino delgado	Borda em escova das células epiteliais	Maltose	5,0–7,0	Glicose
Sacarose	Intestino delgado	Borda em escova das células epiteliais	Sacarose	5,0–7,0	Glicose + frutose
Lactase	Intestino delgado	Borda em escova das células epiteliais	Lactose	5,8–6,2	Glicose + galactose
Aminopeptidase	Intestino delgado	Borda em escova das células epiteliais	Polipeptídios	8,0	Aminoácidos, dipeptídios e tripeptídios

O valor calórico (energético) do alimento é derivado principalmente de seu conteúdo de carboidratos, lipídios e proteínas. Na dieta norte-americana média, os carboidratos representam aproximadamente 50% do total de calorias, as proteínas representam 11% a 14%, e os lipídios completam a proporção. Essas moléculas alimentares são constituídas principalmente por longas combinações de subunidades (monômeros) que devem ser digeridas por reações de hidrólise em monômeros livres antes que a absorção possa ocorrer. As características das principais enzimas digestivas estão resumidas na Tabela 18.8.

Digestão e Absorção de Carboidratos

A maioria dos carboidratos é ingerida sob a forma de amido, o qual é um polissacarídeo longo de glicose sob a forma de cadeias retas com ramificações ocasionais. Os açúcares mais comumente ingeridos são a sacarose (açúcar de cozinha, um dissacarídeo constituído por glicose e frutose) e a lactose (açúcar do leite, um dissacarídeo constituído por glicose e galactose). A digestão do amido começa na boca com a ação da **amilase salivar** (ou **ptialina**). Essa enzima cliva algumas das ligações entre moléculas de glicose adjacentes, mas a maioria das pessoas não mastiga o alimento o bastante para que a digestão seja suficiente na boca. A ação digestiva da amilase salivar cessa algum tempo após o bolo deglutido entrar no estômago porque essa enzima é inativada no pH baixo do suco gástrico.

Por essa razão, a digestão do amido ocorre principalmente no duodeno em consequência da ação da **amilase pancreática**. Essa enzima cliva as cadeias retas do amido para produzir o dissacarídeo *maltose* e o trissacarídeo *maltriose*. No entanto, a amilase pancreática não consegue hidrolisar a ligação entre moléculas de glicose nos pontos de ramificação do amido. Como consequência, cadeias ramificadas curtas de moléculas de glicose, denominadas *oligossacarídeos*, são liberadas juntamente com a maltose e a maltriose pela atividade dessa enzima (Figura 18.30).

A maltose, a maltriose e os oligossacarídeos são hidrolisados em seus monossacarídeos por enzimas da borda em escova localizadas nas microvilosidades das células epiteliais do intestino delgado. As enzimas da borda em escova também hidrolisam os dissacarídeos sacarose e lactose em seus monossacarídeos componentes. A seguir, esses monossacarídeos são movidos através da membrana celular epitelial pelo transporte ativo secundário, no qual a glicose compartilha um carreador de membrana comum com o Na$^+$ (Capítulo 6). Finalmente, a glicose é secretada das células epiteliais para o interior dos capilares sanguíneos das vilosidades intestinais.

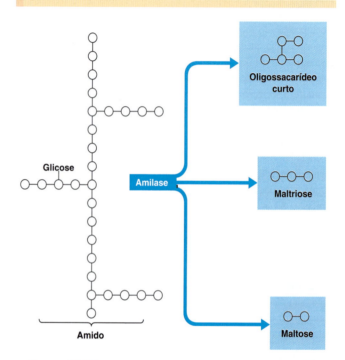

Figura 18.30 Ação da amilase pancreática. A amilase pancreática digere o amido em maltose, maltriose e oligossacarídeos curtos contendo pontos de ramificação na cadeia de moléculas de glicose.

Digestão e Absorção de Proteínas

A digestão de proteínas começa no estômago com a ação da pepsina. Alguns aminoácidos são liberados no estômago, mas os principais produtos da digestão pela pepsina são polipeptídios de cadeia curta. A digestão pela pepsina ajuda a produzir um quimo mais homogêneo, mas ela não é essencial para a digestão completa de proteínas que ocorre no intestino delgado, mesmo em pessoas submetidas a uma gastrectomia total.

A maior parte da digestão protéica ocorre no duodeno e no jejuno. As enzimas do suco pancreático **tripsina**, **quimiotripsina** e

elastase clivam ligações peptídicas no interior das cadeias polipeptídicas. Essas enzimas são agrupadas sob a denominação de *endopeptidases*. Em contraste, as enzimas que removem aminoácidos das extremidades das cadeias polipeptídicas são denominadas *exopeptidases*. Elas incluem a enzima do suco pancreático **carboxipeptidase**, que remove aminoácidos da extremidade do terminal carboxil das cadeias polipeptídicas, e a enzima da borda em escova **aminopeptidase**. A aminopeptidase cliva aminoácidos da extremidade do terminal amino das cadeias polipeptídicas.

Como conseqüência da ação dessas enzimas, as cadeias polipeptídicas são digeridas em aminoácidos livres, dipeptídios e tripeptídios. Os aminoácidos livres são absorvidos pelo co-transporte com o Na$^+$ para o interior das células epiteliais e são secretados para o interior dos capilares sanguíneos. Os dipeptídios e os tripeptídios entram nas células epiteliais pela ação de um carreador de membrana que foi recentemente identificado. Esse carreador atua no transporte ativo secundário (ver o Capítulo 6), utilizando um gradiente de H$^+$ para transportar dipeptídios e tripeptídios para o interior do citoplasma celular. No citoplasma, os dipeptídios e os tripeptídios são hidrolisados em aminoácidos livres, que são secretados para a corrente sanguínea (Figura 18.31).

Parece que os neonatos são capazes de absorver uma quantidade substancial de proteínas não digeridas (por essa razão, eles podem absorver anticorpos do leite inicial produzido pela mãe). Contudo, nos adultos, somente os aminoácidos livres entram na veia porta. Proteínas alimentares estranhas, que seriam muito antigênicas, normalmente não entram no sangue. Uma exceção interessante é a toxina protéica que causa o botulismo, produzida pela bactéria *Clostridium botulinum*. Essa proteína é resistente à digestão e, conseqüentemente, permanece intacta quando ela é absorvida pela corrente sanguínea.

Digestão e Absorção de Lipídios

As glândulas salivares e o estômago dos neonatos produzem lipases. Todavia, nos adultos, ocorre muito pouca digestão de lipídios até os glóbulos lipídicos do quimo chegarem ao duodeno. Por meio de mecanismos descritos na próxima seção, a chegada de lipídios (sobretudo triglicerídeos ou gordura) no duodeno serve como um estímulo para a secreção de bile. Num processo chamado **emulsificação**, micelas de sais biliares são secretadas para o interior do duodeno e atuam na decomposição de gotículas de gordura em minúsculas *gotículas emulsificadas* de triglicerídeos. Observe que a emulsificação não é digestão química – as ligações que unem o glicerol e ácidos graxos não são hidrolisadas por esse processo.

Indícios Para a Investigação Clínica

Lembre-se de que Alan apresenta fezes gordurosas e um tempo de coagulação prolongado.
- Considerando o que você determinou previamente sobre a condição de Alan, qual poderia ser a causa das fezes gordurosas?
- Como isto está relacionado com o seu tempo de coagulação prolongado? (Lembrete: a vitamina K, necessária para a formação de alguns fatores da coagulação, é uma vitamina lipossolúvel.)

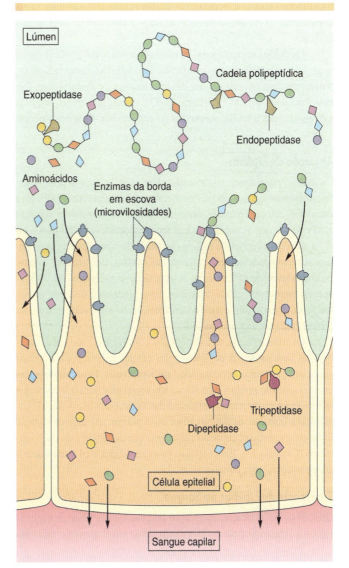

Figura 18.31 A digestão e a absorção de proteínas. Cadeias polipeptídicas de proteínas são digeridas em aminoácidos livres, peptídios e tripeptídios pela ação de enzimas do suco pancreático e enzimas da borda em escova. Os aminoácidos, os dipeptídios e os tripeptídios entram nas células epiteliais duodenais. Os dipeptídios e os tripeptídios são hidrolisados em aminoácidos livres nas células epiteliais, e esses produtos são secretados no interior dos capilares que os transportam para a veia porta hepática.

Digestão de Lipídios

A emulsificação da gordura ajuda a digestão porque as menores e mais numerosas gotículas emulsificadas possuem uma maior área superficial que as gotículas de gordura não emulsificadas que entraram originalmente no duodeno. A digestão de gordura ocorre na superfície das gotículas, por meio da ação enzimática da **lipase pancreática**, a qual é auxiliada em sua ação por uma proteína denominada *colipase* (também secretada pelo pâncreas) que reveste as gotículas emulsificadas e "une" a enzima lipase a elas. Por meio da hidrólise, a lipase remove dois dos três ácidos graxos de cada molécula de triglicerídeo e, conseqüentemente, libera *ácidos graxos livres* e *monoglicerídeos* (Figura 18.32). Da mesma forma, a **fosfolipase A** digere fosfolipídios (como a lecitina) em ácidos graxos e *lisolecitina* (o remanescente da molécula de lecitina após a remoção de dois ácidos graxos).

Os ácidos graxos livres, os monoglicerídeos e a lisolecitina, os quais são mais polares que os lipídios não digeridos, associam-se rapidamente com micelas de sais biliares, lecitina e colesterol para formar "micelas mistas" (Figura 18.33). A seguir, essas micelas movem-se para a borda em escova do epitélio intestinal onde ocorre a absorção.

Absorção de Lipídios

Os ácidos graxos livres, os monoglicerídeos e a lisolecitina podem deixar as micelas e passar através da membrana das microvilosidades para entrar nas células epiteliais intestinais. Além disso, existem algumas evidências de que as micelas podem ser transportadas intactas para o interior das células epiteliais e que os produtos da digestão de lipídios podem ser removidos intracelularmente das micelas. Em qualquer evento, esses produtos são utilizados na *ressíntese* de triglicerídeos e fosfolipídios no interior das células epiteliais. Esse processo é diferente da absorção de aminoácidos e monossacarídeos, os quais passam através das células epiteliais sem ser alterados.

Os triglicerídeos, os fosfolipídios e o colesterol são então combinados com proteínas no interior das células epiteliais para formar pequenas partículas denominadas **quilomícrons**. Essas minúsculas combinações de lipídios e proteínas são secretadas para o interior dos lácteos centrais (capilares linfáticos) das vilosidades intestinais (Figura 18.34). Portanto, os lipídios absorvidos passam ao longo do sistema linfático e terminam entrando no sangue venoso através do ducto torácico (Capítulo 13). Em contraste, os aminoácidos e os monossacarídeos entram na veia porta.

Transporte de Lipídios no Sangue

Quando os quilomícrons chegam ao sangue, seu conteúdo de triglicerídeos é removido pela enzima *lipase lipoprotéica*, que se encontra ligada ao endotélio dos vasos sanguíneos. Essa enzima hidrolisa os triglicerídeos e, conseqüentemente, provê ácidos graxos livres e glicerol para serem utilizados pelas células. As *partículas remanescentes*, contendo colesterol, são captadas pelo fígado. Este é um processo de endocitose (Capítulo 3) que requer receptores de mem-

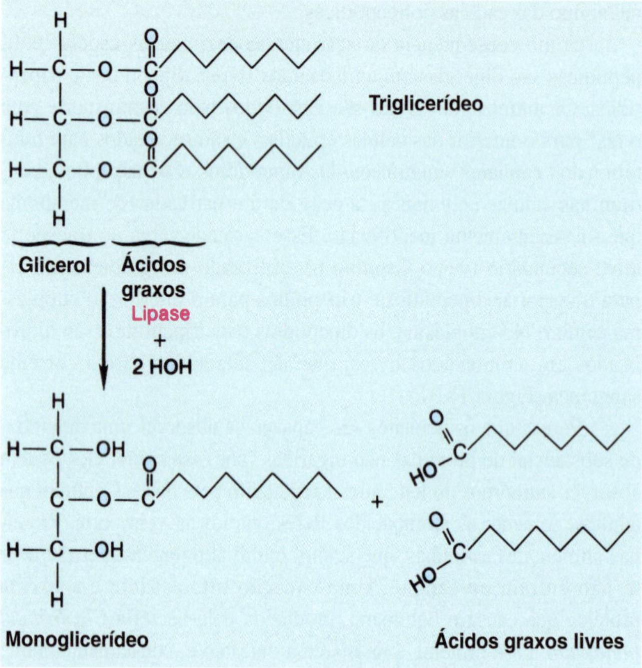

■ **Figura 18.32** A digestão de triglicerídeos. A lipase pancreática digere gordura (triglicerídeos) clivando o primeiro e o terceiro ácidos graxos. Isso produz ácidos graxos livres e monoglicerídeos. As linhas serrilhadas indicam cadeias de hidrocarbonetos dos ácidos graxos.

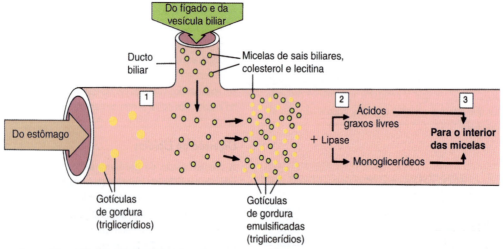

■ **Figura 18.33** Digestão e emulsificação da gordura. Os três passos indicam o destino da gordura no intestino delgado. A digestão da gordura (triglicerídeos) libera ácidos graxos e monoglicerídeos, que se associam às micelas de sais biliares secretados pelo fígado.

Sistema Digestório

brana para a parte protéica (ou *apoproteína*) das partículas remanescentes.

O colesterol e os triglicerídeos produzidos pelo fígado são combinados com outras apoproteínas e são secretados para o interior da corrente sanguínea como **lipoproteínas de densidade muito baixa** (**VLDLs**, *very-low density lipoproteins*), que liberam triglicerídeos a diferentes órgãos. Após os triglicerídeos serem removidos, as partículas VLDL são convertidas em **lipoproteínas de baixa densidade** (**LDLs**, *low-density lipoproteins*), que transportam o colesterol a vários órgãos, incluindo os vasos sanguíneos. Isto pode contribuir para o desenvolvimento da aterosclerose (Capítulo 13). O excesso de colesterol retorna desses órgãos ao fígado ligado a **lipoproteínas de alta densidade** (**HDLs**, *high-density lipoproteins*). Acredita-se que um índice alto de HDL-colesterol em relação ao colesterol total confira proteção contra a aterosclerose. As características dessas lipoproteínas estão resumidas na Tabela 18.9.

Teste Seu Conhecimento Antes de Prosseguir

1. Cite as enzimas envolvidas na digestão de carboidratos, indicando suas origens, locais de ação, substratos e produtos.
2. Cite cada enzima envolvida na digestão de proteínas, indicando sua origem e local de ação. Além disso, indique se a enzima é uma endopeptidase ou uma exopeptidase.
3. Descreva como a bile ajuda a digestão e a absorção de gorduras. Explique como a absorção de gorduras difere da absorção de aminoácidos e de monossacarídeos.
4. Trace a via e o destino de uma molécula de triglicerídeo e de uma molécula de colesterol num quilomícron numa célula epitelial intestinal.
5. No sangue, o colesterol pode estar ligado a qualquer uma das quatro lipoproteínas possíveis. Diferencie essas proteínas em termos de origem e destino do colesterol que elas transportam.

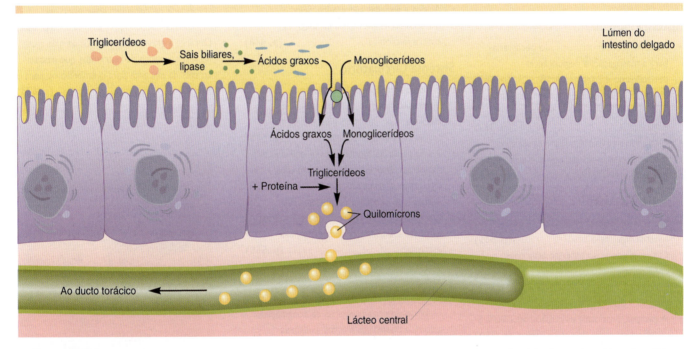

■ **Figura 18.34** **Absorção de gordura.** Os ácidos graxos e os monoglicerídeos das micelas no interior do intestino delgado são absorvidos pelas células epiteliais e convertidos intracelularmente em triglicerídeos. A seguir, estes são combinados com proteínas para formar quilomícrons, que entram nos vasos linfáticos (lácteos centrais) das vilosidades. Esses vasos linfáticos transportam os quilomícrons ao ducto torácico, que os drena para a corrente sanguínea venosa (da veia subclávia esquerda).

Tabela 18.9 Características das Proteínas Transportadoras de Lipídios (Lipoproteínas) Encontradas no Plasma

Classe de Lipoproteína	Origem	Destino	Principais Lipídios	Funções
Quilomícrons	Intestino	Muitos órgãos	Triglicerídeos, outros lipídios	Liberação de lipídios de origem dietética para as células do corpo
Lipoproteínas de densidade muito baixa (VLDLs)	Fígado	Muitos órgãos	Triglicerídeos, colesterol	Liberação de triglicerídeos produzidos endogenamente para as células do corpo
Lipoproteínas de baixa densidade (LDLs)	Remoção intravascular de triglicerídeos da VLDL	Vasos sanguíneos, fígado	Colesterol	Liberação de colesterol produzido endogenamente para vários órgãos
Lipoproteínas de alta densidade (HDLs)	Fígado e intestino	Fígado e glândulas produtoras de hormônios esteróides	Colesterol	Remoção e decomposição do colesterol

INTERAÇÕES

Ligações Entre o Sistema Digestório e os Outros Sistemas Orgânicos

Sistema Tegumentar
- A pele produz vitamina D, que auxilia indiretamente a regular a absorção intestinal de Ca^{2+} ....(p. 627)
- O tecido adiposo na hipoderme armazena triglicerídeos ....(p. 609)
- O sistema digestório provê nutrientes para todos os sistemas, incluindo o sistema tegumentar ....(p. 563)

Sistema Esquelético
- A matriz extracelular dos ossos armazena fosfato de cálcio ....(p. 625)
- O intestino delgado absorve Ca^{2+} e PO_4^{3-}, os quais são necessários para a deposição de osso ....(p. 627)

Sistema Muscular
- As contrações musculares são necessárias para a mastigação, a deglutição, o peristaltismo e a segmentação .....(p. 563)
- Músculos esfincterianos ajudam a regular a passagem de material ao longo do trato GI ....(p. 567)
- O fígado remove ácido lático produzido pelos músculos esqueléticos que estão sendo exercitados ....(p. 106)

Sistema Nervoso
- Nervos autônomos ajudam a regular o sistema digestório ....(p. 565)
- O sistema nervoso entérico atua como o SNC na regulação do intestino .....(p. 589)

Sistema Endócrino
- A gastrina, produzida pelo estômago, ajuda a regular a secreção de suco gástrico .(p. 588)
- Vários hormônios secretados pelo intestino delgado regulam diferentes aspectos do sistema digestório ....(p. 586)
- Um hormônio produzido pelo intestino estimula as ilhotas pancreáticas a secretar insulina ....(p. 589)
- O tecido adiposo secreta leptina, que ajuda a regular a fome ....(p. 610)

- O fígado remove alguns hormônios do sangue, altera-os quimicamente e os excreta na bile ....(p. 582)

Sistema Imunológico
- O sistema imunológico protege todos os órgãos contra infecções, incluindo os do sistema digestório ....(p. 448)
- Os vasos linfáticos transportam gordura absorvida do intestino delgado para o sistema venoso ....(p. 594)
- O fígado ajuda o sistema imunológico metabolizando determinadas toxinas e excretando-as na bile ....(p. 582)
- A mucosa do trato GI contém linfonodos que protegem contra doenças .....(p. 448)
- Ácidos e enzimas secretados pelo trato GI provêem defesa inespecífica contra micróbios ....(p. 448)

Sistema Circulatório
- O sangue transporta aminoácidos, monossacarídeos e outras moléculas absorvidos do intestino para o fígado e, a seguir, para outros órgãos ....(p. 579)
- A veia porta do fígado permite que algumas moléculas absorvidas apresentem uma circulação enteroepática ....(p. 579)
- A absorção intestinal de vitamina B_{12} (necessária para a produção de eritrócitos) exige fator intrínseco, secretado pelo estômago ....(p. 568)
- O ferro deve ser absorvido pelo intestino para permitir uma taxa normal de produção de hemoglobina ....(p. 372)
- O fígado sintetiza proteínas da coagulação, albumina plasmática e todas as outras proteínas plasmáticas, exceto os anticorpos ....(p. 580)

Sistema Respiratório
- Os pulmões fornecem oxigênio para o metabolismo de todos os órgãos, incluindo os do sistema digestório ....(p. 482)

- O oxigênio provido pelo sistema respiratório é utilizado na metabolização de moléculas alimentares levadas ao organismo pelo sistema digestório ....(p. 107)

Sistema Urinário
- Os rins eliminam produtos da decomposição metabólica de todos os órgãos, incluindo os do sistema digestório ....(p. 526)
- Os rins ajudam a converter a vitamina D na forma ativa necessária para a absorção de cálcio no intestino ....(p. 627)

Sistema Genital
- Os hormônios sexuais esteróides, particularmente os androgênios, estimulam a velocidade de consumo energético pelo organismo ....(p. 602)
- Durante a gravidez, o trato GI da mãe ajuda no fornecimento de nutrientes que passam através da placenta para o embrião ou para o feto ....(p. 675)

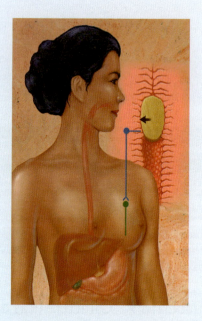

596

Resumo

Introdução ao Sistema Digestório 562

I. A digestão de moléculas alimentares envolve a hidrólise dessas moléculas em subunidades.
  A. A digestão do alimento ocorre no lúmen do trato GI e é catalisada por enzimas específicas.
  B. Os produtos da digestão são absorvidos através da mucosa intestinal e entram no sangue e na linfa.

II. As camadas (túnicas) do trato GI são (do interior para o exterior) a mucosa, a submucosa, a muscular e a serosa.
  A. A mucosa é constituída por um epitélio simples colunar, uma camada de tecido conjuntivo denominada lâmina própria e uma fina camada de tecido muscular liso denominada muscular da mucosa.
  B. A submucosa é composta por tecido conjuntivo; a muscular é constituída por camadas de músculo liso; e a serosa é composta por tecido conjuntivo recoberto pelo peritônio visceral.
  C. A submucosa contém o plexo submucoso, e a muscular contém o plexo mioentérico de nervos autônomos.

Esôfago e Estômago 565

I. Ondas peristálticas de contração empurram o alimento através do esfíncter esofágico inferior para o interior do estômago.

II. O estômago consiste no cárdia, fundo, corpo e região pilórica (antro). A região pilórica termina no esfíncter pilórico.
  A. O revestimento do estômago apresenta pregas (ou rugas) e a superfície mucosa forma fossetas gástricas que levam às glândulas gástricas.
  B. As células parietais das glândulas gástricas secretam HCl. As células principais secretam pepsinogênio.
  C. No ambiente ácido do suco gástrico, o pepsinogênio é convertido na enzima digestiva de proteínas ativa denominada pepsina.
  D. Parte da digestão das proteínas ocorre no estômago, mas a função mais importante do estômago é a secreção de fator intrínseco, o qual é necessário para a absorção de vitamina B_{12} no intestino.

Intestino Delgado 571

I. O intestino delgado divide-se em duodeno, jejuno e íleo. O ducto colédoco e o ducto pancreático drenam no duodeno.

II. Projeções digitiformes da mucosa denominadas vilosidades projetam-se para o interior do lúmen e, nas bases das vilosidades, a mucosa forma estreitas bolsas denominadas criptas de Lieberkühn.
  A. Nas criptas, são formadas novas células epiteliais.
  B. A membrana das células epiteliais é pregueada, formando microvilosidades. Essa borda em escova da mucosa aumenta a área superficial.

III. Enzimas digestivas, denominadas enzimas da borda em escova, estão localizadas nas membranas das microvilosidades.

IV. O intestino delgado apresenta dois tipos principais de movimento – o peristaltismo e a segmentação.

Intestino Grosso 575

I. O intestino grosso divide-se em ceco, colo, reto e canal anal.
  A. O apêndice vermiforme está conectado à margem medial inferior do ceco.
  B. O colo consiste nas porções ascendente, transversa, descendente e sigmóide.
  C. Proeminências das paredes do intestino grosso são denominadas *saculações*.

II. O intestino grosso absorve água e eletrólitos.
  A. Embora a maior parte da água que entra no trato GI seja absorvida no intestino delgado, 1 a 1,5 L passam diariamente para o intestino grosso. O intestino grosso absorve aproximadamente 90% dessa quantidade.
  B. O Na^+ é absorvido ativamente e a água o acompanha passivamente, de uma maneira análoga à reabsorção de NaCl e água nos túbulos renais.

III. A defecação ocorre quando o esfíncter anal relaxa e a contração de outros músculos aumenta a pressão retal.

Fígado, Vesícula Biliar e Pâncreas 578

I. O fígado, o maior órgão interno, é composto por unidades funcionais denominadas lóbulos.
  A. Os lóbulos hepáticos são constituídos por placas de células hepáticas separadas por capilares sinusóides.
  B. O sangue flui da periferia de cada lóbulo, onde a artéria hepática e a veia porta drenam através de sinusóides e para fora da veia central.
  C. A bile flui no interior das placas de hepatócitos, em canalículos, até os ductos biliares.
  D. Substâncias excretadas na bile podem retornar ao fígado no sangue portal hepático. Isto é denominado circulação enteroepática.
  E. A bile consiste num pigmento denominado bilirrubina, sais biliares, colesterol e outras moléculas.
  F. O fígado detoxifica o sangue excretando substâncias na bile por fagocitose e pela inativação química.
  G. O fígado modifica as concentrações plasmáticas de proteínas, glicose, triglicerídeos e corpos cetônicos.

II. A vesícula biliar armazena e concentra a bile. Ela libera a bile através do ducto cístico e do ducto colédoco para o duodeno.

III. O pâncreas é uma glândula tanto exócrina como endócrina.
  A. A porção endócrina, conhecida como ilhotas de Langerhans, secreta os hormônios insulina e glucagon.
  B. Os ácinos exócrinos do pâncreas produzem o suco pancreático, que contém várias enzimas digestivas e bicarbonato.

Regulação Neural e Endócrina do Sistema Digestório 586

I. A regulação da função gástrica ocorre em três fases.
  A. Na fase cefálica, a atividade dos centros encefálicos superiores, atuando através do nervo vago, estimula a secreção de suco gástrico.
  B. Na fase gástrica, a secreção de HCl e pepsina é controlada pelo conteúdo gástrico e pelo hormônio gastrina, secretado pela mucosa gástrica.

C. Na fase intestinal, a atividade do estômago é inibida por reflexos neurais e pela secreção hormonal do duodeno.

II. A função intestinal é regulada, pelo menos parcialmente, por reflexos locais curtos coordenados pelo sistema nervoso entérico.
   A. O sistema nervoso entérico possui interneurônios, neurônios sensitivos intrínsecos e neurônios motores autônomos.
   B. O peristaltismo é coordenado pelo sistema nervoso entérico, que produz contração do músculo liso acima do bolo e relaxamento abaixo do bolo de quimo.
   C. Os reflexos curtos incluem o reflexo gastroileal, o reflexo ileogástrico e os reflexos intestino-intestinais.

III. A secreção dos hormônios secretina e colecistocinina regula a secreção de suco pancreático e de bile.
   A. A chegada do quimo ácido no duodeno estimula a secreção de secretina.
   B. A secreção de colecistocinina é estimulada pela presença de gordura no quimo que chega ao duodeno.

C. A contração da vesícula biliar ocorre em resposta a um reflexo neural e à secreção de colecistocinina pelo duodeno.

IV. Hormônios gastrintestinais podem ser necessários para a manutenção do trato GI e dos órgãos digestórios acessórios.

Digestão e Absorção de Carboidratos, Lipídios e Proteínas   591

I. A digestão do amido começa na boca através da ação da amilase salivar.
   A. A amilase pancreática digere o amido em dissacarídeos e oligossacarídeos de cadeia curta.
   B. A digestão completa em monossacarídeos é realizada pelas enzimas da borda em escova.

II. A digestão de proteínas começa no estômago através da ação da pepsina.
   A. O suco pancreático contém as enzimas digestivas de proteínas tripsina e quimiotripsina, entre outras.
   B. A borda em escova contém enzimas digestivas que ajudam a completar a digestão de proteínas em aminoácidos.

C. Aminoácidos, como os monossacarídeos, são absorvidos e secretados para o interior dos capilares sanguíneos entrando na veia porta.

III. Os lipídios são digeridos no intestino delgado após serem emulsificados pelos sais biliares.
   A. Os ácidos graxos livres e os monoglicerídeos entram em partículas denominadas micelas, formadas em grande parte por sais biliares, e são absorvidos nessa forma ou como moléculas livres.
   B. Uma vez no interior das células epiteliais da mucosa, essas subunidades são utilizadas na ressíntese de triglicerídeos.
   C. Os triglicerídeos das células epiteliais, juntamente com as proteínas, formam os quilomícrons, que são secretados para o interior dos lácteos centrais das vilosidades.
   D. Os quilomícrons são transportados pela linfa para o ducto torácico e, de lá, entram no sangue.

Atividades de Revisão
Teste Seu Conhecimento de Termos e Fatos

1. Qual das afirmativas a seguir sobre o fator intrínseco é *verdadeira*?
   a. Ele é secretado pelo estômago.
   b. Ele é um polipeptídio.
   c. Ele promove a absorção de vitamina B_{12} pelo intestino.
   d. Ele ajuda a prevenir a anemia perniciosa.
   e. Todas as alternativas acima são verdadeiras.

2. As enzimas intestinais, como a lactase, são
   a. secretadas pelo intestino para o interior do quimo.
   b. produzidas pelas criptas intestinais (de Lieberkühn).
   c. produzidas pelo pâncreas.
   d. ligadas à membrana celular das microvilosidades das células epiteliais da mucosa.

3. Qual das afirmativas a seguir sobre a secreção gástrica de HCl é *falsa*?
   a. O HCl é secretado pelas células parietais.
   b. O HCl hidrolisa ligações peptídicas.
   c. O HCl é necessário para a conversão do pepsinogênio em pepsina.

d. O HCl é necessário para a atividade máxima da pepsina.

4. A maior parte da digestão ocorre
   a. na boca.
   b. no estômago.
   c. no intestino delgado.
   d. no intestino grosso.

5. Qual das afirmativas a seguir sobre a tripsina é *verdadeira*?
   a. A tripsina deriva do tripsinogênio pela ação digestiva da pepsina.
   b. A tripsina ativa é secretada para o interior dos ácinos pancreáticos.
   c. A tripsina é produzida nas criptas (de Lieberkühn).
   d. O tripsinogênio é convertido em tripsina pela enzima da borda em escova enterocinase.

6. Durante a fase gástrica, a secreção de HCl e de pepsinogênio é estimulada
   a. pela estimulação do nervo vago originada no encéfalo.
   b. por polipeptídios no lúmen gástrico e pela secreção de gastrina.
   c. pela secretina e pela colecistocinina do duodeno.

d. Todas as alternativas anteriores.

7. A secreção de HCl pela mucosa gástrica é inibida
   a. por reflexos neurais do duodeno.
   b. pela secreção de uma enterogastrona do duodeno.
   c. pela redução do pH gástrico.
   d. Todas as alternativas anteriores.

8. O primeiro órgão a receber produtos da digestão através da via sanguínea é
   a. o fígado.
   b. o pâncreas.
   c. o coração.
   d. o encéfalo.

9. Qual das afirmativas a seguir sobre o sangue portal hepático é *verdadeira*?
   a. Ele contém gordura absorvida.
   b. Ele contém proteínas ingeridas.
   c. Ele é misturado com a bile do fígado.
   d. Ele é misturado com o sangue da artéria hepática no fígado.

10. A absorção de sal e água é a principal função de qual região do sistema digestório?
    a. Esôfago.
    b. Estômago.

Sistema Digestório

   c. Duodeno.
   d. Jejuno.
   e. Intestino grosso.
11. A colecistocinina é um hormônio que estimula
   a. a produção de bile.
   b. a liberação de enzimas pancreáticas.
   c. a contração da vesícula biliar.
   d. Tanto *a* como *b*.
   e. Tanto *b* como *c*.
12. Qual das afirmativas a seguir sobre a vitamina B_{12} é *falsa*?
   a. A falta dessa vitamina pode produzir anemia perniciosa.
   b. O fator intrínseco é necessário para a absorção da vitamina B_{12}.
   c. A lesão da mucosa gástrica pode acarretar uma deficiência de vitamina B_{12}.
   d. A vitamina B_{12} é absorvida principalmente no jejuno.
13. Qual das afirmativas a seguir sobre a digestão do amido é *falsa*?
   a. Ela começa na boca.
   b. Ela ocorre no estômago.
   c. Ela requer a ação da amilase pancreática.
   d. Ela requer enzimas da borda em escova para ser completada.
14. Qual das afirmativas a seguir sobre a digestão e a absorção é *falsa*?
   a. A emulsificação pelos sais biliares aumenta a taxa de digestão da gordura.
   b. Os triglicerídeos são hidrolisados pela ação da lipase pancreática.
   c. Os triglicerídeos são ressintetizados a partir de monoglicerídeos e de ácidos graxos nas células epiteliais intestinais.
   d. Os triglicerídeos, como partículas denominadas quilomícrons, são absorvidos para o interior dos capilares sanguíneos das vilosidades.
15. Qual das afirmativas a seguir sobre a contração do músculo liso intestinal é *verdadeira*?
   a. Ela ocorre automaticamente.
   b. Ela é aumentada pela estimulação nervosa parassimpática.
   c. Ela produz a segmentação.
   d. Todas as alternativas acima são verdadeiras.

Teste Seu Conhecimento de Conceitos e Princípios

1. Explique como a secreção gástrica de HCl e de pepsina é regulada durante as fases cefálica, gástrica e intestinal.
2. Descreva como as enzimas pancreáticas são ativadas no lúmen intestinal. Por que esses mecanismos são necessários?
3. Explique a função do bicarbonato no suco pancreático. Como as úlceras pépticas duodenais podem ser produzidas?
4. Descreva os mecanismos que se acredita protegerem a mucosa gástrica contra a autodigestão. Descreva-os. Quais fatores podem ser responsáveis pelo desenvolvimento de uma úlcera péptica gástrica?
5. Explique por que o pâncreas é considerado tanto uma glândula exócrina como endócrina. Levando em conta essa informação, preveja os efeitos que a ligadura do ducto pancreático teria sobre a estrutura e a função pancreáticas.
6. Explique como a icterícia é produzida quando (a) uma pessoa apresenta cálculos biliares, (b) uma pessoa possui uma taxa elevada de destruição de eritrócitos e (c) uma pessoa apresenta uma hepatopatia. Em qual ou em quais casos a fototerapia poderia ser eficaz no tratamento da icterícia? Explique.
7. Descreva os passos envolvidos na digestão e na absorção da gordura.
8. Faça a diferenciação entre quilomícrons, lipoproteínas de densidade muito baixa, lipoproteínas de baixa densidade e lipoproteínas de alta densidade.
9. Identifique os diferentes neurônios presentes na parede do intestino e explique como esses neurônios estão envolvidos nos "reflexos curtos". Por que o sistema nervoso entérico é algumas vezes descrito como o "encéfalo entérico"?
10. Trace o trajeto do fluxo sanguíneo através do fígado e analise a importância desse padrão em termos da detoxificação do sangue. Descreva as enzimas e as reações envolvidas nessa detoxificação.

Teste Sua Capacidade de Análise e Aplique Seu Conhecimento

1. Qual cirurgia você acredita que produziria o efeito mais profundo sobre a digestão: (a) remoção do estômago (gastrectomia), (b) remoção do pâncreas (pancreatectomia) ou (c) remoção da vesícula biliar (colecistectomia)? Explique o seu raciocínio.
2. Descreva as adaptações do trato GI que o tornam mais eficaz, seja pelo aumento da área superficial de absorção, seja pelo aumento do contato entre as partículas alimentares e as enzimas digestivas.
3. Analise como as células semelhantes às enterocromafins da mucosa gástrica atuam como via comum final da regulação neural, endócrina e parácrina da secreção ácida gástrica. O que isso implica em relação à eficácia de intervenções medicamentosas para bloquear a secreção ácida excessiva?
4. Enteroxinas bacterianas termoestáveis podem causar um tipo de diarréia estimulando a enzima guanilato ciclase, que aumenta a concentração de GMP cíclico no interior das células intestinais. Por que isso pode ser considerado um exemplo de mimetismo? Como isso causa a diarréia?
5. O hormônio insulina é secretado pelas ilhotas pancreáticas em resposta a um aumento da concentração de glicose no sangue. Surpreendentemente, no entanto, a secreção de insulina é maior em resposta à glicose oral que à intravenosa. Explique a razão dessa ocorrência.

Sites Relacionados

Visite o site www.mhhe.com/fox para obter *links* de fontes relacionadas ao Sistema Digestório. Esses *links* são monitorizados para garantir que os URLs (URL, *Uniform Resource Locator*) sejam atualizados de acordo com a necessidade. Os exemplos de sites que você encontrará incluem:

National Digestive Diseases Information Clearinghouse
Partnership for a Drug-Free America (alcohol)

19 Regulação do Metabolismo

Objetivos
Após estudar este capítulo, você deverá ser capaz de...

1. Identificar fatores que influenciam a taxa metabólica e explicar a importância da taxa metabólica basal.

2. Diferenciar as demandas calóricas e anabólicas por alimento e definir os termos *aminoácidos essenciais* e *ácidos graxos essenciais*.

3. Diferenciar as vitaminas lipossolúveis das hidrossolúveis e descrever algumas das funções de diferentes vitaminas.

4. Definir os termos *reservas energéticas* e *substratos energéticos circulantes* e explicar como essas fontes de energia interagem durante o anabolismo e o catabolismo.

5. Descrever a regulação da ingestão de alimentos e analisar o controle endócrino do metabolismo em termos gerais.

6. Descrever a regulação do desenvolvimento dos adipócitos e os papéis destes na regulação da fome e da responsividade tecidual à insulina.

7. Descrever as ações da insulina e do glucagon e explicar como a secreção desses hormônios é regulada.

8. Explicar como a insulina e o glucagon regulam o metabolismo durante a alimentação e o jejum.

9. Descrever os sintomas do diabetes melito insulino-dependente e do não insulino-dependente e explicar como essas condições são produzidas.

10. Descrever os efeitos metabólicos da adrenalina e dos glicocorticóides.

11. Descrever os efeitos da tiroxina sobre a respiração celular e explicar a relação entre a concentração de tiroxina e a taxa metabólica basal.

12. Descrever os sintomas do hipotireoidismo e do hipertireoidismo e explicar como essas condições são produzidas.

13. Descrever os efeitos metabólicos do hormônio do crescimento e explicar por que o hormônio do crescimento e a tiroxina são necessários para o crescimento corporal adequado.

14. Descrever as ações do paratormônio, da 1,25-diidroxivitamina D_3 e da calcitonina e explicar como a secreção desses hormônios é regulada.

15. Descrever como a 1,25-diidroxivitamina D_3 é produzida e explicar por que esse composto é necessário para se prevenir a osteomalacia e o raquitismo.

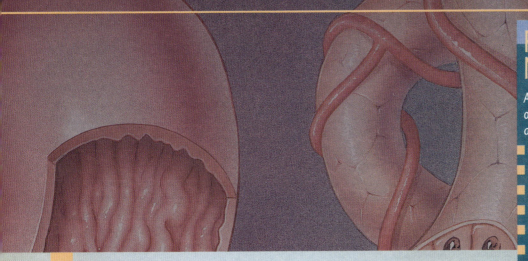

Refresque Sua Memória

Antes de começar este capítulo, revise os seguintes conceitos dos capítulos anteriores:

- Glicogênese e Glicogenólise 105
- Metabolismo dos Lipídios 113
- Metabolismo dos Aminoácidos 116
- Difusão Facilitada 135
- Supra-renais 305
- Tireóide e Paratireóides 308
- Pâncreas e Outras Glândulas Endócrinas 313
- Fígado, Vesícula Biliar e Pâncreas 578
- Digestão e Absorção de Carboidratos, Lipídios e Proteínas 591

Sumário do Capítulo

Demandas Nutricionais 602
Taxa Metabólica e Demandas Calóricas 602
Demandas Anabólicas 603
Vitaminas e Minerais 605
    Vitaminas Hidrossolúveis 605
    Vitaminas Lipossolúveis 606
    Minerais (Elementos) 607
Radicais Livres e Antioxidantes 607

Regulação do Metabolismo Energético 608
Alimentação 609
Funções Reguladoras do Tecido Adiposo 609
    Desenvolvimento do Tecido Adiposo 609
    Funções Reguladoras dos Adipócitos 609
    Regulação da Fome 610
    Baixa Adiposidade: Inanição 610
    Obesidade 611
Regulação Hormonal do Metabolismo 611

Regulação Energética Pelas Ilhotas Pancreáticas (de Langerhans) 613
Regulação da Secreção de Insulina e de Glucagon 613
    Efeitos da Glicose e dos Aminoácidos 614
    Efeitos dos Nervos Autônomos 615
    Efeitos dos Hormônios Intestinais 615
Insulina e Glucagon: Estado Absortivo 615
Insulina e Glucagon: Estado Pós-Absortivo 615

Diabetes Melito e Hipoglicemia 617
Diabetes Melito Insulino-Dependente 618
Diabetes Melito Não Insulino-Dependente 619
Hipoglicemia 620

Regulação Metabólica Pelos Hormônios Supra-renais, Pela Tiroxina e Pelo Hormônio do Crescimento 620
Hormônios Supra-renais 621
    Efeitos Metabólicos das Catecolaminas 621
    Efeitos Metabólicos dos Glicocorticóides 622
Tiroxina 622
Hormônio do Crescimento 623
    Regulação da Secreção do Hormônio do Crescimento 623
    Fatores do Crescimento Semelhantes à Insulina 623
    Efeitos do Hormônio do Crescimento Sobre o Metabolismo 623
    Efeitos do Hormônio do Crescimento Sobre o Crescimento Corporal 624

Regulação do Equilíbrio de Cálcio e de Fosfato 625
Paratormônio e Calcitonina 626
1,25-Diidroxivitamina D_3 627
Controle por Retroalimentação Negativa do Equilíbrio do Cálcio e do Fosfato 629

Resumo 630

Atividades de Revisão 631

Sites Relacionados 633

Investigação Clínica

Phyllis, 44 anos, é uma secretária jurídica que apresenta um sobrepeso moderado. Após queixar-se por semanas de náusea, cefaléia, micção freqüente e sede contínua, ela decide procurar um médico. Durante a anamnese, ela menciona que sua mãe e seu tio são diabéticos. Ela realiza um exame de urina que não mostra evidências de glicosúria, e é orientada a retornar no dia seguinte para a coleta de uma amostra de sangue em jejum, cujo resultado demonstra uma concentração de glicose no sangue de 150 mg/dL. Um teste de tolerância à glicose é subseqüentemente realizado, e uma concentração de glicose sanguínea de 220 mg/dl é medida duas horas após a ingestão de uma solução de glicose.

O médico decide colocá-la em um programa de redução de peso e a aconselha a praticar um programa de exercício leve mas regular. Ele informa a Phyllis que, caso a dieta e o exercício não forem eficazes para aliviar seus sintomas, haverá necessidade de fazer uso de medicamentos. Qual foi o diagnóstico estabelecido pelo médico? Por que ele estabeleceu esse diagnóstico e as recomendações subseqüentes? Que medicamentos ele pode prescrever?

Capítulo Dezenove

Taxa Metabólica e Demandas Calóricas

A taxa total do metabolismo corporal (ou **taxa metabólica**) pode ser medida tanto pela quantidade de calor gerado pelo corpo como pela quantidade de oxigênio consumido pelo corpo por minuto. Essa taxa é influenciada por vários fatores. Por exemplo, a atividade física e a alimentação aumentam a taxa metabólica. O aumento da taxa metabólica que acompanha a assimilação do alimento pode durar mais de seis horas após uma refeição.

A temperatura corporal também é um fator importante na determinação da taxa metabólica. São duas as razões: (1) a temperatura em si influencia a velocidade das reações químicas e (2) o hipotálamo possui *centros de controle da temperatura*, assim como células sensíveis à temperatura que atuam como sensores de alterações da temperatura corporal. Em resposta a desvios de um "ponto estabelecido" da temperatura corporal (Capítulo 1), as áreas de controle do hipotálamo podem dirigir respostas fisiológicas que ajudam a corrigir os desvios e a manter uma temperatura corporal constante. Por essa razão, alterações da temperatura corporal são acompanhadas por respostas fisiológicas que influenciam a taxa metabólica total.

Demandas Nutricionais

As demandas energéticas do organismo devem ser supridas pelo valor calórico do alimento para impedir o catabolismo da gordura, dos carboidratos e das proteínas do próprio corpo. Além disso, moléculas alimentares – particularmente os aminoácidos essenciais e os ácidos graxos – são necessárias para a reposição de moléculas do organismo que são continuamente degradadas a todo momento. As vitaminas e os minerais não provêem energia diretamente, mas são necessários para diversas reações enzimáticas.

A **hipotermia** (baixa temperatura corporal) – em que a temperatura corporal central é reduzida para níveis entre 26°C e 32,5°C – é freqüentemente induzida durante a cirurgia cardíaca ou neurológica a céu aberto. Respostas compensatórias à diminuição da temperatura são deprimidas pela anestesia geral, e a temperatura corporal mais baixa reduz drasticamente a demanda de oxigênio pelos tecidos. Sob essas condições, o coração pode ser parado e o sangramento é significativamente reduzido.

O tecido vivo é mantido pelo consumo contínuo de energia. Essa energia é obtida diretamente da ATP e indiretamente da respiração celular da glicose, ácido graxos, corpos cetônicos, aminoácidos e outras moléculas orgânicas. Em última instância, essas moléculas são obtidas do alimento, mas elas também podem ser obtidas do glicogênio, da gordura e das proteínas armazenadas no corpo.

O valor energético do alimento é comumente mensurado em **quilocalorias**, que são denominadas "calorias grandes" e indicadas como Calorias. Uma quilocaloria (kcal) é igual a 1.000 calorias. Uma caloria é definida como a quantidade de calor necessária para elevar a temperatura de um centímetro cúbico de água de 14,5°C para 15,5°C. Como foi descrito no Capítulo 5, a quantidade de energia liberada como calor quando uma quantidade de alimento sofre combustão *in vitro* é igual à quantidade de energia liberada no interior das células por meio do processo de respiração aeróbia. São quatro quilocalorias por grama de carboidratos ou proteínas ou nove quilocalorias por grama de gordura. Quando essa energia é liberada pela respiração celular, parte é transferida para ligações altamente energéticas da ATP e parte é perdida como calor.

A taxa metabólica (medida pela taxa de consumo de oxigênio) de uma pessoa acordada e relaxada, 12 a 14 horas após uma refeição e numa temperatura confortável, é conhecida como **taxa metabólica basal** (TMB). A TMB é determinada basicamente pela idade, pelo sexo e pela área de superfície corporal da pessoa, mas ela também é fortemente influenciada pelo nível de secreção tireoidiana. Uma pessoa com hipertireoidismo apresenta uma TMB anormalmente alta, enquanto uma com hipotireoidismo apresenta uma TMB baixa. Um achado recente interessante é que a TMB pode ser influenciada pela herança genética. Parece que pelo menos algumas famílias que apresentam propensão à obesidade podem apresentar uma TMB baixa determinada geneticamente.

Em geral, no entanto, as diferenças individuais de demandas energéticas são decorrentes principalmente de diferenças de atividade física. O consumo energético diário pode variar de 1.300 a 5.000 quilocalorias. Os valores médios para as pessoas que não realizam trabalhos manuais pesados mas que são ativas durante seus períodos de lazer são de aproximadamente 2.900 quilocalorias diárias para os homens e de 2.100 quilocalorias diárias para as mulheres. As pessoas que trabalham em escritório, que exercem atividades liberais, que trabalham com vendas e que possuem ocupações comparáveis consomem

Tabela 19.1 Energia Consumida (em Quilocalorias por Minuto) em Diferentes Tipos de Atividade

	Peso em Quilos			
Atividade	**47,6-52,1**	**57,6-62,1**	**72,5-77,1**	**83-87**
Ciclismo				
16 km por hora	5,41	6,16	7,33	7,91
Bicicleta ergométrica, 16 km por hora	5,50	6,25	7,41	8,16
Exercícios Calistênicos	3,91	4,50	7,33	7,91
Dança				
Aeróbia	5,83	6,58	7,83	8,58
Quadrilha	5,50	6,25	7,41	8,00
Jardinagem, Cortar Grama e Remover Terra	5,08	5,75	6,83	7,50
Jogging				
8,8 km por hora	8,58	9,75	11,50	12,66
10,5 km por hora	8,90	10,20	12,00	13,20
12,8 km por hora	10,40	11,90	14,10	15,50
14,5 km por hora	12,00	13,80	16,20	17,80
Remo, Remo Seco				
Fácil	3,91	4,50	5,25	5,83
Vigoroso	8,58	9,75	11,50	12,66
Esqui				
Downhill	7,75	8,83	10,41	11,50
Cross-country, 8 km por hora	9,16	10,41	12,25	13,33
Cross-country, 14,5 km por hora	13,08	14,83	17,58	19,33
Natação, Crawl				
18,2 metros por minuto	3,91	4,50	5,25	5,83
36,5 metros por minuto	7,83	8,91	10,50	11,58
50,3 metros por minuto	11,00	12,50	14,75	16,25
Caminhada				
3,2 km por hora	2,40	2,80	3,30	3,60
4,8 km por hora	3,90	4,50	6,30	6,80
6,4 km por hora	4,50	5,20	6,10	6,80

até cinco quilocalorias por minuto durante o trabalho. Ocupações que, do ponto de vista físico, são mais exigentes podem requerer um consumo energético de 7,5 a 10 quilocalorias por minuto.

Quando a ingestão calórica é maior que o consumo energético, as calorias em excesso são armazenadas principalmente como gordura. Isso é verdadeiro independentemente da fonte das calorias – carboidratos, proteínas ou gorduras – porque essas moléculas podem ser convertidas em gordura pelas vias metabólicas descritas no Capítulo 5.

Perde-se peso quando o valor calórico do alimento ingerido é inferior à quantidade requerida na respiração celular durante um período de tempo. Portanto, a perda de peso pode ser obtida apenas por dieta ou em combinação com um programa de exercício para aumentar a taxa metabólica. A Tabela 19.1 apresenta um sumário do consumo calórico relacionado a diferentes formas de exercício. Contudo, experimentos recentes demonstraram por que a perda (ou ganho) de peso é freqüentemente uma ação difícil. Quando indivíduos são mantidos com um peso 10% menor do que seu peso usual, a sua taxa metabólica diminui. Quando eles são mantidos com um peso 10% maior do que seu peso usual, a sua taxa metabólica aumenta. Parece que o corpo tende a defender seu peso usual alterando o consumo energético e regulando a ingestão alimentar.

Demandas Anabólicas

Além de prover energia ao corpo, o alimento também fornece as matérias brutas para as reações de síntese – coletivamente denominadas **anabolismo** – que ocorrem com freqüência nas células do organismo. As reações anabólicas incluem aquelas que sintetizam DNA, RNA, proteínas, glicogênio, triglicerídeos e outros polímeros. Essas reações anabólicas devem ocorrer constantemente para substituir as moléculas que são hidrolisadas em seus monômeros componentes. Essas reações de hidrólise, juntamente com as reações da respiração celular que, em última instância, cindem os monômeros em dióxido de carbono e água, são coletivamente denominadas **catabolismo**.

Atuando por meio de alterações da secreção hormonal, o exercício e o jejum aumentam o catabolismo do glicogênio armazenado, da gordura e das proteínas corporais. Essas moléculas também são cindidas em uma determinada velocidade em pessoas que não estão se exercitando nem estão em jejum. Alguns dos monômeros assim formados (aminoácidos, glicose e ácidos graxos) são utilizados imediatamente para ressintetizar proteínas, glicogênio e gordura corporais. Contudo, parte da glicose derivada do glicogênio armazenado, por exemplo, ou dos ácidos graxos derivados dos triglicerídeos armazenados, é utilizada para prover energia no processo da respiração celular. Por essa razão, novos monômeros devem ser obtidos do alimento para impedir um declínio contínuo da quantidade de proteínas, glicogênio e gordura no corpo.

A *taxa de turnover* de uma determinada molécula é a velocidade com que ela é cindida e ressintetizada. Por exemplo, o *turnover* diário médio dos carboidratos é de 250 g/dia. Como parte da glicose do corpo é reutilizada para formar glicogênio, a necessidade dietética diária de carboidratos é um pouco inferior a essa quantidade – aproximadamente 150 g/dia. O *turnover* diário médio das proteínas é de 150 g/dia, mas como muitos dos aminoácidos derivados do catabolismo das proteínas corporais podem ser reutilizados na síntese protéica, uma pessoa necessita de apenas cerca de 35 g/dia de proteínas na dieta. Deve ser observado que se tratam de valores médios e eles variarão de acordo com as diferenças individuais (tamanho, sexo, idade, genética e atividade física). O *turnover* diário das gorduras é de aproximadamente 100 g/dia, mas muito pouco é requerido na dieta (além da quantidade que é suprida pelas vitaminas lipossolúveis e pelos ácidos graxos essenciais), uma vez que a gordura pode ser produzida a partir dos carboidratos em excesso.

As quantidades mínimas de proteínas e gorduras dietéticas requeridas para suprir a taxa de *turnover* são adequadas apenas quando elas suprem quantidades suficientes de aminoácidos e ácidos graxos essenciais. Essas moléculas são denominadas *essenciais* porque não podem ser sintetizadas pelo corpo e devem ser obtidas da dieta. Os nove **aminoácidos essenciais** são a lisina, o triptofano, a fenilalanina, a treonina, a valina, a metionina, a leucina, a isoleucina e a histidina. Os **ácidos graxos essenciais** são o ácido linoléico e o ácido linolênico.

Os ácidos graxos insaturados – aqueles com ligações duplas entre os carbonos – são caracterizados pela localização da primeira ligação dupla. O ácido linoléico, encontrado no óleo de milho, contém dezoito carbonos e duas ligações duplas. A sua primeira ligação dupla está localizada no sexto carbono da extremidade metil (CH$_3$) e, por essa razão, ele é designado como um ácido graxo n-6 (ou ômega-6). O ácido linolênico, encontrado no óleo de canola, também possui dezoito carbonos, mas possui três ligações duplas. Mais importante para a saúde, a sua primeira ligação dupla está localizada no terceiro carbono da extremidade metil. O ácido linolênico é um ácido graxo n-3 (ou ômega-3). Vários estudos sugerem que os ácidos graxos n-3 podem oferecer proteção contra doenças cardiovasculares.

Tabela 19.2 Quantidades Dietéticas Recomendadas de Vitaminas e Minerais[1]

Vitaminas Lipossolúveis

Categoria	Idade (Anos) ou Condição	Peso[2] (kg)	(lb)	Altura[2] (cm)	(pol.)	Proteínas (g)	Vitamina A (μg RE)[3]	Vitamina D (μg)[4]	Vitamina E (mg α-TE)[5]	Vitamina K (μg)
Lactentes	0,0–0,5	6	13	60	24	13	375	7,5	3	5
	0,5–1	9	20	71	28	14	375	10	4	10
Crianças	1–3	13	29	90	35	16	400	10	6	15
	4–6	20	44	112	44	24	500	10	7	20
	7–10	28	62	132	52	28	700	10	7	30
Homens	11–14	45	99	157	62	45	1.000	10	10	45
	15–18	66	145	176	69	59	1.000	10	10	65
	19–24	72	160	177	70	58	1.000	10	10	70
	25–50	79	174	176	70	63	1.000	5	10	80
	51+	77	170	173	68	63	1.000	5	10	80
Mulheres	11–14	46	101	157	62	45	800	10	8	45
	15–18	55	120	163	64	44	800	10	8	55
	19–24	58	128	164	65	46	800	10	8	60
	25–50	63	138	163	64	50	800	5	8	65
	+ de 51	65	143	160	63	50	800	5	8	65
Gestante						60	800	10	10	65
Mulher Amamentando	Primeiros 6 meses					65	1.300	10	12	65
	Segundos 6 meses					62	1.200	10	11	65

Fonte: Reimpresso com permissão de *Recommended Dietary Allowances*, 10th Edition. Copyright 1989 por National Academy of Sciences. Cortesia da National Academy Press, Washington, D.C.

[1] As quantidades, expressas como ingestões diárias médias ao longo do tempo, pretendem prover variações individuais entre a maioria das pessoas normais que vivem nos Estados Unidos sob estresses ambientais usuais. As dietas devem ser baseadas numa variedade de alimentos comuns para que sejam providos outros nutrientes cujas demandas humanas foram menos bem definidas.

[2] Os pesos e as alturas do *Reference Adults* são médias reais da população norte-americana da idade designada, como foi relatado pelo NHANES II. O uso desses valores não implica que as relações peso/altura sejam ideais.

[3] Equivalentes de retinol. 1 RE = 1 μg de retinol ou 6 μg de β-caroteno.

[4] Como colecalciferol. 10 μg de colecalciferol = 400 w de vitamina D.

[5] Equivalentes de α-tocoferol. 1 mg de d-α-tocoferol = 1 α-TE.

Regulação do Metabolismo

Os esquimós que consomem uma dieta tradicional de carne vermelha e peixe apresentam uma concentração surpreendentemente baixa de triglicerídeos e colesterol no sangue e uma baixa incidência isquêmica, apesar do alto conteúdo de gordura e colesterol de sua alimentação. Vários estudos sugerem que os ácidos graxos n-3 dos peixes de água fria são a fonte do aparente efeito protetor. Os ácidos graxos n-3 do peixe incluem o ácido eicosapentaenóico ou EPA (com 20 carbonos) e o ácido docosaexaenóico ou DHA (com 22 carbonos). Os ácidos graxos n-3 podem ajudar a inibir a função plaquetária na formação de trombo, a progressão da aterosclerose e/ou arritmias ventriculares. Vários estudos confirmaram os efeitos protetores do peixe e do óleo de peixe na dieta e, baseando-se nessas evidências, parece prudente o consumo contínuo de peixe pelo menos uma ou duas vezes por semana.

Vitaminas e Minerais

As vitaminas são pequenas moléculas orgânicas que servem como coenzimas em reações metabólicas ou que possuem outras funções altamente específicas. Elas devem ser obtidas da dieta porque o corpo não as produz ou, quando as produz, as quantidades são insuficientes. (A vitamina D é produzida em quantidades limitadas pela pele, e as vitaminas B e K são produzidas pelas bactérias intestinais.) Existem duas classes de vitaminas: as lipossolúveis e as hidrossolúveis. As **vitaminas lipossolúveis** incluem as vitaminas A, D, E e K. As **vitaminas hidrossolúveis** incluem a tiamina (B_1), a riboflavina (B_2), a niacina (B_3), a piridoxina (B_6), o ácido pantotênico, a biotina, o ácido fólico, a vitamina B_{12} e a vitamina C (ácido ascórbico). As quantidades dietéticas recomendadas dessas vitaminas são apresentadas na Tabela 19.2.

Vitaminas Hidrossolúveis

Derivados das vitaminas hidrossolúveis servem como coenzimas no metabolismo dos carboidratos, lipídios e proteínas. A **tiamina**, por exemplo, é necessária para a atividade da enzima que converte o áci-

Vitaminas Hidrossolúveis								Minerais						
Vitamina C (mg)	Tiamina (mg)	Riboflavina (mg)	Niacina (mg NE)[6]	Vitamina B_6 (mg)	Folato (μg)	Vitamina B_{12} (μg)	Cálcio (mg)	Fósforo (mg)	Magnésio (mg)	Ferro (mg)	Zinco (mg)	Iodo (μg)	Selênio (μg)
30	0,3	0,4	5	0,3	25	0,3	400	300	40	6	5	40	10
35	0,4	0,5	6	0,6	35	0,5	600	500	60	10	5	50	15
40	0,7	0,8	9	1,0	50	0,7	800	800	80	10	10	70	20
45	0,9	1,1	12	1,1	75	1,0	800	800	120	10	10	90	20
45	1,0	1,2	13	1,4	100	1,4	800	800	170	10	10	120	30
50	1,3	1,5	17	1,7	150	2,0	1.200	1.200	270	12	15	150	40
60	1,5	1,8	20	2,0	200	2,0	1.200	1.200	400	12	15	150	50
60	1,5	1,7	19	2,0	200	2,0	1.200	1.200	350	10	15	150	70
60	1,5	1,7	19	2,0	200	2,0	800	800	350	10	15	150	70
60	1,2	1,4	15	2,0	200	2,0	800	800	350	10	15	150	70
50	1,1	1,3	15	1,4	150	2,0	1.200	1.200	280	15	12	150	45
60	1,1	1,3	15	1,5	180	2,0	1.200	1.200	300	15	12	150	50
60	1,1	1,3	15	1,6	180	2,0	1.200	1.200	280	15	12	150	55
60	1,1	1,3	15	1,6	180	2,0	800	800	280	15	12	150	55
60	1,0	1,2	13	1,6	180	2,0	800	800	280	10	12	150	55
70	1,5	1,6	17	2,2	400	2,2	1.200	1.200	300	30	15	175	65
95	1,6	1,8	20	2,1	280	2,6	1.200	1.200	355	15	19	200	75
90	1,6	1,7	20	2,1	260	2,6	1.200	1.200	340	15	16	200	75

[6] Equivalentes de niacina. 1 NE = 1 mg de niacina ou 60 mg de triptofano dietético.

Tabela 19.3 As Principais Vitaminas

Vitamina	Fontes	Função	Sintoma(s) da Deficiência
A	Frutas e vegetais amarelos	Constituinte do pigmento visual fortalece as membranas epiteliais	Cegueira noturna; pele seca
B_1 (Tiamina)	Fígado, grãos cereais não refinados	Co-fator de enzimas que catalisam a descarboxilação	Beribéri; neurite
B_2 (Riboflavina)	Fígado, leite	Parte das flavoproteínas (como a FAD)	Glossite; queilose
B_6 (Piridoxina)	Fígado, milho, trigo e levedura	Coenzima das enzimas descarboxilase e transaminase	Convulsões
B_{12} (Cianocobalamina)	Fígado, carne vermelha, ovos, leite	Coenzima do metabolismo dos aminoácidos; necessária para a eritropoiese	Anemia perniciosa
Biotina	Gema de ovo, fígado, tomates	Necessária para a síntese de ácidos graxos	Dermatite; enterite
C	Frutas cítricas, vegetais folhosos verdes	Necessária para a síntese do colágeno nos tecidos conjuntivos	Escorbuto
D	Fígado de peixe	Necessária para a absorção intestinal de cálcio e fosfato	Raquitismo; osteomalacia
E	Leite, ovos, carne vermelha, vegetais folhosos	Antioxidante	Distrofia muscular (não-hereditária)
Folatos	Vegetais folhosos verdes	Necessários para as reações que transferem um carbono	Espru; anemia
K	Vegetais folhosos verdes	Promove as reações necessárias para a função dos fatores da coagulação	Hemorragia; incapacidade de formar coágulo
Niacina	Fígado, carne vermelha, levedura	Parte da NAD e da NADP	Pelagra
Ácido pantotênico	Fígado, ovos, levedura	Parte da coenzima A	Dermatite; enterite; insuficiência supra-renal

do pirúvico em acetil coenzima A. A **riboflavina** e a **niacina** são necessárias para a produção de FAD e NAD, respectivamente. A FAD e a NAD servem como coenzimas que transferem hidrogênio durante a respiração celular (Capítulo 4). A **piridoxina** é um cofator das enzimas envolvidas no metabolismo dos aminoácidos. Por essa razão, deficiências de vitaminas hidrossolúveis podem produzir efeitos disseminados no organismo (Tabela 19.3).

Os *radicais livres* são moléculas altamente reativas que transportam um elétron não pareado. Esses radicais livres podem lesar tecidos removendo um elétron de outras moléculas e, conseqüentemente, oxidando-as. A **vitamina C** (uma vitamina hidrossolúvel) e a vitamina E (uma vitamina lipossolúvel) atuam como *antioxidantes* em razão de sua capacidade de inativar radicais livres. Essas vitaminas podem conferir proteção contra algumas das doenças que podem ser causadas por radicais livres.

Vitaminas Lipossolúveis

A **vitamina E** possui funções antioxidantes importantes, como será descrito brevemente. Algumas vitaminas lipossolúveis possuem funções altamente especializadas. Por exemplo, a **vitamina K** é necessária para a produção da protrombina e dos fatores da coagulação VII, IX e X. As vitaminas A e D também possuem funções específicas, mas ambas possuem mecanismos de ação que se sobrepõem.

A **vitamina A** é um termo coletivo para algumas moléculas que incluem o *retinol* (a forma de transporte da vitamina A), o *retinal* (também conhecido como retinaldeído, utilizado como fotopigmento na retina) e o *ácido retinóico*. A maior parte dessas moléculas, em última instância, deriva do β-caroteno dietético, presente em alimentos como a cenoura, vegetais folhosos e gema de ovo. Uma enzima intestinal converte o β-caroteno em duas moléculas de retinal. A maior parte do retinal é reduzida em retinol, enquanto uma quantidade menor é oxidada em ácido retinóico. É o ácido retinóico que se liga às proteínas receptoras nucleares (ver o Capítulo 11) e produz diretamente os efeitos da vitamina A. Por exemplo, o ácido retinóico está envolvido na regulação do desenvolvimento embrionário. A deficiência de vitamina A interfere no desenvolvimento embrionário, enquanto o seu excesso durante a gravidez pode causar defeitos congênitos. Além disso, o ácido retinóico é necessário para a manutenção da estrutura e da função da membrana epitelial. De fato, nos dias atuais os retinóides são amplamente utilizados no tratamento da acne e de outras patologias cutâneas.

A **vitamina D** é produzida pela pele sob a influência da luz ultravioleta, mas, geralmente, ela não é produzida em quantidade suficiente para suprir todas as necessidades do corpo. Esta é a razão pela qual nós devemos consumir alimentos que contenham quantidades adicionais de vitamina D, e também porque ela é classificada como vitamina apesar de poder ser produzida pelo corpo. A vitamina D secretada pela pele ou consumida na dieta é inativa em sua forma original. Ela deve ser primeiramente convertida num derivado por enzimas hepáticas ou renais antes de tornar-se ativa no corpo. Após o derivado ativo ser produzido, a vitamina D ajuda a regular o equilíbrio do cálcio.

Como pode ser lembrado do Capítulo 11, um receptor nuclear da forma ativa do hormônio tireoidiano ou da vitamina D é constituído por dois polipeptídios diferentes. Um polipeptídio liga-se ao hormônio tireoidiano (receptor do hormônio tireoidiano ou *RT*) ou à vitamina D (receptor da vitamina D ou *RD*), e um polipeptídio liga-se a uma forma de ácido retinóico (receptor X do ácido retinóico ou *RXR*). Essa sobreposição de receptores pode permitir o "cruzamento" entre as ações do hormônio tireoidiano, da vitamina D e da vitamina A. Em vista disso, não chega a ser surpreendente que a tiroxina, a vitamina A e a vitamina D possuam funções sobrepostas – as três estão envolvidas na regulação da expressão genética e na promoção da diferenciação (especialização) de tecidos.

Regulação do Metabolismo

Tabela 19.4   Estimativas de Ingestões Dietéticas Diárias Adequadas e Seguras de Vitaminas e Minerais Selecionados[1]

Categoria	Idade (Anos)	Vitaminas		Elementos Vestigiais[2]				
		Biotina (µg)	Ácido Pantotênico (mg)	Cobre (mg)	Manganês (mg)	Flúor (mg)	Cromo (µg)	Molibdênio (µg)
Lactentes	0–0,5	10	2	0,4–0,6	0,3–0,6	0,1–0,5	10–40	15–??
	0,5–1	15	3	0,6–0,7	0,6–1,0	0,2–1,0	20–60	20–40
Crianças e adolescentes	1–3	20	3	0,7–1,0	1,0–1,5	0,5–1,5	20–80	25–50
	4–6	25	3–4	1,0–1,5	1,5–2,0	1,0–2,5	30–120	30–75
	7–10	30	4–5	1,0–2,0	2,0–3,0	1,5–2,5	50–200	50–150
	+ de 11	30–100	4–7	1,5–2,5	2,0–5,0	1,5–2,5	50–200	75–250
Adultos		30–100	4–7	1,5–3,0	2,0–5,0	1,5–4,0	50–200	75–250

Fonte: Reimpresso com permissão de *Recommended Dietary Allowances*, 10th Edition. Copyright 1989 por National Academy of Sciences. Cortesia da National Academy Press, Washington, D.C.

[1] Como existem menos informações em que basear as quantidades, esses valores não são apresentados na tabela principal das QDR e são fornecidos aqui sob a forma de faixas de ingestões recomendadas.

[2] Como os níveis tóxicos de muitos elementos em quantidade mínima podem ser apenas algumas vezes superiores às ingestões usuais, os níveis superiores desses elementos em quantidade mínima apresentados nesta tabela não devem ser habitualmente excedidos.

A função mais bem conhecida da vitamina D é a regulação do equilíbrio do cálcio. Como ela promove a absorção intestinal de Ca^{2+} e de PO_4^{3-}, a vitamina D é necessária para a calcificação adequada dos ossos. Entretanto, um derivado da vitamina D, denominado *calcipotrieno*, é atualmente amplamente utilizado no tratamento da **psoríase**, uma doença cutânea caracterizada pela inflamação e a proliferação excessiva de queratinócitos (células da epiderme que produzem queratina). Nesse caso, o análogo da vitamina D inibe a proliferação e promove a diferenciação dos queratinócitos. Foi sugerido que a vitamina D produzida na pele pode atuar como um regulador autócrino da epiderme.

Minerais (Elementos)

Os minerais (elementos) são necessários como cofatores de enzimas específicas e para uma ampla variedade de outras funções críticas. Aqueles que são necessários todos os dias em quantidades relativamente grandes incluem o sódio, o potássio, o magnésio, o cálcio, o fósforo e o cloro (ver a Tabela 19.2). Além disso, os seguintes **elementos em quantidade mínima** são reconhecidos como essenciais: ferro, zinco, manganês, flúor, cobre, molibdênio, cromo e selênio. Eles devem ser ingeridos em quantidades que variam de 50 mg a 18 mg por dia (Tabela 19.4).

Radicais Livres e Antioxidantes

Os elétrons de um átomo estão localizados em *orbitais*. Cada orbital contém um máximo de dois elétrons. Quando um orbital possui um elétron não pareado, a molécula contendo o elétron não pareado é denominada **radical livre**. Os radicais livres são altamente reativos no corpo, oxidando (removendo um elétron de) outros átomos ou algumas vezes reduzindo (doando seu elétron a) outros átomos. Os principais radicais livres são denominados **reativos intermediários do oxigênio**, quando eles contêm oxigênio com um elétron não pareado, ou **reativos intermediários do nitrogênio**, quando eles contêm nitrogênio com um elétron não pareado.

O elétron não pareado é simbolizado por um ponto sobrescrito. Portanto, os reativos intermediários do oxigênio incluem o radical superóxido ($O_2^{\bullet}$), o radical hidroxila ($OH^{\bullet}$) e outros. Os reativos intermediários do nitrogênio incluem o radical óxido nítrico ($NO^{\bullet}$) e outros. Esses radicais livres são produzidos por muitas células do corpo e atuam em algumas funções fisiológicas importantes. Por exemplo, os radicais superóxido e óxido nítrico produzidos nas células fagocitárias (como os neutrófilos e macrófagos) ajudam essas células a destruir bactérias (Capítulo 15). Em outro exemplo, o óxido nítrico no músculo liso vascular produz relaxamento e, conseqüentemente, vasodilatação. No entanto, a produção excessiva de radicais livres pode lesar lipídios, proteínas e o DNA e, por esse meio, pode exercer um **estresse oxidativo** sobre o corpo. Isto pode contribuir para a ocorrência de doenças, incluindo a aterosclerose, o câncer e muitas outras.

O corpo se protege contra o estresse oxidativo através de vários meios. Um dos mecanismos de proteção mais importantes é a ação de um tripeptídio denominado **glutationa**. Quando ele encontra-se no estado reduzido, o glutationa pode reagir com certos radicais livres e torná-los inofensivos. Por essa razão, diz-se que o glutationa é o principal **antioxidante** celular. O *ácido ascórbico* (vitamina C), na fase aquosa das células, e o *α-tocoferol* (a principal forma da vitamina E), na fase lipídica, ajudam nessa função antioxidante retirando elétrons não pareados dos radicais livres. Diz-se que ocorre uma "supressão" dos radicais livres, embora, na reação, as vitaminas C e E em si ganhem um elétron não pareado e, conseqüentemente, se tornam radicais livres. Todavia, por causa de suas estruturas químicas, eles são radicais livres mais fracos que aqueles que eles suprimem. Muitas outras moléculas presentes nos alimentos (sobretudo frutas e vegetais) também revelaram possuir propriedades antioxidantes, e estão sendo realizadas pesquisas sobre as ações e os possíveis benefícios à saúde proporcionados pelos antioxidantes.

Teste Seu Conhecimento Antes de Prosseguir

1. Explique como a taxa metabólica é influenciada pelo exercício, pela temperatura ambiente e pela assimilação do alimento.
2. Diferencie as demandas calóricas das demandas anabólicas da dieta.
3. Cite as vitaminas hidrossolúveis e lipossolúveis e descreva algumas de suas funções.
4. Explique como a vitamina D atua como uma vitamina, como um hormônio e como um regulador autócrino.

Regulação do Metabolismo Energético

O plasma sanguíneo contém glicose, ácidos graxos, aminoácidos e outras moléculas circulantes que podem ser utilizadas pelos tecidos corporais para a respiração celular. Essas moléculas circulantes podem ser originárias do alimento ou da decomposição do glicogênio, de gorduras e de proteínas próprios do organismo. O aumento das reservas energéticas do corpo após uma refeição e a utilização dessas reservas entre refeições são regulados pela ação de alguns hormônios que atuam promovendo o anabolismo ou o catabolismo.

As moléculas que podem ser oxidadas para a produção de energia pelo processo da respiração celular podem ser originárias das **reservas energéticas** de glicogênio, gorduras ou proteínas. O glicogênio e a gordura atuam basicamente como reservas energéticas. Em contraste, para as proteínas, trata-se de uma função emergencial, secundária. Embora as proteínas do corpo possam prover aminoácidos para a produção de energia, elas somente conseguem fazê-lo através da decomposição das proteínas necessárias para a contração muscular, para a força estrutural, para a atividade enzimática e para outras funções. Alternativamente, as moléculas utilizadas para a respiração celular podem ser originárias dos produtos da digestão que são absorvidos pelo intestino delgado. Como essas moléculas – glicose, ácidos graxos, aminoácidos e outras – são transportadas pelo sangue às células para uso na respiração celular, elas podem ser denominadas **substratos energéticos circulantes** (Figura 19.1).

Por causa das diferenças do conteúdo enzimático celular, órgãos diferentes possuem *fontes energéticas preferidas* diferentes. Esse conceito foi introduzido no Capítulo 5. Por exemplo, o encéfalo tem uma demanda quase absoluta de glicose sanguínea como fonte energética. Uma queda da concentração plasmática de glicose para menos de aproximadamente 50 mg por 100 mL pode fazer com que o encéfalo "morra de fome" e tenha consequências desastrosas. Em contraste, o músculo esquelético em repouso utiliza ácidos graxos como sua fonte energética preferida. Similarmente, os corpos cetônicos (derivados dos ácidos graxos), o ácido lático e os aminoácidos podem ser utilizados em diferentes graus como fontes energéticas por vários órgãos. Em geral, o plasma contém concentrações adequa-

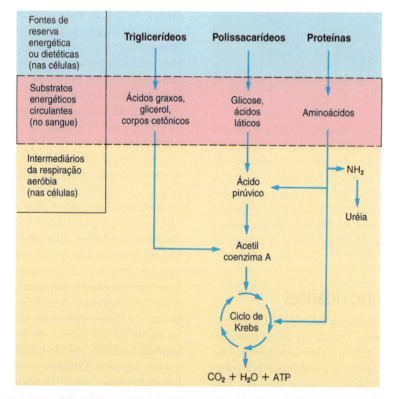

Figura 19.1 Fluxograma das vias energéticas do corpo. As moléculas indicadas nos retângulos superior e inferior são aquelas encontradas no interior das células, enquanto que as moléculas indicadas no retângulo central são aquelas que circulam no sangue.

das de todos esses substratos energéticos circulantes para suprir as demandas energéticas do organismo.

Alimentação

De maneira ideal, uma pessoa deve consumir os tipos e as quantidades de alimentos que fornecem vitaminas, minerais, aminoácidos e ácidos graxos essenciais e calorias adequados. A ingestão calórica adequada mantém as reservas energéticas (sobretudo a gordura e o glicogênio) e resulta num peso corporal dentro da faixa ideal para a saúde.

O comportamento alimentar parece ser pelo menos parcialmente controlado por áreas do hipotálamo. Lesões (destruição) da área ventromedial do hipotálamo produzem *hiperfagia* (alimentação excessiva) e obesidade em animais de laboratório. Em contraste, lesões do hipotálamo lateral produzem *hipofagia* e perda de peso. Experimentos mais recentes demonstraram que outras regiões encefálicas também estão envolvidas no controle do comportamento alimentar.

Os neurotransmissores que podem estar envolvidos nas vias neurais do comportamento alimentar estão sendo investigados. Por exemplo, existem evidências de que endorfinas podem estar envolvidas porque a injeção de naloxone (uma droga bloqueadora da morfina) suprime a alimentação excessiva em ratos. Também existem evidências de que os neurotransmissores noradrenalina e serotonina podem estar envolvidos. Injeções de noradrenalina no encéfalo provocam a alimentação excessiva em ratos, enquanto injeções de serotonina produzem o efeito oposto. De fato, os medicamentos *Redux* (D-fenfluramina) e o *fen-fen* (L-fenfluramina e fentermina) atuam reduzindo a fome por meio da elevação da concentração de serotonina no encéfalo. (Essas duas drogas foram retiradas do mercado por causa de sua associação com problemas valvares cardíacos.)

Curiosamente, o hormônio intestinal colecistocinina, o qual também é produzido no encéfalo, revelou promover a saciedade (redução do apetite). Injeções de colecistocinina fazem com que animais de laboratório e seres humanos parem de comer. Além disso, o peptídio-1 similar ao glucagon (GLP-1), secretado pelo íleo e pelo colo, promove a saciedade (pelo menos em roedores). Esses dois peptídios podem ser um meio através do qual o intestino, ao receber uma carga de quimo, pode sinalizar ao encéfalo para suprimir o apetite.

Funções Reguladoras do Tecido Adiposo

Muitos cientistas acreditam que é difícil para uma pessoa perder (ou ganhar) peso porque o corpo possui um circuito de retroalimentação negativa que atua para "defender" um determinado peso corporal ou, de um modo mais preciso, a quantidade de tecido adiposo. O sistema regulador foi denominado *adipostat*. Como foi previamente discutido, quando uma pessoa come mais do que o necessário para manter um ponto estabelecido de tecido adiposo, a sua taxa metabólica aumenta e a fome diminui. A homeostasia do peso corporal envolve circuitos de retroalimentação negativa. A fome e o metabolismo (atuando através do alimento e de hormônios) afetam as células adiposas e por isso, em termos de retroalimentação negativa, parece lógico que elas influenciem a fome e o metabolismo.

As células adiposas (ou **adipócitos**) armazenam gordura dentro de grandes vacúolos durante períodos de fartura e servem como locais para a liberação de substratos energéticos circulantes, principalmente ácidos graxos livres, durante períodos de jejum. Como a síntese e a decomposição da gordura são controladas por hormônios que atuam sobre os adipócitos, estes têm sido, tradicionalmente, considerados simplesmente como depósitos de armazenamento passivos de gordura. Contudo, evidências recentes sugerem o oposto: os adipócitos podem eles mesmos secretar hormônios que têm um papel central na regulação do metabolismo.

Desenvolvimento do Tecido Adiposo

Alguns adipócitos surgem durante o desenvolvimento embrionário, mas o seu número aumenta acentuadamente após o nascimento. Esse aumento é devido tanto à divisão mitótica dos adipócitos como à conversão de pré-adipócitos (derivados dos fibroblastos) em novos adipócitos. Essa diferenciação (especialização) é promovida por uma concentração elevada de ácidos graxos circulantes, particularmente de ácidos graxos saturados. Isso representa um belo exemplo de um circuito de retroalimentação negativa, onde um aumento da concentração de ácidos graxos circulantes promove processos que, em última instância, ajudam a converter os ácidos graxos em gordura armazenada.

A diferenciação dos adipócitos requer a ação de uma proteína receptora nuclear – da mesma família que os receptores do hormônio tireoidiano, da vitamina A e da vitamina D – conhecida como **PPARγ** (PPAR é um acrônimo para *peroxisome proliferator activated receptor*, e o γ é a letra grega gama, indicando o subtipo de PPAR). Assim como o receptor do hormônio tireoidiano é ativado quando ele se liga ao seu ligante, o PPARγ é ativado quando ele se liga ao seu ligante específico, um tipo de prostaglandina abreviada como *15d-PGJ$_2$*. (A letra *d* significa "desóxi-" e as letras *PG* significam prostaglandina.). Trata-se de um regulador autócrino recentemente descoberto que é produzido pelos adipócitos e por alguns outros tecidos. Quando a 15d-PGJ$_2$ se liga ao receptor do PPARγ, ela estimula a adipogênese promovendo a conversão de pré-adipócitos em adipócitos maduros. Isto ocorre principalmente nas crianças, uma vez que o desenvolvimento de novos adipócitos é mais limitado nos adultos.

Funções Reguladoras dos Adipócitos

Além de armazenarem gordura (triglicerídeos ou triacilglicerol), os adipócitos produzem e secretam moléculas reguladoras. Uma dessas moléculas mais importantes é a **leptina** (do grego *leptos* = fino), um hormônio que sinaliza ao hipotálamo o nível da reserva de gordura. Esse hormônio está envolvido na regulação a longo prazo da alimentação e do metabolismo, como será descrito na próxima seção. Uma outra molécula reguladora produzida pelos adipócitos é o **fator de necrose tumoral alfa** (**TNF$_α$**, *tumor necrosis factor-alfa*). O TNF$_α$ é uma citocina que também é produzida pelos macrófagos e por outras células do sistema imunológico. Quando é produzido pelos adipócitos, o TNF$_α$ pode atuar para reduzir a sensibilidade das células (principalmente a célula muscular esquelética) à insulina. Isso pode contribuir para a *resistência à insulina* que é observada em pessoas obesas.

O termo "resistência à insulina" refere-se ao fato de uma maior quantidade de insulina ser necessária para manter a concentração normal de glicose no sangue. As pessoas com quantidades excessivas de adipócitos grandes (concentrados no omento maior) necessitam de mais insulina para manter a concentração normal de glicose no sangue que as pessoas magras, que possuem adipócitos menores.

Indícios Para a Investigação Clínica

Lembre-se de que Phyllis apresenta um sobrepeso moderado e que o médico recomendou um programa de redução de peso para aliviar os seus sintomas.
Como isso está relacionado à sua sensibilidade à insulina?

A importância do tecido adiposo na regulação da sensibilidade à insulina é demonstrada pela ação de uma nova classe de drogas contra o diabetes (as *tiazolidinedionas*), as quais têm uma ação seletiva: elas estimulam os receptores do PPAR$_\gamma$. Essa ação reduz a resistência à insulina e, por esse motivo, ela é útil no tratamento do diabetes melito tipo 2 (discutido posteriormente). Embora a primeira dessas drogas (*Rezulin*) tenha sido retirada pela FDA por causa de questões de segurança, outras drogas mais seguras dessa classe estão sendo disponibilizadas.

Regulação da Fome

A possibilidade do tecido adiposo secretar um *fator de saciedade* (uma substância química circulante que reduz o apetite) tem sido suspeitada durante anos com base em evidências fisiológicas. De acordo com essa visão, a secreção do fator de saciedade aumentaria após as refeições e diminuiria durante o jejum. Esse fator de saciedade poderia atuar por meio da regulação dos centros da fome hipotalâmicos.

O fator de saciedade secretado pelo tecido adiposo foi recentemente identificado. Ele é o produto de um gene observado pela primeira vez numa linhagem de camundongos conhecida como *ob/ob* (*ob* indica "obeso"; o símbolo duplo indica que os camundongos são homozigotos para esse gene – eles o herdam de ambos os genitores). Os camundongos dessa linhagem apresentam hiperfagia (eles comem muito) e redução do consumo energético. O gene *ob* foi clonado em camundongos e em seres humanos e foi observado que ele se expressa (produz RNAm) apenas nos adipócitos. Como esperado, a expressão desse gene diminui durante o jejum e aumenta após a alimentação. A proteína produzida por esse gene, o suposto fator de saciedade, é um polipeptídio com 167 aminoácidos que é, atualmente, denominado *leptina*. Os camundongos *ob* produzem uma forma modificada e ineficaz de leptina, e é esse defeito que causa a sua obesidade. Quando eles recebem injeções de leptina normal, param de comer e perdem peso.

Cientistas também identificaram algumas poucas pessoas obesas com genes da leptina defeituosos. Contudo, estudos em seres humanos revelam que a atividade do gene *ob* e a concentração de leptina no sangue aumentam na maioria das pessoas obesas e que a perda de peso acarreta uma redução da concentração plasmática de leptina. Portanto, ao contrário dos camundongos *ob/ob*, a quantidade de secreção de leptina nos seres humanos está correlacionada com a gordura corporal. Por essa razão, foi sugerido que a maioria dos casos de obesidade em seres humanos pode ser causada por uma redução da sensibilidade do encéfalo à ação da leptina.

Nos camundongos *ob/ob*, foi observado que injeções de leptina causavam uma redução da quantidade do neuropeptídio Y no hipotálamo. Essa observação fornece uma pista sobre como a leptina poderia atuar. Como foi discutido no Capítulo 7, o neuropeptídio Y é um potente estimulador do apetite. Ele atua como um neurotransmissor dos axônios que se estendem no interior do hipotálamo, do núcleo arqueado até o núcleo paraventricular, duas regiões envolvidas no controle do comportamento alimentar. Quando ocorre uma perda de peso, a redução da secreção de leptina dos adipócitos pode acarretar um aumento da produção de neuropeptídio Y, que estimula o aumento da fome e da ingestão alimentar e a redução do consumo energético.

Ao contrário, quando ocorre um ganho de peso, o aumento da secreção de leptina pode reduzir a fome inibindo a liberação de neuropeptídio Y no hipotálamo. Entretanto, o controle da fome parece ser mais complexo que isso. Cientistas descobriram que o apetite pode ser suprimido pelo hormônio estimulador dos melanócitos (MSH, *melanocyte-stimulating hormone*) ou por um neuropeptídio relacionado da família da *melanocortina* que se liga a um receptor específico da melanocortina no hipotálamo. Por essa razão, foi proposto que quando ocorre um ganho de peso, a elevação da concentração de leptina pode aumentar a atividade dessas vias da melanocortina, suprimindo o apetite e aumentando o consumo energético.

Em resumo, acredita-se que a leptina visa o núcleo arqueado do hipotálamo, onde ela afeta duas populações de neurônios. Uma população produz o neuropeptídio Y. Esses hormônios são inibidos pela leptina. A outra população produz MSH e é estimulada pela leptina. Como conseqüência, a concentração alta de leptina deve suprimir o apetite, enquanto a concentração baixa deve promover o apetite. Acredita-se que esses efeitos ajudem o corpo a manter o nível usual de *adiposidade* (reserva de gordura).

Baixa Adiposidade: Inanição

A inanição e a desnutrição são as principais causas de redução da capacidade imunológica dos indivíduos em todo o mundo. As pessoas que sofrem dessas condições, são, portanto, mais suscetíveis a infecções. A esse respeito, é curioso observar que os receptores da leptina foram identificados na superfície dos linfócitos T auxiliares, os quais ajudam tanto nas respostas imunes humorais como nas mediadas por células (Capítulo 15).

As pessoas com inanição apresentam redução do tecido adiposo e, conseqüentemente, da secreção de leptina. Isso pode contribuir para um declínio da capacidade dos linfócitos T auxiliares de promover a resposta imunológica e, conseqüentemente, pode – pelo menos em parte – ser responsável pelo declínio da imunocompetência em pessoas submetidas à privação alimentar.

O hipotálamo – um alvo da ação da leptina de regulação do apetite – também está envolvido na regulação do sistema genital (Capítulo 20). Existem evidências de que a leptina pode estar envolvida na regulação do início da puberdade e do ciclo menstrual (*menarca*). As adolescentes que são excessivamente magras entram na puberdade mais tarde que a média de suas idades, e as mulheres muito magras podem apresentar amenorréia (cessação dos ciclos menstruais). Portanto, são necessárias quantidades adequadas de tecido adiposo para o funcionamento adequado dos sistemas imunológico e genital.

A **anorexia nervosa** e a **bulimia nervosa** são distúrbios alimentares que afetam sobretudo mulheres jovens que se preocupam excessivamente com o peso e com a forma do corpo. A anorexia é uma condição potencialmente letal, causada por uma busca compulsiva pela magreza excessiva. A pessoa pode apresentar uma séria redução da freqüência cardíaca e da pressão arterial, diminuição da secreção de estrogênio, amenorréia e depressão. Na bulimia, a pessoa consome de modo descontrolado grandes quantidades de alimento e, a seguir, utiliza métodos para impedir o ganho de peso (p. ex., vomitando). A anorexia e a bulimia são mais comuns em sociedades onde a magreza é exaltada, mas existe uma fartura de alimento.

Obesidade

A obesidade é um fator de risco de doenças cardiovasculares, diabetes melito, colecistopatias e algumas neoplasias (sobretudo o câncer de endométrio e o de mama). A distribuição de gordura no corpo também é importante. O risco de doença cardiovascular é maior quando a distribuição de gordura produz uma alta relação cintura/quadril (ou "forma em maçã") em comparação com a "forma em pêra". Isso se deve ao fato da gordura intra-abdominal no mesentério e no omento maior ser um melhor preditor de um risco à saúde do que a quantidade de gordura subcutânea. Em termos de risco de diabetes melito, os adipócitos maiores da "forma em maçã" são menos sensíveis à insulina que os adipócitos menores da "forma em pêra".

Indícios Para a Investigação Clínica

Lembre-se de que Phyllis apresenta um sobrepeso moderado. Para quais doenças Phyllis apresenta um maior risco que a média?

A obesidade infantil é decorrente de um aumento tanto do tamanho como da quantidade de adipócitos. O ganho de peso na vida adulta é devido principalmente a um aumento do tamanho do adipócito da gordura intra-abdominal, embora a quantidade de adipócitos em outros locais do corpo possa aumentar por causa da ativação do receptor do PPARγ (discutido anteriormente). Quando ocorre uma perda de peso, os adipócitos ficam menores, mas o seu número permanece constante. Por essa razão, é importante prevenir novos ganhos de peso em todas as pessoas com sobrepeso, mas principalmente em crianças. Isso pode ser melhor conseguido por meio de uma dieta cuidadosamente selecionada, pobre em gorduras saturadas (por causa do efeito dos ácidos graxos sobre o crescimento e a diferenciação dos adipócitos, como foi anteriormente descrito), e do exercício. O exercício prolongado de intensidade baixa ou moderada promove perda de peso porque, sob essas condições, os músculos esqueléticos utilizam os ácidos graxos como sua fonte energética primária.

A obesidade é freqüentemente diagnosticada utilizando-se uma medição denominada **índice de massa corporal** (**IMC**). Essa medição é calculada utilizando-se a seguinte fórmula:

$$IMC = \frac{w}{h^2}$$

onde

w = peso em quilogramas

h = altura em metros

A obesidade foi definida por organismos da saúde de diferentes maneiras. A Organização Mundial da Saúde classifica as pessoas com um IMC de 30 ou maior como sendo de alto risco para as doenças da obesidade. Segundo os padrões estabelecidos pelos National Institutes of Health, um IMC entre 19 e 25 indica um peso saudável. Contudo, de acordo com um estudo recente, as taxas de mortalidade mais baixas em decorrência de todas as causas foram observadas em homens com um IMC na faixa de 22,5 a 24,9, e em mulheres com um IMC na faixa de 22,0 a 23,4. Investigações sugerem que a maioria dos norte-americanos apresenta um IMC superior a esses níveis.

Regulação Hormonal do Metabolismo

A absorção de carreadores de energia do intestino não é contínua. Ela atinge níveis elevados ao longo de um período de 4 horas após cada refeição (o **estado absortivo**) e declina em direção a zero entre as refeições, após o término de cada estado absortivo (o **estado pós-absortivo** ou **de jejum**). Apesar dessa flutuação, as concentrações plasmáticas de glicose e de outros substratos energéticos não permanecem elevadas durante os períodos de absorção, e elas normalmente também não caem abaixo de um certo nível durante os períodos de jejum. Durante a absorção dos produtos da digestão no intestino,

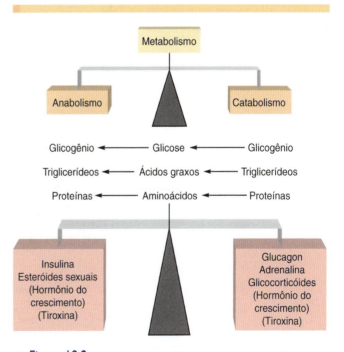

■ **Figura 19.2** Regulação do equilíbrio metabólico. O equilíbrio do metabolismo pode ser desviado em direção ao anabolismo (síntese de reservas energéticas) ou em direção ao catabolismo (utilização de reservas energéticas) pelas ações combinadas de vários hormônios. O hormônio do crescimento e a tiroxina produzem tanto efeitos anabólicos como catabólicos.

Tabela 19.5 Regulação Endócrina do Metabolismo

Hormônio	Glicose Sanguínea	Metabolismo dos Carboidratos	Metabolismo das Proteínas	Metabolismo dos Lipídios
Insulina	Diminuição	↑ da formação de glicogênio ↓ da glicogenólise ↓ da neoglicogênese	↑ da síntese protéica	↑ da lipogênese ↓ da lipólise ↓ da cetogênese
Glucagon	Aumento	↓ da formação de glicogênio ↑ da glicogenólise ↑ da neoglicogênese	Nenhum efeito direto	↑ da lipólise ↑ da cetogênese
Hormônio do crescimento	Aumento	↑ da glicogenólise ↑ da neoglicogênese ↓ da utilização de glicose	↑ da síntese protéica	↓ da lipogênese ↑ da lipólise ↑ da cetogênese
Glicocorticóides (hidrocortisona)	Aumento	↑ da formação de glicogênio ↑ da neoglicogênese	↓ da síntese protéica	↓ da lipogênese ↑ da lipólise ↑ da cetogênese
Adrenalina	Aumento	↓ da formação de glicogênio ↑ da glicogenólise ↑ da neoglicogênese	Nenhum efeito direto	↑ da lipólise ↑ da cetogênese
Hormônios tireoidianos	Nenhum efeito	↑ da utilização de glicose	↑ da síntese protéica	Nenhum efeito direto

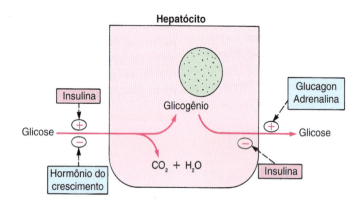

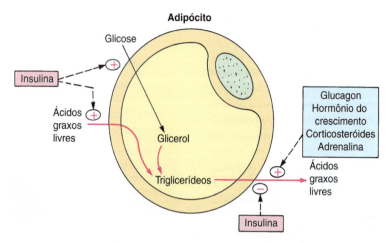

Figura 19.3 Interações hormonais na regulação metabólica. Diferentes hormônios podem atuar em conjunto e de modo sinérgico, ou eles podem produzir efeitos antagônicos sobre o metabolismo. (⊕ = efeitos estimuladores; ⊖ = efeitos inibidores.)

substratos energéticos são removidos do sangue e depositados como reservas energéticas que podem ser utilizadas durante períodos de jejum (Figura 19.2). Isso assegura concentrações plasmáticas adequadas de substratos energéticos para manter constante o metabolismo tecidual.

A taxa de depósito e de retirada de substratos energéticos das reservas energéticas e a conversão de um tipo de substrato energético num outro são reguladas por hormônios. O equilíbrio entre o anabolismo e o catabolismo é determinado pelos efeitos antagônicos da insulina, do glucagon, do hormônio do crescimento, da tiroxina e de outros hormônios (Figura 19.2). Os efeitos metabólicos específicos desses hormônios são resumidos na Tabela 19.5 e algumas de suas ações são ilustradas na Figura 19.3.

Teste Seu Conhecimento Antes de Prosseguir

1. Diferencie as reservas energéticas dos substratos energéticos circulantes. Forneça exemplos de cada tipo de molécula.
2. Descreva as regiões encefálicas e os neurotransmissores que podem estar envolvidos na regulação da alimentação.
3. Explique como os adipócitos podem regular a fome e a sensibilidade dos tecidos-alvo à insulina.
4. Quais são os hormônios que promovem um aumento da glicose sanguínea? Quais promovem uma diminuição? Cite os hormônios que estimulam a síntese (lipogênese) e a degradação (lipólise) da gordura.

Regulação Energética Pelas Ilhotas Pancreáticas (de Langerhans)

A secreção de insulina é estimulada pelo aumento da concentração de glicose no sangue, e a insulina promove a entrada da glicose sanguínea nas células teciduais. Portanto, a insulina aumenta a reserva de glicogênio e de gordura e, ao mesmo tempo, provoca uma redução da concentração de glicose no sangue. A secreção de glucagon é estimulada pela queda da concentração de glicose no sangue, e o glucagon atua aumentando-a através da promoção da glicogenólise no fígado.

Esparsas num "mar" de tecido pancreático exócrino (os ácinos), existem ilhas de células que secretam hormônios. Essas ilhotas pancreáticas (de Langerhans) (Figura 19.4) contêm três tipos distintos de células que secretam hormônios diferentes. As mais numerosas são as *células beta*, que secretam o hormônio **insulina**. Aproximadamente 60% de cada ilhota são células beta. As *células alfa* representam cerca de 25% de cada ilhota e secretam o hormônio **glucagon**. As *células delta*, as menos numerosas, produzem **somatostatina**, cuja composição é idêntica à da somatostatina produzida pelo hipotálamo e pelo intestino.

Os três hormônios pancreáticos são polipeptídios. A insulina é composta por duas cadeias polipeptídicas – uma com 21 aminoácidos e a outra com 30 – unidas por ligações dissulfeto. O glucagon possui 21 aminoácidos e a somatostatina possui 14. A insulina foi o primeiro desses hormônios a ser descoberto (em 1921). A importância da insulina no diabetes melito foi imediatamente reconhecida, e a sua utilização clínica no tratamento dessa doença começou quase imediatamente após a sua descoberta. O papel fisiológico do glucagon foi descoberto posteriormente, mas a importância fisiológica da somatostatina secretada pelas ilhotas ainda não é bem compreendida.

Regulação da Secreção de Insulina e de Glucagon

A secreção de insulina e de glucagon é em grande parte regulada pela concentração plasmática de glicose e, num menor grau, pela concentração plasmática de aminoácidos. Por essa razão, as células alfa e beta atuam como sensores e efetores nesse sistema de controle. Como as concentrações plasmáticas de glicose e de aminoácidos aumentam durante a absorção de uma refeição e caem durante o jejum, a secreção de insulina e de glucagon flutua da mesma maneira entre o estado absortivo e o pós-absortivo. Por sua vez, essas alterações da secreção de insulina e de glucagon provocam alterações das concentrações plasmáticas de glicose e de aminoácidos e, conseqüentemente, ajudam a manter a homeostasia por meio de circuitos de retroalimentação negativa (Figura 19.5).

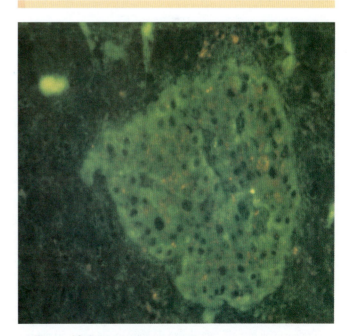

■ **Figura 19.4** Microfotografia de uma ilhota pancreática. Uma ilhota pancreática (ilhota de Langerhans) normal é visualizada com o auxílio de anticorpos fluorescentes que coram o citoplasma de verde. Os pontos escuros são núcleos.

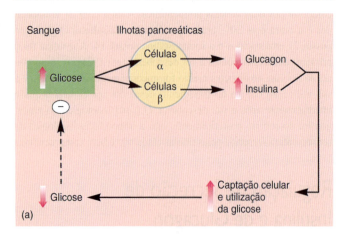

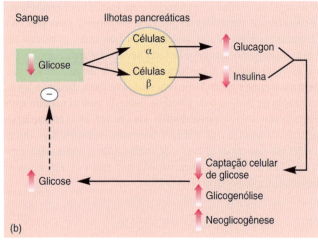

■ **Figura 19.5** Regulação da secreção de insulina e de glucagon. A secreção das células β (beta) e das células α (alfa) das ilhotas pancreáticas é em grande parte regulada pela concentração de glicose no sangue. (*a*) Uma concentração elevada de glicose no sangue estimula a secreção de insulina e inibe a de glucagon. (*b*) Uma concentração baixa de glicose no sangue estimula a secreção de glucagon e inibe a de insulina.

Como descrito no Capítulo 6, a insulina estimula a inserção de canais de GLUT4 na membrana plasmática (em decorrência da fusão de vesículas intracelulares com a membrana plasmática – ver a Figura 6.15, p. 136). Isso permite a entrada de glicose nas células (sobretudo nas fibras musculoesqueléticas) pela difusão facilitada. A insulina também inibe a decomposição da gordura, induz a produção de enzimas formadoras de gordura e inibe a decomposição de proteínas musculares. Portanto, a insulina promove o anabolismo ao regular a concentração de glicose no sangue.

Os mecanismos que regulam a secreção de insulina e de glucagon e as ações desses hormônios normalmente impedem que a concentração plasmática de glicose ultrapasse 170 mg por 100 mL após uma refeição ou que ela caia abaixo de aproximadamente 50 mg por 100 mL entre refeições. Essa regulação é importante porque uma concentração anormalmente alta de glicose no sangue pode lesar determinados tecidos (como pode ocorrer no diabetes melito), e uma concentração anormalmente baixa pode lesar o encéfalo. Os efeitos tardios devem-se ao fato da glicose entrar no encéfalo por meio da

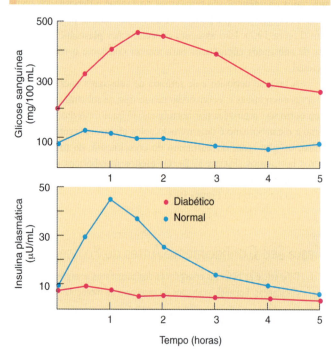

■ **Figura 19.6** Teste via oral de tolerância à glicose. Alterações das concentrações de glicose no sangue e de insulina no plasma após a ingestão de 100 gramas de glicose num teste via oral de tolerância à glicose. A insulina é mensurada em unidades de atividade (U).

difusão facilitada. Quando a taxa dessa difusão é muito baixa, em conseqüência de uma baixa concentração de glicose no sangue, o suprimento de energia metabólica para o encéfalo pode se tornar inadequado, e acarretar fraqueza, tontura, alterações da personalidade e, em última instância, coma e morte.

Efeitos da Glicose e dos Aminoácidos

A concentração plasmática de glicose em jejum encontra-se na faixa de 65 a 105 mg/dL. Durante a absorção de uma refeição, a concentração plasmática de glicose atinge um nível de 140 a 150 mg/dL. A elevação da concentração plasmática de glicose (1) estimula as células beta a secretar insulina e (2) inibe a secreção de glucagon das células alfa. A seguir, a insulina atua estimulando a captação celular de glicose plasmática. Conseqüentemente, uma elevação da secreção de insulina reduz a concentração plasmática de glicose. Como o glucagon produz o efeito antagonista de elevação da concentração plasmática de glicose estimulando a glicogenólise no fígado, a inibição da secreção de glucagon complementa o efeito do aumento de insulina durante a absorção de uma refeição de carboidratos. Uma elevação da secreção de insulina e uma redução da secreção de glucagon ajudam a reduzir a concentração plasmática elevada de glicose que ocorre durante os períodos de absorção.

Durante o jejum, a concentração plasmática de glicose cai. Conseqüentemente, nesse momento, (1) a secreção de insulina diminui e (2) a secreção de glucagon aumenta. Essas alterações da secreção hormonal impedem a captação celular de glicose sanguínea para o interior de órgãos como os músculos, o fígado e o tecido adiposo e promovem a liberação de glicose do fígado (por meio da estimulação da decomposição de glicogênio pelo glucagon). Portanto, um circuito de retroalimentação negativa é completado (Figura 19.5), ajudando a retardar a queda da concentração plasmática de glicose que ocorre durante o jejum.

O **teste de tolerância à glicose via oral** (Figura 19.6) é uma medida da capacidade das células beta de secretar insulina e da capacidade da insulina de reduzir a concentração de glicose no sangue. Nesse procedimento, a pessoa ingere uma solução de glicose e amostras de sangue são coletadas periodicamente para a medição da glicemia (concentração de glicose no sangue). Numa pessoa normal, a elevação da glicemia produzida pela ingestão dessa solução é revertida a níveis normais nas duas horas que sucedem a ingestão da solução de glicose.

Indícios Para a Investigação Clínica

Lembre-se de que Phyllis apresenta uma glicemia (concentração de glicose no sangue) de jejum de 150 mg/dL e, num teste de tolerância à glicose via oral, uma mensuração de 220 mg/dL na segunda hora.
- *O que a sua glicemia de jejum indica?*
- *Quais são as informações adicionais que o teste de tolerância à glicose via oral fornece?*

A secreção de insulina também é estimulada por determinados aminoácidos derivados de proteínas dietéticas. Por essa razão, refeições ricas em proteínas estimulam a secreção de insulina. Quando a refeição é rica em proteínas e pobre em carboidratos, a secreção de glucagon também é estimulada. O aumento de secreção de glucagon atua elevando a glicemia, enquanto que o aumento da secreção de insulina promove a entrada de aminoácidos nas células teciduais.

Efeitos dos Nervos Autônomos

As ilhotas pancreáticas (de Langerhans) recebem tanto inervação parassimpática como simpática. A ativação do sistema parassimpático durante refeições estimula a secreção de insulina ao mesmo tempo em que a função gastrintestinal é estimulada. Em contraste, a ativação do sistema simpático estimula a secreção de glucagon e inibe a de insulina. Os efeitos do glucagon, juntamente com os da adrenalina, produzem uma "hiperglicemia de estresse" quando o sistema simpato-supra-renal é ativado.

Efeitos dos Hormônios Intestinais

Surpreendentemente, a secreção de insulina aumenta mais rapidamente após a ingestão de glicose do que após uma injeção intravenosa de glicose. Isto se deve ao fato do intestino, em resposta à ingestão de glicose, secretar hormônios que estimulam a secreção de insulina antes da glicose ser absorvida. Portanto, a secreção de insulina começa a aumentar "antecipando" o aumento da glicemia. Um dos hormônios que mediam esse efeito é o PIG (peptídio inibidor gástrico) ou, mais adequadamente nesse contexto, o *peptídio insulinotrópico dependente da glicose* (Capítulo 18). Outros hormônios polipeptídicos secretados pelo intestino que produzem efeitos similares são a colecistocinina e o peptídio-1 similar ao glucagon (GLP-1), como foi descrito no Capítulo 18.

Insulina e Glucagon: Estado Absortivo

A redução da concentração plasmática de glicose pela insulina é, num certo sentido, um efeito colateral da ação principal desse hormônio. A insulina é o principal hormônio que promove o anabolismo no organismo. Durante a absorção de produtos da digestão e a elevação subseqüente da concentração plasmática de substratos energéticos circulantes, a insulina promove a captação celular de glicose plasmática e a sua incorporação em moléculas de reserva energética de glicogênio, no fígado e nos músculos, e de triglicerídeos nas células adiposas (ver a Figura 11.31, p. 314). Quantitativamente, os músculos esqueléticos são responsáveis pela maior parte da captação celular de glicose estimulada pela insulina. A insulina também promove a captação celular de aminoácidos e a sua incorporação em proteínas. O armazenamento de grandes moléculas de reserva energética é, portanto, aumentado, enquanto as concentrações plasmáticas de glicose e de aminoácidos diminuem.

Um homem que não é obeso e tem 70 kg possui aproximadamente cerca de 10 kg (aproximadamente 82.500 kcal) de gordura armazenada. Como 250 g de gordura podem suprir as demandas energéticas por um dia, esse combustível de reserva é suficiente para aproximadamente 40 dias. O glicogênio é menos eficaz como reserva energética, e o corpo armazena uma menor quantidade do mesmo. Existem aproximadamente 100 g (400 kcal) de glicogênio armazenados no fígado e 375 a 400 g (1.500 kcal) nos músculos esqueléticos. A insulina promove a captação celular de glicose no fígado e nos músculos e a conversão de glicose em glicose-6-fosfato. No fígado e nos músculos, a glicose-6-fosfato pode ser convertida em glicose-1-fosfato, a qual é utilizada como precursor do glicogênio. Quando as reservas de glicogênio estão cheias, a ingestão contínua de calorias em excesso acarreta a produção de gordura em vez de glicogênio.

Insulina e Glucagon: Estado Pós-Absortivo

A glicemia (concentração plasmática de glicose) é mantida de um modo surpreendentemente constante durante o estado de jejum (ou pós-absortivo) por causa da secreção de glicose do fígado. Essa glicose é derivada dos processos de glicogenólise e de neoglicogênese, os quais são promovidos por uma secreção alta de glucagon associada a uma secreção baixa de insulina.

O glucagon estimula e a insulina suprime a hidrólise do glicogênio hepático (ou **glicogenólise**). Por essa razão, durante períodos de jejum, quando a secreção de glucagon é alta e a de insulina é baixa, o glicogênio hepático é utilizado como uma fonte adicional de glicose sangüínea. Isso acarreta a liberação de glicose livre da glicose-6-fosfato pela ação de uma enzima denominada *glicose-6-fosfatase* (Capítulo 5). Somente o fígado possui essa enzima e, por essa razão, somente ele pode utilizar seu glicogênio armazenado como uma fonte adicional de glicose sangüínea. Como os músculos não possuem glicose-6-fosfatase, a glicose-6-fosfato produzida a partir do glicogênio muscular pode ser utilizada para a glicólise apenas pelas próprias células musculares.

Como existem apenas cerca de 100 gramas de glicogênio armazenados no fígado, a glicemia adequada não pode ser mantida por muito tempo durante o jejum utilizando-se apenas essa fonte. Entretanto, o baixo nível de secreção de insulina durante o jejum, junta-

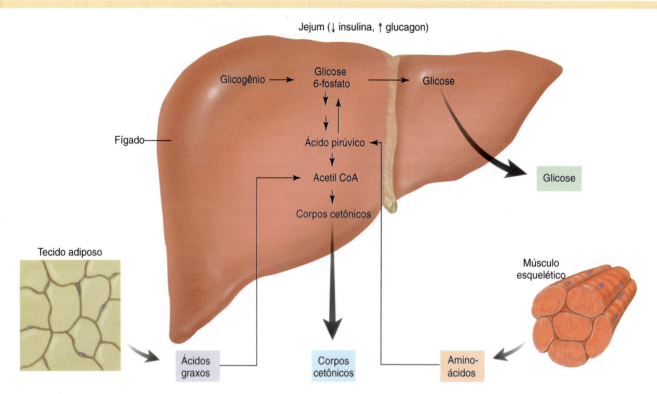

Figura 19.7 Catabolismo durante o jejum. O aumento da secreção de glucagon e a diminuição da secreção de insulina durante o jejum favorecem o catabolismo. Essas alterações hormonais promovem a liberação de glicose, ácidos graxos, corpos cetônicos e aminoácidos para o interior da corrente sanguínea. Observe que o fígado secreta glicose derivada tanto da decomposição do glicogênio hepático como da conversão de aminoácidos na neoglicogênese.

mente com a secreção elevada de glucagon, promove a **neoglicogênese**, a formação de glicose a partir de moléculas de não-carboidratos. A concentração baixa de insulina permite a liberação de aminoácidos dos músculos esqueléticos, enquanto o glucagon e o cortisol (um hormônio supra-renal) estimulam a produção de enzimas no fígado que convertem aminoácidos em ácido pirúvico, e o ácido pirúvico em glicose. Durante o jejum e o exercício prolongados, a neoglicogênese hepática, utilizando aminoácidos dos músculos, pode ser a única fonte de glicose sanguínea.

A secreção de glicose do fígado durante o jejum compensa a concentração baixa de glicose no sangue e ajuda a prover a glicose que o cérebro necessita. Contudo, como a secreção de insulina é baixa durante o jejum, os músculos esqueléticos não podem utilizar a glicose sanguínea como fonte energética. Em vez disso, os músculos esqueléticos – assim como o coração, o fígado e os rins – utilizam ácidos graxos livres como principal fonte de energia. Isso ajuda a "poupar" glicose para o encéfalo.

Os ácidos graxos livres se tornam-se disponíveis pela ação do glucagon. Na presença de níveis baixos de insulina, o glucagon ativa uma enzima nas células adiposas denominada *lipase sensível a hormônios*. Essa enzima catalisa a hidrólise de triglicerídeos armazenados e a liberação de ácidos graxos livres e de glicerol para o interior do sangue. Além disso, o glucagon ativa enzimas hepáticas que convertem parte desses ácidos graxos em corpos cetônicos, que são secretados para o interior da corrente sanguínea (Figura 19.7). Vários órgãos do corpo podem utilizar corpos cetônicos, assim como ácidos graxos, como fonte de acetil CoA na respiração aeróbia.

Através da estimulação da **lipólise** (decomposição da gordura) e da **cetogênese** (formação de corpos cetônicos), o nível elevado de glucagon e o nível baixo de insulina que ocorrem durante o jejum fornecem substratos energéticos circulantes para serem utilizados pelos músculos, pelo fígado e por outros órgãos. Através da glicogenólise e da neoglicogênese, essas alterações hormonais ajudam a prover níveis adequados de glicose sanguínea para manter o metabolismo encefálico. Portanto, as ações antagônicas da insulina e do glucagon (Figura 19.8) promovem respostas metabólicas adequadas durante períodos de jejum e períodos de absorção.

Teste Seu Conhecimento Antes de Prosseguir

1. Descreva como as secreções de insulina e de glucagon alteram-se durante períodos de absorção e períodos de jejum. Como essas alterações da secreção hormonal são produzidas?
2. Explique como a insulina regula a síntese de gordura nas células adiposas. Além disso, explique como a insulina e o glucagon regulam o metabolismo da gordura durante períodos de absorção e de jejum.
3. Defina os termos *glicogenólise*, *neoglicogênese* e *cetogênese*. Como a insulina e o glucagon afetam cada um desses processos durante períodos de absorção e de jejum?
4. Descreva duas vias utilizadas pelo fígado para produzir glicose para a secreção no interior da corrente sanguínea. Por que os músculos esqueléticos não podem secretar glicose na corrente sanguínea?

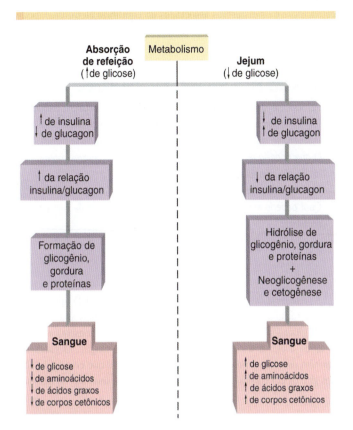

Figura 19.8 Efeito da alimentação e do jejum sobre o metabolismo. O equilíbrio metabólico é desviado em direção ao anabolismo pela alimentação (absorção de uma refeição) e em direção ao catabolismo pelo jejum. Isto ocorre por causa de uma relação inversa entre a secreção de glucagon e a de insulina. A secreção de insulina aumenta e a de glucagon diminui durante a absorção do alimento, enquanto o oposto ocorre durante o jejum.

Diabetes Melito e Hipoglicemia

A secreção inadequada de insulina ou defeitos na ação da insulina produzem distúrbios metabólicos que são característicos do diabetes melito. Uma pessoa com diabetes melito tipo I necessita de injeções de insulina. Uma pessoa com diabetes melito tipo II pode controlar sua doença por outros métodos. Em ambos os tipos, a hiperglicemia e a glicosúria são decorrentes de uma deficiência e/ou de uma ação inadequada da insulina. Em contraste, uma pessoa com hipoglicemia reativa secreta quantidades excessivas de insulina e, conseqüentemente, apresenta hipoglicemia em resposta ao estímulo de uma refeição de carboidratos.

Tabela 19.6 Comparação Entre o Diabetes Melito Insulino-Dependente e o Não Insulino-Dependente

Característica	Insulino-Dependente (Tipo I)	Não Insulino-Dependente (Tipo II)
Idade usual de início	Abaixo de 20 anos	Acima dos 40 anos
Desenvolvimento de sintomas	Rápido	Lento
Porcentagem da população diabética	Aproximadamente 10%	Aproximadamente 90%
Desenvolvimento de cetoacidose	Comum	Raro
Associação com a obesidade	Rara	Comum
Células beta das ilhotas (no início da doença)	Destruídas	Não destruídas
Secreção de insulina	Diminuída	Normal ou aumentada
Auto-anticorpos contra as células das ilhotas	Presentes	Ausentes
Associado aos antígenos específicos MHC*	Sim	Não está claro
Tratamento	Injeções de insulina	Dieta e exercício; estimuladores via oral da secreção de insulina

*Discutido no Capítulo 15.

A concentração elevada de glicose crônica (ou hiperglicemia) é a característica do **diabetes melito**. O nome dessa doença deriva do fato da glicose ser eliminada na urina quando a concentração de glicose no sangue é muito elevada (melito deriva da palavra latina que significa "melada" ou "doce"). O termo genérico diabetes é derivado da palavra grega que significa "sifão"; ele se refere à micção freqüente associada a essa doença. A hiperglicemia do diabetes melito é decorrente da secreção insuficiente de insulina pelas células beta das ilhotas de Langerhans ou da incapacidade da insulina secretada de estimular a captação celular de glicose do sangue. Em resumo, o diabetes melito é conseqüência da secreção ou da ação inadequada da insulina.

Existem duas formas de diabetes melito. No **diabetes melito insulino-dependente (DMID)**, também denominado **diabetes tipo I**, as células beta são progressivamente destruídas e não secretam, ou secretam pouca insulina. Por essa razão, injeções de insulina exógena são necessárias para a manutenção da vida da pessoa. Essa forma da doença representa apenas cerca de 10% dos casos conhecidos da doença. Aproximadamente 90% das pessoas com diabetes apresentam **diabetes melito não insulino-dependente (DMNID)**, também chamado **diabetes tipo II**. O diabetes tipo I é chamado *diabetes juvenil* porque geralmente é diagnosticado em pessoas com menos de 20 anos de idade. O diabetes tipo II é chamado *diabetes do adulto*, porque geralmente é diagnosticado em pessoas com mais de 40 anos. Essas duas formas de diabetes melito são comparadas na Tabela 19.6. (Deve ser observado que somente os estágios iniciais do diabetes melito tipo I e do tipo II são comparados. Algumas pessoas com diabete tipo II grave também podem necessitar de injeções de insulina para controlar a hiperglicemia.)

Diabetes Melito Insulino-Dependente

O diabetes melito insulino-dependente ocorre quando as células beta das ilhotas de Langerhans são destruídas progressivamente pelo ataque auto-imune. Evidências recentes em camundongos sugerem que os linfócitos T assassinos (Capítulo 15) podem visar uma enzima conhecida como glutamato descarboxilase nas células beta. Essa destruição auto-imune das células beta pode ser provocada por um agente ambiental como, por exemplo, uma infecção viral. Contudo, em outros casos, a causa é desconhecida. A remoção das células beta produtoras de insulina produz hiperglicemia e o surgimento de glicose na urina. Sem insulina, a glicose não consegue entrar nas células adiposas. Por essa razão, a taxa de síntese de gordura é menor que a taxa de decomposição de gordura e grandes quantidades de ácidos graxos livres são liberadas das células adiposas.

Numa pessoa com DMID não controlado, grande parte dos ácidos graxos liberados das células adiposas é convertida em corpos cetônicos no fígado. Isso pode acarretar uma elevação da concentração de corpos cetônicos no sangue (cetose) e, quando a reserva de tampão bicarbonato é neutralizada, isso também pode acarretar *cetoacidose*. Durante esse período, a glicose e o excesso de corpos cetônicos que são excretados na urina atuam como diuréticos osmóticos (Capítulo 17) e provocam uma excreção excessiva de água na urina. Isso pode produzir uma desidratação grave, a qual, juntamente com a cetoacidose e os distúrbios associados do equilíbrio eletrolítico, pode levar ao coma e à morte (Figura 19.9).

Indícios Para a Investigação Clínica

Lembre-se de que Phyllis não apresentava glicosúria quando forneceu uma amostra de urina ao médico. No entanto, ela também se queixava de micção freqüente e de sede contínua.
- *O que poderia ter causado glicosúria em Phyllis em outros momentos, a qual não foi revelada na amostra de urina?*
- *Phyllis poderia apresentar cetonúria?*
- *Qual poderia ser a causa da sua micção freqüente e de sua sede contínua?*

Além da falta de insulina, as pessoas com DMID apresentam uma secreção anormalmente alta de glucagon das células alfa das ilhotas. O glucagon estimula a glicogenólise no fígado e, conseqüentemente ajuda a elevar a concentração de glicose no sangue. O glucagon também estimula a produção de enzimas hepáticas que convertem ácidos graxos em corpos cetônicos. A totalidade dos sintomas do diabetes

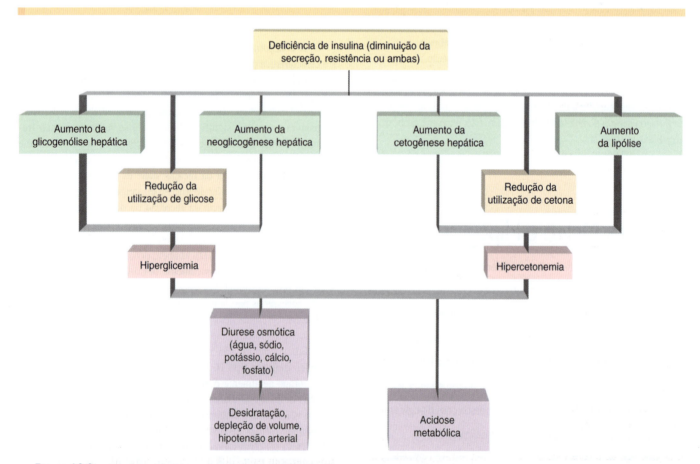

■ **Figura 19.9** Conseqüências de uma deficiência de insulina não corrigida no diabetes melito tipo I. Nesta seqüência de eventos, uma deficiência de insulina pode levar ao coma e à morte.

pode resultar da alta secreção de glucagon, assim como da ausência de insulina. A falta de insulina pode ser em grande parte responsável pela hiperglicemia e pela liberação de quantidades excessivas de ácidos graxos para a corrente sanguínea. A secreção elevada de glucagon pode contribuir para a hiperglicemia e, em grande parte, provoca o desenvolvimento de cetoacidose.

Diabetes Melito Não Insulino-Dependente

Os efeitos produzidos pela insulina, ou qualquer hormônio, dependem da concentração daquele hormônio no sangue e da sensibilidade do tecido-alvo a determinadas quantidades do hormônio. A responsividade tecidual à insulina, por exemplo, varia sob condições normais. O exercício aumenta a sensibilidade à insulina e a obesidade reduz a sensibilidade à insulina dos tecidos-alvo. Por essa razão, as ilhotas de uma pessoa obesa não-diabética devem secretar altas quantidades de insulina para manter a concentração de glicose no sangue dentro da faixa normal. Por outro lado, pessoas não diabéticas magras e que se exercitam regularmente necessitam de quantidades menores de insulina para manter a concentração adequada de glicose no sangue.

O diabetes melito não insulino-dependente, em geral, é de desenvolvimento lento, é hereditário e ocorre mais freqüentemente em pessoas com sobrepeso. Fatores genéticos são muito importantes. As pessoas com maior risco são aquelas que possuem ambos os genitores com DMNID e aqueles que pertencem a determinados grupos étnicos, particularmente os nativos do sudeste norte-americano e os americanos de ascendência mexicana. Ao contrário das pessoas com DMID, aquelas com DMNID podem apresentar níveis normais ou mesmo elevados de insulina no sangue. Apesar disso, as pessoas com DMNID apresentam hiperglicemia quando não são tratadas. Isso deve significar que, apesar do nível de insulina poder estar dentro da faixa normal, a quantidade de insulina secretada é insuficiente para controlar o nível de glicose no sangue.

Foram obtidas muitas evidências que demonstram que as pessoas com DMNID apresentam uma sensibilidade tecidual anormalmente baixa à insulina (uma *resistência à insulina*). Isso é verdadeiro mesmo quando a pessoa não é obesa, mas o problema é produzido pela redução da sensibilidade tecidual que acompanha a obesidade, sobretudo a da "forma em maçã", na qual as células adiposas aumentam de volume. Também existem evidências de que as células beta não funcionam corretamente. Qualquer quantidade de insulina por elas secretada é inadequada para a tarefa. As pessoas pré-diabéticas (que apresentam diminuição da tolerância à glicose) freqüentemente têm níveis elevados de insulina sem hipoglicemia, sugerindo uma resistência à insulina. As pessoas com DMNID crônico apresentam tanto resistência à insulina como uma deficiência de insulina (Figura 19.10).

Como a obesidade diminui a sensibilidade à insulina, as pessoas que apresentam predisposição genética para a resistência à insulina podem desenvolver sintomas de diabetes quando ganham peso. Por outro lado, esse tipo de diabetes melito usualmente pode ser controlado, aumentando-se a sensibilidade tecidual à insulina através de dieta e do exercício. Isso é benéfico porque o exercício, como a insulina, aumenta a quantidade de carreadores de GLUT4 (para a difusão facilitada da glicose) da membrana das células musculoesqueléticas. Quando a dieta e o exercício são insuficientes, existem drogas de administração oral disponíveis que aumentam a secreção de insulina das células beta (p. ex., *sulfoniluréias*) e que diminuem a resistência à insulina dos tecidos-alvo.

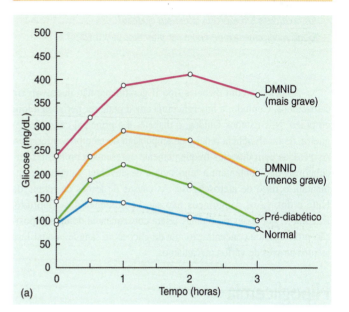

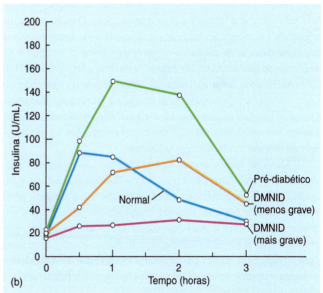

Figura 19.10 Tolerância à glicose via oral no pré-diabetes e no diabetes tipo II. Teste de tolerância à glicose via oral mostrando (a) concentrações da glicose sanguínea e (b) valores da insulina após a ingestão de uma solução de glicose. Os valores mostrados são de pessoas normais, pré-diabéticas e com diabetes tipo II (não insulino-dependente). Os pré-diabéticos (aqueles que demonstram "resistência à insulina") freqüentemente apresentam uma menor tolerância à glicose sem hiperglicemia de jejum. (DMNID = diabetes melito não insulino-dependente.)

Dados de Simeon I. Taylor et al., "Insulin Resistance of Insulin Deficiency: Which is the Primary Cause of NIDDM?" in: *Diabetes*, vol. 43, June 1994, p. 735.

> **Indícios Para a Investigação Clínica**
>
> Lembre-se que, de acordo com o médico, Phyllis deverá fazer dieta e exercícios, e se os resultados não forem bons, será necessário o uso de medicamentos para aliviar seus sintomas.
> - *Qual condição o médico acredita que esteja causando os sintomas de Phyllis?*
> - *Como a dieta e o exercício poderiam ajudá-la?*
> - *Quais medicamentos deveriam ser prescritos pelo médico?*

As pessoas com diabetes tipo II geralmente não desenvolvem cetoacidose. Contudo, a hiperglicemia em si pode ser perigosa a longo prazo. Nos Estados Unidos, o diabetes é a principal causa de cegueira, de insuficiência renal e de amputação de membros inferiores. As pessoas com diabetes freqüentemente apresentam problemas circulatórios que aumentam a tendência a desenvolver gangrena e aumentam o risco de aterosclerose. As causas de lesões da retina, da lente e dos vasos sangüíneos não são bem conhecidas. Contudo, acredita-se que esses problemas sejam conseqüência de uma exposição prolongada à concentração alta de glicose no sangue, a qual lesa tecidos através de vários mecanismos.

Hipoglicemia

Uma pessoa com diabetes melito tipo I depende de injeções de insulina para prevenir a hiperglicemia e a cetoacidose. Quando a insulina é injetada em proporção inadequada, a pessoa pode entrar em coma em conseqüência da cetoacidose, do desequilíbrio eletrolítico e da desidratação que ocorrem. No entanto, uma dose excessiva de insulina também pode levar ao coma em conseqüência da hipoglicemia (concentração anormalmente baixa de glicose no sangue) produzida. Os sinais físicos e os sintomas do coma diabético e do coma hipoglicêmico são suficientemente diferentes e permitem que os profissionais do hospital os diferenciem facilmente.

Sintomas menos graves da hipoglicemia são geralmente produzidos por uma secreção excessiva de insulina das ilhotas pancreáticas após uma refeição de carboidratos. Essa **hipoglicemia reativa** causada por uma resposta exagerada das células beta a um aumento da glicemia é mais comumente observada em adultos com predisposição genética ao diabetes tipo II. Por essa razão, as pessoas com hipoglicemia reativa devem limitar sua ingestão de carboidratos e devem consumir refeições pequenas em intervalos freqüentes, em vez de duas ou três refeições por dia.

Os sintomas da hipoglicemia reativa incluem tremores, fome, fraqueza, visão turva e confusão mental. Contudo, o surgimento de alguns desses sintomas não indica necessariamente hipoglicemia reativa, e um determinado nível de glicose no sangue nem sempre produz esses sintomas. Para confirmar o diagnóstico de hipoglicemia reativa, alguns exames devem ser realizados. Por exemplo, no teste de tolerância à glicose via oral, a hipoglicemia reativa é demonstrada quando a elevação inicial da glicemia produzida pela ingestão de uma solução de glicose desencadeia uma secreção excessiva de insulina, de modo que o nível de glicose no sangue cai abaixo do normal dentro das cinco horas que sucedem a ingestão da solução (Figura 19.11).

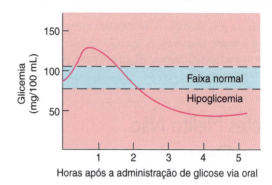

Figura 19.11 Hipoglicemia reativa. Teste de tolerância à glicose via oral idealizado de uma pessoa com hipoglicemia reativa. A concentração de glicose no sangue cai abaixo da faixa normal nas cinco horas que sucedem a ingestão da glicose como conseqüência da secreção excessiva de insulina.

> **Teste Seu Conhecimento Antes de Prosseguir**
>
> 1. Explique como a cetoacidose e a desidratação são produzidas numa pessoa com diabetes melito tipo I.
> 2. Descreva as causas de hiperglicemia numa pessoa com diabetes melito tipo II. Como a perda de peso pode ajudar a controlar essa doença?
> 3. Explique como a hipoglicemia reativa é produzida e descreva os perigos dessa condição.

Regulação Metabólica Pelos Hormônios Supra-renais, Pela Tiroxina e Pelo Hormônio do Crescimento

A adrenalina, os glicocorticóides, a tiroxina e o hormônio do crescimento estimulam o catabolismo dos carboidratos e dos lipídios. Portanto, esses hormônios são antagonistas à insulina na sua regulação do metabolismo dos carboidratos e dos lipídios. Todavia, a tiroxina e o hormônio do crescimento promovem a síntese protéica e são necessários para o crescimento corporal e o desenvolvimento adequado do sistema nervoso central. O efeito estimulador desses hormônios sobre a síntese protéica é complementar ao da insulina.

Os efeitos anabólicos da insulina são antagonizados pelo glucagon, como foi anteriormente descrito, e pelas ações de vários outros hormônios. Os hormônios supra-renais, da tireóide e da hipófise anterior (especificamente o hormônio do crescimento) antagonizam a ação da insulina sobre o metabolismo dos carboidratos e dos lipídios.

Regulação do Metabolismo

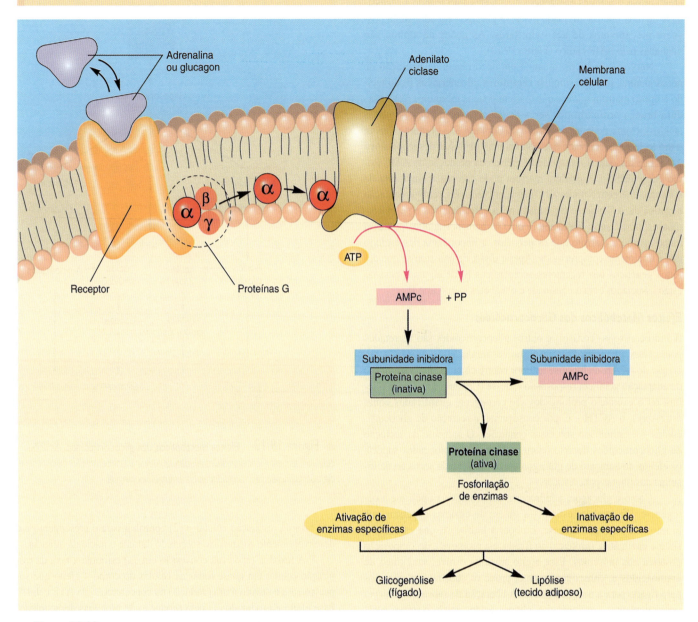

■ **Figura 19.12** Como a adrenalina e o glucagon exercem seus efeitos sobre o metabolismo. O AMP cíclico (AMPc) serve como segundo mensageiro nas ações da adrenalina e do glucagon sobre o metabolismo hepático e do tecido adiposo. (Os mecanismos da ação hormonal são discutidos detalhadamente no Capítulo 11.)

No entanto, as ações da insulina, da tiroxina e do hormônio do crescimento podem atuar sinergicamente na estimulação da síntese protéica.

Hormônios Supra-renais

Como descrito no Capítulo 11, as glândulas supra-renais possuem duas partes que atuam como glândulas separadas. As duas partes secretam diferentes hormônios e são reguladas por sistemas de controle diferentes. A **medula supra-renal** secreta hormônios catecolaminas – a adrenalina e quantidades menores de noradrenalina – em resposta à estimulação nervosa simpática. O **córtex supra-renal** secreta hormônios corticosteróides. Eles são agrupados em duas categorias funcionais: os **mineralocorticóides** (como a aldosterona), que atuam sobre os rins para regular o equilíbrio do Na⁺ e do K⁺ (Capítulo 17), e os **glicocorticóides** (como a hidrocortisona [cortisol]), que participam da regulação metabólica.

Efeitos Metabólicos das Catecolaminas

Os efeitos metabólicos das catecolaminas (adrenalina e noradrenalina) são similares aos do glucagon. Elas estimulam a glicogenólise e a liberação de glicose do fígado, assim como a lipólise e a liberação de ácidos graxos do tecido adiposo. Essas ações ocorrem em resposta ao glucagon durante o jejum, quando a baixa concentração de glicose no sangue estimula a secreção de glucagon, e em resposta às catecolaminas durante a reação de luta ou fuga ao estresse. Esse último efeito provê substratos energéticos circulantes antecipando a necessidade de uma intensa atividade física. O glucagon e a adrenalina possuem mecanismos de ação similares. As ações de ambos são mediadas pelo AMP cíclico (Figura 19.12).

Nervos simpáticos, atuando em decorrência da liberação de noradrenalina, podem estimular **receptores adrenérgicos β₃** do tecido adiposo marrom (parece que existem poucos receptores β₃ na gordura branca ordinária dos seres humanos, e nenhum nos outros tecidos). Como pode ser lembrado do Capítulo 5, a gordura marrom é um tecido especializado que contém uma **proteína desacopladora** única que dissocia o transporte de elétron da produção de ATP. Como conseqüência, a gordura marrom pode apresentar uma taxa de consumo energético muito alta (não controlada pela retroalimentação negativa da ATP) que é estimulada pelas catecolaminas e pelos hormônios tireoidianos. Entretanto, como os humanos adultos possuem menos gordura marrom que os neonatos, a importância desse efeito não é totalmente compreendida. Apesar disso, demonstrou-se que defeitos genéticos dos receptores adrenérgicos β₃ de algumas pessoas estão associados com a obesidade e o diabetes melito tipo II.

Efeitos Metabólicos dos Glicocorticóides

A hidrocortisona (cortisol) e outros glicocorticóides são secretados pelo córtex supra-renal em resposta à estimulação do ACTH. A secreção de ACTH da hipófise anterior ocorre como parte da síndrome de adaptação geral em resposta ao estresse (Capítulo 11). Como o jejum ou o exercício prolongados são certamente qualificados como estressores, o ACTH – e, por conseguinte, a secreção de glicocorticóides – é estimulado sob essas condições. O aumento da secreção de glicocorticóides durante jejum ou exercício prolongados suporta os efeitos do aumento de glucagon e a diminuição da secreção de insulina das ilhotas pancreáticas.

Como o glucagon, a hidrocortisona promove a lipólise e a cetogênese. Ela também estimula a síntese de enzimas hepáticas que promovem a neoglicogênese. Embora a hidrocortisona estimule a síntese enzimática (protéica) no fígado, ela promove a decomposição protéica nos músculos. Esse efeito aumenta o nível sanguíneo de aminoácidos e, conseqüentemente, provê os substratos requeridos pelo fígado para a neoglicogênese. A liberação de substratos energéticos circulantes – aminoácidos, glicose, ácidos graxos e corpos cetônicos – na corrente sanguínea em resposta à hidrocortisona (Figura 19.13) ajuda a compensar estados de jejum ou de exercício prolongados. Não se sabe ao certo se essas respostas metabólicas são benéficas em outras situações estressantes.

Tiroxina

Os folículos tireoidianos secretam **tiroxina**, também denominada **tetraiodotironina** (T₄), em resposta à estimulação pelo hormônio estimulador da tireóide (TSH, *thyroid-stimulating hormone*) da hipófise anterior. A tireóide também secreta quantidades menores de **triiodotironina** (T₃) em resposta à estimulação pelo TSH. Quase todos os órgãos do corpo são alvos da ação da tiroxina. Contudo, a tiroxina em si não é a forma ativa do hormônio no interior das células-alvo. A tiroxina é um pré-hormônio que deve ser primeiramente convertido em triiodotironina (T₃) no interior das células-alvo para se tornar ativo (Capítulo 11). Atuando após sua conversão em T₃, a tiroxina (1) regu-

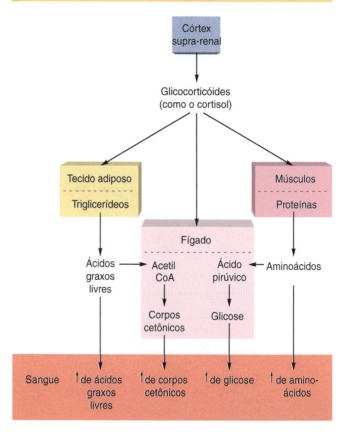

Figura 19.13 Efeitos metabólicos dos glicocorticóides. As ações catabólicas dos glicocorticóides ajudam a elevar a concentração de glicose e de outras moléculas carreadoras de energia no sangue.

la a taxa da respiração celular e (2) contribui para o crescimento e o desenvolvimento adequados, sobretudo durante o início da infância.

A tiroxina (após sua conversão em T₃) estimula a taxa da respiração celular em quase todas as células do corpo – efeito que supostamente é devido a uma redução da concentração de ATP celular. Esse efeito é produzido (1) pela produção de proteínas desacopladoras (como na gordura marrom, discutida anteriormente) e (2) pela estimulação do transporte ativo das bombas de Na⁺/K⁺, servindo como um reservatório energético para reduzir ainda mais a concentração de ATP. Como discutido no Capítulo 4, a ATP exerce uma inibição do produto final da respiração celular, de modo que quando a concentração de ATP diminui, a taxa da respiração celular aumenta.

Muito da energia liberada durante a respiração celular escapa sob a forma de calor, e proteínas desacopladoras aumentam a proporção de energia derivada do alimento que escapa sob a forma de calor. Como a tiroxina estimula a produção de proteínas desacopladoras e a taxa da respiração celular, as suas ações aumentam a produção de calor metabólico. Os efeitos *calorigênicos* (produtores de calor) da tiroxina são necessários para a adaptação ao frio. Isso não significa que as pessoas adaptadas ao frio apresentam níveis elevados de secreção de tiroxina. Em vez disso, níveis de tiroxina dentro da faixa normal conjugados ao aumento da atividade do sistema simpato-supra-renal e outras respostas previamente discutidas são responsáveis pela adaptação ao frio.

A taxa metabólica sob condições de repouso cuidadosamente definidas é conhecida como **taxa metabólica basal (TMB)**. Essa taxa do metabolismo basal possui dois componentes – um independente da ação da tiroxina e outro regulado por ela. Dessa maneira, a tiroxina atua para "ajustar" a TMB. Portanto, a TMB pode ser utilizada como um indicador da função da tireóide. De fato, essas medições foram utilizadas clinicamente para avaliar a condição da tireóide antes do desenvolvimento das determinações químicas diretas de T_4 e de T_3 no sangue. Uma pessoa com hipotireoidismo pode ter um consumo basal de O_2 aproximadamente 30% mais baixo que o normal, enquanto uma pessoa com hipertireoidismo pode ter um consumo basal de O_2 até 50% maior que o normal.

Um nível normal de secreção de tiroxina é necessário para o crescimento e o desenvolvimento adequado do sistema nervoso central nas crianças. Por essa razão o hipotireoidismo pode causar cretinismo nas crianças (ver a Figura 11.27, p. 312). Os sintomas do hipotireoidismo e do hipertireoidismo nos adultos são comparados na Tabela 11.8, p. 311.

O equilíbrio entre o anabolismo e o catabolismo também necessita de um nível normal de secreção de tiroxina. Por razões não totalmente compreendidas, tanto o hipotireoidismo como o hipertireoidismo provocam decomposição protéica e emaciação muscular.

Hormônio do Crescimento

A hipófise anterior secreta o **hormônio do crescimento**, também denominado **somatotropina**, em quantidades maiores que as de qualquer outro de seus hormônios. Como o seu nome significa, o hormônio do crescimento estimula o crescimento em crianças e adolescentes. A alta secreção contínua de hormônio do crescimento em adultos, particularmente sob condições de jejum e outras formas de estresse, indica que esse hormônio pode ter efeitos metabólicos importantes mesmo após os anos de crescimento terem terminado.

Regulação da Secreção do Hormônio do Crescimento

A secreção do hormônio do crescimento é inibida pela somatostatina, que é produzida pelo hipotálamo e secretada ao sistema portal hipotálamo-hipofisário (Capítulo 11). Além disso, também existe um hormônio de liberação hipotalâmico, o GHRH, que estimula a secreção do hormônio do crescimento. Por essa razão, o hormônio do crescimento parece ser único entre os hormônios da hipófise anterior pelo fato de sua secreção ser controlada tanto por um hormônio liberador como por um hormônio inibidor do hipotálamo. A secreção do hormônio do crescimento segue um padrão circadiano ("ao longo de um dia"), aumentando durante o sono e diminuindo durante os períodos de vigília.

O aumento da concentração plasmática de aminoácidos e a diminuição da concentração plasmática de glicose estimulam a secreção do hormônio do crescimento. Esses eventos ocorrem durante a absorção de uma refeição rica em proteínas, quando aminoácidos são absorvidos. A secreção do hormônio do crescimento também aumenta durante o jejum prolongado, quando a concentração plasmática de glicose é baixa e a de aminoácidos é aumentada pela decomposição de proteínas musculares.

Fatores do Crescimento Semelhantes à Insulina

Os **fatores do crescimento semelhantes à insulina (IGFs**, *insulin-like growth factors*), produzidos por muitos tecidos, são polipeptídios que apresentam uma estrutura semelhante à da pró-insulina (Capítulo 2). Eles produzem efeitos semelhantes aos da insulina e servem como mediadores de algumas ações do hormônio do crescimento. O termo **somatomedinas** é freqüentemente utilizado para se referir a dois desses fatores, designados como *IGF-1* e *IGF-2*, porque eles medeiam as ações da somatotropina (hormônio do crescimento). O fígado produz e secreta IGF-1 em resposta à estimulação do hormônio do crescimento, e esse IGF-1 secretado atua como um hormônio por suas qualidades, sendo transportado pelo sangue até o tecido-alvo. Um alvo importante é a cartilagem, onde o IGF-1 estimula a divisão e o crescimento celulares. O IGF-1 também atua como regulador autócrino (Capítulo 11), uma vez que os próprios condrócitos (células cartilaginosas) produzem IGF-1 em resposta à estimulação do hormônio do crescimento. As ações promotoras do crescimento do IGF-1, atuando como um hormônio e como um regulador autócrino, medeiam diretamente os efeitos do hormônio do crescimento sobre a cartilagem. Essas ações são apoiadas pelo IGF-2, que possui ações mais semelhantes às da insulina. As ações do hormônio do crescimento de estimular a lipólise no tecido adiposo e de reduzir a utilização de glicose aparentemente não são mediadas pelas somatomedinas (Figura 19.14).

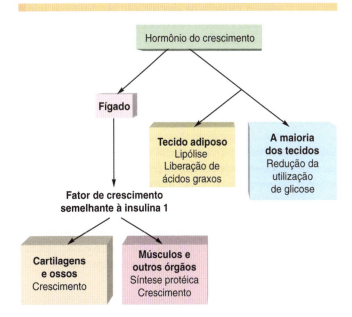

Figura 19.14 Efeitos metabólicos do hormônio do crescimento. Os efeitos promotores (ou anabólicos) do crescimento do hormônio do crescimento são mediados indiretamente pela estimulação da produção do fator de crescimento semelhante à insulina 1 (também denominado somatomedina C) pelo fígado.

Efeitos do Hormônio do Crescimento Sobre o Metabolismo

O fato da secreção do hormônio do crescimento aumentar durante o jejum e também durante a absorção de uma refeição protéica reflete a natureza complexa da ação desse hormônio, que produz efeitos anabólicos e catabólicos. O hormônio do crescimento promove a síntese protéica (anabolismo) e, nesse aspecto, é similar à insulina. Ele também estimula o catabolismo da gordura e a liberação de ácidos graxos do tecido adiposo durante períodos de jejum (estado pós-absortivo), uma vez que a secreção do hormônio do crescimento aumenta à noite. A elevação da concentração plasmática de ácidos graxos induzida pelo hormônio do crescimento acarreta redução da taxa de glicólise em muitos órgãos. Essa inibição da glicólise pelos ácidos graxos, talvez em conjunto com uma ação mais direta do hormônio do crescimento, resulta numa diminuição da utilização de glicose pelos tecidos. Portanto, o hormônio do crescimento atua para elevar a concentração de glicose no sangue e, por essa razão, diz-se que ele possui um efeito "diabetogênico".

O hormônio do crescimento estimula a captação celular de aminoácidos e a síntese protéica em muitos órgãos do corpo. Essas ações são úteis quando uma refeição rica em proteínas é consumida. Os aminoácidos são removidos do sangue e utilizados para formar proteínas, e as concentrações plasmáticas de glicose e de ácidos graxos aumentam para disponibilizar fontes energéticas alternativas (Figura 19.14). O efeito anabólico do hormônio do crescimento é particularmente importante durante os anos de crescimento, quando ele contribui para aumentar o comprimento ósseo e a massa de muitos tecidos moles.

> Antes do **hormônio do crescimento recombinante** (produzido por células manipuladas geneticamente) se tornar disponível, o suprimento de hormônio do crescimento era muito limitado porque ele somente podia ser obtido de hipófises de cadáveres. Agora que o hormônio do crescimento recombinante está disponível, as crianças com baixa estatura idiopática (que não apresentam nanismo hipofisário) podem receber injeções de hormônio do crescimento. Num estudo recente, crianças com essa disfunção receberam injeções durante dez anos e atingiram a estatura adulta significativamente maior que a prevista antes do tratamento. O tratamento com hormônio do crescimento com esse objetivo, entretanto, sob o ponto de vista médico e ético, é muito controverso.

Efeitos do Hormônio do Crescimento Sobre o Crescimento Corporal

Os efeitos estimuladores do hormônio do crescimento sobre o crescimento esquelético são decorrentes da estimulação da mitose nas lâminas epifisiais de cartilagem presentes nos ossos longos de crianças e adolescentes em crescimento. Essa ação é mediada pelas somatomedinas (IGF-1 e IGF-2) que estimulam os condrócitos a se dividir e secretar mais matriz cartilaginosa. Parte dessa cartilagem de crescimento é convertida em osso, permitindo o crescimento em comprimento. Esse crescimento esquelético cessa quando as lâminas epifisiais são convertidas em osso após o estirão de crescimento durante a puberdade, apesar da secreção do hormônio do crescimento continuar durante a vida adulta.

Uma secreção excessiva de hormônio do crescimento em crianças pode produzir **gigantismo**. Essas crianças podem crescer até uma altura de 2,43 metros mantendo proporções corporais normais. Entretanto, uma secreção excessiva de hormônio do crescimento após o fechamento das lâminas epifisiais não consegue produzir aumento de estatura. Nos adultos, a secreção excessiva de hormônio do crescimento acarreta aumento da mandíbula e deformidades dos ossos da face, das mãos e dos pés. Essa condição, denominada **acromegalia**, é acompanhada por um crescimento de tecidos moles e espessamento da pele (Figura 19.15). É interessante observar que os atletas que fazem uso de suplementos de hormônio do crescimento para aumentar a massa muscular também podem apresentar alterações corporais que se assemelham às da acromegalia.

Uma secreção inadequada de hormônio do crescimento durante os anos de crescimento resulta no **nanismo**. Uma variante interessante dessa condição é o *nanismo de Laron*, no qual existe uma insensibilidade genética aos efeitos do hormônio do crescimento. Essa insensibilidade está associada à redução do número de receptores do hormônio do crescimento nas células-alvo. A engenharia genética tornou disponível o IGF-1 recombinante, recentemente aprovado pela FDA para o tratamento médico do nanismo de Laron.

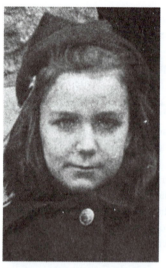
9 anos

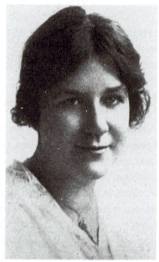
16 anos

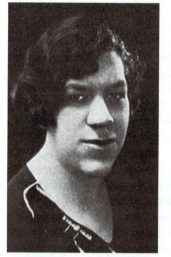
33 anos

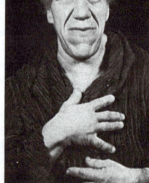
52 anos

■ **Figura 19.15** Progressão da acromegalia num indivíduo. O enrudecimento dos traços e a desfiguração tornam-se mais evidentes por volta dos 33 anos e mais severos aos 52 anos.

Uma dieta adequada, em particular no que diz respeito às proteínas, é necessária para a produção de IGF-1. Isso ajuda a explicar a observação comum de que muitas crianças são significativamente mais altas que seus genitores, os quais podem não ter tido uma dieta adequada na juventude. As crianças com desnutrição protéica (**kwarshiorkor**) apresentam taxas baixas de crescimento e níveis baixos de IGF-1 no sangue, apesar de que sua secreção de hormônio do crescimento pode ser anormalmente elevada. Quando essas crianças recebem uma dieta adequada, o nível de IGF-1 e a taxa de crescimento aumentam.

Teste Seu Conhecimento Antes de Prosseguir

1. Descreva os efeitos da adrenalina e dos glicocorticóides sobre o metabolismo dos carboidratos e dos lipídios. Qual é a importância desses efeitos como resposta ao estresse?
2. Explique as ações da tiroxina sobre a taxa metabólica basal. Por que as pessoas com hipotireoidismo apresentam uma propensão ao ganho de peso e por que elas são menos resistentes ao estresse provocado pelo frio?
3. Descreva os efeitos do hormônio do crescimento sobre o metabolismo dos lipídios, da glicose e dos aminoácidos.
4. Explique como o hormônio do crescimento estimula o crescimento esquelético.

Regulação do Equilíbrio de Cálcio e de Fosfato

A concentração normal de Ca^{2+} no sangue é criticamente importante para a contração muscular e a manutenção da permeabilidade adequada da membrana. O paratormônio promove elevação da concentração de Ca^{2+} no sangue, estimulando a reabsorção de cristais de fosfato de cálcio dos ossos e a excreção renal de fosfato. Um derivado da vitamina D produzido no corpo, a 1,25-diidroxivitamina D_3, promove a reabsorção intestinal de cálcio e fosfato.

As concentrações plasmáticas de cálcio e fosfato são afetadas pela formação e reabsorção óssea, pela absorção intestinal de Ca^{2+} e de PO_4^{3-} e pela excreção urinária desses íons. O paratormônio, a 1,25-diidroxivitamina D_3 e a calcitonina regulam esses processos, como é resumido na Tabela 19.7.

O esqueleto, além de prover suporte ao corpo, serve como grande reserva de cálcio e fosfato sob a forma do cristal *hidroxiapatita*, que possui a fórmula $Ca_{10}(PO_4)_6(OH)_2$. O fosfato de cálcio nos cristais de hidroxiapatita deriva do sangue pela ação de células formadoras de osso (ou **osteoblastos**). Os osteoblastos secretam uma matriz orgânica composta em grande parte por colágeno, que se torna endurecido por depósitos de hidroxiapatita. Esse processo é denominado **deposição óssea**. A **reabsorção óssea** (dissolução da hidroxiapatita), produzida pela ação dos **osteoclastos** (Figura 19.16), acarreta o retorno do cálcio e do fosfato ósseos ao sangue.

A formação e a reabsorção óssea ocorrem constantemente em taxas determinadas pela atividade relativa dos osteoblastos e dos osteoclastos. O crescimento corporal durante as primeiras duas décadas de vida ocorre porque a formação óssea ocorre em maior velocidade que a reabsorção óssea. Em torno dos 50-60 anos, a taxa de reabsorção óssea freqüentemente excede a de deposição óssea. A atividade constante dos osteoblastos e dos osteoclastos permite que o osso seja remodelado durante a vida. Por exemplo, a posição dos dentes pode ser alterada por aparelhos ortodônticos, que causam a reabsorção óssea no lado que suporta a pressão e a formação óssea no lado oposto dos encaixes alveolares.

Apesar das taxas variáveis de formação e de reabsorção óssea, as concentrações plasmáticas de cálcio e de fosfato são mantidas pelo controle hormonal da absorção intestinal e da excreção urinária desses íons. Esses mecanismos de controle hormonal são muito eficazes na manutenção das concentrações plasmáticas de cálcio e fosfato dentro de limites estreitos. O cálcio plasmático, por exemplo, normalmente se mantém em 2,5 milimolar ou 5 miliequivalentes por litro. (Um miliequivalente é igual a um milimol multiplicado pela valência do íon; nesse caso, x 2.)

A manutenção da concentração plasmática normal de cálcio é importante por causa da ampla variedade de efeitos que o cálcio tem no corpo. Por exemplo, o cálcio é necessário para a coagulação sangüínea e para uma variedade de funções de sinalização celular. Estas incluem o papel do cálcio como segundo mensageiro da ação hormonal (Capítulo 11), como um sinal para a liberação de neurotransmissores dos axônios em resposta a potenciais de ação (Capítulo 7) e como estímulo para a contração muscular em resposta à estimulação elétrica (Capítulo 12).

Tabela 19.7 Regulação Endócrina do Equilíbrio de Cálcio e de Fosfato

Hormônio	Efeito Sobre o Intestino	Efeito Sobre os Rins	Efeito Sobre os Ossos	Doenças Associadas
Paratormônio (PTH)	Nenhum efeito direto	Estimulação da reabsorção de Ca^{2+}; inibição da reabsorção de PO_4^{3-}	Estimulação da reabsorção	Osteíte fibrosa cística com hipercalcemia devido ao excesso de PTH
1,25-diidroxivitamina D_3	Estimulação da absorção de Ca^{2+} e de PO_4^{3-}	Estimulação da reabsorção de Ca^{2+} e de PO_4^{3-}	Estimulação da reabsorção	Osteomalacia (adultos) e raquitismo (crianças) em decorrência da deficiência de 1,25-diidroxivitamina D_3
Calcitonina	Nenhum	Inibição da reabsorção de Ca^{2+} e de PO_4^{3-}	Estimulação da deposição	Nenhuma

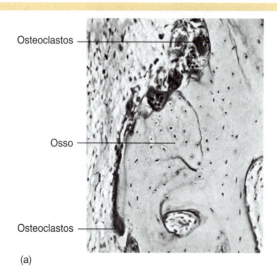

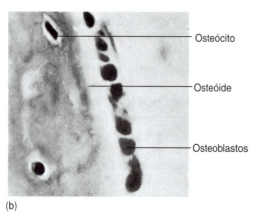

Figura 19.16 Reabsorção e Deposição Ósseas. Microfotografias de (a) osteoclastos, que causam a reabsorção óssea, e (b) de osteoblastos, que depositam osso através da secreção da matriz orgânica do osso (osteóide) que se torna calcificada. A reabsorção e a deposição (formação) ósseas ocorrem simultaneamente em todo o corpo sob condições normais.

A taxa de deposição óssea é igual à taxa de reabsorção óssea em pessoas saudáveis sob a influência da gravidade na Terra. Contudo, na **microgravidade** (essencialmente, ausência de peso) do espaço, os astronautas sofrem uma perda lenta e progressiva de cálcio dos ossos que suportam peso (dos membros inferiores e da coluna vertebral). Por razões que ainda não são compreendidas, cerca de 100 mg de cálcio são perdidos por dia, reduzindo a densidade mineral óssea em até 20% em alguns astronautas que permaneceram no espaço durante vários meses. Essa perda não pode ser combatida simplesmente com a prescrição de cálcio aos astronautas, uma vez que a hipercalcemia pode provocar a formação de cálculos renais e outros problemas. Os equipamentos de exercício utilizados no espaço ajudaram a prevenir a perda de massa muscular nos astronautas, mas não foram eficazes no combate contra o problema da reabsorção óssea.

Além disso, o cálcio é necessário para manter a permeabilidade adequada da membrana. Uma concentração plasmática anormalmente baixa de cálcio aumenta a permeabilidade das membranas celulares ao Na^+ e a outros íons. Por essa razão, a hipocalcemia aumenta a excitabilidade dos nervos e músculos e pode acarretar espasmo muscular (tetania).

Paratormônio e Calcitonina

Sempre que a concentração plasmática de Ca^{2+} começa a cair, as glândulas paratireóides são estimuladas a secretar quantidades maiores de **paratormônio** (**PTH**), que atua elevando a concentração de Ca^{2+} no sangue de volta aos níveis normais. Como pode ser previsto em relação a essa ação do PTH, as pessoas que sofrem remoção das paratireóides (como pode ocorrer acidentalmente durante a remoção cirúrgica da tireóide) apresentam hipocalcemia. Isso pode causar tetania muscular grave, pelas razões previamente analisadas, e serve como uma lembrança dramática da importância do PTH.

O paratormônio ajuda a elevar a concentração de Ca^{2+} no sangue principalmente pela estimulação da atividade de reabsorção óssea dos osteoclastos. Além disso, o PTH estimula os rins a reabsorver Ca^{2+} do filtrado glomerular, ao mesmo tempo que inibe a reabsorção de PO_4^{3-}. Isso aumenta a concentração de Ca^{2+} no sangue sem promover a deposição de cristais de fosfato de cálcio no osso. Finalmente, o PTH promove a formação de 1,25-diidroxivitamina D_3 (como será descrito na próxima seção) e, portanto, também ajuda a elevar a concentração de cálcio no sangue de modo indireto, através dos efeitos desse outro hormônio.

O distúrbio ósseo mais comum em pessoas idosas é a **osteoporose**. Ela é caracterizada por perdas paralelas de matriz mineral e de matriz orgânica do osso, reduzindo a massa e a densidade óssea (Figura 19.17) e aumentando o risco de fraturas. Embora as causas da osteoporose não sejam bem conhecidas, a perda óssea relacionada à idade ocorre mais rapidamente nas mulheres que nos homens. A osteoporose é quase dez vezes mais comum em mulheres na pós-menopausa que em homens com idades comparáveis, sugerindo que a queda da secreção de estrogênio na menopausa contribui para essa condição. A redução de esteróides sexuais aumenta a formação de osteoclastos, produzindo um desequilíbrio entre a reabsorção e a deposição óssea. Mulheres na pré-menopausa que apresentam uma baixa porcentagem de gordura corpórea e amenorréia também podem ter osteoporose.

Os médicos aconselham meninas adolescentes que estão atingindo sua massa óssea máxima a consumir alimentos ricos em cálcio (por exemplo, leite e produtos laticínios). Isso pode reduzir a progressão da osteoporose quando elas envelhecerem. Além disso, suplementos de cálcio e outras alterações dietéticas são recomendados para as mulheres antes da menopausa. A terapia de reposição hormonal com estrogênio para as mulheres na pós-menopausa é comum porque ela ajuda a prevenir a perda óssea e também reduz o risco de cardiopatia isquêmica, o qual, de outro modo, aumenta substancialmente após a menopausa. A osteoporose também pode ser tratada com drogas que inibem a reabsorção óssea, incluindo a calcitonina (geralmente oriunda do salmão) administrada sob a forma de injeção ou de *spray* nasal.

Regulação do Metabolismo

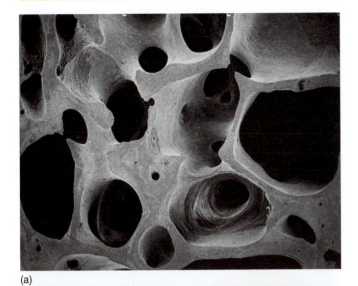

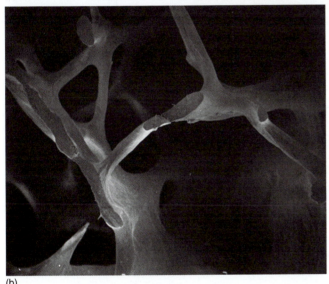

Figura 19.17 Microfotografia eletrônica de varredura do osso. Estas amostras de biópsia foram coletadas da crista ilíaca. Compare a espessura do osso (a) numa amostra normal e (b) numa amostra de uma pessoa com osteoporose.

De L. G. Raisz; S. W. Dempster, et al. "Mechanisms of Disease". In: New England Journal of Medicine, V. 218(13):818. Copyright © 1988 Massachusetts Medical Society. Todos os direitos reservados.

Muitos cânceres secretam um hormônio conhecido como *proteína relacionada ao paratormônio*. Essa molécula causa hipercalcemia (e subseqüente tetania muscular) ao interagir com os receptores do PTH e, conseqüentemente, aumenta a reabsorção óssea, estimula a reabsorção renal de Ca^{2+} e promove a excreção renal de PO_4^{3-}.

Como foi mencionado no Capítulo 11, a tireóide secreta o hormônio **calcitonina**. Apesar de sua importância fisiológica nos seres humanos ser questionável, a sua ação farmacológica (como droga) pode ser útil – ela inibe a reabsorção óssea. As pessoas com fraturas de estresse de vértebras devido à osteoporose (analisado no quadro clínico anterior) podem ser ajudadas por injeções ou por *sprays* nasais de calcitonina.

1,25-Diidroxivitamina D₃

A produção de **1,25-diidroxivitamina D₃** começa na pele, onde a vitamina D₃ é produzida a partir de sua molécula precursora (7-desidrocolesterol) sob a influência da luz solar. Nas regiões equatoriais do globo, a exposição à luz solar pode permitir a produção cutânea suficiente de vitamina D₃. Em latitudes mais ao norte ou ao sul, entretanto, o sol do inverno pode não permitir a produção suficiente de vitamina D₃. Quando a pele não produz quantidades suficientes de vitamina D₃, esse composto deve ser ingerido na dieta. Por essa razão ela é denominada vitamina. Quer esse composto seja secretado da pele para a corrente sanguínea, quer ele entre no sangue após ser absorvido do intestino, a vitamina D₃ atua como um *pré-hormônio*. Para que ele se torne biologicamente ativo, deve ser alterado quimicamente (Capítulo 11).

Uma enzima hepática adiciona um grupo hidroxila (OH) ao carbono número 25, convertendo a vitamina D₃ em 25-hidroxivitamina D₃. Entretanto, para que ela se torne ativa, um outro grupo hidroxila deve ser adicionado ao carbono número 1. A hidroxilação do primeiro carbono é realizada por uma enzima renal, que converte a molécula em 1,25-diidroxivitamina D₃ (Figura 19.18). A atividade dessa enzima renal é estimulada pelo paratormônio (Figura 19.19). O aumento da secreção de PTH, estimulado pela baixa concentração de Ca^{2+} no sangue, portanto, é acompanhado pelo aumento de produção de 1,25-diidroxivitamina D₃.

O hormônio 1,25-diidroxivitamina D₃ ajuda a elevar as concentrações plasmáticas de cálcio e de fosfato, estimulando (1) a absorção intestinal de cálcio e fosfato, (2) a reabsorção óssea e (3) a reabsorção renal de cálcio e fosfato, de modo que quantidades menores são excretadas na urina. Observe que a 1,25-diidroxivitamina D₃, mas não o paratormônio, estimula diretamente a absorção intestinal do cálcio e fosfato e promove a reabsorção do fosfato nos rins. O efeito do aumento simultâneo das concentrações plasmáticas de Ca^{2+} e de PO_4^{3-} resulta numa maior propensão à precipitação desses íons sob a forma de cristais de hidroxiapatita no osso.

Como a 1,25-diidroxivitamina D₃ estimula diretamente a reabsorção óssea, parece paradoxal que esse hormônio seja necessário para a deposição óssea adequada e, de fato, que quantidades inadequadas de 1,25-diidroxivitamina D₃ acarretam a desmineralização óssea da osteomalácia e do raquitismo. Esse paradoxo aparente pode ser explicado pelo fato de a função primária da 1,25-diidroxivitamina D₃ ser a estimulação da absorção intestinal de Ca^{2+} e PO_4^{3-}. Quando a ingestão de cálcio é adequada, o principal resultado da ação da 1,25-diidroxivitamina D₃ é a disponibilidade de Ca^{2+} e de PO_4^{3-} em quantidades suficientes para promover a deposição óssea. Somente quando a ingestão de cálcio é inadequada, o efeito direto da 1,25-diidroxivitamina D₃ sobre a reabsorção óssea se torna importante, atuando para garantir uma concentração adequada de Ca^{2+} no sangue.

> Além da osteoporose, vários outros distúrbios ósseos estão associados com o equilíbrio anormal do cálcio e do fosfato. Na **osteomalácia** (em adultos) e no **raquitismo** (em crianças), a ingestão inadequada de vitamina D resulta numa calcificação inadequada da matriz orgânica dos ossos. A secreção excessiva de paratormônio resulta na **osteíte fibrosa cística**, em que a atividade osteoclástica excessiva causa reabsorção tanto do componente mineral como do componente orgânico do osso, então substituídos por tecido fibroso.

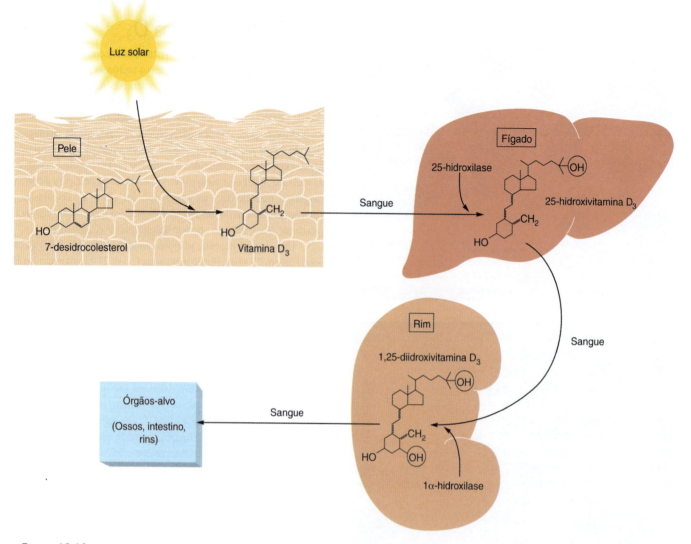

■ **Figura 19.18** **Produção de 1,25-diidroxivitamina D₃.** Este hormônio é produzido nos rins a partir do precursor inativo 25-hidroxivitamina D₃ (formado no fígado). Esta molécula é produzida a partir da vitamina D₃ secretada pela pele.

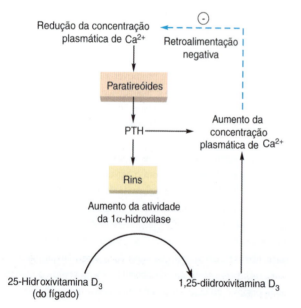

■ **Figura 19.19** **Controle por retroalimentação negativa da secreção do paratormônio.** Uma redução da concentração plasmática de Ca^{2+} estimula diretamente a secreção do paratormônio (PTH). A produção de 1,25-diidroxivitamina D₃ também aumenta quando a concentração de Ca^{2+} é baixa porque o PTH estimula a fase final de hidroxilação na formação desse composto nos rins.

Regulação do Metabolismo

Controle por Retroalimentação Negativa do Equilíbrio do Cálcio e do Fosfato

A concentração plasmática de cálcio controla a secreção do paratormônio. Essa secreção é estimulada pela concentração baixa de cálcio e inibida pela concentração alta. Como o paratormônio estimula a fase final de hidroxilação na formação da 1,25-diidroxivitamina D_3, uma elevação do paratormônio acarreta aumento da produção de 1,25-diidroxivitamina D_3. A concentração baixa de cálcio no sangue pode portanto ser corrigida pelos efeitos do aumento do paratormônio e da 1,25-diidroxivitamina D_3 (Figura 19.20).

A concentração plasmática de cálcio pode cair enquanto a de fosfato permanece normal. Nesse caso, o aumento de secreção do paratormônio resulta em aumento da produção de 1,25-dihidroxivitamina D_3 que pode elevar anormalmente a concentração de fosfato enquanto atua para restaurar a concentração normal de cálcio. Isso é impedido pela inibição da reabsorção renal de fosfato pelo paratormônio, de modo que o fosfato é excretado na urina (Figura 19.20). Dessa forma, a concentração de cálcio no sangue pode ser elevada até níveis normais sem elevar excessivamente a concentração de fosfato no sangue.

Experimentos realizados na década de 1960 revelaram que, em cachorros, a concentração elevada de cálcio no sangue pode ser reduzida por um hormônio secretado pela tireóide. Esse hormônio tem um efeito oposto ao do paratormônio e da 1,25-diidroxivitamina D_3. Descobriu-se que o hormônio que reduz a concentração de cálcio no sangue, denominado *calcitonina*, é secretado pelas *células parafoliculares* (ou *células C*) da tireóide. Essas células estão dispersas entre as células foliculares que secretam tiroxina.

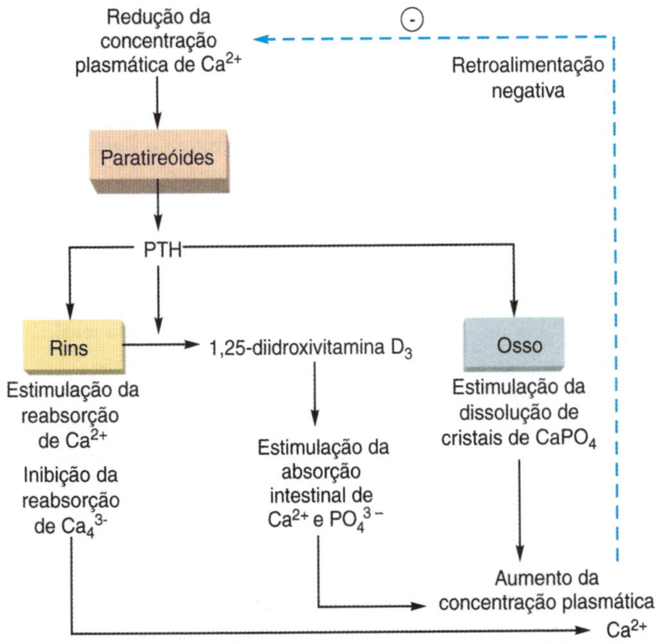

A secreção de calcitonina é estimulada pela concentração plasmática elevada de cálcio e atua para reduzi-la (1) inibindo a atividade osteoclástica e, consequentemente, reduzindo a reabsorção óssea, e (2) estimulando a excreção urinária de cálcio e de fosfato em decorrência da inibição de sua reabsorção nos rins (Figura 19.21).

Embora seja atraente pensar que os efeitos de hormônios antagonistas regulam o equilíbrio de cálcio, a importância da calcitonina na fisiologia humana permanece obscura. Pacientes que sofreram remoção cirúrgica da tireóide (por exemplo, para tratar o câncer de tireóide) *não* apresentam hipercalcemia, o que seria de se esperar se a calcitonina fosse necessária para reduzir a concentração de cálcio no sangue. No entanto, a capacidade de doses farmacológicas muito grandes de calcitonina de inibir a atividade osteoclástica e a reabsorção óssea é clinicamente útil no tratamento da *doença de Paget*, em que a atividade osteoclástica provoca amolecimento ósseo. Algumas vezes, ela também é utilizada no tratamento da osteoporose, como foi anteriormente descrito.

Teste Seu Conhecimento Antes de Prosseguir

1. Descreva os mecanismos que regulam a secreção do paratormônio e da calcitonina.
2. Cite as etapas da formação da 1,25-diidroxivitamina D_3 e explique como o paratormônio influencia essa formação.
3. Descreva as ações do paratormônio, da 1,25-diidroxivitamina D_3 e da calcitonina sobre o intestino, o sistema esquelético e os rins e explique como essas ações afetam a concentração de cálcio no sangue.
4. Descreva os diferentes efeitos da 1,25-diidroxivitamina D_3 sobre os ossos quando a ingestão de cálcio é adequada e quando ela é inadequada.

■ **Figura 19.20** Homeostasia da concentração plasmática de Ca^{2+}. Um circuito de retroalimentação negativa faz com que a concentração baixa de Ca^{2+} no sangue retorne ao normal sem elevar simultaneamente a concentração de fosfato no sangue acima do normal.

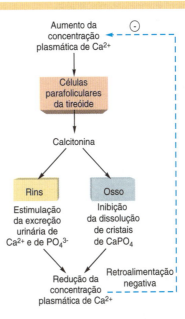

■ **Figura 19.21** Controle por retroalimentação negativa da secreção de calcitonina. A ação da calcitonina é antagônica à do paratormônio.

Resumo

Demandas Nutricionais 602

I. O alimento fornece moléculas utilizadas na respiração celular para a produção de energia.
  A. A atividade física, a temperatura e a alimentação influenciam a taxa metabólica. A taxa metabólica basal é medida como a taxa de consumo de oxigênio quando essas influências são padronizadas e mínimas.
  B. A energia provida no alimento e a energia consumida pelo corpo são medidas em unidades de quilocalorias.
  C. Quando a ingestão calórica é maior que o consumo energético durante um período de tempo, o excesso de calorias é armazenado sob a forma de gordura.

II. As vitaminas e os minerais servem principalmente como co-fatores e coenzimas.
  A. As vitaminas são divididas em lipossolúveis (A, D, E e K) e hidrossolúveis.
  B. Muitas vitaminas hidrossolúveis são necessárias para a atividade das enzimas envolvidas na respiração celular.
  C. As vitaminas lipossolúveis A e D possuem funções específicas, mas compartilham mecanismos de ação similares, ativando receptores nucleares e regulando a expressão genética.

Regulação do Metabolismo Energético 608

I. Os tecidos corporais podem utilizar substratos energéticos circulantes, incluindo a glicose, ácidos graxos, corpos cetônicos, ácido lático, aminoácidos e outros, para a respiração celular.
  A. Diferentes órgãos possuem diferentes fontes energéticas preferidas.
  B. Os substratos energéticos circulantes podem ser obtidos do alimento ou das reservas energéticas de glicogênio, gordura e proteínas do corpo.

II. O hipotálamo regula, pelo menos parcialmente, o comportamento alimentar.
  A. Lesões da área ventromedial do hipotálamo produzem hiperfagia, enquanto lesões do hipotálamo lateral produzem hipofagia.
  B. Vários neurotransmissores foram implicados no controle do comportamento alimentar. Eles incluem as endorfinas, a noradrenalina, a serotonina, a colecistocinina e o neuropeptídio Y.

III. As células adiposas (adipócitos) são alvos da regulação hormonal, além de, por natureza, serem endócrinas.
  A. Nas crianças, ácidos graxos saturados circulantes promovem a divisão e a diferenciação celular e a diferenciação em novos adipócitos. Essa atividade envolve a ligação de uma prostaglandina, a 15d-PGJ$_2$, com um receptor nuclear denominado PPAR$_\gamma$.
  B. Os adipócitos secretam leptina, que regula a ingestão alimentar e o metabolismo, e TNFα, que pode ajudar a regular a sensibilidade musculoesquelética à insulina.

IV. O controle do equilíbrio energético do corpo é regulado pelos efeitos anabólicos e catabólicos de uma variedade de hormônios.

Regulação Energética pelas Ilhotas Pancreáticas (de Langerhans) 613

I. Uma elevação da concentração plasmática de glicose estimula a secreção de insulina e inibe a de glucagon.
  A. Os aminoácidos estimulam a secreção de insulina e de glucagon.
  B. A secreção de insulina também é estimulada pela inervação parassimpática das ilhotas e pela ação de hormônios intestinais como o peptídio inibidor gástrico (PIG).

II. Durante a absorção intestinal de uma refeição, a insulina promove a captação de glicose sanguínea para o interior do músculo esquelético e de outros tecidos
  A. Isso reduz a concentração de glicose no sangue e aumenta as reservas energéticas de glicogênio, gordura e proteínas.
  B. Os músculos esqueléticos são os principais órgãos que removem a glicose do sangue em resposta à estimulação da insulina.

III. Durante períodos de jejum, a secreção de insulina diminui e a de glucagon aumenta.
  A. O glucagon estimula a glicogenólise no fígado, a neoglicogênese, a lipólise e a cetogênese.
  B. Esses efeitos ajudam a manter concentrações adequadas de glicose no sangue que supre o encéfalo e representam fontes energéticas alternativas para outros órgãos.

Diabetes Melito e Hipoglicemia 617

I. O diabetes melito e a hipoglicemia reativa representam distúrbios das ilhotas pancreáticas.
  A. O diabetes melito insulino-dependente ocorre quando as células beta são destruídas. A conseqüente falta de insulina e a secreção excessiva de glucagon produzem os sintomas dessa doença.
  B. O diabetes melito não insulino-dependente ocorre como conseqüência da insensibilidade tecidual relativa à insulina e de secreção inadequada da mesma. Essa condição é agravada pela obesidade e melhora com o exercício.
  C. A hipoglicemia reativa ocorre quando as ilhotas recebem quantidades excessivas de insulina em resposta ao aumento da concentração de glicose no sangue.

Regulação Metabólica Pelos Hormônios Supra-renais, Pela Tiroxina e Pelo Hormônio do Crescimento 620

I. Os hormônios supra-renais envolvidos na regulação energética incluem a adrenalina da medula supra-renal e os glicocorticóides (sobretudo a hidrocortisona) do córtex supra-renal.
  A. Os efeitos da adrenalina são similares aos do glucagon. A adrenalina estimula a glicogenólise e a lipólise e ativa o aumento do metabolismo da gordura marrom.
  B. Os glicocorticóides promovem a decomposição de proteínas musculares e a conversão de aminoácidos em glicose no fígado.

II. A tiroxina estimula a taxa da respiração celular em quase todas as células do corpo.

A. A tiroxina ajusta a taxa metabólica basal (TMB), a taxa em que a energia (e o oxigênio) é consumida pelo corpo em condições de repouso.
B. A tiroxina também promove a síntese protéica e é necessária para o crescimento corporal adequado e para o desenvolvimento, sobretudo do sistema nervoso central.

III. Hormônios liberadores e inibidores do hipotálamo regulam a secreção do hormônio do crescimento.
A. A secreção do hormônio do crescimento é estimulada por uma refeição protéica e por uma queda da glicose, como ocorre durante o jejum.
B. O hormônio do crescimento estimula o catabolismo dos lipídios e inibe a utilização da glicose.
C. Além disso, o hormônio do crescimento estimula a síntese protéica e, conseqüentemente, promove o crescimento corporal.
D. Os efeitos anabólicos do hormônio do crescimento, incluindo a estimulação do crescimento ósseo na infância, são produzidos indiretamente através de polipeptídios denominados fatores do crescimento semelhantes à insulina (somatomedinas).

Regulação do Equilíbrio de Cálcio e de Fosfato 625

I. O osso contém cálcio e fosfato sob a forma de cristais de hidroxiapatita. Isso serve como suprimento de reserva de cálcio e de fosfato para o sangue.
A. A formação e a reabsorção óssea são produzidas pela ação dos osteoblastos e dos osteoclastos, respectivamente.
B. As concentrações plasmáticas de cálcio e de fosfato também são afetadas pela absorção intestinal e pela excreção urinária desses íons.

II. O paratormônio estimula a reabsorção óssea e a reabsorção renal de cálcio. Portanto, esse hormônio atua para aumentar a concentração de cálcio no sangue.
A. A secreção de paratormônio é estimulada por uma queda da concentração de cálcio no sangue.
B. Além disso, o paratormônio inibe a reabsorção renal de fosfato, de modo que mais fosfato é excretado na urina.

III. A 1,25-diidroxivitamina D_3 deriva da vitamina D por reações de hidroxilação no fígado e nos rins.
A. A última fase de hidroxilação é estimulada pelo paratormônio.
B. A 1,25-diidroxivitamina D_3 estimula a absorção intestinal de cálcio e de fosfato, a reabsorção óssea e a reabsorção renal de fosfato.

IV. Uma elevação do paratormônio, acompanhada por aumento de produção da 1,25-diidroxivitamina D_3, ajuda a manter a concentração adequada de cálcio e a de fosfato no sangue em resposta a uma queda da concentração de cálcio.

V. As células parafoliculares da tireóide secretam calcitonina.
A. A secreção de calcitonina é estimulada pelo aumento da concentração de cálcio no sangue.
B. A calcitonina, pelo menos em âmbito farmacológico, atua para reduzir a concentração de cálcio no sangue, inibindo a reabsorção óssea e estimulando a excreção urinária de cálcio e de fosfato.

Atividades de Revisão

Teste Seu Conhecimento de Termos e Fatos

Combine:
1. Absorção de uma refeição de carboidratos
2. Jejum

a. Elevação da insulina; elevação do glucagon
b. Queda da insulina; elevação do glucagon
c. Elevação da insulina; queda do glucagon
d. Queda da insulina; queda do glucagon

Combine:
3. Hormônio do crescimento
4. Tiroxina
5. Hidrocortisona

a. Aumento da síntese protéica; aumento da respiração celular
b. Catabolismo protéico nos músculos; neoglicogênese no fígado
c. Síntese protéica nos músculos; redução da utilização de glicose
d. Queda da glicose no sangue; aumento da síntese de gordura

6. Uma redução da concentração de glicose no sangue promove
   a. redução da lipogênese.
   b. aumento da lipólise.
   c. aumento da glicogenólise.
   d. Todas as alternativas anteriores.

7. A glicose pode ser secretada na corrente sanguínea
   a. pelo fígado.
   b. pelos músculos.
   c. pelo fígado e pelos músculos.
   d. pelo fígado, pelos músculos e pelo encéfalo.

8. A taxa metabólica basal é determinada principalmente
   a. pela hidrocortisona.
   b. pela insulina.
   c. pelo hormônio do crescimento.
   d. pela tiroxina.

9. As somatomedinas são necessárias para os efeitos anabólicos
   a. da hidrocortisona.
   b. da insulina.
   c. do hormônio do crescimento.
   d. da tiroxina.

10. O aumento da absorção intestinal de cálcio é estimulada diretamente
    a. pelo paratormônio.
    b. pela 1,25-diidroxivitamina D_3.
    c. pela calcitonina.
    d. Todas as alternativas anteriores.

11. Uma elevação da concentração de cálcio no sangue estimula diretamente
    a. a secreção de paratormônio.
    b. a secreção de calcitonina.
    c. a formação de 1,25-diidroxivitamina D_3.
    d. Todas as alternativas anteriores.

12. Em repouso, aproximadamente 12% das calorias totais consumidas são utilizadas
    a. na síntese protéica.
    b. no transporte celular.
    c. pelas bombas de Na^+/K^+.
    d. na replicação do DNA.

13. Qual dos seguintes hormônios estimula o anabolismo das proteínas e o catabolismo da gordura?
    a. Hormônio do crescimento.
    b. Tiroxina.
    c. Insulina.
    d. Glucagon.
    e. Adrenalina.

14. Quando uma pessoa ingere seiscentas quilocalorias de proteínas numa refeição, qual das afirmativas a seguir será *falsa*?
    a. A secreção de insulina aumentará.
    b. A taxa metabólica aumentará acima das condições basais.
    c. As células teciduais utilizarão parte dos aminoácidos para a ressíntese de proteínas corporais.
    d. As células teciduais obterão seiscentas quilocalorias de energia.
    e. A produção de calor pelo organismo e o consumo de oxigênio aumentarão acima das condições basais.

15. A cetoacidose no diabetes melito não tratado se deve
    a. à perda líquida excessiva.
    b. à hipoventilação.
    c. à alimentação excessiva e à obesidade.
    d. ao catabolismo excessivo da gordura.

16. Qual das afirmativas a seguir sobre a leptina é *falsa*?
    a. Ela é secretada pelos adipócitos.
    b. Ela aumenta o consumo energético do corpo.
    c. Ela estimula a liberação de neuropeptídio Y no hipotálamo.
    d. Ela promove a sensação de saciedade, reduzindo a ingestão alimentar.

Teste Seu Conhecimento de Conceitos e Princípios

1. Compare os efeitos metabólicos do jejum com o estado do diabetes melito insulino-dependente não controlado. Explique as similaridades hormonais dessas condições.

2. Os glicocorticóides estimulam a decomposição das proteínas nos músculos, mas não a síntese protéica no fígado. Explique a importância desses diferentes efeitos.

3. Descreva como a tiroxina afeta a respiração celular. Por que uma pessoa com hipotireoidismo apresenta propensão a ganhar peso e menor tolerância ao frio?

4. Compare e diferencie os efeitos metabólicos da tiroxina e do hormônio do crescimento.

5. Por que a vitamina D é considerada tanto uma vitamina como um pré-hormônio? Explique por que pessoas com osteoporose poderiam ser ajudadas utilizando quantidades controladas de vitamina D.

6. Defina o termo *resistência à insulina*. Explique a relação entre a resistência à insulina, a obesidade, o exercício e o diabetes melito não insulino-dependente.

7. Descreva a natureza química e a origem das somatomedinas e explique a importância fisiológica desses fatores do crescimento.

8. Explique como a secreção de insulina e a de glucagon são influenciadas (a) pelo jejum, (b) por uma refeição rica em carboidratos e pobre em proteínas e (c) por uma refeição rica em proteínas e em carboidratos. Além disso, explique como as alterações da secreção de insulina e de glucagon sob essas condições atuam para manter a homeostasia.

9. Utilizando uma seqüência de causa e efeito, explique como uma ingestão inadequada de cálcio e vitamina D dietéticos pode causar reabsorção óssea. Além disso, descreva a seqüência de causa e efeito em que uma ingestão adequada de cálcio e vitamina D pode promover deposição óssea.

10. Descreva o gigantismo, a acromegalia, o nanismo de Laron e o kwashiorkor e explique como essas condições estão relacionadas às concentrações de hormônio do crescimento e de IGF-1 no sangue.

Teste Sua Capacidade de Análise e Aplique Seu Conhecimento

1. Sua amiga está tentando perder peso e, no início, ela é muito bem-sucedida. Contudo, após um tempo, ela se queixa de que são necessários mais exercícios e uma dieta mais rigorosa para perder 500 gramas a mais. O que poderia explicar essa dificuldade?

2. Como uma dieta rica em gorduras na infância leva ao aumento do número de adipócitos? Explique como esse processo pode estar relacionado com a capacidade dos adipócitos de regular a sensibilidade à insulina dos músculos esqueléticos nos adultos.

3. Analise o papel do GLUT4 no metabolismo da glicose e utilize esse conceito para explicar por que o exercício ajuda a controlar o diabetes melito tipo II.

4. Você está participando de uma corrida de dez quilômetros e, para manter a sua mente ocupada, você tenta se lembrar de quais são os processos fisiológicos que regulam a concentração de glicose no sangue. Descreva quais são esses processos, passo a passo.

5. Analise a localização e a importância fisiológica dos receptores adrenérgicos β_3 e explique como uma hipotética droga agonista β_3 poderia ajudar no tratamento da obesidade.

6. Uma pessoa com diabetes melito tipo I acidentalmente utiliza uma dose excessiva de insulina. Quais são os sintomas que ela pode apresentar? Se ela estiver consciente, qual tratamento pode ser oferecido para ajustar seu nível de glicose no sangue?

Sites Relacionados

Visite o site www.mhhe.com/fox para obter *links* de fontes relacionadas à Regulação do Metabolismo. Esses *links* são monitorizados para garantir que os URLs (URL, *Uniform Resource Locator*) sejam atualizados de acordo com a necessidade. Os exemplos de sites que você encontrará incluem:

- American Diabetes Association
- National Osteoporosis Foundation
- Shape Up America

20 Reprodução

Objetivos

Após estudar este capítulo, você deverá ser capaz de . . .

1. Descrever como o conteúdo cromossômico determina o sexo de um embrião e como isto está relacionado com o desenvolvimento de testículos ou ovários.

2. Explicar como o desenvolvimento dos órgãos sexuais acessórios e da genitália externa é afetado pela presença ou pela ausência de testículos no embrião.

3. Descrever as alterações hormonais que ocorrem durante a puberdade, os mecanismos que podem controlar o seu início e as características sexuais secundárias que se desenvolvem durante esta fase.

4. Explicar como as secreções de FSH e de LH são reguladas no homem e descrever as ações desses hormônios sobre os testículos.

5. Descrever a estrutura dos testículos e a interação entre as células intersticiais de Leydig e os túbulos seminíferos.

6. Descrever os estágios da espermatogênese e as funções das células de Sertoli nesse processo.

7. Explicar o controle hormonal da espermatogênese e descrever os efeitos dos androgênios sobre os órgãos sexuais acessórios masculinos.

8. Descrever a composição do sêmen, explicar a fisiologia da ereção e da ejaculação e analisar os vários fatores que afetam a fertilidade masculina.

9. Descrever as quatro fases da resposta sexual humana.

10. Descrever a ovogênese e os estágios do desenvolvimento folicular até a ovulação e a formação de um corpo lúteo.

11. Explicar as interações hormonais envolvidas no controle da ovulação.

12. Descrever as alterações da secreção dos esteróides sexuais ovarianos durante um ciclo não fértil e explicar a função e o destino do corpo lúteo.

13. Explicar como a secreção de FSH e de LH é controlada através de mecanismos de retroalimentação negativa e positiva durante um ciclo menstrual.

14. Explicar como os contraceptivos orais impedem a ovulação.

15. Descrever as alterações cíclicas que ocorrem no endométrio e os mecanismos hormonais que causam essas alterações.

16. Descrever as reações acrossômicas e os eventos que ocorrem na fertilização, na formação do blastocisto e na implantação.

17. Explicar como a menstruação e a ovulação adicional são normalmente impedidas durante a gravidez.

18. Descrever a estrutura e as funções da placenta.

19. Citar os hormônios secretados pela placenta e descrever suas ações.

20. Analisar os fatores que estimulam contrações uterinas durante o trabalho de parto e a parturição, e explicar como o início do trabalho de parto pode ser regulado.

21. Descrever as demandas hormonais para o desenvolvimento das glândulas mamárias durante a gravidez e explicar como a lactação é impedida durante a gravidez.

22. Descrever o reflexo de ejeção do leite.

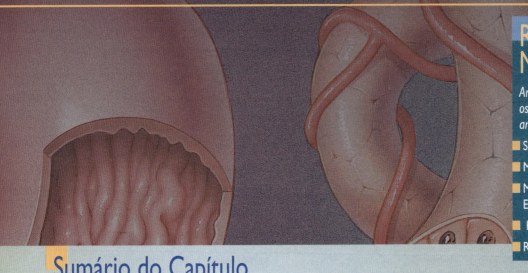

Refresque Sua Memória

Antes de começar este capítulo, revise os seguintes conceitos dos capítulos anteriores:

- Síntese do DNA e Divisão Celular 69
- Meiose 75
- Mecanismo de Ação dos Hormônios Esteróides 293
- Hipófise 299
- Regulação Autócrina e Parácrina 317

Sumário do Capítulo

Reprodução Sexual 636
Determinação do Sexo 636
    Formação dos Testículos e dos Ovários 637
Desenvolvimento dos Órgãos Sexuais Acessórios e da Genitália Externa 639
Distúrbios do Desenvolvimento Sexual Embrionário 641

Regulação Endócrina da Reprodução 642
Interações Entre o Hipotálamo, a Hipófise e as Gônadas 642
Início da Puberdade 644
Glândula Pineal 645
Resposta Sexual Humana 645

Sistema Genital Masculino 646
Controle da Secreção de Gonadotropinas 646
    Derivados da Testosterona no Encéfalo 646
    Secreção de Testosterona e Idade 646
Funções Endócrinas dos Testículos 647
Espermatogênese 649
    Células de Sertoli 650
    Controle Hormonal da Espermatogênese 651
Órgãos Sexuais Acessórios Masculinos 653
Ereção, Emissão e Ejaculação 654
Fertilidade Masculina 655

Sistema Genital Feminino 657
Ciclo Ovariano 659
Ovulação 660
Eixo Hipófiso-Ovariano 661

Ciclo Menstrual 661
Fases do Ciclo Menstrual: Alterações Cíclicas dos Ovários 662
    Fase Folicular 662
    Ovulação 663
    Fase Lútea 663
Alterações Cíclicas do Endométrio 665
Métodos Contraceptivos 666
    Contraceptivos Orais 666
    Método do Ritmo 667
Menopausa 667

Fertilização, Gravidez e Parturição 667
Fertilização 668
Clivagem e Formação do Blastocisto 670
Implantação do Blastocisto e Formação da Placenta 672
    Gonadotropina Coriônica 672
    Membranas Coriônicas 672
    Formação da Placenta e do Saco Amniótico 674
Troca de Moléculas Através da Placenta 675
Funções Endócrinas da Placenta 675
    Hormônios Placentários Semelhantes aos Hipofisários 675
    Hormônios Esteróides Placentários 676
Trabalho de Parto e Parturição 677
Lactação 679

Observações Conclusivas 681

Interações 682

Resumo 683

Atividades de Revisão 684

Sites Relacionados 686

Investigação Clínica

Glória, uma universitária cursando o segundo ano, vai ao centro de saúde estudantil queixando-se de amenorréia que dura vários meses. Antes disso, sua menstruação sempre foi normal. O peso corporal de Glória encontra-se abaixo da média para a sua estatura, mas ela apresenta desenvolvimento normal das características sexuais secundárias. Alguns anos antes, havia sido constatado que ela era portadora de hipotireoidismo e lhe foram prescritos comprimidos de tiroxina para tratar esse distúrbio. Glória dá aulas de ginástica aeróbia em uma academia local e exercita-se pelo menos uma hora por dia. Ela informa que não vem fazendo uso de contraceptivos orais.

Foi realizado um teste de gravidez que resultou negativo. Ela submeteu-se a uma coleta de sangue e os resultados laboratoriais indicaram que seu nível de tiroxina é normal. De fato, todas as medições estavam dentro da faixa normal (o seu nível de colesterol tende mesmo a ser baixo). Qual é a causa mais provável da condição de Glória? O que ela deve fazer a respeito?

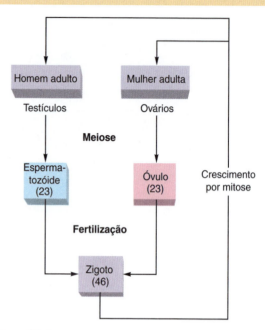

Figura 20.1 Ciclo da vida humana. Os números entre parênteses indicam o estado haplóide (23 cromossomos) ou o estado diplóide (46 cromossomos).

Reprodução Sexual

As gônadas embrionárias primitivas podem se tornar testículos ou ovários. Um gene específico no cromossomo Y induz as gônadas embrionárias a se tornarem testículos. As mulheres não possuem um cromossomo Y, e a ausência desse gene causa o desenvolvimento dos ovários. Os testículos embrionários secretam testosterona, que induz o desenvolvimento da genitália externa e dos órgãos sexuais acessórios masculinos. A ausência de testículos (mais que a presença de ovários) num embrião feminino causa o desenvolvimento dos órgãos sexuais acessórios femininos.

"Uma galinha é uma maneira de um ovo produzir um outro ovo." Expresso com termos mais modernos, os genes são "egoístas". De acordo com essa visão, os genes não existem para produzir uma galinha (ou outro organismo) bem funcionante. Mais exatamente, o organismo existe e funciona para que os genes possam sobreviver além da vida mortal dos membros de uma espécie. Quer essa visão cínica seja aceita ou não, está claro que a reprodução é uma das funções essenciais da vida. A incrível complexidade da estrutura e da função dos organismos vivos não poderia ser produzida em gerações sucessivas por acaso. Devem existir mecanismos para a transmissão da fotocópia (código genético) de uma geração à outra. A reprodução sexual, na qual genes de dois indivíduos são combinados de maneiras aleatórias e novas em cada nova geração, oferece a vantagem adicional de introduzir uma grande variabilidade no seio de uma população. A diversidade da constituição genética ajuda a garantir que alguns membros de uma população sobreviverão a alterações do meio ambiente ao longo da evolução.

Na reprodução sexual, as **células germinativas**, ou **gametas** (espermatozóide e óvulo), são formadas no interior das *gônadas* (testículos e ovários) por um processo de divisão de redução ou *meiose* (Capítulo 3). Durante esse tipo de divisão celular, o número normal de cromossomos das células humanas – 46 – é reduzido à metade, de modo que cada gameta recebe 23 cromossomos. A fusão de um espermatozóide e de um óvulo no ato de **fertilização** resulta na restauração do número original de cromossomos (46) no **zigoto**, ou óvulo fertilizado. O crescimento do zigoto num membro adulto da geração seguinte ocorre através de divisões celulares mitóticas, como descrito no Capítulo 3. Quando esse indivíduo chega à puberdade, o espermatozóide ou o óvulo maduro serão formados através da meiose nas gônadas de modo que o ciclo da vida pode ser continuado (Figura 20.1).

Determinação do Sexo

Cada zigoto herda 23 cromossomos da mãe e 23 cromossomos do pai. Isso não produz 46 cromossomos diferentes, e sim 23 pares de *cromossomos homólogos*. Os membros de um par homólogo, com a importante exceção dos cromossomos sexuais, são semelhantes e contêm genes similares (como aqueles que codificam a cor dos olhos, a altura, etc.). Esses pares homólogos de cromossomos podem ser fotografados e numerados (como mostra a Figura 20.2). Cada célula que contém 46 cromossomos (*diplóide*) possui dois cromossomos número 1, dois cromossomos número 2 e assim por diante até o par número 22. Os primeiros 22 pares de cromossomos são denominados **cromossomos autossômicos**.

O vigésimo terceiro par de cromossomos são os **cromossomos sexuais**. Numa mulher, ele é constituído por dois cromossomos X, enquanto no homem ele é constituído por um cromossomo X e um cromossomo Y. Os cromossomos X e Y têm aparências diferentes e contêm genes diferentes. Este é o par excepcional de cromossomos homólogos mencionado anteriormente.

Quando uma célula diplóide (com 46 cromossomos) sofre divisão meiótica, as suas células filhas recebem apenas um cromossomo

Reprodução

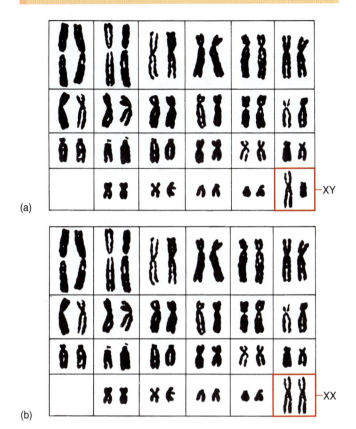

Figura 20.2 Pares homólogos de cromossomos. Estes foram obtidos de células diplóides humanas. Os primeiros 22 pares de cromossomos são denominados cromossomos autossômicos. Os cromossomos sexuais são (a) XY para um homem e (b) XX para uma mulher.

de cada par homólogo de cromossomos. Por essa razão, diz-se que os gametas são *haplóides* (eles contêm apenas metade do número de cromossomos da célula diplóide mãe). Por exemplo, cada espermatozóide recebe apenas um cromossomo do par homólogo número 5 – seja o originalmente contribuído pelo organismo materno ou o originalmente contribuído pelo pai (modificado pelos efeitos de permuta [*crossing-over*], como foi analisado no Capítulo 3). Qual dos dois cromossomos – materno ou paterno – termina num determinado espermatozóide é totalmente aleatório. Isso também é verdadeiro para os cromossomos sexuais, de modo que aproximadamente metade dos espermatozóides produzidos conterá um cromossomo X e aproximadamente metade conterá um cromossomo Y.

No ovário de uma mulher, os óvulos recebem um sortimento aleatório similar de cromossomos maternos e paternos. Contudo, como as células corporais das mulheres contêm dois cromossomos X, todos os óvulos normalmente conterão um cromossomo X. Como todos os óvulos possuem um cromossomo X, enquanto alguns espermatozóides possuem um cromossomo X e outros possuem um cromossomo Y, *o sexo cromossômico do zigoto é determinado pelo espermatozóide que fertiliza o óvulo*. Quando um espermatozóide com cromossomo Y fertiliza o óvulo, o zigoto será XY (do sexo masculino). Quando um espermatozóide com cromossomo X fertiliza o óvulo, o zigoto será XX (do sexo feminino).

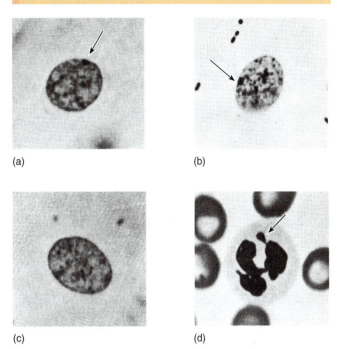

Figura 20.3 Corpos de Barr. Os núcleos de células da mucosa bucal de mulheres (*a, b*) possuem corpos de Barr (*setas*). Eles são formados a partir de um dos cromossomos X que é inativo. Na célula obtida de um homem (*c*) não existem corpos de Barr porque os homens possuem apenas um cromossomo X, que permanece ativo. Alguns neutrófilos obtidos de mulheres (*d*) possuem um apêndice do tipo "baqueta de tambor" (*seta*) que não é encontrado nos neutrófilos de homens.

Embora cada célula diplóide do corpo de uma mulher herde dois cromossomos X, parece que somente um de cada par de cromossomos X permanece ativo. O outro cromossomo X forma um aglomerado de "heterocromatina" inativa, que pode ser freqüentemente observado como uma mancha escura, denominada *corpo de Barr*, na borda do núcleo de células da mucosa bucal (Figura 20.3). Isso permite a realização de um exame conveniente de determinação do sexo cromossômico quando existe suspeita que o sexo cromossômico pode ser diferente do sexo aparente ("fenotípico") de um indivíduo. Além disso, alguns dos núcleos dos neutrófilos nas mulheres apresentam um apêndice similar a uma "baqueta de tambor" não observado em neutrófilos de homens.

Formação dos Testículos e dos Ovários

Após a concepção, as gônadas masculinas e femininas apresentam uma aparência similar do primeiro dia até aproximadamente o quadragésimo dia de desenvolvimento. Durante esse período, as células que darão origem aos espermatozóides (denominadas *espermatogônias*) e as células que darão origem aos óvulos (denominadas *ovogônias*) migram do saco vitelino para as gônadas embrionárias em desenvolvimento. Nesse estágio, as estruturas embrionárias possuem o potencial de se tornarem **testículos** ou **ovários**. A substância hipotética que promove a conversão em testículos foi denominada **fator determinador dos testículos** (**FDT**).

Embora tenha sido reconhecido há muito tempo que o sexo masculino é determinado pela presença de um cromossomo Y e o se-

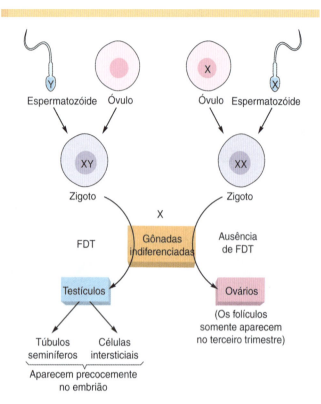

Figura 20.4 Sexo cromossômico e desenvolvimento das gônadas embrionárias. O embrião, em sua fase muito inicial de desenvolvimento, possui "gônadas indiferenciadas" que podem transformar-se em testículos ou ovários. O fator determinador dos testículos (FDT) é um gene localizado no cromossomo Y. Na ausência de FDT, os ovários irão se desenvolver.

xo feminino pela ausência desse cromossomo, os genes envolvidos apenas recentemente foram localizados. Em raros neonatos do sexo masculino com genótipo XX, cientistas descobriram que um dos cromossomos X contém um segmento do cromossomo Y – resultado de um erro ocorrido durante a divisão celular meiótica que formou o espermatozóide. De modo similar, descobriu-se que em raros neonatos do sexo feminino com genótipo XY faltava a mesma porção do cromossomo Y erroneamente inserido no cromossomo X de indivíduos do sexo masculino XX.

Através dessas e outras observações, foi demonstrado que o gene do fator determinador dos testículos está localizado no braço curto do cromossomo Y (Figura 20.4). Evidências sugerem que pode existir um gene particular conhecido como **SRY** (*sex-determining region of the Y*, região determinadora do sexo do cromossomo Y). Esse gene é encontrado no cromossomo Y de todos os mamíferos e é altamente conservado, isto é, ele apresenta pequena variação estrutural ao longo da evolução.

As estruturas que acabarão produzindo espermatozóide no interior dos testículos, os **túbulos seminíferos**, aparecem muito precocemente no desenvolvimento embrionário – entre o 43º e o 50º dias após a concepção. Os túbulos contêm dois tipos principais de células: as células germinativas e as não-germinativas. As **células germinativas** são aquelas que se tornarão espermatozóides através da meiose e da especialização subseqüente. As células não-germinativas são denominadas **células de Sertoli** (ou **de sustentação**). As

Observe que é normalmente a presença ou a ausência do cromossomo Y que determina se o embrião terá testículos ou ovários. Esse ponto é bem ilustrado por duas anormalidades genéticas. Na **síndrome de Klinefelter**, a pessoa afetada apresenta 47 cromossomos em vez de 46 por causa da presença de um cromossomo X extra. Essa pessoa, com um genótipo XXY, desenvolverá testículos e terá um fenótipo masculino apesar da presença de dois cromossomos X. Pacientes com a **síndrome de Turner**, que apresentam o genótipo XO e, conseqüentemente, possuem apenas 45 cromossomos, apresentam gônadas mal desenvolvidas ("estrias") e, fenotipicamente, são do sexo feminino.

células de Sertoli aparecem em torno do 42º dia. Aproximadamente no 65º dia, as **células de Leydig** (ou **intersticiais**) aparecem nos testículos embrionários. As células de Leydig aglomeram-se no *tecido intersticial* que circunda os túbulos seminíferos. As células intersticiais de Leydig constituem o tecido endócrino dos testículos. Em contraste com o rápido desenvolvimento dos testículos, as unidades funcionais dos ovários – denominadas **folículos ovarianos** – somente aparecem no segundo trimestre da gestação (aproximadamente no 105º dia).

As células de Leydig que aparecem precocemente nos testículos embrionários secretam grandes quantidades de hormônios sexuais masculinos, ou *androgênios* (*andro* = homem; *gen* = formador). O principal androgênio secretado por essas células é a **testosterona**. A secreção de testosterona começa precocemente, em torno da oitava semana após a concepção, atinge um pico entre a 12ª e a 14ª semana e, a seguir, declina a níveis muito baixos no final do segundo trimestre (em torno da 21ª semana). Durante o desenvolvimento embrionário masculino, a secreção de testosterona cumpre a função muito importante de masculinização de estruturas embrionárias. Similarmente, níveis elevados de testosterona somente ocorrerão novamente na vida do indivíduo no período da puberdade.

À medida que os testículos se desenvolvem, eles migram no interior da cavidade abdominal e, gradualmente, descem para o interior do *escroto*. Algumas vezes, a descida testicular completa ocorre apenas logo após o nascimento. A temperatura do escroto é mantida em aproximadamente 35ºC – cerca de 3ºC abaixo da temperatura corporal normal. Essa temperatura mais baixa é necessária para a espermatogênese. O fato de a espermatogênese não ocorrer em homens cujos testículos não desceram – uma condição denominada *criptorquidia* (que significa testículos escondidos) – demonstra essa necessidade.

Associada a cada cordão espermático existe uma faixa de músculo esquelético denominada músculo cremaster. No tempo frio, os músculos cremaster se contraem e elevam os testículos, levando-os para mais perto do calor do tronco. O **reflexo cremastérico** produz o mesmo efeito quando a face medial da coxa de um homem é percutida. Contudo, num neonato esse estímulo pode fazer com que os testículos sejam levados através do canal inguinal para o interior da cavidade corporal. Os testículos também podem ser levados para o interior da cavidade corporal voluntariamente por lutadores de sumô treinados.

Reprodução

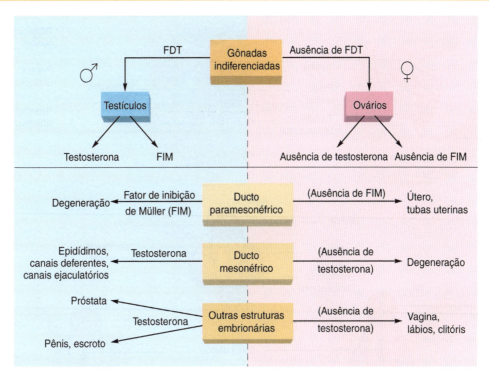

Figura 20.5 Regulação do desenvolvimento sexual embrionário. Na presença da testosterona e do fator inibidor dos canais de Müller (FIM) secretados pelos testículos, ocorre o desenvolvimento da genitália externa e dos órgãos sexuais masculinos. Na ausência dessas secreções, as estruturas femininas desenvolvem-se.

Desenvolvimento dos Órgãos Sexuais Acessórios e da Genitália Externa

Além dos testículos e dos ovários, vários **órgãos sexuais acessórios** são necessários para a função reprodutiva. A maioria deles deriva de dois sistemas de ductos embrionários. Os órgãos sexuais acessórios masculinos derivam dos **ductos mesonéfricos (de Wolff)**. Os femininos derivam dos **ductos paramesonéfricos (de Müller)** (Figura 20.5). Curiosamente, os dois sistemas ductais estão presentes tanto em embriões do sexo masculino como do sexo feminino entre o 25º e o 50º dias, de maneira que eles possuem o potencial de formar órgãos sexuais acessórios de qualquer um dos sexos.

A remoção experimental dos testículos (castração) de embriões animais do sexo masculino acarreta a regressão dos ductos mesonéfricos e a evolução dos ductos paramesonéfricos para *órgãos sexuais acessórios femininos*: o **útero** e as **tubas uterinas**. Por essa razão, os órgãos sexuais acessórios femininos desenvolvem-se em decorrência da ausência dos testículos e não pela presença dos ovários.

Num homem, as células de Sertoli dos túbulos seminíferos secretam o *fator inibidor dos canais de Müller (FIM)*, um polipeptídio que causa a regressão dos ductos paramesonéfricos (de Müller) que começa em torno do 60º dia. A seguir, a secreção de testosterona pelas células de Leydig dos testículos provoca o crescimento e a evolução dos ductos mesonéfricos para *órgãos sexuais acessórios masculinos*: os **epidídimos**, os **ductos deferentes**, as **glândulas seminais** e os **ductos ejaculatórios**.

As **genitálias externas**, masculina e feminina, são essencialmente idênticas durante as primeiras seis semanas do desenvolvimento, apresentando em comum um *seio urogenital*, um *tubérculo genital*, *pregas uretrais* e um par de *tumefações labioescrotais*. A secreção dos testículos masculiniza essas estruturas para formar o **pênis** e a uretra esponjosa (peniana), a **próstata** e o **escroto**. Na ausência de testosterona secretada, o tubérculo genital que forma o pênis num homem irá transformar-se no **clitóris** numa mulher. Por essa razão, diz-se que o pênis e o clitóris são *estruturas homólogas*. Similarmente, as tumefações labioescrotais formam o escroto num homem ou os **lábios maiores** do pudendo numa mulher. Portanto, essas estruturas também são homólogas (Figura 20.6).

A masculinização de estruturas embrionárias descrita ocorre em conseqüência da testosterona secretada pelos testículos embrionários. Contudo, a testosterona em si não é o agente ativo no interior de todos os órgãos-alvo. Uma vez no interior de uma determinada célula-alvo, a testosterona é convertida pela enzima *5α-redutase* no hormônio ativo conhecido como **diidrotestosterona (DHT)** (Figura 20.7). A DHT é necessária para o desenvolvimento e a manutenção do pênis, da uretra esponjosa, do escroto e da próstata. Evidências sugerem que a testosterona em si estimula diretamente os derivados dos ductos mesonéfricos – epidídimos, ductos deferentes, ductos ejaculatórios e glândulas seminais.

Em suma, o sexo genético é determinado pelo fato do espermatozóide que fertiliza o óvulo possuir um cromossomo X ou um cromossomo Y. Por outro lado, a presença ou ausência de um cromossomo Y determina se as gônadas do embrião serão testículos ou ovários. Finalmente, a presença ou ausência de testículos determina se os órgãos sexuais acessórios e a genitália externa serão masculinos ou femininos (Tabela 20.1). O padrão regulador da determinação do sexo faz sentido à luz do fato de que tanto o embrião masculino

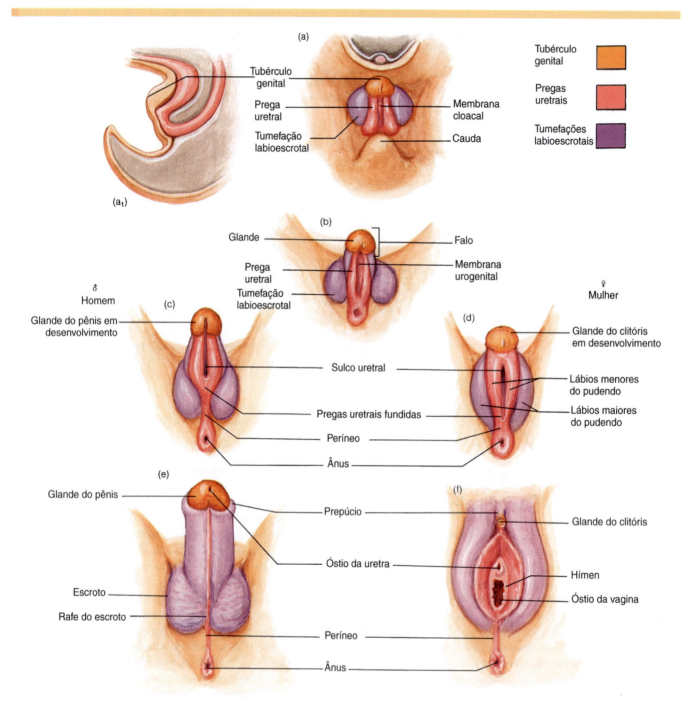

Figura 20.6 Desenvolvimento da genitália externa masculina e feminina. (*a* [*a₁*, corte sagital]) Na sexta semana, a prega uretral e as tumefações labioescrotais já se diferenciaram do tubérculo genital. (*b*) Na oitava semana, um falo distinto está presente durante o estágio indiferenciado. Em torno da 12ª semana, a genitália já é distintamente masculina (*c*) ou feminina (*d*), sendo derivada de estruturas homólogas. (*e*, *f*) Na 16ª semana, a genitália já está formada.

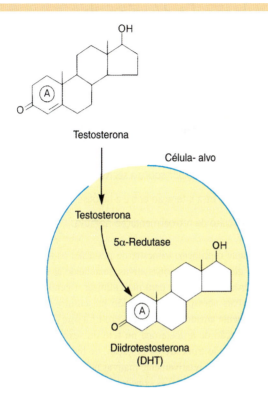

Figura 20.7 **Formação da DHT.** A testosterona, secretada pelas células intersticiais (de Leydig) dos testículos, é convertida em diidrotestosterona (DHT) no interior das células-alvo. Essa reação envolve a adição de um hidrogênio (e a remoção de uma ligação dupla de carbono) no primeiro anel (A) do esteróide.

como o feminino desenvolvem-se num ambiente rico em estrogênio, que é secretado pelos ovários da mãe e pela placenta. Se as secreções ovarianas determinassem o sexo, todos os embriões seriam do sexo feminino.

Distúrbios do Desenvolvimento Sexual Embrionário

O *hermafroditismo* é uma condição na qual há tanto tecido ovariano como tecido testicular presentes no corpo. Aproximadamente 34% dos hermafroditas possuem um ovário num lado e um testículo no outro. Cerca de 20% deles possuem um ovotestículo – parte testículo e parte ovário – em ambos os lados. Os 46% restantes apresentam um ovotestículo num lado e um ovário ou um testículo no outro. Essa condição é extremamente rara e parece ser causada em virtude de algumas células embrionárias receberem o braço curto do cromossomo Y, com o seu gene SRY, enquanto outras não o recebem. Apesar de também serem raros, distúrbios da determinação do sexo mais comuns envolvem indivíduos que possuem testículos ou ovários (mas não ambos) e têm órgãos sexuais acessórios e genitália externa não totalmente desenvolvidos ou que são inadequados para o seu sexo cromossômico. Esses indivíduos são denominados *pseudo-hermafroditas* (pseudo = falso).

A causa mais comum do pseudo-hermafroditismo feminino é a *hiperplasia supra-renal congênita*. Essa condição, herdada como um traço recessivo, é causada pela secreção excessiva de androgênios pelo córtex supra-renal. Como o córtex não secreta fator inibidor dos canais de Müller, uma mulher com essa condição terá derivados dos ductos paramesonéfricos (útero e tubas uterinas), mas ela também terá derivados dos ductos mesonéfricos e genitália externa parcialmente masculinizada.

Tabela 20.1 Desenvolvimento do Sistema Genital ao Longo do Tempo

Tempo Aproximado Após a Fertilização			Alterações de Desenvolvimento	
Dia	Trimestre	Indiferenciado	Sexo Masculino	Sexo Feminino
19	Primeiro	As células germinativas migram do saco vitelino		
25–30		Os ductos mesonéfricos começam o desenvolvimento		
44–48		Os ductos paramesonéfricos começam o desenvolvimento		
50–52		Desenvolvimento do seio e do tubérculo urogenitais		
53–60			Surgimento dos túbulos e das células de Sertoli	
			Os ductos paramesonéfricos começam a regredir	
60–75			Surgimento das células de Leydig e início da produção de testosterona	Início da formação da vagina
			Crescimento dos ductos mesonéfricos	Início da regressão dos ductos mesonéfricos
105	Segundo			Início do desenvolvimento dos folículos ovarianos
120				O útero é formado
160–260	Terceiro		Os testículos descem para o escroto	A formação da vagina está completa
			Ocorre o crescimento da genitália externa	

Fonte: Reprodução autorizada do *Annual Review of Physiology*, Volume 40, p. 279. Copyright © 1978 by Annual Reviews, Inc.

Uma causa interessante de pseudo-hermafroditismo masculino é a *síndrome de feminização testicular*. Indivíduos com essa condição possuem testículos que funcionam normalmente, mas não possuem receptores de testosterona. Por essa razão, embora sejam secretadas grandes quantidades de testosterona, os tecidos embrionários não conseguem responder a esse hormônio. Conseqüentemente, ocorre o desenvolvimento de uma genitália feminina, mas a vagina termina em fundo cego. Não ocorre desenvolvimento de um útero nem de tubas uterinas por causa da secreção do fator inibidor dos canais de Müller. Da mesma maneira, não ocorre desenvolvimento de órgãos sexuais acessórios masculinos porque os ductos mesonífricos não possuem receptores de testosterona. Externamente, uma criança com essa condição parece uma garota pré-púbere normal, mas ela possui testículos na sua cavidade corporal e não órgãos sexuais acessórios. Esses testículos secretam uma quantidade excessiva de testosterona na puberdade por causa da ausência da inibição por retroalimentação negativa. Essa quantidade anormalmente alta de testosterona é convertida em estrogênios pelo fígado e pelo córtex supra-renal. Como resultado, a pessoa com síndrome de feminização testicular torna-se uma mulher com mamas bem desenvolvidas e que nunca menstrua. Evidentemente, ela nunca irá engravidar.

Indícios Para a Investigação Clínica

Lembre-se de que Glória possui características sexuais secundárias normais e menstruava regularmente.
Você acredita que Glória sofra de algum desses problemas de desenvolvimento sexual discutidos nesta seção?

Alguns pseudo-hermafroditas masculinos possuem testículos que funcionam normalmente e receptores de testosterona normais, mas, geneticamente, eles não têm a capacidade de produzir a enzima 5α-redutase. Indivíduos com *deficiência de 5α-redutase* possuem epidídimos, canais deferentes, glândulas seminais e canais ejaculatórios normais porque o desenvolvimento dessas estruturas é estimulado diretamente pela testosterona. Contudo, a genitália externa é mal desenvolvida e apresenta uma aparência mais feminina porque a DHT (que não pode ser produzida a partir da testosterona na ausência da 5α-redutase) é necessária para o desenvolvimento da genitália externa masculina.

Teste Seu Conhecimento Antes de Prosseguir

1. Defina os termos *diplóide* e *haplóide* e explique como o sexo cromossômico de um indivíduo é determinado.
2. Explique como o sexo cromossômico determina a formação de testículos ou de ovários.
3. Cite os órgãos sexuais acessórios masculinos e femininos e explique como o desenvolvimento de um ou de outro conjunto de órgãos é determinado.
4. Descreva as anormalidades características da síndrome de feminização testicular e da deficiência de 5α-redutase e explique como essas anormalidades são produzidas.

Regulação Endócrina da Reprodução

As funções dos testículos e dos ovários são reguladas por hormônios gonadotrópicos secretados pela hipófise anterior. Os hormônios gonadotrópicos estimulam as gônadas a secretar seus hormônios esteróides sexuais e, por sua vez, esses hormônios esteróides exercem um efeito inibidor sobre a secreção dos hormônios gonadotrópicos. Essa interação entre a hipófise anterior e as gônadas forma um circuito de retroalimentação negativa.

Durante o primeiro trimestre de gestação, os testículos embrionários são glândulas endócrinas ativas, secretando as altas quantidades de testosterona necessárias para masculinizar a genitália externa e os órgãos sexuais acessórios do embrião masculino. Em contraste, os ovários somente amadurecem no terceiro trimestre da gestação. Entretanto, a secreção de testosterona no feto do sexo masculino diminui durante o segundo trimestre da gestação, de modo que as gônadas de ambos os sexos são relativamente inativas no momento do nascimento.

Antes da puberdade, as concentrações dos *esteróides sexuais* – androgênios e estrogênios – encontram-se igualmente em níveis baixos no sangue em ambos os sexos. Aparentemente, isso não ocorre em razão de deficiências da capacidade das gônadas de produzir esses hormônios, mas sim por falta de estimulação suficiente. Durante a *puberdade*, as gônadas secretam maiores quantidades de hormônios esteróides sexuais em conseqüência do aumento da estimulação pelos **hormônios gonadotrópicos** da hipófise anterior.

Interações Entre o Hipotálamo, a Hipófise e as Gônadas

A hipófise anterior produz e secreta dois hormônios gonadotrópicos – o **hormônio folículo-estimulante** (**FSH**, *follicle-stimulating hormone*) e o **hormônio luteinizante** (**LH**, *luteinizing hormone*). Apesar desses dois hormônios serem nomeados segundo suas ações na mulher, os mesmos hormônios são secretados pela hipófise do homem. Em ambos os sexos, os hormônios gonadotrópicos têm três efeitos principais sobre as gônadas: (1) estimulação da *espermatogênese* ou da *ovogênese* (formação de espermatozóides ou óvulos); (2) estimulação da secreção hormonal gonadal; e (3) manutenção da estrutura das gônadas (as gônadas atrofiam quando a hipófise é removida).

A secreção do FSH e do LH pela hipófise anterior é estimulada por um hormônio produzido pelo hipotálamo e secretado para o interior dos vasos portais hipotálamo-hipofisários (Capítulo 11). Esse hormônio liberador é algumas vezes denominado *hormônio liberador do hormônio luteinizante* (*LHRH*, *luteinizing hormone-releasing hormone*). Como as tentativas até o momento de identificar um hormônio liberador do FSH separado falharam, e como o LHRH estimula tanto a secreção de LH como a de FSH, o LHRH é freqüentemente designado como **hormônio liberador de gonadotropinas** (**GnRH**, *gonadotropin-releasing hormone*).

Quando um animal do sexo masculino ou feminino é castrado (tem suas gônadas removidas), a secreção de FSH e de LH aumenta a níveis muito mais elevados que os de um animal intacto. Isto demonstra que as gônadas secretam produtos que exercem um efeito de retroalimentação negativa sobre a secreção de gonadotropinas. Essa retroalimentação negativa é exercida em grande parte pelos esteróides sexuais: estrogênio e progesterona no sexo feminino, e testosterona no masculino. A Figura 20.8 mostra uma via de biossíntese desses esteróides.

O efeito de retroalimentação negativa dos hormônios esteróides ocorre através de dois mecanismos: (1) inibição da secreção de GnRH do hipotálamo e (2) inibição da resposta hipofisária a uma determinada quantidade de GnRH. Além dos hormônios esteróides, os testículos e os ovários secretam um hormônio polipeptídico denominado **inibina**. A inibina é secretada pelas células de Sertoli dos túbulos seminíferos nos homens e pelas células da granulosa dos folículos ovarianos nas mulheres. Esse hormônio inibe especificamente a secreção de FSH pela hipófise anterior sem afetar a secreção de LH.

A Figura 20.9 ilustra o processo de regulação gonadal. Embora as interações hipotálamo-hipófise-gonadas sejam similares nos homens e nas mulheres, existem diferenças importantes. A secreção de gonadotropinas e de esteróides sexuais é mais ou menos constante nos homens adultos. Em contraste, nas mulheres adultas, a secreção de gonadotropinas e de esteróides sexuais sofre variações cíclicas (durante o ciclo menstrual). Além disso, durante uma fase do ciclo feminino – pouco antes da ovulação – o estrogênio exerce um efeito de retroalimentação positiva sobre a secreção de LH.

Estudos demonstraram que a secreção de GnRH do hipotálamo é *pulsátil* e não contínua. Por essa razão, a secreção de FSH e de LH segue um padrão pulsátil. Essa **secreção pulsátil** é necessária para impedir a dessensibilização e a infra-regulação das glândulas-alvo (discutidas no Capítulo 11). Parece que a freqüência dos pulsos de secreção, assim como sua amplitude (quanto de hormônio é secretado por pulso), afeta a resposta da glândula-alvo ao hormônio. Por exemplo, foi proposto que uma freqüência baixa de pulsos de GnRH na mulher estimula preferencialmente a secreção de FSH, enquanto que pulsos mais rápidos de GnRH favorecem a secreção de LH.

> **CLÍNICA**
>
> Quando um análogo sintético potente do GnRH (como a *nafarelina*) é administrado, a hipófise anterior primeiramente aumenta e, em seguida, diminui a sua secreção de FSH e de LH. Essa redução, que é contrária à ação estimuladora normal do GnRH, deve-se a uma dessensibilização da hipófise anterior evocada pela exposição contínua ao GnRH. A diminuição do LH provoca uma queda da secreção de testosterona dos testículos, ou da secreção de estradiol dos ovários. A secreção de testosterona reduzida é útil no tratamento de homens com **hiperplasia prostática benigna**. Nesta condição, comum entre homens com mais de 60 anos de idade, a testosterona suporta o crescimento anormal da próstata. A queda da secreção de estradiol nas mulheres que recebem análogos sintéticos do GnRH pode ser útil no tratamento da **endometriose**. Nesta condição, observa-se a presença de tecido endometrial ectópico (que depende do estradiol para crescer), isto é, que cresce fora do útero (p. ex., nos ovários ou no peritônio). Esses tratamentos ilustram as razões pelas quais o GnRH e as gonadotropinas são secretados normalmente de uma maneira pulsátil, e são particularmente benéficos do ponto de vista clínico porque são reversíveis.

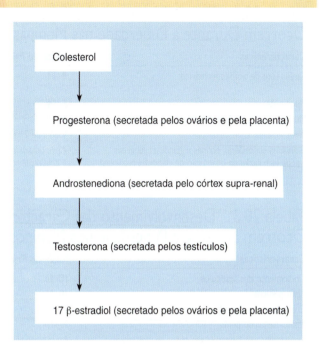

■ **Figura 20.8** Uma via simplificada da biossíntese dos hormônios esteróides. As fontes dos hormônios sexuais secretadas no sangue também são indicadas.

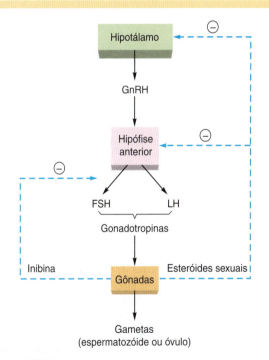

■ **Figura 20.9** Interações entre o hipotálamo, a hipófise anterior e as gônadas. Esteróides sexuais secretados pelas gônadas têm um efeito de retroalimentação negativa sobre a secreção do GnRH (hormônio liberador de gonadotropinas) e sobre a secreção de gonadotropinas. As gônadas também podem secretar um hormônio polipeptídico denominado inibina, que atua no controle por retroalimentação negativa da secreção de FSH.

Tabela 20.2 Desenvolvimento das Características Sexuais Secundárias e Outras Alterações que Ocorrem Durante a Puberdade nas Meninas

Características	Idade do Primeiro Surgimento	Estimulação Hormonal
Surgimento de botões mamários	8–13	Estrogênio, progesterona, hormônio do crescimento, tiroxina, insulina, cortisol
Pêlos púbicos	8–14	Androgênios supra-renais
Menarca (primeiro fluxo menstrual)	10–16	Estrogênio e progesterona
Pêlos axilares	Cerca de 2 anos após o surgimento dos pêlos púbicos	Androgênios supra-renais
Glândulas sudoríferas écrinas e glândulas sebáceas; acne (em razão da obstrução de glândulas sebáceas)	Aproximadamente ao mesmo tempo em que ocorre o crescimento de pêlos axilares	Androgênios supra-renais

Tabela 20.3 Desenvolvimento das Características Sexuais Secundárias e Outras Alterações que Ocorrem Durante a Puberdade nos Meninos

Características	Idade do Primeiro Surgimento	Estimulação Hormonal
Crescimento dos testículos	10–14	Testosterona, FSH, hormônio do crescimento
Pêlos púbicos	10–15	Testosterona
Crescimento corporal	11–16	Testosterona, hormônio do crescimento
Crescimento do pênis	11–15	Testosterona
Crescimento da laringe (a voz torna-se mais grave)	Ao mesmo tempo em que ocorre crescimento do pênis	Testosterona
Pêlos faciais e axilares	Cerca de 2 anos após o surgimento dos pêlos púbicos	Testosterona
Glândulas sudoríferas écrinas e glândulas sebáceas; acne (em razão da obstrução de glândulas sebáceas)	Aproximadamente ao mesmo tempo em que ocorre o crescimento de pêlos faciais e axilares	Testosterona

Início da Puberdade

A secreção de FSH e de LH é alta no neonato, mas cai para níveis muito baixos algumas semanas após o nascimento. A secreção de gonadotropinas permanece baixa até o início da puberdade, que é marcada pela elevação dos níveis de FSH seguida pela secreção de LH. Evidências experimentais sugerem que essa elevação da secreção de gonadotropinas é conseqüência de dois processos: (1) alterações decorrentes da maturação encefálica que resultam num aumento da secreção de GnRH pelo hipotálamo e (2) diminuição da sensibilidade da secreção de gonadotropinas aos efeitos de retroalimentação negativa dos hormônios esteróides sexuais.

A maturação do encéfalo que acarreta o aumento da secreção de GnRH no momento da puberdade parece ser programada – crianças sem gônadas apresentam um aumento de secreção de FSH no período normal. Também durante esse período, uma determinada quantidade de esteróides sexuais exerce um menor efeito supressivo sobre a secreção de gonadotropinas que a mesma quantidade exerceria caso fosse administrada antes da puberdade. Isso sugere que a sensibilidade do hipotálamo e da hipófise aos efeitos de retroalimentação negativa diminui na puberdade, o que também ajudaria a explicar o aumento da secreção de gonadotropinas nesse período.

Durante o final da puberdade, ocorre uma secreção pulsátil de gonadotropinas – a secreção de FSH e a de LH aumentam durante o sono e diminuem durante os períodos de vigília. Esses pulsos de secreção aumentada de gonadotropinas durante a puberdade estimulam o aumento da secreção de esteróides sexuais das gônadas. Por outro lado, o aumento de secreção de testosterona dos testículos e de **17β-estradiol** (o estradiol é o principal *estrogênio* ou esteróide sexual feminino) dos ovários durante a puberdade produz alterações de características do corpo em ambos os sexos. Essas **características sexuais secundárias** (Tabelas 20.2 e 20.3) são as manifestações físicas das alterações hormonais que ocorrem durante a puberdade. Essas alterações são acompanhadas por um estirão de crescimento, que começa mais cedo nas meninas do que nos meninos (Figura 20.10).

A idade de início da puberdade está relacionada com a quantidade de gordura corporal e o nível de atividade física da criança. A idade média da *menarca* – a primeira menstruação – ocorre mais tarde (15 anos) em meninas que são ativas fisicamente do que na população geral (12 anos e 6 meses). Isto parece ser devido à necessidade de uma porcentagem mínima de gordura corporal para que a menstruação tenha início, e pode representar um mecanismo favorecido pela seleção natural para garantir que uma mulher possa completar com sucesso uma gravidez e alimentar o neonato. Evidências recentes sugerem que a secreção de leptina pelos adipócitos (Capítulo 19) é requerida pela puberdade. Mais tarde na vida, as mulheres muito magras e que são fisicamente ativas podem apresentar ciclos irregulares e *amenorréia* (cessação da menstruação). Isso também pode estar relacionado com a porcentagem de gordura corporal. Contudo, também existem evidências de que o exercício físico pode atuar inibindo a secreção de GnRH e de gonadotropinas.

Indícios Para a Investigação Clínica

Lembre-se de que Glória apresenta um desenvolvimento sexual secundário normal e menstruava regularmente.
O seu baixo peso corporal e o exercício extenuante podem ser os responsáveis pelos seus sintomas?

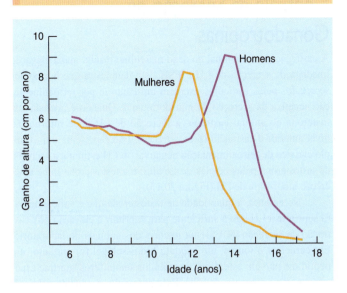

Figura 20.10 O crescimento como função do sexo e da idade. Observe que o estirão de crescimento durante a puberdade ocorre mais cedo nas mulheres que nos homens.

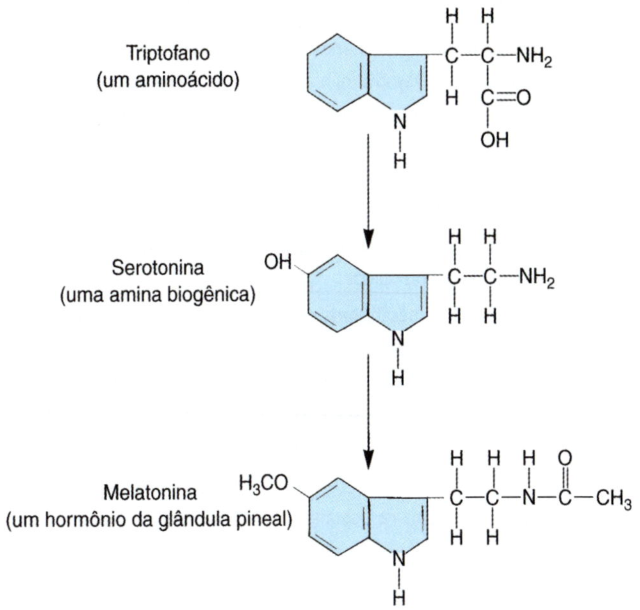

Figura 20.11 Uma via simplificada da biossíntese da melatonina. A secreção de melatonina pela glândula pineal segue um ritmo circadiano (diário) ligado a alterações luminosas diárias e sazonais.

Glândula Pineal

A função da **glândula pineal** na fisiologia humana é pouco conhecido. Sabe-se que a pineal é uma glândula localizada profundamente no encéfalo, que secreta o hormônio **melatonina** como um derivado do aminoácido triptofano (Figura 20.11) e que a produção desse hormônio é influenciada por ciclos de luz e escuridão.

A glândula pineal de alguns vertebrados possui fotorreceptores que são diretamente sensíveis à luz ambiental. Embora esses receptores não existam na glândula pineal de mamíferos, foi demonstrado que a secreção de melatonina aumenta à noite e diminui durante o dia. O efeito inibidor da luz sobre a secreção de melatonina nos mamíferos é indireto. A secreção pineal é estimulada por neurônios simpáticos pós-ganglionares que se originam no gânglio cervical superior. Por sua vez, tratos nervosos que são ativados pela incidência de luz na retina inibem a atividade desses neurônios. A fisiologia da glândula pineal foi discutida no Capítulo 11 (ver a Figura 11.32).

Existem abundantes evidências experimentais de que a melatonina pode inibir a secreção de gonadotropina e, conseqüentemente, ela tem um efeito "antigonadal" em muitos vertebrados. Contudo, o papel da melatonina na regulação da reprodução humana ainda não foi claramente estabelecido.

Resposta Sexual Humana

A resposta sexual, similar em ambos os sexos, é freqüentemente dividida em quatro fases: excitação, platô, orgasmo e resolução. A **fase de excitação** é caracterizada pela miotonia (aumento do tônus muscular) e pela congestão vascular (enchimento de um órgão sexual com sangue). Isso acarreta a ereção dos mamilos em ambos os sexos, embora o efeito seja mais intenso e evidente nas mulheres que nos homens. O clitóris aumenta de volume (análogo à ereção peniana) e os lábios menores aumentam mais de duas vezes o seu tamanho original. A congestão vascular da vagina acarreta a secreção de líquido, produzindo lubrificação vaginal. Além disso, ela causa um aumento considerável do útero e, em mulheres que não amamentaram, também produz aumento das mamas.

Durante a **fase de platô**, o clitóris torna-se parcialmente escondido atrás dos lábios menores por causa da congestão sanguínea contínua dos lábios. De modo similar, as papilas mamárias eretas tornam-se parcialmente escondidas devido ao aumento de volume das *aréolas* (áreas pigmentadas que circundam as papilas mamárias). A congestão pronunciada do terço externo da vagina produz o que Masters e Johnson, dois cientistas que realizaram estudos pioneiros sobre a resposta sexual humana, denominaram "plataforma orgásmica".

No **orgasmo**, que dura apenas alguns poucos segundos, o útero e a plataforma orgásmica da vagina contraem-se várias vezes. Essas contrações são análogas às contrações que acompanham a ejaculação no homem. O orgasmo é seguido pela **fase de resolução**, na qual o corpo retorna à condição de pré-excitação. Os homens, mas não as mulheres, entram imediatamente num **período refratário** após o orgasmo, durante o qual eles podem ter uma ereção mas não são capazes de ejacular. Em contraste, as mulheres não apresentam período refratário e, conseqüentemente, são capazes de ter orgasmos múltiplos.

Teste Seu Conhecimento Antes de Prosseguir

1. Utilizando um fluxograma, mostre o controle por retroalimentação negativa que as gônadas exercem sobre a secreção de GnRH e de gonadotropinas. Explique os efeitos da castração sobre a secreção de FSH e de LH e os efeitos da remoção da hipófise sobre a estrutura das gônadas e dos órgãos sexuais acessórios.
2. Explique a importância da secreção pulsátil de GnRH e de hormônios gonadotrópicos.
3. Descreva os dois mecanismos que foram propostos para explicar o aumento da secreção de esteróides sexuais que ocorre na puberdade. Explique os possíveis efeitos da gordura corporal e do exercício intenso sobre o início da puberdade.
4. Descreva o efeito da luz sobre a secreção pineal de melatonina e analise o possível papel da melatonina na reprodução.
5. Compare as fases da resposta sexual nos homens e nas mulheres.

Sistema Genital Masculino

As células de Leydig do tecido intersticial dos testículos são estimuladas pelo LH a secretar testosterona, um potente androgênio que atua para manter a estrutura e a função dos órgãos sexuais acessórios masculinos e para promover o desenvolvimento das características sexuais secundárias masculinas. As células de Sertoli dos túbulos seminíferos dos testículos são estimuladas pelo FSH. As ações cooperativas do FSH e da testosterona são necessárias para que a espermatogênese seja iniciada.

Os testículos possuem duas partes (ou "compartimentos") – os túbulos seminíferos, onde ocorre a espermatogênese, e o tecido intersticial, que contém *células de Leydig* que secretam testosterona (Figura 20.12). Os túbulos seminíferos representam aproximadamente 90% do peso de um testículo adulto. O tecido intersticial é uma fina rede de tecido conjuntivo (contendo células de Leydig) que preenche os espaços entre os túbulos.

No que diz respeito à ação das gonadotropinas, os testículos são estritamente compartimentalizados. As proteínas receptoras celulares de FSH estão localizadas exclusivamente nos túbulos seminíferos, onde elas estão confinadas às *células de Sertoli*. As proteínas receptoras celulares de LH estão localizadas exclusivamente nas células intersticiais de Leydig. A secreção de testosterona pelas células de Leydig é estimulada pelo LH mas não pelo FSH. A espermatogênese nos túbulos é estimulada pelo FSH. Entretanto, a aparente simplicidade dessa compartimentalização é uma ilusão, porque os dois compartimentos podem interagir entre si de maneiras complexas.

Controle da Secreção de Gonadotropinas

A castração de um animal do sexo masculino resulta numa elevação imediata da secreção de LH e FSH. Isto demonstra que hormônios secretados pelos testículos exercem um controle por retroalimentação negativa da secreção de gonadotropinas. Quando é injetada testosterona no animal castrado, a secreção de LH pode retornar ao nível anterior à castração (pré-castração). Isso representa um exemplo clássico de retroalimentação negativa – o LH estimula a secreção de testosterona pelas células de Leydig, e a testosterona inibe a secreção hipofisária de LH (Figura 20.13).

No entanto, a quantidade de testosterona que é suficiente para suprimir o LH não é suficiente para suprimir a elevação pós-castração da secreção de FSH na maioria dos animais de laboratório. Em carneiros e touros, um produto hidrossolúvel (e, portanto, um peptídio e não um esteróide) dos túbulos seminíferos suprime especificamente a secreção de FSH. Esse hormônio, produzido pelas células de Sertoli, é denominado *inibina*. Demonstrou-se que os túbulos seminíferos dos testículos humanos também produzem inibina, que inibe a secreção de FSH nos homens. (Além disso, existem evidências de que os ovários produzem a inibina, onde ela pode atuar como um hormônio e como um regulador parácrino dos ovários.)

Derivados da Testosterona no Encéfalo

O encéfalo contém receptores da testosterona e é um órgão-alvo desse hormônio. No entanto, os efeitos da testosterona sobre o encéfalo (por exemplo, a supressão da secreção de LH) não são mediados diretamente pela testosterona, mas por seus derivados que são produzidos no interior das células encefálicas. A testosterona pode ser convertida pela enzima 5α-redutase em diidrotestosterona (DHT), como foi previamente descrito. Por sua vez, a DHT pode ser alterada por outras enzimas em outros androgênios 5α-reduzidos abreviados como 3α-diol e 3β-diol (Figura 20.14). Alternativamente, a testosterona pode ser convertida no encéfalo em 17β-estradiol. Embora ele seja geralmente considerado um esteróide sexual feminino, o estradiol é um composto ativo na fisiologia normal masculina! O estradiol é formado a partir da testosterona pela ação de uma enzima denominada *aromatase*. Essa reação é conhecida como *aromatização*, um termo que se refere à presença de um anel aromático de carbono (Capítulo 2). O estradiol formado a partir da testosterona no encéfalo é necessário para os efeitos por retroalimentação negativa da testosterona sobre a secreção de LH.

Secreção de Testosterona e Idade

Os efeitos por retroalimentação negativa da testosterona e da inibina ajudam a manter uma secreção relativamente constante (isto é, não-cíclica) de gonadotropinas no sexo masculino, acarretando níveis relativamente constantes de secreção de androgênios dos testículos. Isso contrasta com a secreção cíclica de gonadotropinas e de esteróides ovarianos no sexo feminino. As mulheres apresentam uma cessação abrupta da secreção de esteróides sexuais durante a menopausa. Em contraste, a secreção de androgênios diminui apenas gradualmente e em graus variáveis nos homens acima dos 50 anos. Até o momento, as cau-

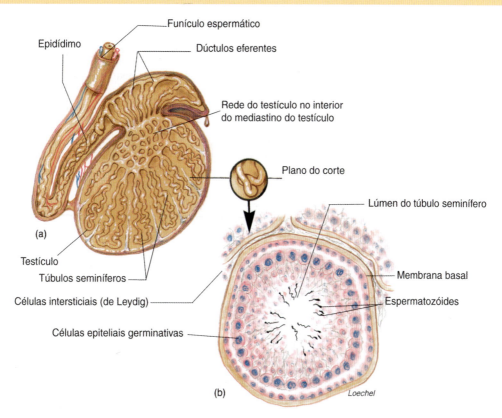

Figura 20.12 Túbulos seminíferos. (a) Corte sagital de um testículo e (b) corte transversal de um túbulo seminífero.

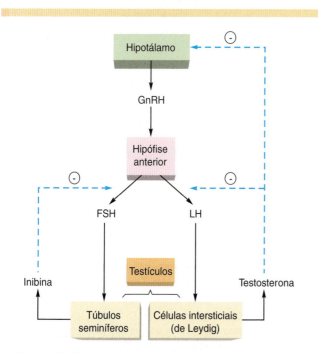

Figura 20.13 A hipófise anterior e os testículos. Os túbulos seminíferos são alvos da ação do FSH. As células intersticiais (de Leydig) são alvos da ação do LH. A testosterona secretada pelas células de Leydig inibe a secreção de LH. A inibina secretada pelos túbulos pode inibir a secreção de FSH.

sas dessa alteração relacionada com a idade da função testicular são desconhecidas. O declínio da secreção de testosterona não pode ser devido à diminuição da secreção de gonadotropinas, uma vez que as concentrações de gonadotropinas no sangue estão, de fato, aumentadas (por causa da menor retroalimentação negativa) no momento que o nível de testosterona está diminuindo.

Funções Endócrinas dos Testículos

A testosterona é sem dúvida o principal androgênio secretado pelos testículos adultos. No sexo masculino, o hormônio e seus derivados (os androgênios 5α-reduzidos) são responsáveis pelo desencadeamento e pela manutenção das alterações corporais na puberdade. Algumas vezes, os androgênios são denominados *esteróides anabólicos* porque eles estimulam o crescimento dos músculos e de outras estruturas (Tabela 20.4). O aumento da secreção de testosterona durante a puberdade também é necessário para o crescimento dos órgãos sexuais acessórios – sobretudo as glândulas seminais e a próstata. A remoção dos androgênios pela castração acarreta a atrofia desses órgãos.

Os androgênios estimulam o crescimento da laringe (fazendo com que a voz se torne mais grave) e promovem a síntese de hemoglobina (a concentração de hemoglobina é maior nos homens que nas mulheres) e o crescimento ósseo. Contudo, o efeito dos androgênios sobre o crescimento ósseo é autolimitado porque, em última instância, eles causam a substituição da cartilagem por osso nas lâminas epifisiais e, conseqüentemente, "selam" as lâminas e impedem o aumento do comprimento dos ossos (como foi descrito no Capítulo 19).

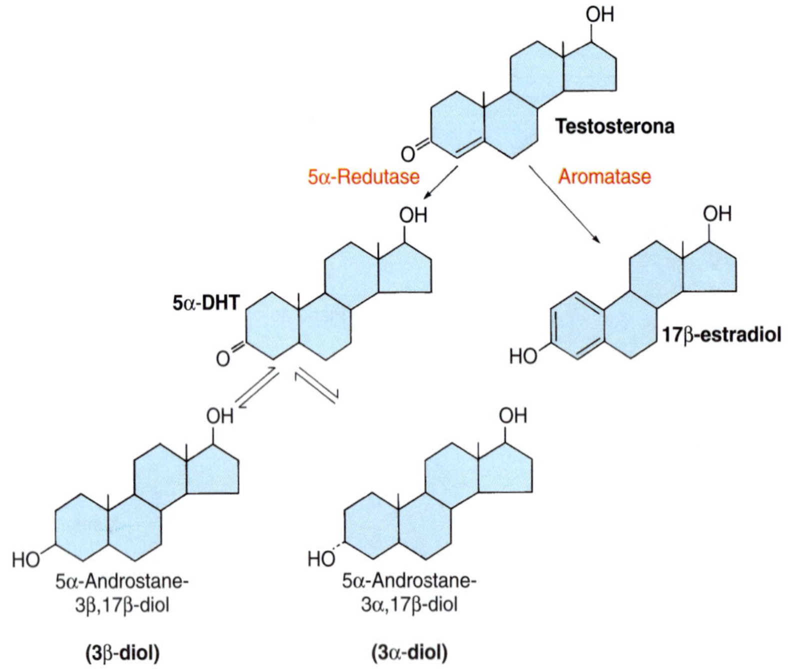

Figura 20.14 Derivados da testosterona. A testosterona secretada pelas células intersticiais (de Leydig) dos testículos pode ser convertida em metabólitos ativos no encéfalo e em outros órgãos-alvo. Esses metabólitos ativos incluem DHT, outros androgênios 5α-reduzidos e estradiol.

Tabela 20.4 Ações dos Androgênios no Homem

Categoria	Ação
Determinação do Sexo	Crescimento e transformação dos ductos mesonéfricos em epidídimos, ductos deferentes, glândulas seminais e ductos ejaculatórios
	Transformação do seio urogenital na próstata
	Desenvolvimento da genitália externa masculina (pênis e escroto)
Espermatogênese	Na puberdade: término da divisão meiótica e maturação inicial das espermátides
	Após a puberdade: manutenção da espermatogênese
Características Sexuais Secundárias	Crescimento e manutenção dos órgãos sexuais acessórios
	Crescimento do pênis
	Crescimento dos pêlos faciais e axilares
	Crescimento corporais
Efeitos Anabólicos	Síntese protéica e crescimento muscular
	Crescimento ósseo
	Crescimento de outros órgãos (incluindo a laringe)
	Eritropoiese (produção de eritrócitos)

Embora os androgênios sejam indubitavelmente os principais produtos endócrinos dos testículos, existem evidências de que tanto as células de Sertoli como as de Leydig secretam pequenas quantidades de estradiol. Além disso, foram observados receptores do estradiol nas células de Sertoli e de Leydig, assim como nas células que revestem o sistema genital masculino (dúctulos eferentes e epidídimos) e os órgãos sexuais acessórios (próstata e glândulas seminais). De fato, camundongos *knock-out* (Capítulo 3) que não possuem o gene do receptor de estrogênios são inférteis! Isso sugere que os estrogênios possuem funções reguladoras importantes na reprodução masculina.

O estradiol, secretado pelos testículos ou produzido localmente como um regulador parácrino, pode ser responsável por alguns efeitos nos homens que haviam sido previamente atribuídos aos androgênios. Por exemplo, a importância da conversão da testosterona em estradiol no encéfalo para o controle por retroalimentação negativa que já foi descrita anteriormente. Os estrogênios também podem ser responsáveis pelo fechamento das lâminas cartilagíneas epifisiais. Isso é sugerido por observações de que os homens que não têm a capacidade de produzir estrogênios ou que não possuem receptores de estrogênios (devido a defeitos genéticos raros recentemente descobertos) mantêm suas lâminas epifisiais e continuam a crescer.

Os dois compartimentos testiculares interagem entre si de uma forma parácrina (Figura 20.15). Como foi descrito no Capítulo 11, a regulação parácrina refere-se à regulação química que ocorre entre tecidos no interior de um órgão. Por exemplo, a testosterona das cé-

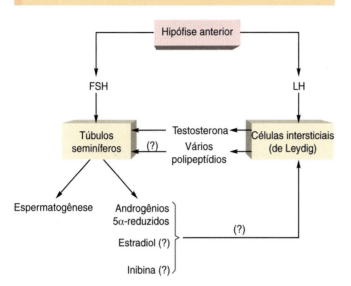

■ **Figura 20.15** Interações entre os dois compartimentos testiculares. A testosterona secretada pelas células intersticiais (de Leydig) estimula a espermatogênese nos túbulos. As células de Leydig também podem secretar ACTH, MSH e β-endorfina. A secreção de inibina pelos túbulos pode afetar a sensibilidade das células de Leydig à estimulação do LH.

lulas de Leydig é metabolizada pelos túbulos em outros androgênios ativos e é necessária para a espermatogênese. Os túbulos também secretam produtos que poderiam influenciar a função das células de Leydig. Essas interações são sugeridas por evidências de que a exposição de ratos machos púberes ao FSH aumenta a responsividade das células de Leydig ao LH. Como o FSH pode estimular diretamente apenas as células de Sertoli dos túbulos, o aumento da responsividade ao LH induzido pelo FSH deve ser mediado por produtos secretados das células de Sertoli.

A inibina secretada pelas células de Sertoli em resposta ao FSH pode facilitar a resposta das células de Leydig ao LH. Essa resposta é medida pela quantidade de testosterona secretada. Além disso, foi demonstrado que as células de Leydig são capazes de produzir uma família de polipeptídios previamente relacionados apenas com a hipófise (ACHT, MSH e β-endorfina). Experimentos sugerem que ACTH e MSH podem estimular a função da célula de Sertoli, enquanto a β-endorfina pode inibi-la. A importância fisiológica dessas fascinantes interações parácrinas entre os dois compartimentos testiculares ainda não foi demonstrada.

Espermatogênese

As células germinativas que migram do saco vitelino para os testículos durante o desenvolvimento embrionário inicial tornam-se células-tronco espermatogênicas, denominadas **espermatogônias**, na região externa dos túbulos seminíferos. As espermatogônias são células diplóides (com 46 cromossomos) que, em última instância, dão origem a gametas haplóides maduros através de um processo de divisão celular redutora denominado *meiose*. As etapas da meiose são resumidas no Capítulo 3, Figura 3.31.

A meiose envolve duas divisões nucleares (ver a Figura 3.31). Na primeira parte desse processo, o DNA duplica e cromossomos

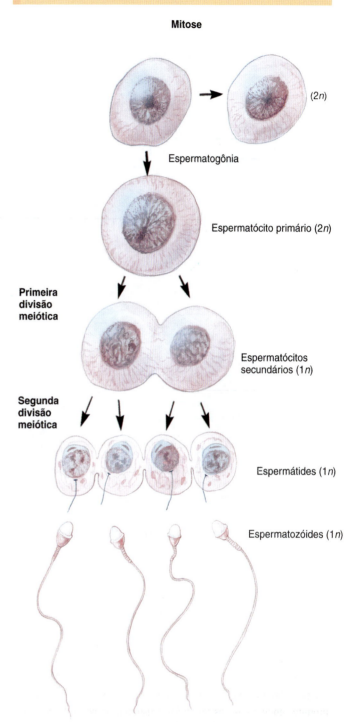

■ **Figura 20.16** Espermatogênese. As espermatogônias sofrem divisão mitótica, na qual elas mesmas se substituem e produzem uma célula filha que sofre divisão meiótica. Essa célula é denominada espermatócito primário. Ao final da primeira divisão meiótica, as células filhas são denominadas espermatócitos secundários. Cada um deles completa uma segunda divisão meiótica para formar espermátides. Observe que as quatro espermátides produzidas pela meiose de um espermatócito primário estão interconectadas. Cada espermátide forma um espermatozóide maduro.

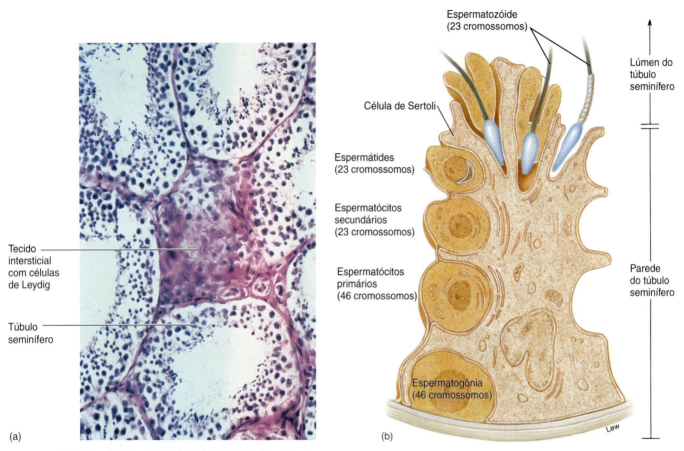

Figura 20.17 Microfotografia e diagrama dos túbulos seminíferos. (*a*) Corte transversal dos túbulos seminíferos mostrando também o tecido intersticial circundante. (*b*) Os estágios da espermatogênese são indicados no interior do epitélio germinativo de um túbulo seminífero. A relação entre as células de Sertoli e os espermatozóides em desenvolvimento também pode ser vista.

homólogos são separados em duas células filhas. Como cada célula filha contém apenas um cromossomo de cada par homólogo, as células formadas no final da primeira divisão meiótica contêm 23 cromossomos cada e são haplóides. No entanto, nesse estágio, cada um desses 23 cromossomos é constituído por dois filamentos (denominados *cromátides*) idênticos de DNA. Durante a segunda divisão meiótica, essas cromátides duplicadas são separadas nas células filhas. Por essa razão, a meiose de uma espermatogônia diplóide produz quatro células haplóides.

Na realidade, apenas aproximadamente 1.000 a 2.000 células-tronco migram do saco vitelino para os testículos embrionários. Para produzir muitos milhões de espermatozóides durante a vida adulta, essas espermatogônias duplicam-se por divisão mitótica e somente uma das duas células filhas – chamada então de **espermatócito primário** – sofre divisão meiótica (Figura 20.16). Deste modo, a espermatogênese pode ocorrer continuamente sem exaurir o número de espermatogônias.

Quando um espermatócito primário diplóide completa a primeira divisão meiótica (na telófase I), as duas células haplóides produzidas são denominadas **espermatócitos secundários**. No final da segunda divisão meiótica, cada espermatócito secundário produz duas **espermátides** haplóides. Portanto, um espermatócito primário produz quatro espermátides.

A seqüência de eventos da espermatogênese é refletida no arranjo celular da parede do túbulo seminífero. As espermatogônias e os espermatócitos primários estão localizados em direção ao lado externo do túbulo, enquanto as espermátides e os espermatozóides maduros estão localizados no lado do túbulo voltado para o lúmen.

No final da segunda divisão meiótica, as quatro espermátides produzidas pela meiose de um espermatócito primário estão interconectadas – seus citoplasmas não se separam completamente no final de cada divisão. A evolução dessas espermátides interconectadas para **espermatozóides** maduros – um processo denominado *espermiogênese* – exige a participação das células de Sertoli (Figura 20.17).

Células de Sertoli

As células de Sertoli não-germinativas formam uma camada contínua conectada por junções íntimas em torno da circunferência de cada túbulo. Deste modo, elas constituem uma **barreira hemato-testicular**. Moléculas do sangue devem passar através do citoplasma das células de Sertoli antes de entrar nas células germinativas. De modo similar, essa barreira normalmente impede que o sistema imunológico torne-se sensibilizado a antígenos do espermatozóide em desenvolvimento e, conseqüentemente, impede a destruição auto-imune do espermatozóide. O citoplasma das células de Sertoli estende-se da periferia para o lúmen do túbulo e envolve as

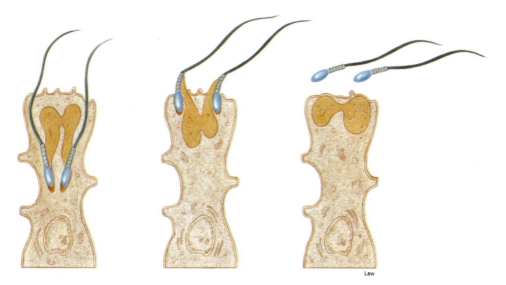

Figura 20.18 Transformação das espermátides em espermatozóides (espermiogênese). Quando as espermátides se transformam em espermatozóides, a maior parte do seu citoplasma é eliminada como corpos residuais e é ingerida pelo citoplasma das células de Sertoli circundantes.

células germinativas em desenvolvimento, de modo que é freqüentemente difícil dizer onde o citoplasma das células de Sertoli termina e o das células germinativas começa.

As células de Sertoli também ajudam a tornar os túbulos seminíferos um *local imunologicamente privilegiado* (protegido do ataque imune) através de um outro mecanismo. Como foi descrito no Capítulo 15, as células de Sertoli produzem o **ligante do FAS**, que se liga ao receptor de *FAS* localizado na superfície dos linfócitos T. Isto desencadeia a apoptose (suicídio celular) dos linfócitos T e, conseqüentemente, ajuda a impedir o ataque imune contra o espermatozóide em desenvolvimento.

No processo da espermiogênese (conversão das espermátides em espermatozóides), a maior parte do citoplasma da espermátide é eliminada. Isso ocorre por fagocitose dos "corpos residuais" de citoplasma das espermátides pelas células de Sertoli (Figura 20.18). A fagocitose de corpos residuais pode transmitir moléculas informativas das células germinativas para as células de Sertoli. Por sua vez, as células de Sertoli fornecem moléculas necessárias para as células germinativas. Sabe-se, por exemplo, que o cromossomo X das células germinativas é inativo durante a meiose. Como esse cromossomo contém genes necessários para a produção de muitas moléculas essenciais, acredita-se que essas moléculas sejam fornecidas pelas células de Sertoli durante esse período.

As células de Sertoli secretam uma proteína denominada **proteína ligante de androgênio** (**ABP**, *androgen-binding protein*) para o interior do lúmen dos túbulos seminíferos. Essa proteína, como o seu nome indica, liga-se à testosterona e, conseqüentemente, a concentra no interior dos túbulos. A importância das células de Sertoli na função tubular é ainda mais evidenciada pelo fato dos receptores de FSH serem restritos a elas. Qualquer efeito do FSH sobre os túbulos deve portanto ser mediado pela ação dessas células. Os efeitos incluem a estimulação da espermiogênese induzida pelo FSH e as interações autócrinas entre as células de Sertoli e as células de Leydig anteriormente descritas.

Controle Hormonal da Espermatogênese

A formação de espermatócitos primários e a entrada na prófase I começam durante o desenvolvimento embrionário, mas a espermatogênese é interrompida nesse ponto até a puberdade, quando a secreção de testosterona aumenta. A testosterona é necessária para o término da divisão meiótica e para os estágios iniciais da maturação da espermátide. É provável que esse efeito não seja produzido diretamente pela testosterona, mas por algumas das moléculas derivadas da testosterona nos túbulos. Os testículos também produzem uma ampla variedade de reguladores parácrinos – fator do crescimento transformador, fator do crescimento similar à insulina 1, inibina e outros – que podem ajudar a regular a espermatogênese.

Os estágios finais da maturação da espermátide durante a puberdade parecem exigir a estimulação pelo FSH (Figura 20.19). Como foi descrito anteriormente, esse efeito do FSH é mediado pelas células de Sertoli. Por essa razão, durante a puberdade, tanto o FSH como os androgênios são necessários para o desencadeamento da espermatogênese.

O FSH e a testosterona (ou seus derivados) estimulam indiretamente o desenvolvimento do espermatozóide, atuando sobre as células de Sertoli. Atualmente, acredita-se que esses hormônios estimulem as células de Sertoli a secretar polipeptídios, que, por sua vez, atuam como reguladores parácrinos para estimular a espermatogênese.

No final da espermiogênese, os espermatozóides são liberados para o interior do lúmen dos túbulos seminíferos. O espermatozóide possui uma *cabeça* oval (que contém o DNA), uma *porção média* e uma *cauda* (Figura 20.20). Embora a cauda acabe apresentando um movimento flagelar, os espermatozóides nesse estágio são imóveis. Eles tornam-se móveis e sofrem outras alterações decorrentes da maturação fora dos testículos, nos epidídimos.

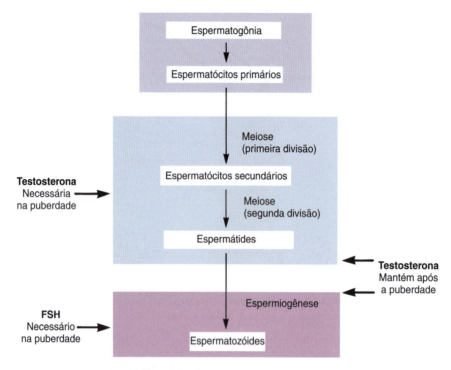

■ **Figura 20.19** **Controle endócrino da espermatogênese.** Durante a puberdade, tanto a testosterona como o FSH são necessários para que a espermatogênese inicie. Contudo, no adulto, a testosterona isoladamente pode manter a espermatogênese.

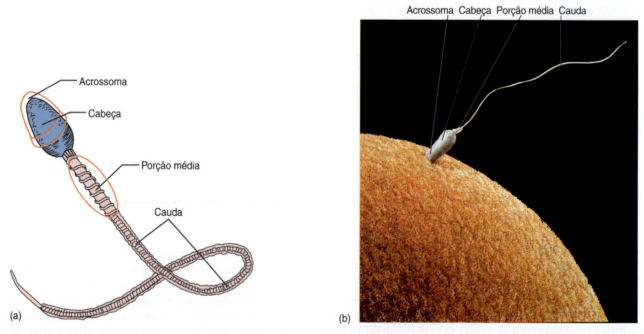

■ **Figura 20.20** **Um espermatozóide humano.** (a) Representação diagramática e (b) microfotografia eletrônica de varredura na qual é visto um espermatozóide em contato com um óvulo.

Reprodução

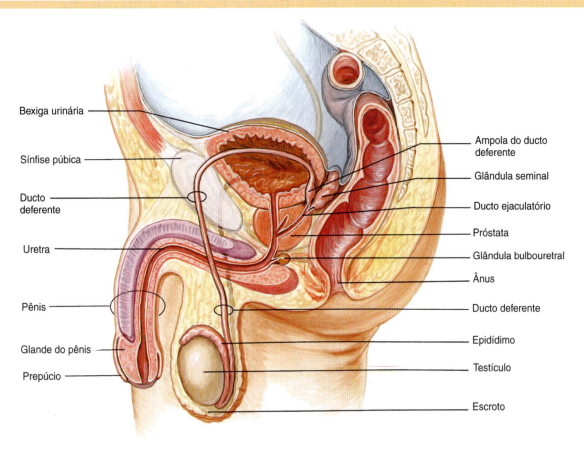

Figura 20.21 Os órgãos do sistema genital masculino. Os órgãos masculinos são vistos aqui num corte sagital.

Órgãos Sexuais Acessórios Masculinos

Em ambas as extremidades, os túbulos seminíferos estão conectados a uma rede tubular denominada *rede do testículo* (ver a Figura 20.12). Os espermatozóides e as secreções tubulares são movidas a essa área dos testículos e são drenadas através dos *dúctulos eferentes* para o interior do **epidídimo**. O epidídimo é uma estrutura compactamente espiralada, com aproximadamente cinco metros de comprimento quando esticada, que recebe os produtos tubulares. Os espermatozóides entram na "cabeça" do epidídimo e são drenados de sua "cauda" por um único tubo, o **ducto deferente**.

Os espermatozóides que entram na cabeça do epidídimo não são móveis. Em parte, isso se deve ao pH baixo do líquido do epidídimo e do ducto deferente, líquido produzido pela secreção de H$^+$ através do transporte ativo das bombas de ATPase. Durante sua passagem através do epidídimo, os espermatozóides sofrem alterações decorrentes da maturação que os tornam mais resistentes às alterações do pH e da temperatura. O pH é neutralizado pelo líquido prostático alcalino durante a ejaculação, de modo que os espermatozóides são completamente móveis e tornam-se capazes de fertilizar um óvulo quando passam algum tempo no sistema genital feminino. Em contraste, os espermatozóides obtidos dos túbulos seminíferos não são capazes de fertilizar um óvulo. Os epidídimos servem como um local para a maturação dos espermatozóides e para o armazenamento de espermatozóides entre ejaculações.

O ducto deferente transporta os espermatozóides dos epidídimos do escroto para o interior da cavidade pélvica. A seguir, as **glândulas seminais** adicionam secreções que passam através de seus ductos. Nesse ponto, o ducto deferente torna-se um **ducto ejaculató-**

Um exame laboratorial comum para investigar distúrbios prostáticos, incluindo o **câncer de próstata**, é o imunoensaio para o *antígeno prostático específico* (PSA, *prostate-specific antigen*). Um distúrbio mais comum que afeta a maioria dos homens com mais de 60 anos em maior ou menor grau é a **hiperplasia benigna da próstata** (**HBP**). Esse distúrbio é responsável pela maioria dos sintomas de obstrução vesical, em que ocorre dificuldade miccional. O tratamento da HBP pode incluir um procedimento cirúrgico denominado *ressecção transuretral* ou o uso de drogas. As drogas utilizadas para tratar a HBP incluem *bloqueadores de receptores α$_1$-adrenérgicos*, que reduzem o tônus muscular da próstata e do colo da bexiga (tornando a micção mais fácil), e *inibidores da 5α-redutase*, que inibem a enzima necessária para converter a testosterona em diidrotestosterona (DHT). Como já foi previamente descrito, a DHT é necessária para a manutenção da estrutura da próstata. Por essa razão, uma redução de DHT pode ajudar a reduzir o tamanho da próstata.

rio. Entretanto, o ducto ejaculatório é curto (aproximadamente 2 cm) porque ele entra na **próstata** e logo se funde à **uretra** prostática. A próstata adiciona suas secreções através de numerosos poros das paredes da uretra prostática, formando um líquido conhecido como *sêmen* (Figura 20.21).

As glândulas seminais e a próstata são órgãos sexuais acessórios dependentes dos androgênios – quando os androgênios são removidos, pela castração, elas atrofiam. As glândulas seminais secretam um líquido que contém frutose, que serve como fonte energética para os espermatozóides. A secreção líquida representa aproximadamente 60% do volume do sêmen. O líquido produzido pela próstata contém ácido cítrico, cálcio e proteínas coagulantes. As proteínas coagulantes fazem com que o sêmen coagule após a ejaculação, mas, posteriormente, a ação hidrolítica da fibrolisina faz com que o sêmen coagulado assuma uma forma mais líquida e libere os espermatozóides.

Ereção, Emissão e Ejaculação

A **ereção**, acompanhada por aumentos do comprimento e do diâmetro do pênis, ocorre em conseqüência do fluxo sanguíneo no interior dos "tecidos eréteis" do pênis. Esses tecidos eréteis incluem duas estruturas pareadas – os *corpos cavernosos* – localizadas na face dorsal do pênis, e uma estrutura não-pareada – o *corpo esponjoso* – localizada na face ventral (Figura 20.22). A uretra está localizada no centro do corpo esponjoso. O tecido erétil forma colunas que se estendem ao longo do pênis, embora os corpos cavernosos não cheguem até a ponta.

A ereção ocorre pela dilatação arteriolar induzida pela inervação parassimpática, que permite ao sangue fluir para o interior dos corpos cavernosos do pênis. Atualmente, acredita-se que o neurotransmissor envolvido nesse aumento de fluxo sanguíneo seja o óxido nítrico. À medida que os tecidos eréteis ficam congestionados de san-

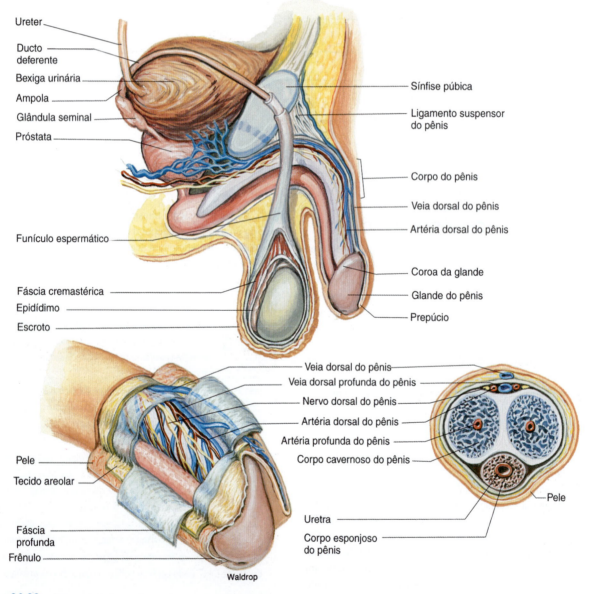

■ **Figura 20.22** **Estrutura do pênis.** As fixações, os suprimentos sanguíneo e nervoso e a disposição dos tecidos eréteis são mostrados tanto no corte longitudinal como no transversal.

gue e o pênis fica túrgido, o efluxo venoso de sangue é parcialmente obstruído e, conseqüentemente, auxilia na ereção. O termo **emissão** refere-se ao movimento do sêmen para ao interior da uretra, e o termo **ejaculação** refere-se à expulsão forçada do sêmen da uretra para fora do pênis. A emissão e a ejaculação são estimuladas por nervos simpáticos, que produzem contrações peristálticas do sistema tubular, contrações das glândulas seminais e da próstata, e contrações dos músculos da base do pênis. Portanto, a função sexual masculina exige a ação sinérgica (em vez da ação antagonista) dos sistemas parassimpático e simpático.

A ereção é controlada por duas porções do sistema nervoso central – o hipotálamo no encéfalo e a porção sacral da medula espinal. Pensamentos sexuais conscientes originados no córtex cerebral atuam através do hipotálamo para controlar a região sacral, que, por sua vez, aumenta a atividade nervosa parassimpática para promover a vasodilatação e a ereção do pênis. Contudo, o pensamento consciente não é necessário para a ereção porque a estimulação sensitiva do pênis pode ativar mais diretamente a região sacral da medula espinal e causar a ereção.

O óxido nítrico, liberado no pênis em resposta à estimulação nervosa parassimpática, difunde-se para o interior das células musculares lisas dos vasos sanguíneos e estimula a produção de monofosfato cíclico de guanosina (GMPc, *cyclic guanosine monophosphate*). Por sua vez, o GMPc provoca relaxamento do músculo liso vascular, de modo que o sangue pode fluir para o interior dos corpos cavernosos. Essa fisiologia é explorada pelo *sildenafil* (comercializado com o nome de *Viagra*), que pode ser utilizado sob a forma de comprimido no tratamento da **disfunção erétil**. O sildenafil bloqueia a GMPc fosfodiesterase, uma enzima que atua na degradação do GMPc. Isto aumenta a concentração de GMPc e, portanto, promove a vasodilatação, acarretando uma maior congestão do tecido esponjoso erétil com sangue e, conseqüentemente, produzindo a ereção.

Fertilidade Masculina

O volume aproximado de sêmen em cada ejaculação é de 1,5 a 5,0 mililitros. O maior volume desse líquido (45% a 80%) é produzido pelas glândulas seminais, e 15% a 30% são produzidos pela próstata. Geralmente, existem 60 a 150 milhões de espermatozóides por mililitro de ejaculado. A Tabela 20.5 apresenta um sumário dos valores normais do sêmen humano.

Uma concentração espermática inferior a cerca de 20 milhões por mililitro é denominada *oligospermia* (*oligo* = pouco) e está associada a uma fertilidade reduzida. Uma contagem espermática total

Tabela 20.5 Análise do Sêmen

Característica	Valor de Referência
Volume do ejaculado	1,5–5,0 mL
Contagem espermática	40–250 milhões/mL
Motilidade espermática	
Porcentagem de unidades com motilidade:	
1 hora após a ejaculação	70% ou mais
3 horas após a ejaculação	60% ou mais
Contagem leucocitária	0–2.000/mL
pH	7,2–7,8
Concentração de frutose	150–600 mg/100 mL

Fonte: Modificado de, L. Glasser, "Seminal Fluid and Subfertility", *Diagnostic Medicine*, jul/ago 1981, p. 28. Utilizada com permissão.

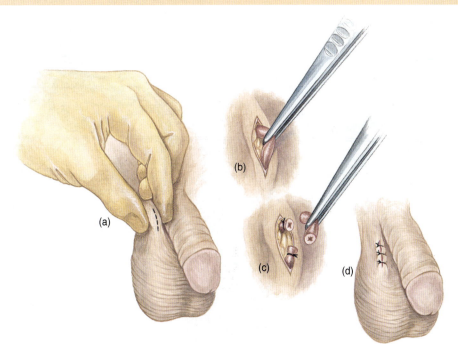

Figura 20.23 **Vasectomia.** Neste procedimento cirúrgico, um segmento do ducto deferente é removido através de uma incisão no escroto.

inferior a aproximadamente 50 milhões por ejaculação é clinicamente importante na infertilidade masculina. A oligospermia pode ser causada por vários fatores, incluindo o calor da sauna ou do banho de banheira, várias drogas farmacoterápicas, intoxicação por chumbo e arsênico, e drogas ilícitas como maconha, cocaína e esteróides anabólicos. Ela pode ser temporária ou permanente. Além da baixa contagem espermática como causa de infertilidade, alguns homens e mulheres possuem anticorpos contra antígenos espermáticos (isto é muito comum em homens vasectomizados). Apesar de aparentemente esses anticorpos não afetarem a saúde, eles reduzem a fertilidade.

Várias tentativas têm sido feitas para desenvolver novos métodos de contracepção masculina. Geralmente, elas envolvem compostos que suprimem a secreção de gonadotropinas (por exemplo, testosterona ou uma combinação de progesterona e antagonista do GnRH). Também foi experimentado um outro composto, o *gossipol*, que interfere no desenvolvimento do espermatozóide. Essas drogas podem ser eficazes, mas produzem efeitos colaterais inaceitáveis. Um dos métodos mais amplamente utilizados de contracepção masculina é um procedimento cirúrgico denominado **vasectomia** (Figura 20.23). Neste procedimento, ambos os ductos deferentes são seccionados e ligados ou, em alguns casos, uma válvula ou um dispositivo similar é inserido. A vasectomia interfere no transporte dos espermatozóides, mas não afeta diretamente a secreção de andrógenios das células de Leydig do tecido intersticial. Como a espermatogênese continua, os espermatozóides produzidos não podem ser drenados dos testículos e acumulam-se em "criptas" que se formam nos túbulos seminíferos, nos epidídimos e nos ductos deferentes. Essas criptas representam locais para reações inflamatórias nos quais os espermatozóides são fagocitados e destruídos pelo sistema imunológico. Portanto, não chega a ser surpreendente que aproximadamente 70% dos homens vasectomizados desenvolvem anticorpos contra o espermatozóide. Parece que esses anticorpos não provocam lesão auto-imune nos testículos, mas diminuem significativamente a possibilidade de reversão da vasectomia e a restauração da fertilidade.

> ### Teste Seu Conhecimento Antes de Prosseguir
> 1. Descreva os efeitos da castração sobre a secreção de FSH e de LH no homem. Explique as evidências experimentais que sugerem que os testículos produzem um polipeptídio que inibe especificamente a secreção de FSH.
> 2. Descreva os dois compartimentos testiculares em relação (a) à sua estrutura, (b) à sua função e (c) à sua resposta à estimulação das gonadotropinas. Descreva duas formas de interação desses compartimentos.
> 3. Utilizando um diagrama, descreva os estágios da espermatogênese. Por que a espermatogênese continua durante a vida sem utilizar todas as espermatogônias?
> 4. Descreva a estrutura e as funções propostas das células de Sertoli dos túbulos seminíferos.
> 5. Explique como o FSH e os andrógenios atuam de forma sinérgica para estimular a produção de espermatozóides na puberdade. Descreva as demandas hormonais da espermatogênese após a puberdade.

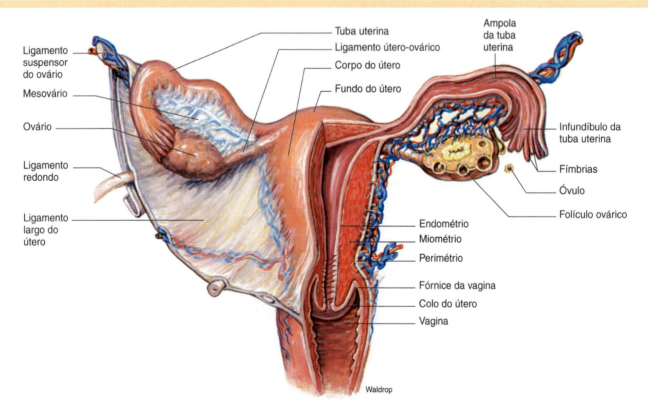

Figura 20.24 Útero, tubas uterinas e ovários. Os ligamentos de suporte também podem ser observados nessa vista posterior.

Reprodução 657

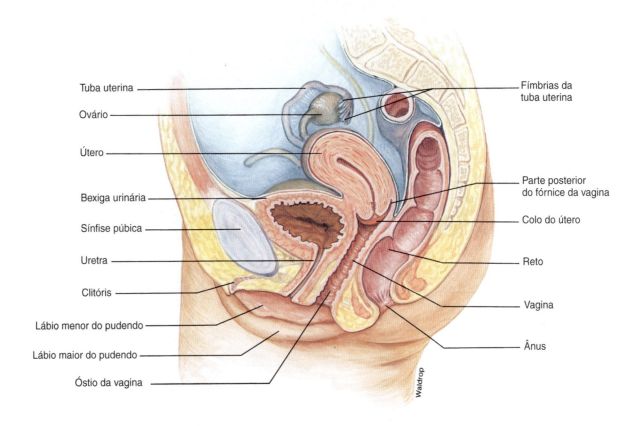

Figura 20.25 Os órgãos do sistema genital feminino. Eles são mostrados num corte sagital.

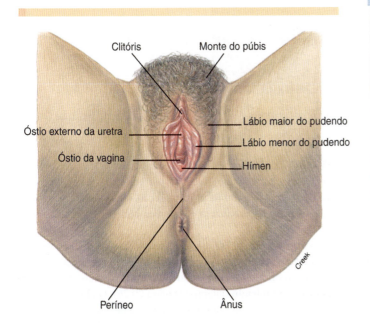

Figura 20.26 Genitália externa feminina. Numa mulher, os lábios maiores do pudendo e o clitóris são homólogos ao escroto e ao pênis, respectivamente, em um homem.

Sistema Genital Feminino

Os ovários possuem um grande número de folículos, cada um contendo um óvulo em seu interior. Alguns desses folículos amadurecem durante o ciclo ovariano, e os óvulos neles contidos evoluem para o estágio de meiose secundária do ovócito. Durante a ovulação, os folículos mais desenvolvidos abrem-se para expulsar o ovócito secundário do ovário. Então, o folículo vazio torna-se o corpo lúteo, que termina por se degenerar no fim de um ciclo infértil.

Os dois ovários (Figura 20.24), com tamanho e forma de uma amêndoa grande, são suspensos por ligamentos do cíngulo pélvico. Extensões das **tubas uterinas** (de **Falópio**), chamadas *fímbrias*, cobrem parcialmente cada ovário. Os óvulos liberados do ovário – num processo denominado *ovulação* – normalmente são levados para o interior das tubas uterinas pela ação do revestimento epitelial ciliado das tubas uterinas. O lúmen de cada tuba uterina forma continuidade com o **útero**, um órgão muscular piriforme mantido no interior da cavidade pélvica por ligamentos.

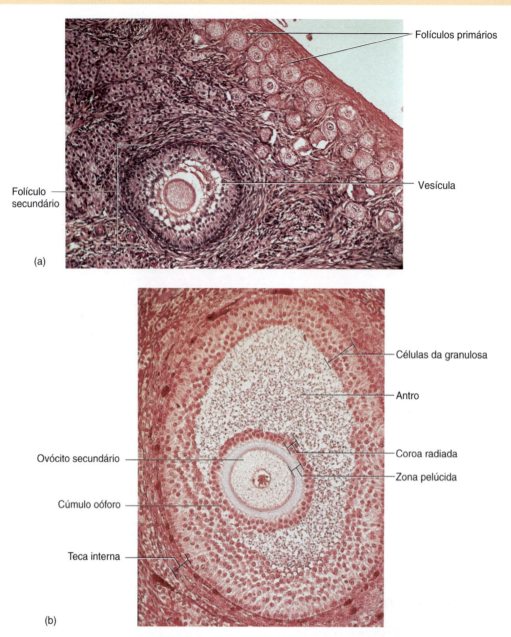

Figura 20.27 **Microfotografias do ovário.** Nestes cortes, são observados (a) folículos primários e um folículo secundário, e (b) um folículo de Graaf.

O útero possui três camadas. A camada externa de tecido conjuntivo é o **perimétrio**, a camada média de músculo liso é o **miométrio**, e a camada interna epitelial é o **endométrio**. O endométrio é um epitélio estratificado pavimentoso não-queratinizado composto por uma *camada basal* e uma *camada funcional* mais superficial. A camada funcional, que se torna mais espessa de forma cíclica em decorrência da estimulação estrogênica e progestagênica, descama na menstruação.

O útero estreita-se para formar o *colo*, que se abre para a **vagina** tubular. A única barreira física entre a vagina e o útero é um tampão de *muco cervical*. Essas estruturas – a vagina, o útero e as tubas uterinas – constituem os órgãos sexuais acessórios femininos (Figura 20.25). Como os órgãos sexuais acessórios masculinos, o sistema genital feminino é afetado por hormônios esteróides sexuais. Como será descrito na próxima seção, alterações cíclicas da secreção ovariana produzem alterações cíclicas no revestimento epitelial do sistema.

O óstio da vagina está localizado imediatamente atrás do óstio externo da uretra. Ambos são recobertos por pregas longitudinais – os **lábios menores do pudendo** (mediais) e os **lábios maiores do pudendo** (laterais) (Figura 20.26). O **clitóris**, uma pequena estrutura composta sobretudo por tecido erétil, está localizado na margem anterior dos lábios menores do pudendo.

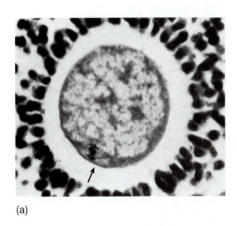 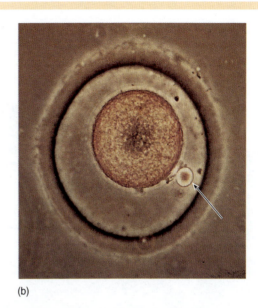

(a) (b)

Figura 20.28 Microfotografia de ovócitos. (*a*) Um ovócito primário na metáfase I da meiose. Observe o alinhamento dos cromossomos (*seta*). (*b*) Um ovócito secundário humano formado no final da primeira divisão meiótica. Também é mostrado o primeiro corpo polar (*seta*).

Ciclo Ovariano

As células germinativas que migram para os ovários durante o desenvolvimento embrionário inicial multiplicam-se, de modo que em torno do quinto mês de *gestação* (vida pré-natal) os ovários contêm aproximadamente 6 a 7 milhões de ovogônias. A maior parte morre no período pré-natal através do processo de apoptose (Capítulo 3). A produção de novas ovogônias cessa nesse momento e nunca mais volta a ocorrer. As ovogônias começam a meiose no final da gestação e, nesse momento, são denominadas **ovócitos primários**. Como a espermatogênese durante o desenvolvimento pré-natal masculino, a ovogênese é interrompida na prófase I da primeira divisão meiótica. Portanto, os ovócitos primários ainda são diplóides.

Os ovócitos primários diminuem de número durante a vida da mulher. Os ovários de uma criança recém-nascida contêm aproximadamente 2 milhões de ovócitos – e isto é tudo o que ela terá durante a vida. Cada ovócito está contido no interior de sua própria bola oca de células, o *folículo ovariano*. No momento em que uma menina atinge a puberdade, o número de ovócitos e de folículos estará reduzido para 400.000. Somente cerca de 400 desses ovócitos ovularão durante os anos férteis da mulher, e o resto morrerá por apoptose. A ovogênese cessa totalmente na menopausa (momento em que a menstruação termina).

Os ovócitos primários que não são estimulados para completar a primeira divisão meiótica são contidos no interior de minúsculos **folículos primários** (Figura 20.27*a*). Os folículos primários imaturos são constituídos por uma camada única de células foliculares. Em resposta à estimulação do FSH, alguns desses ovócitos e folículos aumentam de tamanho, e as células foliculares dividem-se produzindo numerosas camadas de **células da granulosa** que envolvem o ovócito e preenchem o folículo. Alguns folículos primários serão estimulados a crescer ainda mais e desenvolverão algumas cavidades cheias de líquido denominadas *vesículas*. Nesse ponto, eles são denominados **folículos secundários** (Figura 20.27*a*). O crescimento contínuo de um desses folículos será acompanhado pela fusão de suas vesículas para formar uma única cavidade cheia de líquido denominada *antro*. Neste estágio, o folículo é denominado **folículo maduro** ou **folículo de Graaf** (Figura 20.27*b*).

À medida que o folículo se desenvolve, o ovócito primário completa a sua primeira divisão meiótica. Contudo, esta não forma duas células completas, pois somente uma célula – o **ovócito secundário** – fica com todo o citoplasma. A outra célula formada nesse momento torna-se um pequeno *corpo polar* (Figura 20.28), que irá fragmentar e desaparecer. A divisão desigual do citoplasma garante que o óvulo será suficientemente grande para se tornar um embrião viável se a fertilização ocorrer. A seguir, o ovócito secundário começa a segunda divisão meiótica, mas esta é interrompida na metáfase II. A segunda divisão meiótica só é completada por um ovócito que tenha sido fertilizado.

O ovócito secundário, detido na metáfase II, fica contido num folículo de Graaf. As células da granulosa desse folículo formam um anel em torno do ovócito e uma proeminência que suporta o ovócito. Essa proeminência é denominada *cúmulo oóforo*. O anel de células da granulosa que circundam o ovócito é a *coroa radiada*. Entre o ovócito e a coroa radiada existe uma camada fina gelatinosa de proteínas e polissacarídeos denominada **zona pelúcida** (Figura 20.27*b*). A zona pelúcida é importante porque ela representa uma barreira à capacidade de um espermatozóide de fertilizar um ovócito ovulado.

Sob estimulação do FSH da hipófise anterior, as células da granulosa dos folículos ovarianos secretam quantidades crescentes de estrogênio à medida que os folículos crescem. Curiosamente, as células da granulosa produzem estrogênio a partir de sua testosterona precursora, que é suprida pelas células da *teca interna*, a camada imediatamente mais externa do folículo (Figura 20.27*b*).

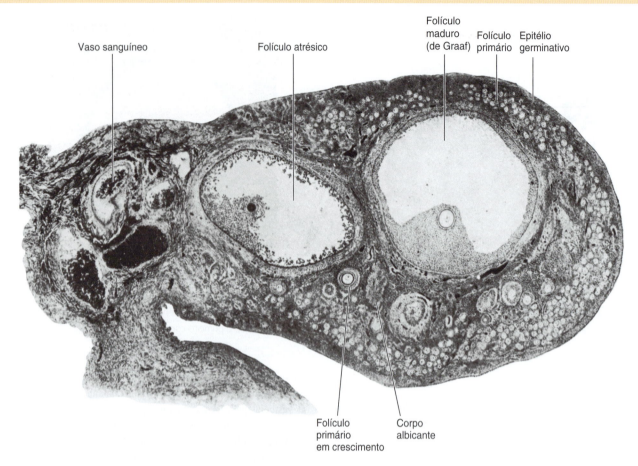

Figura 20.29 Um ovário contendo folículos em diferentes estágios de desenvolvimento. Um folículo atrésico é aquele que está morrendo por apoptose. Finalmente, ele se tornará um corpo albicante (*corpus albicans*).

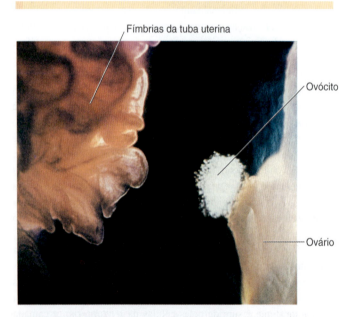

Figura 20.30 Ovulação de um ovário humano. Observe a nuvem de líquido e células da granulosa que envolvem o ovócito ovulado.

Ovulação

Geralmente, em torno do décimo ao décimo quarto dia após o primeiro dia da menstruação, somente um folículo continua o seu crescimento para se tornar um folículo de Graaf totalmente maduro (Figura 20.29). Outros folículos secundários durante o ciclo regridem e tornam-se *atrésicos* – um termo que significa "sem abertura" em referência à sua incapacidade de romper. A atresia (ou degeneração) folicular é um tipo de apoptose decorrente de uma interação complexa entre hormônios e reguladores parácrinos. As gonadotropinas (FSH e LH), assim como vários reguladores parácrinos e o estrogênio, atuam protegendo os folículos contra a atresia. Em contraste, reguladores parácrinos que incluem androgênios e o ligante do FAS (Capítulo 15) promovem a atresia folicular.

O folículo que é protegido contra a atresia e que se transforma num folículo de Graaf torna-se tão grande a ponto de formar uma protuberância na superfície do ovário. Sob estimulação hormonal adequada, o folículo rompe (de forma muito semelhante à ruptura de uma bolha) e expulsa o seu ovócito para o interior da tuba uterina no processo denominado **ovulação** (Figura 20.30).

A célula liberada é um ovócito secundário, envolvido pela zona pelúcida e a coroa radiada. Quando não é fertilizado, o ovócito

Reprodução

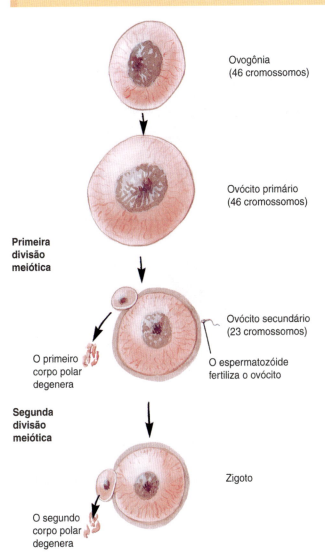

Figura 20.31 **Ovogênese.** Durante a meiose, cada ovócito primário produz um único gameta haplóide. Quando o ovócito secundário é fertilizado, ele forma um segundo corpo polar e o seu núcleo funde-se com o do espermatozóide para se tornar um zigoto.

degenera em poucos dias. Quando um espermatozóide atravessa a coroa radiada e a zona pelúcida e entra no citoplasma do ovócito secundário, este irá então completar a segunda divisão meiótica. Nesse processo, o citoplasma novamente não é dividido em partes iguais. A maior parte permanece no zigoto (óvulo fertilizado), deixando um outro corpo polar, que, como o primeiro, degenera (Figura 20.31).

Alterações continuam a ocorrer no ovário após a ovulação. O folículo vazio, sob a influência do hormônio luteinizante da hipófise anterior, sofre alterações estruturais e bioquímicas para se tornar um **corpo lúteo** (= corpo amarelo). Diferentemente dos folículos ovarianos, que secretam apenas estrogênio, o corpo lúteo secreta dois hormônios esteróides sexuais: estrogênio e progesterona. No final de um ciclo não-fértil, o corpo lúteo regride para se tornar um *corpo albicante* não-funcional. Essas alterações cíclicas do ovário são resumidas na Figura 20.32.

Eixo Hipófiso-Ovariano

O termo **eixo hipófiso-ovariano** refere-se às interações hormonais entre a hipófise anterior e os ovários. A hipófise anterior secreta dois hormônios gonadotrópicos – o hormônio folículo-estimulante (FSH) e o hormônio luteinizante (LH). Ambos promovem alterações cíclicas na estrutura e na função dos ovários. Como foi previamente discutido, a secreção desses hormônios gonadotrópicos é controlada por um hormônio liberador hipotalâmico – o hormônio liberador de gonadotropinas (GnRH) – e por efeitos de retroalimentação dos hormônios secretados pelos ovários. A natureza dessas interações será descrita detalhadamente na próxima seção.

Como um hormônio liberador pode estimular a secreção tanto do FSH como do LH, poderia se esperar a ocorrência de alterações paralelas na secreção dessas gonadotropinas. Contudo, isso não é verdadeiro. A secreção de FSH é discretamente maior que a de LH durante a fase inicial do ciclo menstrual, enquanto a secreção de LH é muito maior que a de FSH um pouco antes da ovulação. Acredita-se que essas diferenças sejam resultantes de efeitos de retroalimentação dos esteróides sexuais ovarianos, os quais podem alterar a quantidade de GnRH secretado, a freqüência do pulso da secreção de GnRH e a capacidade das células da hipófise anterior de secretar FSH e LH. Essas interações complexas resultam num padrão de secreção hormonal que regula as fases do ciclo menstrual.

Teste Seu Conhecimento Antes de Prosseguir

1. Compare a estrutura e o conteúdo dos folículos primário, secundário e de Graaf.
2. Defina a *ovulação* e descreva as alterações que ocorrem no ovário após a ovulação num ciclo não-fértil.
3. Descreva a ovogênese e explique por que somente um óvulo maduro é produzido por esse processo.
4. Compare as secreções hormonais dos folículos ovarianos com as do corpo lúteo.

Ciclo Menstrual

Alterações cíclicas da secreção dos hormônios gonadotrópicos da hipófise anterior produzem alterações ovarianas durante um ciclo mensal. O ciclo ovariano é acompanhado por alterações cíclicas da secreção de estradiol e progesterona, os quais interagem com o hipotálamo e a hipófise para regular a secreção de gonadotropinas. As alterações cíclicas da secreção hormonal ovariana também provocam alterações do endométrio uterino durante um ciclo menstrual.

Os humanos, os macacos e símios do Velho Mundo apresentam ciclos de atividade ovariana que se repetem em intervalos aproximados de um mês. Daí o nome **ciclo menstrual** (*menstru* = mensal). O termo *menstruação* é utilizado para indicar o desprendimento periódico da

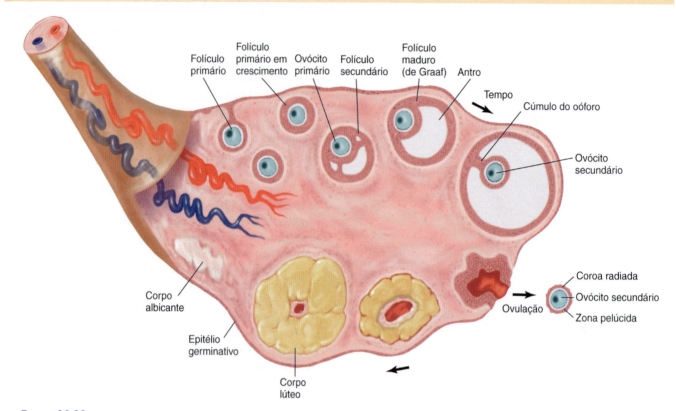

Figura 20.32 Estágios do desenvolvimento do óvulo e do folículo. Este diagrama ilustra os estágios que ocorrem durante um ciclo mensal. As setas indicam alterações ao longo do tempo.

camada funcional do endométrio, a qual aumenta de espessura antes da menstruação sob a estimulação dos hormônios esteróides ovarianos. Nos primatas (com exceção dos símios do Novo Mundo), esse desprendimento do endométrio é acompanhado por sangramento. Mas, na maioria dos outros animais, tal fato não ocorre com sangramento e, por essa razão, os seus ciclos não são chamados ciclos menstruais.

Nas mulheres e nos primatas do sexo feminino que apresentam ciclo menstrual, o coito (relação sexual) pode ser permitido em qualquer momento do ciclo. Em contraste, mamíferos não-primatas do sexo feminino são sexualmente receptivas somente num período do ciclo, um pouco antes ou um pouco depois da ovulação. Por essa razão, diz-se que esses animais apresentam *ciclos estruais*. Em alguns animais (como cães e gatos) que apresentam ciclos estruais, o sangramento ocorre um pouco antes deles permitirem o coito. Esse sangramento é resultado de uma alta secreção de estrogênios e não está relacionado com o desprendimento do endométrio. Em contraste, o sangramento que acompanha a menstruação é causado por uma queda de secreção de estrogênio e de progesterona.

Fases do Ciclo Menstrual: Alterações Cíclicas dos Ovários

A duração do ciclo menstrual é comumente em torno de 28 dias. Por se tratar de um ciclo, não existe um começo ou um fim, e as alterações que ocorrem geralmente são graduais. No entanto, é conveniente chamar o primeiro dia da menstruação como "dia um" do ciclo, porque o fluxo de sangue menstrual é a alteração mais aparente que ocorre. Também é conveniente dividir o ciclo em fases, baseando-se nas alterações que ocorrem no ovário e no endométrio. Os ovários encontram-se na *fase folicular* do primeiro dia da menstruação até o dia da ovulação. Após a ovulação, os ovários encontram-se na *fase lútea* até o primeiro dia da menstruação. As alterações cíclicas que ocorrem no endométrio são denominadas fases menstrual, proliferativa e secretora. Elas serão discutidas separadamente. Deve ser observado que os tempos utilizados na análise a seguir indicam apenas médias. Ciclos individuais podem apresentar variações consideráveis.

Fase Folicular

A menstruação dura do primeiro ao quarto ou quinto dia do ciclo médio. Durante esse período, as secreções de hormônios esteróides ovarianos encontram-se em seus níveis mais baixos, e os ovários contêm apenas folículos primários. Durante a **fase folicular** dos ovários, que dura do primeiro até aproximadamente o 13º dia do ciclo (esta duração é altamente variável), alguns dos folículos primários crescem, desenvolvem vesículas e tornam-se folículos secundários. Próximo ao final da fase folicular, um folículo de um ovário atinge a maturidade e torna-se um folículo de Graaf. À medida que os folículos crescem, as células da granulosa secretam uma quantidade crescente de **estradiol** (o principal estrogênio), que atinge sua concentração máxima no sangue aproximadamente no 12º dia do ciclo, dois dias antes da ovulação.

Reprodução

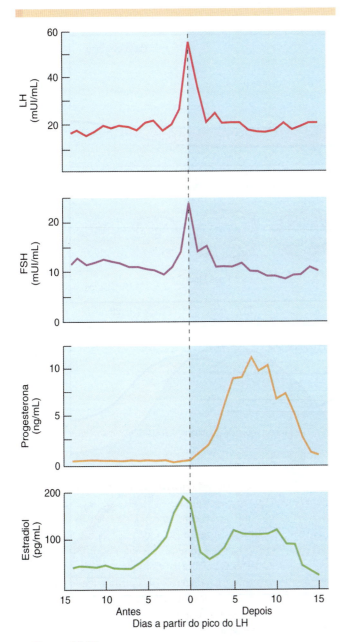

Figura 20.33 Alterações hormonais durante o ciclo menstrual. Valores de amostras são indicados para o LH, o FSH, a progesterona e o estradiol durante o ciclo menstrual. O pico de LH no meio do ciclo é utilizado como dia de referência (UI = unidade internacional).

O crescimento dos folículos e a secreção de estradiol são estimulados pelo e dependem do FSH secretado pela hipófise anterior. Acredita-se que a quantidade de FSH secretado durante o início da fase folicular seja discretamente superior à quantidade secretada no final dessa fase (Figura 20.33), embora isso possa variar a cada ciclo. O FSH estimula a produção de receptores de FSH nas células da granulosa, de modo que os folículos tornam-se cada vez mais sensíveis a uma determinada quantidade de FSH. Essa maior sensibilidade é aumentada pelo estradiol, que também estimula a produção de novos receptores de FSH nos folículos. Como conseqüência, o efeito estimulador do FSH sobre os folículos aumenta apesar do nível de FSH no sangue não aumentar durante a fase folicular. Próximo ao final da fase folicular, o FSH e o estradiol também estimulam a produção de receptores de LH no folículo de Graaf. Isso prepara o folículo de Graaf para o próximo evento importante do ciclo.

A elevação rápida da secreção de estradiol pelas células da granulosa durante a fase folicular atua no hipotálamo para aumentar a freqüência de pulsos do GnRH. Além disso, o estradiol aumenta a capacidade da hipófise de responder ao GnRH com um aumento de secreção de LH. Como conseqüência desse efeito estimulador (ou de **retroalimentação positiva**) do estradiol sobre a hipófise, ocorre um aumento da secreção de LH no final da fase folicular que culmina numa **onda de LH** (Figura 20.33).

A onda de LH começa aproximadamente 24 horas antes da ovulação e atinge seu pico cerca de 16 horas antes da ovulação. É essa onda que atua desencadeando a ovulação. Como o GnRH estimula a hipófise anterior a secretar FSH e LH, ocorre uma onda simultânea menor de secreção de FSH. Alguns investigadores acreditam que o pico de FSH no meio do ciclo atua como um estímulo para o desenvolvimento de novos folículos para o ciclo do mês seguinte.

Ovulação

Sob a influência da estimulação do FSH, o folículo de Graaf cresce tanto que se torna uma pequena "bolha" com parede fina sobre a superfície do ovário. O crescimento do folículo é acompanhado por um aumento rápido da taxa de secreção de estradiol. Por sua vez, esse aumento rápido do estradiol desencadeia a onda de LH aproximadamente no 13º dia. Finalmente, a onda na secreção de LH rompe a parede dos folículos de Graff por volta do 14º dia (Figura 20.34, *superior*). Durante a ovulação, um ovócito secundário, detido na metáfase II da meiose, é liberado do ovário e levado pelos cílios para o interior de uma tuba uterina. O ovócito ovulado ainda é envolvido pela zona pelúcida e pela coroa radiada quando ele começa sua jornada em direção ao útero.

A ovulação, portanto, ocorre como conseqüência dos efeitos seqüenciais do FSH e do LH sobre os folículos ovarianos. Através do efeito de retroalimentação positiva do estradiol sobre a secreção de LH, de certo modo, o folículo estabelece o tempo de sua própria ovulação. Isto se deve ao fato da ovulação ser desencadeada por uma onda de LH, e esta pelo aumento da secreção de estradiol que ocorre enquanto o folículo cresce. Desse modo, o folículo de Graaf não é normalmente ovulado até atingir o tamanho e o grau de maturação adequados.

Fase Lútea

Após a ovulação, o folículo vazio é estimulado pelo LH a se tornar uma nova estrutura – o corpo lúteo (Figura 20.35). Esta alteração estrutural é acompanhada por uma alteração funcional. Enquanto os folículos em desenvolvimento secretam apenas estradiol, o corpo lúteo secreta estradiol e **progesterona**. O nível de progesterona no sangue é desprezível antes da ovulação, mas ele aumenta rapidamente até um nível máximo durante a **fase lútea**, aproximadamente uma semana após a ovulação (ver as Figuras 20.33 e 20.34).

O nível elevado de progesterona combinado com o estradiol durante a fase lútea exerce um efeito inibidor (ou de **retroalimentação negativa**) sobre a secreção de FSH e de LH. Também existem evidências de que o corpo lúteo produz inibina durante a fase lútea, que pode ajudar a suprimir a secreção ou a ação do FSH. Isso serve

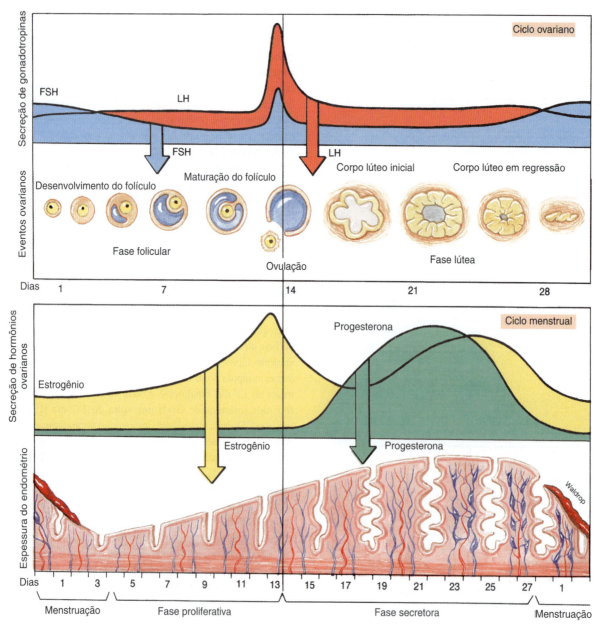

Figura 20.34 **Ciclo da ovulação e menstruação.** As setas para baixo indicam os efeitos dos hormônios.

para retardar o desenvolvimento de novos folículos, de modo que não ocorra ovulação adicional durante o ciclo. Desse modo, são impedidas ovulações múltiplas (e possíveis gravidezes) nos dias subseqüentes do ciclo.

No entanto, novos folículos começam a se desenvolver próximo ao final de um ciclo, preparando-se para o próximo. Isso pode ser devido à redução da produção de inibina perto do final da fase lútea. Os níveis de estrogênio e de progesterona também caem durante a fase lútea (que inicia em torno do 22º dia) porque o corpo lúteo regride e pára de funcionar. Em mamíferos inferiores, o declínio da função do corpo lúteo é causado por um hormônio denominado *luteolisina*, que é secretado pelo útero. Existem evidências de que, nos humanos, a luteolisina pode ser uma prostaglandina $F_{2\alpha}$ (Capítulos 2 e 11), mas os mecanismos de regressão do corpo lúteo humano ainda não são totalmente conhecidos. A luteólise (degradação do corpo lúteo) pode ser impedida pelo nível elevado de LH, mas o nível de LH permanece baixo durante a fase lútea em decorrência da retroalimentação negativa exercida pelos esteróides ovarianos. Por essa razão, num certo sentido, o corpo causa a sua própria morte.

Com o declínio da função do corpo lúteo, os níveis de estrogênios e de progesterona caem muito no 28º dia do ciclo. A diminuição dos hormônios esteróides provoca a menstruação e permite o início de um novo ciclo de desenvolvimento folicular.

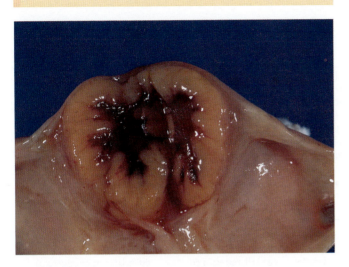

Figura 20.35 Um corpo lúteo num ovário humano. Esta estrutura é formada a partir do folículo de Graaf vazio após a ovulação.

Alterações Cíclicas do Endométrio

Além da descrição do ciclo feminino em termos de função ovariana, o ciclo também pode ser descrito em termos de alterações do endométrio. Essas alterações ocorrem porque o desenvolvimento do endométrio é definido por alterações cíclicas da secreção de estradiol e de progesterona dos folículos ovarianos. Três fases podem ser identificadas tomando-se por base alterações do endométrio: (1) a *fase proliferativa*; (2) a *fase secretora*; e (3) a *fase menstrual* (Figura 20.34, *parte inferior*).

A **fase proliferativa** do endométrio ocorre enquanto o ovário encontra-se na sua fase folicular. O aumento da quantidade de estradiol secretado pelos folículos em desenvolvimento estimula o crescimento (proliferação) da camada funcional do endométrio. Nos humanos e em outros primatas, vasos sanguíneos espiralados denominados *artérias espirais* desenvolvem-se no endométrio durante esta fase. Neste momento, o estradiol também pode estimular a produção de proteínas receptoras de progesterona, em preparação para a fase seguinte do ciclo.

A **fase secretora** do endométrio ocorre quando o ovário se encontra na fase lútea. Nesta fase, o aumento da secreção de progesterona estimula o desenvolvimento de glândulas uterinas. Como conseqüência dessas ações combinadas do estradiol e da progesterona, o endométrio aumenta de espessura, torna-se vascularizado e com um aspecto "esponjoso", e as glândulas uterinas tornam-se congestas de glicogênio durante a fase que segue a ovulação. Portanto, caso a fertilização ocorra, o endométrio estará bem preparado para aceitar e nutrir um embrião.

A **fase menstrual** ocorre em conseqüência da queda da secreção hormonal ovariana durante o final da fase lútea. A necrose (morte celular) e o descolamento da camada funcional do endométrio podem ser produzidos pela constrição das artérias espirais. Parece que as artérias espirais são responsáveis pelo sangramento menstrual, uma vez que animais inferiores que não possuem essas artérias não sangram quando eliminam o seu endométrio. As fases do ciclo menstrual estão resumidas na Figura 20.36 e na Tabela 20.6.

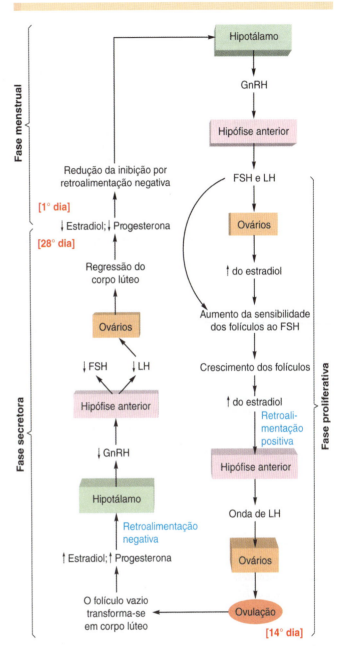

Figura 20.36 Controle endócrino do ciclo ovariano. Esta seqüência de eventos é mostrada juntamente com as fases associadas do endométrio durante o ciclo menstrual.

As alterações cíclicas da secreção ovariana produzem outras alterações no sistema genital feminino. Por exemplo, o nível alto de secreção de estradiol provoca a cornificação do epitélio vaginal (as células superiores morrem e tornam-se cheias de queratina). Além disso, o nível elevado de estradiol também causa a produção de um muco cervical aquoso fino que pode ser facilmente penetrado pelo espermatozóide. Durante a fase lútea do ciclo, o nível elevado de progesterona faz com que o muco se torne mais espesso e viscoso após a ocorrência da ovulação.

Tabela 20.6 Fases do Ciclo Menstrual

Fase do Ciclo		Alterações Hormonais		Alterações Teciduais	
Ovariano	Endometrial	Hipófise	Ovário	Ovariana	Endometrial
Folicular (1º ao 4º dia)	Menstrual	Secreção baixa de FSH e LH	O estradiol e a progesterona permanecem baixos	Crescimento de folículos primários	Descolamento de dois terços externos do endométrio com sangramento concomitante
Folicular (5º ao 13º dia)	Proliferativa	No início da fase folicular, secreção de FSH discretamente maior que a de LH	Aumento da secreção de estradiol (devido à estimulação do FSH dos folículos)	Crescimento dos folículos; desenvolvimento do folículo de Graaf (devido à estimulação do FSH)	A divisão mitótica aumenta a espessura do endométrio; desenvolvimento das artérias espirais (devido à estimulação do estradiol)
Ovulatório (14º dia)	Proliferativa	Onda de LH (e aumento do FSH) estimulada pela retroalimentação positiva do estradiol	Redução da secreção de estradiol	Ruptura do folículo de de Graaf e extrusão do ovócito secundário para o interior da tuba uterina	Sem alterações
Lútea (15º ao 28º dia)	Secretora	Diminuição do LH e do FSH (em decorrência da retroalimentação negativa dos esteróides)	Aumento da secreção de progesterona e de estrogênio, seguido por uma queda	Desenvolvimento do corpo lúteo (devido à estimulação do LH); regressão do corpo lúteo	Desenvolvimento glandular no endométrio (devido à estimulação da progesterona)

Menstruações anormais estão entre os distúrbios mais comuns do sistema genital feminino. O termo *amenorréia* refere-se à ausência de menstruação. A *dismenorréia* refere-se à menstruação dolorosa, que pode ser acompanhada por cólicas intensas. Na *menorragia*, é produzido um fluxo menstrual excessivamente profuso ou prolongado. Na *metrorragia*, o sangramento uterino que não está relacionado à menstruação ocorre em intervalos irregulares.

Indícios Para a Investigação Clínica

Lembre-se de que Glória apresenta amenorréia.
Considerando as indicações anteriores, qual é causa mais provável de sua amenorréia: a redução da função do seu endométrio, de seus ovários, da hipófise anterior ou do hipotálamo?

Métodos Contraceptivos

Contraceptivos Orais

Aproximadamente 10 milhões de mulheres norte-americanas e cerca de 60 milhões de mulheres em todo o mundo utilizam **contraceptivos orais**. Estes contraceptivos geralmente são constituídos por um estrogênio sintético combinado com uma progesterona sintética sob a forma de comprimidos que são tomados uma vez por dia durante 3 três semanas após o último dia do período menstrual. Esse procedimento causa um aumento imediato dos níveis sanguíneos dos esteróides ovarianos (do comprimido), níveis estes que são mantidos durante um ciclo mensal normal. Como conseqüência da *inibição por retroalimentação negativa* da secreção de gonadotropinas, *a ovulação nunca ocorre*. O ciclo inteiro é como uma fase lútea falsa, com níveis elevados de estrogênio e progesterona e níveis baixos de gonadotropinas.

Como os contraceptivos orais contêm hormônios esteróides ovarianos, o endométrio prolifera e torna-se secretor do mesmo modo que o faz durante um ciclo normal. Para impedir um crescimento anormal do endométrio, as mulheres param de tomar os comprimidos de esteróides após três semanas (comprimidos de placebo são tomados durante a quarta semana). Isto provoca queda dos níveis de estrogênio e de progesterona, permitindo que a menstruação ocorra.

Os efeitos colaterais das primeiras versões dos contraceptivos orais foram reduzidos através da diminuição do conteúdo de estrogênio e do uso de novas gerações de progesterona (análogos à progesterona). Os contraceptivos orais mais recentes são muito eficazes e possuem alguns efeitos colaterais benéficos, incluindo um menor risco de câncer de endométrio e de ovário, um menor risco de doença cardiovascular e uma redução da osteoporose. Contudo, eles podem apresentar maior risco de câncer de mama e, possivelmente, de câncer de colo uterino. O consenso atual é de que os benefícios à saúde dos contraceptivos orais geralmente superam os riscos para a maioria (mas não todas) das mulheres.

Sistemas mais recentes de liberação de esteróides contraceptivos visam a administração dos esteróides por outras vias que não a oral e, em conseqüência, eles não têm de passar pelo fígado antes de entrar na circulação geral. (Como foi descrito no Capítulo 18, todas as drogas tomadas por via oral passam da veia porta para o fígado antes de serem liberadas a qualquer outro órgão.) Isso permite que doses menores de hormônios sejam eficazes. Esses sistemas incluem um implante subcutâneo (Norplant), que deve ser substituído apenas a cada cinco anos, e anéis vaginais, que podem ser utilizados por três semanas. A segurança a longo prazo desses métodos mais novos ainda não foi estabelecida.

Indícios Para a Investigação Clínica

Lembre-se de que Glória informou que não vem fazendo uso de contraceptivo oral.
Se ela estivesse tomando contraceptivo oral, como este poderia ser utilizado para impedir a menstruação?

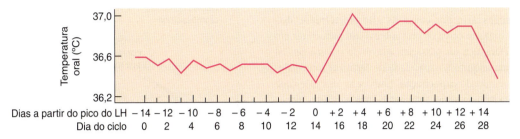

Figura 20.37 Alterações da temperatura corporal basal durante o ciclo menstrual. Essas alterações podem ser utilizadas no método do ritmo para controle da natalidade.

Método do Ritmo

Estudos demonstraram que a possibilidade de uma gravidez é próxima de zero quando o coito ocorre mais de seis dias antes da ovulação e que essa possibilidade é muito pequena quando ocorre mais de um dia após a ovulação. A ocorrência da concepção é mais provável quando o intercurso sexual ocorre de um a dois dias antes da ovulação. Não existem evidências de diferenças na proporção de sexo entre as crianças concebidas nesses diferentes momentos.

Alterações cíclicas da secreção hormonal ovariana também provocam alterações cíclicas da temperatura corporal basal. No **método do ritmo** de controle da natalidade, a mulher mede sua temperatura corporal basal oral ao acordar para determinar quando a ovulação ocorreu. No dia do pico do LH, quando a secreção de estradiol começa a diminuir, ocorre uma discreta queda da temperatura corporal basal. Iniciando em torno de um dia após o pico do LH, a temperatura corporal basal aumenta acentuadamente em conseqüência da secreção de progesterona e ela permanece elevada durante a fase lútea do ciclo (Figura 20.37). O dia da ovulação do ciclo daquele mês pode ser determinado acuradamente por esse método, tornando-o útil quando a concepção é desejada. Entretanto, como o dia do ciclo no qual a ovulação ocorre é variável em muitas mulheres, o método do ritmo não é muito confiável para a contracepção, para prever quando a próxima ovulação irá ocorrer. O contraceptivo oral é um meio estatisticamente mais eficaz de controle da natalidade.

Menopausa

O termo **menopausa** significa literalmente "pausa da menstruação" e refere-se à cessação da atividade ovariana e da menstruação que ocorre em torno dos 50 anos de idade. Durante os anos de pós-menopausa, que representam aproximadamente um terço da vida de uma mulher, os ovários apresentam depleção de folículos e param de secretar estradiol e inibina. A queda da secreção de estradiol é decorrente de alterações ovarianas, mas não hipofisárias. De fato, a secreção de FSH e de LH pela hipófise é elevada por causa da ausência de retroalimentação negativa do estradiol e da inibina. Como os meninos e meninas pré-púberes, o único estrogênio encontrado no corpo das mulheres na pós-menopausa é aquele formado pela aromatização do androgênio fraco *androstenediona*, que é secretado pelo córtex supra-renal e convertido no tecido adiposo no estrogênio fraco denominado *estrona*.

É a cessação da secreção de estradiol dos ovários a maior responsável por muitos sintomas da menopausa. Estes incluem distúrbios vasomotores e atrofia urogenital. Os distúrbios vasomotores produzem os "fogachos" da menopausa, em que uma queda da temperatura corporal central é seguida por uma sensação de calor e perspiração profusa. Ocorre atrofia da uretra, da parede vaginal e das glândulas vaginais com perda de lubrificação. Além disso, ocorre um aumento do risco de doença cardiovascular aterosclerótica e aumento da progressão da osteoporose (Capítulo 19). Estas alterações podem ser revertidas num grau significativo pelo tratamento com estrogênio.

Teste Seu Conhecimento Antes de Prosseguir

1. Descreva as alterações que ocorrem no ovário e no endométrio durante a fase folicular e explique como essas alterações são reguladas por hormônios.
2. Descreva a regulação hormonal da ovulação.
3. Descreva a formação, a função e o destino do corpo lúteo. Além disso, descreva as alterações que ocorrem no endométrio durante a fase lútea.
4. Explique a importância do controle por retroalimentação negativa durante a fase lútea e descreva o controle hormonal da menstruação.

Fertilização, Gravidez e Parturição

Após ocorrer a fertilização, o ovócito secundário completa a divisão meiótica. A seguir, ele sofre uma mitose, formando primeiramente uma bola de células e, em seguida, uma estrutura embrionária inicial denominada blastocisto. As células do blastocisto secretam gonadotropina coriônica humana, um hormônio que mantém o corpo lúteo da mãe e a sua produção de estradiol e de progesterona. Isto impede a menstruação, de modo que o embrião pode se implantar no endométrio, desenvolver e formar uma placenta. O nascimento depende de contrações fortes do útero, que são estimuladas pela ocitocina da hipófise posterior.

Durante o ato sexual, o homem ejacula uma média de 300 milhões de espermatozóides no interior da vagina da mulher. Esse número enorme é necessário por causa da alta mortalidade dos espermatozóides – somente cerca de cem sobrevivem para entrar em cada tuba uterina. Durante a sua passagem através do sistema genital feminino, o esperma adquire a capacidade de fertilizar um óvulo. Esse processo é denominado **capacitação**. Embora as alterações que ocorrem na capacitação não sejam totalmente compreendidas, experimentos revelaram que os espermatozóides recém-ejaculados são inférteis. Eles devem permanecer no sistema genital feminino por pelo menos sete horas antes de poderem fertilizar um óvulo.

Geralmente, uma mulher ovula apenas um óvulo por mês, com um total de menos de 450 óvulos durante seus anos férteis. Cada ovulação libera um ovócito secundário detido na metáfase da segunda divisão meiótica. Como foi previamente descrito, o ovócito secundário entra na tuba uterina envolvido pela zona pelúcida (uma camada transparente fina de proteínas e polissacarídeos) e pela coroa radiada de células da granulosa (Figura 20.38).

Fertilização

Normalmente, a fertilização ocorre nas tubas uterinas. Cada espermatozóide contém uma vesícula grande e cheia de enzimas acima de seu núcleo, denominada **acrossoma**, que é fundamental para a sua tarefa (Figura 20.39). A interação do esperma com moléculas específicas da zona pelúcida desencadeia uma **reação acrossômica**. Isso envolve a fusão progressiva da membrana acrossômica com a membrana plasmática do espermatozóide, criando poros através dos quais as enzimas acrossômicas podem ser liberadas por exocitose. Essas enzimas, incluindo uma enzima digestora de proteínas e a hialuronidase (que digere o ácido hialurônico, um constituinte da matriz

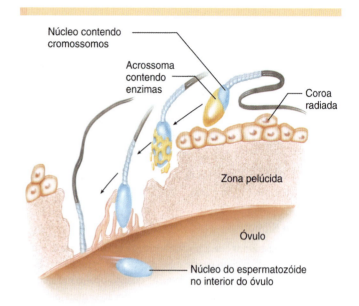

■ **Figura 20.38** Processo de fertilização. Quando a cabeça do espermatozóide encontra a coroa radiada gelatinosa do ovócito secundário, a vesícula acrossômica rompe-se e o espermatozóide digere uma via para si através da ação das enzimas liberadas do acrossoma. Quando a membrana celular do espermatozóide entra em contato com a membrana celular do óvulo, elas tornam-se contínuas, e o núcleo do espermatozóide move-se para o interior do citoplasma do óvulo.

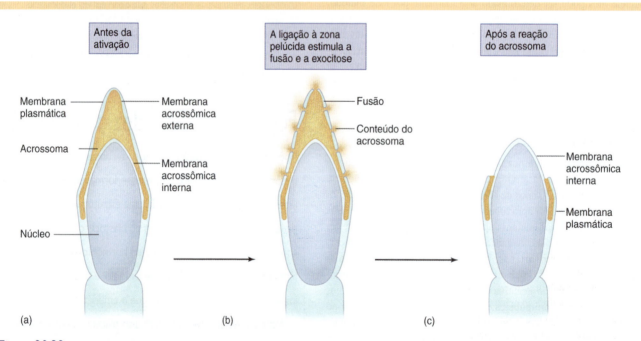

■ **Figura 20.39** A reação do acrossoma. Antes da ativação, o acrossoma é uma vesícula grande que contém enzimas localizadas sobre o núcleo do espermatozóide. Após o espermatozóide ligar-se a determinadas proteínas na zona pelúcida que envolve o óvulo, a membrana acrossômica funde-se com a membrana plasmática em muitos locais, criando aberturas através das quais o conteúdo do acrossoma pode ser liberado por exocitose. Quando o processo termina, a membrana acrossômica interna forma uma continuidade com a membrana plasmática.

Reprodução

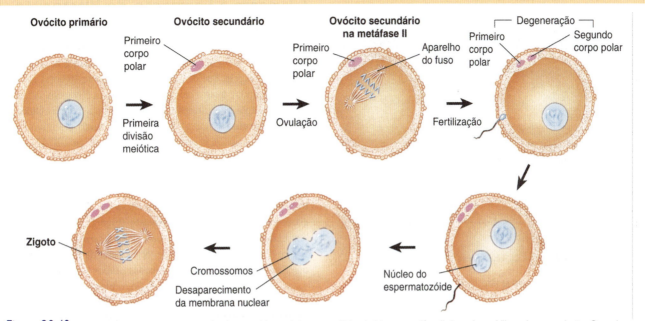

Figura 20.40 Alterações do ovócito após a fertilização. Um ovócito secundário, detido na metáfase II da meiose, é liberado na ovulação. Quando essa célula for fertilizada, ela completará uma segunda divisão meiótica e produzirá um segundo corpo polar. Os cromossomos dos dois gametas são unidos no zigoto.

extracelular), permitem que o espermatozóide digira uma via, através da zona pelúcida, até o ovócito.

Quando o primeiro espermatozóide forma um túnel através da zona pelúcida e funde-se com a membrana celular do ovócito, ocorrem algumas alterações que impedem que um outro espermatozóide fertilize o mesmo ovócito. A *polispermia* (fertilização de um ovócito por muitos espermatozóides) é dessa maneira impedida. Somente um espermatozóide pode fertilizar um ovócito. Quando ocorre a fertilização, o ovócito secundário é estimulado a completar a segunda divisão meiótica (Figura 20.40). Como a primeira divisão meiótica, a segunda produz uma célula que contém todo o citoplasma – o óvulo maduro – e um corpo polar. O segundo corpo polar, como o primeiro, acaba fragmentando-se e degenerando.

Na fertilização, o espermatozóide entra no citoplasma do óvulo, que é muito maior. Em doze horas, a membrana do óvulo desaparece e o número haplóide de cromossomos (23) do ovo é unido ao número haplóide de cromossomos do espermatozóide. Conseqüentemente, ocorre a formação de um óvulo fertilizado (**ovo** ou **zigoto**) que contém um número diplóide de cromossomos (46) (Figura 20.40).

Deve ser observado que o espermatozóide contribui mais que o conjunto paterno de cromossomos ao zigoto. Evidências recentes demonstraram que o centrossoma do zigoto humano deriva do espermatozóide e não do ovócito. Como foi descrito no Capítulo 3, o centrossoma é necessário para a organização de microtúbulos num aparelho do fuso, de modo que os cromossomos duplicados podem ser separados durante a mitose. Sem um centrossoma para formar o aparelho do fuso, a divisão celular (e, conseqüentemente, o desenvolvimento embrionário) não poderia prosseguir.

Um ovócito secundário ovulado mas não fertilizado não completa a sua segunda divisão meiótica, mas, em vez disso, desintegra 12 a 24 horas após a ovulação. Por essa razão, a fertilização não pode ocorrer quando a relação sexual é realizada mais de um dia após a ovulação. Em contraste, o espermatozóide pode sobreviver até três dias no sistema genital feminino. Portanto, pode haver fertilização quando a relação sexual acontece nos três dias que antecedem o dia da ovulação.

O processo de **fertilização *in vitro*** é algumas vezes utilizado para produzir gravidez em mulheres com ausência de tubas uterinas ou com tubas uterinas lesadas, ou em mulheres inférteis por várias razões. Um ovócito secundário pode ser coletado por aspiração após a ovulação (a qual é estimada aguardando-se 36 a 38 horas após a onda de LH). Alternativamente, uma mulher pode ser tratada com um potente hormônio similar ao FSH que provoca o desenvolvimento de múltiplos folículos, e ovócitos pré-ovulatórios podem ser coletados por aspiração guiada por ultra-sonografia ou laparoscopia. Os espermatozóides do doador são tratados de modo a duplicar a sua capacitação. Os ovócitos podem ser colocados numa placa de Petri por dois a três dias, juntamente com os espermatozóides coletados do doador. Alternativamente, técnicas mais recentes podem ser utilizadas para promover a fertilização. Essas técnicas mais recentes incluem a **injeção intracitoplasmática de espermatozóide**, que envolve a microinjeção de espermatozóide através da zona pelúcida diretamente no óvulo (Figura 20.41). Alguns embriões podem ser produzidos ao mesmo tempo e o excedente é congelado em nitrogênio líquido para uso posterior. Geralmente, são transferidos três ou mais embriões (no estágio de quatro células) por vez para o útero da mulher, 48 a 72 horas após a fertilização. Em alguns casos, os embriões podem ser transferidos para a extremidade da tuba uterina. A probabilidade de uma implantação bem-sucedida é baixa (em torno de 35%) e o procedimento é oneroso. A segurança a longo prazo das drogas utilizadas no tratamento da infertilidade também tem sido questionada.

Clivagem e Formação do Blastocisto

Aproximadamente 30 a 36 horas após a fertilização, o zigoto divide-se por mitose – um processo denominado **clivagem** – em duas células menores. A seguir, a velocidade da clivagem é acelerada. Uma segunda clivagem, que ocorre aproximadamente 40 horas após a fertilização, produz quatro células. Uma terceira clivagem, cerca de 50 a 60 horas após a fertilização, produz uma bola de oito células denominada **mórula** (= amora). Esse embrião muito primitivo entra no útero três dias após a ocorrência da ovulação (Figura 20.42).

A clivagem contínua produz uma mórula composta por 32 a 64 células em torno do quarto dia que sucede a fertilização. O embrião permanece não fixado à parede uterina durante os dois dias seguintes. Durante esse período, ele sofre alterações que o convertem numa estrutura oca denominada **blastocisto** (Figura 20.43). O blastocisto possui duas partes: (1) uma *massa celular interna*, que irá se tornar o feto, e (2) um *córion*, que irá se tornar parte da placenta. As células que formam o córion são denominadas *células trofoblásticas*.

No sexto dia após a fertilização, o blastocisto fixa-se à parede uterina, com o lado contendo a massa celular interna posicionada contra o endométrio. As células trofoblásticas produzem enzimas que permitem que o blastocisto "digira a sua via" para o interior do endométrio espesso. Isto inicia o processo da **implantação** (ou **nida-**

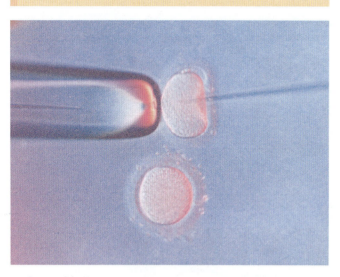

Figura 20.41 **Fertilização *in vitro*.** Uma agulha (a sombra à direita) é utilizada para injetar um único espermatozóide num ovócito humano.

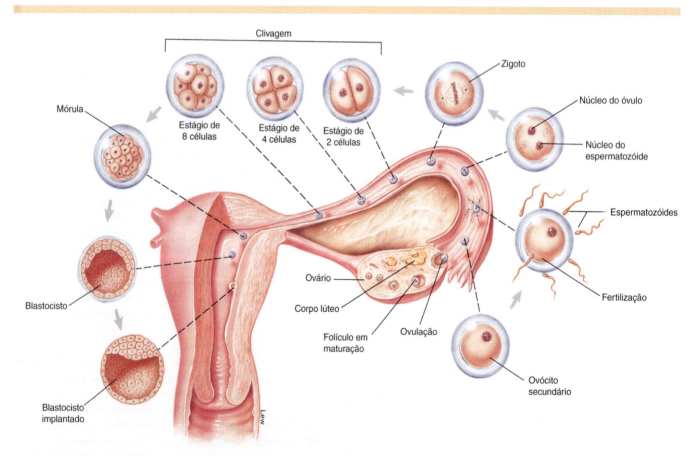

Figura 20.42 **Fertilização, clivagem e formação de um blastocisto.** Diagrama mostrando o ciclo ovariano, a fertilização e os eventos da primeira semana após a fertilização. A implantação do blastocisto começa entre o quinto e o sétimo dias e, geralmente, termina em torno do décimo dia.

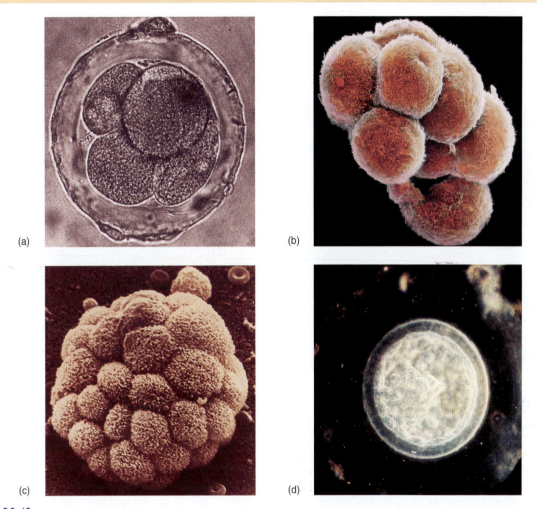

■ **Figura 20.43** Microfotografias eletrônicas de varredura do desenvolvimento humano pré-embrionário. Um óvulo humano fertilizado em um laboratório (*in vitro*) é visto (*a*) no estágio de quatro células. Este é seguido (*b*) pela clivagem no estágio de 16 células e pela formação de (*c*) uma mórula e de (*d*) um blastocisto.

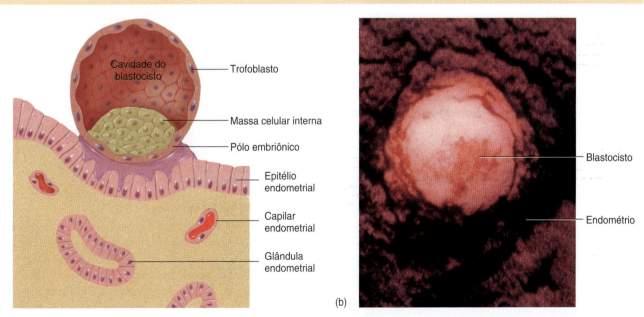

■ **Figura 20.44** Implantação do blastocisto. (*a*) Diagrama mostrando o blastocisto fixado ao endométrio aproximadamente no sexto dia. (*b*) Microfotografia eletrônica de varredura mostrando a superfície do endométrio e a implantação no 12º dia após a fertilização.

ção) e, em torno do décimo dia, o blastocisto encontra-se completamente encravado no endométrio (Figura 20.44).

> **CLÍNICA**
>
> A progesterona, secretada pelo corpo lúteo da mulher, é necessária para que o endométrio suporte o embrião implantado e para que a gravidez seja mantida. Uma droga desenvolvida na França e recentemente aprovada para uso nos Estados Unidos promove o aborto ao bloquear os receptores de progesterona das células endometriais. Essa droga, denominada **RU486**, possui o nome genérico de *mifepristona*. Quando combinado com uma pequena quantidade de uma prostaglandina, que estimula contrações do miométrio, o RU486 pode causar o descolamento do endométrio, que carrega consigo o embrião. Algumas vezes denominado "pílula do aborto", o RU486 gerou grandes controvérsias nos Estados Unidos. Um estudo recente revela que a mifepristona, acompanhada por um tratamento com prostaglandina, é 96-99% eficaz para interromper gestações de 49 dias ou menos.

Implantação do Blastocisto e Formação da Placenta

Quando a fertilização não ocorre, o corpo lúteo começa a diminuir sua secreção de esteróides cerca de dez dias após a ovulação. Como foi previamente descrito, essa diminuição dos esteróides provoca necrose e descolamento do endométrio a partir do 28º dia do ciclo. No entanto, quando a fertilização e a implantação ocorrem, esses eventos evidentemente são impedidos para que a gravidez seja mantida.

Gonadotropina Coriônica

O blastocisto evita de ser eliminado com o endométrio secretando um hormônio que impede indiretamente a menstruação. Mesmo antes do sexto dia, quando a implantação ocorre, as células trofoblásticas do córion secretam a **gonadotropina coriônica** (ou **hCG**, *human chorionic gonadotropin*). Os efeitos desse hormônio são idênticos aos do LH e, por essa razão, ele é capaz de manter o corpo lúteo além do período no qual ele normalmente regrediria. A secreção de estradiol e de progesterona, portanto, mantêm-se e a menstruação é impedida.

> **CLÍNICA**
>
> Todos os **testes de gravidez** detectam a presença de hCG no sangue ou na urina porque esse hormônio é secretado pelo blastocisto mas não pelas glândulas endócrinas da mãe. Os testes de gravidez modernos detectam a presença do hCG através da utilização de anticorpos contra o hCG ou através da utilização de proteínas receptoras celulares do hCG. Técnicas extremamente sensíveis que utilizam anticorpos monoclonais contra uma subunidade do hCG e o radioimunoensaio (Capítulo 15) tornam possível a detecção laboratorial precoce (mesmo entre sete e dez dias após a concepção) da gravidez.

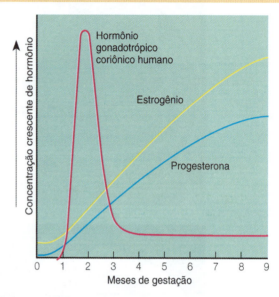

■ **Figura 20.45** Secreção da gonadotropina coriônica humana (hCG). Este hormônio é secretado pelas células trofoblásticas durante o primeiro trimestre de gestação e mantém o corpo lúteo da mãe durante as primeiras cinco semanas e meia. Após esse período, a placenta torna-se a principal glândula produtora de hormônios sexuais, secretando quantidades crescentes de estrogênio e de progesterona durante a gestação.

A secreção de hCG diminui em torno da décima semana de gestação (Figura 20.45). Na realidade, esse hormônio é necessário apenas nas primeiras cinco a seis semanas de gestação, pois a própria placenta se torna uma glândula ativa que secreta hormônios esteróides. Em torno da quinta ou sexta semana, o corpo lúteo da mãe começa a regredir (mesmo em presença do hCG), mas, nesse momento, a placenta secreta quantidades mais que suficientes de esteróides para manter o endométrio e impedir a menstruação.

> **Indícios Para a Investigação Clínica**
>
> Lembre-se de que o teste de gravidez de Glória foi negativo.
> ■ *O que ele investigava especificamente?*
> ■ *Se o teste tivesse sido positivo, qual mecanismo fisiológico seria responsável pela amenorréia de Glória?*

Membranas Coriônicas

Entre o 7º e o 12º dia, quando o blastocisto fica totalmente encravado no endométrio, o córion torna-se uma estrutura composta por duas camadas celulares espessas: o *citotrofoblasto* interno e o *sinciciotrofoblasto* externo. Ao mesmo tempo, a massa celular interna (que se transformará no feto) também desenvolve duas camadas celulares. Elas são o *ectoderma* (que formará o sistema nervoso e a pele) e o *endoderma* (que formará o intestino e seus derivados). Uma terceira camada embrionária média – o *mesoderma* – ainda não é observada neste estágio. O embrião, neste estágio, é um disco composto por duas

Reprodução

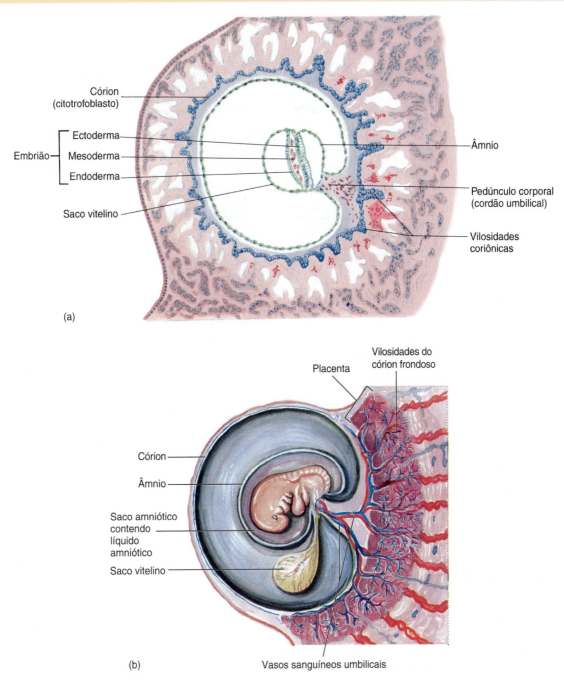

■ **Figura 20.46** **Membranas extra-embrionárias.** Após o sinciciotrofoblasto ter criado cavidades cheias de sangue no endométrio, essas cavidades são invadidas por projeções do citotrofoblasto (a). Essas projeções (ou vilosidades) ramificam-se extensamente para produzir o córion frondoso (b). O embrião em desenvolvimento é circundado por uma membrana denominada âmnio.

camadas, separado do citotrofoblasto do córion por uma *cavidade amniótica*.

À medida que o sinciciotrofoblasto invade o endométrio, ele secreta enzimas digestoras de proteínas que criam numerosas cavidades cheias de sangue no tecido materno. A seguir, o citotrofoblasto forma projeções, ou *vilosidades* (Figura 20.46), que crescem no interior desses acúmulos de sangue venoso, produzindo uma estrutura com uma aparência frondosa denominada *córion frondoso*. Isto ocorre apenas no lado do córion que faz face à parede uterina. À medida que as estruturas embrionárias crescem, a outra face do córion forma uma saliência para o interior da cavidade uterina, perde suas vilosidades e passa a ter um aspecto liso.

Como a membrana coriônica deriva do zigoto e como este herda genes paternos que produzem proteínas estranhas para a mãe, durante muito tempo o fato do sistema imunológico materno não atacar os tecidos embrionários intrigou os cientistas. Parece que a placenta

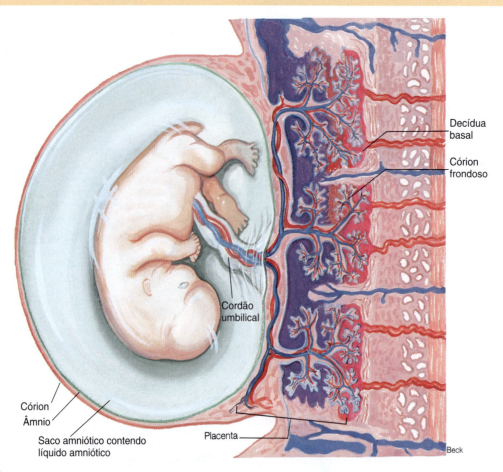

■ **Figura 20.47** **Saco amniótico e placenta.** O sangue do embrião é transportado para o córion frondoso e deste pelas artérias e veias umbilicais. O tecido materno entre as vilosidades coriônicas é conhecido como *decídua basal*. Este tecido, juntamente com as vilosidades coriônicas, forma a placenta funcional. O espaço entre o córion e o âmnio é obliterado e o feto repousa no interior do saco amniótico cheio de líquido.

é um "local imunologicamente privilegiado". Estudos recentes sugerem que essa proteção imune pode ser devida ao ligante do FAS, o qual é produzido pelo citotrofoblasto. Como você pode se recordar do Capítulo 15, os linfócitos T produzem um receptor de superfície denominado FAS. A ligação do FAS ao ligante do FAS desencadeia a apoptose (suicídio celular) daqueles linfócitos e, conseqüentemente, impede que eles ataquem a placenta.

Formação da Placenta e do Saco Amniótico

Quando o blastocisto se implanta no endométrio e o córion se desenvolve, as células do endométrio também sofrem alterações. Essas alterações, incluindo o crescimento celular e o acúmulo de glicogênio, são coletivamente denominadas **reação decidual**. O tecido materno em contato com o córion frondoso é denominado *decídua basal*. Em conjunto, essas duas estruturas – o córion frondoso (tecido fetal) e a decídua basal (tecido materno) – formam a unidade funcional conhecida como **placenta**.

Na sua superfície externa, a placenta humana, em forma de disco, é contínua à parte lisa do córion, que forma uma saliência para o interior da cavidade uterina. O âmnio está localizado imediatamente abaixo da membrana coriônica. Ele cresce para envolver totalmente o embrião (Figura 20.47). Por essa razão, o embrião, juntamente com o cordão umbilical, está localizado no **saco amniótico** cheio de líquido.

O líquido amniótico é formado inicialmente como uma secreção isotônica. Posteriormente, o seu volume é aumentado e a urina do feto altera sua concentração. Além disso, o líquido amniótico contém células que se despregaram do feto, da placenta e do saco amniótico. Como todas essas células derivam do mesmo óvulo fertilizado, todas apresentam a mesma composição genética. Muitas anormalidades genéticas podem ser detectadas através da aspiração desse líquido e do exame das células assim obtidas. Esse procedimento é denominado **amniocentese** (Figura 20.48).

Geralmente, a amniocentese é realizada em torno da 16ª semana de gestação. Nessa época, o saco amniótico contém entre 175 a 225 mL de líquido. Doenças genéticas, como a síndrome de Down (caracterizada por três cromossomos número 21 em vez de dois), podem ser detectadas através do exame dos cromossomos. A doença de Tay-Sachs, na qual uma enzima defeituosa provoca degeneração da bainha de mielina, pode ser detectada através de técnicas bioquímicas.

Reprodução

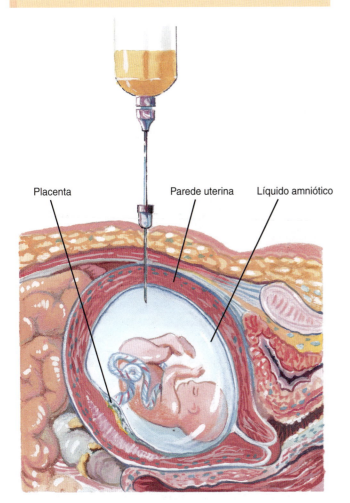

Figura 20.48 Amniocentese. Neste procedimento, o líquido amniótico contendo células suspensas é coletado para exame. Várias doenças genéticas podem ser detectadas no período pré-natal com esse procedimento.

O líquido amniótico coletado contém células fetais numa concentração muito baixa que não permite a determinação direta de distúrbios genéticos ou cromossômicos. Portanto, essas células devem ser cultivadas *in vitro* por 10 a 14 dias antes de seu número ser suficiente para a realização dos exames laboratoriais necessários. Um método mais recente, denominado **biópsia da vilosidade coriônica**, está disponível para detectar distúrbios genéticos mais cedo que o permitido pela amniocentese. Na biópsia da vilosidade coriônica, um cateter é inserido através do colo uterino até o córion e é retirada uma amostra de vilosidade coriônica por aspiração ou sucção. Exames genéticos podem ser realizados diretamente sobre a amostra da vilosidade porque ela contém uma quantidade muito maior de células fetais que uma amostra de líquido amniótico. A biópsia da vilosidade coriônica pode fornecer informações genéticas na 12ª semana de gestação. Em contraste, a amniocentese somente consegue fornecer essas informações em torno da 20ª semana.

Muitas anormalidades estruturais que não podem ser previstas a partir da análise genética freqüentemente são detectadas pela *ultra-sonografia*. Vibrações de ondas sonoras são refletidas pela interface de tecidos com densidades diferentes – como a interface entre o feto e o líquido amniótico – e são utilizadas para produzir uma imagem. Esta técnica é tão sensível que pode ser utilizada na detecção de batimentos cardíacos fetais várias semanas antes deles serem ouvidos utilizando-se um estetoscópio.

Troca de Moléculas Através da Placenta

As *artérias umbilicais* liberam sangue fetal para os vasos localizados nas vilosidades do córion frondoso da placenta. Esse sangue circula nas vilosidades e retorna ao feto através da *veia umbilical*. O sangue materno é liberado para o interior e drenado das cavidades localizadas na decídua basal, as quais estão localizadas entre as vilosidades coriônicas (Figura 20.49). Desse modo, o sangue materno e o sangue fetal aproximam-se, mas nunca se misturam na placenta.

A placenta serve como um local de troca de gases e de outras moléculas entre o sangue materno e o sangue fetal. O oxigênio difunde-se da mãe para o feto e o dióxido de carbono difunde-se na direção oposta. Moléculas de nutrientes e produtos da decomposição metabólica também passam entre o sangue materno e o sangue fetal. Afinal de contas, a placenta é a única ligação entre o feto e o mundo externo.

No entanto, a placenta não é meramente um conduto passivo para a troca entre o sangue materno e o sangue fetal. Ela possui uma taxa metabólica muito alta, utilizando aproximadamente um terço de todo o oxigênio e de toda a glicose supridos pelo sangue materno. De fato, a taxa de síntese protéica é maior na placenta que no fígado. Como o fígado, a placenta produz uma grande variedade de enzimas capazes de converter hormônios e drogas exógenas em moléculas menos ativas. Dessa maneira, moléculas potencialmente perigosas do sangue materno são freqüentemente impedidas de prejudicar o feto.

Funções Endócrinas da Placenta

A placenta secreta tanto hormônios esteróides como hormônios protéicos. Os hormônios protéicos incluem a **gonadotropina coriônica** (**hCG**) e a **somatomamotropina coriônica** (**hCS**, *human chorionic somatomammotropin*), ambas possuindo ações similares às de alguns hormônios da hipófise anterior (Tabela 20.7). Como foi anteriormente descrito, a gonadotropina coriônica tem um efeito similar ao do LH. Além disso, ela possui a capacidade de estimular a tireóide, como o TSH hipofisário. Da mesma forma, a somatomamotropina coriônica tem ações similares às de dois hormônios hipofisários: o hormônio do crescimento e a prolactina. Os hormônios placentários, hCG e hCS, duplicam as ações dos quatro hormônios da hipófise anterior.

Hormônios Placentários Semelhantes aos Hipofisários

A importância da gonadotropina coriônica na manutenção do corpo lúteo da mãe durante as primeiras cinco semanas e meia de gestação foi analisada anteriormente. Também existem algumas evidências de que a hCG pode, de alguma maneira, impedir a rejeição imunológica

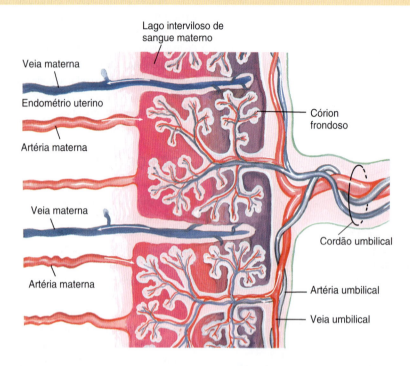

Figura 20.49 Circulação de sangue no interior da placenta. O sangue materno é liberado para as vilosidades coriônicas e drenado dos espaços entre elas. O sangue fetal chega nas vilosidades por ramos da artéria umbilical e é drenado por ramos da veia umbilical.

Tabela 20.7 Hormônios Secretados pela Placenta

Hormônios	Efeitos
Semelhantes aos hormônios hipofisários	
Gonadotropina coriônica (hCG)	Semelhante ao LH; mantém o corpo lúteo materno até as primeiras cinco semanas e meia de gravidez; pode estar envolvida na supressão imunológica à rejeição do embrião; também desempenha uma atividade semelhante à TSH
Somatomamotropina coriônica (hCS)	Semelhante à prolactina e ao hormônio do crescimento; na mãe, a hCS atua promovendo aumento da quebra de gordura e ácidos graxos liberados de tecido adiposo e a reserva de glicose para utilização do feto (efeito semelhante ao do diabetes)
Esteróides sexuais	
Progesterona	Ajuda a manter o endométrio durante a gravidez; ajuda a suprimir a secreção de gonadotropina; estimula o desenvolvimento de tecido alveolar nas glândulas mamárias
Estrogênios	Ajudam a manter o endométrio durante a gravidez; ajudam a suprimir a secreção de gonadotropina; ajudam a estimular o desenvolvimento das glândulas mamárias; inibem a secreção de prolactina; promovem a sensibilidade uterina à ocitocina; estimulam o desenvolvimento de ductos nas glândulas mamárias

do embrião implantado. A somatomamotropina coriônica atua em conjunto com o hormônio do crescimento da hipófise materna para produzir efeitos similares aos do diabetes na mulher grávida. Os efeitos desses dois hormônios promovem (1) a lipólise e o aumento da concentração plasmática de ácidos graxos livres; (2) a poupança de glicose pelos tecidos maternos e, conseqüentemente, o aumento da concentração de glicose no sangue; e (3) a poliúria (excreção de grandes volumes de urina) e, conseqüentemente, a produção de um certo grau de desidratação e sede. Os efeitos similares aos do diabetes na mãe ajudam a garantir um suprimento suficiente de glicose para a placenta e o feto, que (como o encéfalo) a utilizam como sua fonte energética principal.

Hormônios Esteróides Placentários

Após cinco semanas e meia de gestação, quando o corpo lúteo regride, a placenta torna-se a principal glândula produtora de esteróides sexuais. A concentração de esteróides no sangue, em decorrência da secreção placentária, atinge níveis mais de 100 vezes superiores aos existentes no início da gestação. Além disso, a placenta secreta grandes quantidades de progesterona, alterando a relação estrogênio/progesterona no sangue de 100:1 (no início da gravidez) para próximo de 1:1 (próximo ao termo).

No entanto, a placenta é uma "glândula endócrina incompleta" porque ela não consegue produzir estrogênios e progesterona sem o auxílio de precursores supridos tanto pela mãe como pelo feto. Por

Reprodução

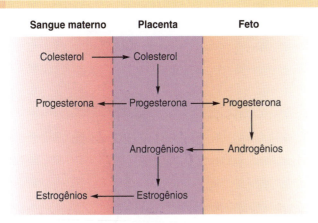

Figura 20.50 Interações entre o embrião e a placenta produzem os hormônios esteróides. A secreção de progesterona e estrogênio da placenta exige um suprimento de colesterol do sangue materno e a cooperação de enzimas fetais que convertem a progesterona em androgênios.

exemplo, a placenta não consegue produzir colesterol a partir do acetato e, por essa razão, ela deve ser suprida com o colesterol da circulação materna. O colesterol, um esteróide com 27 carbonos, pode então ser convertido por enzimas placentárias em esteróides que contêm 21 carbonos (como a progesterona). Entretanto, a placenta não possui as enzimas necessárias para converter a progesterona em androgênios (que possuem dezenove carbonos). Por essa razão, os androgênios produzidos pelo feto são necessários como substratos para que a placenta os converta em estrogênios (Figura 20.50), que possuem dezoito carbonos.

Para que a placenta produza estrogênios, ela deve cooperar com tecidos produtores de esteróides (principalmente o córtex supra-renal) do feto. Portanto, o feto e a placenta formam um sistema funcional único em termos de produção de hormônios esteróides. Esse sistema foi denominado **unidade feto-placentária** (Figura 20.50).

A capacidade da placenta de converter androgênios em estrogênios ajuda a proteger o embrião feminino contra a masculinização pelos androgênios secretados das supra-renais da mãe. Além de produzir estradiol, a placenta secreta grandes quantidades de um estrogênio fraco denominado **estriol**. A produção de estriol aumenta dez vezes durante a gestação, de modo que, no terceiro trimestre, o estriol representa aproximadamente 90% dos estrogênios excretados na urina materna. Como quase todo esse estriol vem da placenta (e não do tecido materno), medições do estriol urinário podem ser utilizadas clinicamente para avaliar a saúde da placenta.

Trabalho de Parto e Parturição

Contrações poderosas do útero são necessárias para expelir o feto na seqüência de eventos denominada **trabalho de parto**. Sabe-se que essas contrações uterinas são estimuladas por dois agentes: (1) a **ocitocina**, um hormônio polipeptídico produzido no hipotálamo e liberado pela hipófise posterior (ela também é produzida pelo útero) e (2) **prostaglandinas**, uma classe de ácidos graxos cíclicos com função parácrina produzidos no útero. Essas prostaglandinas (PGs) particulares são a $PGF_{2\alpha}$ e a PGE_2. De fato, o trabalho de parto pode ser induzido artificialmente por injeções de ocitocina ou pela inserção de supositórios de prostaglandinas na vagina.

Embora se saiba que o trabalho de parto é estimulado pela ocitocina e pelas prostaglandinas, os fatores responsáveis pelo seu desencadeamento ainda não são totalmente conhecidos. Em todos os mamíferos, o trabalho de parto é desencadeado pela ativação do córtex supra-renal fetal. Nos mamíferos, com exceção dos primatas, o eixo hipotálamo-hipófise anterior-córtex supra-renal fetal estabelece o momento do trabalho de parto. A seguir, corticosteróides secretados pelo córtex supra-renal fetal estimulam a placenta a converter a progesterona em estrogênios. Isso é importante porque a progesterona inibe a atividade do miométrio, o qual tem sua capacidade de contração estimulada pelos estrogênios. No entanto, o desencadeamento do trabalho de parto nos seres humanos e em outros primatas é mais complexo. O nível de progesterona não cai porque a placenta humana não a converte em estrogênios. Ela somente consegue produzir estrogênios quando recebe suprimento de androgênios do feto (Figura 20.50).

A supra-renal fetal não possui medula, mas o córtex é composto por duas partes. A parte externa secreta cortisol, como o córtex supra-renal adulto. A parte interna, denominada *zona supra-renal fetal*, secreta o androgênio **sulfato de desidroepiandrosterona** (**DHEAS**). Quando o DHEAS fetal chega à placenta, ele é convertido em estrogênios. Por sua vez, a elevação da secreção de estrogênios (sobretudo de estriol) estimula o útero (1) a produzir receptores de ocitocina; (2) a produzir receptores de prostaglandinas; e (3) a produzir junções comunicantes entre as células do miométrio (Figura 20.51). O aumento de receptores de ocitocina e de prostaglandinas torna o miométrio mais sensível a esses agentes. As junções comunicantes (que atuam como sinapses elétricas, ver o Capítulo 7) ajudam a sincronizar e coordenar as contrações uterinas.

A cadeia de eventos pode ser desencadeada pela placenta, em decorrência de sua secreção de **hormônio liberador de corticotropina** (**CRH**, *corticotropin-releasing hormone*). De modo semelhante ao CRH produzido pelo hipotálamo (Capítulo 11), o CRH produzido pela placenta estimula a hipófise anterior a secretar ACTH (hormônio adreno-corticotrópico). Também há evidências de que há receptores de CRH na supra-renal fetal, sugerindo que o CRH produzido na placenta pode estimular a secreção supra-renal. Por essa razão, o CRH placentário estimula direta e indiretamente (por meio da estimulação da secreção de ACTH) o córtex supra-renal fetal a secretar cortisol e DHEAS.

A secreção de cortisol do córtex supra-renal fetal ajuda a promover a maturação dos pulmões do feto. Além disso, o cortisol estimula a placenta a secretar CRH, resultando num circuito de retroalimentação positiva que também aumenta a secreção de DHEAS (Figura 20.51). A placenta pode, então, converter quantidades maiores de DHEAS em quantidades maiores de estriol. Por sua vez, como foi previamente descrito, o estriol ativa o miométrio a se tornar mais sensível à ocitocina e às prostaglandinas. Portanto, a cadeia de eventos que culmina na parturição pode ser desencadeada pela secreção placentária de CRH. Contudo, até o momento, não se sabe como esse "relógio placentário" é ajustado.

Estudos em macacos rhesus demonstraram que existe um aumento da concentração de ocitocina no plasma materno durante a noite, mas não durante o dia. Além disso, o útero produz ocitocina, que pode atuar como um regulador parácrino juntamente com as

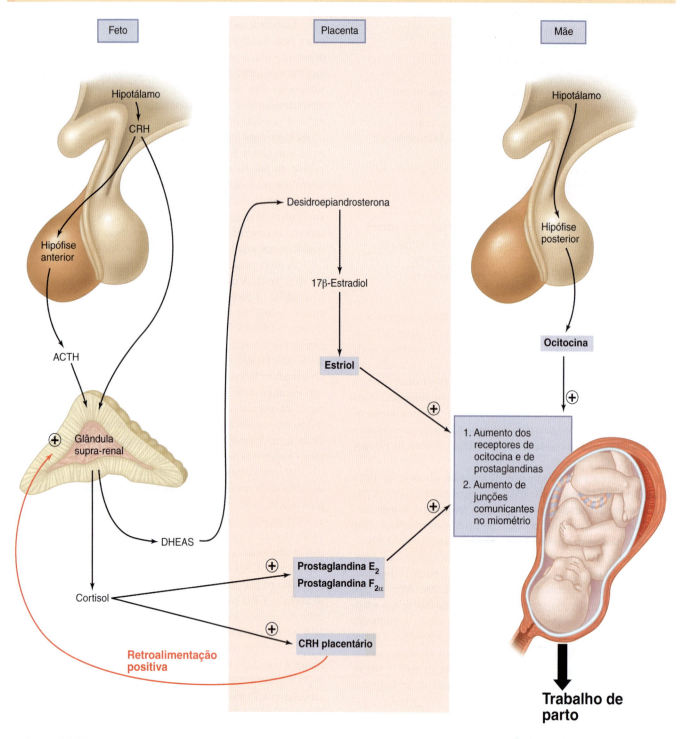

■ **Figura 20.51** **Trabalho de parto no ser humano.** A glândula supra-renal fetal secreta sulfato de desidroepiandrosterona (DHEAS) e cortisol pela estimulação do CRH (hormônio liberador de corticotropina) e do ACTH (hormônio adrenocorticotrópico). Por sua vez, o cortisol estimula a placenta a secretar CRH, produzindo um circuito de retroalimentação positiva. O DHEAS é convertido pela placenta em estriol, que é necessário, juntamente com as prostaglandinas e a ocitocina, para estimular o miométrio do útero materno a sofrer alterações que levam ao trabalho de parto. O sinal positivo enfatiza a ativação de etapas críticas para esse processo.

Reprodução

prostaglandinas, estimulando as contrações e suplementando as ações da ocitocina liberada pela hipófise posterior. Como já descrito, a concentração de receptores de ocitocina no miométrio aumenta extremamente em conseqüência da estimulação estrogênica, tornando o útero mais sensível à ocitocina. Esses efeitos culminam na **parturição** (ou nascimento).

Após a liberação do concepto, a ocitocina é necessária para manter o tônus muscular do miométrio e reduzir o sangramento das artérias uterinas. Além disso, a ocitocina pode ter um papel na promoção da involução (redução do tamanho) do útero após o parto. O útero pesa aproximadamente 1 kg no termo, mas somente cerca de 60 g na sexta semana após o parto.

Lactação

Cada glândula mamária é composta por quinze a vinte *lobos*, divididos por tecido adiposo. A quantidade de tecido adiposo determina o tamanho e a forma da mama, mas não tem nenhum envolvimento com a capacidade de amamentação da mulher. Cada lobo é subdividido em *lóbulos* que contêm os *alvéolos* glandulares (Figura 20.52) que secretam o leite numa mulher em período de lactação. Os alvéolos aglomerados secretam o leite para o interior de uma série de *túbulos secundários*. Esses túbulos convergem para formar uma série de *ductos mamários*, que, por sua vez, convergem para formar um *ducto lactífero* que drena no ápice da papila mamária. O lúmen de cada ducto lactífero expande-se logo atrás da superfície da papila mamária para formar uma *ampola*, onde o leite acumula-se durante a amamentação.

As alterações que ocorrem nas glândulas mamárias durante a gestação e a regulação da lactação são excelentes exemplos de interações hormonais e de regulação neuroendócrina. O crescimento e o desenvolvimento das glândulas mamárias durante a gestação requerem as ações permissivas da insulina, do cortisol e dos hormônios tireoidianos. Na presença de quantidades adequadas desses hormônios, níveis elevados de progesterona estimulam o desenvolvimento dos

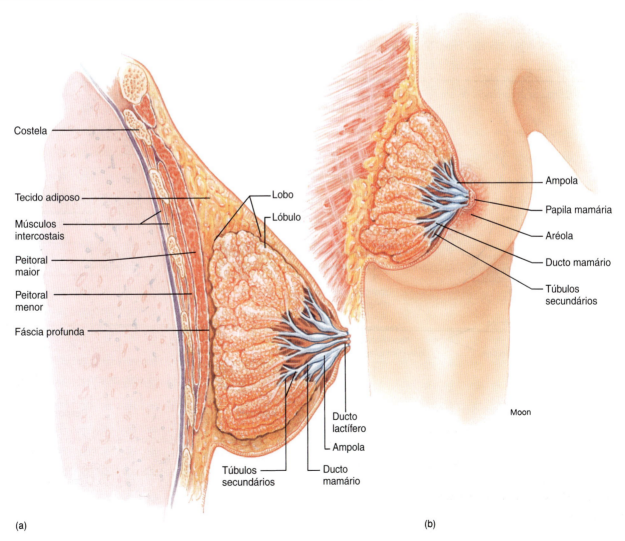

Figura 20.52 **Estrutura da mama e das glândulas mamárias.** (*a*) Um corte sagital e (*b*) vista anterior parcialmente seccionada.

alvéolos mamários e os estrogênios estimulam a proliferação dos túbulos e dos ductos (Figura 20.53).

A **prolactina**, um hormônio secretado pela hipófise anterior, estimula a produção de proteínas lácteas, incluindo a caseína e a lactalbumina, após a parturição. A secreção de prolactina é controlada principalmente pelo *hormônio inibidor da prolactina* (PIH, *prolactin-inhibiting hormone*), que, presume-se, é produzido a partir da dopamina pelo hipotálamo e secretado nos vasos sanguíneos portais. Os níveis elevados de estrogênios estimulam a secreção de PIH; além disso, atuam diretamente sobre as glândulas mamárias para bloquear a sua estimulação pela prolactina. Conseqüentemente, durante a gestação, os níveis elevados de estrogênios preparam as mamas para a lactação, mas impedem a secreção e a ação da prolactina.

Após a parturição, quando a placenta é expelida como *secundina*, a diminuição dos níveis de estrogênios é acompanhada por um aumento de secreção de prolactina. Em conseqüência, a produção de leite é estimulada. Quando uma mulher não deseja amamentar, ela pode tomar estrogênios orais para inibir a secreção de prolactina. A *bromocriptina* é uma outra droga comumente administrada nessas circunstâncias e em outras condições nas quais a inibição da secreção de prolactina é desejável. Essa droga liga-se a receptores da dopamina e, por conseguinte, promove a ação da dopamina. O fato dessa ação inibir a secreção de prolactina oferece uma evidência adicional de que a dopamina atua como hormônio inibidor da prolactina (PIH).

O ato de amamentar ajuda a manter níveis elevados de secreção de prolactina em decorrência de um *reflexo neuroendócrino* (Figura 20.54). Terminações sensitivas localizadas na mama, ativadas pelo estímulo da sucção, transmitem impulsos ao hipotálamo e inibem a secreção de PIH. Também existem evidências indiretas de que o estímulo da sucção pode provocar a secreção do *hormônio liberador de prolactina*, mas isso é controverso. Portanto, a sucção acarreta a secreção reflexa de níveis elevados de prolactina que promovem a secreção de leite dos alvéolos para o interior dos ductos. Contudo, para que a criança obtenha o leite, a ação de um outro hormônio é necessária.

O estímulo da sucção também acarreta a secreção reflexa de ocitocina da hipófise posterior. Esse hormônio é produzido no hipotálamo e armazenado na hipófise posterior. A sua liberação resulta no **reflexo de ejeção do leite**. Isso ocorre porque a ocitocina estimula a contração dos ductos lactíferos, assim como do útero.

Os lactentes que são amamentados desenvolvem menos infecções que aqueles alimentados com mamadeira. Isso se deve ao fato do leite materno conter imunoglobulina A (IgA), que protege contra enzimas digestivas, interferon gama, lisozima, neutrófilos e macrófagos. Os organismos de saúde das Nações Unidas (UNICEF e OMS) recomendam que as crianças sejam amamentadas até atingir pelo menos dois anos.

A amamentação, atuando por meio da inibição reflexa da secreção de GnRH, também pode inibir a secreção de gonadotropinas pela hipófise anterior materna e, por conseguinte, pode inibir a ovulação. Portanto, a amamentação é um mecanismo contraceptivo natural que ajuda a espaçar nascimentos. Esse mecanismo parece ser mais eficaz em mulheres com ingestão calórica limitada e naquelas

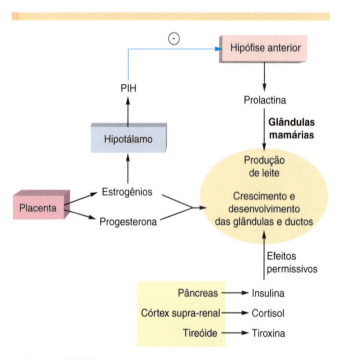

Figura 20.53 Controle hormonal do desenvolvimento da glândula mamária e da lactação. Observe que a produção de leite é impedida durante a gestação pela inibição da secreção de prolactina pelos estrogênios. Essa inibição é obtida pela estimulação da secreção do hormônio inibidor da prolactina (PIH, *prolactin-inhibiting hormone*) do hipotálamo.

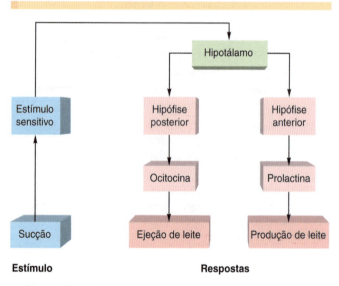

Figura 20.54 Produção de leite e reflexo de ejeção do leite. A lactação ocorre em dois estágios: produção de leite (estimulada pela prolactina) e ejeção do leite (estimulada pela ocitocina). O estímulo da sucção desencadeia um reflexo neuroendócrino que acarreta aumento da secreção de ocitocina e de prolactina.

Reprodução

que amamentam freqüentemente durante o dia e a noite. Por essa razão, nas sociedades tradicionais de nações menos industrializadas, a amamentação é um contraceptivo eficaz. A amamentação tem um efeito contraceptivo muito menor em mulheres bem nutridas e que amamentam em intervalos muito espaçados.

O reflexo de ejeção do leite pode se tornar um reflexo condicionado em resposta a estímulos visuais ou auditivos. O choro de uma criança pode desencadear a secreção de ocitocina e o reflexo de ejeção do leite. Por outro lado, esse reflexo pode ser suprimido pelos efeitos adrenérgicos produzidos na reação de luta ou fuga. Portanto, quando uma mulher fica nervosa e ansiosa ao amamentar, ela produzirá leite, mas este não fluirá (não ocorrerá o reflexo de ejeção do leite). Isso pode provocar aumento de pressão, intensificando sua ansiedade e sua frustração, e inibir ainda mais o reflexo de ejeção do leite. Por essa razão, é importante que as mães amamentem num local silencioso e calmo. Quando necessário, a ocitocina sintética pode ser administrada sob a forma de *spray* nasal para promover o reflexo de ejeção do leite.

Teste Seu Conhecimento Antes de Prosseguir

1. Descreva as alterações que ocorrem no espermatozóide e no óvulo durante a fertilização.
2. Identifique a fonte de hCG e explique por que esse hormônio é necessário para a manutenção da gravidez durante as primeiras dez semanas.
3. Cite os componentes fetais e maternos da placenta e descreva a circulação nesses dois componentes. Explique como ocorre a troca gasosa fetal e materna.
4. Cite os hormônios protéicos e esteróides sexuais secretados pela placenta e descreva suas funções.
5. Identifique os dois agentes que estimulam a contração uterina durante o trabalho de parto e descreva os mecanismos propostos que podem desencadear o trabalho de parto no ser humano.
6. Descreva as interações hormonais necessárias para o desenvolvimento das mamas durante a gestação e para a lactação após o parto.

Observações Conclusivas

Pode parecer estranho terminar um texto sobre fisiologia com os tópicos sobre a gravidez e a parturição. Isso se deve em parte a razões práticas. Esses tópicos são complexos e, para compreendê-los melhor, é necessário um conhecimento básico dos temas abordados anteriormente. Além disso, parece apropriado finalizar descrevendo o início de uma nova vida. Embora gerações de pesquisadores tenham acumulado uma quantidade de conhecimento impressionante, o estudo da fisiologia ainda é recente e vem crescendo rapidamente. Este texto introdutório tem como objetivo servir às necessidades práticas imediatas dos estudantes, como um recurso para a compreensão das aplicações atuais, e fornecer uma boa base para toda uma vida de estudos adicionais.

INTERAÇÕES

Ligações Entre o Sistema Genital e os Outros Sistemas Orgânicos

Sistema Tegumentar
- A pele serve como estimulante sexual e ajuda a proteger o corpo contra patógenos ....(p. 448)
- Os hormônios sexuais afetam a distribuição do pêlo corporal, a deposição de gordura subcutânea e outras características sexuais secundárias ....(p. 644)

Sistema Esquelético
- A cíngulo pélvico suporta e protege alguns órgãos reprodutores ....(p. 651)
- Os hormônios sexuais estimulam o crescimento e a manutenção dos ossos ....(p. 626)

Sistema Muscular
- Contrações dos músculos lisos ajudam o movimento dos gametas ....(p. 654)
- Contrações do miométrio ajudam o trabalho de parto e a expulsão ....(p. 677)
- Os músculos cremaster ajudam a manter a temperatura adequada dos testículos ....(p. 638)
- A testosterona promove aumento da massa muscular ....(p. 291)

Sistema Nervoso
- Nervos autônomos inervam os órgãos reprodutores masculinos para estimular a ereção e a ejaculação ....(p. 653)
- Nervos autônomos promovem aspectos da resposta sexual humana ....(p. 645)
- O SNC, atuando por meio da hipófise, coordena diferentes aspectos da reprodução ....(p. 642)
- O sistema límbico do encéfalo está envolvido no impulso sexual ....(p. 198)
- Os hormônios sexuais gonadais influenciam a atividade cerebral ....(p. 646)

Sistema Endócrino
- A hipófise anterior controla a atividade das gônadas ....(p. 642)
- A testosterona secretada pelos testículos mantém a estrutura e a função do sistema genital masculino ....(p. 638)
- O estradiol e a progesterona secretados pelos ovários regulam os órgãos sexuais acessórios, incluindo o endométrio do útero ....(p. 664)
- Hormônios secretados pela placenta são necessários para a manutenção da gravidez ....(p. 672)
- A prolactina e a ocitocina são necessárias para a produção do leite pelas glândulas mamárias e o reflexo de ejeção do leite ....(p. 680)

Sistema Circulatório
- O sistema circulatório transporta oxigênio e nutrientes para os órgãos reprodutores ....(p. 579)
- A circulação fetal permite que o feto obtenha oxigênio e nutrientes da placenta ....(p. 675)
- Os estrogênios secretados pelos ovários ajudam a aumentar o nível de carreadores de HDL-colesterol no sangue, reduzindo o risco de aterosclerose ....(p. 396)

Sistema Imunológico
- O sistema imunológico protege o corpo, inclusive o sistema genital, contra infecções. (p. 448)
- A barreira hemato-testicular impede o sistema imunológico de atacar os espermatozóides nos testículos ....(p. 650)
- A placenta é um local imunologicamente privilegiado. Ela é protegida contra a rejeição pelo sistema imunológico materno (p. 674)

Sistema Respiratório
- Os pulmões fornecem oxigênio para todos os sistemas orgânicos, inclusive o sistema genital, e atuam na eliminação de dióxido de carbono ....(p. 482)
- Os eritrócitos fetais contêm hemoglobina F, a qual possui uma alta afinidade pelo oxigênio ....(p. 511)

Sistema Urinário
- Os rins regulam o volume, o pH e o equilíbrio eletrolítico do sangue e eliminam produtos da decomposição metabólica ....(p. 526)
- A uretra masculina transporta urina e sêmen ....(p. 653)

Sistema Digestório
- O trato GI fornece nutrientes para todos os órgãos do corpo, incluindo os do sistema genital ....(p. 371)
- Nutrientes obtidos do trato GI materno podem atravessar a placenta para o embrião e o feto ....(p. 675)

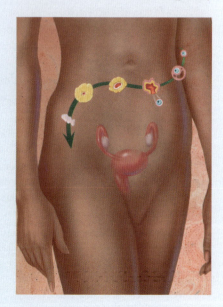

Resumo

Reprodução Sexual 636

I. Os espermatozóides que contêm cromossomos X produzem zigotos XX quando eles fertilizam um óvulo. Os espermatozóides que contêm cromossomos Y produzem zigotos XY.
   A. Os embriões que possuem o genótipo XY desenvolvem testículos. Aqueles sem um cromossomo Y produzem ovários.
   B. Os testículos de um embrião masculino secretam testosterona e fator de inibição dos ductos de Müller. O FIM causa degeneração dos órgãos sexuais acessórios femininos, e a testosterona promove a formação dos órgãos sexuais acessórios masculinos.

II. Os órgãos sexuais acessórios masculinos são os epidídimos, os ductos deferentes, as glândulas seminais, a próstata e o ducto ejaculatório.
   A. Os órgãos sexuais acessórios femininos são o útero e as tubas uterinas. Eles desenvolvem-se quando a testosterona e o fator inibidor dos ductos de Müller estão ausentes.
   B. A testosterona promove indiretamente (com sua conversão em diidrotestosterona) a formação da genitália externa masculina. A genitália feminina é formada quando a testosterona está ausente.

III. Numerosos distúrbios do desenvolvimento sexual embrionário podem ser compreendidos em termos da fisiologia normal dos processos de desenvolvimento.

Regulação Endócrina da Reprodução 642

I. As gônadas são estimuladas por dois hormônios da hipófise anterior: o FSH (hormônio folículo-estimulante) e o LH (hormônio luteinizante).
   A. A secreção de FSH e de LH é estimulada pelo hormônio liberador de gonadotropinas (GnRH), secretado pelo hipotálamo.
   B. A secreção de FSH e de LH também está sob o controle gonadal por meio da retroalimentação negativa exercida pelos hormônios esteróides gonadais e por um peptídio denominado inibina.

II. A elevação da secreção de FSH e de LH que ocorre na puberdade pode ser decorrente de alterações encefálicas em virtude da maturação e da menor sensibilidade do hipotálamo e da hipófise aos efeitos de retroalimentação negativa dos hormônios esteróides sexuais.

III. A glândula pineal secreta melatonina. Esse hormônio tem um efeito inibidor sobre a função gonadal em algumas espécies de mamíferos, mas o seu papel na fisiologia humana ainda é controverso.

IV. A resposta sexual humana divide-se em quatro fases: excitação, orgasmo, platô e resolução. Ambos os sexos seguem um padrão similar.

Sistema Genital Masculino 646

I. No homem, a secreção hipofisária de LH é controlada pela retroalimentação negativa da testosterona, enquanto a secreção de inibina dos testículos controla a secreção de FSH.
   A. O efeito de retroalimentação negativa é na realidade produzido pela conversão da testosterona em androgênios 5α reduzidos e pelo estradiol.
   B. A secreção de testosterona é relativamente constante e não-cíclica. Ela não diminui de modo acentuado numa idade determinada.

II. A testosterona promove o crescimento dos tecidos moles e dos ossos antes do fechamento das lâminas epifisiais. Portanto, a testosterona e androgênios relacionados são esteróides anabólicos.
   A. A testosterona é secretada pelas células intersticiais de Leydig sob a estimulação do LH.
   B. As proteínas receptoras de LH estão localizadas no tecido intersticial. Os receptores de FSH estão localizados nas células de Sertoli dos túbulos seminíferos.
   C. As células de Leydig do compartimento intersticial e as células de Sertoli do compartimento tubular dos testículos secretam moléculas reguladoras autócrinas que permitem a interação entre os dois compartimentos.

III. Nos túbulos seminíferos, as espermatogônias diplóides sofrem uma divisão celular meiótica para produzir espermatozóides haplóides.
   A. No final da meiose, quatro espermátides são formadas. Elas transformam-se em espermatozóides por um processo de maturação denominado espermiogênese.
   B. As células de Sertoli dos túbulos seminíferos são necessárias para a espermatogênese.
   C. Na puberdade, a testosterona é necessária para o término da meiose, e o FSH é necessário para a espermiogênese.

IV. Dos túbulos seminíferos, os espermatozóides são conduzidos para os epidídimos e drenados destes para os ductos deferentes. A próstata e as glândulas seminais adicionam líquido ao sêmen.

V. A ereção peniana é produzida pela vasodilatação induzida pelo sistema parassimpático. A ejaculação é produzida pela estimulação nervosa simpática da contração peristáltica dos órgãos sexuais acessórios masculinos.

Sistema Genital Feminino 657

I. Os folículos primordiais do ovário contêm ovócitos primários que foram detidos na prófase da primeira divisão meiótica. Seu número é máximo ao nascimento e, a seguir, ele declina.
   A. Em cada ciclo, um pequeno número de ovócitos é estimulado a completar a sua primeira divisão meiótica e eles se tornam ovócitos secundários.
   B. No final da primeira divisão meiótica, o ovócito secundário é a única célula completa formada. O outro produto dessa divisão é um minúsculo corpo polar que desintegra.

II. Um dos folículos secundários cresce bastante, torna-se um folículo de Graaf e é ovulado.
   A. Na ovulação, ocorre a extrusão do ovócito secundário do ovário. Ele somente completará a segunda divisão meiótica se for fertilizado.
   B. Após a ovulação, o folículo vazio torna-se uma nova glândula endócrina denominada corpo lúteo.
   C. Os folículos ovarianos secretam apenas estradiol, enquanto o corpo lúteo secreta estradiol e progesterona.

III. O hipotálamo secreta GnRH de uma maneira pulsátil, causando a secreção pulsátil de gonadotropinas. Isso é necessário para impedir a dessensibilização e a infra-regulação das glândulas-alvo.

Ciclo Menstrual 661

I. Durante a fase folicular do ciclo, os folículos ovarianos são estimulados pelo FSH da hipófise anterior.
   A. Sob a estimulação do FSH, os folículos crescem, amadurecem e secretam quantidades crescentes de estradiol.
   B. Aproximadamente no 13º dia, a rápida elevação da secreção de estradiol estimula uma onda de LH da hipófise anterior. Isso representa uma retroalimentação positiva.
   C. A onda de LH estimula a ovulação em torno do 14º dia.
   D. Após a ovulação, o folículo vazio é estimulado pelo LH para se tornar um corpo lúteo. Nesse ponto, o ovário encontra-se na fase lútea.
   E. A secreção de progesterona e estradiol aumenta durante a primeira parte da fase lútea e exerce uma retroalimentação negativa sobre a secreção de FSH e de LH.
   F. Sem a estimulação contínua do LH, o corpo lúteo regride no final da fase lútea, e a secreção de estradiol e de progesterona diminui. Esse declínio acarreta a menstruação e o início de um novo ciclo.

II. A concentração crescente de estradiol durante a fase folicular produz a fase proliferativa do endométrio. A secreção de progesterona durante a fase lútea produz a fase secretora do endométrio.

III. Os contraceptivos orais geralmente contêm combinações de estrogênios e de progesterona que exercem um controle por retroalimentação negativa da secreção de FSH e de LH.

Fertilização, Gravidez e Parturição 667

I. O espermatozóide sofre uma reação acrossômica, que permite sua penetração na coroa radiada e na zona pelúcida.
   A. Durante a fertilização, o ovócito secundário completa a divisão meiótica e produz um segundo corpo polar que degenera.
   B. O zigoto diplóide sofre clivagem para formar uma mórula e, a seguir, um blastocisto. A implantação do blastocisto no endométrio começa entre o quinto e o sétimo dia.

II. As células trofoblásticas do blastocisto secretam gonadotropina coriônica humana (hCG), que atua da mesma maneira que o LH e mantém o corpo lúteo materno durante as dez primeiras semanas de gestação.
   A. As células trofoblásticas fornecem a contribuição fetal à placenta. A placenta também é formada a partir do tecido materno adjacente do endométrio.
   B. O oxigênio, os nutrientes e os produtos da decomposição metabólica são trocados por difusão entre o sangue fetal e o sangue materno.

III. A placenta secreta somatomamotropina (hCS), gonadotropina coriônica (hCG) e hormônios esteróides.
   A. A ação da hCS é similar à da prolactina e do hormônio do crescimento. A ação da hCG é similar à do LH e do TSH.
   B. O principal hormônio esteróide secretado pela placenta é o estriol. A placenta e glândulas fetais cooperam na produção de hormônios esteróides.

IV. A contração uterina no trabalho de parto é estimulada pela ocitocina da hipófise posterior e por prostaglandinas produzidas no útero.
   A. Androgênios, sobretudo a DHEAS, secretados pelo córtex supra-renal fetal são convertidos em estrogênio pela placenta.
   B. O estrogênio secretado pela placenta induz a síntese de ocitocina, aumenta a sensibilidade uterina à ocitocina e promove a síntese de prostaglandinas no útero. Esses eventos culminam com o trabalho de parto e a expulsão do concepto.

V. Os níveis elevados de estrogênios durante a gestação, atuando sinergicamente com outros hormônios, estimulam o crescimento e o desenvolvimento das glândulas mamárias.
   A. A prolactina (e os efeitos da hCS semelhantes aos da prolactina) podem estimular a produção de proteínas lácteas. Contudo, a secreção e a ação da prolactina são bloqueadas durante a gestação pelos níveis elevados de estrogênios secretados pela placenta.
   B. Após o parto, quando os níveis de estrogênios caem, a prolactina estimula a produção de leite.
   C. O reflexo de ejeção do leite é um reflexo neuroendócrino. O estímulo da sucção causa a secreção reflexa de ocitocina. Isso estimula contrações dos ductos lactíferos e a ejeção do leite através da papila mamária.

Atividades de Revisão

Teste Seu Conhecimento de Termos e Fatos

Relacione:
1. Ciclo menstrual
2. Fase folicular
3. Fase lútea
4. Ovulação

a. Níveis elevados de estrogênios e progesterona; níveis baixos de FSH e LH
b. Níveis baixos de estrogênios e progesterona
c. Onda de LH
d. Aumento de estrogênios; níveis baixos de LH e de progesterona

5. Uma pessoa com genótipo XO
   a. possui ovários.
   b. possui testículos.
   c. possui ovários e testículos.
   d. não possui ovários nem testículos.

6. Um embrião com genótipo XX desenvolve órgãos sexuais acessórios femininos por causa
   a. dos androgênios.
   b. dos estrogênios.
   c. da falta de androgênios.
   d. da falta de estrogênios.

7. No homem,
   a. o FSH não é secretado pela hipófise.
   b. os receptores de FSH estão localizados nas células de Leydig.
   c. os receptores de FSH estão localizados nas espermatogônias.
   d. os receptores de FSH estão localizados nas células de Sertoli.

8. Num homem, a secreção de FSH é inibida pelos efeitos de retroalimentação negativa da
   a. inibina secretada pelos túbulos.
   b. inibina secretada pelas células de Leydig.
   c. testosterona secretada pelos túbulos.
   d. testosterona secretada pelas células de Leydig.
9. Qual das afirmativas a seguir é *verdadeira*?
   a. Os espermatozóides são imóveis até passarem através dos epidídimos.
   b. Os espermatozóides exigem a capacitação do sistema genital feminino antes de eles poderem fertilizar um óvulo.
   c. Um ovócito secundário somente completa a divisão meiótica após ser fertilizado.
   d. Todas as afirmativas anteriores são verdadeiras.
10. O corpo lúteo é mantido durante as dez primeiras semanas de gestação
    a. pela hCG.
    b. pelo LH.
    c. pelos estrogênios.
    d. pela progesterona.
11. Normalmente, a fertilização ocorre
    a. nos ovários.
    b. nas tubas uterinas.
    c. no útero.
    d. na vagina.
12. A placenta é formada a partir
    a. do córion frondoso fetal.
    b. da decídua basal materna.
    c. de *a* e de *b*.
    d. nem de *a* nem de *b*.
13. As contrações uterinas são estimuladas
    a. pela ocitocina.
    b. pelas prostaglandinas.
    c. pela prolactina.
    d. Tanto por *a* como por *b*.
    e. Tanto por *b* como por *c*.
14. A contração das glândulas mamárias e dos ductos durante o reflexo de ejeção do leite é estimulada
    a. pela prolactina.
    b. pela ocitocina.
    c. pelos estrogênios.
    d. pela progesterona.
15. Se o GnRH fosse secretado em grande quantidade, numa taxa constante e de um modo que não fosse pulsátil, qual das afirmativas a seguir seria *verdadeira*?
    a. Inicialmente, a secreção de LH aumentaria e, a seguir, diminuiria.
    b. A secreção de LH aumentaria indefinidamente.
    c. A secreção de testosterona num homem seria continuamente elevada.
    d. A secreção de estradiol numa mulher seria continuamente elevada.

Teste Seu Conhecimento de Conceitos e Princípios

1. Identifique os produtos da conversão da testosterona e descreva suas funções no encéfalo, na próstata e nos túbulos seminíferos.
2. Explique por que se diz que um testículo é composto por dois compartimentos separados. Descreva as interações que podem ocorrer entre esses compartimentos.
3. Descreva os papéis das células de Sertoli nos testículos.
4. Descreva as etapas da espermatogênese e explique o seu controle hormonal.
5. Explique as interações hormonais que controlam a ovulação e que fazem com que ela ocorra no momento apropriado.
6. Compare o sangramento menstrual e o sangramento que ocorre durante o ciclo estrual de uma cadela em termos dos mecanismos de controle hormonal e do ciclo ovariano.
7. "O contraceptivo oral engana o encéfalo, fazendo com que ele pense que você está grávida." Interprete essa explicação popularizada em termos dos mecanismos fisiológicos.
8. Por que a menstruação ocorre normalmente? Sob quais condições ela não ocorre? Explique.
9. Explique os mecanismos propostos que fazem o ato da amamentação resultar na lactação. Por quais mecanismos o som do choro de uma criança pode desencadear o reflexo de ejeção do leite?
10. Descreva as etapas da ovogênese quando a fertilização ocorre e quando ela não ocorre. Por que corpos polares são produzidos?
11. Identifique os hormônios secretados pela placenta. Por que a placenta é considerada uma glândula endócrina incompleta?
12. Descreva as alterações endócrinas que ocorrem na menopausa e analise as conseqüências dessas alterações. Quais são os benefícios e os riscos associados à terapia de reposição hormonal?
13. Explique a seqüência de eventos em que os órgãos sexuais acessórios masculinos e a genitália externa são produzidos. O que ocorre quando um embrião masculino não possui proteínas receptoras de testosterona? O que ocorre quando um embrião masculino não possui a enzima 5α-redutase
14. Descreva os mecanismos que foram propostos em relação ao momento do início da parturição em ovelhas e no ser humano.

Teste Sua Capacidade de Análise e Aplique Seu Conhecimento

1. Segundo seu amigo, existe um contraceptivo oral feminino e não existe um masculino somente porque a instituição médica é dirigida por homens. Você acredita nessa teoria de conspiração? Forneça bases fisiológicas para a sua resposta.
2. Algumas vezes, homens idosos com hiperplasia benigna da próstata são tratados com estrogênios. Como isso ajudaria a condição? Quais são os outros tipos de drogas que podem ser prescritos e quais os efeitos colaterais previstos por você que podem ocorrer?
3. Analise o papel da apoptose e da atresia folicular na fisiologia ovariana. Como esse processo pode ser regulado?
4. É verdade que os estrogênios são hormônios exclusivamente femininos e a testosterona é um hormônio exclusivamente masculino? Explique sua resposta.
5. A remoção cirúrgica dos ovários (ooforectomia) de uma mulher pode precipitar a menstruação. No entanto, a ooforectomia numa cadela ou numa gata não provoca a descarga de sangue uterino. Como você pode explicar essas respostas diferentes?

Sites Relacionados

Visite o site www.mhhe.com/fox para obter *links* de fontes relacionadas à Reprodução. Esses *links* são monitorizados para garantir que os URLs (URL, *Uniform Resource Locator*) sejam atualizados de acordo com a necessidade. Os exemplos de sites que você encontrará incluem:

- Menopause Online
- Mayo Clinic Health Oasis (male infertility)

Apêndice A

Soluções das Investigações Clínicas

Capítulo 2

Como nossas enzimas somente conseguem reconhecer aminoácidos L e açúcares D, os estereoisômeros que George estava ingerindo eram inadequados ao seu organismo. Ele sentia-se fraco porque, literalmente, apresentava inanição. A cetonúria também pode ter contribuído para o seu mal-estar. Como ele não estava se alimentando, a sua gordura armazenada era rapidamente hidrolisada em glicerol e ácidos graxos para serem utilizados como fontes de energia. A liberação excessiva de ácidos graxos do tecido adiposo acarretou a produção demasiada de corpos cetônicos pelo fígado e, conseqüentemente, a cetonúria.

Capítulo 3

O passado de abuso de drogas de Timothy poderia ter acarretado o desenvolvimento de um retículo endoplasmático liso extenso, que contém muitas das enzimas necessárias para a metabolização das drogas. A hepatopatia possivelmente tenha sido causada pelo abuso de drogas, mas existe uma explicação alternativa. A baixa quantidade da enzima que decompõe o glicogênio indica a presença de doença de depósito de glicogênio, uma condição genética em que a enzima lisossômica fundamental está ausente. Essa evidência enzimática é apoiada pela observação da presença de grandes quantidades de grânulos de glicogênio e da ausência de grânulos de glicogênio parcialmente digeridos nos lisossomos secundários. (Na realidade, é mais provável que essa condição genética seja diagnosticada no início da infância.)

Capítulo 4

As altas concentrações da isoenzima MB da creatina fosfoquinase (CPK) após dores torácicas intensas sugerem que Tom sofreu um infarto do miocárdio (ver o Capítulo 13). A sua dificuldade miccional, juntamente com a concentração elevada de fosfatase ácida no sangue, sugere uma doença prostática. (A relação entre a próstata e o sistema urinário é descrita no Capítulo 20.) Testes adicionais, incluindo o *antígeno prostático específico* (*PSA*), podem ser realizados para confirmar esse diagnóstico. Tom apresentava diarréia quando consumia sorvete, provavelmente por ser intolerante à lactose – a falta de lactase suficiente para digerir o açúcar do leite (lactose).

Capítulo 5

A intensa fadiga de Brenda após o exercício está parcialmente relacionada com a depleção de suas reservas de glicogênio e com a ampla utilização da respiração anaeróbia (com conseqüente produção de ácido lático) para a produção de energia. A produção de grandes quantidades de ácido lático durante o exercício causa maior demanda de oxigênio para a metabolização do ácido lático após o exercício (o débito de oxigênio) – daí, a sua falta de ar e a sua respiração ofegante. A ingestão de maior quantidade de carboidratos ajudaria Brenda a manter as reservas de glicogênio no fígado e nos músculos, e o treinamento mais gradual poderia aumentar a capacidade de seus músculos de obter mais energia através da respiração aeróbia, de modo a diminuir dor e fadiga sentidas por ela.

Provavelmente, a dor em seus membros superiores e ombros é resultante da produção de ácido lático pelos músculos esqueléticos exercitados. Contudo, a dor intensa em sua região peitoral esquerda poderia ser uma angina pectoris, provocada pela respiração anaeróbia do coração. Se esta for a causa, isso indica que o coração se tornou isquêmico porque o fluxo sanguíneo era inadequado para as demandas. Dosagens de determinadas enzimas liberadas no sangue pelo músculo cardíaco lesado (Capítulo 4) e um eletrocardiograma devem ser realizados.

Capítulo 6

A hiperglicemia apresentada por Jessica acarretou a saturação das proteínas carreadoras renais, resultando em glicosúria (glicose na urina). A eliminação de glicose na urina e seus conseqüentes efeitos osmóticos provocaram a excreção urinária de quantidade excessiva de água, resultando em desidratação. Isso provocou o aumento da osmolalidade plasmática, estimulando o centro da sede do hipotálamo. (A hiperglicemia, a sede e a micção excessivas são sinais cardinais do diabetes melito.) Além disso, a perda de água plasmática (aumento da osmolalidade plasmática) provocou aumento da concentração de solutos do plasma, incluindo o K^+. A hipercalemia resultante afetou o potencial de membrana das células miocárdicas, produzindo alterações elétricas que foram reveladas no eletrocardiograma de Jessica.

Capítulo 7

A paralisia flácida e a dificuldade respiratória (devido à paralisia do diafragma) podem ter sido causadas pela intoxicação por saxitoxina dos frutos do mar, caso tenham sido coletados durante a maré vermelha. A análise química positiva para a saxitoxina do sangue de Sandra e dos frutos do mar poderia confirmar esse diagnóstico. O inibidor da monoamina oxidase (MAO) foi provavelmente prescrito para tratar a depressão de Sandra. Existe uma interação significativa entre o alimento e a droga no caso dos inibidores da MAO – de fato, frutos do mar são especificamente contra-indicados. Outras drogas com menos efeitos colaterais estão sendo avaliadas para tratar a depressão.

Capítulo 8

Evidentemente, Frank sofreu um acidente vascular cerebral (AVC), também denominado "derrame cerebral". A obstrução do fluxo sangüíneo numa artéria cerebral lesou parte do giro pré-central (córtex motor) do hemisfério cerebral esquerdo. Como a maioria dos tratos corticospinais sofre decussação nas pirâmides, isso causou a paralisia do lado direito de seu corpo. Seus nervos espinais não foram lesados, de modo que seu reflexo patelar permaneceu intacto. A lesão do hemisfério cerebral esquerdo aparentemente incluiu a lesão da área de Broca, produzindo uma afasia característica concomitante com a paralisia do lado direito de seu corpo.

Capítulo 9

Por causa de seus exames finais, Cathy encontrava-se sob um período prolongado de estresse, que estimulou excessivamente o seu sistema simpático supra-renal. O aumento da atividade simpático supra-renal poderia ser responsável pelo aumento de sua freqüência de pulso (devido ao aumento da freqüência cardíaca) e pela sua hipertensão arterial (devido ao aumento da freqüência cardíaca e à vasoconstrição). Provavelmente, a sua cefaléia era decorrente do fato de suas pupilas encontrarem-se dilatadas e, por conseguinte, permitirem a entrada excessiva de luz. Como ela tinha estado preparando drogas para o exercício laboratorial sobre o controle autônomo, pode ter se exposto à atropina, que teria causado a dilatação pupilar. Essa possibilidade é bastante viável em razão de ter sentido a boca excessivamente seca.

Capítulo 10

Ed havia realizado uma viagem aérea internacional, de modo que se expôs a um vôo longo numa altitude elevada (apesar da cabine do avião ser pressurizada, ela ainda apresentava uma pressão inferior à do nível do mar). Considerando-se o fato de ele estar resfriado, as suas tubas auditivas podem ter sido incapazes de equalizar a pressão em ambos os lados da membrana timpânica, acarretando dor e redução da audição. Se a explicação for esta, os sintomas deveriam desaparecer com o tempo e com o auxílio de um descongestionante. Os problemas visuais sugerem que ele apresenta presbiopia, que normalmente começa em torno da idade de Ed.

Capítulo 11

A hiperglicemia de Rosemary não pode ser atribuída ao diabetes melito porque a sua atividade insulínica é normal, como foi indicado pelo teste de tolerância à glicose. Os sintomas poderiam ocorrer em razão do hipertireoidismo, mas essa possibilidade é descartada pelos exames de sangue. A concentração elevada de corticosteróides no sangue não é conseqüência da ingestão desses compostos como medicamentos. Contudo, a paciente poderia apresentar síndrome de Cushing e, nesse caso, um tumor supra-renal poderia ser responsável pela hipersecreção de corticosteróides e, como resultado da inibição por retroalimentação negativa, pela redução da concentração de ACTH no sangue. Essa possibilidade é apoiada pela concentração baixa de ACTH apresentada por Rosemary. A concentração excessiva de corticosteróides causa a mobilização de glicose do fígado e, conseqüentemente, aumenta a concentração de glicose no sangue a níveis hiperglicêmicos.

Capítulo 12

Como Maria apresenta uma captação máxima de oxigênio elevada, ela deveria ter uma boa resistência com pouca fadiga e dor durante o exercício. O fato de seus músculos não serem grandes mas possuírem um bom tônus apóia a sua declaração de que ela pratica exercícios de resistência. A concentração normal de creatina cinase sugere que seus músculos esqueléticos e o seu coração podem estar intactos, mas exames adicionais deveriam ser realizados para confirmar isso, uma vez que ela apresenta um histórico de hipertensão arterial. A fadiga e a dor muscular poderiam ser simplesmente decorrentes da prática excessiva de exercícios, mas a concentração sérica elevada de Ca^{2+} sugere outra possibilidade. Ela poderia ser responsável pelo seu tônus muscular excessivamente alto. De fato, essa incapacidade de relaxamento de seus músculos seria capaz de causar dor e fadiga. Portanto, Maria deveria submeter-se a uma avaliação endocrinológica (p. ex., dosagem de paratormônio) para determinar a causa de sua concentração sérica elevada de Ca^{2+}.

Capítulo 13

Jason apresenta um sopro cardíaco em decorrência de um defeito septal ventricular e de uma estenose mitral, que provavelmente são congênitos. Essas condições poderiam reduzir a quantidade de sangue bombeado pelo ventrículo esquerdo através das artérias sistêmicas e, por conseguinte, tornar o seu pulso mais fraco. A redução do fluxo sanguíneo e a conseqüente diminuição da liberação de oxigênio aos tecidos possivelmente seriam a causa de sua fadiga crônica. O menor volume de sangue bombeado pelo ventrículo esquerdo poderia causar aumento reflexo da freqüência cardíaca, como foi detectado pelo seu pulso rápido e pelo traçado eletrocardiográfico mostrando taquicardia sinusal. A concentração elevada de colesterol no sangue e a alta relação LDL/HDL apresentadas por Jason provavelmente não têm relação com os seus sintomas. Contudo, essa condição pode ser perigosa, uma vez que aumenta o risco de aterosclerose. Por essa razão, Jason deverá ser submetido a uma dieta especial e, talvez, a um tratamento medicamentoso para reduzir a sua concentração sérica de colesterol.

Capítulo 14

Charlie apresentava desidratação, que reduziu seu volume sanguíneo e, conseqüentemente, a sua pressão arterial. Isso estimulou o reflexo barorreceptor, acarretando ativação intensa dos nervos simpáticos. Essa ativação provocou a vasoconstrição dos vasos cutâneos (razão da pele fria) e aumento da freqüência cardíaca (razão da freqüência de pulso elevada). No hospital, foi realizada a infusão intravenosa de albumina para aumentar seu volume sanguíneo e a pressão arterial. O seu débito urinário era baixo em conseqüência (1) da vasoconstrição das arteríolas renais induzida pela inervação simpática, que reduziu o fluxo sanguíneo renal; (2) da reabsorção de água em resposta à alta secreção de ADH, conseqüência da estimulação dos osmorreceptores hipotalâmicos; e (3) da retenção de água e de sal em resposta à secreção de aldosterona, estimulada pela ativação do sistema renina-angiotensina. A ausência de sódio em sua urina é decorrência da secreção elevada de aldosterona.

Capítulo 15

Enquanto se arrastava através dos arbustos, Gary pode ter se exposto ao carvalho venenoso que provocou uma dermatite de contato. Como se trata de uma resposta de hipersensibilidade retardada mediada pelas células T, os anti-histamínicos não aliviariam seus sintomas. Contudo, a cortisona ajudaria devido ao seu efeito imunossupressor. A primeira picada de abelha não produziu efeito, mas serviu para sensibilizar Gary (através do desenvolvimento de clones de células B) à segunda picada, a qual acarretou uma reação de hipersensibilidade imediata (mediada pela IgE), que provocou a liberação de histamina. Portanto, essa reação alérgica poderia ser tratada eficazmente com anti-histamínicos. A vacinação prévia contra o tétano de Gary conferiu-lhe uma imunidade ativa contra essa doença.

Capítulo 16

A ferida puntiforme deve ter permitido a entrada de ar na cavidade pleural (pneumotórax), elevando a pressão intrapleural e provocando o colapso do pulmão direito. Como o pulmão esquerdo está localizado num compartimento pleural separado, ele não foi afetado pela ferida. Como conseqüência do colapso do pulmão direito, Harry apresentou hipoventilação. Isso provocou a retenção de CO_2 com conseqüente elevação da P_{CO_2} arterial e acidose respiratória (indicada por um pH arterial inferior a 7,35). Durante a recuperação, o exame do seu sangue arterial revelou que ele estava respirando adequadamente, mas apresentava uma saturação da carboxiemoglobina de 18%. Esse nível muito elevado é provavelmente devido a uma combinação do tabagismo e do fato de ele dirigir em áreas muito congestionadas, com muita exaustão de gases poluentes por parte dos automóveis. A alta taxa de carboxiemoglobina possivelmente reduziria o transporte de oxigênio, agravando assim, qualquer problema cardiovascular ou pulmonar apresentado por Harry.

O VEF$_1$ significativamente baixo indica que Harry apresenta um problema pulmonar obstrutivo, tendo como prováveis causas o tabagismo e a inalação de ar poluído. Um VEF$_1$ baixo poderia simplesmente indicar broncoconstrição, mas o fato de a capacidade vital de Harry encontrar-se um pouco reduzida sugere que ele pode apresentar uma lesão pulmonar em estágio inicial, possivelmente um enfisema. Ele deverá ser aconselhado a parar de fumar e, além disso, submeter-se a provas da função pulmonar em intervalos regulares.

Capítulo 17

A localização da dor de Emily e a coloração de sua urina indicam um distúrbio renal. A alta concentração sérica de creatinina poderia indicar uma redução da taxa de filtração glomerular (TFG) em conseqüência da glomerulonefrite, e essa TFG reduzida seria responsável pela retenção líquida e pelo edema observado. Contudo, a presença apenas de quantidades residuais de proteínas na urina era encorajadora e poderia ser explicada pelo fato de Emily correr (nesse caso, a proteinúria seria um sinal nefasto). A infecção estreptocócica, atuando por intermédio de reação auto-imune, foi provavelmente a causa da glomerulonefrite. Isso foi confirmado pelo fato de os sintomas da glomerulonefrite terem desaparecido após o tratamento com antibiótico. A hidroclorotiazida é um diurético que ajuda a reduzir o edema promovendo (1) excreção de maiores quantidades de urina e (2) desvio do líquido do edema do compartimento intersticial para o compartimento vascular.

Capítulo 18

Alan pode apresentar uma gastrite ou uma úlcera péptica, como sugere a dor gástrica intensa quando bebe vinho (um estimulador da secreção gástrica ácida). A ausência de febre e a contagem leucocitária normal sugerem que não há inflamação associada à apendicite. A coloração amarela das escleras indica icterícia e esse sintoma – junto com o tempo de coagulação prolongado – poderia ser causado por uma hepatopatia. Contudo, uma hepatopatia elevaria a concentração sérica de bilirrubina livre, que se encontrava normal. Da mesma forma, as concentrações normais de uréia e de amônia no sangue indicam função hepática normal. Similarmente, a concentração normal da amilase pancreática sugere que o pâncreas não foi afetado.

Os sintomas de Alan provavelmente são mais relacionados à presença de cálculos biliares, os quais podem obstruir o fluxo normal da bile e, por conseguinte, impedir a digestão normal da gordura. Isso explicaria as fezes gordurosas. A perda resultante de gordura dietética poderia causar uma deficiência de vitamina K, uma vitamina lipossolúvel necessária para a produção de alguns fatores da coagulação (Capítulo 13) – por isso, o tempo de coagulação prolongado. A dor seria provocada por alimentos gordurosos (creme de amendoim e *bacon*), que desencadeiam uma contração reflexa da vesícula biliar quando a gordura chega no duodeno. A contração da vesícula biliar contra um ducto cístico ou um ducto biliar comum obstruído freqüentemente produz dor intensa abaixo da escápula direita.

Capítulo 19

A micção freqüente (poliúria) apresentada por Phyllis provavelmente é a causa de sua sede e de outros sintomas. O fato de sua mãe e de seu tio serem diabéticos, mais os seus sintomas, sugerem que ela pode apresentar diabetes melito. De fato, os sintomas cardinais do diabetes melito são os "três P's": poliúria, polifagia (ingestão alimentar freqüente) e polidipsia (ingestão líquida freqüente). A hiperglicemia de jejum (concentração sérica de glicose de 150 mg/dl) confirmou o diagnóstico de diabetes melito. Essa concentração sérica de glicose anormalmente alta em jejum é muito baixa para causar glicosúria. Contudo, ela poderia apresentar glicosúria após as refeições, a qual seria responsável pela sua poliúria. O teste de tolerância à glicose oral confirmou o diagnóstico de diabetes melito e a observação de que essa condição parece ter começado na meia-idade e não foi acompanhada por cetose e cetonúria sugere que se trata do diabetes melito não insulino-dependente. Se esse for o caso, ela poderá aumentar sua sensibilidade tecidual à insulina por meio de dieta e exercício. Se isso falhar, ela provavelmente poderá controlar seus sintomas com medicamentos que aumentam a secreção de insulina e que também aumentam a sensibilidade tecidual aos efeitos da insulina.

Capítulo 20

A ausência de menstruação apresentada por Gloria não era acompanhada por dor e ela não tinha um histórico de pequenos sangramentos ou de sangramento menstrual excessivo. O fato de ter menstruado antes de apresentar amenorréia descarta a possibilidade de amenorréia primária. A sua amenorréia secundária poderia ser decorrente de uma gravidez, mas esta foi descartada por um teste de gravidez. A amenorréia poderia ser causada pelo seu hipotireoidismo, mas ela afirma que estava utilizando comprimidos regularmente para tratar essa condição e o exame de sangue revelou uma concentração sérica normal de tiroxina.

É mais provável que Gloria tenha uma amenorréia secundária em decorrência do estresse emocional, do seu baixo peso corpóreo e/ou do seu programa extenuante de exercício. Caso deseje voltar a apresentar períodos menstruais normais, ela deve realizar etapas para aliviar essas condições. Se ela se recusar a ganhar peso e a reduzir seu nível de atividade física, seu médico poderá recomendar o uso de contraceptivos orais para ajudar a regular seu ciclo menstrual.

Apêndice B

Respostas das Questões Objetivas

Capítulo 1
1. d
2. d
3. b
4. b
5. d
6. c
7. b
8. b
9. a
10. c
11. c

Capítulo 2
1. c
2. b
3. a
4. d
5. c
6. b
7. c
8. d
9. d
10. b
11. d
12. b

Capítulo 3
1. d
2. b
3. a
4. c
5. d
6. b
7. a
8. c
9. a
10. b
11. d
12. e
13. b
14. a

Capítulo 4
1. b
2. d
3. d
4. a
5. d
6. e
7. e
8. d
9. d
10. d

Capítulo 5
1. b
2. a
3. c
4. e
5. d
6. c
7. a
8. c
9. a
10. d
11. b
12. d
13. b

Capítulo 6
1. c
2. b
3. a
4. c
5. b
6. d
7. a
8. a
9. b
10. d
11. b
12. b

Capítulo 7
1. c
2. d
3. a
4. a
5. c
6. d
7. d
8. a
9. c
10. c
11. b
12. d

Capítulo 8
1. d
2. b
3. e
4. a
5. b
6. e
7. c
8. d
9. b
10. c
11. a
12. b
13. d
14. a
15. a
16. c
17. a
18. e

Capítulo 9
1. c
2. c
3. c
4. a
5. c
6. b
7. b
8. e
9. c
10. c
11. b
12. c

Capítulo 10
1. d
2. a
3. c
4. d
5. c
6. a
7. c
8. c
9. d
10. b
11. d
12. b
13. b
14. c
15. b
16. c
17. c
18. b

Capítulo 11
1. d
2. d
3. e
4. e
5. d
6. a
7. b
8. e
9. d
10. a
11. d
12. c
13. b
14. d
15. c
16. b

Capítulo 12
1. b
2. d
3. c
4. b
5. e
6. b
7. a
8. c
9. b
10. b
11. d
12. a
13. e
14. c
15. b

Capítulo 13
1. c
2. b
3. e
4. a
5. b
6. c
7. c
8. a
9. d
10. b
11. c
12. d
13. d
14. c
15. c
16. b
17. d
18. c

Capítulo 14
1. a
2. d
3. c
4. e
5. b
6. c
7. a
8. c
9. d
10. b
11. c
12. d
13. b
14. d
15. b
16. e
17. b
18. d
19. d
20. c

Capítulo 15
1. c
2. b
3. d
4. a
5. c
6. d
7. d
8. b
9. e
10. a
11. d
12. a
13. d
14. c
15. b
16. c
17. a
18. d

Capítulo 16
1. c
2. d
3. c
4. a
5. c
6. c
7. b
8. a
9. e
10. c
11. a
12. c
13. a
14. d
15. b
16. a
17. c

Capítulo 17
1. b
2. a
3. c
4. b
5. e
6. d
7. d
8. c
9. d
10. a
11. e
12. c
13. a
14. d
15. b
16. e

Capítulo 18
1. e
2. d
3. b
4. c
5. d
6. b
7. d
8. a
9. d
10. e
11. e
12. d
13. b
14. d
15.

Capítulo 19
1. c
2. b
3. c
4. a
5. b
6. d
7. a
8. d
9. c
10. b
11. b
12. c
13. a
14. c
15. d
16. c

Capítulo 20
1. b
2. d
3. a
4. c
5. a
6. c
7. d
8. a
9. d
10. a
11. b
12. c
13. d
14. b
15. a

Glossário

a-, an- (grego). Não, sem, falta.
ab- (latim). Fora, longe de.
abdome. Região do tronco entre o diafragma e a pelve.
abdutor. Músculo que move o esqueleto para longe da linha mediana do corpo ou para longe da linha axial de um membro.
absorção. Transporte de moléculas através de membranas epiteliais para o interior dos líquidos corpóreos.
acetil CoA. Acetil coenzima A. Molécula intermediária da respiração celular aeróbia que, juntamente com o ácido oxalacético, inicia o ciclo de Krebs. Além disso, a acetil coenzima A é um intermediário da síntese de ácidos graxos.
acetilcolina (ACh). Éster ácido acético da colina – substância que atua como um neurotransmissor químico no nervo motor somático e nas fibras nervosas parassimpáticas.
acetilcolinesterase. Enzima na membrana das células pós-sinápticas que catalisa a conversão da ACh em colina e ácido acético. Essa reação enzimática inativa o neurotransmissor.
ácido retinóico. Forma ativa da vitamina A que se liga às proteínas receptoras nucleares e que produz diretamente os efeitos da vitamina A.
acidose e alcalose metabólica. Alterações anormais do pH do sangue arterial em razão de alterações da concentração de ácidos não-voláteis (p. ex., alterações da concentração de ácido lático e de corpos cetônicos) ou de alterações da concentração de bicarbonato no sangue.
acidose respiratória. Redução do pH sanguíneo abaixo de 7,35 como, por exemplo, em conseqüência do acúmulo de CO_2 causado pela hipoventilação.
acidose. Aumento anormal da concentração de H^+ no sangue que reduz o pH arterial abaixo de 7,35.
acomodação. Ajuste. Especificamente, o processo em que a distância focal do olho é alterada pelo ajuste automático da curvatura do cristalino para focar imagens de objetos em várias distâncias sobre a retina.
acoplamento excitação-contração. Meio em que a excitação elétrica de um músculo acarreta contração muscular. Esse acoplamento é realizado pelo Ca^{2+}, que entra no citoplasma da célula muscular em resposta à estimulação elétrica e estimula os eventos que culminam na contração.
acromegalia. Condição causada pela hipersecreção de hormônio do crescimento da hipófise após a maturidade e caracterizada pelo aumento das extremidades (como nariz, mandíbula, quirodáctilos e pododáctilos).
ACTH. Hormônio adrenocorticotrópico. Hormônio secretado pela hipófise anterior que estimula o córtex supra-renal.

actina. Proteína estrutural que, juntamente com a miosina, é responsável pela contração muscular.
ad- (latim). Em direção à, próximo de.
adaptação à escuridão. Capacidade dos olhos de aumentar sua sensibilidade a níveis baixos de luz ao longo de um período. Parte dessa adaptação envolve o aumento da quantidade do pigmento visual nos fotorreceptores.
adenilato ciclase. Enzima encontrada nas membranas celulares que catalisa a conversão do ATP em AMP cíclico e pirofosfato (PP_1). Essa enzima é ativada por interação entre um hormônio específico e sua proteína receptora da membrana.
adeno-hipófise. Lobo glandular anterior da hipófise que secreta FSH (hormônio folículo-estimulante), LH (hormônio luteinizante), ACTH (hormônio adrenocorticotrópico), TSH (hormônio estimulador da tireóide), GH (hormônio do crescimento) e prolactina. As secreções da hipófise anterior são controladas por hormônios secretados pelo hipotálamo.
ADH. Hormônio antidiurético, também denominado *vasopressina*. Hormônio produzido pelo hipotálamo e liberado da hipófise posterior. Ele atua sobre os rins para promover a reabsorção hídrica e, conseqüentemente, reduzir o volume urinário.
ADP. Difosfato de adenosina. Molécula que, juntamente com o fosfato inorgânico, é utilizada para a produção de AtP (adenosina trifosfato).
adrenalina. Hormônio catecolamina secretado pela medula supra-renal em resposta à estimulação nervosa simpática. Ela atua juntamente com a noradrenalina liberada das terminações nervosas simpáticas preparando o organismo para a reação de "luta ou fuga". Também denominada *epinefrina*.
adrenérgico. Indica as ações da adrenalina, da noradrenalina ou de outras moléculas com atividades semelhantes (como em *receptor adrenérgico* ou *estimulação adrenérgica*).
adutor. Músculo que move o esqueleto em direção à linha mediana do corpo ou em direção ao plano axial de um membro.
afasia. Ausência ou defeito de fala, escrita ou compreensão da linguagem escrita ou falada causado por doença ou lesão nervosa. A área de Broca, a área de Wernicke, o fascículo arqueado ou o giro angular podem estar envolvidos.
aferente. Que conduz ou transmite para o interior, em direção ao centro. Por exemplo, os neurônios aferentes conduzem impulsos em direção ao sistema nervoso central; arteríolas aferentes transportam o sangue em direção ao glomérulo.
agente oxidante. Átomo que aceita elétrons numa reação de oxidação-redução.
agente redutor. Doador de elétron numa reação acoplada de oxidação-redução.
aglutinado. Aglomerado de células (usualmente, eritrócitos) em conseqüência de interações químicas específicas entre antígenos de superfície e anticorpos.
albumina. Proteína hidrossolúvel produzida no fígado. O principal componente das proteínas plasmáticas.
alcalose respiratória. Elevação do pH sanguíneo acima de 7,45 em conseqüência da eliminação excessiva de CO_2 do sangue causada pela hiperventilação.
alcalose. Alcalinidade anormalmente alta do sangue e dos líquidos corpóreos (pH sanguíneo >7,45).
aldosterona. O principal hormônio corticosteróide envolvido na regulação do equilíbrio eletrolítico (mineralocorticóide).
alérgeno. Antígeno que evoca resposta alérgica em vez de resposta imune normal.
alergia. Estado de hipersensibilidade causado pela exposição a alérgenos. Ele resulta na liberação de histamina e de outras moléculas que produzem efeitos similares ao da histamina.
alostérico. Indica a alteração da atividade de uma enzima pela sua combinação com uma molécula reguladora. A inibição alostérica por um produto final representa o controle por retroalimentação negativa da atividade de uma enzima.
alvéolos. Pequenas dilatações saculiformes (p. ex., *alvéolos pulmonares*).
aminoácidos essenciais. Os oito aminoácidos dos adultos ou os nove aminoácidos das crianças que não podem ser produzidos pelo corpo humano. Por essa razão, eles devem ser obtidos da dieta.
âmnio. Membrana de desenvolvimento que envolve o feto e contém o líquido amniótico. Comumente denominado "bolsa de água".
amniocentese. Procedimento para a obtenção de líquido amniótico e células fetais presentes nesse líquido através da punção trans-abdominal do útero.
AMPc. Monofosfato de adenosina cíclico. Segundo mensageiro da ação de muitos hormônios, incluindo os hormônios catecolaminas, polipeptídicos e glicoprotéicos. Ele atua mediando os efeitos desses hormônios sobre as células-alvo.
an- (grego). Sem, não.
anabolismo. Reações químicas intracelulares que resultam na produção de moléculas maiores a partir de moléculas menores. Especificamente a síntese de proteínas, de glicogênio e de gordura.
anafilaxia. Reação alérgica extremamente grave que pode levar ao choque cardiovascular e à morte.
anastomose arteriovenosa. Conexão direta entre uma artéria e uma veia que desvia do leito capilar.
androgênio. Hormônio esteróide que controla o desenvolvimento e a manutenção das características masculinas. Basicamente, a testosterona secretada pelos testículos, embora androgênios mais fracos sejam secretados pelo córtex supra-renal.
anemia. Redução anormal da contagem eritrocitária,

691

da concentração de hemoglobina ou do hematócrito ou qualquer combinação dessas mensurações. Essa condição está associada a uma capacidade menor do sangue de transportar oxigênio.

anfotérico. Que possui tanto características ácidas quanto básicas. Esse termo é utilizado para indicar uma molécula que pode ser carregada positiva ou negativamente, dependendo do pH do seu ambiente.

angina pectoris. Dor torácica, freqüentemente irradiada para a área peitoral e para o membro superior esquerdos. Ela é causada pela isquemia miocárdica.

angiogênese. O crescimento de novos vasos sanguíneos.

angiotensina II. Polipeptídio com oito aminoácidos formado a partir da angiotensina I (um precursor com dez aminoácidos), que, por sua vez, é formada a partir da clivagem de uma proteína (angiotensinogênio) pela ação da renina, uma enzima secretada pelos rins. A angiotensina II é um vasoconstritor potente e um estimulador da secreção de aldosterona do córtex supra-renal.

anidrase carbônica. Enzima que catalisa a formação ou a decomposição do ácido carbônico. Quando a concentração de dióxido de carbono se encontra relativamente alta, essa enzima catalisa a formação de ácido carbônico a partir de CO_2 e H_2O. Quando a concentração de dióxido de carbono se encontra baixa, a decomposição do ácido carbônico em CO_2 e H_2O é catalisada. Essas reações ajudam no transporte de dióxido de carbono dos tecidos para o ar alveolar.

ânion. Um íon carregado negativamente (p. ex., cloreto, bicarbonato ou fosfato).

anterior. Na frente ou em direção à frente de um organismo, de um órgão ou de uma parte. A superfície ventral.

anticoagulante. Substância que inibe a coagulação sanguínea.

anticódon. Trio básico de nucleotídeos numa alça do RNA de transferência que é complementar em suas propriedades de pareamento de bases a um trio (o códon do RNAm). A combinação do códon com o anticódon provê o mecanismo de translação do código genético numa seqüência específica de aminoácidos.

anticorpos monoclonais. Anticorpos idênticos originários de um clone de células plasmáticas geneticamente idênticas.

anticorpos. Proteínas imunoglobulinas secretadas pelos linfócitos B que foram transformados em plasmócitos. Os anticorpos são responsáveis pela imunidade humoral. A sua síntese é induzida por antígenos específicos e eles se combinam com esses antígenos específicos mas não com antígenos não relacionados.

antígeno. Molécula capaz de induzir a produção de anticorpos e de reagir de maneira específica com anticorpos.

antígenos de histocompatibilidade. Grupo de antígenos da superfície celular encontrado em todas as células do corpo, com exceção dos eritrócitos maduros. Eles são importantes para a função dos linfócitos T. Quanto maior a sua incompatibilidade, maior a probabilidade de rejeição de transplantes.

antioxidantes. Moléculas que removem radicais livres e, dessa forma, reduzem o estresse oxidativo sobre o corpo.

antiporte. Uma forma de transporte ativo secundário (transporte acoplado) na qual uma molécula ou um íon é movido juntamente, mas em direção oposta, com íons Na^+, isto é, para o exterior da célula. Ele também é denominado *contratransporte*.

anti-soro. Soro contendo anticorpos específicos para um ou mais antígenos.

aparelho de Golgi. Rede de sacos membranosos achatados e empilhados no interior do citoplasma das células. Sua principal função é concentrar e acondicionar proteínas nas vesículas por ele produzidas.

aparelho justaglomerular. Estrutura renal na qual regiões do túbulo renal e a arteríola aferente estão em contato entre si. Células da arteríola aferente do aparelho justaglomerular secretam na corrente sanguínea a enzima renina, que ativa o sistema renina-angiotensina.

aparelho vestibular. Partes da orelha interna, incluindo os canais semicirculares, o utrículo e o sáculo, que atuam para prover o senso de equilíbrio.

apnéia do sono. Interrupção temporária da respiração durante o sono, durando geralmente vários segundos.

apnéia. Cessação temporária da respiração.

apoptose. Morte celular em que as células apresentam alterações histológicas características. Ela ocorre como parte da morte celular programada e de outros eventos nos quais a morte celular é uma resposta fisiológica.

aquaporinas. Canais protéicos de uma membrana celular (plasmática) que permitem a ocorrência da osmose através da membrana. Em determinados tecidos, sobretudo nos tubos coletores dos rins, as aquaporinas são inseridas na membrana celular em resposta à estimulação pelo hormônio antidiurético.

artéria. Vaso que transporta o sangue do coração.

arteriosclerose. Qualquer uma de um grupo de doenças caracterizadas pelo espessamento e endurecimento da parede arterial e estreitamento de seu lúmen.

astigmatismo. Curvatura desigual das superfícies refrativas do olho (córnea e/ou cristalino), de modo que a luz que entra no olho ao longo de determinados meridianos não foca sobre a retina.

aterosclerose. Tipo comum de arteriosclerose no qual são formadas áreas elevadas (ou placas) na túnica interna das artérias médias e grandes a partir das células musculares lisas, colesterol e outros lipídios. Essas placas ocluem as artérias e servem como locais para a formação de trombos.

ATP (Adenosina trifosfato). O transportador universal de energia da célula.

atrésico. Sem uma abertura. Folículos ovarianos atrésicos são aqueles que não conseguem romper e liberar um ovócito.

atrofia. Emaciação gradual ou redução da massa e do tamanho de um órgão. O oposto da hipertrofia.

atropina. Droga alcalóide, obtida de planta da espécie *Beladona*, que atua como agente anticolinérgico. Ela pode ser utilizada clinicamente para inibir efeitos nervosos parassimpáticos, dilatar as pupilas, aumentar a freqüência cardíaca e inibir os movimentos intestinais.

auto (grego). Próprio.

auto-anticorpo. Anticorpo formado em resposta e que reage com moléculas que fazem parte do próprio corpo.

auto-regulação. Capacidade de um órgão de modificar intrinsecamente o grau de constrição ou de dilatação de suas pequenas artérias e arteríolas e, conseqüentemente, de regular a taxa de seu próprio fluxo sanguíneo. A auto-regulação pode ocorrer por meio de mecanismos miogênicos ou metabólicos.

axônio. Projeção de uma célula nervosa que conduz o impulso para longe do corpo celular.

bainha de mielina. Bainha que envolve axônios formada a partir da membrana celular das células de Schwann do sistema nervoso periférico e dos oligodendrócitos do sistema nervoso central.

barorreceptores. Receptores da pressão arterial localizados no arco aórtico e nos seios carotídeos.

barreira hematoencefálica. Estruturas e células que impedem seletivamente que determinadas moléculas plasmáticas entrem no sistema nervoso central.

basófilo. Tipo mais raro de leucócito. Um leucócito granuloso com afinidade pelo corante azul no procedimento de coloração padrão.

bastões. Uma das duas categorias de fotorreceptores da retina. Os outros fotorreceptores são os cones. Os bastões são responsáveis pela visão preto e branco sob iluminação fraca.

benigno. Não-maligno nem potencialmente letal.

bi- (latim). Dois, duas vezes.

bile. Líquido produzido pelo fígado e armazenado na vesícula biliar que contém sais biliares, pigmentos biliares, colesterol e outras moléculas. A bile é secretada no interior do intestino delgado.

bilirrubina. Pigmento biliar derivado da decomposição da porção heme da hemoglobina.

blastocisto. Estágio do desenvolvimento embrionário inicial que consiste numa massa celular interna (que se tornará o embrião) e células trofoblásticas circundantes (que formarão parte da placenta). É a forma embrionária que se implanta no endométrio aproximadamente no quinto dia após a fertilização.

bomba de sódio/potássio. Transporte ativo com atividade enzimática da ATPase que atua acumulando K^+ no interior das células e expulsando o Na^+ das células, mantendo, dessa maneira, os gradientes desses íons através da membrana celular.

bomba musculosquelética. Termo utilizado para se referir ao efeito da contração musculosquelética sobre o fluxo sanguíneo venoso. Quando os músculos se contraem, eles comprimem as veias e, dessa maneira, ajudam a mover o sangue em direção ao coração.

bradicardia. Freqüência cardíaca baixa, inferior a sessenta batimentos por minuto.

bradicinina. Polipeptídio curto que estimula a vasodilatação e outras alterações cardiovasculares.

bronquíolo. A menor via aérea dos pulmões, contendo músculo liso e células epiteliais cubóides.

bulhas cardíacas. Sons produzidos pelo fechamento das valvas AV do coração durante a sístole (primeira bulha) e pelo fechamento das válvulas semilunares da aorta e do tronco pulmonar durante a diástole (segunda bulha).

calcitonina. Também denominada *tireocalcitonina*. Hormônio polipeptídico produzido pelas células parafoliculares da tireóide e secretado em resposta à hipercalcemia. Ele atua reduzindo as concentrações de cálcio e de fosfato no sangue e pode atuar como um antagonista do paratormônio.

calmodulina. Proteína receptora de Ca^{2+} localizada no citoplasma das células-alvo. Parece que ela medeia os efeitos desse íon sobre as atividades celulares.

caloria. Unidade de calor igual à quantia de calor necessária para elevar a temperatura de 1 grama de água em 1°C.

campo receptivo. Área do corpo que, quando estimulada por um estímulo sensitivo, ativa um receptor sensitivo específico.

camundongo *knockout*. Linhagem de camundongos na qual um gene-alvo específico foi inativado pelo desenvolvimento de camundongos a partir de embriões que receberam injeção de células que foram submetidas a uma mutação específica.

canais semicirculares. Três canais do labirinto ósseo que contêm endolinfa, a qual forma uma continuidade com a endolinfa do labirinto membranoso da cóclea. Os canais semicirculares provêm o senso de equilíbrio.

canal arterial. Vaso sanguíneo fetal que conecta a artéria pulmonar diretamente à aorta.

câncer. Tumor caracterizado pela divisão celular anormalmente rápida e pela perda das características teciduais especializadas. Usualmente, esse termo refere-se a tumores malignos.

capacidade aeróbia. Capacidade dos órgãos de utilizar o oxigênio e de respirar de modo aeróbio para suprir suas necessidades energéticas.

capacidade vital. Quantidade máxima de ar que pode ser expirada forçadamente após uma inspiração máxima.

capacitação. Alterações que ocorrem no espermatozóide no sistema genital feminino que lhe permitem fertilizar um óvulo. Os espermatozóides que não são capacitados no trato feminino não conseguem fertilizar um óvulo.

capilar. Menor vaso do sistema vascular. As paredes capilares possuem apenas uma camada de células e todas as trocas de moléculas entre o sangue e o líquido intersticial ocorrem através da parede capilar.

captação máxima de oxigênio. Taxa máxima de consumo de oxigênio pelo corpo por unidade de tempo durante o exercício pesado. Também denominada *capacidade aeróbia*. A captação máxima de oxigênio é comumente indicada pelo símbolo $V_{O_2}máx$.

carboidrato. Molécula orgânica que contém carbono, hidrogênio e oxigênio numa proporção de 1:2:1. As moléculas da classe dos carboidratos são subdivididas em monossacarídeos, dissacarídeos e polissacarídeos.

carboxiemoglobina. Forma anormal de hemoglobina na qual o heme encontra-se ligado ao monóxido de carbono.

catabolismo. Reações químicas que ocorrem no interior de uma célula em que moléculas grandes são convertidas em moléculas menores.

catalisador. Substância que aumenta a velocidade de uma reação química sem alterar a natureza da reação ou sem ser alterada pela reação.

catecolaminas. Grupo de moléculas que incluem a adrenalina, a noradrenalina, a L-dopa e moléculas relacionadas. Os efeitos das catecolaminas são similares aos produzidos pela ativação do sistema nervoso simpático.

cátions. Íons carregados positivamente (por exemplo, sódio, potássio, cálcio e magnésio).

célula de Schwann. Célula de sustentação do sistema nervoso periférico que forma bainhas em torno de fibras nervosas periféricas. Além disso, as células de Schwann dirigem a regeneração das fibras nervosas periféricas até suas células-alvo.

célula T. Tipo de linfócito que provê a imunidade mediada por células (em contrapartida aos linfócitos B, que provêm a imunidade humoral com a secreção de anticorpos). Existem três subpopulações de células T: os linfócitos T citotóxicos (assassinos), os linfócitos T auxiliares e os linfócitos T supressores.

células de Kupffer. Células fagocitárias que revestem os sinusóides hepáticos que fazem parte do sistema reticuloendotelial.

células de Leydig. Células intersticiais dos testículos que têm função endócrina, secretando testosterona e outros hormônios androgênicos.

células de Sertoli. Células de sustentação não-germinativas dos túbulos seminíferos. As células de Sertoli envolvem as espermátides e acredita-se que elas participem da transformação das espermátides em espermatozóides. Também denominadas *células sustentaculares*.

células dendríticas. As células mais potentes apresentadoras de antígenos para a ativação dos linfócitos T auxiliares. As células dendríticas originam-se na medula óssea e migram através do sangue e da linfa para os órgãos linfáticos e para os órgãos não-linfáticos (como os pulmões e a pele).

células similares às enterocromafins. Células do epitélio gástrico que secretam histamina. As células similares às enterocromafins são estimuladas pelo hormônio gastrina e pelo nervo vago. Por sua vez, a histamina dessas células estimula a secreção gástrica ácida das células parietais.

células T auxiliares. Subpopulação de células T (linfócitos) que ajudam a estimular a produção de anticorpos dos linfócitos B pelos antígenos.

células T supressoras. Subpopulação de linfócitos T que atuam inibindo a produção de anticorpos contra antígenos específicos pelos linfócitos B.

células-tronco. Células que são relativamente indiferenciadas (não especializadas) e capazes de se dividir e produzir diferentes células especializadas.

centri- (latim). Centro

centríolo. Organela celular que forma o aparelho do fuso durante a divisão celular.

centro apnêustico. Grupo de neurônios do tronco encefálico que participa do controle rítmico da respiração.

centro pneumotáxico. Centro neural localizado na ponte que inibe ritmicamente a inspiração de uma maneira independente do estímulo sensitivo.

centrômero. Região central de um cromossomo à qual os braços do cromossomo estão ligados.

cerebelo. Parte do metencéfalo do encéfalo que serve como importante centro de controle do sistema motor extrapiramidal.

cetoacidose. Tipo de acidose metabólica decorrente da produção excessiva de corpos cetônicos, como no diabetes melito.

cetogênese. Produção de corpos cetônicos.

cetose. Elevação anormal da concentração de corpos cetônicos no sangue. Essa condição não produz necessariamente acidose.

choque cardiogênico. Choque resultante do baixo débito cardíaco devido a uma cardiopatia.

choque hipovolêmico. Queda rápida da pressão arterial em conseqüência da redução do volume sanguíneo.

choque. Quando relacionado ao sistema vascular, trata-se da queda rápida e descontrolada da pressão arterial, a qual, em alguns casos, se torna irreversível e leva à morte.

cianose. Coloração azulada da pele e das membranas mucosas devido à concentração excessiva de desoxiemoglobina. Ela indica uma concentração inadequada de oxigênio no sangue.

ciclinas. Grupo de proteínas que promovem diferentes fases do ciclo celular por meio da ativação de enzimas denominadas cinases dependentes das ciclinas.

ciclo de Krebs. Via metabólica cíclica que ocorre na matriz mitocondrial em que a parte ácido acético da acetil coenzima A é oxidada e são fornecidos substratos para reações que são acopladas para a formação de ATP.

ciclo estrual. Alterações cíclicas da estrutura e da função dos ovários e do sistema genital feminino, acompanhadas por períodos de "calor" ou receptividade sexual. É o equivalente do ciclo menstrual dos mamíferos inferiores, mas ele difere do ciclo menstrual pelo fato de não ocorrer descolamento do endométrio nem sangramento.

ciclo menstrual. Alterações cíclicas dos ovários e do endométrio que duram aproximadamente um mês. Ele é acompanhado pelo descolamento do endométrio, com sangramento, e ocorre apenas em humanos e primatas superiores.

cilindro. Acúmulo de proteínas moldado pelos túbulos renais que aparece no sedimento urinário.

cílios. Minúsculas projeções piliformes que se estendem da superfície celular e que batem de maneira coordenada.

cinase. Qualquer uma das enzimas da classe de enzimas que transferem grupos fosfato para moléculas orgânicas.

circulação enteroepática. Recirculação de um componente entre o fígado e o intestino delgado. O composto está presente na bile secretada pelo fígado ao interior do intestino delgado. A seguir, ele é reabsorvido e retorna ao fígado através da veia porta.

circulação pulmonar. Parte do sistema vascular que inclui as artérias e as veias pulmonares. Ela transporta o sangue do ventrículo direito do coração através dos pulmões e de volta ao átrio esquerdo do coração.

circulação sistêmica. Circulação que transporta sangue oxigenado do ventrículo esquerdo, através de artérias, para as células teciduais e que transporta o sangue depletado de oxigênio, através de veias, para o átrio direito. A circulação geral em comparação com a circulação pulmonar.

cirrose. Doença hepática caracterizada pela perda da estrutura microscópica normal, que é substituída por fibrose e regeneração nodular.

cito- (grego). Célula.

citocina. Regulador parácrino ou autócrino secretado por vários tecidos.

citocinese. Divisão do citoplasma que ocorre na mitose e na meiose quando a célula mãe se divide para produzir duas células filhas.

citocromo. Pigmento mitocondrial que transporta elétrons no processo da respiração aeróbia.

citoesqueleto. Rede de proteínas estruturais do citoplasma disposta sob a forma de microfilamentos e microtúbulos.

citoplasma. A parte semilíquida da célula, localizada entre a membrana celular e o núcleo, exceutuando-se a das organelas ligadas à membrana. Ele contém muitas enzimas e proteínas estruturais.

clearance plasmático renal. Volume de plasma do qual um determinado soluto é eliminado a cada minuto pela sua excreção na urina. Se não houver reabsorção ou secreção desse soluto pelos túbulos renais, o clearance plasmático renal é igual à taxa de filtração glomerular.

clone. 1. Grupo de células derivadas de uma única célula mãe por meio da divisão celular mitótica. Como a reprodução é assexuada, os descendentes da célula mãe são geneticamente idênticos. **2.** Termo utilizado para se referir a células como indivíduos separados (como os leucócitos) e não como parte de um órgão em crescimento.

co-transporte. Também denominado *transporte acoplado* ou *transporte ativo secundário*. O transporte mediado por carreadores no qual um único carreador transporta um íon (por exemplo, Na⁺) na direção descendente do seu gradiente de concentração e, ao mesmo tempo, transporta uma molécula específica (por exemplo, glicose) contra o seu gradiente de concentração. A hidrólise da ATP é indiretamente requerida no co-transporte porque ela é necessária para manter o gradiente de concentração acentuado do íon.

cóclea. Órgão da audição, localizado no ouvido interno, onde impulsos nervosos são gerados em resposta a ondas sonoras.

códon. Seqüência de três bases nucleotídeas do RNAm que especifica determinado aminoácido e determina a posição deste numa cadeia polipeptídica por meio do pareamento de bases complementares com um anticódon do RNA de transferência.

coenzima. Molécula orgânica, usualmente derivada de uma vitamina hidrossolúvel, que se combina com uma enzima específica e a ativa.

co-fator. Substância necessária para a ação catalítica de uma enzima. Geralmente, este termo é utilizado em referência a íons inorgânicos (como Ca²⁺ e Mg²⁺).

colecistocinina. Hormônio secretado pelo duodeno que atua estimulando a contração da vesícula biliar e promovendo a secreção de suco pancreático.

colesterol. Esteróide com 27 carbonos que serve como precursor dos hormônios esteróides.

colinérgico. Indica terminações nervosas (como as do sistema parassimpático) que, quando estimuladas, liberam acetilcolina como neurotransmissor.

com-, com- (latim). Com, junto.

complacência. 1. Uma medida da facilidade com que uma estrutura (p. ex., pulmões) se expande sob pressão. **2.** Uma medida da alteração do volume em função de alterações da pressão.

complexo QRS. Principal deflexão de um eletrocardiograma, produzida pela despolarização ventricular.

complexos juncionais. Estruturas que unem células epiteliais adjacentes, incluindo a zônula de oclusão, a zônula de aderência e a mácula aderente (desmossomo).

condrócito. Célula formadora de cartilagem.

condução saltatória. Passagem rápida de potenciais de ação de um nodo de Ranvier a outro nos axônios mielinizados.

cone. Fotorreceptor da retina que prove a visão colorida e a alta acuidade visual.

conjuntivite. Inflamação da conjuntiva. Algumas vezes, é denominada "olho vermelho".

contração isométrica. Contração muscular na qual não ocorre encurtamento apreciável do músculo.

contração isotônica. Contração muscular na qual o músculo diminui de comprimento e mantém aproximadamente a mesma quantidade de tensão durante o processo de encurtamento.

contralateral. Que ocorre ou origina-se numa parte correspondente localizada no lado oposto do corpo.

coréia. Ocorrência de ampla variedade de movimentos espasmódicos complexos e rápidos que parecem ser bem coordenados mas que são realizados involuntariamente.

córnea. Estrutura transparente que forma a parte anterior do tecido conjuntivo que recobre o olho.

corpo caloso. Grande trato transverso de fibras nervosas que conecta os hemisférios cerebrais.

corpo de Barr. Estrutura microscópica do núcleo celular produzido a partir de um cromossomo X inativo nas mulheres.

corpo polar. Pequena célula filha formada pela meiose que degenera no processo de produção do ovócito.

corpo quadrigêmeo. Região do mesencéfalo constituída pelos colículos superiores e inferiores. Os colículos superiores são os centros de controle dos reflexos visuais. Os colículos inferiores são os centros de controle dos reflexos auditivos.

corpos cetônicos. Substâncias derivadas de ácidos graxos através da acetil coenzima A do fígado, isto é, a acetona, o ácido acetoacético e o ácido β-hidroxibutírico. Os corpos cetônicos são oxidados pelos músculos esqueléticos para a produção de energia.

corpos de Nissl. Estruturas com aspecto granuloso dos corpos celulares dos neurônios que têm afinidade pela coloração básica. Eles correspondem à ribonucleoproteína. Também denominados *substâncias cromatofílicas*.

corpúsculo de Pacini. Receptor sensitivo cutâneo sensível à pressão. Ele é caracterizado por uma disposição celular em camadas tipo "cebola" em torno de um dendrito sensitivo central.

corrente escura. A difusão constante para o interior do Na⁺ nos cones e bastões quando os fotorreceptores se encontram no escuro. A estimulação luminosa provoca o bloqueio dessa corrente escura e, conseqüentemente, hiperpolariza os fotorreceptores.

córtex supra-renal. A parte externa da glândula adrenal. Derivado do mesoderma embrionário, o córtex supra-renal secreta hormônios corticosteróides, incluindo a aldosterona e a hidrocortisona.

córtex motor. Giro pré-central do lobo frontal do cérebro. Axônios dessa área formam os tratos motores piramidais descendentes.

córtex. 1. Camada externa de um órgão interno ou de uma estrutura corpórea (p. ex., córtex renal, córtex supra-renal). **2.** Camada convoluta de substância cinzenta que recobre a superfície dos hemisférios cerebrais.

corticosteróide. Qualquer um dos integrantes de uma classe de hormônios esteróides do córtex supra-renal, consistindo nos glicocorticóides (como a hidrocortisona) e nos mineralocorticóides (como a aldosterona).

creatina fosfato. Molécula orgânica de fosfato das células musculares que serve como fonte de fosfato de alta energia para a síntese de ATP. Também denominada *fosfocreatina*.

crenação. Aspecto sulcado ou ondulado da membrana do eritrócito causado pela perda osmótica de água da célula.

cretinismo. Condição causada pela secreção insuficiente de hormônio tireoidiano durante o desenvolvimento pré-natal ou nos anos iniciais da infância. Ela acarreta comprometimento do crescimento e desenvolvimento mental inadequado.

cript- (grego). Escondido, oculto.

criptorquidia. Defeito de desenvolvimento no qual os testículos não descem para o escroto, permanecendo no interior da cavidade corpórea.

cromátides. Cromossomos duplicados unidos no centrômero que se separam durante a divisão celular.

cromatinas. Estruturas filiformes localizadas no núcleo celular, constituídas basicamente por DNA e proteínas. Elas representam a forma estendida dos cromossomos durante a interfase.

cromossomo. Estrutura do núcleo celular que contém DNA e proteínas relacionadas, assim como de RNA, a qual é produzida de acordo com instruções genéticas do DNA. Os cromossomos apresentam uma forma compacta durante a divisão celular. Por essa razão, nesse momento, eles se tornam visíveis, como estruturas discretas, ao microscópio óptico.

Cromossomos autossômicos. Cromossomos pares; qualquer outro cromossomo que não seja um cromossomo sexual.

cromossomos homólogos. Pares combinados de cromossomos numa célula diplóide.

cromossomos sexuais. Os cromossomos X e Y. São pares desiguais de cromossomos envolvidos na determinação do sexo (que depende da presença ou da ausência de um cromossomo Y). As mulheres não possuem o cromossomo Y e, normalmente, possuem um genótipo XX. Os homens possuem o cromossomo Y e, normalmente, possuem um genótipo XY.

curare. Substância química derivada de fontes vegetais que produz paralisia flácida ao bloquear proteínas receptoras de ACh da membrana da célula muscular.

débito cardíaco. Volume de sangue bombeado pelo ventrículo direito ou pelo ventrículo esquerdo por minuto.

débito de oxigênio. Quantidade extra de oxigênio requerida pelo corpo após o exercício para metabolizar o ácido lático e para suprir a taxa metabólica mais elevada dos músculos aquecidos durante o exercício.

dendrito. Uma projeção neural extremamente ramificada e de certo modo curta que transmite a atividade elétrica para o corpo celular.

dentina. Um dos tecidos duros dos dentes. Ela recobre a cavidade pulpar. A sua superfície exposta é recoberta pelo esmalte e a sua superfície da raiz é recoberta pelo cimento.

deposição óssea. Formação da matriz extracelular do

osso pelos osteoblastos. Esse processo inclui a secreção de colágeno e a precipitação de fosfato de cálcio sob a forma de cristais de hidroxiapatita.

dermatite atópica. Reação cutânea alérgica a agentes (como a hera venenosa ou carvalho venenoso). Um tipo de hipersensibilidade retardada.

detoxificação. Redução das propriedades tóxicas de moléculas. Isso ocorre através da transformação química das moléculas e ocorre, numa grande extensão, no fígado.

desoxiemoglobina. Forma de hemoglobina na qual os grupos heme se encontram na forma reduzida normal mas não estão ligados a um gás. A desoxiemoglobina é produzida quando a oxiemoglobina libera oxigênio.

despolarização. Perda da polaridade da membrana na qual o interior da membrana celular se torna menos negativo em comparação com o exterior da membrana. Esse termo também é utilizado para indicar a reversão da polaridade da membrana que ocorre durante a produção de potenciais de ação nas células nervosas e musculares.

desvio do cloreto. Difusão de Cl⁻ para o interior dos eritrócitos enquanto o HCO$_3^-$ se difunde para o exterior dessas células. Isso ocorre nos capilares teciduais em consequência da produção de ácido carbônico a partir do dióxido de carbono.

diabetes insípido. Condição na qual são secretadas quantidades inadequadas de hormônio antidiurético (ADH) pela hipófise anterior. Ela acarreta a reabsorção inadequada de água pelos túbulos renais e, consequentemente, a excreção de maior volume de urina diluída.

diabetes melito. Surgimento de glicose na urina em decorrência da presença de uma concentração plasmática elevada de glicose, mesmo no estado de jejum. Essa doença é causada pela secreção insuficiente de insulina ou pela responsividade inadequada dos tecidos-alvo aos efeitos da insulina.

diálise. Um método de remoção de elementos indesejáveis do sangue por intermédio da difusão seletiva através de uma membrana porosa.

diapedese. Migração de leucócitos através das paredes endoteliais dos capilares sanguíneos para o tecido conjuntivo circundante.

diarréia. Freqüência anormal de evacuação acompanhada por fezes anormalmente líquidas.

diástole. Fase de relaxamento na qual o coração enche de sangue. A não ser quando acompanhada pelo adjetivo *atrial*, a diástole refere-se à fase de repouso dos ventrículos.

diferença de potencial. Na biologia, a diferença de carga entre duas soluções separadas por uma membrana. A diferença de potencial é medida em voltagem.

difusão facilitada. Transporte de moléculas mediado por carreadores através da membrana celular ao longo da direção de seus gradientes de concentração. A difusão facilitada não exige o consumo de energia metabólica.

difusão. Movimento de moléculas ou íons de regiões de maior concentração para regiões de menor concentração.

digestão. Processo de conversão do alimento em moléculas que podem ser absorvidas através do intestino para a corrente sanguínea.

1,25-diidroxivitamina D₃. A forma ativa da vitamina D. Produzida no corpo (no fígado e nos rins) através de reações de hidroxilação da vitamina D formada na pele.

diplóide. Indica células que possuem dois de cada cromossomo ou o dobro de cromossomos presentes num espermatozóide ou num óvulo.

disco óptico. Área da retina onde axônios de células ganglionares se unem para formar o nervo óptico e onde os vasos sanguíneos entram e deixam o olho. Ele corresponde ao ponto cego do campo visual causado pela ausência de fotorreceptores.

dispnéia. Dificuldade subjetiva para respirar.

dissacarídeo. Qualquer um da classe de açúcares duplos; carboidratos que ao serem hidrolisados produzem dois açúcares simples (ou monossacarídeos).

distrofina. Proteína associada ao sarcolema das células musculosqueléticas que é produzida pelo gene defeituoso de pessoas com distrofia muscular de Duchenne.

diurético. Substância que aumenta a taxa de produção de urina e, conseqüentemente, reduz o volume urinário.

DNA. Ácido desoxirribonucléico. Ácido nucléico composto por bases de nucleotídeos e o açúcar desoxirribose que contém o código genético.

doador universal. Pessoa com sangue tipo O, capaz de doar sangue a pessoas com outros tipos sanguíneos em transfusões sanguíneas emergenciais.

doença de Graves. Hipertireoidismo que, segundo evidências, pode ser causado pela estimulação excessiva da glândula tireóide por auto-anticorpos. Essa doença está associada à exoftalmia (olhos protuberantes), freqüência de pulso elevada, taxa metabólica elevada e outros sintomas do hipertireoidismo.

doença de Ménière. Surdez, tinido e vertigem resultantes de uma doença do labirinto.

doença de Parkinson. Tremor muscular em repouso e outros sintomas causados pela produção inadequada de dopamina por neurônios dos núcleos basais cerebrais. Também denominada *paralisia agitante*.

doença falciforme. Traço hereditário autossômico recessivo que ocorre principalmente em pessoas com ascendência africana, nas quais ele parece evoluir como uma proteção (no portador) contra a malária. Quando o indivíduo é homozigoto, a hemoglobina S é produzida no lugar da hemoglobina A, acarretando a falcização característica dos eritrócitos, a anemia hemolítica e a lesão endotelial.

dopa. Diidroxifenilalanina. Aminoácido formado no fígado a partir da tirosina e convertido em dopamina no encéfalo. A L-dopa é utilizada no tratamento da doença de Parkinson para estimular a produção de dopamina.

dopamina. Tipo de neurotransmissor do sistema nervoso central. Ela também é o precursor da noradrenalina, outra molécula neurotransmissora.

2,3-DPG. Ácido 2,3-difosfoglicérico. Produto dos eritrócitos, o 2,3-DPG liga-se ao componente protéico da hemoglobina e aumenta a capacidade de dissociação e liberação de oxigênio da oxiemoglobina.

E. coli. Espécie de bactéria normalmente encontrada no intestino humano. Seu nome completo é *Escherichia coli*.

ECG. Eletrocardiograma. Registro de correntes elétricas produzidas pelo coração.

ecto- (grego). Exterior, externo.

-ectomia (grego). Remoção cirúrgica de uma estrutura.

ectópico. Estranho, fora do lugar.

edema. Aumento de volume decorrente de aumento de líquido intersticial.

EEG. Eletroencefalograma. Registro da atividade elétrica do encéfalo por eletrodos colocados sobre o couro cabeludo.

efeito de Bohr. Efeito do pH sanguíneo sobre a dissociação da oxiemoglobina. A dissociação é promovida por uma redução do pH.

efeito de Pasteur. Redução da taxa de utilização de glicose e da produção de ácido lático em tecidos ou organismos pela sua exposição ao oxigênio.

efeito permissivo. Fenômeno no qual a presença de um hormônio "permite" que outro hormônio exerça totalmente seus efeitos. Isso pode ser devido à promoção da síntese da forma ativa de um segundo hormônio ou ao aumento da sensibilidade do tecido-alvo aos efeitos do segundo hormônio.

efeitos antagônicos. Ações de reguladores como hormônios ou nervos que contra-atacam os efeitos de outros reguladores. As ações de neurônios simpáticos e parassimpáticos sobre o coração, por exemplo, são antagônicas.

eferente. Que conduz ou transporta algo para longe de um local central. Por exemplo, as fibras nervosas eferentes conduzem impulsos para longe do sistema nervoso central, e as arteríolas eferentes transportam sangue para longe dos glomérulos.

eicosanóides. Derivados biologicamente ativos do ácido araquidônico, um ácido graxo encontrado nas membranas celulares.

elasticidade. Tendência de uma estrutura de retrair-se à sua dimensão inicial após ser distendida.

elefantíase. Doença na qual larvas de um nematódeo bloqueiam a drenagem linfática e produzem edema. Como consequência, as áreas inferiores do corpo podem se tornar enormemente edemaciadas.

elemento de resposta hormonal. Região específica do DNA que se liga a determinado hormônio nuclear quando aquele receptor é ativado pela ligação com o seu hormônio. Isso estimula a transcrição genética (síntese de RNA).

elemento químico. Substância que não pode ser decomposta por meios químicos em substâncias mais simples. Um elemento é composto por átomos que possuem o mesmo número atômico. No entanto, um elemento inclui diferentes formas de determinado átomo (isótopos) que possuem diferentes números de nêutrons e, por conseguinte, pesos atômicos diferentes.

eletroforese. Técnica bioquímica na qual diferentes moléculas podem ser separadas e identificadas pela sua velocidade de movimento num campo elétrico.

eletrólito. Íon ou molécula que é capaz de ionizar e, consequentemente, de conduzir uma corrente elétrica. Os eletrólitos mais comuns do plasma são o Na⁺, o HCO$_3^-$ e o K⁺.

emetropia. Condição de visão normal na qual as imagens de objetos são focadas sobre a retina, em oposição à miopia e à hipermetropia.

EMG. Eletromiograma. Registro elétrico da atividade musculosquelética por intermédio do uso de eletrodos de superfície.

emulsificação. Processo de produção de uma emulsão ou de uma suspensão fina. No intestino delgado, glóbulos de gordura são emulsificados pela ação detergente da bile.

encefalina. Um dos dois polipeptídios curtos (com cinco aminoácidos) que possuem efeitos analgésicos. As duas encefalinas conhecidas (que diferem em apenas um aminoácido) são endorfinas e podem atuar como neurotransmissores no encéfalo.

endergônica. Indica reação química que requer uma quantidade de energia oriunda de fonte externa para continuar.

endo- (grego). Interno, interior.

endocitose. Captação celular de partículas que são muito grandes para atravessar a membrana celular. Ela ocorre pela invaginação da membrana celular até que uma vesícula envolta pela membrana despregue do interior do citoplasma.

endoderma. A mais interna das três camadas germinativas de um embrião. Ela dá origem ao sistema digestório e às estruturas associadas, ao trato respiratório, à bexiga e à uretra.

endógeno. Indica produto ou processo originado no interior do corpo (em oposição às influências ou aos produtos endógenos oriundos de fontes externas).

endolinfa. Líquido contido no labirinto membranoso do ouvido interno.

endométrio. Membrana mucosa do útero cuja espessura e estrutura variam de acordo com as fases do ciclo menstrual.

endorfina. Qualquer molécula do grupo de moléculas opióides endógenas que podem atuar como um analgésico natural.

endotelina. Polipeptídio secretado pelo endotélio de um vaso sanguíneo que serve como regulador parácrino, promovendo a contração do músculo liso e a constrição do vaso.

endotélio. Epitélio simplespavimentoso que reveste os vasos sanguíneos e o coração.

endotoxina. Toxina encontrada em certos tipos de bactérias que é capaz de estimular a liberação de pirogênio endógeno e produzir febre.

enfisema. Doença pulmonar na qual alvéolos são destruídos e os alvéolos remanescentes se tornam maiores. Ela acarreta redução da capacidade vital e aumento da resistência das vias aéreas.

entérico. Termo que se refere ao intestino.

enteroglucagon. Um de uma família de polipeptídios secretados pelo íleo e pelo cólon que se assemelha estruturalmente ao hormônio glucagon. O enteroglucagon eleva a concentração de glicose no sangue, estimula a secreção de insulina e inibe a motilidade GI. Um exemplo é o peptídio-1 similar ao glucagon.

entropia. Energia de um sistema que não está disponível para realizar trabalho. Sendo uma medida do grau de distúrbio de um sistema, a entropia aumenta sempre que a energia é transformada.

enzima. Proteína catalisadora que aumenta a velocidade de reações químicas específicas.

enzimas citocrômicas P450. Enzimas de um tipo particular, não relacionadas aos citocromos mitocondriais, que metabolizam um amplo espectro de moléculas biológicas, incluindo hormônios esteróides e drogas tóxicas. Elas são proeminentes no fígado, onde ajudam na detoxificação do sangue.

enzimas da borda em escova. Enzimas digestivas que estão localizadas na membrana celular das microvilosidades das células epiteliais intestinais.

epi- (grego). Sobre, exterior.

epiderme. Epitélio estratificado pavimentoso da pele cuja camada externa é morta e cheia de queratina.

epidídimo. Estrutura tubuliforme localizada externamente ao testículo. Os espermatozóides passam dos túbulos seminíferos para a cabeça do epidídimo e, a seguir, passam da cauda do epidídimo para o canal deferente. O espermatozóide amadurece, torna-se móvel, à medida que ele passa através do epidídimo.

epitélio. Um dos quatro tipos principais de tecido. É o tipo de tecido que recobre superfícies corpóreas e forma glândulas exócrinas e endócrinas.

equação de Henderson-Hasselbalch. Fórmula utilizada para determinar o pH sanguíneo produzido por uma determinada relação entre a concentração de bicarbonato e a de dióxido de carbono.

equação de Nernst. Equação utilizada para calcular o potencial de membrana de equilíbrio de determinados íons quando as concentrações dos mesmos em cada lado da membrana são conhecidas.

eritroblastose fetal. Anemia hemolítica num neonato Rh-positivo causada por anticorpos maternos contra o fator Rh que cruzaram a placenta.

eritrócito. Célula vermelha do sangue que contém hemoglobina e transporta oxigênio.

eritropoietina. Hormônio secretado pelos rins que estimula a medula óssea a produzir eritrócitos.

esclera. Revestimento externo branco e resistente do globo ocular que forma uma continuidade com a córnea transparente.

esfigmo- (grego). O pulso.

esfigmomanômetro. Manômetro (transdutor de pressão) utilizado para mensurar a pressão arterial.

espaço intrapleural. Espaço real ou potencial entre a pleura visceral (que recobre os pulmões) e a pleura parietal (que reveste a parede torácica). Normalmente, trata-se de um espaço potencial. Ele pode se tornar real apenas em situações anormais.

espaço intrapulmonar. Espaço do interior dos sacos aéreos e das vias aéreas dos pulmões.

espasmo. Contração e relaxamento rápidos de uma fibra muscular ou de um grupo de fibras musculares.

espermátide. Qualquer uma das quatro células haplóides formadas pela meiose nos túbulos seminíferos que amadurecem para se transformar em espermatozóides sem divisão adicional.

espermatócito. Célula diplóide dos túbulos seminíferos dos testículos que se divide pela meiose para produzir espermátides.

espermatogênese. Formação do espermatozóide, incluindo a meiose e os processos relativos à maturação nos túbulos seminíferos.

espermatozóide. Célula madura formada a partir de uma espermátide.

espermiogênese. Alterações relativas à maturação que transformam espermátides em espermatozóides.

espironolactona. Droga diurética que atua como um antagonista da aldosterona.

esteróide. Lipídio derivado do colesterol que possui três anéis hexagonais e um anel pentagonal de carbono. Eles formam os hormônios esteróides do córtex supra-renal e das gônadas.

esteróides anabólicos. Esteróides com efeitos estimuladores sobre a síntese protéica semelhantes aos dos androgênios.

estradiol. O principal estrogênio (hormônio esteróide sexual feminino) secretado pelos ovários.

ex- (latim). Externo, proveniente de.

exergônica. Indica reações químicas que liberam energia.

exo- (grego). Externo ou exterior.

exocitose. Processo de secreção celular no qual os produtos secretados são contidos numa vesícula envolta por membrana. A vesícula funde-se com a membrana celular, de modo que o lúmen da vesícula se abre para o ambiente extracelular.

éxon. Seqüência de nucleotídeos do DNA que codifica a produção de RNA mensageiro.

extensor. Músculo que, na contração, aumenta o ângulo de uma articulação.

exteroceptor. Receptor sensitivo que é sensível às alterações do ambiente externo (em oposição a um interoceptor).

extra- (latim). Externo, além de.

FAD. Dinucleotídeo de flavina adenina. Coenzima derivada da riboflavina que participa do transporte de elétrons nas mitocôndrias.

fagocitose. Alimentação celular; capacidade de algumas células (como os leucócitos) de engolfar partículas grandes (como bactérias) e de digeri-las através da fusão do vacúolo alimentar na qual elas estão contidas com um lisossomo que contém enzimas digestivas.

FAS. Receptor de superfície produzido pelos linfócitos T durante uma infecção. Após alguns dias, os linfócitos T ativados começam a produzir uma outra molécula de superfície, o ligante do FAS. A ligação do FAS com o ligante do FAS, na mesma ou em células diferentes, desencadeia a apoptose dos linfócitos.

fator de necrose tumoral (FNT). Citocina liberada por células imunes e mastócitos que provoca a destruição de tumores e a migração de neutrófilos em direção ao local de uma infecção bacteriana. O FNT também é secretado pelas células adiposas e pode ser um regulador parácrino da sensibilidade à insulina.

fator determinador dos testículos. Produto de um gene localizado no braço curto do cromossomo Y que faz com que as gônadas embrionárias indeterminadas se diferenciem em testículos.

fator intrínseco gástrico. Glicoproteína secretada pelo estômago necessária para a absorção da vitamina B_{12}.

fator natriurético atrial. Substância química secretada pelos átrios que atua como hormônio natriurético (hormônio que promove a excreção urinária de sódio).

febre do feno. Tipo de rinite alérgica sazonal causada pelo pólen. Ela é caracterizada pelo prurido ocular e lacrimejamento, edema da mucosa nasal, crises de espirro e, freqüentemente, pela asma.

feixe de His. Faixa de fibras cardíacas de condução rápida que se originam no nó AV e estendem-se do septo atrioventricular até o ápice do coração. Esse tecido conduz potenciais de ação dos átrios para os ventrículos.

fenilalanina. Aminoácido que também serve como precursor da L-dopa, da dopamina, da adrenalina e da noradrenalina.

fenilcetonúria. Erro inato do metabolismo que causa a incapacidade de converter o aminoácido fenilalanina em tirosina. Esse defeito pode causar lesão do sistema nervoso central se a criança não for submetida a uma dieta pobre em fenilalanina.

fertilização. Fusão de um óvulo e de um espermatozóide.
fezes. Excremento eliminado do intestino grosso.
fibra muscular. Célula musculosquelética.
fibra nervosa. Axônio de um neurônio motor ou dendrito de um neurônio sensitivo pseudo-unipolar do SNP.
fibras de Purkinje. Tecido de condução especializado dos ventrículos cardíacos que transmite impulsos do feixe de His para o miocárdio ventricular.
fibras do fuso. Filamentos que se estendem dos pólos de uma célula até seu equador e que se fixam aos cromossomos durante o estágio de metáfase da divisão celular. A contração das fibras do fuso traciona os cromossomos ao pólo oposto da célula.
fibras extrafusais. Fibras musculares ordinárias de um músculo esquelético. Não encontradas nos fusos musculares.
fibras intrafusais. Fibras musculares modificadas que são encapsuladas para formar fusos musculares, os quais são receptores de distensão do músculo.
fibrilação. Condição do músculo cardíaco caracterizada por padrões aleatórios e continuamente alterados da atividade elétrica e da conseqüente incapacidade do miocárdio de contrair-se como uma unidade e de bombear sangue. Ela pode ser fatal quando ocorre nos ventrículos.
fibrina. Proteína insolúvel formada a partir do fibrinogênio pela ação enzimática da trombina durante o processo de formação do coágulo sanguíneo.
fibrinogênio. Proteína plasmática solúvel que serve como precursor da fibrina. Também denominado *fator I*.
flagelo. Estrutura tipo chicote que provê motilidade ao espermatozóide.
flavoproteína. Proteína conjugada contendo um pigmento flavina envolvido no transporte de elétrons nas mitocôndrias.
flexor. Músculo que reduz o ângulo de uma articulação quando ele se contrai.
foco ectópico. Área do coração, com exceção do nó SA, que assume a atividade de marcapasso.
folículo de Graaf. Folículo ovariano maduro que contém uma cavidade cheia de líquido com um óvulo localizado em direção a um lado do folículo, sobre uma proeminência de células granulosas.
folículo. Estrutura oca microscópica num órgão. Os folículos são as unidades funcionais da glândula tireóide e do ovário.
fonocardiograma. Registro gráfico das bulhas cardíacas apresentadas num monitor.
forame oval. Abertura normalmente presente no septo atrial do coração fetal que permite a comunicação direta entre os átrios direito e esquerdo.
forças de Starling. As pressões hidrostáticas e as pressões coloidosmóticas do sangue e do líquido intersticial. O equilíbrio dessas pressões determina o movimento de líquido para o exterior ou para o interior dos capilares sanguíneos.
fosfatidilcolina. Nome químico da molécula também denominada lecitina.
Fosfodiesterase. Enzima que degrada o AMP cíclico em produtos inativos, inibindo assim a ação do AMP cíclico como segundo mensageiro.
fosfolipídio. Lipídio que contém um grupo fosfato. As moléculas dos fosfolipídios (como a lecitina) são polares numa extremidade e não-polares na outra. Elas constituem grande parte da membrana celular e atuam nos alvéolos pulmonares como surfactantes.
fosforilação oxidativa. Formação de ATP utilizando energia derivada do transporte de elétrons para o oxigênio. Ela ocorre nas mitocôndrias.
fosforilação. Adição de um grupo fosfato inorgânico a uma molécula orgânica. Por exemplo, a adição de um grupo fosfato a uma molécula de ADP para produzir ATP ou a adição de um grupo fosfato a proteínas específicas como resultado da ação de enzimas cinases.
fotorreceptores. Células sensitivas (bastões e cones) que respondem eletricamente à luz. Eles estão localizados na retina dos olhos.
fóvea central. Minúscula depressão na mácula lútea da retina que contém cones finos e alongados. Ela provê a maior acuidade visual (visão mais nítida).
FSH. Hormônio folículo-estimulante. Um dos dois hormônios gonadotrópicos secretados pela hipófise anterior. Nas mulheres, o FSH estimula o desenvolvimento dos folículos ovarianos. Nos homens, ele estimula a produção de espermatozóides nos túbulos seminíferos.
fuso muscular. Órgão sensitivo do músculo esquelético que é composto por fibras intrafusais. Ele é sensível à distensão muscular e representa um detector de comprimento no interior dos músculos.

GABA. Ácido gama-aminobutírico. Aminoácido que, segundo as evidências, atua como neurotransmissor inibidor no sistema nervoso central.
gameta. Termo coletivo para as células germinativas haplóides: espermatozóide e óvulo.
gânglio. Agrupamento de corpos de células nervosas localizado fora do encéfalo e da medula espinal.
gânglios basais. Substância cinzenta, ou núcleos, localizados nos hemisférios cerebrais, formando o corpo estriado, o núcleo amigdalóide e o claustro.
gastrina. Hormônio secretado pelo estômago que estimula a secreção gástrica de ácido clorídrico e de pepsina.
gen- (grego). Produzindo.
gigantismo. Crescimento corpóreo anormal devido à secreção excessiva de hormônio do crescimento.
giro. Prega ou convolução do cérebro.
glândula exócrina. Glândula que drena sua secreção através de um ducto para o exterior de uma membrana epitelial.
glândulas endócrinas. Glândulas que secretam hormônios na circulação e não no interior de um ducto. Também são denominadas *glândulas sem ductos*.
glândulas seminais. Órgãos pareados localizados sobre a borda posterior da bexiga urinária que drenam seu conteúdo no canal ejaculatório e, conseqüentemente, contribuem para a formação do sêmen.
glicocorticóide. Qualquer um dos hormônios da classe de hormônios esteróides secretados pelo córtex supra-renal (corticosteróides) que afetam o metabolismo da glicose, das proteínas e da gordura. Esses hormônios também possuem efeitos antiinflamatórios e imunossupressores. O principal glicocorticóide no ser humano é a hidrocortisona (cortisol).
glicogênese. Formação de glicogênio a partir da glicose.
glicogênio. Um polissacarídeo da glicose – também denominado *amido animal* – produzido principalmente no fígado e nos músculos esqueléticos. Sua composição é similar à do amido vegetal, mas o glicogênio contém mais cadeias extremamente ramificadas de subunidades de glicose que o amido vegetal.
glicogenólise. Hidrólise do glicogênio em glicose-1-fosfato, que pode ser convertida em glicose-6-fosfato. A seguir, a glicose-6-fosfato pode ser oxidada pela glicólise ou de sua conversão em glicose livre (no fígado).
glicólise. Via metabólica que converte a glicose em ácido pirúvico. Os produtos finais são duas moléculas de ácido pirúvico e duas moléculas de NAD reduzidas, com um ganho de duas moléculas de ATP. Na respiração anaeróbia, a NAD reduzida é oxidada pela conversão do ácido pirúvico em ácido lático. Na respiração aeróbia, o ácido pirúvico entra no ciclo de Krebs (nas mitocôndrias) e a NAD reduzida é oxidada pelo oxigênio para produzir água.
glicosúria. Excreção de uma quantidade anormal de glicose na urina. (Normalmente, a urina contém apenas vestígios de glicose.)
glomerulonefrite. Inflamação dos glomérulos renais associada à retenção líquida, edema, hipertensão arterial e presença de proteínas na urina.
glomérulos. Os tufos de capilares dos rins que filtram líquido para o interior dos túbulos renais.
glucagon. Hormônio polipeptídico secretado pelas células alfa das ilhotas pancreáticas que atua promovendo a glicogenólise e a elevação do nível de glicose no sangue.
GLUT. Acrônimo para os *transportadores de glicose*. As proteínas GLUT promovem a difusão facilitada da glicose para o interior das células. Uma isoforma do GLUT, denominada GLUT4, é inserida nas membranas das células musculares e adiposas em resposta à estimulação da insulina e do exercício.
glutamato. Forma ionizada do ácido glutâmico, um aminoácido que atua como o principal neurotransmissor excitatório do SNC. O *glutamato* e o *ácido glutâmico* são termos que podem ser utilizados de modo intercambiável.
glutationa. Molécula tripeptídica que atua como o principal antioxidante celular.
gônadas. Termo coletivo para designar os testículos e os ovários.
gordura marrom. Tipo de gordura abundante ao nascimento que provê uma fonte única de energia térmica para os lactentes, protegendo-os contra a hipotermia.
gravidez ectópica. Desenvolvimento embrionário que ocorre em qualquer outro local que não o útero (por exemplo, numa tuba uterina ou na cavidade corpórea).
gustaducinas. Proteínas-G envolvidas na gustação, sobretudo nos sabores doces e amargos.

haplóide. Indica células que possuem um de cada tipo de cromossomo e, conseqüentemente, metade do número de cromossomos presentes na maioria das células do corpo. Somente os gametas (espermatozóide e óvulo) são haplóides.

hapteno. Pequena molécula que não é um antígeno em si, mas que – quando combinada com proteínas – se torna antigênica e, portanto, capaz de estimular a produção de anticorpos específicos.

hCG. Gonadotropina coriônica humana. Hormônio secretado pelo embrião que possui ações similares às do LH e que é necessário para a manutenção do corpo lúteo da mãe durante as dez primeiras semanas de gestação.

hematócrito. Relação entre os eritrócitos concentrados e o volume sanguíneo total de uma amostra de sangue centrifugado. O hematócrito é expresso em porcentagem.

heme. Pigmento vermelho que contém ferro que, juntamente com a proteína globina, forma a hemoglobina.

hemoglobina reduzida. Hemoglobina com ferro na forma reduzida (ferrosa). Ela é capaz de se ligar ao oxigênio, mas não combina com o mesmo. Também denominada *desoxiemoglobina*.

hemoglobina. Combinação do pigmento heme e uma proteína no interior dos eritrócitos que atua transportando o oxigênio e, num menor grau, o dióxido de carbono. A hemoglobina também atua como um tampão fraco nos eritrócitos.

heparina. Mucopolissacarídeo encontrado em muitos tecidos, mas mais abundantemente nos pulmões e no fígado. Ela é utilizada na prática clínica como um anticoagulante.

hepático. Relativo ao fígado.

hepatite. Inflamação do fígado.

hermafrodita. Organismo que possui tanto tecido testicular quanto ovariano.

hérnia hiatal. Protrusão de uma estrutura abdominal através do hiato esofágico do diafragma para o interior da cavidade torácica.

hetero- (grego). Diferente, outro.

heterocromatina. Forma inativa e condensada de cromatina.

hidrocortisona. Principal hormônio corticosteróide secretado pelo córtex supra-renal, com ação glicocorticóide. Também denominada *cortisol*.

hidrofílico. Indica uma substância que absorve prontamente água. Literalmente, significa "que ama a água".

hidrofóbico. Indica uma substância que repele e é repelida pela água. Literalmente, significa "que teme a água".

hiper- (grego). Acima, sobre, excessivo.

hipercalemia. Concentração anormalmente alta de potássio no sangue.

hipercapnia. Concentração excessiva de dióxido de carbono no sangue.

hiperemia. Fluxo sanguíneo excessivo a uma parte do corpo.

hiperglicemia. Aumento anormal da concentração de glicose no sangue.

hipermetropia. Distúrbio de refração no qual os raios luminosos são focados atrás da retina em conseqüência de um globo ocular muito curto.

hiperplasia. Aumento do tamanho de um órgão devido ao aumento do número de células em decorrência da divisão celular mitótica.

hiperpnéia. Aumento do volume minuto total durante o exercício. Ao contrário da hiperventilação, a concentração de dióxido de carbono no sangue arterial não altera durante a hiperpnéia porque, o aumento da ventilação é proporcional ao aumento da taxa metabólica.

hiperpolarização. Aumento da negatividade no interior de uma membrana celular em relação ao potencial de repouso da membrana.

hipersensibilidade. Outro nome para a *alergia*. Resposta imunológica anormal que pode ser imediata (devido a anticorpos da classe IgE) ou retardada (devido à imunidade mediada por células).

hipersensibilidade da denervação. Aumento da sensibilidade dos músculos lisos à estimulação neural após o bloqueio ou a remoção de sua inervação durante um tempo.

hipersensibilidade imediata. Hipersensibilidade (alergia) mediada por anticorpos da classe IgE e que acarreta a liberação de histamina e compostos relacionados das células teciduais.

hipersensibilidade retardada. Resposta alérgica na qual o início dos sintomas ocorre dois a três dias após a exposição a um antígeno. Produzida pelas células T, trata-se de um tipo de imunidade mediada por células.

hipertensão arterial. Pressão arterial alta. Classificada como primária (essencial ou de causa desconhecida) e secundária (decorrente de outras doenças conhecidas).

hipertônica. Indica uma solução com maior concentração de soluto e, portanto, maior pressão osmótica que o plasma.

hipertrofia. Aumento de tamanho de um órgão por causa do aumento do tamanho de suas células.

hiperventilação. Condição caracterizada pela respiração profunda e pela alta freqüência respiratória que acarreta redução da concentração de dióxido de carbono no sangue abaixo da normal.

hipo- (grego). Sob, abaixo, menos.

hipoderme. Camada de gordura localizada abaixo da derme.

hipófise anterior. Ver adeno-hipófise.

hipófise posterior. Ver neuro-hipófise.

hipófise. Também denominada *pituitária*. Pequena glândula endócrina localizada no hipotálamo, na base do encéfalo. A hipófise é dividida funcionalmente numa porção anterior e numa porção posterior. A hipófise anterior secreta ACTH, TSH, FSH, LH, hormônio do crescimento e prolactina. A hipófise posterior secreta ocitocina e hormônio antidiurético (ADH), que são produzidos pelo hipotálamo.

hipotálamo. Área do encéfalo localizada abaixo do tálamo e acima da hipófise. Dentre suas muitas funções, o hipotálamo regula a hipófise e contribui para a regulação do sistema nervoso autônomo.

hipotensão arterial. Pressão arterial anormalmente baixa.

hipotermia. Temperatura corpórea baixa. Trata-se de uma condição perigosa que é combatida pelo tremor e por outros mecanismos fisiológicos que geram calor corpóreo.

hipoxemia. Baixa concentração de oxigênio no sangue arterial.

histamina. Composto secretado pelos mastócitos teciduais e por outras células do tecido conjuntivo que estimula a vasodilatação e aumenta a permeabilidade capilar. Ela é responsável por muitos dos sintomas da inflamação e da alergia.

histona. Proteína básica associada ao DNA. Acredita-se que reprime a expressão genética.

homeo (grego). Mesmo, igual.

homeostasia. Constância dinâmica do ambiente interno, cuja manutenção é a principal função dos mecanismos fisiológicos reguladores. O conceito da homeostasia provê uma base para a compreensão da maioria dos processos fisiológicos.

hormônio do crescimento. Hormônio secretado pela hipófise anterior que estimula o crescimento do esqueleto e dos tecidos moles durante os anos de crescimento e que influencia o metabolismo das proteínas, dos carboidratos e da gordura durante a vida.

hormônio luteinizante (LH). Hormônio gonadotrópico secretado pela hipófise anterior. Numa mulher, o LH estimula a ovulação e o desenvolvimento do corpo lúteo. Num homem, ele estimula as células de Leydig a secretar androgênios.

hormônio natriurético. Hormônio que aumenta a excreção urinária de sódio. Esse hormônio foi identificado como peptídio natriurético atrial (PNA), produzido pelos átrios do coração.

hormônio somatomamotrópico. Hormônio secretado pela placenta que possui ações similares às do hormônio do crescimento e da prolactina da hipófise anterior. Também denominado *somatomamotropina coriônica* (hCS).

hormônio somatotrópico. Hormônio do crescimento. Hormônio anabólico secretado pela hipófise anterior que estimula o crescimento esquelético e a síntese protéica em muitos órgãos.

hormônio. Substância química reguladora produzida numa glândula endócrina que é secretada na corrente sanguínea e transportada para as células-alvo que respondem ao hormônio por uma alteração de seu metabolismo.

hormônios gonadotrópicos. Hormônios da hipófise anterior que estimulam a função gonadal – formação de gametas e secreção de esteróides sexuais. As duas gonadotropinas são o FSH (hormônio folículo-estimulante) e o LH (hormônio luteinizante), essencialmente iguais nos homens e nas mulheres.

hormônios hipotalâmicos. Hormônios produzidos pelo hipotálamo. Eles incluem o hormônio antidiurético e a ocitocina, que são liberados da hipófise posterior. Ambos liberam e inibem hormônios que regulam as secreções da hipófise anterior.

hormônios liberadores. Hormônios polipeptídicos secretados por neurônios do hipotálamo que percorrem o sistema porta hipotálamo-hipofisário até a hipófise anterior e estimulam a hipófise anterior a secretar hormônios específicos.

humor aquoso. Líquido produzido pelo corpo ciliar que preenche as câmaras anterior e posterior do olho.

icterícia. Condição caracterizada pela alta concentração de bilirrubina no sangue e pela coloração dos tecidos pela bilirrubina, que confere cor amarela à pele e às membranas mucosas.

ilhotas de Langerhans. Agrupamentos encapsulados de células endócrinas no tecido endócrino do pâncreas, incluindo células alfa que secretam glucagon e células beta que secretam insulina. Também denominadas *ilhotas pancreáticas*.

ilhotas pancreáticas. Ver ilhotas de Langerhans.

implantação. Processo em que um blastocisto se fixa e penetra no endométrio.

imunidade ativa. Imunidade envolvendo a sensibilização, em que a produção de anticorpos é estimulada pela exposição prévia a um antígeno.

imunidade humoral. Forma de imunidade adquirida na qual moléculas de anticorpos são secretadas em resposta à estimulação antigênica (em oposição à imunidade mediada por células).

imunidade mediada por células. Defesa imunológica provida pelos linfócitos T que se aproximam de suas células vítimas (em oposição à imunidade humoral, provida pela secreção de anticorpos pelos plasmócitos).

imunidade passiva. Imunidade específica garantida pela administração de anticorpos produzidos por um outro organismo

imunização. Processo de aumento da resistência de uma pessoa contra patógenos. Na imunidade ativa, antígenos são injetados numa pessoa, estimulando o desenvolvimento de clones de linfócitos B e T específicos. Na imunidade passiva, anticorpos produzidos por um outro organismo são injetados numa pessoa.

imunoensaio. Qualquer uma das técnicas laboratoriais ou clínicas que empregam ligações específicas entre um antígeno e seu anticorpo homólogo para identificar e quantificar uma substância numa amostra.

imunoglobulinas. Subclasses da fração gamaglobulina das proteínas plasmáticas que têm a função de anticorpo, provendo a imunidade humoral.

imunovigilância. A função do sistema imunológico de reconhecer e atacar células malignas que produzem antígenos não reconhecidos como "próprios". Acredita-se que essa função seja mediada por célula e não seja humoral.

in vitro. Que ocorre fora do corpo, num tubo de ensaio ou num outro ambiente artificial.

in vivo. Que ocorre no interior do corpo.

inervação recíproca. Processo no qual neurônios motores de um músculo antagonista são inibidos quando neurônios motores de um músculo agonista são estimulados. Dessa forma, por exemplo, o músculo extensor da articulação do cotovelo é inibido quando os músculos flexores dessa articulação são estimulados a contrair-se.

infarto do miocárdio. Área de tecido miocárdico necrótico que é preenchida por tecido cicatricial (conjuntivo).

infarto. Área de tecido necrótico (morto) produzida pelo fluxo sanguíneo inadequado (isquemia).

inibição do produto final. Inibição das etapas enzimáticas de uma via metabólica por produtos formados no final dessa via.

inibição lateral. Acentuação da percepção que ocorre no processamento neural do estímulo sensitivo. O estímulo dos receptores que são mais estimulados aumenta, enquanto que o estímulo dos outros receptores diminui. Por exemplo, isso acarreta a melhora da discriminação da tonalidade na audição.

inibição pós-sináptica. Inibição de um neurônio pós-sináptico pelas terminações dos axônios que liberam um neurotransmissor que induz a hiperpolarização (potencial inibitório pós-sináptico).

inibição pré-sináptica. Inibição neural na qual sinapses axo-axônicas inibem a liberação de substâncias químicas neurotransmissoras do axônio pré-sináptico.

inibina. Acredita-se que seja um hormônio hidrossolúvel secretado pelos túbulos seminíferos dos testículos que exerce um controle de retroalimentação negativa específico da secreção de FSH da hipófise anterior.

insuficiência cardíaca congestiva. Incapacidade do coração de liberar um fluxo sanguíneo adequado por causa de uma cardiopatia ou da hipertensão arterial. Ela está associada à falta de ar, à retenção de sal e água e ao edema.

insulina. Hormônio polipeptídico secretado pelas células beta das ilhotas de Langerhans do pâncreas que promove o anabolismo dos carboidratos, das proteínas e da gordura. A insulina atua promovendo a captação celular de glicose do sangue e, conseqüentemente, reduz a concentração de glicose no sangue. A deficiência de insulina produz hiperglicemia e o diabetes melito.

inter- (latim). Entre, no meio de.

interfase. Intervalo entre divisões celulares em que os cromossomos se encontram estendidos e são ativos no direcionamento da síntese de RNA.

interferons. Pequenas proteínas que inibem a multiplicação de vírus no interior das células hospedeiras e que também possuem propriedades antitumorais.

interleucina-2. Linfocina secretada pelos linfócitos T que estimula a proliferação de linfócitos T e B.

interneurônios. Neurônios localizados no sistema nervoso central que não se estendem para o sistema nervoso periférico. Eles se interpõem entre neurônios sensitivos (aferentes) e motores (eferentes). Também denominados *neurônios de associação*.

interoceptores. Receptores sensitivos que respondem a alterações do ambiente interno (em oposição aos exteroceptores).

intolerância à lactose. Incapacidade que muitos adultos apresentam de digerir a lactose por causa de uma deficiência da enzima lactase.

intra- (latim). Interno, no interior de.

íntron. Uma seqüência de aminoácidos não codificadora do DNA que interrompe as regiões codificadoras (éxons) do RNAm.

inulina. Um polissacarídeo da frutose, produzido por certas plantas, que é filtrado pelos rins humanos, mas não é reabsorvido nem secretado. Por essa razão, a taxa do clearance da inulina injetada é utilizada para mensurar a taxa de filtração glomerular.

íon. Átomo ou grupo de átomos que possuem carga negativa ou positiva por causa de uma perda ou de um ganho de elétrons.

ionização. Dissociação de um soluto para formar íons.

ipsilateral. Do mesmo lado (em oposição à contralateral).

iso- (grego). Igual, mesmo.

isoenzimas. Enzimas, usualmente produzidas por diferentes órgãos, que catalisam a mesma reação, mas que têm composições de aminoácidos diferentes.

isquemia. Taxa de fluxo sanguíneo para um órgão que é inadequada para suprir oxigênio suficiente e manter a respiração aeróbia do mesmo.

junção mioneural. Sinapse entre um neurônio motor e a célula muscular que ele inerva. Também denominada *junção neuromuscular*.

junções comunicantes. Regiões especializadas de fusão entre as membranas celulares de duas células adjacentes que permitem a difusão de íons e de pequenas moléculas de uma célula à seguinte. Essas regiões servem como sinapses elétricas em determinadas áreas (como o músculo cardíaco).

justa- (latim). Próximo a, perto de.

labirinto membranoso. Sistema de comunicação de sacos e ductos no interior do labirinto ósseo na orelha interna.

lactose. Açúcar do leite; um dissacarídeo de glicose e sacarose.

laringe. Estrutura constituída por tecido epitelial, músculo e cartilagem. Ela serve como um esfíncter que protege a entrada da traquéia. É o órgão responsável pela produção da voz.

lateralização cerebral. Especialização da função de cada hemisfério cerebral. Por exemplo, a capacidade de linguagem é lateralizada para o hemisfério esquerdo na maioria das pessoas.

lei de Boyle. Afirmativa de que a pressão de determinada quantidade de gás é inversamente proporcional ao seu volume.

lei de Dalton. Afirmativa de que a pressão total de uma mistura gasosa é igual à soma da pressão que cada gás da mistura exerceria independentemente. A contribuição de cada gás é conhecida como pressão parcial do gás.

lei de Henry. Afirmativa de que a concentração de um gás dissolvido numa mistura gasosa é diretamente proporcional à pressão parcial do mesmo.

lei de Laplace. Afirmativa de que a pressão no interior de um alvéolo é diretamente proporcional à tensão superficial e inversamente proporcional ao seu raio.

lei de Poiseuille. Afirmativa de que a velocidade do fluxo sanguíneo através de um vaso é diretamente proporcional à diferença de pressão entre as duas extremidades do vaso e inversamente proporcional ao seu comprimento, à viscosidade do sangue e ao raio do vaso elevada à quarta potência.

lei do coração de Frank-Starling. Descreve a relação entre o volume diastólico final e o volume sistólico do coração. Maior quantidade de sangue num ventrículo antes de uma contração acarreta maior distensão do miocárdio e, em razão disso, produz uma contração mais forte.

lei do tudo ou nada. Afirmativa de que uma determinada resposta será produzida em sua extensão máxima em resposta a qualquer estímulo igual ou superior ao valor limiar. Os potenciais de ação obedecem à lei do tudo ou nada.

leptina. Hormônio secretado pelo tecido adiposo que atua como um fator de saciedade para reduzir o apetite. Ela também aumenta o consumo calórico do corpo.

lesão. 1. Área de tecido ferida ou lesada. **2.** Lesão ou ferida. **3.** Área infectada numa doença cutânea.

leucócito mononuclear. Qualquer célula da categoria dos lecucócitos que inclui os linfócitos e os monócitos.

leucócito polimorfonuclear. Leucócito granuloso contendo um núcleo com alguns lóbulos conectados por cordões citoplasmáticos. Esse termo inclui os neutrófilos, os eosinófilos e os basófilos.

leucócito. Célula branca do sangue.

leucócitos granulosos. Leucócitos que contêm grânulos em seu citoplasma. Baseando-se nas propriedades de coloração dos grânulos, essas células são de três tipos: neutrófilos, eosinófilos e basófilos.

leucócitos não-granulosos. Leucócitos com grânulos citoplasmáticos tão pequenos que não podem ser claramente observados. Especificamente, os linfócitos e os monócitos.

ligamento. Cordão resistente ou faixa fibrosa de tecido conjuntivo denso regular que contém numerosos arranjos paralelos de fibras colagenosas. Ele conecta ossos ou cartilagens e serve para fortalecer articulações.

ligante. Pequena molécula que se liga quimicamente a uma molécula maior, geralmente uma proteína. Por exemplo, o oxigênio é o ligante do heme da hemoglobina e hormônios ou neurotransmissores podem ser os ligantes de proteínas específicas da membrana.

limiar anaeróbio. Taxa máxima de consumo de oxigênio que pode ser atingida antes que seja produzida quantidade significativa de ácido lático, por meio da respiração anaeróbia, pelos músculos esqueléticos que estão sendo exercitados. Geralmente, isso ocorre quando é atingido aproximadamente 60% da captação máxima de oxigênio do indivíduo.

limiar do lactato. Mensuração da intensidade do exercício. Trata-se da porcentagem da captação máxima de oxigênio de uma pessoa em que ocorre aumento da concentração de lactato no sangue. O limiar médio do lactato ocorre quando o exercício é realizado a 50%-70% da captação máxima de oxigênio (capacidade aeróbia).

limiar. Estímulo mínimo que produz uma resposta.

linfa. Líquido derivado do líquido intersticial que flui através dos vasos linfáticos e retorna à circulação venosa.

linfocina. Qualquer uma de um grupo de substâncias químicas liberada das células T que contribuem para a imunidade mediada por células.

linfócito. Tipo de leucócito mononuclear. É a célula responsável pela imunidade humoral e pela imunidade mediada por células.

linfócitos B. Linfócitos que podem ser transformados por antígenos em plasmócitos que secretam anticorpos e, por essa razão, são responsáveis pela imunidade humoral. O *B* indica *equivalente da bursa*, que, presume-se, seja a medula óssea.

lipídio. Molécula orgânica não-polar e, portanto, insolúvel em água. Os lipídios incluem os triglicerídeos, os esteróides e os fosfolipídios.

lipofílico. Pertinente a moléculas não-polares e, portanto, lipossolúveis. Os hormônios esteróides, a tiroxina e as vitaminas lipossolúveis são exemplos de moléculas lipofílicas.

lipogênese. Formação de gordura ou de triglicerídeos.

lipólise. Hidrólise de triglicerídeos em ácidos graxos e glicerol.

lipoproteínas de alta densidade (HDLs). Combinações de lipídios e proteínas que migram rapidamente para a base de um tubo de ensaio durante a centrifugação. Presume-se que as HDLs sejam proteínas carreadoras que transportam o colesterol para longe dos vasos sanguíneos (para o fígado) e, conseqüentemente, oferecem alguma proteção contra a aterosclerose.

lipoproteínas de baixa densidade (LDLs). Proteínas plasmáticas que transportam triglicerídeos e colesterol para as artérias. Acredita-se que as LDLs contribuam para a arteriosclerose.

-lise (grego). Ruptura, desintegração, destruição.

lisossomo. Organela que contém enzimas digestivas responsável pela digestão intracelular.

lúmen. Cavidade de um tubo ou de um órgão oco.

macro- (grego). Grande.

macrófago. Grande célula fagocitária do tecido conjuntivo que contribui tanto para a imunidade específica como para a inespecífica.

macromolécula. Molécula grande; termo comumente utilizado para se referir às proteínas, ao RNA e ao DNA.

mácula densa. Região do túbulo contornado distal do néfron que está em contato com a arteríola aferente. Essa região atua como receptor sensitivo para a quantidade de sódio excretado na urina e age inibindo a secreção de renina do aparelho justaglomerular.

mácula lútea. Depressão amarelada da retina que contém a fóvea central, a área de maior acuidade visual.

maligno. Indica uma estrutura ou um processo que ameaça a vida. De um tumor que tende a produzir metástases.

manobra de Valsalva. Expiração contra uma glote fechada, de modo que a pressão intratorácica aumenta até um ponto em que as veias que retornam ao sangue são parcialmente obstruídas. Isso produz alterações circulatórias e da pressão arterial que podem ser perigosas.

marcapasso. Grupo de células que possuem as velocidades de despolarização e de contração espontâneas mais rápidas numa massa de células acopladas eletricamente. No coração, o marcapasso é o nó sinoatrial (SA).

mastócito. Tipo de célula do tecido conjuntivo que produz e secreta histamina e heparina.

mecanorreceptor. Receptor sensitivo que é estimulado por meios mecânicos. Os mecanorreceptores incluem receptores de estiramento, células ciliadas da orelha interna e receptores de pressão.

medula supra-renal. A parte interna da glândula supra-renal. Derivada de neurônios simpáticos pós-ganglionares embrionários, a medula supra-renal secreta hormônios catecolaminas – adrenalina e (num menor grau) noradrenalina.

medula oblonga. Parte do tronco encefálico que contém centros neurais de controle da respiração e de regulação do sistema cardiovascular por meio de nervos autônomos.

mega- (grego). Grande, amplo.

megacariócito. Célula da medula óssea que dá origem às plaquetas sanguíneas.

meiose. Tipo de divisão celular no qual a célula mãe diplóide dá origem a células filhas haplóides. Ela ocorre no processo de produção de gametas nas gônadas.

melanina. Pigmento escuro encontrado na pele, nos pêlos, na camada corióide do olho e na substância negra do encéfalo. Ela também pode estar presente em determinados tumores (melanomas).

melatonina. Hormônio secretado pela glândula pineal que produz o escurecimento da pele em animais inferiores e que pode contribuir para a regulação da função gonadal nos mamíferos. A sua secreção segue um ritmo circadiano e atinge o pico à noite.

membrana hialina. Doença que afeta neonatos prematuros com deficiência de surfactante pulmonar. Ela é caracterizada pelo colapso alveolar (atelectasia) e pelo edema pulmonar. Também denominada *síndrome da angústia respiratória*.

membrana mucosa. Camadas dos órgãos viscerais que incluem o epitélio de revestimento, tecido conjuntivo submucoso e, em alguns casos, uma fina camada de músculo liso (a muscular da mucosa).

membrana seletivamente permeável. Membrana com poros com um tamanho que permite a passagem de solvente e de algumas moléculas do soluto e, ao mesmo tempo, restringe a passagem de outras moléculas do soluto.

membrana timpânica. Membrana que separa a orelha externa da orelha média e que realiza a transdução de ondas sonoras em movimentos dos ossículos do ouvido médio.

menarca. Primeira descarga menstrual, normalmente ocorrendo durante a puberdade.

menopausa. Cessação da menstruação, usualmente ocorrendo em torno dos cinquenta anos.

menstruação. Descolamento dos dois terços externos do endométrio com sangramento concomitante em decorrência da redução de secreção de estrogênio pelos ovários no final do ciclo mensal. O primeiro dia da menstruação é considerado o primeiro dia do ciclo menstrual.

meso- (grego). Meio.

mesoderma. Camada média de tecido embrionário que dá origem ao tecido conjuntivo (incluindo o sangue, o osso e a cartilagem), como também vasos sanguíneos, músculos, córtex supra-renal, e outros órgãos.

meta- (grego). Alteração.

metabolismo. Todas as reações químicas do corpo. Ele inclui as reações que acarretam o armazenamento de energia (anabolismo) e as que acarretam liberação de energia (catabolismo).

meta-hemoglobina. Forma anormal de hemoglobina em que os átomos de ferro do heme são oxidados para a forma ferrosas. A meta-hemoglobina é incapaz de ligar-se com o oxigênio.

metástase. Processo em que células de um tumor maligno se separam do tumor, vão a um outro local e se dividem para produzir um novo tumor.

micção. Urinação.

micela. Partícula coloidal formada pela agregação de numerosas moléculas.

micro- (latim). Pequeno; também significa um milionésimo.

microvilosidades. Minúsculas projeções digitiformes de uma membrana celular. Elas ocorrem na superfície apical das células do intestino delgado e dos túbulos renais.

miliequivalente. Concentração milimolar de um íon multiplicada por seu número de cargas.

mineralocorticóide. Qualquer hormônio da classe dos hormônios esteróides do córtex supra-renal (corticosteróides) que regulam o equilíbrio eletrolítico.

miofibrila. Subunidade da fibra muscular estriada composta por sarcômeros sucessivos. As miofibrilas estão dispostas paralelamente ao eixo longo da fibra muscular, e o padrão de seus filamentos provê as estriações características das células musculares estriadas.

miogênico. Originado de células musculares. Esse termo é utilizado para descrever a auto-excitação pelas células musculares cardíacas e lisas.

mioglobina. Molécula composta pela proteína globina e pelo pigmento heme. Ela está relacionada à hemoglobina, mas contém somente uma subunidade (em vez de quatro, como a hemoglobina). A mioglobina é encontrada nos músculos estriados onde ela serve para armazenar oxigênio.

miopia. Condição dos olhos na qual a luz é focada na frente da retina porque o globo ocular é muito longo.

miosina. Proteína que forma as bandas A das células musculares estriadas. Juntamente com a proteína actina, a miosina provê a base da contração muscular.

mitose. Divisão celular na qual as duas células filhas recebem o mesmo número de cromossomos que o da célula mãe (tanto as células mães quanto as células filhas são diplóides).

mixedema. Tipo de edema relacionado ao hipotireoidismo. Ele é caracterizado pelo acúmulo de mucoproteínas no líquido intersticial.

mol. Número de gramas de uma substância química que é igual ao peso de sua fórmula (peso atômico para um elemento ou peso molecular para um composto).

molal. Pertinente ao número de moles de soluto por quilograma de solvente.

molar. Pertinente ao número de moles de soluto por litro de solução.

molécula polar. Molécula na qual os elétrons compartilhados não são igualmente distribuídos, de modo que um lado da molécula é negativamente (ou positivamente) carregado em comparação com o outro lado. As moléculas polares são solúveis em solventes polares (como a água).

mono- (grego). Um, único.

monoamina. Qualquer molécula da classe de moléculas neurotransmissoras que contém um grupo amino. São exemplos a serotonina, a dopamina e a noradrenalina.

monoamino oxidase (MAO). Enzima que decompõe neurotransmissores monoamina nas terminações axônicas pré-sinápticas. Por essa razão, drogas que inibem a ação dessa enzima potencializam as vias que utilizam monoaminas como neurotransmissores.

monócito. Leucócito fagocitário mononuclear e não-granuloso que pode ser transformado num macrófago.

monômero. Unidade molecular de uma molécula mais complexa e mais longa. Os monômeros são unidos para formar dímeros, trímeros e polímeros. A hidrólise de polímeros acaba produzindo monômeros separados.

monossacarídeo. Monômero dos carboidratos mais complexos. São exemplos de monômeros a glicose, a frutose e a galactose. Também denominado *açúcar simples*.

-morfo, morfo- (grego). Forma, contorno, configuração.

motoneurônio alfa. Tipo de neurônio motor somático que estimula as fibras musculosqueléticas extrafusais.

motoneurônio gama. Tipo de neurônio motor somático que estimula as fibras intrafusais dos fusos musculares.

móvel. Capaz de movimento de autopropulsão.

movimentos oculares sacádicos. Movimentos oculares muito rápidos que ocorrem constantemente e alteram o foco sobre a retina de um ponto a outro.

músculo estriado. São os músculos esqueléticos e o músculo cardíaco cujas células apresentam bandas (ou estrias) transversas em decorrência da disposição dos filamentos grossos e finos.

músculo liso. Tipo especializado de tecido muscular não estriado composto por fibras nucleares fusiformes. Ele se contrai de uma maneira rítmica involuntária nas paredes das vísceras.

músculos extrínsecos do olho. Músculos que se inserem na esclera. Eles atuam alterando a posição do olho em sua órbita (em oposição aos músculos intra-oculares, como os da íris e o corpo ciliar).

NAD. Nicotinamida adenina dinucleotídeo. Coenzima derivada da niacina que atua no transporte de elétrons nas reações de oxidação-redução. Ela ajuda a transportar elétrons para a cadeia de transporte de elétrons no interior das mitocôndrias.

naloxone. Droga que antagoniza os efeitos da morfina e das endorfinas.

nanismo. Condição na qual uma pessoa apresenta baixa estatura por causa da secreção inadequada de hormônio do crescimento.

necrose. Morte celular no interior de tecidos e órgãos em decorrência de condições patológicas. A necrose difere histologicamente da morte celular fisiológica por apoptose.

néfron. A unidade funcional dos rins, composto por um sistema de túbulos renais e um componente vascular que inclui capilares glomerulares e peritubulares.

neoglicogênese. Formação de glicose a partir de moléculas de não-carboidratos (por exemplo, aminoácidos e ácido lático).

neoplasma. Novo crescimento anormal de tecido (como um tumor).

nervo vago. O décimo nervo craniano, composto por dendritos sensitivos das vísceras e por fibras nervosas parassimpáticas pré-ganglionares. O nervo vago é o principal nervo parassimpático do corpo.

nervo. Agrupamento de axônios motores e dendritos sensoriais do sistema nervoso periférico.

neurilema. A bainha de Schwann e sua membrana basal circundante que envolvem fibras nervosas do sistema nervoso periférico.

neuróglia. Células de suporte do sistema nervoso central que ajudam as funções dos neurônios. Além de prover suporte, elas participam dos processos metabólicos e bioelétricos do sistema nervoso. Também são denominadas *células gliais*.

neuro-hipófise. Parte posterior da hipófise que deriva do encéfalo. Ela libera vasopressina (ADH) e ocitocina. Ambas são produzidas no hipotálamo.

neurônio motor inferior. Neurônio motor cujo corpo celular está localizado na substância cinzenta da medula espinal e que fornece axônios para nervos periféricos. Esse neurônio inerva músculos e glândulas.

neurônio motor somático. Neurônio motor da medula espinal que inerva músculos esqueléticos. Os neurônios motores somáticos são categorizados como motoneurônios alfa e gama.

neurônio motor. Neurônio eferente que conduz potenciais de ação do sistema nervoso central para órgãos efetores (músculos e glândulas). Ele forma as raízes ventrais dos nervos espinais.

neurônio sensitivo. Neurônio aferente que conduz impulsos dos órgãos sensitivos periféricos para o sistema nervoso central.

neurônio. Célula nervosa composta por um corpo celular (que contém o núcleo), curtas projeções ramificadas denominadas dendritos (que transportam cargas elétricas para o corpo celular) e uma fibra única (ou axônio) que conduz impulsos nervosos para longe do corpo celular.

neurônios motores superiores. Neurônios do encéfalo que, como parte dos sistemas piramidal e extrapiramidal, influenciam a atividade dos neurônios motores inferiores da medula espinal.

neuropeptídio. Qualquer um dos vários polipeptídios encontrados no tecido neural e que supostamente atuam como neurotransmissores e neuromoduladores. O neuropeptídio Y, por exemplo, é o polipeptídio mais abundante no encéfalo e foi implicado em vários processos, inclusive a estimulação do apetite.

neurotransmissor. Substância química contida em vesículas sinápticas das terminações nervosas que é liberada para o interior da fenda sináptica, onde ela acarreta a produção de potenciais inibitórios ou excitatórios pós-sinápticos.

neutrofina. Qualquer regulador da família dos reguladores autócrinos secretados pelos neurônios e pelas células da neuróglia que promovem o crescimento axônico e outros efeitos. O fator do crescimento nervoso é um exemplo.

nêutron. Partícula eletricamente neutra que existe em conjunto com prótons carregados positivamente no núcleo de átomos.

nexus. Ligação entre membros de um grupo; o tipo de conexão intercelular encontrado nos músculos lisos simples.

niacina. Vitamina B hidrossolúvel necessária para a formação de NAD, que é uma coenzima que participa na transferência de átomos de hidrogênio em muitas das reações da respiração celular.

nidação. Implantação do blastocisto no endométrio.

nistagmo. Movimentos oscilatórios involuntários do olho.

nociceptor. Receptor de dor que é estimulado pela lesão tecidual.

nó atrioventricular. Massa especializada de tecido de condução localizada no átrio direito, próximo da junção do septo interventricular. Ele transmite os impulsos para o feixe de His. Também denominado *nó AV*.

nodo sinoatrial. Massa de tecido cardíaco especializado da parede do átrio direito que inicia o ciclo cardíaco. O nó SA também é denominado *marca-passo*.

nódulos de Ranvier. Hiatos da bainha de mielina dos axônios mielinizados, espaçados aproximadamente 1 mm entre si.

noradrenalina. Catecolamina liberada como um neurotransmissor (pelas terminações nervosas simpáticas pós-ganglionares) e como um hormônio (juntamente com a adrenalina) pela medula supra-renal. Também denominada *norepinefrina*.

núcleo celular. Organela circundada por membrana saculiforme dupla denominada membrana nuclear que contém o DNA e a informação genética da célula.

núcleo encefálico. Agrupamento de corpos celulares de neurônios no interior do encéfalo. Os núcleos encefálicos são circundados por substância branca e estão localizados profundamente no córtex cerebral.

núcleo supraquiasmático. Principal centro de regulação dos ritmos circadianos. Localizado no hipotálamo, presume-se que o núcleo supraquiasmático regule os ritmos circadianos por meio da estimulação da secreção de melatonina da glândula pineal.

nucléolo. Área com coloração escura no interior de um núcleo celular. Local de produção do RNA ribossômico.

nucleoplasma. Protoplasma de um núcleo.

nucleossomo. Complexo de DNA e de proteínas histona que supostamente constitui uma forma inativa de DNA. Na imagem do microscópio eletrônico, as histonas parecem contas enfiadas num cordão de cromatina.

nucleotídeo. Subunidade das macromoléculas de DNA e RNA. Cada nucleotídeo é composto por uma base nitrogenada (adenina, guanina, citosina, tiamina ou uracil), por um açúcar (desoxirribose ou ribose) e por um grupo fosfato.

número atômico. Número inteiro que representa o número de prótons carregados positivamente no núcleo de um átomo.

obeso. Excessivamente gordo.

ocitocina. Um dos dois hormônios produzidos no hipotálamo e liberados da hipófise posterior (o outro é a vasopressina). A ocitocina estimula as contrações dos músculos lisos uterinos e promove a lactação nas mulheres.

oligo- (grego). Pouco, pequeno.

oligodendrócito. Tipo de célula glial que forma bainhas de mielina em torno de axônios do sistema nervoso central.

oncogene. Gene que contribui para o câncer. Acredita-se que os oncogenes sejam formas anormais de genes que participam da regulação celular normal.

oncologia. Estudo dos tumores.

ondas lentas. Despolarizações do marcapasso do intestino produzidas pelas células marcapasso (células intersticiais de Cajal). Elas produzem potenciais de ação e a conseqüente contração do músculo liso.

oo- (grego). Pertinente ao óvulo.

ovócito. Óvulo imaturo. Um ovócito primário ainda não completou a primeira divisão meiótica. Um ovócito secundário já começou a segunda divisão meiótica. Um ovócito secundário, detido na metáfase II, é ovulado.

ovogênese. Formação de óvulos nos ovários.

opsonização. Processo em que os anticorpos aumentam a capacidade das células fagocitárias de atacar bactérias.

organela. Estrutura localizada no interior das células que desempenha funções específicas. As organelas incluem as mitocôndrias, o aparelho de Golgi, o retículo endoplasmático, os núcleos e os lisossomos.

órgão. Estrutura do corpo composta por dois ou mais tecidos primários que desempenha uma função específica.

Órgão-alvo. Órgão que é especificamente afetado pela ação de um hormônio ou de um outro processo regulador.

órgão de Corti. Estrutura localizada no interior da cóclea que constitui a unidade funcional da audição. Ele é constituído por células ciliadas e células de suporte e está localizado sobre a membrana basilar, ajudando na transdução das ondas sonoras em impulsos nervosos. Também denominado *órgão espiral*.

órgão tendinoso de Golgi. Receptor de pressão localizado nos tendões musculares que é ativado pela tração exercida por um músculo sobre seus tendões. Também denominado *receptor neurotendinoso*.

órgãos efetores. Termo coletivo para os músculos e glândulas que são ativados por neurônios motores.

osmolalidade. Medida da concentração total de uma solução; o número de moles de soluto por quilograma de solvente.

osmorreceptor. Neurônio sensitivo que responde a alterações da pressão osmótica do líquido circundante.

osmose. Passagem de solvente (água) de uma solução mais diluída para uma mais concentrada através de uma membrana que é mais permeável à água que ao soluto.

osteo- (grego). Pertinente ao osso.

osteoblasto. Célula formadora de osso.

osteócito. Célula óssea madura que é aprisionada numa matriz óssea. Essa célula permanece viva porque ela é nutrida através de canalículos localizados no material extracelular do osso.

osteoclasto. Célula que reabsorve osso promovendo a dissolução de cristais de fosfato de cálcio.

osteomalacia. Amolecimento dos ossos devido à deficiência de vitamina D e de cálcio.

osteoporose. Desmineralização do osso, mais comumente observada em mulheres na pós-menopausa e em pacientes inativos ou paralisados. Ela pode ser acompanhada por dor, diminuição de estatura, outras deformidades e fraturas.

ovário. Gônada feminina que produz óvulos e secreta esteróides sexuais femininos.

ovi- (latim). Pertinente ao ovo ou ao óvulo.

oviduto. Parte do sistema reprodutor feminino que transporta o óvulo dos ovários ao útero. Também denominado *tuba uterina*.

ovulação. Extrusão de um ovócito secundário do ovário.

oxidação-redução. Transferência de elétrons ou de átomos de hidrogênio de um átomo ou de uma molécula ao outro. O átomo ou a molécula que perde elétrons ou hidrogênios é oxidado. O átomo ou a molécula que ganha elétrons ou hidrogênios é reduzido.

óxido nítrico. Gás que atua como neurotransmissor (tanto no sistema nervoso central como nos neurônios autônomos periféricos) e como regulador parácrino e autócrino em muitos órgãos. Ele promove a vasodilatação, o relaxamento intestinal, a ereção peniana e ajuda na potenciação prolongada do encéfalo.

oxigênio hiperbárico. Gás oxigênio com uma pressão superior à pressão atmosférica.

oxihemoglobina. Composto formado pela ligação de oxigênio molecular com a hemoglobina.

PAH. Ácido para-amino-hipúrico. Substância utilizada para mensurar o fluxo plasmático renal total porque a sua taxa de clearance é igual à taxa do fluxo plasmático total para os rins. O PAH é filtrado e secretado pelos néfrons, mas não é reabsorvido.

paralisia espástica. Paralisia na qual os músculos apresentam um tônus tão elevado que eles permanecem em estado de contração. Ela pode ser causada pela incapacidade de decompor a ACh liberada na junção neuromuscular (como a causada por certas drogas) ou pela lesão da medula espinal.

paralisia flácida. Incapacidade de contrair músculos, resultando numa perda de tônus muscular. Ela pode ser decorrente da lesão de neurônios motores inferiores ou de fatores que bloqueiam a transmissão neuromuscular.

parassimpático. Pertinente à divisão craniossacral do sistema nervoso autônomo.

paratormônio (PTH). Hormônio polipeptídico secretado pelas glândulas paratireóides. O PTH atua aumentando a concentração de Ca^{2+} no sangue, estimulando sobretudo a reabsorção óssea.

parturição. Processo de dar à luz; parto.

patógeno. Qualquer substância ou microrganismo produtor de doença.

PEPS. Potencial excitatório pós-sináptico. Despolarização graduada de uma membrana pós-sináptica em resposta à estimulação por um neurotransmissor químico. Os PEPSs podem ser somados, mas são transmitidos somente ao longo de curtas distâncias. Eles podem estimular a produção de potenciais de ação quando o nível limiar de despolarização é atingido.

pepsina. Enzima digestiva de proteínas secretada no suco gástrico.

perfusão. Fluxo de sangue através de um órgão.

peri- (grego). Em torno, circundante.

perilinfa. Líquido que preenche o espaço entre o labirinto membranoso e o labirinto ósseo da orelha interna.

perimísio. Tecido conjuntivo que circunda um fascículo de fibras músculo-esqueléticas.

período refratário. Período durante o qual uma região da membrana do axônio ou da célula muscular não pode ser estimulada para produzir um potencial de ação (período refratário absoluto) ou quando ela pode ser estimulada somente por um estímulo muito forte (período refratário relativo).

periósteo. Tecido conjuntivo que recobre os ossos. Ele contém osteoblastos e, por essa razão, é capaz de formar osso novo.

peristaltismo. Ondas de contração do músculo liso do sistema digestório tubular. Ele envolve fibras musculares circulares e longitudinais em localizações sucessivas ao longo do trato e serve para propelir o conteúdo do trato numa direção.

pH. Símbolo (abreviatura de potencial de hidrogênio) utilizado para descrever a concentração de íon hidrogênio (H^+) numa solução. A escala do pH comumente utilizada varia de 0 a 14. As soluções com um pH de 7 são neutras; aquelas com um pH inferior a 7 são ácidas; e aquelas com um pH superior a 7 são básicas.

pia-máter. A meninge (tecido conjuntivo) mais interna que envolve o encéfalo e a medula espinal.

pineal. Glândula localizada no encéfalo que secreta o hormônio melatonina. Ela é afetada pelo estímulo sensitivo dos fotorreceptores dos olhos.

pinocitose. Invaginação da membrana celular para formar estreitos canais que se desprendem, formando vacúolos. Isso permite a ingestão celular de líquido extracelular e de moléculas dissolvidas.

PIPS. Potencial inibitório pós-sináptico. Hiperpolarização da membrana pós-sináptica em resposta a uma determinada substância química neurotransmissora, que torna mais difícil para a célula pós-sináptica atingir o nível limiar de despolarização necessária para produzir potenciais de ação. Os PIPSs são responsáveis pela inibição pós-sináptica.

pirâmide renal. Massa tecidual cuneiforme que compõe a medula renal.

pirogênio. Substância que produz febre.

plaqueta. Estrutura em forma de disco, com 2 a 4 micrômetros de diâmetro, derivada de células da medula óssea denominadas megacariócitos. As plaquetas circulam no sangue e participam (juntamente com a fibrina) na formação de coágulos sanguíneos.

plasma. Porção líquida do sangue. Ao contrário do soro (que não possui fibrinogênio), o plasma é capaz de formar filamentos insolúveis de fibrina quando entra em contato com tubos de ensaio.

plasmalema. Membrana celular; um termo alternativo para a membrana seletivamente permeável que envolve o citoplasma de uma célula.

plasmócitos. Células derivadas dos linfócitos B que produzem e secretam grandes quantidades de anticorpos. Eles são responsáveis pela imunidade humoral.

plasticidade sináptica. Capacidade das sinapses de variar no âmbito celular ou molecular. No âmbito celular, a plasticidade refere-se à capacidade de formar novas associações sinápticas. No âmbito molecular, ela refere-se à capacidade de um axônio pré-sináptico de liberar mais de um tipo de neurotransmissor.

pluripotencial. Termo utilizado para descrever a capacidade que as células embrionárias iniciais têm de se especializar de várias maneiras para produzir os tecidos característicos de diferentes órgãos.

pneumotórax. Condição anormal na qual o ar entra no espaço intrapleural, seja através de uma ferida torácica aberta ou de uma laceração pulmonar. Ele pode acarretar o colapso pulmonar (atelectasia).

-podo, -pódio (grego). Pé, perna, extensão.

poli- (grego). Muitos.

policitemia. Contagem eritrocitária anormalmente elevada.

polidipsia. Sede excessiva.

polifagia. Fome excessiva.

polímero. Grande molécula formada pela combinação de subunidades menores ou monômeros.

polipeptídio. Cadeia de aminoácidos conectados por ligações covalentes denominadas ligações peptídicas. O glicogênio e o amido são exemplos de polipeptídios.

polissacarídeo. Carboidrato formado pela ligação covalente de numerosos monossacarídeos. Exemplos são o glicogênio e amido.

poliúria. Excreção de um volume de urina excessivamente grande num determinado período.

portas. Termo utilizado para descrever estruturas da membrana celular que regulam a passagem de íons através de canais da membrana. As portas podem ser controladas quimicamente (por neurotransmissores) ou pela voltagem (nesse caso, elas abrem-se em resposta a um nível limiar de despolarização).

posterior. Localizado ou em direção à porção situada atrás de um organismo, de um órgão ou de uma parte; a superfície dorsal.

potenciação prolongada. Maior capacidade de um neurônio pré-sináptico que foi estimulado numa alta freqüência para estimular subseqüentemente um neurônio pós-sináptico ao longo de semanas ou mesmo meses. Isso pode representar um mecanismo de aprendizado neural.

potenciais do marca-passo. Alterações do potencial de membrana produzidas espontaneamente pelas células marcapasso dos músculos lisos simples.

potencial de ação. Evento elétrico do tipo "tudo ou nada" num axônio ou numa fibra muscular no qual a polaridade do potencial de membrana é rapidamente revertida e restabelecida.

potencial de equilíbrio. Potencial de membrana hipotético que seria criado quando apenas um íon fosse capaz de difundir-se através de uma membrana e atingisse um estado estável ou de equilíbrio. Nesse estado estável, a concentração do íon deveria permanecer constante dentro e fora da membrana, e o potencial de membrana deveria ser igual a um determinado valor.

potencial de membrana. Diferença de potencial ou voltagem que existe entre os dois lados de uma membrana celular. Ele existe em todas as células, mas é capaz de ser modificado por células excitáveis (neurônios e células musculares).

potencial de placa terminal. Despolarização graduada produzida pela ACh na junção neuromuscular. É o equivalente do potencial excitador pós-sináptico produzido nas sinapses neuro-neuronais.

potencial de repouso. Diferença de potencial ao longo de uma membrana celular quando a célula se encontra num estado não estimulado. O potencial de repouso é sempre carregado negativamente no lado interno da membrana em comparação com o lado externo.

potencial gerador. Despolarização graduada de um receptor sensitivo que acarreta a produção de potenciais de ação por um neurônio sensitivo. Também denominado *potencial receptor.*

pré-hormônio. Forma inativa de um hormônio secretado por uma glândula endócrina. O pré-hormônio é convertido no interior de suas células-alvo na forma ativa do hormônio.

pressão arterial diastólica. A pressão mínima nas arteríolas que é produzida durante a fase de diástole do coração. Ela é indicada pelo último som de Korotkoff durante a mensuração da pressão arterial.

pressão arterial média. Média ajustada das pressões arteriais sistólica e diastólica. Em média, ela é de 100 mmHg na circulação sistêmica e de 10 mmHg na circulação pulmonar.

pressão coloidosmótica. Pressão osmótica exercida pelas proteínas plasmáticas que estão presentes como uma suspensão coloidal. Também denominada *pressão oncótica.*

pressão oncótica. Pressão coloidosmótica de soluções produzidas pelas proteínas. No plasma, ela serve para contrabalançar a filtração de líquido para o exterior dos capilares causada pela pressão hidrostática.

pressão osmótica. Medida da tendência de uma solução de ganhar água por meio da osmose quando essa solução está separada da água por uma membrana.

pressão transpulmonar. Diferença de pressão através da parede pulmonar; igual à diferença entre a pressão intrapulmonar e a pressão intrapleural.

pro- (grego). Anterior, em frente à, dianteiro.

pró-hormônio. Precursor de um hormônio polipeptídico que é maior e menos ativo que o hormônio. O pró-hormônio é produzido no interior das células de uma glândula endócrina e, normalmente, ele é convertido no hormônio ativo menor antes da secreção.

profilaxia. Prevenção ou proteção.

progesterona. Hormônio esteróide secretado pelo corpo lúteo dos ovários e pela placenta. A secreção de progesterona durante a fase lútea do ciclo menstrual promove a maturação final do endométrio.

projeção celular. Qualquer extensão citoplasmática fina de uma célula (p. ex., dendritos e axônio de um neurônio).

prolactina. Hormônio secretado pela hipófise anterior que estimula a lactação (atuando concomitantemente com outros hormônios) no período pós-parto. Ele também pode participar (junto com as gonadotropinas) da regulação da função gonadal de alguns mamíferos.

propriedades de cabo. Termo que se refere à capacidade dos neurônios de conduzir corrente elétrica. Por exemplo, isso ocorre entre nódulos de Ranvier, onde potenciais de ação são produzidos numa fibra mielinizada.

proprioceptor. Receptor sensitivo que fornece informações sobre a posição e o movimento do corpo. São exemplos os receptores musculares, tendinosos, articulares e dos canais semicirculares do ouvido interno.

prostaglandina. Qualquer um da família de ácidos graxos que exercem numerosas funções reguladoras autócrinas, incluindo a estimulação das contrações uterinas e da secreção gástrica e a promoção da inflamação.

proteína cinase. Enzima ativada pelo AMP cíclico que catalisa a fosforilação de proteínas específicas (enzimas). Essa fosforilação pode ativar ou inativar enzimas.

Proteína-G. Associação de três subunidades protéicas associadas à membrana, designadas como alfa, beta e gama, que é regulada por nucleotídeos guanosina (GDP e GTP). As subunidades da proteína-G dissociam-se em resposta a um sinal da membrana e, por sua vez, ativam outras proteínas da célula.

proteína. Classe de moléculas orgânicas compostas por polipeptídios grandes, em que centenas de aminoácidos são ligados por ligações peptídicas.

proto- (grego). Primeiro, original.

próton. Unidade de carga positiva no núcleo dos átomos.

protoplasma. Termo geral para o complexo coloidal de proteínas que inclui o citoplasma e o nucleoplasma.

pseudo- (grego). Falso.

pseudo-hermafrodita. Indivíduo que possui gônadas de apenas um sexo, mas apresenta algumas características corpóreas do sexo oposto. (Um hermafrodita verdadeiro possui tanto tecido testicular como ovariano.)

pseudópodo. Extensão pediforme do citoplasma que permite que algumas células (com movimento amebóide) se movam através de um substrato. Os pseudópodos também são utilizados para envolver partículas alimentares no processo de fagocitose.

ptialina. Enzima salivar que catalisa a hidrólise do amido em moléculas menores. Também denominada *amilase salivar.*

puberdade. Período da vida de um indivíduo no qual ocorre o desenvolvimento das características sexuais secundárias e da fertilidade.

pupila. Abertura central da íris do olho.

queratina. Proteína que forma o principal componente da camada externa da epiderme, dos pêlos e das unhas.

quilocaloria. Unidade de medida igual a mil calorias, que são unidades de calor. (Uma quilocaloria é a quantidade de calor necessária para elevar em 1°C a temperatura de 1 grama de água.) Na nutrição, a quilocaloria é denominada caloria grande (Caloria).

quilomícron. Partícula de lipídios e de proteínas secretada pelas células epiteliais intestinais na linfa e que é transportada pelo sistema linfático para o sangue.

quimiorreceptor. Receptor neural sensível a alterações químicas do sangue e de outros líquidos corpóreos.

quimiotaxia. Movimento de um organismo ou de uma célula (p. ex., um leucócito) em direção a um estímulo químico.

quimo. Mistura de partículas parcialmente digeridas e de sucos digestivos que passa do piloro gástrico ao interior do duodeno.

raquitismo. Condição causada pela deficiência de vitamina D e associada ao comprometimento do processo normal de ossificação.

reabsorção. Transporte de uma substância do lúmen do néfron para os capilares peritubulares.

reabsorção óssea. Dissolução de cristais de fosfato de cálcio do osso pela ação de osteoclastos.

receptor da capsaicina. Tanto um canal iônico dos dendritos sensitivos cutâneos quanto um receptor da capsaicina – a molécula das pimentas malaguetas que causa a sensação de calor e de dor. Em resposta a uma temperatura alta nociva ou à capsaicina das pimentas malaguetas, o canal iônico abre-se e acarreta a percepção de calor e dor.

receptor universal. Pessoa com sangue tipo AB, que pode receber sangue de qualquer tipo em transfusões sanguíneas emergenciais.

receptores muscarínicos. Receptores de acetilcolina que são estimulados por neurônios parassimpáticos pós-ganglionares. Seu nome deriva do fato deles também serem estimulados pela substância química muscarina, derivada de um cogumelo.

receptores nicotínicos. Receptores da acetilcolina localizados nos gânglios autônomos e nas junções neuromusculares. Seu nome deriva do fato de eles também serem estimulados pela nicotina, derivada do tabaco.

receptores nucleares. Receptores que se ligam tanto a um ligante regulador (um hormônio) quanto ao DNA. Os receptores nucleares, quando ativados por seus ligantes, regulam a expressão genética (síntese de RNA).

recombinação genética. Formação de novas combinações de genes, como no processo de *crossing-over* entre cromossomos homólogos.

recrutamento. Em termos de contração muscular, é a estimulação sucessiva de maior quantidade de unidades motoras maiores para produzir aumento da força de contração muscular.

reflexo de estiramento. Reflexo monossináptico em que o estiramento de um músculo acarreta contração reflexa. O reflexo patelar é um exemplo de reflexo de estiramento.

reflexo de Hering-Breuer. Reflexo em que a distensão dos pulmões estimula receptores do estiramento, os quais, por sua vez, atuam inibindo a distensão adicional dos pulmões.

reflexo gastroileal. Reflexo em que o aumento da atividade gástrica provoca aumento da motilidade ileal e do movimento do quimo através do esfíncter ileocecal.

reflexo ileogástrico. Reflexo em que a distensão do íleo provoca redução da motilidade gástrica.

reflexo intestino-intestinal. Reflexo em que a hiperdistensão de uma região do intestino provoca relaxamento do resto do intestino.

refração. Desvio de raios luminosos quando a luz passa de um meio com uma densidade para um outro meio com uma densidade diferente. A refração da luz pela córnea e pelo cristalino atua para focar a imagem sobre a retina.

regulação autócrina. Tipo de regulação em que parte de um órgão libera substâncias químicas que ajudam a regular outra parte do mesmo órgão. Por exemplo, as prostaglandinas são reguladores autócrinos.

regulador parácrino. Molécula reguladora produzida num tecido e que atua sobre um tecido diferente do mesmo órgão. Por exemplo, o endotélio dos vasos sanguíneos secreta alguns reguladores parácrinos que atuam sobre a camada de músculo liso dos vasos, causando vasoconstrição ou vasodilatação.

renal. Pertinente aos rins.

renina. 1. Enzima secretada na corrente sanguínea pelo aparelho justaglomerular dos rins. A renina catalisa a conversão do angiotensinogênio em angiotensina II. **2**. Enzima digestiva secretada no suco gástrico de lactentes que catalisa a digestão da proteína do leite caseína.

repolarização. Restabelecimento do potencial de repouso de membrana após ter ocorrido a despolarização.

resistência periférica. Resistência ao fluxo sanguíneo através do sistema arterial. A resistência periférica é em grande parte uma função do raio das pequenas artérias e das arteríolas. A resistência ao fluxo sanguíneo é proporcional ao raio do vaso elevado à quarta potência.

respiração anaeróbia. Tipo de respiração celular que envolve a conversão da glicose em ácido lático em que a energia é obtida sem a utilização do oxigênio.

respiração celular. Vias metabólicas liberadoras de energia numa célula que oxidam moléculas orgânicas como a glicose e os ácidos graxos.

respiração de Cheyne-Stokes. Respiração caracterizada por aumentos e diminuições rítmicos da profundidade da respiração, com ocorrência regular de períodos de apnéia (parada respiratória).

retículo endoplasmático. Extenso sistema de cavidades envoltas por membrana no interior do citoplasma da célula. Aqueles com ribossomos em sua superfície são denominados retículo endoplasmático rugoso e participam na síntese protéica.

retículo sarcoplasmático. Retículo endoplasmático liso e granuloso das células musculares estriadas. Ele circunda cada miofibrila e serve para armazenar Ca^{2+} quando o músculo se encontra em repouso.

retina. Camada do olho que contém neurônios e fotorreceptores (bastonetes e cones).

retroalimentação negativa. Mecanismo de resposta que serve para manter um estado de constância interna (ou homeostasia). Efetores são ativados por alterações do ambiente interno e as ações inibidoras dos efetores servem para combater essas alterações e manter um estado de equilíbrio.

retroalimentação positiva. Mecanismo de resposta que produz a amplificação de uma alteração inicial. A retroalimentação positiva acarreta efeitos tipo avalanche, como os que ocorrem na formação de um coágulo sanguíneo ou na produção da onda de LH pelo efeito estimulador do estrogênio.

retroalimentação túbulo-glomerular. Mecanismo de controle em que um aumento do fluxo de líquido através dos túbulos renais provoca uma redução reflexa da taxa de filtração glomerular.

riboflavina. Vitamina B_2. A riboflavina é uma vitamina hidrossolúvel utilizada para formar a coenzima FAD, a qual participa na transferência de átomos de hidrogênio.

ribozimas. Moléculas de RNA que possuem capacidade catalisadora.

rigor mortis. Enrijecimento de um corpo morto devido à depleção de ATP e à produção de complexos de rigidez entre a actina e a miosina nos músculos.

ritmos circadianos. Alterações fisiológicas que se repetem em períodos aproximados de 24 horas. Freqüentemente, elas são sincronizadas com as alterações do ambiente externo (p. ex., ciclos dia-noite).

RNA. Ácido ribonucléico. Um ácido nucléico constituído pelas bases nitrogenadas adenina, guanina, citosina e uracil; o açúcar ribose; e grupos fosfatos. No citoplasma, são encontrados três tipos de RNA: o RNA mensageiro (RNAm), o RNA de transferência (RNAt) e o RNA ribossômico (RNAr).

RNA mensageiro (RNAm). Tipo de RNA que contém uma seqüência de bases complementar a uma parte do DNA que especifica a síntese de determinada proteína.

rodopsina. Pigmento púrpura visual contido nos bastonetes que sofre uma dissociação fotoquímica em resposta à luz e, em conseqüência, estimula a atividade elétrica dos fotorreceptores.

sais biliares. Sais de derivados do colesterol da bile. Eles são polares numa extremidade e não-polares na outra extremidade da molécula. Os sais biliares têm efeitos detergentes ou surfactantes e atuam emulsificando a gordura no lúmen do intestino delgado.

sarcolema. Membrana celular das células musculares estriadas.

sarcômero. Subunidade estrutural de uma miofibrila num músculo estriado. Igual à distância entre duas linhas Z sucessivas.

sarcoplasma. Citoplasma das células musculares estriadas.

saturação da oxiemoglobina. Relação, expressa como uma porcentagem, entre a quantidade de oxiemoglobina e a quantidade total de hemoglobina no sangue.

secreção renal. Transporte de uma substância do sangue através da parede do túbulo renal para o interior da urina.

secretina. Hormônio polipeptídico secretado pelo intestino delgado em resposta à acidez do lúmen intestinal. Juntamente com a

colecistocinina, a secretina estimula a secreção de suco pancreático para o interior do intestino delgado.
segundo mensageiro. Molécula ou íon cuja concentração dentro de uma célula-alvo aumenta pela ação de uma molécula reguladora (p. ex., um hormônio ou um neurotransmissor), provocando a estimulação do metabolismo da célula-alvo de um modo característico das ações da molécula reguladora, isto é, de um modo que medeia os efeitos intracelulares da molécula reguladora.
seio. Uma cavidade.
sêmen. Líquido ejaculado pelo homem contendo espermatozóides e aditivos oriundos da próstata e das glândulas seminais.
sensações somatestésicas. Sensações originárias de receptores cutâneos, musculares, tendinosos e articulares. Essas sensações projetam-se para o giro pós-central do córtex cerebral.
serosa. Membrana epitelial externa que recobre a superfície de uma víscera.
serotonina. Neurotransmissor monoamina, quimicamente conhecido como 5-hidroxitriptamina, derivado do aminoácido L-triptofano. A serotonina liberada nas sinapses encefálicas foi associada à regulação do humor, do comportamento, do apetite e da circulação cerebral.
sim-, sin- (grego). Com, juntamente.
simporte. Forma de transporte secundário ativo (transporte acoplado) na qual uma molécula ou um íon se move juntamente com, e na mesma direção de, íons Na$^+$, isto é, para o interior da célula.
sinapse. Junção em que um impulso nervoso é transmitido de um terminal axônico para um neurônio, uma célula muscular ou uma célula glandular de forma direta ou indireta (com a liberação de neurotransmissores químicos).
sinapsinas. Proteínas da membrana das vesículas sinápticas dos axônios. Quando ativadas pela chegada de potenciais de ação, as sinapsinas ajudam na fusão das vesículas sinápticas com a membrana celular, de modo que as vesículas possam sofrer exocitose e liberar seu conteúdo de neurotransmissores.
sincício. Fusão de células de um tecido formando uma única unidade funcional. Como os átrios e os ventrículos do coração possuem junções de hiato entre suas células, esses miocárdios comportam-se como sincícios.
síndrome da angústia respiratória. Doença pulmonar do neonato, ocorrendo mais freqüentemente em prematuros, causada por tensão superficial anormalmente alta em conseqüência de deficiência de surfactante pulmonar. Também denominada *membrana hialina*.
síndrome de Conn. Hiperaldosteronismo primário, no qual a secreção excessiva de aldosterona produz desequilíbrios eletrolíticos.
síndrome de Cushing. Sintomas causados pela hipersecreção de hormônios esteróides supra-renais em conseqüência de tumores do córtex supra-renal ou de tumores da hipófise anterior que secretam ACTH.
síndrome de Klinefelter. Síndrome produzida num homem pela presença de um cromossomo X extra (genótipo XXY).
sinérgico. Pertinente às moléculas (p. ex., hormônios) ou aos processos reguladores que exercem efeitos aditivos ou complementares.
sinusóide. Capilar modificado com um diâmetro relativamente grande que conecta as arteríolas e as vênulas do fígado, da medula óssea, dos tecidos linfáticos e de alguns órgãos endócrinos. No fígado, os sinusóides são parcialmente revestidos por células fagocitárias do sistema reticuloendotelial.
sistema ABO. Sistema de classificação mais comum dos antígenos eritrocitários. Baseando-se nos antígenos presentes na superfície do eritrócito, os indivíduos podem ser tipo A, tipo B, tipo AB ou tipo O.
sistema de ativação reticular (SAR). Rede complexa de núcleos e tratos de fibras localizada no tronco encefálico que produz respostas inespecíficas do cérebro às informações sensitivas aferentes. Portanto, o SAR mantém um estado de consciência alerta e deve ser deprimido durante o sono.
sistema fagocitário mononuclear. Termo utilizado para descrever os monócitos e os macrófagos teciduais.
sistema haversiano. Canal haversiano e suas camadas (ou lamelas) de osso dispostas concentricamente. Ele constitui a unidade estrutural básica do osso compacto.
sistema límbico. Grupo de estruturas encefálicas que inclui o hipocampo, o giro do cíngulo, o giro denteado e o corpo amigdalóide. Parece que o sistema límbico é importante na memória, no controle da função autônoma e em alguns aspectos da emoção e do comportamento.
sistema linfático. Constituído pelos vasos linfáticos e pelos linfonodos.
sistema multiplicador de contracorrente. Interação que ocorre entre o ramo descendente e o ramo ascendente da alça de Henle nos rins. Essa interação acarreta a multiplicação da concentração do soluto no líquido intersticial da medula renal.
sistema nervoso autônomo. Parte do sistema nervoso que envolve o controle do músculo liso, do músculo cardíaco e das glândulas. O sistema nervoso autônomo é subdividido nas divisões simpática e parassimpática.
sistema porta. Sistema de vasos constituído por dois leitos capilares em série, em que o sangue do primeiro é drenado por veias para o interior do segundo leito capilar, que, por sua vez, é drenado por veias que retornam o sangue ao coração. Os dois sistemas porta principais são o sistema porta hepático e o sistema porta hipotálamo-hipofisário.
sistema portal hipotálamo-hipofisário. Sistema vascular que transporta hormônios liberadores e inibidores do hipotálamo para a hipófise anterior.
sístole. Fase de contração do ciclo cardíaco. Utilizado isoladamente, esse termo refere-se à contração ventricular. O termo *sístole atrial* diz respeito à contração dos átrios.
sítio determinante antigênico. Região de uma molécula de antígeno que reage especificamente com anticorpos específicos. Uma molécula de antígeno grande pode apresentar vários desses sítios.
SNC, sistema nervoso central. Parte do sistema nervoso composto pelo encéfalo e pela medula espinal.
SNP, sistema nervoso periférico. Incluindo os nervos e gânglios.
solução isotônica. Solução que contém a concentração total de soluto, a osmolalidade e a pressão osmótica iguais à solução com a qual é comparada; solução com a mesma concentração de soluto e a mesma pressão osmótica que o plasma.
soma-, somato-, somo (grego). Corpo, unidade.

somação. Na fisiologia neural, os efeitos aditivos de potenciais sinápticos graduados. Na fisiologia muscular, os efeitos aditivos de contrações de diferentes fibras musculares.
somatomedina. Qualquer um dos grupos de pequenos polipeptídios que supostamente são produzidos no fígado em resposta à estimulação do hormônio do crescimento e que medeiam as ações deste sobre o tecido esquelético e outros tecidos.
somatostatina. Polipeptídio produzido no hipotálamo que atua inibindo a secreção do hormônio do crescimento da hipófise anterior. A somatostatina também é produzida pelas ilhotas de Langerhans do pâncreas, mas a sua função nesse órgão ainda não foi estabelecida.
sono REM. Estágio do sono em que o sonho ocorre. Ele está associado com os movimentos rápidos dos olhos (REMs, *rapid eye movements*). O sono REM ocorre três a quatro vezes por noite e dura de alguns minutos a mais de uma hora.
sons de Korotkoff. Sons ouvidos durante a mensuração da pressão arterial. Esses sons são produzidos pelo fluxo sanguíneo turbulento através de uma artéria que foi parcialmente obstruída pelo manguito do esfigmomanômetro.
sopro cardíaco. Som cardíaco anormal causado por um fluxo sanguíneo anormal no coração. Os sopros são decorrentes de defeitos estruturais, usualmente das valvas ou do septo.
soro. Líquido extraído de um coágulo à medida que ele se retrai; sobrenadante resultante da centrifugação de uma amostra de coágulo sanguíneo colocada num tubo de ensaio. O soro é o plasma cujo fibrinogênio e fatores da coagulação foram removidos em conseqüência da formação de um coágulo.
sub- (latim). Sob, abaixo.
substância branca. Porção do sistema nervoso central composta principalmente por tratos de fibras mielinizadas. Ela forma a região profunda do córtex cerebral e a porção externa da medula espinal.
substância cinzenta. Parte do sistema nervoso central que contém corpos e dendritos de neurônios, mas possui poucos axônios mielinizados. Ela forma o córtex cerebral, os núcleos cerebrais e a região central da medula espinal.
substrato. Nas reações enzimáticas, as moléculas que se combinam com os sítios ativos de uma enzima e que são convertidas em produtos pela catalisação da enzima.
suco gástrico. Secreções da mucosa gástrica. Os principais componentes do suco gástrico são a água, o ácido clorídrico e o pepsinogênio.
suco pancreático. Secreções do pâncreas que são transportadas pelo ducto pancreático para o duodeno. O suco pancreático contém bicarbonato e as enzimas digestivas tripsina, lipase e amilase.
sulco. Fenda ou depressão; depressão do cérebro que separa as pregas (ou giros) do córtex cerebral.
super-, supra- (latim). Acima, sobre.
surfactante. Nos pulmões, uma mistura de fosfolipídios e proteínas produzida pelas células alveolares que reduz a tensão superficial dos alvéolos e contribui para as propriedades elásticas dos pulmões.
surfactante pulmonar. Mistura de lipoproteínas (contendo fosfolipídios) secretadas pelas células alveolares tipo II para o interior dos alvéolos pulmonares. Ele reduz a tensão

superficial e impede o colapso dos pulmões, como ocorre na membrana hialina quando o surfactante está ausente.

talassemia. Qualquer uma de um grupo de anemias hemolíticas causadas pela incapacidade hereditária de produzir cadeias alfa ou beta da hemoglobina. Ela é observada principalmente entre indivíduos do Mediterrâneo.

tampão. Molécula que serve para impedir grandes alterações do pH, combinando-se com o H$^+$ ou liberando H$^+$ na solução.

taquicardia. Freqüência cardíaca excessivamente rápida. Esse termo é em geral utilizado para indicar freqüências cardíacas superiores a cem batimentos por minuto (em contrapartida à bradicardia, na qual a freqüência cardíaca é muito baixa – inferior a sessenta batimentos por minuto).

taxa de filtração glomerular (TFG). Volume de plasma sanguíneo filtrado para o exterior dos glomérulos dos dois rins a cada minuto. A TFG é mensurada pelo clearance plasmático renal da inulina.

taxa metabólica basal (TMB). Taxa do metabolismo (expressa como consumo de oxigênio ou produção de calor) sob condições de repouso ou basais 14 a 18 horas após a alimentação.

tecido adiposo. Tecido gorduroso. Um tipo de tecido conjuntivo constituído por células adiposas numa matriz de tecido conjuntivo frouxo.

tecido conjuntivo. Um dos quatro tecidos básicos. Caracterizado pela abundância de material extracelular.

telo- (grego). Fim, final, completo.

telófase. Última etapa da mitose e última etapa da segunda divisão da meiose.

telômero. Seqüência de DNA na extremidade de um cromossomo que não é copiada pela DNA polimerase durante a replicação do DNA. Essa incapacidade de copiar telômeros pode contribuir para o envelhecimento e a morte celular. As células germinativas (que produzem gametas) e as células cancerosas possuem uma enzima adicional, a telomerase, que copia os telômeros.

tendão. Tecido conjuntivo denso regular que fixa um músculo aos ossos de sua origem e inserção.

teofilina. Droga encontrada em algumas folhas de chá que promove a dilatação dos bronquíolos aumentando a concentração intracelular de AMP cíclico (AMPc) nas células musculares lisas. Esse efeito se deve à inibição da enzima fosfodiesterase, que degrada o AMPc.

teoria da seleção clonal. Teoria imunológica de que a imunidade ativa é produzida pelo desenvolvimento de clones de linfócitos capazes de responder a um antígeno específico.

teoria do deslizamento de filamentos. Teoria de que os filamentos grossos e finos de uma miofibrila deslizam durante a contração, diminuindo o comprimento dos sarcômeros, mas mantendo o seu comprimento inicial.

teoria quimiosmótica. Teoria de que a fosforilação oxidativa no interior da mitocôndria é impulsionada pelo desenvolvimento de um gradiente de H$^+$ através da membrana mitocondrial interna.

termogênese. Produção de calor pelo corpo por intermédio de mecanismos como o aumento da taxa metabólica.

testículos. Gônadas masculinas.

testosterona. Principal esteróide androgênico secretado pelas células de Leydig dos testículos após a puberdade.

tetraiodotironina (T$_4$). Hormônio que contém quatro átomos de iodo. Também denominado *tiroxina*.

timo. Órgão linfático localizado na porção superior do mediastino anterior. Ele produz linfócitos T e secreta hormônios que regulam o sistema imunológico.

tinido. Sensação espontânea de um som tipo campainha ou de um outro ruído sem estímulo sonoro.

tireoglobulina. Proteína que contém iodo presente no colóide dos folículos tireoidianos que atua como um precursor dos hormônios tireoidianos.

tirosina cinase. Enzima que adiciona grupos fosfato à tirosina, um aminoácido presente na maioria das proteínas. O receptor de membrana da insulina, por exemplo, é uma tirosina cinase. Quando ligada à insulina, a tirosina cinase é ativada, acarretando uma cascata de efeitos que medeiam a ação da insulina.

tiroxina. Também denominada *tetraiodotironina* ou T$_4$. Principal hormônio secretado pela tireóide. Ela regula a taxa metabólica basal e estimula a síntese protéica em muitos órgãos. Uma deficiência desse hormônio no início da infância produz o cretinismo.

tolerância imunológica. Capacidade do sistema imunológico de distinguir o que é próprio do organismo do que não é. Por essa razão, o sistema imunológico normalmente não ataca aqueles antígenos que fazem parte dos tecidos próprios do corpo.

tórax. Parte da cavidade corpórea localizada acima do diafragma.

toxina. Um veneno.

toxóide. Endotoxina bacteriana modificada cuja toxicidade é menor, mas que ainda possui a capacidade de atuar como um antígeno e de estimular a produção de anticorpos.

trans- (latim). Através, por.

transaminação. Transferência de um grupo amino de um aminoácido para um alfa-cetoácido, formando um novo cetoácido e um novo aminoácido sem a produção de amônia livre.

transcrição genética. Processo em que o RNA é produzido com uma seqüência de bases de nucleotídeos que é complementar a uma região do DNA.

transducinas. Proteínas-G envolvidas na visão. Quando a luz provoca a dissociação da rodopsina, a subunidade alfa da proteína-G dissocia-se da opsina e, indiretamente, causa uma redução da corrente escura dos fotorreceptores.

translação genética. Processo em que proteínas são produzidas com seqüências de aminoácidos especificadas pela seqüência de códons do RNA mensageiro.

transplante. Enxerto de tecido de uma parte do corpo numa outra parte ou de um doador a um receptor.

transporte ativo. Movimento de moléculas ou íons através da membrana celular das células epiteliais por carreadores da membrana. Ele requer um consumo de energia celular (ATP).

transporte axônico. Transporte de materiais através do axônio de um neurônio. Isso geralmente ocorre do corpo celular para a extremidade do axônio, mas o transporte retrógrado também pode ocorrer.

transporte de massa. Transporte de materiais para o interior de uma célula, por endocitose ou fagocitose, ou para o seu exterior, por exocitose.

transporte mediado por carreador. Transporte de moléculas ou íons através de uma membrana celular por meio de carreadores protéicos específicos. Ele inclui a difusão facilitada e o transporte ativo.

trato hipotálamo-hipofisário. Trato de fibras nervosas (axônios) que transporta o hormônio antidiurético e a ocitocina do hipotálamo para a hipófise posterior.

tratos. Agrupamento de axônios do sistema nervoso central que formam a substância branca do SNC.

tratos extrapiramidais. Vias neurais localizadas fora ou que são "independentes" dos tratos piramidais. O principal trato extrapiramidal é o trato reticuloespinal, que se origina na formação reticular do tronco encefálico e recebe estímulos excitatórios e inibitórios do cérebro e do cerebelo. Portanto, os tratos extrapiramidais são influenciados pela atividade encefálica que envolve muitas sinapses e parecem ser necessários para o controle fino dos movimentos voluntários.

tratos piramidais. Tratos motores descendentes, sem interrupção sináptica, do cérebro até a medula espinal, onde eles formam sinapse direta ou indiretamente (através de interneurônios espinais) com neurônios motores inferiores da medula espinal. Também denominados *tratos corticospinais*.

trifosfato de inositol. Segundo mensageiro da ação hormonal que é produzido pela membrana celular de uma célula-alvo em resposta à ação de um hormônio.

triiodotironina (T$_3$). Hormônio secretado em pequena quantidade pela tireóide; o hormônio ativo nas células-alvo, formado a partir da tiroxina.

tripsina. Enzima digestiva de proteínas do suco pancreático que é liberada no interior do intestino delgado.

triptofano. Aminoácido que também serve como precursor da molécula neurotransmissora serotonina.

troca gasosa. A difusão de oxigênio e de dióxido de carbono em direção descendente de seus gradientes de concentração que ocorre entre os capilares pulmonares e os alvéolos e entre os capilares sistêmicos e as células teciduais circundantes.

troca por contracorrente. Processo que ocorre nos vasos retos da medula renal no qual o sangue flui em alças em forma de "U". Isso permite que o cloreto de sódio seja retido no líquido intersticial enquanto a água é transportada para o exterior dos rins.

trombina. Proteína formada no plasma sanguíneo durante a coagulação que converte enzimaticamente a proteína solúvel fibrinogênio em fibrina insolúvel.

trombo. Coágulo sanguíneo produzido pela formação de fibras de fibrina em torno de um tampão de plaquetas.

trombócito. Plaqueta sanguínea; estrutura do sangue em forma de disco que participa na formação do coágulo.

trombopoietina. Citocina que estimula a produção de trombócitos (plaquetas sanguíneas) a partir de megacariócitos da medula óssea.

trombose. Desenvolvimento ou presença de um trombo.

tropomiosina. Proteína filamentosa que se liga à actina nos filamentos finos. Juntamente com outra proteína, denominada troponina, ela atua inibindo e regulando a ligação das pontes cruzadas de miosina à actina.

troponina. Proteína encontrada nos filamentos finos dos sarcômeros do músculo esquelético. Uma subunidade de troponina liga-se ao Ca^{2+} e, em conseqüência, faz com que a tropomiosina mude de posição no filamento fino.

TSH. Hormônio estimulador da tireóide, também denominado *tireotropina*. Hormônio secretado pela hipófise anterior que estimula a tireóide.

túbulos seminíferos. Túbulos localizados no interior dos testículos que produzem espermatozóides por meio da divisão meiótica de seu epitélio germinativo.

túrgido. Edemaciado e congesto.

úlcera péptica. Lesão da mucosa esofágica, gástrica ou do intestino delgado causada pela ruptura das barreiras gástricas contra a autodigestão ou por quantidades excessivas de ácido gástrico.

ultrafiltrado glomerular. Líquido filtrado através dos capilares glomerulares para o interior da cápsula glomerular (de Bowman) dos túbulos renais.

unidade motora. Neurônio motor inferior e todas as fibras musculoesqueléticas estimuladas por ramos de seu axônio. Unidades motoras maiores (mais fibras musculares por neurônio) produzem mais força quando a unidade é ativada, mas unidades motoras menores permitem um grau mais fino de controle neural sobre a contração muscular.

uréia. Principal produto metabólico nitrogenado do catabolismo de proteínas na urina, formado no fígado a partir de aminoácidos.

uremia. Retenção de uréia e de outros produtos metabólicos do catabolismo de proteínas em conseqüência da função renal inadequada.

urobilinogênio. Composto formado a partir da bilirrubina no intestino. Parte do urobilinogênio é excretada nas fezes e parte é absorvida e entra na circulação enteroepática, onde pode ser excretada na bile ou na urina.

vacinação. Indução clínica da atividade imunológica por intermédio da introdução de antígenos no corpo, de modo que o sistema imunológico se torne sensibilizado a eles. O sistema imunológico produzirá uma resposta secundária a esses antígenos nas exposições subseqüentes.

vagina. Órgão tubular da mulher que vai da abertura externa da vulva até o colo uterino.

válvulas atrioventriculares. Válvulas unidirecionais localizadas entre os átrios e os ventrículos. A válvula AV do lado direito do coração é a tricúspide e a do lado esquerdo é a válvula bicúspide (ou mitral).

válvulas semilunares. As projeções valvulares da aorta e do tronco pulmonar na sua junção com os ventrículos.

vasa-, vaso- (latim). Pertinente aos vasos sanguíneos.

vasa vasora. Vasos sanguíneos que suprem sangue às paredes dos grandes vasos sanguíneos.

vasectomia. Remoção cirúrgica de uma porção do canal deferente para induzir a infertilidade.

vasoconstrição. Estreitamento do lúmen dos vasos sanguíneos em conseqüência da contração dos músculos lisos de suas paredes.

vasodilatação. Alargamento do lúmen dos vasos sanguíneos em conseqüência do relaxamento dos músculos lisos de suas paredes.

vasopressina. Outra denominação do hormônio antidiurético (ADH), liberado da hipófise posterior. O nome *vasopressina* deriva do fato desse hormônio poder estimular a constrição dos vasos sanguíneos.

veia. Vaso sanguíneo que retorna sangue ao coração.

ventilação. Respiração; processo de movimentação do ar para o interior e para o exterior dos pulmões.

vertigem. Sensação de movimento de rotação, seja de si mesmo ou de objetos externos; tontura e perda de equilíbrio.

vias dopaminérgicas. Vias neurais do encéfalo que liberam dopamina. A via nigroestriatal está envolvida no controle motor, enquanto a via mesolímbica da dopamina está envolvida no humor e na emoção.

vilosidades. Pregas digitiformes da mucosa do intestino delgado.

virulento. Patogênico ou capaz de produzir doença.

vitamina. Qualquer uma das várias moléculas orgânicas não relacionadas presentes nos alimentos que são necessárias em pequenas quantidades para a função metabólica normal do corpo. As vitaminas são classificadas como hidrossolúveis ou lipossolúveis.

volume diastólico final. Volume de sangue em cada ventrículo no final da diástole, imediatamente antes dos ventrículos se contraírem na sístole.

volume minuto total. Produto do volume corrente (ml por respiração) e a freqüência respiratória (respirações por minuto).

volume sistólico. Quantidade de sangue ejetado de cada ventrículo em cada batimento cardíaco.

zigoto. Óvulo fertilizado.

zimogênio. Enzima inativa que se torna ativa quando parte de sua estrutura é removida por uma outra enzima ou por um outro meio.

zona de condução. As estruturas e as vias aéreas que transmitem o ar inspirado para a zona respiratória dos pulmões, onde ocorre a troca gasosa. A zona de condução inclui estruturas como a traquéia, os brônquios e os bronquíolos maiores.

zona respiratória. Região dos pulmões onde ocorre a troca gasosa entre o ar inspirado e o sangue pulmonar. Ela inclui os bronquíolos respiratórios, em que estão localizados os alvéolos individuais e os alvéolos terminais.

Créditos

Capítulo 1
1.7, 1.8, 1.9, 1.10: © Ed Reschke; **1.11a:** © Ray Simon/Photo Researchers, Inc.; **1.11b:** © Photo Researchers, Inc.; **1.11c:** © Ed. Reschke; **1.12a:** © Ed. Reschke; **1.16:** © Ed. Reschke; **1.17b:** © Biology Media/Photo Researchers, Inc.; **1.18a:** © Ed. Reschke; **1.19b:** © Ed. Reschke; **1.20:** Cortesia de Southern Illinois University, School of Medicine, Springfield, Il.

Capítulo 2
2.28: © Ed Reschke

Capítulo 3
3.3a,b: Cortesia de Kwang W. Jeon; **3.4**(1-4): De Perry, M. M. & Gilbert, A. B. *Journal of Cell Science* 39:257-272, 1979. Reimpressão permitida por Company of Biologists, LTD.; **3.5a:** © Science Photo Library/Photo Researchers, Inc.; **3.5b:** Cortesia de Richard Chao; **3.6:** © Dr. Dennis Kunkel/Phototake; **3.7:** © K. G. Murtin/Visuals Unlimited; **3.9:** Cortesia de Richard Chao; **3.10a:** Cortesia de Keith R. Porter; **3.11:** Cortesia de Joachim Frank; **3.12a:** Cortesia de Keith R. Porter; **3.13a:** Cortesia de Mark S. Ladinsky e Kathryn E. Howell, University of Colorado; **3.14:** Cortesia de Richard Chao; **3.15a:** Cortesia de Ed Pollock; **3.19:** © E. Kiselva-D. Fawcett/Visuals Unlimited; **3.28a-e:** © Ed. Reschke; **3.29a:** © D. M. Philips/Visuals Unlimited; **3.30:** © SPL/Photo Researchers, Inc.

Capítulo 6
6.11: Cortesia de Richard Chao.

Capítulo 7
7.6a, b: De Webster, H. *The Vertebrate Peripheral Nervous System*. Hubbard, J. (ed.) Copyright © 1974 Plenum Publishing Corporation; **7.20:** © John Heuser, Washington University School of Medicine, St Louis, MO.

Capítulo 8
8.8a: Cortesia do Dr. R. Llinas, New York University Medical Center; **8.9:** De Carpenter, W. T. & Buchanan, R. W. "Medical Progress: Schizophrenia". *In: New England Journal of Medicine*, 330:685, 1994, fig 1A. Copyright © 1994 Massachusetts Medical Society. Todos os direitos reservados; **8.15b:** © The McGraw-Hill Company, Inc./Karl Rubin, fotógrafo.

Capítulo 10
10.10: © Discover Magazine. Reimpressão permitida; **10.13a:** Cortesia de Dean E. Hillman; **10.21:** © Prof. P. Motta/Dept. of Anatomy/University "La Sapienza", Rome/Science Photo Library/Photo Researchers, Inc.; **10.29a:** © Thomas Sims; **10.32b:** Cortesia de P. N. Farnsworth, University of Medicine and Dentistry; **10.36:** © Omikron/Photo Researchers, Inc.; **10.43:** De Hubel, D. *in American Scientist*, 67 (1979) p. 534.

Capítulo 11
11.1b: © Ed. Reschke; **11.21b:** © Nawrocki Stock Photo, Inc.; **11.22:** © Martin M. Rotker; **11.24, 11.26, 11.27:** © L.V. Bergman/The Bergman Collection.

Capítulo 12
12.3: © Ed. Reschke; **12.4b:** © John Cunningham/Visuals Unlimited; **12.7:** © Dr. H. E. Huxley; **12.8a:** © Dr. H. E. Huxley; **12.8b:** De Kessel, R. G. & Kardon, R. H. *Tissues and Organs*: A Text-Atlas of Scanning Electron Microscopy, 1979, W. H. Freeman & Company; **12.9b:** © Dr. H. E. Huxley; **12.16a:** © Stuart Fox; **12.17a, b:** © Kent M. Van De Graaf; **12.22:** © Hoppler, H. *Respiratory Physiology*, 44:94 (1981); **12.30:** © Ed. Reschke; **12.31a:** De Hardin, C. D. & Finder, D. R. "Glicolytic Flux in Permeabilized Freshly Isolated Vascular Smooth Muscle Cell". *In: American Journal of Physiology*, 274 (Cell Physiology): C88-C96, jan/1998, Fig. 1a. Copyright © 1998 American Physiological Society.

Capítulo 13
13.2: Reginald J. Poole/Polaroid International Instant Photomicrography Competition; **13.6** (seis imagens): © Stuart Fox; **13.7:** © Prof. P. Motta/Dept. of Anatomy/University "La Sapienza", Rome/SPL/Photo Researchers, Inc.; **13.11:** © Igaku-Shoin, Ltd., Tókio, Japão; **13.27:** © Don W. Fawcett; **13.30a:** © Biophoto Associates/Photo Researchers, Inc.; **13.32a, b:** Cortesia de Richard Menard.

Capítulo 14
14.9: De Markell, E. K. & Vogue, M. *Medical Parasitology*, 6. ed., 1986, W. B. Saunders Company; **14.16a, b:** Cortesia de Donald S. Bain; **14.20a-1, a-2, b-1, b-2:** © Niels A. Lassen, Coppenhagen, Dinamarca; **14.27:** © Ruth Jenkinson/MIDIRS/Science Photo/Photo Researchers, Inc.

Capítulo 15
15.8: © McGraw-Hill Company, Inc.; **15.9a:** Cortesia de Arthur J. Olson, Ph.D., The Scripps Research Institute, Molecular Graphics Laboratory; **15.10a, b:** Reimpressão permitida de Amit, A. G. "Three Dimensional Structure of an Antigen-Antibody Complex at 2.8 Resolution". *In: Science*, v. 233, ago/1986. Copyright © 1986 American Association for the Advancement of Science. **15.15a:** De Rosenthal, A. S. "Current Concepts: Regulation of the Immune Response – Role of the Macrophage". In: *New England Journal of Medicine*, v. 303:1153, 1980, Fig. 2. Copyright © 1980 Massachusetts Medical Society. Todos os direitos reservados.; **15.23 a, b:** © Dr. Andrejs Liepins; **15.25 a, b:** © SIU Biomed Com/Custom Medical Stock; **15.26a:** © Stan Flegler/Visuals Unlimited; **15.26b:** © Dennis Kunkel/Phototake.

Capítulo 16
16.2: De Murray, J. F. *The Normal Lung*. 2. ed., 1986 © W.B. Saunders; **16.3a, b:** Cortesia da American Lung Association; **16.5b:** © John Watney Photo Library; **16.6:** © Phototake; **16.7:** © Manfred Kage/Peter Arnold, Inc.; **16.9a, b:** Cortesia de Edward C. Vaszuesz, R.T.C.R.T., Dept. of Radiologic Technology, Los Angeles City College; **16.10:** Cortesia de Edward C. Vaszuez, R.T.C.R.T., Dept. of Radiologic Technology, Los Angeles City College; **16.13a, b:** De Comore Jr., J. H. *Physiology of Respiration*: An Introductory Text. 2. ed. 1974 © Yearbook Medical Publishers Inc., Chicago.; **16.18a:** © R. Calentine/Visuals Unlimited; **16.18b:** M. Moore/Visuals Unlimited; **16.36a:** © Bill Longcore/Science Source/Photo Researchers, Inc.; **16.36b:** © David Phillips/Photo Researchers, Inc.

Capítulo 17
17.3: © SPL/Photo Researchers, Inc.; **17.4b:** © Biophoto Associates/Photo Researchers, Inc.; **17.7:** © Professor P. M. Motta e M. Castellucci/SPL/Photo Researchers, Inc.; **17.9:** De Bloom, W. & Fawcett, D. W. *A Textbook of Histology*. 11. ed. Copyright © 1986 W. B. Saunders.

Capítulo 18
18.4b e **18.6:** Cortesia de Kent M. Van De Graaf; **18.13a, b:** De Porter, K. R.; Alpers, D. H. & Seetharan, D. "Pathophysiology of Diseases Involving Intestinal Brush-Border Proteins". *In: New England Journal of Medicine*, Vol. 296, 1977, p. 1047, Fig. 1. Copyright © 1977 Massachusetts Medical Society. Todos os direitos reservados.; **18.17:** De Bloom, W. & Fawcett, D. W. *A Textbook of Histology*. 11. ed. Copyright © 1986 W. B. Saunders; **18.18:** De Sodeman, W. A. & Watson, T. M. *Pathologic Physiology*. 6. ed. 1969, © W. B. Saunders, Inc.; **18.25a:** © Caroll Weiss/Camera M.D. Studios; **18.25b:** © Dr. Sheril D. Burton; **18.26** © Ed. Reschke; **19.4:** Cortesia do Dr. Mark Atkinson.

Capítulo 19
19.15a-d: Reimpresso de "Acromegaly Diabetes, Hypermetabolism, Proteinuria and Heart Failure, Clinicopathologic Conference". *In: American Journal of Medicine*, 20, (1956). Copyright © 1956 com permissão de Excerpta Media Inc.; **19.16a, b:** De Bhasker, S. N. (ed.), *Orban's Oral Histology and Embryology*. 8. ed. Copyright © 1976 C.V. Mosby & Co.; **19.17a, b:** De Raisz, L. G. *et al.* "Mechanisms of Disease". *In: New England Journal of Medicine*, V. 218 (13):818. Copyright © 1988 Massachusetts Medical Society. Todos os direitos reservados.

Capítulo 20
20.2a, b: De Babu A. & Hirschhorn, K. "A Guide to Human Chromosome Defects". 3. edition, the March of Dimes Birth Defects Foundation, White Plains, NY, BD:OAS, V. 28, #2, 1992; **20.3a-d:** De Williams, R. H. *A Textbook of Endocrinology*. 6. ed. 1981, © W. B. Saunders; **20.17a:** © Biophoto Associates/Photo Researchers, Inc.; **20.20b:** © F. Leroy/SPL/Photo Researchers, Inc.; **20.27a, b:** © Ed. Reschke; **20.28a, b:** De Blandau, R. J. *A Textbook of Histology*. 10. ed. Copyright © 1975 W. B. Saunders; **20.30:** © Dr. Landrum B. Shettles; **20.35:** © Martin M. Rotker; **20.41:** Cortesia de David L. Hill; **20.43a:** © Petit Format/Photo Researchers, Inc.; **20.43b:** © SPL/Photo Researchers, Inc.; **20.43c:** © Dr. Landrum B. Shettles; **20.43d:** © Biophoto Associates/Photo Researchers, Inc.; **20.44b:** © Dr. Landrum B. Shettles.

Índice

Nota: As referências de página seguidas pelas letras *f* e *t* indicam figuras e tabelas, respectivamente.

Absorção
  gastrintestinal, 563
    de carboidratos, 592
    no intestino grosso, 577
    de lipídios, 593-595, 594*f*, 595*f*
    de proteínas, 592-593, 593*f*
    no estômago, 570
  renal. *Ver* Rins, reabsorção nos
Ação capilar, ligações de hidrogênio e, 27
Ação das massas, lei da, 89, 513
Aceleração angular, 249
Aceleração linear, 249
Aceleração rotacional, 249
Aceleração
  linear, 249
  rotacional, 249
Acetazolamida, 552
Acetil coenzima A, formação, 107
  vias alternativas, 113, 114*f*
Acetilcolina (ACh)
  descoberta, 166
  inativação, 172
  como neurotransmissor, 143, 169-174
    no sistema nervoso autônomo, 226, 230, 230*t*
    no sistema nervoso central, 173-174
    no sistema nervoso periférico, 172-173
Acetilcolinesterase, 172, 173*f*
Acetona, 36*f*, 116
ACh. *Ver* Acetilcolina
Ácido 2,3-difosfoglicérico (2,3-DPG), e o transporte de oxigênio, 510-511
Ácido acetoacético, 36*f*, 116
Ácido araquidônico, 318
Ácido ascórbico. *Ver* Vitamina C
Ácido aspártico, 39*f*
  como neurotransmissor, 178, 179*t*
  como aminoácido não-essencial, 116*t*
  produção, 116, 117*f*
Ácido clorídrico, secreção, 568, 569-570
Ácido cólico, 581, 583*f*
Ácido desoxirribonucléico (DNA)
  triplets de bases, 65, 65*t*
  na cromatina, 62, 63*f*
  da mitocôndria, 58, 59
  replicação, 69, 70*f*
  senescência e, 74
  na síntese de RNA, 63, 64
  estrutura, 43-44, 43 *f*, 44*f*, 62
  síntese, 69-77
Ácido docosaexaenóico (DHA), 605
Ácido eicosapentalnóico (EPA), 605
Ácido etacrínico, 552
Ácido etilenodiaminotetracético (EDTA), 377
Ácido gama-aminobutírico (GABA), como neurotransmissor, 178, 181
Ácido gástrico, secreção de, 569-570, 569*f*
Ácido glutâmico
  nos astrócitos, 157
  como neurotransmissor, 178, 179*t*, 181
  inibição, 179
  como aminoácido não-essencial, 116*t*
  produção, 116-117, 117*f*
Ácido lático (lactato), 31*f*
  como fonte energética, 119, 119*t*

  fermentação, 104
  na gliconeogênese, 117
  via metabólica, 103-104, 105*f*
  limiar, 342, 516
Ácido linoléico, 25*f*
Ácido oxalacético, no ciclo de Krebs, 108
Ácido palmítico, 25*f*
Ácido pantotênico, 606*t*
Ácido para-aminoipúrico (PAH), clearance, 544-545, 545*f*
Ácido pirúvico (piruvato)
  na respiração aeróbia, 107
  no ciclo de Cori, 106
  na glicólise, 102
Ácido quenodesoxicólico, 581, 583*f*
Ácido retinóico, 606
Ácido ribonucléico (RNA) polimerase, 63
Ácido ribonucléico (RNA)
  atividade enzimática, 59, 84
  estrutura, 44
  síntese, 63-65, 64*f*
  tipos, 44, 64-65. *Ver também* tipos específicos
Ácido úrico, produção, 582
Ácido β-hidroxibutírico, 116
Ácido(s), 28-29
  exemplos comuns, 28*t*
  definição, 28
  orgânico, 29, 31*f*
Ácidos biliares, 581-582, 583*f*
Ácidos graxos
  estrutura química, 25*f*
  essenciais, 604
  no peixe, 605
  livres, 25, 593, 594*f*
  saturação, 35
  nos triglicerídeos, 34-35, 36*f*
  insaturados, 604
Ácidos nucléicos, 38, 42-44
Ácidos orgânicos, 29, 31*f*
Acidose, 29, 377-378
  metabólica, 378, 378*t*, 515
  respiratória, 377-378, 378*t*, 515
Acinesia, 353
Ácinos, 13, 585
Acomodação, pelos olhos, 263-265, 266, 266*f*
Acoplamento excitação-contração
  no músculo cardíaco, 387
  nos músculos esqueléticos, 337-339, 338*f*, 338*t*
  nos músculos lisos, 355-357, 357*f*
Acromegalia, 301, 624, 624*f*
Acrossomo(s), 668
ACTH. *Ver* Hormônio adrenocorticotrópico
Actina, 57, 331, 336, 336*f*
Actina-F, 336
Acuidade tátil, 244-245
ADA. *Ver* Adenosina desaminase
Adaptação à escuridão, 269
Adaptação sensitiva, 240
Adenilato ciclase
  na ação hormonal, 295-296, 295*f*, 296*t*
  na neurotransmissão, 175, 176*f*
Adenilil ciclase. *Ver* Adenilato ciclase
Adenina, 43, 43*f*, 62
Adeno-hipófise. *Ver* Hipófise anterior
Adenosina desaminase (ADA), terapia genética, 69
Adenosina monofosfato cíclica (AMPc)

  ativação enzimática, 88
  na neurotransmissão, 175, 176*f*
  como segundo mensageiro na ação hormonal, 295-296, 295*f*, 296*t*
Adenosina trifosfatase (ATPase)
  nas bombas de hidrogênio-potássio AT-Pase, 569
  miosina, 332, 333, 334*f*
Adenosina trifosfato (ATP) sintetase, na produção de ATP, 110
Adenosina trifosfato (ATP)
  no transporte ativo, 136
  produção, 93, 93*f*
    na respiração aeróbia, 107-112
    no transporte de elétrons, 110, 112
    via glicolítica-ácido lático, 102-106, 112
    produto, 112, 113*t*
  estrutura, 93*f*
  como transportador universal de energia, 93, 94*f*
ADH. *Ver* Hormônio antidiurético
Adipócito(s), 15, 609
  funções reguladoras, 609
Adipostat, 609
Adrenalina
  regulação metabólica, 621, 621*f*
  como neurotransmissor, 143, 179*f*
    respostas à, 227
  sistemas de segundo mensageiro, 297*f*
  secreção, 221, 289, 307
Adrian, Edgar, 6*t*
Afasia(s), 197
  de Broca, 197
  condução, 197
  recuperação, 198
  de Wernicke, 197
Agente redutor, 94
Agentes ativos de superfície. *Ver* Surfactantes
Aglutininas, 373
Aglutinogênios, 373
Agonista(s)
  de neurotransmissores, 228
  musculoesquelético, 326
Agranulócitos, 370*t*
Agressão, área cerebral relacionada, 199
Água
  nos compartimentos líquidos do corpo, 24, 126, 414, 415*f*
  composição química, 25, 26*f*
  distribuição no corpo, 24, 414, 415*f*
  ligações de hidrogênio, 27, 28*f*
  ionização, 28
  perda obrigatória, 534
  pH, 28
  no plasma, 126
  propriedades, 27
  reabsorção renal, 534-541
  solubilidade, esferas de hidratação, 26-27
AIDS. *Ver* Síndrome da imunodeficiência adquirida
AINEs. *Ver* Antiinflamatórios não esteróides.
Alanina transaminase (ALT), reação catalisada pela, 116
Alanina
  na gliconeogênese, 117
  como aminoácido não-essencial, 116*t*
  produção, 116, 117*f*
Albinismo, 90

  resultados clínicos, 91*t*
  etiologia, 90, 91*t*
  e a cor dos olhos, 260
  via metabólica, 91*f*
Albumina, 368
  e o edema, 131
  taxa de excreção urinária, 554
Alça de Henle, 528
  ramo ascendente, 528, 536, 537*f*
  ramo descendente, 528, 536, 537*f*
Alcalose, 29, 377-378
  metabólica, 378, 378*t*, 515
  respiratória, 377-378, 378*t*, 515
Álcool
  estrutura química, 29, 31*f*
  e a atividade neuronal dopaminérgica, 177
Aldeído, 31*f*
Aldolase, doenças associadas às concentrações anormais, 86*t*
Aldosterona, 37, 306
  no controle do volume sanguíneo, 418
  controle da secreção, 547-549, 549*t*
  no equilíbrio eletrolítico, 546-547
Aldosteronismo primário, 550
Alérgenos, 473-474, 475*f*
Alergia(s), 473-474
  teste cutâneo, 474, 475*f*
Alimentação, regulação, 609
Alimento
  alergias, 473
  valor calórico, 93, 602
ALT. *Ver* Alanina transaminase
Altitude
  e medidas dos gases sanguíneos, 517, 517*t*
  e a pressão parcial do oxigênio, 496*t*
  e a ventilação, 517-518, 517*t*, 518*f*
Alvéolo(s), 482, 483*f*
  e vasos sanguíneos, 497, 497*f*
  e capilares pulmonares, 482*f*, 483*f*
Amenorréia, 644, 665
Amido, 32
  hidrólise, 34, 34*f*
Amígdala. *Ver* Núcleo amigdalóide
Amilase salivar
  função, 565, 592
  pH ideal, 87, 87*f*, 88*t*
Amilase(s)
  ação digestiva, 592
  doenças associadas às concentrações anormais, 86*t*
  pancreática, 585, 585*t*, 592, 592*f*
  pH ideal, 87, 87*f*, 88*t*
  reações catalisadas por, 86*t*, 565
Amina(s)
  como hormônios, 287
  como neurotransmissores, 179*t*
Aminoácidos, 38, 39-40
  síntese por desidratação, 39-41, 40*f*
  essenciais, 116, 116*t*, 604
  metabolismo, 116-117, 118*f*
    erros inatos, 91*t*
  como neurotransmissores, 178, 179*t*
  não-essenciais, 116, 116*t*
  estrutura, 39, 39*f*
Aminopeptidase, 593
Amnésia, etiologia, 200
Amniocentese, 674, 675, 675*f*
Amônia, 26*f*
  metabolismo, 116
AMPc. *Ver* Andenosina monofosfato cíclica

709

Ampola, 251, 680
　esfíncter, 585
Amputação, membro fantasma, 244
　anabólico, 291
　na sinalização celular, 143
　concentrações, e a resposta tecidual, 291
　na placenta, 676-677, 677f
　receptores, 293, 293f
　secreção, 289
　síntese, 306, 307f
Anáfase I, 75, 75t, 76f
Anáfase II, 75, 75t, 76f
Anáfase, 72, 73f
Anastomose arteriovenosa, 393, 429, 430f
Andrógênio(s)
　ações, 647, 648t
　no desenvolvimento embrionário, 638
　secreção, 316
　sintéticos, efeitos, 291
Anel fibroso, 379
Anemia, 369, 508, 511
　aplástica, 369
　ferropriva, 369
　perniciosa, 369
　　concentrações de lactato desidrogenase, 86t
　　vitamina B_{12} e, 568
　falciforme, 511, 512f
Anergia clonal, 468
Anfetaminas, e a neurotransmissão, 177
Angel dust, 181
Angina pectoris, 104, 398
Angiogênese, 395
Angiograma, 425, 425f
Angioplastia com balão, 425, 425f
Angiotensina I, 419, 547
Angiotensina II, 179t, 419, 547
Angiotensinogênio, 419, 547
Anidrase carbônica
　inibidores, 552
　reação catalisada pela, 86t, 513, 551
　reversibilidade, 89
Anidrase(s), reação catalisada por, 86t, 89, 513, 551
Ânions, 26
　e a distribuição de cátions, 139, 140f
Anorexia nervosa, 610
Antagonista(s)
　na ação hormonal, 290
　na neurotransmissão, 228
　musculoesquelético, 326, 327f
Antibióticos, barreira hematoencefálica, 158
Anticoagulantes, 377
Anticódons, 65, 67f
Anticorpo(s), 455-457
　sítio de ligação de antígeno, 455, 457f
　sistema do complemento e, 458-459
　definição, 372
　diversidade, 455-457
　pesquisa inicial, 451
　monoclonais, 468-469, 469f
　como proteínas, 42
　estrutura, 455, 457f
　subclasses, 455, 456f
Anticorpos monoclonais, 468-469, 469f
Antígeno prostático específico (PSA), 653
Antígeno(s), 451
　definição, 372, 451
　histocompatibilidade, 461
　leucocitário humano, 461
　não próprio (estranho), 467
　receptores, 455
　auto-, 467-468
　e a auto-imunidade, 472
Antiinflamatórios não esteróides (AINEs), 319
Antioxidantes, 607
　na doença de Alzheimer, 174
　função, 108, 606
Antiport, 137-138
Anti-soro, 468
Antitoxina, 468
Antitrombina III, 377
Antracose (pulmão negro), 485, 495
Antraz, 465-466

Antro, 567, 659
Ânus, 575
Aparelho do fuso, 57, 348, 348t, 349f
Aparelho justaglomerular, 419, 547, 548f
Aparelho vestibular, 249-253, 250f
　e equilíbrio, 249-253
　sáculo, 249-253
　canais semicirculares, 250f, 251-253
　células ciliadas sensitivas, 249, 251f
　estrutura, 249, 250f
　utrículo, 249-251
Apêndice, 575, 576f
Apendicectomia, 575
Apetite, regulação, 610
Apnéia do sono, 506
Apoptose, 57, 72
　após lesões medulares, 157
Aquaporina(s), 130-131, 540
área cerebral relacionada à, 197-198
　recuperação após lesão, 198
Área de Broca
　lesão, 197
　na linguagem, 197
Área de Wernicke
　lesão, 197
　na linguagem, 197
Áreas de sensação visual, 273, 275f
Arginina, 39f
　como aminoácido não-essencial, 116t
Aristóteles, 5, 190
Armazenamento, no sistema digestório, 563
Aromatase, 646
Aromatização, 646
Arousal, 645
Arritmias cardíacas, 382, 387, 399, 399f
　detecção eletrocardiográfica, 399-400, 399f
　fibrilação atrial, 382, 399
　fibrilação ventricular, 399, 399f
Artéria(s), 391-393
　arqueada, 528
　pressão sanguínea, 431
　　por idade, 437t
　　média, 420, 435-438
　elástica, 391
　função, 366-367
　hepática, 579
　interlobar, 528
　muscular, 391, 413
　renal, 528
　como vasos de resistência, 413
　espiral, 665
　umbilical, 675
Arteríolas, 367, 393
　aferentes, 528
　pressão sanguínea nas, 431
　eferentes, 528
　como vasos de resistência, 413
Artrite
　metaloproteinases da matriz, 127
　reumatóide, 472, 472t, 473
Asma, 473, 494-495
　tratamento, 494
Asparagina, como aminoácido não-essencial, 116t
Aspartato transaminase (AST), reação catalisada pela, 116
Aspirina, 319, 374
AST. *Ver* Aspartato transaminase
Astigmatismo, 267-268, 267f
Astrócitos
　funções, 153, 154t, 157-158
　estrutura, 157, 157f
Ataxia, 205
Atelectasia, 488
Atenolol, 229
Ateromas, 396
Aterosclerose, 396-399, 397f
　espécies reativas ao oxigênio associadas, 108
Ativação, em massa, de neurônios simpáticos, 220
Ativador tecidual do plasminogênio (TPA), 377

Átomo(s), 24-25
　definição, 24
　isótopos, 24-25
　reduzido, 93
　estrutura, 24
Átomos eletronegativos, 27
ATP. *Ver* Adenosina trifosfato
ATPase. *Ver* Adenosina trifosfatase
Átrio(s), função, 379
Atrofia, 74
Atropa belladonna, 230
Atropina, 230
Audição, 253-259
　comprometimentos, 259
　orelha interna, 255-259
　orelha média, 254-255
　vias neurais, 202, 259, 259f
　orelha externa, 254
Audiometria, 259
Aurícula, 254
Auto-anticorpos, 468
Autofagia, 57
Autofosforilação, 299
Auto-imunidade, 472, 472t
Auto-regulação
　do fluxo sanguíneo, 424
　renal, 533-534
Axônio(s), 10-11, 10f
　potenciais de ação, 160-163, 161f
　condução, 163-164
　atividade elétrica, 158-164
　função, 151
　controle iônico, 159-160, 159f
　movimento, 151, 152t
　mielinizado *versus* não mielinizado, 154, 155f
　　condução, 163-164, 164f, 165f
　regeneração, 156-157, 156f
　estrutura, 150f, 151, 151f
Azeite de oliva, conteúdo de gordura saturada, 35
Azia, 566

B

Bainha de mielina, 154
　no sistema nervoso central, 154
　e condução, 163-164, 164f, 165f
　destruição, na esclerose múltipla, 156
　formação, 154, 154f, 155f
　no sistema nervoso periférico, 154
Bainha
　de mielina, 154, 154f, 155f, 156
　de Schwann, 153-154
Bandas A, 327, 331-332
Bandas H, 332
Bandas I, 327, 331-332
Banting, Frederick, 6t
Barorreceptor(es), 411, 432
Barreira(s)
　hematoencefálica, 158
　hematotesticular, 650
　à filtração glomerular, 531, 533f
Base(s), 28-29
　exemplos comuns, 28t
　definição, 28
　lei do pareamento complementar, 43
　no RNAm, 61-62
Basófilos, 369, 370t
Bastões, 268, 269f
　distribuição, 272
　efeitos da luz sobre, 268-269
Bayliss, William, 586
Behring, Emil Adolf von, 451
Beladona (atropina), 230
Benzeno, 30f
Benzodiazepínicos, 178
Bernard, Claude, 5
Best, Charles, 6t
Beta-caroteno, como antioxidante, 398

Bexiga urinária, 526, 527
Bicarbonato
　no sangue, 513
　e o nível do pH, 514f
　reabsorção, no túbulo contornado proximal, 551
Bigorna, 254
Bile, 579
　na vesícula biliar, 583-585
　produção, 581-582
　regulação, 591
　secreção, 581-582, 584f, 591
Bilirrubina (pigmento da bile), 581
　conjugada, 581
　livre, 581
　produção, 582
Bioenergética, 91-94
　definição, 91
Biofeedback, 233
Biópsia do vilo corial, 675
Biotina, 606t
Blastocisto
　formação, 670, 670f, 671f
　implantação, 670, 671f, 672-674
Bloqueadores de receptores α_1-adrenérgicos, 653
Bloqueio do nó atrioventricular (AV), 400
　de primeiro grau, 400, 400f
　de segundo grau, 400, 400f
　de terceiro grau (completo), 400, 400f
Bócio
　endêmico (por deficiência de iodo), 309-310, 310f, 311, 311f
　tóxico, 311
Bolo, 506
Bomba(s)
　de hidrogênio-potássio ATPase, 569
　de prótons, 110, 111f
　músculo-esquelética, 395
　de sódio-potássio, 136-137, 137f, 141-142, 142f, 161
　　nos potenciais de ação, 161
　　efeito eletrogênico, 142
　　no potencial de repouso de membrana, 141-142, 142f
Borda em escova. *Ver também* Microvilosidades
Botões terminais, 166, 167f
Bradicardia, 399, 399f
　do atleta, 399
Bradicinina, 232, 317, 423, 430
Braille, 244-245
Brodmann, K., 273
Bromocriptina, 680
Brônquio(s), 483
Bronquíolos, 482, 483
Buchner, Eduard, 84
Bulbo olfatório, 248, 248f
Bulimia nervosa, 610
α-bungarotoxina, e o controle neural dos músculos esqueléticos, 171t
Bursa de Fabricius, 452

C

Cadeias alfa, 507
Cadeias H, 455
Cadeias L, 455
Cadeias respiratórias, 110
Cafeína, como inibidor da fosfodiesterase, 296
Cajal, células intersticiais de, 574, 575f
Cálcio
　equilíbrio, regulação, 625-629, 625t
　canais de
　　bloqueadores, 356
　　rápidos, 385
　　lentos, 385
　na ação hormonal, 296-298, 297f, 298t
　na contração
　　musculoesquelética, 336-337, 336f
　　dos músculos lisos, 355

Índice

Calcipotrieno, 607
Calcitonina, 627, 629, 629f
Cálculos biliares, 583, 584f
Cálculos matemáticos, área cerebral relacionada, 200
Cálculos renais, 526
Cálice(s)
  maior, 527
  menor, 527
Calicreína, 376
Calículos gustatórios, 246, 246f
Calmodulina
  na ação hormonal, 296-298
  na contração do músculo liso, 355-356
  nas sinapses, 167
Calor, e reações químicas, 84
Calorias
  definição, 93
  demandas, 602-603, 603t
Camada basal, 656
Camada funcional, 656-657
Câmara(s) do olho
  anterior, 260, 261
  posterior, 261
Campos *off-center*, 276
Campos *on-center*, 276
Campos receptivos
  na sensibilidade cutânea, 244-245
  na visão, 274-276
Camundongos *knockout*, 71-72
Canabinóides, 179
Canais iônicos,
Canais
  de cálcio, 365, 385
  iônicos. 129, 129f, 159-160
    nos potenciais de ação, 160-161
    controle, nos axônios, 159-160, 159f
    proteínas G, 171, 172f
    inativação, 161
    na neurotransmissão, 167
    regulação
      química, 167, 169-171
      por voltagem, 167
Canal alimentar. *Ver* Trato gastrintestinal
Canal anal, 575
Canal coclear, 256, 256f
Canal ejaculatório, 653
  desenvolvimento, 639
Canal/canais
  de Schlemm, 263
  semicirculares, 249, 250f, 251-253, 252f
Canalículos biliares, 579
Canalículos, 15, 16f
Câncer de pele, tipos, 72
Câncer, 469-470. *Ver também órgãos específicos*
  envelhecimento e, 471
  e divisão celular, 74
  fatores genéticos e, 71-72
  imunoterapia, 470-471
  metaloproteinases da matriz, 127
  estresse e, 471
Cannon, Walter, 5
Capacidade aeróbia, 342-343
Capacidade visual espacial, área cortical relacionada, 196-197
Capacitação, 667-668
CAPD. *Ver* Diálise peritoneal ambulatorial contínua
Capilar(es), 367, 393-394, 394f
  no encéfalo, 158
  contínuo, 394
  descontínuo, 395
  fenestrado, 394
  troca líquida com tecidos, 414-417, 416f
  linfático, 401, 401f
  peritubular, 528
  pressão no, 431
  pulmonar, 482f, 483f
Capsaicina, 243, 506
Cápsula glomerular de Bowman, 528, 531f, 532f
Caquexia hipofisária, 301

Características sexuais, secundárias, desenvolvimento, 644, 644t
Carbaminoemoglobina, 513
Carboidratos, 32-34
  absorção, 592
  síntese por desidratação, 32-34, 33f
  digestão, 592
  hidrólise, 34, 34f
  versus lipídios, 31-32
  metabolismo, erros inatos, 91t
  na membrana plasmática, 53
  tipos, 32
Carbono
  ligações químicas com, 25, 30f
  em moléculas orgânicas, 29-30, 30f
  estrutura, 24, 24t, 25f
Carboxiemoglobina, 507-508
Carboxipeptidase, 593
γ-carboxiglutamato, 377
Carcinoma basocelular, 72
Carcinoma de células pavimentosas, 72
Cardíaco. *Ver também* Coração
Cardiopatia, isquêmica, 395, 398-399
Carne vermelha, conteúdo de gordura saturada, 35
Cartilagem, 15
Caspases, 72
Catalase
  nos peroxissomos, 58
  reação catalisada pela, 86t
Catalisador(es)
  e a energia de ativação, 84, 85f
  definição, 84
Catecolaminas. *Ver também* Adrenalina; Noradrenalina
  estrutura química, 229f
  e glicocorticóides, 290
  na regulação metabólica, 621-622, 621f
  como neurotransmissores, 174, 175f, 179t, 226
Catecol-O-metiltransferase (COMT), 174
Cátions, 25
  distribuição, ânions e, 139, 140f
Cavidade abdominopélvica, 485
Cavidade amniótica, 673
Cavidade oral, 563
Cavidade pleural, 487
Cavidade torácica, 485, 486f
Ceco, 575
Cegueira
  angiogênese e, 395
  a cores, 271
  na retinite pigmentar dominante, 269
  DNA mitocondrial e, 59
Celecoxib, 319
Célula(s), 48-77, 51f. *Ver também partes específicas*
  por sistema orgânico, 78
  componentes, 50-51, 50t, 51f
  ciclo, 70-72, 71f
  morte, 57, 72
  definição, 9
  diferenciação, 63
  divisão, 69-77
    por meiose, 74-77
    por mitose, 72-74
  síntese de DNA, 69-77
  funções, 50
  expressão genética, 60-65
  síntese protéica e secreção, 65-68
  sinalização entre, 142-143
Células alfa, 313
  funções, 313, 603
Células-alvo
  de hormônios, 292
  na sinalização, 143
Células amácrinas, 268
Células apresentadoras de antígeno, 453, 461
  linfócitos T e, 461-464, 463f, 464f
Células assassinas ativadas por linfocinas, 471
Células assassinas naturais, 470
Células beta, 313
  função, 314, 603
Células bipolares, 268

Células C. *Ver também* Células parafoliculares
Células caliciformes, 11, 568, 571
Células ciliadas, 257f
  e o equilíbrio, 249, 251f
  na audição, 256-259
Células D, 568
Células de Kupffer, 449, 578
Células de Langerhans, 461
Células de Leydig, 316, 638
Células de memória, 455, 456f
Células de Schwann
  colesterol, 52
  função, 153, 154t
  na bainha de mielina, 154, 154f, 155f
  na regeneração neuronal periférica, 156, 156f
  bainha, 153-154
Células de Sertoli (sustentaculares), 638, 646, 650-651
Células de suporte, 153. *Ver também tipos específicos*
  funções, 10, 11, 150, 154t
  localizações, 154t
Células delta, 613
Células dendríticas, 461
Células ependimárias, função, 153, 154t
Células foliculares, 308
Células G, 568
Células ganglionares, 268
  campos receptivos, 274-276
Células germinais (gametas), 636
Células germinativas, 638
Células gliais, 150
Células granulosas, 316, 658, 547
Células horizontais, 268
Células miocárdicas, 10, 354, 355f
Células mioepiteliais, 13
Células nervosas. *Ver também* Neurônio(s)
Células parafoliculares, 308, 629
Células parietais, 568, 569
Células plasmáticas, 369, 455, 456f
Células principais (zimogênicas), 568
Células satélite, função, 153, 154t
Células semelhantes às enterocromafins, 568
Células sustentaculares (de Sertoli), 638, 646, 650-651
Células T. *Ver também* Linfócitos T
Células timo-dependentes. *Ver também* Linfócitos T
Células totipotentes, 63
Células-tronco
  embrionárias, 63
  hematopoiéticas, 63, 371
  mesenquimais, 63
  neurais, 191
  telomerase, 74
Células zimogênicas (principais), 568
Células(s) intersticial(ais).*Ver também* Células de Leydig, de Cajal, 574, 575f
Centríolos, 72,74f
Centro da fome, 199
Centro da ritmicidade, 502
Centro da saciedade, 199
Centro de integração, 6
Centro respiratório apnêustico, 204, 206f, 502
Centro respiratório pneumotáxico, 204, 206f, 502
Centrômero, 72
Centros de controle
  cardíaco, 206, 411, 432
  respiratório, 204, 206, 206f, 502-503, 502f
    apnêustico, 204, 206f, 502
    localização, 204, 206, 206f, 502, 502f
    pneumotáxico, 204, 206f, 502
  da temperatura, 602
  vasomotor, 432
Centros vitais, 206
Centrossomos
  função, 50t, 72-74
  estrutura, 50t
Cerebelo, 204
  no controle do sistema nervoso autônomo, 233

lesão, 205, 353
funções, 204
no controle musculoesquelético, 353
estrutura, 204
Cérebro, 190-201
  na emoção, 198-199
  na linguagem, 197-198
  na memória, 200-201
  na motivação, 198-199
  no impulso sexual, 199
  estrutura, 191, 191f
Cetoácido(s), 116
  metabolismo, 116-117
Cetoacidose, 35, 618
Cetogênese, 583, 616
Cetona(s), 29, 31f
Cetose, 35, 116
CFTR. *Ver* Regulador transmembrana da fibrose cística
Choque
  anafilático, 441
  cardiogênico, 441
  circulatório, 439-441
    etiologia, 440-441
    hipovolêmico, 440-441
    reflexos cardiovasculares e, 439-440, 440t
    sinais, 439, 440t
  hipovolêmico, 440-441
  neurogênico, 441
  séptico, 441
  medular, 233
Cianeto, efeitos da intoxicação, 112
Cianocobalamina. *Ver também* Vitamina B$_{12}$
Ciclase(s)
  na ação hormonal, 295-296, 295f, 296t
  na neurotransmissão, 175, 176f
Ciclina D, 71
Ciclina(s), 71-72
Ciclo cardíaco, 381-382, 382f
  alterações de pressão, 382
Ciclo de Cori, 106, 107f
Ciclo de Krebs, 107-108, 108f, 109f, 112
Ciclo de vida, humano, 636f
Ciclo do ácido cítrico (de Krebs), 107-108, 108f, 109f
Ciclo do ácido tricarboxílico. *Ver também* Ciclo de Krebs
Ciclo menstrual, 661-667, 664f
  endométrio, 664-665
  alterações hormonais durante, 662-663, 663f
  fases, 662-664, 666f
Ciclo ovariano, 657-659, 665f
Cicloexano, 30f
Ciclos estruais, 661
Cicloxigenase, 318
  isoformas, 319
Cílio(s), 54-55, 55f
  funções, 50t, 55
  localização, 55
  no sistema respiratório, 485, 485f
  estrutura, 50t, 54-55
Cinase da cadeia leve da miosina, 356
Cinase(s), 86
  dependente da ciclina, 71
  doenças associadas com concentrações anormais, 85t
  ativação enzimática, 88
  na ação hormonal, 295-296, 295f, 295t, 298-299
  nos músculos lisos, 356
  nas sinapses, 167
Cinases dependentes da ciclina, 71
Cinetocore, 72
Cinocílio, 249, 251f
Circuito de Papez, 198-199
Circuitos de retroalimentação negativa. *Ver também* Controle por retroalimentação, negativa
Circuitos de retroalimentação positiva. *Ver também* Controle por retroalimentação, positiva
Circulação enteroepática, 579-580, 580f

Circulação pulmonar, 379, 380t, 422f, 500-501
Circulação sistêmica, 379, 380t, 422f
Circulação. *Ver também* Fluxo sanguíneo
  enteroepático, 579-580, 580f
  no exercício, 426-428, 426t, 427f, 428f, 428t
  pulmonar, 379, 380t, 422f, 500-501
  sistêmica, 379, 380t, 422f
Cirrose, 579
Cirurgia de revascularização coronariana, 425, 426f
Cisteína, 39f, 116t
Cisterna, 60, 67
  terminal, 337
Citocina(s)
  versus fatores do crescimento, 317
  na regulação do sistema imunológico, 371, 460, 460t
Citocinese, 72
Citocromo a₃, no sistema de transporte de elétrons, 108
Citocromo(s), no sistema de transporte de elétrons, 108
Citoesqueleto, 56-57, 56f
Citoplasma, 56-57
  função, 50t
  estrutura, 50t, 51, 56-57
Citosina, 43, 43f, 62
Citosol, 51, 56
Citotrofoblasto, 672-673
Citrato de sódio, e a coagulação sanguínea, 377
Clearance plasmático, renal, 541-546
  cálculos, 543-544, 544t
  da inulina, 542-544, 543f
  do ácido para-aminoipúrico, 544-545, 545f
  limiar plasmático e, 546
  da uréia, 544
Clitóris, 657
  desenvolvimento, 639
Clivagem, 669-670, 670f, 671f
Clonidina, 229
Cloreto de sódio, 26, 27f
Cloro, ligação iônica, 26, 27f
Clostridium botulinum, 330, 593
Coágulo sanguíneo/coagulação sanguínea, 374-377
  distúrbios, 375, 376t
  dissolução, 376-377
  via extrínseca, 375-376, 376f
  fatores, 375-376, 375f
  via intrínseca, 375-376, 376f
  plaquetas na, 369-370, 374
  retroalimentação positiva, 8
  retração do, 375
Cocaína, 177, 423
Cóclea, 249, 255-256, 256f
Códon(s), 65, 65t
Coenzima A. *Ver também* Acetil coenzima A; HMG-coenzima A redutase
  na respiração aeróbia, 107, 107f
Coenzima Q, no sistema de transporte de elétrons, 108
Coenzima(s), 88
  na glicólise, 105t
  como transportadores de hidrogênio, 94
Cofatores
  e enzimas, 88, 88f
  na glicólise, 105t
Cohen, Stanley, 6t
Colágeno
  no tecido conjuntivo, 13-15, 42, 42f
  na matriz extracelular, 127
Colaterais axônicas, 150f, 151
  crescimento de, lesão do sistema nervoso central e, 156
Colecistocinina
  como enterogastrona, 589
  como hormônio, 178, 587
  como neurotransmissor, 178
Cólera, 577
Colesterol

e a aterosclerose, 396-398
na bile, 581, 583
na hipercolesterolemia familiar, 69, 91t, 396
função, 37
na membrana plasmática, 52
endocitose mediada por receptor, 54
estrutura, 38f
Colículo(s)
  inferior, 204
  superior, 204, 273-274
Colo uterino, 657
Colo. *Ver também* Intestino grosso
  ascendente, 575
  descendente, 575
  sigmóide, 575
  transverso, 575
Colóide, 308
Colunas renais, 526
Combustão, energia liberada, 92f
Compartimentos extracelulares, 18, 126-127
  composição, 126-127, 126f, 414
  sinalização, 142-143
  água, 24, 126, 414, 415f
Compartimentos intracelulares, 18
  água nos, 24, 126, 414, 415f
Compartimentos líquidos, 18
  extracelulares. *Ver também* Compartimentos extracelulares
  intracelulares, 18
  água nos, 24, 126, 414, 415f
Competência imunológica, 468
Complacência
  pulmonar, 487-488
  venosa, 413
Complexo de ataque à membrana, 458, 459f
Complexo de fusão, 166
Complexo de Golgi, 60, 60f
  funções, 50t, 54, 60, 67-68
  estruturas, 50t, 60
Complexo de histocompatibilidade maior, 461
Complexo enzima-substrato, 84
Complexos do poro nuclear, 60, 62f
Complexos juncionais, 1
Componente elástico, 341
Comportamento dirigido por um objetivo, área cerebral relacionada, 199
Composto(s)
  aromático, 29
  iônico, 25-27
COMT. *Ver também* Catecol-O-metiltransferase
Conceito vitalista das reações químicas, 84
Condensação. *Ver também* Síntese por desidratação
Condrócitos, 15
Condução
  de potenciais de ação, 163-164
    velocidade, 163, 164, 165t
    saltatória, 164
  no coração, 386-387, 386f, 390f
Cone(s), 268, 269f
  absorção máxima, 271
  e visão colorida, 271
  distribuição, 272
  tipos, 271, 271f
Conexinas, nas junções de hiato, 166, 166f
Conformação, de enzimas, 84
Congelamento, 430
Consciência, sistema de ativação regular, 206
Constância dinâmica, homeostasia como, 7
Contração(ões)
  do músculo cardíaco, 354, 381-382, 387, 411-413
  isométrica, 340-341
  isotônica, 340
  relação comprimento-tensão, 341, 342f
  dos músculos esqueléticos, 9, 339-341
  graduada, 340
  mecanismos, 331-339
  teoria dos filamentos deslizantes, 332-336, 333f, 334f
  visualização, 339, 339f

do intestino delgado, 574
dos músculos lisos, 355-357
uterina, 677
Contração, 340
Contracepção
  feminina, 291, 666-667
  masculina, 665
Contraceptivos orais, 666
  efeitos colaterais, 291
Contratilidade
  controle extrínseco, 413
  controle intrínseco, 411-413
  e volume sistólico, 411
Contratransporte, 137-138
Controle por retroalimentação, 5-9
  negativa, 5-8, 7f
    da secreção da hipófise anterior, 301 303-305
    da glicemia, 7-8, 8f, 9f
    da pressão arterial, 434f
    do volume de sangue, 418f
    do equilíbrio do cálcio, 626, 629f
    da secreção hormonal, 8-9, 303-305
    inibição, 9, 304
    insulina no, 8-9, 8f, 9f
    do ciclo menstrual, 663
    do equilíbrio do fosfato, 629
  positiva, 8
    da secreção da hipófise anterior, 304-305
    da coagulação sanguínea, 8
    do ciclo menstrual, 663
    da reabsorção renal, 538
Controle, íons, nos axônios, 159-160, 159f
Convoluções, do córtex cerebral, 191
Cor pulmonale, 495
Coração. *Ver também* Cardíaco
  demandas aeróbias, 425
  arritmias, 382, 387, 399-400, 399f
  fluxo sanguíneo ao, 424-425
    regulação, 425
  ciclo cardíaco, 381-382, 382f
  dupla inervação, 231-232
  atividade elétrica, 385-387, 386f
    condução, 386-387, 386f, 390f
    eletrocardiograma, 387-388, 388f, 390f
  como glândula endócrina, 287t
  funções, 366
  metabolismo, fonte energética, 119t
  bulha(s), 382-384, 382f
    anormal, 383-384
    eletrocardiograma, 388, 391f
    primeira, 383
    técnicas de ausculta, 383, 383f
    segunda, 383
  estrutura, 379-380
  valvas
    atrioventriculares, 379-380, 381f
    defeituosas, 383
    incompetentes, 383
    semilunares, 379-380, 381f
  Cordas tendíneas, 380
  Coréia de Huntington, 178
  Coréia, 195, 353, 354t
  Córion frondoso, 673
  Córnea, 260, 261t
  Cornos
    dorsais, 206
    ventrais, 206
  Coroa radiada, 659
  Coróide, 261t, 263
  Corpo albicante, 660
  Corpo caloso, função, 191, 195
  Corpo cavernoso, 653-654
  Corpo celular, 10-11, 10f
    no sistema nervoso central, 151
    no sistema nervoso periférico, 151
    estrutura, 150-151, 150f, 151f
  Corpo ciliar, 261, 261t
  Corpo de Barr, 637, 637f
  Corpo esponjoso, 653-654
  Corpo estriado, 195
  Corpo lúteo, 316, 660, 663, 665f
  Corpo quadrigêmeo, 204

Corpo residual, 57
Corpo/humor vítreo, 263
Corpos cetônicos, 35, 36f
  no metabolismo dos lipídios, 115-116
  secreção pelo fígado, 583
Corpos densos, 355, 356f
Corpos de Nissl, 151
Corpúsculo renal, 528
Corpúsculos de Pacini, 17-18, 18f
  transdução sensitiva, 241
Corpúsculos lamelados (de Pacini), 17-18, 18f, 241
Corrente escura, 270
Córtex cerebral, 191-195
  substância cinzenta, 190
  hemisférios
    dominância, 196
    lateralização, 195-197, 197f
  na linguagem, 197-198, 197f
  lobos, 191, 192, 192t, 200
  na memória, 200
  áreas motoras, 191-192, 193f
  áreas sensitivas, 191-192, 193f
  no impulso sexual, 199
  estrutura, 191, 192f
  na visão, 276-277
Córtex estriado, 272-273, 275f
Córtex pré-frontal, na memória, 200
Corti, órgão de, 256-259, 258f
Corticóides. *Ver também* Corticosteróides
Corticosteróides, 37
  categorias, 305-306
  secreção, 289, 305
  distúrbios, 306
Corticotropina. *Ver também* Hormônio adrenocorticotrópico
Cortisol (hidrocortisona), 37, 38f, 306, 307f
Cotransporte, 137-138, 138f
Cousteau, Jacques, 501
CPK (creatina fosfocinase). *Ver também* Creatina cinase
Creatina cinase
  doenças associadas com concentrações anormais, 86t
  formas isoenzimáticas, 86, 344
  isquemia miocárdica e, 398-399
Creatina fosfato. *Ver também* Fosfocreatina
Creatina fosfocinase (CPK). *Ver também* Creatina cinase
Creatinina, 543
Crenação, de eritrócitos, 133, 133f
Crescimento
  idade e, 644, 645f
  hormônio do crescimento e, 624
  sexo e, 644, 645f
Cretinismo, 312, 312f
CRH. *Ver também* Hormônio liberador de corticotropina
Crick, Francis, 6t
Cripta(s) de Lieberkühn, 571
Criptas intestinais, 571
Criptorquidia, 638
Crista ampolar, 251
Crista neural, 188, 189f
Cristalino, 260, 261, 261f
  corpo ciliar e, 264-265, 265f
Cristas, 58, 58f
Cromátide(s), 71f, 72
Cromatina, 62-63, 63f
  função, 50t
  estrutura, 50t
Cromossomos
  autossômicos, 75, 636
  homólogos, 75-77, 75f, 636, 637f
  sexuais, 75, 636
Crossing-over, de cromossomos, 77, 77f
Cúmulo oóforo, 659
Cúpula, 251, 252f, 253
Curare, ação do, 171t, 173, 230
Curva de dissociação da oxiemoglobina, 508-509, 509f
  pH e, 510, 510f
Curva força-velocidade, 340, 341f
Cutâneo. *Ver também* Pele

Índice

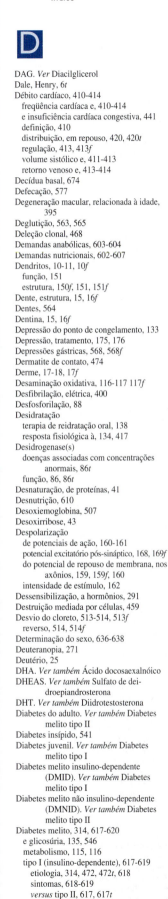

DAG. *Ver* Diacilglicerol
Dale, Henry, 6t
Débito cardíaco, 410-414
  freqüência cardíaca e, 410-414
  e insuficiência cardíaca congestiva, 441
  definição, 410
  distribuição, em repouso, 420, 420t
  regulação, 413, 413f
  volume sistólico e, 411-413
  retorno venoso e, 413-414
Decídua basal, 674
Defecação, 577
Degeneração macular, relacionada à idade, 395
Deglutição, 563, 565
Deleção clonal, 468
Demandas anabólicas, 603-604
Demandas nutricionais, 602-607
Dendritos, 10-11, 10f
  função, 151
  estrutura, 150f, 151, 151f
Dente, estrutura, 15, 16f
Dentes, 564
Dentina, 15, 16f
Depressão do ponto de congelamento, 133
Depressão, tratamento, 175, 176
Depressões gástricas, 568, 568f
Dermatite de contato, 474
Derme, 17-18, 17f
Desaminação oxidativa, 116-117 117f
Desfibrilação, elétrica, 400
Desfosforilação, 88
Desidratação
  terapia de reidratação oral, 138
  resposta fisiológica à, 134, 417
Desidrogenase(s)
  doenças associadas com concentrações anormais, 86t
  função, 86, 86t
Desnaturação, de proteínas, 41
Desnutrição, 610
Desoxiemoglobina, 507
Desoxirribose, 43
Despolarização
  de potenciais de ação, 160-161
  potencial excitatório pós-sináptico, 168, 169f
  do potencial de repouso de membrana, nos axônios, 159, 159f, 160
  intensidade de estímulo, 162
Dessensibilização, a hormônios, 291
Destruição mediada por células, 459
Desvio do cloreto, 513-514, 513f
  reverso, 514, 514f
Determinação do sexo, 636-638
Deuteranopia, 271
Deutério, 25
DHA. *Ver também* Ácido docosaexalnóico
DHEAS. *Ver também* Sulfato de deidroepiandrosterona
DHT. *Ver também* Diidrotestosterona
Diabetes do adulto. *Ver também* Diabetes melito tipo II
Diabetes insípido, 541
Diabetes juvenil. *Ver também* Diabetes melito tipo I
Diabetes melito insulino-dependente (DMID). *Ver também* Diabetes melito tipo I
Diabetes melito não insulino-dependente (DMNID). *Ver também* Diabetes melito tipo II
Diabetes melito, 314, 617-620
  e glicosúria, 135, 546
  metabolismo, 115, 116
  tipo I (insulino-dependente), 617-619
    etiologia, 314, 472, 472t, 618
    sintomas, 618-619
    versus tipo II, 617, 617t
    deficiência de insulina não corrigida, 618, 618f

tipo II (não insulino-dependente), 617, 619-620
  etiologia, 314, 619
  tolerância à glicose oral, 619, 619f
  sintomas, 619-620
  versus tipo I, 617, 617t
Diacilglicerol (DAG), 296
Diafragma, 485
Diálise, 128, 554
  peritoneal ambulatorial contínua, 554
Diapedese, 369, 449, 449f
Diarréia, 577
  do viajante, 589
  tratamento, 138
Diástole, 381
Diencéfalo, 201-204, 202f
  desenvolvimento, 189
Dieta, metabolismo durante, 115
Diferença de potencial, 140
Diferença de pressão, 420, 421f
Diferenciação celular, 63
Difusão, 127-129
  gradientes de concentração, 128, 128f
  definição, 128
  facilitada, 127, 135-136, 135f, 136f
  canais iônicos, 129, 129f
  osmose, 128, 129-134
  velocidade, 129
  simples, 127
Digestão, 563
  de carboidratos, 592
  enzimas, 592t
  gordura e, 588-589
  reações de hidrólise, 562f, 563
  de lipídios, 593-595, 594f
  de proteínas, 592-593, 593f
  no estômago, 570
Digital, 441
1,25-diidroxivitamina D$_3$
  no equilíbrio do cálcio e do fosfato, 627
  produção, 627, 628f
Diidrotestosterona (DHT)
  formação, 639, 641f, 653
  função, 639
Diidroxifenilalanina (DOPA), 90
Diiodotirosina (DIT), 308-309
Dimerização, 293
Dinorfina, 179
Dióxido de carbono, pressão parcial, 513-515, 513f
  importância, 499
  e ventilação, 503-505, 505f
Dipalmitoil lecitina, 488-489
Dipeptídios, 41
Disco óptico, 263
Discos de Merkel, 242, 243t
Discos intercalares, 10, 10f, 354
  parte intercondral, músculos intercostais internos, 491
Discos Z, 332
Disfunção erétil, 655
Dismenorréia, 665
Dismutase(s)
  como antioxidante, 108
  defeitos genéticos, 347
D-isômeros, 30
Dispnéia, 494
Disreflexia autônoma, 233
Dissacarídeos, 32
  síntese por desidratação, 33f
Distrofia muscular
  de Duchenne, 326
  concentração plasmática de enzimas, 86t
Distrofina, 326
Distúrbio afetivo sazonal, 315
Distúrbios pulmonares, 494-495
DIT. *Ver* Diiodotirosina
Diuréticos, 552-553
  ação, 552, 553t
    local de, 552, 553f
  complicações relacionadas, 549
  de alça, 552
  osmótico, 552
  poupador de potássio, 553

tiazídico, 5523
Diverticulite, 575
Divisão por redução. *Ver também* Meiose
DMNID (diabetes melito não insulino-dependente). *Ver* Diabetes melito tipo II
DNA. *Ver* Ácido desoxirribonucléico
Doença da descompressão, 501
Doença da montanha aguda, 518, 551
Doença de Addison, 306, 550
Doença de Alzheimer, 174, 192
  tratamento, 174
Doença de Gaucher, 91t
Doença de Glerke, 91t
Doença de Graves, 311, 472, 472t
Doença de Lou Gehrig. *Ver* Esclerose lateral amiotrófica
Doença de Ménière, 253
Doença de Paget
  concentração de fosfatase alcalina e, 86t
  tratamento, 629
Doença de Parkinson
  etiologia, 177, 353
  sintomas, 177, 195, 353
  tratamento, 158, 175, 177
Doença de Simmonds, 301
Doença de Tay-Sachs, 91t
Doença de von Willebrand, 375
Doença do xarope de bordo, 91t
Doença falciforme, 511, 512f
Doença hemolítica do neonato, 374
Doença pulmonar obstrutiva crônica (DPOC), 495
Doença renal, 554
  policística, 530
Doença renal, concentração de lactato desidrogenase e, 86t
  doenças associadas, 108
  formação, 28
Doenças do complexo imunológico, 473
Dominância manual *versus* lateralização cerebral, 196, 197
DOPA. *Ver* Diidroxifenilalanina
Dopamina
  barreira hematoencefálica e, 158
  como neurotransmissor, 176-177, 204
2,3-DPG. *Ver* Ácido 2,3-difosfoglicérico
DPOC. *Ver* Doença pulmonar obstrutiva crônica
Drogas farmacoterápicas, desenvolvimento, 5
Drogas, farmacológicas, desenvolvimento, 5
Ducto arterial, 319, 384, 384f
Ducto deferente, 639, 651
Ducto semicircular, 251
Ducto torácico, 401
Ducto(s), 13. *Ver também* ductos *específicos*
Ductos biliares, 579-580, 580t
  comuns, 583
Ductos de Müller (paramesonéfricos), 639
Ductos de Wolff (mesonéfricos), 639
Ductos hepáticos, 579
Ductos lactíferos, 680
Ductos linfáticos, 401
Ductos mamários, 680
Ductos mesonéfricos (de Wolff), 639
Ductos paramesonéfricos (de Müller), 639
Dúctulos eferentes, 651
Duodeno, 571
  histologia, 572f
  secreção de suco pancreático e bile, 584

ECA. *Ver* Enzima conversora da angiotensina
Eccles, John, 6t
ECG. *Ver* Eletrocardiograma
Eclampsia, 439
Ectoderma, 188, 672
Edema

etiologia, 131, 417, 417t
  pulmonar, 500
EDTA. *Ver* Ácido etilenodiaminotetracético
EEG. *Ver* Eletroencefalograma
Efeito de Bohr, 509
Efeito dormitório, na menstruação, 305
Efeito escada, 340
Efeitos cronotrópicos, 410
Efeitos principais, dos hormônios, 291
Efetor(es)
  antagonista, 7-8
  no circuito de retroalimentação negativa, 6-7
  no circuito de retroalimentação positiva, 8
Ehrlich, Paul, 471
Eicosanóides, 318
Eixo, 305
  hipotálamo-hipofisário-gonadal, 304f
  hipotálamo-hiopfisário-tireoidiano, 304f
  hipofisário-supra-renal, 307f
  hipofisário-ovariano, 660-661
Ejaculação, 654
ELA. *Ver* Esclerose lateral amiotrófica
Elastase, 593
Elasticidade, dos pulmões, 488
Elastina, na matriz extracelular, 127
Elefantíase, 416, 416f
Elemento de resposta a hormônio, 292
Elementos figurados do sangue, 367, 368-370, 370f, 370t
Elementos
  químico, 25
  vestigiais, 605t, 607, 607t
Eletrocardiograma (ECG), 387-388, 388f, 390f
  detecção de arritmias com, 399-400, 399f
  derivações
    bipolares de membros, 387-388, 389f, 389t
    unipolares, 388, 389f, 389t
Eletroconvulsoterapia, e a memória, 199
Eletrodo de oxigênio, 498, 498f
Eletroencefalograma (EEG), 193-195
  tipos de padrões, 193-195, 195f
Eletroforese, 455, 456f
Eletrólito(s),
  absorção, no intestino grosso, 577
  equilíbrio, controle renal, 546-550
Elétron(s)
  definição, 24
  orbital, 24
  valência, 24, 25
Eliminação, 563
Emaranhados neurofibrilares, na doença de Alzheimer, 174, 192
Eminência mediana, 303
Emissão, 654
Emoção
  área cerebral relacionada à, 198-199, 203
  olfato e, 249
Emulsificação, 593, 594f
Encefalinas, 179
Encéfalo, 188-206. *Ver também partes específicas*
  no controle do sistema nervoso autônomo, 232-233, 233t
  barreiras, hematoencefálica, 158
  fluxo sanguíneo, 190, 429, 430f
  desenvolvimento, 188-189, 189f
  na emoção, 198-199
  entérico. *Ver* Sistema nervoso entérico
  hormônios no, 290
  na linguagem, 197-198, 198f
  na memória, 200-201
  metabolismo, fonte de energia, 119, 119t
  na motivação, 198-199
  neurônios motores no, 347, 349
  neurotransmissão, 176-177, 178
    dopaminérgica, 204, 205f
  na secreção hipofisária, 305
  organização estrutural, 188-190, 188f
  remoção cirúrgica de tecidos, e a memória, 200
  sinapses, 166

derivados da testosterona no, 646, 648*f*
visualização, 192-193, 194*f*
peso, 190
Endocardite reumática, 383
Endocitose mediada por receptores, 53-54, 54*f*
Endocitose, 53-54
transporte de massa, 139, 139*f*
Endoderma, 672-673
Endolinfa, 249, 251
Endométrio, 656-657
alterações cíclicas, 664-665
Endometriose, 643
Endomísio, 326
Endopeptidases, 593
β-endorfina, 179
Endotelina(s), 317
Endotelina-1, 424
Endotélio, 11
Endotoxina, 441, 450
Energia de ativação
catalisadores, 84, 85*f*
definição, 84
Energia livre, 92
Energia. 84
transportadores
ATP como transportador universal, 93, 94*f*
hematogênicos, 114
fluxo, 91-94
livre, 92
vias, 608*f*
liberação
na respiração celular, 92*f*
na combustão, 92*f*
na glicólise, 103, 103*f*
demandas
no exercício, 342-343, 343*f*, 603*t*
no músculo esquelético, 342-346
reservas, 608
fontes
para o encéfalo, 119, 119*t*
para o coração, 119*t*
ácido lático como, 119, 119*t*
para o fígado, 119*t*
preferidas, 608
para os músculos esqueléticos, 119*t*
armazenamento
como gordura, 114
no fígado, 114
como proteínas, 114
Energias nervosas específicas, lei das, 240-241
Enfisema, 495, 495*f*
Ensaios clínicos, no desenvolvimento de drogas farmacológicas, 5
Erasistrato, 5
Enterocinase, 573, 585
Enterogastrona, 589
Enterotoxina, 577
termoestável, 589
Entropia, 92
Envelope nuclear, 50*t*, 60
Enxofre, estrutura, 24*t*
Enzima conversora da angiotensina (ECA), 419, 547
inibidores, 419
Enzima(s), 84-90 *Ver também enzimas específicas*
ativação, 88
sítio ativo, 84
no sangue, doença e, 86, 86*t*
cofatores e, 88, 88*f*
na síntese por desidratação, 34
na digestão, 592*t*
na glicólise, 105*t*
na hidrólise, 34
formas isoenzimáticas, 86
do fígado, 88
mecanismo, 84
em vias metabólicas, 89-90, 89*f*
modelos de atividade, 84, 85*f*
induzida, 84
chave e fechadura, 84, 85*f*
denominação, 86

do pâncreas, 88
do suco pancreático, 585, 585*t*, 586*f*
nos peroxissomos, 58
pH e, 87, 87*f*, 88*t*
proteínas como, 42, 84
regulação, 87-90
em reações reversíveis, 88-89
RNA ribossômico como, 59
saturação, 88, 89*f*
do intestino delgado, 573, 574*t*, 592*t*
e estereoisômeros, 30
estrutura, 84
concentração de substrato e, 88, 89*f*
temperatura e, 87, 87*f*
Enzimas aminoacil-RNAt sintetase, 65
Enzimas da borda em escova, 573, 574*t*
Enzimas do citocromo P450, 583
Eosina, 369
Eosinófilos, 369, 370*t*
EPA. *Ver* Ácido eicosapentaenóico
Epiderme
apoptose, 72
função, 17, 18
estrutura, 11, 13*f*, 17*f*, 18
Epidídimo, 639, 651
Epimísio, 326
Epitálamo, 202
Epitélio colunar ciliado pseudo-estratificado, 11*t*
Epitélio colunar, 11, 11*t*, 12*f*
Epitélio cubóide, 11, 11*t*, 12*f*
Epitélio estratificado
cubóide, 11*t*
pavimentoso, 11, 11*t*, 12*f*
Epitélio pavimentoso, 11, 11*t*, 12*f*
Epitélio simples, 11
colunar, 11, 11*t*, 12*f*
cubóide, 11, 11*t*, 12*f*
pavimentoso, 11, 11*t*, 12*f*
Epitélio transicional, 11*t*
Epitélio, 11-13
apoptose, 72
tipos, 11, 11*t*, 12*f*
Equação de Goldman, 141
Equação de Henderson-Hasselbach, 378
Equação de Nernst, 140-141
Equilíbrio ácido-básico
do sangue, 377-378, 378*t*
e a ventilação, 515, 515*t*
controle renal, 550-552, 551*f*, 552*t*
Equilíbrio do fosfato, regulação, 625-629, 625*t*
Equilíbrio
vias neurais relacionadas, 251-253, 253*f*
aparelho vestibular e, 249-253
Ereção, 653-654
Eritroblasto(s), 371
Eritroblastose fetal, 374, 581
Eritrócito(s)368, 369*f*, 370*t*
antígenos, 372-374
formação, 371
regulação, 371-372
estágios, 371-372, 372*f*
via do ácido lático, 104
núcleos, 60
osmose, 133, 133*f*
fator Rh, 374
Eritropoiese, 371
regulação, 371-372
estágios, 371-372, 372*f*
Eritropoietina, 371, 508
Erros inatos do metabolismo, 89-90, 90*f*, 91*t*
Escalenos, 491
Escherichia coli, 589
Esclera, 260, 261*t*
Esclerose lateral amiotrófica (ELA), 347
Esclerose múltipla, 156
Escleroses, 156
Escroto, desenvolvimento, 638, 639
Esferas de hidratação, 26-27
Esfigmomanômetros, 432, 435
Esfíncter(es)
da ampola, 585

esofágico inferior, 566
musculares, 326*t*
de Oddi, 585
pré-capilares, 394
pilórico, 567
uretral
externo, 528
interno, 528
Esmalte, 15, 16*f*
Esôfago, 563, 566
esfíncteres, 566
Espaço intrapleural, 485, 487
Espaço morto
anatômico, 492-494, 493*t*
fisiológico, 493*f*
Espécies reativas de oxigênio, 108
espécies reativas, 108, 607
estrutura, 24*t*
toxicidade, 501
utilização, 482
Espectro eletromagnético, 261*f*
Espermátides, 650
Espermatócito(s)
primário, 649-650
secundário, 650
Espermatogênese, 642, 649-651, 649*f*
controle hormonal, 651, 652*f*
Espermatogônia, 637, 649
Espermatozóide, 650, 651, 652*f*
capacitação, 667-668
flagelo, 55
Espermiogênese, 650, 651*f*
Espinhas dendríticas, potenciação prolongada, 201
Espirograma, 491, 493*f*
Espirometria, 491
Espironolactonas, 553
Espru celíaco, 577
Esqueleto fibroso, 379
Esquizofrenia, tratamento, 177
Estado absortivo, 611
glucagon no, 615
insulina no, 615
Estado de bloqueio, 356
Estado pós-absortivo (jejum), 611
glucagon, 615-616
insulina, 615-616
Estatinas, 397
Estenose mitral, 383
Estereocílios, 249, 251*f*
Estereoisômeros, 29-30
Esteróides anabólicos. *Ver* Androgênios
Esteróides sexuais, 37 *Ver também tipos específicos*
no eixo hipotálamo-hipofisário-gonadal, 304, 304*f*, 305
puberdade e, 642
secreção, 289, 306, 316
síntese, 307*f*
Estímulo(s) sensitivos (is)
adequado, 241
lei das energias nervosas específicas, 240-241
nos tratos medulares, 207
Estômago, 566-568. *Ver também* Gástrico
absorção, 570
digestão, 570
funções endócrinas, 287*t*, 568, 568*t*
funções exócrinas, 568, 568*t*
no trato gastrintestinal, 563, 563*f*
secreção de ácido clorídrico, 569-570
neurotransmissão, 171
secreção de pepsina 569-570
radiografia, 567
regulação, 587-589, 587*t*, 588*f*
estrutura, 566-568, 567*f*
Estrabismo, 330
Estradiol
efeitos sobre os homens, 647-648
no ciclo menstrual, 662-663
secreção, 37
fórmula estrutural, 38*f*
17β-estradiol, 316, 644
Estreptoquinase, 377

Estresse
resposta das supra-renais, 308
e o câncer, 471
oxidativo, 108, 607
Estressores, 308
Estribo, 254
Estricnina, e controle neural dos músculos esqueléticos, 171*t*, 178
Estriol, 316, 677
Estrogênios, secreção de, 316
Estrona, 316, 667
Estudos com animais, papel, 4
Etano, 30*f*
Etileno, 30*f*
Eucromatina, 63
Exaustão, estágio de, das supra-renais, 308
Excitotoxicidade, 181
Exercício
adaptação ao, 346, 346*t*
e volume sanguíneo, 418
circulação no, 426-428, 426*t*, 427*f*, 428*f*, 428*t*
demandas energéticas durante, 342-343, 343*f*, 603*t*
fadiga durante, 346
ventilação, 515-516, 516*f*, 517*t*
Exocitose, 54
transporte em massa, 139, 139*f*
nas sinapses químicas, 166-167, 168*f*
Exoftalmia, 311, 311*f*
Éxons, 64-65
Exopeptidases, 593
Expiração, 490-491
Exteroceptores, 246
Extravasamento, 449, 449*f*

F

FAD. *Ver* Flavina adenina dinucleotídeo
Fagócitos, 448-449
fixos, 449
órgão-específicos, 449
tipos, 449
Fagocitose, 53, 53*f*, 448-449, 449*f*
Fala
área cerebral relacionada, 197-198, 198*f*
tratos corticospinais e, 209
Faringe, 483, 563
FAS, 464
Fascículo arqueado, 197
Fascículo atrioventricular, 386
Fascículos, 326
Fase cefálica, 587-588, 587*t*
Fase de excitação, da resposta sexual, 645
Fase de platô, 386, 485
Fase de resolução, da resposta sexual, 645
Fase folicular, do ciclo menstrual, 662-663
Fase G$_1$, 71
Fase G$_2$, 71, 72
Fase gástrica, da regulação gástrica, 587*t*, 588
Fase intestinal, da regulação gástrica, 587*t*, 588-589
Fase lútea, do ciclo menstrual, 663-664
Fase M do ciclo celular, 72
Fase menstrual, do endométrio, 665
Fase proliferativa do endométrio, 665
Fase S, do ciclo celular, 71
Fase secretora, do endométrio, 665
Fator da saciedade, 610
Fator de crescimento do fibroblasto, 395
Fator de crescimento endotelial vascular (VEGF), 395
Fator de crescimento nervoso, 157
Fator de inibição de Müller, 639
Fator de necrose tumoral alfa (FNT$_α$), 453, 462, 609
Fator de relaxamento derivado do endotélio, 317
Fator determinador dos testículos, 637
Fator estimulador de colônia de granulócitos (G-CSF), 371, 460, 460*t*

Índice

Fator estimulador de colônia de granulócitos-monócitos (GM-CSF), 371, 460, 460f
Fator intrínseco, 369
   função, 568
   secreção, 568
Fator natriurético atrial (FNA). *Ver* Peptídio natriurético atrial
Fator neurotrófico derivado da glia (GDNF), 157
Fator neurotrópico derivado do encéfalo, 157
Fator reumatóide, 473
Fator Rh, 374
Fatores de crescimento
   angiogênese e, 395
   versus citocinas, 317
   mecanismo de ação, 298
   secreção pelas plaquetas, 370
Fatores de transcrição, 63
   receptores hormonais nucleares como, 292
Fatores do crescimento similares à insulina (IGFs), 623
Febre do feno, 473, 474
Febre, 450
Feixe de His, 386
Fenda sináptica, 166, 167f
Fenestras, 578
Fenilalanina
   como aminoácido essencial, 116t
   vias metabólicas de decomposição, 90, 91f
Fenilcetonúria, 90, 91t
Fenilefrina, 229
Feocromocitoma, 307
Fermentação
   estudo inicial, 84
   ácido lático, 104
Ferormônios, e a menstruação, 305
Ferro, demanda diária, 372
Fertilidade, masculina, 655-656
Fertilização, 636, 668-669, 668f
   in vitro, 669, 670f
Feto
   desenvolvimento de tecido adiposo, 609
   zona adrenal, 677
   desenvolvimento do sistema nervoso central, 188-189, 189f
   hemoglobina, 511
   desenvolvimento do sistema reprodutor, 637-639, 644, 658, 659, 660f
   distúrbios, 641-642
Fibras brancas, 345
Fibras C, não mielinizadas, 506
Fibras de bolsa nuclear, 348
Fibras de cadeia nuclear, 348
Fibras de contração lenta, 344-345, 345f, 345t
Fibras de contração rápida, 344-345, 345f, 345t
Fibras de Purkinje, 386
Fibras do fuso, 72, 73f
Fibras extrafusais, 348
Fibras glicolíticas, rápidas, 345
Fibras intrafusais, 348
Fibras motoras, 153
   nos nervos cranianos, 210
   nos nervos espinais, 211, 212f
Fibras oxidativas
   rápidas, 345
   lentas, 345
Fibras sensitivas, 153
   em nervos cranianos, 210
   em nervos espinais, 211, 212f
Fibras vermelhas, 345
Fibras zonulares, 261
Fibrilação, 399-400
   atrial, 382, 399
   tratamento, 400
   ventricular, 399, 399f
Fibrina, 375, 375f
Fibrinogênio, 368, 375
Fibroblasto(s), longevidade, 74
Fibrose
   cística, 69, 129
      terapia genética, 69, 129
   pulmonar, 488, 495

Fígado, 578-583. *Ver também* Hepático
   amônia, 116
   distúrbios, concentração de lactato desidrogenase, 86t
   secreção endócrina, 287t
   retículo endoplasmático, 69
   armazenamento de energia, 114
   ativação enzimática, 88
   secreção exócrina, 13
   funções, 580-583, 581f
   lóbulos, 579, 579f
   metabolismo
      de aminoácidos, 116
      e a secreção de glicose sanguínea, 105, 106f
      ciclo de Cori, 106
      fonte energética, 119t
   peroxissomos, 58
   estrutura, 578-580, 578f
Filamentos, 331-332
   grosso, 331-332, 333f
   fino, 331-332, 333f
Filaríase, 414
Filtração glomerular, 531-534
   barreiras, 531, 533f
   taxa de (TFG), 532
   clearance de inulina, 542-544, 543f
   regulação, 532-534, 534f
Fímbrias, 656
Fisiologia
   comparativa, 4
   definição, 4
   história, 5, 6t
   objetivo, 4
Fisiopatologia, 4
Fissuras do córtex cerebral, 191
Flagelos, 55
   função, 50t, 55
   estrutura, 50t, 55
Flavina adenina dinucleotídeo (FAD)
   na respiração aeróbia, 108-112
   como transportador de hidrogênio, 94
   estrutura, 95f
Flavina mononucleotídeo (FM), no sistema de transporte de elétrons, 108
Flutter, 399
   atrial, 399
Fluxo axoplasmático, 151, 152t
Fluxo laminar, 434
Fluxo sanguíneo
   no encéfalo, 190, 429, 430f
   durante exercício, 426-428
   ao coração, 424-425
   leis físicas relacionadas ao, 420-422, 421f
   na placenta, 675, 676f
   regulação
      extrínseca, 422-423, 423f
      intrínseca, 424
      parácrina, 423-424
   renal, 544-545
   nos músculos esqueléticos, 426-428
   na pele, 17, 18, 429-431, 430f
   resistência vascular ao, 420-424
Fluxo turbulento, 435
FMN. *Ver* Flavina mononucleotídeo
FNA (fator natriurético atrial). *Ver* Peptídio natriurético atrial
FNT$_\alpha$. *Ver* Fator de necrose tumoral alfa
Foco ectópico, 386
Folatos, 606t
Folículos de De Graaf (maduros), 659
Folículos maduros (de Graaf), 659
Folículos ovarianos, 316
   atresia, 659
   desenvolvimento, 638, 658, 659, 660f
   maduro, 659
   primário, 658-659
   secundário, 659
Foliculotropina. *Ver* Hormônio folículo-estimulante
Fome, regulação, 610
Forame oval, 384
Forças de Starling, 415-416
Formação reticular, 206, 206f

Fórnice, 198
Fosfatase ácida
   doenças associadas às concentrações anormais, 86t, 87
   pH ideal, 88t
Fosfatase alcalina
   doenças associadas às concentrações anormais, 86t, 87
   pH ideal, 88t
Fosfatase(s)
   doenças associadas às concentrações anormais, 86t, 87
   função, 86
   pH ideal, 88t
   na contração do músculo liso, 356
Fosfatidilcolina. *Ver* Lecitina
Fosfocreatina, 344, 344f
Fosfodiesterase, 270
   inativação do AMPc, 296
   inibição, 296
Fosfolipase A, 594
Fosfolipase C, na ação hormonal, 296-298, 297f, 298t
Fosfolipídios, 36
   na bile, 581
   na membrana plasmática, 51, 52f
Fosforilação, 88
   direta, 112
   na glicólise, 103, 112
   no nível do substrato, 112
   oxidativa, 109, 110f, 112, 113t
Fosforilases, na glicogenólise, 105
Fotopsinas, 271
Fotorreceptores, 240, 241t
Fotossíntese, 92, 92f
Fóvea central, 271-272, 272f
Fração de ejeção, 411
Frank, Otto, 411
Freqüência cardíaca
   idade e, 426, 427t
   média de repouso, 410
   e a pressão arterial, 431
   regulação, 410-411
Freqüência, de ondas sonoras, 253
Frio. *Ver também* temperatura paradoxal, 241
Frutose, 32f
FSH. *Ver* Hormônio folículo-estimulante
Fundo, 567
   secreções, 568, 568t
Funículos, 206
Furchgott, Robert, 6t
Furosemida, 552
Fusos do sono, 195

G

GABA. *Ver* Ácido gama-aminobutírico
Gage, Phineas P., 199
Galactose, 32f
Galeno, 5
Gametas, 636
Gânglio(s), 151, 151f
   autônomo, 219
   basal. *Ver* Núcleos basais
   celíacos, 221, 223f
   cervical, 220, 222f
   ciliar, 222
   colateral, 221, 223f
   definição, 219
   mesentéricos

   raiz dorsal, 211, 347
   ótico, 222
   paravertebral, 220, 220f
   pterigopalatino, 222
   submandibular, 222
   terminal, 222

Gás nervoso, ação, 171t, 172
Gases. *Ver também* gases específicos
   como neurotransmissores, 179t
   pressão parcial, 496, 497f
      no sangue, 497-506, 498f, 499f
      e a respiração, 503-505
      de dióxido de carbono, 499, 503-505, 505f
   distúrbios causados pela elevação, 501
   de oxigênio, 496-499
   importância, 499
Gástrico. *Ver* Estômago
Gastrina, 568, 587
Gastrite, aguda, 571
G-CSF. *Ver* Fator estimulador de colônia de granulócitos
Gehrig, Lou, 347
Gene(s)
   ativo, 63
   defeito, do metabolismo, 89-90, 90f, 91t
   definição, 60
   expressão, 60-65
   função, 60
   dos receptores olfatórios, 249
   p21, 71
   p53, 71-72
   recombinação, 77, 450
   SRY, 638
   transcrição, 63-65, 64f, 66f
      cromatina, 63
      definição, 60, 62
      fatores, 63
   translação, 62, 65-67, 66f, 67f
Genes supressores tumorais, 71
Genitália, externa
   desenvolvimento, 638-639, 640f
   feminina, 657, 657f
Genoma humano, 44
GH. *Ver* Hormônio do crescimento
GHRH. *Ver* Hormônio liberador do hormônio do crescimento
Gigantismo, 301, 624
Gilman, Alfred, 6t
Giro(s), 191
   angular, 197-198
   do cíngulo, 198-199
   lesão, 197, 198
   pós-central, 191, 244
   pré-central, 191
Glândula(s). *Ver também* glândulas específicas
   regulação autônoma, 218, 219
   endócrinas. *Ver* Glândulas endócrinas
   exócrinas. *Ver* Glândulas exócrinas
   formação, 14f
Glândulas endócrinas, 11, 286-287, 287t. *Ver também* Hormônio(s); *glândulas e hormônios específicos*
   versus glândulas exócrinas, 13
   formação, 14f
   localização das principais, 286f
   regulação, 8
   versus regulação neural, 290
   sinalização, 143, 143f
Glândulas exócrinas, 11, 13
   formação, 13, 14f
   localização, 13
   secreções
      no sistema digestório, 563
      no fígado, 13
      nos ovários, 13
      no pâncreas, 13, 286, 313, 585
      na próstata, 13, 653
      nas glândulas seminais, 13, 653
      no estômago, 568, 568f
      nos testículos, 13
   estrutura, 13, 14f
Glândulas gástricas, 13, 568, 568f
Glândulas lacrimais, 13
Glândulas mamárias, 679-680, 679f
   controle hormonal, 680, 680f
Glândulas mucosas, do trato digestório, 13
Glândulas salivares, 13, 564
   dupla inervação, 232

Glândulas sebáceas, 13
Glândulas seminais
 desenvolvimento, 639
 função exócrina, 13, 653
Glândulas sudoríferas apócrinas, 13
Glândulas sudoríferas écrinas, 13
Glândulas sudoríferas merócrinas, 13
Glândulas tubulares simples, 13, 14f
Glaucoma, 263
Glicerol
 na gliconeogênese, 117
 em triglicerídeos, 34-35, 36f
Glicina
 como neurotransmissor, 178, 179t, 181
 como aminoácido não-essencial, 116t
Glicocorticóides, 306
 e catecolaminas, 290
 e o sistema imunológico, 308
 na regulação metabólica, 621, 622, 622f
 secreção
  hormônio adrenocorticotrópico e, 300, 300t
 inadequada, 306
Glicogênese, 105, 106f, 583
Glicogênio fosforilase
 deficiência, 91t
 na glicogenólise, 105
Glicogênio sintetase, na glicogenólise, 105
Glicogênio, 32, 33f
 grânulos, 57
 interconversão, 118f
Glicogenólise, 105, 106f, 583, 615
Glicólise, 102-103, 104f
 na respiração aeróbia, 107
 coenzimas requeridas, 105t
 cofatores requeridos, 105t
 transferência de energia, 103, 103f
 enzimas requeridas, 105t
Gliconeogênese, 106, 117, 583, 615-616
Glicoproteínas, 42
 funções endócrinas, 287, 288t
 na matriz extracelular, 127
Glicose
 transporte ativo, 137-138, 138f
 nos astrócitos, 157-158
 no sangue
  controle por retroalimentação negativa, 7-8, 8f, 9f
  secreção, 105, 583
 estrutura química, 32f
 difusão facilitada, 135-136, 135f
 formação de gordura a partir da, 113, 114f
 e a secreção de glucagon, 614-615
 e a secreção de insulina, 614-615
 no fígado, 583
 metabolismo
  aeróbio, 102, 107-112
  na via glicolítica-ácido lático, 102-106
  lipídico, 113, 114f
  órgãos dependentes, 119, 119t
 reabsorção renal, 545-546
Glicose-1-fosfato, formação de, 105
Glicose-6-fosfato
 deficiência, 91t
 na produção de glicose livre, 105, 106f, 615
 formação de, 105, 106
Glicosúria, 135, 546
Gliócitos ganglionares (células satélites), 153, 154t
Globinas, 507
Globo pálido, 195, 353
Globulinas, 368
 alfa, 368
 beta, 368
 gama, 368
Glomérulo(s), 248, 248f, 417, 528
Glomerulonefrite, 472, 472t, 473, 554
Glomos aórticos, 502-503, 503f
Glomos carótidos, 502, 503f
Glossário, 691,708
Glote, 483
GLP-1. Ver Peptídio-1 similar ao glucagon
Glucagon

 no estado absortivo, 615
 insulina e, 290
 regulação metabólica, 621, 621f
 como neurotransmissor, 179t
 no estado pós-absortivo, 615-616
 secreção, 313, 613
  regulação da, 613-615, 614f
Glutamato. Ver Ácido glutâmico
Glutamina
 nos astrócitos, 157
 como aminoácido não-essencial, 116t
Glutatíon, como antioxidante, 108, 607
GM-CSF. Ver Fator estimulador de colônia de granulócitos-monócitos
GMPc. Ver Monofosfato cíclico de guanosina
GnRH. Ver Hormônio liberador de gonadotropina
Gônada(s). Ver também Ovários; Testículos
 formação, 637-638
 hormônios gonadotrópicos e, 642-643
 secreção hormonal e, 289, 316
 hipotálamo e, 642-643
 meiose, 74-77
 hipófise e, 642-643, 646, 647f
Gonadotropina coriônica humana (hCG), 316, 672, 672f, 675
Gonadotropina, secreção, controle, 646
Gordura de galinha, conteúdo de gordura saturada, 35
Gordura marrom, 622
 função, 115
Gordura(s). Ver Lipídio(s). Ver também Lipídio(s)
 marrom, 115, 622
 e digestão, 588-589
 armazenamento de energia, 114
 formação, a partir da glicose, 113, 114f
 metabolismo, 91t, 113-116, 114f, 118f
 saturada, 35
  definição, 35
  em alimentos, 35
 insaturada, 35
  definição, 35
 vitaminas solúveis em, 604t, 605, 606
Gradientes de concentração, e difusão, 128, 128f
 taxa, 129
Granulócito(s), 370t
Granzimas, 459
Gravidade, e reabsorção óssea, 626
Gravidez, 669-677. Ver também Feto; Placenta
 lactação durante, inibição, 290
 testes, 672
Grupo respiratório
 dorsal, 502
 ventral, 502
Grupo(s) funcional(is)
 amino, 31f, 39, 39f
 carbonila, 29, 31f
 carboxila, 29, 31f, 39, 39f
 hidroxila, 28, 29, 31f, 108
 de moléculas orgânicas, 29, 31f
 fosfato, 31f
 sulfidrila, 31f
Guanilina, 589
Guanina, 43, 43f, 62
Guillemin, Roger, 6t
Gustação, 246-247
 modalidades, 247, 247f
 receptores, 246, 247
Gustaducina, 247

H

Hales, Stephen, 434
Hanson, Jean, 6t
Haptenos, 451
Harvey, William, 5

Hawking, Steven, 347
HBP. Ver Hiperplasia benigna prostática
hCG. Ver Gonadotropina coriônica humana
hCS. Ver Somatomamotropina coriônica humana
HDLs. Ver Lipoproteínas de alta densidade
Helicases do ácido desoxirribonucléico (DNA), 69
Hélice dupla, de DNA, 43, 44f
Helicobacter pylori, e úlceras pépticas, 571
Helicotrema, 256
Hematócrito, 367
Hematopoiese, 371-372
Hemes, 507
Hemiplegia, 354t
Hemodiálise, 554
Hemofilia A, 35
Hemoglobina A, 511
Hemoglobina F, 511
Hemoglobina S, 511
Hemoglobina, 506-512
 do adulto, 511
 altitude e, 518
 estrutura química, 40f, 41, 507, 507f
 composição, 41t
 concentrações, 508
 curva de dissociação, 512, 512f
 fetal, 511
 defeitos herdados, 511
 reações de carga e, 508
 versus mioglobina, 512
 oxidada (meta-hemoglobina), 507
 curva de dissociação da oxiemoglobina, 508-509, 509f
 reduzida (desoxiglobina), 507
 reações de descarga e, 508
Hemólise, 133
Hemostasia, 374
Henle, alça de, 528, 536, 537f
Hensen, ducto de, 253
Heparina, 377, 453
Hepático. Ver Fígado
Hepatite
 endocitose mediada por receptores na, 54
 concentração de transaminase e, 86t
Hepatócitos, 578-579
Hermafroditismo, 641-642
Heterocromatina, 63
Hexano, 30f
Hexose, 32, 32f
Hiato esofágico, 566
Hibridoma, 468
Hidrocarbonetos, 29-30, 30f, 31f
Hidroclorotiazida, 552
Hidrocortisona. Ver Cortisol
Hidrogênio
 ligações, 27, 28f
 transportadores, 94
 isótopos, 25
 molécula, 25f
 em moléculas orgânicas, 29-30
 reações de oxidação-redução, 94
 estrutura, 24t, 25f
Hidrolases, função, 86
Hidrólise, 34
 na digestão, 562f, 563
 de lipídios, 35
 do amido, 34f
Hidroxiapatita, 625
Hidroxila, 29, 31f
5-hidroxitriptamina. Ver Serotonina
Hidroxiuréia, 511
Hipercalemia, 151, 547
Hipercapnia, 504
Hipercolesterolemia
 familiar
  e aterosclerose, 396
  terapia genética, 69
 como erro inato do metabolismo de lipídios, 91t
Hiperemia
 ativa, 424
 reativa, 424

Hiperfagia, 609
Hiperglicemia, 135, 546
 e diabetes melito, 617
Hipermetropia, 267, 267f
Hiperplasia, 74
 benigna da próstata, 643, 653
 supra-renal congênita, 641
Hiperpnéia, 516
Hiperpolarização
 potencial inibitório pós-sináptico, 168, 169f
 do potencial de repouso de membrana, 159, 159f
Hipersensibilidade da denervação, 219
Hipertensão arterial, 438-439
 perigos, 438-439
 essencial, 438
 secundária, 438
 etiologia, 438, 439t
 tratamento, 439, 440f
Hipertireoidismo, 311
 versus hipotireoidismo, 311t
 sintomas, 311, 311f
Hipertrofia, 74
 compensatória, 74
 benigna da próstata, 86t
Hiperventilação, 504, 505, 515, 517
Hipocampo
 no sistema límbico, 198
 potenciação prolongada, 201
 na memória, 200, 201
 neurônios, produção de novos, 191
Hipocapnia, 504
Hipoderme, 17
Hipofagia, 609
Hipófise, 203-204, 299-305
 anterior, 299
  controle por retroalimentação, 303-305
  funções, 287t
  gônadas e, 642-643, 646, 647f
  hormônios, 300, 300t, 302f, 642
  controle hipotalâmico, 301-303, 303f, 303t, 642-643
  função encefálica superior e, 305
 posterior, 299
  funções, 287t
  hormônios, 301
  controle hipotalâmico, 301, 301f
  estrutura, 299, 299f
Hipoglicemia, 136, 620
 reativa, 620, 620f
Hipopolarização. Ver Despolarização
Hipotálamo, 202-203, 203f
 e o sistema nervoso autônomo, 232
 na regulação da temperatura corpórea, 203
 na emoção, 198-199, 203
 funções endócrinas, 287t
 centro da fome, 199
 e gônadas, 642-643
 e a hipófise
  anterior, 301-303, 303f, 303t, 642-643
  posterior, 301, 301f
 centro da saciedade, 199
Hipotensão, postural, 433
Hipotermia, induzida, 602
Hipótese, definição, 4
Hipotireoidismo, 310-311
 e cretinismo, 312
 etiologia, 310-311
 versus hipertireoidismo, 311t
Hipoventilação, 504, 505, 515
Hipoxemia, 489, 505
His, feixe de, 386
Histamina
 como neurotransmissor, 179t
 liberação
  no sistema de complemento, 458-459
  no trato gastrintestinal, 568
  durante a inflamação/alergia, 453, 473
Histidina, como aminoácido essencial, 116t
Histologia, 9
Histonas, 62
HIV. Ver Vírus da imunodeficiência humana

Índice

HLAs. *Ver* Antígenos leucocitários humanos
HMG-coenzima A redutase, 397
Hodgkin, Alan, 6t
Homeostasia, 5-9
  definição, 5
  e procedimentos diagnósticos, 5
  como constância dinâmica, 7
Homocistinúria, 91t
Homodímero, 293
Hormônio adrenocorticotrópico (ACTH)
  e a secreção de glicocorticóides, 300, 300t
  como neurotransmissor, 179t
Hormônio antidiurético (ADH)
  regulação do volume sanguíneo, 417-418
  desidratação e, 134
  e o diabetes insípido, 541
  efeitos, 539-541, 541t
  função, 203, 301
  como neurotransmissor, 179t
  produção, 203
Hormônio do crescimento (GH)
  funções, 300, 300t
  na regulação metabólica, 620, 623-624, 623f
  recombinante, 624
  secreção
    distúrbios, 301, 624
    regulação, 300t, 623
Hormônio estimulador da célula intersticial (ICSH), 300
Hormônio estimulador da tireóide (TSH), 300, 300t
Hormônio estimulador do melanócito (MSH), 300
Hormônio folículo-estimulante (FSH), 300, 300t, 642
Hormônio inibidor da prolactina (PIH), 303, 303t, 680
Hormônio liberador da gonadotropina (GnRH), 303, 303t, 642-643
Hormônio liberador da prolactina, 680
Hormônio liberador da tireotropina (TRH), 41
  como neurotransmissor, 179t
  regulação da secreção, 303, 303t
Hormônio liberador de corticotropina (CRH), 303, 303t, 677-679
Hormônio liberador do hormônio do crescimento (GHRH), 303, 303t
Hormônio liberador do hormônio luteinizante, 179t, 642
Hormônio luteinizante (LH), 300, 300t, 642
Hormônio natriurético, 420
Hormônio(s), 286-287. *Ver também* glândulas e hormônios específicos
  ação, mecanismos, 292-299
  ativação, 289
  classificação química, 287-289
  concentrações, e resposta tecidual, 290-291
  pesquisa inicial, 586-587
  regulação gastrintestinal, 565, 587t, 591
  meia-vida, 291
  interação entre, 290
    antagonista, 290
    permissiva, 290
    sinérgica, 290
  no ciclo menstrual, 662-663, 663f
  regulação metabólica, 611, 612f, 612t
  versus neurotransmissores, 290
  polaridade, 287-289
  precursores, 289
  proteínas receptoras
    nucleares, 292-294
    órfãs, 293
  segundos mensageiros e, 294-299
  secreção
    controle por retroalimentação, 8-9
    pulsátil, 291
Hormônios esteróides, 36-37, 38f, 287. *Ver também* hormônios específicos
  ação
    vias biossintéticas, 288f, 643, 643f
    mecanismo, 292f, 293

Hormônios gonadotrópicos, 300, 642-643
Hormônios inibidores, 303
  funções, 203-204, 303
Hormônios liberadores, 303
  funções, 203-204, 303
Hormônios lipofílicos, 289
  receptores, 292
Hormônios tireoidianos, 289
  ação, 308-312
    mecanismo, 293-294, 294f
  na sinalização celular, 143
  produção, 308-309
  armazenamento, 310f
  fórmulas estruturais, 289, 289f
  síntese, 310f
Hormônios tróficos, 300, 300t
Humor aquoso, 261-263, 263f
Huxley, Andrew, 6t
Huxley, Hugh, 6t

I

ICSH. *Ver* Hormônio estimulador da célula intersticial
Icterícia, 581
  obstrutiva, concentração de fosfatase alcalina, 86t
  fisiológica, do neonato, 581
Idade
  e a pressão arterial, 437t
  e o crescimento corpóreo, 644, 655f
  e o câncer, 471
  e a freqüência cardíaca, 426, 427t
  e a divisão celular, 74
  e a secreção de testosterona, 646
  e a acomodação visual, 266
IGFs. *Ver* Fatores do crescimento similares à insulina
Ignarro, Louis, 6t
Íleo, 571
Ilhotas de Langerhans, 286f, 313-314, 613f
  funções, 287t, 313-314, 585
  regulação metabólica, 613-616
Ilhotas pancreáticas. *Ver* Ilhotas de Langerhans
IMC. *Ver* Índice de massa corpórea
Implantação, 670
Implantes cocleares, 259
Impulso hipóxico, 505
Impulso sexual, 199
Impulsos nervosos, 142. *Ver também* Potenciais de ação
Imunidade
  ativa, 465, 466-467
    teoria da seleção clonal, 466
    versus imunidade passiva, 468t
    resposta primária, 466, 466f
    resposta secundária, 466, 466f
    virulência e, 465, 465t
  adaptativa (específica), 448, 451
  mediada por células, 452
  mediada por anticorpos, 452
  humoral, 452
  imunização e, 465-466, 467
  inata (inespecífica), 448-451, 448t
  inflamação local, 453
  linfócitos, 452-453
  órgãos linfáticos, 452-453
  passiva, 465, 468
    versus imunidade ativa, 468t
  tolerância, 467-468
Imunizações, 467
  pesquisa inicial, 465-466
Imunoensaios, 451, 451f
Imunoglobulina(s), 455. *Ver* Anticorpo(s)
  subclasses, 455, 456t
Imunoterapia, para o câncer, 470-471
Inanição, 610
  metabolismo durante, 115, 119, 610
Inclusões, 57
Índice de massa corpórea (IMC), 611

Índice de refração, 263
Inervação
  dupla, de órgãos, 231-232
  relação, de unidades motoras, 330
  recíproca
    dupla, 352
    e reflexos musculoesqueléticos, 350-352, 352f
Infarto do miocárdio, 398
  concentração plasmática de enzimas, 86t
Infarto, 104
Infecções estreptocócicas, 472
Inflamação, local, 453, 453t, 454f
Infra-regulação, 291
Infundíbulo, 299, 299f
Ingestão, 643, 646
Inibição alostérica, na via metabólica, 89
Inibição pós-sináptica, 182, 182f
Inibição pré-sináptica, 182, 182f
Inibição
  da lactação durante a gestação, 290
  lateral, da sensibilidade cutânea, 245, 246f
  da via metabólica, 89, 90f
  por retroalimentação negativa, 9
    da secreção da hipófise anterior, 304
  da atividade dos neurotransmissores, 178, 179
  da síntese de prostaglandinas, 319
  da transmissão sináptica, 181-182
    potencial inibitório pós-sináptico, 168, 169f, 182
  pós-sináptica, 182, 182f
  pré-sináptica, 182, 182f
Inibidor da tripsina pancreática, 586
Inibidores da colinesterase, para a doença de Alzheimer, 174
Inibidores específicos da recaptação da serotonina, 176
Injeção intracitoplasmática de espermatozóide, 669
Inositol trifosfato (IP$_3$), 296
Inserção, de músculo esquelético, 326
Insônia, tratamento, 315
Inspiração, 490-491
Insuficiência cardíaca congestiva, 441
IInsuficiência renal, 554
Ínsula, 192, 192t
Insulina
  no estado absortivo, 615
  ação
    glucagon e, 290
    mecanismo de, 298-299
  estrutura química, 41
  composição, 41t
  e glicosúria, 135
  controle por retroalimentação negativa, 8-9, 8f, 9f,
  como neurotransmissor, 143, 179t
  no estado pós-absortivo, 615-616
  pré-pró-hormônio, 58, 180
  produção, 289
    no retículo endoplasmático, 68, 69f
  pró-hormônio, 68, 69f, 289
  receptor, 298-299, 298f
  resistência, 609, 611
  secreção, 313, 314, 314f, 613
    regulação, 613-615, 614f
Integrinas, 53
Interfase, 70-71, 72, 73f
Interferons, 450-451
  alfa, 450, 451
  beta, 450
  efeitos, 450, 451t
  gama, 450
Interleucina(s), 317
Interleucina-1, 371, 460, 460t
Interleucina-2, 460, 460t, 471
Interleucina-3, 371, 460t
Interleucina-4, 460, 460t
Interleucina-5, 460t
Interleucina-6, 460t
Interneurônios (neurônios de associação), 151t, 152, 347
Interoceptores, 246

Intervalo P-R, 400
Intestino delgado, 571-574, 572f
  transporte ativo, 137-138
  contrações, 574
  funções endócrinas, 287t
  enzimas, 573, 574t, 592t
  no trato gastrintestinal, 563, 563f
  microvilosidades, 55f, 129, 571, 573, 573f
  motilidade, 574
  regulação, 589-590
Intestino grosso, 575-577, 576f, 577f
  absorção de eletrólitos, 577
  absorção de líquido, 577
  no trato gastrintestinal, 563, 563f
  regulação, 589-590
Intestino(s). *Ver também* Intestino grosso; Intestino delgado
  e a secreção de glucagon, 615
  e a secreção de insulina, 615
  microvilosidades, 55, 55f
  reflexos, 590
  regulação, 589-590
Intolerância à lactose, 91t, 573, 577
Íntrons, 64
Inulina, 542
  clearance renal, 542-544, 543f
Investigações clínicas, soluções, 687-689
Íon sódio
  nos potenciais de ação, 160-161, 161f
  transporte ativo, 136-138, 137f, 138f
  canais, 159-160, 160f
  taxas de difusão, 129
  homeostasia, 549f
  íons hidrogênio e, 549-550, 550f
  íons potássio e, 549-550, 550f
  regulação renal, 546-547
  na retina, 270
  e o sabor salgado, 247
Íon(s). *Ver também* Eletrólito(s); *Íons específicos*
  inorgânico, na bile, 581
Ionização, e pressão osmótica, 132, 132f
Íons hidrogênio
  íons potássio e, 549-550, 550f
  íons sódio e, 549-550, 550f
  e o sabor azedo, 247
Íons hidrônio, 28
Íons potássio
  nos potenciais de ação, 161, 161f
  transporte ativo, 136-138, 137f
  nos astrócitos, 157
  canais, 159-160, 160f
  taxas de difusão, 129
  potencial de equilíbrio, 140, 140f
  íons hidrogênio e, 549-550, 550f
  no potencial de membrana, 139, 140
  regulação renal, 546, 547, 547f
  íons sódio e, 549-550, 550f
IP$_3$. *Ver* Inositol trifosfato
Íris, 260, 261t
Isoenzimas, 86
Isoleucina, como aminoácido essencial, 116t
Isomerases, função, 86
Isótopos, 24-25
Isquemia miocárdica, 104, 398-399
Isquemia
  quadro clínico, 104
  definição, 104
  etiologia, 104
Istmo, 308

J

Janela(s)
  oval, 254
  redonda, 256
Jejum, 119, 611
  secreção de glucagon, 117, 615-616, 616f
  secreção de insulina, 615-616, 616f
  e cetose, 116
Jejuno, 571

Jenner, Edward, 465
Junção gastroesofágica, 566
Junções comunicantes
sinalização celular através, 142, 166, 166f
das células miocárdicas, 354, 355f
Junções mioneurais (neuromusculares), 164, 172

K

Kennedy, John F., 306
Krebs, Hans, 6t, 108
Kwashiorkor, 624

L

Lábios maiores do pudendo, 639, 657
Lábios menores do pudendo, 657
Labirinto membranoso, 249, 250f
Labirinto, membranoso, 249, 250f
Lactação, 679-681
  inibição, durante a gestação, 290
Lactase, 573
Lactato de Ringer, 133
Lactato desidrogenase (LDH)
  no ciclo de Cori, 106
  doenças associadas com concentrações anormais, 86t
  função, 86
  isquemia miocárdica, 399
  reação catalisada pela, 86t, 106
Lactato. Ver Ácido lático
Lacteal, central, 571
Lactose, 32
Lacunas, 15
Lamelas ósseas, 15, 16f
Lâmina basal. Ver Membrana basal
Lâmina própria, 564
Lâmina, elástica interna, 391
Landsteiner, Karl, 6t, 451
Langerhans, ilhotas de. Ver Ilhotas de Langerhans
Langley, John, 6t
Laplace, lei de, 488, 489f
Laringe, 483, 485f
LDH. Ver Lactato desidrogenase
LDLs. Ver Lipoproteínas de baixa densidade
L-Dopa, barreira hematoencefálica e, 158
Lecitina, 36, 37f
  dilpalmitoil, 488-489
Lei(s)
  do tudo ou nada, dos potenciais de ação, 161-162
  do fluxo sanguíneo, 420-422, 421f
  de Boyle, 487
  do pareamento de bases complementares, 43
  de Dalton, 496
  do coração, de Frank-Starling, 411-412, 412f
  de Henry, 498
  de Laplace, 488, 489f
  da ação das massas, 89, 5133
  de Poiseuille, 421
  das energias nervosas específicas, 240-241
  da termodinâmica, primeira e segunda, 91-92
Leite, produção, 679-680, 680f
Lemnisco, medial, 244
Leptina, 180, 609, 610
LES. Ver Lúpus eritematoso sistêmico
Leucemia, 369
Leucina, como aminoácido essencial, 116t
Leucócitos polimorfonucleares (PMNs), 369
Leucócitos, 368, 369, 370f, 370t
  não granulosos, 369
    formação, 371
      regulação, 371

granulosos, 369
  na inflamação local, 453, 454f
Leucocitose, 369
Leucopenia, 369
Leucopoiese, 371
  regulação, 371
Leucotrienos, 318, 473
  formação, 318f
Levi-Montalcini, Rita, 6t
Levodopa. Ver L-Dopa
LH. Ver Hormônio luteinizante
LHRH. Ver Hormônio liberador do hormônio luteinizante
Ligação(ões), química(s), 25-27
  covalente, 25, 25f, 29, 30f
    simples versus dupla, em moléculas orgânicas, 29, 30f
  dissulfeto, 41, 41f
  hidrogênio, 27, 28f
  iônica, 25-27
  peptídica, 39, 40f
Ligamento suspensor, 261
Ligante(s)
  do FAS, 464, 650
  na neurotransmissão, 167, 169-171
Limiar anaeróbio, 342
Limiar do toque, de dois pontos, 244-245
  por região corpórea, 245t
  testes, 244, 245f
Limiar plasmático, renal, 546
Linfa, 367, 401
Linfoblastos, 371
Linfocina(s), 317, 460-461
Linfócito infiltrante tumoral, 471
Linfócitos B, 452
  antígenos e, 459, 460f
  teoria da seleção clonal e, 466, 467f, 467t
  funções, 455-459
  versus linfócitos T, 452t
Linfócitos T assassinos (citotóxicos), 459
  ação, 462, 463f
  apoptose, 72
  auto-reativo, 468
  co-receptores, 461, 462f
  e tumores, 470, 470f
Linfócitos T auto-reativos, 468
Linfócitos T auxiliares, 459
  co-receptores, 461, 462f
  subtipos, 460-461
Linfócitos T citotóxicos. Ver Linfócitos T assassinos
Linfócitos T supressores, 459
Linfócitos T, 452
  células apresentadoras de antígeno e, 461-464, 463f, 464f
  antígenos e, 459, 460f
  auto-reativo, 468
  versus linfócitos B, 452t
  destruição, 464
  funções, 459-464
  auxiliar, 459
    co-receptores, 461, 462f
    subtipos, 460-461
  assassino, 459
    ação, 462, 463f
    apoptose, 72
    auto-reativo, 468
    co-receptores, 461, 462f
    e tumores, 470, 470f
  produção, 315
  proteínas receptoras, 461
  supressor, 459
  vírus e, 462-464, 462fi
Linfócitos, 370f, 452-453. Ver também Linfócitos B; Linfócitos T
  função, 370t, 452
  movimento, 453
  natural assassino, 470
  produção, 452
  estrutura, 369, 370t
Linfonodos, 367, 402
  localização, 403f
Língua, 564
Linguagem. Ver também Fala

Linhas Z, 327, 332
Lipase lipoprotéica, 594
Lipase pancreática, 593
Lipase sensível a hormônio, 616
Lipase
  e quilomícrons, 594
  na lipólise, 114
  pancreática, 585, 585t, 593
  pH ideal, 88t
  reações catalisadas pela, 616
Lipídio(s), 34-37. Ver também Colesterol; Gordura(s); Fosfolipídios; Triglicerídeo(s)
  absorção, 593-595, 594f, 595f
  no sangue, transporte, 594-595, 595t
  versus carboidratos, 31-32
  digestão, 594-595, 594f
  metabolismo, 113-116, 114f
    erros inatos, 91t
    interconversão, 118f
  na membrana plasmática, 51
Lipogênese, 113-114, 583
Lipólise, 114-115, 616
Lipoproteína(s), 41t, 42. Ver também Colesterol; Fosfolipídios
  e aterosclerose, 396-398
  de alta densidade, 398, 595
  de baixa densidade, 397-398, 595
  de baixíssima densidade, 595
Lipoxigenase, 318
Líquido amniótico, 674
Líquido intersticial, 18, 126-127, 367
Líquido tecidual. Ver Líquido intersticial
Líquidos intravenosos, tonicidade, 133
Lisina, como aminoácido essencial, 116t
Lisolecitina, 594
L-isômeros, 30
Lisossomo(s), 57, 58
  função, 50t, 57f
  primário, 57, 57f
  secundário, 57, 57f
  estrutura, 50t, 57
Litotripsia por ondas de choque, 526, 583
Lobo(s), do córtex cerebral
  frontal, 191, 192t
    inferior, 200
  insular, 192, 192t
  occipital, 192, 192t
  parietal, 191, 192t
  temporal, 192, 192t
    giro inferior, 200
    giro médio, 200
    na memória remota, 200
    remoção cirúrgica, 200
Loewi, Otto, 6t, 166
LSD, serotonina e, 176
Lúpus eritematoso sistêmico (LES), 473
Luteotropina. Ver Hormônio luteinizante
Luz
  no olho, 263, 268-269
  ultravioleta, 260
  visível, 269

M

Macleod, John, 6t
Macrófagos, 449
  fagocitose, 449, 449f
Mácula densa, 534, 548
Mácula lútea, 271
Mácula, 249
Maltose, 32, 592
Maltriose, 592
Mama. Ver também Lactação
  estrutura, 679f
Manitol, 552
Manobra de Valsalva, 434
Manteiga, conteúdo de gordura saturada, 35
MAO. Ver Monoamino oxidase
Marca-passo(s)
  artificial, 400

cardíaco, 354, 385
ectópico, 386, 399
dos músculos lisos, 358
Margarina, conteúdo de gordura saturada, 35
Marijuana, e atividade neuronal, 177, 179
Martelo, 254
Massa atômica, 24
Mastigação, 563, 565
Mastócitos, 453
Material pericentriolar, 72
Matriz
  extracelular, 53, 126-127
  da mitocôndria, 58
Meato acústico, externo, 254
Mecanismo de liberação de cálcio estimulado pelo cálcio, 387
Mecanismo de liberação eletromecânica, 339
Mecanismos de controle miogênico, do fluxo sanguíneo, 424, 429
Mecanismos de defesa, 448-453. Ver também Imunidade
Mecanismos de transdução de sinal, segundos mensageiros, 294
Mecanismos reguladores extrínsecos, 8
Mecanismos reguladores intrínsecos, 8
Mecanorreceptores, 240, 241t
Mediastino, 485
Medo, área cerebral relacionada, 199, 200
Medula espinal
  cavidade, 190
  lesões, apoptose após, 157
  neurônios motores, 347
  tratos, 206-208
    ascendentes, 206-207, 207t, 208f, 347
    descendentes, 207-208, 208t, 209f, 347
Medula oblonga, 205-206
  e o sistema nervoso autônomo, 232
  quimiorreceptores, 504-505, 505f
  núcleos, 204, 206
  centro de controle respiratório, 206, 206f, 502
  estrutura, 205-206
Megacariócitos, 369
Meiose, 74-77, 75t
Melanina, 18
  grânulos, 57
  erros inatos do metabolismo, 90, 91f
Melanoma, 72
Melatonina
  exógena, 315
  produção, 314, 645, 645f
  secreção, 202, 289, 314-315, 315f, 645
Membrana basal, 12f, 13, 127
Membrana basilar, 256, 256f
  freqüência sonora e, 256, 257f
Membrana celular (plasmática), 50-55. Ver também Potenciais de membrana
  cílios, 54-55
  endocitose, 53-54
  exocitose, 54
  modelo de mosaico fluido, 52, 52f
  função, 50, 50t
  microvilosidades, 55
  permeabilidade, 127, 141
  fagocitose, 53, 53f
  estrutura, 50t, 51-53, 52f
  transporte através. Ver Transporte ativo; Difusão
Membrana epitelial, 11-13, 11t
Membrana não queratinizada, 11, 11t, 12f
Membrana otolítica, 249-251
Membrana queratinizada (corneificada), 11, 11t
Membrana tectória, 257
Membrana timpânica, 254
  lesão, 255
Membrana(s). Ver membranas específicas
  transporte através. Ver Transporte ativo; Difusão
Membranas coriônicas, 672-674
Membranas extra-embrionárias, 673f
Membranas pleurais, 485
Membro, fantasma, 244

Memória
  áreas cerebrais relacionadas, 200-201
  remota, 200-201
  recente, 200
  alterações sinápticas, 201
Menarca, 644
Menopausa, 667
Menorragia, 665
Mensageiros retrógrados, 201
Menstruação, 661
  anormal, 665
  feromônios, 305
Mesencéfalo, 204
  desenvolvimento, 189, 189f
  estrutura, 204
Mesoderma, 673
Metabolismo, 100-119
  aeróbio, 102, 107-112
  anaeróbio, 103-104
  e fluxo sanguíneo, 424, 429
  pelo sistema orgânico, 120
  ciclo de Cori, 106, 107f
  definição, 102
  diferenciação, 117-119
  inibição pelo produto final, 89, 90f
  glicogênese, 105, 106f
  glicogenólise, 105, 106f
  glicólise, 102-103, 104f
  erros inatos, 89-90, 90f, 91f
  via do ácido lático, 103-104, 105f
  de lipídios, 113-116, 114f
  vias, 89-90, 89f
  de proteínas, 116-117, 118f
  taxa. Ver Taxa metabólica
  regulação, 600-629
    tecido adiposo, 609-611
    pelos hormônios supra-renais, 620-622
    pelo hormônio do crescimento, 620, 623-624, 623f
    hormonal, 611, 612f, 612t
    pelas ilhotas pancreáticas, 613-616
    demandas nutricionais, 602-607
    pela tiroxina, 620, 622-623
Metáfase I, 75, 75t, 76f
Metáfase II, 75, 75t, 76f
Metáfase, 72, 73f
Meta-hemoglobina, 507
Metaloproteinase, e a decomposição da matriz extracelular, 127
Metaloproteinases da matriz, 127
Metano, 26f
Metástase, 469
Metencéfalo, 204
  desenvolvimento, 189
Metionina, como aminoácido essencial, 116t
Método auscultatório, medida da pressão arterial, 434, 436f
Método científico, 4-5
  atributos, 4
  etapas, 4
Método do ritmo, 666-667
Metrorragia, 665
Miastenia grave, 171, 172
Micelas, 36, 37f, 581
Microalbuminúria, 554
Microbiota, intestinal, 575
Microfilamentos
  do citoplasma, 56-57
  função, 50t
  estrutura, 50t
Microflora, intestinal, 575
Micróglia, função, 153, 154t
Microgravidade, e reabsorção óssea, 626
Microtúbulos
  nos centríolos, 72
  nos cílios e flagelos, 55, 55f
  no citoplasma, 56-57, 56f
  função, 50t
  estrutura, 50t, 55
Microvilosidades, 55, 55f
  e taxa de difusão, 129
  no intestino delgado, 55f, 129, 571, 573, 573f, 574t
Mielencéfalo, 205-206

desenvolvimento, 189
Mieloblastos, 371
Mifepristona (RU486), 672
Milímetros de mercúrio (mmHg), 432
Mineral(is), 607
  quantidades dietéticas recomendadas, 605t, 607t
Mineralocorticóides, 305-306
  secreção inadequada, 306
  na regulação metabólica, 621
  síntese, 306, 307f
Mioblastos, 9
Miocárdio, 354, 379
Miofibras. Ver Músculo(s) esquelético(s), fibras
Miofibrilas, 331-332, 332f
Miofilamentos, 331-332
Mioglobina, 41t, 512
  curva de dissociação, 512, 512f
  muscular, 512
Miométrio, 656
Miopia, 267, 267f
Miosina ATPase, 332-333, 344f
Miosina, 41, 57
  na contração do músculo esquelético, 331, 332-333, 335f
  na contração do músculo liso, 356
  estrutura, 335f
MIT. Ver Monoiodotirosina
Mitocôndrias, 58, 58f
  função, 50t, 58
  estrutura, 50t, 58
Mitose, 72-74, 73f
Mixedema, 310
MLCK. Ver Cinase da cadeia leve da miosina
mmHg. Ver Milímetros de mercúrio
Modelo de chave e fechadura da atividade enzimática, 84, 85f
Modelo de encaixe induzido, 84
Modelo mosaico fluido da membrana plasmática, 52, 52f
Mol, 131
Molalidade, 131
Molar, 28
Molaridade, 131
Moléculas hidrofílicas, 27
Moléculas hidrofóbicas, 27
Moléculas orgânicas, 29-30
Moléculas sinalizadoras, 299
Moléculas, 25-27
  orgânicas, 29-30
  reduzidas, 93
  de sinalização, 299
Moléculas/átomos reduzidos, 93
Moléstia reumática, 472, 472t
Monoamina(s), como neurotransmissores, 174-177
Monoamino oxidase (MAO)
  decomposição de monoaminas pela, 174
  inibidores, 175
  pH ideal, 88t
Monoblastos, 371
Monócitos, 369, 370f, 370t, 449
Monofosfato cíclico de guanosina (GMPc)
  como segundo mensageiro na ação hormonal, 296
Monoglicerídeos, 593, 594f
Monoiodotirosina (MIT), 308-309
Monossacarídeos, 32
Monóxido de carbono, como neurotransmissor, 179t, 180
Morfina, e a atividade neuronal dopaminérgica, 177
Morte celular programada. Ver Apoptose
Mórula, 670
Motilina, 589
Motivação, área cerebral relacionada, 198-199
Motoneurônios alfa, 348-349
  coativação, 349
Motoneurônios gama, 348-349
  co-ativação, 349
Movimento amebóide, de células, 53, 57

Movimentos oculares de perseguição suave, 273-274
Movimentos oculares sacádicos, 275
MSH. Ver Hormônio estimulador da melanina
Muco cervical, 657
Muco, secreção, 568
Mucosa, 564-565, 564f
Murad, Ferid, 6t
Muscular da mucosa, 564-565
Muscular, 564, 564f, 565
Músculo cardíaco, 10, 354
  potenciais de ação, 354, 385-387, 385f, 386f, 387f
  metabolismo anaeróbio, 104
  regulação autônoma, 218, 219
  células, 10, 354, 355f
  contração, 354, 381-382
    controle intrínseco, 411-413
  hipertrofia, 74
  neurotransmissão, 171
  potencial de repouso de membrana, 159
  versus músculo esquelético/liso, 354, 357t
  estriações, 9, 10f, 355f
  sinapses, 166
Músculo ciliar, e o cristalino, 264-265, 265f
Músculo cremaster, 638
Músculo estapédio, 255
Músculo tensor da membrana timpânica, 254
Músculo tensor do tímpano, 254
Músculo voluntário. Ver Músculo(s) esquelético(s)
Músculo(s) esquelético(s), 9, 10f, 326-353
  agonista, 326
  antagonista, 326
  fluxo sanguíneo, 426-428
  glicose sanguínea, secreção, 105
  versus músculo cardíaco, 354, 357t
  células, núcleos, 60
  contrações, 9, 339-341
    graduada, 340
    mecanismos, 31-339
    regulação, 336-339
    teoria dos filamentos deslizantes, 332-336, 333t, 334f
    visualização, 339, 339f
  desenvolvimento, 9
  demandas energéticas, 342-346
  exercício, 342-343, 343f
    adaptação, 346, 346f
  fadiga, 345-346
  fibras, 9, 328f
    de contração rápida, 344-345, 345f, 345t
    de contração lenta, 344-345, 345f, 345t
    estrutura, 326-327, 331-332, 331f
  crescimento, por hipertrofia, 74
  metabolismo, 342-344
    anaeróbio, 104
    ciclo de Cori, 106
    fonte energética, 119t
  unidades motoras, 327-330, 330f
  controle neural, 347-353, 347t
    drogas e, 171t
  bomba, 395
  reflexos, 350-352
  versus músculo liso, 354, 357t
  estriações, 9, 10f, 327, 328f, 331
  estrutura, 326-327, 328f
  tônus, 349
Músculo(s) liso(s), 9, 10, 10f, 354-358, 356f
  regulação autônoma, 218, 219, 358
  contrações, 355-357
  localização, 10
  multiunitário, 358, 358f
  unitário, 358, 358f
  versus músculo esquelético/cardíaco, 354, 357t
  sinapses, 166
Músculo(s), 9-10. Ver também Músculo cardíaco; Músculo(s) esquelético(s); Músculo(s) liso(s)
  tipos, 9
Músculos abdutores, 326, 326t

Músculos adutores, 326, 326t
Músculos depressores, 326t
Músculos esternocleidomastoídeos, 491
Músculos estriados, 9, 10f
Músculos extensores, 326, 326t
Músculos flexores, 326, 326t
Músculos interósseos
  externos, 490-491, 491f
  internos, 490-491, 491f
Músculos levantadores, 326t
Músculos papilares, 380
Músculos posturais, 344-345
Músculos rotadores, 326t
Música, composição versus compreensão área cerebral relacionada, 197
Mutações somáticas, 457

NAD. Ver Nicotinamida adenina dinucleotídio
Naloxone, 169
Nanismo, 624
  de Laron, 624
  hipofisário, 301
Narcose do nitrogênio, 501
Necrose, 72
Néfron(s), 528
  cortical, 530, 530f
  justamedular, 530, 530f
  túbulos, 528-530, 529f
  reabsorção, 534-536, 535f, 536f
Neonato(s)
  doença hemolítica, 374
  icterícia, 581
  síndrome da morte súbita do neonato, 506
  ventilação, 490
Neostigmina, e controle neural dos músculos esqueléticos, 171t
Nervo abducente, 210t
Nervo glossofaríngeo, 210t
  fibras parassimpáticas, 222
  calículos gustatórios, 246
Nervo oculomotor, 210t
  fibras parassimpáticas, 222
Nervo olfatório, 210t, 248f
Nervo óptico, 210t
Nervo troclear, 210t
Nervo vago, 210t
  na regulação gastrintestinal, 565, 587-588, 588f
  fibras parassimpáticas, 222, 223-225
  via, 223-225, 224f
Nervo vestibulococlear, 210t, 251
Nervo(s)
  classificação, 153
  definição, 151t, 153
  secreção por mecanismos, 54
Nervos acessórios, 210t
Nervos cranianos, 210, 210t
  como nervos mistos, 210
  fibras parassimpáticas do, 222
Nervos espinais, 211-212
  distribuição, 211f
  como nervos mistos, 211
  arco reflexo e, 211-212, 212f, 350
  raízes, 211, 347
Nervos esplâncnicos, 221
Nervos faciais, 210t
  fibras parassimpáticas, 222
  calículos gustatórios, 246
Nervos hipoglossos, 210t
Nervos trigêmeos, 210t
Neurilema, 153
Neuróglia, 150
Neuro-hipófise. Ver Hipófise posterior
Neurolépticos, 177
Neuromoduladores, 178
Neurônio(s). Ver também tipos específicos
  propriedades de cabo, 162-163
  classificação

funcional, 151-152
  estrutural, 152-153
componentes, 10-11
definição, 150
funções, 150
potenciação prolongada, 181
potencial de membrana, alteração, 158-159
produção, 191
regeneração, 156, 157, 156*f*
estruturas, 150-151, 150*f*, 151*f*
sinapses, 164-168
Neurônios aferentes. *Ver* Neurônios sensitivos
Neurônios bipolares, 153, 153*f*
Neurônios colinérgicos, 173
Neurônios corticais, 276
  complexo, 277
  hipercomplexo, 277
  simples, 276-277, 277*f*
Neurônios de associação (interneurônios)
  função, 347
  localização, 151*t*, 152
Neurônios dopaminérgicos, 176-177, 204
Neurônios E. *Ver* Neurônios expiratórios
Neurônios eferentes. *Ver* Neurônios motores
Neurônios expiratórios (E), 502
Neurônios I. *Ver* Neurônios inspiratórios (I)
Neurônios inspiratórios (I), 502
Neurônios motores
  autônomos, 151*t*, 152, 218-219
  e o sistema nervoso central, 152*f*
  co-ativação, 349
  função, 151*t*, 152
  inferiores, 347
    alfa, 348-349
    co-ativação, 349
    gama, 348-349
  no controle musculoesquelético, 347-354
  somáticos, 151*t*, 152, 218
  estrutura, 150*f*
  superiores, 347, 349, 352-354, 354*t*
Neurônios multipolares, 153, 153*f*
Neurônios pós-ganglionares, 219
Neurônios pré-ganglionares, 219
Neurônios pseudo-unipolares, 152-153, 153*f*
Neurônios sensitivos (aferentes)
  e o sistema nervoso central, 152*f*
  extrínseco, 589
  função, 151*t*, 152
  nos intestinos, 589
  intrínseco, 565, 589
  primário, 348
  pseudo-unipolaridade, 152-153
  secundário, 348
  na pele, 17-18
  estrutura, 150*f*
Neurônios sensitivos ânulo-espirais, 348
Neurônios sensitivos em ramalhete de flores, 348
Neuropatia óptica hereditária de Leber, 59
Neuropeptídio Y, 179-180
Neuropeptídio(s), 178
Neurormônios, 286
Neurotransmissores excitatórios, 178
Neurotransmissores inibidores, 178
Neurotransmissores, 143. *Ver também* substância específica
  no sistema nervoso autônomo, 173, 226-231
  pesquisa inicial, 166
  excitador, 178
  versus hormônios, 290
  inibidor, 178
  proteínas receptoras, 167
  liberação, 166-167, 168*f*
  na inibição sináptica, 181-182
Neurotrofina(s), 157, 317
Neurotrofina-3, 157
Neurotrofina-4/5, 157
Neutrófilo(s)
  abundância, 369, 370*t*
  apoptose, 72
  função, 370*t*, 449

fagocitose, 449, 449*f*
  estrutura, 369, 370*t*
Nêutrons, 24
Nexus, 574
Niacina, 94, 606, 606*t*
Nicotina, e atividade neuronal dopaminérgica, 177
Nicotinamida adenina dinucleotídeo (NAD)
  na respiração aeróbia, 107-112
  na via glicolítica-ácido lático, 102-103
  como transportador de hidrogênio, 94, 95*f*
  estrutura, 95*f*
Nidação, 670
Niedergerde, R., 6*t*
Nifedipina, 356
Nistagmo vestibular, 253
Nitrogênio
  equilíbrio, 116
  pressão parcial, distúrbios causados pela elevação, 501
  espécies reativas, 607
  estrutura, 24*t*
Nó atrioventricular (AV), 386
Nó sinoatrial (SA), 385-386
Nociceptores, 240, 241*t*, 242-243
Nódulos de Ranvier, 154
  potenciais de ação, 164, 165*f*
Noradrenalina
  como hormônio, 174
  como neurotransmissor, 174, 175*f*, 177
    no sistema nervoso autônomo, 226-228
    respostas, 227-228
  secreção, 221, 289, 307
Normoblastos, 371.
Núcleo amigdalóide, 198
  na agressão, 199
  na memória de respostas de medo, 200
  no olfato, 249
Núcleo caudado, 195, 353
  degeneração, 195
Núcleo geniculado
  lateral, 276*f*
    e informação visual, 202, 272, 276
  medial, e informação auditiva, 202
Núcleo intralaminar, ativação, 202
Núcleo lentiforme, 195
Núcleo rubro, 204
  no controle neuronal motor, 208, 209*f*
Núcleo septal, 198
Núcleo supraquiasmático, 314
Núcleo(s) (celular), 60-65
  função, 51
  estrutura, 24, 51, 60, 61*f*
Núcleo(s) (sistema nervoso), 151, 151*t*
Nucléolo
  função, 50*t*, 51, 62
  estrutura, 50*t*
Núcleos basais, 195, 196*f*
  lesão, 353
  no controle neuronal motor, 208, 209*f*
  no controle da musculatura esquelética, 353
Núcleos da rafe, 176
Núcleos paraventriculares, 203, 203*f*, 301
Núcleos supra-ópticos, 203, 203*f*, 301
Núcleos vagais, 206
Núcleos vestibulares, no controle neuronal motor, 208, 209*f*
Nucleossomos, 62
Nucleotídeos, 42-43, 42*f*
  no DNA, 43, 62
  no RNA, 44
Número atômico, 24
Número de Avogadro, 131

O

Obesidade, 611
Oblíquo
  inferior, 275*t*
  superior, 275*t*

Ocitocina
  função, 203, 301, 677-679
  produção, 203
Oddi, esfíncter de, 585
Oftalmia simpática, 472, 472*t*
Óleo de canola, conteúdo de gordura saturada, 35
Óleo de coco, conteúdo de gordura saturada, 35
Óleo de palma, conteúdo de gordura saturada, 35
Óleo de semente de colza, conteúdo de gordura saturada, 35
Olfato, 247-249
  área cerebral relacionada, 198, 248-249
  emoção e, 249
  base molecular, 249
  via neural, 248, 248*f*
  receptores, 246, 247, 249
Olho(s), 260-268. *Ver também* Visão
  acomodação, 263-265, 266*f*
  cor, 260
  inervação dual, 232
  movimentos, 273-274
    sacádicos, 274
    suaves de perseguição, 273-274
  músculos, 273, 275*t*
  refração, 263, 264*f*
  estruturas, 260-263, 261*t*, 262*f*
  e a acuidade visual, 266-268
Oligodendrócitos
  função, 153, 154*t*
  na bainha de mielina, 154
Oligospermia, 655
Oligossacarídeos, 592
OMS. *Ver* Organização Mundial da Saúde
Oncogenes, 71
Oncologia, 469
Onda do hormônio luteinizante (LH), 663
Onda P, 388
Onda QRS, 388
Onda T, 388
Ondas alfa, 193, 195*f*
Ondas beta, 193-195, 195*f*
Ondas delta, 195, 195*f*
Ondas lentas, 574
Ondas peristálticas, 354
Ondas teta, 195, 195*f*
Opióide(s)
  endógenos, como neurotransmissores, 179
  proteínas receptoras, 179
Opsina, 268, 270*f*
Opsonização, 453, 458
Orbitais, 24
Orelha(s), 254-259, 254*f*. *Ver também* Audição
  e equilíbrio, 249-253
  interna, 249-253, 250*f*, 255-256
  média, 254-255, 255*f*
  externa, 254
  órgão espiral, 256-259, 258*f*
Organelas, 56-60
  definição, 51
  digestão, 57, 58
Organização Mundial da Saúde (OMS), terapia de reidratação oral, 138
Órgão de Corti, 256-259, 258*f*
Órgão espiral, 256-259, 258*f*
Órgão(s). *Ver também* órgãos específicos
  definição, 9, 17
  inervação dual, 231-232, 231*t*
  alvo, 8
Órgãos-alvo, 8
Órgãos digestivos acessórios, 563-564
Órgãos linfáticos, 402
  na imunidade, 452-453
  primários, 453
  secundários, 452-453
Órgãos otológicos, 249-251, 250*f*, 252*f*
Órgãos sexuais acessórios
  desenvolvimento, 638-639, 639*f*
  masculinos, 651-653
Órgãos sexuais, acessórios
  desenvolvimento, 638-639, 639*f*

masculinos, 651-653
Órgãos tendinosos de Golgi, 348, 350, 351*f*
Orgasmo, 645
Origem, do músculo esquelético, 326
Osciloscópio, 158, 159*f*
Osmolalidade (Osm), 131-132, 132*f*
  do sangue, regulação, 133-134, 134*f*
  dos rins, 540*f*
  mensuração, 132-133
Osmorreceptores, 133-134, 417
Osmose, 129-134
  definição, 127, 128
  efeitos, 130, 130*f*
  modelo, 130*f*
  demandas, 129-130
Ossículos, orelha média, 254
  lesão, 255
Osso(s)
  concentração de fosfatase alcalina, 86*t*
  carcinoma, 86*t*
  deposição, 625, 626*f*
  doenças, 86*t*, 87
  reabsorção, 625, 626*f*
    no espaço, 626
  microfotografias eletrônicas de varredura, 627*f*
  estrutura, 15, 16*f*
Osteíte deformante, concentração de fosfatase alcalina e, 86*t*
Osteíte fibrosa cística, 627
Osteoblastos, 15, 625
Osteócitos, 15, 16*f*
Osteoclastos, 625
Osteomalacia, 627
Osteoporose, 626, 627*f*
Otite média, 255
Otoesclerose, 255
Ovários, 658*f*
  alterações cíclicas, 662-664
  funções endócrinas, 13, 287*t*
  funções exócrinas, 13
  formação, 637-638, 638*f*
  secreção de esteróides sexuais, 37
Ovócitos, 659*f*
  após a fertilização, 669, 669*f*
  primários, 658
  secundários, 659, 659*f*
Ovogênese, 642, 661*f*
Ovogônia, 637, 657-658
Ovulação, 656, 659-660, 660*f*, 663, 664*f*
Óvulo, 316
  mitocôndrias, 59
Oxidação, 93
  agentes, 94
β-oxidação, 114-115, 115*f*
Oxidase, pH ideal, 88*t*
Óxido nítrico
  radicais livres, doenças associadas, 108
  como neurotransmissor, 143, 179*t*, 180, 231
  como regulador parácrino, 317
    do fluxo sanguíneo, 423-424
  como mensageiro retrógrado, 201
  sintetase endotelial, 423
Oxiemoglobina, 507
  saturação, e pressão parcial de oxigênio, 508-509, 509*t*
Oxigênio
  na respiração celular aeróbia, 102
  no sangue, 507, 507*t*
    medida, 498, 498*f*
    importância, 499, 505-506
  débito, 119, 343
  difusão através da membrana plasmática, 128
  no transporte de elétrons, 110-112
  radicais livres, 108
  captação máxima, 342-343
  nas reações de oxidação-redução, 94
  pressão parcial, 496-497
    altitude e, 496*f*
    distúrbios causados pela elevação, 501
    importância, 499
    e a ventilação, 505-506, 505*f*

P

PAH. *Ver* Ácido para-aminoipúrico
PAM. *Ver* Pressão arterial média
Pâncreas, 313*f*, 585-586, 585*f*
  como órgão digestório acessório, 564
  secreção endócrina, 286, 313-314, 585
    ativação enzimática, 88
  secreção exócrina, 13, 286, 313, 585
  estrutura, 578
Pancreatite, 586
  concentração de amilase e, 86*t*, 586
Paralisia
  flácida, 350
    toxina botulínica e, 167
  espástica, 350
    toxina botulínica e, 167
    lesão de neurônio motor superior e, 354*t*
Paraplegia, 354*t*
Paratireóides, 312
  funções, 287*t*, 312, 312*f*
  estrutura, 312, 312*f*
Paratormônio (PTH), 312
  ação, 312, 312*f*
  no equilíbrio do cálcio e do fosfato, 626-627
  secreção, 312, 312*f*
    regulação, 627, 628*f*, 629
  e a vitamina D_3, 290
Parte distal. *Ver* Hipófise anterior
Parte intermédia, 299
Parte nervosa. *Ver* Hipófise posterior
Parte tuberosa, 299
Partículas remanescentes, 594
Parturição, 679
Pasteur, Louis, 465
Pavlov, Ivan, 6*t*
PCP, 181
Pediceios, 531
Pedúnculos cerebrais, 204
Peitoral menor, 491
Peixe, ácidos graxos n-3, 605
Pele. *Ver também* Cutâneo
  fluxo sanguíneo, 17, 18, 429-431, 430*f*
  derme, 17-18
  funções endócrinas, 287*t*
  epiderme, 11, 13*f*, 17, 18
  terminações nervosas, 17-18
  estrutura, 17-18, 17*f*
Pelve renal, 526, 527
Penfield, Wilder, 200
Penicilina, 545
Pênis
  desenvolvimento, 639
  dupla inervação, 232
  ereção, 653-654
  estrutura, 653-654, 654*f*
PEPS. *Ver* Potencial excitatório pós-sináptico
Pepsina
  ativação, 570, 570*f*
  forma inativa, 568, 570
  pH ideal, 87, 87*f*, 88*t*
  secreção, 569-570
Pepsinogênio, 568, 570, 570*f*
Peptídio amilóide β, na doença de Alzheimer, 192
Peptídio inibidor gástrico (PIG), 587, 589
Peptídio insulinotrópico dependente da glicose, 615
Peptídio natriurético atrial, 420, 548-549
Peptídio(s), 39. *Ver também* peptídios específicos
  neuropeptídios, 178, 179-180
Peptídio-1 similar ao glucagon (GLP-1), 589
Perforinas, 459
Perilinfa, 249
Perimétrio, 656
Perimísio, 326
Períodos refratários
  dos potenciais de ação, 162, 163*f*
    absoluto, 162, 163*f*
    relativo, 162, 163*f*
  na resposta sexual, 645
Peristaltismo, 10, 563, 566, 566*f*, 574
Peróxido de hidrogênio, doenças associadas, 108
Peroxissomos, 58
  função, 50*t*, 58
  estrutura, 50*t*, 58
Pés terminais, 157, 157*f*
PET. *Ver* Tomografia por emissão de pósitron
pH neutro, 28
pH, 28-29. *Ver também* Equilíbrio ácido-básico
  do sangue, 28, 29
    bicarbonato e, 514*f*
    e quimiorreceptores, 506*t*
    e a ventilação, 503-505
    e a atividade enzimática, 87, 87*f*
      nível ideal, 87, 88*t*
    e o transporte de oxigênio, 509-510, 510*t*
    e a curva de dissociação da oxiemoglobina, 510, 510*f*
  escala, 29*t*
PIG. *Ver* Peptídio inibidor gástrico
PIH. *Ver* Hormônio inibidor da prolactina
Pina, 254
Pineal, 314-315, 645
  funções, 287*t*, 289, 645
  secreção de melatonina, 202
Pinocitose, 53
PIPSs. *Ver* Potenciais inibitórios pós-sinápticos
Pirâmide(s)
  da medula oblonga, 205
  renal, 526, 530*f*
Piridoxina. *Ver* Vitamina B_6
Pirogênio, endógeno, 450
Pituicitos, 299
Placa motora, 172, 327, 329*f*
Placas
  hepáticas, 578
  na doença de Alzheimer, 192
  na aterosclerose, 396
    fibrosas, 396
Placenta, 674*f*
  fluxo sanguíneo, 675, 676*f*
  funções endócrinas, 316, 675-677, 676*t*
  formação, 674-675
  troca de moléculas através, 675
Planária, trato gastrintestinal, 563
Plaqueta(s), 369-370
  formação, 371
  funções, 369-370, 374
  tampão, 374
  reação de liberação, 374
Plasma, 13, 367-368
  composição, 367-368
    valores normais, 368*t*
  níveis enzimáticos, e doença e, 86, 86*t*
  lipoproteína, e aterosclerose, 396-398
  osmolalidade, 133-134, 134*f*
  e volume sanguíneo, 417, 418*f*
  pH, 28, 377-378
  potássio, e o potencial de repouso de membrana, 141
  proteínas, 368
    e osmose, 131
  produção, 583
  regulação, 18
  volume, 368
  água, 126
Plasmina, 376
Plasminogênio, 376
Plasticidade, das sinapses, 178-179
Pleura parietal, 485
Pleura visceral, 485
Plexo corióideo, 202
Plexo de Auerbach, 565
Plexo de Meissner, 565
Plexo mioentérico, 565
Plexo submucoso, 565
PMNs. *Ver* Leucócitos polimorfonucleares
PNA. *Ver* Peptídio natriurético atrial
Pneumotórax, 488, 488*f*
Podócitos, 531
Polaridade, de moléculas, 25
  e hidrossolubilidade, 27
Policitemia, 369, 508, 518
Polimerases
  DNA, 69, 74
  RNA, 63
Poliomielite
  endocitose mediada por receptores, 54
  vacina, 467
Polipeptídios, 41
  formação, 65-67, 67*f*
  como hormônios, 287, 288*t*
  como neurotransmissores, 178-180, 179*t*
Polirribossomo, 65, 65*f*
Polispermia, 668-669
Polissacarídeos, 32
Polissomo, 65, 65*f*
Polpa, dentária, 15, 16*f*
POMC. *Ver* Pró-opiomelanocortina
Ponte, 204
  centros de controle respiratório, 204, 206*f*, 502
Pontes cruzadas, 332-336, 335*f*
Ponto cego, 263
Ponto de ajuste, 6, 7
Poro(s) nuclear(es), 60, 62*f*
Pós-carga, 411
Potássio
  no plasma, e o potencial de repouso de membrana, 141
  reabsorção, 547*f*
  secreção, 547, 547*f*
Potenciação prolongada, 181
  e a memória, 201
Potenciais de ação, 160-163, 161*f*
  lei do tudo ou nada, 161-162
  do(s) axônio(s), 160-163, 161*f*
  da proeminência axônica, 173
  do músculo cardíaco, 354, 385-387, 385*f*, 386*f*, 387*f*
  condução de, 163-164
  despolarização nos, 160-161
  versus PEPSs, 169-171, 170*t*
  potenciais de membrana e, 160-163
  e a liberação de neurotransmissores, 166-167
  íons potássio nos, 161, 161*f*
  períodos refratários, 162, 163*f*
  repolarização, 161
  na sensibilidade, 241-242
  íons sódio nos, 160-161, 161*f*
  no arco reflexo medular, 211-212
  intensidade do estímulo, codificação, 162, 162*f*
Potenciais de equilíbrio, 140-141
  definição, 140
  equação de Nernst, 140-141
  de íons potássio, 140, 140*f*
Potenciais de membrana, 139-142
  potenciais de ação e, 160-163
  controle iônico e, 159-160
  de repouso, 141-142, 142*f*
    despolarização, 159
    hiperpolarização, 159
    nos neurônios, 158-159
    repolarização, 159
    visualização, 158, 159*f*
Potenciais de placa motora, 172
Potenciais em ponta. *Ver* Potenciais de ação
Potenciais geradores, 241-242, 242*f*
Potenciais inibitórios pós-sinápticos (PIPSs), 168, 169*f*, 182
Potencial de marca-passo, 385, 385*f*
  nervos autônomos e, 410*f*
Potencial excitatório pós-sináptico (PEPS), 168, 169*f*
  versus potenciais de ação, 169-171, 170*t*
  natureza graduada do, 174, 174*f*
  somação, 180, 181*f*
Potencial(is), elétrico(s). *Ver* Potenciais de ação; Potenciais de equilíbrio; Potenciais de membrana
PPAR$_\gamma$, 609
Praga de Ondina, 503
Pré-carga, 411
Precursor do RNA mensageiro (pré-RNAm), 64, 64*f*
Pré-eclâmpsia, 439
  ocitocina, 301
Pregas circulares, 571
Pregas uretrais, 639
Pregas vocais, 485*f*
Pré-hormônios, 289
  ativação, 289, 289*t*
Pré-pró-insulina, 68, 289
Pré-RNAm. *Ver* Precursor do RNA mensageiro
Presbicusia, 259
Presbiopia, 266
Pressão sanguínea/arterial, 431-438
  arterial, 420, 431, 435-438
  reflexos de distensão atrial e, 434
  reflexo barorreceptor e, 432-433, 432*f*, 433*f*, 434*f*
  classificação, 438, 439*t*
  diastólica, 434-435
  alta, 438-439
  baixa, 433
  medida, 434-435, 435*f*
    método auscultatório, 434, 436*f*
    sons de Korotkoff, 435, 436*f*
    fases, 437*f*
    unidades, 432
  sistólica, 434-435
  por vaso, 421, 422*f*
Pressão transmural. *Ver* Pressão transpulmonar
Pressão transpulmonar, 487, 487*t*
Pressão
  atmosférica, 496, 496*f*
  arterial. *Ver* Pressão arterial
    diastólica, 434-435
  de filtração, 414-415, 532
  intrapleural, 487, 487*t*
  intrapulmonar, 487, 487*t*
  oncótica, 415
  osmótica, 131, 131*f*, 132, 132*f*
    coloidosmótica, 415
    ionização, 132, 132*f*
  parcial de gases. *Ver* Gás(es), pressão parcial
  de pulso, 435-438
  receptores, 242
  via neural, 244
  transpulmonar, 487, 487*t*
PRL. *Ver* Prolactina
Probucol, 398
Procedimentos de divisão encefálica, 195
Processos pediformes, 531
Proeminência axônica, 150*f*, 151
  Potenciais de ação, 173
Proeminências lábio-escrotais, 639
Prófase I, 75, 75*t*, 76*f*
Prófase II, 75, 75*t*, 76*f*
Prófase, 72, 73*f*
Progesterona, 17
  na fase lútea, 663
  secreção, 316
Pró-hormônios, 289
Pró-insulina, 68, 69*f*, 289
Prolactina (PRL), 300, 300*t*, 680
Prolina, como aminoácido essencial, 116*t*
Promotor, DNA como, na síntese do RNA, 63
Pró-opiomelanocortina (POMC), 300
Propranolol, 229
Proprioceptores, 204, 240
  via neural, 244
Prosencéfalo, desenvolvimento, 189, 189*f*
Prostaciclina, 318, 374, 423
Prostaglandina D, 473
Prostaglandina E_1, 38*f*
Prostaglandina E_2, 38*f*, 318
Prostaglandina F_1, 38*f*
Prostaglandina F_2, 38*f*
Prostaglandina(s), 318-319

ações, 37, 318-319
fórmulas estruturais, 38f
síntese, 37, 318f
inibição, 319
e contrações uterinas, 677
Próstata
concentração de fosfatase ácida e, 86t, 87
hiperplasia benigna, 643, 653
hipertrofia benigna, 86t
câncer, 86t, 653
desenvolvimento, 639
função exócrina, 13, 653
Protanopia, 271
Proteína amilóide beta, na doença de Alzheimer, 174
Proteína cinase
ativação enzimática, 88
na ação hormonal, 295-296, 295f, 296t
na neurotransmissão, 175, 176f
nas sinapses, 167
Proteína ligadora de androgênios, 651
Proteína relacionada ao paratormônio, 626
Proteína(s) G, 171
ativação e inativação, 172t
canais operados por, 171, 172f
noradrenalina e, 175, 176f, 227-228
na gustação, 247
Proteína(s), 38-42. *Ver também* Aminoácidos; Enzima(s); *proteínas específicas*
absorção, 592-593, 593f
e regeneração axônica, 157
transportadores, 42, 127, 134-135
no transporte ativo, 136-138
na difusão facilitada, 135-136, 135f, 136f
na sinalização celular, 143
na cromatina, 62
do complemento, 458, 458f
definição, 41
desnaturação, 41
digestão, 592-593, 593f
armazenamento de energia, 114
enzimas, 42, 84
funções, 42
como hormônios, 287
metabolismo, 116-117, 118f
na neurotransmissão, 167
no plasma, 131, 368, 583
na membrana plasmática, 51-52, 52f
receptoras. *Ver* Receptor(es), proteína
secreção, 67-68
estrutura, 39-42, 40f
síntese, 62, 65-67, 66f, 67f
desacoplamento, 622
Proteínas aquaporinas, 538
Proteínas do complemento, fixação, 458, 458f
vias, 458
Proteínas do grupo sanguíneo, composição, 41t
Proteínas estruturais, 42
Proteínas GLUT, 136
Proteínas GLUT4, 136
Proteínas inibidoras associadas à mielina, e regeneração axônica, 157
Proteínas integrais, 51
Proteínas periféricas, 51
Proteínas pré-senilina, ativação da γ-secretase, 192
Proteoglicanos, na matriz extracelular, 127
Próteses auditivas, 259
Próton(s), 24
Proto-oncogenes, 71
Protrombina, 375
Provas da função
pulmonar, 491-494
no diagnóstico de doenças pulmonares, 494
renal, 554
PSA. *Ver* Antígeno prostático específico
Pseudo-hermafroditismo, 641-642
Pseudópodos, 53, 53f
Psoríase, 607

PTH. *Ver* Paratormônio
Ptialina. *Ver* Amilase salivar
Puberdade
início, 644
e esteróides sexuais, 642, 644
Pulmão negro (antracose), 485, 495
Pulmão(ões). *Ver também* Pulmonar. Respiração
capacidade(s), 492-494, 493f, 493t
vital, 492
complacência, 487-488
distúrbios, 494-495
obstrutivos, 494
restritivos, 494
edema, 500
elasticidade, 488
troca gasosa, 496-501
tensão superficial, 488
volume, 490, 490f, 492-494, 493f, 493t
de reserva expiratória, 492
de reserva inspiratória, 492
corrente, 492
minuto total, 492, 504f
Pulmonar. *Ver* Pulmão(ões)
Pupila(s), 260
constrição e dilatação, 260, 262f
Putame, 195, 353

Q

Quadriplegia, 354t
Queratina, 11, 42
Questões objetivas, respostas, 690
Quiasma óptico, 272
Quilocalorias, 93, 602
Quilomícrons, 594
Quimiocinas, 449
Quimiorreceptores, 240, 241t
centrais, 502
periféricos, 502-503, 505
sensibilidade, nos níveis do pH e dos gases sanguíneos
no controle da ventilação, 502-505, 504f
Quimiotaxia, 449, 453, 458
Quimo, 566
Quimotripsina, 593

R

Radiação óptica, 276
Radicais
livres, 108, 607
superóxido, 108
Raiz, nervo espinal, 211, 347
Ramos comunicantes
cinzentos, 220
brancos, 220
de Gray, 220
Rampa do tímpano, 256, 256f
Rampa média, 256, 256f
Rampa vestibular, 256, 256f
Ranvier, nódulos de, 154
potenciais de ação, 164, 165f
Raquitismo, 627
Reabsorção, nos rins. *Ver* Rins, reabsorção
Reação acrossômica, 668, 668f
Reação de aglutinação, 373, 373f
Reação de alarme, 308
Reação de branqueamento, 268-269
Reação decidual, 674
Reação inflamatória, 474
Reações acopladas, 93-94, 93f
Reações anabólicas (anabolismo), 102, 603
Reações catabólicas (catabolismo), 102, 603
Reações de hipersensibilidade, 473-474
retardada, 459, 473, 473t, 474
denervação, 219
imediata, 473-474, 473t, 474f

Reações de oxidação-redução, 93-94, 102
Reações endergônicas, 92-93
Reações exergônicas, 92f, 93
Reações reversíveis, 88-89
Reações transfusionais, 373-374, 373f
Reações, químicas. *Ver também reações específicas*
energia de ativação, 84
catalisada *versus* não catalisada, 84, 85f
acoplada, 93, 93f
ATP como, 93
oxidação-redução como, 93-94
endergônica, 92-93
enzimas e, 84-86
controle, 87-90
exergônica, 92f, 93
calor e, 84
carga/descarga, 508
reversível, 88-89
conceito vitalista, 84
Receptor da capsaicina, 243
Receptor de elétrons, final, 102
oxigênio como, 102, 112
Receptor(es) adrenérgico(s), 227-228
Receptor(es) α-adrenérgico(s), 227-228
Receptor(es) β-adrenérgico(s), 227-228, 229
Receptor(es)
da acetilcolina, 169, 170f, 171, 172f
adrenérgico, 227-228, 229, 662
AMPA, 178, 201
antígeno, 455
barorreceptores, 411, 432
capsaicina, 243
quimio-. *Ver* Quimiorreceptores
do cainato, 178
mecanorreceptores, 240, 241t
do NMDA, 178, 201
osmorreceptores, 133-134, 417
fásicos, 240, 241f
fotorreceptores, 240, 241f
proteína, 42
na sinalização celular, 143
de hormônios, 290
nuclear, 292-294
órfão, 293
da insulina, 298-299, 298f
de neurotransmissores, 167, 227-228
de opióide, 179
da membrana plasmática, 52
de linfócitos T, 461
pulmonar
irritante, 506
de adaptação rápida, 506
sensitiva. *Ver* Receptores sensitivos
de estiramento, 434, 506
termorreceptores, 240
tônico, 240, 241-242, 241f, 242f
da triiodotironina, 294, 294f
Receptores AMPA, 178
e a memória, 201
Receptores da acetilcolina (ACh)
muscarínicos, 169, 171, 172f
nicotínicos, 169, 170f
Receptores da dor. *Ver* Nociceptores
Receptores de adaptação rápida, 506
Receptores de cainato, 178
Receptores de distensão atriais, 434
Receptores de estiramento
atrial, 434
pulmonar, 506
Receptores do N-metil-D-aspartato (NMDA), 178
e a memória, 201
Receptores do sabor amargo, 247, 247f
Receptores do sabor azedo, 247, 247f
Receptores do sabor doce, 247, 247f
Receptores do sabor salgado, 247, 247f
Receptores fásicos, 240, 241f
Receptores gustatórios, 246, 247
Receptores hormonais nucleares, 292-294
Receptores irritativos, 506
Receptores muscarínicos da ACh, 169, 171, 172f, 230, 230t

Receptores nicotínicos da ACh, 169, 170f, 230, 230t
Receptores órfãos, 293
Receptores pulmonares, e a ventilação, 506
Receptores sensitivos
categorias, 240
características, 240-242
cutâneos, 240, 242-243, 243f, 243t
olfatórios, 246, 247, 249
potenciais, 241-242, 242f
gustação, 246, 247
visuais. *Ver* Cones; Bastões
Receptores tônicos, 240, 241f
potencial gerador, 241-242, 242f
Receptores β₃-adrenérgicos, 622
Recrutamento
de axônios, 162
de unidades motoras, 330
Rede testicular, 561
5α-redutase, 639
deficiência, 642
inibidores da, 653
Reflexo gastroileal, 590
Reflexo ileogástrico, 590
Reflexo patelar, 350, 351f
Reflexo(s)
arco, 211-212, 212f, 350
de Babinski, 209
barorreceptor, 432-433, 432f, 433f, 434f
cardiovascular, 439-440, 440t
cremastérico, 638
extensor cruzado, 352, 353f
de evacuação, 577
dissináptico, 350
de Hering-Breuer, 506
intestinal, 590
patelar, 350, 351f
de micção, 528
de ejeção de leite, 680, 680f, 681
neuroendócrino, 301, 680
pupilar, 274
musculoesquelético, 350-352
de estiramento
atrial, 434
monossináptico, 350, 350t
Reflexos de distensão atriais, e a pressão arterial, 434
Reflexos intestinais, 590
Refluxo gastroesofágico, 569
Refração, 263, 264f
Regeneração, de neurônios periféricos, 156-157, 156f
Região cárdia do estômago, 567
Região pilórica, 567
secreções, 568, 568t
Regulação autócrina, 316-319
definição, 316
exemplos, 317, 317f
prostaglandinas na, 318-319
regulação endócrina, 642-645
sistema endócrino e, 320, 682
glândulas exócrinas, 13
feminino, 656-661, 656f, 657f
ciclos do endométrio, 664-665
ciclo menstrual, 661-667
ciclo ovariano, 657-659
ovulação, 659-660
eixo hipófiso-ovariano e, 660-661
funções, 18t
sistema imunológico e, 476, 682
sistema tegumentar e, 582
masculino, 646-656, 653f
funções endócrinas, 646-649
fertilidade, 655-656
secreção de gonadotropina, 646
espermatogênese, 642, 649-651, 649f
metabolismo, 120
sistema muscular e, 359, 682
sistema nervoso e, 234, 682
prostaglandinas, 319
sistema respiratório e, 519, 682
sistema sensitivo e, 278
determinação do sexo e, 636-638
sistema esquelético e, 682

Índice

sistema urinário e, 555, 682
Regulação parácrina, 231, 316-319
   do fluxo sanguíneo, 423-424
   definição, 317
   exemplos, 317, 317t
   do trato gastrintestinal, 565, 589
   dos testículos, 648, 649f
Regulador transmembrana da fibrose cística (CFTR), 129, 488
Relação comprimento-tensão, na contração muscular, 341, 342f
Relações ventilação/perfusão, 500-501, 500f
REM. Ver Movimento rápido dos olhos
Renal. Ver também Rins
Renina, 419, 547
   regulação, 548, 549t
Replicação semiconservadora, do DNA, 69
Repolarização
   dos potenciais de ação, 161
   do potencial de repouso de membrana, 158
Reprodução sexual, 636-642
Resistência
   estágio, nas supra-renais, 308
   vascular
      ao fluxo sanguíneo, 420-424, 421f
      e a pressão arterial, 431
      periférica total, 411, 421-422, 431
Respiração celular
   aeróbia, 102, 107-112, 113t
   anaeróbia, 103-104
   energia liberada, 92f
Respiração
   equilíbrio ácido-básico e, 515, 515t
   altitude e, 517-518, 517t, 518f
   no exercício, 515-516, 516f, 517t
   provas da função respiratória, 491-494
   volume pulmonar durante a, 490, 490f
   mecânica, 490-495, 492f, 492t
   pressão parcial do dióxido de carbono e, 503-505, 505f
   pressão parcial do oxigênio e, 505-506, 505f
   pH sanguíneo e, 503-505, 515
   aspectos físicos, 487-489
   receptores pulmonares, 506
   regulação, 502-506
Respiração, 480-518. Ver Respiração celular
   componentes, 482
   externa, 482
   troca gasosa, 482, 496-501
   interna, 482
   utilização de oxigênio, 482
Resposta de luta ou fuga, 226
Resposta sexual, 645
Ressecção transuretral, 653
Ressonância magnética (RM), 193, 194f
   funcional, 193, 200
Retículo endoplasmático, 59-60, 59f
   de corpos celulares, 151
   funções, 50t, 67-68, 68f
   rugoso, 59-60, 59f
   liso, 59-60
   estrutura, 50t
Retículo sarcoplasmático, 337, 337f
Reticulócitos, 371
Retina, 261t, 268-274
   e visão colorida, 271
   atividade elétrica nas células, 270
   camadas, 268, 268f
   luz sobre, 263, 268-269
   vias neurais, 272-274
   visão oftalmoscópica, 264f
Retinal. Ver Retinaldeído
Retinaldeído (retinal), 268-269, 270f, 606
Retineno. Ver Retinaldeído
Retinite pigmentar, dominante, 269
Retinol, 606
Retinopatia diabética, 395
Reto, 575
   inferior, 275t
   lateral, 275t
   medial, 275t
   superior, 275t

Retorno venoso, 413-414, 414f
Retroalimentação túbulo-glomerular, 534
Riboflavina. Ver Vitamina B$_2$
Ribonuclease, reação catalisada pela, 86t
Ribonucleoproteínas nucleares pequenas, 64-65
Ribonucleotídeos, 44
Ribose, 44
Ribossomos, 59, 59f
   função, 50t, 59
   estrutura, 50t, 59, 65
Ribozimas, 59, 84
Rigor mortis, 334
Rins, 524-554. Ver também Renal
   no equilíbrio ácido-básico, 550-552, 551f, 552t
   transporte ativo, 137-138, 138f, 535
   fluxo sanguíneo, 544-545
   vasos sanguíneos, 528, 529f
   regulação do volume sanguíneo, 417-420
   gordura marrom, 115
   córtex, 526
   difusão, 128, 129
   e o equilíbrio eletrolítico, 546-550
   como glândula endócrina, 287t
   função, 526-530
   provas funcionais, 554
   filtração glomerular, 531-534
   medula, 526
   microvilosidades, 55
      e taxa de difusão, 129
   osmolalidade por região, 540f
   clearance plasmático, 541-546
   na regulação plasmática, 18
   reabsorção, 534, 534f
      de bicarbonato, 551
      sistema multiplicador de contracorrente, 536-539, 537f
      de glicose, 545-546
      no túbulo contornado proximal, 534-536, 535f, 536f
      de sal e água, 534-541
      versus secreção, 541, 542f
   estrutura, 526-530, 527f
      microscópica, 528-530
Ritmo circular, 400
Ritmos circadianos, 305, 314
RM. Ver Ressonância magnética
RMf. Ver Ressonância magnética funcional
RNA de transferência (RNAt), 44, 65
   função, 64, 65, 66f
   estrutura, 65, 66f
RNA mensageiro (RNAm), 44
   códons, 65, 65t
   funções, 60-62, 65-67, 67f
   precursor, 64, 64f
   síntese, 64-65, 64f
RNA ribossômico (RNAr), 44, 59
   função, 64
RNA. Ver Ácido ribonucléico
RNAm. Ver RNA mensageiro
RNAr. Ver RNA ribossômico
RNAt. Ver RNA de transferência
Rodbell, Martin, 6t
Rodopsina, 268
   fotodissociação, 268-269, 270f
Rofecoxib, 319
Rombencéfalo, 204-206
   desenvolvimento, 189, 189f
Rosenberg, S. A., 471
RU486. Ver Mifepristona
Rugas, 567, 567f

S

SA. Ver Nó sinoatrial (SA)
Sacarose, 32
Saco amniótico, 674f
   formação, 674-675
Saculações, 575
Sáculo, 249-251, 250f

Sais biliares, 581
Sal
   e volume sanguíneo, 417-418
   valor histórico, 418
   reabsorção renal, 534-541
Sangue. Ver também Plasma
   equilíbrio ácido-básico, 377-378, 378t
   e a ventilação, 515, 515t
   arterial, 367
   células. Ver tipos específicos
   composição, 367-370, 367f
      efetores antagonistas, 7-8
      faixas normais, 6t
   como tecido conjuntivo, 13
   detoxicação, pelo fígado, 582
   distribuição, 413f
   transportadores de energia, 114
   enzimas, doença e, 86, 86t
   formação, 371-372
   gases
      altitude e, 517, 517t
      medida, 498, 498f
      pressão parcial, 594-595, 595t
   lipídios, transporte de, 594-595, 595t
   pH, 28, 29, 377-378
      bicarbonato e, 544f
      ventilação e, 503-505, 515
   tipos, 372-374, 373f
   venoso, 367
SAR. Ver Sistema de ativação reticular
SARA. Ver Síndrome da angústia respiratória aguda
Sarcolema, 326
Sarcômeros, 332
Saxitoxina, e controle neural dos músculos esqueléticos, 171, 171t
Schally, Andrew, 6t
Schlemm, canal de, 263
Secreção
   pulsátil, 291, 643
   renal, 541-542, 542f
Secretase, na formação do peptídeo β-amilóide, 192
β-secretase, 192
γ-secretase, 192
Secretina, 586
Segmentação, 574, 574f
Segmento S-T, do ECG, 388
   isquemia miocárdica e, 398, 398f
Segundo mensageiro. Ver Sistema(s) de segundo mensageiro
Seio(s)
   venoso da esclera, 263
   urogenital, 639
Selye, Hans, 6t
Sêmen
   formação, 653
   valores normais, 655, 655t
Senescência. Ver Idade
Sensação, 238-277
   adaptação, 240
   auditiva, 253-259
   cutânea, 242-245
   equilíbrio, 249-253
   olfatória, 247-249
   somatestésica
      via neural, 244
      percepção, 191
   gustação, 246-247
   função do tálamo, 202
Sensibilidade cutânea, 242-245
   vias de condução, 244
   inibição lateral, 245, 246f
   campos receptivos, 244-245
   receptores, 240, 242-243, 243f, 243t
Septo, 379
   defeitos, 383-384, 384f
Seqüência líder, 67-68
Serina, como aminoácido não essencial, 116t
Serosa, 564, 564f, 565
Serotonina
   funções, 176
   como neurotransmissor, 176
   secreção

no trato gastrintestinal, 568, 589
   pelas plaquetas, 369-370
Sexo, crescimento como função, 644, 645f
Sherrington, Charles, 6t
Simport, 137-138, 138f
Sinalização parácrina, 142-143, 143f
Sinalização, 142-143
   categorias, 142-143, 143f
Sinapse(s), 143, 164-168
   química, 166-168, 167f
   definição, 164
   elétrica, 165-166
   plasticidade, 178-179
   tipos 164-165
Sinapses axo-axônicas, 165, 165f
Sinapses axodendríticas, 165, 165f
Sinapses axo-somáticas, 165, 165f
Sinapsinas, 167
Sincício, 9
Sinciciotrofoblasto, 672-673
Síndrome da adaptação geral, 308
Síndrome da angústia respiratória, 489
   aguda (SARA), 489
   do neonato, 490
Síndrome da imunodeficiência adquirida (AIDS), 460
   endocitose mediada por receptor na, 54
Síndrome da morte súbita do lactente, 506
Síndrome de Conn, 550
Síndrome de Cushing, 306
Síndrome de feminização testicular, 641-642
Síndrome de Klinefelter, 638
Síndrome de Turner, 638
Síndrome de Zollinger-Ellison, 570
Síntese por desidratação
   de aminoácidos, 39-41, 40f
   de carboidratos, 32-34, 33f
Síntese(s)
   na produção de ATP, 110
   na glicogênese, 105
   na produção de óxido nítrico, 423
Sintetase(s), 86
Sinusóides, 578
Sistema ABO, 372-373, 373t
Sistema cardiovascular. Ver Sistema circulatório
Sistema circulatório, 380f. Ver também Artéria(s); Coração; Veia(s)
   células, 78
   componentes, 18t, 366-367
   sistema digestório e, 442, 596
   distribuição do sangue, 413f
   sistema endócrino e, 320, 442
   funções, 18t, 366
   sistema imunológico e, 442, 476
   sistema tegumentar e, 442
   sistema linfático e, 402f
   transporte de membrana, 144
   metabolismo, 120
   sistema muscular, 359, 442
   sistema nervoso e, 234, 442
   prostaglandinas, 319
   reflexos, e choque circulatório, 439-440, 440t
   sistema reprodutor e, 442, 682
   sistema respiratório e, 442, 519
   sistema sensitivo e, 278
   sistema esquelético e, 442
   sistema urinário e, 442, 555
Sistema de ativação reticular (SAR), 206
Sistema de punição, área cerebral relacionada, 199
Sistema de recompensa, área cerebral relacionada, 199
Sistema de segundo mensageiro adenilato ciclase-AMPc, 295-296, 295f, 296t
Sistema de segundo mensageiro fosfolipase C-Ca^{2+}, 296-298, 297f, 298t
Sistema de transporte de elétrons, 108-109, 110f
   e a produção de ATP, 110-112
   teoria quimiosmótica, 110, 111f
Sistema digestório. 560-595. Ver também Trato gastrintestinal

723

órgãos acessórios, 563-564
células, 78
  apoptose, 72
sistema circulatório e, 442, 596
componentes, 18t, 563-564, 563f
sistema endócrino e, 320, 563, 586-591, 596
secreções exócrinas, 563
funções, 18t, 563
glândulas, 13
sistema imunológico e, 476, 596
sistema tegumentar e, 596
transporte de membrana, 144
metabolismo, 120
sistema muscular e, 359, 596
sistema nervoso e, 234, 596
regulação nervosa, 586-591
visão geral, 562-565
prostaglandinas, 319
sistema reprodutor e, 596, 682
sistema respiratório e, 519, 596
sistema sensitivo e, 278
sistema esquelético e, 596
sistema urinário e, 555, 596
Sistema do complemento, 458-459
Sistema endócrino, 286-287
células, 78
sistema circulatório e, 320, 442
componentes, 18t
sistema digestório e, 320, 596
funções, 18t
sistema imunológico e, 320, 476
sistema tegumentar e, 320
transporte de membrana, 144
metabolismo, 120
sistema muscular e, 320, 359
sistema nervoso e, 234, 320
regulação, 8, 290
sistema reprodutor e, 320, 682
sistema respiratório e, 320, 519
sistema sensitivo e, 278
sistema esquelético e, 320
sistema urinário e, 320, 555
Sistema esquelético
sistema circulatório e, 442
componentes, 18t
sistema digestório e, 596
sistema endócrino e, 320
funções, 18t
sistema imunológico e, 476
transporte de membrana, 144
sistema muscular e, 359
sistema nervoso e, 234
sistema reprodutor e, 682
sistema respiratório e, 519
sistema sensitivo e, 278
sistema urinário e, 555
Sistema fagocitário mononuclear, 449
Sistema genículo-estriado, 273
Sistema imunológico, 446-474
células, 78
sistema circulatório e, 442, 476
componentes, 18t
citocinas na regulação do, 460, 460t
sistema digestório e, 476, 596
doenças causadas pelo, 471-474
sistema endócrino e, 320, 476
funções, 18t
inibição pelo glicocorticóide, 308
sistema tegumentar e, 476
transporte de membrana, 144
sistema muscular e, 476
sistema nervoso e, 234, 476
prostaglandinas, 318
sistema reprodutor e, 476, 682
sistema respiratório e, 476, 519
sistema sensitivo e, 278
sistema esquelético e, 476
sistema urinário e, 476, 555
Sistema límbico, 198-199, 199f
e o sistema nervoso autônomo, 232-233
componentes, 198
na emoção, 198-199
Sistema linfático, 401-402

sistema circulatório e, 402f
componentes, 366, 401
funções, 401
Sistema mesolímbico da dopamina, 177
Sistema multiplicador de contracorrente, 536-539, 537f
Sistema muscular
células, 78
sistema muscular circulatório e, 359, 442
componentes, 18t
sistema digestório e, 359, 596
sistema endócrino e, 320, 359
funções, 18t
sistema imunológico e, 476
sistema tegumentar e, 359
transporte de membrana, 144
metabolismo, 120
sistema nervoso e, 234, 359
sistema reprodutor e, 359, 682
sistema respiratório e, 359, 519
sistema sensitivo e, 278
sistema esquelético e, 359
sistema urinário e, 359, 555
Sistema nervoso autônomo, 216-233, 225f. Ver também Sistema nervoso parassimpático; Sistema nervoso simpático
componentes, 152
controle pelos centros encefálicos superiores, 232-233, 233t
divisões, 220-225
funções, 226-233, 227t
regulação gastrintestinal, 565
e a secreção de glucagon, 615
e a atividade cardíaca, 410, 410f, 411t
e a secreção de insulina, 615
neurotransmissores, 173, 226-231, 228f
e potenciais de marca-passo, 410f
versus sistema nervoso somático, 218-219, 218f, 219t
terminologia, 151t
Sistema nervoso central (SNC), 186-212. Ver também Encéfalo; Medula espinal
regulação da respiração, 502-503, 503f
componentes, 150, 151t
desenvolvimento, 188-189, 189f
função, 188
e o sistema nervoso periférico, relação entre, 152f
regeneração, 156-157
estrutura, 188
sinapses, 164
Sistema nervoso craniossacral. Ver Sistema nervoso parassimpático
Sistema nervoso entérico, 565, 589, 590f
Sistema nervoso parassimpático, 152, 221-225, 224t
controle do fluxo sanguíneo, 423
funções, 226, 227t
regulação gastrintestinal, 565
neurotransmissores, 173
sistema nervoso simpático e comparação, 226t
dupla inervação, 231-232, 231t
Sistema nervoso periférico (SNP)
e sistema nervoso central, relação entre, 152f
componentes, 150, 151t
regeneração, 156-157, 156f
sinapses, 164
Sistema nervoso simpático, 152, 220-221, 223t
regulação do fluxo sanguíneo, 422-423
funções, 226, 227t
regulação gastrintestinal, 565
regulação renal, 533, 533f
neurotransmissores, 173
noradrenalina como, 177
sistema nervoso parassimpático e comparação, 226t
dupla inervação, 231-232, 231t
via, 220, 221-f
Sistema nervoso somático

versus sistema nervoso autônomo, 218-219, 218f, 219t
terminologia, 151t
Sistema nervoso toracolombar. Ver Sistema nervoso simpático
Sistema nervoso. Ver também Sistema nervoso autônomo; Sistema nervoso central; Neurônio(s)
células, 78
sistema circulatório e, 234, 442
componentes, 18t, 151t
sistema digestório e, 234, 596
sistema endócrino e, 234, 320
entérico, 565, 589, 590f
funções, 18t
sistema imunológico e, 234, 476
sistema tegumentar e, 234
transporte de membrana, 144
metabolismo, 120
sistema muscular e, 234, 359
sistema reprodutor e, 234, 682
sistema respiratório e, 234, 519
sistema sensitivo e, 278
sistema esquelético e, 234
sistema urinário e, 234, 555
Sistema nigro-estriado da dopamina, 176-177, 204
Sistema porta
hepático, 579
hipotálamo-hipofisário, 303
Sistema renina-angiotensina, 419, 419f
Sistema renina-angiotensina-aldosterona, 419, 547
Sistema reprodutor, 634-681. Ver também partes específicas
células, 78
cílios, 55
sistema circulatório e, 442, 682
componentes, 18t
desenvolvimento, 637-639, 640f, 641t
distúrbios, 641-642
sistema digestório e, 596, 682
glândulas endócrinas, 13
Sistema respiratório, 482-485. Ver também partes específicas
células, 78
cílios, 55
sistema circulatório e, 442, 519
componentes, 18t
sistema digestório e, 519, 596
sistema endócrino e, 320, 519
funções, 18t
sistema imunológico e, 476, 519
sistema tegumentar e, 519
transporte de membrana, 144
metabolismo, 120
sistema muscular e, 359, 519
sistema nervoso e, 234, 519
prostaglandinas, 319
sistema reprodutor e, 519, 682
sistema sensitivo e, 278
sistema esquelético e, 519
estrutura, 482-485
sistema urinário e, 519, 555
zonas, 483, 484f
Sistema simpato-supra-renal, 221-232
Sistema tectal, 273, 274
Sistema tegumentar. Ver também Cutâneo; Pele
sistema circulatório, 442
componentes, 18t
sistema digestório e, 596
sistema endócrino e, 320
funções, 18t
sistema imunológico e, 476
metabolismo, 120
sistema muscular e, 359
sistema nervoso e, 234
sistema reprodutor e, 682
sistema respiratório e, 519
sistema sensitivo e, 278
sistema urinário e, 555
Sistema urinário. Ver também Rins

células, 78
sistema circulatório e, 442, 555
componentes, 18t, 526f
sistema digestório e, 555, 596
sistema endócrino e, 320, 555
funções, 18t
sistema imunológico e, 476, 555
sistema tegumentar e, 555
transporte de membrana, 144
metabolismo, 120
sistema muscular e, 359, 555
sistema nervoso e, 234, 555
prostaglandinas, 319
radiografia, 528f
sistema reprodutor e, 555, 682
sistema respiratório e, 519, 555
sistema sensitivo e, 278
sistema esquelético e, 555
estrutura, 526-528
Sistema(s) de segundo mensageiro
adenilato ciclase-AMPc, 295-296, 295f, 296t
na ativação enzimática, 88
na ação hormonal, 294-299
na neurotransmissão, 175
fosfolipase C-Ca^{2+}, 296-298, 297f, 298t
tirosina cinase, 298-299
Sistema(s), 18, 18t. Ver também sistemas específicos
definição, 9
Sistemas de controle
hipotálamo-hipofisário-gonadal, 304f
hipotálamo-hipofisário-tireoidiano, 304f
Sistemas de Havers, 15, 16f
Sístole, 381
Sítios antigênicos determinantes, 451
Sítios ativos, de enzimas, 84
SNC. Ver Sistema nervoso central
SNP. Ver Sistema nervoso periférico
Sódio
ligações iônicas com, 26, 27f
reabsorção, 546-547
Solução isosmótica, 133
Solução isotônica, 133
Solução(ões)
um molal, 131, 132f
um molar, 131, 132f
tonicidade, 133
Soluções hipertônicas, 133
Soluções hipo-osmóticas, 133
Soluções hipotônicas, 133
Som. Ver também Audição
frequência, 253
  efeito sobre a membrana basilar, 256, 257f
intensidade, 254
tom, 253
Somação espacial, 180, 181f
Somação temporal, 180
Somação, 340
Somatomamotropina coriônica humana (hCS), 675-676
Somatomamotropina, 316
Somatomedinas, 623
Somatostatina
como hormônio inibidor, 303, 303t, 589
como neurotransmissor, 179t
secreção, 568, 613
Somatotropina. Ver Hormônio do crescimento
Sono com movimentos rápidos dos olhos (REM), 195
Sono
padrões eletroencefalográficos durante, 195
não-REM, 195
Sons de Korotkoff, 435, 436f
primeiro, 435
segundo, 435
Sopros cardíacos, 383-384
Soro, 368, 375
Sperry, Roger, 6t
Spliceossomo, 65
Starling, Ernest, 6t, 411, 586

Índice

Stents, 425
Submucosa, 564, 564*f*, 565
Substância basal, na matriz extracelular, 127
Substância branca
   composição, 190
   bainhas de mielina, 154
Substância cinzenta
   cornos dorsais/ventrais, 206
   localização, 190, 206
   bainhas de mielina, ausência de, 154
Substância negra, sistema nigro-estriado da dopamina, 177, 204
Substância P, como neurotransmissor, 178
Substrato(s), 84
   energia circulante, 608
   concentração, e atividade enzimática, 88, 89*f*
   produto final, 89
   inicial, 89
   intermediário, 89
Substratos energéticos, circulantes, 608
Suco gástrico, 568
Suco pancreático, 585-586
   enzimas, 585, 585*t*, 586*f*
   regulação, 591
   secreção, 584*f*, 591
Sulco(s), 191
   central, 191
Sulfato de deidroepiandrosterona (DHEAS), 677-679
Superóxido dismutase
   como antioxidante, 108
   defeitos genéticos, 347
Supra-regulação, 291
Supra-renais, 221, 305-308
   gordura marrom, 115
   córtex, 221
      funções, 287*t*, 289, 305-307, 621
      estrutura, 305
   medula, 221
      funções, 287*t*, 289, 307, 621
      tumor, 307
   na regulação metabólica, 620-622
   estresse e, 308
   estrutura, 305, 306*f*
   como gânglio simpático, 221
Surdez
   de condução, 255, 259
   de percepção, 259
   neurossensitiva, 259
Surfactantes
   fosfolipídios como, 36
   pulmonares, 488-489, 489*f*
Sutherland, Earl, 6*t*
Szent-Georgi, Albert von, 6*t*

T

T_4 (tetraiodotironina). *Ver* Tiroxina
Tálamo, 201-202, 202*f*
Talassemia, 511
   alfa, 511
   beta, 511
Talidomida, 30
Tampão(ões), 28
   no sangue, 28, 29
   urinários, 553
Taquicardia, 399, 399*f*
   sinusal, 399, 399*f*
   ventricular, 399, 399*f*
Taxa de *turnover*, 604
Taxa metabólica
   basal, 602
      tiroxina e, 309, 622-623
   demandas calóricas e, 602-603, 603*t*
   medida, 602
TC. *Ver* Tomografia computadorizada
Teca interna, 659
Tecido adiposo, 15, 15*f*, 17
   desenvolvimento, 609
   funções endócrinas, 287*t*

funções reguladoras, 609-611
Tecido areolar (conjuntivo frouxo), 13, 15
Tecido conjuntivo, 13-15
   colágeno, 13-15, 42, 42*f*
   fibroso denso, 13
   denso irregular, 13-15, 15*f*
   no epitélio, 12-13, 12*f*
   frouxo, 13, 15
Tecido linfático, 371
Tecido mielóide, 371
Tecido nervoso, 10-11, 10*f*
Tecido(s). *Ver também* tipos específicos
   definição, 9
   troca líquida com capilares, 414-417, 416*f*
   primários, 9-15
Telencéfalo, desenvolvimento, 189
Telófase I, 75, 75*t*, 76*f*
Telófase, 72, 73*f*
Telomerase, 74
Telômeros, 74
Temperatura corpórea
   basal, 667*f*
   no método do ritmo, 667
   regulação
      efetores antagonistas, 7-8, 7*f*
      centros de controle, 602
      hipotálamo na, 203
      sistema simpato-supra-renal na, 232
Temperatura
   e a atividade enzimática, 87, 87*f*
   e o transporte de oxigênio, 509-510
   receptores sensitivos, 242
   via neural, 244
Tendões, 15, 15*f*
Tensão superficial
   ligações de hidrogênio, 27
   pulmonar, 488
Tensão, e comprimento, na contração muscular, 341, 342*f*
Teofilina, 296
Teoria da seleção clonal, 466, 467*f*, 467*t*
   imunidade ativa, 466
Teoria quimiosmótica do sistema de transporte de elétrons, 110, 111*f*
Teoria, definição, 4
Terapia com oxigênio hiperbárico, 501
Terapia de reidratação oral, 138
Terapia genética, 69
   da fibrose cística, 69, 129
Terbutalina, 229
Terminações de Ruffini, 242, 243*t*
Termodinâmica, primeira e segunda lei, 91-92
Termogênese, sem tremor, 232
Termorreceptores, 240
Termorregulação, 429
Teste de Mantoux, 474
Teste de Tine, 474
Teste de tolerância à glicose, oral, 614, 614*f*
Testes de antígeno, carcinoembriônico, 470
Testículos
   compartimentos, 316
   funções endócrinas, 13, 287*t*, 316, 646-649, 647*f*
   funções exócrinas, 13
   formação, 637-638, 638*f*
   secreção de esteróides sexuais, 37
   estrutura, 646
Testosterona, 37, 38*f*
   derivados, no encéfalo, 646, 648*f*
   secreção, 316
      idade e, 646
      no desenvolvimento embrionário, 638
Tétano
   completo, 340
   incompleto, 340
Teto óptico. *Ver* Colículo(s), superior
Tetraiodotironina (T_4). *Ver* Tiroxina
Tetrodotoxina, e controle neural dos músculos esqueléticos, 171, 171*t*
TFG. *Ver* Filtração glomerular, taxa de
Tiamina. *Ver* Vitamina B_1
Tiazolidinedionas, 610
Timina, 43, 43*f*, 62
Timo, 315, 316*f*

funções, 287*t*, 315
   na imunidade, 452
Tireoglobulina, 308
Tireóide, 308-312
   doenças, 309-312
   folículos, 308, 309*f*
   funções, 287*t*
   estrutura, 308, 309*f*
Tireoidite de Hashimoto, 472, 472*t*
Tireotoxicose, 311
Tireotropina. *Ver* Hormônio estimulador da tireóide
Tirosina cinase, como segundo mensageiro na ação hormonal, 298-299
Tirosina, 39*f*
   como aminoácido não essencial, 116*t*
Tiroxina (tetraiodotironina)
   no eixo hipotálamo-hipófise-tireoidiano, 304, 304*f*
   mecanismo de ação, 293-294
   na regulação metabólica, 309, 620, 622-623
   estrutura, 289, 289*f*
   síntese, 309, 310*f*
TMB. *Ver* Taxa metabólica basal
α-tocoferol. *Ver* Vitamina E
Tolerância, 60
   imunológica, 467-468
Tomografia
   por emissão de pósitrons (PET), 192-193
   computadorizada (TC), 192
Tonalidade
   discriminação, 258
   freqüência e, 253
   vias neurais, 259, 260*f*
Tonicidade, 133
Toque, receptores, 242
Toxina botulínica, 167, 171*t*, 330
Toxina tetânica, 167
Toxinas, 448
TPA. *Ver* Ativador tecidual do plasminogênio
Trabalho de parto, 677, 678*f*
Transaminação, 116, 117, 117*f*
Transaminase(s)
   no metabolismo dos aminoácidos, 116
   doenças associadas com concentrações anormais, 86*t*
Transcrição, 63-65, 64*f*, 66*f*
   cromatina, 63
   definição, 86*f*
Transducina, 247, 270
Translação, 62, 65-67, 66*f*, 67*f*
Transmissão sináptica
   adrenérgica, 226-228, 229*t*
   colinérgica, 226, 230, 230*t*
   inibição, 181-182, 181*f*, 182*f*
   integração, 180-182
   potenciação prolongada, 181
   e a memória, 201
Transplante de medula óssea, 371
Transportador(es)/carreador(es)
   de energia
      ATP como transportador universal, 93, 94*f*
      no sangue, 114
   de hidrogênio, 94
   proteínas como, 42, 127, 134-135
      no transporte ativo, 136-138
      na difusão facilitada, 135-136, 135*f*, 136*f*
Transporte ativo, 127, 136-138, 137*f*
   ATP no, 136
   co-transporte, 137-138, 138*f*
   contratransporte, 137-138
   da glicose, 137-138, 138*f*
   nos rins, 137-138, 138*f*, 535
   de íons potássio, 136-138, 137*f*
   primário, 136
   bombas, 136-137. *Ver também* Bomba de sódio-potássio
   secundário, 137-138
   no intestino delgado, 137-138
   de íons sódio, 136-138, 137*f*, 138*f*

Transporte axônico, 151, 152*t*
Transporte de massa, 53-54, 139
Transporte de oxigênio, 506-512
   ácido 2,3-difosfoglicérico e, 510-511
   pH e, 509-510, 510*t*
   temperatura e, 509-510
Transporte do dióxido de carbono, 513-515, 513*f*
Transporte máximo, 135, 545
Transporte mediado por carreadores. *Ver* Transporte ativo; Difusão facilitada
Transporte passivo, 127, 535
Transporte. *Ver também* Transporte ativo; Difusão
   axônico, 151, 152*t*
   nos sistemas orgânicos, 144
   de massa, 53-54, 139
   passivo, 127
   nos rins, 535
Traquéia, 483
Traqueostomia, 485
Traqueotomia, 485
Trato corticospinal (piramidal), 207
   anterior, 207, 208*t*, 209*f*
   lateral, 207, 208*t*, 209*f*, 352
   no controle do musculoesquelético, 352
   ventral, 352
   nos movimentos voluntários, 209
Trato do fascículo cuneiforme, 207*t*, 208*f*
Trato do fascículo grácil, 207*t*, 208*f*
Trato espinocerebelar
   anterior, 207*t*
   posterior, 207*t*
Trato espinotalâmico
   anterior, 207*t*, 244
   lateral, 207*t*, 208*f*, 244
Trato gastrintestinal (GI)
   absorção. *Ver* Absorção, gastrintestinal
   componentes, 563
   funções, 563
   hormônios, 315-316
      efeitos, 587*t*, 591
   camadas, 564-565, 564*f*
   regulação, 565
Trato GI. *Ver* Trato gastrintestinal
Trato hipotálamo-hipofisário, 203, 301, 301*f*
Trato piramidal. *Ver* Trato corticospinal
Trato, do sistema nervoso, definição, 151*t*
Tratos comissurais, 347
Tratos extrapiramidais, 207-208, 208*t*, 352
Tratos reticulospinais, 208, 208*t*, 352
Tratos rubrospinais, 208, 208*t*
Tratos vestibulospinais, 208, 208*t*
Tremor(es)
   de intenção, 353, 354*t*
   de repouso, 354*f*
Treonina, como aminoácido essencial, 116*t*
TRH. *Ver* Hormônio liberador da tireotropina
Triacilglicerol. *Ver* Triglicerídeo(s)
Trianteno, 553
Trício, 25
Trifosfato de guanosina (GTP), no ciclo de Krebs, 108
Triglicerídeo(s), 34-35, 36*f*
   digestão, 594*f*
   hidrólise, 35
   no metabolismo dos lipídios, 113, 115
   secreção pelo fígado, 583
   armazenado no citoplasma, 57
Triiodotironina (T_3)
   mecanismo de ação, 293-394
   receptor, 294, 294*f*
   secreção, 622
   estrutura, 289, 289*f*
   síntese, 309, 310*f*
Tripeptídios, 41
Tripsina
   ativação, 573
   inibidor pancreático, 586
   no suco pancreático, 585, 585*t*, 593
   pH ideal, 87, 87*f*, 88*t*
Triptofano, como aminoácido essencial, 116*t*

Tritanopia, 271
Troca gasosa, 482
　por difusão, 128, 129f
　nos pulmões, 496-501
Troca por contracorrente, 538
Trombina, 375
Trombocitopenia, 472, 472t
Trombócitos. Ver Plaqueta(s)
Tromboplastina tecidual, 376
Trombopoietina, 371
Tromboxano A$_2$, 318
Tronco encefálico, centros de controle respiratório, 204, 206f
Tropomiosina, 336, 336f
Troponina, 336, 336f
TSH. Ver Hormônio estimulador da tireóide
Tuba auditiva, 254
Tubas uterinas, 656
　desenvolvimento, 639
Tubérculo genital, 639
Tuberculose, testes cutâneos, 474
Tubo de regeneração, 156, 156f
Tubo neural, 188, 189f
Tubo(s) coletor(es), 530, 539-541
　cortical, 546-547
　propriedades de transporte, 539t
Tubocurarina. Ver Curare
Túbulo(s). Ver também Microtúbulos
　dentinais, 15
　renais, 528-530, 529f
　　contornado distal, 528
　　contornado proximal, 528-530
　　　reabsorção, 534-536, 535f, 536f, 551
　　propriedades de transporte, 539t
　seminíferos, 316, 638, 646, 647f, 650f
　　desenvolvimento, 638
　transversos, 337
Tumor(es), 469-71
　idade e, 471
　benigno, 469
　maligno, 469
　estresse e, 471
Túnica externa, 391
Túnica interna, 391
Túnica média, 391
Túnica(s)
　dos vasos sanguíneos, 391
　do bulbo do olho, 261t
　do trato gastrintestinal, 564, 564t

Úlceras pépticas, 570-571
　perfuradas, concentração de amilase e, 86t
　tratamento, 569
Ultrafiltrado glomerular, 532, 533f
Umami, 247
Unidade feto-placentária, 677
Unidades motoras, 327-330, 330f
Uracil, 44
Uréia, 116
　clearance, 544
　efeitos, 538-539
　produção, 582
　transportadores, 53
　na concentração urinária, 539, 539f
Uremia, 554
Ureteres, 526
Uretra, 527
　feminina, 527
　masculina, 527-528, 653
Urina
　secreção de ADH, 541, 541t
　e o volume sanguíneo, 417-418
　concentração de, uréia e, 539, 539f
Urobilinogênio, 581
　circulação enteroepática do, 581, 582f
Uroguanilina, 589
Útero
　contrações, 677
　alterações cíclicas, 664-665

　desenvolvimento, 639
　estrutura, 659
Utrículo, 249-251, 250f
Úvea, 261t

Vacinações, 465-466, 467
Vacúolo(s)
　alimentar, 53
　função, 50t
　estrutura, 50t
Vagina, 657
　revestimento epitelial, 11, 12f
Valência, elétrons, 24
　em ligações iônicas, 25
Valina, 39f
　como aminoácido essencial, 116t
Valium, 178
Valva bicúspide, 379
Valva mitral, 379
Valva tricúspide, 379
Valvas atrioventriculares (AV), 379-380, 381f
Valvas
　cardíacas. Ver Coração, valvas
　venosas, 395, 395f, 396f
Válvulas semilunares, 379-380, 381f
Varicosidades, 358
Varíola, 465
Vasectomia, 655, 655f
Vasoconstrição, e pressão arterial, 431, 431f
Vasopressina. Ver Hormônio antidiurético
Vasos de capacitância, veias como, 413
Vasos de resistência, 413
Vasos linfáticos, 367
Vasos retos, 538, 538f
Vasos sanguíneos. Ver também tipos específicos
　alvéolos e, 497, 497f
　funções, 366-367
　pressão nos, 421, 422f
　renal, 528, 529f
　resistência ao fluxo sanguíneo, 420-424
　estrutura, 391, 392f, 393t
VDF. Ver Volume diastólico final
VEF. Ver Volume expiratório forçado
VEGF. Ver Fator de crescimento endotelial vascular
　arqueada, 528
　como vasos de capacitância, 413
　central, 579
　complacência, 413
　função, 366-367
　hepática, 579
　porta, 579
　interlobar, 528
　interlobular, 528
　renal, 528
　umbilical, 675
　válvulas, 395, 395f, 396f
　varicosa, 395
Ventilação pulmonar. Ver Respiração
Ventilação, 482
　aspectos físicos, 487-489
　pulmonar. Ver Respiração
Ventrículos
　encefálicos, 190, 190f, 201
　cardíacos, 379
Vênulas, 367
Vertigem, 253
Vesícula biliar, 564, 578, 583-585
Vesículas sinápticas, 166
Vigilância imunológica, 470
Vilosidade(s), 571, 573f
Virulência, e antigenicidade, 465, 465f
Vírus da imunodeficiência humana (HIV), 460
　ciclo vital, 450f
Vírus de Epstein-Barr, 471
Vírus, resposta dos linfócitos T, 462-464, 462f

Visão colorida, 271
　dicromática, 271
　tricromática, 271
Visão, 260-268. Ver também Olho(s)
　acomodação, 263-265, 266f
　acuidade, 266-268
　　e sensibilidade, 271-272, 273f
　impedida, 272
　de cor, 271
　adaptação à escuridão, 269
　campo, 263, 265f
　ponto próximo, 266
　vias neurais, 202, 272-274, 274f
　processamento neural, 274-277
　refração, 263, 264f
　retina, 268-274
Víscera, 564
Vitamina A, 606, 606t
Vitamina B$_1$ (tiamina), 606, 606t
Vitamina B$_{12}$ (cianocobalamina), 568
Vitamina B$_2$ (riboflavina), 94, 606, 606t
Vitamina B$_6$ (piridoxina), 606, 606t
Vitamina C (ácido ascórbico), 606t
　como antioxidante, 108, 398, 606, 607
Vitamina D, 606, 606t, 607
Vitamina D$_3$, 290
　paratormônio e, 290
　produção, 627
Vitamina E, 606t
　na doença de Alzheimer, 174
　como antioxidante, 108, 398, 606, 607
Vitamina K, 606, 606t
　e a coagulação sanguínea, 377, 606
Vitamina(s), 605-606, 606t
　lipossolúveis, 604t, 605, 606
　quantidades dietéticas recomendadas, 604t-605t, 606t
　hidrossolúveis, 605-606, 605t
VLDLs. Ver Lipoproteínas de baixíssima densidade
Voltagem, celular, 140
Volume diastólico final (VDF), 381
　no exercício, 428
　e o volume sistólico, 411
Volume expiratório forçado (VEF), 494, 494f
Volume sanguíneo, 367, 414-420
　e a pressão arterial, 431
　diastólico final, 381, 411, 428
　regulação, 411-413, 417-420
　sistólico, 381, 410, 411-413, 427
　total, 410
Volume sistólico, 381
　médio, 410
　e a pressão arterial, 431
　no exercício, 427
　regulação, 411-413

Watson, James, 6t
Wilkins, Maurice, 6t
Wisdom of the Body, The (Cannon), 5

Zigoto(s), 636, 669
　clivagem, 669-670
Zimogênio(s)
　ativação, 88
　pancreático, 585
Zona de condução, 483-485, 484f
Zona fasciculada, 305, 306f
Zona glomerulosa, 305, 306f
Zona pelúcida, 659
Zona respiratória, 483, 484f
Zona reticular, 305, 306f
Zona supra-renal, fetal, 677
Zumbido, 253